HANDBUCH DER HALS= NASEN= OHREN= HEILKUNDE

MIT EINSCHLUSS DER GRENZGEBIETE

BEARBEITET VON

W. ADRION · W. ALBRECHT · G. ALEXANDER · K. AMERSBACH · G. ANTON · J. BECK · K. BECK
O. BECK · R. BENEKE · C. E. BENJAMINS · E. BENTELE · G. BEVER · H. BIRKHOLZ · A. BLOHMKE
F. BLUMENFELD · W. BROCK · A. BRÜGGEMANN · G. BRÜHL · H. BRUNNER · J. BUMBA · H. BURGER
A. J. CEMACH · W. CLAUSEN · A. DENKER · R. DÖLGER · A. ECKERT-MÖBIUS · R. EDEN †
C. v. EICKEN · K. ELZE · R. ESCHWEILER · G. FINDER · TH. S. FLATAU · O. FLEISCHMANN
F. FREMEL · O. FRESE · W. FRIEDBERG · V. FRÜHWALD · M. GIESSWEIN · E. GLAS · M. GOERKE
K. GRAUPNER · K. GRÜNBERG · L. GRÜNWALD · M. HAJEK · L. HARMER · L. HAYMANN
J. HEGENER · P. HEIMS-HEYMANN · B. HEINE · V. HINSBERG · G. HOFER · R. IMHOFER · A. JESIONEK
O. KAHLER · W. KLESTADT · A. KNICK · H. KOENIGSFELD · O. KÖRNER · O. KREN · L. KÜPFERLE
A. KUTTNER · A. LAUTENSCHLÄGER · L. LEDERER · E. LEXER · A. LINCK · E. MANGOLD
M. MANN · H. MARSCHIK · H. MARX · K. MENZEL · EDMUND MEYER · MAX MEYER · W. MIN-
NIGERODE · O. MUCK · GEORG C. MÜLLER · M. NADOLECZNY · F. R. NAGER · H. NEUMANN
H. NEUMAYER · TH. NÜHSMANN · B. OERTEL · A. PASSOW † · K. PETER · A. PEYSER · W. PFEIFFER
E. RANZI · E. REHN · E. RUTTIN · M. SCHACHERL · K. L. SCHAEFER · A. SCHEIBE · R. SCHIL-
LING · E. SCHLANDER · F. SCHLEMMER † · E. SCHLITTLER · P. SCHNEIDER · S. SCHUMACHER
O. SEIFERT · A. SEIFFERT · E. v. SKRAMLIK · R. SOKOLOWSKY · V. SONNENKALB · F. SPECHT
P. STENGER · H. STERN · O. STEURER · A. STIEDA · H. STREIT · W. STUPKA · A. THOST
W. UFFENORDE · E. URBANTSCHITSCH · K. VOGEL · O. WAGENER · F. WANNER · J. WÄTJEN
G. WETZEL · C. ZARNIKO · F. ZAUSCH · H. ZWAARDEMAKER

HERAUSGEGEBEN VON

A. DENKER und O. KAHLER
HALLE a. S.   FREIBURG i. Br.

SIEBENTER BAND

DIE KRANKHEITEN DES GEHÖRORGANS II

JULIUS SPRINGER   1926   J. F. BERGMANN
BERLIN   MÜNCHEN

DIE KRANKHEITEN DES GEHÖRORGANS

ZWEITER TEIL

KRANKHEITEN DES ÄUSSEREN, MITTLEREN UND INNEREN OHRES · OTOSKLEROSE · TUBERKULOSE · SYPHILIS · TUMOREN DES OHRES

BEARBEITET VON

G. ALEXANDER-Wien · O. BECK-Wien · C. E. BENJAMINS-Groningen
A. BLOHMKE-Königsberg · W. BROCK-Erlangen · G. BRÜHL-Berlin
A. J. CEMACH-Wien · R. ESCHWEILER-Bonn · M. GOERKE-Breslau
J. HEGENER-Hamburg · V. HINSBERG-Breslau · L. LEDERER-Dresden
M. MANN-Dresden · MAX MEYER-Würzburg · TH. NÜHSMANN-Dortmund
B. OERTEL-Düsseldorf · A. SCHEIBE-Erlangen · R. SCHILLING-Freiburg
E. SCHLANDER-Wien · P. STENGER-Königsberg

MIT 282 ZUM TEIL FARBIGEN
ABBILDUNGEN

JULIUS SPRINGER　　　1926　　　J. F. BERGMANN
BERLIN　　　　　　　　　　　　　MÜNCHEN

ISBN-13: 978-3-540-01033-3   e-ISBN-13: 978-3-642-92484-2
DOI: 10.1007/978-3-642-92484-2

Inhaltsverzeichnis.

III. Pathologie und Therapie.

B. Spezieller Teil.

Inhaltsverzeichnis. **VII**

III. Pathologie und Therapie.

B. Spezieller Teil.

I. Äußeres Ohr.

Von

Bruno Oertel-Düsseldorf.

Mit 7 Abbildungen.

1. Das Ekzem der Ohrmuschel und des äußeren Gehörganges.

An der Ohrmuschel und im äußeren Gehörgang entsteht, wie an anderen Körperstellen, das Ekzem, eine Erkrankung der Haut, die sich entweder nur am äußeren Ohr zeigt oder als disseminierte Form unter gleichzeitiger Erkrankung des Körpers auftritt. Je nach dem Verlauf, d. h. den durch die Entzündungen gesetzten Hautveränderungen unterscheiden wir das akute oder chronische Ekzem.

a) Das akute Ekzem des äußeren Ohres.

Ätiologie. Das akute Ekzem entsteht entweder durch äußere chemische, physikalische Einwirkungen oder durch innere Ursachen. Zu den ersteren gehören: ätherische Öle, Quecksilberpräparate, Terpentin, Jodpräparate, insbesondere Tinct. jodi, Jodoform, Karbolsäure, die häufig der Ohrmuschel appliziert werden, oder in den Gehörgang eingeführte Arzneistoffe, wie Chloroform, Kampfer oder scharfe Salben oder Pflaster. Auch durch das Stechen von Ohrlöchern kann Ekzem bei Infektion der Stichkanäle veranlaßt werden. Zweifellos ist in solchen Fällen bei dem betreffenden Individuum eine erhöhte Reizbarkeit der Haut gegenüber dem angewandten Mittel vorhanden, oder es besteht sogar eine ausgesprochene Idiosynkrasie gegen dasselbe. Es ist ja bekannt, daß bei manchen Personen schon geringste Mengen von Jodoformpulver ein heftiges akutes Ekzem auslösen können, andere wieder auf Jodtinktur oder Quecksilberpräparate heftig reagieren. Auch durch physikalische Einwirkung können akute Ekzeme veranlaßt werden. So sehen wir nach warmen Umschlägen oder fortgesetzten feuchten Verbänden (PRIESSNITZ), nach kalten Bädern oder Duschen Ekzeme auftreten; starke Besonnung der Haut führt oft zum Eczema solare. POLITZER macht auf das meist symmetrisch an beiden Ohren am oberen Abschnitte der Crista helicis auftretende artifizielle Ekzem aufmerksam, das er bei Personen beobachtete, die auf harten Roßhaarkissen schliefen. Hypersekretion des Organismus führt gleichfalls zu akutem Ekzem; ich erinnere an das Auftreten desselben bei Diarrhöe der Kinder, ferner an die Schweißekzeme (Eczema sudamen), die sich gleichfalls bei Kindern hinter dem Ohr in der Falte zwischen Ohrmuschel und Kopfhaut bilden. Viel häufiger noch sieht man bei akuten und chronischen Otorrhöen Ekzeme des Gehörgangs und der

Ohrmuschel auftreten, die durch die Sekretion veranlaßt werden und bei ungenügender Pflege nicht nur bei Kindern, sondern auch bei Erwachsenen entstehen.

Innere Ursachen zur Entstehung von Ohrekzemen sind: Die exsudative Diathese, die skrofulöse Dyskrasie und die Rachitis, zum mindesten schaffen die konstitutionellen Störungen eine besondere Disposition und die Neigung zu wiederholten, schwer zu bekämpfenden Rezidiven. Manche Personen, ja ganze Familien, können direkt als habituelle Ekzematiker bezeichnet werden (Ehrmann).

Symptome: Beim akuten Ekzem des äußeren Ohres zeigt die Haut, wie auch bei der Erkrankung anderer Körperstellen, im Beginn starke Rötung und Schwellung sowie ödematöse Durchtränkung des Gewebes. Dabei besteht infolge Freiliegens der intraepithelialen Nervenenden starkes Jucken; Fieber, körperliche Unruhe, Schlaflosigkeit können, insbesondere bei Kindern, den Ausbruch des Ekzems begleiten (Stadium der Dermatitis).

Sehr bald entstehen infolge Abhebung der Epidermis durch seröse Absonderung kleine oder größere, dichtgedrängte Bläschen mit klarem, leicht gelblichen eiweißreichen Inhalt (Eczema vesiculosum), die infolge Drucksteigerung platzen und die nässende gequollene Malpighische Schicht der Epidermis zutage treten lassen, durch die der hyperämische Papillarkörper rot durchscheint (Eczema madidans). In diesem Stadium sind nicht selten Schmerzen an den befallenen Stellen vorhanden; es bilden sich, da die Absonderung fortdauert, Krusten, die zunächst hellgelb aussehen, schließlich entstehen immer dickere, vielfach vom nachdrängenden Sekret gesprengte Schichten, die infolge Verunreinigung oder Eiterbildung schließlich mißfarbenes Aussehen zeigen (Eczema crustosum). Wenn die Ekzembläschen durch Staphylokokken, Diplokokken oder seltener Streptokokken infiziert werden, dann können sich erbsen- bis bohnengroße, mit Eiter gefüllte Pusteln bilden, die sehr schmerzhaft sind, nach dem Platzen dicke Borken bilden und Narben hinterlassen (Eczema pustulosum oder impetiginosum).

Lokalisation. Die Entwicklung der Ekzembläschen beginnt gewöhnlich an der Hinterfläche der Ohrmuschel, am Lobulus oder in der Cymba conchae, am Eingang des äußeren Gehörganges; in manchen Fällen wird die ganze Ohrmuschel befallen. Im äußeren Gehörgang und auch am Epithelüberzug des Trommelfells können sich solche Bläschen bilden; sie platzen aber in der Regel sehr rasch, so daß sie selten zur Beobachtung kommen. In manchen Fällen greift das Ekzem auch auf angrenzende Teile des Gesichts oder auf die behaarte Kopfhaut über.

Diagnose. Die Erkennung des akuten Ekzems macht in der Regel keine Schwierigkeiten. Differentialdiagnostisch käme bei größerer Ausdehnung und Intensität des Prozesses das Erysipel in Betracht. Bei diesem ist die Rötung der Haut aber scharf gegen die normale Umgebung abgesetzt, die befallenen Teile sind teigig geschwollen und schmerzhaft. Während bei dem akuten Ekzem kleine multiple Bläschen aufschießen, zeigen sich beim Erysipel auf den befallenen Stellen große Blasen; höheres Fieber ist beim akuten Ekzem nicht vorhanden, das Erysipel beginnt häufig mit Schüttelfrost und wird von höheren Temperaturen begleitet.

Verlauf. Das akute Ekzem verläuft, wenn es nicht durch unzweckmäßige Maßnahmen gestört wird, in der Regel in typischer Weise. Nach zwei bis drei Tagen läßt die Absonderung nach; die Bläschen trocknen ein, soweit sie nicht geplatzt sind, und die rosarote Epidermis wächst von den Rändern her über die mazerierten oder mit Borken bedeckten Flächen. Es bilden sich dann blaßrote, trockene, schuppende Stellen (Eczema squamosum), die später normales Aussehen bekommen. Die Rötung der Haut verschwindet nach einiger Zeit. Der Prozeß ist gewöhnlich in 1—6 Wochen beendet; Ausnahmen kommen natürlich vor, insbesondere, wenn Konstitutionsanomalien zugrunde liegen. In anderen Fällen wieder besteht Sekretion und Borkenbildung längere Zeit fort, wenn eine Infektion mit pyogenen Bakterien erfolgt ist.

Prognose. Das unkomplizierte akute Ekzem heilt in der Regel ohne Folgen für die befallene Haut nach Tagen oder Wochen, sobald das schuppende Stadium eingetreten ist. Nicht selten freilich tritt an der einen Stelle Heilung ein, während vom Rande her neue Nachschübe in Form von Papeln oder Bläschen entstehen. Die Neigung zur Heilung wird besonders gestört, wenn die Ursache, chemische, physikalische oder innere Schädlichkeiten fortdauern. Übergang in das chronische Ekzem ist besonders bei den inneren Ursachen nicht selten.

Therapie. Die Therapie des akuten Ekzems erfordert nicht nur, daß die erkrankten Hautpartien behandelt werden, sondern daß vor allem die Ursache des Ekzems, wenn sie sich ermitteln läßt, durch geeignete Maßnahmen beseitigt wird. Bei den artifiziellen Ekzemen wird sich diese Forderung verhältnismäßig leicht erfüllen lassen. Bei Ekzem des Lobulus sind evtl. Ohrringe stets zu entfernen. Schwieriger ist schon die Erkennung und Beseitigung innerer Ursachen, wenn es sich um Organstörungen, wie chronische Obstipation, Nephritis, Diabetes, Arthritis urica, Blutanomalien, Störungen des Nervensystems usw. handelt. Es muß aber, wie EHRMANN sehr richtig sagt, nicht bloß das Ekzem, es muß der Ekzematiker behandelt werden.

Bei der Behandlung des akuten Ohrekzems ist das Stadium von Wichtigkeit, in dem die Hauterkrankung sich befindet. Die akute Dermatitis, das erythematöse Ekzem, erfordert vor allem Fernhalten aller schädigenden mechanischen Reize, was am besten durch Bedecken mit Puder (Amylum oder Talkum) in dicker Schicht und Deckverband erreicht wird. Der Puder entzieht infolge seiner hygroskopischen Eigenschaft der ödematösen Epidermis Wasser und wirkt dadurch sekretionsbeschränkend. Bei der Erneuerung der Puderschicht ist Reiben der Haut zu vermeiden; vorsichtiges Abstäuben mit Watte ist zu empfehlen.

Als *Hauptregel* gilt sowohl für die akuten wie für die später zu besprechenden chronischen Ohrekzeme, daß die erkrankten Stellen nicht mit Wasser in Berührung kommen.

Die nässenden Ekzeme werden am besten vor der Einwirkung der Luft oder neuen Schädlichkeiten durch Bestreichen mit reizlosen Salben, Unguent. emolliens oder Vaseline alba geschützt. Bei ausgedehnteren nässenden Flächen, wenn z. B. mit der Ohrmuschel auch die angrenzende Wange befallen ist, bewähren sich Leinwand- oder Gazeumschläge mit warmer Resorcinlösung in 0,25—2%iger Konzentration außerordentlich. Die Umschläge müssen häufig gewechselt werden. Das Resorcin hat eintrocknende, keratoplastische, teilweise auch bakterientötende Wirkung und veranlaßt rasche Regeneration des Epithels. An Stelle von Resorcinlösungen können auch Umschläge mit 3%iger Borsäurelösung, 3%iger Tanninlösung oder essigsaurer Tonerde (Liquor Burowi in Verdünnung 1 : 6 bis 1 : 10) oder Umschläge mit kaltem Wasser und Zusatz von Aq. plumb. angewandt werden. Ferner ist Ichthyol in wäßriger oder alkoholischer Lösung (1,0 : 40,0) empfohlen worden. Ist das Corium weithin entblößt und starkes Nässen vorhanden, so führt in solchen Fällen das Bepinseln der nässenden Flächen mit 2%iger Arg. nitr.-Lösung zu rascher Austrocknung und Überhäutung.

Bei nässendem Intertrigo der Kinder in der Hautfalte hinter dem Ohr wird Einpudern mit Amylum, Talkum oder Kalomelpulver gute Dienste leisten. Für das nässende Ekzem des äußeren Gehörganges ist Einblasen von Puder nicht zu empfehlen, da sich dann rasch Borken bilden, die das Gehörgangslumen verlegen. Man pinselt den Gehörgang mit Resorcinzinksalbe (Resorcin 1,0, Lanolin 20,0, Zinc. oxyd. Vaseline āā 5,0) oder Ungt. vasel. plumbicum

(Kaposi) mit 2%igem Ichthyol aus. Sind im nässenden Gehörgang Borken vorhanden, dann empfiehlt es sich, sie zunächst vorsichtig ohne Reiben mit Olivenöl, Zinköl, 2%igem Thymolöl oder durch Einlage eines mit Vaseline bestrichenen Tampons zu entfernen. Dann führt man mit Lassarscher Zinkpaste bestrichene Salbentampons ein, die oft in kurzer Zeit Austrocknung herbeiführen. Ist die Absonderung im Gehörgang sehr stark, dann kann die Zinkpaste nicht zur Verwendung kommen, Zinköl (Zinc. oxydat. 40,0, Ol. olivar. 60,0) tritt dann an ihre Stelle. Wird das Zinköl nicht vertragen, so ist reines Olivenöl, Lebertran oder eine indifferente Salbe, wie z. B. Borsalbe (Acid. bor. Glycerin āā 3,0, Lanolin, Vaselin āā 15,0) anzuwenden.

Bei nässendem oder stark juckendem Ekzem haben sich die ultravioletten Strahlen der Uviol- und Quarzlampe oft bewährt, insbesondere wird der Juckreiz sehr günstig beeinflußt. Auch die Röntgenstrahlen leisten in Fällen von hartnäckigen nässenden oder infiltrierten Ekzemformen oft recht Gutes. So sah E. Urbantschitsch bei einem heftigen nässenden Ekzem des äußeren Ohres, das aller Therapie trotzte, nach vorsichtiger Röntgenbehandlung rasche Besserung.

Im Stadium der Borkenbildung wird es sich vor allem darum handeln, möglichst schonend die Borken und Krusten abzuweichen, was man am besten mit öl- oder salbengetränkten Leinwand- bzw. Flanellappen oder Mullstreifen erreicht; Ol. olivar., Lebertran, Ol. vaselin., Balsam. peruv. oder von Salben vor allem die indifferente Borsalbe dienen zur Imprägnierung. Die Lappen werden mit Watte und Gazebinden befestigt und bleiben 12—24 Stunden liegen. Als Ersatz von Öl- oder Salbenumschlägen empfiehlt Politzer die Anwendung von essigsauren Tonerdeumschlägen, die sich den ekzematösen Stellen dicht anlegen müssen und durch Bedecken mit wasserdichtem Stoff vor dem Verdunsten geschützt werden. Häufiges, möglichst 2stündl. Wechseln ist erforderlich. Wenn dann die Borken erweicht und vorsichtig entfernt sind, beginnt die eigentliche Ekzembehandlung. Sie bedient sich am häufigsten der Salben: Ungt. diachylon Hebrae, Ungt. cerussae, Ungt. Vaselin plumb., Ungt. zinc. oxyd. 1 : 30, Lassarsche Zinkpaste ohne und mit Salicyl (Acid. salicyl. 1,0, Amyl. orycae, Zinc. oxydat. āā 25,0, Vaseline 50,0), Pasta zinc. mollis (Unna) (0,1 Lin. aq. calc. āā 20,0, Zinc. oxyd. Cretae āā 30,0), die gleichzeitig angenehm kühlende Wirkung ausübt. In stark juckenden Fällen wirkt ein Zusatz von 0,25—1%igem Tumenol zur Zinkpaste oder Resorcinsalbe lindernd. Bei skrofulösem Ekzem wird Lebertran lokal und innerlich von großem Nutzen sein.

b) Das chronische Ekzem des äußeren Ohres.

Während das akute Ekzem nur die oberen Schichten der Haut befällt, kommt es beim chronischen Ekzem zu tieferen Veränderungen der Epidermis, die namentlich zur Verdickung des subkutanen Bindegewebes führen. Die Erscheinungen sind weniger lebhaft, die Ausdehnung des Ekzems ist gewöhnlich geringer als beim akuten Ekzem.

Symptome. Das Charakteristikum des chronischen Ekzems ist neben der langen Zeitdauer die tiefe Wirkung auf das Hautgewebe. Die vom chronischen Ekzem befallene Ohrmuschel steht oft stark vom Kopfe ab, sieht vergrößert und manchmal unförmig verdickt aus, besonders in der Fossa intertragica, der Cymba und Fossa conchae. An einzelnen Stellen ist sie mit Borken bedeckt, zwischen denen Sekret hervorquillt; an anderen Stellen zeigt die Haut lebhafte Schuppenbildung. Der äußere Gehörgang ist beim chronischen Ekzem oft geschwollen, verengt, mit Borken und gelegentlich übelriechendem Sekret gefüllt oder zeigt Anhäufung von Hautschuppen. Die nässende Form mit Borkenbildung oder die schuppende Form oder das gleichzeitige Vorhandensein beider charakterisieren also das chronische Ekzem.

Im Gegensatz zu den in der Regel flachen Borken beim akuten Ekzem kommt es zur Entwicklung dicker, mißfarbener, manchmal warzenähnlicher Borken, unter denen die seröse oder eitrige Absonderung fortbesteht, weil die Entzündung sich in den tieferen Schichten der Cutis und im Papillarkörper abspielt; tiefgreifende schmerzende Rhagaden durchsetzen oft die Haut, insbesondere am Ansatz der Ohrmuschel oder in der Fossa conchae.

Die schuppende Form (Eczema squamosum) zeigt reichliche Abschilferung der Haut. Die Cutis ist infiltriert und mäßig gerötet. Diese Form geht entweder aus der vesikulösen hervor oder tritt primär als schuppendes Ekzem auf (Verhornung, Parakeratose).

Das unangenehmste Symptom beim chronischen Ekzem ist der ständige Juckreiz, der die Kranken veranlaßt, an der Ohrmuschel mit den Fingernägeln oder im äußeren Gehörgang mit allerhand Instrumenten wie Haarnadeln, Ohrlöffeln oder Stäbchen zu kratzen. Infektion der Haut mit pyogenen Bakterien, furunkulöse Entzündungen sind dann die häufige Folge. Manchmal treten auch infolge Verstopfung des Gehörganges mit Schuppen oder eingedicktem Sekret und Borken Hörstörungen und subjektive Geräusche auf, letztere besonders, wenn sich im Mittelohr eine Hyperämie entwickelt hat.

Lokalisation. Das chronische Ekzem befällt in leichten Fällen nur einzelne Teile der Ohrmuschel und findet sich dann in den Vertiefungen derselben, an der Ansatzstelle oder am Eingang des äußeren Gehörganges. Bei längerem Bestehen kann natürlich die ganze Ohrmuschel ergriffen werden, die dann infolge der Infiltration der Haut erhebliche Veränderungen in Form und Größe erfährt. In solchen Fällen ist auch der äußere Gehörgang oft ausgedehnt beteiligt, infolge der Schwellung verengt, mit Borken und eitrigem Sekret gefüllt. Auch das Trommelfell kann von dem Prozeß ergriffen werden. Die schuppende Form befällt mit Vorliebe den äußeren Gehörgang, der dann bei mangelnder Pflege mit abgestoßenen Schuppen dicht gefüllt sein kann. Aber auch in den Vertiefungen der Ohrmuschel zeigen sich oft umschriebene schuppende Stellen, ebenso an der Hinterwand und am Helix.

Verlauf. Das chronische Ekzem des äußeren Ohres zeigt selten die Neigung zur Spontanheilung wie das akute Ekzem. Natürlich kann auch ein chronisches Ohrekzem ohne Behandlung heilen, wenn das schädigende Agens wegfällt und die Gewebsveränderungen noch nicht zu tiefgreifend sind, z. B. wenn eine chronische Schleimhauteiterung des Mittelohres trocken wird. Auch wird bei nicht zu ausgedehnter Erkrankung ein chronisches Ohrekzem verschwinden können, wenn die innere Ursache, Diathese, Nephritis, Diabetes, chronische Obstipation oder andere Organstörungen beseitigt oder gebessert wird. Im allgemeinen ist aber das chronische Ohrekzem sehr hartnäckig, insbesondere wenn es sich in die Umgebung des Ohres erstreckt oder als seborrhoisches Ekzem die angrenzenden behaarten Teile des Kopfes ergriffen hat. Auch die chronischen schuppenden Ekzeme des äußeren Gehörganges widerstehen sehr oft allen Behandlungsmitteln. Nach scheinbarer Besserung treten immer wieder Rezidive auf, die die Geduld des Arztes und des Kranken erschöpfen.

POLITZER weist auf eine besondere Erkrankungsform der Ohrmuschel hin, die ihre Ursache in einem chronischen, besonders krustösen Ekzem haben kann, auf die Elephantiasis, entstanden durch Pachydermie; es kommt zur massenhaften Zunahme der bindegewebigen Elemente, zu erheblichen Lymphstauungen im Maschengewebe der Cutis; die Ohrmuschel fühlt sich eigenartig teigig weich an. Solche Lymphangiome entstehen aber auch durch Infektion beim Ohrringstechen, können auf den Lobulus beschränkt bleiben, der dann ein knolliges Aussehen bekommt, aber auch allmählich die Teile der Ohrmuschel wie den Helix und den Antitragus ergreifen, die mediale Fläche der Ohrmuschel und die Cymba conchae befallen, schließlich sich auch auf die ganze Ohrmuschel erstrecken, die dann vergrößert ist und stark entstellend wirkt (Urbantschitsch, Seidel).

In manchen Fällen führt die Pachydermie zu Verdickung der Haut des äußeren Gehörgangs und damit zu erheblicher Verengerung desselben. Moos sah Atresie des Gehörganges infolge chronischen Ekzems, Plazotta berichtet über Stenosenbildung in den Gehörgängen auf Grund chronischen Ekzems; auch Graupners Fall von Verengerung und Verdickung beider Gehörgänge ist wahrscheinlich auf chronisches Ekzem zurückzuführen.

Diagnose. Die Erkennung des chronischen Ekzems macht in der Regel keine Schwierigkeiten. Differentialdiagnostisch kommen in Betracht: Lupus, Psoriasis und tertiäre Lues. Nach Entfernung der Borken oder Schuppen findet man beim Lupus typische weiche bräunliche Knötchen.

Löst man die Schuppen bei der Psoriasis ab, so zeigen sich kleinste Blutaustritte, die aus den erweiterten Papillargefäßen stammen, während man beim chronischen Ekzem bei vorsichtiger Entfernung der Schuppen und Borken in der Regel seröse Exsudate auftreten sieht. Bei den luetischen Erkrankungen zeigt sich nach Entfernung der Borken das typische luetische Ulcus, kreisförmig oder segmentartig scharf abgesetzt, mit speckig belegtem Grunde. Ein weiteres Unterscheidungsmerkmal ist bei Lupus und Lues die Bildung von Narben, während das Ekzem niemals Narben hinterläßt.

Prognose. Sie ist abhängig von dem Grade und der Ausdehnung der Erkrankung. Leichtere Formen heilen nach Beseitigung der Ursache oft nach kurzer Behandlung. Bei ausgedehnteren chronischen Ekzemen treten trotz aller angewandten Mittel sehr häufig Rezidive auf; die seborrhoische Form ist besonders hartnäckig.

Behandlung des chronischen Ohrekzems.

Während wir beim akuten Ekzem mit Rücksicht auf die verhältnismäßig geringfügigen Veränderungen der Haut und ihre Neigung zur Heilung jeden stärkeren Reiz vermeiden müssen, und infolgedessen nur möglichst indifferente Mittel anwenden, werden beim chronischen Ekzem mit seinen tiefgreifenden stationären Veränderungen mehr energisch wirkende Mittel anzuwenden sein, um eine wirkliche Heilung zu erzielen. Da aber beim chronischen Ekzem akute oder subakute Nachschübe nicht selten sind, wird es sich empfehlen, an diesen Stellen zunächst die beim akuten Ohrekzem wirksamen indifferenten Mittel anzuwenden.

Was das schuppende chronische Ekzem der Ohrmuschel anlangt, so bieten sich verschiedene Wege. Bei manchen nicht allzu chronischen Formen ist die Anwendung von Fetten indiziert, da die Haut bei dieser Erkrankung fettarm ist. Neben den bei dem akuten Ekzem erwähnten Salben kommen in Betracht: Das Ungt. Resorcin. comp. Unna (Resorcin, Ichthyol 5,0, Acid. salicyl. 3,0, Vaselin. ad 100), das Ichthyol, ferner Pyrogallus, Lenigallol, Chrysarobin, Anthrarobin gehören zu den Stoffen, die die hyperplastische Stachelschicht beeinflussen. Von besonderer Bedeutung ist der Teer in seinen verschiedenen Formen, sei er aus frischem Holz, sei er aus Steinkohle. Die schuppenden Partien an der Ohrmuschel werden mit Ol. fagi, Ol. rusci, Ol. olivar. āā bepinselt und darauf mit einer Fettsalbe oder Paste bedeckt. Tritt keine Reizerscheinung auf, so wird mit Ol. fagi oder rusci ohne Ol. oliv. weiterbehandelt und auch die Fettsalbe weggelassen. Schließlich geht man zu Tinct. rusci oder fagi über. Auf diese Weise wird eine verschlimmernde Reizwirkung auf die Haut vermieden. Auch Ol. lithantracis, Liquor carbonis detergens kann angewandt werden. Von Unna wurde ferner das Ungt. caseini mit Sapo cal. 5 : 100 und Teer in 0,25—1%iger Konzentration empfohlen; auch die Lassarsche

Paste kann mit Teer kombiniert werden. Bei den hartnäckigen Formen von schuppendem Ekzem der Ohrmuschel wird man Pinselungen mit alkoholischer Borsäurelösung (1 : 20), Karbolspiritus (1 : 30), Tumenoltinktur (Tumenol. 5,0, Aeth. sulf., Spirit. vin. rectif., Glycerin. āā 15,0) vornehmen. Waschungen mit Spirit. sapon. cal. können gleichfalls versucht werden, wenn es nötig ist, auf die verdickte Oberhaut einzuwirken.

Von EHRMANN wird das Anthrasol SACKS mit Vorliebe angewandt, das ein farbloses, mildes Teerpräparat darstellt und in 2—4%iger Paste mit Zusatz von Zinkoxyd (Anthrasol 2,0, Lanolin, Vaselin. āā 10, Zinc. oxyd., Amyl. tritic. āā 12) oder in Verbindung mit LASSARscher Paste benutzt wird.

Wenn es sich um übermäßige Verhornung des Stratum corneum handelt, muß man Mittel anwenden, die dasselbe aufweichen und womöglich auch entfernen. Zu diesen Mitteln gehören in erster Linie das Salicylseifenpflaster, das 1—2mal täglich erneuert werden muß. Auch Resorcin in 20%iger Paste, Colemplastrum, Pyrogallol oder Chrysarobin führen zu Erweichung der verdickten Epidermis, ebenso wie der von UNNA empfohlene einfache oder salicylierte Guttaperchapflastermull, der sich gut an die Form der Ohrmuschel anlegt. Unter diesen erweichenden Mitteln verliert sich die Starrheit der Haut, die Schuppenbildung schwindet, eventuelle Risse und Schrunden überhäuten sich, weil sie durch das Pflaster geschützt werden. Häufig wird man nach Erweichung der Haut mit Vorteil die Behandlung mit Teermitteln anschließen, um die Haut vollständig normal zu bekommen, zunächst mit den Teerölen (Ol. fagi, rusci usw.), dann eventuell die Verwendung von Teersalbe wie Ol. fag. 10,0, Glycerin 5,0, Ungt. molliens 40,0 oder Schwefelteersalbe, Flor. sulf., Ol. cadini, Styrac. liquid. āā 10,0, Ungt. diachyl. Ol. amygd. āā 15,0 oder 10%iges Resorcin, Pyrogallol, Ichthyolsalben oder weiße oder gelbe 5—10%ige Präzipitatsalben. Im Verlaufe der Behandlung wird man zweckmäßig mit den Salben wechseln, um einen Erfolg zu erreichen. Besonders hartnäckig und zu Rezidiven neigend sind die chronischen Ohrekzeme, die mit trockenem seborrhoischen Ekzem der Kopfhaut kombiniert sind; nach POLITZER ist bei diesen Resorcin, Schwefelsalbe (Sulf. sublim. Resorcin āā 0,5—1,0 Vaselin. flav. 15,0) angebracht.

Das chronische schuppende Ekzem des äußeren Gehörganges ist besonders unangenehm, weil neben der häufigen Verstopfung des Gehörganges lästige Ohrgeräusche und starkes Jucken nicht selten die Krankheit begleiten.

Die besten Erfahrungen haben wir bei diesem schuppenden Ekzem mit der Verwendung von 10—20%iger Arg. nitr.-Lösungen gemacht. Nach möglichster Säuberung des Gehörganges von den Schuppen wird die Arg. nitr.-Lösung mit einem Wattebäuschchen auf die Gehörgangswand gepinselt. Es bildet sich ein trockener schwärzlicher Belag, der sich nach einigen Tagen als flacher Schorf ablöst. Durch wiederholte Einpinselungen bekommt die Gehörgangshaut schließlich ein glattes Aussehen und die Schuppenbildung hört auf. Um Rückfälle zu verhüten, wird es sich empfehlen, nach der energischen Behandlung mit 10—20%iger Arg. nitr.-Lösung einige Zeit lang milde Teer- oder Resorcinsalbe anzuwenden, der zur Beseitigung des Juckreizes Anästhesin hinzugefügt wird (z. B. Flor. zinc. 2,0, Resorcin 0,5, Anästhesin 1,0, Vaselin, Lanolin āā 15,0). Auch Röntgen- und Radiumbestrahlung ist bei hartnäckigen chronischen Ekzemen mit starkem Juckreiz zu versuchen (E. URBANTSCHITSCH hatte mit Radiumbestrahlung guten Erfolg).

Die chronischen Ekzeme im krustösen Stadium erfordern besondere Vorsicht und Geduld in der Behandlung. Zunächst wird Abweichung der Borken und Krusten mit indifferenten Salbenverbänden (3%ige Borsalbe, Ungt. emolliens, Vaseline) angestrebt werden. In manchen Fällen leisten warme Umschläge mit 0,25—2%iger Resorcinlösung oder verdünnter essigsaurer Tonerdelösung

gute Dienste. Jegliche stärkere Reizwirkung muß vermieden werden, um ein
erneutes Aufflammen des Prozesses zu verhindern. Führen diese Mittel nicht
zur Erweichung der krustösen Haut, so wird Salicylseifenpflaster, (Acid. salicyl.
1,0, Empl. sapon. 10,0) oder der Unna-Pflastermull sorgfältig aufgelegt und durch
Verband befestigt oder die von Hebra empfohlene Zink- und Borsäuregelatine
angewandt. Die Gelatinen werden in 5—10%iger Konzentration auf die befallenen Teile aufgepinselt und bilden eine gute Schutzdecke. Wenn alle Krusten
und Borken entfernt sind, wird man zu den sogenannten reduzierenden Mitteln
in Salbenform greifen, Teer, Ichthyol, Anthrarobin usw., wie sie bei der Behandlung des schuppenden Ekzems besprochen wurden.

Nicht selten bilden sich in den Hautfalten, hinterer Umrandung der Ohrmuschel, Ansatzstelle des Lobulus, tiefe schmerzhafte Rhagaden, die besonderer
Behandlung bedürfen. Sie heilen in der Regel unter sorgfältiger Bedeckung
mit Salicylseifenpflaster oder Unnaschem Pflastermull; in hartnäckigen Fällen
ist Ätzung der Risse mit 2—20%iger Arg. nitr.-Lösung von Erfolg. Die geätzten
Rhagaden werden am besten mit einer dicken Schicht von Lassarscher Zinkpaste mit oder ohne Lenigallol (1—5%ig) bedeckt.

Bei der Behandlung der chronischen Ekzeme wird man auch die inneren
Ursachen nicht unbehandelt lassen dürfen. Stoffwechselstörungen, Diabetes,
harnsaure Diathese, Verdauungsstörungen, Anämie, Skrofulose usw. werden
der internen Behandlung zugeführt werden müssen. Nur dann ist eine Abkürzung der Ekzemdauer und Heilung der Hauterkrankung zu erwarten.

2. Acne vulgaris.

In der Fossa conchae und am Eingang des äußeren Gehörganges sieht man
oft kleine komedonenähnliche, tief in die Haut eingelagerte, stecknadel-
kopfgroße Knötchen, die allmählich sich der Hautoberfläche nähern und zuletzt als kleine Eiterherde durchschimmern. Es handelt sich um vereiterte
Talgfollikel, die viel häufiger und in größerer Ausdehnung im Gesicht und am
Körper beobachtet werden, die Acne vulgaris.

Als Ursache dieser Acne ist in erster Linie die Seborrhoe zu bezeichnen,
die ja auch an der Ohrmuschel und im äußeren Gehörgang nicht selten ist.
Daneben spielt das Eindringen von Saprophyten in die Talgfollikel die erste Rolle.

Die Diagnose ist leicht, insbesondere bei größerer Ausdehnung der Erkrankung.

Die Therapie wird unter Berücksichtigung evtl. disponierender Momente
(Anämie, Chlorose usw.) sich hauptsächlich lokal betätigen. Mitesser, die häufig
die Talgfollikel versperren, werden ausgedrückt, die kleinen Abscesse eröffnet.
Die begleitende Seborrhoe wird durch Waschungen mit Spiritus oder Abreiben
mit Acid salicyl., Resorcin āā 0,5—1,0, Aether sulf. 10,0, Spirit. vini ad 100,0
bekämpft. Die Neigung der Haut zur Acneerkrankung wird durch Behandlung
mit Schälpasten zur Ablösung der Hornschicht mit nachfolgender Anwendung
einer Zinkoxyd-Talkumpaste am besten beeinflußt.

3. Pemphigus.

Der Pemphigus zeigt als Charakteristikum die Blasenbildung, vereinigt aber
unter diesem Namen eine Reihe von Krankheitsbildern, die nach Ätiologie,
Verlauf und Bedeutung wieder in sich abgeschlossene Krankheitsbilder bieten
(Bettmann).

Der Pemphigus vulgaris befällt gelegentlich als Teilerscheinung die Ohrmuschel und den äußeren Gehörgang, auch am Trommelfell sahen v. Troeltsch

und BRIEGER vereinzelte Pemphigusblasen auftreten. Diese plötzlich entstehenden Blasen verschiedener Größe zeigen meist kreisförmige Begrenzungslinien und hellen klaren Inhalt. Der Inhalt trübt sich nach einiger Zeit, die Blasen trocknen ein und heilen ohne Narbenbildung, selbst wenn die Blasendecke spontan oder mechanisch verloren geht. In seltenen Fällen zeigen die Blasen blutigen Inhalt, (Pemphigus haemorrhagicus) oder tiefgreifende Zerstörung der befallenen Haut (Pemphigus gangraenosus). Diese schwere Erkrankung, die WILLIAM R. WILDE in Irland häufig bei Kindern beobachtet hat, führt in den meisten Fällen zum Tode. Das Allgemeinbefinden der Kranken beim Auftreten von Pemphigusblasen ist oft durch Schüttelfrost, nervöse Erregung und Schlaflosigkeit, Erbrechen und heftige Durchfälle gestört.

Die Prognose des Pemphigus ist nicht eindeutig. Neben Fällen leichter Art mit gutartigem Verlauf und geringer Neigung zu Nachschüben werden Fälle beobachtet (P. malignus), die insbesondere, wenn sie an den Schleimhäuten beginnen, eine ernste, sich über Monate hinziehende Krankheit bedeuten, ja zum Tode führen.

Hinsichtlich der Ätiologie des Pemphigus sind die Ansichten der Dermatologen noch nicht geklärt: infektiöse, toxische, nervöse Einflüsse werden von den einzelnen Forschern als Ursache herangezogen.

Differentialdiagnostisch kommen Impetigo contagiosa, entzündliche Dermatosen, Erythema exsudativum multiforme u. a. in Betracht.

Die Behandlung der an Pemphigus Erkrankten erfordert vor allem Berücksichtigung des Allgemeinzustandes.

Lokal wird man größere Blasen an der Ohrmuschel oder in deren Umgebung aseptisch eröffnen und trocken oder mit reizlosen Salben behandeln. Bei Pemphigus gangraenosus sind feuchte Verbände mit essigsaurer Tonerde oder mit verdünnten Resorcinlösungen und Wasserstoffsuperoxyd zu empfehlen.

4. Impetigo.

Die Impetigo sind Bläschen der Epidermis, die durch Infektion mit Staphylokokken oder Streptokokken zu Abscessen werden. Während die Staphylokokken gern längs eines Haarbalges oder in eine Talgdrüse eindringen und hier zu Infiltraten und Eiterungen führen, gelegentlich als Begleiter bei Ekzem, wuchern die Streptokokken in der Epidermis, erzeugen zunächst wasserhelle linsen- bis hanfkorngroße Blasen, deren Inhalt sich später trübt und zur Kruste eintrocknet, unter der sich leicht nässende gerötete Haut findet. Die Impetigo contagiosa befällt oft die von Kleidung nicht bedeckten Körperteile, so den Kopf, die Ohrmuschel, das Gesicht und den Hals (EHRMANN).

Die Differentialdiagnose hat das Ekzem, den Herpes zoster, die Sycosis, Psoriasis und die Lues zu berücksichtigen.

Die Therapie besteht in Eröffnung der Blasen, Erweichung der Krusten durch Bor-, Zink- oder Salicylsalben und Aufstreichen 5—10°/₀iger weißer Präzipitsalbe oder Zinnober-Schwefelsalbe 1 : 10 : 100.

5. Ecthyma gangraenosum.

Bei schlecht ernährten oder durch Krankheit heruntergekommenen Kindern zeigen sich neben anderen Körperstellen an der Ohrmuschel linsengroße Infiltrate, auf denen sich Bläschen bilden, die bald zerfallen und ein scharfrandiges Ulcus hinterlassen; der Grund des Geschwürs zeigt blutig-eitrigen Belag, der rote Rand ist hart infiltriert. Benachbarte Ulcera fließen gern zusammen.

Nach dem Abheilen bleiben scharf begrenzte, mit Pigmentsaum versehene Narben zurück (Ehrmann, Barnick).

6. Herpes tonsurans.

Während das Microsporon furfur auf der Haut vegetiert und dieselbe in keiner Weise schädigt, veranlassen die Erreger des Herpes tonsurans, die Trichophytonpilze, in der Haut schwere pathologische Veränderungen. Die Erkrankung befällt die unbehaarten Teile als Trichophytia superficialis und dann sehen wir sie gelegentlich, wenn auch selten, als Teilerscheinungen an der Ohrmuschel auftreten (Montesano). Es kommt zur Bildung scharf umschriebener roter Fleckchen, die sich sehr rasch mit kleinen Schuppen bedecken und in ihrem Wachstum exzentrisch fortschreiten, sodaß sich rundliche, rote, etwas erhabene Scheiben bilden. Diese können dann längere Zeit unverändert bleiben und unter Abheilung des Zentrums ring- oder halbringförmige Gestalt annehmen. Dieser Herpes maculosquamosus ist sehr hartnäckig aber gutartig gegenüber der Trichophytia profunda, die dadurch entsteht, daß die Trichophytonpilze in die Follikel eindringen und eitrige Follikulitis und Perifollikulitis erzeugen. An der Ohrmuschel wird diese Form nicht beobachtet.

Die Behandlung der Trichophytia superficialis besteht in Abwaschungen der befallenen Stellen mit warmer Schmierseifenlauge, um die oberflächliche Epidermis mit der Pilzeinlagerung zu entfernen. Danach ist Einreibung mit Unnascher Schwefelpaste (Jesionnek)

Sulf. praecip.	4,0
Zinc. oxyd.	6,0
Adip. benzoat.	28,0
Terr. silic.	2,0

zu empfehlen.

7. Pityriasis versicolor oder Microsporon furfur.

Die Pityriasis — Kleienflechte — ist eine ansteckende Pilzerkrankung der Haut, die am äußeren Ohr nur in seltenen Fällen beobachtet wird, weil die Krankheit gewöhnlich nur die Haut der Körperteile befällt, die von der Kleidung bedeckt sind. Die Übertragung erfolgt wahrscheinlich, wie Kirchner annimmt, der eine Pityriasiserkrankung des äußeren Gehörganges beobachtete, durch die Fingernägel auf das äußere Ohr.

Das Microsporon furfur bildet auf der Haut der Ohrmuschel gelegentlich Auflagerungen, die als hell- bis dunkelbraune Flecken erscheinen, ohne daß die befallene Haut entzündlich verändert ist. Die Flecken haben verschiedene Größe, die an der Ohrmuschel von Stecknadelkopf- bis Erbsengröße schwanken, während man am Körper oft ausgedehnte braune Flecken findet. Die Flecken zeigen kleienförmige Schuppung, daher der Name Kleienflechte, und bestehen aus den Pilzauflagerungen, die sich durch Abkratzen entfernen lassen. Untersucht man ein derartiges Schüppchen bei schwacher Vergrößerung in einem Tropfen Kalilauge unter dem Mikroskop, so findet man traubenförmig angehäufte große Konidien mit starkem Lichtbrechungsvermögen, daneben breit gekrümmte Fäden, die Mycelfäden, mit geringer Verzweigung und scharf rechtwinkligen, häufig V-förmigen Formen.

Die Pityriasis befällt in der Regel eine Haut, die durch Schweiß oder hydropathische Umschläge maceriert ist. Häufig tritt sie bei Phthisikern oder heruntergekommenen Kranken auf, deren Haut die normale Turgescenz vermissen läßt. Durch feuchte Wäsche oder wollene Bedeckung wird sie leicht übertragen.

Irgendwelche Beschwerden, abgesehen von gelegentlichem Jucken verursacht die Kleienflechte nicht.

Prognose. Sie ist insofern nicht günstig, als häufig Rezidive auftreten.

Therapie. Die Behandlung der Pityriasis der Ohrmuschel besteht in Anwendung von Waschungen mit Seifenspiritus oder Schmierseifenlösung, Einreibungen mit Salicylsäure, evtl. mit Schwefelzusatz, 2—5%iger Chrysarobinsalbe, Anthrarobin 3,0 auf Tinct. benzoes, Einpinselung mit Tinct. jodi. Auch Bestrahlungen mit den verschiedenen Lichtquellen, die ultraviolette Strahlen enthalten, wie künstliche Höhensonne, Quarzlampe, sind zu empfehlen. Um Rückfälle zu vermeiden, ist es dringend erforderlich, die Haut durch regelmäßige Seifenwaschungen und Einreiben mit Zinkpaste geschmeidig zu erhalten.

8. Die Psoriasis.

Die Psoriasis (Schuppenflechte) ist eine chronische entzündliche Hauterkrankung mit Bildung von zahlreichen Schuppen, die nicht durch Pilze veranlaßt wird. Dabei besteht Hyperämie der Haut und Neigung zu Blutungen, wenn die Schuppen mechanisch entfernt werden.

Die Psoriasis befällt bei universeller Ausdehnung nicht selten die Ohrmuschel und den äußeren Gehörgang (GATSCHER). Zunächst bilden sich kleine rote Knötchen, die nach kürzerer oder längerer Zeit peripher weiter wachsen, Linsengröße erreichen und leicht erhaben sind. Die Farbe wechselt von hellrot bis braunrot. Das Zentrum der Flecken bedeckt sich mit lockeren, weißlich glänzenden Schuppen, während am Rande die Hyperämie sichtbar ist. Durch Verschmelzung anstoßender Herde entstehen Flecken, die fast die ganze Ohrmuschel einnehmen können; die Schuppenauflagerung ist manchmal so dicht, daß sie als massige Auflagerung imponieren. Die Ohrmuschel erscheint infiltriert und spröde; beim Übergreifen auf den äußeren Gehörgang kann es durch reichliche Schuppenbildung zur Verlegung desselben und mäßiger Gehörstörung kommen. Weiterschreiten auf den behaarten Kopf wird nicht selten beobachtet.

Entfernt man die Schuppen vorsichtig, so ist die freigelegte Haut gerötet und feucht; bei brüsker Reinigung treten kapilläre Blutungen auf.

Über die Ätiologie der Psoriasis sind die Dermatologen noch nicht im Klaren. Die einen halten sie für eine Konstitutionsanomalie, andere für eine neuropathische Erkrankung, andere wieder für eine parasitäre Erkrankung, wieder andere für arthritischen oder herpetischen Ursprungs.

Die Prognose ist hinsichtlich der definitiven Heilung ungünstig, da die Psoriasis trotz aller Behandlung zu rezidivieren pflegt.

Die Therapie besteht in Darreichung von Arsen in Pillenform (sog. asiatische Pillen)

> Acid. arsenicos.   0,5—0,75!
> Piper nigr.   6,0
> Gummi arab.   1,5

Pulv. et Succ. Liquir. q. s. f. pilul. Nr. 100 S. 3mal tägl. 3 Pillen nach dem Essen, steigend jeden Tag um 1 Pille bis täglich 12—15 Pillen. In gleicher Weise Rückgang.

Oder als FOWLERsche Lösung:

> Sol. arsenic. Fowleri
> Aq. amygd. amar. āā 15,0.

DS. 3mal tägl. nach dem Essen, allmählich an- und absteigend. Statt innerlicher Gaben kann man auch Arseninjektion vornehmen, und zwar Acid. arsenic. 0,03—0,3 : 10,0 oder Natr. arsenic. 0,2—10,0 tägl. $^{1}/_{2}$—1 Pravazspritze. Auch

Jod wurde innerlich als Jodkali gegen Psoriasis verordnet, aber ohne wesentlichen Erfolg.

Gewöhnlich aber wird die Psoriasis mit Einpinselungen oder Salben behandelt. Es ist nötig, zunächst die festhaftenden Schuppen zu entfernen, ehe man die infiltrierte Haut behandelt. Die Entfernung der Schuppen geschieht entweder durch Mazeration der Haut mit Umschlägen, die mit Schmierseifenlösung oder essigsaurer Tonerde getränkt sind, oder durch Einreiben von Bor- oder 3%iger Salicylsalbe oder Auflegen von Salbenverbänden, die sich der Form der Ohrmuschel gut anpassen. In den Gehörgang werden Salbenstreifen eingeführt, Borsalbe, Ungt. diachylon Hebrae oder Lanolin, Byrolin kommen in Frage. Sind die Schuppen abgeweicht, so muß die erkrankte Haut energisch behandelt werden. Mäßig bewährt hat sich Schwefel enthaltende Sol. Vlemingkx., die mittels Borstenpinsels auf die psoriatische Haut aufgetragen und 1 Stunde darauf belassen wird. Besser wirkt der Holzteer in Verbindung mit Ol. oliv., Spirit. vin. oder Vaseline.

| Ol. Rusci 10,0 | Ol. Rusci 10,0 | Ol. Rusci 10,0 |
| Ol. olivar. 100,0 | Spirit. vin. dil. ad 100,0 | Lanolin, Vaselin āā 50,0 |

Pyrogallol in 5—10%iger Salbenform oder in spirituöser Lösung ist noch mehr zu empfehlen.

Acid. pyrogallici 10,0   oder   Acid. pyrogallic. 10,0
Ungt. simpl.   100,0   Spir. vin. dil.   100,0.

Pyrogallol muß in dünner Schicht aufgestrichen werden.

Das beste Mittel gegen Psoriasis ist Chrysarobin in 5—10%igen Salben oder als 5—10%iges Chrysarobin. traumaticum; besonders in letzterer Form ist das Chrysarobin für die Ohrmuschel besonders empfehlenswert, da es nach dem Einpinseln ein gelbliches, festhaftendes Häutchen bildet.

Dreuv hat mit seiner Kombination: Acid. salicyl. 10,0, Chrysarobin, Ol. Rusc. āā 20,0, Sapon. virid. Adip. Lan. āā 25,0, M. f. ungt. gleichfalls gute Erfolge. Ist die Ohrmuschel stark infiltriert, so wendet man zur Erweichung der Infiltrate mit Vorteil Collemplastra, Guttaplaste mit Zusatz von Teer, Pyrogallol oder Chrysarobin an.

In neuer Zeit hat man mit Röntgenbestrahlung bei Psoriasis der Ohrmuschel gute Erfolge erzielt.

9. Erysipel.

Das Erysipel (Dermatitis erysipelatosa) nimmt zuweilen seinen Ausgang von der Ohrmuschel oder befällt sie im Verlaufe eines Gesichts- oder Kopferysipels. Die durch Streptokokken (Fehleisen) bedingte Entzündung ist eine spezifische Dermatitis, die als echte Wundkrankheit stets auf Kontinuitätstrennung der Haut, nicht selten minimalster Art, zurückzuführen ist. Kleine Exkoriationen am Eingang des äußeren Gehörgangs, veranlaßt durch Kratzen der Haut infolge lästigen Juckens, Erosionen im Verlauf eines akuten Ekzems oder einer akuten Otitis, das Ohrlöcherstechen im Lobulus liefern die Eingangspforte für die Streptokokkenerkrankung. Von der Ohrmuschel kann das Erysipel auf den äußeren Gehörgang und das Trommelfell, ja wie Brieger beobachtet hat, bei intaktem Trommelfell auf die Schleimhaut der Paukenhöhle übergreifen. Sehr viel häufiger ist das Fortschreiten des Erysipels von der Ohrmuschel auf Gesicht und behaarten Kopf.

Die Krankheitserscheinungen sind dieselben wie an anderen Körperstellen. Die Haut zeigt zunächst eine scharf umschriebene, etwas erhabene Rötung der Haut, die sich bald nach den Seiten hin über die ganze Ohrmuschel ausbreitet und in die weitere Umgebung wandert. Die Haut ist geschwollen, glänzend, hochrot bis dunkelrot, so daß die Ohrmuschel vergrößert erscheint. Nicht selten bilden sich Blasen verschiedener Größe mit serösem, selten eitrigem Inhalt, die nach kurzem Bestehen platzen (Erysipelas bullosum).

Dabei besteht Fieber, das in schweren Fällen sehr hohe Grade erreicht, gelegentlich Schüttelfrost, Brennen und Spannungsgefühl in der befallenen Ohrmuschel, häufig auch lebhafte Schmerzen, Eingenommensein des Kopfes, allgemeines Krankheitsgefühl. Der Fiebertypus ist je nach Ausdehnung und Verlauf kontinuierlich oder remittierend; nach plötzlichem Temperaturabfall sieht man nicht selten erneuten Schüttelfrost mit hohem Fieberanstieg und Weiterschreiten des entzündlichen Prozesses in die Umgebung. In leichteren Fällen, bei denen das Erysipel die Ohrmuschel nicht überschreitet, geht das Fieber nach 3—4tägiger Dauer zurück, die entzündlichen Erscheinungen in der Haut schwinden unter mäßiger Abschuppung. Auch das bei evtl. Blasenbildung entblößte Corium epithelisiert sich rasch, und nach wenigen Tagen zeigt die Ohrmuschel keine Reizerscheinungen mehr.

Bei weiterer Ausdehnung des Erysipels auf die Umgebung und in schweren Fällen dauert der Krankheitszustand natürlich länger, besonders können Rezidive zu 1—2 wöchigen Erkrankungen führen. Zentrale Reizerscheinungen als Komplikation können ein außerordentlich schweres Krankheitsbild liefern. An Stelle der mit Eiter gefüllten Blasen bleibt gelegentlich Krustenbildung mit nachfolgender, längere Zeit bestehender Rötung der Haut zurück. Die nach dem Abheilen des Erysipels zurückbleibende Abschuppung der Haut der Ohrmuschel oder des äußeren Gehörganges, die mit starkem Juckreiz verbunden ist, kann bei ungeeignetem Verhalten zu akutem Ekzem oder Gehörgangsfurunkulose führen (GORMANN, BACON, HAUG, LIEBE usw.). Bei besonders schweren Fällen von Erysipel der Ohrmuschel sind an der Hinterfläche derselben subkutane Abscesse beobachtet worden (POLITZER), die frühzeitig eröffnet werden müssen, um Erkrankungen des Ohrknorpels zu vermeiden. Tödlicher Ausgang des Ohrerysipels ist sehr selten, kommt wohl nur bei ausgedehnter Ausbreitung und schweren Komplikationen (Urämie bei bestehender Nephritis, Herzerkrankungen) vor (TRÖLTSCH, ALEXANDER, GRÄF). Teilweise Gangrän der Ohrmuschel ist selten und nur dann beobachtet worden, wenn tiefere phlegmonöse Erscheinungen hinzutreten.

Die Behandlung des Erysipels der Ohrmuschel besteht in Umschlägen mit essigsaurer Tonerde oder Alkohol, oder Resorcin. Bestreichen der befallenen Teile mit 1—2%iger Ichthyolsalbe oder Thiol. liquid. In manchen Fällen wird das Weiterschreiten des Erysipels mit Erfolg dadurch verhindert, daß man ca. 2 cm von dem Rande der Rötung das Erysipel mit Heftpflasterstreifen umgrenzt oder einen Strich mit Tct. jodi (GRÄF) oder Ichthyol oder Resorcinkollodium in derselben Entfernung um den Entzündungsherd zieht.

Innerlich sind Kampfergaben bei Erysipel oft von Nutzen.

Camph. trit.   1,0
Gummi arab.   5,0
Sir. amygd.   10,0
Aqu. dest.   150,0
Dos. stdl. 1 Eßlöffel.

10. Phlegmone der Ohrmuschel (Dermatitis phlegmonosa).

Die phlegmonöse Entzündung der Haut der Ohrmuschel entsteht durch Einwanderung von pyogenen Bakterien (Staphylokokken und Streptokokken) in die verletzte Cutis. Nicht selten sieht man sie nach Insektenstichen auftreten; zufällige Verletzungen der Ohrmuschel oder das Ohrringstechen führen gelegentlich ebenfalls zu dieser Erkrankung, die sich entweder auf umschriebene Teile der Ohrmuschel, den Lobulus, Tragus usw. beschränkt oder die ganze Ohrmuschel ergreift.

An den befallenen Stellen zeigt sich im ersten Falle die Haut umschrieben geschwollen, gerötet und stark schmerzhaft. Die oberflächlichen Entzündungserscheinungen können unter entsprechender Behandlung zurückgehen oder das subkutane Gewebe zur Einschmelzung bringen, so daß Abscedierung erfolgt; umschriebene Gangrän der Haut und des Knorpels ist von Schwartze beobachtet worden.

Bei diffuser phlegmonöser Dermatitis schwillt die Ohrmuschel an, ist stark gerötet, geschwollen und außerordentlich druckempfindlich. Infolge des entzündlichen Ödems im subkutanen Gewebe kommt es häufig zu unförmiger Vergrößerung der ganzen Muschel, die vom Kopfe abgedrängt wird. Bei Betastung derselben fühlt man teigig-weiche Konsistenz, die nach 3—4 Tagen an einzelnen Stellen Fluktuation erkennen läßt. Die Schmerzhaftigkeit ist gewöhnlich sehr stark; Fieber ist nicht selten, das Allgemeinbefinden ist sehr beeinträchtigt.

Die phlegmonöse Entzündung der Ohrmuschel kann auch Teilsymptom einer Perichondritis sein (siehe diese), oder umgekehrt kann eine Dermatitis phlegmonosa, die die tiefen Schichten der Cutis ergreift, auch zu einer Entzündung der Knorpelhaut führen.

Differentialdiagnostisch kann bei der beginnenden umschriebenen Phlegmone eine Verwechslung mit einem Othämatom in Frage kommen.

Die Behandlung der phlegmonösen Entzündung besteht in Anwendung der Kälte in Form von eisgekühlten Umschlägen mit essigsaurer Tonerde oder Auflegen eines Eisbeutels. Sobald Fluktuation nachweisbar ist, muß möglichst frühzeitig incidiert werden, um ein Übergreifen auf den Knorpel zu verhüten und entstellende Narben infolge größerer Einschmelzung des subkutanen Gewebes oder infolge von Knorpelnekrosen zu vermeiden. Die Abscesse werden nach den allgemeinen chirurgischen Regeln behandelt.

11. Das spontane Othämatom.

Die Ohrblutgeschwulst entsteht durch Bildung eines parenchymatösen Blutergusses zwischen dem Perichondrium und dem Knorpel, der sich entweder spontan oder infolge einer Gewalteinwirkung bildet, die tangential auf die Ohrmuschel wirkt. Othämatome werden im allgemeinen selten beobachtet; bei Kindern kommen sie nur vereinzelt vor (Weil).

Das spontane Othämatom entwickelt sich in der Regel nur bei Personen mit bestimmter Prädisposition. Bei alten Leuten kommt es zu einer Erweichung des Knorpels, einer Chondromalacie (Meyer), die zu Zerklüftung der Ohrmuschel durch Bildung von Spalten und Höhlen mit Ansammlung sülziger Flüssigkeit sowie Vergrößerung und Vermehrung der Kapillargefäße führt. Degenerative Vorgänge im Knorpelgerüst nimmt auch Biehl an. Diese Erweichung findet sich auch bei durch schwere Krankheit heruntergekommenen Individuen, bei Tuberkulösen und Geisteskranken. Früher galt das Othämatom als ein sicheres Zeichen von Geisteskrankheit, bis Gudden u. a. nachwiesen, daß gerade bei Irren das Othämatom in der Mehrzahl auf traumatische Einwirkung, nicht zuletzt des Wärterpersonals, zurückzuführen ist. Auch nach Einwirkung von Kälte ist in zwei Fällen (Birkner und Brunner) das Entstehen einer Ohrblutgeschwulst beobachtet worden. Ebenso berichtet Kirchner über einen Fall von Othämatom nach Erfrierung, weist aber darauf hin, daß die Entstehung der Ohrblutgeschwulst wohl auf kräftiges Reiben der Ohrmuschel, also mechanische Einwirkung, entstanden ist.

Das Othämatom zeigt sich in der Regel in der oberen Hälfte der Vorderfläche über den Crura furcata oder in der Concha, seltener an der Hinterfläche der Ohrmuschel als blaurote, rundliche oder leicht höckerige Geschwulst von teigiger Konsistenz oder praller Fluktuation, die sich gewöhnlich ziemlich rasch schmerzlos entwickelt und beim Betasten keine Druckempfindlichkeit aufweist (Abb. 1). Bei Durchleuchtung erscheint die Geschwulst dunkel infolge des Blutergusses (im Gegensatz zur Perichondritis): das spontane Othämatom bleibt gewöhnlich viel kleiner als das traumatische Othämatom, das sich über den größten Teil der Ohrmuschelvorderfläche ausdehnen kann.

Die Diagnose des spontanen Othämatoms ist nicht schwierig; rasche Entstehung bei Kachektischen, Tuberkulösen oder Irren, Schmerzlosigkeit, Fehlen entzündlicher Erscheinungen und das Resultat der Durchleuchtung geben die Unterscheidung von Perichondritis, Angiom oder sonstiger Neubildung.

Die Prognose des spontanen Othämatoms ist hinsichtlich der Rückbildung ohne Verkrüppelung der Ohrmuschel nicht so günstig wie beim traumatischen Othämatom, da ja, abgesehen von der körperlichen Disposition, degenerative Prozesse im Ohrknorpel zugrunde liegen. Wichtig ist ferner, daß die spontane Ohrblutgeschwulst keine sekundäre Infektion des Blutergusses erfährt. Selbst bei kleinen Ergüssen bilden sich im Verlauf der Resorption am Knorpel Verdickungen und atrophische Stellen, die zu mehr oder weniger ausgesprochener Deformierung der Ohrmuschel führen können.

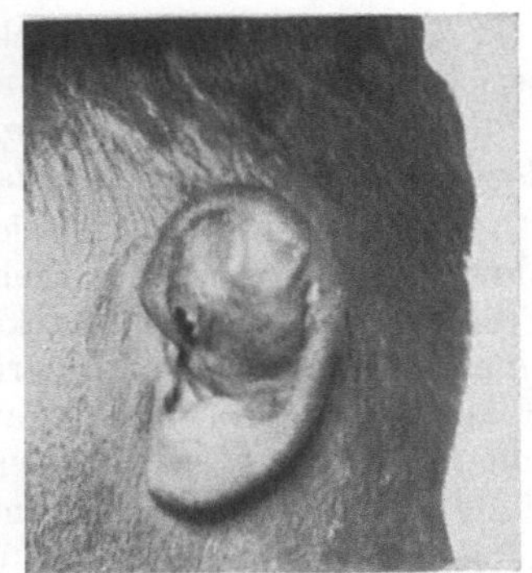

Abb. 1. Othämatom.

Behandlung. Wenn es sich um einen kleinen Erguß handelt, wird man am besten von jeglicher Therapie Abstand nehmen, um eine weitere Alteration des veränderten Knorpels evtl. erneute Blutansammlung zu vermeiden. Verzögert sich die Resorption, so ist Punktion der Geschwulst und Entleerung mittels Pravazspritze zu empfehlen. Ein nach Punktion gut angelegter Druckverband (Unterpolsterung der Ohrmuschel an der Vorder- und Hinterfläche) wird oft die erneute Bildung eines Blutextravasates verhindern.

Krüger empfiehlt, nach Punktion des Blutergusses eine zarte Schicht Watte über die abgehobene Haut zu legen und darüber Kollodium bis auf die gesunde Haut aufzupinseln. Ledoux legt nach der Punktion einen Kompressionsapparat auf das erkrankte Ohr, Pogany komprimiert nach Punktion und Aspiration die betroffene Ohrmuschel mit einer Organtinbinde.

12. Die Knorpelhautentzündung (Perichondritis) der Ohrmuschel.

Die seröse oder eitrige Erkrankung der Knorpelhaut kann ohne nachweisbare Ursache entstehen —idiopathische Form — oder ist Folge von Verletzungen der Ohrmuschel — traumatische Form — (Bloch); nach Erfrierung stärkeren Grades ist gelegentlich eine Perichondritis beobachtet worden (Brieger), die zu teilweiser Nekrose des Knorpels —neuroparalytische Form — führte. Die doppelseitigen idiopathischen Perichondritiden sind im Gegensatz zu der einseitigen Form sehr selten. Hartmann und Gradenigo fanden Anschwellungen beider Ohrmuscheln, in denen sich seröse Flüssigkeit durch Punktion nachweisen ließ. Huss beschreibt einen Fall von doppelseitiger Perichondritis, bei der die Knorpelhaut hauptsächlich am Anthelix und Antitragus, nach oben

bis zum Helix reichend, verdickt war, ohne daß Rötung, Schwellung, Druckempfindlichkeit oder Flüssigkeitsansammlung bestand. Er hält es für primäre
Hyperplasie des Knorpelgewebes.

Der Ausgangspunkt der Perichondritis ist bei diesen Formen der Knorpel
der Ohrmuschel und die Erkrankung bleibt auf diese beschränkt; charakteristisch
ist die Tatsache, daß sich der Lobulus fast nie an der Entzündung beteiligt. Der
Grund dafür ist darin zu suchen, daß der Lobulus, abgesehen von der kleinen
Cauda, keinen Knorpel enthält (Knapp).

Seitdem die Radikaloperation (Totalaufmeißelung) des Mittelohres allgemeinen Eingang gefunden hat, werden Perichondritiden der Ohrmuschel öfter
beobachtet. Die Ursache ist in den meisten Fällen eine Infektion des bei der
Plastik gespaltenen Knorpels des äußeren Gehörgangs mit Bac. pyocyaneus.

Auf diese Tatsache haben, wie Surai ausführt, Pese und Gradenigo zuerst
aufmerksam gemacht; Leutert berichtete über 4 Fälle dieser Art, Körner,
Neumann und Voss haben gleichfalls den Pyocyaneus als Ursache der Perichondritis nach Radikaloperationen nachgewiesen.

Seltener erfolgt die Infektion durch andere pyogene Bakterien. Fischer
berichtet über einen Fall von Perichondritis gonorrhoica.

Bei Beginn der Entzündung im äußeren Gehörgang kommt es zur Schwellung
der Wand, die oft den Verdacht auf Ohrfurunkel erwecken kann.

Die Schwellung breitet sich dann auf die Vorderfläche der Ohrmuschel aus,
ohne daß zunächst eine erhebliche Verfärbung der Haut auftritt. Bei weiterem
Bestehen der Entzündung kommt es zur Rötung der Haut und Entwicklung
einer fluktuierenden höckerigen Geschwulst, die allmählich die Concha und
Fossa helicis einnehmen kann, sich aber in der Regel gegen den Lobulus
scharf abgrenzt und eine synoviaähnliche Flüssigkeit enthält. Die Ohrmuschel
fühlt sich heiß an, ist spontan und auf Druck schmerzhaft und infolge entzündlicher Schwellung des Unterhautzellgewebes in der hinteren Ansatzfalte
oft vom Kopf abgedrängt. Bei geringer Verfärbung der Haut oder Bestehen
eines serösen Ergusses ist leicht Verwechslung mit Othämatom möglich.

So berichtete Bourgeois und Vernet über eine symptomlos im Laufe
von $1^{1}/_{2}$ Monaten entstandene Anschwellung an der Außenfläche des linken Ohres
bei einem sonst gesunden 37jährigen Manne, die durchaus einem Othämatom
ähnlich war; bei der Punktion entleerte sich zitronengelbe, klare, fadenziehende,
serösschleimige Flüssigkeit, die frei von Blut war, vermehrten Eiweißgehalt
aufwies und weder geformte Elemente noch Mikroben enthielt. Die breite
Eröffnung ergab, daß es sich nicht um eine Cyste handelte, das Perichondrium
war vom Knorpel abgehoben, der Knorpel wies entzündliche Veränderungen auf.

Differentialdiagnostisch wird das rasche Entstehen des Othämatoms gegenüber dem langsam sich entwickelnden perichondritischen Absceß von Wichtigkeit sein.

Durchleuchtung der Ohrmuschel und eventuelle Probepunktion der fluk-
tuierenden Geschwulst wird dann zur richtigen Erkennung führen, wenn das
Othämatom noch nicht allzulange besteht. Bei längerer Dauer wird, worauf
Politzer hinweist, eine Unterscheidung durch Probepunktion schwieriger sein,
weil dann die Geschwulst nicht Blut, sondern eine durchsichtige syrupähnliche
Flüssigkeit enthält.

Im Verlaufe der Perichondritis wird der anfangs seröse Erguß eitrig, durch
die Abhebung der Knorpelhaut wird der Knorpel in der Ernährung gestört,
so daß er teilweise nekrotisch werden kann. Wird der Absceß nicht eröffnet,
so bricht der Eiter an einer oder mehreren Stellen durch, es kommt zur Fistelbildung, die ohne chirurgischen Eingriff monatelang bestehen kann.

In anderen Fällen kommt es zur Bildung umschriebener teigiger Geschwülste an verschiedenen Stellen der Ohrmuschel, die zur Degeneration des Knorpels führen und über die ganze Ohrmuschel wandern können.

In seltenen Fällen ist z. B. von HAUG eine tuberkulöse Perichondritis der Ohrmuschel beobachtet worden; die teigigen Anschwellungen enthalten graurötliches oder gelbliches Granulationsgewebe neben spärlichem krümligem Eiter, in dem gelegentlich Tuberkelbacillen nachweisbar sind. Die tuberkulöse Erkrankung zeigt besonders chronischen Verlauf.

Im Verlauf der Perichondritis bei umschriebener Erkrankung kann Spontanresorption des Exsudates ohne Formveränderung der Ohrmuschel erfolgen, oder der unbehandelte Absceß bricht durch und entleert die mit Eiter gemischte vorerwähnte synoviaähnliche Flüssigkeit. In letzterem Falle kommt es in der Regel zu Schrumpfung des Ohrknorpels und Deformierung desselben (Abb. 2).

Ausgedehnte, perichondritische Abscesse führen, auch wenn sie breit eröffnet

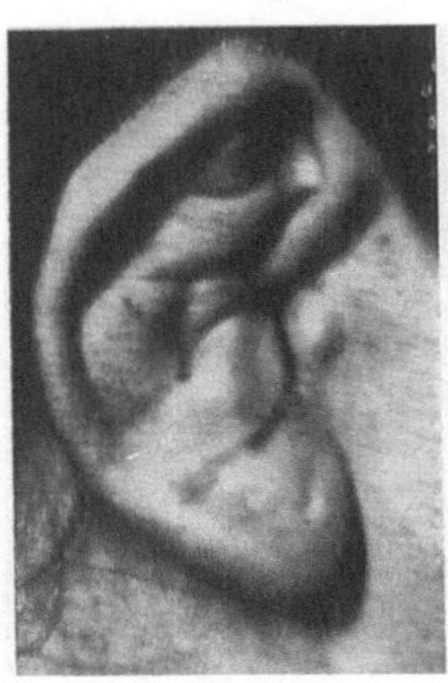

Abb. 2.   Deform geheilte Perichondritis.

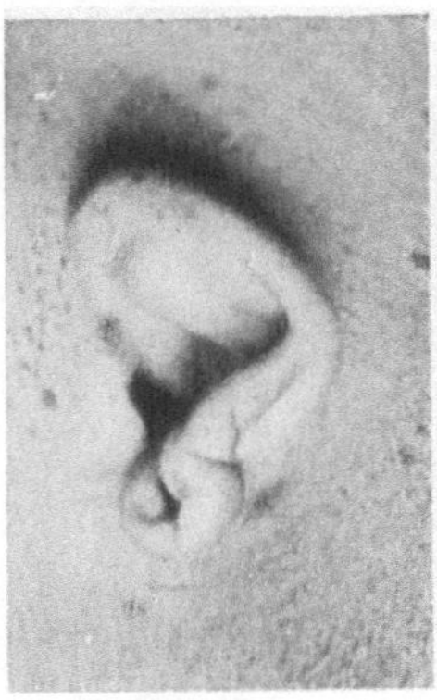

Abb. 3. Schrumpfung der Ohrmuschel nach Perichondritis.

werden, häufig zur Verkrüppelung der Ohrmuschel, da partielle Nekrose und Ausstoßung des Knorpels erfolgt (Abb. 3).

Behandlung. Im Beginn der Perichondritis ist Anwendung von Kälte in Form von eisgekühlten Umschlägen mit essigsaurer Tonerde oder der LEITERsche Kühlapparat angezeigt. In leichteren Fällen wird Rückgang der Entzündung erfolgen. Bei Absceßbildung ist Punktion der fluktuierenden Geschwulst zur Diagnosensicherung, dann breite Incision erforderlich und zwar durch die ganze Dicke der Ohrmuschel. Findet man nekrotischen Knorpel, so muß er entfernt, Granulationen mit dem scharfen Löffel ausgeräumt werden. Tamponade der Höhle mit Jodoform- oder ähnlicher Gaze und sorgfältige Nachbehandlung ist erforderlich. Aspiration des Abscesses und Injektion von verdünnter Jodtinktur ist von BURKHARDT, MERIAN und URBAN PRITCHARD (zit. nach POLITZER) mit gutem Erfolge ausgeführt worden. POLITZER u. a. hatten nur Mißerfolge durch Vergrößerung der Geschwulst und Vermehrung der Schmerzen, so daß erst die Spaltung Heilung brachte. GIFFORD incidierte nach wiederholter Spaltung von fluktuierenden Herden in diese 50%igen Alkohol, worauf nach anfänglicher Rötung und Schwellung nach 1 Monat Spontanheilung eintrat.

Die von KUHN empfohlene Massage eignet sich nur für leichte Fälle und muß mit großer Vorsicht ausgeführt werden.

13. Die Noma des äußeren Ohres.

Die Noma oder der Wasserkrebs ist seit Hippocrates als Gangrän der Wange bekannt, die in kurzer Zeit zu Zerstörung derselben führt, und fast immer infolge Inanition oder Komplikationen mit dem Tode endet.

Noma des äußeren Ohres ist bisher als außerordentlich seltene Erkrankung von Gierke, Hutchinson, Henoch, Blumer und Farlans, Hoffmann und Hechinger beobachtet und insbesondere von Hoffmann eingehend beschrieben worden. Hoffmann und Hechinger haben auch die Literatur über Noma ausführlich zusammengestellt.

Die Noma ist eine parasitäre Erkrankung, die nach den Untersuchungen von Seiffert und Perthes durch eine Streptothrixinfektion auf der Wangenschleimhaut in der Gegend des Ostiums des Ductus Stenonianus sich entwickelt, anaerober Natur ist und zur Entwicklung außer bestimmter Virulenz noch

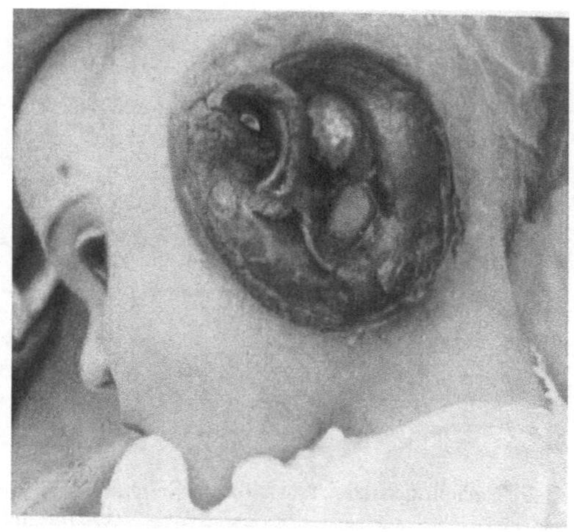

Abb. 4. Noma des Ohres. (Nach Rudolf Hoffmann.)

andere prädisponierende Momente nötig hat. Zu den letzteren gehören mangelhafte Ernährung und feuchte Wohnungen, besonders aber Masern, weniger Scharlach und Typhus. Für die Noma des Ohres ist nach Hoffmanns Ansicht auch die Masernotitis und die tuberkulöse Otitis als prädisponierendes Moment von großer Wichtigkeit.

Auf der gesunden Haut können, wie Hoffmann ausführt, dort befindliche Streptotricheen keine Infektion veranlassen, da sie zu ihrer Entwicklung Körpertemperatur und Sauerstoffabschluß benötigen. „Als Vermittler spielt die Otitis media purulenta eine hochwichtige Rolle. Wird das Ohr nicht entsprechend behandelt, so stagniert der Eiter, er wird fötid, d. h. Fäulniserreger haben ihr Werk begonnen. Die Epithelien werden gelockert, maceriert, die Temperatur der Wandung steigt infolge der Hyperämie. Das sich häufende Sekret wird eingedickt, bedeckt sich an der freien Oberfläche mit Krusten, sperrt das Lumen der Meatus mehr und mehr, so daß die Wärmeabgabe an die Atmosphäre bedeutend beschränkt wird. Als Wärmequelle kommen noch die Fäulnisprozesse in Betracht, die durch ihre anaerobe Phase der Streptothrix den nötigen Sauerstoffabschluß gewähren (ganz ähnlich wie bei der Entwicklung des Bacillus des malignen Ödems). Die Symbiose mit Fäulniserregern dürfte für die Entwicklung des Nomapilzes eine Conditio sine qua non sein. Bei weiterem

Wachstum verschafft sich der Pilz selbst durch reichliche Kohlensäureproduktion anaerobe Verhältnisse. Der Nomapilz kann mit der Außenluft zugeführt werden, meist aber wird wohl der Finger, den der die Otitis externa begleitende Juckreiz oft in den Gehörgang führen wird, der Träger des Infektionsmaterials sein, das durch ihn in die Cutis hineingerieben wird. Das Fett, ein Sekret der Ceruminal- und Talgdrüsen, welches unter Wirkung des fötiden Mittelohrausflusses in Glycerin und Fettsäure zerfällt, bietet ihm vielleicht ein günstiges Nährmaterial." Die histologische Untersuchung exstirpierter nomatöser Teile ergab, daß das ganze Gewebe von stärkeren und feineren fädigen Gebilden durchsetzt war, die neben sich feine, teilweise leicht gebogene Stäbchen aufweisen (Zerfallsprodukte [HECHINGER]).

HOFFMANN fand bei Untersuchung einiger Randstücke die Interstitien der Fettzellen des subkutanen Gewebes von einem Gewirr feinster Fäden ausgefüllt, die hier und da die Wandung der Zellen durchbrochen hatten und sie ausfüllten. Die feinen Spirillen waren auch in den Gebieten vorhanden, in denen die Körner sich noch färbten und die Gewebsstruktur noch deutlich erhalten war.

Soweit die fädigen Elemente reichten und noch darüber hinaus im anscheinend gesunden Gewebe waren die Gefäße thrombosiert, die Elastica zum Teil aufgefasert, die Endothelien abgelöst. Das Innere füllten meist feine Fibrinfäden aus, in den peripheren Abschnitten lagen farblose Blutkörperchen; Erythrocyten waren nicht zu unterscheiden, an keiner Stelle ließ sich eine Diapedese roter Blutkörperchen nachweisen.

Das Wesen der Noma ist also eine fortschreitende Thrombose, hervorgerufen durch die Infektion einer Streptotricheenart.

Der Verlauf des Prozesses vollzieht sich nach den Beobachtungen von BEZOLD und HOFFMANN in folgender Weise: „Es tritt plötzlich eine bläulichrote, bald schwarz werdende Verfärbung einer Gehörgangsstelle auf, das Sekret färbt sich bräunlich und nimmt einen aashaft stinkenden Geruch an. Zur selben Zeit wird die Ohrmuschel durch eine in ihrer ganzen Umgebung entstehende, sich rasch ausbreitende Schwellung in auffälliger Weise im ganzen in die Höhe gehoben. Bald verfärbt sich die Haut an der Kuppe dieser meist in Farbe und Konsistenz wachsartigen Erhebung, sie wird dunkelblau, nekrotisch, perforiert und läßt eine jauchige Flüssigkeit zutage treten. Inzwischen hat sich der Prozeß im Gehörgang weiter ausgedehnt, Knorpelsequester stoßen sich ab, das Lumen füllt sich mit zunderartigen Massen. Eine Facialisparese entstellt das bleiche Gesicht. In der Umgebung der Muschel zieht die Gangrän immer weitere Kreise, die Concha wird brandig, schrumpft zusammen und stößt sich schließlich ab, die Parotis wird freigelegt und es entstehen schließlich große Defekte. Das Periost verfärbt sich und geht zu Verlust, damit die Corticalis des Ernährers beraubend. Der Knochen widersteht am längsten. Der Prozeß ist schon weit in der Umgebung fortgeschritten, ehe er sich am knöchernen Gehörgang oder gar am Mittelohr manifestiert. Die straff angeheftete Cutis des ersteren mit ihrer dürftigen Tela subcutanea bietet ihm wenig günstige Bedingungen. — Das Mittelohr verfällt erst relativ spät der Gangrän, meist hat die zunehmende Dyskrasie vereint mit Komplikationen, wie Bronchopneumonie oder enteritischen Prozessen, zum Exitus geführt. Eine nennenswerte Reaktion des umgebenden Gewebes, wie zellige Infiltration usw., ist nicht zu beobachten, es fehlt jegliche Heilungstendenz."

Diagnose. Die Diagnose der Noma ist, wie HOFFMANN ausführt, gesichert, wenn sich im Verlaufe einer Otitis media purulenta der Ausfluß plötzlich hämorrhagisch färbt und aashaft stinkend wird, wenn ferner ein die Muschel abhebendes, pralles Ödem in der Umgebung auftritt, während aus dem Meatus sich Knorpelsequester bei rascher flächenhafter Zunahme der Gangrän abstoßen.

Differentialdiagnostisch käme Pemphigus gangraenosus in Betracht, der aber an der Blasenbildung zu erkennen ist. Ferner ist die symmetrische Gangrän (Raynaudsche Krankheit), Verbrennungen, Ergotinintoxikation usw. zu erwähnen, gangränöse Prozesse, die aber im Gegensatz zur Noma nicht das schnelle Fortschreiten des Brandes zeigen.

Therapie. Die Therapie ist rein chirurgisch und muß nach Sicherung der Diagnose sofort in Angriff genommen werden, da jede versäumte Stunde die Prognose verschlechtert.

Das nomatöse Gewebe muß möglichst weit im gesunden ausgeschnitten und ohne Rücksicht auf die spätere Plastik exstirpiert werden, nur dann ist Aussicht auf Rettung des Lebens vorhanden. Die Wunde wird zur Reinigung und Desodorierung mit Perhydrol gespült und mit Perhydrolumschlägen behandelt. Acholedani hat Noma der Wange in drei Fällen durch Umschläge mit 1%iger blauer Pyoctaninlösung geheilt, Motschau empfiehlt Behandlung mit Rotlicht, Hoffmann Bestrahlung der Wundflächen mit Röntgenstrahlen, um die Hyperämie und entzündliche Vorgänge in der Haut und den tieferen Schichten hervorzurufen und die Demarkierung zu unterstützen.

Sorgfältige, stärkende Ernährung, Wein, evtl. Kampferinjektionen sind daneben nötig, um die Körperkräfte zu erhalten.

Prognose. Die Prognose der Noma des Ohres ist äußerst schlecht, die bisher beobachteten Fälle sind sämtlich ad exitum gekommen.

14. Herpes zoster.

Der Herpes zoster ist eine Hauterkrankung, die sich in charakteristischer Bildung von kleineren oder größeren Bläschengruppen äußert. Das Charakteristische besteht darin, daß zwischen Herpes zoster und bestimmten Nerven bzw. deren Ganglien ein deutlicher Zusammenhang besteht, so daß das Entstehen der Bläschen in dem Ausbreitungsgebiet des erkrankten Nerven erfolgt.

Dem Auftreten des Herpes zoster gehen Störungen des Allgemeinbefindens, Frösteln, Temperaturerhöhungen, Gliederschmerzen, tagelang andauernde Schmerzen im Kopfe oder in der Ohrmuschel oder in deren Umgebung voraus. Dann entwickeln sich auf der geröteten, oft ödematösen Haut der Ohrmuschel oder des äußeren Gehörganges kleine rote Papeln, die sich sehr bald in Gruppen von hanfkorngroßen, wasserhellen, von rotem Hof umgebenen Bläschen verwandeln. Diese Gruppen finden sich am häufigsten in der Concha oder am Helix, am Eingang des äußeren Gehörganges und in demselben, weniger oft über dem Warzenfortsatz und in der hinteren Umschlagsfalte der Ohrmuschel, selten am Lobulus und am Trommelfell. Der Inhalt der Bläschen trübt sich allmählich, es kommt zur Eintrocknung derselben unter Bildung eines dünnen, gelblichbraunen Schorfes, der nach einigen Tagen abblättert. Schwache Pigmentflecken oder flache Narben bleiben manchmal für einige Wochen zurück, um dann restlos zu verschwinden. Die ganze Dauer der Erkrankung beträgt für den am Ohr auftretenden Herpes zoster einige Tage, bis höchstens eine Woche. In vereinzelten Fällen, die dann schwererer Natur sind, entwickeln sich nach heftigen Schmerzen hämorrhagische Bläschen an der Ohrmuschel, deren Basis nekrotisch wird und unter erheblicher Narbenbildung ausheilt, die, wie Politzer an einem dreimal im Jahre rezidivierenden Falle beobachtete, zu dauernder Entstellung der Ohrmuschel führen kann (Herpes zoster gangraenosus).

Im Jahre 1904 wies Körner zuerst darauf hin, daß bei Herpes zoster der Ohrmuschel und ihrer Umgebung Lähmungen des Facialis und Acusticus nicht selten auftreten; für diese Trias wählte er den Namen Zoster oticus in Analogie mit dem Zoster ophthalmicus der Augenärzte, die damit die Zostererkrankung in der Umgebung des Auges bezeichnen, die gelegentlich zur Miterkrankung der Bindehaut, Cornea, Iris, ja des ganzen Bulbus und zu Lähmungen des Oculomotorius, Abducens, Trochlearis oder auch zu Neuritis optica führt. Die von Körner gegebene Anregung führte zur Mitteilung weiterer Fälle von Zoster oticus, die von Heymann unter Zugrundelegung der Literatur der letzten 20 Jahre und eigener Fälle gesammelt und kritisch bearbeitet worden sind. Er gibt eine ausführliche Darstellung der Krankheitsbilder und befürwortet folgende Einteilung:

1. Unkomplizierte Fälle von Herpes zoster des Ohres und seiner Umgebung, am häufigsten lokalisiert in einem Gebiet, das dem Ausbreitungsbezirk der Ganglien des N. facialis (VII), Glosso-pharyngeus (IX) und Vagus (X) entspricht, seltener dem Gebiet der Ganglien des Trigeminus (V) oder des 3. und 4. Cervicalganglions.

2. Fälle von Zoster mit komplizierender Lähmung des Facialis, wobei die Eruptionen im Gebiet derselben Ganglien lokalisiert sind. Die Prognose der Facialislähmung ist günstig, die Dauer kann sehr lange sein.

3. Fälle von Zoster mit Lähmung des Facialis und Störung der Ohrfunktion; der Ausschlag ist in der Regel im Gebiete des 7., 9. und 10. Hirnnerven lokalisiert (Hunt).

Die Schädigung des Acusticus betrifft den cochlearen wie den vestibulären Teil; Schwerhörigkeit infolge Erkrankung des Innenohres, Ohrensausen bis zur Taubheit, Schwindelanfälle, Nystagmus, Gleichgewichtsstörungen und Erbrechen in verschiedener Intensität werden beobachtet.

4. Fälle von Zoster ohne Facialislähmung mit ausgesprochener Schädigung des Acusticus (VIII.) im cochlearen und vestibulären Teil.

Die Therapie des Herpes zoster am Ohr und in seiner Umgebung ist rein symptomatisch. Bei leichteren Graden ohne Komplikationen genügt Einpudern mit indifferentem Puder, Pinseln der Bläschen mit Tinct. benzoes oder Böckschem Liniment und Schutz der befallenen Stellen vor Reibung oder Verletzung durch einen luftdurchgängigen Verband. Die Bläschen trocknen dann schnell ein und heilen in der Regel ohne deutliche Narben.

Sind die Blasen geplatzt oder der Grund derselben ulceriert, besonders im äußeren Gehörgang, so sind Umschläge mit essigsaurer Tonerde oder Einlegen von feuchten Gazestreifen in den Gehörgang, evtl. nach vorheriger Pinselung mit 2%igem Arg. nitr. oder Bedeckung mit indifferenten Salben, denen bei besonderer Schmerzhaftigkeit Cocain oder Anästhesin oder 5%iges Carbol zugesetzt werden kann, zu empfehlen.

Auch Ichthyol oder Thigenol als Salbe oder Schüttelmixtur werden empfohlen. Bei gangränösen Formen ist Jodoformsalbe oft erfolgreich. Innerlich wird Darreichung von Antipyrin, Pyramidon oder Aspirin angeraten.

Bei den Schädigungen des Acusticus sind die auch sonst üblichen Maßnahmen wie Schwitzkuren mit und ohne Pilocarpin, Jodkali, Brom, Chinin, Galvanisation anzuwenden, während man die Facialislähmungen durch Anwendungen des elektrischen Stromes zu bekämpfen sucht. Gegen die neuralgischen Schmerzen wendet man Wärme, Bestrahlung, Salicylpräparate, Galvanisation usw. an.

15. Gangrän der Ohrmuschel.

Die Gangrän der Ohrmuschel gehört zu den seltenen Erkrankungen des Kindesalters. Sie kann spontan auftreten oder durch Druck entstehen, oder sich nach Erfrierung, Phlegmonen, Masern und Typhus entwickeln, als trockener Brand oder eitriger Zerfall.

Die Gangrän ergreift entweder Teile der Ohrmuschel oder kann gelegentlich auf den Gehörgang oder die Umgebung des Ohres übergehen und führt gewöhnlich zu erheblichen Substanzverlusten mit nachfolgender Verkrüppelung der Ohrmuschel, in schweren Fällen kann auch die Muschel dem Prozeß zum Opfer fallen.

Als Folge trophischer Störungen ist symmetrische Gangrän (Raynaudsche Krankheit) der Ohrmuschel wiederholt beschrieben worden. So beobachtete sie Urbantschitsch bei einem 37jährigen Manne, am oberen Drittel beider Ohrmuscheln. Die befallenen Stellen waren gegen Berührung sehr schmerzhaft und sahen wie mumifiziert aus. Die Epidermis war am oberen Helixrande als schwarze Blase abgehoben. Auch Grasset und Gradenigo berichten über Fälle von symmetrischer Gangrän. Politzer zitiert in seinem Lehrbuch Wilde, welcher eine Krankheit nicht phagedänischen Charakters als Pemphigus gangraenosus bezeichnet.

Die *Symptomatologie* in ihrer Vielseitigkeit ergibt sich aus dem Vorhergesagten. *Differentialdiagnostisch* käme Noma in Frage.

Behandlung. Die vom trockenen Brand befallenen Stellen werden mit dem Thermokauter oder mit konzentrierten Säuren behandelt. Die jauchige Form erfordert feuchte Verbände mit essigsaurer Tonerde oder Chlorkalkwasser; beginnt sich der Wundgrund zu reinigen, so sind trockene Verbände mit Jodoform oder Salicylsäurepulver zu empfehlen. Die Anregung der Herztätigkeit durch Wein oder Campher ist nicht außer acht zu lassen.

16. Die Verbrennung des äußeren Ohres. (Combustio.)

Durch hohe Temperaturgrade werden Veränderungen in der Haut der Ohrmuschel und des äußeren Gehörganges veranlaßt, die sich bei leichteren Graden in akuter Rötung und Schwellung der Haut (Dermatitis) infolge Hyperämie und seröser Exsudation in die Gewebe äußern. I. Grad.

Ist die Einwirkung intensiver gewesen, dann wird durch die Exsudation und die Gefäßschädigung die Haut in Blasenform abgehoben. Der Inhalt der Blasen ist gelblich; eröffnet man die Blase, so liegt das entblößte Rete frei. Dabei entstehen lebhafte Schmerzen infolge der freiliegenden Nervenendigungen. II. Grad.

Bei noch stärkerer Verbrennung kommt es zur Gerinnung der Eiweißkörper in den Zellen und Wasserentziehung. Die Haut ist wesentlich verfärbt, lederartig trocken und unempfindlich. III. Grad.

Vollständige Verkohlung der Gewebe, die intensivste Form, wird als IV. Grad der Verbrennung bezeichnet.

Die Ohrmuschel als exponierter Teil des Kopfes ist gelegentlich Verbrennungen durch ausströmenden Wasserdampf, geschmolzenes Metall (Blei usw.), heißes Öl, explodierendes Benzin, Leuchtgas usw. ausgesetzt. Ebenso kann der äußere Gehörgang bei solcher Gelegenheit Verbrennungen erleiden. Stichflammen liefern gewöhnlich die schwersten Verbrennungen. Auch durch Blitzschlag und durch den elektrischen Strom können Verbrennungen erzeugt werden (Jellinek).

Zu den Verbrennungen kann man auch die durch Röntgen- und Radiumstrahlen gesetzten Hautschädigungen rechnen. Diese Strahlen erzeugen bei zu energischer Anwendung Zersetzungsvorgänge im Protoplasma der Zellen mit Vakuolisierung namentlich der die Gefäßwände zusammensetzenden Zellen, wobei besonders die Kapillarwand in Betracht kommt. Diese Veränderungen führen zu Mortifikation der Gewebe in geringerem oder höherem Grade.

Auch durch zu hoch dosierte Anwendung von Quarzlicht, Finsen-Quecksilberlicht und künstliche Höhensonne können Verbrennungen der Haut verschiedenen Grades entstehen, die sich nach 6—24 Stunden zeigen.

Behandlung. Bei den Verbrennungen ersten Grades, der einfachen Dermatitis, ist eine besondere Behandlung nicht erforderlich, da die Rötung und Schwellung in kurzer Zeit von selbst verschwindet. Bei stärkeren Schmerzen sind kalte Umschläge mit essigsaurer Tonerde, Eisblase oder der Kühlschlauch (LEITERscher Apparat) zu empfehlen. Die Brandblasen zweiten Grades platzen in der Regel oder trocknen ein; das freiliegende Rete Malpighii epithelisiert sich, worauf die Schmerzen verschwinden. Am besten wird die Ohrmuschel mit einer Wismutbinde (BARDELEBENsche Brandbinde) vor Insulten geschützt. Sehr gut wirken auch Umschläge mit Ol. olivar. und Aq. calc. āā oder Verbände mit 10%iger Borsalbe (Acid. bor. Glycerin āā 10,0, Vaseline, Lanolin āā 50,0).

Verbrennungen 3. Grades müssen wie infizierte Wunden behandelt werden. Die Heilung erfolgt durch Demarkierung der verbrannten Teile und Abstoßung des nekrotischen Gewebes unter aseptischen oder antiseptischen Verbänden.

Ist der äußere Gehörgang mitbeteiligt, so genügt bei Verbrennung 2. Grades Einlegen von Salbenstreifen (Borsalbe), bei stärkeren Schmerzen mit 1—2%igem Cocainzusatz. — Bei Verbrennungen 3. Grades bilden sich im Laufe des Heilprozesses leicht Stenosen aus, denen man durch Einlegen von Tampons entgegentreten muß. Ist trotzdem eine erhebliche Stenose oder wie in einzelnen Fällen beobachtet wurde, eine Atresie des Gehörgangs durch Verwachsung der Gehörgangswände eingetreten, so muß der Gehörgang plastisch erweitert werden.

Die Behandlung der Röntgen- und Radiumverbrennungen leichteren Grades, der Dermatitis, wird nach den oben angegebenen Regeln erfolgen. Röntgenulcera brauchen zur Demarkation gewöhnlich lange Zeit, bis zu einem Jahre. Als besonders wirksam empfiehlt EHRMANN Umschläge mit Radiumemanationswasser (30—50 000 Mache-Einheiten) und das von PFANNENSTIEL für die Behandlung des Schleimhautlupus angegebene Verfahren: Innerlich Jodkalium, äußerlich kontinuierliche Befeuchtung der Ulcera mit Wasserstoffsuperoxyd.

17. Die Erfrierung (Congelatio) der Ohrmuschel.

Die Erfrierung der Ohrmuschel in den verschiedenen Graden ist kein seltenes Ereignis, da die Cutisschicht derselben relativ dünn ist und über dem Knorpel nur ein spärliches, straff gespanntes Unterhautzellgewebe besitzt. Dazu kommt die exponierte Lage der Ohrmuschel, die sie den Witterungseinflüssen besonders aussetzt. Durch die Kälte werden die Zellen in ihrer Lebensfähigkeit geschädigt und die Gefäßwände alteriert, so daß der Zellentod die Folge ist.

Die Erfrierung der Ohrmuschel zeigt sich in den bekannten drei Graden: Bei mäßiger Kälte, oft nur einige Grad unter 0, treten in der Haut als Zeichen der Gefäßstörung rötliche bis bläuliche Flecken auf, die stark jucken und brennen (1. Grad). Die Haut ist geschwollen und manchmal stark schmerzhaft. Bei höheren Kältegraden oder längerer Einwirkung niedrigerer Temperaturen entstehen Blasen auf der Haut (2. Grad): Dermatitis congelationis bullosa), die infolge Austritts von Blut bläulich bis blaurötlich aussehen. Die Blutbeimischung weist auf eine Nekrose des darunter liegenden subkutanen Gewebes hin. Der Inhalt der Blasen kann resorbiert werden oder vereitern. Bei extremen Kältegraden kommt es zur Nekrose und Gangrän umschriebener Haut- und Knorpelteile (3. Grad: Congelatio escharotica), die zu erheblicher Entstellung der Ohrmuschel führen kann, da die nekrotischen Partien sich nach erfolgter Demarkierung durch Eiterung abstoßen. LINCKE zitiert in seinem Lehrbuch der

Ohrenheilkunde einen Fall von Malfatti, bei dem es zur Nekrotisierung der ganzen Ohrmuschel kam.

An den prominenten Teilen der Ohrmuschel sieht man oft nach häufiger Kälteeinwirkung sog. Frostbeulen (Perniones) auftreten, die als umschriebene, blaurote, derb infiltrierte Knoten, infolge Exsudation von serofibrinösem Serum in das subkutane Gewebe, auftreten und zu Excoriation und Ulceration neigen. Diese oberflächlichen Geschwüre haben geringe Heilungstendenz, sind sehr schmerzhaft und bedecken sich immer wieder mit juckenden Krusten, die zum Kratzen verleiten. Nach erfolgter Heilung bleibt gewöhnlich längere Zeit eine lebhafte Hautabschilferung mit starkem Juckreiz bestehen.

Anämische oder unterernährte Personen in jugendlichem Alter, besonders weiblichen Geschlechts, neigen infolge der geschwächten Herztätigkeit und der schlecht ernährten Gefäßwände zur Frostbeulenbildung, die schon oft bei Temperaturen über 0^0 auftritt und sich schon in kälteren Herbsttagen einzustellen pflegt. Auch Knorpelveränderungen können sich als Folge der Erfrierung an der Ohrmuschel einstellen. Brieger fand in einem derartigen Falle knochenharte Einlagerungen an der einen und Cystenbildung an der anderen Ohrmuschel.

Die Behandlung richtet sich nach dem Grade der Erfrierung. Bei akuter Dermatitis werden Umschläge mit Aqua Plumbi oder Aqua Geulardi (Zusatz von $5^0/_0$igem Weingeist zu Liq. alum. subacet. 1, Aq. 49) gemacht, evtl. mit Zusatz von $5^0/_0$iger Tinct. Op.

Bei den Frostbeulen wird man versuchen, das Exsudat zur Resorption zu bringen und den Tonus der Gefäßwand wieder herzustellen. Dazu eignen sich 2—3mal täglich wiederholte heiße Abwaschungen (Politzer), denen man Kleie, Eichenrinde, Amylum, Soda oder Alaun zusetzt. Als resorptionsanregend werden auch Jodsalben, Jodglycerin, Jodkollodium empfohlen oder Verbände mit Ungt. diachylon Hebrae evtl. mit Ichthyolzusatz, Tanninsalben, die von Zeissl empfohlene Jodbleisalbe (Plumb. jodat.), Ichthyolcollodium oder Bardelebens Collodium contra frigus (Collodii 50,0, Ol. ricin. 2,0, Ol. terebinth. 7,5) und gegen das lästige Hautjucken Camphersalben (Camphei ras. 0,2, Cer. alb. 10,0, Ol. Lin. 15,0).

Die Erfrierungen 2. Grades werden am besten wie Verbrennungen behandelt. Abtragung der Blasendecke, Ätzung des entblößten Coriums mit $2—10^0/_0$iger Arg. nitr.-Lösung, Verbände mit Zinksalbe oder Ungt. arg. nitr., Ungt. diachyl., Ungt. Wilsoni, bei stärkeren Schmerzen mit Zusatz von Cocain oder Pulv. op. ($5—10^0/_0$ig), bis die Überhäutung erfolgt ist; Krustenbildung wird mit Beyersdorfschem Zink- oder Borpflastermull bekämpft.

Bei den Erfrierungen 3. Grades wird man unter antiseptischen Verbänden die erfolgte Demarkation abwarten und dann entweder die nekrotischen Teile chirurgisch entfernen oder die Abstoßung sich vollziehen lassen. Ehrmann empfiehlt zur schnelleren Reinigung der Wunden Jodoform bituminat.; Röntgentiefenbestrahlung soll die Demarkation und Reinigung der Wundflächen beschleunigen (Perutz, Schmidt).

Prophylaktisch sind neben allgemeinen Maßnahmen zur Behandlung der Anämie und Chlorose, die zu Frostbeulen prädisponieren, Abwaschungen mit absolutem Alkohol und Massage der Ohrmuschel mit Bor- oder Ichthyolsalbe anzuwenden.

18. Verätzungen.

Die Verätzungen der Ohrmuschel und des äußeren Gehörganges erfolgen durch Einwirkung von Säuren (Schwefelsäure, Salpetersäure, rohe Salzsäure, Karbolsäure, starke Ammoniaklösungen) oder Alkalien, gelöschtem Kalk

(Calciumhydrat), Kalilauge, Natronlauge. Solche Verätzungen ereignen sich durch verspritzende Flüssigkeiten oder Hineinspritzen von Kalk beim Löschen desselben. Sie sind bisweilen auch während des Krieges beobachtet worden als Mittel, sich dem Heeresdienst zu entziehen; auch werden sie gelegentlich zu Simulationszwecken angewandt. Durch die Verätzungen werden die Eiweiß-körper wie bei der Verbrennung geschädigt und den Geweben Wasser entzogen, bei stärkeren Graden bis zum Absterben des Gewebes.

So sah ich nach dem russisch-japanischen Kriege einen Mann, der sich Carbolsäure in die Gehörgänge hatte eingießen lassen, um nicht eingezogen zu werden. Der rechte äußere Gehörgang war hochgradig verengt, das Trommel-fell nicht zu übersehen; links zeigte die Haut des äußeren Gehörganges narbige Verdünnung; das Trommelfell war völlig zerstört.

Verätzungen leichteren Grades z. B. mit gelöschtem Kalk sind bei Bau-arbeitern nicht allzu selten, liefern auf der Haut der Ohrmuschel umschriebene grauweiße Schorfe, die sich abstoßen und gut überhäuten.

Die Behandlung[der Verätzungen erfolgt nach denselben Regeln wie die bei Verbrennungen.

Die Entzündung des äußeren Gehörgangs.

[Die Haut des äußeren Gehörgangs kann sowohl im knorpeligen wie im knöchernen Abschnitt von Entzündungen befallen werden, die je nach dem Sitz der Erkrankung charakteristische Eigentümlichkeiten zeigen. Im vorderen Teil, im Bereich des knorpeligen Gehörgangs, enthält die Cutis Haare und Drüsen, während die Auskleidung des knöchernen Gehörgangs davon frei ist und dem Periost direkt anliegt. Durch Einwanderung von pyogenen Bakterien, hauptsächlich des Staphylococcus pyogenes, in den Haarbalg oder in die Schweiß-drüsen (LÖWENBERG, SCHIMMELBUSCH) kommt es zu circumscripten Entzün-dungen bzw. Eiterungen, die als Furunkel bezeichnet werden. Im knorpeligen Abschnitt des Gehörgangs spielen sich in der Regel diese circumscripten Ent-zündungen ab, während Erkrankungen im hinteren Teil des Gehörgangs dif-fusen Charakter haben. Übergangsformen werden natürlich beobachtet, sind aber seltener als die erwähnten charakteristischen Entzündungsarten.

Die Otitis externa circumscripta. (Der Gehörgangsfurunkel.)

Ätiologie. Die umschriebene Entzündung des äußeren Gehörganges, gemeinhin der Gehörgangsfurunkel genannt, kommt durch Einwanderung pyogener Bak-terien, vorzugsweise des Staphylococcus pyogenes aureus oder albus, in den Haarbalg, zwischen Haarbalg und Wurzelscheide oder in die Schweißdrüsen zustande und führt entweder zu Entzündungen der oberflächlichen Cutisschicht oder ergreift die tieferen Schichten, so daß eine Mitbeteiligung des Perichon-driums in schweren Fällen nicht selten ist. Das Eindringen der Bakterien wird gewöhnlich durch mechanische Momente ermöglicht, die eine Läsion des Epi-thels veranlassen. Dazu gehört in erster Linie die Anwendung von Ohrlöffeln, Haar- oder Stricknadeln, Streichhölzern usw., um den Gehörgang von Ohren-schmalz zu reinigen oder einen bei chronischem schuppendem Ekzem häufig auftretenden Juckreiz zu bekämpfen. Auch Maceration des Epithels durch häufiges Ausspülen des Gehörganges oder im Gefolge einer Mittelohreiterung ermöglicht es den Staphylokokken, in den Haarbalg oder die Schweißdrüse zu gelangen, ebenso wie Einträufelung von reizenden Substanzen, häufige An-wendung von Alaunlösungen (v. TRÖLTSCH, HAGEN), ferner auch Einwirkung von Kälte eine Infektion begünstigen kann. In manchen Fällen bleibt die Ursache dunkel.

Vorkommen. Es ist ohne Zweifel, daß in bestimmten Jahreszeiten, im Frühjahr und Herbst, sich die Erkrankungen häufen, so daß man an einen epidemischen Charakter denken muß. Häufig sieht man Gehörgangsfurunkulose auch als Begleiterscheinung bei Anämie, Skrofulose, Diabetes mellitus und Hämorrhoiden, bei Menstruationsstörungen und bei Beginn des Klimakteriums. Der Gehörgangsfurunkel tritt häufiger bei Erwachsenen als bei Kindern auf, Frauen erkranken leichter daran, als Männer. Die Darreichung von Brom kann nach Gruber zu langwierigen Gehörgangsfurunkeln führen; auch die Einwirkung von Staub, bei den Straßenkehrern oder bei Zementarbeitern veranlaßt nicht selten die Bildung einer Ohrfurunkulose. Gelegentlich sieht man Gehörgangsfurunkel auch als Begleiterscheinung bei allgemeiner Furunkulose auftreten. Ein häufiger Grund für die Entstehung weiterer Furunkel ist Mangel an Sauberkeit bei Entleerung und Nachbehandlung eines eingeschmolzenen Furunkels oder bei stärkerer Schwellung der Gehörgangswand direkte Kontaktwirkung, wenn die entzündete Wand der gesunden anliegt (Abklatschfurunkel).

Symptome. Das erste Symptom des Gehörgangsfurunkel ist der Schmerz, der von der befallenen Gehörgangswand ausgeht und alle Intensitätsgrade aufweisen kann. Je weiter nach innen im Gehörgang der beginnende Furunkel sitzt, desto stärker pflegen die Schmerzen zu sein; sind nur oberflächliche Schichten der Cutis ergriffen, so sind die Schmerzen geringer, sie sind heftiger, wenn tiefere Lagen der Haut erkrankt sind, die Entzündung also sich dem Perichondrium nähert. Auch der Sitz an den Gehörgangswänden bedingt Unterschiede in der Schmerzintensität. An der oberen Wand des Gehörganges sitzende Furunkel bereiten gewöhnlich die größten Schmerzen, da die Gefäß- und Nervenversorgung an der oberen Wand reichlicher ist. Aber auch furunkulöse Entzündungen an der vorderen Wand sind außerordentlich schmerzhaft, weil die dem Kiefergelenk benachbarte Wand bei Kaubewegungen bewegt und das starke Infiltrat dadurch gereizt wird. Tagsüber pflegen die Schmerzen, außer bei ausgedehnten Furunkeln in den tieferen Schichten, erträglich zu sein, des Nachts steigern sie sich zu erheblichen Graden, so daß an Schlaf nicht zu denken ist. Die Schmerzen bleiben oft nicht auf das erkrankte Gebiet beschränkt, sondern strahlen nach den Zähnen oder dem Jochbogen aus. Jede Berührung des Ohres, insbesondere Druck auf den Tragus, Zug an der Ohrmuschel oder Kaubewegungen verstärken den Schmerz; die im Verlauf eines Furunkels auftretende Schwellung der Drüsen unterhalb des Kieferwinkels kann gleichfalls lebhafte Schmerzen auslösen.

Zu den Schmerzen tritt nach kurzer Zeit Schwellung an umschriebener Stelle der Gehörgangswand mit Rötung der Haut, wenn der Furunkel sich in oberflächlichen Schichten der Cutis entwickelt; sind die tieferen Schichten befallen, so zeigt die Haut oft längere Zeit nur geringe Röte und diffuse, flache, sehr harte Schwellung, die sich erst allmählich zu einer umschriebenen Entzündung entwickelt und bis zur völligen Verlegung der Gehörgangswand und damit zu Schwerhörigkeit führen kann. Der Lieblingssitz des Ohrfurunkels ist die untere, hintere und obere Wand des knorpeligen Gehörgangs; neben dem Infiltrat entwickelt sich nicht selten eine entzündliche Schwellung der regionären Lymphdrüsen, der präauriculären Drüse, wenn der Furunkel sich in der vorderen Wand bildet, der oberflächlichen Cervicaldrüsen, wenn die untere Wand, der retroaurikulären Drüse, wenn die hintere Wand Sitz der furunkulösen Entzündung ist. Entzündliches Ödem in der Umgebung der Ohrmuschel, insbesondere der Übergangsfalte, führt zur Abdrängung der Muschel; über dem Warzenfortsatz kann es erhebliche Grade erreichen und einen subperiostalen Absceß vortäuschen, insbesondere, wenn die Lymphdrüsen auf dem Planum mastoideum sich beteiligen (Abb. 5).

Die Haut im Bereiche des knöchernen Gehörgangs, soweit sie infolge der Schwellung zu übersehen ist, zeigt in der Regel geringe Beteiligung, ebenso das Trommelfell; doch kann sich, wie SCHWARTZE und SCHEIBE berichten, in der Paukenhöhle ein kollateraler Katarrh entwickeln, der durch Rasselgeräusche beim Katheterismus erkennbar ist. In solchem Falle wird eine gewisse Mittelohrschwerhörigkeit auch ohne Verlegung des Gehörgangslumens bestehen. DELACOUR sah sogar Mittelohreiterung im Verlaufe einer Gehörgangsfurunkulose durch Infektion der Pauke auf dem Wege der Vasa perforantia auftreten. Eitrige Einschmelzung der retroaurikulären Drüsen mit Spontandurchbruch in den äußeren Gehörgang durch eine SANTORINIsche Spalte kommt, freilich selten, vor (RUTTIN). Die entzündliche Schwellung reicht dann vom Warzenfortsatz über den oberen Ansatz der Ohrmuschel und kann sich bis auf den Jochbogen erstrecken. Bei Verlegung des äußeren Gehörgangs durch Vorwölbung der hinteren Wand und Ödem auf dem Warzenfortsatz kann die Differentialdiagnose mit subperiostalem Absceß als Komplikation einer Otitis media purulenta dann um so schwieriger sein, wenn der Furunkel bereits in den Gehörgang durchgebrochen ist und so eine perforative Mittelohreiterung vortäuscht. Öfter sieht man retroaurikuläre Abscesse nach Gehörgangsfurunkel nach außen durchbrechen, wenn nicht rechtzeitige Incision erfolgt.

Wie HARTMANN und BOENNINGHAUS habe ich in einem Falle bei einem Ohrfurunkel tödlichen Ausgang infolge konsekutiver Meningitis beobachtet. Es handelte sich um einen 48jährigen Mann, der an linksseitigem Gehörgangsfurunkel erkrankt war. Der Furunkel hatte sich bereits entleert, die Schwellung war im Rückgang, als der Patient nach körperlicher Anstrengung — Heben eines Bettes — eine linksseitige Hemiplegie bekam. Nach zwei Tagen entwickelte sich eine purulente Meningitis mit Nackensteifigkeit, KERNIGschem Symptom usw., der der kräftige Mann in drei Tagen erlag. Zweifellos war eine Infektion des subduralen Blutergusses erfolgt.

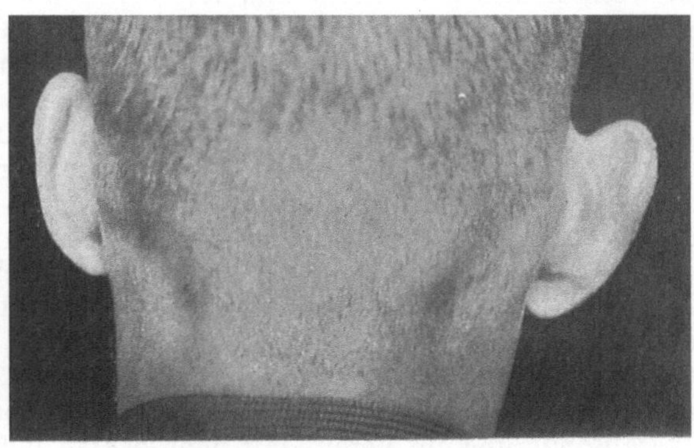

Abb. 5. Entzündliches Ödem bei Gehörgangsfurunkel.

Diagnose. Bei den oberflächlich sitzenden umschriebenen Gehörgangsfurunkeln ist die Diagnose gewöhnlich leicht. Schmerzen bei Druck auf den Tragus oder Zug an der Ohrmuschel weisen auf den Sitz der Entzündung in der Gehörgangshaut hin. Drängt man mit dem Trichter die Gehörgangswände vorsichtig auseinander, so zeigt sich eine umschriebene Stelle gewöhnlich besonders hart und schmerzhaft, während das kollaterale Ödem sich beiseite drängen läßt und einen Einblick auf das reizlose oder nur leicht infizierte Trommelfell gestattet. Tastet man mit einer Sonde den Gehörgang ab, so wird sich der Sitz des Furunkels an der besonderen Schmerzhaftigkeit feststellen lassen. Schwiergier ist die Diagnose, wenn der Furunkel in den tieferen Cutisschichten beginnt und die Schwellung diffus und flach ist, oder wenn an mehreren Stellen sich gleichzeitig Furunkel entwickeln, die zu starkem Ödem des Gehörgangs führen.

Differentialdiagnostisch kommen noch die Exostosen des äußeren Gehörgangs und Atherombildung an den Gehörgangswänden in Betracht, doch wird die geringe Schmerzhaftigkeit und die Härte bei der Sondenberührung der Exostose, das Fehlen der entzündlichen Schwellung in der Umgebung, die Unempfindlichkeit bei Berührung des Atheroms und dessen allmähliche Entwicklung bald die Erkennung gestatten.

Bei akuter Mittelohrentzündung könnte starke Rötung und Vorwölbung des hinteren oberen Trommelfellquadranten einen Gehörgangsfurunkel vortäuschen; da aber im Bereich des knöchernen Gehörgangs mangels Haarbalgdrüsen und Schweißdrüsen kein Furunkel entstehen kann, wird die Diagnose möglich sein, insbesondere wenn auch Druck auf den Tragus oder Zug an der Ohrmuschel nicht den charakteristischen Schmerz auslösen.

Ferner wäre noch differentialdiagnostisch Verlegung des äußeren Gehörgangs durch einen oder mehrere, aus dem Mittelohr entspringende Ohrpolypen zu erwähnen, die durch ihre rötliche Farbe und glatte Oberfläche einen granulierenden Gehörgangsfurunkel vortäuschen könnten. Da die Ohrpolypen sich aber schmerzlos entwickeln und mit der Sonde umkreisen lassen, außerdem kein Druck- und Zugschmerz besteht, ist eine Verwechslung wohl vermeidbar.

Schwieriger kann die Diagnose werden, wenn durch Abscesse in der Umgebung des Ohres der Gehörgang an der Vorder- oder Hinterwand stark in das Lumen vorgewölbt ist. Parotisabscesse können durch Spalten in der Vorderwand des knorpeligen Gehörganges oder an der Verbindungsstelle mit dem knöchernen Gehörgang unter die Gehörgangshaut durchbrechen und diese nach innen verdrängen oder ein subperiostaler Absceß die hintere Gehörgangswand so vorwölben, daß ein Einblick auf das Trommelfell nicht möglich wird. Bei dem Parotisabsceß wird die entzündliche Schwellung der Parotisgegend, Druckschmerz bei Betastung derselben und Fehlen des charakteristischen Furunkelschmerzes (Zug der Ohrmuschel, Druck auf den Tragus) auf die Spur leiten. Ist der Parotisabsceß in den Gehörgang durchgebrochen, so wird die reichliche Eiterabsonderung im Verein mit dem lokalen Befund an der Parotis evtl. Sondierung der in die Parotis führenden Fistel, auf den primären Herd hinweisen; der subperiostale Absceß wird an der gleichzeitigen Mittelohreiterung, der Schmerzhaftigkeit bei Druck auf den Warzenfortsatz und der Schwellung der Weichteile zu erkennen sein; wenn der Durchbruch erfolgt ist, wird die reichliche Eiterabsonderung und die Sondierung der Fistel, die auf rauhen Knochen führt, zur Erkennung beitragen, obwohl manchmal bei sekundärer furunkulöser Entzündung der retroaurikulären Drüsen die Entscheidung schwierig ist.

Verlauf. Das zunächst diffuse, harte, flache Infiltrat begrenzt sich, wölbt sich in den Gehörgang vor, die Haut bildet schließlich eine kleine, dunkel gerötete Prominenz, die nach kurzer Zeit auf der Höhe durchschimmernden Eiter zeigt; dann erfolgt der Durchbruch rahmigen Eiters und die Entleerung des nekrotischen Pfropfes. Dieser Vorgang beansprucht in der Regel einen Zeitraum von 4—6 Tagen. Sobald der Durchbruch eingetreten ist, hören die stechenden und reißenden Schmerzen auf. Leider bleibt es sehr oft nicht bei der Entstehung *eines* Furunkels; die Infektion mehrerer Schweißdrüsen oder Haarbalgfollikel führt zur erneuten Bildung von Furunkeln mit heftigen Schmerzen, so daß über mehrere Monate eine immer wieder rezidivierende Furunkulose das Allgemeinbefinden des Kranken auf das Schwerste beeinträchtigen kann. Einen solchen protrahierten Verlauf kann man oft bei dyskrasischen Personen feststellen; bei ihnen ist auch die Heilungstendenz verzögert, es bilden sich schlaffe Granulationen an der Perforationsstelle, deren Ränder unterminiert sind; die Sekretion bleibt reichlich, dünnflüssig, nicht selten fötide. Durch die Berührung mit der gegenüberliegenden Gehörgangswand kommt es zu Maceration der Haut und Infektion der Follikel und damit zu ausgedehnter Furunkulose des Gehörgangs.

Abweichend ist der Verlauf des Gehörgangsfurunkels, wenn die Infektion in den tieferen Schichten der Cutis sitzt. Die diffuse, den Gehörgang verengende Schwellung besteht unter oft unerträglichen Schmerzen längere Zeit, ohne daß die bedeckende Haut sich stärker rötet; die prä- und retroaurikulären Drüsen beginnen entzündlich anzuschwellen, nicht selten entwickelt sich ein bis auf die Wange resp. über den Warzenfortsatz reichendes Ödem. Erst allmählich begrenzt sich das Infiltrat im Gehörgang und schließlich kommt es zum Durchbruch eines größeren Abscesses mit reichlichem Eiter. In seltenen Fällen kann sich ein schmerzhaftes Infiltrat der Gehörgangswand ohne Abszedierung zurückbilden (BLAU).

Während in der Regel der Infektionserreger der Staphylokokkengruppe angehört, kommen auch Fälle zur Beobachtung, in denen der Bac. pyocyaneus gefunden wird. NEUMANN hat auf der Naturforscherversammlung 1909 darüber berichtet und darauf hingewiesen, daß die Pyocyaneusinfektionen infolge der zahlreichen Rezidive besonders langwierig sind.

Bei den Furunkeln, die sich in den tieferen Cutisschichten entwickeln, kann es gelegentlich zu einer Perichondritis des knorpeligen Gehörgangs kommen; bestehen in der Vorderwand des knorpeligen Gehörgangs Incisuren, so kann die Infektion in seltenen Fällen auch auf die Parotis übergreifen und zu Entzündung der Drüse evtl. sogar zu teilweiser eitriger Einschmelzung derselben führen, wie ich in einem Falle bei einem 6jährigen Mädchen beobachtete.

Häufiger ist freilich Durchbruch eines Parotisabscesses in den äußeren Gehörgang. Furunkel, die sich in den tieferen Schichten der Gehörgangswand entwickeln, können zu einer Periostitis des knöchernen Gehörgangs und gegebenfalls zu einer Mastoiditis führen, wie GRUBER beobachtete. Insbesondere bei den tiefsitzenden Furunkeln bleibt längere Zeit nach dem Durchbruch des Eiters die Schwellung der Gehörgangswand bestehen, auch entwickeln sich manchmal schwammige Granulationen, die sich bis zur Polypenbildung steigern können. Die Schwellung in den regionären Drüsen schwindet oft erst nach völliger Heilung des Furunkels. Nach erfolgter Überhäutung bleibt im Gehörgang für längere Zeit die Sekretion der Ceruminal- und Talgdrüsen gestört; das Epithel stößt sich in bröckligen Schuppen ab, dabei besteht heftiger Juckreiz, der die Kranken veranlaßt, sich mit festen Gegenständen im Gehörgang zu kratzen; Rezidive der Ot. ext. circumscripta sind dann eine nicht seltene Folge.

Behandlung. Die Behandlung des Ohrfurunkels ist entweder konservativ oder operativ.

Im Beginn der Erkrankung kann man nach LAMANN (Petersburg 1896) durch Anämie mittels Einlage von Wattewickeln in den äußeren Gehörgang in vielen Fällen günstige Erfolge erzielen, was auch BOENNINGHAUS auf Grund eigener Erfahrung bestätigt.

Man führt mittels Tamponschraube konisch geformte Wattewickel in steigender Dicke ein, die mit Vaseline bestrichen und mit Jodoform gepudert sind. Die bei Einführung des Wickels entstehenden Schmerzen lassen bei richtiger Dicke desselben bald nach, worauf man einen stärkeren Wickel nimmt, um durch den Druck Anämie zu erzeugen. Wird auch der dickere Wickel gut ertragen, dann bleibt er 12—24 Stunden liegen; bis zum völligen Abklingen der entzündlichen Reizung wird er immer wieder erneuert. CHOLEWA tränkt die Wattewickel mit 10—15%igem Mentholöl, da Menthol günstig bei Furunkulose wirke, was HARTMANN und andere nicht bestätigen konnten. Auch durch Anwendung von Kälte in Form von kalten Kompressen oder eines Ohrenbeutels oder mittels des LEITERschen Kühlapparates kann man Anämie erzeugen. Die Kälte wird in der Regel von den Patienten gut vertragen. URBANTSCHITSCH empfiehlt die Einlage von Drainröhrchen, die so gewählt werden, daß sie nur einen mäßigen Druck auf den Gehörgang ausüben. Sie werden, wenn sie gut ertragen werden, täglich gewechselt, anderenfalls entfernt und durch dünnere Röhrchen ersetzt. Auch Einlagen von Gazestreifen, die mit Ungt. oder Vaselinum hydrargyri, 5—10%igem Carbolglycerin oder 3—5%igem Aluminium sulf. acet. chlorat. bestrichen sind, um gleichzeitig eine medikamentöse Einwirkung zu ermöglichen, können mit Vorteil angewandt werden.

Diese Art der Druckwirkung wirkt in der Regel schmerzlindernd. Auch bei chronischen Cutisschwellungen und nicht knöchernen Gehörgangsstenosen hat Urbantschitsch mit dieser Methode gute Erfolge erzielt. Nelson empfiehlt 5%iges Phenol und Ichthyol āā in Glycerin als besonders wirksam.

Will man rasche Einschmelzung des Furunkels herbeiführen, dann kommt zur Erzeugung einer Hyperämie die feuchte Wärme in Form von Einlagen mit 5%iger essigsaurer Tonerdelösung (Grünwald) oder 5%iger alkoholgetränkter Gazestreifen zur Anwendung. Über das erkrankte Ohr wird dann außerdem noch ein feuchter Verband mit Mull gelegt, der mit essigsaurer Tonerde, Alcohol abs., 2%ig. Salicyl oder 2%iger Borsäure oder 5%igem Mentholspiritus (Löwenberg) getränkt ist und durch Gummipapier oder Billrothbatist nach außen abgeschlossen wird.

Bei Anwendung von Alkohol muß der wasserdichte Stoff an mehreren Stellen perforiert werden. Das ganze wird durch eine Mullbinde nach Körnerscher Methode über dem Ohr befestigt. Die Einlagen müssen aber täglich nach erfolgter Perforation des Furunkels öfter gewechselt werden. Auch Einlagen von Salbenstreifen mit 10%iger Ichthyolsalbe befördern die Einschmelzung und wirken nach erfolgtem Durchbruch desinfizierend auf die Gehörgangswände. Meyjes empfiehlt Einblasungen von heißer Luft in das Ohr mit dem Föhnapparat, um die Erweichung zu beschleunigen.

Statt der hydropathischen Umschläge werden von mehreren Autoren (Boenninghaus u. a.) Ohrbäder mittels Eingießung von warmem Wasser, Borsäurelösung, Kamillentee, essigsaurer Tonerde empfohlen, evtl. kann man beides kombinieren. Als besonders wirksam gegen die Staphylokokkenerkrankungen des Gehörganges empfehlen Hirsch und Maier nach dem Vorgang von Wederhake die Anwendung des übermangansauren Kalis in 10%iger Lösung. Die Eiterhöfe werden mit dieser Lösung bepinselt; nach der Eintrocknung werden die erkrankten Partien und deren Umgebung mit Quecksilbersalbe bestrichen, über das Ohr warme Kompressen gelegt. Man soll so nicht nur rasche Heilung erzielen, sondern auch Abklatschfurunkel vermeiden.

Zur Linderung der Schmerzen, die besonders nachts stark auftreten, werden Einreibungen mit Opiumsalben in der Umgebung des Ohres (Politzer) oder Ol. hyoscym. coct. 20%ig, Ol. tinct. op. simpl. Chloroform āā 10,0 (Kaffeelöffel voll einreiben) (Urbantschitsch), Einlagen von Gazestreifen mit Bor-Morphiumsalbe (Acid. bor. 1,0, Acet. morph. 0,2, Vaselin 20,0) oder mit 2%igem Resorcin, 5%iger Cocainlösung oder Opiumlösung (Aq. Op. 4,0, Aq. dest. 12) getränkt (Politzer) empfohlen. Schmerzlindernd wirken auch hydropathische Umschläge mit essigsaurer Tonerdelösung oder die Kälte, wie bereits erwähnt, durch Auflegen von Eisbeuteln oder Anwendung des Leiterschen Apparates, während Wärme sehr oft die Schmerzen steigert. Auch Blutentziehung (2—3 Blutegel vor dem Tragus aufgesetzt) vermindert oft die Schmerzen. Sehr gut wirken, wenn auch oft nur für Stunden, Antipyretica (Aspirin, Pyramidon oder Mischpulver von Aspirin, Phenacetin, Pyramidon) innerlich. Bei besonders heftigen Schmerzen infolge tiefsitzender Entzündung der Cutis kommt Morphiuminjektion in Frage.

Politzer empfiehlt, insbesondere bei tiefsitzenden Infiltraten, als schmerzstillend die frühzeitige Incision des Ohrfurunkels zur Entspannung der Haut. URBANTSCHITSCH, BOENNINGHAUS u. a. haben davon wenig Erfolg gesehen. Auch wir haben die Frühincision aufgegeben. Die Linderung der Schmerzen, selbst wenn man die Incision in Chloräthylrausch macht, ist gering; die Einschmelzung wird nicht sonderlich beschleunigt. Schmerzstillend wirkt in manchen Fällen der Induktionsstrom (URBANTSCHITSCH); ein Pol wird auf das Ohr, der andere auf die seitliche Halsgegend aufgesetzt und 10—15 Minuten angewandt. LUDEWIG sah gute Erfolge von subkutanen Einspritzungen einer $3^0/_0$igen Carbolsäurelösung vor dem Tragus und hinter der Ohrmuschel. WEBER, LIEL, HUTTER u. a. empfehlen die Injektion dieser Lösung direkt in den Entzündungsherd, doch ist die Einspritzung infolge Vermehrung des Druckes außerordentlich schmerzhaft und daher wohl allgemein verlassen worden.

Wenn die Untersuchung ergibt, daß der Furunkel sich umschrieben in den Gehörgang vorwölbt, womöglich an der Spitze der Verwölbung die Haut durch den Eiter bereits verdünnt ist, dann greift man am besten zur operativen Behandlung und eröffnet den kleinen Absceß im Chloräthylrausch mittels eines schmalen Skalpells oder besonderen Furunkelmessers, wie sie von HARTMANN für den Einstich, von WILDE für Einschnitt angegeben sind, oder bedient sich dazu eines tenotomartigen Instrumentes, wie es URBANTSCHITSCH empfiehlt. Die Incision darf nicht zu oberflächlich sein, damit wirklich der Eiterherd eröffnet wird, darf aber nicht zu tief führen, um eine Infektion des Perichondriums zu vermeiden. Durch leichten Druck auf die Umgebung quillt nach erfolgter Eröffnung in der Regel der nekrotische Pfropf heraus oder wird in den nächsten Tagen ausgestoßen. Aufspritzen von Chloräthyl ist nicht so sehr zu empfehlen wie der Chloräthylrausch.

Bei der Nachbehandlung des spontan durchgebrochenen oder eröffneten Furunkels muß gutes Absaugen des Eiters durch Einlegen von trockenen Gazestreifen und möglichster Schutz der Gehörgangswände gegen Maceration und Excoriation angestrebt werden. Sieht man von der Trockenbehandlung ab, dann empfiehlt sich die Einlage von Gazestreifen, die mit essigsaurer Tonerdelösung oder Aluminium acetico-tartaricum oder $5^0/_0$igem Boralkohol oder Sublimatspiritus (Hydrarg. trichlor. corros 0,05—0,1 Spirit. vin. rectif. 20) getränkt sind.

Statt der Gazetampons können auch warme Einträufelungen mit den erwähnten Flüssigkeiten oder $3^0/_0$igem Wasserstoffsuperoxyd gemacht werden. IMHOFER saugt nach Erweichung des Furunkels den Eiterpfropf durch ein Röhrchen mit seitlicher Öffnung ab, um nicht andere Stellen im Gehörgang zu berühren und zu infizieren. Bilden sich an der Durchbruchs- oder Incisionsstelle schwammige Granulationen, so sind sie mit der Lapisperle zu ätzen oder mit dem scharfen Löffel zu entfernen. Von besonderer Wichtigkeit ist die Pflege der Gehörgangswände, um Rezidive infolge Maceration oder Excoriation zu vermeiden. Am besten wirkt Einbringen einer Decksalbe, wie Pasta zinc. LASSAR mit Schwefel- oder Lenigallolzusatz oder Einfetten mit Ungt. praecip. alb. oder Einlagen mit $10^0/_0$iger Ichthyolsalbe oder Mentholöl.

In den Fällen von hartnäckiger furunkulöser Erkrankung helfen zuweilen Pinselungen mit $10^0/_0$iger Arg. nitr.-Lösung, die bei Pyocyaneusinfektion besonders wirksam sein sollen (NEUMANN); auch Einträufelung von Sublimatspiritus ist zu versuchen. Neben der Lokalbehandlung erweisen sich subkutane Injektionen von Staphylokokkenvaccinen, Opsonogen, Staphyloyatren, Staphar usw. oft recht wirksam; die Einschmelzung der Gehörgangsfurunkel erfolgt rascher und weniger schmerzhaft, Rezidive treten seltener auf. Nach erfolgter Heilung ist der Beseitigung des sich oft anschließenden oder in vielen Fällen die primäre Ursache bildenden schuppenden Ezkems die größte

Aufmerksamkeit zu widmen. Ungt. diachylon, Zink-, Salicyl-, Resorcin-Präcipitat-salben, in geeigneten Fällen Teerbehandlung muß zur Beseitigung des Ekzems herangezogen werden, um Rezidive zu verhüten. Eindringen von Wasser muß vermieden werden. Zur Bekämpfung des lästigen Juckreizes setzt man den Bor- oder Präcipitatsalben Cocain. olein. in 5%iger Salbengrundlage oder An-ästhesin (1 : 20) zu; Politzer empfahl 5%ige Epicarinsalbe zur Einfettung des Gehörganges oder Pinselungen mit konzentrierter wäßriger Pikrinsäure oder alkoholischer 5%iger Epikarinlösung oder 5%igem Borspiritus.

Die diffuse Entzündung des äußeren Gehörgangs.

Otitis externa diffusa.

Während bei der follikulären Entzündung die Erkrankung am Eingang des Gehörgangs oder im Bereich des knorpeligen Abschnittes ihren Sitz hat, befällt die diffuse Entzündung, bei der nach Politzer pathogene Mikroorga-nismen die Hauptrolle spielen, in der Regel die Haut im hinteren Teile des Gehörganges, im knöchernen Abschnitt und am Trommelfell. In manchen Fällen entwickelt sich die circumscripte Entzündung durch Zusammenfließen mehrerer Herde zu einer diffusen, die dann auf die hintere Gehörgangshälfte übergreift. Diese Entzündung hat mehr den Charakter eines sekundären, kol-lateralen Prozesses.

Ätiologie. Die diffuse Entzündung des äußeren Gehörganges entsteht im Verlauf einer Mittelohreiterung 'oder nach Einwirkung von ätzenden oder rei-zenden Substanzen, nach Verletzungen der Gehörgangshaut durch Instrumente oder ungeeignete Gegenstände, eingedrungene oder hineingebrachte Fremd-körper, durch Spülungen mit zu kaltem oder heißem Wasser; ferner wird sie bei akuten Infektionskrankheiten, wie Masern, Scharlach, Variola, bei Hautkrank-heiten, die den Gehörgang befallen, z. B. akutem Ekzem, Herpes, Erysipel, bei Lues, Lupus und, wie Harvey berichtet, bei Infektion mit gonorrhöischem Sekret beobachtet. Auch das Eindringen von Parasiten kann zu diffuser Ent-zündung des Gehörgangs führen.

Symptome. Die Entzündung spielt sich im knöchernen Abschnitt des Gehör-gangs ab und beginnt mit starker Rötung und Schwellung der Haut, die sich auch auf das Trommelfell zu erstrecken pflegt. Die Erkrankung kann mehr oberflächlich verlaufen, dann steht stets der desquamative Prozeß im Vorder-grund, oder sie greift in die Tiefe und weist phlegmonösen Charakter auf.

Die subjektiven Symptome bestehen bei der desquamativen Form im Beginn gewöhnlich in Schmerzen im Gehörgang, die auch in die Umgebung ausstrahlen können, oder Juckreiz, Schwerhörigkeit, Ohrensausen und gelegentlich Tempe-ratursteigerungen mäßigen Grades.

Objektiv zeigt die desquamative Entzündung zuerst Hyperämie und Schwel-lung der Haut, besonders im knöchernen Teil des Gehörgangs; sehr bald tritt Absonderung eines oft sehr reichlichen wäßrigen oder eitrigen Sekrets auf. Dann erscheint der Gehörgang und das Trommelfell mit desquamiertem Epithel in kleineren und größeren Schollen bedeckt, die so massenhaft werden können, daß beim Ausspritzen förmliche Ausgüsse des Gehörgangs entleert werden. Die vom Epithel entblößte Cutis ist gerötet und geschwollen, die Zeichnung des Hammergriffes verwaschen, oft der Hammergriff gar nicht zu erkennen.

Die mikroskopische Untersuchung des Epithelausgußes hat in vielen Fällen die Anwesenheit von massenhaften Mikrokokken ergeben. Bakteriologisch findet man im Eiter Staphylokokken, Streptokokken usw., vereinzelt auch Bacterium coli.

Bei der selteneren phlegmonösen Entzündung sind die Schmerzen sehr viel stärker als bei der desquamativen Form, das Fieber kann, insbesondere bei Kindern, hoch ansteigen. Schwerhörigkeit und Ohrensausen fehlen nicht.

Bei der Untersuchung findet man den Gehörgang in der Tiefe oft stark geschwollen, so daß vom Trommelfell wenig oder gar nichts sichtbar ist. Die prä- oder retroaurikuläre Drüse ist in vielen Fällen stark geschwollen, nicht selten tritt Ödem in der hinteren Übergangsfalte der Ohrmuschel auf, die zu Abdrängung derselben führt. Aus dem Gehörgang entleert sich reichliches, oft eitriges Sekret. Sind Teile des Trommelfells sichtbar, dann ist es stark gerötet, verdickt, der Übergang auf den Gehörgang infolge der Schwellung verwaschen. In schweren Fällen bilden sich, wie POLITZER beobachtete, Ulcerationen an der unteren Wand mit Freilegung des Knochens, oder an der hinteren oberen Gehörgangswand mit Übergreifen auf das Trommelfell.

Die Entzündung des Gehörgangs entsteht auch nicht selten im Verlauf einer Otitis media, insbesondere, wenn brüske Reinigungsversuche des Gehörgangs oder Einträufelungen reizender Medikamente stattgefunden haben.

Der Verlauf der desquamativen Form vollzieht sich gewöhnlich unter geeigneter Behandlung in kurzer Zeit. Die Absonderung läßt nach, das entblößte Corium epithelisiert sich und nach 4—5 Tagen sind die Entzündungserscheinungen abgeklungen, der Gehörgang ist trocken, die Schwerhörigkeit schwindet. Unterbrechungen der Heilung und Nachschübe der Entzündung sind aber nicht selten, so daß man damit rechnen muß, daß sich die Erkrankung längere Zeit hinziehen kann. Vermehrte Absonderung von Cerumen oder Abstoßung von Epithelschuppen pflegt noch einige Zeit zu bestehen.

Bei der phlegmonösen Entzündung hängt der Verlauf davon ab, ob die Erkrankung lokal bleibt oder Komplikationen hinzutreten. In einzelnen Fällen ist Geschwürsbildung auf dem Trommelfell und Durchbruch desselben mit Infektion der Paukenhöhle beobachtet worden. Besonders gefährlichen Charakter kann die Entzündung annehmen, wenn sie durch Ossifikationslücken in der hinteren oberen Wand auf den Warzenfortsatz übergreift und eine eitrige Mastoiditis zur Folge hat. TOYNBEE berichtet über einen Fall von Thrombose des Sinus transversus, die durch Lücken in der oberen Wand entstanden war. Durch diese Lücken traten größere Blutgefäße, die in den Sinus transversus mündeten und die Infektion von dem entzündlichen Gehörgang vermittelten.

Ebenso kann die Erkrankung durch Lücken in der vorderen Wand zum Kiefergelenk gelangen und eine Entzündung desselben veranlassen oder durch die SANTORINIschen Incisuren die Parotis ergreifen und eitrige Parotis veranlassen oder wenigstens zu Parotisschwellung führen (URBANTSCHITSCH).

Die häufigste Ursache für den Übergang der akuten Entzündung in das chronische Stadium sind konstitutionelle Erkrankungen, Anämie, Chlorose, exsudative Diathese.

Besondere Erwähnung beanspruchen die diffusen Entzündungen des Gehörgangs, die auf luetischer Basis entstehen. Sie können zu ausgedehnter Zerstörung der knöchernen Wand und Übergreifen des Prozesses auf den Warzenfortsatz mit Nekrose desselben, zu Erkrankung des Sinus sigmoideus und Infektion des Schädelinneren führen.

Die Anwesenheit von Fremdkörpern im Gehörgang führt in manchen Fällen nicht nur zu diffuser Entzündung, sondern verhindert naturgemäß auch, wenn sie übersehen werden, die Ausheilung.

Die subjektiven Symptome bestehen in Juckreiz, seltener Schmerzen und mäßiger Schwerhörigkeit und Ohrensausen.

Bei der chronischen diffusen Entzündung bleibt die Absonderung bestehen, es bildet sich übelriechendes, schmieriges, eitriges Sekret, das alle möglichen Bakterien enthält.

An einzelnen Stellen entwickeln sich gelegentlich auf dem entblößten Corium Granulationen, so an der hinteren oberen Wand und am Trommelfell, die die Sekretion unterhalten und zu Verwachsungen und Strangbildung im Gehörgang führen können. Politzer sah zuweilen im knöchernen Abschnitt einen fibrösen, den Gehörgang ausfüllenden Polypen entstehen, nach dessen Entfernung die Absonderung aufhörte.

Andererseits führt die chronische Entzündung des Gehörgangs nicht selten zu Verdickung der Cutis und zu Periostitis der knöchernen Wand mit nachfolgender Hyperostose.

Diagnose. Die Diagnose der diffusen Otitis ext. wird in den Fällen keine Schwierigkeiten machen, wo es sich um die desquamative Form mit mäßiger Schwellung des Gehörgangs im knöchernen Abschnitt handelt. Ist der Einblick durch follikuläre Entzündung erschwert oder das Trommelfell infolge der entzündlichen Verengerung nicht zu übersehen, der Gehörgang womöglich in der Tiefe völlig verlegt, so ist oft nicht zu entscheiden, ob es sich lediglich um eine Erkrankung des Gehörgangs handelt oder ob nicht auch noch eine Otitis media vorhanden ist. Mikroskopische Untersuchung des desquamierten Epithels auf Bakterien und pflanzliche Parasiten ist natürlich erforderlich.

Prognose. Wenn es sich um eine akute diffuse Entzündung der Gehörgangshaut mit Desquamation des Epithels handelt, so ist die Prognose sehr günstig, da Heilung gewöhnlich nach kurzer Zeit einzutreten pflegt. Die Ohrgeräusche und die Schwerhörigkeit können auch nach Abheilung der Entzündung längere Zeit fortbestehen, verlieren sich aber dann in der Regel ohne weitere Folgen. Rezidive können die Restitutio ad integrum hinauszögern. Bei der akuten, phlegmonösen Form hängt es davon ab, ob Komplikationen ernsterer Art auftreten. Tritt infolge Trommelfelldurchbruchs akute Mittelohreiterung hinzu, dann bestimmt diese die prognostische Beurteilung des Krankheitsbildes. Die chronische Form mit Granulations- oder Polypenbildung hat trotzdem bei entsprechender Behandlung eine günstige Prognose; Auftreten von Strikturen, Hyperostosen verschlechtern die Heilungsaussichten, ebenso die nach Verätzungen und Verletzungen häufig entstehenden Verwachsungen der Gehörgangswände.

Prognostisch ungünstig sind die glücklicherweise seltenen Prozesse, die zur Knochencaries führen, oder durch Vermittlung von Ossifikationslücken auf den Sinus sigmoideus oder das Schädelinnere übergreifen.

Therapie. Die akute diffuse Otitis ext. als idiopathische Form erfordert, besonders im Beginn, eine milde, alle Reize vermeidende Behandlung. Schmerzlindernd wirken feuchtwarme Umschläge mit essigsaurer Tonerdelösung, oder, wenn Wärme nicht vertragen wird, Auflegen eines Eisbeutels auf das Ohr oder der Leitersche Kälteapparat. Bei heftiger Entzündung kommt Blutentziehung durch Ansetzen von Blutegeln dicht vor dem Tragus in Frage. Bei starken Schmerzen wird wiederholte Einträufelung von 8—10 Tropfen einer warmen sterilisierten Morphiumlösung (Morph. acet. 0,2, Aq. dest. ad 10,0) von Jacobson, einer Atropinlösung (Atropin sulf. 0,4, Aq. dest. 40,0) von Theobald empfohlen.

Tritt reichliche Absonderung aus dem Gehörgang auf, so sind mehrmals täglich Spülungen mit erwärmter 3%iger Borsäurelösung vorzunehmen, denen sorgfältige Austrocknung des Gehörgangs folgen muß. Auch schwache Lysol- und Alsollösungen können verwandt werden. Den ausgetrockneten Gehörgang pudert man am besten mit feinpulverisiertem Borsäurepulver ein und sorgt durch Vorlegen von sterilisierten Wattetampons oder Einführen eines lockeren Gazestreifens für gutes Absaugen des sich wieder bildenden Sekrets.

Gatscher empfiehlt die Anwendung aktiver Hyperämie durch Berieselung des Gehörgangs mit einem 40—48⁰ warmen Wasserstrahl, 1—2mal täglich 10 Minuten lang als besonders schmerzstillend.

Tritt nach Epidermisierung des Gehörgangs vermehrte Epithelabsonderung auf, so ist Einfetten desselben mit weißer Präzipitatsalbe oder Borsalbe anzuraten, der man bei stärkerem Juckreiz Cocain bis zu 5% oder Anästhesin zusetzen kann; auch Epikarinsalbe (1:20) erweist sich als geeignet. Ist die Entzündung durch Fremdkörper hervorgerufen, so müssen diese selbstverständlich vor Beginn der Behandlung entfernt werden, ebenso wie die Fernhaltung aller artifiziellen Reize naturgemäß notwendig ist.

Bei der chronischen diffusen Entzündung ohne Granulations- oder Polypenbildung wird man mit Borsäurespülungen oft nicht zum Ziele kommen. Dann empfiehlt es sich, nach Ausspülung und Austrocknung des Gehörgangs, die Wände desselben mit einer 2%igen Arg. nitr.-Lösung auszupinseln oder 5%igen Bor- oder Jodolspiritus, 1%₀₀igen Sublimatalkohol oder Borglycerinlösung einzuträufeln. Granulationen oder Polypen müssen entfernt, die Ansatzstelle muß mit der Arg. nitr.-Perle geätzt werden. Auch Geschwüre am Trommelfell erfordern Ätzung mit Arg. nitr.

Komplikationen, wie Durchbruch des Trommelfells mit konsekutiver Otitis media, Übergreifen der Entzündung durch Ossifikationslücken auf den Warzenfortsatz oder die Parotis erfordern die entsprechende konservative oder chirurgische Behandlung, über die an anderer Stelle gesprochen wird.

Die parasitäre oder mycotische Otitis externa.

Die erste Beobachtung von Pilzentwicklung im äußeren Gehörgang teilte 1844 Mayer mit. Ihm folgte Pacini 1851 und Kramer. Diese Mitteilungen wurden wenig beachtet. Erst als Schwartze an der Hand eines Falles von Mycose mit Reizzuständen auf diese Erkrankung hinwies, wurde die Aufmerksamkeit der Ohrenärzte rege und Wredens ausführliche Monographie über Myringomycosis aspergillina (Petersburg 1868) lieferte eine eingehende Beschreibung dieser nicht allzuhäufigen Infektion des Gehörganges.

Die häufigste Pilzform, die im Gehörgang gefunden wird, ist der Aspergillus mit seinen verschiedenen Arten: A. niger, flavus, fumigatus, nidulans (Bezold). Seltener ist das von Steudener und Bezold beobachtete Trichothecium

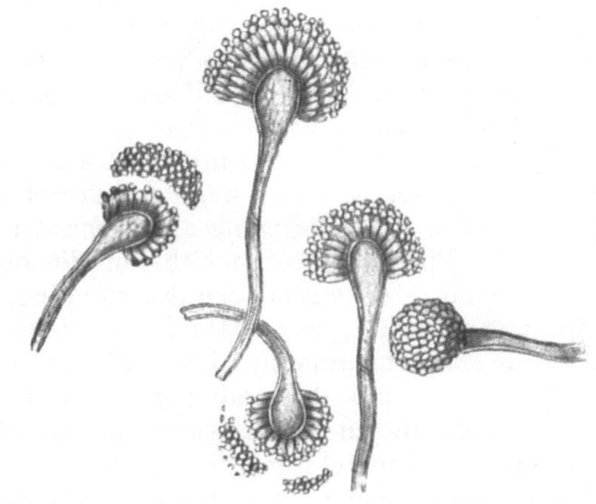

Abb. 6.   Aspergillus nidulans.

roseum, das Siebenmann in seiner umfassenden Arbeit: „Die Schimmelmycosen des menschlichen Ohres 1889" als Verticillium ansprach und V. Graphii nannte. Von anderen Arten sei Hagens Otomyces, ein Pilz mit grasgrünen Conidien, Lindts Euroticum malignum, ein blaugrüner Schimmelpilz, die Acophora elegans von v. Tröltsch, der Mucor corymbifer von Lichtheim, der Mucor septatus und das Penicillium minimum erwähnt. Allen Pilzarten gemeinsam ist ein Mycel, das in sich verflochten und mit der vom Epithel entblößten Epidermis innig verbunden ist und eine verschieden dicke, weißliche Membran darstellt. Aus dem Mycellager ragen senkrecht die Hyphen hervor, zylindrische Schläuche, die den Kopf des Pilzes, Sporangium, tragen. Dieses Sporangium, die Fruchtblase, enthält eine blasenförmige Erweiterung, das Receptaculum, auf dem längliche Zellen, Sterigmen, radiär angeordnet sind. Diese Sterigmen tragen die in Ketten gelagerten Sporen, Conidien. Wenn die Fruchtköpfe reifen, bekommen die Conidien schwärzliche, gelbliche oder grünliche Färbung, die den Aspergillusarten den Namen verschafften. Ein blutroter Aspergillus ist bisher nur einmal beobachtet worden (Wreden).

Die Schimmelpilzsporen gelangen gelegentlich, da sie in der Luft suspendiert sind, besonders in feuchten Wohn- oder Schlafräumen, Weinkellern, in den äußeren Gehörgang von Leuten, die sich dort aufhalten. Um im Gehörgang sich entwickeln zu können, müssen sie einen geeigneten Nährboden vorfinden, am besten eine durch Gehörgangsekzem aufgelockerte oder nach vorhergegangener geringfügiger Mittelohreiterung noch leicht macerierte Cutis. Auf unveränderter Epidermis gedeihen sie nicht, auch bei stärkerer Mittelohreiterung kommt es nicht zu der Entwicklung der Sporen, da sie durch das Sekret hinausgeschwemmt werden. Sehr häufig werden günstige Bedingungen für die Entwicklung des Aspergillus durch Einträufeln von Öl, Glycerin, Zink-, Alaunlösung oder Tanninlösungen oder öligen Substanzen geschaffen (Löwenberg). In der Tiefe des feuchten warmen Gehörganges können sich die Sporen wie in einer feuchten Kammer ungestört entwickeln, und in der Tat findet man sie in der Regel auf dem Trommelfell oder im inneren Drittel des Gehörganges als mehr oder weniger ausgedehnten Pilzrasen.

Das mittlere Lebensalter, insbesondere Männer, wird von der Otomycosis am häufigsten befallen, seltener wird sie bei Frauen und alten Leuten, so gut wie gar nicht bei Kindern gefunden. Kranke mit chronischen Mittelohrkatarrhen mit geringer Absonderung und Krustenbildung erkranken nicht selten an Aspergillose, die bei der bestehenden Trommelfellperforation gelegentlich auch in die Paukenhöhle eindringt. Betzold und Politzer haben die Mycelien sogar in das Trommelfellgewebe eindringen sehen. Haug fand bei einer Antrotomie die Pilze bis in die Zellen des Warzenfortsatzes vorgedrungen, vermutlich durch einen Knochenspalt des Gehörganges.

Symptome. Die Pilzerkrankung des äußeren Gehörganges verläuft in vielen Fällen symptomlos, selbst wenn das Mycel sich über das Trommelfell und den größeren Teil des Gehörganges ausgebreitet hat, wenn, worauf Politzer hinweist, die Pilzwucherungen sich auf die oberflächlichen Schichten der Cutis beschränken. Die eigenartige Entzündung, die parasitäre Entzündungsform, wird erst manifest, wenn das Mycel tiefer dringt und das lebende Gewebe, das Rete Malpighii angreift. Dann kommt es zu starkem Jucken oder Schmerzen im Gehörgang mit Ausstrahlung in die Umgebung, zu Schwerhörigkeit und Ohrensausen und zu Absonderung eines dünnflüssigen, häufig ätzenden Sekretes. Politzer beobachtete in zwei Fällen von symptomloser Aspergillose starke Entzündungserscheinungen, nachdem die Gehörgangshaut im geringen Grade excoriiert worden war.

Beim Vorhandensein von parasitärer Mycose sieht man am Trommelfell und im knöchernen Abschnitt des äußeren Gehörganges weißlichen Pilzrasen, der je nach der Art des Aspergillus mit schwärzlichen oder gelblichen Körnchen bedeckt ist. Man kann mit der Lupe die Hyphen und Sporangien deutlich erkennen. Die Membranen lassen sich schwer entfernen, da sie der Epidermis fest anhaften.

Hat die Pilzwucherung zur Entzündung des äußeren Gehörgangs geführt, so sieht man das Epithel mit der Pilzmembran in kleineren oder größeren Fetzen herabhängen, die wie mit schwarzem oder gelblichem Staub, den Conidien, bedeckt sind. Bei der mikroskopischen Untersuchung solcher Epithelfetzen unter Zusatz von 8%iger Kalilauge kann man das Mycel, die Hyphen mit ihren Sporangien und die schwarz oder gelblich gefärbten Conidien deutlich erkennen.

In manchen Fällen von Aspergilluserkrankung überwiegt die Entwicklung des Fruchtbodens, des Mycels, so daß der Gehörgang wie mit gelblich-weißer Watte gefüllt erscheint. Vielfach stoßen sich die Membranen spontan ab, so daß das gerötete Corium freiliegt, eventuell nur kleine, weißlich belegte Aspergillus-inseln übrig bleiben; nach wenigen Tagen ist aber das Trommelfell und innere Drittel des Gehörgangs oft wieder mit dicken Membranen bekleidet.

Diagnose. Wenn bei der Untersuchung das Trommelfell und der knöcherne Abschnitt des Gehörgangs wie mit Kohlenstaub oder mit gelblichem Staub bedeckt erscheint, wird der Verdacht auf Aspergillus niger bzw. flavus rege werden. Gelingt es, mit der Lupe den Pilzrasen (das Mycel) und die Hyphen und Sporangien zu erkennen, so ist die Diagnose gesichert. Um eine Verwechslung mit eingedrungenem Staub zu vermeiden, wird man in zweifelhaften Fällen Teile der Auflagerung mikroskopisch untersuchen. Bei den Fällen von Ent-zündung des Gehörgangs mit starker Desquamierung der Epidermis wird gleich-falls mikroskopische Untersuchung der Membranen nötig sein; bei Fällen von protrahierter Entzündung des Gehörgangs mit seröser Absonderung ohne charak-teristische Mycelbildung wird nur das Mikroskop die richtige Diagnose liefern.

Prognose. Bei zweckentsprechender Behandlung tritt Heilung der Mycose immer ein, wenn sie sich auch infolge von Rezidiven oder starker Entzündung längere Zeit hinziehen kann. Sitzt die Pilzerkrankung bei Perforation des Trommelfells im Mittelohr, dann kann der Heilungsprozeß Wochen in Anspruch nehmen.

Behandlung. Zunächst ist für gründliche Entfernung der Pilzmembranen durch wiederholtes Ausspritzen des Gehörgangs mit lauwarmem Wasser oder 3%iger Borsäurelösung zu sorgen. Sodann gießt man lauwarmen Alcohol abs. oder 2%igen Salicylalkohol (SIEBENMANN, BEZOLD) oder 1—2%oigen Subli-matalkohol (POLITZER) in den Gehörgang, der 15 Minuten darin verbleibt. Erzeugt der reine Alkohol starke Schmerzen, so kann er zunächst verdünnt werden. Bei allmählich zunehmender Konzentration vertragen die Kranken schließlich auch den absoluten Alkohol im Gehörgang gut. Dieses Verfahren wird 3—4mal täglich wiederholt, bis die Absonderung und Pilzbildung beseitigt ist, wozu in der Regel 3—4 Tage gehören. Rückfälle sind jedoch nicht selten, so daß es zweckmäßig ist, die Alkoholbehandlung noch 2—3 Wochen weiter fortzuführen und nach Ablauf dieser Frist monatlich einmal ein Jahr lang Alkoholeingießungen vorzunehmen.

Einblasungen von Acid. bor. und Zinc. oxyd. zu gleichen Teilen in den gereinigten Gehörgang oder Eingießungen von 2%iger Wasserlösung von Cupr. sulf. sind nicht so wirkungsvoll wie die Alkoholtherapie. Was die Prophylaxe anlangt, so macht SIEBENMANN besonders darauf aufmerksam, daß alles ver-mieden werden muß, was die Gehörgangswand der schützenden Cerumendecke beraubt oder den Verlust der Epidermis veranlassen kann, unnötiges Aus-spritzen und Einfetten, mechanische Reinigung des Gehörgangs sowie unnötige Einträufelungen von Öl, Glycerin, Tannin usw., um nicht der Pilzbildung geeigneten Nährboden zu liefern.

Seltenere Entzündungen des äußeren Gehörgangs.

Zu den seltenen Erkrankungen des äußeren Gehörganges gehört die croupöse Entzündung (Otitis ext. crouposa), die ihn gewöhnlich im Bereich des knöchernen Gehörgangs befällt. GOTTSTEIN beobachtete bei einem Falle von croupösem Belag der Tonsillen an der hinteren Wand des knöchernen Gehörganges eine festhaftende grauweiße Pseudomembran, die sich zwar entfernen ließ, aber eine blutende Excoriation hinterließ. Steinhoff berichtet über 55 Fälle croupöser Otitis externa, Bezold hat sie in 11 Fällen beobachtet. Er fand Faserstoffmembranen, die sich auf den knöchernen Gehörgang und das Trommelfell erstreckten und sich leicht ohne Blutung entfernen ließen. Sie erneuerten sich nach 1—2 Tagen wiederholt, um schließlich zu verschwinden.

Politzer sah croupöse Otitis ext. wiederholt bei Influenzaotitiden: die Faserstoffmembranen bildeten feste, zähe, gekochtem Speck ähnliche Abgüsse des knöchernen Gehörgangs und Trommelfelles und ließen sich leicht durch Ausspritzen entfernen.

Urbantschitsch (Lehrb. d. Ohrenheilk. 1910, S. 148) fand in einzelnen Fällen an der unteren Hälfte des äußeren Gehörganges ein festhaftendes schmutzig-weißes Häutchen, dessen Ablösung sehr schmerzhaft war und eine blutig-suffundierte Basis hinterließ.

Die Pseudomembranen bestehen nach den Untersuchungen von Steinbrügge aus einem Fasernetz, das von Rundzellen, Kernen und Epithelien durchsetzt ist. Bakteriologisch wurden von Guranowski in den Exsudatmembranen Pyocyaneus, von Löwenberg Streptokokken, von Weichselbaum Staphylokokken gefunden.

Subjektiv bestehen bei Ausscheidung der Membranen lebhafte Schmerzen im Gehörgang, die nach Entfernung derselben abklingen, und Schwerhörigkeit mit gelegentlichem Ohrensausen.

Die Prognose der Erkrankung, die in der Regel gesunde Personen befällt, ist günstig. Auch wenn wiederholte Rezidive auftreten, erfolgt doch völlige Heilung, auch die Schwerhörigkeit schwindet. Nur Treitel sah in einem Falle Gangrän des Gehörgangs auftreten.

Die Behandlung besteht in Entfernung der Membranen am besten mittels Ausspritzungen von 3%iger Borsäurelösung. Festhaftende Membranen lassen sich mit der Pinzette ablösen. Nach Austrocknung des Gehörgangs ist Einblasen von feinpulverisierter Borsäure zu empfehlen.

Eine ernstere Erkrankung des Gehörganges ist die diphtherische Entzündung (Otitis ext. diphtherica) desselben. Sie tritt entweder primär auf (Lund) oder im Verlauf einer Rachen- oder Nasenrachendiphtherie, seltener primär auf dem Wege über die Tube und das Mittelohr. Während die vorerwähnte croupöse Form sich in der Regel auf den hinteren Abschnitt des Gehörgangs und das Trommelfell beschränkt, dehnt sich die primäre Otitis diphtherica oft über den ganzen Gehörgang bis auf die Ohrmuschel aus.

Die Heilung erfolgt dann ohne bleibende Schädigungen. Unter gelegentlichem Temperaturanstieg entwickeln sich Schmerzen im Ohr, die auf den Sitz der Erkrankung hinweisen.

Der Tragus ist häufig gerötet und geschwollen, der Gehörgang, aus dem in der Regel Eiter quillt, zeigt sich bei der Untersuchung mit grauweißen Massen belegt, die außerordentlich festhaften. Beim gewaltsamen Ablösen der Membranen kommt es zu Excoriationen und Blutungen der Gehörgangswand. In manchen Fällen ist der Gehörgang durch entzündliche Schwellung stark verengt, so daß ein Einblick oft unmöglich ist; er entleert blutig-eitriges Sekret. Daneben besteht Schwerhörigkeit, Ohrensausen. Die prä- und retroaurikulären Drüsen sind in der Regel entzündlich geschwollen, auch die seitlichen Halsdrüsen können Mitbeteiligung zeigen. Die Schwellung kann auch auf das Unterhautzellgewebe der Umgebung übergreifen und zur Abdrängung der Ohrmuschel führen. Nach einiger Zeit stoßen sich die Membranen teilweise ab und die excoriierte Haut liegt an diesen Stellen frei, bei jeder Berührung derselben heftige Schmerzen auslösend. In dem Eiter und den Membranen fand LEVIN in vier Fällen Diphtheriebacillen.

MOSS, WREDEN und KRAUSSOLD sahen die diphtherische Otitis externa an excoriierten Stellen des Gehörgangs entstehen und KRAUSSOLD macht besonders darauf aufmerksam, daß auf intakter Cutis sich Otitis diphtherica nicht entwickle, weshalb er an primärer diphther. Otitis externa zweifelt und eine vorübergehende primäre Excoriation als Bedingung für die Entwicklung einer Gehörgangsdiphtherie voraussetzt, vielmehr annimmt, daß bei Diphtherie des Rachens oder der Nase sich sekundär die Diphtherie auf excoriierten Stellen des Gehörgangs entwickelt.

Der Verlauf der Otitis externa diphth. ist sehr verschieden. In leichteren Fällen werden die Beläge rasch abgestoßen, ohne daß tiefere Veränderungen sich in der Cutis zeigen. In anderen Fällen haften die Beläge lange Zeit, nach Abstoßung derselben bleiben Ulcerationen zurück, die in die Tiefe greifen, wenig Neigung zur Reinigung und Überhäutung zeigen und partielle Nekrose des Gehörgangsknorpels zur Folge haben können; auch sind Rezidive der diphtherischen Exsudationen nicht selten. Das Allgemeinbefinden ist gewöhnlich erheblich gestört.

Wenn dann schließlich nach längerer Zeit Heilung eintritt, dann kommt es häufig zu Strikturen und Verziehung des äußeren Gehörgangs, in einzelnen Fällen sogar zu Atresie desselben, die weitere Eingriffe nötig macht.

Bei gleichzeitiger Mittelohrdiphtherie sollen die Entzündungen des Gehörgangs, wie WREDEN, WENDT und BLAU beobachteten, schmerzlos verlaufen und Unempfindlichkeit der Ohrgegend bestehen.

Die *Diagnose* der diphtherischen Otitis externa wird verhältnismäßig leicht sein, wenn gleichzeitig eine Rachen- oder Nasenrachendiphtherie besteht. Haften die Beläge im Gehörgang sehr fest, zeigen sich nach partieller Entfernung derselben ulcerierte blutende Flächen, so wird man über den Charakter der Erkrankung nicht im Zweifel sein können. Ausschlaggebend wird bei klinischem Befund der positive Ausfall der bakteriologischen Untersuchung sein, aber auch negative Ergebnisse werden die Diagnose, ebenso wie bei der Rachendiphtherie, nicht umstoßen.

POLITZER weist darauf hin, daß bei akuter Otitis media scarlatinosa sich im Gehörgang weißliche Auflagerungen finden, die bis zum Ohreingang reichen können, sich aber im Gegensatz zu den diphtherischen Belägen leicht und ohne Blutung ablösen lassen.

Die *Prognose* wird sich danach richten, ob es sich um leichtere Formen der diphtherischen Otitis externa handelt, die sich nur auf den Gehörgang beschränkt, oder ob sie sekundär infolge Diphtherie des Rachens bzw. Nasenrachens entstanden und durch die Tube und das Mittelohr fortgeleitet worden ist. Bei schweren ulcerösen Prozessen im Gehörgang ist vorsichtige Beurteilung geboten, noch mehr bei Mitbeteiligung des Mittelohres, wenn der Prozeß sekundär infolge Diphtherie des Rachens bzw. Nasenrachens sich durch die Tube fortgepflanzt hat. Die Zerstörungen in der Paukenhöhle sind dann in der Regel recht erheblich, führen nicht selten, wie die scarlatinöse Otitis media, zu Zerfall des Trommelfells, Ausstoßung der Gehörknöchelchen und Einbruch in das Labyrinth mit allen Folgen dieser Komplikation.

Die Behandlung der diphtherischen Otitis extern. wird, sobald die Diagnose gesichert ist, auch in leichteren Fällen in Anwendung des Diphtherieheilserums (Injektion von 2000 I. E.) bestehen.

Lokal kommt Reinigung des Gehörgangs mittels vorsichtiger Spülungen mit lauwarmer 3%iger Borsäurelösung in Betracht; nach GOTTSTEIN können auch

Eingießungen mit Aq. calcis, um die Membranen zur Abstoßung zu bringen, in Frage kommen.

Urbantschitsch empfiehlt tägliche Ausfüllungen des Gehörgangs mit fein pulverisierter Salicylsäure. Sehr zweckmäßig ist die Anwendung von austrocknenden Pulvern, wie Vioform, Dermatol, und da bei Gehörgangsdiphtherie Mischinfektion mit Pyocyaneus nicht selten ist, Einblasungen von Pyocyanase.

Die auf den Gehörgang beschränkten diphtherischen Erscheinungen sind unter gewissen Bedingungen — z. B. Anhäufung von Menschen im Kriege — gar nicht so selten, wie Szasz feststellen konnte. Die Untersuchung des Eiters auf Diphtheriebazillen war in der überwiegenden Mehrzahl der Fälle positiv.

Der naheliegende Verdacht einer Selbstbeschädigung durch chemische Mittel konnte in vielen Fällen schon auf Grund des lokalen Befundes ausgeschlossen werden. Die bakteriologische Untersuchung klärte sehr bald die Ursache auf, es wurden in allen klinisch auf Diphtherie verdächtigen Fällen Diphtheriebacillen im Eiter festgestellt. Auch bei 2 Kindern gelang es Szasz, bei typischem Ohrbefund Diphtheriebacillen im Eiter nachzuweisen. Während alle Fälle von Gehörgangsdiphtherie gegenüber den üblichen therapeutischen Maßnahmen refraktär blieben, trat bei ihnen prompte Reaktion auf die spezifische Behandlung mit Diphtherieantitoxin ein.

Otitis externa haemorrhagica.

Die Otitis externa haemorrhagica als isolierte Erkrankung wird selten beobachtet. Brieger hat 1877 zuerst auf die Blutblasenbildung im Gehörgang aufmerksam gemacht, Boenninghaus und Bar haben später über diese Erkrankung des näheren berichtet. Sehr oft sieht man sie bei akuten Grippeotitiden als begleitendes Symptom.

Im hinteren knöchernen Teile des Gehörgangs sieht man rote, dunkelrote bis blaurote kugelige Blasen sich von der mäßig geröteten Gehörgangswand abheben, die auch nicht selten in geringerer Größe in der hinteren Trommelfellhälfte zu finden sind. Diese Blasen kommen infolge Entzündung der Cutis durch Bildung eines die Epidermis abhebenden Blutextravasates zustande, fühlen sich bei Sondenuntersuchung weich an und platzen bei stärkerer Berührung leicht, worauf sich blutiges Sekret entleert.

Diagnose. Die Erkennung ist bei dem charakteristischen Aussehen der Blutblasen leicht; Verwechslung mit Polypen kommt für ein einigermaßen geübtes Auge wohl nicht in Frage.

Prognose. Die Prognose ist für unkomplizierte Fälle sehr günstig, der Prozeß klingt in wenigen Tagen ab.

Verlauf. Sich selbst überlassen, trocknen die Blutblasen entweder ein oder platzen spontan, wenn es sich um unkomplizierte Otitis externa handelt. Bei gleichzeitiger Otitis media infolge Grippe richtet sich der Verlauf nach der Mittelohrerkrankung.

Behandlung. Wenn man die Blasen sich nicht selbst überlassen will, genügt Eröffnung derselben mit einer Sonde, Austupfen des ausfließenden Sekrets und Einblasen von pulverisierter Borsäure.

Otitis externa ulcero-membranacea (Plaut-Vincent).

Eine extrem seltene Form der ulcerösen Erkrankung stellt die Otitis externa ulcero-membranacea dar, da die auf der Infektion mit dem Bacillus fusiformis und einer Spirochäte beruhende Krankheitsform in der Regel nur die Schleimhaut befällt.

Bis jetzt sind in der Literatur zwei derartige Fälle bekannt, der eine von Gerlach, der zweite von Frenzel beschrieben. Bei dem Gerlachschen Fall handelte es sich um ein 20jähriges Mädchen mit Mundfäule und linker chronischer Otitis media, bei der der linke äußere Gehörgang bei der Untersuchung stark verengt, die Wände desselben, soweit sichtbar, ulceriert und mit schmierigem Belag bedeckt waren. Aus dem Gehörgang entleerte sich reichlich übelriechender Eiter. An der linken Wangenschleimhaut kleine Ulceration. Die Ausstrichpräparate ergaben fusiforme Bacillen und Spirochäten nahezu in Reinkultur. Behandlung mit 1%igem Arg. nitr. brachte nur Heilung der Ulcera im vorderen Teile des Gehörganges. Es traten annuläre Ulcera am weichen Gaumen und grauweißer Belag auf den Tonsillen hinzu, die mit 6%iger Arg. nitr.-Lösung gepinselt wurden. Die Heilung machte keine erheblichen Fortschritte. Intravenöse Salvarsaninjektionen brachten schlagartige Heilung.

Der Fall von Frenzel betraf einen 24jährigen Mann mit häufig rezidivierender Otitis media und wandständigem Defekt, der im Anschluß an Ohrenfluß starke Schmerzen im Gehörgang und Schwellung vor der Ohrmuschel bekam.

Die Otitis externa reagierte weder auf Salben noch auf Incision und Auskratzung. Beim Eintritt in die klinische Behandlung zeigte sich ein ähnliches Bild wie im vorigen Fall: Stark verengter Gehörgang, eigentümlich weißlich belegte Wände, fötides pulsierendes Sekret. Incisionen an der vorderen oberen und unteren Gehörgangswand ergaben nur serös durchtränktes Gewebe und belegten sich rasch mit weißlich bröckeligen Massen, die sich als flache, den ganzen Gehörgang einnehmende, nekrotisierende Ulcerationen entpuppten und auf die Innenseite des Tragus und in die Cavitas conchae ausdehnten. 3 intravenöse Neosalvarsaninjektionen brachten den Prozeß zum Stillstand, Lokalbehandlung des Gehörgangs mit 10—20%iger Arg. nitr.-Lösung vollendete die Heilung.

In beiden Fällen bestand Mittelohreiterung, also Verbindung mit Paukenhöhle und Tube. Die Haut war durch die Eiterung maceriert und so für die Infektion mit den in Symbiose lebenden fusiformen Bacillen und Spirochäten vorbereitet. Während Gerlach Übertragung durch den Finger von dem Wangengeschwür auf den äußeren Gehörgang annimmt, glaubt Frenzel, daß in seinem Falle die Plaut-Vincentschen Erreger durch Tube und Mittelohr in den Gehörgang gelangten. Die Lebensbedingungen für die anormal wachsenden fusiformen Bacillen und Spirochäten wurden in beiden Fällen durch das Mittelohrsekret mit seinen den Sauerstoff vertilgenden Bakterien und Kokken in dem erodierten Gehörgang geschaffen.

Anomalien der Talg- und Ceruminaldrüsensekretion.

Die Talgdrüsen des äußeren Gehörganges sitzen, wie die Ceruminaldrüsen, hauptsächlich im knorpeligen Abschnitt desselben, in geringerem Maße nur noch im Beginn des knöchernen Abschnittes; die Absonderung der Talgdrüsen sorgt für einen schützenden Fettüberzug der Haut. Erkrankungen der Talgdrüsen können zu verminderter Absonderung führen, dann wird die Haut des Gehörganges ein sprödes trockenes Aussehen annehmen, nicht selten zeigt sich Juckreiz, der zu ungeeigneten Manipulationen mit Läsion der Epitheldecke führen kann. Vermehrte Sekretion und entzündliche Reizung wird als Seborrhöe bezeichnet, und der Anfangsteil des Gehörgangs ist dann mit fettigen Schüppchen und Schollen ausgefüllt, die nach Verlegung desselben mäßige Schwerhörigkeit veranlassen können und sich nach Entfernung verhältnismäßig rasch erneuern; Seborrhoea sicca. Auch bei älteren Leuten ist das erste Drittel des äußeren Gehörganges infolge vermehrter Talgabsonderung oft mit fettigen Schüppchen ausgekleidet, in anderen Fällen ist die erkrankte Haut der Muschel und des Gehörganges mit einer anfangs weißlichen, dann sich rasch bräunlich färbenden Fettschicht überzogen. Seborrhoea oleosa. — Bei seborrhoischer

Erkrankung ist die Ohrmuschel mit alkalischem Seifenspiritus abzureiben und der Gehörgang mit 1—2%igem Natrium bicarbonic. oder Natrium borac. öfter auszuspülen, um Verminderung der Sekretion herbeizuführen; nachherige Einfettung mit Schwefelsalbe Sulf. praec. 1,0, Adip. suill. vasel. flav. āā ad 10,0 wird Heilung herbeiführen.

Die Ceruminaldrüsen sondern im frischen Zustande eine gelbe, hellflüssige Masse ab, die sich mit dem Sekret der Talgdrüsen mischt und zum Schutze des Gehörganges gegen das Eindringen von Staub und Insekten dienen soll. Dieses Produkt der Ceruminal- und Talgdrüsen liegt normalerweise an der Erzeugungsstelle im vorderen Drittel des äußeren Gehörganges, wird durch Eintrocknen fester, die Farbe wechselt dann zwischen hellbraun bis braunschwarz und fällt infolge der Kieferbewegung entweder von selbst heraus oder wird beim Reinigen des Gehörganges entfernt.

In manchen Fällen aber bleibt das Cerumen im Gehörgang liegen, sammelt sich in größeren Mengen an und füllt den Gehörgang bis zur völligen Verlegung desselben an.

Ätiologie. Die Bildung von Ohrenschmalzpfropfen kann erfolgen:

1. Durch vermehrte Sekretion der Ceruminal- und Talgdrüsen infolge Einwirkung von Reizen, die zu chronischer Hyperämie der Gehörgangshaut führen oder sich zu Ekzem, Ohrfurunkeln, diffuser Entzündung des Gehörgangs oder des Mittelohres entwickeln.

2. Dadurch, daß die Ohrenschmalzbildung zwar normal, aber die Entleerung desselben durch anatomische Veränderungen des Gehörganges behindert ist. Dazu gehört starke Krümmung des Gehörganges, angeborene oder erworbene Verengerung desselben durch Hyperostosen, Exostosen, membranöse Strikturen oder die infolge Altersschrumpfung des Knorpels entstehenden spaltförmigen Verengerungen (POLITZER).

3. Durch Fremdkörper, die im Gehörgang liegen, von Cerumen umlagert werden und so allmählich das Lumen verlegen.

4. Durch festes Anhaften von zähem Ohrenschmalz an den Haaren des äußeren Gehörganges; die entstehenden Pfröpfe vermengen sich dann mit Epithelschuppen und liegen oft der Wand durch Verfilzen mit den Haaren so fest an, daß sie einen stark schmerzhaften Druck auf die Gehörgangswände ausüben.

5. Durch Hineinschieben von Cerumen in den knöchernen Abschnitt bei unzweckmäßigem Reinigen des Gehörgangs.

Symptome. In vielen Fällen machen selbst Ceruminalpfröpfe von ansehnlicher Größe keine Erscheinungen, wenn noch ein auch nur feiner Spalt bleibt, der die Schallwellen zum Trommelfell gelangen läßt. Schließt sich dieser, sei es durch Manipulationen im Gehörgang, durch Erschütterung des Kopfes, die zu Lageveränderung des Pfropfes führt oder durch Aufquellen des stark hygroskopischen Ohrenschmalzes beim Schwitzen oder infolge Eindringens von Wasser beim Waschen, Tauchen, so können selbst kleinere Ohrenschmalzpfröpfe zu ausgesprochener Mittelohrschwerhörigkeit führen; wir sprechen dann von obturierenden Ceruminalpfröpfen. Die Schwerhörigkeit kann nach einiger Zeit spontan wieder verschwinden, wenn das Wasser aus dem Ohrenschmalz verdunstet.

Hat der Ceruminalpfropf eine erhebliche Größe erreicht, liegt er insbesondere dem Trommelfell an, so klagen die Patienten oft über das Gefühl der Verstopfung im Ohr, über Eingenommenheit des Kopfes, besonders der betroffenen Seite, Reizerscheinungen, die das Gehirn betreffen können, die Erschwerung geistiger Tätigkeit (URBANTSCHITSCH). Subjektive Gehörsempfindungen tiefen Toncharakters, Schwindel (v. TRÖLTSCH), Erbrechen (ROOSA, ELY), Krämpfe

(Bürkner) sind in einzelnen Fällen als Folge von Ceruminalpfröpfen beschrieben worden; Hustenanfälle infolge Vagusreizung durch angehäuftes Cerumen sind nicht so selten. Gelangt der Pfropf infolge ungeeigneter Reinigungsmaßnahmen oder durch Erschütterung des Kopfes plötzlich an das Trommelfell, so kann Ohrensausen, Schwindel und Schmerzempfindung ausgelöst werden. Pfröpfe, die lange im Gehörgang liegen und sehr hart geworden sind, können, wie Eitelberg und Schmiegelow sahen, durch Druck auf die Hautauskleidung Entzündungen und Granulationsbildung hervorrufen; der fortgesetzte Druck kann zu Erweiterung des knöchernen Gehörgangs infolge Atrophie des Knochens führen. Liegt das Cerumen dem Trommelfell längere Zeit an, so wird dieses atrophisch und infolgedessen nach innen gedrückt werden. Wie wenig Symptome aber oft selbst dem Trommelfell eng anliegende Ceruminalpfröpfe machen, sieht man oft, wenn man als Zufallsbefund Pfröpfe entfernt. Obwohl oft das Cerumen an seinem proximalen Ende einen getreuen Abdruck des Trommelfells zeigt, haben die Patienten, abgesehen von oft nicht beachteter mäßiger Schwerhörigkeit, keine unangenehmen Empfindungen gehabt.

Der obturierende oder dem Trommelfell angelagerte Ceruminalpfropf löst Schwerhörigkeit verschiedenen Grades aus, die bei der Funktionsprüfung sich immer als Mittelohrschwerhörigkeit erweisen wird: Lateralisation des Tones der auf den Scheitel gesetzten Stimmgabel nach dem schwerhörigen Ohr, negativer Rinne, Verkürzung der Luftleitung bei normaler oder wenig verlängerter Knochenleitung, Heraufsetzung der unteren Tongrenze bei gut erhaltenem Gehör für hohe Töne. Hochgradige Schwerhörigkeit mit Verlust des Gehörs für Umgangssprache und Taubheit kommt bei obturierendem Pfropf nicht vor; es liegt dann immer eine Erkrankung der Schnecke zugrunde.

Diagnose. Die Untersuchung mit dem Ohrentrichter wird leicht zur Erkennung führen. Das im Gehörgang liegende Cerumen hat je nach dem Falle verschiedene Farbe und Konsistenz. Bald überzieht es halbflüssig als gelbliche Masse die Wände, bald zeigt es braun bis braunschwarze Farbe und ist krümelig oder so dick zusammengeballt, daß es für einen Fremdkörper gehalten wird. Liegt der Pfropf der Gehörgangswand fest an, so erzeugt er oft reichliche Desquamierung des Epithels, das ihn dann fast vollkommen einhüllen kann. Bei der Untersuchung des entfernten Pfropfes wird man nicht selten als Kern desselben einen kleinen Fremdkörper oder einen Wattepfropf finden; auch eingetrockneter Eiter oder Blutgerinnsel können sich mit Cerumen mischen und so Veranlassung zur Entstehung von Ohrenschmalzpfröpfen bilden.

Prognose. Die Prognose ist hinsichtlich der Hörfähigkeit durchaus günstig, wenn es sich lediglich um Verlegung des Gehörganges durch das angesammelte Cerumen handelt. Mit der Entfernung desselben wird sich auch in der Regel das normale Gehör wieder einstellen, wenn Mittel- und inneres Ohr normal ist.

Da aber die Entscheidung darüber erst nach Freilegung des Trommelfells möglich ist, wird man gut tun, den Patienten darüber aufzuklären, daß eventuell durch den Pfropf Krankheitszustände des Mittelohres verdeckt werden können und ein abschließendes Urteil erst nach völliger Säuberung des Gehörganges möglich ist.

Therapie. In den meisten Fällen wird es gelingen, den Ohrenschmalzpfropf durch Ausspritzen mit lauwarmem Wasser zu entfernen, freilich ist bei sehr fest haftenden, insbesondere alten Pfröpfen eine gewisse Geduld erforderlich. Allzu starken Spritzenstrahl anzuwenden empfiehlt sich nicht, da leicht Schmerzen oder Blutungen infolge der brüsken Ablösung des Pfropfes von der Gehörgangswand auftreten können. Gelingt das Ausspülen desselben nicht, weil die Masse fast steinhart geworden ist und weit in die Tiefe über den Isthmus reicht, dann kann man, wenn der Patient die nötige Zeit hat, den Pfropf durch wiederholtes Einträufeln einer 2%igen Sodalösung innerhalb zwei Tagen erweichen, so daß er sich dann leicht als weiche oder bröcklige Masse ausspülen läßt. Ist der Patient nicht in der Lage, den Arzt wieder aufsuchen zu können oder bestehen Schmerzen oder heftige Ohrgeräusche oder sonstige Reizerscheinungen z. B. cerebraler Natur, so kann man vorsichtig mit einem stumpfen Häkchen entlang der oberen oder unteren Gehörgangswand in den Pfropf eindringen und ihn zu lockern versuchen. Bei einiger Übung gelingt es dann, die Masse herauszubefördern, ohne daß Verletzungen der Hautauskleidung zustande kommen.

Ist der Pfropf durch Ausspülen entfernt, dann muß der Gehörgang gut ausgetrocknet werden, um Maceration der Haut des Gehörgangs durch zurückbleibendes Wasser zu vermeiden. Sodann erfolgt die genaue Besichtigung insbesondere des Trommelfells, um nicht Erkrankungen des Mittelohres zu übersehen und ferner eine Hörprüfung mittels Flüstersprache. Ist das Gehör nicht normal, so wird eine genaue Funktionsprüfung über die Art der Schwerhörigkeit, ob infolge Mittel- oder Innenohrerkrankung, Aufschluß geben.

Der ausgespritzte Gehörgang wird zweckmäßig für einige Zeit — 12—24 Stunden — mit Watte verschlossen, um insbesondere in kalter Jahreszeit Reizerscheinungen oder Otitis externa zu vermeiden und gleichzeitig das Ohr, das gegen Schalleindrücke nach Entfernung des Ceruminalverschlusses empfindlich ist, zu schützen.

Nicht selten bleiben Beschwerden trotz gründlicher Entfernung des Cerumens zurück, pflegen sich aber nach 1—2 Tagen von selbst zu verlieren. War das Trommelfell infolge Anlagerung von Ohrenschmalz nach innen gedrückt, so wird Lufteinblasung in die Pauke mittels Tubenkatheterismus oder des Politzerschen Verfahrens rasch normale Verhältnisse schaffen.

Bei Erkrankungen des Mittel- oder Innenohres ist natürlich für entsprechende Behandlung Sorge zu tragen.

Manche Patienten leiden an übermäßiger Ceruminalbildung; diesen wird man, falls das Trommelfell intakt ist und keine Perforation aufweist, raten, sich den Gehörgang in regelmäßigen, nicht zu langen Zwischenräumen ausspülen oder ausspülen zu lassen.

Verminderte Ohrenschmalzbildung bis zum völligen Aufhören wird bei Personen in höherem Alter als Zeichen einer Atrophie der Drüsen beobachtet. Gern tritt auffällige Verminderung der Ceruminalsekretion bei Narbenbildung, bei Entzündungen des äußeren Gehörgangs (Ekzem, Furunkulose), nach akuter Mittelohreiterung infolge Störung der trophischen Nerven und bei trockenen Mittelohrkatarrhen (Adhäsivprozessen) auf. Itard fand die gleiche Erscheinung bei Anaesthesia acustica.

Bei verringerter oder fehlender Ohrschmalzbildung klagen die Patienten über Jucken und Trockenheit im Gehörgang; die Hörfähigkeit wird durch die Erkrankung nicht beeinträchtigt. Die Behandlung besteht in Einpinselungen des Gehörganges mit Vaseline, Ungt. praecip. alb. oder Glycerin. Brenner empfiehlt elektrische Behandlung, Tscharner Einpinselungen der Gehörgangswände mit Chloroform zur Anregung der Ohrenschmalzsekretion.

Epidermispfröpfe.

In manchen Fällen von Obturation des äußeren Gehörganges zeigt sich nach Beginn der Ausspritzung, daß der als Cerumenanhäufung erscheinende Pfropf, wenn die obere Ceruminallage entfernt ist, weißlich geschichtetes Aussehen aufweist und mit den Wänden des Gehörganges nahezu verwachsen ist. Es handelt sich dann um eine Anhäufung von Epithellamellen, die sich bis an das Trommelfell erstrecken und dieses nach innen drängen können; man hat diese

Epidermispfröpfe, wie HESSLER sie nannte, auch als Cholesteatome des äußeren Gehörganges bezeichnet (WREDEN, KROLL).

Ätiologie. Die Ursache solcher Epidermispfröpfe ist in der Regel eine Otitis externa desquamativa (siehe diese), die zur Überproduktion und massenhaften Abstoßung des verhornten Gehörgangsepithels führt. Die Epithellagen verfilzen sich ineinander, werden bei stärkerer Anhäufung zusammengedrückt und an die Gehörgangswände angepreßt, so daß schließlich völlige Verlegung des Lumens eintreten muß. In selteneren Fällen kann ein stark gewundener oder verengter Gehörgang zur Ansammlung der normalerweise abgestoßenen Epithellamellen und zu den Erscheinungen eines Epidermispfropfens führen.

Ferner können Epithelschollen den Gehörgang bis zu völligem Verschluß ausfüllen, die bei Otitis media chronica desquamativa, dem sogenannten Cholesteatom, aus den Mittelohrräumen bei genügend weiter Perforation des Trommelfelles ausgestoßen werden, weil der Druck der cholesteatomatösen Massen im Kuppelraum und im Warzenfortsatz zu groß wurde. Es handelt sich dann um trockene, zwiebelschalenähnlich geschichtete Epithellagen, deren Ursprung nach instrumenteller Entfernung mit den Häkchen oft sichtbar wird. Aus einer weiten, randständigen Trommelfellperforation ragt ein weißlicher Epidermisstiel heraus, der sich in das Antrum verfolgen läßt.

Sowohl primär im Gehörgang entstandene, wie sekundär aus den Mittelohrräumen herausgetretene Epidermispfröpfe können durch den starken Druck, den sie auf die Gehörgangswandungen ausüben, zu Atrophie des knöchernen Abschnittes und ampullenartiger Erweiterung führen. So berichtet HAMMERSCHLAG (Monatsschr. f. Ohrenheilk. u. Laryngo-Rhinol. Jg. 56, H. 3, S. 209) über einen Fall von Cholesteatom des äußeren Gehörganges, das bei intaktem Mittelohr zur Usur der knöchernen Gehörgangswand führte. Es wäre auch denkbar, daß ein primärer Epidermispfropf im Laufe des Wachstums durch Trommelfellücken, insbesondere in der SHRAPNELLschen Membran oder Ossifikationslücken in der knöchernen Wand des Gehörganges in den Kuppelraum bzw. den Warzenfortsatz gelangen kann, aber in der Regel wird das umgekehrte Verhalten der Fall sein, Ausstoßung von Epithelschollen von dem auf dem Boden einer chronischen Otitis media entstandenen Cholesteatom der Mittelohrräume.

Symptome. Die Erscheinungen, die ein Epidermispfropf macht, sind hinsichtlich der Schwerhörigkeit und der sonstigen eventuell möglichen Nebensymptome etwa dieselben wie beim Ceruminalpfropf. Da auch die Epidermispfröpfe hygroskopisch sind, so werden sie nach Eindringen von Wasser in den Gehörgang aufquellen und zu plötzlich auftretender Schwerhörigkeit und Druckschmerzen im Gehörgang führen können. Sehr heftige Schmerzen im Gehörgang werden aber in der Regel auf andere Ursachen zurückzuführen sein, auf eine Otitis ext. circumscripta oder diffusa, auf akute Mittelohreiterung oder auf das Rezidiv einer chronischen Otitis media. Eine derartige Komplikation erfordert natürlich die rasche Entfernung des Pfropfes, die dann wegen der entzündlichen Schwellung der Gehörgangswand resp. wegen der akuten Entzündung der Mittelohrräume sehr viel schmerzhafter sein wird.

Diagnose. Wenn der Epidermispfropf nicht mit Cerumen bedeckt ist, wird seine Erkennung an dem weißlich glänzenden, geschichteten Aussehen leicht sein. Bei stark komprimierten harten Pfröpfen könnte Verwechslung mit einem Sequester in Frage kommen. Die Sondenuntersuchung wird aber den Befund rasch klären. Ist der Pfropf von Cerumen überlagert, so wird wohl erst nach Abspülung desselben in vielen Fällen das charakteristische Aussehen der angehäuften Epithellamellen die richtige Deutung ermöglichen. Die Diagnose, ob es sich lediglich um einen Epidermispfropf des äußeren Gehörgangs oder

um aus den Mittelohrräumen stammende Cholesteatommassen handelt, wird
sich erst nach völliger Reinigung des Gehörganges und Besichtigung des Trommelfelles stellen lassen. Bei der Prognose ist das Grundleiden ausschlaggebend,
das zur Entstehung des Epidermispfropfes führte. Bei primären Pfröpfen des
Gehörganges wird mit der Entfernung derselben und der Behandlung der auslösenden Otitis externa desquamativa volle Heilung in verhältnismäßig kurzer
Zeit zu erzielen sein. Sind anatomische Verhältnisse des Gehörganges die Ursache
des Pfropfes gewesen, so genügt die von Zeit zu Zeit erfolgende Entfernung der
Epithelmassen.

Wesentlich ungünstiger ist die Prognose bei den sekundären Pfröpfen, die
der chronischen Eiterung der Mittelohrräume ihre Entstehung verdanken.
In diesen Fällen wird in der Regel wohl nur operative Behandlung des Grundleidens das Auftreten von Rezidiven verhindern können.

Therapie. Wie beim Ceruminalpfropf wird man durch Ausspritzen den
Epidermispfropf zu entfernen versuchen und wird bei nicht allzufest sitzenden
Pfröpfen damit auch Erfolg haben. Handelt es sich aber um große, mit der
Gehörgangswand fest verbackene Pfröpfe, insbesondere bei sekundären ist es
fast immer der Fall, so kommt man mit Ausspritzen nicht zu dem gewünschten
Resultat. Dann wird man nach Eingießung von Alkohol, wie beim festen
Ceruminalpfropf versuchen, die Massen mit einem stumpfen gebogenen Häkchen
oder einer Sonde zu lockern und nachdem es gelungen ist, zwischen Pfropf und
oberer Gehörgangswand eine Rinne zu schaffen, ein scharfes Häkchen vorsichtig
einführen, das man in den Pfropf einhakt und diesen herauszieht. Verletzungen
der Gehörgangswand werden sich selbst bei größter Aufmerksamkeit nicht
immer vermeiden lassen, wenn der Epidermispfropf fest anhaftet. Die dadurch
entstehende, wenn auch geringfügige Blutung kann die Übersicht erschweren,
läßt sich aber durch Auftupfen von Suprarenin leicht stillen. Nicht selten ist
bei sekundären Pfröpfen die Perforationsstelle des Trommelfells oder der hinteren
Gehörgangswand mit einem Kranz von Granulationen umgeben, die bei der
Lösung der Epithelmassen leicht bluten. Ätzung derselben mit 10%iger Arg.
nitr.-Lösung oder Arg. nitr. in Substanz beseitigt die Blutung und auch oft
die Granulationen.

Gelingt es in einer Sitzung wegen zu starker Schmerzen nicht, den Pfropf
zu entfernen, so empfiehlt es sich, in der Zwischenzeit bis zum nächsten Versuch,
Alcohol absol. oder Glycerin oder beides zu gleichen Teilen in den Gehörgang
mehrmals täglich lauwarm einträufeln zu lassen, da beide Medikamente wasser-
entziehend wirken und die Epithelmassen zum Schrumpfen bringen. Einträufelung von Wasser würde natürlich den entgegengesetzten Erfolg haben
und den Epidermispfropf aufquellen lassen. Nach völliger Entfernung aller
Epithelreste muß genaue Untersuchung des Trommelfells und des Annulus
tympanicus erfolgen, um keine randständige Perforation und damit eine Mittelohrerkrankung zu übersehen, die entsprechende Behandlung nötig macht.

Fremdkörper im äußeren Gehörgang.

Fremdkörper im Ohr gehören in der täglichen Praxis nicht zu den Seltenheiten, sei es, daß es sich um mineralische oder pflanzliche oder um Tiere handelt.

Das Hauptkontingent der Patienten, die mit hineingebrachten Fremd-
körpern zum Arzt kommen, stellen die Kinder, die sich selbst oder anderen
Kindern alle möglichen Gegenstände in den Gehörgang stecken; Steinchen,
Glasperlen oder Metallperlen, Fruchtkerne, Papier oder Wattekugeln, Erbsen,
Bohnen, Schrotkörner, Griffelstücke, kurz, was nur eben den Gehörgang pas-
sieren kann.

Bei Erwachsenen handelt es sich mehr um Objekte, die entweder zu therapeutischen Zwecken, besonders bei Zahnschmerzen, eingeführt werden, wie Zwiebel, Knoblauch oder Kartoffelstücke oder bei Juckreiz im Gehörgang zum Kratzen benutzt werden, wie Bleistifte und Knöpfe von Bleistiften aus Bein, Ohrlöffel, Draht, Streichholz- oder Zahnstocherstücke, in anderen Fällen werden Wattetampons tief hineingeschoben oder Getreidegrannen, Blätter oder Teile von Ästchen gelangen bei landwirtschaftlichen Arbeitern zufällig in den Gehörgang. Häufig genug wissen die Träger gar nichts davon, daß sie Fremdkörper im Gehörgang beherbergen.

So fand POLITZER bei einem 70jährigen Kranken ein 3 cm langes Griffelstück im äußeren Gehörgang, das nach dessen Angabe bereits seit 50 Jahren darin lag; bei einem Hörer POLITZERS war ein 1 cm langes Griffelstück symptomlos 22 Jahre im Gehörgang liegen geblieben; der Patient hatte angenommen, daß es bald nach dem Hineinstecken von selber herausgefallen sei. UCHERMANN entfernte aus dem Gehörgang eines 50jährigen Mannes eine Glasperle, die vor 36—38 Jahren hineingelangt war. Insbesondere in der älteren Literatur sind zahlreiche Fälle veröffentlicht, wo bei zufälligen Untersuchungen des Gehörganges alle möglichen Fremdkörper wie Erbsen, Bohnen, Kirschkerne, Glasperlen, Steine, ein kariöser Backenzahn usw. gefunden wurden (KIESSELBACH), die seit Jahren im Gehörgang lagen, ohne Beschwerden zu machen. Erst wenn es zu Anlagerung von Ohrenschmalz und damit zum Verschluß des Gehörgangs kommt, wird der Patient durch die eintretende Schwerhörigkeit oder Ohrensausen auf das Ohr aufmerksam gemacht.

Was die Tiere anlangt, die bei Kindern wie bei Erwachsenen in den Gehörgang gelangen, so handelt es sich öfters um Küchenschaben, Flöhe, Wanzen, kleine Fliegen, Spinnen oder kleine Käfer, seltener um den Ohrwurm; bei eiternden Ohren der Kinder findet man im Sommer gelegentlich Larven der Schmeißfliege, die sich mit ihren Saugnäpfen festheften.

Symptome. Ein großer Teil der in den Gehörgang gelangten Fremdkörper macht überhaupt keine Symptome und so kann es vorkommen, wie ja aus den vorerwähnten Mitteilungen hervorgeht, daß Fremdkörper 40 Jahre und länger im Gehörgang liegen können, weil die Tatsache ihrer Einführung vergessen wurde. Wenn ein Fremdkörper, insbesondere ein solcher mit scharfen Rändern oder Zacken mit einer gewissen Gewalt in den Gehörgang hineingeschoben wird, so kann er durch Druck Schmerzen auslösen. Wird der Gehörgang durch den Fremdkörper völlig verschlossen, so wird Schwerhörigkeit die Folge sein; auch kann sich Ohrensausen einstellen, wenn der Fremdkörper das Trommelfell berührt. Aber auch vasomotorische Reflexneurosen, Husten, Erbrechen, Reflexkrämpfe im Gebiet des N. trigeminus und vagus, die den Gehörgang versorgen, psychische und cerebrale Störungen sind in seltenen Fällen als Folge eingeführter Fremdkörper beobachtet worden.

So hat schon FABRICIUS HILDANUS (1682), wie POLITZER in seiner „Geschichte der Ohrenheilkunde, Bd. 1, S. 153" berichtet, ein an epileptischen Krämpfen und trockenem Husten leidendes Mädchen durch Entfernung einer seit 8 Jahren im Gehörgang gelegenen Glaskugel geheilt.

ARNOLD beseitigte bei einer Patientin Husten und Erbrechen durch Entfernung zweier Bohnen aus den Gehörgängen. BOWEN sah lange bestehenden Husten infolge Fremdkörpers im Gehörgang, ebenso POLITZER; Übelkeit und Erbrechen als nervösen Reflex fand KIESSELBACH, epileptische Krämpfe KÜPPER und SCHURIG, nach den Zähnen ausstrahlende Schmerzen BRIEGER, reflektorisch ausgelöste Schmerzanfälle in den Schläfen, die ca. 4 Wochen lang $^{1}/_{2}$ bis 1 Stunde bis 3 Stunden Tag und Nacht anfallsweise auftraten, E. URBANTSCHITSCH als Folge im Gehörgang liegender Fremdkörper. Es ist auffallend, daß solche Fremdkörper Jahre lang im Gehörgang liegen können, ohne die geringsten Symptome zu veranlassen und dann plötzlich vielleicht infolge der Lageveränderung heftige Reiz- oder Entzündungserscheinungen auslösen können. Hölscher berichtet über einen Fall, wo ein dicker, fest in der Tiefe des Gehörganges eingekeilter Kirschkern 6 Jahre lang keine Erscheinungen gemacht hatte und dann plötzlich so heftige Beschwerden hervorrief, daß er operativ durch Ablösung der Ohrmuschel entfernt werden mußte.

Stein entfernte nach Ablösung der Ohrmuschel ein 4—5 cm langes, 1,5 cm breites Scheerenblatt aus dem linken Gehörgang, das 17 Monate vorher bei einer Verletzung des Ohres mit einer Schere hineingelangt war. Der Fremdkörper führte schließlich zu Schwellung des Gehörganges und profusem fötiden Ausfluß, so daß der operative Eingriff nötig wurde.

In den meisten Fällen sind aber, um es zu wiederholen, die Symptome außerordentlich gering und würden es bleiben, wenn nicht ungeschickte Extraktionsversuche von unberufener Seite gemacht würden. Wenn ein Kind, das sich einen Fremdkörper in den Gehörgang eingeführt hat, den Angehörigen davon Mitteilung macht, oder der Fremdkörper von diesen im Ohr bemerkt wird, so entsteht in der Regel eine gewisse Aufregung, die sich dann zu dem Entschluß verdichtet, einen Versuch zu der Entfernung des Fremdkörpers zu machen. Der Versuch wird gewöhnlich mit untauglichen Mitteln unternommen, mit Haarnadeln, Ohrlöffeln usw. und hat häufig das Resultat, daß der Fremdkörper nicht herausgeholt, sondern mehr in die Tiefe gedrückt wird. Ist die engste Stelle im Gehörgang am Isthmus, dem Übergang vom knorpeligen zum knöchernen Gehörgang, überwunden, dann rutscht der Fremdkörper wie auf einer schiefen Ebene an das Trommelfell und löst jetzt durch Druck auf dasselbe erhebliche Beschwerden aus.

In anderen Fällen werden bei den Bemühungen, die Extraktion vorzunehmen, die Gehörgangswände verletzt und Entzündungen des Gehörganges veranlaßt, die sich bis zur Phlegmone steigern können. Aber nicht nur Laien, sondern auch Ärzte haben, wie aus der Literatur hervorgeht, bei brüsken Extraktionsversuchen erhebliche Verletzungen des Ohres herbeigeführt. Wenn der Fremdkörper, z. B. eine Glasperle, im vorderen Teil des Gehörgangs sitzt, so ist oft versucht worden, mit einer Pinzette die deutlich sichtbare Perle herauszuholen. Das Resultat war, daß die Perle von der Pinzette abglitt, über den Isthmus hinaus in den knöchernen Gehörgang bis an das Trommelfell rutschte, zumal wenn das Kind, womöglich durch vorhergegangene Versuche verängstigt oder durch Schmerzen im verletzten Gehörgang gequält, Abwehrbewegungen machte. Wenn nun der Ehrgeiz des Arztes sich darauf versteift, unter allen Umständen die Glasperle, um bei dem Beispiel zu bleiben, herauszuholen und ungeeignete Instrumente bei dem sich wehrenden Kinde in Aktion treten, dann wird die Perle eventuell durch das Trommelfell hindurch in die Paukenhöhle gedrückt und damit zum mindesten die Gefahr einer akuten Mittelohreiterung heraufbeschworen. Weiteren Extraktionsversuchen sind dann schon Hammer und Amboß oder ein Stück vom Annulus tympanicus zum Opfer gefallen, bei besonders rohem Vorgehen ist die Promontorialwand durchstoßen, die Carotis int. und Vena jugul., der N. facialis verletzt worden; schließlich kam es konsekutiv zu Meningitis purulenta, Hirnabsceß oder Pyämie mit letalem Ausgang, alles wegen eines Fremdkörpers im äußeren Gehörgang, der bei richtigem Vorgehen sich mit Leichtigkeit hätte entfernen lassen. Denker weist darauf hin, daß in der Literatur über 20 Fälle bekannt sind, wo ungeeignete Extraktionsversuche den Tod herbeiführten.

Auch Verwechslungen des Gehörganges während der Extraktionsversuche sind schon vorgekommen, wie Walther berichtet. Der am richtigen Ohr begonnene Versuch wurde infolge einer nichtbeachteten Drehung des Kindes am falschen fortgesetzt, der gesunde Gehörgang und das Trommelfell vollkommen zerfetzt.

Solche unheilvollen Erlebnisse, die SCHWARTZE zu dem Ausspruch veranlaßten: „Alljährlich sterben überall infolge solcher Extraktionsversuche eine Anzahl von Kindern", gehören ja heutzutage glücklicherweise wenigstens von ärztlicher Seite zu den Seltenheiten, nachdem jetzt die Studierenden in der Ohrenheilkunde unterrichtet und geprüft werden. Von Laien, z. B. von Heilgehilfen, wird aber noch vielfach auf diesem Gebiete schwer gesündigt.

Die Diagnose des toten Fremdkörpers ist in der Regel leicht, wenn der Träger desselben zur ärztlichen Untersuchung kommt, ohne daß Extraktionsversuche vorhergegangen sind. Ist der Gehörgang dagegen entzündlich geschwollen oder bestehen infolge vorhergegangener Extraktionsversuche Verletzungen, Granulationen, die den Fremdkörper einhüllen oder verdecken, so wird die Erkennung oft recht schwierig sein; dasselbe gilt für die Fremdkörper, die sich in der Tiefe des Gehörganges, im Sinus meat. aud. ext. befinden, wenn es sich um kleinere Massen oder um einen stark ausgebildeten Sinus handelt, der durch Vorwölbung der vorderen Wand noch unübersichtlicher wird. Liegt ein kleiner Fremdkörper bei perforiertem Trommelfell im Recessus hypotympanicus, dann wird er noch leichter übersehen werden können.

Von Wichtigkeit wird es sein, bei der Untersuchung Form und Größe des Fremdkörpers sowie die Art desselben, ob pflanzlicher, mineralischer oder metallischer Herkunft, festzustellen. Wenn der Fremdkörper infolge längeren Lagerns im Gehörgang mit Cerumen bedeckt oder infolge vorhergegangener Verletzung von Blutkrusten oder Granulationen überlagert ist, wird die Feststellung nicht immer leicht sein. Vorsichtiges Berühren mit der Sonde kann dann evtl. Aufschluß geben, doch wird man in der Regel auf diese Maßnahme, die leicht zu weiteren Verschiebungen in die Tiefe führen könnte, verzichten.

Behandlung. Bevor man dazu schreitet, den Fremdkörper aus dem Gehörgang zu entfernen, muß man sich unbedingt davon überzeugt haben, daß ein solcher wirklich vorhanden ist. Auch hier sind in der Literatur Fälle bekannt, wo schwerste Verletzungen im äußeren und im Mittelohr auf der Suche nach dem Fremdkörper angerichtet wurden, ohne daß ein solcher überhaupt noch im Gehörgang vorhanden war. Es kommt ja oft genug vor, daß ein Kind angibt, sich einen Fremdkörper in das Ohr gesteckt zu haben, ohne zu wissen, daß derselbe längst wieder herausgefallen ist, und ängstliche Eltern sind dann oft gleich bereit, Extraktionsversuche anzustellen, zumal, wenn in die Tiefe geschobenes Cerumen für den Fremdkörper gehalten wird.

Das einfachste und sicherste Mittel, einen Fremdkörper schonend aus dem Gehörgang zu entfernen, sind Einspritzungen mit lauwarmem Wasser mittels einer nicht zu kleinen Spritze, über deren Spitze man, um Verletzungen des Gehörganges bei unruhigen Kindern zu vermeiden, einen kleinen Gummischlauch schieben kann. Bei der Besichtigung des Fremdkörpers hat man vorher festzustellen, an welcher Stelle sich zwischen diesem und der Gehörgangswand ein freier Zwischenraum befindet, da ja der Fremdkörper nur selten den Gehörgang vollkommen ausfüllt. Gegen diesen Zwischenraum richtet man den kräftigen Spritzenstrahl, um die vis a tergo auszunützen und den Körper herauszuspülen. In den allermeisten Fällen wird auf diese Weise die Entfernung des Fremdkörpers gelingen, vorausgesetzt, daß keine ungeeigneten Extraktionsversuche den Fremdkörper im Gehörgang festgekeilt haben. Auch bei quellbaren Fremdkörpern, wie Erbsen, Bohnen usw. kann man ruhig Spülungen mit Wasser vornehmen, da das Aufquellen der Körper gewisse Zeit erfordert. Sind die Früchte bereits gequollen, so werden Eingießungen von Alkohol oder Glycerin durch die Wasserentziehung das Schrumpfen derselben ermöglichen. Auch vorheriges Eingießen von Öl erleichtert manchmal die Entfernung insbesondere von rundlichen Fremdkörpern mittels der Ausspritzung. Füllt der Fremdkörper den Gehörgang völlig aus, so wird der Wasserstrahl versagen; auch in den Fällen, wo Bleistiftköpfchen mit der Höhlung nach außen gerichtet sind, wird man vom Ausspritzen Abstand nehmen, um das Knöpfchen nicht noch tiefer hineinzutreiben. Wenn dem Arzt bekannt ist, daß das Trommelfell der betreffenden Seite eine trockene Perforation hat, oder wenn er bei der Untersuchung diese Tatsache feststellen konnte, empfiehlt es sich, kein Wasser in den Gehörgang zu spritzen, um eine Infektion der Pauke zu vermeiden.

Ist aus den vorerwähnten Gründen die Anwendung der Ohrenspritze zur Entfernung des Fremdkörpers nicht angezeigt, dann tritt die Anwendung geeigneter Instrumente in ihr Recht.

Bei Kindern, die sehr ängstlich sind oder durch vergebliche Extraktionsversuche verschüchtert wurden, sind Extraktionsversuche nur in Narkose auszuführen. In vielen Fällen wird der Chloräthylrausch genügen; dauert die Entfernung längere Zeit, so ist es leicht, tiefere Narkose anzuschließen. Zur Entfernung der Fremdkörper haben sich stumpfe, hebelförmige Häkchen oder bei weichen Fremdkörpern wie Erbsen, Bohnen, kleine scharfe Häkchen sehr bewährt (Abb. 7). POLITZER empfiehlt auch eine gefensterte Curette, URBANTSCHITSCH für Fremdkörper, die im Sinus des Gehörgangs sitzen, eine hakenförmige Pinzette. ZAUFAL hat einen schaufelförmigen Hebel, LISTER einen stumpfen Haken, GUYE eine gefensterte und POLITZER seine Hohlmeißelzange in geeigneten Fällen zur Extraktion benutzt. Auch mit gekrümmten Sonden wird man manchmal einen Fremdkörper heraushebeln können.

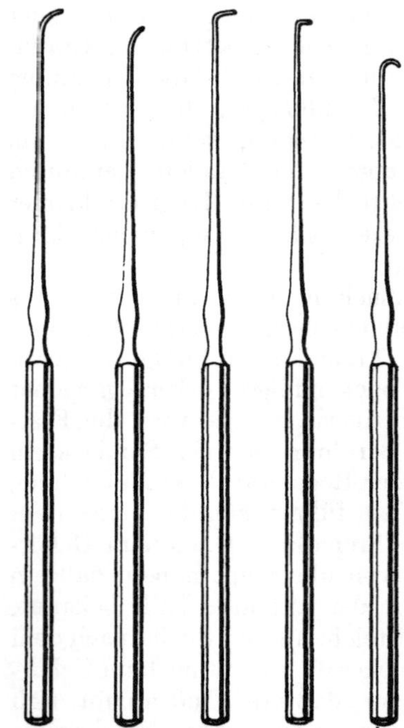

Abb. 7. Häkchen zur Entfernung von Fremdkörpern.

Zur Anwendung jeglichen Instrumentes im äußeren Gehörgang ist neben der Narkose, die bei Kindern stets, bei Erwachsenen, wenn die Fremdkörper fest eingekeilt sind, vorzunehmen ist, gute Beleuchtung des Operationsfeldes mittels Stirnreflektor oder Stirnlampe erforderlich. Ist der Gehörgang infolge ungeschickter Extraktionsversuche verletzt und der Fremdkörper mit Blutgerinnseln bedeckt, so wird man diese vorher ausspülen; blutende Stellen können durch Einträufeln von Suprarenin leicht anämisiert, Granulationen zum Abschwellen gebracht werden, ehe man das Instrument einführt. Wenn der Gehörgang stark geschwollen ist, so daß der Fremdkörper schlecht sichtbar ist oder durch die Schwellung fixiert wird, so kann man, wenn keine gefahrdrohenden Symptome zum Eingriff zwingen, mit der Entfernung warten und durch geeignete Maßnahmen, Anwendung von kalten Umschlägen oder des LEITERschen Kühlapparates, Einträufeln von Alkohol oder Boralkohol, die Abschwellung der Gehörgangswände anstreben. Bestehen jedoch starke Schmerzen, Reflexhusten oder quälende Reflexneurosen, so empfiehlt es sich, möglichst rasch die Entfernung des Fremdkörpers, in solchen Fällen immer in Narkose, vorzunehmen.

Der Einführung des Instrumentes geht genaue Besichtigung der Tiefe, in der der Fremdkörper sitzt, der Beschaffenheit der Gehörgangswände und der Konfiguration des Fremdkörpers vorher. Dann wird das geeignet erscheinende Instrument, z. B. das stumpfe Häkchen horizontal durch den Spalt zwischen Gehörgangswand und Fremdkörper bis hinter den letzteren geführt und so gedreht, daß der Hebelarm hinter den Fremdkörper faßt. Vorsichtiger Zug unter gleichzeitigem Anheben des Griffes wird den Fremdkörper in der Regel herausbefördern. Bei Hülsenfrüchten wird man mit Vorteil sich des Häkchens bedienen und dieses von hinten her möglichst tief in die Frucht einhaken. Mineralische Fremdkörper müssen erst vorsichtig gelockert oder evtl. um ihre Achse gedreht werden, um ein Passieren des Gehörgangs zu ermöglichen. Besonders schwierig kann die Extraktion werden, wenn feste Fremdkörper den Isthmus passiert haben und im Sinus liegen. Um nicht das Trommelfell im oberen Abschnitt mit dem Instrument zu verletzen, wird man zweckmäßig die Lockerungs- und Hebelversuche von unten her vornehmen und den Fremdkörper so zu drehen versuchen, daß der schmalste Durchmesser in den Isthmus gelangt. Tiefsitzende, glatte feste Fremdkörper, wie Bleikugeln, Glasperlen können der Entfernung große Schwierigkeiten bieten. Besteht eine Trommelfellperforation, so gelingt es manchmal durch kräftige Lufteinblasungen in die Tube, den Fremdkörper aus dem Sinus herauszupressen, insbesondere, wenn man die Einblasungen bei hängendem und nach der Seite des Fremdkörpers gedrehtem Kopf vornimmt (HEDINGER).

Wenn Fremdkörper fest im knöchernen Gehörgang eingekeilt sind und heftige Schmerzen oder ernste Symptome, wie Fieber, Reizerscheinungen des Labyrinths oder Gehirns veranlassen, aber durch Extraktion von außen her nicht zu entfernen sind, dann bleibt nichts übrig, als operativ die Ohrmuschel und die hintere häutige Gehörgangswand abzulösen, um an den Fremdkörper heranzukommen.

Nach Reinigung und Desinfektion der Haut hinter der Ohrmuschel spritzt man zunächst 1—2 ccm einer $1^0/_0$igen Novocainlösung, der man einige Tropfen Suprarenin zugesetzt hat, subkutan entlang der Ansatzstelle der Ohrmuschel an 3—4 Punkten ein, um bei der Operation möglichst geringe Blutung zu haben. Dann wird, wie bei der Antrotomie, etwa 0,5 cm hinter dem Ohrmuschelansatz und parallel demselben ein bogenförmiger, nicht zu weit nach unten reichender Schnitt durch Haut und Periost geführt. Eventuell noch spritzende Gefäße werden unterbunden. Darauf erfolgt mittels stumpfen schmalen Elevatoriums die Ablösung der hinteren häutigen und knorpeligen Gehörgangswand und Durchschneidung derselben an der Verbindungsstelle mit der knöchernen Wand, worauf der im knöchernen Teil eingekeilte Fremdkörper gut zu übersehen ist. Man kann aber auch die ganze hintere häutige Gehörgangswand mit dem knorpeligen Teil wie bei der Radikaloperation bis an das Trommelfell stumpf ablösen und an die vordere Gehörgangswand andrängen, um den Fremdkörper freizulegen. Gelingt die Extraktion infolge zu fester Einkeilung desselben auch dann nicht, so muß die hintere knöcherne Gehörgangswand schichtweise abgemeißelt werden, bis der Fremdkörper sich mobilisieren läßt.

Sodann wird die Hautwunde durch MICHELsche Klammern oder Seidennaht vereinigt und der äußere Gehörgang gut austamponiert, um eine Stenose desselben zu vermeiden. Statt des Tampons kann man auch ein den Gehörgang ausfüllendes Gummidrain solange einlegen, bis die Gehörgangswunde geheilt ist.

Schon PAUL VON AEGINA hat diesen Eingriff ausgeführt (POLITZER, Geschichte der Ohrenheilkunde, Bd. 1, S. 38). Seitdem ist dieses Verfahren häufig mit gutem Erfolge vorgenommen worden.

Bei Fremdkörpern, die infolge roher Extraktionsversuche in die Paukenhöhle hineingestoßen sind, wird unter Umständen sogar die Radikaloperation zu ihrer Entfernung nötig werden können, wenn es nicht gelingt, sie mit Häkchen oder Sonden vom Gehörgang aus oder nach Ablösung der Ohrmuschel und teilweiser Abtragung der hinteren knöchernen Gehörgangswand herauszuluxieren. Die Abtragung der hinteren knöchernen Gehörgangswand und eventuell auch der vorderen Wand des Recessus epitympanicus wird immer nötig werden, wenn der Fremdkörper im Aditus ad antrum oder im Antrum eingekeilt ist, zu Mittelohreiterung geführt und Reizerscheinungen verursacht hat; in solchen Fällen ist das Trommelfell durch die Extraktionsversuche in der Regel zerfetzt, die Gehörknöchelchen sind luxiert, so daß es sich dann immer empfehlen wird, eine typische Radikaloperation auszuführen, um möglichst rasche Heilung zu erzielen.

In allen den Fällen, wo Fremdkörper durch ungeschickte und gewaltsame Extraktionsversuche in die Paukenhöhle gestoßen wurden, wird sorgfältige, am besten klinische Beobachtung des Kranken nötig sein, da sich dann immer eine akute Mittelohreiterung anschließt, die zum Übergreifen auf den Warzenfortsatz, das Labyrinth oder die Meningen führen kann.

In seltenen Fällen gelangen Fremdkörper durch die Tube in das Mittelohr und durch das Trommelfell in den Gehörgang.

Urbantschitsch sah einen 3 cm langen Haferrispenast durch die Tube in die Paukenhöhle und von da nach Perforation des Trommelfells infolge akuter Otitis media in den äußeren Gehörgang wandern; Schalle passierte es bei einem Patienten, daß beim Ausspülen der Nase mit einer Hartgummispritze ein Stück der Spitze von 9 mm Länge und $1^1/_2$ mm Dicke durch die Tube in die Paukenhöhle gespritzt wurde und dort heftige Eiterung veranlaßte.

v. Hasselt berichtet über einen Fall, wo ein Stück eines Griffels vom Munde aus in den Gehörgang gelangt war, dort 5 Jahre liegen blieb und die Entstehung eines großen Polypen veranlaßt hatte. Der Fremdkörper konnte nur durch Ablösung der Ohrmuschel entfernt werden.

Raoult (Nancy) entfernte aus dem äußeren Gehörgang eine am Anfang desselben eingekeilte Revolverkugel, die vor 25 Jahren durch Schuß in den Mund dorthin gelangt war und zur Bildung eines obturierenden Polypen geführt hatte.

Beim Bougieren der Tube sind wiederholt Laminaria- und Celluloidbougies abgebrochen, stecken geblieben und haben zu Entzündungserscheinungen im Mittelohr geführt.

Zur Entfernung und Verkleinerung von Fremdkörpern, die fest im Gehörgang sitzen, sind in der älteren Literatur allerhand Methoden angegeben worden, die in ihrer Wirkung oft recht unsicher, ja nicht ungefährlich sind. Mesué und Löwenberg brachten die Spitze eines Aquarellpinsels in konzentrierte Leimlösung, legten sie dann an den im Gehörgang sitzenden Fremdkörper, z. B. Perlen, Kirschkerne usw. und ließen den Pinsel dort antrocknen, so daß eine feste Verbindung zwischen beiden zustande kam und sich der Fremdkörper, wenn er nicht zu fest eingekeilt war, mit dem Pinsel herausziehen ließ. Natürlich darf keine entzündliche Absonderung im Gehörgang bestehen, die den Leim verflüssigen würde. Bei kleinen Kieselsteinen rät Politzer, statt des Leims Zement als Bindemittel zu nehmen. Olivenbaum hat als Klebemittel Alaunpulver angewandt; über der Flamme erweicht, erstarrt es in einigen Sekunden und verklebt mit dem Fremdkörper. Lucae hat bei einer am Trommelfell liegenden Perle einen feinen Laminariastift in die Durchbohrung derselben eingeführt und konnte nach $^1/_2$ Stunde die Perle mittels des gequollenen Stiftes herausziehen. Er empfiehlt dieses Verfahren für alle eingekeilten Glas- oder Stahlperlen mit nach außen gerichteter Öffnung. Stahlkugeln sind mit Erfolg durch Anwendung eines Magneten entfernt worden. Die Verkleinerung fest eingekeilter Fremdkörper durch schneidende Zangen oder meißelförmige Instrumente erfordert große Vorsicht, um Verletzungen des Gehörgangs und ein Hineindrücken in die Tiefe zu vermeiden. URBANTSCHITSCH konnte von einem seit 9 Jahren im Gehörgang befindlichen Johannisbrotkern, der dem Trommelfell anlag, nur kleine Teile entfernen. Die Hauptmasse des hochgradig aufgequollenen Kernes wurde allmählich durch eine Granulationsmasse, die sich zwischen Kern und Trommelfell entwickelte, von letzterem abgehoben und nach vorn in den knorpeligen Gehörgang geschoben, von wo aus sich dann der Kern leicht entfernen ließ. Nicht ungefährlich ist das von VOLTOLINI empfohlene galvanokaustische Verbrennen eines Fremdkörpers, z. B. eines eingekeilten Kirschkerns, da die Gehörgangswand durch die sich entwickelnde Hitze sicher geschädigt wird.

Der Versuch, in der Paukenhöhle sitzende Fremdkörper mittels Durchspritzen von Wasser durch die Tube herauszuschwemmen, wie LUCAE empfiehlt, ist nach BRIEGERS Ansicht nicht anzuraten, da leicht eine Infektion der Warzenfortsatzzellen bei Behinderung des Abflusses durch den in der Pauke steckenden Fremdkörper erfolgen kann.

In den äußeren Gehörgang gelangen manchmal auch Insekten, die teils unbemerkt bleiben können, wenn sie infolge vorgelagerten Cerumens nicht an das Trommelfell gelangen und im Cerumen absterben, teils die heftigsten Reizerscheinungen, wie Kopfschmerzen, Übelkeit, Erbrechen, Krämpfe auslösen, wenn sie bei ihren Bewegungen das Trommelfell berühren.

POLITZER berichtet von einem Müller, „dessen Trommelfell durch die Vorderfüße einer im Isthmus steckengebliebenen Küchenschabe nur einige Minuten bearbeitet wurde und der ihm versicherte, daß er dem Wahnsinn nahe war". Kleine Wanzen, Flöhe oder Spinnen können recht unangenehme Symptome auslösen, ohne daß sie bei der Untersuchung entdeckt werden, insbesondere, wenn sie sich im Sinus meatus auditorius externus befinden. Deshalb rät POLITZER auf Grund seiner Erfahrungen, den Gehörgang stets auszuspülen, wenn der Patient angibt, Bewegungen eines Tieres zu fühlen; er fand bei solchem Vorgehen an der Oberfläche des Spülwassers wiederholt mikroskopisch kleine Wanzen, die die Beschwerden ausgelöst hatten.

BIASOLI entfernte aus dem Gehörgang einer Frau eine lebende Küchenschabe, die während des Schlafes eingedrungen war; URBANTSCHITSCH sah am Trommelfell eines Mannes, der nachts mit Ohrensausen und heftigen Schmerzen im Ohr erwacht war, eine kleine bräunliche Auflagerung, die einer Cerumenoder Epithelschuppe glich, aber einen die Schuppe umgebenden Injektionshof aufwies. Durch die Ausspülung wurde eine kleine Wanze entfernt, die sich am Trommelfell festgesaugt hatte und dadurch die Reizerscheinungen hervorrief.

Lebende Insekten werden am raschesten durch Eingießen von Öl, Petroleum oder Alkohol getötet und lassen sich dann durch Ausspritzen leicht entfernen.

Bei Mittelohreiterung, insbesondere bei Kindern, sind im Sommer wiederholt Larven der Schmeißfliege, Musca sarcophaga, im Gehörgang beobachtet worden, die nicht selten zu stürmischen Reizerscheinungen, Kopfschmerzen, Delirien Veranlassung geben. Die Larven sitzen mit ihren Saugnäpfen in großer Zahl im Gehörgang und in der Paukenhöhle so fest, daß ihre Entfernung durch Ausspritzen oder mit der Pinzette nicht gelingt.

Eingießungen von Öl oder Glycerin mit Zusatz von Petroleum, Terpentin oder einige Tropfen eines ätherischen Öles zur Abtötung der Larven, so daß sie dann leicht ausgespritzt werden können.

So fand RUTTIN bei einem Kinde den Gehörgang auf Daumendicke erweitert und mit rosettenförmig aufsitzenden Fliegenmaden ausgefüllt. Ausspülungen mit Wasser und Einträufelungen von Alkohol blieben erfolglos; erst als er einen mit Petroleum getränkten Wattebausch eingeführt hatte, der längere Zeit liegen blieb, gelang es ihm, 26 Maden der blauen Fleischfliege (Musca sarcophaga) mit der Pinzette zu entfernen.

Biasoli stellte bei einem 9jährigen Kinde mit Otorrhöe und meningitischen Symptomen 3 Larven von Sarcophiles magnificus fest, von denen die eine in einer kleinen, im vorderen unteren Trommelfellviertel befindlichen Perforation steckte, diese verschlossen hatte und durch die Eiterretention die meningitische Reizung herbeigeführt hatte. Caliceti sah einen Fall von hämorrhagischseröser Entzündung des äußeren Gehörganges, der durch Fliegenmaden hervorgerufen war.

Literatur.

Ekzem.

Ehrmann und Riecke: Lehrb. d. Haut- u. Geschlechtskrankh. 1920. S. 82. — Graupner: Berl. otol. Ges. 15. 12, 1911, zit. nach Zentralbl. f. Ohrenheilk. Bd. 10, S. 261. — Lassar: Grundzüge der Ekzembehandlung. — Moos: Zeitschr. f. Ohrenheilk. u. f. Krankh. d. Luftwege. Bd. 13, S. 165. 1884. — Plazotta: Zit. nach Zentralbl. f. Ohrenheilk. Bd. 18, S. 46. — Politzer: Lehrb. d. Ohrenheilk. 1908. S. 195. — Riecke: Das Ekzem. — Seidel: Arch. f. Ohren-, Nasen- u. Kehlkopfheilk. Bd. 106, S. 14. — Urbantschitsch, E. (1): Österr. otolog. Ges. Röntgenbehandl. d. Ekzems. 30. 1. 1911. Zit. nach Zentralbl. f. Ohrenheilk. Bd. 59, S. 290. — Derselbe (2): Elephantiasis der Ohrmuschel usw. Österreich. otol. Ges. 31. 10. 1910. Zentralbl. f. Ohrenheilk. Bd. 9, S. 135. — Derselbe (3): 85. Vers. dtsch. Naturforscher u. Ärzte. Wien 1913. Radiumbehandlung chron. Ekzeme. Zit. nach Zentralblatt f. Ohrenheilk. Bd. 11, S. 549.

Acne vulgaris.

Lomry: Über die Ätiologie der Acne. Dermatol. Zentralbl. 1896. — Török: Acne vulgaris. In: Riecke, Lehrb. d. Haut- u. Geschlechtskrankh. 1920, S. 284.

Pemphigus.

Brieger: Klin. Beiträge z. Ohrenheilk. 1896. S. 24. — Bettmann: Pemphigus, in: Riecke, Lehrb. d. Haut- u. Geschlechtskrankh. 1920. — v. Troeltsch: Lehrb. d. Ohrenheilkunde. 1881. S. 116. — Wilde, William R.: Praktische Bemerkungen über Ohrenheilkunde. Dublin 1853; übersetzt von v. Haselberg.

Impetigo.

Ehrmann: Impetigo. In: Riecke, Lehrb. d. Haut- u. Geschlechtskrankh. 1920. S. 101.

Ecthyma gangraenosum.

Barnick: Zit. nach Politzer, Lehrb. d. Ohrenheilk. 1908. S. 194. — Ehrmann: Ecthyma gangraenosum. Rieckes Lehrb. d. Haut- u. Geschlechtskrankh. S. 118.

Herpes tonsurans.

Jesionek: Die parasitären Hautkrankheiten in: Riecke, Lehrb. d. Haut- und Geschlechtskrankheiten. 1920. S. 488. — Montesano: Trichophytie des Ohres. Arbeiten aus der Universitätsklinik für Ohren-Nasen-Halskranke in Rom. Zit. nach Zentralbl. f. Ohrenheilk. Bd. 10, S. 151.

Pityriasis versicolor.

Albespy: Revue de laryngol. d'otol. et de rhinol. 1892. No. 12, p. 537. — Jesionek: Die parasitären Hautkrankheiten. In: Riecke, Lehrb. d. Haut- u. Geschlechtskrankh. — Kirchner: Pityriasis versicolor im Meat. aud. ext. Monatsschr. f. Ohrenheilk. u. Laryngo-Rhinol. 1885. S. 76.

Psoriasis.

Gatscher: Psoriasis beider Gehörgänge. Monatsschr. f. Ohrenheilk. u. Laryngo-Rhinol. Jg. 56, H. 43, S. 207. — Politzer: Lehrb. d. Ohrenheilk. 1908. S. 195. — Riecke: Lehrb. d. Haut- u. Geschlechtskrankh. 1920, S. 133—156.

Erysipel.

Alexander: Zeitschr. f. Ohrenheilk. u. f. Krankh. d. Luftwege. Bd. 35, S. 269. — Gorham, Bacon: Gesichtserysipel als Komplikation von Ohraffektionen. Zeitschr. f. Ohrenheilk. u. f. Krankh. d. Luftwege. Bd. 18, S. 161. — Gräf: Inaug-Diss. Jena 1894. —

HAUG: Die Krankheiten des Ohres in ihren Beziehungen zu den allgemeinen Erkrankungen. 1893. S. 107. — LIEBE: Inaug-Diss. Halle 1894. — POLITZER: Dermatitis phlegmonosa. Lehrb. d. Ohrenheilk. 1908. — V. TROELTSCH: Arch. f. Ohren-, Nasen- u. Kehlkopfheilk. Bd. 6, S. 48. 1872.

Phlegmone der Ohrmuschel.

SCHWARTZE: Die chirurgischen Krankheiten des Ohres. Stuttgart 1885. S. 75.

Spontanes Othämatom.

BRUNNER: Arch. f. Ohren-, Nasen- u. Kehlkopfheilk. Bd. 5, S. 26. — BÜRKNER: Lehrb. d. Ohrenheilk. 1862. S. 69. — GUDDEN: VIRCHOWS Arch. f. pathol. Anat. u. Physiol. Bd. 51, S. 457. 1870. — KIRCHNER: Monatsschr. f. Ohrenheilk. u. Laryngo-Rhinol. Jg. 44. S. 48. — KRÜGER: Zur Behandlung der Othämatome. Münch. med. Wochenschr. 1914. Nr. 11, S. 604. — LEDOUX: Neue Behandlung des Othämatoms. 23. Jahreskongr. d. belg. otolaryngologischen Gesellschaft 26. 7. 1913; zit. nach Zentralbl. f. Ohrenheilk. Bd. 12, S. 219. — MEYER: VIRCHOWS Arch. f. pathol. Anat. u. Physiol. Bd. 33, S. 455. 1865. — POGANY: Verfahren bei der Behandlung des Othämatoms. Verhandl. d. otol. Sekt. d. Budapester Kgl. Ärztevereins, zit. nach Zentralbl. f. Ohrenheilk. Bd. 2, H. 3. 1914. Bd. 12, S. 421. — WEIL: Monatsschr. f. Ohrenheilk. u. Laryngo-Rhinol. Bd. 17, S. 3.

Perichondritis.

BOURGEOIS und VERNET: Ann. des malad. de l'oreille etc. Tome 41, Nr. 3, p. 254; zit. nach Zentralbl. f. Hals-, Nasen- u. Ohrenkrankh. Bd. 1, S. 424. — BRIEGER (1): Klinische Beiträge zur Ohrenheilk. 1896. S. 17. — DERSELBE (2): Zeitschr. f. Ohrenheilk. u. f. Krankh. d. Luftwege. Bd. 52. S. 10. — BLOCH: Das Ohr des Salto-mortale-Fängers. Zeitschr. f. Ohrenheilk. u. f. Krankh. d. Luftwege. Bd. 20. S. 53. — FISCHER: Ein Fall von Perichondritis gonorrhoica beider Ohrmuscheln. Zeitschr. f. Ohrenheilk. u. f. Krankh. d. Luftwege. Bd. 66. S. 112. — GIFFORD: Zur Behandlung der Perichondritis. Laryngoscope Mai 1909; zit. nach Zentralbl. f. Ohrenheilk. Bd. 8. — GRADENIGO: Arch. ital. di otol., rinol. e laringol. Vol. 1. — HAUG: Krankheiten des Ohres. 1893. S. 115. — HUSS: PASSOW-SCHÄFERS Beitr. Bd. 13, S. 217. — KNAPP: Zeitschr. f. Ohrenheilk. u. f. Krankh. d. Luftwege Bd. 10, S. 42. — NEUMANN: Österr. otol. Ges. 1906. — POLITZER: Lehrb. d. Ohrenheilk. 1908. S. 212. — SURAI: Zur Kenntnis der postoperativen Pyocyaneusperichondritis. Zeitschr. f. Ohrenheilkunde u. f. Krankh. d. Luftwege. Bd. 45, S. 371.

Noma.

HOFFMANN, R.: Die Noma des Ohres. Zeitschr. f. Ohrenheilk. u. f. Krankh. d. Luftwege Bd. 51, S. 365. — HECHINGER: Noma des Ohres. Arch. f. Ohren-, Nasen- u. Kehlkopfheilk. Bd. 70, S. 7.

Herpes zoster.

AGAZZI: Herpes zoster im Bereich des Ramus auricularis vagi. Zentralbl. f. Hals-, Nasen- u. Ohrenheilk. 1923. H. 1. — HEYMANN: Über Zostererkrankungen im Ohrgebiet mit besonderer Berücksichtigung des von KÖRNER als Zoster oticus bezeichneten Symptomenkomplexes. Zeitschr. f. Hals-, Nasen- u. Ohrenheilk. Bd. 1, H. 3 u. 4, S. 397. — SARAI: Herpes der Ohrmuschel mit Neuritis des N. facialis. Zeitschr. f. Ohrenheilk. u. f. Krankh. d. Luftwege. Bd. 46, H. 2. — URBANTSCHITSCH, E.: Rezidivierender Herpes zoster oticus bilateralis. Monatsschr. f. Ohrenheilk. u. Laryngo-Rhinol. Jg. 56, H. 1, S. 54. 1922.

Gangrän.

GRASSET: Gaz. de Paris 1879. S. 293. — GRADENIGO: Arch. f. Ohren-, Nasen- u. Kehlkopfheilkunde Bd. 39, S. 56. — URBANTSCHITSCH: Gesellschaft d. Ärzte Wien 3. 5. 1890. — KÖRNER: Lehrbuch 1909. S. 373. — POLITZER: Lehrbuch 1908.

Verbrennungen.

EHRMANN: Combustio und Congelatio in: RIECKES Lehrb. d. Haut- u. Geschlechtskrankh. 1920. S. 130. — JELLINEK: Elektropathologie 1910. — SONNENBURG und TSCHMARKE: Neue deutsche Chirurgie, Verbrennung und Erfrierung. Zusammenfassende Darstellung mit Literaturangaben. Bd. 18. 1915.

Erfrierungen

BRIEGER: Klinische Beiträge zur Ohrenheilk. 1896. S. 16. — EHRMANN: In RIECKE: Lehrb. d. Haut- u. Geschlechtskrankh. S. 132. — LINCKE: Lehrb. d. Ohrenheilk. Bd. 2, S. 242. 1837. — PERUTZ: Arch. f. Dermatol. u. Syphilis 1916. — POLITZER: Lehrb. d. Ohrenheilk. 1908. S. 180.

Ohrfurunkel.

Blau (1): Arch. f. Ohren-, Nasen- u. Kehlkopfheilk. Bd. 19, S. 206. — Derselbe (2):
Arch. f. Ohren-, Nasen- u. Kehlkopfheilk. Bd. 26, S. 229. — Boenninghaus: Lehrb. d.
Ohrenheilk. 1908. S. 129. — Cholewa: Therap. Monatsh. 1889. S. 262. — Gruber: Monats-
schrift f. Ohrenheilk. u. Laryngo-Rhinol. 1878. S. 137. — Derselbe (2): Lehrb. d. Ohren-
heilkunde. 2. Aufl. 1888. S. 291. — Grünwald: Münch. med. Wochenschr. 1891. S. 173. —
Hagen: Prakt. Beiträge z. Ohrenheilk. 1878. S. 137. — Hartmann (1): Arch. f. Ohren-, Nasen-
u. Kehlkopfheilk. Bd. 29, S. 98. 1896. — Derselbe (2): Die Krankheiten des Ohres. 3. Aufl.
S. 188. — Hirsch und Maier: Zeitschr. f. Ohrenheilk. u. f. Krankh. d. Luftwege. Bd. 79,
S. 81. — Lamann: Monatsschr. f. Ohrenheilk. u. Laryngo-Rhinol. 1899. S. 49. — Löwen-
berg: Natur und Behandlung des Furunkels. Dtsch. med. Wochenschr. 1888. S. 559. —
Ludewig: Intern. med. Kongr. 1894 Rom. — Meyjes: Nederlandsch tijdschr. v. geneesk.
Jg. 66, 2. Hälfte, Nr. 2, S. 155. Zit. nach Zentralbl. f. Hals-, Nasen- u. Ohrenheilk. Bd. 1,
S. 549. — Nelson: Journ. of the Americ. med. assoc. 1913; zit. nach Zentralbl. f. Ohren-
heilk. Bd. 11, S. 219. — Neumann: Naturforscherversammlung 1909. — Politzer: Lehrb.
d. Ohrenheilk. 1908. S. 184. — Schimmelbusch: Die Ursache der Furunkel. Arch. f. Ohren-,
Nasen- u. Kehlkopfheilk. Bd. 27, S. 452. 1889. — v. Tröltsch: Lehrb. d. Ohrenheilk.
7. Aufl. S. 188. — Urbantschitsch: Lehrb. d. Ohrenheilk. 1910. S. 196.

Otitis externa diffusa.

1. Gatscher: Monatsschr. f. Ohrenheilk. u. Laryngo-Rhinol. 1911. Nr. 5. — Hessler:
Verhandl. d. dtsch. otol. Ges. 1897. S. 91. — Jacobson: Lehrb. d. Ohrenheilk. 1898. S. 169.
— Politzer: Lehrb. d. Ohrenheilk. 1909. S. 187. — Theobald: Americ. journ. of otol.
Vol. 3. 1879. — Toynbee: Die Krankheiten des Gehörorgans. Dtsch. Übersetz. von Moos.
1863. S. 77. — v. Urbantschitsch: Lehrb. d. Ohrenheilk. 1910. S. 200. — Walb: Zeitschr.
f. Ohrenheilk. u. f. Krankh. d. Luftwege. Bd. 68, S. 329.

Otitis externa parasitaria.

Bezold: Ärztl. Verein München 7. 3. 1880. — Haug: Beitr. z. pathol. Anat. u. z. allg.
Pathol. Bd. 16, S. 490. 1894. — Kramer: Vierteljahrsschr. d. naturforsch. Ges. Zürich.
1859 u. 1860 u. Arch. f. Ohren-, Nasen- u. Kehlkopfheilk. Bd. 4, S. 307. — Lindt: Arch.
f. exp. Pathol. u. Pharmakol. Bd. 5. — Mayer: Müllers Arch. 1844, S. 404. — Pacini:
Firenze 1851. Schwartze: Arch. f. Ohren-, Nasen- u. Kehlkopfheilk. Bd. 2, S. 5. — Politzer:
Lehrb. d. Ohrenheilk. 1908, S. 192. — Schwartze: Arch. f. Ohren-, Nasen- u. Kehlkopf-
heilkunde Bd. 2, S. 5. — Siebenmann (1): Die Schimmelmykosen des menschlichen Ohres.
Wiesbaden 1889. — Derselbe (2): Zeitschr. f. Ohrenheilk. u. f. Krankh. d. Luftwege. Bd. 19,
S. 7. — Valentin: Arch. f. Ohren-, Nasen- u. Kehlkopfheilk. Bd. 26, S. 81. — Wreden:
Arch. f. Augenheilk. Bd. 3, H. 2, S. 57.

Croupöse Otitis externa.

Betzold: Virchows Arch. f. pathol. Anat. u. Physiol. Bd. 70, S. 329. — Gottstein:
Arch. f. Ohrenheilk. u. f. Krankh. d. Luftwege. Bd. 4, S. 90. — Guranowski: Monatsschr.
f. Ohrenheilk. u. Laryngo-Rhinol. 1888, S. 173. — Löwenberg: Ann. d. malad. de l'oreille etc.
Tome 17, p. 689. 1891. — Politzer: Lehrb. d. Ohrenheilk. 1908. S. 189. — Steinbrügge:
Pathol. Anatomie des Gehörorgans. In Orth: Lehrb. d. spez. pathol. Anatomie. Berlin 1891.
— Steinhoff: Arch. f. Ohren-, Nasen- u. Kehlkopfheilk. Bd. 25, S. 143. — Urbantschitsch:
Lehrb. der Ohrenheilk. 1908. S. 189.

Diphtherische Otitis externa.

Blau: Berl. klin. Wochenschr. 1881. S. 727. — Erbstein: Arch. f. Ohren-, Nasen-
u. Kehlkopfheilk. Bd. 71, S. 136. — Kraussold: Zentralbl. f. Chirurg. 1877. S. 38. —
Levin: Arch. f. Ohren-, Nasen u. Kehlkopfheilk. Bd. 52, S. 214. — Lund: Dän. otol. Ges.
8. 3. 1919. Zentralbl. f. Ohrenheilk. Bd. 17. S. 317. — Moos: Arch. f. Augenheilk. Bd. 1,
II, S. 86. 1870. — Szasz: Wien. klin. Wochenschr. 1918. Nr. 27. — Wreden: Monatsschr.
f. Ohrenheilk. u. Laryngo-Rhinol. Bd. 2, S. 153.

Otitis externa haemorrhagica.

Bar: Zeitschr. f. Ohrenheilk. u. f. Krankh. d. Luftwege. Bd. 48, S. 319. — Boenninghaus: Lehrb. d. Ohrenheilk. 1908. S. 144. — Brieg: Wien. med. Wochenschr. 1877. S. 175.
— Politzer: Lehrb. d. Ohrenheilk. 1908. S. 188.

Otitis externa ulcero-membranacea.

Frenzel: Arch. f. Ohren-, Nasen- u. Kehlkopfheilk. Bd. 107, S. 124. — Gerlach:
Zeitschr. f. Ohrenheilk. u. f. Krankh. d. Luftwege. Bd. 64, S. 309.

Anomalien der Talg- und Ceruminaldrüsensekretion.
Bremer: Elektrotherapie 1868 u. 1869, zit. nach Urbantschitsch, Lehrb. d. Ohrenheilkunde. 1910. S. 186. — Bürkner: Lehrb. d. Ohrenheilk. 1892. S. 91. — Ely: Zeitschr. f. Ohrenheilk. u. f. Krankh. d. Luftwege. Bd. 10, S. 146. — Itard: Arch. de malad. de l'oreille. Bd. 2, S. 324. 1821. — Roosa: Arch. f. Ohren-, Nasen- u. Kehlkopfheilk. Bd. 22, S. 116. 1884. — v. Tröltsch: Lehrb. d. Ohrenheilk. 7. Aufl. 1881. S. 95.

Epidermispfröpfe.
Hessler: Die Epidermispfröpfe des Gehörgangs. Arch. f. Ohren-, Nasen- u. Kehlkopfheilkunde. Bd. 41, S. 176. — Koll: Arch. f. Ohren-, Nasen- u. Kehlkopfheilk. Bd. 25, S. 77. — Wreden: Arch. f. Augenheilk. Bd. 3, H. 2, S. 56.

Fremdkörper.
Bowen: Boston med. a. surg. journ. 1879. p. 869. — Brieger: Klin. Beitr. z. Ohrenheilkunde. 1896. S. 34. — v. Hasselt: Zentralbl. f. Ohrenheilk. Bd. 9, S. 175. 1911. — Hölscher: Fremdkörper im äußeren Gehörgang und ihre Behandlung. S. 2. Halle a. S.: C. Machold. 1902. — Kiesselbach: Die Fremdkörper im Ohr. In Schwartzes Handb. d. Ohrenheilk. 1893. Kap. 7. — Küpper: Arch. f. Ohren-, Nasen- u. Kehlkopfheilk. Bd. 20. S. 167. — Lucae: In Eulenburgs Realencyklopädie der ges. Heilk. — Olivenbaum: Therap. Monatsschr. 1891. H. 8. — Politzer: Lehrb. d. Ohrenheilk. 1908. S. 223 u. 224. — Raoult: Zentralbl. f. Ohrenheilk. Bd. 9, S. 391. 1911. — Schalle: Arch. f. Ohren-, Nasen- u. Kehlkopfheilk. Bd. 10, S. 272. — Schurig: Arch. f. Ohren-, Nasen- u. Kehlkopfheilk. Bd. 14, S. 148. — Stein: Zentralbl. f. Ohrenheilk. Bd. 13, S. 47. — Urbantschitsch, E. (1): Zentralbl. f. Ohrenheilk. Bd. 9, S. 39. — Derselbe (2): Lehrb. d. Ohrenheilk. 1910. S. 216. — Voltolini: Arch. f. Ohren-, Nasen- u. Kehlkopfheilk. Bd. 1, S. 151. — Walther: Münch. med. Wochenschr. 1898. Nr. 15. — Wendt: Arch. f. Ohren-, Nasen- u. Kehlkopfheilkunde. Bd. 4, S. 149.

Anhang.

Plastische Operationen am Ohr.

Von

Emil Schlander-Wien.

Mit 52 Abbildungen.

Die Lokalisation und die symmetrische Lage der Ohren am Schädel bringen es mit sich, daß jede Anomalie in Stellung und Form des äußeren Ohres ganz besonders auffallen muß, daß Difformitäten der Ohrmuscheln, sei es nun in Form von abnorm großen und abstehenden oder mangelhaft entwickelten und verkümmerten Ohren äußerst entstellend wirken und dem Träger lästig fallen. Der kosmetischen Chirurgie fällt die Aufgabe zu, hier korrigierend oder wiederherstellend einzugreifen.

In erster Linie sind es kosmetische Rücksichten, die eine Beseitigung von entstellenden Bildungsanomalien erfordern, aber auch — wenn auch seltener — Störungen der Funktion des Ohres, wenn sie durch solche Entstellungen verursacht werden, können die Indikation zum plastisch-korrektiven Vorgehen abgeben. Der korrektiven Plastik fällt die leichtere Aufgabe zu. Sie bezweckt eine Verbesserung von Gestalts- und Stellungsfehlern bei normal großen oder abnorm vergrößerten ·Ohren (Joseph), während die Deckung von Ohrmuscheldefekten, sei es angeborenen oder erworbenen, zu den schwierigsten Aufgaben der kosmetischen Chirurgie gehört. Die rein plastischen Eingriffe am Ohr sind ja auch mehr oder weniger nur Versuche einer Plastik. Wenn man von jenen Mißbildungen absieht, bei denen es sich um Bildungsexzesse des Ohres handelt (Makrotie, abstehende Ohren), bei denen man bei Anwendung der in Betracht kommenden Methoden zur Korrektur der bestehenden Anomalien doch mit ziemlicher Sicherheit mit einem befriedigenden Erfolg rechnen kann,

bleibt der Erfolg bei den rein plastischen Operationen, wo es gilt große Ohr-
defekte zu decken oder einzelne Teile der Ohrmuschel zu ersetzen, stets nur dem
Zufall überlassen. Wenn auch über einzelne gelungene Plastiken berichtet wird,
so ist der Ausgang doch nicht immer so befriedigend, wie ihn Arzt und Patient
erwarten. Besonderes Talent, gepaart mit reicher persönlicher Erfahrung und
manueller Fertigkeit sind in der kosmetischen Chirurgie mehr denn sonst
irgendwo erforderlich.

Die kosmetisch-plastischen Verfahren am Ohr lassen sich in drei Haupt-
gruppen einteilen:

I. Korrektiv-plastische Operationen an der Ohrmuschel, und zwar:
    a) bei abnormer Größe der ganzen Ohrmuschel oder einzelner Teile
       derselben,
    b) bei abstehenden Ohren,
    c) Ersatz der Ohrmuschel.

II. Operative Behandlung der Gehörgangsatresie:
    a) der angeborenen,
    b) der erworbenen.

III. Plastischer Verschluß persistierender retroaurikulärer Fisteln:
    a) nach Radikaloperation,
    b) nach einfacher Aufmeißelung.

1. Korrektiv-plastische Operationen an der Ohrmuschel.

a) Abnorme Größe der ganzen Ohrmuschel oder einzelner Teile derselben.

Die übermäßig große Ohrmuschel, sei es in ihrem ganzen Umfang, oder
Vergrößerungen einzelner Teile derselben, gehören in die Gruppe der Bildungs-
anomalien des Ohres, und zwar handelt es sich um Bildungsexzesse, indem die
Ohrmuschel durch abnormes Wachstum eine die Norm übersteigende Größe

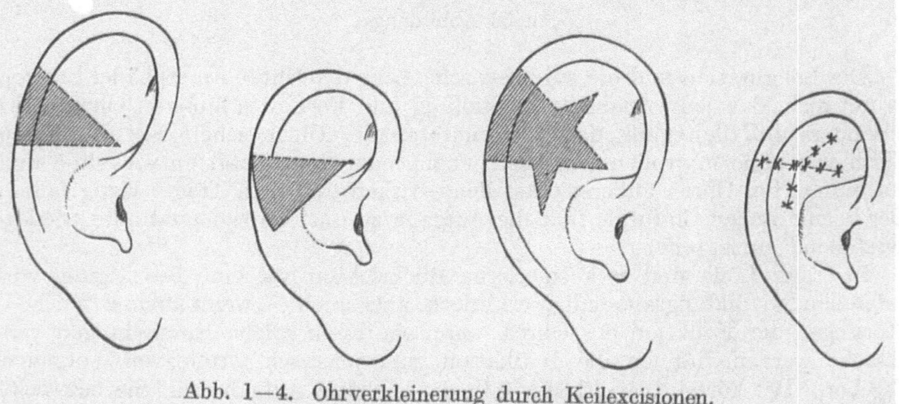

Abb. 1—4. Ohrverkleinerung durch Keilexcisionen.

erreicht. Die Vergrößerungen können ganz auffällige Ausdehnung erreichen
und sind um so störender, wenn die Difformität nur auf die Ohrmuschel der
einen Seite beschränkt bleibt. Das exzessive Wachstum kann den Knorpel
oder das Ohrläppchen isoliert betreffen. Je nach dem an der Vergrößerung
besonders beteiligtem Abschnitt der Ohrmuschel wird das operative Vorgehen
ein verschiedenes sein. Die Beseitigung solcher Difformitäten geschieht im
Prinzip dadurch, daß man durch entsprechende Excisionen eine Verkleinerung
des Ohres zu erreichen sucht.

TRENDELENBURG und JOSEPH haben Methoden angegeben, die sich nicht
wesentlich voneinander unterscheiden. Beide Autoren verkleinern das abnorm
große Ohr durch großangelegte Keilexcisionen. JOSEPH führt eine Keilexcision
vom hinteren Rande her mit der Spitze über dem äußeren Gehörgang. Der
Schnitt wird durch die ganze Dicke der Ohrmuschel geführt. Legen sich die
Ränder des Keiles nicht glatt an, indem der obere Rand über den unteren
hinausragt oder zu kurz ist, so werden diese durch weitere kleinere Keilexcisionen, nach oben und unten von den ersten Keilrändern aus, verkürzt und die
gegenüberliegenden Wundränder miteinander durch Nähte vereinigt. (Abb. 1
bis 4) [1]). JOSEPH näht nur die Haut, er sieht von einer besonderen Knorpelnaht

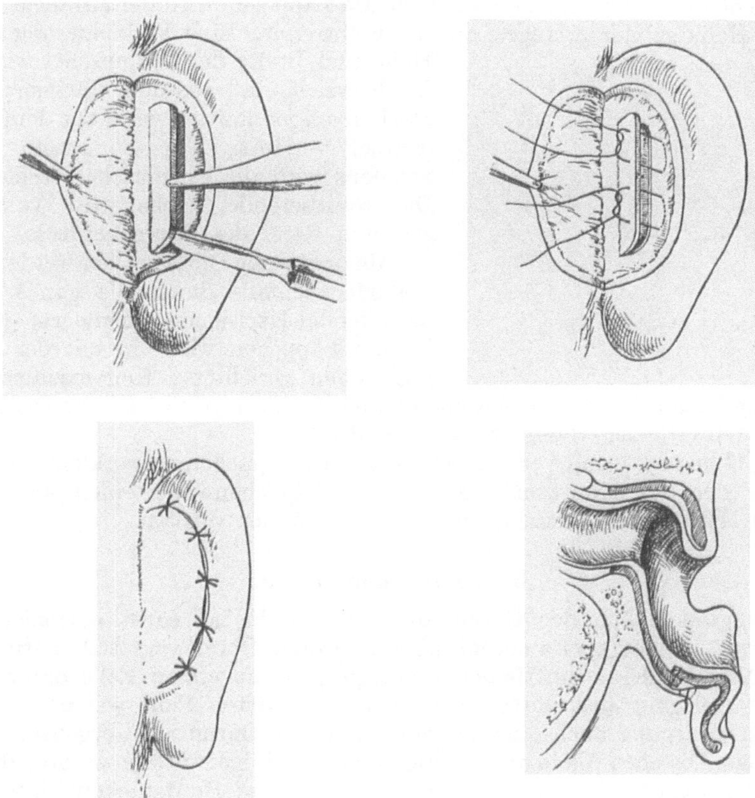

Abb. 5—8. GOLDSTEINS Plastik.

ab. Die Methode ermöglicht, die zu große Ohrmuschel willkürlich zu verklei-
nern. Der volle Erfolg wird jedoch wieder durch die oft stark hervortretenden
Narbenkeloide auf beiden Seiten der Ohrmuschel beeinträchtigt. TRENDELEN-
BURG schneidet zunächst einen senkrechten Keil aus der Ohrmuschel mit der
Basis am oberen Rande und erreicht so eine Verschmälerung der Auricula.
Um auch eine Verkürzung zu erzielen, werden vom ersten Keile aus nach hinten
und vorne kleinere Keilexcisionen angelegt.
    Prinzipiell verschieden von den erwähnten Verfahren sind die von GOLD-
STEIN und GERSUNY angewendeten.

----

[1]) Abb. 1—8 nach LERMOYEZ: Traite des affections de l'oreille 1921.

Goldstein durchtrennt an der Ohrmuschelhinterwand parallel zum freien Auricularrand die Haut und das Perichondrium und löst letzteres vom Knorpel ab. Im Knorpel wird ein türflügelförmiger Schnitt angelegt, das ausgeschnittene Knorpelstück auch an der Vorderwand vom Perichondrium abgelöst und über den vorderen Knorpelrand gelagert. Das überlagerte Stück wird durch Naht fixiert, darüber Naht des Perichondriums und der Haut (Abb. 5—8). Diese Methode hat den Vorteil, daß die Narbe an der Hinterwand liegt, da die Vorderwand nicht durchtrennt zu werden braucht. Die Hautfalten, die an der Vorderwand entstehen, verschwinden bald von selbst, es bleibt nur eine leichte Stufe von dem überlagerten Knorpel zurück.

Gersuny führt parallel dem Ohrmuschelrande bis nahe an den Ansatz derselben einen Schnitt nach oben. Nahe am Läppchen wird der auf diese Weise aus dem Helix gebildete lange Lappen durchtrennt. Eine Verkleinerung in der Höhe und Breite der Ohrmuschel wird dadurch erzielt, daß aus dem Ohrknorpel ein Streifen ausgeschnitten wird, der dem Helix parallel verläuft. Um die Breite dieses Streifens wird die Ohrmuschel verkleinert. Die resultierende Narbe wird vom eingerollten Rand des Ohres verdeckt.

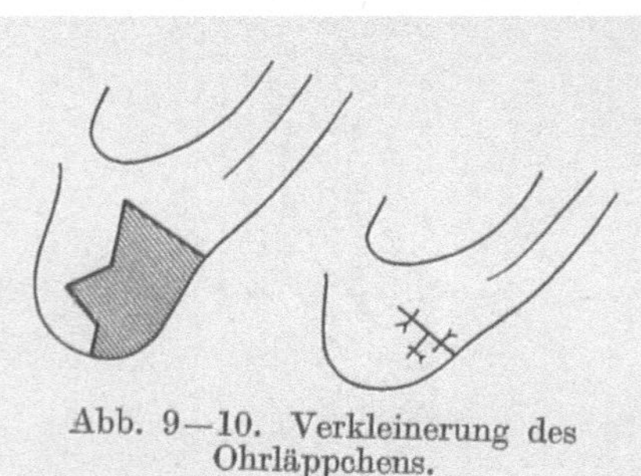

Abb. 9—10. Verkleinerung des Ohrläppchens.

Abnorm große Ohrläppchen werden nach Joseph ebenfalls durch die ganze Dicke betreffende Excisionen korrigiert; bei zu breiten Läppchen wird ein mit der Spitze nach oben gerichteter Keil exzidiert, bei übermäßig langen Läppchen werden mehrere keilförmige Stücke ausgeschnitten und die Wundränder vereinigt (Abb. 9—10)[1].

Nach Gersuny genügt es, um ein zu großes Läppchen zu verkleinern, wenn man aus der der Kopfwand zugekehrten Läppchenwand einen halbmondförmigen Hautstreifen ausschneidet und die Ränder vernäht.

b) Abstehende Ohren.

Stellungsanomalien der Ohren kommen sowohl bei sonst normaler Ohrmuschel vor, können aber auch mit abnorm großen Ohren vergesellschaftet sein.

Die Aufgabe der kosmetischen Chirurgie geht im ersten Falle dahin, eine dauernde Anlegung des Ohres zu erzielen, im zweiten Falle soll der Eingriff neben der Anlegung auch eine Verkleinerung der Ohrmuschel ergeben.

Um das Abstehen allein zu beseitigen, gehen einige Autoren so vor, daß sie einfach die abstehende Muschel durch Excision von Hautstücken hinter dem Ohr nach hinten verlagern ohne den Knorpel anzurühren, andere wieder nehmen in jedem Falle vor der Fixierung der Ohrmuschel ein Stück Knorpel heraus, während sich einige Operateure lediglich damit begnügen, die Stellungsanomalie durch Faltung der Ohrknorpels zu beheben.

Dauernden, kosmetisch in jeder Hinsicht befriedigenden Erfolg erzielte Ruttin mit der von ihm angegebenen Methode. Er geht folgendermaßen vor:

„Man orientiert sich zunächst, wieviel von der rückwärtigen Fläche der Concha an das Planum mastoideum angelegt werden muß oder kann, um eine der gewünschten Korrektur entsprechende Stellung der Ohrmuschel zu erzielen. Das Ausmaß dieser Fläche zeichnet man mit Jodtinktur am Planum mastoideum an. Parallel zu dieser Linie führt man einen Bogenschnitt an der hinteren Fläche

---

[1] Abb. 9—10 aus Joseph: Korrektive Ohrenplastik. Katz-Blumenfeld-Preysing. Handb. 1913.

der Ohrmuschel, der an seiner Kuppe die Ansatzlinie erreicht. Hierauf mobilisiert man den durch diesen Bogenschnitt gebildeten Lappen der Haut der hinteren Ohrmuschelfläche. Von dem so gebildeten Lappen exzidiert man mehr als die Hälfte. Jetzt wird die ganze innerhalb der angezeichneten Bogenlinie vom Warzenfortsatz bis zum Ansatz des beweglichen Lappens liegende Hautpartie exzidiert. Endlich werden die Wundränder durch einfache Naht vereinigt". (Abb. 11—15) [1]).

Die zurückgelagerte Ohrmuschel wird durch einen Kompressionsverband und Heftpflasterstreifen an den Warzenfortsatz angedrückt. Die Nachbehandlung hat Ruttin später insofern vereinfacht, als er den Kompressionsverband

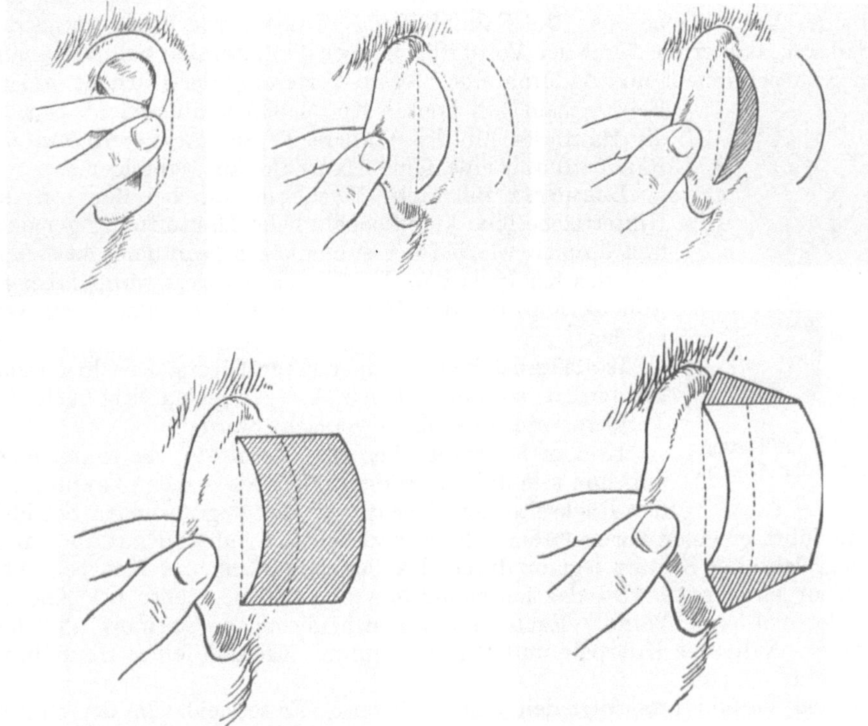

Abb. 11—15. Ruttins Plastik zur Anlegung abstehender Ohren.

schon nach einer Woche wegläßt und dafür den Patienten luftgefüllte Pelotten, die durch einen Bügel gehalten werden, tragen läßt.

Die Naht bei der Ruttinschen Methode hat Streit modifiziert. Er legt mehrere tieffassende, vorne bis an die Knorpel-, hinten bis an die Knochengrenze gehende Tabaksbeutelnähte und vermeidet durch das Zusammenziehen der gesamten Wundfläche den sonst trotz langer Druckverbände später leicht entstehenden flachen Übergang von Ohrmuschel und Proc. mastoideus. Der Ruttinschen Methode ähnlich sind die von Gruber, M'Shane, Joseph; letzterer exzidiert bei weichem Knorpel ebenfalls nur einen Hautlappen.

Ob das einfache Vernähen der Hautränder in jedem Falle von abstehenden Ohren genügt, ist wohl zweifelhaft. Nach Passow und Gersuny kann durch

---

[1]) Abb. 11—15 aus Ruttin: Monatsschr. f. Ohrenheilk. 44.

bloße Excision von Hautlappen die Elastizität des Knorpels auf die Dauer nicht überwunden werden, die Muschel stellt sich auch dann wieder in einiger Zeit nach vorn, wenn man das Periost mit einnäht.

Ely, der als einer der ersten abstehende Ohren operativ behandelte, exzidiert ein halbmondförmiges Knorpelstück und fixiert die Ohrmuschel durch Knorpel- und Perichondriumnaht an das losgelöste Periost des Warzenfortsatzes. Darüber vernäht er die Hautränder. Die Ohrmuschel muß lediglich durch Vernarbung des Perichondriums mit dem Periost in ihrer Lage gehalten werden (Abb. 16) [1]).

Mit dem angeführten Verfahren erzielte Ely einen Erfolg, „wie man ihn nur wünschen kann".

Bei hartem Knorpel genügt nach Joseph die einfache Hautexcision nicht. Er schneidet ebenfalls ein flachsichelförmiges Knorpelstück mit Schonung der Haut der Vorderfläche aus. Die Faltenbildung an der Vorderfläche vermeidet er dadurch, daß er die Haut der Vorderfläche über den lateralen Schnitt hinaus vom Knorpel abhebt und dadurch eine bessere Verteilung der Ohrhaut erzielt.

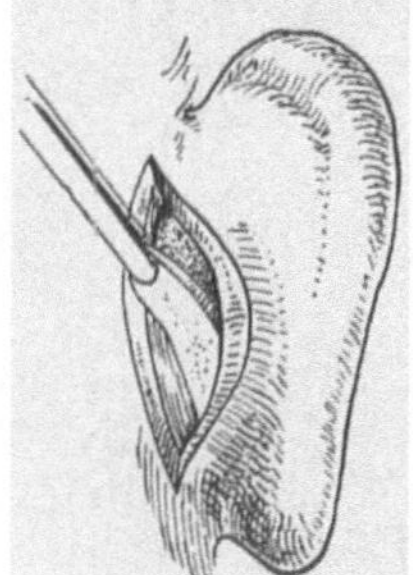

Abb. 16. Anlegung abstehender Ohren.

Bei Excision von breiten Knorpelstücken empfiehlt es sich, die Hautfalte an der Vorderseite zu excidieren und die Ränder durch eine feine Hautnaht zu vereinigen.

Lermoyez führt ein Verfahren an, bei dem an der Hinterfläche eine knopflochähnliche Hautöffnung gemacht und ähnlich wie bei der submukösen Septumresektion ein Teil des Knorpels von der Concha reseziert wird, dabei ist jede Perforation der Haut an der Vorderfläche zu vermeiden.

Ist das Abstehen mit einer Vergrößerung der Ohrmuschel kombiniert, so muß mit dem Anlegen gleichzeitig auch eine Verkleinerung des Ohres versucht werden.

Eitner berichtet über gute Resultate, die er mit einer von ihm seit Jahren geübten Methode erzielen konnte. An der Rückseite der Concha und der angrenzenden Schädelfläche führt er einen horizontalen Schnitt und hebt die äußere Haut ab. Einen gleichgerichteten Schnitt legt er durch das Perichondrium und Knorpel. Von der Knorpelrückseite wird das Perichondrium abgehoben, ebenso der Knorpel von der vorderen Wand. Excision eines sichelförmigen Streifens aus dem Knorpel. Naht des Knorpels und Perichondriums, Excision einer Hautellipse, Hautnaht.

Payrs Verfahren verfolgt den gleichen Zweck. Er schneidet an der Hinterfläche der Ohrmuschel und am Planum mastoideum kongruente, rhombische Wundflächen aus, von den Ecken des Rhombus verlängert er die Einschnitte nach der Ohrspitze, dem freien Helixrande und nach dem Läppchen hin. In der Mitte der Ohrmuschelhinterfläche werden horizontal bis an den freien Muschelrand zwei parallele Schnitte geführt, und zwar durch den Knorpel bis an die vordere Muschelwand. Der so gebildete Knorpellappen wird von der Vorderfläche abpräpariert, so daß er in seinem hintersten Anteile noch mit der Ohrmuschel in Verbindung bleibt. Dieser Lappen wird nach hinten umgeschlagen und durch eine am Planum mastoideum gebildete Periostbrücke durchgezogen und fixiert. Von den horizontalen, zur Bildung des beschriebenen Knorpellappens angelegten Schnitten, werden sowohl zum oberen Ohrmuschelpol als auch zum Läppchen hin keilförmige Stücke aus dem Knorpel excidiert und hierauf die Knorpelränder durch Naht vereinigt. Der an der Hinterwand der Ohrmuschel gesetzte Defekt wird durch Zusammenziehen der Hautränder

---

[1]) Abb. 16 aus Passow-Claus: Operationen am Gehörorgan. 1920.

gedeckt und die Wundfläche an der Ohrrückseite mit der am Warzenfortsatz vernäht (Abb. 17—21) [1]).

Das Verfahren ist sehr kompliziert und hat den Nachteil, daß es in der Mitte, an der Stelle, die dem horizontalen Knorpellappen entspricht, leicht zur Knickung der Ohrmuschel und zur Entstehung von entstellenden Hautfalten kommt.

Bei fehlender Reliefbildung des Ohrknorpels, bei Klappohren, gelingt es nach den Methoden von RUTTIN, JOSEPH u. a. nicht nur das Ohr anzulegen, sondern durch Knickung des Knorpels ist man auch imstande, einen, wenn auch nicht normalen, so doch deutlich hervortretenden Anthelix zu bilden.

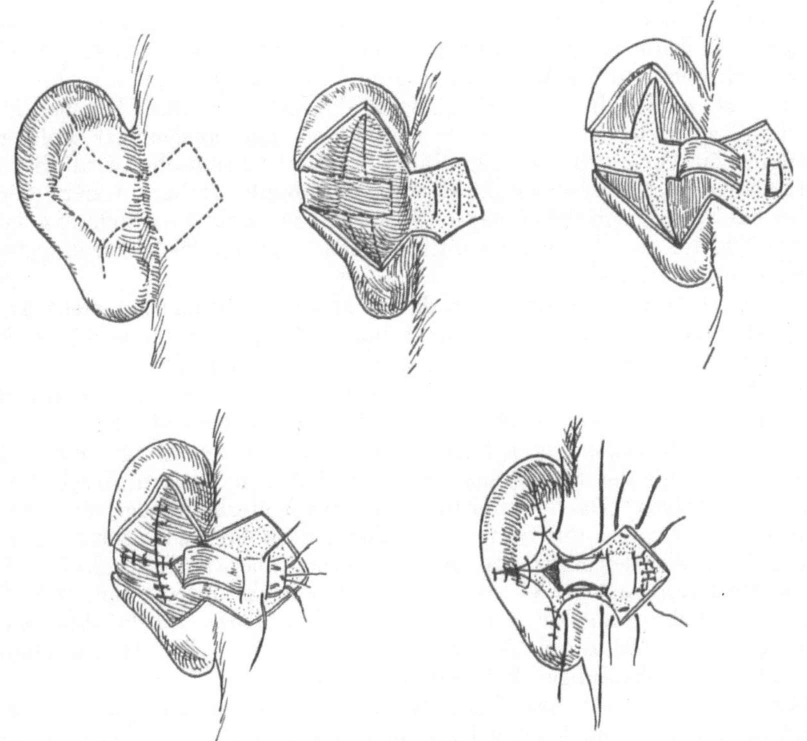

Abb. 17—21. PAYRS Verfahren zur Anlegung und Verkleinerung der Ohrmuschel.

Die Hauptursache des Abstehens des Ohres ist der elastische Auftrieb des Ohrknorpels. Es gilt also bei der Ohranlegung vor allem, diesen Auftrieb zu überwinden oder doch zu verteilen. Die bisher besprochenen Verfahren gehen den ersteren Weg. ECKSTEIN und unabhängig von ihm G. HOFER und LEIDLER gelang es in Fällen von Klappohren lediglich durch Knickung des Knorpels nicht nur einen fast normalen Anthelix zu bilden, sondern auch das stark abstehende Ohr dem Schädel zu nähern.

ECKSTEIN exzidiert an der Ohrmuschelhinterwand entsprechend dem Anthelix ein ellipsenförmiges Hautstück und ein ebensolches Perichondriumstück. Der Knorpel wird nun im Längsdurchmesser des Defektes gespalten und nach hinten umgelegt. Die Fixierung geschieht durch Matratzennaht, die auf beiden

---

[1]) Abb. 17—21 aus PAYR: LANGENBECKS Arch. Bd. 78.

Seiten des neugebildeten Anthelix über Gazebäuschchen geknüpft werden. Der Hautdefekt wird auf der Rückseite durch Hautnähte geschlossen. Ein Rezidiv kann nach Eckstein nicht eintreten, da dessen Hauptursache die Elastizität des Knorpels in einer so durchgreifenden Weise aufgehoben wird.

Der Vorgang, den G. Hofer und Leidler anwenden, ist der Ecksteinschen Methode ähnlich.

Durch Fingerdruck auf die Hinterfläche der Ohrmuschel wird die umgeklappte Partie der Ohrmuschel aufgerichtet und ein Anthelix gebildet. Von einer kleinen Incisionsöffnung an der Hinterfläche der Ohrmuschel aus wird nach subcutaner Ablösung des Perichondriums der Knorpel entsprechend dem Anthelix von der Höhe des Helix ascendens bis zum Antitragus bis auf die Haut der Vorderfläche der Ohrmuschel, die nicht verletzt werden darf, durchschnitten. Nun wird an zwei Stellen (in der Höhe des Helix ascendens und des äußeren Gehörganges) durch beide neugebildete Knorpelteile, und zwar durch Knorpel und Haut, der Hinter- und Vorderfläche, je eine 12 cm lange Stahlnadel hindurchgestochen. Diese Nadeln haben den Zweck, den durchtrennten Knorpel in der neuen Lage zu fixieren. Nach sehr sorgfältiger und ausgiebiger Polsterung der Nadeln (zur Verhütung von Decubitus) und der Ohrmuschel wird über dem Operationsfeld ein Narkosekorb durch einen Blaubindenverband fixiert, der die Aufgabe hat, die Ohrmuschel gegen Traumen zu schützen, andererseits die Möglichkeit bietet, den Wundverlauf durch bloßes Lüften der locker eingelegten Gaze zu kontrollieren.

Der Vorteil dieser Methode liegt darin, daß die Ohrmuschel nicht an die Schädelwand fixiert zu werden braucht und daß die Incisionsstelle so klein gehalten wird, daß sie eine fast unsichtbare Narbe hinterläßt.

Einen Fall von Klappohr, bei dem es sich um einen stark herabhängenden oberen Muschelpol handelte, operierte Stetter folgendermaßen:

Um die Ohrmuschelspitze zu heben, machte er vor dem Tragus einen dreieckigen Lappen mit der Spitze nach oben und dessen Basis in der Höhe des Ohrläppchenansatzes. Nach Durchtrennung des Unterhautzellgewebes unterminierte er den Lappen und war so imstande, die Ohrmuschelspitze ziemlich weit zu heben. Auf der Rückseite der Ohrmuschel über die Ansatzlinie auf die Warzenfortsatzwand machte er von vorne unten nach hinten oben verlaufend zwei parallele Schnitte. Der dazwischenliegende Lappen wurde abpräpariert und hochgehoben und durch Matratzennaht befestigt. Die Hautduplikatur wurde erst nach vollständiger Vernarbung abgetragen.

Stetter erzielte mit seinem Verfahren nicht nur einen sehr guten kosmetischen Erfolg; auch in funktioneller Hinsicht war das Resultat ein befriedigendes, indem das Gehör, das infolge Herunterklappens der Ohrmuschelspitze vor den Gehörgang stark beeinträchtigt war, sich nach der Operation bedeutend besserte.

c) Ersatz der Ohrmuschel.

Defekte der Ohrmuschel können entweder erworben oder angeboren vorkommen. Erworbene Defekte sind meist Substanzverluste, entstanden nach verschiedenen Traumen (Schuß-, Hieb-, Stich- und Bißverletzungen, Verbrennungen, Verätzungen, Ulcerationen nach langdauernden Eiterungen, nach Exstirpationen von Geschwülsten). Kongenitale Mißbildungen der Ohrmuschel, die als bloße Variationen in der Formgestaltung anzusehen sind, beruhen entweder auf einer stärkeren Entfaltung des einen oder des anderen Auricularhöckers oder auf einer mangelhaften Vereinigung der einzelnen Höcker untereinander (Corning), Hemmungsbildungen, die sich in den ersten drei Fötalmonaten im Bereich der ersten Kiemenspalte aus unbekannten Ursachen entwickeln.

Nach MOLDENHAUER sind es besonders das äußere und mittlere Ohr, die mehr als die Labyrinthkeimblase schädlichen äußeren Einwirkungen ausgesetzt sind. Mißbildungen im Bereich der Ohrmuschel finden wir fast regelmäßig vergesellschaftet mit Hemmungsbildungen des Gehörganges und Mittelohres, äußerst selten mit solchen des Innenohres, ein Umstand, der besonders bei der Therapie der kongenitalen Gehörgangsatresie stark ins Gewicht fällt und noch besprochen werden soll. Was den Grad der Difformität anlangt, so können je nach der Schwere der Mißbildung alle Stadien von der totalen Aplasie der Ohrmuschel bis zu geringfügigen Verbiegungen und Verunstaltungen des Ohrmuschelknorpels, die aber doch von der normalen Konfiguration und Reliefbildung abweichen, angetroffen werden. Indikationen zur Verbesserung angeboren oder erworben mißbildeter Ohrmuscheln sind in der Mehrzahl wohl aus rein kosmetischen Rücksichten gegeben. Die Schwierigkeiten eines plastischen Vorgehens ergeben sich daraus, daß diese Partie des Schädels keine sehr geeignete Gegend für Plastiken abgibt, andererseits die zu bildenden Formen recht kompliziert sind, wenn das Resultat halbwegs befriedigen soll (EITNER). Es gilt nicht nur den Defekt zu decken, es muß letzterem auch eine entsprechende Form und ein genügender Halt gegeben werden, sonst sieht der Ersatz des Ohres schlechter aus wie sein Fehlen (FLEISCHMANN). Für das operative Vorgehen lassen sich keine allgemein geltenden Regeln aufstellen; die angegebenen Methoden sind im Einzelfalle den besonderen Verhältnissen entsprechend anzupassen.

Für die Plastik kommen Totaldefekte oder höhergradige Mißbildungen, bei denen es sich nur um formlose Ohrmuschelrudimente handelt, nicht in Betracht. Nach TRENDELENBURG hat nur die partielle Otoplastik überhaupt eine Berechtigung und auch bei partiellen Defekten tut man besser, zunächst einen Haarkünstler zu konsultieren.

Von verschiedener Seite wurde versucht, neue Ohrmuscheln zu bilden. DIEFFENBACHS Vorschlag, die Ohrmuschel aus einem gedoppelten Kopfhautlappen zu bilden, befriedigte nicht, da der gebildeten Muschel jede Stütze fehlte und ein formloser, geschrumpfter Wulst übrig blieb.

Man bemühte sich nun, dem aus der Umgebung des Ohres gewonnenen Hautlappen durch Knorpelersatz einen genügenden Halt zu geben. SCHMIEDEN versuchte traumatische Defekte der Ohrmuschel durch Rippenknorpeltransplantation zu decken; er bringt entsprechend geformte Rippenknorpelstücke am Arm zur Einheilung. Der transplantierte Knorpel wird samt der ihn bedeckenden Oberarmhaut als gestielter Lappen nach der Ohrgegend geschlagen und durch Verdoppelung eine Ohrmuschel gebildet. KÖRTE als erster und nach ihm LEXER verwenden zur Deckung des Ohrmuscheldefektes Knorpellappen aus dem gesunden Ohr.

KÖRTE schneidet aus dem gesunden Ohr ein keilförmiges Stück, das auf der zu korrigierenden Seite nach Excision des Narbengewebes eingenäht wird. Das Ohrläppchen wird aus der benachbarten Gesichtshaut gebildet. Der Rand des Ohres wird aus einem U-förmigen Hautlappen hinter dem Ohre nach Doppelung desselben so gebildet, daß der U-förmige Lappen an den oberen Rand des vom gesunden Ohre implantierten, angewachsenen Knorpelstückes genäht wird. Der Defekt hinter dem Ohre wird durch einen Hautlappen aus dem Oberschenkel gedeckt.

LEXER gelang es auf ähnliche Weise einen fast totalen Ohrmuscheldefekt zu decken. Auch er nimmt zur Stütze der neugebildeten Ohrmuschel ein Stück aus der gesunden Muschel. Er bildet zunächst das Läppchen aus einem Lappen der Wangenhaut, den er durch Zusammenlegen verdoppelt. An einem keilförmig exzidierten Stück aus der gesunden Muschel präpariert er die hintere

Haut ab, wodurch das ursprünglich keilförmige Stück die Form eines Rhombus bekommt. Ober dem Ohrmuschelrudiment wird ein ebenfalls rhombenförmiges Hautstück ausgeschnitten und in diesen Defekt das entfaltete Ohrstück ein- genäht. Um ein Abstehen der neugebildeten Ohrmuschel zu erzielen, wird die Haut oberhalb und hinter dem Ohre bogenförmig umschnitten und durch Fal- tung des Lappens die Ohrmuschel gehoben. In dieser Lage wird sie durch Matratzennähte festgehalten (Abb. 22—23) [1].

Beide Autoren berichten über kosmetisch befriedigende Resultate. Durch Benützung von Teilen aus der gesunden, normal gebildeten Ohrmuschel wird diese verkleinert, ein Umstand, der sicher keinen Vorteil bedeutet.

In letzter Zeit wendete Eitner eine Methode zum Ersatz von Ohrmuscheln an, bei der er sich zwar auch eines Knorpelstückes aus der gesunden Ohrmuschel bediente, dieses jedoch nicht aus der ganzen Dicke des erhaltenen Ohres ent- nahm, sondern nur ein sichelförmiges Knorpelstück mit der die Hinterseite bedeckenden Haut exzidierte und dieses Stück auf einen vorher auf der anderen Seite gemachten ebenfalls keilförmigen Aus- schnitt transplantierte. Es gelang ihm auch das eingeheilte Stück vom Kopfe abstehend zu machen, indem er es von seinem oberen Rande her vom Kopfe wieder ablöste, auf-

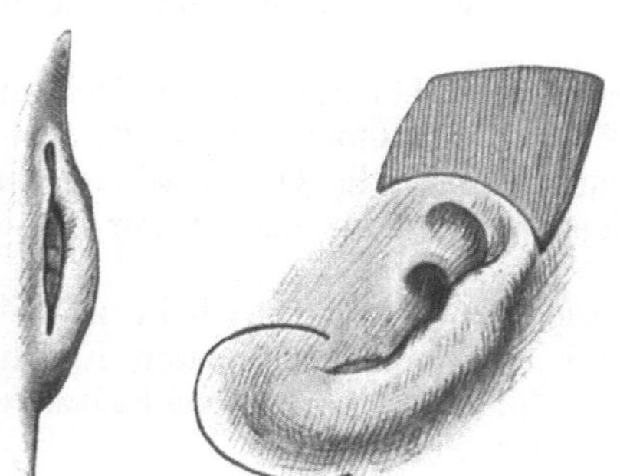

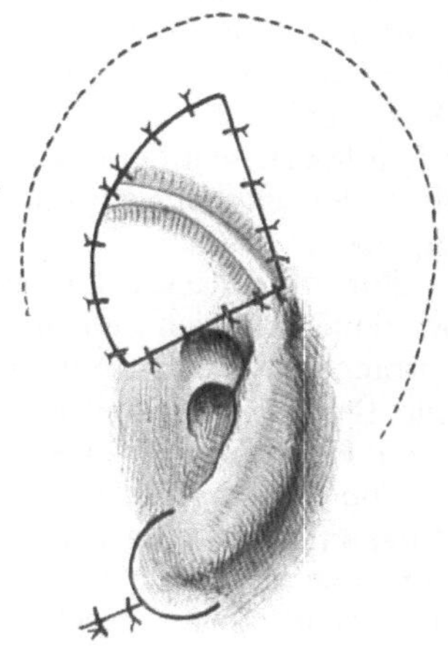

Abb. 22 u. 23. Lexers Plastik.

stellte und die Rückseite des abgelösten Stückes durch einen gestielten Haut- lappen, den er von der Hals-Nackengrenze hinaufschlug, deckte. In jedem Falle ist auf die nachfolgende Schrumpfung Rücksicht zu nehmen und ein größeres Hautknorpelstück zu entnehmen, um so mehr, als dies ohne Beeinträchtigung der Gestalt der gesunden Ohrmuschel geschehen kann. Eitner gelang es auf diese Weise in einem Falle, der durch Pferdebiß die ganze linke Ohrmuschel verlor, ein leidlich gutes Resultat zu erzielen.

Joseph bildet aus einem Lappen aus dem Oberarm zunächst eine rein häutige Ohrmuschel. Durch ein entsprechend geformtes Periostknochenstück aus der Tibia wird die haltlose, häutige Muschel gestützt. Er empfiehlt, die zuerst häutig gebildete Ohrmuschel genügend groß zu bilden, um auch bei stärkerer Schrumpfung derselben die Einpflanzung eines genügend großen Knochenstückes zu ermöglichen. Nach Joseph hat diese Methode den großen Vorteil, daß die Infektionsgefahr vermindert wird.

Uffenorde bildete bei einem Fall von Katzenohr durch einen aus der Hinterfläche der Ohrmuschel und der Haut des Schläfenbeins durch nach vorne konkave Schnitte gebildeten retroaurikulären Lappen die obere Umrandung

---

[1] Nach Lexer: Zur Gesichtsplastik. Chirurgenkongr. 1910.

der Muschel, indem er die Auricula, besonders ihren oberen, von der Unterlage losgelösten Teil, in die Höhe hob und in den Winkel unter der Brücke dieses gebildeten retroaurikulären Lappens einnähte. Er erzielte mit diesem Vorgehen eine zwar relativ kleine, aber eine fast normal geformte und gelagerte Ohrmuschel.

Das Läppchen läßt sich nach DIEFFENBACH durch Verdrängung eines aus der Haut der hinteren Wangengegend gebildeten, nach oben mit dem Ohr zusammenhängenden Lappens ersetzen. Da die Lappen sehr zur Schrumpfung neigen, ist das Resultat sehr in Frage gestellt.

Gespaltene Ohrläppchen, die sowohl angeboren infolge mangelhafter Vereinigung der beiden unteren Auricularhöcker des Hyoidbogens vorkommen können, oder als erworbene Difformität durch Zug und gewaltsames Abreißen von Ohrringen beobachtet werden, behandelt man plastisch einfach durch Anfrischen und Naht der zugekehrten Ränder. Um bei der einfachen Naht eine eventuelle Einkerbung am freien Rand des Läppchens zu vermeiden, frischt man den Spalt nach KNAPP in der Weise an, daß man auf den vertikalen Schnitt einen kleinen Schnitt zum vorderen Läppchenrand resp. auf der hinteren Läppchenhälfte zum Spalte hin anlegt und die Wundränder vereinigt (Abb. 24—25)[1].

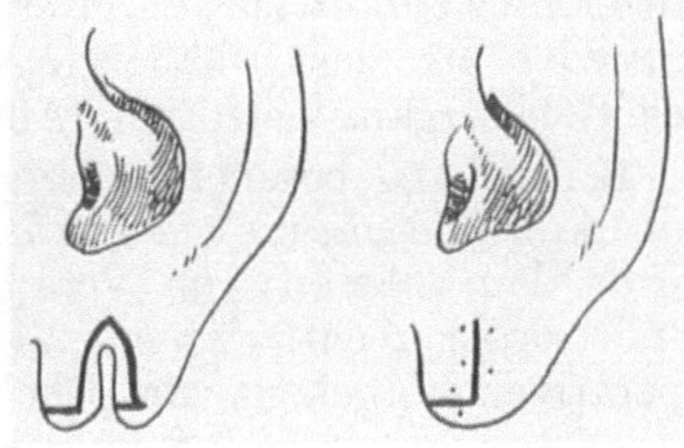

Abb. 24 u. 25. Schnittführung und Naht nach KNAPP.

Kongenitale Fisteln (Fistula auris congenita), die ebenfalls als geringfügige Hemmungsbildungen anzusehen sind, stellen gewöhnlich vor oder über dem Tragus in der Helixwurzel liegende seichte, blind endigende Gänge dar, deren Entstehung nach HIS und GRUNERT auf einer mangelhaften Vereinigung einzelner Auricularhöcker des Mandibularbogens beruht. Solche Fistelgänge werden gespalten und ausgekratzt, eventuell auch auf galvanokaustischem Wege zur Verödung gebracht.

Auricularanhänge, Reste von Auricularhöckern, werden am besten exzidiert und die Wundränder vereinigt, um möglichst lineare Narben zu erzielen.

2. Gehörgangsatresie.

a) Angeborene Atresie.

Hemmungsbildungen der Ohrmuschel sind fast stets mit einer Mißbildung des Gehörganges vergesellschaftet, ein Umstand der sich aus der Anlage und Entwicklung des Ohres ohne weiteres erklären läßt. Entwicklungshemmungen im Bereiche der beiden Bogen der ersten Kiemenspalte bleiben nur in den seltensten Fällen auf erstere allein beschränkt, es gehört fast zur Regel, daß die Störung auch die Kiemenfurche in Mitleidenschaft zieht. Wir sehen Hemmungsbildungen im Bereiche des äußeren und mittleren Ohres, die sich aus den Kiemenbogen und der Kiemenfurche entwickeln, fast stets gemeinsam vorkommen (MARX). Es wurden mehrere Fälle von isoliert vorkommender angeborener Gehörgangsatresie beschrieben (HERSCHEL, FEDERSCHMID, BLAU, JAKOBSON, WOLF, IWATA, SIEBENMANN), doch meint CORNING, „man müsse im Auge behalten, daß auch nach der Geburt durch flächenhaftes Auswachsen der Pars tympanica ossis temporalis eine Umbildung des Gehörganges erfolgt, so daß man durchaus nicht berechtigt ist, die Ursache für eine Mißbildung in die

---

[1] Nach PASSOW-CLAUS: Operationen am Gehörorgan 1920.

Fötalzeit zu verlegen". Nach His und Gradenigo hingegen lassen sich Gehörgangs- und Mittelohrmißbildungen bei normal entwickelter Ohrmuschel aus dem Umstande erklären, daß die Ohrmuschel sich bis zu einem gewissen Grade unabhängig von Mittelohr und Gehörgang entwickeln kann.

Bei der kongenitalen Gehörgangsatresie fehlt nicht nur der häutige, sondern auch der knöcherne Gehörgang, so daß das Unterkiefergelenk direkt der vorderen Wand des Proc. mastoideus anliegt. Das Mittelohr ist nach außen hin durch eine feste Knochenplatte abgeschlossen und mehr oder weniger an der rudimentären Entwicklung beteiligt. Von geringgradiger Verengerung bis zum vollständigen Defekt können alle Stadien angetroffen werden. Die Mißbildungen der Tuba Eustachii sind ebenfalls meist mit solchen der Pauke oder des Gehörganges kombiniert.

Die Mitbeteiligung des Innenohres an der Mißbildung des äußeren und Mittelohres gehört zu den größten Seltenheiten. In der Mehrzahl der Fälle ist entweder nur der Schalleitungsapparat oder nur der schallempfindende Teil des Gehörorgans betroffen (Alexander).

Bei der angeborenen Gehörgangsatresie sind es in erster Linie Rücksichten auf die Funktion, die gelegentlich ein operatives Vorgehen zur Beseitigung des durch den vollständigen Verschluß des Gehörganges gesetzten Schalleitungshindernisses rechtfertigen. Viele Autoren sind entschiedene Gegner jedes operativen Vorgehens zur Behebung von kongenitalen Gehörgangsverschlüssen, da es zwecklos wäre (Schwartze, Trautmann u. a.). Politzer hält einen Eingriff nur bei ganz dünnen, membranösen Septen am Gehörgangseingang, bei freier Tube und Vorhandensein eines Mittelohres für statthaft. Bei knöcherner Atresie ist jeder Eingriff als gefährlich und irrationell zu unterlassen. Schwalbe hält den operativen Eingriff nur bei beiderseitiger Atresie angezeigt, aber auch nur bei häutigen Verschlüssen.

Erst in neuerer Zeit versuchte man auch in Fällen, wo es sich um vollständige Aplasie des Gehörganges handelte, das Gehör durch entsprechendes plastisches Vorgehen zu verbessern. Nach Alexander eignen sich nur jene Fälle für eine Plastik, bei denen die Tube frei durchgängig ist und das Gehörgangsgrübchen erhalten ist. Fälle mit gleichzeitiger Verödung der Pauke sind weniger geeignet, da das Schalleitungshindernis auch nach der Plastik so groß bleibt, daß kaum eine Besserung des Hörvermögens erwartet werden kann.

Alexander legt das Antrum bis zum Sichtbarwerden des Amboßkörpers und Hammerkopfes frei. Dann bildet er zwischen dem Tragusrudiment und rudimentärer Ohrmuschel durch Umlegen eines vierseitigen Lappens nach innen einen Porus acusticus externus und pflanzt diesen auf den zum Antrum führenden neugebildeten Knochenkanal auf. In einem Falle erzielte er eine bedeutende Hörverbesserung von 1 m auf 4—5 m für Konversationssprache.

Scheibe bildet bloß den Knochenkanal zum Antrum, verzichtet aber auf die Bildung eines Gehörganges. Den Knochenkanal hält er durch Thierschsche Lappen offen. In Scheibes Fall besserte sich das Gehör von 10 cm vor der Operation auf 18 cm nach der Operation für Konversationssprache.

Blumenthal hatte in zwei von ihm operierten Fällen keinen Erfolg. Er verspricht sich von der Beseitigung des Schalleitungshindernisses aus dem Grunde wenig Erfolg, da man daran denken muß, daß der Vorhof keine funktionstüchtigen Fenster hat. Der Erfolg bleibt immer ein Zufall, damit verliert die Operation ihre wissenschaftliche Berechtigung.

Es kann sich also bei den plastischen Eingriffen zur Behebung der kongenitalen Atresie nur um Versuche handeln, dementsprechend sind auch die Erfolge in Aussicht zu stellen.

b) Erworbene Atresie.

Im Gegensatz zur kongenitalen Gehörgangsatresie, bei der infolge vollständiger Aplasie sowohl des knöchernen als auch des häutigen Gehörganges das relativ einfache operative Vorgehen den Zweck verfolgt, durch Anlegung eines neuen Kanals zum Antrum die Schalleitung zu ermöglichen, hat der plastische Eingriff in Fällen von erworbener Atresie die Aufgabe, bei dem verengten oder vollständig verschlossenem Gehörgang das Lumen wieder herzustellen und offen zu halten.

Der Verschluß des Gehörganges ist entweder ein bindegewebiger oder knöcherner; die bindegewebige Atresie sitzt entweder als membranöses Septum am Ohreingange oder im knöchernen Gehörgange oder der Verschluß wird durch Bindegewebsmassen von verschiedener Dicke gebildet. Bei der knöchernen Atresie handelt es sich um Verschlüsse, die aus spongiösem oder sklerosiertem Knochen bestehen und den ganzen medialen Abschnitt des Gehörganges ausfüllen (LEIDLER).

Die Ursachen, die zu einer Verengung oder vollständigem Verschluß des Gehörganges führen, sind sehr verschieden.

Die erworbenen Gehörgangsatresien entstehen nach Verletzungen, nach Schuß-Hieb-Stichverletzungen, Verätzungen, Verbrennungen, Ulcerationon der Gehörgangswände, schlecht ausgeführten Radikal- und Mastoidoperationen; Verengungen und Verschlüsse entstehen im Verlaufe von chronischen Mittelohreiterungen, wo es zum unmittelbaren Kontakt der von der Epidermis entblößten Gehörgangswände kommt, ferner in Fällen von Caries und Nekrose, wo das in den Gehörgang hineinwuchernde Granulationsgewebe nach Verwachsung mit den Gehörgangswänden in faseriges Bindegewebe oder in Knochengewebe umgewandelt wird (POLITZER).

Für den zur Beseitigung des Verschlusses vorzunehmenden Eingriff ist es vor allem von Wichtigkeit, festzustellen, welcher Art die Atresie ist, ob es sich um ein dünnwandiges Septum, um bindegewebigen oder knöchernen Verschluß handelt. Dünnwandige Septa werden mit Hilfe des Siegletrichters leicht erkannt, knöcherne Verschlüsse fühlen sich mit der Sonde knochenhart an (POLITZER). Auch das Ergebnis der Hörprüfung gibt wichtige Aufschlüsse über die Beschaffenheit der Atresie. Bei dickwandigen, fibrösen oder knöchernen Atresien besteht Taubheit oder hochgradige Schwerhörigkeit mit starken Ohrgeräuschen, während dünnwandige Verschlüsse das Gehör bei sonst normalem Mittel- und Innenohr weniger beeinträchtigen. Mit Hilfe einer Röntgenaufnahme wird man sich ebenfalls ein genaues Bild über die Art der Atresie machen können.

Die ersten Versuche zur Behebung von erworbenen Gehörgangsatresien waren wenig erfolgreich. Sie bestanden in der Hauptsache darin, daß man in den Verschluß eine Öffnung machte, die man durch eingelegte Tampons offen zu halten versuchte. In dieser Weise gingen MANDELSTAMM, ROTHOLZ, SIEBENMANN vor, BONNAFONT und MATTEWSON [1]) versuchten durch Anbohren resp. Abmeißeln des knöchernen Verschlusses der Atresie Herr zu werden. JANSEN versuchte als erster durch ein plastisches Verfahren Stenosen des Gehörganges zu beheben. Er transplantierte gestielte Hautlappen aus der Gegend des Warzenortsatzes auf die hintere Gehörgangswand und aus der hinteren Fläche der Ohrmuschel auf die vordere Gehörgangswand nach Excision des schwieligen und narbigen Gewebes. Dieses Verfahren empfiehlt er besonders bei Stenosen des Gehörganges nach luetischen Geschwüren und nach Traumen. Um einerseits die Atresie zu beheben, andererseits aber eine Wiederverengung nach der

---

[1]) Zitiert nach POLITZER: Lehrb. f. Ohrenheilk. 1908.

Operation unmöglich zu machen, schlug Schwartze vor, bei Fällen von Gehörgangsatresie radikaler vorzugehen. Er erweiterte in jedem Falle von Striktur resp. Atresie nach Ablösung des membranösen Gehörganges durch Abmeißeln der hinteren oberen Wand den knöchernen Gehörgang nach hinten. Bei bestehenden Mittelohreiterungen führte er die Radikaloperation aus, ohne Rücksicht darauf, ob sie indiziert war oder nicht. Aus der hinteren membranösen Gehörgangswand bildete er zwei Lappen, die er am oberen und unteren Wundwinkel durch Nähte fixierte. Wenn auch Schwartze mit seinem Verfahren erfolgreicher war als die früheren Operateure, meint er dennoch, daß auch das von ihm geübte Verfahren nicht immer imstande ist, Rezidive zu verhüten, da Verengerungen, für die er chronische Haut- und Periostreizungen verantwortlich macht, selbst nach Jahren noch eintreten können.

Friedländer hält den Schwartzeschen Standpunkt, in jedem Falle von Atresie, hinter der eine Eiterung besteht, radikal zu operieren, für zu weitgehend. In Fällen, wo die Radikaloperation nicht indiziert erscheint, genügt nach Friedländer die ausgiebige Entfernung der hinteren oberen Gehörgangswand.

Ähnliche Methoden, wie die von Schwartze angegebenen, wenden Körner und Schwidop an. Der Unterschied liegt nur in der Lappenbildung. Körner verwendet zum Unterschied von Schwartze einen an der Muschel sitzenden Lappen, den er durch zwei parallele Schnitte aus der hinteren Gehörgangswand gewinnt und gegen die Wand des erweiterten knöchernen Gehörganges antamponiert. Schwidop legt durch den häutigen Gehörgang bis tief in die Ohrmuschel einen Horizontalschnitt und senkrecht darauf hart an der Ohrmuschel einen Kreuzschnitt; die so gewonnenen vier Lappen werden teils genäht, teils antamponiert.

Leidler berichtet über acht operierte Fälle von Gehörgangsatresie. In den durch Eiterung komplizierten Fällen — 7 Fälle — wurde radikal operiert und durch Körner- oder Panse-Plastik das Gehörgangslumen wiederhergestellt. In einem Falle, bei dem es sich um eine Atresie nach Trauma handelte, wurde nach Ablösung der Muschel, der atresierende Bindegewebsteil exzidiert und der Defekt durch gestielte, aus der Warzenfortsatzwand gewonnene Lappen gedeckt. Die Erfolge waren in allen Fällen zufriedenstellend und dauernd.

Die zahlreichen Berichte über therapeutische Maßnahmen zur Beseitigung von Gehörgangsatresien, die aus dem Kriege vorliegen, behandeln in der Hauptsache operatives Vorgehen, nur wenige Autoren bemühten sich, auf konservativem Wege Gehörgangsverschlüsse zu beheben.

Friedländer benützte bei einem Falle von membranöser Gehörgangsstriktur Tupellostifte zur Erweiterung des verengten Gehörganges und machte sich auf diese Weise die hinter der Striktur bestehende Eiterung zugänglich.

Loch verwendete Gummidrains von steigender Dicke und brachte den Gehörgang im Laufe von mehreren Monaten auf normale Weite. Diese Verfahren haben jedoch alle den Nachteil, daß sie ungemein langwierig und für den Patienten äußerst quälend sind.

Zum Ersatz des ganzen Gehörgangsrohres wie er bei tiefer gelegenen, den größten Teil des Gehörganges einnehmenden Verschlüssen in Frage kommt, verwendet Neumann die angrenzende Haut des Warzenfortsatzes. Bei dieser von letzterem angegebenen und im Kriege viel geübten Plastik wird die vordere Gehörgangswand aus einem Epidermislappen gebildet, der mit der Basis in der Tragusgegend gewonnen wird. Der Lappen wird von dem darunter befindlichen Narbengewebe, das die Gehörgangsöffnung ausfüllt, vorsichtig abpräpariert und nach Excision des Narbengewebes in den Gehörgang geschlagen. Hinter dem Ohre werden Haut und Periost vom typischen retroaurikulären

Schnitt aus möglichst weit nach hinten abgehebelt. Durch zwei Horizontalschnitte am oberen und unteren Ende des Hautschnittes wird ein Hautperiostlappen gebildet, dessen Größe erst nach durchgeführter Knochenoperation bestimmt wird. Nach Ablösung der Ohrmuschel wird das Narbengewebe der Atresie ausgiebig exzidiert, wodurch eine neue Öffnung angelegt wird. Die Totalaufmeißelung wird nur dann ausgeführt, wenn sie indiziert ist. Bei normalem Trommelfell wird die hintere knöcherne Gehörgangswand durch Entfernung der oberflächlichen Knochenschichten erweitert. Nun wird ca. 2 cm hinter dem retroaurikulären Schnitt ein zweiter parallel zum ersten verlaufender Schnitt geführt, der jedoch nur die Haut durchtrennt. Letztere wird vorsichtig vom Periost abgehoben; der so gebildete Hautlappen wird durch Horizontalschnitte in drei Teile geteilt, die für die Bildung der oberen, der hinteren und der unteren Gehörgangswand verwendet werden. Die erwähnten drei Lappen werden nach vorne in die neugebildete Gehörgangsöffnung geschlagen und durch Catgutnähte fixiert (Abb. 26—29) [1]).

NEUMANN, der über mehrere nach dieser Methode operierte Fälle mit vollkommenem Verschlusse nach Schußverletzungen berichtet, erzielte damit in jeder Hinsicht befriedigende Resultate.

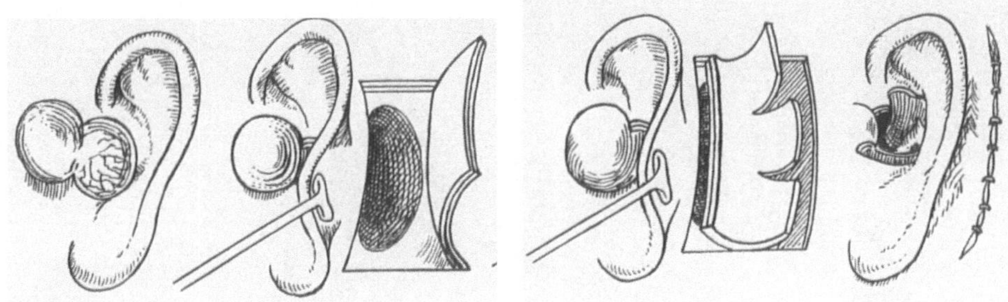

Abb. 26—29. NEUMANNS Gehörgangsplastik.

RUTTIN arbeitete Methoden aus, die es ermöglichen, jede einzelne Gehörgangswand plastisch zu ersetzen.

Bei bindegewebigen Atresien, die im lateralsten Teile des Gehörganges sitzen und nicht zu breit in die Tiefe reichen, legt RUTTIN den Knorpel der Cymba conchae, nach Ablösung der Ohrmuschel von rückwärts her frei und exzidiert das freigelegte Knorpelstück. Aus der vorderen Haut der Cymba bildet er rechtwinklige Lappen mit beliebiger Basis, nach oben, unten, nach vorne oder hinten, je nachdem, welche Gehörgangswand zu ersetzen ist. Auch Lappen von rückwärts können zum Ersatz der Gehörgangswände verwendet werden. Nach Ablösung der Ohrmuschel wird ein rechteckiger Lappen von der Warzenfortsatzdecke mit dem Stiel nach oben oder unten gewonnen und in den Gehörgang zur Deckung der unteren, resp. der oberen Gehörgangswand hineingeschlagen. Darüber lineare Naht nach Excision der überflüssigen Hautstücke α β, γ (Abb. 30—38).

Zum Ersatz aller Wände verwendet er entweder die Haut aus der Ohrfalte oder die Hautpartie um die Spitze und Hinterwand des Processus mastoideus. Bei seiner *Haut-Schlauchplastik* näht RUTTIN hinter dem Ohre entweder an die Haut des Warzenfortsatzes oder in die Ohrfalte ein durch Längsschnitt geöffnetes Drainrohr von der Weite und Länge des Gehörganges und umschneidet und unterminiert die vom Drainrohr bedeckte Haut bis auf den Stiel. Die um

---

[1]) Nach NEUMANN: Gehörgangsplastik. Österreich.-otol. Ges. 1915.

das Drainrohr gerollte Haut schiebt er nun nach Excision des Narbengewebes nach entsprechender Stieldrehung in den neugebildeten Gehörgang hinein.

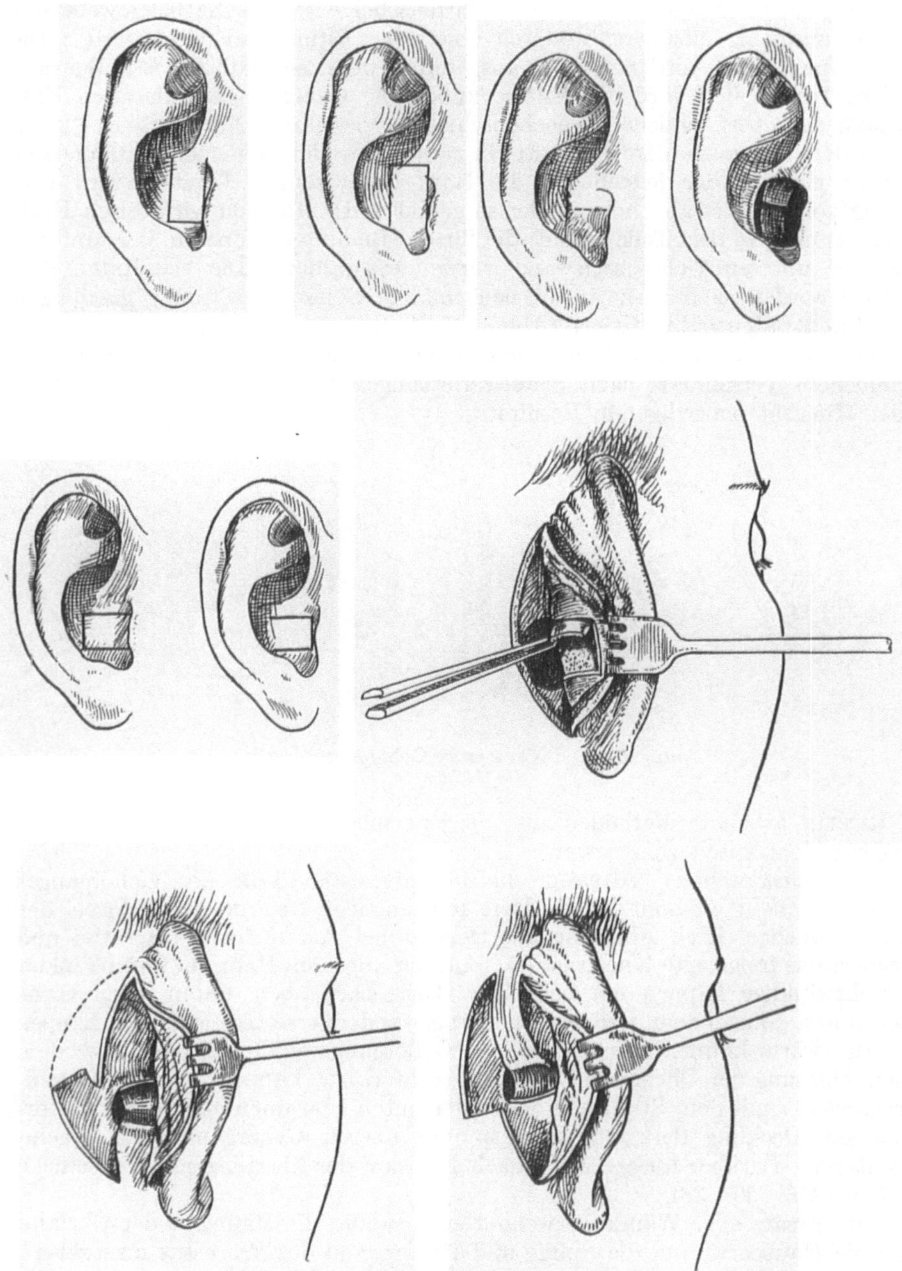

Abb. 30—38. Ruttins Gehörgangsplastik.

Die retroaurikuläre Öffnung wird geschlossen und der durch den Hautlappen gesetzte Defekt durch Hautverschiebung gedeckt. Die Nachbehandlung besteht bei allen Methoden nur in Tamponade. Das Drainrohr wird nach 6—8 Tagen entfernt, die Lappenstiele nach 8—10 Tagen exzidiert. Ruttins Resultate, in seinen nach den geschilderten Methoden operierten Fällen, waren fast durchwegs sehr gute, die neugebildeten Gehörgänge blieben selbst nach monatelanger Kontrolle weit und zeigten keine Tendenz zur Verengerung (Abb. 39—41)[1].

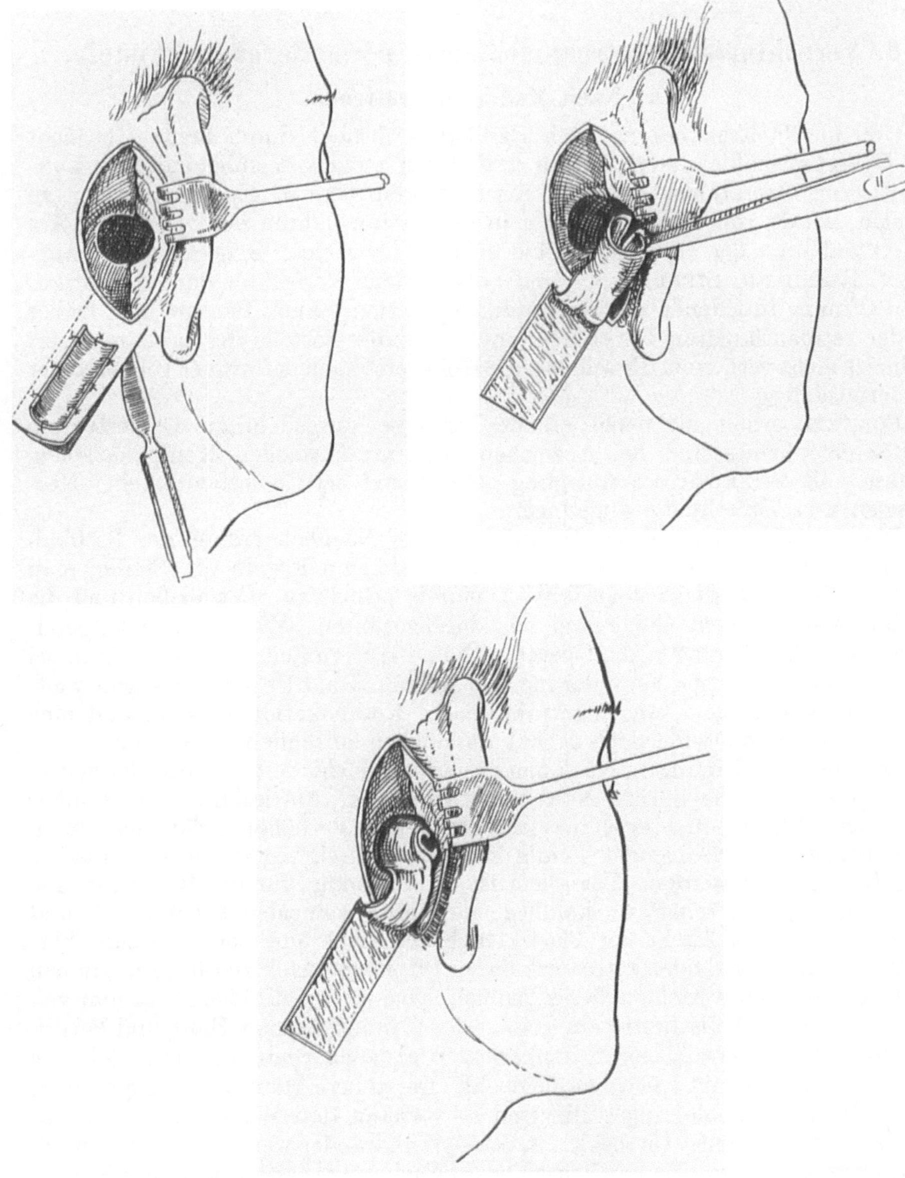

Abb. 39—41. Ruttins Haut-Schlauchplastik.

Alle Autoren stimmen darin überein, daß eine absolute Indikation zur Behebung von Gehörgangsverschlüssen oder Gehörgangsverengerungen nur bei

[1] Abb. 30—41 nach Ruttin: Operatives Verfahren zur Beseitigung der erworbenen bindegewebigen Atresie. Monatsschr. f. Ohrenheilk. u. Laryngo-Rhinol. 1918.

hinter der Atresie bestehenden Eiterungen, die bei Behinderung des Abflusses eine stete Gefahr für den Träger bedeuten, gegeben ist. Fälle, für die die Atresie resp. Stenose bei gesundem Mittelohr nur ein Schalleitungshindernis bedeutet, sind nur dann operativ anzugehen, wenn die Wiederherstellung der Funktion das operative Vorgehen rechtfertigt (Fleischmann).

3. Verschluß von retroauriculären, persistierenden Fisteln.

a) Nach Radikaloperationen.

Um die Nachbehandlung nach Radikaloperationen durch breite Übersicht der Operationshöhle zu erleichtern und durch möglichst unbehinderten Luftzutritt zur Operationshöhle eine raschere und bessere Epidermisierung zu erzielen, wurde von vielen Otologen in den ersten Jahren der operativen Ära das Offenhalten der Operationshöhle eifrig befürwortet. Schwartze, Trautmann, Reinhard, Siebenmann sind entschiedene Verfechter der retroaurikulären Öffnung in jedem Falle von Radikaloperation. Auch Passow hielt früher an der retroaurikulären Fistel fest, obwohl er die Vorteile des primären Verschlusses nicht verkennt. Er schließt die Höhle erst nach definitiver vollständiger Epidermisierung.

Politzer erhält die persistierende Fistel bei ausgedehntem Cholesteatom des Schläfenbeines und bei Anzeichen von intrakraniellen Komplikationen. Ebenso hält Winkler die Anlegung einer Fistel bei Cholesteatom, bei Neoplasmen und Tuberkulose angezeigt.

Die Vervollkommnung der Technik und der Nachbehandlung der Radikaloperation machten die Anlegung von persistierenden Fisteln überflüssig, man ist heute bestrebt, die retroaurikuläre Wunde primär zu verschließen und die Nachbehandlung vom Gehörgang aus durchzuführen. War man aus irgendeinem Grunde gezwungen die Operationshöhle längere Zeit offen zu halten, sei es wegen entzündlicher Veränderung der äußeren Hautdecke oder wegen weitgehender Zerstörungen, wegen intrakranieller Komplikationen, so kommt eine Fistel zustande, die wir jedoch sobald als möglich zu schließen trachten.

Bei kleineren Öffnungen, bei denen die Ränder nicht weit voneinander liegen, genügt eine einfache lineare Naht nach vorheriger Anfrischung der Ränder. Bei großen Öffnungen hingegen reicht ein bloßes Vernähen nicht aus, ein in jeder Hinsicht befriedigender Erfolg kann nur durch regelrechtes plastisches Vorgehen erreicht werden. Vor allem ist es notwendig, für die Hautnaht eine feste Unterlage zu schaffen; hohlliegende Nähte schneiden leicht durch und stellen den ganzen Effekt der Plastik in Frage. Alle Methoden die zum Verschluß von persistierenden retroaurikulären Öffnungen nach Radikaloperationen angegeben wurden, verfolgen dieses Prinzip. Eine vielgeübte Plastik stammt von Passow. Durch Ovalschnitte am Rande der Öffnung werden Haut und Periost durchtrennt und sowohl gegen den Trichter, als auch rings um die Fistel vom Knochen abgelöst und beweglich gemacht. Der innere Hautperiostlappen wird in die Operationshöhle eingestülpt und so vernäht, daß Wundrand an Wundrand zu liegen kommt. Die beiden äußeren Wundränder werden ebenfalls durch Nähte vereinigt. Um eine möglichst lineare Narbe zu erhalten, kann der Schnitt nach oben und unten verlängert und die überschüssige Haut exzidiert werden. Gegen das Mittelohr erzielt man mit dieser Methode einen Epidermisüberzug und schafft für die Hautlappen eine feste und durch Mitvernähen des Periostes eine derbe und widerstandsfähige Unterlage (Abb. 42—45) [1].

Nach Alexander besteht der Nachteil der Passowschen Plastik darin,

---

[1] Abb. 42—45 nach Passow-Claus: Operationen am Gehörorgan. 1920.

daß die beiden Nahtetagen, die direkt übereinander und in der Mitte des früheren Defektes gelegen sind, keine organische Stütze haben und daher leicht durchschneiden. Er modifizierte das Verfahren derart, daß die Etagennähte nicht übereinander, sondern gegeneinander verschoben zu liegen kommen. Der Vorteil liegt darin, daß der Effekt der Plastik, selbst wenn einzelne Nähte durchschneiden, nicht verloren geht, da die Lappen durch Flächenkontakt und durch den Rand der früheren retroaurikulären Öffnung gestützt sind.

Eine unwesentliche Modifikation der Passowschen Plastik wurde noch von Trautmann angegeben. Der Unterschied gegenüber dem Verfahren von Passow

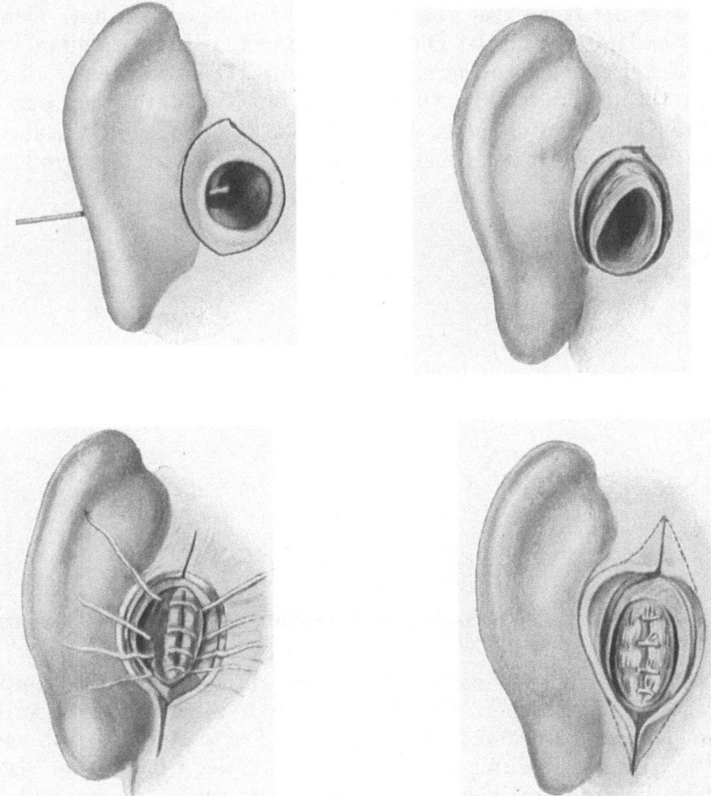

Abb. 42—45. Plastik nach Passow.

liegt in der Art der Anlegung der Nähte der in die Höhle geschlagenen Hautperiostlappen. Trautmann legt isoliert in den vorderen und hinteren Lappen im Längsdurchmesser je zwei Nähte und knüpft die Fäden von oben nach unten der Reihe nach miteinander.

Ein von Laurens angegebenes plastisches Verfahren unterscheidet sich ebenfalls nicht wesentlich von der Passowschen Methode. Vor und hinter der Fistel führt er zwei den Rand der retroaurikulären Öffnung tangierende Schnitte derart, daß zwei dreieckige Hautlappen, ein unterer und ein oberer entstehen, deren Basis durch den oberen und unteren Rand der Fistel gebildet wird. Die beiden Lappen werden vom Knochen abpräpariert, mit der Epidermis nach innen, in die Öffnung eingeschlagen und mit Catgutnähten aneinander befestigt. Darüber Naht der Hautwundränder.

Mosetig-Moorhof verwendet zur Ausfüllung der retroaurikulären Öffnung einen rundlichen, gestielten Lappen aus der Haut unterhalb der Fistel, der nach oben in die Öffnung umgeklappt und an die vorher angefrischten Fistelränder angenäht wird. Der durch den Lappen gesetzte Hautdefekt wird primär vernäht. Die nach außen gekehrte Wundfläche des Lappens läßt man entweder durch Granulationen vernarben oder man deckt ihn durch Thierschsche Lappen.

Es empfiehlt sich in jedem Falle die Wundränder der äußeren Haut auch über dem Lappen zu vereinigen, da man dadurch den etwas zu dünnen, häutigen Verschluß festigt.

Ruttin verwendet zum Verschluß retroaurikulärer Öffnungen dieselbe Methode, die er zur Korrektur abstehender Ohren angegeben hat. Den Lappen, den er aus der Hinterwand der Ohrmuschel bildet, näht er an einen etwa 1 cm hinter der Fistel angelegten Schnitt. Auf diese Weise wird ein Teil der retroaurikulären Öffnung durch die Ohrmuschel, ein Teil durch den aus der Ohrmuschelhinterfläche gewonnenen Lappen gedeckt. Es gelingt selbst größere Defekte auf diese Weise zu decken. Der Verschluß hat den großen Vorteil,

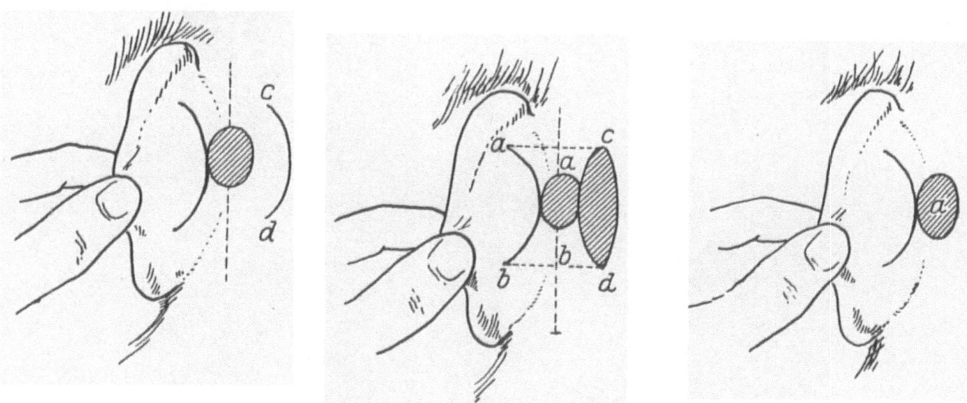

Abb. 46—48. Ruttins Methode zum Verschluß retroaurikulärer Öffnungen.

daß die Naht fest auf einer soliden Unterlage aufliegt und das Resultat selbst bei Nahteiterungen gesichert bleibt, während letztere bei hohl aufliegenden Nahtlinien den ganzen Effekt der Plastik in Frage stellen. (Abb. 46—48) [1]. Hartmanns „Verschluß durch Zurückverlagerung der Ohrmuschel" ist ähnlich. Er exzidiert die Narbenfläche und gewinnt eine ovale Fläche mit oben und unten zugespitzten Enden in deren Mitte die Fistel liegt. Die Wundränder werden durch Nähte vereinigt.

Heine nahm bei Fällen, in denen die Haut unter der Fistel durch Narbe verändert war, den zur Ausfüllung der retroaurikulären Öffnung notwendigen Lappen aus der Hinterwand der Ohrmuschel. In einem Falle konnte er so die Muschel über dem fixierten Lappen an den Hinterrand der Lücke annähen. Über einen plastischen Verschluß mittels eines Periostknochenlappens berichtet Elegvad. Er löste die Haut in $3/_4$ cm Ausdehnung ab und legte dann eine Periostknochenplatte aus der Tibia in die Wunde ein und vereinigte darüber die Hautränder. Er erzielte Heilung per primam und eine glatte Narbe ohne entstellende Einziehung.

Paraffininjektionen, die von Alt, Frey u. a. zum Verschluß von kleinen Fisteln — nach Frey eignen sich nur Öffnungen von höchstens $1^1/_2$ cm

---

[1] Abb. 46—48 nach Ruttin: Monatsschr. f. Ohrenheilk. u. Laryngo-Rhinol. Bd. 44.

Durchmesser — angegeben wurden, haben sich nicht bewährt, man hat sie auch wieder verlassen. WINKLER verwirft sie als ein vollkommen unchirurgisches Vorgehen in einem Gebiet, das sich infolge seiner Verschieblichkeit ganz besonders zu Plastiken eignet. Nach LANGE wird nur durch operatives Vorgehen ein völliger Verschluß erzielt, der unblutige Weg führt im besten Falle nur zu einem festen Aneinanderlegen der Ränder.

b) Nach Antrotomie.

Ein fester, durch eine lineare, nicht eingesunkene Narbe gebildeter Verschluß einer nach einer Warzenfortsatz- und Antrumoperation geschaffenen Wundhöhle wird nur dann zu erzielen sein, wenn sich der Wundtrichter mit Granulationen genügend ausfüllen kann und wenn die retroaurikuläre Wunde wenigstens teilweise primär genäht werden konnte. Hat man bei der Operation alles Krankhafte entfernt, geht die Ausfüllung der nicht zu groß gemachten Operationshöhle befriedigend vor sich und konnte die Wunde primär durch Naht verkleinert werden, so hat man die Gewähr, daß die Vernarbung glatt und schnell vor sich gehen wird. Ebenso wichtig wie die tadellos durchgeführte Operation ist für ein befriedigendes Endresultat die peinlich genaue Nachbehandlung. Zu festes Tamponieren der Höhle, das eine genügende Granulationsbildung verhindert, ist ebenso von Nachteil, wie zu locker liegende Tampons, die dazu führen können, daß die Wunde sich oberflächlich schon zu einer Zeit schließt, wo die darunter liegende Höhle noch unausgefüllt ist. War man wegen bestehender Komplikationen (Sinusthrombose, Hirnabsceß) gezwungen, die Wunde offen zu lassen und im Laufe der Nachbehandlung längere Zeit offen zu halten, so wird infolge zu festen und zu langen Tamponierens die Granulationsbildung hintangehalten; von den Rändern wuchert die Epidermis in die Höhle, der Wundtrichter bleibt unausgefüllt und eine tiefe, eingezogene Lücke bleibt zurück. Ist die Granulationsbildung zu spärlich, zu flach, sind die Granulationen zu schlaff, wie es bei geschwächten, anämischen Individuen der Fall sein kann, so bleibt die Ausfüllung der Höhle aus, es kommt zu keinem festen Verschluß gegen das Antrum, das Ergebnis ist wieder eine tief eingesunkene, womöglich sezernierende Fistel hinter dem Ohr.

Bei kleinen Öffnungen genügt meist ein Anfrischen und Vernähen der Wundränder. Für größere Öffnungen kommt nur ein plastisches Vorgehen in Betracht.

REINKING und unabhängig von ihm Voss verwenden zur Deckung von Fisteln eine Hautbrücke, die von hinten her über die Öffnung gelagert wird. Beide Autoren berichten über kosmetisch befriedigende Resultate, ohne nachträgliche Einsenkung der hohlaufliegenden Narbe.

SIEBENMANN-NAGER verwandeln die retroaurikuläre Lücke durch Abtragen und Glätten der hinteren Ränder und durch Entfernung des lateralsten Anteiles der hinteren knöchernen Gehörgangswand in eine möglichst seichte Mulde. Um die Fistel möglichst flach zu gestalten, ist es unter Umständen auch gestattet, den Sinus und evtl. auch die Dura freizulegen. Gegen letzteres Vorgehen wendet sich PASSOW, der darin die Erklärung für postoperativ auftretende Kopfschmerzen erblickt. SIEBENMANN und NAGER gelang es mit dem angeführten Verfahren bei Fällen, in denen es zu Abscedierungen der Knochenwunde nach Antrotomien gekommen ist, das Auftreten neuerlicher Rezidive zu verhindern. Der kosmetische Erfolg ist allerdings nicht ganz befriedigend, da nach der Plastik wieder eine tiefe Einstülpung zurückbleibt.

NEUMANN stülpt nach entsprechender Glättung der Wundränder den Musc. temporalis in die Lücke und bekommt auf diese Weise eine feste Unterlage für die Hautnaht. Der Muskel muß in möglichst großer Ausdehnung umschnitten werden, um ein genügend großes Stück in die Fistel hineinlegen zu können. Die Haut wird darüber mit festen Seidennähten vereinigt. Wichtig ist ein fester

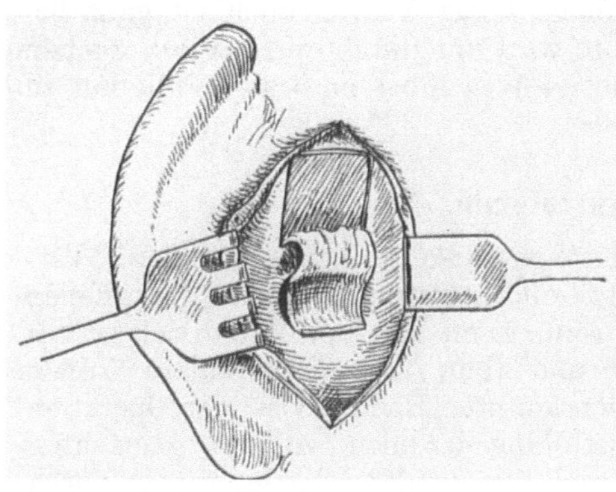

Verband darüber, um Hämatome, die den ganzen Effekt der Plastik in Frage stellen können, zu verhindern (Abb. 49).

Ausgehend von den Untersuchungsergebnissen von Gerber und Zeroni, wonach derbes Narbengewebe und neuer Knochen in großer Ausdehnung nur vom Periost aus gebildet werden, verwendet Passow zum Verschluß von Fisteln nach Antrotomie Bindegewebsperiostlappen, die er nach Abhebelung der Haut sowohl nach vorn als auch nach hinten durch Umschneiden des freiliegenden Periostes gewinnt und in die Öffnung hineinlegt. Die Lappen,

Abb. 49. Neumanns Methode zum Verschluß persistierender Fisteln.

die ihre Basis am unteren Rande haben, müssen je nach Tiefe und Breite des Fisteltrichters größer oder schmäler zugeschnitten werden. Die einander zu-

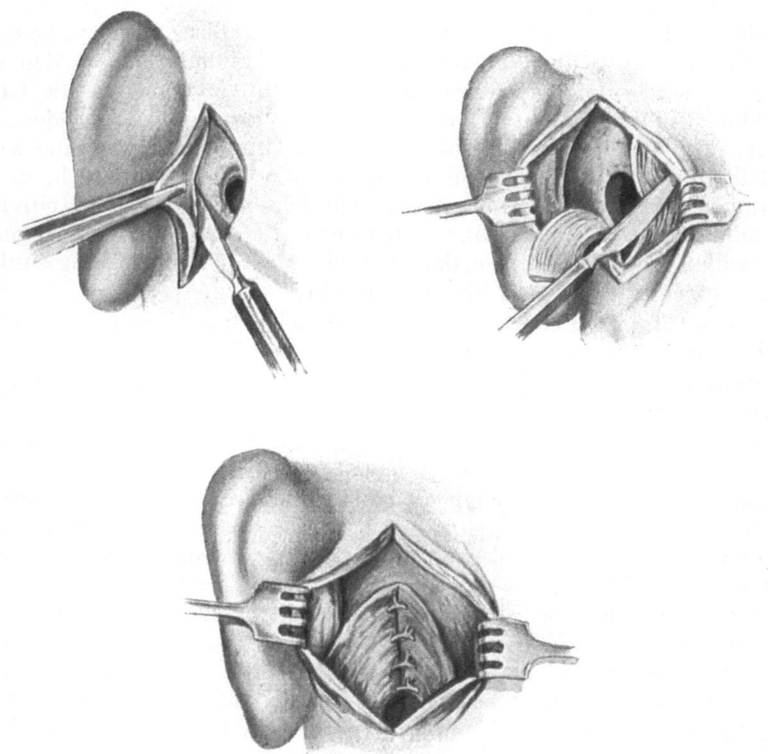

Abb. 50—52. Passows Plastik.

gekehrten Ränder der Lappen können vor dem Einstülpen durch Catgutnähte vereinigt werden. Reicht das Periost hinter der Ohrmuschel zur Lappenbildung nicht aus, so kann die Periostbindegewebslage vom Schuppenperiost oder Teile des Musculus temporalis verwendet werden. Passow und seine Schüler (Gabe, Beyer u. a.) berichten über durchwegs befriedigende Resultate mit Hilfe erwähnter Plastik (Abb. 50—52)[1].

Winkler entfernt bei großen retroaurikulären Fisteln die hintere knöcherne Gehörgangswand bis auf einen schmalen Saum am Trommelfell. Aus der häutigen Gehörgangswand wird ein Lappen gebildet, der nach hinten in die Lücke antamponiert wird. Darüber wird die retroaurikuläre Wunde durch Nähte geschlossen. Passow sah häufige Rezidive nach dieser Methode, außerdem besteht die Gefahr, das Mittelohr zu eröffnen und zu infizieren.

Auch über Versuche, Fisteln nach Antrotomien mittels Periostknochenlappen zu decken, wird berichtet. Küster implantierte einen Hautperiostknochenlappen in die Öffnung und verschloß darüber die Wunden primär. Ebenso legten auch Uffenorde und Bürkner einen Periostknochenlappen, den sie vom hinteren Knochenrand gewinnen, in die Knochenhöhle ein, hauptsächlich zur Deckung der freiliegenden Dura. Die Knochenplatte entfernten sie später wieder. Die Plastik wird immer zweckmäßig sein, wenn die in weiter Ausdehnung freigelegte Dura nur ein flaches Granulationspolster erhält oder ihre Knochenbildungsfähigkeit eingebüßt hat (Bürkner-Uffenorde).

Passow meint, daß die Knochenimplantation keinen Vorteil bildet, da der eingelegte Knochen nachträglich häufig der Nekrose anheimfällt und ausgestoßen wird und weil nach innen zu kein dauerhaftes Narbengewebe zustande kommen kann. Auch hier wurden Paraffininjektionen versucht (Alt, Frey), doch ohne Erfolg. Das Paraffin ist ein Fremdkörper, läßt sich meist wegen der Zartheit der die Fistel überziehenden Narbe nicht einbringen.

Literatur.

Alexander (1): Zur chirurgischen Behandlung der kongenitalen Atresie. Zeitschr. f. Ohrenheilk. u. f. Krankh. d. Luftwege. Bd. 55. — Derselbe (2): Zur Technik des plastischen Schlusses retroaurikulärer Lücken. Arch. f. Ohren-, Nasen- u. Kehlkopfheilk. Bd. 70. — Alt: Über subkutane Paraffininjektionen. Monatsschr. f. Ohrenheilk. u. Laryngo-Rhinol. Bd. 35. — Beyer: Die Chirurgie des Mittelohres. Handb. Katz, Blumenfeld, Preysing. 1922. — Blau: Mitteilungen aus dem Gebiete der Erkrankungen des äußeren und mittleren Ohres. Arch. f. Ohren-, Nasen- u. Kehlkopfheilk. Bd. 19. — Blegvad: Plastischer Verschluß einer retroaurikulären Öffnung. Dänische otolaryngol. Ges. 1914. — Blumenthal: Zur Operation der Mikrotie mit kongentialer Gehörgangsatresie. Zeitschr. f. Ohrenheilk. u. f. Krankh. d. Luftwege. Bd. 59. — Bürkner und Uffenorde: Bericht der Univ.-Poliklinik für Ohren- und Nasenkrankheiten Göttingen im Jahre 1905 u. 1906. Arch. f. Ohrenheilk. u. Laryngo-Rhinol. Bd. 72. — Corning: Entwicklungsgeschichte des Menschen. 1921. — Dieffenbach: Von dem Wiederersatz des äußeren Ohres. Berlin 1880. — Eckstein: Ohrmuschelfaltung zur Beseitigung des Abstehens der Ohren. Verhandl. d. dtsch. Ges. f. Chirurg. 1912. — Eitner (1): Verkleinern und Anlegen der Ohrmuschel. Med. Klinik 1922. — Derselbe (2): Zwei Auroplastiken. Münch. med. Wochenschr. Nr. 30. — Ely: Eine Operation zur Verbesserung der Stellung abstehender Ohrmuscheln. Zeitschr. f. Ohrenheilk. u. f. Krankh. d. Luftwege. Bd. 11. — Federschmidt: Ein Fall von kongenitaler Atresie beider Gehörgänge ohne Mißbildung der Ohrmuscheln mit auffallend gutem Gehör. Zeitschr. f. Ohrenheilk. u. f. Krankh. d. Luftwege. Bd. 59. — Fleischmann: Verletzungen des äußeren und mittleren Ohres. Handb. d. ärztl. Erfahrungen im Weltkriege. Bd. 6. Gehörorgan—Obere Luft- und Speisewege. 1921. — Frey: Der Verschluß retroaurikulärer Öffnungen durch subkutane Paraffininjektionen. Arch. f. Ohren-, Nasen- u. Kehlkopfheilk. Bd. 56. — Friedländer: Schädigungen des Gehörorgans durch Schußwirkung. Arch. f. Ohren-, Nasen -u. Kehlkopfheilk. Bd. 98. — Gabe: Über den plastischen Verschluß persistierender retroaurikulärer Öffnungen nach Antrumoperationen. Passow-Schäfer Beitr. Bd. 4. — Gerber: Ausbleiben des Knochenersatzes am operierten Schläfenbein. Arch. f. Ohren-, Nasen- u. Kehlkopfheilk. Bd. 63. — Gersuny: Über einige kosmetische Operationen. Wien. med. Wochenschr. 1903. — Goldstein: Cosmetic and plastic

---

[1] Abb. 50—52 nach Passow-Claus: Operationen an Gehörorgan. 1920.

surgery of the ear. Laryngoscope 1908. — Gradenigo: Über die Formanomalien der Ohrmuschel. Arch. f. Ohren-, Nasen- u. Kehlkopfheilk. Bd. 34. — Gruber: Lehrb. d. Ohrenheilkunde. 1888. — Heine: Operationen am Ohr. 1913. — Herschel: Ein Fall von kongenitaler Atresie des Gehörganges bei normal gebildeter Ohrmuschel. Monatsschr. f. Ohrenheilkunde u. Laryngo-Rhinol. Bd. 43. — Hofer, G. und R. Leidler: Methode zur operativen Korrektur von Klappohren. Österr. otol. Ges. Bd. 10. 1922. — Jacobson: Bericht aus der Berliner otiatrischen Univ.-Klinik. Arch. f. Ohrenheilk. u. Laryngo-Rhinol. Bd. 19. — Imhofer: Beiderseitige Atresie und angeborenes Kolobom der Augenlider. Passow-Schäfer Beitr. Bd. 4. — Joseph: Korrektive Ohrenplastik. Handb. d. spez. Chirurg. d. Ohres u. d. oberen Luftwege. Katz-Blumenfeld-Preysing. 1913. — Iwata: Angeborene Mißbildung des äußeren Ohres. Passow-Schäfers Beitr. Bd. 5. — Körner: Zur Operation erworbener Gehörgangsverschlüsse. Dtsch. otol. Ges. 1896. — Körte: Bericht der freien Vereinigung der Chirurgen Berlins. 1905. — Küster: Zentralbl. f. Chirurg. 1899. Nr. 43. — Lange: Über Heilungsvorgänge nach Antrumoperationen. Passow-Schäfers Beitr. Bd. 4. — Laurens: Plastik zum Schluß retroaurikulärer Öffnungen nach Radikaloperation. Ann. d. maladies de l'oreille. Tome 34. Ref. Zeitschr. f. Ohrenheilk. u. f. Krankh. d. Luftwege. Bd. 59. — Lexer: Zur Gesichtsplastik. Chirurgenkongreß 1910. — Leidler: Beitrag zur Kenntnis der erworbenen Atresie des Gehörganges. Arch. f. Ohren-, Nasen- u. Kehlkopfheilkunde Bd. 64. — Lermoyez: Traite des affections de l'oreille. 1921. — Loch: Bericht über 200 in den ersten beiden Kriegsjahren an Hals-, Nase und Ohren untersuchte und behandelte Verwundete aus dem Düsseldorfer Lazarett. Passow-Schäfers Beitr. Bd. 9. — Marx: Mißbildungen des Ohres. 1911. — Moldenhauer: Mißbildungen des menschlichen Ohres. Schwartzes Handb. Bd. 1. — Mosetig-Moorhof: Plastischer Verschluß von Knochendefekten am Warzenfortsatz durch einen falzartig unterponierten, umgelegten Hautlappen. Monatsschr. f. Ohrenheilk. u. Laryngo-Rhinol. 1899. — M'Shane: Neue und zweckmäßige Methode zur Korrektion abstehender Ohren. Indiana med. journ. 1906, ref. Zeitschr. f. Ohrenheilk. u. f. Krankh. d. Luftwege. Bd. 52. — Nager, F. R.: Wissenschaftlicher Bericht der oto-laryngologischen Univ.-Klinik und Poliklinik (Prof. Siebenmann) Basel vom 1. Januar 1903 bis 3. Dezember 1904. Zeitschr. f. Ohrenheilk. u. f. Krankh. d. Luftwege. Bd. 53. — Neumann: Gehörgangsplastik. Österr. otol. Ges. XII. 1915. — Ostmann: Behandlung bindegewebiger Strikturen des äußeren Gehörganges mittels Elektrolyse. Berl. klin. Wochenschr. 1896. — Passow (1): Über Verschluß der Knochenwunden nach Antrumoperationen. Passow-Schäfers Beitr. Bd. 1. — Derselbe (2): Über retroaurikuläre Öffnung nach der Radikaloperation chronischer Mittelohreiterungen. Zeitschr. f. Ohrenheilk. u. f. Krankh. d. Luftwege. Bd. 32. — Passow-Claus: Anleitung zu den Operationen am Gehörorgan, an den Tonsillen und in der Nase. 1920. — Payr: Langenbecks Arch. Bd. 78. — Politzer: Lehrb. d. Ohrenheilk. 1908. — Reinhard: Die Behandlung des Cholesteatoms des Felsenbeins mit persistierender retroaurikularer Öffnung. Dtsch. otol. Ges. 1894. — Reinking: Zeitschr. f. Ohrenheilk. u. f. Krankh. d. Luftwege. Bd. 77. — Rudolphy: Über traumatische Gehörgangsatresie. Zeitschr. f. Ohrenheilk. u. f. Krankh. d. Luftwege. Bd. 42 u. 43. — Ruttin (1): Operatives Verfahren zur Beseitigung der erworbenen bindegewebigen Atresie des Gehörganges. Monatsschr. f. Ohrenheilk. u. Laryngo-Rhinol. 1918. Festschr. f. Urbantschitsch. — Derselbe (2): Eine Methode zur Korrektur abstehender Ohren und zum Verschluß retroaurikulärer Öffnungen. Monatsschr. f. Ohrenheilk. u. Laryngo Rhinol. Bd. 44. — Derselbe (3): Methode zur Korrektur abstehender Ohren. Österr. otol. Ges. 1909. — Derselbe (4): Plastik bei kongenitalen Deformationen des Ohres. Österr. otol. Ges. 1911. — Derselbe (5): Operative Behebung der kongenitalen Atresie. Österr. otol. Ges. 1909. — Scheibe: Münch. med. Wochenschr. 1904. — Schmieden: Der plastische Ersatz von traumatischen Defekten der Ohrmuschel. Berl. klin. Wochenschr. 1908. — Schwartze (1): Über erworbene Atresie und Striktur des Gehörganges und deren Behandlung. Arch. f. Ohren-, Nasen- u. Kehlkopfheilk. Bd. 47 u. 48. — Derselbe (2): 73. Versamml. dtsch. Naturforscher u. Ärzte 1902. Diskussionsbemerkung. — Derselbe (3): Handb. d. Ohrenheilk. 1893. II. Operationslehre. — Schwiedop: Beitrag zur Behandlung der erworbenen Atresie des Gehörganges. Arch. f. Ohren-, Nasen- u. Kehlkopfheilk. Bd. 53. — Siebenmann (1): Doppelseitige Atresia auris cong. mit normal gebildeter Muschel. Jahresber. d. otolaryngol. Klinik Basel 1899—1900. Zeitschr. f. Ohren-, Nasen- u. Kehlkopfheilk. Bd. 40. — Derselbe (2): Erster Jahresbericht über die Tätigkeit der oto-rhino-laryngol. Poliklinik Basel. Zeitschr. f. Ohren-, Nasen- u. Kehlkopfheilk. Bd. 21. — Derselbe (3): Die Radikaloperation des Cholesteatoms mittels Anlegung breiter permanenter Öffnungen gleichzeitig gegen den Gehörgang und gegen die retroaurikuläre Region. Berl. klin. Wochenschr. 1893. — Stetter: Zur operativen Beseitigung angeborener Ohrmuschelmißbildungen. Arch. f. Ohren-, Nasen- u. Kehlkopfheilk. Bd. 21. — Streit: Über einige plastische Operationen an der Ohrmuschel. Arch. f. Ohren-, Nasen- u. Kehlkopfheilk. Bd. 95. — Trautmann: Die persistente retroaurikuläre Öffnung nach Radikaloperation und plastischer Verschluß derselben. Arch. f. Ohren-, Nasen- u. Kehlkopfheilk. Bd. 48. — Trendelenburg: Verletzungen und chirurgische

Krankheiten des Gesichts. Dtsch. Chirurg. Liefg. 33. — TROFIMOV: Die chirurgische Behandlung der Verwachsungen des äußeren Gehörganges. Ref. Zeitschr. f. Ohren-, Nasen- u. Kehlkopfheilk. Bd. 55. — UFFENORDE: Zur Plastik der Mißbildungen der Ohrmuschel. Münch. med. Wochenschr. 1907. — URBANTSCHITSCH, E.: Aplasie des linken äußeren Gehörganges. Österr. otol. Ges. Bd. 6. 1910. — VOSS (1): Plastisches Verfahren zum primären und sekundären Verschluß von Antrumoperationswunden. Verhandl. d. dtsch. otol. Ges. 1912. — DERSELBE (2): Die Verletzungen und chirurgischen Krankheiten des äußeren Ohres. KATZ-BLUMENFELD-PREYSINGS Handb. Bd. 2. Liefg. 1—3. — WINKLER (1): Modifikation der Schnittführung zur Beilegung und Nachbehandlung der erkrankten Mittelohrräume. 73. Vers. dtsch. Naturforscher u. Ärzte in Hamburg. — DERSELBE (2): Über retroaurikuläre Öffnungen nach ausgeführter Totalaufmeißelung und Plastik derselben. Arch. f. Ohren-, Nasen -u. Kehlkopfheilk. Bd. 75. — WOLF: Dtsch. otol. Ges. 1893. — ZERONI: Die ausbleibende Granulationsbildung nach Aufmeißelung des Warzenfortsatzes. Arch. f. Ohren-, Nasen- u. Kehlkopfheilk. Bd. 73.

II. Mittleres Ohr.

1. Die Krankheiten der Ohrtrompete.

Von

A. Scheibe-Erlangen.

Der Tubenabschluß nimmt infolge seiner Häufigkeit und seiner klinischen Bedeutung gegenüber den anderen Tubenkrankheiten — offenstehende Tube, Fremdkörper, Verletzungen, Muskelgeräusche und Tubeneiterung — eine so vorherrschende Stellung ein, daß seine Beschreibung bei weitem den größten Teil des mir zugewiesenen Abschnittes einnehmen wird.

A. Tubenabschluß.

Kein Kapitel der Mittelohrerkrankungen ist so gut ausgebaut wie die Lehre von dem Tubenabschluß oder der gestörten Ventilation des Mittelohres. Daß bei dauernder Verstopfung der Ohrtrompete im ganzen Mittelohr ein negativer Druck entsteht, ist allgemein anerkannt. Das eingedrückte Trommelfell wird von fast allen Autoren als beweisend für Tubenverstopfung angesehen. Nur KÜMMEL genügt die Einsenkung des Trommelfelles für die Diagnose nicht (Verhandl. d. dtsch. Otol.-Ges. 1914). Das Bild des beweglichen Transsudates in der Paukenhöhle ist allen Autoren bekannt, wenn auch über seine Entstehung die Meinungen noch auseinander gehen.

Das Krankheitsbild des „Tubenkatarrhs" ist auch den praktischen Ärzten gut bekannt und selbst bei den Laien populär.

Trotzdem herrscht in der Nomenklatur, vor allem aber in der Klassifikation, eine heillose Verwirrung.

Nomenklatur.

Es gibt zwei Ausdrücke in der Ohrenheilkunde, welche ihre Entwicklung mehr als andere aufgehalten haben. Das ist „Caries" und „Katarrh".

Die Bezeichnung Katarrh wurde ursprünglich für die akute Rhinitis gebraucht, von $\varkappa\alpha\tau\alpha\varrho\varrho\acute{\epsilon}\omega$ herabfließen, nämlich vom Gehirn. Dann wurde die Bezeichnung auf die Entzündung jeder Schleimhaut angewandt und schließlich gerade im Gegensatz zur Entzündung auf die übrigen Erkrankungen der Schleimhaut, z. B. des Transsudates. Wenn auch die meisten Autoren bei der Bezeichnung Mittelohrkatarrh oder Tubenkatarrh sich nicht viel Gedanken gemacht zu haben scheinen, so gibt es doch genug andere, welche sich mit der Bezeichnung Katarrh ausdrücklich auseinandergesetzt haben.

Im folgenden seien einige dieser Autoren zitiert: Heine nennt in seinem Buch über Ohroperationen den Tubenabschluß absichtlich *Mittelohr-Katarrh* —, obgleich er die Bezeichnung Katarrh für nicht entzündliche Erkrankungen als eigentlich falsch erklärt. *Tuben*katarrh lehnt er deshalb ab, weil dies nur *eine* der Ursachen ist. Tubenverschluß nach Bezold akzeptiert er auch nicht. Was den Grund anbetrifft, so drückt er sich nicht ganz klar aus. Er meint, wie es scheint, daß der Abschluß nur die Folge einer anderen Krankheit ist. Warum setzt er dann nicht einfach die Ursache daneben?

Brühl erklärt auf dem Kongreß der deutschen otologischen Gesellschaft 1914 die Bezeichnung „Katarrh" für Tubenabschluß als falsch, da man unter Katarrh „Entzündung" versteht. In seinem Lehrbuch aber spricht er von sekretorischem Mittelohr-*Katarrh*.

Politzer gibt in seinem Lehrbuch zwar zu, daß „Katarrh" und „Schleimhautentzündung" sich decken, aber er bezeichnet doch die Formen, welche ohne Reaktionserscheinungen mit Ausscheidung eines serösschleimigen „Exsudats" verlaufen — er meint den Tubenabschluß mit Transsudat — als „Katarrh im engeren Sinne", die anderen als „Entzündung".

Jansen und Kobrak sagen in ihrem Lehrbuch: „Die Eiterung ist eine Steigerung der Entzündung und die Entzündung ist eine Steigerung des Katarrhs".

Boenninghaus ist der einzige, der direkt für Beibehaltung des „festfundierten Begriffs des Mittelohrkatarrhs" eintritt. Er nennt den isolierten Tubenkatarrh mit Transsudat ein „zweideutiges Krankheitsbild" und plädiert wohl im Gegensatz zu fast allen anderen Autoren für „Streichung des Begriffs Hyperaemia et Hydrops ex vacuo aus der Mittelohrpathologie".

Bezold dagegen sagt in seinem Lehrbuch: Die Erscheinungen des Tubenabschlusses, welcher noch meist als „Katarrh" bezeichnet wird, haben weder mit Katarrh, noch mit Entzündung irgend etwas zu schaffen. Sie sind zwar bedingt durch Katarrh der knorpeligen Tube, das ist aber nur *eine* und sogar eine seltenere Erscheinungsweise. Viel häufiger liegen mechanische Verhältnisse zugrunde. Die Bezeichnung „Tubenkatarrh", die bisher üblich war, ist deshalb besser zu vermeiden. Der Name „Katarrh" hat nach Bezold für die verschiedenen Erkrankungen des Mittelohres „mehr verwirrend als aufklärend" gewirkt.

In der Literatur finden sich folgende Synonyma: Sekretorischer Mittelohrkatarrh, seröser Mittelohrkatarrh, Tubenmittelohrkatarrh, Tubenkatarrh, Salpingitis acuta, Hydrops ex vacuo, Paukenhöhlenwassersucht, Exsudat, Transsudat und Tubenabschluß mit Serumansammlung.

Wenn es gelingen sollte, die Bezeichnung „Katarrh" aus der Ohrenheilkunde endlich auszumerzen, so würde das einen großen Fortschritt bedeuten.

Klassifikation.

Noch schwerwiegender ist die Verwirrung, welche in der Klassifikation des Tubenabschlusses herrscht. Es dürfte für den Anfänger kaum möglich sein, sich in den meisten Lehrbüchern zurecht zu finden. Ich habe 43 Lehrbücher oder Grundrisse, Kompendien der pathologischen Anatomie und dergleichen durchgesehen. Es ist ein recht unbehagliches Gefühl, das den Leser dabei beschleicht, weil meist eine scharfe Stellungnahme vermieden wird. Alle Variationen, die überhaupt möglich sind, finden sich vertreten. Meist wird der Tubenabschluß zusammen mit der Otitis media imperfor. acuta abgehandelt. Ferner wird außerdem der Tubenabschluß vielfach nochmals extra besprochen. Drittens wird die Entzündung des Mittelohres zusammengeworfen mit der Tubenverstopfung und letztere wieder in einem zweiten Kapitel zusammen mit der Entzündung. Am seltensten schließlich bildet der Tubenabschluß ein Kapitel für sich. Dies ist der Fall bei BEZOLD, DÖLGER, DENKER und KÖRNER. SIEBENMANN, der ursprüngliche Herausgeber dieses Handbuches, hat mir ebenfalls ausschließlich die Tubenkrankheiten als Thema angeboten, und sein Nachfolger DENKER hat die Trennung, seinem Standpunkt entsprechend, beibehalten. Dadurch unterscheidet sich das vorliegende Handbuch von dem SCHWARTZEschen, in dem WALB die Krankheiten der Tube zusammen mit denen der Paukenhöhle und ohne deutliche Trennung zwischen beiden abgehandelt hat. Dabei hat WALB selbst einen überzeugenden Beweis für die nicht entzündliche Natur des Transsudates erbracht, auf den noch näher eingegangen werden soll.

Die Verwirrung sowohl in der Nomenklatur als auch in der Klassifikation erklärt sich zur Genüge aus der Geschichte der Ohrenheilkunde. Vor der Entdeckung des durchbohrten Konkavspiegels war die Einteilung bestechend einfach: akuter und chronischer Katarrh einerseits und bei Ausfluß akute und chronische Eiterung des Mittelohres andererseits. Die akute und chronische Eiterung sind geblieben. Der akute Katarrh aber wurde geschieden in Tubenabschluß und akute Otitis media imperforativa. Die letztere gehört jetzt zur akuten Mittelohreiterung. Vom chronischen Katarrh wurde mit Hilfe der Funktionsprüfung und der pathologischen Histologie die sogenannte Otosklerose sowie die Erkrankung des inneren Ohres abgetrennt. Es bleibt nur mehr der langdauernde oder chronische Tubenabschluß mit seinen Folgezuständen übrig und außerdem noch das fragwürdige Kapitel der Adhäsivprozesse POLITZERS resp. der Otitis media catarrh. chronica mit Einsenkungserscheinungen BEZOLDS. Ob dieses letztere Krankheitsbild mit Recht für sich besteht, können erst histologische Untersuchungen von genau im Leben anamnestisch und funktionell untersuchten Fällen entscheiden. Da bei alten Einsenkungserscheinungen und bei Adhäsionen resp. Residuen von Mittelohrentzündung das Gehör normal sein kann, ist es wohl möglich, daß unter diesem Krankheitsbild sich Fälle von Otosklerose verbergen, wie das POLITZER auch zugibt.

Vielfach wird nun noch dem einfachen chronischen Mittelohrkatarrh ein eigenes Kapitel gewidmet. Es wäre dies das chronische Stadium der Otitis media imperf. acuta. Es muß endlich einmal die Frage aufgeworfen werden: gibt es denn überhaupt ein chronisches Stadium der akuten imperforativen Mittelohrentzündung? Nach meinen Erfahrungen ist dies nicht der Fall. Die Otitis media acuta heilt entweder mit Resorption des Sekrets und mit normalem Gehör oder sie geht in die perforative Form über. Eine Ausnahme machen höchstens einzelne atypische Fälle von Mittelohrtuberkulose, die ohne Perforation des Trommelfells verlaufen und einige wenige Fälle von sekundärer Lues des Mittelohres. Untersuchungen ausschließlich an der Leiche ohne genaue Untersuchung im Leben können hier leicht irre führen, da häufig kurz vor dem Tode noch eine akute exsudative Mittelohrentzündung zu alten Residuen hinzukommt (GÖRKE).

Merkwürdigerweise habe ich in der Literatur diese Frage, deren Beantwortung mir außerordentlich zur Klärung beizutragen scheint, nirgends angeschnitten gefunden. Nur JANSSEN und KOBRAK (Lehrb. S. 145) lassen bei ihrer Einteilung die Form „der chronischen Mittelohrentzündung" einfach weg, geben aber keinen Kommentar dazu.

Meine Stellung zur Klassifikation der Mittelohrprozesse ist demnach folgende:

1. Tubenabschluß mit seinen Folgezuständen. Der Zusatz „akut" und „chronisch" kann wegfallen.

2. Otosklerose.

3. Die akute imperforative und perforative Otitis media.

4. Die chronische Mittelohreiterung.

5. Die Residuen von Mittelohreiterung a) mit geheilter und b) mit persistierender Perforation.

Diese Abschweifung über die Einteilung der gesamten Mittelohrerkrankungen habe ich für nötig gehalten, um bezüglich der Abtrennung des Tubenabschlusses von den übrigen Mittelohrkrankheiten ganz verstanden zu werden.

Geschichte.

Die Lehre von den Tubenkrankheiten datiert von der Entdeckung der Ohrtrompete durch Eustachio im Jahre 1563. Sie ist die einzige freie Kommunikation des normalen Mittelohres nach außen. Das Foramen Rivini existiert nicht. Im normalen Trommelfell liegt eine Verwechslung des dunkel durchscheinenden hintersten Teils des Recessus ante malleolum (Buckreuss: Arch. f. Ohren-, Nasen- u. Kehlkopfheilk. Bd. 110) vor. Merkwürdigerweise glaubt Boenninghaus, dieser scharfe Beobachter, noch an das Foramen Rivini.

Mit der Entdeckung der Tube war auch gleich ihre Physiologie gegeben. Während man vorher angenommen hatte, daß die Luft in der Paukenhöhle immer ein und dieselbe und angeboren sei (Itard), erkannte man nun, daß die Luft immer von außen komme, und daß die Bestimmung der Ohrtrompete sei, die Lufterneuerung in der Paukenhöhle zu ermöglichen. Man sagte sich auch bald, daß die Verstopfung der Tube zur Luftverdünnung im Mittelohr führen müsse.

Die Annahme, daß die Tube als Abflußrohr für Sekret diene, spielte nur kurze Zeit eine Rolle. Auch die Vermutung, daß man durch die Tube höre, hat nie viel Anhänger gefunden.

Nachdem Valsalvas Versuch schon längst bekannt war, führte der Postmeister Gyot 1724 den Katheterismus ein, um Flüssigkeit in das Mittelohr einzuspritzen. Cleland blies 1741 zum erstenmal Luft ein und Laennec fügte die Auskultation bei. Aber erst im Anfang des 19. Jahrhunderts wurde unter Itard und Kramer der Katheterismus allgemein eingeführt. Damals bestand die Haupttätigkeit der Ohrenärzte in der Einführung des Katheters. Heute ist der Katheterismus fast vollständig durch das Politzersche Verfahren verdrängt. Die Sondierung und Bougierung ist nach Politzer wahrscheinlich von Saissy und Deleau zuerst angewandt worden.

Therapeutisch spielten außer dem Katheterismus und der Bougierung die allgemein als unsicher empfundene Abtragung der Gaumentonsillen und vor allem Brech- und Gurgelmittel eine Rolle. Auch die Parazentese und selbst die Aufmeißelung (Riolan 1649) wurden allerdings mehr empfohlen als ausgeführt.

Aber die Diagnose war und blieb unsicher. Auch Katheterismus und Bougierung sind bekanntlich oft irreführend, wie Streit erst vor kurzem wieder zahlenmäßig nachgewiesen hat.

Der Stand zu der Zeit kurz vor Tröltsch, dem Vater der wissenschaftlichen Ohrenheilkunde, läßt sich dahin präzisieren, daß Anatomie und Physiologie vollkommen ausgebaut waren, daß aber die Lehre von den Krankheiten stagnierte. Das letztere geht am besten aus dem Worte Wildes, dieses vortrefflichen Klinikers, hervor (1853): „Die Entzündung der Eustachischen Röhre kann als eine für sich bestehende Krankheit existieren, aber ich weiß keine Symptome, durch welche sie erkannt werden könnte, ausgenommen die, welche die katarrhalische Otitis mit ihr gemein hat." Er meint hauptsächlich Gefühl von Vollsein und Wechsel der Schwerhörigkeit.

Wie nah aber andererseits die Spekulation der Wahrheit gekommen war,
zigt sein Zeitgenosse Toynbee. Er sagt in seinem Lehrbuch (1860): „Wird
ie Eustachische Röhre undurchgängig, so verschwindet die Luft in der
rommelhöhle allmählich. Es ist nicht zu entscheiden, ob sie absorbiert wird
der durch das Trommelfell infolge Exosmose fortgeht. Die Wirkung ist die,
aß eine vermehrte Konkavität des Trommelfells erzeugt wird, ferner ein Ein-
ärtsdrängen der Gehörknöchelchen und ein Druck auf den Inhalt des Laby-
nths und eine sehr ernste Verminderung der Hörschärfe".

Weder bei Wilde noch bei Toynbee findet sich aber die wichtigste Erschei-
ung der Tubenverstopfung, die Einsenkung des Trommelfells, näher beschrieben.
eide mußten sich bei der Beleuchtung resp. Inspektion des Trommelfells
och mit dem am Kopf vorbeifallenden Licht begnügen, das zwar genügte,
m Entzündung des Trommelfells, Perforationen und Polypen, nicht aber um
inere Details sichtbar zu machen.

Toynbee war es nicht bekannt, daß Tröltsch bereits vier Jahre vorher
er große Wurf gelungen war. 1856 hatte dieser den durchbohrten Reflektor
i die Praxis eingeführt. Es war ihm, wie es scheint, aber unbekannt, daß
hon 1851—1852 Helmholtz-Ruete den durchbohrten Augenspiegel an-
egeben hatten, wie andererseits diese wieder nichts davon wußten, daß bereits
341 der praktische Arzt Hofmann den durchbohrten Ohrenspiegel erfunden
atte.

Der Reflektor hat mit einem Schlag Licht in das Dunkel gebracht. Die
iagnose Tubenabschluß wird bekanntlich nicht anatomisch durch die Rhino-
copia posterior (Czermak 1858), sondern funktionell durch die Otoskopie
estellt. Die Tube kann normal aussehen und doch verschlossen sein, und um-
ekehrt kann der ganze Nasenrachenraum von Tumormassen ausgefüllt sein
nd doch normales Gehör bestehen. Es mutet deshalb eigentümlich an, wenn
host 1905 das Bild des Tubenkatarrhs beschreibt, ohne auch nur mit einem
ort das Trommelfell zu erwähnen.

Nach der Einführung des Ohrenspiegels folgten Publikationen über das
ormale und über das eingedrückte Trommelfell schnell aufeinander. Sie
nden einen gewissen Abschluß mit der Beschreibung des beweglichen Trans-
dates durch Politzer 1869—1870 und mit der Beschreibung der Trommelfell-
flexe durch Bezold 1883.

Wenn auch die Rhinoscopia posterior für die Diagnose ohne große Bedeu-
ng ist, so ist sie doch von der größten Wichtigkeit für die Feststellung der
iologie. Damit war auch die Therapie, die vorher fast nur symptomatisch
ar, auf eine gesunde Basis gestellt. Den größten Fortschritt in der Therapie
achte das Jahr 1873 mit der Entdeckung der adenoiden Vegetationen durch
ilh. Meyer.

Von den verschiedensten Seiten wurden Beweise dafür beigebracht, daß
e infolge des Tubenabschlusses entstehende Serumansammlung im Mittelohr
cht entzündliches Exsudat, sondern Transsudat infolge der Hyperaemia ex
cuo ist. Doch darauf soll an anderer Stelle genauer eingegangen werden!

Definition.

Mach, Kessel, sowie Kreidl und Boenninghaus, letztere durch Unter-
chungen am Tier, gelangen zum Schluß, daß die Tube permanent geschlossen
. Sie öffnet sich nur beim Gähnen und während des Schlingaktes. Lucae
d Hammerschlag dagegen glauben am Menschen nachgewiesen zu haben,
ß sie immer offen sei. Ostmann sah zwar ebenso wie Lucae fast konstant
anometerschwankungen, aber sie fielen durchaus nicht immer mit der

Respiration, sondern mit dem Puls zusammen. Politzer fand beim Menschen mit dem Manometer die Wegsamkeit der Tube individuell verschieden. Bei manchen bestand schon bei ruhiger Respiration eine Luftströmung gegen die Paukenhöhle zu, bei anderen nur während des Schlingaktes. Damit stimmt gut überein, daß man nur bei einem kleinen Teil der Kranken mit Trommelfellnarben respiratorische Bewegungen derselben sieht, und daß nach Bezold auch am normalen Trommelfell bei forcierter Atmung nur ausnahmsweise Veränderung des dreieckigen Reflexes zu sehen ist. Dafür, daß die Tube gewöhnlich geschlossen ist, spricht auch die Untersuchung im pneumatischen Kabinett; nach Hartmann tritt bei starkem Druck keine Luft in die Paukenhöhle, dagegen tritt im verdünnten Lufträume schon bei geringer Druckdifferenz die Luft aus der Paukenhöhle nach außen. Mit dem letzteren Ergebnis stimmen auch die experimentellen Untersuchungen Steurers überein. Sie ergaben, daß bei Trommelfellperforationen Gase in die oberen Luftwege in $^2/_3$ der Fälle eindringen können. Auch die Beobachtung der Bergsteiger, daß während des Abwärtssteigens beim Schlucken das Rauschen des Baches plötzlich viel heller klingt, spricht dafür, daß die Ohrtrompete gewöhnlich geschlossen ist.

Unter Tubenabschluß verstehen wir also nicht den gewöhnlichen, sondern den dauernden Verschluß der Tube, der auch durch Schlucken und Gähnen nicht aufgehoben wird.

Ebenso wie der dauernde Verschluß ist auch das dauernde Offenstehen pathologisch, doch davon soll später die Rede sein.

Vorkommen.

Zahlen hierüber finden sich nur bei Bezold. Die Tubenkrankheiten betragen $8,2^0/_0$ der Gesamtzahl seiner Ohrenkranken. Davon sind Kinder $55,7^0/_0$ und Erwachsene $44,3^0/_0$, wobei zu bedenken ist, daß unter der Gesamtzahl der Ohrenkranken Bezolds nur $22^0/_0$ Kinder sich befinden (Arch. f. Ohren-, Nasen- u. Kehlkopfheilk. Bd. 132, S. 115).

In $23^0/_0$ war die Tubenaffektion einseitig, in $77^0/_0$ doppelseitig.

Bei den Schuluntersuchungen fanden sich unter den schwerhörigen Kindern $27,8^0/_0$ mit Tubenverschluß.

Der Tubenabschluß ist also hauptsächlich eine Krankheit der Kinder. Im Greisenalter wird er immer seltener. Er tritt mit Vorliebe doppelseitig auf.

Ätiologie.

Die Ursachen des Tubenverschlusses sind:

1. Rhinopharyngitis acuta.

2. Hypertrophie des hinteren Endes der unteren Muschel — sehr selten —.

3. Ozaena der Nase und des Nasenrachenraumes.

4. Geschwüre am pharyngealen Ostium der Tube bei Lues, Tuberkulose, Lupus, Diphtherie und Variola. Auch Primäraffekte durch Katheterismus sowie Rhinosklerom gehören hierher. Als Folge der Ulcerationen kann Narbenverschluß am Ostium phar. zurückbleiben. Wirkliche Strikturen im Verlaufe der Tube entstehen nur nach Verletzungen [Schwartze, Bezold, Kahler]. Dagegen ist Verschluß des tympanalen Ostiums durch Mittelohreiterung häufiger.

5. Adenoide Vegetationen. Nach Wilh. Meyer und Killian haben $74^0/_0$ davon Ohrenleiden. Hier ist auch die Hypertrophie der Gerlachschen Tubentonsille anzuführen, die sich im Leben nur vermuten läßt, aber wahrscheinlich eine größere Rolle spielt als meist angenommen wird. Mit ihrer Hilfe erklären sich am besten die Versager bei der Adenotomie sowie das Vorkommen des Tubenabschlusses bei Kindern, deren Geschwister adenoide Vegetationen haben.

6. Nasenrachenpolypen, das juvenile Fibrom des Nasenrachenraumes und maligne Tumoren. Auch das echte Papillom der Nase haben wir in zwei Fällen durch die Tube bis in den Gehörgang wachsen sehen.

7. Angeborene Spalten des weichen und harten Gaumens infolge Muskelinsuffizienz — nach HARTMANN prozentualiter selten —.

Die Ursache liegt also weniger in der Tube selbst als in ihrer Nachbarschaft.

Nicht scharf genug kann betont werden, daß Undurchgängigkeit der Nase an und für sich, solange das Leiden sich nicht in den Rachen erstreckt, keinen Tubenabschluß hervorruft. Vor allem sind da zu nennen: Deviatio et Crista septi, Nasengeschwülste und doppelseitiger Choanenverschluß. Dieser Satz ist wichtig wegen der Therapie.

Bemerkenswert ist noch, daß der chronische Katarrh des Nasenrachenraumes mit dem zähen Sekret am Rachendach und mit dem Vomitus matutinus fast niemals zu Verstopfung der Ohrtrompete führt.

Es sind nun noch einige sehr seltene oder zweifelhafte Ursachen kurz anzuführen, die in der Literatur mit mehr oder weniger Recht immer wieder angeführt werden: Lähmung des Nervus VII, Hyperostose des knöchernen Teils der Tube, abnorme Weite des Canalis pro tensore tympani, Hineinragen des Os tympanicum, große Exostose am Septum, Verkalkung und Verknöcherung im Tubenknorpel, marastische Zustände der Tubenmuskeln, Lähmung der Gaumensegelmuskeln, die von BOENNINGHAUS als Ursache abgelehnt wird, Neurogliom des Ganglion Gasseri. Von den großen Gaumentonsillen, die häufig angeführt werden, scheint es mir auch noch nicht erwiesen, daß sie allein für sich die Tube verstopfen können.

Nach RHESE soll Retraktion des Trommelfells außer durch Tubenabschluß im letzten Krieg auch sehr häufig durch traumatische Insulte (Detonationen) entstanden sein. Hier wären wohl nur Fälle beweisend, bei denen kurz vor der Detonation normale Wölbung des Trommelfells festgestellt worden ist.

Einfluß auf das Mittelohr und das Trommelfellbild.

Diese verschiedenen Ursachen machen alle die gleichen Veränderungen im Mittelohr und am Trommelfell.

Bei der otoskopischen Untersuchung müssen wir erstens die Einwärtsdrängung des Trommelfells und zweitens die Veränderung seiner Farbe unterscheiden. *Nur die letztere beweist, daß gegenwärtig noch ein Tubenabschluß besteht.* Die „Einsenkung" dagegen kann auch nach geheiltem Tubenabschluß zurückbleiben.

Die Erscheinungen des nach einwärts gedrängten Trommelfells sind von BEZOLD 1883 in Nr. 36 der Berliner klinischen Wochenschrift in klassischer Weise und so eingehend geschildert, auch in seinem Lehrbuch größtenteils wiederholt, daß es sich schon wegen Platzmangel erübrigt, hier nochmals genau darauf einzugehen. Nur die wichtigsten Erscheinungen seien hervorgehoben. Vom kurzen Fortsatz nach hinten unten entsteht im Trommelfell die sogenannte hintere Falte. Sie ist nicht vorgebildet und hat nichts mit dem hinteren Grenzstrang zwischen Trommelfell und Membrana Shrapnelli zu tun. Sie erreicht meist die Peripherie, kann aber auch schon vorher im Bogen nach unten abbiegen (BOENNINGHAUS). Es wird vielfach auch noch eine obere und vordere Falte beschrieben, aber von letzterer habe ich mich nie recht überzeugen können, und bei der oberen liegt wohl eine Verwechslung mit der nach auswärts gedrängten oberen Fläche des kurzen Fortsatzes vor.

Der dreieckige Reflex wird zunächst länger und schmäler und rückt bei stärkerer Einwärtsdrängung vom Umbo ab. Außerdem kann zwischen ihm und dem Sulcusreflex ein sogenannter Knickungsreflex entstehen. Nur bei durchscheinendem Transsudat sieht man ausnahmsweise den dreieckigen Reflex an normaler Stelle. Bei Atrophie des Trommelfells können weitere Reflexe an ganz beliebigen Stellen auftreten.

Der Hammergriff tritt zunächst körperlich hervor, weil sich das Trommelfell, das nur mit der vorderen Kante verwebt ist, auch auf die hintere Fläche auflegt, so wie es Politzer auf seiner bekannten Wandtafel fälschlicherweise für das normale Trommelfell darstellt. Der Hammergriff erscheint dabei auffallend weiß, was als Kontrastwirkung zu der dunklen Farbe des Trommelfells aufzufassen ist (Bezold). Bei stärkerer „Einsenkung" steht der Hammergriff horizontaler und ist perspektivisch verkürzt, so daß der hintere obere Quadrant kleiner erscheint, während die anderen Quadranten größer aussehen. Der Hammergriff kann sogar unter der hinteren Falte vollständig verschwinden. Ein normal großer hinterer oberer Quadrant mit dem Cutisstreifen und mit der durchscheinenden Chorda tympani schließt „Einsenkung" des Trommelfells aus.

Der kurze Fortsatz, dessen Knorpelgebilde manchmal schon normalerweise besonders stark entwickelt ist, ragt mehr in den Gehörgang hinein und ist nach vorn und unten gerichtet. Seine obere Fläche und der angrenzende Teil des Hammerhalses scheint körperlich durch, ebenso der lange Amboßschenkel.

Selten sieht man alle Einsenkungserscheinungen gleichzeitig ausgesprochen, aber einige von ihnen sind immer unverkennbar, und wenn bei geheiltem Tubenabschluß alle verschwunden sein sollten, so bleibt häufig noch Einsenkung der Membrana Shrapnelli zurück, kenntlich an dem Auftreten eines oder mehrerer Hohlspiegelreflexe, während normalerweise nur ein kleiner strichförmiger Reflex am vorderen Rande vorkommt.

Die zweite wichtige Veränderung am Trommelfell betrifft die Farbe, sei es nun, daß Flüssigkeit durchscheint oder nicht. In letzterem Falle sieht das Trommelfell deutlich dunkler aus als normal. Die Farbe läßt sich schwer beschreiben, ist aber für den Erfahrenen leicht von der des entzündeten Trommelfells oder von der durchscheinenden Röte bei der sogenannten Otosklerose zu unterscheiden. Wilde, der, wie schon gesagt, die Einsenkung selbst nicht beschreibt, vergleicht bei Sonnenlicht die Farbe mit der des rötlichen Löschpapiers oder der Damaszener Rose. Diese Farbe hat bisher in den Lehrbüchern nicht die ihr gebührende Bedeutung gefunden.

Anders ist dies mit dem durchscheinenden Serum, auch Transsudat und Exsudat genannt. Man sieht es nur in einem Teil der Fälle. Ob in den anderen wirklich gar keine Flüssigkeit im Mittelohr ausgeschieden wird, kann mit Sicherheit nur durch Sektionen und histologische Untersuchung bewiesen werden. Die Flüssigkeit ist bekanntlich meist beweglich. Sie ist in klassischer Weise von Politzer beschrieben, in dessen Publikationen 1869 in der Wiener medizinischen Presse und 1870 in der Wiener med. Wochenschrift, auf die ich hiermit verweisen möchte. Sie scheint natürlich nur durch, wenn das Trommelfell nicht verdickt ist, wie dies nach abgelaufenen Mittelohrentzündungen oder normalerweise in den ersten Lebensjahren der Fall ist. Die Flüssigkeit füllt nur den unteren Teil der Paukenhöhle aus und wird nach oben durch eine konkave, haarscharfe, schwarze Linie abgegrenzt. Von verschiedenen Autoren wird angegeben, daß die Grenzlinie auch manchmal weiß aussieht, wovon ich mich aber, seit ich besonders darauf achte, nicht überzeugen konnte. Die konkave Linie zeigt oft in der Mitte am Umbo oder Hammergriff eine Spitze nach oben, was auf die Kapillarattraktion zwischen Promontorium und Trommelfell, die sich nahe dem Umbo fast berühren, zurückzuführen ist.

Die Farbe des durchscheinenden Transsudats ist wieder eine andere als die eben geschilderte diffuse dunklere Farbe des ganzen Trommelfells. Sie ist

noch schwerer zu beschreiben als jene, aber leicht wieder zu erkennen, wenn
man sie einmal ordentlich gesehen hat. Es ist etwas gelbes, etwas grünliches
und auch etwas rötliches dabei. Fast jeder Autor nennt die Farbe anders,
z. B. WALB gelblich oder grüngelblich, HEINE gelbbräunlich, SCHWARTZE gelb-
grünlich, BEZOLD bernsteingelb oder bouteillengrün, OSTMANN gelbgrau, KNICK
gelblich oder graublau, KÖRNER hellbernsteingelb oder bräunlich, JANSSEN
und KOBRACK leicht gelblich, rötlich oder flaschengrün, BOENNINGHAUS gelb,
gelbrot oder rotgelb und POLITZER gelblich, grünlichgelb oder rötlichgelb.
Man sieht, die gleiche Bezeichnung kehrt kaum einmal wieder.

Während alle Autoren mit Ausnahme von KÜMMEL die Einsenkung des
Trommelfells — natürlich in Verbindung mit der dunkleren Farbe — als Zeichen
eines bestehenden Tubenabschlusses und gestörter Ventilation des Mittelohres
anerkennen, besteht noch ein Streit darüber, ob die Ansammlung von Serum
Folge von Luftverdünnung oder von Entzündung ist. In den Lehrbüchern
findet man mehr die erstere Auffassung vertreten. Auf der Versammlung der
deutschen otologischen Gesellschaft 1914 in der Diskussion zu dem Vortrag
von BROCK aber meldeten sich mehr Redner zum Wort, welche eine entzündliche Genese annehmen (MANASSE, BRIEGER, WAGENER, BRÜHL und KÜMMEL).
Einen anscheinend positiven Beweis hierfür führte nur BRIEGER an. Nach der
RIVALTASchen Probe, über die im OSTMANNSchen Lehrbuch nachzulesen ist,
soll der Eiweißgehalt nämlich für Entzündung sprechen. Dieser Punkt bedarf
jedenfalls noch der Bestätigung. Im übrigen scheint mir aus der Literatur
hervorzugehen, daß als Grund für die entzündliche Genese vor allem die beiden
Tatsachen angenommen werden, daß der Tubenabschluß mit Transsudat in
akute Mittelohrentzündung übergehen kann und umgekehrt. Aber beim Hinzutreten einer frischen Entzündung im Nasenrachen, z. B. zu adenoiden Vegetationen ist das erstere ohne weiteres verständlich. Ebenso ist es klar, daß
nach Ablauf der frischen Entzündung bei Fortbestehen der adenoiden Vegetationen das Bild der Tubenverstopfung mit Transsudat wieder in die Erscheinung tritt. Selbstverständlich aber kann auch nach Ablauf einer akuten Mittelohrentzündung, wenn die Bakterien ihr Wachstum eingestellt haben, durch
noch vorhandene Schwellung der Schleimhaut in der knöchernen Tube ein
Tubenabschluß mit mehr oder weniger reinem Serum neu auftreten. Im übrigen
stützt sich die Annahme der entzündlichen Genese bei den meisten Autoren
vor allem auf die negative Anzweiflung, daß die Flüssigkeit durch Hyperaemia
ex vacuo entstehen könne.

Demgegenüber ist die Zahl der tatsächlichen klinischen Beweise für die
Entstehung durch negativen Druck viel größer.

1. Das Serum füllt immer nur einen Teil der Paukenhöhle aus, selbst bei
jahrelangem Bestand, während das entzündliche Exsudat meist die ganze
Trommelhöhle einnimmt und das Trommelfell vorwölbt.

2. Niemals bricht das Serum durch das Trommelfell nach außen durch,
vorausgesetzt, daß keine frische Entzündung dazu kommt. Das kann man am
besten sehen bei Atresie des pharyngealen Tubenostiums. Wir konnten einen
derartigen doppelseitigen Fall 2½ Jahre lang beobachten (Zeitschr. f. Ohrenheilk.
u. f. Krankh. d. Luftwege Bd. 19, Fall 14). RUTTIN betont die gleiche Beobachtung bei einem über ein Jahr kontrollierten Fall von Rhinosklerom (Verhandl.
d. dtsch. otol. Ges. 1914, S. 73).

3. Andererseits erfolgt auch niemals eine Resorption der Flüssigkeit solange
der Tubenabschluß besteht, während das entzündliche Exsudat nach meiner
Erfahrung, wie oben bereits angedeutet, immer resorbiert wird, und zwar meist
in der kurzen Zeit von 1—2 Wochen.

4. Bei Parazentese entleert sich, falls nicht vorher die Luftdusche gemacht

worden ist, niemals spontan Sekret nach außen, was bei entzündlichem Exsudat der Fall ist. Wohl aber steigen nach der Parazentese Luftblasen innen in der Flüssigkeit in die Höhe, was zuerst Politzer beobachtet hat. Bezold macht mit Recht darauf aufmerksam, daß es gar keinen besseren Beweis für das Vorhandensein von negativem Druck in der Paukenhöhle geben kann. Das durch die Luftdusche entleerte Serum ist meist dünn und bernsteingelb, bei längerem Bestand viscid oder gallertig. Über die Mikromorphologie findet man Genaueres in meiner Arbeit im 23. Band der Zeitschr. f. Ohrenheilk. u. f. Krankh. d. Luftwege S. 62. Die gallertige Beschaffenheit entsteht wahrscheinlich zum Teil durch Resorption, zum Teil durch den Zerfall der Kerne der weißen Blutkörperchen oder nach Steinbrügge der Schleimhautepithelien.

5. Das Serum ist ebenso wie die normale Paukenhöhle (Zaufal, Preysing) steril (Scheibe, Brieger).

6. Nach Walb und Janssen-Kobrak bildet sich, wenn man eine größere Öffnung im Trommelfell anlegt, die Flüssigkeit so lange nicht wieder neu, bis das Loch zugeheilt ist, was bei Entzündung natürlich anders sein müßte.

7. Schließlich liegen auch eine Anzahl Sektionen vor, welche sich als Gegenbeweis gegen entzündliche Genese des Serums anführen lassen. Zwar die älteren von Toynbee, der vorzüglich beschriebene von Tröltsch und die von Zaufal leiden daran, daß sie nicht in Schnittserien untersucht worden sind, und daß auch die Untersuchung im Leben meist nicht genügend ist. Erst die von Brock im Jahre 1914 untersuchten Fälle genügen diesen Anforderungen. Die histologische Untersuchung ergab Serumansammlung in sämtlichen Mittelohrräumen, dieselben meist nicht in toto, sondern nur zum Teil ausfüllend, ferner als wichtigsten Befund nur geringe oder kaum merkliche Verdickung der Schleimhaut, Fehlen jeglicher Entzündungserscheinungen an derselben, nirgends Knochenneubildung, negativen Ausfall der Gramfärbung, geringe Menge bzw. Fehlen zelliger Elemente im Serum. Brock nimmt deshalb an, daß die Flüssigkeitsansammlung rein mechanisch infolge Hyperaemia ex vacuo erfolgt sei, und daß infektiös entzündliche Prozesse dabei keine Rolle spielen. Siebenmann und Ruttin stimmten ihm darin bei.

Die Diskussion war im übrigen ein Streit um Worte, der so lange nicht beigelegt werden wird, als die pathologischen Anatomen selbst sich nicht einig darüber sind, was Entzündung ist. Wenn man schon Hyperämie und seröse Durchtränkung allein für sich mit dem Wort Entzündung bezeichnen will, so muß entschieden betont werden, daß dies dann eben eine ganz andere Entzündung ist als die bei der Otitis media. Daß in den Fällen von Brock keine Entzündung im gewöhnlichen Sinne besteht, kann nicht besser bewiesen werden als durch die experimentellen Untersuchungen von Beck, über die dieser in der gleichen Sitzung vorgetragen hat. Er wollte experimentellen Tubenverschluß an Tieren hervorrufen, was ihm aber nicht gelang. Da eingeführte Bolzen wieder ausgestoßen wurden, ätzte er das Tubenostium galvanokaustisch oder mit Acid. trichlor. Das Resultat war in allen Fällen eine Entzündung des Mittelohres. Obgleich das Exsudat in der Bulla immer steril und in einigen Fällen nach längerem Bestand nicht mehr eitrig, sondern serös war, und obgleich in keinem Fall eine Trommelfellperforation erfolgte, fanden sich doch ausnahmslos ausgesprochene Entzündungserscheinungen, die jeder als solche anerkennen wird, nämlich kleinzellige Infiltration, Granulationsgewebe und Knochenneubildung. Die letztere fehlte nur bei einem Hunde, der schon nach vier Tagen getötet wurde. Also ein total anderes Bild als in den Brockschen Fällen, obgleich die Entzündung steril war.

Manasse hat 1917 in seiner pathologischen Anatomie, in der er den Tubenabschluß von der Otitis media „catarrh." acuta nicht scharf trennt, ebenfalls festgestellt, daß die Schleimhaut wenig oder gar nicht verändert ist, und daß nur ganz selten Zellinfiltration vorhanden ist, die auch dann ungemein spärlich ist. Bei dem „Exsudat" hebt er ebenfalls die Zellarmut oder zuweilen sogar Zellosigkeit hervor.

Die histologische Untersuchung spricht also ebenfalls gegen die Entstehung der Flüssigkeit durch Entzündung. Andererseits läßt sich die Einwärtsdrängung des Trommelfells ebenso wie das Aufsteigen von Luftblasen nach der Parazentese nur durch negativen Druck im Mittelohr erklären. Derselbe kommt nach BEZOLD dadurch zustande, daß infolge der gestörten Ventilation der Sauerstoff der Luft von den Blutgefäßen absorbiert wird. BOENNINGHAUS hält dem entgegen, daß nach der BEZOLDschen Erklärung der ganze Stickstoff gleich $^4/_5$ des ursprünglichen Volumens zurückbleibt und daß deshalb die starke Einsenkung nicht zu erklären sei. Dem ist aber wiederum entgegenzuhalten, daß auch beim Zurückbleiben des Stickstoffs der äußere Überdruck immer noch $^1/_5$ von 760 mm Quecksilber, also etwa 150 mm beträgt, was genügen dürfte, um das Trommelfell so stark nach einwärts zu drängen. Die Höhe der Niveaulinie im Verhältnis zur Höhe der Paukenhöhle plus der Höhe des Aditus ad antrum dürfte auch mit der Annahme übereinstimmen, daß $^4/_5$ der Luft zurückbleibt. Ob übrigens nicht auch etwas von dem Stickstoff diffundieren kann, mag dahingestellt bleiben. Daß Kohlensäure durch das Blut in das Mittelohr ausgeschieden wird, wie von manchen Autoren angenommen wird, ist nicht wahrscheinlich, da die Erneuerung der Luft, die die Kohlensäure in der Lunge aus dem Blut mit wegführt, im Mittelohr wegfällt.

Man muß theoretisch annehmen, daß außer dem Trommelfell auch die anderen beweglichen Teile, d. h. die Steigbügelfußplatte und die Membran des runden Fensters in die Paukenhöhle hereingewölbt werden. Durch den Überdruck auf die Außenfläche des Trommelfells muß zwar die Steigbügelfußplatte labyrinthwärts gedrängt werden, aber nach BEZOLD ist die Einwärtsbewegung der Stapesplatte nur $^1/_3$ so groß wie die Auswärtsbewegung. Gesehen hat diese hypothetische Hereinwölbung der beiden Fenstermembranen noch niemand. Auch in den Präparaten von BROCK kann man sich nicht sicher davon überzeugen.

Symptome und Diagnose.

Die Kranken mit Tubenabschluß klagen vor allem über Schwerhörigkeit. Dieselbe kann stark wechseln. Die Hörweite für Flüsterzahlen sinkt jedoch bei unkomplizierten Fällen kaum jemals unter 10 cm herab. Bisweilen hören die Kranken im Lärm besser. Auch beim Schneuzen, Erbrechen und Niesen kann das Gehör sich plötzlich bessern, während Schnupfen und feuchte Luft verschlechternd wirken.

Meist wird auch über ein Gefühl von Vollsein und über Sausen geklagt, das einen tiefen Toncharakter hat. Das Sausen verschwindet meist momentan nach der Lufteinblasung und wird deshalb von BEZOLD als Fortleitung der Gefäß- und Muskelgeräusche gedeutet. Unangenehm ist die häufig angegebene Autophonie; die eigene Stimme scheint im Kopf verstärkt zu erklingen und wirkt fremdartig. Manchmal wird über Krachen und Knallen im Ohr berichtet; auch ein kitzelnder Schmerz wird bisweilen angegeben. Manche Patienten machen auch darauf aufmerksam, daß sie bei Bewegung des Kopfes das Gefühl der Wasserwage haben. LEIDLER berichtet, daß hier und da auch Schwindel und Nystagmus auftritt. Viel häufiger wird dies bei der Luftdusche beobachtet. Als ganz seltene Rarität wird von ROOSA und SZENES Facialislähmung gemeldet.

Die Diagnose wird durch die Untersuchung des Trommelfells gestellt. Das Bild ist so charakteristisch, auch wenn kein Transsudat durchscheint, daß der Erfahrene allein aus dem Trommelfellbild die Diagnose stellt. Eine Ausnahme könnte höchstens ein stark verkalktes Trommelfell machen. Hier müßte man den Katheterismus und die Auskultation zu Hilfe nehmen. Dabei ist der Lucaesche Doppelballon oder das Wasserstrahlgebläse dem einfachen Ballon vorzuziehen, um in aller Ruhe auskultieren zu können. Auch wenn man bei verdicktem, aber eingesunkenem und dunklem Trommelfell feststellen will, ob Transsudat in der Paukenhöhle ist, muß man zur Auskultation seine Zuflucht nehmen. Die Geräusche bei der Auskultation hat Walb im Schwartzeschen Handbuch ausführlich geschildert. Auch um festzustellen, ob eine Komplikation mit einem anderen Ohrenleiden, z. B. Labyrintherkrankung, vorliegt, ist es notwendig, noch die Luftdusche zu machen sowie die Hörweite vorher und nachher zu prüfen. Eventuell, wenn die Hörbesserung nur eine unbedeutende ist, ist noch eine weitere Funktionsprüfung mit Stimmgabeln anzuschließen. Sonst kann man sich dieselbe sparen.

Über die Funktionsprüfung bei reinem Tubenabschluß sind wir durch Siebenmann unterrichtet. Er hat Erwachsene untersucht, bei denen der Katheterismus keine Anhaltspunkte für Transsudat ergab und fand:

1. Abschwächung der Luftleitung.
2. Verstärkung der Knochenleitung.
3. Hinaufrücken der unteren Tongrenze und
4. Hinabrücken der oberen Tongrenze.

Durch die Luftdusche treten folgende Änderungen auf:

1. Verbesserung der Luftleitung.
2. Erweiterung der unteren Tongrenze und
3. Verkürzung des negativen Rinne bis zum Umschlagen ins Positive.

Nicht verändert wurde erstens die obere Tongrenze und zweitens die Knochenleitung. Siebenmann erklärt dies durch die Hyperaemia ex vacuo an den Labyrinthfenstern und im anliegenden Abschnitt der ersten Schneckenwindung, die nicht mit einem Ruck verschwindet.

Daß die Untersuchung des Nasenrachenraumes nicht zur Diagnose notwendig ist, wurde schon früher betont. Mann fand zwar bei allen Fällen von Transsudat das Bild der Nasopharyngitis, aber bei einseitigem Transsudat meist keinen Unterschied zwischen beiden Tubenostien. Und bei anscheinend den Nasenrachen vollständig ausfüllenden Geschwülsten ist man manchmal erstaunt, normales Gehör zu finden.

Dagegen ist die Untersuchung des Nasenrachenraumes unbedingt nötig, um die Ursache des Tubenabschlusses festzustellen. Dabei tut der Gaumenhaken oft gute Dienste. Auch das Salpingoskop von Reiniger oder die Nasentrichter von Zaufal oder die Michelschen, am Stiel verstellbaren Reflexspiegel, welche entlang der Nasenscheidewand eingeführt werden, oder die Verfahren von Gyergyai und von Yankauer mit einem geraden Rohr vom Mund aus können zu Hilfe genommen werden. Auch die Digitaluntersuchung ist oft von entscheidender Bedeutung.

Früher wurde für die Diagnose Tubenverengerung viel die Sondierung benützt, aber sie führt leicht zu Irrtümern, da auch bei der normal funktionierenden Tube das Vorschieben der Sonde manchmal nicht gelingt, und zwar, wie Untersuchungen Bezolds an der Leiche zeigten, infolge Abknickung der Ohrtrompete. Vollständiger Verschluß durch Narbe ist viel sicherer durch die Rhinoscopia posterior festzustellen, als durch die Sonde.

Behandlung.

In erster Linie steht die Beseitigung der Ursachen, also z. B. der akuten Rhinopharyngitis und der adenoiden Vegetationen. Bezold hat unter 803 Tubenaffektionen 182mal = 22,7°/₀ Adenoide operiert. Vorhanden waren sie nach seiner Angabe noch viel öfter. Bei den malignen Tumoren ist es oft unmöglich, die Tube wieder ventilationsfähig zu machen. Bei Sarkom aber habe ich durch Röntgenbestrahlung den Tubenverschluß in wenigen Tagen gleichzeitig mit dem Tumor verschwinden sehen. Betreffs der Beseitigung der Ursachen verweise ich im übrigen auf die betreffenden Kapitel an anderer Stelle dieses Handbuches, nur möchte ich betonen, daß nach meiner Erfahrung viel zu viel Nasenoperationen, insbesondere Septumresektionen gemacht werden, die ganz zwecklos sind.

Wenn es gelingt, die Ursache zu beseitigen, ist es unnötig, noch Lufteinblasungen zu machen. Gelingt dies aber nicht, so tritt die Luftdusche in ihre therapeutischen Rechte. Dies ist bei einer kleinen Reihe von Kindern der Fall, bei denen die Adenoiden entfernt sind. Manchmal ist es auch bei Geschwistern von Kindern mit Adenoiden der Fall, die selbst keine Vergrößerung der Rachenmandel haben. Man muß in beiden Fällen vermuten, daß die Gerlachsche Tubentonsille hypertrophisch ist, auf die wir bis zu ihrer Involution nach den Entwicklungsjahren nur wenig Einfluß haben.

Außerdem gibt es auch einige wenige Erwachsene, bei denen der Tubenverschluß absolut nicht zu beseitigen ist. In beiden Fällen ist es zweckmäßig, den Politzerschen Ballon den Patienten oder ihren Angehörigen selbst in die Hand zu geben. Einen Nachteil habe ich im Gegensatz zu den Angaben anderer Autoren selbst bei jahrzehntelanger Anwendung nicht gesehen. Ausnahmsweise dringt das Politzersche Verfahren bei einem Kranken nicht ein. Hier verwende ich noch den Katheter, sonst fast nie mehr.

Als Kontraindikation gegen die Anwendung des Politzerschen Verfahrens geben einige Autoren Einseitigkeit der Affektion, noch bestehende frische Entzündung in der Nase und atrophische Stellen im Trommelfell an. Ich habe dabei keinen Nachteil gesehen. Zwar habe ich zweimal das Platzen einer atrophischen Stelle erlebt, aber das hat natürlich hörverbessernd gewirkt, leider nur vorübergehend bis zum Verschluß der Perforation.

Von den drei Verfahren zur Lufteinblasung, dem Valsalvaschen Versuch, dem Katheterismus und dem Politzerschen Verfahren gebührt, wie schon gesagt, dem letzteren die erste Stelle. Es ist human, kann dem Patienten in die Hand gegeben und selbst bei Kindern angewandt werden. Nur soll man keinen Ballon mit Verbindungsschlauch nehmen, zu dessen Anwendung man eigentlich drei Hände haben müßte. Die Olive, die konisch und vorne ziemlich spitz sein soll, muß vielmehr unbeweglich fest mit dem Ballon verbunden sein. Sie ist am besten aus Metall, um ausgekocht werden zu können. Ein Auskultationsschlauch ist unter Umständen angenehm, wichtiger aber ist die nachherige Inspektion des Trommelfells und die nachherige Hörprüfung, um das Eindringen der Luft festzustellen.

Dem Katheterismus fehlen die obigen guten Eigenschaften des Politzerschen Verfahrens. Außerdem kann mit ihm ein Emphysem erzeugt werden, das für den Patienten keine angenehme Überraschung und schon tödlich verlaufen ist (Turnbull). Wenn es stärker ist, werden Skarifikationen dagegen empfohlen. Die Möglichkeit des Emphysems läßt es auch zweckmäßig erscheinen zur Lufteinblasung mit dem Katheter nur den einfachen oder den Lucaeschen Doppelballon, dagegen nicht den stärkeren Druck der Kompressionspumpe anzuwenden. Über die verschiedenen Methoden des Katheterismus lese man in der Geschichte von Politzer, 2. Teil, S. 73 oder im Lehrbuch von Boenning-haus, S. 185 oder Kayser, S. 186 nach.

Dem Valsalvaschen Versuch wird vorgeworfen, daß bei erhöhtem Blutdruck Apoplexien entstehen können (Troeltsch).

An lokalen Behandlungsmethoden sind noch empfohlen worden: Bougierung zum Teil mit Schmelzbougies (Matte), Einspritzung von Medikamenten, was aber Entzündung hervorrufen kann, Einleitung von Dämpfen und von heißer Luft, Massage des Tubenostiums, in neuerer Zeit direkt vom Mund aus nach Gyergyai, zur Unterstützung subkutane Einspritzungen von Fibrolysin und Thiosinamin. Früher haben auch die Tenotomie des Tensor tympani und des Stapedius sowie die Durchschneidung der hinteren Falte, Verfahren die auf falschen Voraussetzungen aufgebaut waren, eine große Rolle gespielt. Alle die eben genannten Behandlungsmethoden werden jetzt nur mehr wenig angewandt. Ich selbst habe keine Erfahrung über dieselben.

Recht gute Erfolge werden dagegen von Allgemeinbehandlungsmethoden immer wieder einmal gemeldet, z. B. von Schwitzkuren, Hitzebehandlung der entsprechenden Kopfhälfte oder Hochgebirge (Leidler), Kalomel (Schwartze), Entfettung und Behebung von Stauung (Janssen und Kobrak). Auch hierüber habe ich keine Erfahrung.

Das Transsudat wird nach Beseitigung der Ursachen meist ebenfalls ohne weiteres aufgesaugt. Manchmal aber dauert das längere Zeit. Dies ist der Fall erstens, wenn es eingedickt ist, und zweitens, auch wenn es dünnflüssig ist, dann wenn die Resorptionsfähigkeit der Schleimhaut durch öftere, früher überstandene Tubenabschlüsse gelitten hat. In diesen Fällen soll man nicht mit der Parazentese sparen. Sie ist fast schmerzlos und nach meiner Erfahrung ganz ungefährlich; auch Politzer hat in 220 Fällen nach der Parazentese niemals Entzündung gesehen. Diese tritt nur ein, wenn das Transsudat durch Einspritzung von der Tube aus beseitigt wird, wie dies Schwartze empfohlen hat. Man soll vielmehr nach der Parazentese das Transsudat mit der Luftdusche in den Gehörgang herausblasen. Umgekehrt, vom Gehörgang aus, wird die Luftdusche auch empfohlen wegen der Gefahr der Infektion. Aber ich habe nie eine Infektion erlebt, und im Gehörgang sind ja auch pathogene Keime. Eine Desinfektion des Gehörgangs vor der Parazentese ist nach meiner Erfahrung ebensowenig nötig, wie eine Anästhesierung des Trommelfells.

Am nächsten Tag hat die dunkle Farbe des Trommelfells einer hellgrauen Platz gemacht. Die Parazenteseöffnung ist fast immer wieder geschlossen, so daß es leider nicht gelingt, nochmals Serum herauszubefördern. Nur bei Atrophie des Trommelfells bleibt das Loch etwas länger offen. Bei manchen Kranken ist es nötig, diesen kleinen segensreichen Eingriff, der von Schwartze wieder neu in die Ohrenheilkunde eingeführt worden ist, zwei- und mehrere Male zu wiederholen.

Nur wenn es weder gelingt die Ursache zu beseitigen noch Luft einzublasen, muß ein anderer Weg beschritten werden. Das ist der Fall vor allem bei Atresie des Tubenostiums, die mit Vorliebe doppelseitig besteht. Hier gibt es nur einen Weg, nämlich die Anlegung einer dauernden Öffnung im Trommelfell. Leider ist bisher noch kein Verfahren gefunden, das die künstliche Öffnung dauernd offen hält. Nach Politzer sind die bekanntesten Versuche in dieser Richtung: Die Excision eines Trommelfellstückes von Philippeaux und Gruber, die galvanokaustische Perforation von Politzer und Stetter, die Excision eines Stückes vom Hammergriff von Wreden, die Durchätzung der Membran mit Schwefelsäure von Simrock oder mit Chromsäure von Schirmunsky, die Ablösung des Sehnenringes von der hinteren Circumferenz von Kessel und Miot, das Einlegen von Bleidrähten oder Silberkanülen von Bonnafont und von Hartgummiösen von Politzer.

Neuerdings empfiehlt DENKER in seinem Lehrbuch ein schön ausgedachtes, etwas kompliziertes Operationsverfahren, das er aber noch nicht selbst ausgeführt hat, ebensowenig wie JANSSEN und KOBRAK die von ihnen empfohlene Abtragung des Limbus mit Meißel und Fraise. Wenn diese Verfahren in Zukunft ebenfalls nichts helfen sollten, so dürfte die Aufmeißelung des Antrum mast. mit nachfolgender Transplantation von THIERSCHschen Hautläppchen zum Ziele führen. Daß es mit dieser Methode gelingt, dauernd das Mittelohr zu ventilieren, habe ich in einem Fall von doppelseitiger angeborener Atresie des Gehörgangs festgestellt (Münch. med. Wochenschr. 1904, Nr. 2).

Prognose und Folgezustände.

Die Prognose ist meist gut. Das Gehör wird wieder ganz oder annähernd normal. Auch die anderen Beschwerden verschwinden. Nur bei wenigen Kranken läßt sich, wie schon im Kapitel über die Behandlung ausgeführt worden ist, der Tubenabschluß nicht beseitigen, sei es, daß die Ursache, Hypertrophie der GERLACHschen Tonsille, Carcinom, Atresie oder ähnliches, sich nicht beseitigen läßt, oder sei es, daß eine Ursache nicht nachzuweisen ist, wie das bei Erwachsenen, wenn auch nur selten einmal, vorkommt.

Auch in den Fällen, bei denen das Gehör wieder normal wird, können *Folgezustände* zurückbleiben, die meist keine klinische Bedeutung haben. Andererseits aber können auch Folgezustände im Verlauf des Tubenabschlusses sich entwickeln, die zum Teil ernster Natur sind, ja zum Tode führen können.

1. Einsenkung des Trommelfells bleibt, wenn der Tubenabschluß längere Zeit bestanden hat, in der Regel zurück. Es ist dies ein Beweis dafür, daß nicht die Einsenkung, sondern die einseitige Belastung des Trommelfells durch den Luftdruck die Ursache der Schwerhörigkeit ist. KÖRNER vertritt die Ansicht, daß die bleibende horizontale Stellung des Hammergriffs durch eine Änderung des Winkels zwischen Hammergriff und Hammerhals hervorgerufen wird. Aber damit stimmt nicht überein, daß die Einsenkung manchmal schon nach ganz kurzem Tubenabschluß wenigstens für einige Zeit bestehen bleibt. Jedoch ist KÖRNER darin recht zu geben, daß nicht eine sekundäre Retraktion des Tensor tympani an der Einsenkung Schuld sein kann, da sonst Schwerhörigkeit bestehen müßte. Der Grund ist also noch nicht geklärt.

2. Atrophie des Trommelfells kann ebenfalls bei praktisch normalem Gehör zurückbleiben. Das atrophische Trommelfell liegt bisweilen der Paukeninnenwand gleichsam wie ein nasses Tuch so innig auf, daß sich sein Vorhandensein ohne Zuhilfenahme der Luftdusche oder des SIEGLEschen oder BRÜNINGSschen Trichters kaum nachweisen läßt. BOENNINGHAUS sagt mit Recht, daß wir die Umstände, unter denen die Atrophie eintritt oder ausbleibt, nicht kennen. Eine Behandlung ist natürlich unnötig.

3. Luxation des Amboß-Steigbügelgelenks. Schon BEZOLD hat darauf aufmerksam gemacht, daß bisweilen der lange Amboßschenkel aus seiner Verbindung gelöst ist, so daß das Steigbügelköpfchen isoliert durch das atrophische Trommelfell durchzusehen ist. Das ist deshalb so merkwürdig, weil in diesen Fällen eine vorausgegangene Eiterung sich nicht nachweisen läßt. BOENNINGHAUS sucht die Luxation folgendermaßen zu erklären: Der Hammer dreht sich bei der Einwärtsdrängung des Trommelfells um seine Querachse und Längsachse. „Es ist klar, daß der Amboß die Bewegung des Hammers kraft des Sperrgelenks zwischen den beiden bis zu einem gewissen Grade mitmachen muß, daß der Steigbügel aber bei seiner beschränkten Beweglichkeit in der Nische des Vorhofsfensters dieses weniger tun kann, und daß deshalb unter Umständen eine Trennung der Knochen, eine Luxation im schwachen

Amboßsteigbügelgelenk erfolgen muß, wodurch sich das so häufige Freiliegen der Gelenkpfanne des Stapesköpfchens im otoskopischen Bilde erklären würde."

Toynbee hat in acht Fällen die Trennung des Amboßsteigbügelgelenks bei unverletztem Trommelfell durch Sektion nachgewiesen. Er kann keine rechte Erklärung dafür geben. Meist waren am langen Amboßschenkel zahlreiche kleine Öffnungen zu sehen, welche ihm ein wurmstichiges Aussehen gaben. Histologische Untersuchungen wurden zu Toynbees Zeiten natürlich noch nicht gemacht, so daß über die Natur des Knochenprozesses sich nichts aussagen läßt.

4. Adhäsivprozesse. Ob dieselben bei reinem Tubenabschluß ohne intermittierende Entzündung vorkommen können, ist noch nicht sicher bewiesen. Bei intaktem Epithel sind Verwachsungen nicht wahrscheinlich.

5. Perforation der Membrana Shrapnelli mit Cholesteatom. Bekanntlich hat Bezold auf den Zusammenhang zwischen Tubenabschluß und Perforation der Membrana Shrapnelli mit nachfolgender Cholesteatombildung aufmerksam gemacht. Er fand in mehr als $^1/_3$ der Fälle von Perforation der Membrana Shrapnelli Einsenkungserscheinungen am Trommelfell und sagt selbst, daß die Zeichen des Tubenabschlusses wohl noch häufiger zu beobachten gewesen wären, wenn er seine Aufmerksamkeit früher auf diesen Zusammenhang gerichtet hätte. Er deutet an, daß auch ein Teil der Fälle von Cholesteatom mit freistehendem hinteren oberen Margo infolge von Tubenverstopfung entstehen kann. Ich möchte dem hinzufügen, daß für diese Genese besonders die Fälle in Betracht kommen, bei denen der vordere Rand der Perforation mit der Innenwand der Paukenhöhle verwachsen ist. Bezold erklärt den Zusammenhang folgendermaßen: Infolge der Atrophie der Membrana Shrapnelli könnte dieselbe bei interkurrenten akuten Entzündungen leicht einreißen. Wucherung der Rißränder dürften zu Verwachsungen führen und damit sei die Brücke zum Hineinwandern der Epidermis gebildet. Man kann sich die Entstehung auch etwas anders vorstellen. Die tief eingesunkene Membrana Shrapnelli, die sich oftmals von einer Perforation kaum unterscheiden läßt, bildet eine enge Bucht, in der sich die abgestoßenen Epidermisschuppen ansammeln und so gleichsam ein Cholesteatom bilden, das noch im äußeren Gehörgang sich befindet. Die innerste Schicht kann mazerieren und bildet für die stets vorhandenen, nun von der Luft abgeschlossenen Saprophyten (Anaerobier) einen günstigen Nährboden. Die Membrana Shrapnelli kann nun leicht durch Nekrose oder Gangrän zerstört werden. Damit ist die Gelegenheit zum Hineinwachsen der Epidermis gegeben.

Sei es nun, daß diese oder jene Erklärung zutrifft, an der Tatsache, daß infolge Tubenabschlusses Cholesteatom, die gefährlichste aller Ohrenkrankheiten, entstehen kann, ist auch nach meiner Erfahrung nicht zu zweifeln.

Es gibt auch Fälle von Perforation der Membrana Shrapnelli, bei denen jede Einsenkungserscheinung am Trommelfell vermißt wird. Bei diesen könnte man annehmen, daß der Luftabschluß nicht in der Tube, sondern in dem engen Übergang der Paukenhöhle zum Aditus ad antrum infolge Verwachsungen nach abgelaufener Mittelohrentzündung zustande kommt. Damit stimmt überein, daß gewöhnlich kein Perforationsgeräusch zu erzielen ist. Hierher gehören vielleicht zum Teil die Fälle Wittmaacks von Perforation der Membrana Shrapnelli sine Cholesteatome. An dem Nichtvorhandensein von Cholesteatom dürfte allerdings ein Zweifel erlaubt sein, da Untersuchungen mit dem Antrumröhrchen und mit dem Mikroskop fehlen.

6. Erkrankung des Labyrinths. Während man früher annahm, daß in den Fällen von Tubenabschluß, bei denen durch die Luftdusche kein normales Gehör mehr zu erzielen ist, Verwachsungen im Mittelohr die Ursache der

dauernden Schwerhörigkeit sei, hat die genaue Funktionsprüfung ergeben, daß hier meist eine Komplikation mit Labyrinthschwerhörigkeit vorliegt. Es ist also ähnlich wie bei der knöchernen Stapesankylose oder bei der chronischen Mittelohreiterung, wo bei längerem Bestand ebenfalls in der Regel eine Mitbeteiligung des Labyrinths nachzuweisen ist. In der Literatur finden sich vielfach, allerdings nur sehr kurze, Andeutungen über diesen Zusammenhang, so bei Schwartze, Walb, Boenninghaus, Uffenorde, Rhese, Leidler, sowie Janssen und Kobrak. Es scheint also, daß bei längerem Bestand vielmehr Mitbeteiligung des Labyrinthes zu fürchten ist, als Verwachsungen im Mittelohr.

Anhang: Luftabschluß an anderen Stellen des Mittelohres sowie bei Mittelohreiterungen.

Luftabschluß an jeder beliebigen Stelle des Mittelohres muß natürlich hinter ihr dieselben Folgen haben wie Verschluß der Ohrtrompete, nämlich Resorption des Sauerstoffs, Hyperaemia ex vacuo und Austritt von Serum aus den Blutgefäßen. Auf der vorigen Seite haben wir die Möglichkeit erörtert, daß durch Residuen von Mittelohrentzündung der Eingang zum Aditus verlegt wird, und daß so vielleicht die Perforationen der Membrana Shrapnelli bei normal gewölbtem Trommelfell zu erklären sind.

Der Luftabschluß kann auch in den peripheren pneumatischen Zellen zustande kommen. So hat Brock zufällig beim Schneiden eines normalen Felsenbeins Serum in einzelnen Warzenzellen gefunden. Der Abschluß der Zellen dürfte durch Residuen einer Mittelohrentzündung in der Kindheit, wie sie bei Masern und Scharlach zur Regel gehören, zu erklären sein. Eine klinische Bedeutung kommt diesem Befund natürlich nicht zu.

Viel wichtiger dürfte der Luftabschluß bei noch bestehender Mittelohreiterung sein, wenn wir auch hierüber noch nicht viel Zuverlässiges wissen. Aber es ist klar, daß es nicht gleichgültig sein kann, ob bei einer Mittelohrentzündung die Tube offen oder geschlossen ist.

Nehmen wir zunächst den Fall, daß zu einem Tubenabschluß eine interkurrente Otitis media acuta hinzukommt, so gibt die Tatsache zu denken, daß bei durchscheinendem Eiter niemals das Trommelfell eingesunken, sondern entweder normal gewölbt oder — häufiger — vorgewölbt ist. Es ist merkwürdig, daß auf diese auffallende Tatsache bisher nirgends aufmerksam gemacht worden ist. Sie läßt sich wohl nur so erklären, daß die entzündete Schleimhaut unter dem Einfluß der Luftverdünnung nicht Serum, sondern Eiter produziert, und zwar, da es sich nicht um einen rein physikalischen Vorgang handelt, in unbeschränkter Menge. Um diese Frage weiter klarzustellen, habe ich eine Statistik angelegt über die Otitis media bei Kindern, in welcher ich die mit adenoiden Vegetationen von denen mit normalem Nasenrachenraum getrennt habe (Münch. med. Wochenschr. 1906. Nr. 21). Es zeigte sich erstens, daß bei den Kindern mit adenoiden Vegetationen die Otitis media häufiger zum Durchbruche des Trommelfells führt und zweitens, daß der Ausfluß bei denselben länger dauert als bei den Kindern ohne adenoide Vegetationen. Diese Statistik spricht also ebenfalls für die Annahme, daß der Abschluß der Tube bei Mittelohrentzündung vermehrend auf die Sekretion wirkt, wenn auch eine gewisse Konstitutionsanomalie bei den Kindern mit adenoiden Vegetationen als Grund für den verschiedenen Verlauf nicht ganz von der Hand zu weisen ist.

So erklärt sich vielleicht auch, warum bei Kindern öfter das Trommelfell nach kurzdauerndem Verschluß von neuem aufbricht. Gewöhnlich wird dies durch einen neuen Nachschub des Schnupfens auf dem Weg der Tube erklärt. Aber der läßt sich in diesen Fällen nur selten nachweisen.

Nehmen wir den anderen Fall, daß ein Luftabschluß erst zu einer bereits bestehenden Mittelohrentzündung hinzukommt, so dürfte die Folge die gleiche sein, also z. B. bei Verschluß des knöchernen Teils der Ohrtrompete durch die stark entzündlich geschwellte Schleimhaut. Das wird wohl ebenfalls eine Vermehrung des Sekrets zur Folge haben. Wenn allerdings der Verschluß der knöchernen Tube erst in einem Stadium eintritt, in dem die Bakterien ihre Virulenz bereits verloren haben, so ist anzunehmen, daß jetzt nur mehr Serum austritt und daß das Trommelfell einsinkt. Daß dieser Übergang einer Mittelohrentzündung in das Bild des Tubenabschlusses wirklich vorkommt, steht fest, und zwar auch in solchen Fällen, in welchen das Trommelfell vorher sicher normal war.

Derselbe Vorgang, nämlich entweder Vermehrung der Eiterung oder Austritt von Serum, ist auch anzunehmen resp. zu beobachten, wenn der Luftabschluß bei Otitis media nicht in der Tube selbst, sondern in einer peripheren Zelle stattfindet. Auf diese Weise habe ich die Entstehung derjenigen latenten Empyeme des Warzenteils, bei denen Ausfluß nie bestanden hat, zu erklären versucht. Wenn die Bakterien noch genügend virulent sind, muß im Moment des Luftabschlusses eine Vermehrung des Sekretes und damit Überdruck mit Einschmelzung der Knochenwand eintreten.

Sind aber die Bakterien nicht mehr virulent genug, so kann es während einer Mittelohrentzündung auch zur Serumansammlung in einzelnen Zellen kommen. Das habe ich histologisch in einem Falle nachweisen können (Zeitschr. f. Ohrenheilk. u. f. Krankh. d. Luftwege Bd. 48, 13. Fall). Von Interesse ist, daß hier die Schwellung der Schleimhaut stärker war, als in den Brockschen Fällen von Tubenabschluß. Auch bei der *Aufmeißelung* der akuten Mittelohreiterung sieht man gelegentlich einmal in einzelnen Zellen nur Serum.

Anders ist das Verhalten bei der chronischen Mittelohreiterung. Hier hat der Abschluß der Ohrtrompete gewöhnlich keinen Einfluß, da die weite Perforation des Trommelfells die Ventilation der Haupträume übernimmt. In den Zellen allerdings sehen wir bei der Totalaufmeißelung häufiger Serumansammlung als bei der akuten Mittelohreiterung. Das ist bei dem Hinüberwachsen der Cholesteatommatrix über den Eingang einzelner Zellen ohne weiteres verständlich.

Nur wenn bei der chronischen Mittelohreiterung die Perforation ausnahmsweise sich schließt, kann, vorausgesetzt daß vorher kein Perforationsgeräusch bestand, der mit der Schließung der Perforation eintretende Luftabschluß sich geltend machen. Ich habe vier Fälle von chronischer Mittelohreiterung mit randständiger Perforation beschrieben, bei denen die Perforation vernarbte, und bei denen unter Vorwölbung der Narbe ein eigentümlich rostbrauner Ausfluß eintrat (Monatsschr. f. Ohrenheilk. u. Laryngo-Rhinol. 1910, Nr. 3). Dieser Vorgang wiederholte sich jahrelang von Zeit zu Zeit. Daß nicht Serum, sondern rostbraunes Sekret abgesondert wurde, erklärte ich damit, daß zur Zeit der Vernarbung in der Epidermismatrix der oberen Mittelohrräume noch eine leichte entzündliche Reizung bestand.

In der gleichen Arbeit habe ich die zeitweise auftretende spontane Ausstoßung von Cholesteatommassen bei trockener Perforation durch Luftabschluß zu erklären versucht. Wenn die Cholesteatommassen die Höhle nicht vollständig ausfüllen, also Luft noch vorhanden ist, und wenn ferner die Schleimhaut der oberen Mittelohrräume nicht in toto epidermisiert ist, so sind alle Bedingungen zur Resorption der Luft und zur Aufquellung der Epidermismassen durch Transsudat gegeben, im Fall die Öffnung z. B. durch einen Epidermispfropf verschlossen wird.

Tritt aber bei der chronischen Eiterung, insbesondere bei Cholesteatom Luftabschluß ein, solange noch Eiterung besteht, so ist die Wirkung höchst deletär. Die Anaerobier, die bei Luftzutritt vielleicht jahrzehntelang nur die Rolle von Saprophyten gespielt haben, werden mit einem Schlag virulent und rufen Gangrän der Weichteile und des Knochens hervor. So kann die fötide Eiterung bei Retention und Luftabschluß unter dem schnell entstehenden Überdruck in einem Tage die dickste Knochenwand durchbrechen.

B. Offenstehende Tube.

Wie ein dauernder Verschluß der Ohrtrompete, so ist auch ein dauerndes Offenstehen pathologisch. Dabei ist weder die Funktion, noch das Trommelfellbild verändert. Dagegen steht die Belästigung des Kranken durch das starke Dröhnen der eigenen Stimme, Autophonie, im Vordergrunde. Sie wird viel unangenehmer empfunden als beim Tubenabschluß und ist es allein, die den Kranken zum Arzt führt.

Das Offenstehen wird außer auf Narbenzug am Tubenostium vor allem auf den Schwund des Fettpolsters zurückgeführt, das normalerweise der lateralen Tubenwand anliegt und zum Verschluß der Tube mit beiträgt. RÜDINGER hat auf dieses Fettpolster aufmerksam gemacht und die größere Weite der Ohrtrompete bei alten Leuten auf den Fettschwund im Alter zurückgeführt. Von OSTMANN ist das Fettpolster genauer beschrieben worden. Die Autophonie wird besonders bei schneller Abmagerung, insbesondere infolge von Tuberkulose beobachtet. Dagegen ist es auffallend, daß sie durchaus nicht als gewöhnliche Alterserscheinung auftritt, obgleich das Fettpolster in drei von RÜDINGER untersuchten Felsenbeinen von alten Leuten fast vollständig fehlte. Auch klagen die Kranken mit manometrischer Narbe des Trommelfells gewöhnlich nicht über das unangenehme Dröhnen der eigenen Stimme. Die Fälle sind im Gegenteil sehr selten, in denen über Autophonie geklagt wird. Es scheint demnach, daß dazu ein besonders weites Offenstehen Vorbedingung ist.

Therapeutisch wird, abgesehen von guter Ernährung und abgesehen von Behandlung der Grundkrankheit z. B. Tuberkulose, von BEZOLD Insufflation von Salicylsäurepulver durch den Katheter und von KÖRNER Massage des Tubenwulstes sowie von DENKER außerdem das Einführen von Höllensteinbougies empfohlen.

In den wenigen Fällen, die ich gesehen habe, ist die Autophonie wieder verschwunden.

C. Fremdkörper.

Die häufigsten Fremdkörper dürften Speiseteile, Schnupftabak und abgebrochene Bougies sein. Im übrigen sind noch beschrieben: Getreidegrannen, Grashalm, Kirschkern, Spulwürmer, Rabenfeder, das abgebrochene Stück einer Hartkautschuckspitze sowie Erde beim Überfahren durch die Eisenbahn. Die Fremdkörper können durch die Tubenmuskulatur zurück in den Nasenrachenraum befördert werden, wie es auch BECK mit den Bolzen erging, die er in die Tube von Hunden einführte, um experimentell Tubenverschluß hervorzurufen. Tubenkrampf kann nach E. URBANTSCHITSCH auch bei der Bougierung der normalen Tube entstehen.

Andererseits können die Fremdkörper auch in die Paukenhöhle und von dort nach einer dadurch entstandenen Eiterung in den Gehörgang wandern.

Umgekehrt ist aber auch beobachtet worden, daß eine Nähnadel aus dem Gehörgang in den Rachen gewandert ist.

Die Fremdkörper können durch die Mittelohreiterung, die sie hervorrufen, auch zum tödlichen Ausgang führen, wie ein Grashalm im Falle Piffls.

Für die Behandlung ergibt sich aus dem obigen, daß man z. B. bei abgebrochenen Bougies zuwarten soll, ob sie spontan in den Rachen ausgestoßen werden. Meist aber werden die Fremdkörper vom Gehörgang aus mit der Spritze oder mit der Pinzette entfernt. Die Fremdkörper sind sehr selten; ich habe außer Speiseteilen, die zusammen mit dem Bacterium coli eine akute, aber sofort fötide Mittelohreiterung verursacht hatten, in 36 Jahren keinen Fall von Fremdkörper in der Ohrtrompete beobachtet.

D. Verletzungen.

Verletzungen der Tube sind infolge ihrer versteckten Lage äußerst selten, wenn wir von den Verletzungen des Tubenostiums beim Katheterismus absehen. Am häufigsten sind noch Schußverletzungen, die aber infolge Mitbeteiligung lebenswichtiger Nachbarorgane meist sofort tödlich enden und deshalb nicht zur klinischen Beobachtung kommen.

Bei den Stichverletzungen ist es ähnlich. In dem Falle Bezolds, wo die Stichverletzung zu einer Verwachsung der Tube in 14 mm Entfernung vom pharyngealen Ostium geführt hatte, ist es wohl nur einem besonders günstigen Umstand zuzuschreiben, daß der Patient mit dem Leben davon kam, obgleich vielleicht die Carotis mitgetroffen war.

E. Muskelgeräusche.

Jeder Mensch hört beim Schlucken ein knipsendes Geräusch, das durch Öffnen der Ohrtrompete entsteht. Es ist interessant, daß fast niemand etwas von diesem Geräusch weiß, wenn er nicht darauf aufmerksam gemacht wird. Nur Patienten, welche mit einem Ohrenleiden behaftet sind, werden bisweilen durch dieses Geräusch geängstigt, besonders weil es bei manchen Ohrenkrankheiten, z. B. Mittelohrentzündungen, stärker auftritt als gewöhnlich. Hier genügt es, die Patienten zu beruhigen. Anders ist es mit den Muskelgeräuschen, welche durch klonische Zuckungen des Levator veli entstehen. Diese sind im Gegensatz zu den normalen Geräuschen auf weitere Entfernung hörbar und für den Kranken sehr lästig. Man kann die Kontraktionen des Levator veli nach guter Cocainisierung bei der Rhinoscopia anterior wahrnehmen.

Als Behandlung ist von Politzer Massage der Fossa retromaxillaris, von Körner Massage und Dehnung des Velums mit dem Finger und von Denker Galvanisation des weichen Gaumens empfohlen worden.

F. Tubeneiterung als Folge von Mittelohreiterung.

Es ist anzunehmen, daß die Tubenzellen ebenso wie die Warzenzellen an jeder Mittelohrentzündung mehr oder weniger mitbeteiligt sind. Ja sie werden wohl noch häufiger entzündet sein, da der Eiter der Schwere nach gerade die knöcherne Tube immer ausfüllt.

Die einfache genuine Entzündung wird in der Regel ebenso wie in den übrigen Zellen durch Resorption des Sekretes ausheilen. Es ist aber klar, daß auch hier Retention, also Empyem vorkommen kann. Wenn Empyemsymptome bestehen, d. h. Klopfen, Nichtaufhellen des Trommelfells und rahmiger Ausfluß und wenn man bei der Aufmeißelung in keiner Zelle Eiter unter Druck findet, so kommen als Sitz des Empyems außer den Zellen jenseits des

Labyrinths auch die Tubenzellen in Betracht. Für letztere spricht der Sitz der Trommelfellperforation im vorderen unteren Quadranten. Wir haben eine Anzahl solcher Fälle beobachtet. Gewöhnlich ist unter zuwartender Behandlung die Eiterung schließlich doch ausgeheilt. In einem Falle haben wir die Totalaufmeißelung gemacht und konnten den rahmigen Eiter immer wieder direkt aus einer Tubenzelle hervorquellen sehen. Auch dieser Fall ist ohne weiteren Eingriff geheilt und wäre vielleicht auch ohne Totalaufmeißelung zur Heilung gekommen. In diesen Fällen besteht aber die Gefahr des Einbruches in die Schnecke und in den Carotiskanal. Man könnte deshalb daran denken, das Empyem nach der Totalaufmeißelung noch weiter bloßzulegen. Das ist aber in dieser Gegend vielleicht mit größeren Gefahren verbunden als die Krankheit selbst. In der Literatur habe ich über das Empyem der Tubenzellen nur die kurze Bemerkung von JANSSEN und KOBRAK gefunden: „Der Tubenabsceß im späteren Verlaufe der akuten Media stellt eine höchst seltene, qual- und gefahrvolle, schwer erkennbare Komplikation dar." Von der Behandlung sagen sie leider nichts.

Die nekrotisierende Form der akuten Mittelohrentzündung, insbesondere die tuberkulöse, scheint öfter auf die Nachbarschaft, insbesondere die Carotis überzugreifen als die einfache.

Es ist bekannt, daß die Eiterung in der Tube im Verlaufe der chronischen Mittelohreiterung nach Heilung in den übrigen Mittelohrräumen eine mehr selbständige Rolle spielen kann. E. URBANTSCHITSCH hat immer wieder auf die mehr selbständige chronische Tubeneiterung die Aufmerksamkeit gelenkt. Er betont, daß das spezifisch charakteristische Symptom Spontandurchgängigkeit der Ohrtrompete für Flüssigkeit von der Paukenhöhle aus ist. Die Diagnose sei durch einige Tropfen Alkohol zu stellen. URBANTSCHITSCH nimmt an, daß die abnorme Durchgängigkeit durch ungleichmäßige Schwellung, d. h. durch Falten und Furchen bedingt ist. Die Behandlung besteht in Ausspritzung und Massage der Tube. Heilung soll gewöhnlich in drei Tagen erfolgen.

SZÁSZ berichtet über gute Erfolge mit Durchblasung vom Gehörgang aus und mit Röntgenbestrahlungen.

Daß nach der Totalaufmeißelung die Eiterung in der Tubenecke häufig zu Rezidiven Anlaß gibt, kennt jeder Operateur zur Genüge. Über die zahlreichen Versuche, in diesen Fällen das tympanale Tubenostium zum Verschluß zu bringen, ist in dem Kapitel über die chronische Mittelohreiterung nachzulesen.

Literatur.

Lehrbücher von BEZOLD, BOENNINGHAUS, DENKER, JANSSEN und KOBRAK, KÖRNER, POLITZER, TOYNBEE u. a.

Abhandlungen über pathologische Anatomie des Ohres von HABERMANN, MANASSE u. a.

Wichtigste Einzelarbeiten.

BECK: Über Mittelohrveränderungen bei experimenteller Läsion der Tuba. Zeitschr. f. Ohrenheilk. u. f. Krankh. d. Luftwege. Bd. 78, S. 83. — BEZOLD (1): Die Verschließung der Tuba Eustachii, ihre physikalische Diagnostik und Einwirkung auf die Funktion des Ohres. Berl. klin. Wochenschr. 1883. Nr. 36. — DERSELBE (2): Ein Fall von Stichverletzung des Gehörorgans usw. Berl. klin. Wochenschr. 1883. Nr. 40. — DERSELBE (3): Cholesteatom, Perforation der Membrana Shrapn. u. Tubenverschluß, eine ätiologische Studie. Zeitschr. f. Ohrenheilk. u. f. Krankh. d. Luftwege. Bd. 20, S. 5. — BROCK: Demonstration von Schnitten durch Paukenhöhle und Warzenteil von drei Felsenbeinen mit Tubenabschluß. Verhandl. d. dtsch. otol. Ges. 1914. S. 59. — EUSTACHIO: Opuscula anat. mit Epistula de audit. organ. Venet. 1563. — FEDERSCHMITT: Wandern einer Getreidegranne durch die Tube in die Paukenhöhle. Zeitschr. f. Ohrenheilk. u. f. Krankh. d. Luftwege. Bd. 42. H. 4. — GERLACH: Zur Morphologie der Tuba Eustachii. Sitzungsber. d. Erlanger phys. med. Societ. 1875. Ref. Arch. f. Ohren-, Nasen- u. Kehlkopfheilk. Bd. 10, S. 53. — v. GYERGYAI

(1): Neues Verfahren zur direkten Erweiterung der Ohrtrompete. Verhandl. d. dtsch. otol. Ges. 1913. S. 199. — Derselbe (2): Verhandl. d. Vereins dtsch. Laryngol. 1910. — Derselbe (3): Direkte Untersuchung des Inneren der knorpeligen Ohrtrompete bis zum Isthmus. Zeitschr. f. Hals-, Nasen- u. Ohrenheilk. Bd. 3, S. 362. — Hammerschlag: Zur Lehre von der Funktion der Tube. Arch. f. Ohren-, Nasen- u. Kehlkopfheilk. Bd. 43, S. 65. — Kahler: Kriegsverletzungen von Voss-Killian. 1921. S. 226. Leipzig: Barth. — Lucae (1): Virchows Arch. f. pathol. Anat. u. Physiol. 1875/64. — Derselbe (2): Das Wasserstrahlgebläse usw. Arch. f. Ohren-, Nasen- u. Kehlkopfheilk. Bd. 20, S. 161. — Derselbe (3): Neue Fälle von Durchschneidung der hinteren Trommelfellfalte. Berl. klin. Wochenschr. 1872. Nr. 4. — Mann: Der Nasenrachen bei Transsudat. usw. Passows Beitr. Bd. 10, S. 193. Literaturangab. — Meyer, W.: Über adenoide Vegetationen in der Nasenrachenhöhle. Arch. f. Ohren-, Nasen- u. Kehlkopfheilk. Bd. 7 u. 8. — Ostmann: Die Würdigung des Fettpolsters der lateralen Tubenwand. Arch. f. Ohren-, Nasen- u. Kehlkopfheilkunde. Bd. 34, S. 170. — Piffl: Ein Fremdkörper in der Tuba Eustachii. Arch. f. Ohren-, Nasen u. Kehlkopfheilk. Bd. 72, S. 77. Literaturangab. — Politzer (1): Geschichte der Ohrenheilk. 1. Teil 1908. 2. Teil 1913. Literaturangab. Stuttgart: Enke. — Derselbe (2): Therapie der beweglichen Exsudate in der Trommelhöhle. Wien. med. Wochenschrift 1870. Nr. 35, 37, 39, 41 u. 42. — Derselbe (3): Über ein neues Heilverfahren usw. Wien. med. Presse 1863. Nr. 6—10. — Rhese: Kriegsverletzungen von Voss und Killian. 1921. S. 153. Leipzig: Barth. — Rüdinger: Beiträge zur vergleichenden Anatomie und Physiologie der Ohrtrompete. München 1870. — Scheibe (1): Mikroorganismen bei akuten Mittelohrerkrankungen. Zeitschr. f. Ohrenheilk. u. f. Krankh. d. Luftwege. Bd. 19. Fall 14 bis 17. — Derselbe (2): Zur Pathogenese der Transsudatbildung im Mittelohr bei Tubenverschluß. Zeitschr. f. Ohrenheilk. u. f. Krankh. d. Luftwege. Bd. 23, S. 62. — Siebenmann: Hörprüfungsresultat bei reinem Tubenkat. Zeitschr. f. Ohrenheilk. u. f. Krankh. d. Luftwege. Bd. 22, S. 308. — Steurer: Experimentelle Untersuchungen über das Eindringen von Reizgas in die Luftwege durch das perforierte Trf. und die Tuba Eustachii. Arch. f. Ohren-, Nasen- u. Kehlkopfheilk. Bd. 106, S. 196. — Streit: Zur Diagnose der Verengerung der Tuba Eustachii. Arch. f. Ohren-, Nasen- u. Kehlkopfheilk. Bd. 110, H. 1. — Szász: Die Behandlung der chronischen Tubeneiterung mit Röntgenstrahlen. Zeitschr. f. Hals-, Nasen- u. Ohrenheilk. Bd. 3. — Thost: Der chronische Tubenkatarrh und seine Behandlung. Lucae-Festschr. Berlin: Julius Springer 1905. — Trautmann: Über einen Fall von Fremdkörper in der Tuba Eustachii. Münch. med. Wochenschr. 1898. Nr. 47. — v. Tröltsch: Pathologische Anatomie des Ohres. Leipzig: Vogel 1883. — Uffenorde: Katz-Blumenfeld, Bd. 2, Lief. 6, S. 184. — Urbantschitsch, E.: Tubeneiter. Monatsschr. f. Ohrenheilk. u. Laryngo-Rhinol. 1909. S. 481 und andere Publikat. — Walb (1): Krankheiten der Paukenhöhle und der Tuba Eustachii in Schwartzes Handb. Bd. 2, S. 168. — Derselbe (2): Über reine Transsudate im Mittelohr. Arch. f. Ohren-, Nasen- u. Kehlkopfheilkunde. Bd. 73, S. 318. — Wittmaack: Die Perfor. Membr. Shrapn. sine cholest. Arch. f. Ohren-, Nasen u. Kehlkopfheilk. Bd. 104, S. 83. — Yankauer: Die pharyng. Tubenmündung mit Beschreibung eines Speculum usw. Zeitschr. f. Laryngol., Rhinol. u. ihre Grenzgeb. Bd. 4, S. 361. — Zaufal (1): Über die Untersuchung des Nasenrachens von der Nase aus, insbesondere mit trichterförmigen Spiegeln. Arch. f. Ohren-, Nasen- u. Kehlkopfheilkunde. Bd. 12, S. 243. — Derselbe (2): Versuche mit dem Nitze-Leitersschen Endoskop zur Untersuchung des Ohres, der Nase und des Nasenrachens. Prag. med. Wochenschr. 1880. Nr. 6. — Derselbe (3): Über das Vorkommen seröser Flüssigkeit in der Paukenhöhle (Otitis med. ser.). Arch. f. Ohren-, Nasen- u. Kehlkopfheilk. Bd. 5, S. 38.

2. Die akute Mittelohrentzündung.

Von

Paul Stenger-Königsberg i. Pr.

Mit 23 Abbildungen.

A. Definition und Einteilung der akuten Mittelohrentzündung.

Unter akuter Mittelohrentzündung versteht man eine entzündliche Erkrankung der Schleimhaut der Mittelohrräume, die derart verläuft, daß der Krankheitsprozeß nach einer gewissen Zeit in völlige Ausheilung mit Wiederherstellung der Funktion übergeht. Wie jede Entzündung charakterisiert ist durch die Symptome des Fiebers, der Schmerzhaftigkeit, bestimmter lokaler Veränderungen sowie durch Funktionsstörungen, so wird man auch diese Anzeichen für die Feststellung einer akuten Mittelohrentzündung anfordern müssen. Bei gewissen Formen der akuten Mittelohrentzündung sind diese Symptome nicht in vollster Ausbildung vorhanden, deshalb hat man für diese Formen die Bezeichnung der akuten katarrhalischen Erkrankung des Mittelohrs gefunden, indem man sich dabei auf die bisherige allgemeingültige Anschauung stützte, daß unter Katarrh eine Erkrankung der Schleimhaut zu verstehen sei, die infolge einer Oberflächenreizung des Schleimhautepithels mit nachfolgender Transsudation von physiologischer Gewebsflüssigkeit in Erscheinung trete, im Gegensatz zu der eigentlichen Entzündung, die durch die entzündliche kleinzellige Infiltration des Gewebes mit Exsudation charakterisiert ist.

Auf Grund dieser verschiedenartigen Beurteilung hat man die Trennung in katarrhalische und entzündliche Erkrankungen des Mittelohres beizubehalten versucht. Diese Trennung ist jedoch hinfällig geworden, seitdem man erkannte, daß beide Erkrankungsformen vielfach ineinander übergehen, und daß bei beiden Erkrankungsformen dieselben ursächlichen Krankheitserreger vorhanden sind. Infolgedessen kam man zu der Überzeugung, daß akuter Mittelohrkatarrh und akute Entzündung nur graduell verschieden seien, und der Katarrh als Vorstufe bzw. als eine leichte Form der akuten Entzündung anzusehen sei.

Es ist demnach unter der akuten Mittelohrentzündung ein einheitliches Krankheitsbild zu verstehen, das in seinem klinischen Verlauf die verschiedenartigsten Erscheinungen und Formen aufweisen kann.

Je nach der Entwicklung der akuten Mittelohrentzündung hat man eine weitere Einteilung vorgenommen in Form der einfachen akuten Mittelohrentzündung (Otitis media purulenta simplex) und in die der perforierenden Mittelohrentzündung (Otitis media acuta perforativa). Auch diese Unterscheidung ist insofern nicht berechtigt, als die perforierende Mittelohrentzündung kein in sich abgeschlossenes Krankheitsbild, sondern nur ein klinisch bemerkenswertes Stadium im Gesamtverlaufe einer akuten Mittelohrentzündung darstellt, da die meisten Fälle der akuten Mittelohreiterung früher oder später zu einer Perforation des Trommelfells führen. Es muß deshalb völlig widersinnig sein, für die klinische Beurteilung ein besonderes Krankheitsbild festzulegen, je nachdem die akute Mittelohrentzündung ohne Perforation oder mit erfolgter Perforation zur Beobachtung kommt. Die akute Mittelohrentzündung mit erfolgter Perforation bedeutet im Rahmen der Gesamterkrankung nur ein vorgeschrittenes Stadium im Entwicklungszustand der Erkrankung.

Unter diesem Gesichtspunkt erscheint es nicht zweckmäßig, eine Trennung zwischen akuter nicht perforierender und akuter Mittelohrentzündung mit Perforation beizubehalten.

Für die klinische Bewertung ist es wichtig, festzustellen, ob überhaupt Anzeichen einer akuten Mittelohrentzündung vorhanden sind. Der Nachweis und die Beurteilung einer bestehenden Perforation gibt ausschließlich Aufschluß über den augenblicklichen Entwicklungszustand der Mittelohrerkrankung.

Infolge des Fortschrittes der bakteriologischen Forschung war man bestrebt, durch den Nachweis der ursächlichen Bakterienarten die mannigfaltigen Verlaufsarten der akuten Mittelohrentzündung in ein einheitliches Schema zu bringen, indem man je nach der Art der vorgefundenen Bakterien, z. B. Pneumokokken, Streptokokken usw., einen durch diese Bakterien bestimmten Typus des Krankheitsverlaufes annehmen zu müssen glaubte. Es zeigte sich jedoch sehr bald, daß derselbe Mikroorganismus niemals das gleiche Krankheitsbild hervorbringt, daß vielmehr bei demselben Bakterienbefund in dem einen Fall schwerste, in dem anderen Fall nur leichte Krankheitserscheinungen beobachtet werden.

Aus diesem Mißverhältnis heraus suchte Kümmel (65) eine Erklärung dadurch zu finden, daß er auf die anatomischen Verhältnisse des Mittelohres in ihrer Bedeutung für die Fortentwicklung der Bakterien hinwies, insofern, als er für die akuten Entzündungen des Mittelohres den meso- und epitympanalen Charakter der ursprünglichen Erkrankung als maßgebend für den weiteren Verlauf bezeichnete.

Dieser Anschauung ist Wittmaack in erweitertem Sinne beigetreten. Indem er die Auffassung des meso- und epitympanalen Charakters der akuten Mittelohrentzündung festhält, zieht er zum Verständnis der Verschiedenartigkeit dieser zwei großen Krankheitsgruppen des Mittelohres den Vergleich mit den Erkrankungen der Luftwege herbei, da diese beiden Körperteile entwicklungsgeschichtlich Ausstülpungen des Schlunddarmes sind und durch die Art ihres Baues und ihrer Epithelauskleidung Ähnlichkeit besitzen. Bei beiden findet sich ein mit Flimmerepithel ausgekleidetes Zugangsrohr und ein mit Plattenepithel überzogenes alveoläres Endorgan. Entsprechend der Bronchopneumonie findet sich im Ohrgebiet die tubo-meso-tympanale Entzündung und ebenso entsprechend der Pneumonie die epi-retro-tympanale Entzündung.

Wittmaack (Panse 92) teilt demnach die akute Mittelohrentzündung ein:
  I. Die tubo-meso-tympanale Form.
     a) Die leichte tubo-meso-tympanale Form,
     b) die schwere tubo-meso-tympanale Form,
     c) die nekrotisierende Form.
  II. Die epi-retrotympanale Form.
     a) Die leichte epi-retrotympanale Form,
     b) die schwere epi-retrotympanale Form.
  III. Die epi-retrotympanale nekrotisierende Form.

Unzweifelhaft bringt die Wittmaacksche Einteilung der akuten Mittelohrentzündung wertvolle Anhaltspunkte über die klinische Beurteilung des verschiedenartigen Verlaufs der Mittelohrentzündung, indem sie die engen Beziehungen zwischen der Erkrankung und der ursächlichen Veranlassung richtig bewerten läßt.

Aus klinischen Erfahrungen heraus hat man die akute Mittelohrentzündung in eine *genuine und sekundäre Otitis* eingeteilt.

Es war zunächst Zaufal (139), welcher diese Unterscheidung formulierte. Bestimmend für diese Einteilung war die Beobachtung, daß in den als genuin bezeichneten Fällen das Krankheitsbild der akuten Mittelohrentzündung als abgeschlossene einheitliche Erkrankung im Vordergrund steht, während die sekundäre Otitis mehr als Begleit- oder Folgeerscheinung einer allgemeinen Infektionserkrankung auftritt. Für die erstere Form kommen ursächlich in Betracht: Erkältungen, Mandelentzündungen, Entzündungen des Nasenrachenraumes, akute, katarrhalische oder entzündliche Affektionen der oberen Luftwege einschließlich Pneumonie, ebenso wurde Influenza diesem Typus zugerechnet, da im Ohr und in dem ursächlichen Erkrankungsort die gleichartigen Bakterien vorzufinden sind. Unter sekundärer Otitis versteht man die Fälle, bei denen der Körper von einer allgemeinen Infektions- bzw. konstitutionellen Erkrankung befallen ist, in deren Verlauf sich die akute Mittelohrentzündung sekundär ausbildet. Neben den Infektionskrankheiten kommen Diabetes, Leukämie, Lues, Tuberkulose usw. in Betracht.

In analoger Weise teilte Haug (48) die akute Mittelohrentzündung ein in eine idionosogene, mikrophytene und mikrophytonosogene Form ein.

Die Berechtigung dieser Einteilungsversuche kann nicht bestritten werden, um so mehr als sie der Erfahrung entsprungen sind, daß das klinische Krankheitsbild im ganzen einheitlich, in jedem einzelnen Fall jedoch ätiologisch und nosologisch durchaus verschiedenartig ist.

B. Ätiologie der akuten Mittelohrentzündung.

I. Allgemeine Ursachen.

Die Krankheitsursachen, die auf das Mittelohr einwirken, sind grundsätzlich nicht verschieden von denen, die wir bei den Erkrankungen der übrigen Organe des Körpers vorfinden. Die Eigenart ihrer Entwicklung ist durch den Bau des Gehörorgans und dessen Lagebeziehung zu den Nachbarorganen bedingt. Es kommen demnach für die Entstehung der akuten Mittelohrentzündung alle die ursächlichen Momente in Betracht, die zu Erkrankungen anderer Körperorgane führen, welche in anatomischer und histologischer Beziehung eine dem Mittelohr gleiche Beschaffenheit aufweisen.

Da das Mittelohr eine mit der Außenwelt in offener Verbindung stehende Schleimhautauskleidung besitzt, so muß es von verschiedenartiger Bedeutung sein, ob diese Höhle unter normalen Verhältnissen frei von Krankheitskeimen ist, oder ob solche latent vorhanden sind.

Eingehende Untersuchungen nach dieser Richtung hin haben zuerst LÖWENBERG und ZAUFAL (139) ausge ührt.

Au Grund seiner mit allen Kautelen der damaligen Zeit ausgeführten Beobachtungen kommt ZAUFAL zu dem Ergebnis, daß bei Tieren die normale Paukenhöhle nicht keimfrei sei.

Zahlreiche spätere Untersuchungen brachten verschiedenartige Befunde, welche teils die ZAUFALsche Ansicht zu bestätigen schienen, teils zu entgegengesetztem Resultat führten.

Durch sorgfältige, auf einem reichhaltigen Material angestellte Untersuchungen konnte PREYSING (97) den bisher anscheinend sicheren Beweis führen, daß die gesunde menschliche Paukenhöhle keimfrei ist.

Es ist demnach die menschliche Paukenhöhle allgemeinen Krankheitsursachen gegenüber denselben Gesetzen unterworfen, wie sie in der Medizin für die Entstehung von Krankheiten bei den Organen des menschlichen Körpers Geltung haben, welche im anatomischen Aufbau ähnliche Verhältnisse darbieten.

Von solchen allgemeinen Krankheitsursachen kommen in Betracht:

1. Die Erkältung.

Es ist schwierig, den Begriff der Erkältung in wissenschaftlicher Weise festzulegen. Wir wissen, wie PREYSING (97) sagt, trotz neuerdings wieder aufflackernder Untersuchungen nicht, welche feineren pathologischen Veränderungen „die Erkältung" hervorruft, ob es Schädigungen des schützenden Flimmerepithels in der Ohrtrompete sind oder Umstimmungen in der Tätigkeit des feineren örtlichen Blut- und Lymphbahnsystems. Die Tatsache der „Erkältung" auf die Auslösung von Mittelohraffektionen kann aber praktisch kaum bestritten werden. In gegenteiliger Ansicht wird dem Begriff „Erkältung" jede Bedeutung für die Entstehung von Mittelohrentzündungen abgesprochen.

Die praktische Erfahrung lehrt, daß die unter „Erkältung" bezeichneten krankheitsursächlichen Allgemeinsymptome bei allen akuten Schleimhauterkrankungen eine maßgebende Rolle spielen und zwar direkt, indem unmittelbar im Anschluß an eine „Erkältung" die akute Mittelohrentzündung zum Ausdruck kommt, oder indirekt, indem an eine durch „Erkältung" entstandene andersartige Erkrankung die Ohrerkrankung als Folgekrankheit sich anschließt.

Um Verständnis für das Wesen der „Erkältung" zu gewinnen, muß man sich darüber klar sein, daß zu einer Erkältung nicht eine plötzliche oder starke Abkühlung, sondern eine abnorme Überhitzung des Körpers mit nachfolgender unvorhergesehener Abkühlung Anlaß geben kann. Die Erkältung ist möglich im warmen Winterpelz bei großer Kälte, im leichtesten Sommerkleid bei größter Hitze, im warmen Bett und im schützenden Wohnhaus. Wird der feuchtwarme Körper unvorbereitet von einem kalten Luftzug getroffen, so tritt der Zustand ein, den wir als „Erkältung" bezeichnen. Man sieht, daß nach angestrengter Arbeit Erkältungskrankheiten jeder Art dann auftreten, wenn die Abkühlung nicht in natürlicher Weise erfolgt ist. Der Vorgang der Erkältung ist derart zu erklären, daß bei überhitztem Körper die Blutgefäße erweitert, die Körpergewebe turgesziert und zur Abgabe von Verdunstungsfeuchtigkeit eingestellt sind. Trifft auf diese im labilen Zustand befindlichen Organe unvorbereitet ein kalter, womöglich feuchtigkeitsarmer Luftstrom, den ein normal eingestelltes Körpergewebe ohne Schädigung paralysieren könnte, so wird ein turgesziertes Gewebe in seiner Abwehr mehr oder weniger geschädigt, so daß den in latentem Zustand auf den Schleimhäuten der oberen Luftwege aufliegenden Bakterien Gelegenheit zur Entwicklung gegeben wird.

Charakteristisch ist, daß die Kranken auf Grund ihrer subjektiven Empfindungen meist die Art und Weise und den Zeitpunkt dieses Vorganges genau bezeichnen können. Nach Virchowscher Auffassung waren zufällig anwesende Miasmen Ursache jeder Erkältungskrankheit. Die Bakteriologie erst lehrte uns die Bedeutung der Bakterien für die Entstehung jedes entzündlichen Krankheitszustandes erkennen und suchte das Wesen der Erkältung dadurch zu erklären, daß in dem einen Fall Streptokokken, im andern Fall Pneumokokken usw. als eigentliche Ursache der Erkrankung anzusprechen seien, und daß der als „Erkältung" bezeichnete Zustand zufällig den Zeitpunkt des Eindringens und der pathogenen Entwicklung von Bakterien kennzeichnet.

In praktischer Beziehung läßt sich für die Ätiologie der Mittelohrentzündungen der Begriff der „Erkältung" nicht umgehen. Die von Preysing angegebene Erklärung scheint insofern zutreffend zu sein, als sie zeigt, wie durch den Vorgang der Erkältung Verhältnisse geschaffen werden, die zu einer bakteriellen Infektion des geschädigten Gewebes Anlaß geben, besonders wenn man berücksichtigt, daß in den in Betracht kommenden Körperorganen bzw. in ihrer Nachbarschaft Bakterien jeder Art im Latenzzustande vorhanden sind.

Nach statistischen Feststellungen von Weil (131) sind 8—15% aller Ohrerkrankungen auf Erkältungen zurückzuführen. Rechnet man hierzu noch die Zahl der Mittelohrentzündungen, die im Anschluß an Krankheiten beobachtet werden, welche infolge von „Erkältung" auftraten, nach Weil 30—35%, so zeigt sich die Bedeutung derjenigen Faktoren, die wir als „Erkältung" in der Ätiologie der Mittelohrentzündung anzusprechen haben.

Es ist für die Beurteilung der Mittelohrentzündungen, wie die praktische und klinische Erfahrung lehrt, durchaus nicht gleichgültig, ob eine akute Mittelohrentzündung unmittelbar durch eine sogenannte „Erkältung" entstanden ist, oder ob sie durch direkte Ansteckung von einer bereits an einer nach Erkältung an Angina erkrankten Person hervorgerufen ist. Die Erfahrung lehrt, daß in dem einen Fall die Virulenz der Krankheitserreger unbedeutend, im andern Falle außerordentlich gesteigert sein kann, so daß einerseits von vornherein mit einem günstigen, andererseits mit einem gefährlichen Verlaufe der Erkrankung gerechnet werden muß.

In einer Familie erkrankte nach einer heftigen Erkältung das Kindermädchen an einer schweren Angina. Vier Tage später erkrankten die beiden Kinder unter Anzeichen einer schweren Influenza mit Halsentzündung und Angina follicularis. Bei dem einen Kind bildete sich eine akute sehr stürmisch verlaufende Mittelohrentzündung aus. Das Kindermädchen wurde sofort in klinische Behandlung überwiesen. Die Mutter, welche die Pflege der Kinder übernahm, erkrankte acht Tage später unter allgemeinen schwersten Erkältungserscheinungen an einer stürmisch einsetzenden Mittelohrentzündung, die trotz sofort ausgeführter Paracentese und sachgemäßer Behandlung zu einer schweren Sinusphlebitis führte.

2. Akute Infektionskrankheiten lokaler Art.

Entsprechend dem histologisch-anatomischen Aufbau des Mittelohres sehen wir, daß bei den örtlichen entzündlichen Erkrankungen der ähnliche Verhältnisse aufweisenden oberen Luftwege entweder im Verlaufe oder nach Ablauf derselben eine akute Mittelohrentzündung auftritt, die sich als abgeschlossenes Krankheitsbild darstellt und zu der Bezeichnung einer genuinen Erkrankung Anlaß gegeben hat.

Von solchen örtlichen Erkrankungen kommen insbesondere in Betracht: Mandelentzündungen, akute Entzündungen im Nasenrachenraum, akute katarrhalische und entzündliche Affektionen der oberen Luftwege, ferner Influenza und Pneumonie (siehe allgemeine Ätiologie der Ohrerkrankungen).

3. Akute allgemeine Infektionskrankheiten.

Die akuten Infektionskrankheiten verlaufen fast ausnahmslos mit deutlich sichtbaren Veränderungen an der äußeren Haut oder an den Schleimhäuten. Es ist deshalb leicht erklärlich, daß bei diesen Erkrankungen auch akute Entzündungserscheinungen seitens der Schleimhaut des Mittelohres beobachtet werden. So konnte NADOLECZNY (86) bei den von ihm untersuchten Fällen von Masernerkrankungen in $52^0/_0$ der Fälle Anzeichen einer entzündlichen Affektion des Mittelohres nachweisen. Ebenso fand RUDOLPH bei fast allen Fällen der von ihm im Münchener Kinderspital untersuchten masernkranken Kinder entzündliche Trommelfellveränderungen. Ähnlich liegen die Verhältnisse beim Scharlach. Nach BAACHER und WEIL (131) zeigen $30—50^0/_0$ der Scharlacherkrankten die Symptome einer akuten Mittelohrentzündung.

Es liegt deshalb nahe, anzunehmen, daß bei den Infektionserkrankungen entsprechend den allgemeinen Haut- und Schleimhautaffektionen auch die Schleimhaut des Mittelohres nicht unbeteiligt bleibt, derart, daß je nach der Virulenz der Krankheitserreger eine akute Entzündung geringeren oder stärkeren Grades zur Ausbildung kommt. Nach der klinischen Erfahrung findet man nur selten bei einer so entstandenen Mittelohrentzündung dieselben Krankheitserreger, wie sie der allgemeinen Infektion entsprechen. Insbesondere zeigen sich bei den Infektionskrankheiten, deren Erreger uns noch unbekannt sind, im entzündeten Mittelohr ausnahmslos die uns bekannten Entzündungserreger (Streptokokken usw.), so daß man zu der Auffassung neigt, daß in diesen die eigentliche Ursache der Mittelohrentzündung zu suchen ist, und zwar so, daß durch die allgemeine Erkrankung eine lokale Disposition zur Ansiedlung dieser sekundär auftretenden andersartigen Bakterien geschaffen worden ist.

Bei den allgemeinen Infektionskrankheiten ist die Mittelohrschleimhaut ebenso beteiligt wie die Schleimhäute bzw. die Organe des Gesamtkörpers. Daß in dem einen Fall diese lokale Erkrankung nicht merklich zum Ausdruck kommt, im andern Fall zu einer schweren örtlichen Erkrankung führt, die unter Umständen als Haupterkrankung sich ausbildet, wird durch lokale Verhältnisse bedingt, die es möglich machen, daß auf dem Boden der durch die allgemeine Infektion geschaffenen Veränderungen andersartige Krankheitskeime zur Entwicklung kommen können. In typischer Weise zeigt sich das bei der Influenza.

Nach der bei dieser Erkrankung gemachten Beobachtung sieht man in dem akuten Stadium der Influenza gleichzeitig mit dem schweren Allgemeinsymptom akute heftige Entzündungserscheinungen seitens des Mittelohres. In diesem Stadium der Erkrankung finden sich bakteriologisch Influenzabacillen. Indem unter sachgemäßer Behandlung diese ersten Krankheitssymptome oft überraschend schnell und günstig zurückgehen, tritt nach einigen Tagen eine unerklärliche und bösartige Verschlimmerung auf, als deren Ursache nunmehr andersartige Bakterien (Streptokokken) nachweisbar sind.

Analog diesem Vorgange ist es erklärlich, daß wir bei den Infektionskrankheiten mit bisher unbekannten Erregern die manifesten Symptome der Mittelohrentzündung zeitlich nicht mit den allgemeinen Krankheitserscheinungen auftreten sehen. So kommt bei Masern meist erst in der zweiten Woche die akute Mittelohrentzündung zum Ausdruck, bei Scharlach in der zweiten oder dritten Woche.

Man hat auf Grund dieser Beobachtungen die nach akuten Infektionskrankheiten auftretenden akuten Mittelohrentzündungen als sekundäre bezeichnet, in der Annahme, daß die Mittelohrentzündung nicht durch den Erreger der eigentlichen Infektionserkrankung hervorgerufen sei.

Eine besondere Stelle unter den Infektionskrankheiten nimmt die Meningitis cerebrospinalis epidemica ein. Hier ist die Frage noch nicht entschieden, ob die bei dieser Erkrankung beobachtete Mittelohrentzündung als Ursache oder Folgeerscheinung anzusehen ist.

4. Zufällige Gelegenheitsursachen.

Häufig treten akute Mittelohrentzündungen auf im Anschluß an operative oder sonstige Maßnahmen in der Nase oder Nasenrachenraum. Als solche kommen in Betracht: 1. Unzweckmäßig ausgeführte Ausspülung der Nase, indem entweder die Flüssigkeit zu reichlich oder unter zu hohem Druck durch die Nase durchgespült wird, so daß sie anstatt auszufließen, in die Tube ausweichen muß. 2. Ausgedehnte Tamponade der Nase und des Nasenrachenraums (Bellocquesche Tamponade), wodurch nicht nur die mechanische Quetschung der Weichteile des Tubenostiums, sondern auch die abnorme Absonderung mit Zersetzung von Sekret bei länger dauernder Tamponade als Ursache der Mittelohrentzündung in Betracht kommt. 3. Kauterisation in der Nase. Hierbei ist zu beachten, daß bei jeder Kauterisation neben der eigentlichen Gewebszerstörung auch eine Verbrennung zweiten Grades zustande kommt, die in ihrer Gewebsschädigung eine Brutstätte von Bakterien darstellt, so daß von hier aus die Infektion des Mittelohres erfolgen kann. 4. Operationen im Nasenrachenraum. Nach der operativen Entfernung der Rachentonsille ist das Auftreten von akuten Mittelohrentzündungen häufig beobachtet. Für deren Entstehen ist entweder eine direkte Verletzung des Tubenostiums oder eine entzündliche Erkrankung des operativ angelegten Wundbezirks in Betracht zu ziehen. In derselben Weise sind die nach operativen Eingriffen im Nasenrachenraum (Choanalpolypen usw.) entstandenen Mittelohrentzündungen zu erklären. Die Erfahrung lehrt, daß derartige Mittelohrkomplikationen nach solchen Eingriffen dann mit Vorliebe auftreten, wenn die Operation zu einem Zeitpunkte vorgenommen wird, in dem ein sogenannter Erkältungszustand noch nicht vollständig abgeheilt bzw. in der Entwicklung begriffen ist. Es werden augenscheinlich durch die operativen Maßnahmen latent vorhandene Bakterien von neuem virulent. 5. Allgemeine Verletzungen mit Schädigung des Trommelfells. Tritt im Anschluß an eine Basisfraktur eine Zerreißung des Trommelfells ein, so entwickelt sich, falls sofortige sachgemäße Behandlung unterlassen wird, durch Infektion vom äußeren Gehörgang aus eine akute Mittelohrentzündung. 6. Gelegenheitsursachen konstitutioneller Art. Alle zeitig oder dauernd einwirkenden Ursachen, welche die Lebensenergie der Gewebszellen vermindern, spielen bei der akuten Infektion der Paukenhöhle eine große Rolle. Hochgradige Unterernährung, Anämie und Chlorose, Leukämie und Diabetes begünstigen die Entwicklung einer lokalen Infektion unter Ausbildung der akuten Mittelohrentzündung.

II. Eingangswege der Infektion und Beschaffenheit der Infektionserreger.

1. Eingangspforten der Infektion.

Als Eingangspforten der Infektion kommen drei Wege in Betracht:
1. Die Blut- und Lymphbahn,
2. der äußere Gehörgang,
3. die Tuba Eustachii.

Die hämatogene Infektion des Mittelohres ist bisher noch nicht einwandfrei erwiesen. PREYSING (97) spricht ihr jede Bedeutung ab, da nicht einmal für die tuberkulöse Mittelohrerkrankung die hämatogene Ansiedlung von Tuberkelbacillen festgestellt sei. Man müsse vielmehr annehmen, daß die Einwanderung der Bakterien auf dem Wege der Schleimhautoberfläche vor sich gehe. Für die Ausbreitung auf dem Wege der Lymphbahnen sei es noch unsicherer, inwieweit die ersten Keime unter Benutzung der der Oberfläche naheliegenden Lymphbahn sich Eingang verschaffen können. In einer bemerkenswerten Abhandlung vertritt BRAUN (13), anknüpfend an die Abhandlungen von HAUG, FRIEDRICH und MOOS und ebenso an die Erfahrungen, daß bei Infektionskrankheiten im Blute Bakterien nachweisbar sind, den Standpunkt, daß eine bei solchen Erkrankungen auftretende Mittelohrentzündung nur als lokaler Ausdruck dieser Allgemeinerkrankung aufzufassen ist. Dabei beruft sich BRAUN auf die Sektionsbefunde von RUDOLPH (101), bei denen die knorplige Tube keine Krankheitserscheinungen auffinden ließ.

Das Problem der hämatogenen Infektion ist, wie ich das bereits oben für die Influenza ausgeführt habe, für alle Infektionskrankheiten, die mit allgemeinen Schleimhautaffektionen einhergehen, im positiven Sinne zu entscheiden. Fraglich ist es bei den Infektionserkrankungen, die bei ihrem Auftreten den Charakter einer lokalen Infektionskrankheit aufweisen, wie Typhus, Pneumonie, Diphtherie, Pertussis, Parotitis epidemica, Erysipel usw.

Für die ätiologischen Beziehungen dieser Erkrankungen zu der akuten Mittelohrentzündung bedarf es zur Aufklärung noch weiterer Untersuchungen insbesondere nach der Richtung hin, ob die von JÜRGENSEN (60) geäußerte Ansicht, daß die croupöse Pneumonie eine allgemeine Infektion sei, die sich vorzugsweise örtlich in einer Entzündung der Lungen als Hauptsymptom bemerklich mache. Es müßte ferner der Nachweis erbracht werden, daß die bei solchen Erkrankungen im Blut zirkulierenden Bakterien primär im Blut und in der Schleimhaut des Mittelohres vorhanden sind oder erst im weiteren Verlaufe vom Krankheitsherd aus in die Blutbahn übergetreten sind.

Für die Pneumonie glaubt KOBRAK (62) durch Agglutinationsversuche an aus dem Ohreiter gezüchteten Erregern bei Pneumoniekranken das Vorhandensein einer Pneumokokken-Allgemeininfektion nachweisen zu können. Derartige Untersuchungsbefunde, wie sie auch MARUN (80) für Paratyphus bekannt gegeben hat, beweisen zunächst nur das tatsächliche Vorhandensein von Bakterien bestimmter Art im Blut und im Ohrsekret.

Für die Tuberkulose des Mittelohres kommt Goerke (38) im Gegensatz zu Henrici (1) zu der Anschauung, daß die tuberkulöse Infektion nur ganz ausnahmsweise eine primäre Erkrankung sei, und daß die Infektion auf dem Wege der Tube erfolgt.

Vom äußeren Gehörgang aus kann eine Infektion des Mittelohres nur dann eintreten, wenn der natürliche Schutz des Trommelfells fehlt. Durch Auflockerung des Epithels infolge ekzematöser Erkrankungen im Gehörgang ist das Übergreifen einer lokal entzündlichen Infektion im äußeren Gehörgang auf die Mittelohrschleimhaut wohl möglich, jedoch praktisch belanglos.

Eine eigentliche Infektion des Mittelohres vom äußeren Gehörgang aus tritt hauptsächlich dann ein, wenn das Trommelfell zerreißt, so daß ein direkter Zugang zu der Paukenhöhle von außen her geschaffen ist. Im äußeren Gehörgang ist das Vorhandensein aller Arten von Bakterien vielfach nachgewiesen. Es finden sich hier unter anderen Pyocyaneus, Staphylokokken, Streptokokken, Pseudodiphtheriebacillen, echte Diphtheriebakterien, Pneumokokken. In den durch die Zerreißung des Trommelfells und den durch die mechanische Läsion der Paukenhöhlenschleimhaut geschaffenen Verhältnissen ist die Vorbedingung für eine Infektion vom äußeren Gehörgang aus geschaffen.

Die offene Verbindung des Mittelohres zum Nasopharynx auf dem Wege der Tube ist für die überaus größere Mehrzahl der Mittelohrentzündungen als Überleitungsweg der Infektion anzusehen, und zwar kann die Übermittlung derart vor sich gehen, daß auf mechanische Insulte hin Krankheitskeime aus den oberen Luftwegen unmittelbar in die Paukenhöhle gelangen, oder daß eine entzündliche Erkrankung der Schleimhaut im Bereiche der oberen Luftwege per continuitatem auf die Schleimhaut der Tube und des Mittelohres übergreift. Im ersteren Falle sehen wir nach Nasenspülungen durch Eindringen der Spülflüssigkeit in das Ohr oder nach operativen Eingriffen in der Nase, z. B. Kauterisationen, Entfernung von Nasenmuscheln, von adenoiden Wucherungen, Tamponade des Nεsenrachenraums, abnormen Hustenstößen bei Keuchhusten, Pneumonie, tuberkulöser Lungenerkrankung, eine akute Mittelohrentzündung auftreten. Im anderen Fall schließt sich an die bei Infektionskrankheiten, Masern, Scharlach usw. bestehende Schleimhautaffektion des Nasopharynx unmittelbar oder nach kürzerer Zeit eine akute Mittelohrerkrankung an. Die nach akuten lokalen Erkrankungen im Nasopharynx, z. B. Angina retronasalis, Angina tonsillaris, akutem Schnupfen auftretenden akuten Mittelohrentzündungen lassen sowohl die eine wie die andere Entstehungsmöglichkeit wahrscheinlich sein.

Für die Überleitung von Krankheitskeimen aus dem Bereich der oberen Luftwege in das Mittelohr ist die Beobachtung von Zaufal wichtig, insofern als der Mechanismus der Tuba Eustachii unter normalen Verhältnissen das Überwandern einer größeren Anzahl von Keimen in die Paukenhöhle zu verhüten vermag, ohne daß aber der Übertritt vereinzelter Keime verhindert werden kann. Ebenso konnte Zaufal beobachten, daß sich die Zahl der Keime vom Ostium pharyngeum tubae aus bis zur Paukenhöhle auf ein Minimum verringert.

Demnach besteht die Auffassung zu Recht, daß auf dem Wege der Tuba Eustachii jederzeit Krankheitskeime in die Paukenhöhle gelangen können.

2. Die verschiedenen Arten der Infektionserreger.

Die Bakteriologie des Mittelohres, d. h. die Frage nach der Erforschung des die akute Mittelohrentzündung in ihren verschiedenen Formen auslösenden Krankheitserregers ist zuerst von Zaufal in grundlegenden Arbeiten in Angriff genommen worden. Aus der Unzahl der bisher diesbezüglich erschienenen Veröffentlichungen kann für den Rahmen dieses Abschnittes nur ein Überblick gegeben werden. In seinem Referat über die Bakteriologie des Mittelohres kommt Kümmel (65) zu dem Schluß, daß wir bis heute außerstande sind, ein Urteil über die relative Häufigkeit der einzelnen Erreger an den verschiedenen Orten und noch weniger über ihre Verteilung zu verschiedenen Zeiten zu bilden. In ähnlicher Weise äußert sich neuerdings Preysing (97).

Nach allen bisherigen Erfahrungen ist es keine einheitliche Bakterienform, die man als Ursache der akuten Mittelohreiterung ansprechen müßte, es ist sogar nicht einmal möglich, durch den Nachweis einer bestimmten Bakterienart irgendwelche bestimmten Schlüsse auf die Entwicklung der akuten Mittelohreiterung zu ziehen. Als ein wichtiges Ergebnis der bakteriologischen Forschung zeigt sich allerdings, daß bei ungünstig verlaufenden Mittelohrentzündungen in der Mehrzahl auch die allgemein als bösartig bekannten bakteriellen Entzündungserreger in Betracht kommen.

Durch sorgfältige bakteriologische Untersuchungen hat man aus der großen Zahl der verschiedenartigen im Sekret der akuten Mittelohrentzündung vorgefundenen Bakterien diejenigen festzustellen versucht, welche als hauptsächlichste Erreger der akuten Mittelohrentzündung bezeichnet werden können.

Preysing (97) gibt in einer Zusammenstellung einen Überblick über das Vorkommen von Bakterien im Sekret der akuten Mittelohrentzündung durch Zusammenstellung der bisher bekanntgegebenen Statistiken in folgender Weise:

Es wurden beobachtet nach

1. Kanthack: In den hierher gehörigen durch Parazentese untersuchten Fällen: Diplococcus lanceolatus . . . . $87^1/_2^0/_0$

2. Levy und Schrader:
   Streptococcus pyogenes . . . . $10^0/_0$
   Diplococcus lanceolatus . . . . $30^0/_0$
   Diplococcus + Streptococcus . . . . $20^0/_0$

3. Leutert, 63 Fälle Warzenfortsatz:
   Streptokokkus . . . . 38 Fälle
   Diplococcus lanceolatus . . . . 11 ,,

4. Mark: Streptokokkus . . . . $64^0/_0$
   Diplococcus lanceolatus . . . . $15^0/_0$

5. Nadoleczny, von 34 Fällen:
   Streptokokkus . . . . 12 Fälle
   Diplococcus lanceolatus . . . . 17 ,,

6. Netter, von 62 Fällen:
   Streptokokkus . . . . 32 Fälle
   Diplococcus lanceolatus . . . . 26 ,,

7. Preysing, von 121 Fällen:
   Streptokokkus . . . . 1 Fall
   Diplococcus lanceolatus . . . . 112 Fälle

8. Züpfle-Kümmel (aus zwei Statistiken):
   Streptococcus pyogenes . . . . $60{-}66^0/_0$
   Streptococcus mucosus . . . . $11{-}13^0/_0$
   Streptococcus lanceolatus . . . . $16{-}17^0/_0$
   Micrococcus pyogenes aureus . . . . $5^1/_2{-}\ 9^0/_0$

9. Turina, in 56 Fällen:
   Diplococcus lanceolatus fast alle (zum Teil abgeschwächt).

10. Zaufal, in 18 Fällen:

      Streptococcus pyogenes aureus . . . . 3 Fälle
      Diplococcus lanceolatus . . . . 11 „
      Staphylococcus aureus . . . . 2 „

Aus dieser Zusammenstellung zieht Preysing den Schluß, daß in 84% aller
Fälle die akute eitrige Mittelohrentzündung durch Streptokokkenarten verursacht wird. Preysing geht dabei von der Erfahrung aus, daß bisher die
einwandfreie Differenzierung der einzelnen Streptokokkenarten nicht ermöglicht
sei, daß persönliche Erfahrung und subjektive Anschauung gerade auf dem
Gebiete der Streptokokkenforschung eine große Rolle spielen, und daß die
Technik und die Wahl des Nährbodens ungemeinen Einfluß ausübt auf die
Deutung des Befundes. Diese Auffassung Preysings wird durch Siebenmann
bestätigt.

Denker fand bei seinen Untersuchungen den Streptococcus pyogenes in
62,1%, den Streptococcus mucosus in 13,8%, Staphylokokken in 17,2% und
grampositive Diplokokken in 6,9% als Erreger der akuten Mittelohrentzündung.
Er konnte den Befund Preysings, der in 92% von Säuglingsmittelohreite-
rungen den Pneumokokkus (Fränkel) nachgewiesen hatte, bestätigen.

3. Die Beurteilung der Pathogenität der Erreger.

Die Frage, ob bestimmte Bakterienarten überwiegend zu einem schweren
Verlauf der akuten Mittelohrentzündung oder zu besonderen Komplikationen
Anlaß geben könnten, ist bisher außerordentlich schwer zu entscheiden, da so
mancherlei Faktoren in Betracht kommen, die nach dem heutigen Standpunkte
der Bakterienforschung, der Bedeutung des lokalen anatomischen Knochen-
aufbaues und der allgemeinen somatischen und klimatischen Verhältnisse einwandfrei nicht zu beurteilen sind. Da wir annehmen müssen, daß bei jeder
akuten Mittelohrentzündung das ganze System der Mittelohrräume erkrankt und
die dadurch bedingte Exsudation in die Zellräume für die Einwanderung und
Entwicklung von Bakterien besonders günstig ist, so bleibt für viele Fälle die
Frage offen, ob der primäre Krankheitserreger an sich besondere Pathogenität
besitzt, oder ob durch die von ihm bedingte Entzündung der Schleimhaut
der Mittelohrräume günstige Bedingungen geschaffen werden, auf Grund derer
andersartige Bakterien den geeigneten Nährboden zu pathogener Entwicklung
vorfinden. Es müßte deshalb in systematisch gleichmäßiger Untersuchung die
Art der primären Entzündungserreger und ebenso die der im Eiter der Komplikationserkrankung befindlichen festgestellt werden. Diese Forderung läßt sich
praktisch deshalb nicht durchführen, weil die Mehrzahl der Fälle erst bei völlig
ausgebildeter Komplikation in ärztliche Behandlung kommt. Daß in überwiegender Mehrzahl Streptokokken im Sekret eitriger Mittelohrentzündungen
gefunden werden, läßt darauf schließen, daß sie günstige Entwicklungsbedin-
gungen finden. Bei den Versuchen, die speziellen Arten der Streptokokken zu
differenzieren, hat man feststellen können, daß der Streptococcus pyogenes
aureus und besonders der Streptococcus mucosus nicht nur als Ursache eines
bösartigen Verlaufs der durch ihn bedingten Komplikation, sondern überhaupt
als ungünstiges Zeichen für den Verlauf einer jeden Mittelohrentzündung anzusehen ist. Ebenso hat man den Streptococcus lanceolatus bei bösartigen
Mittelohrentzündungen nachweisen können. Zange (138) legt dem Bacillus pneumoniae Friedländer eine besondere Bedeutung für die Entstehung der Otitis
media acuta bei. Die durch diese Bakterien hervorgerufene akute Mittelohrentzündung soll ähnlich wie die durch den Friedländerbacillus bedingte Pneumonie ein durch den Verlauf, die einzelnen Erscheinungen (Zusammensetzung

des Ohrsekretes, Neigung zu schleichend sich entwickelnden schwersten Komplikationen) besonderes typisches Krankheitsbild hervorrufen, so daß bei Nachweis dieses Bacillus von vornherein eine ungünstige Prognose gegeben sei.

Für die vielen Fälle von Mischformen der Bakterienflora im Ohrsekret läßt sich der ursächlich pathogene Erreger mit Sicherheit nicht erkennen, doch zeigt die häufige Anwesenheit des Staphylococcus pyogenes aureus bei langsamer oder deletär verlaufender Komplikation diesen Erreger als Ursache.

Die Pathogenität aller Bakterienarten ist abhängig von dem anatomischen Bau des Warzenfortsatzes. Von größter Bedeutung ist in dieser Beziehung die pneumatische Gestaltung des Warzenfortsatzes. Die Untersuchungen von WITTMAACK (135), die in ihrer vollen Bedeutung noch nicht geklärt sind, geben in dieser Frage neue und bedeutsame Gesichtspunkte.

Die Bösartigkeit der Bakterien ist in besonderem Maße ausgebildet bei Mittelohrentzündung im Anschluß an allgemeine Erkrankungen. Hier kommen alle Arten von Infektionskrankheiten in Betracht. Ebenso zeigt die Erfahrung, daß bei konstitutionellen Erkrankungen, insbesondere denen der exsudativen Diathese auch scheinbar indifferente Bakterien zu schweren Mittelohrentzündungen führen können.

Nicht unbeachtet darf weiterhin der Einfluß der klimatischen Verhältnisse bleiben. Dieser Umstand ist bei der Bewertung statistischer Angaben über die Pathogenität und das Vorkommen von Bakterien bei akuten Mittelohrentzündungen zu berücksichtigen. Wie aus den Zusammenstellungen von LEGMANN, BÜRKNER und BEZOLD hervorgeht, ist die Häufigkeit der akuten Mittelohrentzündung am größten in den Monaten mit wechselnden Witterungsverhältnissen, wobei auch der Einfluß von Barometerstand, Feuchtigkeitsgehalt der Luft und Luftbewegung nicht unbeteiligt erscheint. Demnach wird die Häufigkeit und Pathogenität von akuten Mittelohrentzündungen je nach den verschiedenen klimatischen Beobachtungsorten ein verschiedenartiges Bild ergeben.

C. Die pathologisch-anatomischen Veränderungen bei akuter Mittelohrentzündung.

Die entzündlichen Veränderungen der Mittelohrschleimhaut sind erst in den letzten Jahrzehnten Gegenstand eingehender Forschung gewesen. Im Gegensatz zu dem früher üblichen Verfahren je nach der Verschiedenheit der ursächlichen Erkrankung auf pathologisch-anatomisch bestimmte Merkmale hinzuweisen, versuchte GOERKE (38) nach einheitlich pathologisch-anatomischen Grundsätzen das Wesen der entzündlichen Schleimhautveränderungen zu bestimmen. Indem er seine Untersuchungsbefunde auf die Sektionsergebnisse von etwa 2000 Fällen stützte, teilt er die akuten Mittelohrentzündungen in drei Formen, die Otitis media exsudativa, plastica und necroticans ein. PANSE (92) gibt einen Überblick über die bei den verschiedenen Krankheiten des Mittelohres nachweisbaren Veränderungen. In eingehender Weise behandelt MANASSE (78) die Pathologie des Mittelohres und ebenso PREYSING (97).

MANASSE ist es gelungen, an einzelnen Präparaten ein Bild über die bei der sogenannten Otitis media catarrhalis acuta oder der leichten Form der akuten Mittelohrentzündung zu gewinnen. Demnach zeigt sich mikroskopisch die Schleimhaut nur wenig verändert. Das Epithel ist intakt ohne Anzeichen eines Wucherungsprozesses. Das Bindegewebe ist gelegentlich etwas gedunsen, ödematös, selten findet sich Zellinfiltration, dagegen meist starke Hyperämie. Charakteristisch ist das Exsudat, dessen Zellarmut auffällt. Die Zellen sind Rundzellen, vielfach finden sich große einkernige Zellen mit einer Anzahl sich

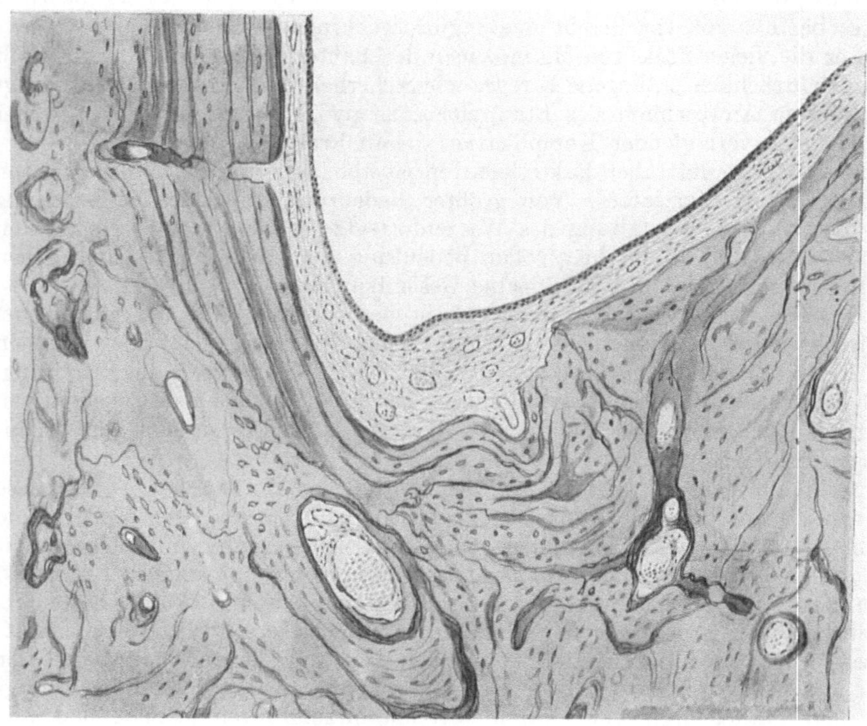

Abb. 1. Normale Mittelohrschleimhaut.

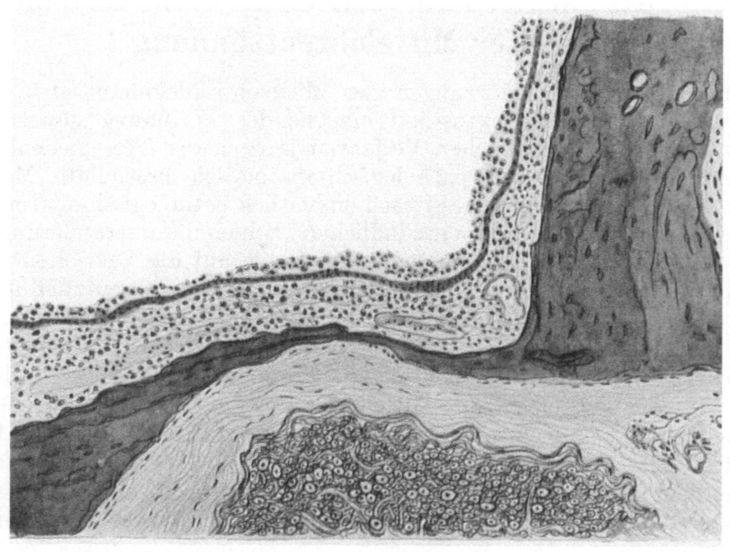

Abb. 2. Mittelohrschleimhaut bei akuter Mittelohrentzündung.

kreuzender feiner Wände, zwischen denen sich ziemlich regelmäßige Lücken
erkennen lassen.

Bei der akuten eitrigen Mittelohrentzündung ist nach MANASSE das Epithel
erhalten und gewuchert nicht in der Zahl, sondern in der Größe der einzelnen
Zellen, welche deutliche hohe Cylinderformen erkennen lassen. Die Haupt-
veränderung entwickelt sich in den stark epithelialen Bestandteilen. Das Bindegewebe ist außerordentlich stark mit Rundzellen infiltriert, so daß die Dicke
der Schleimhaut oft um das 15—20fache vermehrt ist. Die Infiltrationszellen
sind teils Lymphocyten, teils gelapptkernige Leukocyten oder auch Mastzellen.
Ferner findet sich eine stark entzündliche Hyperämie. Die kleinen Gefäße
und die Capillaren sind mit roten Blutkörperchen prall gefüllt. Weiterhin
zeigt sich in den Hohlräumen des Mittelohres freies Exsudat, das zum größten
Teil aus Eiterkörperchen sowie aus glasigen hyalinen Massen, denen größere
Mengen von Fibrin und wolkigen Schleimmassen beigemengt sind, besteht.

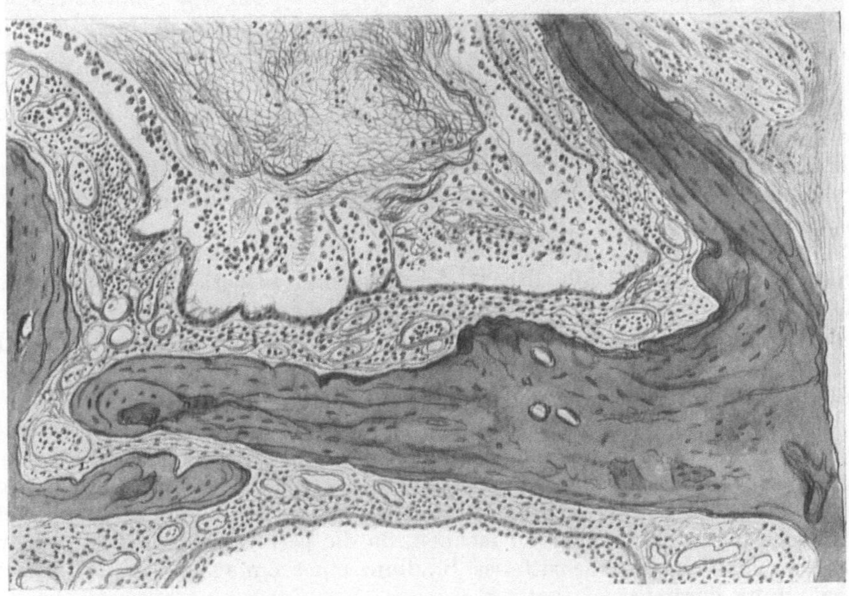

Abb. 3. Mittelohrschleimhaut bei akuter Mittelohrentzündung.
Erster Beginn der Organisation eines Fibrinblocks.

An dieser Veränderung beteiligt sich die Gesamtschleimhaut des Mittelohres, insbesondere auch die der Schleimhautüberzüge der Gehörknöchelchenkette. Fast immer ist das Trommelfell mitgegriffen, dessen Farbe durch die
entzündliche Hyperämie die verschiedenartigsten Grade annimmt. Infolge
der entzündlichen Durchtränkung der Grundsubstanz des Trommelfells nimmt
die Membrane an Dicke zu. Der äußere Epithelbelag des Trommelfells läßt den
Zustand der Desquamation erkennen und stößt sich oft in dem äußeren Gehörgang in Fetzen ab. Allmählich entsteht meist im Trommelfell die Spontanperforation in Form eines spaltförmigen Defektes, dessen Ränder meist lappig
nach außen geschlagen sind. Aus dem Perforationskanal treten gelegentlich
nach außen kleine zapfenförmige Gebilde hervor, die aus Granulationsgewebe
bestehen.

Die Rückbildung des Entzündungsprozesses geht meist in eine vollständige
restitutio ad integrum über (Abb. 1—3).

D. Klinische Symptome der akuten Mittelohrentzündung.

I. Allgemeines.

Für die Beurteilung der bei einer akuten Mittelohrentzündung auftretenden Krankheitssymptome wird man am sichersten gehen, die Anzeichen festzustellen, die, der allgemeinen klinischen Erfahrung entsprechend, bei einem akut entzündlichen Prozeß in Erscheinung treten. Indem man diese Forderung als Grundlage der klinischen Untersuchung annimmt, wird man leicht die entzündlichen Erkrankungen des Mittelohres von den unter ähnlichen Erscheinungen verlaufenden Erkrankungen, die auf andersartigen Ursachen beruhen, unterscheiden lernen.

Die Ätiologie, Entwicklung und der Ausgang einer akuten Mittelohrentzündung ist durchaus analog den als Weichteilsphlegmone allgemein bekannten Krankheitsbildern, modifiziert durch den eigenartigen Aufbau des Mittelohres.

Man wird deshalb meist als erstes und Hauptsymptom den *Schmerz* finden, der entweder rein lokal oder infolge der im Knochen eng eingeschlossenen Paukenhöhle in die Umgebung ausstrahlend, empfunden wird. Als zweites Symptom tritt *Fieber* auf, entweder sofort oder nach kurzer Entwicklung der Krankheit, verschiedenartig in der Form, bald nur geringfügig, bald vom ersten Moment ab in abnormer Höhe.

Als Zeichen der lokalen Entzündung entwickelt sich die *entzündliche Veränderung am Trommelfell*, erkenntlich durch Rötung, Schwellung bzw. Vorwölbung dieser Membrane.

Entsprechend diesen entzündlichen Veränderungen müssen auch *Funktionsstörungen des Gehörorgans* allmählich oder frühzeitig bemerklich werden. Wie bei allen phlegmonösen Entzündungsvorgängen wird auch der *allgemeine Körperzustand krankhaft verändert*. Es bilden sich mehr oder weniger deutliche allgemeine Krankheitsbeschwerden aus.

Je nachdem diese durch die Entzündung bedingten Symptome in Erscheinung treten, ist man berechtigt, von einfachen entzündlichen und schwereren eitrigen Entzündungen des Mittelohres zu sprechen. Es ist deshalb völlig widersinnig, einen klinischen Unterschied zwischen der einfachen nicht perforierten Mittelohrentzündung und den verschiedenartigen Formen der akuten Mittelohrentzündung mit Perforation zu machen, da die perforative akute Mittelohrentzündung nur ein vorgeschrittenes Stadium einer einfachen akuten Mittelohrentzündung darstellt.

Bemerkenswert ist, daß die Krankheitssymptome im Säuglings- und frühesten Kindesalter, solange das Kind nicht imstande ist, selbständige Äußerungen über Ort und Art seiner Beschwerden abzugeben, anders bewertet werden müssen. Die Besprechung dieser Krankheitsbilder soll deshalb gesondert erfolgen.

Man hat vielfach in der klinischen Besprechung einen Unterschied gemacht, insofern man die leichten Formen der akuten Mittelohrentzündungen, d. h. diejenigen Entzündungen, die unter einfachen Symptomen ohne Perforation des Trommelfells verliefen, trennte von den Formen, die durch ernste Krankheitserscheinungen mit Perforation des Trommelfells und nachfolgender eitriger Sekretion charakterisiert sind. Auch diese Einteilung ist unzweckmäßig, da sich jede Mittelohrentzündung, wie die ohrenärztliche Erfahrung dauernd lehrt, aus einer scheinbar einfachen, ungefährlichen zu einer schweren Erkrankung entwickeln kann.

Für die klinische Beurteilung kommt es in erster Linie darauf an festzustellen, ob eine Entzündung vorliegt oder nicht. Aufgabe des Arztes ist es, diese in ihrer Art und dem Grade ihrer Entwicklung rechtzeitig zu erkennen und demgemäß die Behandlung einzurichten.

II. Spezielle Symptome der akuten Mittelohrentzündung.

1. Lokaler Schmerz.

Die akute Mittelohrentzündung macht sich in der Mehrzahl der Fälle zuerst bemerklich durch lokalen Schmerz im Ohr oder in der Ohrgegend. Dieser Schmerz tritt vielfach ganz plötzlich auf, zeitweise geht ein Gefühl des Vollseins oder eigenartig klopfenden Druckgefühls im Ohr voraus. Der Schmerz steigert sich schnell in unerträglicher Weise, strahlt häufig nach Hinterhaupt, Schläfengegend und den Zähnen aus, läßt vorübergehend des Morgens nach, um nach kurzer Zeit erneut aufzutreten. Körperliche Bewegung, Husten, Niesen, Schlucken wird im Ohr schmerzhaft empfunden. Nach tagelangem Bestehen, häufig bereits nach kurzer Zeit, tritt plötzlich Erleichterung ein unter gleichzeitiger Sekretabsonderung aus dem erkrankten Ohr.

In anderen Fällen tritt die Schmerzempfindung weniger in Erscheinung gegenüber einem andauernden leicht schmerzhaften Gefühl von Druck und Verstopftsein des Ohres bei gleichzeitiger allgemeiner Benommenheit der betreffenden Kopfseite und auffallender Verminderung des Gehörvermögens.

2. Fieber.

Fast regelmäßig ist neben dem Schmerz frühzeitig auftretendes Fieber ein sicheres Symptom der sich entwickelnden akuten Mittelohrentzündung. Wenn schon die Art des Schmerzes auf die Intensität der Erkrankung in gewisser Weise schließen läßt, so ist in dem Verhalten des durch den Entzündungsprozeß bedingten Fiebers ein wertvoller Maßstab für die Art der Erkrankung gegeben. In der Mehrzahl der Fälle ist entsprechend der Entwicklung des lokalen Entzündungsprozesses Fieber bis zu einer gewissen Höhe durchaus als normal zu bezeichnen. Bei Erwachsenen finden wir in den ersten 4—5 Tagen Temperaturen bis 39°, die durchaus als normal in den Rahmen des Krankheitsbildes passend zu beurteilen sind, wenn sie in absteigender Tendenz im Einklang mit den sonstigen Symptomen stehen.

In anderen Fällen treten frühzeitig hohe Temperaturen auf mit gleichzeitigen allgemeinen schweren Krankheitserscheinungen, vielfach derart, daß hinter diesen scheinbar ernsten Symptomen die lokalen Ohrbeschwerden völlig in den Hintergrund treten, so daß sie bei der Allgemeinbeurteilung des Krankheitszustandes ausschließlich in Betracht gezogen werden. Insbesondere ist dies bei Kindern der Fall, bei denen frühzeitig auftretende, abnorm hohe Temperaturen trotz der bestehenden Ohrsymptome leicht zu fälschlicher Auffassung des Krankheitsbildes Anlaß geben.

Im Gegensatz zu diesem Krankheitsverlauf mit Fieber kann die akute Mittelohrentzündung von vornherein ohne besondere Temperatursteigerung einhergehen. Bei sorgfältiger Kontrolle wird man aber auch in solchen Fällen, in denen auf Grund der sonstigen Symptome eine entzündliche Erkrankung des Mittelohres wahrscheinlich ist, durch regelmäßige, in kürzeren Intervallen vorgenommene Messung Temperatursteigerungen hochnormaler Art bis 37,5° feststellen können.

3. Funktionsstörung.

Als weiteres Symptom der akuten Mittelohrentzündung zeigen sich Beschwerden über Abnahme der Hörfähigkeit. Je nach der Schwere der sonstigen Anzeichen (Schmerz und Fieber) wird seitens der Kranken dieser Funktionsschädigung außerordentlich verschiedenartige Bedeutung beigelegt. Oft tritt diese Funktionsschädigung vollständig in den Hintergrund, in anderen Fällen, besonders bei fehlenden lokalen heftigen Entzündungserscheinungen bildet die

Schwerhörigkeit das Hauptsymptom der bestehenden Erkrankung. Vielfach werden weniger die Schwerhörigkeit, als die gleichzeitig bestehenden subjektiven Gehörsempfindungen aller Art hauptsächlich hervorgehoben. Die Hörfunktion erleidet auf der Höhe der Erkrankung meist eine bedeutende Einschränkung; sie ist stärker bei den mesotympanalen mit starker Exsudation einhergehenden Entzündungen und geringer bei den im oberen Paukenhöhlenabschnitt sich abspielenden Entzündungsprozessen. Im allgemeinen zeigt sie den Charakter der Schalleitungsstörung mit Einschränkung des Hörvermögens für tiefe Töne. Doch findet man auch häufig einen mehr oder weniger starken Ausfall der Hörfähigkeit für hohe Töne. Nach Ostmann (91) ist dies bedingt durch Beteiligung der untersten Schneckenwindung. Die Dauer der Knochenleitung ist meist verlängert. Der Webersche Versuch zeigt auf das erkrankte Ohr hin und bleibt oft noch längere Zeit positiv nach scheinbar völliger Ausheilung des Mittelohres. Bei zweifelhaftem oder gegenteiligem Ausfall ist stets an eine Mitbeteiligung des Labyrinths zu denken.

Neben diesen mehr lokalen Symptomen treten bei der akuten Mittelohrentzündung häufig allgemeine Krankheitserscheinungen auf, die derart in den Vordergrund des Krankheitsbildes treten, daß die eigentliche Ohrerkrankung leicht übersehen wird. Bei Erwachsenen lassen oft unbestimmte heftige Kopfschmerzen bei gleichzeitigem hohen Fieber eine Influenza, Typhus oder eine unbestimmte allgemeine Infektionskrankheit vermuten, bis nach längerer Dauer deutliche Ohrsymptome erkenntlich werden. Bei Kindern führt frühzeitiges Erbrechen, intensiver Kopfschmerz und Benommenheit häufig zu der Annahme, daß es sich um eine Hirnhauterkrankung handeln könne. Ebenso wird leicht eine akute Lungen- oder Darmerkrankung vorgetäuscht, wenn Husten, hohes Fieber und unbestimmte Beschwerden, oder wenn Unlust zur Nahrungsaufnahme mit allgemeiner Erschöpfung bei gleichzeitig hohem Fieber vorhanden ist.

III. Lokale Veränderungen am Trommelfell.

Die ersten entzündlichen Anzeichen am Trommelfell zeigen sich durch eine stärkere entzündliche Gefäßfüllung in der Gefäßplatte an der hinteren oberen Gehörgangswand bis zum Hammergriff (Abb. 4). Die Gefäße erscheinen prallrot und ziehen entlang dem hinteren Rande des Hammergriffs nach abwärts. In der weiteren Entwicklung sieht man in Form der sogenannten radiären Injektion von der Peripherie des Trommelfells aus nach der Mitte zu radial auslaufende Gefäße (Abb. 5).

Mit zunehmender Entzündung überziehen diese Gefäße die ganze Oberfläche, indem auch die Zwischensubstanz gerötet erscheint. Die Kennzeichen des normalen Trommelfells: spiegelnder Glanz der Oberfläche, kurzer Fortsatz, Hammergriff und Lichtreflex werden undeutlich und verschwinden infolge der Schwellung und serösen Durchtränkung des Trommelfells. Das Epithel der Oberfläche ist aufgelockert.

Allmählich bietet die Tiefe das Bild einer allgemein stark entzündlich geschwellten und stark geröteten Membran dar (Abb. 6).

Das Bild ändert sich unter zunehmender entzündlicher Exsudation in die Paukenhöhle und die Trommelfellmembrane, dadurch daß das Trommelfell entweder in toto stark in den Gehörgang vorgewölbt wird, oder daß meist im oberen Abschnitt sich eine lokale, oft wurstförmig gestaltete Vorwölbung ausbildet (Abb. 7).

Je nach der Intensität der Entzündung kann dieser Zustand einige Tage anhalten, meist aber tritt nunmehr auf der Höhe der Vorwölbung der Durchbruch des entzündlichen Exsudats nach außen hin ein. Es entsteht eine Perforation mit nachfolgender eitriger Absonderung.

Dieser typische Verlauf in der Entwicklung des entzündlich veränderten Trommelfellbildes ist mannigfachen Variationen unterworfen. Es kann die Rötung und Vorwölbung hauptsächlich auf den oberen Trommelfellabschnitt beschränkt bleiben, oder ehe es zu einer allgemeinen Rötung und Vorwölbung

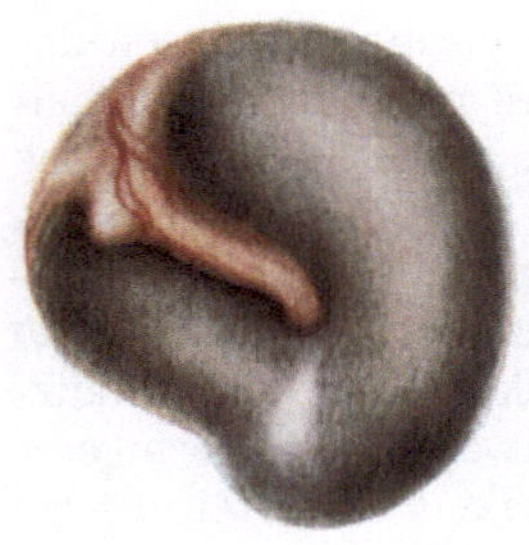 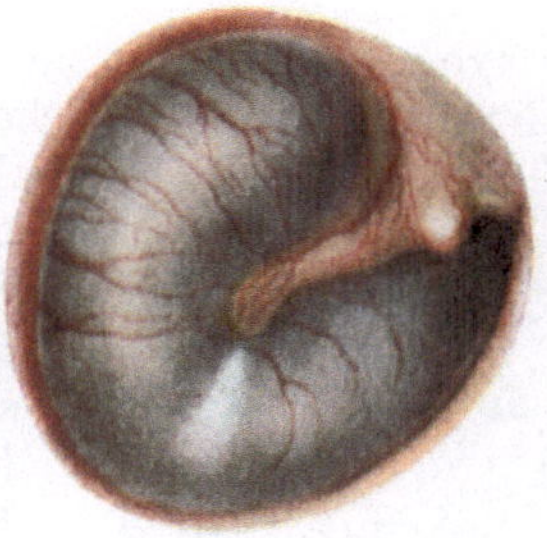 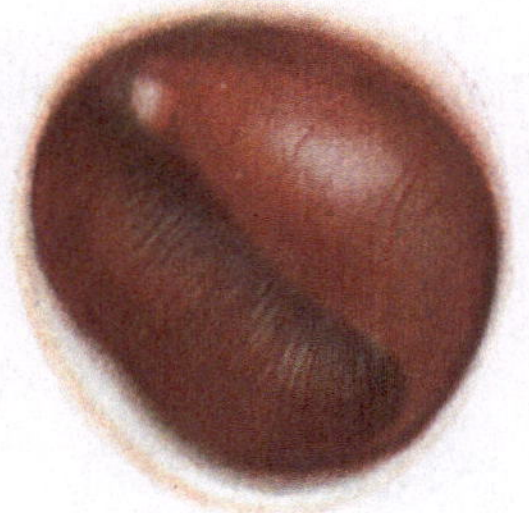

Abb. 4. Trommelfellbild: Erste Anzeichen der beginnenden Entzündung.

Abb. 5. Trommelfellbild: II. Stadium der Mittelohrentzündung (periphere Gefäßinjektion).

Abb. 6. Trommelfellbild: Mittelohrentzündung mit vollkommener Rötung und Vorwölbung des Trommelfells.

kommt, bildet sich oft sehr frühzeitig eine lokal blasenförmige Vorwölbung durch Ablösung der Epithelschicht (Influenza). In anderen Fällen tritt mehr das Bild der allgemeinen serösen Durchtränkung der Trommelfellmembrane zutage, so daß das Trommelfell mehr graurot und stark verdickt aufgelockert erscheint (Abb. 8).

Bei den Formen der akuten Mittelohrentzündung, die wir als leichte Ent-

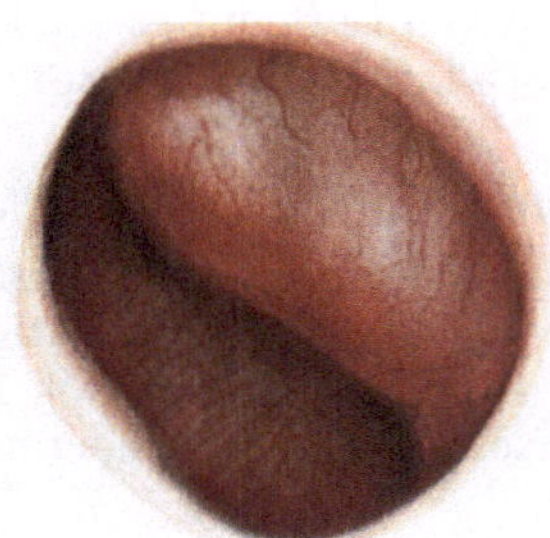 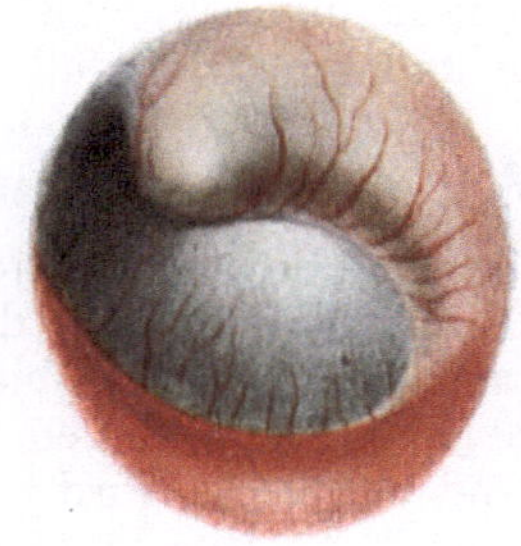

Abb. 7. Trommelfellbild: Mittelohrentzündung mit stark blasiger Vorwölbung (diese vor Durchbruch des Exsudats).

Abb. 8. Trommelfellbild: Mittelohrentzündung mit beginnender Vorwölbung im oberen Abschnitt.

zündungen bezeichnen, d. h. bei Entzündungen, die durch ihr Auftreten und ihren gesamten Symptomenkomplex auf eine leichtere Infektion schließen lassen, zeigt der Trommelfellbefund auch nicht die intensiven Formen der akuten Entzündung. Aus diesem Grunde hat man diese leichteren Formen bisher nicht zu der Gesamtgruppe der akuten Mittelohrentzündungen zugerechnet, sondern man hat sie als eine besondere Art der Mittelohrerkrankungen, als „Mittelohrkatarrh" bezeichnet in der Annahme, daß es sich nicht um eine infektiös entzündliche, sondern um eine katarrhalische Erkrankung des Mittelohres handeln müsse. Obwohl vielfach das Trommelfellbild bei diesen einfachen Formen gänzlich verschiedenartig von dem Bilde eines akut entzündlichen Trommelfells ist, sieht man doch aus diesem anfänglichen Katarrh die mannigfachsten Übergänge zu einer ausgesprochen entzündlichen Erkrankung, so daß man die früheren pathologischen Anschauungen über die Entstehung dieser Katarrhe als unzutreffend und veraltet ansehen und die jetzige Anschauung, daß es sich nur um graduelle Unterschiede der akuten Entzündung handelt, anerkennen muß.

In diesen Fällen zeigt das Trommelfell meist nur eine geringe Injektion der Hammergriff- und radiären Gefäße. Die Kennzeichen des normalen Trommelfells bleiben erhalten. Das Trommelfell nimmt vielfach einen helleren Glanz und allgemein rötlichen Schimmer an. Charakteristisch ist, daß meist die subjektiven Krankheitsbeschwerden mit geringerer Heftigkeit auftreten als bei akuten Mittelohrentzündungen, oder daß sie nach plötzlich heftig einsetzender Schmerzempfindung völlig nachlassen bis auf ein geringes unbestimmtes Druckgefühl.

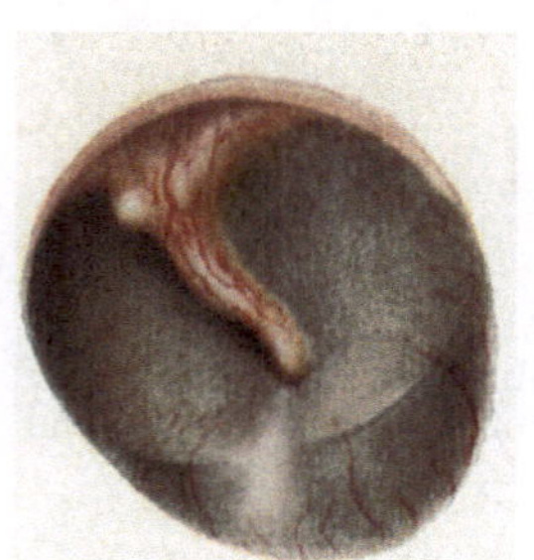

Abb. 9. Trommelfellbild: Leichte Mittelohrentzündung mit Exsudation (Katarrh).

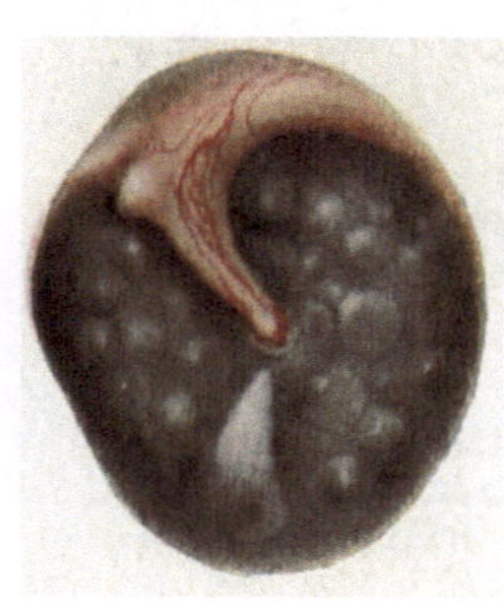

Abb. 10. Trommelfellbild: Mittelohrentzündung mit durchscheinendem Sekret (bläschenförmig).

Häufig sieht man nach einigen Tagen im unteren Trommelfellabschnitt den unteren Abschnitt durch eine deutlich kenntliche Linie gegen den oberen geschieden (Sekretlinie) (Abb. 9). Diese Linie deutet an, daß sich im unteren Teil der Paukenhöhle entzündliches Exsudat angesammelt hat, dessen Vorhandensein man am Trommelfellbild nach Einblasen von Luft in Gestalt kleiner Bläschen und unter Fortfall der Sekretlinie bestätigt findet (Abb. 10).

IV. Lokale Veränderungen in der Umgebung des Ohres.

Als Zeichen des im Mittelohr sich entwickelnden lokalen Entzündungsprozesses zeigt sich je nach der Intensität der Erkrankung oft frühzeitig eine Schmerzempfindung und objektiv nachweisbare Druckempfindlichkeit hinter dem Ohr, die bei normalem Verlauf schnell verschwindet, im anderen Fall zunehmend deutlicher wird.

Die durch Anschwellung regionärer Lymphdrüsen bedingte Schmerzempfindung ist durch die örtliche Lage leicht erkenntlich.

Seltenere Symptome der akuten Mittelohrentzündung finden sich durch Auftreten von Schwindel oder durch frühzeitige Parese des Nerv. facialis und abducens.

V. Verlauf und Dauer der akuten Mittelohrentzündung.

Analog jeder phlegmonösen Entzündung der Weichteile läßt sich bei der akuten Mittelohrentzündung ein Stadium der akuten Entwicklung, des Fortschreitens, der Rückbildung oder der Ausbildung von Komplikationen unterscheiden.

Wie sich im einzelnen der Verlauf gestaltet, ist von der Virulenz der Erreger, der Widerstandsfähigkeit des erkrankten Individuums und von der eingeleiteten Behandlung abhängig.

Die akute Mittelohrentzündung beginnt mit den oben beschriebenen subjektiven und objektiv nachweisbaren Symptomen. Sich selbst überlassen, kann die Erkrankung, die im allgemeinen trotz oft heftiger und bedrohlicher Symptome einen relativ gutartigen Charakter trägt, zur völligen Ausheilung kommen.

Bei leichteren Fällen, die sich durch den milden Charakter der Krankheitssymptome insbesondere am Trommelfellbefund kennzeichnen, kommen alle nachweisbaren Anzeichen nach kürzerem Verlauf zur Rückbildung. Als sicheres Zeichen ist die normale Beschaffenheit des Trommelfells und die völlige Wiederherstellung der Funktion anzusehen. Ist dies nicht der Fall, dann muß man damit rechnen, daß selbst bei Fehlen subjektiv empfundener Krankheitszeichen der Entzündungsprozeß im Mittelohr noch nicht erloschen ist und jederzeit zu erneuter ernster Erkrankung aufflackern kann.

In der Mehrzahl der Fälle verläuft die akute Mittelohrentzündung derart, daß in kürzerer Zeit das Entwicklungsstadium unter Zunahme der gesamten Krankheitssymptome zur vollen Ausbildung gelangt. Analog den Beobachtungen an einer Weichteilsphlegmone erfolgt auf der Höhe der lokalen Entzündung der Durchbruch nach außen. Wir bezeichnen diesen Vorgang am Trommelfell als „Perforation des Trommelfells". Dieser Durchbruch findet meist an der Stelle der stärksten Vorwölbung unter Einschmelzung der Trommelfellsubstanz in meist stecknadelkopfgroßer Ausdehnung statt. Mit dem Augenblick dieses Durchbruchs ist in günstigen Fällen der Höhepunkt des Entwicklungsstadiums erreicht. Dies zeigt sich durch Nachlaß der allgemeinen Beschwerden und des Fiebers an.

Keineswegs ist damit aber der Krankheitsprozeß im Mittelohr zum Stillstand gekommen. Seine Fortentwicklung kennzeichnet sich durch die nunmehr einsetzende seröseitrige und eitrige Exsudation in den äußeren Gehörgang an. Bei weiterem normalen Verlauf dauert dieses Stadium eine gewisse Zeit an, indem die Beschaffenheit und die Menge des abgesonderten Eiters sich ändert. Meist nimmt das eitrige Sekret allmählich dickere Beschaffenheit an, um allmählich völlig zu versiegen. Darauf schließt sich die Perforation, das anfänglich verdickte und diffus entzündlich gerötete Trommelfell geht in normale Verhältnisse über. Die Hörfähigkeit bildet sich zur Norm aus, so daß schließlich die Beschaffenheit und Funktion des Mittelohres dieselben Verhältnisse zeigt wie vor der Erkrankung.

Dieser normale Verlauf der akuten Mittelohrentzündung wird in einer ganzen Reihe von Krankheitsfällen beobachtet. Vielfach treten jedoch Störungen irgendwelcher Art auf. Es ist deshalb unsere Aufgabe, diese rechtzeitig zu erkennen, um durch geeignete Maßnahmen den normalen Verlauf herzustellen.

Die Zeitdauer im Verlauf einer akuten Mittelohrentzündung ist entsprechend dem Grade der Entzündung überaus verschieden. Ebenso wie Weichteilsphlegmonen leichter und schwerer Art in kürzerer Zeit sich zurückbilden können oder längere Zeit andauern, so kann auch die akute Mittelohrentzündung innerhalb weniger Tage oder erst nach längeren Wochen zur Ausheilung kommen.

Im allgemeinen nimmt man für eine mittelschwere akute Mittelohrentzündung eine Zeitdauer von 2—3 Wochen an. Bei Entzündungen, die länger als 6—8 Wochen bestehen, ohne Neigung zur Ausheilung zu zeigen, muß man damit rechnen, daß der Krankheitsverlauf in irgendeiner Weise gestört ist.

Es ist deshalb zweckmäßig, sich für die klinische Beurteilung über den Verlauf und die Dauer einer akuten Mittelohrentzündung ein gewisses Schema anzueignen, indem man die Zeitdauer auf etwa 4 Wochen bestimmt und zwar etwa 8 Tage für die Entwicklung der Krankheit, 8 Tage für den fortschreitenden Prozeß, 8 Tage für die Rückbildung und 8 Tage für die völlige Ausheilung.

Entspricht der Verlauf der Erkrankung den in jedem dieser Zeitabschnitte zu erwartenden Untersuchungsbefunden, so kann man mit einem normalen Verlauf rechnen. Zeigt sich in einem dieser Zeitabschnitte ein abnormes Verhalten, dann ist dies als Zeichen einer beginnenden Unregelmäßigkeit bzw. Komplikation entsprechend zu bewerten.

VI. Abnormer Verlauf der akuten Mittelohrentzündung.

Abnormitäten im Verlauf der akuten Mittelohrentzündung sind in jedem Stadium der Erkrankung möglich. So können im Entwicklungsstadium von vornherein die lokalen und allgemeinen Krankheitssymptome derart schwer sein, daß sie nicht mit dem eng begrenzten Entzündungsherd in der Paukenhöhle in Einklang zu bringen sind und auf frühzeitige Mitbeteiligung der umgebenden Teile hinweisen.

Die mit dem Beginn der Erkrankung abnorm einsetzenden hohen Fiebersteigerungen über 39,5° mit zunehmender hochgradiger Schmerzhaftigkeit im Bereiche des Warzenfortsatzes bei gleichzeitiger Verschlechterung des Allgemeinbefindens lassen frühzeitig erkennen, daß die Entzündung nicht in der üblichen Weise auf die Paukenhöhle beschränkt ist, sondern sich sofort auf die Gesamträume des Mittelohres ausgebreitet hat derart, daß ein normaler Verlauf nicht zu erwarten ist. Es besteht die Gefahr, daß von den akut erkrankten Mittelohrräumen aus frühzeitig lebenswichtige Nachbarorgane in Mitleidenschaft gezogen werden können.

Ein abnormer Verlauf zeigt sich auch an, wenn die im Entwicklungsstadium bestehenden Fiebersteigerungen anstatt allmählich lytisch nachzulassen, gleichmäßig in derselben Höhe andauern mit Neigung zu höherem Anstieg, oder wenn sie einen deutlich pyämischen Charakter annehmen, ebenso auch, wenn nach anscheinend gutartigem Verlauf plötzlich höheres Fieber unter Zunahme der lokalen Beschwerden mit gleichzeitiger Verschlechterung des Allgemeinbefindens auftritt.

Im weiteren Verlaufe der Erkrankung ist jede neu einsetzende Temperatursteigerung als Zeichen für eine Störung der normalen Entwicklung anzusehen und zwar um so mehr, in je einem späteren Stadium sie sich entwickelt. Als ein weiteres Zeichen für anormalem Verlauf der Ohrentzündung ist auch trotz Fehlens sonstiger Symptome das abnorme Verhalten der eitrigen Absonderung in Betracht zu ziehen, z. B. wenn die Sekretion auch in den späteren Stadien der Erkrankung ihren Charakter nicht ändert, sondern andauernd und übermäßig reichlich bleibt, oder in wechselnder Weise bald außerordentlich profus ist, bald gänzlich zu versiegen scheint.

Auch durch die Art der lokalen Druckempfindlichkeit des Warzenfortsatzes macht sich ein abnormer Verlauf einer Mittelohreiterung bemerklich. Der bei jeder akuten Mittelohrentzündung in den ersten Tagen der Entwicklung des Prozesses bestehende Druckschmerz über dem Warzenfortsatz muß sich entsprechend dem Nachlaß der akuten Entzündungserscheinungen zurückbilden. Jedes abweichende Verhalten, sei es nun ein längeres Bestehenbleiben dieses Symptoms oder sei es ein Neuauftreten in einem späteren Stadium der Erkrankung, ist als Zeichen für den gestörten Verlauf der Mittelohrentzündung anzusprechen.

Aus der Zeitdauer der akuten Mittelohrentzündung wird man auf eine abnorme Entwicklung schließen können, wenn die Erkrankung ungewöhnlich lange anhält. Es ist deshalb überaus wichtig, darauf hinzuweisen, daß jede akute Mittelohrentzündung in einem bestimmten Zeitraum ausgeheilt sein muß und daß bei einer längeren Dauer eine Störung im normalen Heilverlauf vorliegen muß.

VII. Ausgang der akuten Mittelohrentzündung.

Jede akute Mittelohrentzündung muß nach einem bestimmten Zeitraum in Heilung übergehen unter vollständiger Wiederherstellung der anatomischen Verhältnisse und der normalen Funktion. Jeder andersartige Ausgang ist durch anormale Zustände im Verlauf der Erkrankung bedingt und führt zu folgenden Zuständen:

1. Übergang in die subakute Form. Die eitrige Sekretion aus dem Ohr läßt nach der üblichen Zeit nicht nach und nimmt einen mehr serös-schleimig-eitrigen Charakter an.

2. Die Sekretion läßt nach, der Trommelfelldefekt schließt sich, aber es bleibt infolge Veränderungen der Schleimhaut der Paukenhöhle eine gewisse Schädigung der Hörfunktion zurück (Mittelohrschwerhörigkeit).

3. Die eitrige Sekretion bleibt bestehen. Der Defekt im Trommelfell erweitert sich unter Einschmelzung der Trommelfellsubstanz. Es entwickeln sich Anzeichen einer chronisch entzündlichen Veränderung der Mittelohrschleimhaut oder der knöchernen Bestandteile in Form von Caries der Gehörknöchelchen oder der knöchernen Trommelhöhlenwände oder es bildet sich ein Cholesteatom aus. Ausgang in die chronische Mittelohreiterung.

4. Der entzündliche Prozeß bildet sich zurück unter Ausheilung des Trommelfells, jedoch ist die Funktion durch eine während der Erkrankung eingetretene Exsudation in das Labyrinth geschädigt (nervöse Schwerhörigkeit).

5. Der normale Ausgang wird vorzeitig unterbrochen durch hinzutretende Komplikationen in Form einer Mastoiditis, eitrigen Labyrintherkrankung, Meningitis, Extraduralabsceß, Hirnabsceß, Sinusthrombose. Ohne rechtzeitige Behandlung kann der letale Ausgang erfolgen.

E. Diagnose der akuten Mittelohrentzündung.

I. Bei noch nicht erfolgter Perforation des Trommelfells.

Die Diagnose der akuten Mittelohrentzündung beruht auf der Feststellung der bei jeder entzündlichen Veränderung auftretenden charakteristischen Symptome, des Schmerzes, Fiebers, lokaler entzündlicher Schwellung und Funktionsstörung. Neben diesen typischen Symptomen ist für die Diagnose der akuten Mittelohrentzündung von besonderer Bedeutung die Berücksichtigung der anamnestisch nachweisbaren Ursache und Entstehungsart. Gerade die Bewertung dieses anamnestischen Momentes ist für viele zweifelhafte Fälle unerläßlich. Die Diagnose wird unter Beurteilung aller subjektiv und objektiv vorhandenen Entzündungssymptome durch die otoskopisch festzustellende entzündliche Veränderung am Trommelfell gesichert.

II. Nach erfolgter Perforation des Trommelfells.

Die Diagnose der perforierten Mittelohrentzündung kann keine Schwierigkeit machen, wenn es gelingt, das Trommelfell zu übersehen und den Ort der Perforation zu erkennen. Meist sieht man aus der Perforationsöffnung das eitrige Sekret pulsatorisch austreten. Diese Pulsation ist durch die starke Schwellung und Gefäßfüllung der Mittelohrschleimhaut bedingt. Ist die Perforationsstelle nicht sichtbar, und die Herkunft des Sekrets nicht erkenntlich, so wird man durch leichtes Ansaugen oder Durchblasen mit dem Politzerballon nachweisen können, ob das Sekret aus dem Mittelohr herstammt. Weiterhin wird man durch die Prüfung der Funktion und durch die Feststellung der Hörfähigkeit die Beteiligung des Mittelohres ausschließen bzw. erkennen können.

F. Differentialdiagnose der akuten Mittelohrentzündung.

Von den Erkrankungen, welche in diagnostischer Beziehung bei der Erkennung der akuten Mittelohrentzündung zu Schwierigkeiten Anlaß geben können, kommen in Betracht:

I. Ekzem, Furunkulose, Phlegmone des äußeren Gehörgangs und des äußeren Ohres.

II. Verletzungen des knöchernen und häutigen äußeren Gehörgangs.

III. Die chronische Mittelohreiterung.

IV. Zahn-, Kiefererkrankungen und Neuralgien.

V. Fieberhafte Allgemeinerkrankungen (Pneumonie usw.).

I. Das Ekzem des äußeren Gehörgangs und des äußeren Ohres wird nur dann eine akute Mittelohrentzündung vortäuschen, wenn diese Erkrankung in stark vernachlässigtem Zustande zur Beobachtung kommt, derart, daß der äußere Gehörgang bereits so verändert ist, daß neben starker Absonderung eine abnorme Verschwellung der Weichteile besteht. Diagnostisch kommt dann zunächst in Frage, ob es sich um ein primäres Ekzem handelt, oder ob das Ekzem als sekundäre Folgeerscheinung einer bestehenden Ohreiterung zu erklären ist. Zur Sicherung der Diagnose dient zunächst die Feststellung der Funktion. Ist die Hörfähigkeit vermindert oder aufgehoben, dann muß die mechanische Reinigung des Gehörgangs vorgenommen werden. Wenn nach erfolgter Reinigung das Trommelfell diffus gerötet erscheint, so wird man erst dann eine akute Mittelohrentzündung annehmen müssen, wenn die Hörfunktion abnorm herabgesetzt ist und lokale Anzeichen einer Mittelohrentzündung erkenntlich werden.

II. Verletzungen des äußeren knöchernen und häutigen Gehörgangs durch Schußschädigung, Bruch des Kiefergelenks, Verätzung und Verbrennung des äußeren Gehörgangs verursachen eitrige Absonderungen aus dem Ohr, die eine Mitbeteiligung des Mittelohres in Form einer akuten Mittelohrentzündung vortäuschen können.

In solchen Fällen ist vor Beginn jeder lokalen Untersuchung die Funktionsprüfung von größter Bedeutung. Ergibt diese normale Verhältnisse, dann kann man eine Erkrankung des Mittelohres fast mit Sicherheit ausschließen. Die Diagnose wird gesichert durch die Besichtigung des Trommelfells.

III. *Chronische Mittelohreiterung.* Die differentielle Feststellung, ob es sich um eine akute oder chronische Eiterung handelt, ist oft außerordentlich schwer, da chronische Eiterungen lange Zeit symptomlos verlaufend, plötzlich in akuter Form, unter allen Anzeichen einer akuten Mittelohrentzündung, bemerklich werden können. In solchen Fällen, in denen oft auch der Trommelfellbefund unklar ist, kann nur die sorgfältige Erhebung der Anamnese über frühere Ohrbeschwerden, Ohrerkrankungszeichen und Art der Funktionsstörungen zur richtigen Beurteilung führen. In letzter Linie ist die Beschaffenheit des Trommelfells maßgebend, die nach gründlicher Reinigung des Gehörgangs durch Anwendung eines Vergrößerungstrichters (Sigle und Brünings) auch in schwierigen Fällen geklärt werden kann, insbesondere wenn durch Katheterismus das Sekret aus dem Mittelohr entfernt und dadurch die Gestaltung des bestehenden Trommelfelldefektes deutlich sichtbar geworden ist.

IV. *Zahn-, Kiefererkrankungen, Neuralgien und sonstige Erkrankungen der Ohrgegend.* In diese Kategorie gehört eine Reihe von Beschwerden, die den Verdacht auf eine bestehende oder sich entwickelnde Mittelohrentzündung hinlenken können.

Am häufigsten findet sich die Otalgia ex carie dentium, die vom Zahnnerven ausstrahlend in der Tiefe des Gehörgangs empfunden wird. In ähnlicher

Weise werden quälende Ohrschmerzen durch Erkrankung der Kieferhöhle, der Seitenstränge, der Tonsillen (Peritonsillitis), durch ulceröse Prozesse im Nasenrachenraum (Tubenostium und Pharynxmuskulatur) und am Kehlkopf (Nerv. laryngeus) bedingt und ursächlich auf das Mittelohr bezogen. Weichteilserkrankungen in der näheren Umgebung des Ohres, wie Lymphdrüsenschwellungen, Schwellung der Parotis, Affektionen des Kiefergelenks (Gicht) treten häufig in Form von Ohrschmerzen in Erscheinung. In neuerer Zeit haben HALLE (45), WODAK (136) und KRETSCHMANN (64) auf die Bedeutung der Myalgien der Kopf- und Schultermuskulatur aufmerksam gemacht, die unter den Symptomen von Kopfschmerzen, Ohrensausen und Schwindel den Anschein einer akuten Mittelohrerkrankung bieten können. Schmerzen unbestimmter Art werden oft auf eine sich entwickelnde Mittelohrentzündung zurückgeführt, während es sich um Symptome der Hysterie handelt, die durch anderweitige Merkmale dieser Erkrankung erkenntlich sind. Bedingt sind diese Symptome durch Übererregbarkeit im Trigeminus- und Glossopharyngeusgebiet. Bei allen diesen mannigartigen Beschwerden zeigt der objektive Untersuchungsbefund normale Trommelfellverhältnisse.

· V. *Allgemeinerkrankungen.* Differentialdiagnostisch bieten sich oft große Schwierigkeiten, wenn neben den lokalen Anzeichen der Mittelohrentzündung die Symptome einer Allgemeinerkrankung derart in den Vordergrund treten, daß dadurch das gesamte Krankheitsbild bestimmt zu sein scheint. Es sind besonders solche Symptome, die auf eine akut fieberhafte Infektionskrankheit hinweisen. Bei Influenza z. B. werden die durch eine sekundäre Mittelohrentzündung auftretenden Anzeichen, wie hohes Fieber, lebhafte Kopfschmerzen meist solange als Folgezustände der Influenza und nicht der Mittelohrentzündung bewertet, bis durch manifeste, vom Ohr ausgehende Anzeichen in Form irgendeiner Komplikation das Krankheitsbild geklärt wird. Dieselben Verhältnisse finden sich bei Mittelohrentzündung im Verlaufe von Masern, Scharlach, Pneumonie usw.

Die eigenartigen pyämischen Zustände, die vielfach im Beginn oder im Verlaufe einer akuten Mittelohrentzündung beobachtet werden, geben leicht Veranlassung, das Krankheitsbild einer typhösen Erkrankung vorzutäuschen.

Von besonderer diagnostischer Bedeutung sind die im Säuglings- und Kindesalter auftretenden Erkrankungszustände, die unter dem Bilde einer Meningitis, Bronchitis oder Darmkatarrhs durch eine akute Mittelohrentzündung hervorgerufen sind (siehe Abschnitt über Ohrerkrankungen im Kindesalter).

G. Prognose der akuten Mittelohrentzündung.

Die akute Mittelohrentzündung ist im allgemeinen als eine gutartige Erkrankung anzusehen. Diese Beurteilung ist aber in der Praxis angesichts der außerordentlich schweren und direkt lebensgefährlichen Komplikationen, die sich jederzeit, selbst bei scheinbar gutartiger Entwicklung der Erkrankung ohne besondere Ursache plötzlich ausbilden können, nicht maßgebend. Es ist deshalb jede akute Mittelohrentzündung prognostisch als eine ernstliche Krankheit aufzufassen.

Für die Prognose kommt zunächst die allgemeine Körperkonstitution in Betracht. Erkrankungen des allgemeinen Stoffwechsels wie Diabetes, Leukämie, Chlorose, chronische Nephritis, Arteriosklerose geben für die Ausheilung einer genuinen akuten Mittelohrentzündung eine ungünstige Prognose.

Bei Infektionserkrankungen, wie Masern, Scharlach, Diphtherie usw. ist der Verlauf der akuten Mittelohrentzündung meist mit Komplikationen oder mit

Schädigung der Funktion und ungünstiger endlicher Ausheilung verbunden. — Nach Angina und Influenza zeigt die Erkrankung vielfach einen ernsteren Charakter als nach einfacheren Erkältungen. Ebenso sind die nach Kauterisation in der Nase entstehenden Mittelohrentzündungen ungünstiger als die nach chirurgisch operativen Eingriffen in der Nase und Nasenrachenraum. Als Grund dieser verschiedenartigen Entwicklung kommt die Virulenz der die ursprüngliche Erkrankung verursachenden Erreger in Betracht. So hat man prognostisch den Nachweis der einzelnen Bakterienarten zu verwerten versucht (Pneumokokken, Streptococcus mucosus werden als besonders gefährlich bezeichnet). (Siehe Kapitel Bakteriologie.)

In anderer Weise werden der anatomische Aufbau, die Entwicklung der pneumatischen Zellen des Warzenfortsatzes und die anatomischen Verhältnisse in der Paukenhöhle unter Hinweis auf den epi- und mesotympanalen Typus (Kümmel-Cohnstädt) als bedeutungsvoll für die Prognose der akuten Mittelohrentzündung bezeichnet.

Alle diese Anzeichen können für die prognostische Beurteilung des einzelnen Falles von größter Bedeutung sein, vorausgesetzt, daß sie im Rahmen des sich entwickelnden Krankheitsprozesses richtig bewertet werden. Prognostisch ungünstig sind alle die Fälle, bei denen von vornherein oder in irgendeinem Stadium der Erkrankung alle Symptome einer akuten Entzündung, oder auch nur ein Symtom in abnormer Weise zum Ausdruck kommt oder wenn zugleich Anzeichen einer Komplikation der einfachen Mittelohrentzündung bemerklich werden.

H. Behandlung der akuten Mittelohrentzündung bei intaktem Trommelfell.

Für die Therapie der akuten Mittelohrentzündung besteht der Preysingsche Satz: „Die frische eitrige Mittelohrentzündung wird im allgemeinen viel zu viel behandelt" durchaus zu Recht, vorausgesetzt, daß man hinzufügt „oder viel zu wenig". Es liegt in dem verschiedenartigen Auftreten und der mannigfachen Art des Verlaufs einer akuten Mittelohrentzündung begründet, daß in dem einen Fall die akut schweren Krankheitserscheinungen allzu intensiv behandelt werden oder zu vorzeitigen unzweckmäßigen Eingriffen verleiten, während andererseits unscheinbare Symptome dazu Anlaß geben, den ernsten Charakter der Erkrankung zu unterschätzen und rechtzeitige therapeutische Maßnahmen außer acht zu lassen.

Um diese Divergenz zu vermeiden, muß man sich darüber klar werden, daß jede akute Mittelohrentzündung einen entzündlichen Prozeß darstellt, der als solcher von vornherein nach einem einheitlichen Verfahren behandelt werden muß, welches der verschiedenartigen Entwicklung der Erkrankung anzupassen ist. Es ist deshalb völlig widersinnig, wenn, wie die Literatur über die Therapie der akuten Mittelohrentzündung zeigt, von der einen Seite aktives Vorgehen in chirurgischem Sinne, von der anderen nur die konservative Behandlungsmethode empfohlen wird. Man vergißt dabei, daß die zweckmäßigste Behandlung nicht ausschließlich in der Methode an sich, sondern in der Anwendung einer Methode unter Berücksichtigung der vorliegenden Krankheitsverhältnisse besteht, und daß es die Aufgabe jeder Therapie sein muß, die jeweilige Indikation für das zutreffende Behandlungsverfahren zu finden.

Nur unter dieser Voraussetzung kann man wohl von einem einheitlichen Behandlungsverfahren sprechen, das für jede akute Mittelohrentzündung in Betracht kommt.

Entsprechend dem Gesamtbild der Erscheinungen im Verlauf einer akuten Mittelohrentzündung erfordert die Behandlung örtliche und allgemeine Maßnahmen.

I. Allgemeine Behandlung der akuten Mittelohrentzündung.

Die Allgemeinbehandlung geht von der Anschauung aus, daß jede akute Mittelohrentzündung eine ernstliche Erkrankung darstellt, die durch einen lokalen Entzündungsprozeß bedingt, zu schwersten Allgemeinerscheinungen führen kann. Indem die Allgemeinbehandlung das örtliche Leiden beeinflußt, ist die gleichzeitige Einwirkung auf die ursächliche Erkrankung therapeutisch äußerst wichtig. So überaus wertvoll die allgemeine Behandlung sein muß, und so sehr man mit größtem Nachdruck darauf hinweisen muß, daß sie mehr Beachtung findet, als es allgemein geschieht, so wird sie doch ihren Zweck nur dann erfüllen, wenn sie in Einklang mit der zweckmäßigen örtlichen Behandlung steht.

Vorbedingung für die Allgemeinbehandlung ist, daß jede akute Mittelohrentzündung als ernstliche Erkrankung angesehen und behandelt wird. Je sorgfältiger und je frühzeitiger dies geschieht, um so aussichtsreicher die Behandlung. Die ersten zweckmäßig eingeleiteten Behandlungstage sind vielfach maßgebend für den ganzen Verlauf der Erkrankung. Demnach ist in erster Linie *Bettruhe bzw. völlige Arbeitsruhe* anzuordnen. Wie lange diese Schonung andauern muß, ist von der weiteren Entwicklung der Krankheit abhängig. An Stelle der früher gebräuchlichen warmen Vollbäder ist eine allgemeine Schwitzpackung anzuwenden, falls nicht das überaus wirksame Kopflichtbad nach BRÜNINGS zur Verfügung steht.

Die Schwitzpackung besteht am besten in Form von Einwickeln des ganzen Körpers in Wolldecken, nachdem 1 g Aspirin und heißer, schweißtreibender Tee verabreicht ist. (Bei Kindern genügt heiße Milch oder Zucker-Zitronensaft). Beachtenswert ist die Regelung der Darmtätigkeit durch ein geeignetes Abführmittel. Je nach der Entwicklung des Krankheitsprozesses und der etwa notwendigen örtlichen Maßnahmen ist diese Schwitzkur an etwa drei aufeinander folgenden Tagen vorzunehmen und gegebenenfalls mit Unterbrechungen im Laufe der ersten acht Tage zu wiederholen.

Das Kopflichtbad nach BRÜNINGS besteht aus einem Kasten mit Kohlenfaden-Glühbirnen. Da in diesem Kasten die Einrichtung getroffen ist, daß durch ein Glasrohr stets frische Außenluft eingeatmet werden kann, können höchste Temperaturen bis 90° C leicht vertragen werden.

Da durch diese Allgemeinbehandlung zugleich mit der örtlichen Ohrerkrankung auch die meist ursächliche Erkrankung der oberen Luftwege günstig beeinflußt wird, erübrigt sich vielfach jede besondere örtliche Maßnahme. Für viele Fälle der akuten Mittelohrentzündung ist diese Allgemeinbehandlung oft von überraschendem vollen Erfolg. Es ist dies besonders bei den Erkrankungen zu beobachten, die als leichte Formen der akuten Entzündung bisher in den Typus der katarrhalisch entzündlichen Mittelohrerkrankungen eingerechnet wurden.

II. Örtliche Behandlung der akuten Mittelohrentzündung.

Neben der allgemeinen Behandlung ist in jedem Falle einer akuten Mittelohrentzündung rechtzeitig darauf zu achten, daß die örtliche Behandlung in geeigneter Weise eingeleitet wird. Es liegt in der Entwicklung der Ohrenheilkunde begründet, daß die spezialistische Einstellung auf das nur durch schwierige Untersuchungsmethoden zugängige Krankheitsgebiet des Gehörorgans vielfach dazu verleitet, alle therapeutischen Maßnahmen vorwiegend unter dem Gesichtspunkt einer lokalen Erkrankung zu behandeln. Infolgedessen sind lokal therapeutische Verfahren mannigfachster Art empfohlen worden und in Anwendung gebracht, die dem jeweilig lokal am meisten hervortretenden Krankheitssymptom angepaßt waren und deren Bedeutung im Rahmen der Behandlung außerordentlich überschätzt werden.

So ist es möglich geworden, daß für die örtliche Therapie der akuten Mittelohrentzündung so verschiedenartige Behandlungsmethoden angegeben werden, und die Ansichten über die Behandlung dieser Erkrankung so außerordentlich auseinander gehen.

Örtliche Maßnahmen bei der akuten Mittelohrentzündung vor erfolgter Perforation des Trommelfells.

Die örtliche Therapie richtet sich zunächst auf die Beseitigung des meist als erstes Symptom auftretenden Schmerzes und zwar stehen sich zwei prinzipielle Methoden für die Behandlung entgegen. Die eine bevorzugt in mehr chirurgischem Verfahren nach dem Grundsatze „ubi pus, ibi evacua", ein frühzeitiges Eröffnen des lokalen Entzündungsherdes in Form der Parazentese. Die andere vertritt mehr den Standpunkt, diesen Eingriff möglichst zu vermeiden und durch konservative Behandlung die Rückbildung oder die spontane Perforation des Trommelfells herbeizuführen.

Der Erfahrung entsprechend haben beide Methoden ihre Berechtigung, so daß es Aufgabe des Arztes sein muß, im jeweiligen Fall die Wahl des geeigneten Verfahrens richtig zu bestimmen. Als örtliche Maßnahmen kommen Mittel in Betracht, die unter Beseitigung des quälenden Schmerzes zugleich antiphlogistische Wirkung ausüben sollen. Bevorzugt werden im allgemeinen Einträufelungen von Carbolglycerin 5—10%ig, dem eine schmerzstillende und zugleich wasserentziehende Wirkung zugeschrieben wird. Auch Einträufelungen von warmem Öl und warmem Wasser werden vielfach empfohlen, ebenso auch Alkohol rein oder mit Zusatz von Glycerin oder Öl. Neuerdings hat sich Otalgan als Ersatz der von Kessel empfohlenen Opiumpräparate in der Praxis einzubürgern versucht.

Alle diese Einträufelungen kommen in Verbindung mit der Allgemeinbehandlung nur insoweit in Frage, als sie imstande sind, den örtlichen Schmerz zu betäuben. Es wird dies jedoch nur möglich sein, solange es sich um leichtere Erkrankungsfälle handelt. Sie bieten jedoch die große Gefahr, daß die dabei auftretenden Veränderungen am Trommelfell, Auflockerung des Epithels, Auflagerung auf die Haut des äußeren Gehörgangs, den Überblick späterer Untersuchungen erschweren bzw. durch Unterdrückung des Entzündungsschmerzes ein falsches Bild über die fortschreitende Erkrankung geben, so daß man geneigt ist, eine Besserung anzunehmen, während sich in Wirklichkeit der Entzündungsprozeß weiter ausbreitet. Ihre Anwendung ist in leichten Fällen meist überflüssig und in der Hand des Unerfahrenen, zumal bei ernsten Fällen gefährlich und deshalb im allgemeinen nicht zu empfehlen [Linck (23)].

Von weiteren örtlichen Maßnahmen ist die Anwendung der Kälte oder feuchten Wärme auf die Ohrgegend allgemein im Gebrauch. Die Wahl dieser Hilfsmittel soll nicht schablonenhaft erfolgen.

Die durch feuchte Wärme erzeugte Hyperämie wirkt erfahrungsgemäß resorptionsbegünstigend. Sie wird angewandt in Form der Priessnitzschen Umschläge durch Auflegen auf die Hinterohr- und seitliche Halsgegend und ist indiziert, solange der Entzündungsprozeß noch der Rückbildung fähig ist, und solange die Ausbreitung auf die Warzenfortsatzzellen, die sich durch Auftreten periostitischer Erscheinungen anzeigt, noch nicht bemerklich geworden ist. Von diesem Zeitpunkte ab ist Kälteanwendung (Eisbeutel) angebracht, um die Entzündung zu lokalisieren. Inwieweit im einzelnen Fall die Kälte von vornherein mehr indiziert erscheint, muß sich aus der Schwere des Auftretens und aus dem Verlauf ergeben. Von einzelnen Autoren wird der Gebrauch der Kälte in jedem Fall bevorzugt.

Die früher vielfach gebrauchte örtliche Blutentziehung durch Blutegel oder durch künstlichen Blutegel (Heurteloup) wirkt schmerzstillend, bietet jedoch kein spezifisches Heilmittel. Nachteilig ist die durch den örtlichen Eingriff bedingte Schmerzhaftigkeit der Haut, die dadurch zu Täuschungen Anlaß geben kann. Aus demselben Grunde sind Jodpinselungen und Massage unzweckmäßig.

Die Erfahrung lehrt, daß bei einer Reihe von akuten Mittelohrentzündungen unter diesen allgemeinen und örtlichen Behandlungsverfahren die Rückbildung der entzündlichen Erscheinungen eintreten kann. In anderen Fällen erfolgt die Spontanperforation des Trommelfells mit nachfolgender Ausheilung. Dieser Erfahrung steht die Tatsache gegenüber, daß diese Behandlungsmethode durchaus nicht sicher zum Ziele führt, und daß nach scheinbarer Besserung plötzliche Verschlimmerungen auftreten. Aus dieser Erwägung heraus wird für die Therapie der akuten Mittelohrentzündung prinzipiell die chirurgische Behandlungsart in Form der frühzeitigen Paracentese bevorzugt.

Die Paracentese bezweckt, neben Schmerzlinderung durch die Entspannung des entzündeten Trommelfells, einen Ausweg für das Exsudat zu schaffen.

Indikation für die Paracentese.

Es ist eines der umstrittensten Kapitel in der Therapie der Mittelohrentzündungen, die Indikation festzulegen, ob überhaupt und unter welchen Bedingungen die Paracentese vorzunehmen ist.

Geht man von den allgemein chirurgischen Betrachtungen aus, denen entsprechend ein entzündlich phlegmonöser Weichteilprozeß möglichst frühzeitig incidiert werden soll, und andere Behandlungsmethoden nur unter sorgfältiger Berücksichtigung des einzelnen Falles und unter genauester Beachtung aller Faktoren in Betracht gezogen werden sollen, dann wird man es verstehen, wenn von der Mehrzahl der Autoren die frühzeitige Paracentese prinzipiell dann empfohlen wird, wenn seitens der Mittelohrerkrankung auch nur eines der bekannten Entzündungsanzeichen in bedrohlicher Weise bemerklich wird. Am einfachsten wird die Entscheidung sein, wenn gleichzeitig alle Symptome der Entzündung:

1. Schmerz,
2. Fieber,
3. lokale entzündliche Veränderung, Vorwölbung des Trommelfells mit Funktionsstörung

bedrohliche Formen aufweisen.

Ebenso wird man bei Fällen, welche durch die ursächliche Erkrankung auf eine bösartige Infektion schließen lassen, die Paracentese möglichst frühzeitig ausführen. So bei Scharlach und Angina follicularis, Erysipel, Influenza.

Inwieweit jedes einzelne Symptom für sich als bedrohlich anzusehen ist und die Paracentese indiciert erscheinen läßt, wird von der Erfahrung des Arztes abhängig sein, ebenso wie die Incision der Phlegmone in der Hand des Chirurgen. So ist es erklärlich, daß der erfahrene Ohrenarzt in vielen Fällen auf die frühzeitige Paracentese verzichtet, jedoch mit dem abwartenden Vorbehalt, zur rechten Zeit die Paracentese nachzuholen.

Als bedrohlich ist jedes einzelne Symptom anzusehen,

1. wenn gleichzeitig mit der Ohrerkrankung eine deutlich sichtbare Beeinträchtigung des Allgemeinzustandes vorhanden ist,
2. wenn lokale Schmerzen mit heftigen allgemeinen Kopfschmerzen verbunden sind,
3. wenn lokale Schmerzen in stundenlanger Dauer zunehmen trotz eingeleiteter allgemeiner und lokaler Behandlungsmaßnahmen,
4. wenn lokale Schmerzen periodenweise heftig bestehen, nachlassen und trotz Behandlung erneut auftreten.
5. wenn frühzeitig Reizsymptome anderweitiger Organe auftreten (Meningismus, Benommenheit, Brechneigung).

6. wenn bei schlechtem Allgemeinbefinden sich frühzeitig abnorm hohes Fieber zeigt (bei Erwachsenen über 39°),

7. wenn frühzeitig starke Herabsetzung des Hörvermögens oder subjektives Schwindelgefühl nachweisbar ist.

Diese bedrohlichen Erscheinungen lassen fast ausnahmslos entsprechende Veränderungen der lokalen Entzündung am Trommelfellbild erkennen. Die Besichtigung des Trommelfells und dessen sachgemäße Beurteilung ist deshalb unerläßlich für die Indikation der Paracentese.

Oft ist bei Fehlen markanter Symptome das Trommelfellbild als Ausdruck der lokalen Entzündung allein maßgebend, so z. B.

a) bei blasiger Vorwölbung im hinteren oberen Abschnitt mit durchscheinendem eitrigen Sekret;

b) bei den akut blasigen Vorwölbungen mit blutig serösem Exsudat (Influenza);

c) bei allgemeiner Vorwölbung des Trommelfells.

Der erfahrene Ohrenarzt wird unter Berücksichtigung der so verschiedenartigen und schwierigen Indikationsmerkmale unschwer den richtigen Zeitpunkt für die Ausführung oder Unterlassung der Paracentese erkennen. Aus dieser Erwägung heraus wird zur Zeit dieser Eingriff von der Mehrzahl der Autoren als fundamental für die Therapie der akuten Mittelohrentzündung angesehen und demgemäß prinzipiell empfohlen. Abweichende Ansichten siehe im Kapitel: Allgemeine Bemerkungen für die Behandlung der akuten Mittelohrentzündung.

Bei der großen Bedeutung der Paracentese für die ohrenärztliche Tätigkeit ist eine ausführliche Besprechung dieses Eingriffs erforderlich.

Paracentese des Trommelfells.

1. Wahl der Instrumente.

Das große Verdienst, die Paracentese in ihrer Bedeutung für die Behandlung der akuten Mittelohrentzündung richtig erkannt zu haben, gebührt Schwartze. Trotz größter Schwierigkeiten und entgegen der Ablehnung namhaftester Chirurgen, von denen z. B. Dieffenbach dieses Operationsverfahren als direkt lebensgefährlich völlig verwarf, stellte Schwartze die noch heute gültigen Indikationsgrundsätze auf, in denen er besonders darauf hinwies, daß es völlig unzuträglich sei, dieses Operationsverfahren für den Zweck der Hörverbesserung zu empfehlen. Schwartze stellte für die Ausführung der Paracentese folgende Gesichtspunkte auf:

1. Akute eitrige Entzündung der Paukenhöhle.

2. Schleimanhäufung in der Paukenhöhle, die so massenhaft ist, daß eine Vorwölbung des Trommelfells erkennbar wird.

3. Unlösbare Verwachsung der Tuba Eustachii.

Die von Schwartze gegebenen Vorschriften sind grundlegend für den weiteren Ausbau dieses Operationsverfahrens geworden.

Zur Ausführung der Paracentese benutzte Schwartze eine Lanzette mit knieförmig abgebogenem Griff, damit der Einblick in den äußeren Gehörgang neben der das Instrument haltenden Hand nicht behindert würde. Die Form dieser sogenannten Paracentesennadel ist in der Folge vielfach geändert worden. Lucae bevorzugte eine Nadel mit bajonettförmigem Handgriff, v. Tröltsch verbreiterte den Griff der Nadelspitze durch zwei stumpfe Widerhalte, um zu tiefes Eindringen der Nadelspitze und die Gefahr der Labyrinthwandverletzung zu verhüten.

Vielfach findet die ursprüngliche gerade Form der Paracentesennadel noch Verwendung, die zwar den Vorteil der Bequemlichkeit bietet, die Übersicht in den Gehörgang jedoch erschwert.

Alle die vielfachen Umänderungen bis in die neueste Zeit sind technischer Art zwecks besserer Handlichkeit bzw. Sicherung der Handhabung. Durch Konstruktion troikartähnlicher Instrumente versuchte man eine größere Öffnung im Trommelfell herzustellen, um auf diese Weise die öftere Wiederholung der Paracentese zu vermeiden, die nach einfacher Durchstechung so häufig notwendig wurde.

Für den praktischen Gebrauch ist die LUCAEsche bajonettförmige Paracentesennadel im allgemeinen deshalb durchaus brauchbar und handlich, weil

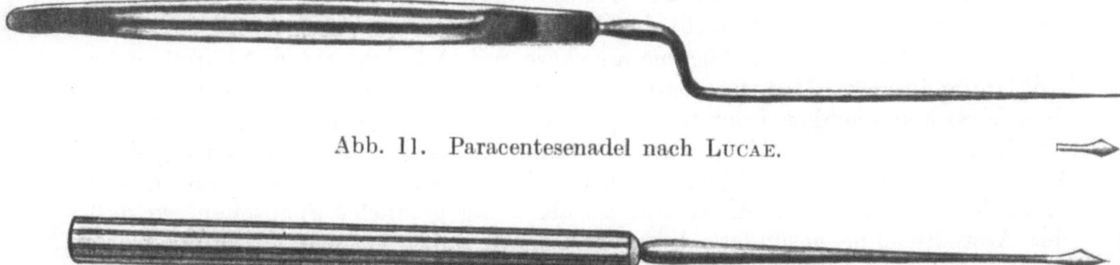

Abb. 11. Paracentesenadel nach LUCAE.

Abb. 12. Paracentesenadel nach SCHWARTZE.

der Operateur die Nadel schreibfederförmig fassend bei einer zur Bajonettebene senkrecht gestellten Schnittfläche der schneidenden Spitze völlige Übersicht in dem Gehörgang gewinnt (Abb. 11 u. 12).

2. Ausführung der Paracentese.
a) Allgemeine Vorbereitung.

Die Durchschneidung des Trommelfells ist fast ausnahmslos ein äußerst schmerzhafter Eingriff. Bei der kurzen Dauer der Operation und der Schmerzempfindung hat man früher durchweg auf eine allgemeine Narkose verzichtet und versucht, durch örtliche Anästhesierung den Schmerz zu lindern. Will man ohne Narkose operieren, dann ist Vorbedingung, daß der Kopf des Kranken möglichst sicher fixiert wird. Unzweckmäßig ist es, in Bettlage zu parazentesieren, weil dabei der Kopf bei etwaiger Abwehrbewegung nicht ausweichen kann und gegen die Nadel stößt, so daß diese tiefer eindringt und Verletzungen hervorrufen kann. Es ist deshalb ratsam, in sitzender Stellung des Patienten den Eingriff vorzunehmen.

Die örtliche Betäubung des Trommelfells ist meist infolge des hochgradig entzündlichen Zustandes nur in unvollkommener Weise zu erreichen. Die zur Verfügung stehenden Anaesthetica, Cocain, Alypin, Novocain, Adrenalin, wirken in wäßriger Lösung selbst bei stärkerer Konzentration und längerer Einwirkung unsicher. Auch durch Zusatz von geeigneten Mitteln wie Glycerin, Alkohol, Carbol, Menthol, Anilin ist der Erfolg nicht zuverlässig.

Am besten hat sich bewährt eine Mischung von

Acid. carbolicum   1,0
Menthol   1,0
Cocain   1,0,

die auf einer kleinen getränkten Wattekugel 5 Minuten lang auf das Trommelfell aufgelegt wird. PREYSING empfiehlt eine Mischung von

Cocain muriat.   1,0

Anilin

Alcohol absol. $\overline{aa}$ 5,0,

die mittels eines Wattebäuschchens oder durch Einspritzung 5—10 Minuten lang an das Trommelfell gebracht wird. Es soll insbesondere die Wirkung des mit Anilin gemischten Alkohols eine ausgezeichnete sein.

Denker wendet einen Cocain-Adrenalinbrei unter Zusatz von Carbol an. Albrecht unterstützt die Wirkung einer 20%igen Cocainlösung durch Einleiten des galvanischen Stromes für 3—4 Minuten.

Die Unzuverlässigkeit bzw. schwierige Applikation dieser lokalen Mittel hat dazu geführt, daß sie keine allgemeine Befriedigung und Anwendung gefunden haben. Auch die von Brieger und Schild empfohlene örtliche Anwendung des Chloräthylsprays hat sich nicht bewährt.

In neuer Zeit hat die Allgemeinnarkose mit Äthylchlorid mehr und mehr Anklang gefunden. Dadurch, daß der Äthylchloridrausch schnell eintritt, ohne dem Kranken nachher irgendwelche Beschwerden zu verursachen, ist er ein durchaus brauchbares Mittel zur Vornahme dieses kurzdauernden Eingriffes. Bei entsprechender Umsicht läßt sich der Äthylchloridrausch bei Kindern und Erwachsenen leicht ausführen und ist als völlig gefahrlos anzusehen, so daß der Arzt ihn ohne besondere Assistenz überall selbst vornehmen kann. Nach meinen Erfahrungen ist diese Art der Narkotisierung das best geeignete Verfahren zur Ausübung dieser kurzdauernden und so schmerzhaften Operation.

Kinder werden von einer Hilfskraft gehalten unter guter Fixation des Kopfes. Erwachsene sitzen im Stuhl, der Kopf wird fixiert. Das Äthylchlorid wird auf einen vor Mund und Nase gehaltenen lockeren Gazebausch tropfenweise aufgeträufelt. Meist schon nach zwei Minuten tritt ein Stadium ein, in welchem der Kranke auf lautes Anrufen nicht mehr reagiert. Das ist der Moment zum Einführen der Paracentesennadel. Unmittelbar nachher wachen die Kranken auf ohne Schmerzempfindung und sonstige Beschwerden. Vorbedingung ist, den Rauschzustand auszunutzen, ohne daß eine völlige Narkose eingetreten ist. — Sowohl bei Kindern wie auch bei Erwachsenen hat sich diese Methode durchaus bewährt, so daß sie an der hiesigen Klinik vorzugsweise ausgeübt wird.

b) Lokale Vorbereitung des Operationsgebietes.

Die Paracentese stellt eine chirurgische Verletzung des von normalem Epithel geschützten Trommelfells dar. Es müßte deshalb entsprechend unseren chirurgischen Grundsätzen vor Ausführung dieses Eingriffes die gründliche Desinfektion des Operationsgebietes notwendig erscheinen. Diese Forderung ist auch seitens der Ohrenärzte gestellt worden. Bezold (8) empfiehlt vor jeder Paracentese die gründliche Reinigung des äußeren Gehörgangs und Einträufelungen von Carbollösung. Ähnliche Maßnahmen werden vielfach in Anwendung gebracht und in Kliniken durchgeführt. So wird an der hiesigen Klinik die Desinfektion des äußeren Gehörgangs durch auf kurze Zeit eingelegte, mit Jodtinktur getränkte Gazetampons vorgenommen. Obwohl es eine allbekannte Tatsache ist, daß im äußeren Gehörgang alle Arten von Bakterien in latentem Zustande sich vorfinden, ist bisher noch nicht der Beweis erbracht, daß diese nach einer ohne Desinfektion vorgenommenen Paracentese Anlaß zu einer Verschlimmerung der ursprünglichen Mittelohrerkrankung gegeben hätten. Augenscheinlich hat der Gehörgang einen natürlichen Schutz durch das seinen Wänden anhaftende Cerumen. Wichtiger ist jedoch, daß der nach erfolgter Paracentese nach außen hin gerichtete Abfluß aus dem Mittelohr für das Eindringen vereinzelter fremdartiger Bakterien keinen geeigneten Nährboden darbietet, indem er gleichzeitig die im Gehörgang liegenden Keime mechanisch fortspült.

c) Ort und Art des Paracentesenschnitts.

Chirurgischen Grundsätzen entsprechend würde die Anlage des Schnittes durch das Trommelfell durch den Ort bestimmt werden, an welchem der Entzündungsprozeß am deutlichsten zum Ausdruck gekommen ist. So hat man empfohlen, die Schnittführung bald im oberen, unteren Abschnitt, bald vor oder hinter dem Hammergriff oder nur über dem kurzen Fortsatz zu machen. Dabei übersieht man die ganz eigenartigen anatomischen und pathologischen Verhältnisse, wie sie durch den Bau der Paukenhöhle gegeben sind, und wie sie bei entzündlichen Vorgängen durch das lokale Trommelfellbild nur unvollkommen dargestellt werden.

Der Zweck der Paracentese soll sein, dem in der Paukenhöhle befindlichen entzündlichen Exsudat freien Abfluß zu verschaffen unter möglichster Eröffnung des Entzündungsherdes. Dazu ist erforderlich, daß eine dauernd breite

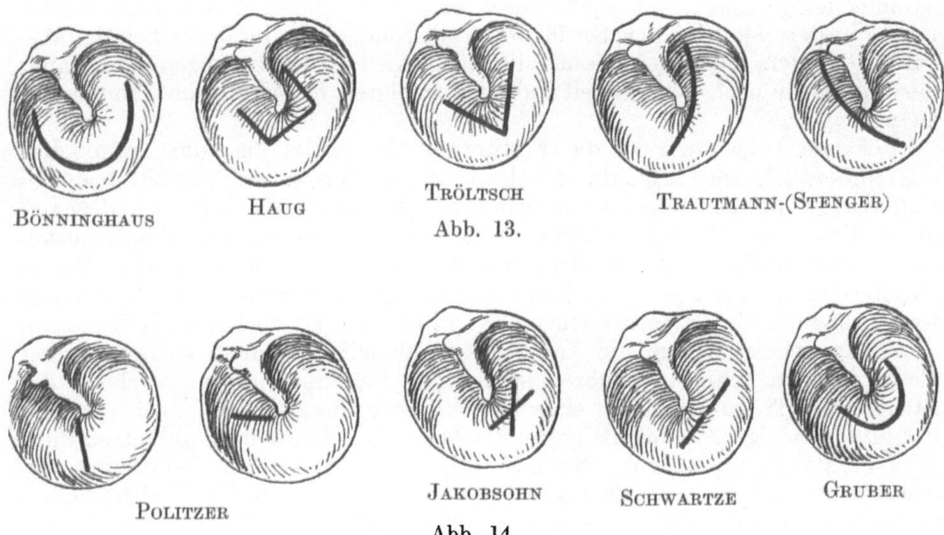

Abb. 13 und 14. Ort und Art des Paracentesenschnittes.

Öffnung vorhanden ist. Das kann nur erreicht werden, wenn die das Trommelfell in fester Spannung haltenden Radialfasern ausgiebig durch den Einschnitt entspannt werden und weitklaffend offen bleiben. Erfahrungsgemäß und entsprechend den anatomischen Verhältnissen entwickelt sich die akute Mittelohrentzündung hauptsächlich im hinteren oberen Trommelfellabschnitt, in dem an Schleimhautfalten reichen Gebiet des Hammerkopfes und Amboßkörpers. Durch Senkung der Exsudatflüssigkeit kann deshalb am Trommelfellbild der Eindruck entstehen, als sei die Entzündung ausschließlich im unteren Abschnitt ausgebildet. Ebenso können sich z. B. bei Influenza Exsudatbläschen an jeder Stelle des Trommelfells entwickeln, während der eigentliche Krankheitsprozeß die gesamte Paukenhöhle umfaßt.

Es ist deshalb durchaus zweckmäßig, von vornherein durch einen ausgiebigen Einschnitt allen Verhältnissen gerecht zu werden. Dieser Einschnitt wird so geführt, daß er hinter dem Hammergriff angelegt, das Trommelfell möglichst in ganzer Ausdehnung von oben bis unten eröffnet. Dadurch ist die sicherste Gewähr gegeben, daß die Entspannung des Trommelfells erfolgt und dem Exsudat zu ausgiebigem Abfluß Gelegenheit gegeben wird (Abb. 13 u. 14).

d) Ausführung der Paracentese.

Der Schnitt durch das Trommelfell soll möglichst schnell ausgeführt werden. Jede unnötige tastende Berührung des Trommelfells mit der Spitze der Paracentesennadel ist unbedingt zu vermeiden, da sie Schmerzempfindung auslöst und durch reflektorische Abwehrbewegungen Anlaß zu Verletzungen des äußeren Gehörgangs geben kann. Nach sorgfältiger beendeter Vorbereitung muß der Operateur sich vergewissern, daß der Kopf in richtiger Haltung fixiert ist, so daß der Überblick über das Trommelfell unbehindert ist. Deshalb muß auch auf gute Beleuchtung besonderer Wert gelegt werden. Bei unzureichendem Beleuchtungsmittel (Kerze) ist das Zimmer abzudunkeln. Nach Einführung des Ohrtrichters mit der linken Hand faßt der Operateur die Paracentesennadel schreibfederförmig mit der rechten Hand, indem er den kleinen Finger abspreizt, um ihn als Stützpunkt hinter das Ohr des Kranken anzulegen. Darauf wird die Nadel durch den Ohrtrichter in der Richtung der Gehörgangsachse dem Trommelfell genähert, wobei jede Berührung des Gehörgangs vermieden werden muß. In dem Moment der Berührung des Trommelfells muß der Schnitt ausgeführt werden, indem sofort auch die Nadel wieder zurückgezogen wird, damit der Operateur noch Gelegenheit hat, den erfolgten Einschnitt im Trommelfell zu übersehen.

Für den Ungeübten ist die Einführung der Nadel bis zum Trommelfell außerordentlich schwierig, da es schwer ist, in den engen Verhältnissen des Gehörgangs die Tiefendimension richtig abzuschätzen. Es läßt sich dies nur durch Übung am Kranken erlernen, indem man die Hand- und Fingermuskulatur durch häufiges Abtupfen des Mittelohres bei Fällen von chronischer Mittelohreiterung automatisch an die Tiefe des Gehörgangs gewöhnt. Auf diese Weise ist es möglich, die Paracentesennadel so in der Gewalt zu haben, daß man in dem Augenblick, in dem die Nadel das Trommelfell berührt, auch in kurzer Bewegung den Schnitt ausführen kann. Der Schnitt muß entsprechend der Stellung des Trommelfells mit einer kleinen Bewegung der Nadel nach vorwärts und unten erfolgen, damit die ganze Fläche der Membrane durchschnitten wird.

Wird die Operation ohne Narkose, mit oder ohne örtliche Betäubung vorgenommen, dann ist es auf jeden Fall ratsam, den Kranken darauf aufmerksam zu machen, daß der Einschnitt momentan schmerzhaft sei, damit der Kranke vorbereitet ist und nicht, plötzlich erschreckt, unzweckmäßige Abwehrbewegungen macht.

Es ist selbstverständlich, daß jedes Instrument völlig aseptisch vorbereitet sein muß, und ebenso muß für jedes Ohr ein solches zur Hand sein bzw. durch Ausglühen entsprechend hergerichtet werden.

e) Zufälle bei Ausführung der Paracentese.

Als ein gefährliches Ereignis wird in der Literatur auf die im Anschluß an die Paracentese erfolgte Verletzung des Bulbus venae jugularis hingewiesen. Nachdem Schwartze einen solchen Fall beschrieben hatte, folgten ähnliche Veröffentlichungen von Gruber, Ludewig, Hildebrand-Trautmann, Brieger, Seligmann, M. Em, Compaires, Bellin, Retjö, Uffenorde, Lüders, Marx (43, 76, 82).

Wenn es sich auch aus diesen Veröffentlichungen nicht immer einwandfrei feststellen läßt, daß tatsächlich eine Verletzung des Bulbus vorgelegen hat, so ist diese Möglichkeit doch dadurch gegeben, daß anatomisch Dehiscenzen im Dache des Bulbus beobachtet sind, und ebenso ist die Verletzung möglich bei dem von mir beschriebenen Hochstand des Bulbus.

Die Gefahr einer solchen Verletzung ist im allgemeinen bedeutungslos bei sofortiger sachgemäßer Tamponade des Gehörgangs, doch muß man immerhin auf eine Infektion des verletzten Blutgefäßes gefaßt sein, wie der Fall LÜDERS (Diabetes und Sepsis) zeigt. Bei geringeren Blutungen im Anschluß an eine Paracentese ist stets an eine maligne Neubildung innerhalb des Mittelohres (Carcinom, Endotheliom) zu denken.

SCHWARTZE, LUCAE, POLITZER machen auf die Folgen der Durchschneidung der Chorda tympani aufmerksam, die bei der Schnittführung im hinteren Trommelfellabschnitt unter Durchtrennung der hinteren Trommelfellfalte eintreten. Dieses Ereignis zeigt sich durch unangenehme Geschmacksstörungen an, die jedoch nur geringfügiger Natur sind. Folgeerscheinungen einer Verletzung der Labyrinthwand durch Unvorsichtigkeit sind nach SCHWARTZE selbst bei Steckenbleiben der Nadelspitze in der Labyrinthwand nicht eingetreten.

J. Behandlung der akuten Mittelohreiterung nach Ausführung der Paracentese.

Es ist durchaus falsch, in der Paracentese „das Heilmittel" für die akute Mittelohrentzündung zu erblicken. Die Paracentese bildet vielmehr einen Hilfseingriff und entspricht der chirurgischen Incision einer Weichteilphlegmone. Unter dieser Voraussetzung muß die allgemeine und lokale Behandlung der akuten Mittelohrentzündung entsprechend der Entwicklung des einzelnen Erkrankungsfalles in Form einer Schwitzkur, feuchter Umschläge oder Auflegen einer Eisblase fortgesetzt werden.

In vielen Fällen ist der erste Erfolg der Paracentese derart, daß die bedrohlichen Zeichen der Entzündung, Schmerz und Fieber sofort nachlassen. Unmittelbar mit der ausgeführten Paracentese entleert sich aus dem Ohr, meist unter starkem Druck, eine blutig-seröse Flüssigkeit, die als typisches Entzündungsexsudat kenntlich ist. In manchen Fällen ist die Absonderung in den ersten Stunden nur minimal, nimmt aber in den nächsten Tagen an Menge zu. Dabei läßt sich leicht beobachten, daß das Sekret aus der Perforationsöffnung unter lebhafter Pulsation austritt. Indem nunmehr der äußere Gehörgang ein natürliches Drainagerohr darstellt, ist für geregelten Abfluß des Sekrets Sorge zu tragen. Am besten erreicht man das durch lockeres Auflegen steriler Verbandgaze in reichlicher Menge in das äußere Ohr bzw. in den äußeren Gehörgang, ohne Ausführung einer eigentlichen Tamponade des Gehörgangs, wie sie in der ersten Zeit der aseptischen Wundbehandlung als einzig rationelles Verfahren empfohlen wurde. Je nach der Menge der Absonderung muß dieser Verband öfter erneuert werden. Unzweckmäßig ist das Vorlegen von Wattestückchen, die infolge ungenügender Resorptionsfähigkeit zur Verstopfung des Gehörgangs und durch Ansammlung des Eiters zwischen Watte und Haut zu Reizekzemen am äußeren Ohr Anlaß geben. Zur Verhütung eines derartigen Ekzems empfiehlt es sich, bei stärkerer Sekretion die Umgebung des äußeren Gehörgangs mit Lanolinsalbe zu bestreichen. Die vielfach empfohlenen Ausspritzungen des Gehörgangs mit warmem Wasser oder Borsäurelösung können nur den Zweck haben, das Trommelfell zur Besichtigung frei zu machen. Sie sind völlig zwecklos bei stärkerer Sekretion, da sie doch nur momentan den Gehörgang entlasten.

Nimmt im weiteren Verlaufe der Erkrankung das abgesonderte Sekret eine dickflüssige Beschaffenheit an, dann kommen vorsichtig ausgeführte Ausspülungen des Gehörgangs in Betracht, die von den Angehörigen ausgeführt werden können unter dem Vorbehalt, daß sie ohne Gewaltanwendung und nicht in Form einer gewaltmäßigen Ausspritzung vorgenommen werden dürfen.

Unter dieser Behandlung und unter Beachtung der allgemeinen Verhaltungsmaßregeln sind in dem ersten Stadium der Erkrankung keine besonderen

Maßnahmen erforderlich. Es ist im Gegenteil vor der Anwendung jedes, die entzündete Mittelohrschleimhaut reizenden Arzneimittels zu warnen. Die diesbezüglich vielfach empfohlenen Medikamente (Borsäure, Alkohol, Wasserstoffsuperoxyd) können in der Hand eines erfahrenen Arztes in geeigneten Fällen erfolgreich sein, während sie indikationslos und frühzeitig angewandt schädlich sind.

Sind im weiteren Verlaufe der Erkrankung Anzeichen dafür vorhanden, daß der Höhepunkt der Krankheitsentwicklung und des Fortschreitens erreicht ist, dann kommen für die Weiterbehandlung Verfahren in Betracht, welche die Rückbildung des Prozesses beschleunigen helfen. Unter den vielfachen diesbezüglichen Maßnahmen haben sich zur allgemeinen Empfehlung der Tubenkatheterismus und die Borsäuretherapie bewährt. — Der Tubenkatheterismus hat den Zweck, das im Mittelohr angesammelte zähe Sekret nach außen zu entleeren, die Mittelohrschleimhaut zu entlasten und die Tube wieder für die physiologisch notwendige Ventilation des Mittelohres wegsam zu machen. Sie ist deshalb im Verlaufe einer akuten Mittelohrentzündung nur in den beiden letzten Stadien angebracht, wenn der eigentliche Entzündungsprozeß abgelaufen ist, wenn virulente Bakterien nicht mehr vorhanden sind, und die Rückbildung der Paukenhöhlenschleimhaut durch angesammeltes Sekret behindert wird. Treten nach erstmaliger Ausführung des Tubenkatheterismus irgendwelche Reizsymptome, wie Fieber, Schmerzhaftigkeit, Vermehrung der Absonderung auf, dann ist die weitere Anwendung unzweckmäßig. Im anderen Falle zeigt sich oft sehr schnell Nachlaß des Sekrets und Besserung des Hörvermögens.

Unterstützt wird meist in vorteilhafter Weise diese Behandlung durch das von BEZOLD für die Behandlung der akuten Mittelohrentzündung empfohlene Verfahren von Einblasen pulverisierter Borsäure in das äußere Ohr. Nach der allgemeinen ohrenärztlichen Erfahrung hat sich die Borsäure als ein für die erkrankte Mittelohrschleimhaut überaus wirksames Mittel erwiesen, wenn auch weniger, wie BEZOLD (8) annahm, für die ersten Stadien der akuten Mittelohrentzündung, als vielmehr zur Beschleunigung des Rückbildungsprozesses. Durch regelmäßig vorgenommene Einblasungen von pulverisierter Borsäure in den äußeren Gehörgang nach erfolgter Reinigung tritt Nachlaß der eitrigen Absonderung ein. Dieser Erfolg läßt sich in vielen Fällen noch beschleunigen, wenn man mittels des Tubenkatheterismus Borsäure in das Mittelohr einbläst, oder bei sicher nachweisbarer freier Tube mittels eines Politzerballons vom äußeren Ohr aus in das Mittelohr eintreibt.

Bei normalem Verlauf einer mit Paracentese des Trommelfells behandelten Mittelohrentzündung ist in spätestens vierwöchiger Dauer das Trommelfell völlig verheilt unter Wiederherstellung des normalen Hörvermögens. Bleibt eine Funktionsstörung nachweisbar, so ist diese sofort als Folgeerscheinung der akuten Erkrankung in Behandlung zu nehmen (siehe diesbezügliches Kapitel).

K. Die Behandlungsmaßnahmen nach der spontanen Perforation des Trommelfells.

Die spontane Perforation des Trommelfells tritt bei nicht behandelten Fällen der akuten Mittelohrentzündung meist auf der Höhe der örtlichen Entzündung infolge der Einschmelzung der Trommelfellmembrane ein. Demnach ist der Ort des Durchbruchs überaus verschiedenartig, bald im vorderen oder hinteren, bald im oberen oder unteren Abschnitt. Am ungünstigsten ist der Durchbruch in der Membrana flaccida. Man erkennt den erfolgten Durchbruch, indem man das im äußeren Gehörgang befindliche Sekret durch vorsichtiges

Ausspülen entfernt oder mittels eines mit Watte umwickelten Tampouträgers, den man über einer Flamme durch leichtes Hin- und Herschwenken abglüht, steril abtupft. Wird die Perforationsöffnung auf diese Weise nicht sichtbar, dann läßt das Vorhandensein eines pulsierenden Reflexes, der Nachweis von Luftblasen im Ohreiter, das Hervorquellen von Sekret bei Ansaugen mit dem SIGLschen Trichter und das Auftreten eines Perforationsgeräusches unter Ansammlung eitrigen Sekrets nach erfolgter Reinigung des Gehörgangs mit Sicherheit auf die erfolgte Perforation des Trommelfells schließen.

Tritt ohne Vornahme der Paracentese unter konservativer Behandlung die spontane Perforation des Trommelfells ein, so erfolgt dieser Durchbruch oft an einer für den weiteren Verlauf der Erkrankung nicht günstigen Stelle, die Perforationsöffnung ist vielfach ungenügend und zu klein. Das in der Paukenhöhle sich ansammelnde Sekret kann sich nicht genügend entleeren. Infolge des Innendrucks drängt sich die stark entzündlich geschwellte Paukenhöhlenschleimhaut als „zitzenförmige Vorwölbung" aus der Perforationsöffnung hervor, so daß der Abfluß des Sekrets noch mehr erschwert wird. Häufig erfolgt die Spontanperforation erst in einem späteren Stadium der Mittelohrentzündung, nachdem sich in dem erkrankten Mittelohrgebiet bereits komplikatorische Veränderungen ausgebildet haben, auf deren Weiterentwicklung der spontane Durchbruch keinen bemerkenswerten Einfluß mehr hat. Für die Therapie einer akuten Mittelohrentzündung mit spontan erfolgter Perforation ergeben sich demgemäß verschiedenartige Gesichtspunkte. Ist die Spontanperforation rechtzeitig so erfolgt, daß die Entleerung des entzündlichen Exsudats unbehindert vor sich geht, dann kommen dieselben Behandlungsmethoden in Betracht wie nach Ausführung der Paracentese. Ist die Perforationsöffnung ungenügend oder ungünstig gelegen und der Sekretabfluß behindert, so kommt eine ausgiebige Paracentese in Betracht. Die weitere Behandlung eines jeden Falles von spontan erfolgter Perforation ist abhängig von dem Stadium der Erkrankung, in welchem der Durchbruch erfolgt und von den bereits vorhandenen Anzeichen einer etwa bestehenden Komplikation.

L. Übersicht über die verschiedenartigen Behandlungsmethoden der akuten Mittelohreiterung.

Es ist erklärlich, daß sich bei einer Erkrankung wie die akute Mittelohrentzündung, die in ihrem Auftreten, in ihren ersten Erscheinungen, in dem unberechenbaren Verlauf und in der Menge und Verschiedenartigkeit der Komplikationen einerseits ein einheitliches Krankheitsbild darstellt, andererseits eine Fülle von Behandlungsmöglichkeiten darbietet, eine schulgemäß geltende Methode der Behandlung herausgebildet hat, die jedoch bei der praktischen Anwendung je nach der Erfahrung des Arztes vielfach modifiziert werden kann. Es ist deshalb notwendig, im Anschluß an die einheitliche Besprechung eines bestimmten Behandlungsverfahrens auch auf die weiteren andersartigen und zum Teil ergänzenden Methoden einzugehen.

I. Paracentese des Trommelfells oder konservative Behandlung?

Nachdem die völlig in Mißkredit gekommene Durchstechung des Trommelfells durch SCHWARTZE in festbegrenzte Indikation gekommen war, und wie GRUNERT sagt, ihren Siegeslauf durch die ganze Kulturwelt genommen hatte, zeigte ZAUFAL (139) an der Hand langjähriger Beobachtungen, daß in vielen Fällen von akuter Mittelohrentzündung die Paracentese nicht erforderlich sei, daß sogar durch die Paracentese eine Verzögerung der Ausheilung erfolge. Die Paracentese müsse deshalb auf das äußerste eingeschränkt werden. Dieser Anschauung ist Zaufals Schüler Piffl (94) durchaus beigetreten und auch andere Autoren wie Scheibe und Siebenmann haben den Standpunkt vertreten, daß die Mehrzahl der akuten Mittelohrentzündungen ohne Paracentese günstiger ausheilten als die frühzeitig paracentesierten.

Im Gegensatz zu dieser die Einschränkung der Paracentese fordernden Auffassung stehen die Ansichten, wie sie Schwartze, Körner, Leutert, Brieger, Ostmann, Passow im Jahre 1902 bei den Verhandlungen in Trier niedergelegt haben, und die bis jetzt als grundlegend für die Therapie der akuten Mittelohrentzündung angesehen werden, derart, daß die Paracentese des Trommelfells in allen Fällen der akuten Mittelohrentzündung möglichst frühzeitig ausgeführt werden soll.

Diese gegensätzliche Beurteilung eines für die Behandlung der akuten Mittelohrentzündung so überaus bedeutungsvollen Verfahrens findet ein Analogon in der allgemeinen Chirurgie bei der Behandlung der akuten Weichteilphlegmone, für die einerseits rein chirurgische, andererseits mehr konservative Maßnahmen empfohlen werden.

Es ist ganz fraglos, daß bei den so verschiedenartigen Formen im Auftreten und im Verlauf einer akuten Mittelohrentzündung viele Fälle zur Beobachtung kommen, die trotz anfänglich ernsterer Symptome unter den geeigneten konservativen Maßnahmen, wie sie Piffl und Scheibe besonders empfehlen, ohne Paracentese zur schnellen Ausheilung kommen. Ebenso häufig sieht man aber, daß anfänglich leichte Erkrankungen, die scheinbar unter diesen konservativen Maßnahmen nachzulassen scheinen, später spontan perforieren, oder ohne Perforation zu ernsten Komplikationen führen. Der erfahrene Ohrenarzt wird in der Lage sein, derartige Fälle richtig zu beurteilen und ohne Paracentese zu behandeln. Er wird deshalb die Anwendung der Paracentese außerordentlich einschränken können, selbst in Fällen, in denen im allgemeinen die Indikationen für die Paracentese vorhanden sind. Diese nur durch die persönliche Erfahrung gewonnene Beurteilung in der frühzeitigen Behandlung der akuten Mittelohrentzündung kann deshalb nicht als allgemein geltende Richtschnur angegeben werden, zumal die überwiegende Beobachtung zeigt, daß eine unter sachgemäßer Indikation mit allen Kautelen ausgeführte Paracentese dem Kranken keine Nachteile bringt. Daß in vielen Fällen auch die rechtzeitige Paracentese keinen Einfluß auf die weitere Entwicklung des Krankheitsprozesses ausübt, ist durch die Art der Infektion, der Virulenz und der besonderen Eigentümlichkeit der Erreger bedingt und von allgemeinen und pathologisch-anatomischen Verhältnissen abhängig.

II. Katheterismus und Durchspülungen von der Tube aus.

In eindringlicher Weise tritt v. Tröltsch (125) für die frühzeitige Behandlung der akuten Entzündungsprozesse im Mittelohr in Form der Anwendung der Luftdusche ein. Bezold (8) empfiehlt, den Katheter möglichst frühzeitig zu gebrauchen. Durch das Eindringen der Luft in das Mittelohr würde das entzündliche Stadium verkürzt, die Schmerzen im Ohr und die Schwere im Kopf und selbst Schmerzhaftigkeit im Warzenfortsatz würden beseitigt. Durch den Schutz, den der Tubenkanal durch die Form seines Lumens und der Auskleidung mit Flimmerepithel darbietet, sei die Gefahr des Eindringens von Bakterien bzw. korpuskulären Elementen zugleich mit dem Luftstrom nicht vorhanden. Sowohl bei entzündlichen Prozessen ohne Perforation, wie auch nach erfolgter Perforation bzw. Paracentese sei der Katheterismus bzw. die Luftdusche indiciert. Ebenso auch sei die retrograde Luftdusche vom äußeren Gehörgang aus insbesondere unmittelbar nach der Paracentese durchaus wirksam. BEZOLD verbindet mit der Luftdusche die Einblasung von pulverisierter Borsäure. — Von BING (9) wurde der Katheterismus für die Durchspülung der Paukenhöhle mit antiseptischen Mitteln empfohlen. Dies Verfahren hat allgemeine Ablehnung gefunden. SCHWARTZE warnt dringend auf Grund von Erfahrungen an seiner Klinik (CHRISTIANNECK) vor solchen Versuchen, indem er sagt: Niemals darf eine Durchspülung von der Tube aus versucht werden, wenn nicht der freie Abfluß nach dem Gehörgang sichergestellt ist.

Nach den neueren Erfahrungen ist die Anwendung der Luftdusche bzw. des Katheters, die KÖRNER im allgemeinen für überflüssig und vielfach schädlich hält, bei sachgemäßer Beurteilung des einzelnen Erkrankungsfalles häufig ein wertvolles Hilfsmittel. Als solches hat es sich analog den BEZOLDschen Erfahrungen durchaus bewährt bei den leichteren Formen der akuten Mittelohrentzündung und ebenso zur Beschleunigung der Resorption im Nachlaß einer akuten Mittelohrentzündung. Jedoch ist auch für diese Fälle vor einer Verallgemeinerung der Anwendung der KÖRNERschen Auffassung entsprechend dringend zu warnen.

III. Stauungshyperämie nach Bier.

Nachdem BIER in seinen Veröffentlichungen über die hervorragenden Erfolge der lokalen Hyperämisierung bei akuten Erkrankungen und Entzündungen, auch über auffallende Heilungsergebnisse bei akuten Mittelohrentzündungen berichtete, wurde diese Art der Behandlung auch von seiten der Ohrenärzte in Anwendung gebracht.

Die Methodik der Hyperämisierung des Ohrgebietes durch Stauung wird derart ausgeführt, daß man um den Hals ein durch Haken und Ösen verstellbares Baumwoll-Gummiband bei nicht zu starkem Druck fest umlegt, bis das Gesicht leicht bläulichrot verfärbt ist. Die Binde bleibt von 24 Stunden 22 liegen und wird erneut in dieser Weise angelegt, bis Nachlaß der Eiterung erreicht ist.

Die Ergebnisse dieser Behandlung fanden verschiedenartigste Beurteilung. Günstigen Resultaten standen zahlreiche Mißerfolge zur Seite. Die Umständlichkeit und Beschwerlichkeit des Stauungsverfahrens für den Arzt und den Kranken, sowie die Unsicherheit in der Indikationsstellung und die dadurch bedingten Gefahren ließen sehr bald erkennen, daß diese Behandlungsmethode für eine allgemeine Anwendung nicht geeignet und den bisher üblichen nicht überlegen ist.

Entsprechend der durch KLAPP modifizierten Stauungshyperämie durch das kombinierte Verfahren der Ansaugung hat SONDERMANN (114) die Ansaugung des Mittelohrsekretes vom äußeren Gehörgang aus mittels eines von ihm konstruierten Apparates empfohlen. Der Apparat besteht aus einem von einem Gummihohlring umrandeten Hohlkörper, der durch einen Schlauch mit einem Saugball verbunden ist. Die Saugmaske ist so konstruiert, daß die Absaugung vom äußeren Ohr aus und ebenso durch Auflegen über die Nase von der Tube aus ermöglicht ist. Das dieser Methode zugrunde liegende Prinzip ist bereits früher von POLITZER und GRUBER in Vorschlag gebracht worden, ohne daß es allgemeine Anwendung gefunden hat.

Nach HAYMANN (50) muß es in Bestätigung der Nachprüfung von UFFENORDE zweifelhaft sein, daß diese kurze Hyperämisierung genügt, auf die entzündliche veränderte Schleimhaut regenerierend einzuwirken.

Das Verfahren der Ansaugung ist für die allgemeine Behandlung der akuten Mittelohrentzündung nicht zweckmäßig und ist nur für bestimmte Zwecke geeignet, wenn es sich um die Entleerung zähschleimigen Sekretes handelt bzw.

zu diagnostischen Zwecken, um durch das austretende Sekret den Ort der Perforation festzustellen.

IV. Behandlung mit Autovaccine, Proteinkörperimpfung, Bestrahlung mit Höhensonne und Röntgenstrahlen.

Angeregt durch die von R. Müller veröffentlichten günstigen Berichte über die Anwendung parenteraler Milchinjektion bei entzündlichen Augenaffektionen hat Alexander (2) diese Injektionen in 26 Fällen an akuter Mittelohrentzündung angewendet.

Gewöhnliche Kuhmilch wird durch 4 Minuten langes Kochen sterilisiert. Es werden 5 ccm unter Vermeidung des Einziehens von Milchgerinnseln in eine Spritze aufgezogen. Die Injektion erfolgt intragluteal unter gleichmäßigem geringen Druck. Durch Lösen der Spritze von der Nadel unmittelbar nach dem Einstich überzeugt man sich, daß die Nadel nicht in eine Vene eingedrungen ist. Nach der Einspritzung muß der Kranke zu Bett liegen, da innerhalb der ersten 6 Stunden eine Temperaturerhöhung oft bis 40° eintritt.

Alexander sieht den Vorteil der Milchinjektion hauptsächlich darin, daß die Milchinjektion unmittelbar nach dem Auftreten der akuten Mittelohrerkrankung angewendet werden kann, während bei der Autovaccination immer mehrere Tage vergehen, bis das Injektionsmaterial fertiggestellt ist bzw. daß bei nicht perforiertem Trommelfell diese Behandlungsmethode unmöglich ist.

Indiziert ist die Milchinjektion bei allen Formen der akuten Mittelohrerkrankung, selbst im subcutanen Stadium bei 4—8wöchiger Dauer.

Die Wirkung der Injektion tritt oft schon nach wenigen Stunden in Erscheinung, hauptsächlich dadurch, daß die Kranken über fast plötzlichen Nachlaß ihrer Schmerzen berichten. Bei subakuten Eiterungen, bei denen es doch noch zur Nachoperation kommt, sieht man Eiteransammlung in den Hohlräumen des Warzenfortsatzes bei annähernd reaktionsloser Schleimhaut. — Bei frühzeitiger Anwendung wird die Heilungsdauer verkürzt.

Nach diesen Beobachtungen hat Alexander die parenterale Milchinjektion als Behandlungsmethode der akuten Mittelohrentzündung durchaus empfohlen. Dieser günstigen Beurteilung steht diejenige von Imhofer (59) insofern entgegen, als Imhofer die Ungefährlichkeit des Verfahrens und die scheinbar günstige Beeinflussung wohl anerkennt, im ganzen jedoch von einem gleichmäßig eintretenden, auffallenden Erfolg nicht überzeugt ist. Imhofer teilt die von ihm behandelten 27 Fälle in 3 Gruppen ein:

1. Fälle ohne Perforation mit Ausgang in Heilung.
2. Fälle ohne Perforation mit Durchbruch während der Behandlung.
3. Fälle mit bereits bestehender Sekretion.

Für die Beurteilung des Behandlungserfolges weist Imhofer nachdrücklich hin auf die Bedeutung der verschiedenartigen Verlaufsmöglichkeiten, die durch die Ätiologie der Erkrankung und durch die konstitutionelle Veranlagung der Kranken bedingt sind. Indem Imhofer die parenterale Milchinjektion mit der Behandlungsweise der Bierschen Stauung vergleicht, erhebt er dieselben Bedenken, welche diesem Verfahren gegenüber zum Ausdruck gebracht werden und ist der Ansicht, daß die Milchinjektion als allgemeine Behandlungsmethode nicht in Betracht kommen könne.

Für die Behandlung der akuten Mittelohrentzündung im Kindesalter ist Gomperz (39) zu derselben Entscheidung wie Imhofer gekommen. Auch er hat unzweifelhafte heilungsbefördernde Wirkungen nicht beobachtet und weiß keinen Fall, in welchem er auf die bisher allgemein gebräuchlichen Methoden der Therapie zugunsten der Milchinjektion hätte verzichten wollen.

Th. v. Liebermann (72) bestätigt die Beobachtungen von Alexander, insofern er vor allem einen zweifellosen Einfluß auf die Linderung des Schmerzgefühls und auf die Abschwellung der entzündlichen Schleimhaut finden konnte. Er hält die Milchinjektion für einen wichtigen therapeutischen Faktor, der aber die Gefahr bietet, durch die Verschleierung eines bestehenden Schmerzes falsche Maßnahmen veranlassen zu können. So sah er in einem mit Milchinjektion behandelten Fall von akuter Mittelohrentzündung trotz völligen Nachlasses des Schmerzes bei scheinbar andauernder Besserung und subjektivem Wohlbefinden, daß sich unter ausgedehnter Einschmelzung des Warzenfortsatzes ein Senkungsabsceß bis zur Carotis entwickelte.

Es bedarf demnach noch weiterer sorgfältiger Nachprüfung, ehe man in der parenteralen Milchinjektion eine allgemein gültige Methode für die Behandlung der akuten Mittelohrentzündung erblicken kann.

Über die Behandlung der akuten Mittelohrentzündung mit *Autovaccine bzw. Bakterienvaccine* liegt seitens amerikanischer Beobachter eine umfangreiche Literatur vor. COATES (23) betont vor allem die Schwierigkeiten in der Anwendung dieses Verfahrens durch die Umständlichkeit zur Herstellung der Autovaccine und ebenso die Unsicherheit der Laboratoriumsstammvaccine, die bei der Mannigfaltigkeit der in Betracht kommenden Bakterienarten nur dadurch ausgeglichen werden könne, daß in jedem Laboratorium Stammvaccine der verschiedensten Formen vorrätig gehalten werden müßten. Die sachgemäß ausgeführte Vaccinetherapie ist nach seinen Erfahrungen wohl geeignet, Bedeutung in der Behandlung der akuten Mittelohrentzündung zu erlangen.

Die Versuche, durch *polyvalente Vaccinen* diesen von COATES hervorgehobenen Mißständen abzuhelfen, haben bisher, wie auch vielfache Versuche an der Königsberger Klinik ergeben haben, nicht derartige Resultate gezeitigt, daß sie für die Allgemeinbehandlung der akuten Mittelohrentzündung in Betracht kommen könnten.

Nach der erfolgreichen Einführung der *Lichttherapie* bei entzündlichen Erkrankungen zeigte sich das Bestreben, auch diese Behandlungsmethode für die Gebiete der Ohrerkrankungen zu erproben. Nach ALEXANDERS mit primitiven Mitteln unternommenen günstigem Versuch der Behandlung tuberkulöser Mittelohrprozesse mit Lichtbehandlung, zeigte CEMACH unter Konstruktion eines für die Ohrbehandlung geeigneten Apparates, daß die Lichtbehandlung mittels einer Solluxlampe in hervorragender Weise geeignet sei, in der Behandlung der akuten Mittelohrentzündung Anwendung zu finden, indem in der Glühlichtbehandlung ein Heilmittel vorhanden sei, das alle bisher angewandten konservativen Methoden weit übertreffe. Ausdrücklich warnt jedoch CEMACH vor kritikloser allgemeiner Anwendung dieser Behandlungsmethode, die in der Hand des Unerfahrenen eine große Gefahr darstellen könne, andererseits bei akuten Fällen und ebenso bei entstehender Mastoiditis unter Beachtung der von ihm angegebenen Indikationen (Monatsschr. f. Ohrenheilk. u. Laryngo-Rhinol. 1921, H. 9) beste Erfolge zeitige. Die Lichttherapie soll nicht ausschließlich allein angewendet werden, sondern sie sei nur ein Hilfsfaktor, neben dem die allgemein gültigen Vorschriften für die Behandlung der akuten Mittelohrentzündung nicht vernachlässigt werden dürften. Läßt sich diese Besserung insbesondere bei Fällen beginnender Mastoiditis in wenigen Tagen nicht feststellen, dann soll die Lichtbehandlung ausgesetzt und nach den allgemein gültigen Grundsätzen verfahren werden. CEMACHS günstige Erfahrungen konnten durch OEKEN, VOSS, PASSOW, LEIDLER und FORSCHNER bestätigt werden (88, 129, 68, 34).

Über erfolgreiche Versuche für die Behandlung der akuten Mittelohrentzündung mit *Radium, Röntgenbestrahlung und Diathermie* berichten URBANTSCHITSCH, BECK, DIXON, THOST, STAUNIG, WEISER, MENDEL.

Alle diese verschiedenartigen Behandlungsverfahren können nur in beschränkter Weise in Betracht kommen. Sie sind wohl geeignet, in geeigneten

Fällen und unter bestimmten Voraussetzungen als brauchbare Hilfsfaktoren verwendet zu werden. Für den allgemeinen Gebrauch ist die Umständlichkeit und Kompliziertheit ihrer jedesmaligen Beschaffung hinderlich.

M. Komplikationen im Verlaufe einer akuten Mittelohrentzündung.

Unter Komplikationen einer akuten Mittelohrentzündung versteht man diejenige Entwicklung im Verlaufe dieser Erkrankung, die entweder durch lokale Veränderungen im Mittelohr (chronische Schleimhautentzündung, Caries des Knochens, Cholesteatom) die normalerweise eintretende Rückbildung der erkrankten Schleimhaut verhindert, oder die durch frühzeitiges oder allmähliches Übergreifen auf die Adnexe des Mittelohres und durch weitere abnorme Entwicklung in diesem Gebiete zu Krankheitserscheinungen führt, welche mehr oder weniger unabhängig von der primären Mittelohrerkrankung sich selbständig ausbilden und zu therapeutischen Eingriffen Anlaß geben, die unabhängig sind von der ursprünglichen Mittelohrerkrankung.

Man muß deshalb wohl unterscheiden zwischen komplikatorischen Störungen mit abnormen Erscheinungen im Verlauf einer akuten Mittelohrentzündung, wie sie durch ungenügende Abflußmöglichkeit des Sekretes in Form der unkomplizierten Retention, in erschwerter Rückbildung der Mittelohrschleimhaut bei bestehender Tubenerkrankung beobachtet werden, und solchen Komplikationen, die zwar vom Mittelohr ausgehend, das Bild selbständiger Erkrankungsherde darbieten. Als solche kommt in erster Linie die Mastoiditis in ihren verschiedenartigsten Entwicklungsformen, ferner die Sinusphlebitis, die Meningitis und die Labyrintherkrankung in Frage. Weiterhin sind als solche Komplikationen Erkrankungen lokal benachbarter Organe (Facialis, Abducens, Trigeminus) und solche allgemeiner Natur (Albuminurie, Neuritis optica) anzusehen.

I. Die akute Mastoiditis.

Allgemeines. Da die Paukenhöhle und ihre Adnexe, die Zellen des Warzenfortsatzes mit Schleimhaut ausgekleidet sind, ist es erklärlich, daß ein in der Paukenschleimhaut sich entwickelnder Entzündungsprozeß auch entsprechend der Virulenz der Entzündungserreger und der Intensität der Erkrankung auf das zugehörige Schleimhautgebiet übergreift. Diese Beteiligung der Schleimhaut des Warzenfortsatzzellsystems zeigt sich je nach dem Grade der Mittelohrentzündung bereits in den ersten Tagen der Mittelohrentzündung in Form von Schmerzhaftigkeit und lokaler Druckempfindlichkeit im Warzenfortsatzgebiet. In leichteren Fällen wird die Erkrankung auf die Schleimhaut des Mittelohres beschränkt bleiben, in anderen Fällen wird man aus dem frühzeitigen Auftreten, der Heftigkeit und dem Fortschreiten dieser Symptome klinisch auf den gutartigen oder bösartigen Charakter der Mittelohrerkrankung schließen können. Solange die am Warzenfortsatz auftretenden Symptome in Einklang stehen mit den übrigen vom Mittelohr ausgehenden, wird man sie als Ausdruck einer ausgedehnten Mittelohrentzündung ansehen müssen. Erst von dem Moment ab, in welchem sich besondere Anzeichen einstellen, welche darauf hinweisen, daß die Erkrankung der Warzenfortsatzzellen sich zu einem selbständigen Krankheitsherd ausgebildet hat und dementsprechende Symptome auslöst, ist man berechtigt, die Komplikation in Form einer Mastoiditis anzunehmen.

In fälschlicher Beurteilung dieser Verhältnisse wird vielfach, besonders chirurgischeroder nicht spezialistischerseits eine Mastoiditis bei Mittelohrerkrankungen angenommen, wenn die Erkrankung von vornherein mit Temperatursteigerung und frühzeitiger Schmerzhaftigkeit auftritt. In der fälschlichen Annahme, daß das Fieber und die lokale Druckempfindlichkeit des Warzenfortsatzes bereits Ausdruck einer Mastoiditis seien, wird die operative Eröffnung des Warzenfortsatzes vorgenommen, während es sich in Wirklichkeit nur um die ersten stürmischen Symptome einer akuten Mittelohrentzündung mit gleichzeitiger lebhafter Beteiligung der Warzenfortsatzzellen handelt, deren Rückbildung bei sachgemäßer Beurteilung des Krankheitsbildes ohne weiteres zu erwarten ist.

Die Komplikation in Form der Mastoiditis kann sich in allen Stadien der akuten Mittelohrentzündung entwickeln. Demnach sind auch die klinischen Anzeichen überaus mannigfaltig. Zur klinischen Feststellung der Mastoiditis muß man davon ausgehen, daß die Mastoiditis eine durch eine Mittelohrentzündung hervorgerufene lokale Erkrankung des Warzenfortsatzzllsystems ist, die sich nach außen hin in irgendeiner Form durch die Symptome einer lokalen Knochenhöhlenentzündung bemerklich machen muß. Diese Anzeichen können bestehen in abnormer Beschaffenheit der Temperatur, der lokalen Schmerzhaftigkeit und lokal sichtbarer Veränderung der die Knochen bedeckenden Weichteile bzw. entzündlicher Veränderung der Schleimhautauskleidung in Form abnormer Sekretion aus dem Ohr. Je nachdem diese Symptome insgesamt vorhanden sind, bzw. auch eines derselben in abnormer Weise bemerklich wird, ist man berechtigt, eine Mastoiditis anzunehmen.

Die Mastoiditis kann sich in stürmischer Weise unmittelbar mit dem Beginn einer akuten Mittelohrentzündung entwickeln, indem trotz sachgemäßer Behandlung Fieber, lokale Schmerzhaftigkeit unter frühzeitiger Weichteilsschwellung über dem Warzenfortsatz fortschreitend zunimmt, wobei die vom Warzenfortsatz ausgehenden Symptome überwiegen.

In anderen Fällen zeigt sich die Mastoiditis, ohne daß im Verlaufe der akuten Mittelohrentzündung sich irgendwelche besonderen Anzeichen bemerklich gemacht haben, durch plötzlich ansteigende Temperaturen an, die zunächst unerklärlich, allmählich durch die abnorme Art eitriger Absonderung bzw. durch lokale Druckempfindlichkeit oder Weichteilschwellung über dem Knochen des Warzenfortsatzes ihre Ursache in einer Mastoiditis erkennen lassen.

In weiteren Fällen tritt meist Ende der 2. oder in der 3. oder 4. Woche des Verlaufs einer akuten Mittelohrentzündung plötzlich Schmerzhaftigkeit im Bereiche des Warzenfortsatzes auf, oft unter gleichzeitiger Schwellung der Weichteile und leichter Temperatursteigerung als Zeichen einer langsam sich entwickelnden Mastoiditis. Häufig zeigt sich die Mastoiditis ohne äußerlich bemerkliche Symptome eines lokalen Entzündungsherdes. Andauernde abnorm reichliche eitrige Absonderung aus dem Ohr, die nach 2—3wöchigem Bestehen sich entwickelt und eine dicke rahmige Beschaffenheit mit oft leicht bräunlicher oder rötlicher Verfärbung annimmt, läßt dann auf eine Mastoiditis schließen.

II. Ätiologie und Pathologie der Mastoiditis.

1. Ätiologie der Mastoiditis.

Obwohl in der Mehrzahl der akuten Mittelohrentzündungen die Erkrankung unter Beteiligung der Schleimhaut der gesamten Mittelohrräume verläuft, derart, daß oft das Bild einer frühzeitig sich entwickelnden Mastoiditis besteht, kommt es doch nur in einem geringen Prozentsatz der Fälle zur vollen Ausbildung einer komplizierenden Mastoiditis.

Demnach ist zunächst die Frage zu erörtern, aus welchen Gründen in dem einen Fall die Entzündung des Mittelohres und der Warzenfortsatzzellen ohne Ausbildung einer Mastoiditis ausheilt, im anderen Fall zur Mastoiditis mit Einschmelzung des Knochens und weiteren Komplikationen führt.

Wittmaack (135) hat eine Erklärung für diese Komplikationsentwicklung der akuten Mittelohrentzündung in den anatomischen Verhältnissen bei dem Vorgange der Pneumatisation des Warzenfortsatzes zu finden versucht. Durch die überaus häufige Säuglingsotitis, welcher Scheibe (105) auch die gleichmäßig häufige Mittelohrentzündung bei Masern, Scharlach und anderen Infektionskrankheiten der ersten Lebensjahre hinzugerechnet haben will, wird die in den ersten 4 Lebensjahren sich vollziehende Pneumatisation gestört, indem sich die Schleimhaut nicht völlig zurückbildet. Infolge der Entzündung breitet sich die Flimmerepitheldecke weiter aus als normal, es bilden sich Gewebssprossen und -brücken. Diese Folgen der Säuglingsotitis sollen sich bis in das späteste Greisenalter manifestieren in Form von Exsudation mit Vorwölbung des Trommelfells. Wittmaack ist der Ansicht, daß die hyperplastische Schleimhaut und die dadurch bedingte Pneumatisationshemmung mehr als alle anderen, insbesondere mehr als die allgemein konstitutionelle Veranlagung, Ursache akuter Mittelohrkomplikationen seien.

Obwohl die Wittmaacksche Theorie bisher noch nicht allgemeine Anerkennung gefunden hat, so liegt unzweifelhaft ihre große Bedeutung darin, daß sie einen sehr beachtenswerten Forschungsweg zur weiteren Klärung der Pathogenese der Mittelohr- und Warzenfortsatzkomplikationen zeigt.

Nach den bisherigen Anschauungen führte man auf Grund der klinischen Erscheinungen die Entstehung der Mastoiditis hauptsächlich auf die ungenügende bzw. nicht rechtzeitig veranlaßte Entleerung des in den entzündeten Mittelohrräumen eingeschlossenen Exsudats zurück (frühzeitige Paracentese, Spontandurchbruch). Je länger das unter Druck stehende Exsudat an genügendem Abfluß behindert ist, desto mehr bildet sich die entzündliche Schwellung der mukösen periostalen Auskleidung der Zellhohlräume aus, so daß durch diese Verschwellung der Schleimhaut der in das Antrum mastoideum einmündenden Zellen erst recht der Abfluß des Exsudats behindert wird. Auf diese Weise bilden sich abgeschlossene Eiterherde (Empyeme) im Warzenfortsatzgebiet aus, die zur Einschmelzung der durch den Entzündungsprozeß schlecht ernährten dünnen Knochenzellwände führen unter allmählich einsetzender allgemeiner Zerstörung der Zellen. Begünstigend für diese Entwicklung ist der stark pneumatische Warzenfortsatz.

Es zeigt sich, daß diese den Abfluß des Exsudats erschwerenden Verhältnisse durch den anatomischen Aufbau des Mittelohres und der anatomischen Anordnung der Schleimhaut, häufiger bei den sogenannten epitympanalen Mittelohrentzündungen als bei den mesotympanalen zur Beobachtung kommen.

Die Tatsache, daß bei Mastoiditis und ihren Folgezuständen bestimmte *Bakterienarten* vorzugsweise nachgewiesen wurden, führte dazu, in der Einwirkung dieser Bakterien die Entstehungsursache der Mastoiditis zu suchen.

Die Mannigfaltigkeit dieser Bakterienarten und die Verschiedenheit ihres Verhaltens bei unkomplizierten und komplizierten akuten Mittelohrentzündungen hat indessen keine Aufklärung darüber gebracht, daß die Mastoiditis nur durch bestimmte Bakterienarten hervorgerufen wird. Es gewinnt vielmehr die Anschauung allgemeine Geltung, daß für die Entstehung einer Mastoiditis die Art des Erregers ohne Bedeutung ist, daß jedoch der Verlauf und die Entwicklung weiterer Komplikationen einer akuten Mastoiditis durch das Vorhandensein bestimmter Bakterienarten unzweifelhaft beeinflußt wird (Neumann). Von den in Betracht kommenden Bakterienarten wird nach den neueren Beobachtungen dem *Streptococcus mucosus* eine besondere Vorliebe für die Erregung von Warzenfortsatzempyemen zugeschrieben (siehe Kapitel Bakteriologie des Mittelohres).

Von größter Bedeutung für die Entwicklung einer Mastoiditis ist nach allgemeiner klinischer Erfahrung die konstitutionelle Veranlagung des Kranken anzusehen. Hierzu gehören auch die Schädigungen allgemeiner Natur, wie sie z. B. durch Infektionskrankheiten hervorgerufen werden. Indem die Widerstandskraft der Gewebe herabgesetzt wird, ist der Boden für die Entwicklung pathogener Bakterienarten vorbereitet.

So ist bei *Diabetikern* die Schädigung des Gewebes durch die im Blut kreisenden Gewebsgifte und die Begünstigung, welche das Bakterienwachstum durch den Zuckergehalt der Gewebssäfte erfährt, bedeutungsvoll für die Entstehung und für den Verlauf der Mastoiditiden. Desgleichen finden sich bei *Leukämie, perniciöser Anämie, chronischen Nierenerkrankungen* zum Teil lokale, zum Teil allgemeine Bedingungen, welche der Entstehung einer Mastoiditis günstigen Vorschub leisten.

Eine große Rolle für die Entstehung von Mastoiditis wird der allgemeinen *exsudativen Diathese* zugeschrieben, jener eigenartigen Disposition zu oberflächlichen Entzündungsprozessen mit sekundärer Beteiligung der regionären Lymphdrüsen [KÜMMEL, STEIN (106), SCHLITTLER (118)]. Bei diesem Krankheitsbild, hinter welchem so häufig bei Kindern sich die Tuberkulose verbirgt, findet sich eine besondere Vorliebe für akute Mittelohrentzündungen mit Mastoiditis, die sich bei näherer Untersuchung als tuberkulös erweist (HENRICI, SCHÜLER). Verschiedene Infektionskrankheiten zeigen, daß die in ihrem Gefolge auftretenden Mittelohrentzündungen auffallend häufig zu Mastoiditiden führen, so z. B. *Scharlach, Influenza, Diphtherie, Angina follicularis.* Dabei ist es wahrscheinlich, daß nicht die ursprünglichen Krankheitserreger Ursache der Mastoiditis sind, sondern daß auf dem durch die Infektionskrankheit entzündlich veränderten Boden sekundär andersartige pathogene Keime günstige Lebensbedingungen vorfinden. Auch das Lebensalter ist nicht ohne Einfluß auf die Entstehung der Mastoiditis.

Diese Tatsache ist von HEINE (52) hervorgehoben, indem er darauf hinweist, daß bei Patienten, die das 40. Lebensjahr überschritten haben, wegen der anatomischen Beschaffenheit des Warzenfortsatzes, die sich in diesem Alter in Form von Osteosklerose bemerklich mache, die Rückbildung schwerer eintritt.

Ebenso ist das Säuglingsalter infolge der anatomischen Beschaffenheit der Mittelohrräume und der Verzögerung des spontan eintretenden Durchbruchs durch das Trommelfell dem Übergreifen der Entzündung auf den Warzenfortsatz überaus günstig. (Siehe Säuglingsotitis.)

Die klinische Erfahrung lehrt, daß auch die eingeleitete Therapie nicht ohne Einfluß auf die Entstehung der Mastoiditis ist. In einer Reihe von Fällen, die ärztlich überhaupt nicht behandelt sind, und bei denen es entweder überhaupt nicht zu einer Perforation des Trommelfells gekommen ist, oder bei welchen nach ungenügend erfolgter spontaner Perforation die eitrige Sekretion nur wenige Tage angedauert hat, bildet sich die Mastoiditis ohne bemerkenswerte Krankheitserscheinungen aus, so daß sie nach längerer Zeit, 3—7 Wochen, plötzlich in irgendeiner Form manifest wird.

SCHEIBE betont, daß die Paracentese ohne jeden Einfluß auf die Entstehung der Mastoiditis sei, da Komplikationen bei perforierten Trommelfellen häufiger beobachtet wurden als bei inperforierten, und ebenso bei großer Perforation häufiger als bei kleiner. In einer Statistik seines Schülers ALBRECHT (1) zeigt SCHEIBE, daß bei perforierter Otitis achtmal soviel Komplikationen auftraten als bei der inperforierten. Dieser Beurteilung steht die allgemeine Bewertung der frühzeitigen Paracentese gegenüber, die mit Recht KÜMMEL (65) folgendermaßen kennzeichnet: „Daraus geht hervor, daß sich die Unterlassung der Paracentese gar nicht selten rechtfertigen läßt, daß aber, um die Verantwortung für eine solche Unterlassung zu tragen, eine sehr sorgfältige Überlegung auf Grund der allgemeinen und lokalen klinischen Erscheinungen notwendig ist.

Danach ist wohl die Auffassung, daß in jedem Fall von akuter Otitis die Paracentese gemacht werden muß, und ihre Unterlassung einen Kunstfehler bedeutet, irrig, noch mehr aber die gegenteilige Auffassung, daß die Paracentese in der Regel, wenn nicht gar immer, überflüssig und selbst schädlich ist. Jedenfalls wird im Zweifelfalle die Vornahme der Paracentese immer ihrer Unterlassung vorzuziehen sein."

Indem man von der Erfahrung ausgeht, daß eine sachgemäß ausgeführte und ebenso nachbehandelte Paracentese niemals schädlich ist, wird man andererseits aus der Tatsache, daß so viele Erkrankungsfälle von Mastoiditis ohne rechtzeitig ausgeführte Paracentese bzw. ungenügender Spontanperforation zur Beobachtung kommen, den Schluß ziehen, daß in diesen Fällen die mangelnde Entlastung des Entzündungsherdes zur Ausbildung der manifest einsetzenden Mastoiditis geführt hat. Dem widerspricht nicht die Tatsache, daß in vielen Fällen trotz rechtzeitiger Paracentese die Mastoiditis in Erscheinung tritt. Zur Erklärung dieses Vorganges wird man alle die anderen für die Entstehung der Mastoiditis in Betracht kommenden Faktoren in Rechnung ziehen müssen.

In ganz derselben Linie liegen alle die übrigen für die Behandlung der akuten Mittelohrentzündung in Betracht kommenden Behandlungsverfahren. Es wird schwierig sein, in jedem einzelnen Fall entscheiden zu wollen, ob das angewandte Verfahren die Entstehung der Mastoiditis begünstigt hat oder nicht. So wird z. B. von vielen Seiten, insbesondere auch von Göppert (37) Wasserstoffsuperoxyd als wirksames Mittel für die Behandlung der akuten Mittelohrentzündungen empfohlen. Demgegenüber stehen die zahlreichen Beobachtungen meiner Klinik, bei denen die eingelieferten Fälle mit Mastoiditis ausnahmslos mit Wasserstoffsuperoxyd behandelt waren. In einer Reihe dieser Fälle, die mit ausgesprochenen Symptomen der Mastoiditis behufs sofortiger Operation überwiesen waren, trat nach Aussetzen der Wasserstoffsuperoxydbehandlung unter den üblichen allgemeinen Behandlungsmaßnahmen die Rückbildung der Warzenfortsatzkomplikation ein. Ein Zeichen dafür, daß das angewandte Medikament als schädigendes Reizmittel die Rückbildung der erkrankten Schleimhaut verhindert hatte.

Bei der Ätiologie der Mastoiditis kommen so mannigfaltige Faktoren in Betracht, daß man zur Würdigung derselben bezüglich ihres Einflusses für die Entwicklung dieser Komplikation in jedem Einzelfall ein Bild über die pathologisch-anatomischen Veränderungen innerhalb der Warzenfortsatzstellen machen muß.

2. Pathologie der Mastoiditis.

Zum Verständnis der durch eine Mastoiditis gesetzten pathologischen Veränderungen muß man davon ausgehen, daß das Zellsystem des Warzenfortsatzes mehr oder weniger stark ausgebildet unter denselben anatomisch-physiologischen Bedingungen der Schleimhautauskleidung mittels des Antrum mastoideum mit dem Mittelohr in Verbindung steht, und daß akute Erkrankungen der Mittelohrschleimhaut auch auf diese Knochenhohlräume übergreifen, so daß sich einerseits Entzündungsvorgänge im Mittelohr bei geringer Intensität überhaupt nicht oder nur in geringem Grade im Warzenfortsatzgebiet ausbreiten, während andererseits virulent stürmische Entzündungsprozesse auf das ganze Adnexgebiet des Mittelohres schnell übergreifen. Ebenso kann das eigentliche Mittelohrgebiet gewissermaßen nur als Durchgangsgelegenheit dienen, um die Mastoiditis ohne merkliche Beteiligung des Mittelohres in Erscheinung treten zu lassen.

Das Wesen der Mastoiditis ist dadurch gekennzeichnet, daß sie wohl von der Mittelohrerkrankung veranlaßt ist, aber als eine eigentliche Komplikation erst dann anzusehen ist, wenn Erscheinungen auftreten, die auf eine selbstständige Erkrankung des Warzenfortsatzzellsystems hindeuten.

Die Mastoiditis entwickelt sich pathologisch-anatomisch analog der akuten Entzündung der Mittelohrschleimhaut in Form einer serös-kleinzelligen Infiltration der Schleimhaut. Solange das von hier gebildete entzündlich-eitrige Exsudat freien Abfluß zur Paukenhöhle hat, sind wohl die klinischen Anzeichen einer Mastoiditis vorhanden, wie sie vielfach in den ersten Tagen einer akut fieberhaften Mittelohrentzündung beobachtet werden. Wird jedoch das Lumen der mit dem Antrum mastoideum in Verbindung stehenden Zellen bei zunehmender entzündlicher Verschwellung der Schleimhaut mehr und mehr verlegt, so tritt Retention des Eiters ein. Auf diese Weise können selbst nach Ablauf einer Paukenhöhlenentzündung noch abgeschlossene Eiterherde im Warzenfortsatz in abgelegenen Zellen der Spitze oder der äußeren Peripherie des Warzenfortsatzes bestehen bleiben, die erst im späteren Verlauf nach außen hin in Erscheinung treten (Spätmastoiditis). Ist bereits im frühesten Stadium der Entzündung der Abfluß behindert, so bildet sich die Erscheinung aus, welche wir bei eitrigen Entzündungsprozessen in allen abgeschlossenen Knochenhöhlen beobachten können. Die unter dem Entzündungsreiz stehende Schleimhaut schwillt stark an und verdickt sich, wie aus den Untersuchungen von Scheibe (105) hervorgeht, um das 40—80fache. Indem sie sich in lymphocytenreiches, epithelentblößtes Granulationsgewebe umwandelt, verliert sie die Resorptionsfähigkeit. Das mit der Schleimhaut durch Gefäße verbundene Knochenmarkgewebe beteiligt sich ebenfalls an der entzündlichen Wucherung, der Knochen wird unter lacunärer Resorption seitens der mehrkernigen Riesenzellen (Osteoklasten) zerstört. Auf diese Weise entstehen durch Einschmelzen der Zellwände größere von Eiter, Granulationsgewebe und Detritis gefüllte Hohlräume, die sich infolge des in ihnen bestehenden Überdruckes allmählich bis an die äußere Corticalis oder bis zur Dura der mittleren oder hinteren Schädelgrube hin erweitern, bis das Sekret durch den arrodierten Knochen hindurch nach außen oder nach innen hin sich entleeen kann. Je pneumatischer der Bau des Warzenfortsatzes gestaltet ist, je dünner die Knochenzwischenwände, desto schneller erfolgt der Durchbruch. Bevor die Corticalis durchbrochen ist, greift die Entzündung auf dem Wege der natürlichen anatomischen Gefäßverbindungen auf das äußere Periost des Knochens und weiterhin auf die Weichteile über. Klinisch zeigt sich dieser Vorgang an durch Schmerzhaftigkeit des periostalen Knochenüberzugs und Schwellung der Weichteile. Die weitere Ausbreitung nach außen hin entwickelt sich nun in der Weise, daß entweder, wie es bei den akut virulenten Entzündungen der Fall ist, die Entzündungserreger auf den natürlichen Gefäßbahnen schnell nach außen hin weiter vordringen, oder daß nach Einschmelzung der Corticalis der Eiter als subperiostaler Absceß, oft ohne jedes entzündliche Symptom der Weichteile zutage tritt, oder es kommt zu Krankheitserscheinungen, die als weitere Komplikationen einer Mastoiditis (Senkungsabsceß) anzusehen sind.

Nach dem Durchbruch des Eiters zeigt der Prozeß im Knochen ausgesprochene Tendenz zur Heilung, indem alsbald nach dem Nachlaß des Drucks eine Umwandlung der Osteoklasten in Osteoblasten eintritt. Die Knochenapposition ist am stärksten an der Zellwand und schiebt sich nach Scheibe von den entfernteren Merkräumen allmählich zu den nächstgelegenen vor.

3. Abnormitäten im Auftreten und Komplikationsformen im Verlaufe der Mastoiditis.

Während sich im allgemeinen der Entzündungs- und Einschmelzungsprozeß, den wir als Mastoiditis bezeichnen, im Zellsystem des Hauptteils des Warzenfortsatzes entwickelt, gibt es eine Reihe von Fällen, in denen der Erkrankungsprozeß, begünstigt durch den abnormen Ausbau pneumatischer Hohlräume, frühzeitig auf diese meist entfernt gelegenen Zellgruppen übergreift, und von hier sich weiter entwickelnd, durch typische Anzeichen bemerklich wird.

So sind es vor allem die oberhalb des Recessus epitympanicus nach oben und vorn zu gelegenen Zellen, die sich über das Dach des knöchernen Gehörgangs hinaus nach dem Proc. zygomaticus hin erstrecken und sich in dessen Ursprungsschenkel hinein verlieren. Der sich in diesem Zellsystem entwickelnde Krank-

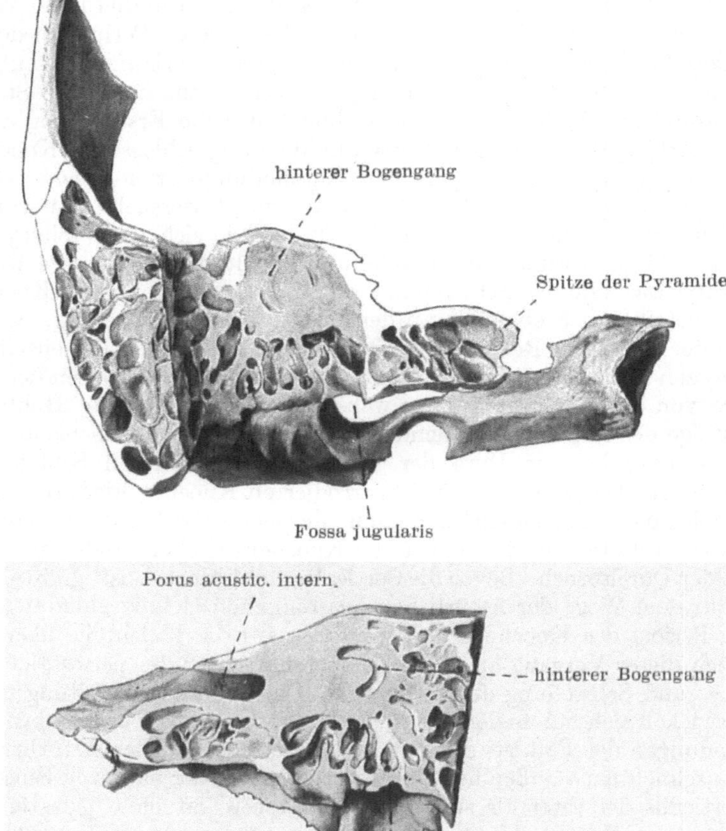

Abb. 15. Abnorme Ausbildung der pneumatischen Hohlräume.

heitsprozeß entspricht vollkommen dem Bilde einer in dieser Gegend lokalisierten Mastoiditis mit ihren äußeren Symptomen in Form von Schwellung der Weichteile vor und oberhalb der Ohrmuschel.

Weiterhin findet sich eine abnorm starke Ausbildung pneumatischer Hohlräume rings um die Labyrinthkapsel bis zur Pyramidenspitze, in der sich oft, ähnlich wie in der Warzenfortsatzspitze, größere terminale Zellen ausgebildet haben (Abb. 15).

Auch in diesem Zellsystem, das mehr oder weniger von der Hauptmasse der pneumatischen Hohlräume im Warzenfortsatz getrennt ist, können sich

selbständige Erkrankungsherde entwickeln, deren äußere Symptome davon
abhängig sind, in welcher Weise lebenswichtige Nachbarorgane beteiligt sind.
(Meningitis, Trigeminusaffektion, Abducenslähmung, Symptomenkomplex nach
GRADENIGO).

Diesen durch den abnormen Zellausbau des Warzenfortsatzzellgebietes
bedingten abnormen Formen der Mastoiditis stehen die Krankheitsbilder
gegenüber, die oft schon frühzeitig nach den ersten Anzeichen der Mastoiditis
dadurch in Erscheinung treten, daß von den entzündeten Zellen des Warzenfortsatzes aus, ein Übergreifen der Entzündung in die benachbarten Weichteile
erfolgt, so daß sich hier in Form des Senkungsabscesses ein selbständiger Krankheitsherd entwickelt, der von sich
aus zu weiteren Komplikationen
Anlaß geben kann.

Diese von einer Mastoiditis ausgehenden Komplikationserkran-
kungen sind in ihrer Entwicklung
davon abhängig, in welcher Richtung der Durchbruch erfolgt ist.

Als solche Komplikationen der
Mastoiditis kommen in Betracht:

a) Der subperiostale Absceß
und der Senkungsabsceß.

Unter subperiostalem Absceß
versteht man die Ansammlung
von Eiter zwischen der äußeren
Knochenoberfläche und dem Periost. Analog dem subperiostalen
Absceß kommt der epidurale oder
extradurale Absceß zustande, wenn
der Eiter anstatt nach der Außenfläche des Warzenfortsatzes nach
der Schädelhöhle hin durchbricht
und die der Innenfläche des
Knochens aufliegende Dura abhebt.

Der Durchbruch des Eiters unter
das Periost bzw. die Dura mater
erfolgt in der oben beschriebenen
Weise. Als Durchbruchsstellen

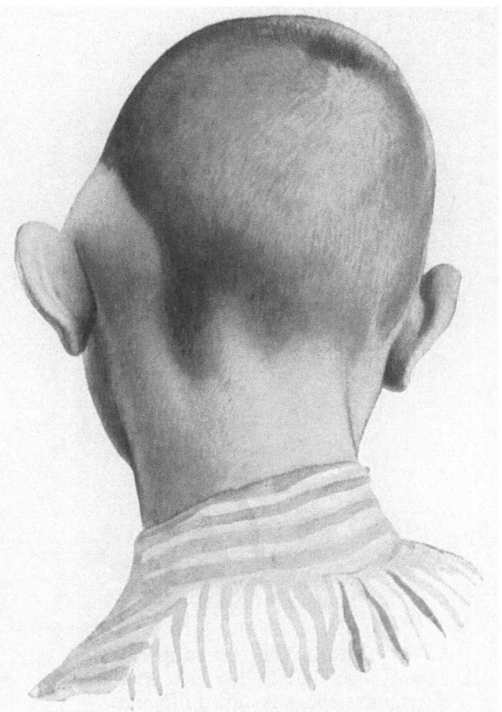

Abb. 16. Durchbruch des subperiostalen Abscesses in den oberen Bereich des Proc. mastoid.

kommen vorzugsweise die Stellen des Warzenfortsatzes in Betracht, an welchen
stärkere Gefäßverbindungen von innen nach außen führen, oder an denen die
Corticalis des Knochens dünnwandig ist, d. h. wo die Zellen im Warzenfortsatz
stärker ausgebildet, der Knochenoberfläche sehr nahe gelegen sind.

In typischer Form tritt der subperiostale Absceß da zutage, wo er durch den
Knochen durchtretend, imstande ist, Periost in größerer Ausdehnung abzuheben.
Diese Stelle ist den anatomischen Verhältnissen entsprechend in der Höhe des
Antrum gelegen. Ebenso ist hier die Prädilektionsstelle für den Durchbruch
nach außen infolge der das Antrum bedeckenden, meist dünnen Knochenplatte
(Abb. 16).

Eine ebenso günstige Stelle liegt oberhalb des äußeren Gehörgangs in den
nach dem Proc. zygomaticus hin vorhandenen Zellen, von denen aus der Durchbruch nach dem Planum temporale erfolgt (Abb. 17). Von fast allen anderen
Stellen des Warzenfortsatzgebietes findet der durchbrechende Eiter infolge der

vielfachen Muskelansätze Periost nur in geringerer Ausdehnung, so daß die weitere Entwicklung nur in den Zwischenräumen der einzelnen Muskelgruppen und der größeren Sehnenscheiden in Form eines sogenannten Senkungsabscesses erfolgen kann (Abb. 18 u. 19).

Da bei pneumatischem Warzenfortsatz die Zellen der Spitze besonders groß sind, erfolgt von hier aus vorzugsweise der Durchbruch nach außen und zwar meist in die Fossa digastrica hinein (Bezolds Mastoiditis). Diese Form des Durchbruchs ist nicht nur dadurch begünstigt, daß hier zahlreiche Gefäße die Corticalis durchbrechen, sondern daß hier außerdem die Knochenbedeckung dünn gestaltet ist, während die rauhe und dickere Außenseite der Spitze, den vielfachen Muskelansätzen entsprechend stärker ausgebildet, den Durchbruch erschwert (Abb. 20).

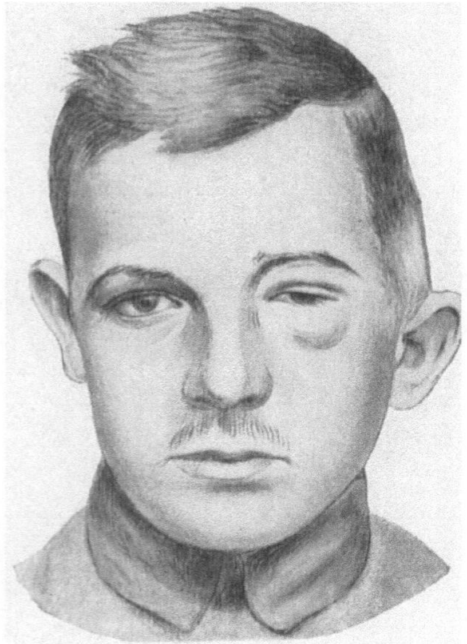

Abb. 17. Durchbruch des subperiostalen Abscesses von den Zellen des Processus zygomaticus aus mit Lidödem.

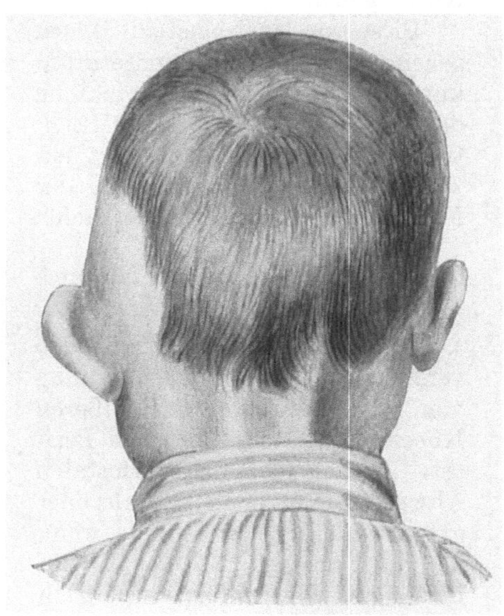

Abb. 18. Durchbruch des subperiostalen Abscesses mit Senkung von der Spitze des Processus mastoideus aus.

Die Form der Senkungsabscesse ist überaus mannigfaltig, je nachdem der Durchbruch in die Fascie der oberen, mittleren oder tieferen Muskelgruppenschicht erfolgt.

Eine besondere Abart stellen die Senkungsabscesse dar, die sich im unteren Abschnitt des Warzenfortsatzes in der Gegend median von der unteren Sinusumbiegungsstelle entwickeln, oder die auf dem Wege des Durchbruchs durch den Knochen sich entlang dem Sinusverlauf einen Weg durch die Fossa jugularis schaffen und in der seitlichen Halsgegend innerhalb der Fascienscheide der großen Halsgefäße in Erscheinung treten.

Unabhängig von der ursächlichen Mastoiditis können von dem sekundär entstandenen Senkungsabsceß aus weitere Komplikationen entstehen, die dazu Anlaß geben, durch die Art ihrer Weiterentwicklung über den ursächlichen Ausgangspunkt hinwegzutäuschen und ein völlig andersartiges Krankheitsbild darzustellen. So bilden sich von einem Senkungsabsceß in der tiefen Nackenmuskulatur phlegmonöse Weichteilentzündungen der Umgebung mit Einschmelzung des Knochens an der Schädelbasis aus, die in fälschlicher Beurteilung als primäre tiefe Nackenphlegmone angesehen werden. Von den Senkungsabscessen am Hals treten phlegmonöse Entzündungen der umgebenden Weichteile auf, die Drüsenvereiterungen vortäuschen, oft auch führt die Entzündung zu schwersten Phlegmonen im Bereiche des Mundbodens und zwar vorzugsweise dann, wenn der Senkungsabsceß, aus der Fossa jugularis austretend, an der Vorderseite der großen Halsgefäße sich entwickelt hat und nicht rechtzeitig erkannt wurde. In einzelnen Fällen wurde eine von hier ausgehende sekundäre Kontaktthrombose der absteigenden Vena jugularis beschrieben (Abschnitt Sinusthrombose).

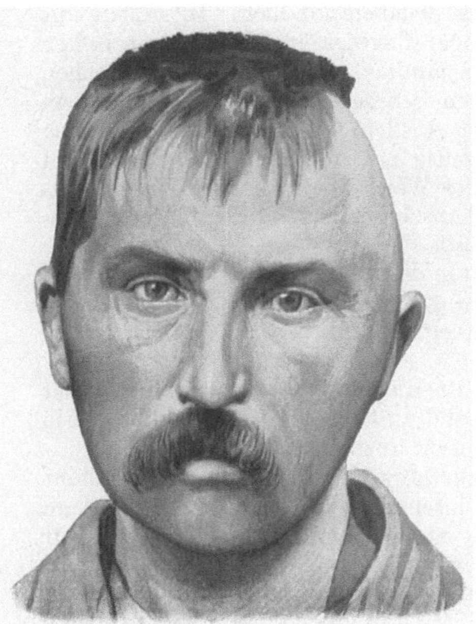

Abb. 19. Durchbruch des subperiostalen Abscesses vom Recessus epitympanicus aus.

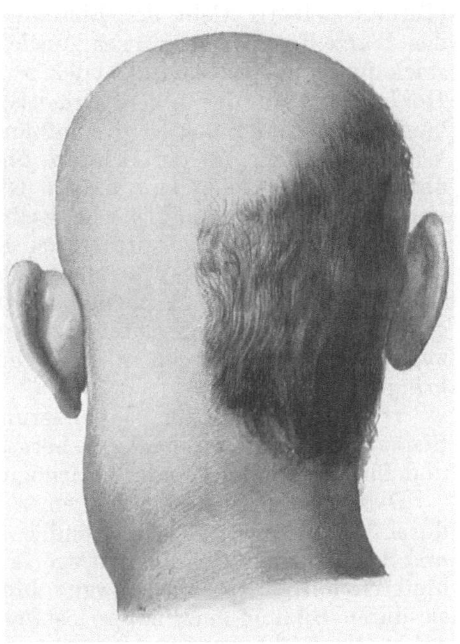

Abb. 20. Senkungsabsceß nach hinten unter die tiefe Nackenmuskulatur.

b) Weitere Komplikationsformen.

Als weitere Komplikationen der Mastoiditis kommen alle die Formen von Komplikationen in Betracht, deren Entstehung dadurch zu erklären ist, daß durch den im Zellsystem des Processus mastoideus ausgebildeten Entzündungsprozeß ein Übergreifen auf das Endocranium direkt oder indirekt ermöglicht ist. Da die Mehrzahl dieser Komplikationen, wie Meningitis, Sinusthrombose, extraduraler Absceß, Hirnabsceß, Labyrintherkrankung nicht ausschließlich von einer Mastoiditis bedingt ist, sondern auch als allgemeine Komplikation der Mittelohrentzündung anzusehen ist, wird auf die diesbezüglichen Kapitel hingewiesen.

4. Diagnose der Mastoiditis und ihrer Komplikationen.

Die Diagnostik der Mastoiditis hat die Aufgabe, den Nachweis zu bringen, daß die vom Warzenfortsatz ausgehenden Krankheitssymptome nicht mehr als Begleiterscheinungen einer akuten Mittelohrerkrankung anzusehen sind, sondern daß sie von krankhaften Veränderungen im Warzenfortsatz ausgehen, die besondere therapeutische Maßnahmen notwendig werden lassen.

Die Diagnostik stützt sich auf die abnorme Beschaffenheit des Fiebers, der lokalen Schmerzhaftigkeit und auf lokale und allgemeine Veränderungen.

In der Mehrzahl der Fälle ist Schmerzhaftigkeit und Druckempfindlichkeit des Warzenfortsatzes das hauptsächlichste Symptom der Mastoiditis. Dieser Druckschmerz findet sich vorzugsweise an den Stellen des Warzenfortsatzes, an denen größere Zellhohlräume bis dicht an die Corticalis heranreichen und zwar 1. über dem Planum mastoideum (antrum), 2. an der hinteren Umrandung des Warzenfortsatzes (Emissarium), 3. an der Spitze des Warzenfortsatzes (Terminalzellen). Geht der Einschmelzungsprozeß schnell vor sich, dann ist der Warzenfortsatz in ganzer Ausdehnung druckempfindlich. In Fällen mit stark ausgebildeter Corticalis oder bei geringer Entwicklung der pneumatischen Hohlräume kann der äußere Druckschmerz minimal sein. Ebenso entsprechen häufig bei älteren Leuten die entzündlichen Schmerzerscheinungen über dem Warzenfortsatz nicht der Schwere und der Ausdehnung des in der Tiefe sich abspielenden Krankheitsprozesses. Gleichzeitig mit dem Druckschmerz findet sich häufig eine entzündliche Schwellung der Weichteile über dem Warzenfortsatz, die die scharfen Konturen des Knochens besonders an der hinteren Umrandung und an der Spitze verstreichen läßt.

Dieselben äußeren Erscheinungen treten in der vorderen Ohr- und Jochbeingegend auf, wenn der Entzündungsprozeß sich in den nach dem Processus zygomaticus hin gelegenen Zellen entwickelt und diese zur Einschmelzung bringt.

Von weiteren lokalen Veränderungen ist diagnostisch das Symptom der Senkung der hinteren oberen Gehörgangswand außerordentlich charakteristisch und für Mastoiditis geradezu pathognomonisch anzusehen.

Diese Senkung beruht auf einer Entzündung des Periostes und entsteht durch Fortschreiten des entzündlichen Einschmelzungsprozesses im Antrum und dem oberhalb desselben gelegenen Zellsystem, entlang den von hier aus zur hinteren oberen Gehörgangswand hinziehenden zahlreichen Gefäßen. Nimmt sie durch Bildung eines subperiostalen Abscesses eine größere Ausdehnung an, so ist sie leicht an ihrer schwappenden Beschaffenheit und der geringeren Schmerzhaftigkeit von einem Gehörgangsfurunkel zu unterscheiden.

Wertvolle diagnostische Anzeichen finden sich häufig von seiten des Trommelfells und des austretenden Eiters. Wenn im Verlaufe einer akuten Mittelohrentzündung die Eiterung von vornherein sehr profus ist und trotz Nachlassens der allgemeinen Symptome gleich stark bleibt, oder, statt abzunehmen, in der 2. oder 3. Woche der Erkrankung noch zunimmt, oder nach scheinbarem Nachlaß wieder reichlicher wird, dabei andauernd rahmige Beschaffenheit zeigt, so wird man auf einen Einschmelzungsprozeß im Warzenfortsatz schließen müssen, und zwar um so mehr, wenn auch am Trommelfell nicht die üblichen Zeichen der Rückbildung auftreten. Meist hellt sich das Trommelfell nicht auf, sondern bleibt in einem gewissen Schwellungszustand, der auch durch eine erneute Paracentese nicht beeinflußt wird und als Ausdruck eines allgemein entzündlichen kollateralen Ödems aufzufassen ist. Der Rand der Trommelfellperforation ist verdickt, gewulstet, oft auch ist die Öffnung in Form einer zitzenförmigen Vorwölbung verlegt.

Besondere Bedeutung gewinnt die diagnostische Beurteilung des Trommelfells bei den Formen der spät in Erscheinung tretenden Mastoiditis, bei denen der Mittelohrprozeß anscheinend ausgeheilt ist und die Absonderung aus dem Ohr aufgehört hat. In solchen Fällen ist eine entzündliche Verschwellung im oberen hinteren Trommelfellabschnitt ein Zeichen dafür, daß in diesem Ohrgebiet noch ein Entzündungsprozeß vorhanden ist, der als Mastoiditis früher oder später manifest werden wird.

Scheibe (105) hat auf ein weiteres Diagnostikum hingewiesen, das bisher wenig beachtet, meiner Erfahrung nach äußerst wertvoll sein kann. Auch Schlittler bestätigt diese Beobachtung. Es ist das ein synchron mit dem Puls auftretendes Klopfen im Ohrgebiet. Während dieses Klopfen vielfach in den ersten Stadien der akuten Mittelohreiterung seitens des Kranken subjektiv quälend empfunden wird, um nach erfolgtem Trommelfelldurchbruch aufzuhören, ist es als Zeichen einer Mastoiditis dann anzusehen, wenn es im späteren Verlaufe der akuten Mittelohrentzündung auftritt und dauernd anhält. Plötzliches Nachlassen des Klopfens läßt dann den Schluß zu, daß das Empyem des Warzenfortsatzes in Form eines extraduralen Abscesses nach der Schädelhöhle zu durchbrochen ist.

Die Beschaffenheit des Fiebers ist diagnostisch ebenfalls sehr wichtig. Hohe Temperatursteigerungen sind, abgesehen von den Formen der akut sich entwickelnden Mastoiditis, wohl meist als Zeichen einer weiteren Komplikation im Ohrgebiet anzusehen. Viel bedeutungsvoller sind Fiebererscheinungen hochnormaler Art (37,3—37,7^0). Gerade diese leichten Steigerungen deuten auf die Entwicklung einer Mastoiditis hin, wenn sie im späteren Verlaufe einer akuten Mittelohrentzündung beobachtet werden und mit anderen Symptomen kombiniert sind.

Neben diesen Lokalsymptomen findet die Diagnose der Mastoiditis wertvolle Unterstützung in der Beachtung allgemeiner Krankheitssymptome. Unter diesen kommt der Kopfschmerz vor allen in Betracht. Charakteristisch ist hier die Art des Auftretens. Indem der Kopfschmerz als „nächtlicher Kopfschmerz" beobachtet wird, findet er meist nicht die richtige Beurteilung, und doch ist er beinahe pathognomonisch für latente Empyeme bzw. solche mit gleichzeitigem extraduralen Absceß. Nach meinen Beobachtungen äußert er sich derart, daß die Kranken nach anfänglich gutem Schlaf wegen heftiger Kopfschmerzen aufwachen und überhaupt nicht mehr einschlafen bzw. schlecht und unruhig schlafen. Wird in diesem Zustand eine Temperaturmessung vorgenommen, so zeigt sich stets eine leichte Erhöhung bis 37,5^0 und höher.

Diagnostisch läßt sich nach meiner Erfahrung dieses „Kopfschmerzsymptom" durch ein von mir an der hiesigen Klinik schon seit längeren Jahren eingeführtes Verfahren leicht nachweisen, indem man dadurch feststellen kann, ob es sich um allgemeine Kopfschmerzen handelt oder um solche infolge lokaler Entzündungsprozesse in Form eines Empyems mit extraduraler Eiterung. Legt man abends heiße Umschläge an, so wird die dadurch bedingte Hyperämie im Entzündungsgebiet eine Steigerung der Beschwerden hervorrufen derart, daß auch Temperaturerhöhungen von 37,5—38,2^0 auftreten unter gleichzeitiger sichtlicher Zunahme der subjektiven Kopfschmerzen. Es ist das ein Verfahren, das geeignet ist, die Diagnose latenter Empyeme und insbesondere bestehender Extraduralabscesse sicher zu stellen.

Gegenüber diesen auf klinische Erfahrung und Beobachtung beruhenden diagnostischen Maßnahmen hat man versucht, durch objektive Untersuchungsmethoden den Nachweis der bestehenden Knochenveränderung im Warzenfortsatz zu liefern.

In der Annahme, daß die durch den Entzündungsprozeß mit Exsudat angefüllten Knochenhohlräume, ähnlich den bei der Pneumonie kompakten Lungenalveolen, von außen her kenntlich werden müßten, hat man die Perkussion des Warzenfortsatzes empfohlen [Körner, v. Wild, Eulenstein (63)]. Diese Methode hat jedoch nach Körner nur dann Wert, wenn sich die vorher fehlende Dämpfung unter der Beobachtung einstellt und absolut als

Schenkelschall manifest wird. Aussichtsreicher erschien die *Röntgendurchleuchtung* des Warzenfortsatzes, deren Bedeutung für die Diagnostik von Warzenfortsatzerkrankungen Brühl und Hinsberg (15, 55) zuerst hervorgehoben haben. Schon geringfügige Veränderungen bei akuter Mastoiditis sind röntgenologisch nachweisbar (Seiffert), indem entweder bei leichter Mastoiditis die scharfe Zeichnung der Zellwände verloren geht, oder bei schweren Formen die Zellwandzeichnung überhaupt nicht vorhanden ist, wobei der Warzenfortsatz eine gleichmäßige Verschattung vorweist, die sich, gegenüber der bei völliger Sklerose des Warzenfortsatzes auftretenden Undurchsichtigkeit, leicht durch den Vergleich mit dem Warzenfortsatz der anderen Seite erkennen läßt. Die Deutung eines Radiogramms von Warzenfortsatzaffektionen ist, wie Amberg (3) hervorhebt, nur dann möglich, wenn wir gleichzeitig Aufnahmen der anderen Seite zum Vergleich bereit haben und durch wiederholt vorgenommene Aufnahmen eine Kontrolle der eingetretenen Veränderungen vornehmen können. Trotzdem ist das Röntgenogramm bei negativem Resultat nicht sicher genug, um ernstere Komplikationen im Warzenfortsatz mit Sicherheit erkennen zu lassen. Die etwas optimistischen Anschauungen von Sonnenkalb lassen Goerke (38) zu der Ansicht kommen, daß zur Zeit die Röntgenographie des Warzenfortsatzes unsere bewährten klinischen Methoden nicht zu ersetzen oder wesentlich zu ergänzen imstande ist.

Dieser Beurteilung schließt sich auch Kümmel an, indem er der Röntgenphotographie für die Diagnostik auch in Form der Kontrolle keine große praktische Bedeutung beimißt und ihren Wert mehr darin erblickt, daß durch das Röntgenbild, soweit es die anatomische Struktur des Warzenfortsatzes erkennen läßt, wertvolle Anhaltspunkte für die Technik der Operation gegeben werden können.

Aus der Anschauung heraus, daß klinisch eine Mastoiditis nur dann anzunehmen ist, wenn im Warzenfortsatz eine wirkliche Einschmelzung in Form einer mit Eiter gefüllten Höhle nachgewiesen werden kann, legt Runge (103) Wert darauf, an einer Reihe von in gewissen Intervallen vorgenommenen Vergleichsaufnahmen desselben Ohres vom Beginn des Prozesses an sich ein Bild über die Zellstruktur zu verschaffen, da auch durch Vergleichsaufnahmen mit der gesunden Seite bei einer nur einmaligen Röntgenaufnahme kein sicheres Zeichen der Einschmelzung möglich sei.

Die Anwendung der Röntgendiagnostik ist praktisch durch die Umständlichkeit des technischen Verfahrens erschwert. An Stelle der unsicheren frontooccipitalen Aufnahmen wurde die schräge Aufnahme empfohlen (Stenvers). Busch führt eine mit der Röntgenröhre verbundene Bleiglasröhre in den Mund des Kranken und durchleuchtet das Ohr von der Mundhöhle aus, wobei er imstande war, auch stereoskopische Aufnahmen zu erzielen. Durch Konstruktion eines besonderen Apparates hat Brünings (16) die isolierte röntgenologische Darstellung jedes einzelnen Warzenfortsatzes ermöglicht. Die in letzter Zeit vervollkommnete Technik der Darstellung des Warzenfortsatzes läßt, wie auch die Ergebnisse der regelmäßig vorgenommenen röntgenologischen Untersuchung an der hiesigen Klinik ergeben, erwarten, daß diese Untersuchungsmethode besonders bei schwierigen, unklaren Fällen ein durchaus wertvolles Hilfsdiagnostikum sein wird (Fischer).

In neuerer Zeit ist das Durchleuchtungsverfahren entsprechend einem früheren Vorschlage von Urbantschitsch wieder aufgenommen worden. Ein in den äußeren Gehörgang eingeführtes Lämpchen läßt bei äußerer Betrachtung den Warzenfortsatz dunkel erscheinen und in diesem Zustande bei zunehmender entzündlicher Erkrankung verharren, während eintretende Aufhellung die Rückbildung des Krankheitsprozesses anzeigt. Praktisch ist diese Methode nicht allgemein zur Ausführung gekommen.

Als weiteres Hilfsmittel in der Diagnostik der Mastoiditis hat man ebenso wie bei den pyämischen Ohrerkrankungen die Blutuntersuchung zu verwerten versucht. Urbantschitsch (127) kommt auf Grund eines reichhaltigen Untersuchungsmaterials zu dem Schluß, daß das Blutbild bei ein und derselben Entzündungsgruppe so vielgestaltig sein kann, so daß es unmöglich ist, aus dem Blutbild allein eine sichere Diagnose zu stellen. Von gewisser Bedeutung ist das relative Verhältnis zwischen den neutrophilen und den eosinophilen Leukocyten. Auf die Unsicherheit in der Bewertung der cytologischen Untersuchung wird von Orbino und ebenso von Fellas hingewiesen.

Die Versuche, das Abderhaldensche Dialysierverfahren für die Diagnostik der Mastoiditis zu verwerten, sind nach den bisherigen Ergebnissen (Zimmermann-Knick (141)] negativ geblieben.

5. Therapie der Mastoiditis und ihrer Komplikationen.

a) Allgemeines.

Es ist das unbestreitbare Verdienst von Schwartze, die Mastoiditis als eine vom Mittelohr ausgehende selbständige Erkrankung des Warzenfortsatzzellsystems erkannt und gleichzeitig das für diese Erkrankung notwendige Operationsverfahren empfohlen und zielbewußt ausgebaut zu haben. Die vor Schwartze ausgeführten Operationen am Warzenfortsatz waren entweder unter gänzlich falschen Voraussetzungen zur Verbesserung des Hörvermögens oder bei bestehenden Eiterungsprozessen des Warzenfortsatzes ohne jede sichere Indikation ausgeführt worden. So hat Riolan im Jahre 1649 behufs Hörverbesserung die Aufmeißlung des Proc. mastoideus empfohlen. Petit soll 100 Jahre später einen Fall von Absceßbildung hinter dem Ohr operativ geheilt haben. Der preußische Militärarzt Jasser (1776) eröffnete den Warzenfortsatz in mehreren Fällen mittels eines Troikars bei Eiterungsprozessen und Schwerhörigkeit. Ohne zielbewußte Indikation wurden ähnliche Eingriffe vorgenommen von Hagström, Proch, Löffler, Foelitz. Infolge eines im Anschluß an eine solche Operation (Prof. Külpin, Dänemark) bei einer hochstehenden Persönlichkeit eingetretenen Todesfalls, kam dieses Verfahren in völligen Mißkredit, derart, daß es bis zu Schwartzes Zeiten selbst bei den Chirurgen nur noch historisches Interesse fand, obwohl bereits 1860 v. Tröltsch und Pagenstecher in überzeugender Weise für die Berechtigung und Ausführbarkeit eines solchen Operationsverfahrens energisch eintraten, und Pagenstecher, ebenso Lörke 1864 über mehrere glücklich operierte Fälle berichten konnten. Erst nachdem Schwartze und Eysell auf Grund genauer Erörterung der topographischen Anatomie des Operationsgebietes die planmäßige, chirurgisch mit Hammer und Meißel ausgeführte Operation in Empfehlung brachten und über eine Reihe von Erfolgen berichten konnten, ist die Grundlage zu dem methodischen Aufbau dieses für die Entwicklung der Ohrenheilkunde so bedeutungsvollen Operationsverfahrens gelegt worden.

Indem Scwartze zunächst diese Operation für alle eitrigen Erkrankungsprozesse des Warzenfortsatzgebietes in Anwendung brachte, wurde es allmählich möglich, die nach akuten Mittelohreiterungen im Warzenfortsatz auftretenden Erkrankungen von denen bei chronischen Eiterungen entstehenden zu unterscheiden und somit auch das Krankheitsbild der akuten Mastoiditis und die Indikation für die dabei notwendige Operation festzulegen.

b) Indikation zur operativen Eröffnung des Warzenfortsatzes (einfache Antrotomie).

Die operative Eröffnung des Warzenfortsatzes ist angezeigt, wenn sichere Anzeichen einer ausgebildeten Knochenerkrankung vorhanden sind, deren Rückbildung nicht mehr zu erwarten ist. Diesen Zeitpunkt wird man bei

Krankheitsfällen, deren Verlauf man von vornherein beobachtet hat, aus den bestehenden diagnostischen Symptomen leicht erkennen. Schwieriger liegen die Verhältnisse, wenn ein Krankheitsfall nach längerem Bestehen der Ohreiterung, zumal ohne vorausgegangene Behandlung, zur Beurteilung kommt. In solchen Fällen sind die Mastoidsymptome oft unklar, oder es werden solche vorgetäuscht, die sich nach mehrtägiger Beobachtung in anderer Weise erklären. Für die Verwertbarkeit der Einzelsymptome der Mastoiditis zur Indikationsstellung des operativen Eingriffs ist die Dauer der Mittelohreiterung und die Art des ursächlichen Leidens von großer Bedeutung.

Die absolut sichere Indikation zur Eröffnung des Warzenfortsatzes ist gegeben bei:

1. Fistelbildung in der Haut über dem Processus mastoideus, in deren Tiefe der erkrankte Knochen nachweisbar ist.

2. Bildung eines subperiostalen Abscesses auf dem Warzenfortsatz und in der Regio tympano-cygomatica.

3. Auftreten eines Senkungsabscesses, dessen Zusammenhang mit dem Warzenfortsatz nachweisbar ist.

4. Ausgesprochene Weichteilinfiltration in der Warzenfortsatzgegend bei gleichzeitiger Druckempfindlichkeit des Knochens.

5. Starke Vorwölbung (Senkung) des hinteren Teils der oberen Gehörgangswand.

Außer dieser festumgrenzten Indikation kommt noch diejenige in Betracht, die auf dem Nachweis von mehr oder weniger charakteristisch ausgesprochenen Einzelsymptomen beruht, die nur in Verbindung mit dem allgemeinen Verlauf der Erkrankung oder mit anderen Anzeichen auf eine Erkrankung des Warzenfortsatzes schließen lassen.

In solchen Fällen ist die Indikation zur Vornahme der Operation gegeben bei:

1. Druckempfindlichkeit des Warzenfortsatzes, die frühzeitig auftretend an Intensität nicht nachläßt und gleichzeitig allgemeine Krankheitssymptome erkennen läßt.

2. Druckschmerz am Warzenfortsatz, welcher in einem späteren Stadium der Mittelohreiterung auftritt.

3. Frühzeitiger oder gleichbleibender Druckschmerz an anatomisch ungünstigen Stellen des Warzenfortsatzes, die auf eine isolierte Erkrankung größerer Zellhohlräume hinweisen. Als solche kommen vorzugsweise die hintere Umrandung und die Spitze des Warzenfortsatzes in Betracht.

4. Fieber, das von vornherein andauernd in abnormer Höhe besteht, oder das erst bei längerem Verlaufe der Mittelohrentzündung auftritt und durch eine andere Erkrankung nicht erklärt werden kann.

5. Andauernd starke eitrige Absonderung bis über die normale Zeitdauer der gewöhnlichen Mittelohreiterung hinaus, insbesondere wenn diese Absonderung, zeitweise nachlassend, immer wieder in abnormer Stärke auftritt.

6. Andauernde eitrige Absonderung, bei der das Trommelfell keine Zeichen der Rückbildung zeigt, dauernd im Zustande stärkerer Vorwölbung bleibt, oder an der Stelle der Perforationsöffnung „zitzenförmige" Schleimhautvorstülpungen auftreten.

7. Auffallend zunehmende Verschlechterung des Allgemeinbefindens oder stärkeres Hervortreten einzelner Symptome (Kopfschmerzen) bei andauernder Mittelohreiterung

Alle diese Einzelsymptome können aus sich allein oder je nachdem sie kombiniert beobachtet werden, die Indikation zur Mastoidoperation abgeben. Sie sind um so mehr zu beachten, wenn es sich um Krankheitsfälle handelt, die durch akute Infektionskrankheiten hervorgerufen sind, bei denen man mit schnellverlaufender Zerstörung der Schleimhaut und des Knochens rechnen muß, z. B. Influenza, Angina tonsillaris, Masern, Scharlach).

In einzelnen Fällen wird die Indikation zur Mastoidoperation bedingt durch spezielle Symptome, die auf eine abnorme Entwicklung der Mittelohreiterung hindeuten. Von solchen kommen die Facialis- und Abducensparese sowie eintretende Labyrinth- und Hirnsymptome in Betracht.

Bei allen Erkrankungen, welche auf eine Erkrankung des Endokraniums (Meningitis, Sinusphlebitis, Hirnabsceß) hinweisen, ist auch ohne ausgesprochene Zeichen der Mastoiditis die Eröffnung des Warzenfortsatzes unbedingt indiciert.

Ist die Indikation zur Mastoidoperation fest umgrenzt, so können auch schwere Allgemeinerkrankungen wie Anämie, Diabetes, ebenso auch Gravidität nicht als Kontraindikation des als notwendig erkannten operativen Eingriffs angesehen werden.

c) Technik des Operationsverfahrens.

Die durch eine im Anschluß an eine akute Mittelohrentzündung entstandene Mastoiditis erforderliche operative Eröffnung des Warzenfortsatzes (Antrotomie) hat folgende Aufgabe zu erfüllen:

1. *Den Erkrankungsherd im Warzenfortsatz vollständig zu entfernen, derart daß ein weiteres Übergreifen auf die Umgebung und somit die Ausbildung von Komplikationen verhindert wird.*

2. *Die Entlastung der Paukenhöhle so herbeizuführen, daß durch Nachlaß der Mittelohreiterung eine völlige Ausheilung des Mittelohres mit Wiederherstellung der normalen Hörfunktion eintritt.*

Die letzte Forderung ist maßgebend für die technische Ausführung des Operationsverfahrens. Jede unter Nichtberücksichtigung dieses Gesichtspunktes ausgeführte Operation hat ihren Zweck verfehlt und ist als ärztlicher Kunstfehler anzusprechen.

Als Vorläufer der typischen Antrotomie ist die WILDEsche Operation zu betrachten. Der englische Arzt WILDE empfahl bei periostaler Weichteilschwellung über dem Proc. mastoideus einen Einschnitt hinter dem Ohr parallel dem Ohrmuschelansatz bis auf den Knochen, um den vorhandenen Eiter zu entleeren bzw. den Entzündungsprozeß zu coupieren. Diese Operationsmethode, auch heute vielfach von chirurgischer Seite ausgeführt, läßt wohl häufig den lokalen Prozeß zur Ausheilung bringen. Da aber durch dieses Verfahren der Entzündungsprozeß im Mittelohr nicht beeinflußt wird, so sehen wir, daß der Mittelohrprozeß fast ausnahmslos auf diese Weise nicht zur Ausheilung kommt und meist zu einer chronischen Mittelohreiterung führt. Seit Einführung der Operationsmethode von SCHWARTZE ist ohrenärztlicherseits der WILDEsche Schnitt als unzureichendes und völlig unzweckmäßiges Operationsverfahren aufgegeben worden.

Die Aufmeißelung des Warzenfortsatzes mit Eröffnung des Antrum mastoideum. Nach gründlicher chirurgischer Vorbereitung des Kranken und des Operationsgebietes gestaltet sich die Ausführung der Operation in folgender Weise:

Parallel dem Ansatz der Ohrmuschel, dicht hinter derselben in einer Entfernung von $^1/_2$ cm wird ein Schnitt geführt vom oberen Ansatz der Ohrmuschel an bis zur Spitze des Warzenfortsatzes. Der Schnitt dringt in einem Zuge bis auf den Knochen, wobei die Schneide des Messers in senkrechter Stellung zum Knochen gehalten werden muß, da bei schräger Haltung des Messers leicht die hintere Gehörgangswand durchschnitten wird. Nach Unterbindung der blutenden Gefäße werden Periost und Weichteile mit einem Raspatorium zunächst nach vorn zu soweit zurückgeschoben, bis die hintere knöcherne Umrandung des äußeren Gehörgangs mit der charakteristisch vorspringenden Spina supra meatum freigelegt ist. Auf diese Weise sichert sich der Operateur den Überblick über das Operationsgebiet, was bei Kindern um so wichtiger ist, als man sich bei der Kleinheit des noch nicht voll entwickelten Warzenfortsatzes leicht oberhalb des äußeren Gehörgangs nach dem Planum temporale hin verlieren kann.

Nach Freilegung der hinteren knöchernen Gehörgangswand, wobei man sich hüten muß, die häutige Gehörgangswand zu weit abzulösen oder zu verletzen, werden die Weichteile nach hinten zu bis an die hintere Umrandung des Warzenfortsatzes und nach unten zu bis zur völligen Bloßlegung der Spitze des Knochens zurückgeschoben. An der hinteren Grenze des Warzenfortsatzes muß man vermeiden zu weit zu gehen, um nicht die hier einmündenden Emissarien freizulegen und zu verletzen. Ebenso ist an der Spitze die Loslösung der Muskelansätze vorsichtig vorzunehmen, entweder mittels eines breiten scharfen Raspatoriums oder bei Erwachsenen besser durch Umschneidung mit einem Resektionsmesser nach der Art der Weichteilsablösung bei Gelenkresektionen.

Ist auf diese Weise das Planum mastoideum freigelegt, dann erfolgt die Eröffnung des Knochens. Dieser Akt der Operation hat, im Gegensatz zu der leider bisher vielfach unter rein chirurgischen Gesichtspunkten ausgeführten Ausräumung des Krankheitsherdes, die Hauptaufgabe, durch Freilegung des Antrum mastoideum die Verbindung mit den Mittelohrräumen herzustellen unter gleichzeitiger Entfernung alles Krankhaften im Bereiche des Warzenfortsatzgebietes.

Die Orientierung für den Ort der Aufmeißlung wird gegeben, nach vorn durch die Grenze der knöchernen hinteren Gehörgangswand, nach oben hin durch die Linea temporalis, einer die Fortsetzung der oberen Wurzel des Os zygomaticum andeutenden Leiste, von Trautmann wird als obere Grenze anstatt der Linea temporalis eine Linie angenommen, die vom höchsten Punkt der Spina supra meatum horizontal nach hinten zieht. Auf diese Weise soll bei etwaigem Tiefstand der Dura der mittleren Schädelgrube eine Verletzung derselben vermieden werden. Als hintere Grenze dient eine Linie, die man von der Spitze des Warzenfortsatzes aus — der Ausgangspunkt ist entsprechend der verschiedenartigen Gestaltung variabel — parallel der hinteren Umrandung des Warzenfortsatzes auf die Linea temporalis hinzieht. Durch das von diesen Linien begrenzte Dreieck ist die Orientierung für die bei der Aufmeißlung in Betracht kommenden wichtigen bzw. gefährlichen Punkte festgelegt. Die vordere Grenze zeigt an, daß die hintere knöcherne Gehörgangswand mit dem in ihrer in der Tiefe gelegenen Basis verlaufenden Facialis geschont werden muß. Die vordere obere Spitze des Dreiecks bezeichnet den Punkt, von dem aus unter Beachtung des anatomischen Aufbaues das Antrum mit Sicherheit zu erreichen ist. Die obere Linie deutet die untere Grenze der mittleren Schädelgrube an, die bei Nichtbeachtung dieses Hinweises eröffnet werden kann. Die hintere Linie entspricht dem Verlauf des Sinus sigmoideus.

Indem der Operateur im Verlaufe der Aufmeißlung dauernd die durch diese oberflächliche Linienzeichnung angedeutete anatomische Beschaffenheit des Warzenfortsatzes im Auge behält, wird ihm jederzeit die Möglichkeit sofortiger Orientierung gegeben, so daß operationstechnische Fehler vermieden werden.

Auf diesen Gesichtspunkten beruhen auch die Vorschriftsmaßregeln bei der Handhabung von Hammer und Meißel. Es ist sicherlich leicht, bei ausgedehnter Zerstörung der Warzenfortsatzzellen den Einschmelzungsherd in rein chirurgischer Weise auszuräumen, und doch bilden gerade diese Krankheitsfälle für die sachgemäße otochirurgische Durchführung der Operation mit Freilegung des Antrum und Ausräumung entfernter Zellgebiete die größten Schwierigkeiten, die zu überwinden neben vollster Beherrschung der Kenntnis der anatomischen Verhältnisse eine sichere Technik beanspruchen.

Die für die Operation notwendigen Instrumente Hammer und Meißel verlangen, wie Schwartze sagt, die Hand eines Bildhauers und nicht die eines

Zimmermanns. Der Meißel muß in der Hand des Operateurs „federn", er soll stets nur soweit in den Knochen eindringen, daß er auch das gefaßte Knochenstück wirklich entfernt, ohne daß er resultatlos herausgezogen werden muß. Auch der Hammer muß „federnd" in der gelenkigen Hand liegen. Jeder Schlag muß die Kraft des vorliegenden Knochenwiderstandes erkennen und fühlen lassen, um rechtzeitig angehalten zu werden, wenn Dura oder Sinus in Gefahr kommen. Stets ist der Meißel flach auf den Knochen aufzulegen, und ebenso ist zu beachten, daß die breite Fläche des Meißels entsprechend den äußeren Führungslinien parallel zu diesen angesetzt wird, damit die auch bei Hohlmeißeln gefährliche Kante nicht unerwartet Dura, Sinus oder Facialis verletzt. Zu Beginn der Operation sind möglichst breite Meißel angezeigt, die entsprechend dem weiteren Vordringen durch schmalere bzw. durch den scharfen Löffel ersetzt werden. Der scharfe Löffel ist in der Hand des Ungeübten ein überaus gefährliches Instrument. Seine Handhabung erfordert größte Vorsicht und manuelle Geschicklichkeit. Zu seiner Anwendung bedient man sich am besten des linken Zeigefingers als Hypomochlion, um jederzeit den Löffel fest in der Hand zu haben und ein Ausgleiten zu verhindern. Er dient vorteilhaft zur Entfernung von Zellzwischenwänden, Abkratzen von Granulationen und zur Ausräumung von Zellen. Benutzt man ihn zum Abbrechen von Knochenstückchen in der Nähe der Dura oder des Sinus, dann ist stets so zu verfahren, daß die konvexe Fläche des Löffels diesen Teilen anliegt, damit bei der Ablösung das Knochenstück nach der nicht gefährdeten Seite hin entfernt wird.

Die Operation selbst läßt drei Phasen erkennen:

1. Freilegung des Antrum mastoideum.
2. Ausräumung des Krankheitsherdes.
3. Freilegung von Dura und Sinus.

1. *Freilegung des Antrum mastoideum.* Unabhängig von der Ausdehnung der Erkrankung im Warzenfortsatz beginnt man die Operation bei unversehrter Corticalis dadurch, daß man im Rahmen des durch die Orientierungslinien gezogenen Dreiecks in die vordere obere, nach der Spina supra meatum hin gelegenen Spitze mit dem Meißel eingeht, nachdem die Weichteile durch geeignete scharfe Haken bzw. Wundsperrer (nach JANSEN, WAGENER usw.) auseinander gehalten sind. Mit dem Meißel schafft man sich ein dreieckiges Loch, das allmählich von hinten her so vertieft wird, daß die tiefste Stelle von der Spina supra meatum ab gerechnet stets parallel der hinteren Gehörgangswand vordringend, etwas schräg nach vorn und oben verlaufend, gelegen bleibt. Auf diese Weise kommt man selbst bei Knochen mit sehr starker Corticalis auf die dem Antrum vorliegenden Zellen bzw. in das Antrum selbst. Damit beginnt die zweite Phase der Operation, die Ausräumung des Antrum und die

2. *Ausräumung des Krankheitsherdes im Warzenfortsatz.* Es ist unbedingt notwendig, zumal für den Ungeübten, in jedem Fall einer Aufmeißlung als ersten Akt der Operation die Freilegung des Antrum vorzunehmen, da hierdurch der eigentliche Zweck des operativen Eingriffs erreicht ist, indem der ursächliche Krankheitsherd im Mittelohr ausgeschaltet wird. Gleichzeitig ist durch Freilegung des Antrum die Orientierung für das weitere Vorgehen absolut gesichert. Die völlige Ausräumung des Krankheitsherdes im Warzenfortsatz hat die Aufgabe, alle erkrankten Stellen, von denen ein weiteres Übergreifen auf die benachbarten Organe aus sich entwickeln könnte, zu entfernen. Es sind nach meiner Erfahrung hauptsächlich zwei Wege im Zellsystem des Warzenfortsatzes, die als Fortleiter von Krankheitsprozessen in besonderer Weise in Betracht kommen und bei jeder Aufmeißlung beachtet werden müssen. Von diesen beiden, von mir als „die beiden bösartigen Heerstraßen" bezeichneten Wege, verläuft die obere Heerstraße vom Antrum aus entlang dem von der mittleren und hinteren

Schädelgrube gebildeten Winkel horizontal nach hinten in die Gegend der oberen Umbiegungsstelle des Sinus sigmoideus (Abb. 21).

Diese Heerstraße führt zu den am Sinusknie gelegenen Winkelzellen [Bezold (9), Passow (93), von Citelli als „gefährlich" beschriebenen Zellen] hin. Sie ist oft tief versteckt und bei vorgelagertem mittlerem Teil des absteigenden Sinus schwer zugängig. Um so wichtiger ist es, bei der Ausräumung des Warzenfortsatzes auf das Vorhandensein dieses versteckten Zellsystems zu achten, da es die Wegleitung zu den für die Entstehung der Sinuserkrankung am Knie so gefährlichen hinteren oberen Terminalzellen des Warzenfortsatzes abgibt.

Der von mir als „untere Heerstraße" bezeichnete Fortleitungsweg zieht sich von der tiefsten Stelle des Antrum aus entlang der Tiefe des absteigenden Facialiskanals entsprechend nach abwärts. Er ist gebildet durch eine Reihe von Knochenzellen, die durch scheinbar kompakte Knochensubstanz in dem Zwischenraum zwischen absteigendem Facialis und Sulcus sigmoideus verdeckt werden, so daß man eine exakt ausgeräumte Knochenhöhle vor sich zu haben glaubt, während die kranken Zellen in der Tiefe verdeckt sind. Diese „untere Heerstraße" tritt in ihrem Endverlauf in Beziehung zu den nach der Spitze des Felsenbeins hin gelegenen Zellen, fernerhin zu den Zellen, die an der Umbiegungsstelle des Sinus sigmoideus den Bulbus umgreifen.

3. *Freilegung von Dura und Sinus* (Abb. 22 u. 23). In Fällen, bei denen Anzeichen vorhanden sind, die auf eine Affektion der vorderen oder hinteren Schädelgrube bzw. des Sinus sigmoideus hinweisen, genügt die einfache Ausräumung nicht. Diese ist vielmehr soweit auszudehnen, daß

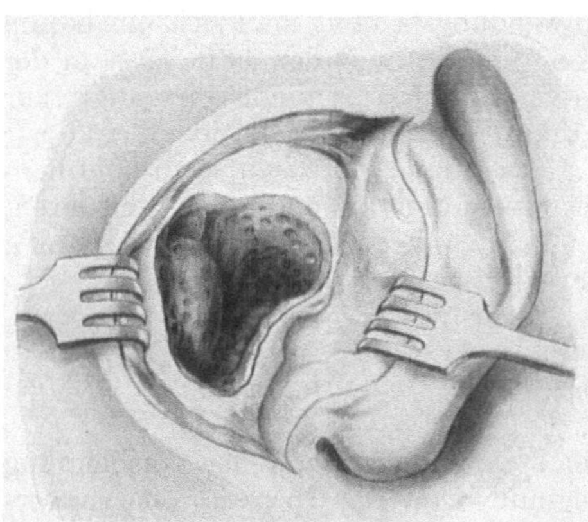

Abb. 21. Einfache Aufmeißlung des Warzenfortsatzes mit den beiden Zellstraßen zum oberen Sinusknie (Citellis Zellen) und zur unteren Umbiegung zum Bulbus.

Sinus und Dura völlig freigelegt werden, um dadurch feststellen zu können, ob die Erkrankung bereits auf diese übergegriffen hat bzw. um durch diese Freilegung eine sichere Gewähr zu schaffen, daß vom Warzenfortsatz aus keine Krankheitskeime mehr übergreifen können.

Die Freilegung der Dura und ebenso des Sinus erfordert die sorgfältigste Beachtung der anatomischen Verhältnisse. Die Handhabung des Meißels muß sich sehr vorsichtig gestalten, um vorzeitige Verletzungen zu vermeiden. Eine unbeabsichtigte Verletzung dieser Teile kann bei der eitrigen Beschaffenheit des Operationsgebietes höchst gefährlich werden, während die einfache Freilegung bei sachgemäßer Nachbehandlung keine Gefahr bietet.

Im allgemeinen soll die Ausräumung des Warzenfortsatzes soweit ausgedehnt werden, daß alles Krankhafte entfernt wird. In dieser Forderung liegt die Schwierigkeit des ganzen Operationsverfahrens, da es oft schwierig ist, die richtige Grenze zu finden, ob der Krankheitsherd begrenzt ist oder nicht. Die Beurteilung ist gegeben durch die Dauer der Erkrankung, die Art der ursächlichen Erkrankung und durch die vorliegenden anatomischen Verhältnisse. Besteht die Erkrankung längere Zeit, in der es zu einer gewissen Angrenzung des Entzündungsprozesses gekommen ist, dann werden sich die Grenzen der entzündlichen Einschmelzung unschwer erkennen lassen. Anders gestalten sich die Verhältnisse, wenn man gezwungen ist, in einem frühzeitigen Stadium der Erkrankung zu operieren. Je weniger die Zellen eingeschmolzen sind, und je geringer die Granulationsbildung vorgeschritten ist, desto schwieriger ist es, die Ausdehnung des Krankheitsprozesses festzustellen. Man ist gezwungen, die einzelnen Zellen zu eröffnen, bis gesunde Verhältnisse vorliegen. Oft finden sich dabei an Stelle der gesunden noch versteckt liegende kranke Zellen, die durch Fortbestehen der Krankheitssymptome zu erneuten Eingriffen Anlaß geben. Es muß deshalb das Bestreben des Operateurs dahin gerichtet sein, von vornherein alle diese erkrankten Zellen aufzusuchen und gründlich auszuräumen.

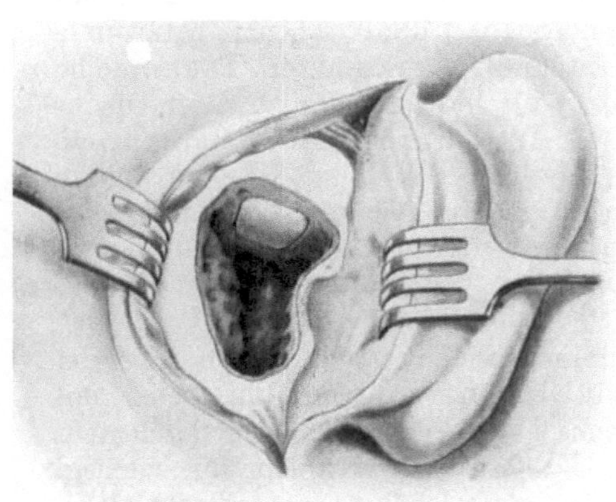

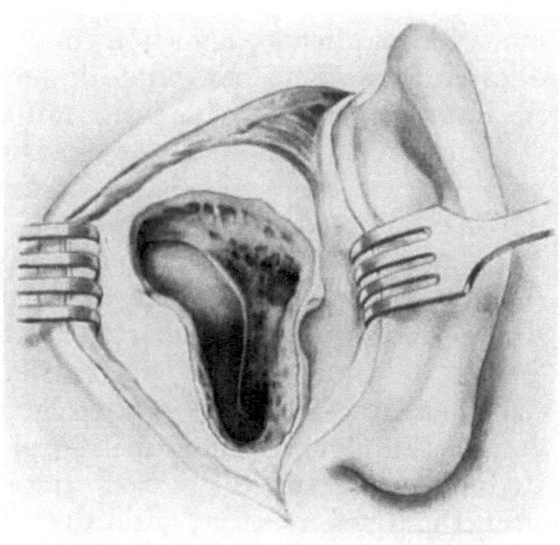

Abb. 22. Freilegung der Dura.   Abb. 23. Freilegung des Sinus.

d) Eröffnung des Warzenfortsatzes bei Komplikationen der Mastoiditis.

1. *Mastoiditis mit subperiostalem Absceß und fistulösem Durchbruch.* Bei einem ausgebildeten subperiostalen Absceß ist es zweckmäßig, vor der eigentlichen Incision den Eiter durch einen Einstich zu entleeren, um die Überschwemmung des Operationsgebietes mit Eiter zu verhüten. Die Incision ist je nach der Ausdehnung des Abscesses möglichst zu erweitern, besonders wenn es sich um hochliegende Abscesse oberhalb des Ohrmuschelansatzes nach dem Os zygomaticum hin handelt. In solchen Fällen muß der temporale Ansatz des Musculus temporalis durchschnitten werden, damit breiter Abfluß für den Eiter geschaffen wird und etwaige hoch oder nach vorn gelegene Durchbruchsstellen zu Gesicht kommen. Besteht ein fistulöser Durchbruch, so wird man möglichst diese Fistelöffnung in die Schnittführung einbeziehen. Vor der Eröffnung des Knochens, die nach den allgemeinen typischen Vorschriften erfolgt, und die meist durch die bestehende Durchbruchstelle erleichtert ist, empfiehlt es sich, die Absceßweichteilshöhle gründlich durch Entleeren der Absceßmembran zu reinigen und eine glatte Weichteilswunde herzustellen.

2. *Mastoiditis mit bestehenden Senkungsabscessen.* Bei allen Formen der verschiedenartigen Senkungsabscesse in den umgebenden Weichteilen des Warzenfortsatzes ist die primäre Ausräumung des Warzenfortsatzes unbedingt erforderlich und in typischer Weise auszuführen. Es ist jedoch von vornherein darauf Bedacht zu nehmen, daß durch die Warzenfortsatzoperation die Stelle des

Durchbruchs festgestellt und freigelegt wird. Von hier aus muß der Weichteilsabsceß entweder in direktem Zusammenhang breit eröffnet werden oder nach Freilegung seines Entstehungsweges durch eine Gegenincision nach außen hin breit drainiert werden. Nur durch frühzeitige völlige Aufdeckung des Ausgangspunktes unter Entfernung alles Krankhaften und durch breite Drainage des Abscesses ist es möglich, die weitere Ausdehnung der Weichteilserkrankung zu verhüten.

e) Die Nachbehandlung der Antrotomie.

Die Nachbehandlung der durch Aufmeißlung des Warzenfortsatzes nach akuter Mastoiditis gesetzten Knochenwunde unterscheidet sich von der bei einer gewöhnlichen Knochenwunde üblichen dadurch, daß es sich nicht um eine einfache Knochenwunde handelt, sondern daß die Warzenfortsatzwunde in unmittelbarer Verbindung mit der entzündlich erkrankten Paukenhöhle steht. Es muß deshalb dieser Krankheitsherd durch die Art der primären Operation in Form der prinzipiellen Eröffnung des Antrum möglichst von vornherein zur Ausheilung gebracht werden. Je früher die Ausheilung der erkrankten Paukenschleimhaut eintritt, desto günstiger sind die Heilungsverhältnisse für die Mastoidwunde. Es ist deshalb im Verlauf der ganzen Nachbehandlung auf das Verhalten der Mittelohrschleimhaut und ihre Einwirkung auf die Mastoidwunde die größte Beachtung zu legen.

Die allgemein geltende typische Behandlung besteht darin, daß man bei der ersten Wundversorgung die Knochenhöhle bis zum Antrum hin locker mit Jodoformgaze ausfüllt. Beim ersten Wechsel des Verbandes, der mindestens drei Tage liegen bleibt, muß die eitrige Sekretion vom Mittelohr aus versiegt sein, kenntlich dadurch, daß der in den äußeren Gehörgang eingelegte Gazestreifen trocken ist. Die Wundhöhle wird nunmehr unter täglichem oder zweitägigem Wechsel mit lockerer Tamponade verbunden, wobei besonders darauf geachtet werden muß, daß die Antrumschwelle sich verschließt und die Wundhöhle sich mit gut aussehenden Granulationen füllt. Unter dieser Behandlung ist im allgemeinen nach etwa 4 Wochen völliger Verschluß der Wundhöhle zu erwarten.

Dieser als normal geltende Heilverlauf ist entsprechend den überaus komplizierten Wundverhältnissen und den dadurch bedingten Anforderungen an die Nachbehandlung mannigfachen Variationen unterworfen. Aus dieser Schwierigkeit der einheitlich sicheren Nachbehandlung sind deshalb die verschiedenartigsten Methoden in Vorschlag gebracht worden.

Lange (67) hält für das Zustandekommen einer guten Granulationsbildung und besonders einer stärkeren Knochenneubildung das längere Fortbestehen des Eiterungsprozesses für außerordentlich wertvoll und sucht dies zu erreichen, indem er die Knochenhöhle nicht unnötig groß anlegt und keine glatten Knochenflächen erstrebt. In diesem Verfahren liegt die Gefahr, daß erkranktes Gewebe zurückbleiben kann, das zu Komplikationen im weiteren Heilungsverlauf oder zu späteren Rezidiven Anlaß geben kann.

In anderer Weise wurde der Versuch gemacht, die Wundhöhle durch Einlegen granulationsbefördernder Medikamente zu schnellerer Verheilung zu bringen. Politzer (95) füllte die Höhle mit sterilisiertem Paraffin, nach dessen Erstarren die Wunde vernäht wurde. Fleischmann (32) ließ entsprechend der von Bier für Knochenwunden empfohlenen Methode der Wundverklebung die Operationshöhle offen und bedeckte sie mit einem Stück wasserdurchlässigen Stoffs (Billroth-Mosettigbattist oder Gandafil), das an der Haut mit Mastisol befestigt wurde. Infolge der starken Sekretabsonderung muß der Verband entgegen der BIERschen Anweisung alle zwei Tage gewechselt werden. Angeregt durch die im Kriege günstigen Erfahrungen in der Wundbehandlung mit Chininderivaten, versuchte später FLEISCHMANN das Vucin für die Behandlung bei Ohroperationen nutzbar zu machen.

FLEISCHMANN räumt das Wundknochengebiet gründlich aus unter sorgfältiger Glättung der Wände und möglichst breiter Eröffnung des Antrum. Dann wird die Höhle mit Vucin 1,0 : 10 000 ausgespült. Die Wunde wird vernäht und die ganze Umgebung mit Vucinsalbenkompressen abgedeckt, die täglich gewechselt werden. MAGNUS (76) bedeckt die mit pulverisiertem Rohrzucker gefüllte Wundhöhle mit lockerer Gaze, die täglich erneuert wird. Nach 3—4maliger Applikation des Rohrzuckers findet eine starke Granulationsbildung statt.

NÜHSMANN (88) benutzte die DAKIN-CARELLsche Lösung. Nach gründlicher Reinigung und Blutstillung wird die Wundhöhle, in die vorher ein vielfach durchlöchertes Drain eingelegt ist, mit Gazestreifen völlig ausgefüllt. Diese Tampons werden durch Eingießen der Lösung in das Drainrohr gründlich durchfeuchtet. Auf die Wunde wird in großem Umfange mit DAKINscher Lösung befeuchtetes Mull aufgelegt. Der Verband wird fixiert, indem das Drainrohr nach außen herausragt. In dieses werden zweistündlich 15 ccm Lösung eingespritzt. Alle zwei Tage wird der Verband erneuert, bis in dem jedesmal entnommenen Sekret mikroskopisch keine Bakterien mehr nachgewiesen werden. Darauf erfolgt die sekundäre Vernähung der Wunde.

Im Gegensatz zu dieser mehr offenen Wundbehandlung zeigte sich schon frühzeitig das Bestreben, die Heilung durch primären Verschluß zu beschleunigen, indem entweder die Wunde völlig durch Naht geschlossen wird oder unter Beibehaltung einer Drainageöffnung im unteren Wundwinkel. REINKING (98) empfiehlt den primären Verschluß mit anfänglicher Drainage im unteren Abschnitt und zwar ohne Rücksicht auf die von BONDY erhobenen Bedenken. Vorbedingung für ihn ist die gründliche Ausräumung des Knochengebietes und Sicherstellung der völligen Ausheilung des Mittelohres durch Beseitigung etwa bestehender Nasen-Rachenraumerkrankungen. UFFENORDE sieht die besten Erfolge bei primärer Vernähung unter Drainage vom mittleren offen gelassenen Teil der Wunde aus.

HOLGER MYGIND wartet den ersten Wundverlauf ab, bis stärkere Granulationsbildung erfolgt ist. Dann wird die oberflächliche Schicht der Granulationen mit dem scharfen Löffel entfernt, die Wundfläche mit CARELL-DAKINscher Lösung gründlich abgespült und nunmehr die sekundäre Wundnaht vorgenommen. In neuester Zeit tritt SCHEIBE in einer Veröffentlichung aus seiner Klinik erneut für die primäre Naht mit Drainage im unteren Wundwinkel ein. Er berichtet über günstige Erfahrungen, die auch in einer Reihe von ebenso operierten Fällen in der Königsberger Klinik Bestätigung finden.

Von BLAKE und ANDREWS (10) wurde ein Verfahren angegeben, die durch primäre Naht verschlossene Wundhöhle unter Bildung eines Blutschorfs zur schnelleren Heilung zu bringen. Nach gründlicher Ausräumung der Knochenhöhle wird keine Blutstillung vorgenommen, sondern abgewartet, bis sich die ganze Höhle mit Blut gefüllt hat, über das dann die Wunde durch eine Naht verschlossen wird, in der die unteren Nähte zur Erleichterung des Serumabflusses locker geknüpft werden.

In anderer Weise versuchte man gleichzeitig mit der primären Naht eine Verkleinerung der Knochenhöhle herbeizuführen. BALLIN und MUTON (6) transplantierten nach gründlicher Ausräumung in die Operationshöhle ein Stück Tibiaknochens, indem gleichzeitig der Rest der Höhle durch Blut angefüllt wurde.

Voss (129) hat eine auf dem Passowschen Verfahren zur Nachoperation schlecht heilender Antrotomiewunden aufgebaute Operationsmethode ausgebildet, indem er einen, dem gewöhnlichen Hautschnitt in zweifingerbreiter Entfernung gelegenen, zweiten Schnitt anlegt und diesen Weichteilslappen nach Ablösung vom Knochen mit dem primären vorderen Wundrand vereinigt. Müller (105) berichtet aus der Klinik von Scheibe über die auf Grund der Scheibeschen Anschauung über das Empyem des Warzenfortsatzes ausgeführten Operationen mit nachfolgender primärer Naht. Nach Besprechung aller gegenteiliger Erfahrungen kommt er zu der Ansicht, daß die primäre Schließung der Aufmeißlungshöhle bei Berücksichtigung der von ihm angegebenen Kontraindikationen (endokranielle Komplikationen, Senkungs- und große Subperiostalabscesse, Säuglingsotitis) seit der Einführung der Antrotomie durch Schwartze einen der wesentlichsten Fortschritte in der Behandlung der akuten Mittelohreiterung darstellt.

Aus allen diesen verschiedenartigen Versuchen eine schnellere Ausheilung der durch akute Mittelohrentzündung bedingten Knochenoperationswundhöhlen herbeizuführen, läßt sich ohne weiteres erkennen, daß eine einheitliche Nachbehandlungsmethode nicht möglich ist. Dafür sprechen auch die gegen die primäre Naht erhobenen vielfachen Bedenken und Erfahrungen, wie sie von Preysing, Heine, Frey, Leichsenring und Beck niedergelegt worden sind.

Die durch die Warzenfortsatzoperation gesetzten Wundverhältnisse sind durch ihre Verbindung mit den erkrankten Mittelohrräumen und den der Knochenhöhle anliegenden Organen (Schädelhöhle und Weichteile) in der Mehrzahl so völlig andersartig, daß sie mit denen einer einfachen Knochenwundhöhle nicht in Vergleich gezogen werden können. Es wird deshalb nicht möglich sein, eines dieser Operationsverfahren als das für die Nachbehandlung typisch geltende zu bezeichnen, und es wird der Erfahrung des Operateurs überlassen bleiben, in welchen Fällen er von dem Verfahren der offenen Wundbehandlung abweichen kann oder eine andere Methode in Anwendung bringen soll.

Unzweifelhaft hat die primäre Naht mit oder ohne Drainage in geeigneten Fällen außerordentlich große Vorzüge durch Beschleunigung der Wundheilung und Erzielung einer glatten kosmetisch günstigen Vernarbung. Nach meinen Erfahrungen ist die primäre Naht indiciert bei allen Erkrankungsprozessen des Warzenfortsatzes, die zu einer gewissen Abgrenzung geführt haben, so daß nach völliger Entfernung des Krankheitsherdes auch die noch bestehende Mittelohreiterung sicher zur Ausheilung kommt.

Als ungeeignet sind alle die Fälle anzusehen, bei denen man frühzeitig im Stadium der noch fortschreitenden Entzündung operieren muß, oder bei denen lokale Absceßbildung am Sinus, an der Dura oder Weichteilsphlegmonen mit oder ohne Senkungsabscessen vorhanden sind. Inwieweit in solchen Fällen die primäre Naht empfehlenswert ist, muß der Erfahrung des jeweiligen Operateurs überlassen bleiben. Eine sichere Indikation für die allgemeine Anwendung ist zur Zeit nicht vorhanden.

f) Störungen im Verlaufe der Nachbehandlung.

Der normale Heilverlauf, der unter Granulationsbildung zu vollständiger Ausfüllung der Knochenhöhle führen soll, unterliegt vielfachen Störungen, die durch ungeeignete Schnittführung, unvollkommene Ausführung der Operation oder unzweckmäßige Maßnahmen bei der Nachbehandlung veranlaßt sein können. Die durch ungeeignete Schnittführung bedingten Verletzungen der hinteren häutigen Gehörgangswand oder der Parotis, wie sie in den ersten Zeiten der Mastoidoperationen beobachtet wurden, sind auf ungenügende Beherrschung der Operationstechnik zurückzuführen und lassen sich durch richtige Nachbehandlung und vorsichtige Schnittführung im unteren Wundwinkel mit Sicherheit vermeiden. Ihre Anzeichen sind in Form eines nässenden Ekzems oder in Speichelabfluß aus einer Fistelöffnung, die beim Kauen in Erscheinung tritt, leicht zu erkennen [CLAUS (22), BERLOQ (Arch. f. Ohren-, Nasen- u. Kehlkopfheilk.), GRIESSMANN (35)].

Als Hauptsymptom eintretender Störungen ist das Auftreten von Fieber anzusehen. Ist durch die Operation das vorher vorhandene Fieber nicht wesentlich beeinflußt, dann liegt der Verdacht vor, daß entweder die Operation ungenügend ausgeführt ist, oder daß Komplikationen bestehen, die durch die Eröffnung des Warzenfortsatzes nicht beeinflußt worden sind.

Zeigt sich bei bisherigem fieberlosem Verlauf in den ersten Tagen nach der Operation Temperatursteigerung, dann st in erster Linie an eine Komplikationserkrankung (Meningitis, Sinusphebitis) zu denken, doch wird man aus der Art des Fiebers, dem zeitlichen Auftreten und den sonstigen allgemeinen Nebensymptomen genügend Anhaltspunkte finden, die Ursache dieser Temperaturerhöhung festzustellen. Als solche Ursachen kommen in Betracht:

Entzündliche Erkrankung der Weichteile in der Umgebung der Wunde. Es ist dies die häufigste und natürlichste Störung des Wundverlaufs, bedingt durch die in einem schmierig-eitrigen Wundgebiet mannigfach ausgeführten Manipulationen. Das durch diese Weichteilsentzündung verursachte Fieber tritt meist bereits am Tage nach der Operation in mäßiger Höhe (bis 39°) auf unter gleichzeitigen Schmerzen im Wundgebiet oder der entsprechenden Kopfseite. Als weitere Ursache von Fieber kommt vor allem Erysipel in Betracht; in seltenen Fällen Jodoformekzem. Es ist deshalb zweckmäßig, den Verband möglichst frühzeitig oberflächlich zu entfernen, um die Umgebung der Wunde zu revidieren. Weichteilsentzündung und Jodoformekzem wird sich dadurch leicht erkennen lassen. Schwieriger ist oft die Diagnose des beginnenden Erysipels, das, nach Ohroperationen nicht selten auftretend, vielfach zuerst nur eine eigenartige mißfarbene Beschaffenheit der Wundränder erkennen läßt, bevor die scharf abgegrenzte Rötung der umgebenden Haut zutage tritt. Läßt der lokale Befund unter Ausschluß sonstiger Komplikationen keine Erklärung für die bestehende Temperaturerhöhung vorfinden, dann ist anzunehmen, daß bei der Operation Krankheitsherde nicht restlos entfernt worden sind. Es muß deshalb bei Fortbestehen des Fiebers eine erneute Revision des Wundgebietes vorgenommen werden.

In anderer Weise erfolgt eine Störung des Heilverlaufs dadurch, daß sich die Wundhöhle frühzeitig mit üppigen, schwammig aussehenden Granulationen füllt, die scheinbar die Knochenhöhle schnell ausfüllen, um dann in einem gewissen Stadium stehen zu bleiben, indem sich in der Tiefe nach dem Antrum zu ein Trichter ausbildet, in welchem die Granulationen blaßrot aussehen und mit zähem schleimigem Sekret bedeckt sind. Es ist dies ein Zeichen, daß entweder der Boden der Knochenhöhle, auf dem die Granulationsbildung erfolgt, nicht gesund war, oder daß der Abschluß der Wundhöhle nach dem Mittelohr nicht rechtzeitig erfolgt ist, so daß die Mittelohrschleimhaut in das Operationsgebiet hineinwuchert. Die Ursache dieser Störung ist meist in der unzweckmäßig ausgeführten, zu festen oder zu lang dauernden Tamponade zu suchen. In anderen Fällen ist die Behandlung des Mittelohres nicht genügend beachtet worden. Im allgemeinen soll bei dem ersten Verbandwechsel der in den äußeren Gehörgang eingeführte Gazestreifen trocken sein, zum Zeichen, daß die Drainage des Mittelohres nach hinten restlos erfolgte. Ist dies nicht der Fall, dann muß gleichzeitig mit der Behandlung der Operationswunde auch die des Mittelohres durchgeführt werden. Durch sorgfältige Untersuchung der Nase und des

Nasenrachenraums müssen die Ursachen festgestellt werden, inwieweit von hier aus die Mittelohreiterung unterhalten wird. Sind derartige Anzeichen vorhanden, dann sind die dadurch bedingten operativen Eingriffe vorzunehmen

Zeigt sich trotz Ausheilung des Mittelohres keine Besserung der Granulationsbildung und Neigung zur Ausheilung, dann ist es angezeigt, das Wundgebiet durch Auskratzen der Granulationen und Entfernen des erkrankten Knochens zu reinigen und gegebenenfalls die Wunde mittels der Passowschen Plastik zu schließen.

Die Ausheilung einer Antrotomiewunde erfolgt in etwa 4—6 Wochen derart, daß sich die ganze Höhle unter Granulationsbildung anfüllt, und die Schnittwunde in strichförmiger Narbe sich schließt. In seltenen Fällen beobachtet man an der Narbe die Entstehung eines Keloids, das sich als wurst- oder keulenförmige Geschwulst entwickelt. Wie die Erfahrung lehrt, hat es keinen Zweck, das Keloid operativ zu entfernen, da selbst bei ausgedehnter Exstirpation im völlig gesunden Gewebe stets Rezidive mit noch stärkerer Wachstumsneigung auftreten. Auch die vielfach empfohlenen Versuche mit Einspritzungen von Fibrolysin, Pepsin, Pyrogallus und Anwendung von Röntgenbestrahlung sind resultatlos. Meist bildet sich das Keloid nach einigen Jahren von selbst zurück.

Tritt eine sogenannte Scheinheilung der Wunde ein, indem der Verschluß durch eine dünne Narbe erfolgt, die nach kurzer Zeit wieder aufbricht und die in einer tiefen Fistel durch Sondierung rauhen Knochen erkennen läßt, dann hat erneute Tamponade bzw. Ausspülungen der Wundhöhle keinen Zweck. Die Wunde muß breit eröffnet und durch Auskratzen gereinigt werden, worauf durch den sofortigen Verschluß der Wunde durch die Passowsche Plastik sichere Ausheilung zu erreichen ist.

N. Seltenere Komplikationen der akuten Mittelohreiterung.

I. Abducenslähmung.

Isolierte Lähmung des 6. Hirnnerven ist eine häufig beobachtete Komplikation im Verlaufe einer akuten Mittelohreiterung. Da der Nerv 6 an der Spitze der Felsenbeinpyramide durch die Dura tritt und über die hintere Felsenbeinkante hinwegzieht, ist er dem Übergreifen entzündlicher Prozesse von den Zellen der Pyramidenspitze aus zugängig. Ebenso können durch Dehiscenzen im Knochen und von dem die Carotis umspinnenden Venennetz aus Überleitungswege der Infektion vom Mittelohrgebiet zum Abducens geschaffen sein.

Seitdem Gradenigo unter dem Namen Gradenigoscher Symptomenkomplex ein neues Krankheitsbild beschrieben hat, das durch die Lähmung des Nerv. abducens gekennzeichnet ist, sind die vorher nur vereinzelt beschriebenen Fälle durch zahlreiche Veröffentlichungen ähnlicher Beobachtungen erweitert worden, in denen man bestrebt war, eine Aufklärung über diese Komplikationserkrankung zu finden. Gradenigo charakterisiert die von ihm beschriebene Erkrankung durch drei Symptome: Akute Mittelohreiterung, lokalisierte Schmerzen in der Schläfen- und Scheitelgegend, Paralyse des 6. Hirnnerven und führte diese Erkrankung zurück auf eine durch Erkrankung der in der Pyramidenspitze gelegenen pneumatischen Zellen entstandene umschriebene eitrige Leptomeningitis. Demgegenüber stellt Alt (Sammelreferat) folgende ursächliche Entstehungsarten auf:

1. Reflektorischer Ursprung auf dem Wege: Vestibularis, Augenmuskelkern (Oppenheim, Urbantschitsch, Pick, Ostmann, Neumann, Knick).

2. Infektiöse Neuritis (Spira, Frankl-Hochwart).

3. Fortschreiten der Entzündung im Venensinus des karotischen Kanals, auf den Sinus cavernosus und Nerv. abducens (STYX).

4. Drucklähmung durch Arachnitis serosa (BRIEGER-JANSEN).

5. Tiefe Erkrankung des Felsenbeins und eine auf die Spitze lokalisierte Meningitis.

Wenn auch, wie die zahlreichen Veröffentlichungen beweisen, viele Fälle mit Lähmung des 6. Hirnnerven gutartig verlaufen, so zeigen doch andere Beobachtungen, daß die Lähmung des Abducens als ernstes Symptom einer in Entwicklung stehenden Meningitis anzusehen ist. Dementsprechend versuchte man zunächst durch das Ergebnis der Lumbalpunktion eine Aufklärung über die Bedeutung der Lähmung des N. abducens zu gewinnen.

Negativer Liquorbefund wird als ein Anzeichen für eine extraduralgelegene Erkrankung angesprochen, das auf dem Wege kollateraler Entzündungsvorgänge oder toxischer Einwirkung auf den 6. Hirnnerven schädigend einwirkt, wodurch auch die klinischen Fälle mit gutartigem Verlauf erklärt werden. Bei Anzeichen entzündlicher Vorgänge im Lumbalpunktat (Leukocyten usw.) muß man die verschiedenartigsten Komplikationsursachen des Mittelohrgebietes in Betracht ziehen. Mit Recht weist GROSSMANN (42) darauf hin, daß die Gradsteigerung der Infektion von der toxischen oder serösen zur eitrigen Meningitis zur Beurteilung der Liquoruntersuchung von größter Bedeutung sei, und daß nach dieser Richtung hin das Ergebnis der Lumbalpunktion beurteilt werden müßte.

Die Frage der Abducenslähmung bei Otitis media wird durch die Lumbalpunktion nicht entschieden, es bedarf, wie HOFFMANN (57) betont, weiterer pathologisch-anatomischer Untersuchungen, um vor allem festzustellen, inwieweit die in der Spitze der Pyramide gelegenen Zellen, die von der Mehrzahl der Autoren als Ursache dieses Erkrankungsprozesses angesehen werden, wirklich als solche in Betracht kommen können. Indem der Tatsache, daß in vielen Fällen die Abducenslähmung ungefährlich verläuft, andere Beobachtungen gegenüberstehen, nach denen die anfänglich gutartige Komplikation in einer Meningitis ausläuft, ist es zweckmäßig, in jedem Fall an die Möglichkeit zu denken, daß peripher gelegene Zellen erkrankt sein könnten, deren Eröffnung bzw. Entlastung durch die prophylaktische Ausräumung des Warzenfortsatzes indiciert ist. Nur so wird man sich vor unerwarteter lebenbedrohender Komplikation sichern können. Es ist demnach die Abducenslähmung stets als ernste Komplikation anzusehen.

II. Facialislähmung.

Der Nerv. facialis ist bei einer akuten Mittelohreiterung im ganzen Bereiche seines Verlaufs im Mittelohrgebiet gefährdet. Die Fortleitung des entzündlichen Prozesses wird durch die anatomisch vorhandenen Dehiscenzen in der knöchernen Bedeckung des Nerven und ebenso durch die bestehenden natürlichen Verbindungen ermöglicht. Durch das Übergreifen der Entzündung wird nicht nur der Nerv selbst geschädigt, sondern es besteht auch die Gefahr, daß entlang seinem Verlaufe eine Wegeleitung der Infektion zum Endokranium hin gegeben ist. Infolgedessen bedeutet die bei einer akuten Mittelohreiterung auftretende Lähmung des Facialis eine ernste Komplikation.

Nach TOMKA (123) ist die Lähmung des Facialis bei einer einfachen Mittelohreiterung relativ selten und gutartig, solange nicht durch cariöse Zerstörung des Canal. fallopiae unheilbare Lähmung des Nerven entstanden ist. Diese Gefahr besteht besonders bei Mittelohreiterungen, die durch 1. scarlatinös-diphtherische Mittelohrentzündungen, 2. Masern, Typhus und Influenza hervorgerufen sind.

MANN (79) weist darauf hin, daß die Entzündung nicht nur auf den ganzen Facialis, sondern auch allein auf den vom Ganglion geniculi abgehenden und

im Nerv. petros. superficialis verlaufenden Gaumenast, der den Musc. levator.
veli palatini und den gleichseitigen Musc. uvulae versorgt, übergreifen kann.
Zu beachten ist ferner nach Körner (63), daß bei Herpes zoster der Ohrmuschel,
der im Anschluß an eine Mittelohreiterung beobachtet wird, Lähmung des
Facialis durch diese örtliche Erkrankung bedingt sein kann, und zwar durch
Übergreifen von einem Nerven zum anderen auf dem Wege der Anastomosen
bzw. nach Lesser (70) durch Toxinwirkung durch das zwischenliegende Gewebe
hindurch. Außerhalb des Mittelohrgebietes ist der Nerv. facialis in seinem Verlauf vom Austritt aus dem Foramen stylomastoideum bis zu seinem Eintritt
in die Parotis gefährdet durch phlegmonöse Weichteilsprozesse, die sich im
Anschluß an eine Eitersenkung von der Spitze des Warzenfortsatzes aus entwickeln. Ein derartiger Fall mit vollständiger Zerstörung des Nerven wurde
an der hiesigen Klinik beobachtet.

Die im Anschluß an eine Mittelohreiterung auftretende cerebrale Facialislähmung muß stets als Zeichen einer gleichzeitigen intrakraniellen Komplikation
(Tumor oder Absceß) angesehen werden.

In allen Fällen ist die Lähmung des Facialis als ernste Komplikation zu
bewerten, die je nach der Beurteilung der ursächlichen Entstehungsweise die
frühzeitige Entlastung des Mittelohres durch Paracentese oder Aufmeißlung
des Warzenfortsatzes notwendig sein läßt, und zwar 1. um die dauernde Lähmung der Nerven, 2. um Fortschreiten des Entzündungsprozesses entlang des
Facialis zu verhüten.

III. Geschmackstörungen.

Untersuchungen über Störungen des Geschmacks hat Schulz (109) angestellt. Eine totale Geschmackslähmung wurde nicht beobachtet. Am häufigsten
war die Geschmacksempfindung für „saures" erloschen, dann für „bitter" und
„salzig", am wenigsten für „süß". Dagegen fanden sich häufiger Perversionen,
indem sauer als bitter empfunden wurde. Die Lähmung war meist nur auf
die vorderen zwei Drittel der Zunge beschränkt, wobei sich oft eine isolierte
Geschmacksempfindung an der Spitze erhalten zeigte.

IV. Störungen im Riechvermögen.

Nach Beobachtungen von Urbantschitsch (127) sind Riechstörungen bei
akuten Mittelohrentzündungen häufig vorhanden und zwar auf der Seite des
erkrankten Ohres. Die Riechstörung bessert sich entsprechend dem Abklingen
der Mittelohrentzündung.

V. Verschiedenartige Störungen.

In der Literatur sind Störungen im Verlaufe der akuten Mittelohrentzündung beschrieben, die als von hier aus verursachte isolierte Komplikationen
aufgefaßt werden, z. B. Veränderungen am Augenhintergrund, Albuminurie,
psychische Erkrankungen. Es ist Aufgabe des Arztes in solchen Fällen festzustellen, inwieweit diese Veränderungen etwa bedingt sind durch die Erkrankungen, welche ursächlich zu der Mittelohrentzündung Anlaß gegeben haben.

Die Veränderungen am Augenhintergrund werden nach Hausmann (49) meist
fälschlich deshalb als vorhanden angenommen, weil die normale Breite des
ophthalmoskopischen Bildes für den Untersucher schwer zu beurteilen ist.
Findet sich mit Sicherheit eine Veränderung des Augenhintergrundes, dann
muß man sie, auch beim Fehlen sonstiger cerebraler Symptome, als Zeichen einer
intrakraniellen Komplikation bewerten.

Die subakute Mittelohrentzündung.

1. Krankheitsbegriff, Entstehungsursache und Dauer.

Unter subakuter Mittelohrentzündung versteht man diejenigen Formen der akuten Mittelohrentzündung, welche über die normale Zeitdauer einer akuten Mittelohrentzündung hinaus andauern, indem sie die Symptome einer solchen Erkrankung beibehalten. Die subakute Entzündung bildet bei unzweckmäßiger Behandlung meist den Übergang zur chronischen Mittelohreiterung, die ihrerseits dadurch charakterisiert ist, daß im Mittelohrgebiet bleibende Veränderungen (Schleimhaut, Knochen, Cholesteatom) sich ausbilden, so daß eine Heilung mit Restitutio ad integrum nicht mehr zu erwarten ist. Bei der subakuten Mittelohrentzündung ist dieser Ausgang in vollständige Ausheilung noch möglich, da bei ihr dieselben pathologisch-anatomischen Veränderungen vorliegen wie bei der akuten Mittelohrentzündung.

Die Ursachen der subakuten Mittelohreiterung sind bedingt:

1. Durch Krankheitszustände im Nasen-, Rachen- und Tubengebiet,
2. durch Veränderungen im Warzenfortsatz,
3. durch unzweckmäßige Behandlung.

Die klinische Erfahrung lehrt, daß ebenso, wie die Entstehung der akuten Mittelohrentzündung durch akute Erkrankungen des Nasenrachenraums bedingt sein kann, auch chronische Erkrankungen in diesem Gebiet im Rückbildungsstadium einer akuten Mittelohrentzündung derart schädigend auf das Mittelohr einwirken können, daß die Schleimhaut in einem dauernden Reizzustand gehalten wird. Die Ohreiterung kommt nicht zur Ausheilung, obwohl Anzeichen einer weiteren Komplikation nicht bemerklich sind. Dieser subakute Verlauf der Erkrankung kann bis zum 3. Monat seit Beginn der akuten Mittelohrentzündung andauern, d. h. bis etwa zu diesem Termin ist immer noch die normale Ausheilung möglich. Bei längerer Dauer muß man mit bereits eingetretenen Veränderungen in Form der chronischen Mittelohreiterung rechnen.

Als weitere Ursache für die Verzögerung der Ausheilung einer akuten Mittelohreiterung und des Übergangs in die subakute Mittelohreiterung sind entzündliche Veränderungen im Warzenfortsatzgebiet in Form einer latenten Mastoiditis anzusehen. Sehr häufig bildet die frühzeitige Entstehung einer extraduralen Eiterung mit ihrem oft symptomlosen Verlauf Ursache der subakuten Mittelohreiterung. Vielfach führt auch unzweckmäßige Behandlung einen dauernden Reizzustand der Mittelohrschleimhaut herbei. Es kommt hierbei der Gebrauch stark ätzender Mittel, wie z. B. Argent. nitric., Wasserstoffsuperoxyd in Betracht. Zu beachten ist, daß bei einer unter dem Bilde einer subkutanen Eiterung verlaufenden Erkrankung als eigentliche Krankheitsursache Tuberkulose, Lues oder eine maligne Neubildung (Carcinom, Sarkom) in Betracht kommt.

2. Diagnose.

Die Diagnose der subakuten Mittelohrentzündung stützt sich auf die zeitliche Dauer der Erkrankung. Das, was allgemein als chronische Mittelohreiterung angesehen wird, ist von der Zeit gänzlich unabhängig. Wenn auch in der Mehrzahl der Fälle dieser Krankheitszustand im Verlaufe längerer Zeit sich entwickelt, so sehen wir doch andererseits, daß sich der Zustand der chronischen Mittelohreiterung z. B. bei einer Scharlacherkrankung in allerkürzester Zeit ausbilden kann. Eine subakute Eiterung ist anzunehmen, wenn der Krankheitsprozeß unter den äußeren Anzeichen der akuten Mittelohreiterung über die normale Zeitdauer hinaus fortbesteht. Das Trommelfell zeigt bei vorhandener

Perforationsöffnung keine Neigung zur Rückbildung. Die Sekretion ist dauernd vorhanden in mehr schleimig-eitriger Form. Es besteht meist kein Fieber. Die subjektiven Beschwerden beziehen sich vielfach auf Gefühl von Vollsein in der Ohrgegend. Die Hörfähigkeit ist erheblich herabgesetzt, Schmerzhaftigkeit am Warzenfortsatz ist nicht vorhanden. Symptome besonderer Art sind immer ein Anzeichen dafür, daß sich eine Komplikation ausgebildet hat, die im Verlaufe einer subakuten Mittelohreiterung jederzeit ebenso auftreten kann wie bei einer akuten Mittelohrentzündung. Differentialdiagnostisch ist das Vorhandensein von Tuberkulose, Lues, maligner Neubildungen des Mittelohres auszuschließen (siehe die betreffenden Abschnitte dieses Handbuchs).

3. Verlauf, Prognose und Therapie.

Die subakute Mittelohreiterung bildet in der Mehrzahl der Fälle den Übergang zur chronischen Mittelohreiterung. Sie kann ausheilen bei sachgemäßer Behandlung oder bei Nachlaß der von den ursächlichen Krankheitsherden ausgehenden Schädigungen.

Die Therapie der subakuten Mittelohreiterung hat die Aufgabe, die Krankheitsursache zu beseitigen. Bei bestehenden Nasen-Rachenaffektionen ist neben der örtlichen Behandlung dieser Zustände regelmäßiges Katheterisieren angezeigt; indem gleichzeitig vom äußeren Gehörgang aus Einträufelungen von Argent. nitric. ($^1/_2$—3%ige Lösungen) oder Einträufelungen von Borsäure unter Anwendung des Politzerballons zu empfehlen sind.

Bestehen nachweisbare krankhafte Veränderungen im Nasenrachenraum, so ist ihre operative Beseitigung notwendig mit nachfolgendem Katheterismus der Tube. Finden sich keine bemerkenswerten Veränderungen im Nasenrachenraum, dann ist darauf zu achten, ob in der Art der Behandlung ein Anlaß für die Verzögerung der Ausheilung gegeben ist. Die Anwendung jeder Art reizender Medikamente ist zu vermeiden. Dem Kranken muß alle körperliche Anstrengung untersagt werden.

Tritt trotz dieser Maßnahmen keine Besserung ein, so liegt der Verdacht vor, daß trotz fehlender manifester Symptome eine Erkrankung im Bereiche des Warzenfortsatzgebietes vorhanden ist. Unter dieser Annahme ist die Indikation zur Aufmeißlung des Warzenfortsatzes gegeben, die um so mehr berechtigt erscheint, wenn die Hörfähigkeit andauernd herabgesetzt ist.

4. Ausgang der subakuten Mittelohrentzündung.

Durch die unter sachgemäßer Indikation eingeleitete Therapie kommt die subakute Mittelohrentzündung zur Ausheilung mit Wiederherstellung der normalen Hörfunktion. Sich selbst überlassen, geht die subakute Mittelohrentzündung meist in die chronische Mittelohreiterung über und zwar in Form der auf chronischer Schleimhauterkrankung beruhenden chronischen Mittelohreiterung, als deren äußeres Merkmal der große zentral gelegene Defekt des Trommelfells angesehen wird.

Die akute Mittelohrentzündung im Säuglings- und Kindesalter.

Die im Säuglings- und Kindesalter auftretende akute Mittelohrentzündung zeigt klinisch so andersartige Krankheitsbilder, daß eine besondere Besprechung notwendig ist. Die Eigenart dieser Erkrankungsformen für die klinische Beobachtung ist bedingt durch:

1. die Beschaffenheit des anatomischen Aufbaus des kindlichen Gehörorgans,
2. die unsichere Abgrenzung der in Erscheinung tretenden Krankheitssymptome,
3. die Schwierigkeit der objektiven Untersuchung.

Das Mittelohr des Säuglings und des Kindes in den ersten Lebensjahren ist an sich völlig ausgebildet, zeigt jedoch dem Erwachsenen gegenüber mancherlei Verschiedenheiten, die für die klinische Beurteilung von Krankheitszuständen von größter Bedeutung sind. Das Trommelfell, in der Größe dem des Erwachsenen gleich, hat eine mehr rundliche Form und erscheint infolge stärkerer Entwicklung der Mukosa dicker als dasjenige des Erwachsenen. Die für die Überleitung von Krankheitsprozessen vom Nasenrachenraum aus so überaus wichtige Tuba Eustachii ist um 13—14 mm kürzer als beim Erwachsenen, ihr Verlauf ist mehr horizontal, anstatt nach abwärts gerichtet. Die Durchgängigkeit der Tube ist durch die größere Beschaffenheit des pharyngealen Ostiums größer als beim Erwachsenen.

Der Warzenfortsatz ist beim Neugeborenen noch nicht entwickelt, die pneumatischen Räume sind nur andeutungsweise als flache Ausbuchtungen des als eines Hohlraumes von 9—10 mm Länge und 6—7 mm Breite ausgebildeten Antrum mastoideum vorhanden. Das Antrum steht in breiter Kommunikation mit der Paukenhöhle, wodurch einerseits das Übergreifen von Krankheitsprozessen am Mittelohr auf das Antrum sehr begünstigt wird, andererseits der Abfluß von Eiter erleichtert ist. Das Antrum ist sehr oberflächlich gelegen, die laterale Begrenzungswand ist bis zum zweiten Lebensjahr auffallend dünn und enthält in den ersten Lebensmonaten in ihrem Mittelteil einen Knorpelrest. So ist es zu erklären, daß bei Mastoiditis sehr rasch Durchbrüche nach außen hin sich entwickeln. Auch die Abgrenzung gegen die mittlere Schädelhöhle ist nicht völlig knöchern, solange die Fissura petro-squamosa nur bindegewebig verschlossen ist.

Die bei der akuten Mittelohrentzündung im Säuglings- und Kindesalter auftretenden Krankheitsanzeichen sind niemals so unzweideutig wie im späteren Alter. Das Kind ist nicht imstande, bestimmte Angaben zu machen, beim Säugling fehlt jede subjektive Empfindungsäußerung. Dazu kommt, daß die durch die Mittelohrerkrankung bedingte allgemeine Schädigung des Körperzustandes Krankheitsanzeichen seitens anderer Körperorgane (Gehirn, Lunge, Darmtraktus) hervorrufen kann, die Anlaß geben, den eigentlichen ursächlichen Krankheitsherd im Ohrgebiet zu übersehen.

Die Untersuchung bietet mancherlei Schwierigkeiten dar. Wenn auch der kindliche Gehörgang meist kürzer und weit beschaffen ist, so daß er leicht übersichtlich ist, so ist dieser Überblick, worauf GÖPPERT hinweist, durch die eigenartige Gestaltung des häutigen Gehörgangs sehr erschwert, so daß man das Ohrläppchen stark nach hinten und unten ziehen muß, um einen Einblick auf das Trommelfell zu erlangen. Das Trommelfell selbst ist, rundlich in der Form, schräger gestellt als beim Erwachsenen, derart, daß der hintere obere Abschnitt stark nach außen geneigt, dem Auge des Untersuchers näher liegt als der vordere Abschnitt.

Die Prüfung der Funktionsstörung fällt bei Säuglingen völlig aus und ist bei Kindern in den ersten Lebensjahren schwierig auszuführen und unsicher.

Die Otitis media der Säuglinge ist seit den ersten Untersuchungen von v. TRÖLTSCH (125) Gegenstand ernster Forschung geworden. Nach v. TRÖLTSCH ist die Paukenhöhle des Fötus nicht von freiem Schleim erfüllt, sondern von einem dicken Polster embryonalen Bindegewebes, welches die innere Wand der Paukenhöhle bekleidet und ihr Lumen bis hart an das Trommelfell ausfüllt. Ergänzungen dieses Befundes wurden von WENDT, BÖKE, KUTSCHARNIAK, WEISS und PREYSING gegeben.

Bei den Sektionen kindlicher Schläfenbeine fanden sich überraschenderweise sehr häufig Eiteransammlungen im Mittelohr. v. Tröltsch und Wreden erklärten diese Erscheinung als Folge entzündlicher Vorgänge, während Gruber und andere mehr an zufällige Befunde dachten im Sinne von Zaufal, Brunner und Rinecker, welche den Eiter in der Paukenhöhle Neugeborener als Zerfallsprodukt der embryonalen Sülze bezeichneten. Schwartze wies auf die Möglichkeit hin, daß Hindernisse in der Respiration Ursache und Pathogenese dieser Eiterungen sein könnten.

Aus dieser Anschauung heraus entwickelte sich die für Gerichtsärzte so lange Zeit als „Ohrenprobe" bezeichnete Untersuchungsmethode, die der Lungenprobe gleichwertig gehalten wurde, indem man annahm, daß bei einem toten Neugeborenen, der bereits geatmet habe, das gallertartige Gewebe in der Paukenhöhle geschwunden sei.

Wendt lehnte es ab, Eiterungsprozesse als physiologischen Vorgang zu bezeichnen, und betonte, daß vorzeitige Atembewegungen schon innerhalb des Uterus Erkrankungen im Mittelohr bedingen könnten, indem durch den Beginn der Atmung das umgebende Medium in die unter geringeren Druck gesetzten Mittelohrräume eindringen müsse. Aschoff (4) fand in seinen zahlreichen Untersuchungen von Schläfenbeinen Neugeborener Fruchtwasserbestandteile in der Paukenhöhle. Indem er diese durch intrauterine Atembewegungen herbeigeführt betrachtete, sah er darin gleichzeitig die Ursache der Eiterbildung in dem Mittelohr Neugeborener. Demgemäß bezeichnet Aschoff Otitis media neonatorum nicht als einen infektiösen Prozeß, sondern als eine regelrechte Fremdkörpereiterung, die nach der Geburt wieder verschwindet, wenn das Fruchtwasser durch die eindringende Atmungsluft verdrängt wird.

Im Gegensatz zu dieser Fremdkörpereiterung beruht nach Aschoff die im ersten Säuglingsalter auftretende Otitis media auf bakterieller Invasion, verursacht durch dieselben Mikroorganismen wie bei dem Erwachsenen. Gomperz (l. c. S. 36) will die Aschoffsche Ansicht insofern eingeschränkt wissen, als die Fruchtwasserverunreinigung sehr wohl eine besondere Disposition für bakterielle Erkrankungen des Mittelohres abgeben oder erhöhen dürfte, ebenso wie die hämorrhagischen Veränderungen, welche die Paukenschleimhaut bei schweren Geburten erleidet. So konnte Herrmann (Gomperz, S. 37) in einer Reihe von Untersuchungen im erkrankten Mittelohr von Neugeborenen dieselben Bakterienstämme feststellen, wie sie in der Vagina gefunden waren.

Die überaus große Neigung der Neugeborenen und der Kinder in den ersten Lebensjahren zu akuten Mittelohrentzündungen ist in den engen Beziehungen des Mittelohres zu der Nasen- und Rachenhöhle und der Häufigkeit von katarrhalischen Rachen- und Tubenaffektionen in diesem Lebensalter begründet. Bei Säuglingen kommt die Bedeutung der Nase für die Respiration besonders in Betracht, da beim Atmen die Zunge des Säuglings dem harten Gaumen fest anliegt und auch bei offenem Mund ein Durchtreten von Luft durch die Mundhöhle nicht nachzuweisen ist, so daß Inspirationsversuche bei krankhafter Verschwellung der Nasenwege Stauungserscheinungen mit Eindringen von Krankheitskeimen in das Mittelohrgebiet herbeiführen müssen. In den ersten Lebensjahren geben krankhafte Veränderungen in der Nase und dem Nasenrachenraum Anlaß zu gleichartigen Folgezuständen. So bilden die Infektionskrankheiten, bei denen die Schleimhäute des Nasenrachenraumes beteiligt sind, die hauptsächlichste Ursache für die große Zahl der akuten Mittelohrentzündungen im kindlichen Lebensalter. Gomperz (l. c.) weist auf die außerordentlich große Zahl der an Grippe sich anschließenden Mittelohrentzündungen hin.

Friedenberg (36) findet für die hartnäckigen rezidivierenden Ohreiterungen im ersten Kindesalter der ärmeren Bevölkerung eine Erklärung in den

Erkrankungen der Nase und des Nasenrachenraumes, für welche ursächlich in erster Linie die unhygienischen Verhältnisse anzusehen seien.

Die von einigen Autoren als Ursache der akuten Mittelohrentzündung im Kindesalter beschuldigte allgemeine Kachexie kann nach GOMPERZ (S. 38) als solche nicht anerkannt werden, solange der Modus der Infektion nicht gegeben ist.

1. Eigentümlichkeiten der Anzeichen einer Mittelohrentzündung im Säuglings- und Kindesalter.

Der Säugling und das Kind der ersten Lebensjahre kann die Anzeichen einer akuten Erkrankung nur durch allgemeines Unbehagen, Unlust zur Nahrungsaufnahme, schließlich durch andauerndes Weinen und Schreien zum Ausdruck bringen. Man ist deshalb versucht, im allgemeinen diese Symptome auf eine Störung der Hauptfunktion des Kindes, der Nahrungsaufnahme und Verdauung zu beziehen, um so mehr, wenn diese Anzeichen von bedrohlichen Symptomen wie Fieber, Erbrechen, Verweigerung der Nahrungsaufnahme begleitet sind, bis zufällig lokal manifest werdende Anzeichen seitens des Gehörorgans den eigentlichen Erkrankungsherd bemerklich machen.

Die leichten Grade der akuten Mittelohrentzündung führen zu zunehmender allgemeiner Verstimmung des Kindes mit gleichzeitiger Unlust, auf die Einwirkung der Umgebung zu reagieren. Im Gegensatz des Verhaltens z. B. bei akuten Bronchial- und Lungenerkrankungen, bei denen das Kind trotz sichtlicher Beschwerden dankbar und freundlich für den ihm gegebenen Anreiz ist.

Bei ausgesprochener Mittelohrentzündung zeigt sich eine auffallende Unruhe. Der Schlaf ist unruhig, indem der Kopf hin- und hergeworfen wird bei gleichzeitigem Stöhnen und Ächzen. Säuglinge wollen aus ihrem Lager heraus und beruhigen sich nur, indem sie, ähnlich wie bei Darmstörungen, hin- und hergetragen werden bzw. ihre Lagerung ändern.

Vielfach zeigt sich Appetitlosigkeit bei Säuglingen in Form von Unlust zum Saugen, das, wie v. TRÖLTSCH meint, Schmerzen hervorruft. Die Kinder weigern sich, die Brust oder die Flasche zu nehmen, während sie die mit dem Löffel gereichte Nahrung zu sich nehmen. Mit Vorliebe liegen die Kinder auf der Seite des erkrankten Ohres und nehmen gewöhnlich nur eine Brust, da sie bei entgegengesetzter Lage Schmerzen empfinden. Fast ausnahmslos tritt eine auffallende Verschlechterung des Allgemeinbefindens ein. Das Körpergewicht nimmt ab und zwar bei einer ausgesprochenen Mittelohrentzündung in demselben Umfange wie bei einer akuten Pneumonie. Dieser Erfahrung gegenüber weist GÖPPERT (l. c., S. 129) darauf hin, daß ein in Rekonvaleszenz befindliches Kind durch eine interkurrent auftretende Otitis media keine Einbuße an Gewicht erleidet, daß vielmehr die infolge der Mittelohraffektion bedingte Schädigung durch die Rekonvaleszenz kompensiert werde. Gleichzeitig jedoch betont GÖPPERT, daß eine schwere Mittelohrentzündung bei einem labilen Kinde einen ernsten Zusammenbruch hervorrufen könne, ebenso daß ein Kind, das bereits wieder in Nahrungsaufnahme begriffen sei, durch eine schwere Mittelohrentzündung so weit geschädigt werden kann, daß es in den Zustand leichter alimentärer Intoxikation mit Ausscheidung von Eiweiß und Zucker zurückgleiten kann.

Sehr häufig treten bei der akuten Mittelohrentzündung im kindlichen Alter Störungen von seiten des Darmtractus auf. Man ist versucht gewesen, diese Affektionen als die akuten Folgezustände der Ohrerkrankung aufzufassen. PONFICK nimmt an, daß bei Sekretverhaltung vom Ohr aus durch Resorption von Toxinen die Erscheinungen einer Allgemeininfektion hervorgerufen werden können, die sich durch Fieber und Störungen im Verdauungskanal kundgeben,

ja selbst zum Tode des Kindes allein durch diese toxische Wirkung führen
können. Durch spontane oder rechtzeitig herbeigeführte Perforation des Trommelfells sei sofortiger Nachlaß der Darmerscheinungen zu erreichen. Dieser
Auffassung stimmen Gomperz (l. c.) und Hartmann zu, indem Hartmann auf
den choleraähnlichen Charakter der Darmstörungen bei schweren akuten Mittelohrentzündungen im Kindesalter hinweist. Göppert (l. c.), Steiner (120),
Finkelstein und Weiss (132) lehnen den ursächlichen Zusammenhang von
Otitis mit Darmerkrankungen ab, indem sie beide Erkrankungszustände als
koordiniert und von der gleichen infektiösen Ursache abhängig ansehen.
Preysing (97) hält die bei kräftigen Kindern innerhalb der ersten Lebensjahre
mit hohem Fieber und Durchfällen auftretenden Erkrankungen des Darmtraktus für Folgeerscheinungen der Ohrerkrankung, die als Begleiterkrankung
nur dann angesprochen werden können, wenn nach erfolgter Besserung der
Ohrerkrankung kein bemerkenswerter Nachlaß der Darmbeschwerden zu beobachten ist.

Diese verschiedenartige Deutung der Darmstörungen im kindlichen Lebensalter bei gleichzeitiger Otitis media läßt die Tatsache, daß diese Störungen
sehr häufig beobachtet werden, erst recht bemerkenswert erscheinen, indem sie
den Ohrenarzt vor die Aufgabe stellt, in jedem Einzelfall entscheiden zu müssen,
ob die Ohrerkrankung oder die des Darmtraktus für die Behandlung maßgebend sein soll, ganz besonders in Rücksicht darauf, daß es nicht angezeigt
ist, eine Ohrerkrankung bei bestehenden schweren Darmstörungen als nebensächliche Krankheit außer acht zu lassen.

Unter demselben Gesichtspunkt sind die im kindlichen Alter bei akuten
Mittelohrentzündungen auftretenden Erkrankungen der Respirationsorgane zu
bewerten. Die Häufigkeit des Vorkommens von Otitis media in Verbindung
mit Pneumonie und Katarrhen der Atmungswege ist schon von Wrede (l. c.)
und Steckeisen betont. Steiner (137) erklärte die von Rilliet und Barthey
als cerebrale Pneumonie, von Ziemssen als „Pneumonie mit Gehirnerscheinungen" bezeichnete Erkrankung als einen durch die bestehende Mittelohrentzündung bedingten Folgezustand.

Bei den engen Beziehungen der Erkrankungen des Nasenrachenraums zu
denen des Mittelohres, deren volle Bedeutung erst in den letzten Jahrzehnten
voll erkannt ist, wird man ohne weiteres das gleichzeitige Auftreten von Mittelohrerkrankungen mit denen des Respirationstraktus verstehen können, ebenso
wird man es erklärlich finden, daß die im Gefolge einer akuten Mittelohrentzündung auftretenden Schädigungen des allgemeinen Körperzustandes sowohl'
auf das Übergreifen der im Nasenrachenraum vorhandenen Infektionserreger
auf die Atmungsorgane begünstigend einwirken können, indem sie dazu Anlaß
geben, daß eine bestehende Erkrankung der Atmungsorgane hartnäckige Formen
annehmen kann. Unter dieser Voraussetzung ist deshalb niemals die Ohrerkrankung als nebensächliche Begleiterkrankung anzusehen. Es sind vielmehr
alle zutage tretenden Krankheitssymtpome dahin zu untersuchen, ob sie mehr
von der einen oder der anderen Erkrankung ausgelöst sind, damit in der Behandlung die eigentliche Krankheitsursache beseitigt wird.

Von besonderer Bedeutung sind die als „Meningismus" bezeichneten Symptome — Nackensteifigkeit und Aufschreien —, wie sie im Kindesalter im
Anschluß an hochgradige Fieberzustände beobachtet werden, die unter Erbrechen, Bewußtlosigkeit oder Erregtsein mit Konvulsionen das Bild der beginnenden Meningitis darbieten.

Indem man diese Zustände als Zeichen einer beginnenden Meningitis oder
einer schweren Infektionskrankheit ansieht, läßt man vielfach die sich entwickelnde akute Mittelohrentzündung außer Betracht und übersieht, daß in

Wirklichkeit diese Cerebralsymptome auf die vielfachen, in den noch nicht vereinigten Suturen, vorhandenen Gefäßanastomosen zwischen Pauken- und Schädelhöhle des Kindes zurückzuführen sind. Es ist deshalb unerläßlich bei allen akuten fieberhaften, mit Hirnsymptomen verbundenen Erkrankungen eine gründliche Untersuchung des Gehörorgans vorzunehmen.

2. Untersuchung und Diagnose der akuten Mittelohrentzündung im Säuglings- und Kindesalter.

Die Untersuchung des Ohres beim Neugeborenen ist dadurch erschwert, daß der äußere Gehörgang des Säuglings lediglich aus dem membranösen Teil besteht, der sich von der äußeren Öffnung aus gegen das Trommelfell hin zunächst verengt und erst kurz vor dem Trommelfell erweitert. Man muß deshalb zur Untersuchung möglichst enge und kurze Ohrtrichter wählen. Bei der Untersuchung ist der Kopf des Kindes ruhig zu halten, deshalb geschieht die Untersuchung am besten in liegender Stellung des Kindes auf einem Tisch. Stets sind beide Ohren zu untersuchen, um Abweichungen richtig beurteilen zu können. Stets muß man bedenken, daß in den ersten Lebenswochen des Säuglings Hyperämien und Ecchymosen am Trommelfell noch von der Stauung während des Geburtsaktes und den veränderten Zirkulationsverhältnissen bedingt sein können. Die Diagnose ist leicht, wenn eine Perforation deutlich erkennbar ist oder auch, wenn schleimiges Sekret den Gehörgang anfüllt, das nur von der Schleimhaut der Mittelohrräume herrühren kann. Bei Unsicherheit wird man sich über das Bestehen einer Perforation durch eine Lufteinblasung nach POLITZER Klarheit verschaffen können.

In Verbindung mit dem otoskopischen Befund werden sich bei sorgsamer Krankheitsbeobachtung für die Diagnose keine Schwierigkeiten ergeben.

3. Prognose und Verlauf.

Die akute Mittelohrentzündung im Säuglings- und Kindesalter nimmt im allgemeinen einen gutartigen Verlauf derart, daß vollständige Ausheilung mit Erhaltung der Funktion zu erwarten ist. Bei schwächlichen, anämischen und rachitischen Kindern ist die Heilungstendenz ungünstiger, insbesondere wenn die Anfangsstadien infolge der geringen Krankheitssymtpome übersehen und in der rechtzeitigen Behandlung vernachlässigt sind. Bemerkenswert ist, daß nach einmaliger Mittelohrentzündung im Kindesalter auffallend häufig und in kurzen Intervallen Rezidive der Erkrankung auftreten und zwar so, daß die Schwere der Erkrankung bei jedem Rezidiv stärker zur Erscheinung kommt. Deshalb ist nach jeder erstmaligen Mittelohrentzündung im Kindesalter der Beschaffenheit der Nase und des Nasenrachenraumes größte Beachtung zu schenken.

Der Verlauf der akuten Mittelohrentzündung im Kindesalter ist im allgemeinen ein gutartiger, weil der Abfluß des Sekrets auch ohne Öffnung im Trommelfell auf dem Wege der Tuba Eustachii eher möglich ist als bei dem Erwachsenen. Ungünstiger sind die nach Infektionskrankheiten — Scharlach, Masern — entstandenen Entzündungen, die meist zu schnellem und ausgedehntem Zerfall des Trommelfells und der Schleimhaut des Mittelohres führen. Leichtere Fälle heilen in 8—10 Tagen aus. Schwerere Fälle nehmen einen bei Erwachsenen ähnlichen Verlauf. Nach GOMPERZ werden relativ selten Komplikationen in Form der Mastoiditis mit Knocheneinschmelzung und Durchbrüchen beobachtet. Obwohl die Schleimhaut des Antrum und des Processus mastoideus infolge der breiten Kommunikation zwischen Paukenhöhle und Antrum meist frühzeitig beteiligt ist, bildet sich selten ein Empyem des Warzenfortsatzes aus, da infolge dieser anatomischen Verhältnisse der Sekretabfluß erleichtert ist. Andererseits liegt bei behindertem Sekretabfluß die Gefahr vor, daß die in dem verhältnismäßig weiten Antrum gestaute Sekretmenge zur Erkrankung der dünnen Knochenwand führt und schon sehr frühzeitig Mastoiderscheinungen mit Durchbrüchen nach außen veranlassen bzw. zu den im Kindesalter so häufig beobachteten schweren Hirnsymptomen führen kann. Infolge der bei Kindern noch nicht völligen Ausbildung des Warzenfortsatzes und der steilen Lage des Antrum treten solche periostalen Schwellungen und Durchbrüche viel häufiger über als hinter dem Ohrmuschelansatz auf, ein Umstand, der bei der Operation solcher Krankheitszustände für die Orientierung sehr zu beachten ist.

Der spontane Durchbruch des Trommelfells tritt nach den Beobachtungen der meisten Autoren (v. Tröltsch) bei Säuglingen und Kindern meist sehr spät auf. Indem Gomperz diese Erscheinung bestreitet, weist er darauf hin, daß wohl die Cutis der Schleimhautschicht des kindlichen Trommelfells etwas dicker sei als beim Erwachsenen, daß man aber auch bei sonst normalen Kindern beobachten könne, daß die Perforation zu einer Zeit eintritt, wenn die Trommelfellmembrane durch die Entzündung bereits mächtig verdickt sei.

4. Therapie.

Die Behandlung der akuten Mittelohrentzündung im Säuglings- und Kindesalter richtet sich im allgemeinen nach den für Erwachsene gültigen Grundsätzen. Erschwerend für die Abgrenzung der Indikation der jeweiligen Behandlungsart ist der Umstand, daß seitens des Säuglings und Kindes die subjektiven Angaben über den Grad der Funktionsstörung und über die den fortschreitenden Charakter der Erkrankung bezeichnenden Schmerzempfindungen fehlen. Für die Beurteilung dieser Schädigungen ist demnach vor allem die allgemeine Krankheitsbeobachtung und sorgfältige Feststellung der lokal entzündlichen Symptome erforderlich. Vor allem muß das Bestreben dahin gehen, in Rücksicht auf die eigenartigen anatomischen Verhältnisse der kindlichen Mittelohrräume möglichst frühzeitig das entzündliche Exsudat zu entleeren. *Dementsprechend ist die frühzeitige Paracentese in erster Linie indiciert.* Nach Ausführung dieses Eingriffs sieht man oft blitzartig die schwersten Krankheitssymptome nachlassen. Die Gefahr einer nach der Paracentese eintretenden Schädigung ist nicht gegeben, vorausgesetzt, daß eine sachgemäße Nachbehandlung eingeleitet wird.

In Fällen, in denen die Anzeichen eines leichten Grades der Entzündung vorhanden sind, muß man versuchen, die Entzündungserscheinungen durch Begünstigung der Resorption des Exsudats zu beseitigen. Es kommen deshalb die entsprechenden Maßnahmen in Form von feuchten Umschlägen und einer Schwitzkur in Betracht. Vor allem ist in solchen Fällen auf rechtzeitige Behandlung des Nasenrachenraumes zu achten.

Ist bereits eine Perforation des Trommelfells erfolgt, so ist die Behandlung ähnlich der bei Erwachsenen. Je nach dem Vorhandensein allgemeiner oder lokaler Krankheitssymptome ist es bei der akuten Mittelohrentzündung des Säuglings- und Kindesalters notwendig, die spontane Durchlöcherung des Trommelfells, die vielfach nur ungenügend den Sekretabfluß ermöglicht, durch eine erneute Paracentese zu erweitern, so daß keine Retention möglich ist. Bei Kindern ist diese Paracentese stets zu wiederholen, falls Anzeichen einer erneuten Stauung des Sekrets im Mittelohrgebiet bemerklich werden.

Die Anwendung weiterer Hilfsmittel, wie Ätzmittel, medikamentöse Pulvereinblasung, Gebrauch des Politzerballons, unterliegt denselben Gesichtspunkten wie bei den Erwachsenen.

Literatur.

1. Albrecht: Arch. f. Ohren-, Nasen- u. Kehlkopfheilk. Bd. 85, S. 198. — 2. Alexander: Verwendung der parenteralen Milchinjektion. Monatsschr. f. Ohrenheilk. u. Laryngo-Rhinol. Bd. 51. — 3. Amberg (1): Ref. Internat. Zentralbl. f. Ohrenheilk. Bd. 14, S. 60. — Derselbe (2): Die Ohrenkrankheiten im Kindesalter. 1912. — 4. Aschoff: Zeitschr. f. Ohrenheilk. u. f. Krankh. d. Luftwege. Bd. 31. — 5. Baginsky: Berl. klin. Wochenschr. 1902. Nr. 6. — 6. Ballin: Ref. Internat. Zentralbl. f. Ohrenheilk. 1909. S. 529. — 7. Beck (1): Zeitschr. f. Ohrenheilk. u. f. Krankh. d. Luftwege. Bd. 80, S. 145. — Derselbe (2): Laryngoskopie 1919. — Derselbe (3): Zeitschr. f. Ohrenheilk. u. f. Krankh. d. Luftwege. Bd. 80, S. 250. — 8. Bezold (1): Gesamtbericht über die Behandlung von Ohrerkrankungen. Arch. f. Ohren-, Nasen- u. Kehlkopfheilk. Bd. 21. — Derselbe (2): Dtsch. otol. Ges. 1902, S. 9 und Zeitschr. f. Ohrenheilk. u. f. Krankh. d. Luftwege. Bd. 41, S. 19. — Derselbe (3): Dtsch. med. Wochenschr. 1887. Nr. 8. — 9. Bing: Experimentelles zur Durchspülung der Paukenhöhle. Arch. f. Ohren-, Nasen- u. Kehlkopfheilk. Bd. 39, S. 324. — 10. Blake u. Andrews: Arch. f. Ohren-, Nasen- u. Kehlkopfheilk. Bd. 77 u. Internat. Zentralbl. f. Ohrenheilk. 1912. — 11. Blau (1): Arch. f. Ohren-, Nasen- u. Kehlkopfheilk. Bd. 49. — Derselbe (2): Jahresber. 1902. S. 176. — 12. Böke: Jahrb. f. Kinderheilk. 1876. — 13. Braun: Otitis media als Frühsymptom usw. Zeitschr. f. Ohrenheilk. u. f. Krankh. d. Luftwege Bd. 59, S. 45. — 14. Brieger: Pathologie der Sinusthrombose 1892. — 15. Brühl: Anatom. Anz. Bd. 14. — 16. Brünings: Verhandl. d. otol. Ges. 1910. — 17. Bürkner: Beiträge zur Statistik der Ohrerkrankungen. Arch. f. Ohren-, Nasen- u. Kehlkopfheilk. Bd. 20. 1883. — 18. Busch: Beitr. z. Anat., Physiol., Pathol. u. Therapie d. Ohres, d. Nase u. d. Halses. Bd. 3. — 19. Caldera: Die Vaccinetherapie in der Oto-Rhino-Laryngologie. Internat. Zentralbl. f. Ohrenheilk. Bd. 9, S. 141. — 20. Cemach: Österr. otol. Ges. Sitzung v. 28.4.1919 u. Monatsschr. f. Ohrenheilk. u. Laryngo-Rhinol. Bd. 55, H. 9. — 21. Christianneck: Arch. f. Ohren-, Nasen- u. Kehlkopfheilk. Bd. 20, S. 27. — 22. Claus-Passow: Beiträge, Festschrift S. 130. — 23. Coates: Bakterienvaccine bei Ohrerkrankung. Internat. Zentralblatt f. Ohrenheilk. Bd. 13, S. 44. — 24. Compaires: Arch. ital. di otol., rinol. e laringol. Vol. 13, p. 2. — 25. Denker (1): Verhandl. d. otol. Ges. 1907. S. 87. — Derselbe (2): Lehrbuch. 7. Aufl. — 26. Dixon: Ref.: Internat. Zentralbl. f. Ohrenheilk. Bd. 83, S. 123. — 27. Em: Wien. med. Wochenschr. 1905. H. 1—3. — 28. Eschweiler: Arch. f. Ohren-, Nasen- u. Kehlkopfheilk. Bd. 75. — 29. Fellas: Ärztl. Fortbildung. 1911. S. 36. — 30. Finkelstein: Dtsch. Praxis 1898. Ref.: Blau Bd. 4, S. 180. — 31. Fischer: Verhandlungen der otol. Ges. 1923. — 32. Fleischmann: Arch. f. Ohren-, Nasen- u. Kehlkopfheilk. Bd. 105. — 33. Foelitz: Handbuch von Schwartze. — 34. Forschner: Verhandl. d. otol. Ges. 1922. — 35. Frey: Monatsschr. f. Ohrenheilk. u. Laryngo-Rhinol. Bd. 55, S. 185. — 36. Friedenberg: Blaus Berichte. Bd. 10, S. 149. — 37. Göppert: Die Ohrerkrankungen des Kindes. Berlin 1914. S. 91. — 38. Goerke (1): Beitr. z. Anat., Physiol., Pathol. u. Therapie d. Ohres, d. Nase u. d. Halses. Bd. 2, S. 543. — Derselbe (2): Die exsudativen und plastischen Vorgänge im Mittelohr. Arch. f. Ohren-, Nasen- u. Kehlkopfheilk. Bd. 65, S. 212. — Derselbe (3): Die Ohrkrankheiten des Kindes. Berlin: Julius Springer 1914. — Derselbe (4): Internat. Zentralbl. f. Ohrenheilk. Bd. 13, S. 36. — 39. Gomperz (1): Wien. med. Wochenschr. 1917. S. 1600. Ref.: Internat. Zentralbl. f. Ohrenheilk. Bd. 15, S. 122. — Derselbe (2): Pathologie der Mittelohreiterungen im Säuglingsalter. Wien 1906. S. 7. — 40. Gradenigo: Sammelreferat Vogel. Internat. Zentralbl. f. Ohrenheilk. Bd. 18 u. 19. — 41. Griesmann: Monatsschr. f. Ohrenheilk. u. Laryngo-Rhinol. Nr. 55. — 42. Grossmann: Verhandl. d. otol. Ges. 1922. S. 145. — 43. Gruber (1): Lehrbuch 1888. — Derselbe (2): Wien. med. Blätter 1881. — Derselbe (3): Monatsschr. f. Ohrenheilk. u. Laryngo-Rhinol. 1868. — 44. Grunert-Schwartze: Grundriß der Otologie S. 217. — 45. Halle: Verhandl. d. otol. Ges. 1921. S. 423 und Monatsschr. f. Ohrenheilk. u. Laryngo-Rhinol. 1915. — 46. Hartmann: Zeitschrift f. Ohrenheilk. u. f. Krankh. d. Luftwege. Bd. 34, S. 1. — 47. Hassel: Zeitschr. f. rationelle Med. Bd. 23, Ref. Gomperz S. 48. — 48. Haug: Die Krankheiten des Ohres. Wien 1893. — 49. Hausmann: Arch. f. Ohren-, Nasen- u. Kehlkopfheilk. Bd. 80, S. 275. — 50. Haymann: Über Stauungstherapie. Internat. Zentralbl. f. Ohrenheilk. Bd. 5, S. 118. — 51. Heermann und Bresgens Abhandl. Bd. 10. — 52. Heine (1): Berl. klin. Wochenschr. 1900. Nr. 38. — Derselbe (2): Operationen am Ohr. S. 42. — 53. Henrici (1): Tuberkulose. — Derselbe (2): Zeitschr. f. Ohrenheilk. u. f. Krankh. d. Luftwege. Bd. 48. — 54. Hessler: Arch. f. Ohren-, Nasen- u. Kehlkopfheilk. Bd. 38, S. 36. — 55. Hinsberg: Zeitschr. f. Ohrenheilk. u. f. Krankh. d. Luftwege. Bd. 51, S. 19. — 56. Hildebrandt-Trautmann: Arch. f. Ohren-, Nasen- u. Kehlkopfheilk. Bd. 30, S. 183. — 57. Hoffmann (1): Verhandl. d. otol. Ges. 1922. S. 148. — Derselbe (2): Arch. f. Ohren-, Nasen- u. Kehlkopfheilk. 1862. — 58. Holger-Mygind: Zeitschr. f. Ohrenheilk. u. f. Krankh. d. Luftwege. Bd. 72, S. 63. — 59. Imhofer: Parenterale Milch-

injektion bei akuter Mittelohrentzündung. Zeitschr. f. Ohrenheilk. u. f. Krankh. d. Luftwege. Bd. 77, S. 93. — 60. Jürgensen: Ziemsches Handb. f. speziell. Pathol. u. Therapie.
Bd. 5. 1874. — 61. Knick: Otol. Verhandl. 1914. S. 172. — Derselbe: Otol. Verhandl.
1922. — 62. Kobrak (1): Beitr. z. Anat., Physiol., Pathol. u. Therapie d. Ohres, d. Nase u.
d. Halses. Bd. 2. — Derselbe (2): Med. Klinik 1910. S. 63. — 63. Körner (1): Verhandl.
d. otol. Ges. 1902. S. 55. — Derselbe (2): Lehrbuch, S. 303. — Derselbe (3): Zeitschr.
f. Ohrenheilk. u. f. Krankh. d. Luftwege Bd. 72. S. 187. — Derselbe (4): Münch. med.
Wochenschr. 1904. — 64. Kretschmann: Zeitschr. f. Ohrenheilk. u. f. Krankh. d. Luftwege. Bd. 41. — 65. Kümmel (1): Verhandl. d. otol. Ges. 1909. — Derselbe (2): Verhandl.
d. otol. Ges. 1907. S. 30. — Derselbe (3): Jahreskurse f. ärztl. Fortbildung 1911. S. 34
und 1916. S. 41, 44. — Derselbe (4): Verhandl. d. otol. Ges. 1907. S. 29. — Kümmel-Cohnstädt: Zeitschr. f. Ohrenheilk. u. f. Krankh. d. Luftwege. Bd. 63, S. 210. — 66. Kutschaniak:
Arch. f. Ohren-, Nasen- u. Kehlkopfheilk. Bd. 10. 1876. — 67. Lange: Beitr. z. Anat., Physiol.,
Pathol. u. Therapie d. Ohres, d. Nase u. d. Halses. Bd. 4. 1911. — 68. Legmann: Inaug.-Diss.
Göttingen 1888. — 69. Leidler: Österr. otol. Ges. 1921. — 70. Lesser: 4. dermatol. Kongreß.
— 71. Lessaro: Lucaes Festschrift Berlin 1905 und Barusick: zit. Blau, Jahresber. 1886.
S. 103. — 72. Liebermann: Zeitschr. f. Hals-, Nasen- u. Ohrenheilk. Bd. 4, S. 52. — 73. Linck:
Das Otalgan und die Behandlung akuter Mittelohrentzündung. Med. Klinik 1922. —
74. Löwenberg: Zeitschr. f. Ohrenheilk. u. f. Krankh. d. Luftwege. Bd. 10, S. 122. —
75. Ludwig: Arch. f. Ohren-, Nasen- u. Kehlkopfheilk. Bd. 29, S. 234. — 76. Lüders:
Zeitschr. f. Ohrenheilk. u. f. Krankh. d. Luftwege. Bd. 66, S. 73. — 77. Magnus: Zeitschr.
f. Ohrenheilk. u. f. Krankh. d. Luftwege. Bd. 86. — 78. Manasse: Handb. d. pathol. Anat.
d. Ohres. 1917. — 79. Mann: Arch. f. Ohren-, Nasen- u. Kehlkopfheilk. Bd. 47. — 80. Marun:
Arch. f. Ohren-, Nasen- u. Kehlkopfheilk. Bd. 78. — 82. Max: Wien. med. Wochenschr.
Bd. 55. — 83. Mendel: Dtsch. med. Wochenschr. 1914. Nr. 1. — 84. Moos: Allgemeine
Ätiologie usw. Handb. d. Ohrenheilk. v. Schwartze. — 85. Müller und Thonnen:
Heilung der Iritis durch parenterale Milchinjektion. Med. Klinik. 1916. Nr. 13. —
86. Nadoleczny: Arch. f. Ohren-, Nasen- u. Kehlkopfheilk. Bd. 48. — 87. Neumann:
Verhandl. d. otol. Ges. 1907. S. 98. — 88. Nühsmann: Arch. f. Ohren-, Nasen- u. Kehl-
kopfheilkunde. Bd. 107. — 89. Oeken: Therapeutische Monatsh. 1920. H. 23. — 90. Orbino:
Internat. Zentralbl. f. Ohrenheilk. Bd. 7, S. 115. — 91. Ostmann (1): Arch. f. Ohren-, Nasen-
u. Kehlkopfheilkunde. Bd. 42, S. 217. — Derselbe (2): Lehrb. d. Ohrenkrankh. S. 318.
— 92. Panse: Pathol. Anat. d. Ohres. Leipzig 1912. — 93. Passow (1): Verhandl. d. otol.
Ges. Nürnberg 1921. — Derselbe (2): Beitr. z. Anat., Physiol., Pathol. u. Therapie d. Ohres,
d. Nase u. d. Halses. H. 1. 1912. — 94. Piffl: Verhandl. d. otol. Ges. 1902. — 95. Politzer (1):
Lehrb. 4. Aufl. — Derselbe (2): Lehrb. 1. Aufl. 1878. — Derselbe (3): Wien. med. Wochen-
schrift Bd. 59. — 96. Ponfick: Berl. klin. Wochenschr. 1897. Nr. 38. — 97. Preysing (1):
Zentralbl. f. Bakteriol. Bd. 25 und Otitis media der Säuglinge. Wiesbaden 1904. — Der-
selbe (2): Handb. d. spez. Chirurg. Bd. 2, Lief. 4, S. 132. — Derselbe (3): Handb. d. spez.
Chirurg. Bd. 2, Lief. 4, S. 121. — Derselbe (4): Handb. d. spez. Chirurg. Bd. 3, S. 154. —
Derselbe (5): Krankheiten des Mittelohres. Handb. d. spez. Chirurg. Bd. 2, Lief. 4, S. 122.
— Derselbe (6): Handb. d. spez. Chirurg. Bd. 2, S. 154. — Derselbe (7): Handb. d. spez.
Chirurg. Bd. 2 u. 4, S. 167. — Derselbe (8): Therapeutische Monatsh. 1910. S. 2.
— Preysing, Frey, Leichsenring: Zeitschr. f. Ohrenheilk. u. f. Krankh. d. Luft-
wege. Bd. 80, S. 213. — 98. Reinking: Zeitschr. f. Ohrenheilk. u. f. Krankh. d. Luft-
wege. Bd. 77. — 99. Retjö: Monatsschr. f. Ohrenheilk. u. Laryngo-Rhinol. Bd. 44, H. 4.
— 100. Röpke: Arch. f. Ohren-, Nasen- u. Kehlkopfheilk. Bd. 73. 1907. — 101. Rudolph (1):
Zeitschr. f. Ohrenheilk. u. f. Krankh. d. Luftwege. Bd. 28. 1892. — Derselbe (2): 18
Sektionsbefunde über das Gehörorgan bei Masern. Zeitschr. f. Ohrenheilk. u. f. Krankh.
d. Luftwege. Bd. 28. 1892. — 102. Rugani: Arch. ital. di otol., rinol. e laringol. Vol. 21. —
103. Runge: Zeitschr. f. Ohrenheilk. u. f. Krankh. d. Luftwege. Bd. 81, S. 351. — 104. Sarai:
Zeitschr. f. Ohrenheilk. u. f. Krankh. d. Luftwege. Bd. 44. — 105. Scheibe (1): Münch. med.
Wochenschr. 1918. S. 1223/1224. — Derselbe (2): Zeitschr. f. ärztl. Fortbild. S. 683. —
Derselbe (3): Zeitschr. f. Ohrenheilk. u. f. Krankh. d. Luftwege. Bd. 48. — Derselbe (4):
Zeitschr. f. ärztl. Fortbild. 1922. Nr. 685. — Scheibe-Müller: Arch. f. Ohren-, Nasen-
u. Kehlkopfheilk. Bd. 111, S. 45. — 106. Schild: Internat. Zentralbl. f. Ohrenheilk.
Ref. Bd. 4, S. 132. — 107. Schlittler (1): Lebensgefährlichkeiten der Mittelohreiterung.
Zeitschr. f. Ohrenheilk. u. f. Krankh. d. Luftwege. Bd. 2, S. 36. — Derselbe (2): Schweiz.
med. Wochenschr. 1922. Nr. 21, S. 537. — 108. Schlomann (1): Sammelreferat. Internat.
Zentralbl. f. Ohrenheilk. Bd. 7, S. 479. — Derselbe (2): Sammelreferat. Internat. Zentralbl.
f. Ohrenheilk. Bd. 7, S. 484. — 109. Schulz: Arch. f. Ohren-, Nasen- u. Kehlkopfheilk.
Bd. 79, S. 220. — 110. Schwartze (1): Arch. f. Ohren-, Nasen- u. Kehlkopfheilk. Bd. 1, 3, 6
und Paracentese des Trommelfells. Halle 1868. — Derselbe (2): Arch. f. Ohren-, Nasen-
u. Kehlkopfheilk. Bd. 29, S. 234. — Derselbe (3): Lehrb. S. 194. — Derselbe (4): Arch.
f. Ohren- Nasen- u. Kehlkopfheilk. Bd. 1. — 111. Seeligmann: Dtsch. otol. Ges. 1893. —
112. Seiffert: Ref. Internat. Zentralbl. f. Ohrenheilk. Bd. 10 S. 322. — 113. Siebenmann (1):

Otol. Verhandl. 1902. — Derselbe (2): Anatomie des Mittelohres. S. 295. — 114. Sondermann: Saugtherapie bei Ohrerkrankungen. Arch. f. Ohren-, Nasen- u. Kehlkopfheilk. Bd. 64.
S. 15. — 115. Sonnenkalb: Röntgendiagnostik. Jena: Gustav Fischer 1918. — 116. Stark:
Beiträge zur Bakteriol. usw. Zeitschr. f. Ohrenheilk. u. f. Krankh. d. Luftwege. Bd. 56. S. 169.
— 117. Staunig: Zeitschr. f. Ohrenheilk. u. f. Krankh. d. Luftwege. Bd. 79 S. 308. —
118. Steckeisen: Bericht über das Kinderspital von Basel. Ref. Gomperz 1864. — 119. Stein:
Gehörorgan und Konstitution. Zeitschr. f. Ohrenheilk. u. f. Krankh. d. Luftwege. Bd. 76.
S. 122. — 120. Steiner (1): Prag. med. Wochenschr. 1898. — Derselbe (2): Jahrb. f.
Kinderheilk. 1869. — 121. Stenger: Arch. f. Ohren-, Nasen- u. Kehlkopfheilk. Bd. 54,
H. 2/6. — 122. Thost: Monatsschr. f. Ohrenheilk. u. Laryngo-Rhinol. 1914. S. 84. —
123. Tomka: Arch. f. Ohren-, Nasen- u. Kehlkopfheilk. Bd. 49 S. 29. — 124. Trautmann:
Arch. f. Ohren-, Nasen- u. Kehlkopfheilk. Bd. 30, S. 143. — 125. v. Tröltsch (1): Lehrb.
1873. — Derselbe (2): Verhandl. d. physikal.-med. Ges. Würzburg 1859. — 126. Uffen-
orde (1): Monatsschr. f. Ohrenheilk. u. Laryngo-Rhinol. 1911. S. 1244. — Derselbe (2):
Zeitschr. f. Ohrenheilk. u. f. Krankh. d. Luftwege. Bd. 71. — 127. Urbantschitsch (1):
Monatsschr. f. Ohrenheilk. u. f. Laryngo-Rhinol. Bd. 48 S. 1265. — Derselbe (2): Lehrb.
4. Aufl. S. 326. — Derselbe (3): Monatsschr. f. Ohrenheilk. u. Laryngo-Rhinol. Bd. 45.
S. 681. — Derselbe (4): Monatsschr. f. Ohrenheilk. u. Laryngo-Rhinol. Bd. 44. S. 258.
— 128. Vohsen: Verhandl. d. otol. Ges. 1912. — 129. Voss (1): Diskussion. Verhandl. d.
otol. Ges. Nauheim 1920. — Derselbe (2): Verhandl. dtsch. Otol. 1908. — Derselbe (3):
Verhandl. dtsch. Otol. 1912. — 130. Weil (1): Haugs Beitr. Bd. 5, S. 218. — Derselbe (2):
Haugs Beitr. Bd. 3, H. 5. — 131. Weiser: Münch. med. Wochenschr. 1913. Nr. 45. —
132. Weiss (1): Beitr. z. pathol. Anat. u. z. allg. Pathol. Bd. 27. 1900. — Derselbe (2):
Beitr. z. pathol. Anat. u. z. allg. Pathol. 1900. S. 113. — 133. Wendt (1): Arch. f. Heilk.
Bd. 14. 1871. — Derselbe (2): Arch. f. Ohren-, Nasen- u. Kehlkopfheilk. 1873. —
134. Wilde: Ohrenheilkunde. Dtsch. Übersetzg. 1855. S. 278. — 135. Wittmaack (1): Über
die normale und pathologische Pneumatisation des Schläfenbeins einschließlich ihrer Beziehungen zu Mittelohrerkrankungen. Jena 1914. — Derselbe (2): Pneumatisation des
Schläfenbeins. Jena 1918. — 136. Wodak: Arch. f. Ohren-, Nasen- u. Kehlkopfheilk. Bd. 109.
— 137. Wreden: Monatsschr. f. Ohrenheilk. u. Laryngo-Rhinol. 1868. — 138. Zange: Arch.
f. Ohren-, Nasen- u. Kehlkopfheilk. Bd. 89. — 139. Zaufal (1): Prag. med. Wochenschr.
1888. Nr. 8 u. 45. — Derselbe (2): Prag. med. Wochenschr. 1887 Nr. 88, 89 und Arch.
f. Ohren-, Nasen- u. Kehlkopfheilk. Bd. 31. — Derselbe (3): Über die Beziehungen
von Mikroorganismen zu den Mittelohrentzündungen. Arch. f. Ohren-. Nasen- u. Kehlkopfheilkunde. Bd. 31. — Derselbe (4): Prag. med. Wochenschr. 1902. — Derselbe (5):
Rinecker, Brunner, Zit. Gomperz, S. 33. — 140. Ziemssen: Pleuritis und Pneumonie im
Kindesalter. Berlin 1862. — 141. Zimmermann: Otol. Verhandl. 1914. S. 165. — 142. Züpfle
und Kümmel: Ref. Dtsch. otol. Ges. 1907 und Zentralbl. f. Bakteriol., Parasitenk. u. Infektionskrankheiten, Abt. II. 1906. Bd. 42.

3. Die septische Osteomyelitis des Felsenbeins.

Von

R. Schilling - Freiburg i. B.

Mit 2 Abbildungen.

Die osteomyelitische Erkrankung der Schädelknochen, namentlich ihre
traumatische Form ist schon in ältester Zeit Gegenstand ärztlicher Beobachtung
gewesen. In der Mitte des 18. Jahrhunderts gibt Pott eine eingehende Schilderung der traumatischen Ostitis cranii, und die kriegschirurgischen Erfahrungen
späterer Zeit, insbesondere die umfassende Darstellung von H. Fischer geben
uns einen Einblick in das in der vorantiseptischen Zeit so sehr viel häufigere
Krankheitsbild der traumatischen Osteomyelitis der Schädelknochen. Nachdem
etwa um 1875 die antiseptische Wundbehandlung Allgemeingut der Chirurgen
geworden war, kam die Osteomyelitis der Schädelknochen als Wundinfektions-
krankheit sehr viel seltener vor. Auch die Erfahrungen der Chirurgen im Weltkrieg (F. Krause, A. Läwen) lassen die eitrige, fortschreitende Osteomyelitis als
eine seltene, aber gefürchtete Wundkomplikation erkennen, und Weingartner

sagt hinsichtlich der von der Stirnhöhle ausgehenden Osteomyelitis, daß diese Komplikation im Weltkrieg anscheinend nicht beobachtet worden ist. Gegenüber der traumatischen Form trat die Osteomyelitis der Schädelknochen aus anderer Ätiologie sowohl hinsichtlich ihrer Häufigkeit als auch der Klarheit der Erkenntnis ihrer Pathogenese bei weitem in den Hintergrund. Erst 1879 haben in Frankreich Lannelongue (1), in Deutschland A. Bergmann darauf aufmerksam gemacht, daß eine der Osteomyelitis der langen Röhrenknochen analoge Erkrankung auch an den Schädelknochen vorkomme und daß viele der früher als Periostitis cranii bezeichneten Fälle als Erkrankung des Knochenmarkes aufzufassen seien. Es folgen dann eine Reihe von Einzelbeobachtungen, welche die Osteomyelitis der Schädelknochen teils metastatisch nach Infektionskrankheiten, Masern, Typhus (Jayme), Erysipel (A. Bergmann), teils von irgend einem circumscripten Infektionsherd des Organismus ausgehend [Karbunkel im Nacken (Küster), Furunkel am Knie [Lexer (1)], Resektion eines Ellbogengelenkes (Billroth)], teils ohne nachweisbare Ursache (A. Bergmann, H. Fischer) entstanden, beschreiben.

Erst in den letzten Jahren des 19. Jahrhunderts tauchen vereinzelte Mitteilungen in der Literatur auf, welche erkennen lassen, daß noch auf einem anderen, bisher nicht beachteten Wege eine eitrige Entzündung des Markes der platten Schädelknochen entstehen kann, nämlich durch Fortpflanzung der Eiterung von schleimhautausgekleideten Höhlen, die der Diploe benachbart sind, insbesondere der Stirnhöhle und den Mittelohrräumen. 1893 hat Panzat den Versuch gemacht, auf Grund einiger aus dem Jahre 1878 aus der Klinik von Gaujot stammender Krankengeschichten und Sektionsprotokolle ein Bild der akuten infektiösen otogenen Osteomyelitis des Felsenbeins zu entwerfen. 1900 hat Brieger in der Enzyklopädie der Ohrenheilkunde die otogene Osteomyelitis des Felsenbeins erwähnt und als ein äußerst seltenes Vorkommnis bezeichnet. 1900 und 1902 beschreiben dann wieder französische Autoren, Laurens, Lermoyez, Luc, Fälle von otogener Osteomyelitis der Schädelknochen. Siebenmann hat in der 1903 erschienenen Enzyklopädie der Chirurgie (von Kocher und de Quervain) die Aufmerksamkeit auf eine besondere Form der Mittelohreiterung gelenkt, indem er sagt: „Im kindlichen Felsenbein, in welchem gegenüber den pneumatischen Räumen die Spongiosa vorwiegt, greift der Eiterungsprozeß zuweilen auf letztere über unter dem Bilde einer septischen Osteomyelitis, und hier entsteht dann die Sinusthrombose in der Regel nicht von den pneumatischen Zellen, sondern direkt von den Mark- (resp. Knochen-) Venen aus".

1904 hat dann R. Schilling die erste zusammenhängende Darstellung der Osteomyelitis der flachen Schädelknochen im Anschlusse an Entzündungen der Stirnhöhle und des Mittelohres in pathologisch-anatomischer und klinischer Hinsicht gegeben auf Grund des Materials der Breslauer Universitäts-Ohrenklinik, eines sonst nicht veröffentlichten Falles von Körner und eines eigenen aus der Freiburger Universitäts-Ohrenklinik und der in der Literatur niedergelegten Beobachtungen.

Seitdem sind eine ganze Reihe weiterer Beobachtungen bekannt gegeben worden, insbesondere haben unsere Kenntnisse in dieser Frage durch die Arbeiten aus der Baseler Universitätsohrenklinik von Siebenmann, Schlittler, Neff eine große Bereicherung erfahren, in welchen die im frühesten Kindesalter auftretende, foudroyant verlaufende otogene Osteomyelitis des Schläfenbeins, die in meinem Material nur durch einen Fall vertreten war, durch eine merkwürdige Häufung von 7 Fällen einer eingehenden Erforschung unterzogen wurde und sich als eine besonders scharf charakterisierte Form aus dem übrigen Krankheitsbilde herausheben ließ.

Auf Grund all dieser Forschungen ist es heute möglich, ein einigermaßen geschlossenes Bild der otogenen Osteomyelitis des Felsenbeines zu geben.

Was die *Häufigkeit* des Vorkommens dieser Erkrankung anlangt, so ist die Zahl der in den letzten zwei Dezennien veröffentlichten Fälle doch noch so gering, daß wir die seiner Zeit ausgesprochene Ansicht, daß es sich um eine recht seltene Affektion handelt, wohl aufrecht erhalten können, wenn auch zugegeben werden muß, daß die publizierten Fälle nur einen Teil der wirklich vorkommenden darstellen. Statistische Angaben fehlen, doch ist ein Seitenblick auf das statistisch festgelegte Verhältnis der Osteomyelitis der flachen Knochen zu den Röhrenknochen von Interesse. Nach TRENDEL, der in Fortsetzung der Statistiken von HAAGA und FRÖHNER einen Überblick über 1058 Osteomyelitisfälle der Tübinger Klinik gibt, war das Verhältnis der Erkrankungen der flachen und kurzen Knochen zu denen der langen Röhrenknochen = 1 : 6,6; und unter den ersteren betrafen die flachen Schädelknochen nur 3%. SCHEINZISS hat 1909 die aus den größeren Arbeiten über Osteomyelitis entnommenen Zahlen zusammengestellt und findet in 1782 Fällen akuter infektiöser Osteomyelitis die Schädelknochen in 9 Fällen beteiligt = 0,5%. Auf 330 Osteomyelitiden der kurzen und platten Knochen finden sich 10 Schädelknochen = 3,03%.

Während bei der Röhrenknochenosteomyelitis das männliche Geschlecht überwiegt (nach TRENDEL und HAAGA (3 : 1), so fand sich unter 50 Fällen otogener Osteomyelitis des Schläfenbeins, die ich in der Literatur zusammenstellen konnte, 26mal das weibliche und 22mal das männliche Geschlecht vertreten. Der größte Unterschied findet sich im frühesten Kindesalter, indem 13 weibliche des ersten Dezenniums auf 5 männliche kommen. Ja unter den perakuten, foudroyant verlaufenden Fällen, die in den ersten 6 Lebensjahren beobachtet wurden, trafen 8 Mädchen auf einen Knaben. Auch unter den rhinogenen Fällen findet HINSBERG unter 19 Fällen 14mal das weibliche Geschlecht vertreten.

Hinsichtlich des Lebensalters ist ja bekannt, daß die akute Röhrenknochenosteomyelitis fast ausschließlich das zweite Dezennium betrifft und in ihm wieder das 13.—17. Lebensjahr bevorzugt. Eine so scharfe Eingrenzung des Lebensalters trifft für die otogene Osteomyelitis nicht zu, indem alle Lebensalter vertreten sind, sogar das Greisenalter (s. Tabelle). Weitaus überwiegt

Tabelle 1.

Alter	3—10		11—20		21—30		31—40		41—50		51—60		61—70	
	♂	♀	♂	♀	♂	♀	♂	♀	♂	♀	♂	♀	♂	♀
Fälle	5	13	2	3	5	1	3	4	3	1	3	2	2	2

aber, und betrifft, wie erwähnt, hauptsächlich die perakut verlaufende Form, das erste Kindesalter. etwa bis zum 6. Lebensjahre, und hier wieder überwiegend die ersten zwei Lebensjahre. Wir wissen durch die WITTMAAKschen Untersuchungen, daß die Zeit der lebhaftesten Pneumatisationsvorgänge gerade in diese Jahre (die ersten beiden Lebensjahre und weiterhin noch bis zum 6. Lebensjahr) fallen, und wir dürfen wohl annehmen, daß durch die mit der Pneumatisation einhergehenden Wachstums- und Markveränderungen im Felsenbein ähnliche prädispositionelle Momente geschaffen werden, wie sie das schnellere Wachstum der Röhrenknochen in der Pubertätszeit für die Akquisition der Osteomyelitis mit sich bringt. Andererseits dürften die atrophischen Vorgänge

im Mark und der Knochensubstanz und die Gefäßveränderungen, insbesondere
die Erweiterung der Venenwandungen im höheren Alter wiederum eine Disposition für die Fortleitung von Entzündungsprozessen auf phlebitischem Wege
schaffen, worauf wir später noch näher einzugehen haben werden.

Ätiologie.

Während die Ursache der Osteomyelitis der langen Röhrenknochen wohl
stets eine hämatogene ist, läßt sich ein solcher Entstehungsweg für die in der
Nachbarschaft pneumatischer Hohlräume befindlichen platten Schädelknochen,
insbesondere des Schläfenbeins, nur in den seltensten Fällen einwandfrei nachweisen. Am klarsten scheinen diejenigen Fälle zu liegen, wo im Verlaufe einer
akuten Osteomyelitis des Skeletts eine solche des Felsenbeins auftrat. Da
jedoch bei einer allgemeinen Osteomyelitis die verschiedenartigsten Ohrerkrankungen entstehen können (Erkrankungen des Labyrinthes, der schleimhautausgekleideten Höhlen usw.), so muß man mit der Diagnose Osteomyelitis auch
hier vorsichtig sein. Dies zeigt z. B. der Zeronische Fall, bei welchem im Verlaufe einer Osteomyelitis mehrerer Extremitätenknochen eine Eiterung aus
dem rechten Ohr bei intaktem Trommelfell entstand, die von einer circumscripten Periostitis des Gehörganges herrührte und eine Knochenerkrankung
im Gefolge hatte, die makroskopisch den Eindruck einer Osteomyelitis erweckte.
Histologisch jedoch zeigten sich bei intakten Mittelohrräumen die Ernährungs-
gefäße des Knochens normal und frei von entzündeten Erscheinungen. Doch
fanden sich im Knochen größere und kleinere, mit kubischem Epithel aus-
gekleidete und mit Leukocytenanhäufungen durchsetzte Hohlräume.

Ferner kann eine direkte Infektion des Felsenbeins im Anschluß an Infektionskrankheiten, Grippe, Masern, Scharlach, Typhus auftreten, nach Lungenentzündung (Fall Möller), oder durch Fortleitung einer Stirnhöhleneiterung
auf osteomyelitischem Wege nach dem Felsenbein [Hosch, Luc (2), Schilling];
oder aber ohne nachweisbare Ätiologie, wie z. B. im Falle von Thorner, welcher bei
einem 12jährigen Mädchen, das nie ohrenkrank war, bei normalem Trommelfell
und Gehör, eine Osteomyelitis des Warzenfortsatzes, des unteren Teiles der Schuppe
und des Hinterhauptbeines fand und in einem ähnlichen Falle von Moore.

Wenn nun aber Grünwald eine Reihe anderer Fälle, bei welchen deutliche
Mittelohrveränderungen, zum Teil auch chronische Eiterungen vorhanden
waren, ebenfalls in den Bereich der primären Ostitis des Felsenbeins einbeziehen
will, sei es, daß er das Mittelohr in diesen Fällen nur als Durchgangspforte für
die Einwanderung der Infektionserreger ansieht, sei es, daß er die Mittelohrentzündung oder deren Rezidiv als sekundär, vom Knochen induziert, auffaßt,
so kann ich mich dieser Auffassung nicht anschließen, da ich in den betreffenden Krankengeschichten keinen Anhaltspunkt finde, der die Annahme eines
solchen Entstehungsweges bewiese. So sieht z. B. Grünwald den Knappschen
Fall, in welchem die Shrapnellsche Membran gerötet und vorgewölbt war,
als kaum zweifelhaft für primäre Osteomyelitis an. Auch in dem eigenen Falle
von Grünwald, in welchem der Operation eine seit 6 Wochen bestehende
Ohreiterung vorausging, welcher sich seit 3 Tagen Kopfschmerzen zugesellt
hatten, kann ich die Deutung der Mittelohreiterung als sekundär von der bestehenden Osteomyelitis des Occipitale induziert, um so weniger als wahrscheinlich
annehmen, als das Antrum mit Granulationen angefüllt war.

Wenn es demnach nur sehr selten möglich sein wird, den einwandfreien
Nachweis einer primären Osteomyelitis des Felsenbeins zu erbringen, so dürfte
andererseits in der überwiegenden Zahl der Fälle die sekundäre Entstehung
der Osteomyelitis durch Fortleitung des Entzündungsprozesses vom Mittelohr

aus außer Zweifel stehen. Was die Herkunft der Mittelohrentzündung anlangt, so hat sie sich in dem kleineren Teil der beobachteten Fälle an eine Infektionskrankheit angeschlossen, am häufigsten an Grippe, ferner an Masern, Scharlach u. a., in dem größeren Teil der Fälle sehen wir eine genuine Otitis media als Vorläufer der Osteomyelitis auftreten, wobei in zwei Fällen eine den Allgemeinzustand schwächende Affektion (Diabetes, Puerperium) angegeben ist. Hinsichtlich des Charakters der Mittelohrentzündung ist 26mal eine akute, 5mal subakute, 11mal chronische Eiterung verzeichnet.

In mehreren Fällen ist dem Auftreten der Osteomyelitis eine Retention des Eiters vorangegangen, so traten z. B. in einem Falle LAURENS (1) die ersten Symptome der beginnenden Osteomyelitis auf, nachdem die bis dahin fötide chronische Eiterung plötzlich 8 Tage lang sistiert hatte. In 2 Fällen (HANSBERG, NEFF) entstand sie in einem früher operierten Ohre, wo möglicherweise kleine Entzündungsherde durch das Narbengewebe von der Außenwelt abgeschlossen waren, gegen die Diploe des angrenzenden flachen Schädelknochens aber Bahn gefunden hatten. Auch das Aufflackern einer Rhinopharyngitis wird von GUISEZ (1) als ein die Osteomyelitis begünstigendes Moment bezeichnet. Das Operationstrauma, die Eröffnung diploetischer Knochensubstanz scheint auch bei der otogenen Osteomyelitis eine Rolle zu spielen, wenngleich ich sie bei den von der Stirnhöhle ausgehenden Fällen häufiger als Entstehungsursache der Osteomyelitis verantwortlich gemacht finde. Dagegen scheinen versprengte entferntliegende und bei der Ohroperation übersehene eiterhaltige Zellen nicht selten den Ausgangspunkt des Übergreifens des Eiters auf die Diploe abzugeben.

Ob eine bestimmte Bakterienart für die Entstehung der Osteomyelitis verantwortlich zu machen ist, läßt sich nur schwer beurteilen, zumal nur in einer beschränkten Anzahl von Fällen bakteriologische Befunde erhoben worden sind. In den foudroyant verlaufenden Fällen des Kindesalters wurden einmal Diplokokken, einmal Staphylokokken rein, einmal Streptokokken in mittellangen Ketten gefunden, wobei sich die interessante Differenz ergab, daß im Extraduralabsceß Streptokokken, im Eiter der Schultergelenksmetastase influenzaähnliche Stäbchen gefunden wurden. Einmal fanden sich im Sinus sigmoides spärliche grammpositive Kokken und ziemlich reichlich feinste grammnegative Stäbchen, letztere ebenfalls in den oberen Cervicaldrüsen, den Sinus cavernosi; einmal Streptokokken.

Mit Recht wirft SCHLITTLER die Frage auf, ob gerade auf Gegenwart von Fäulnispilzen die Malignität des Prozesses beruhe, auf deren Anwesenheit schon die fötide Beschaffenheit des Eiters hinweist. Bei der Osteomyelitis des Schläfenbeins im späteren Alter wurden Staphylokokkus, Streptokokkus, Streptococcus mucosus, Pneumokokkus gefunden. Dem Streptokokkus scheint hier, wie auch sonst, eine größere Malignität zuzukommen (CHIPAULT, LAURENS). Eine Analogie zu der Auffassung SCHLITTLERS findet sich auch in den kriegschirurgischen Erfahrungen A. LAEWENS (S. 182): „Die starke putride Zersetzung des Knochenmarks (putride Osteomyelitis) läßt darauf schließen, daß bei ihrer Entstehung nicht nur pyogene Bakterien, sondern auch Fäulniskeime beteiligt sind.“

Pathogenese und pathologische Anatomie.

1. Infektion des Knochens.

Wenn wir uns in der folgenden Darstellung auf die sekundäre, von den Mittelohrräumen induzierte Osteomyelitis beschränken, so erwächst uns die Aufgabe, nachzusehen, ob in den anatomischen Verhältnissen Anhaltspunkte für das Übergreifen der Höhleneiterung auf die benachbarte Diploe zu finden sind. Der diploetische Knochen des Schläfenbeins zeigt — ebenso wie das Stirnbein —

gegenüber den anderen platten und flachen Knochen der Schädelkapsel die Besonderheit, daß er an lufthaltige, epithelausgekleidete Hohlräume angrenzt. Die Grenzlinie zwischen Hohlraum und Knochen ist keine konstante, sondern während des ganzen Lebens einer beständigen Änderung unterworfen. Die grundlegenden Untersuchungen Wittmaacks über die Pneumatisation des Schläfenbeins lehren uns, daß diese Grenzverschiebung besonders lebhaft in den ersten 6 Lebensjahren stattfindet. Dabei spielen sich Veränderungen in den Markräumen des Knochens und dem vordringenden subepithelialen Gewebe ab, welche die Möglichkeit des Übergreifens einer Schleimhauteiterung auf die Markräume besonders nahelegen. Ohne auf die sehr ausführlichen Schilderungen Wittmaacks hier näher eingehen zu können, möchte ich nur eine Stelle aus der Darstellung der ersten Entwicklungsphase der Pneumatisation wiedergeben (S. 10): „Hand in Hand mit der Umwandlung des bereits angelegten Antrums in einen Hohlraum geht auch eine weitere Ausbreitung des Lumens auf Kosten der umgebenden Knochenpartien. Sie findet vor allem den anatomischen Verhältnissen entsprechend in der Richtung nach hinten, nach unten und medialwärts statt, wo noch höhere Knochenschichten dem Lumen anliegen. Sie erfolgt in der Weise, daß das noch nicht völlig zurückgebildete subepitheliale Gewebspolster in ausgedehntem Maße das anliegende Knochengerüst der spongiösen Markräume unter Auftreten von Osteoklasten und Howshipschen Lacunen schrittweise aufzehrt. Dieser Knocheneinschmelzungsprozeß ist ein reiner Wachstumsvorgang und steht in keinerlei Beziehung zu entzündlichen Vorgängen. Das subepitheliale Gewebe dringt hierbei gleichzeitig durch die so entstandenen Knochenlücken, vor allem entlang der ebenfalls durch Knochenarrosion stark erweiterten Gefäßkanäle in die Markräume ein und verdrängt so den ursprünglichen Markinhalt, in dem es sich statt seiner ausbreitet." Und aus der zweiten Entwicklungsperiode (S. 20): „Wie durch den analogen Vorgang während der ersten Entwicklungsperiode, so kommt es auch hierbei zur Entwicklung kommunizierender Gefäßbahnen zwischen Schleimhaut der pneumatischen Zellen und anliegender Periostschicht. Ich nenne als besonders deutlich erkennbare und relativ konstante Bezirke, in denen sich in der zweiten Entwicklungsperiode Gefäßkommunikationen zwischen der Mittelohrschleimhaut und ihrer Umgebung ausbilden, an der äußeren Umrahmung die untere Fläche der Spitze des Processus mastoideus medialwärts von der Muskulatur des Sternocleidomastoideus, die Sutura squamomastoidea vor allem in ihrem vorderen unteren Ende und die Fossa mastoidea. An der medialen Umrahmung ist hier vor allem ein Bezirk an der hinteren Pyramidenfläche zu nennen, der am Sinusknie unterhalb der Konvexität des hinteren vertikalen Bogenganges gelegen ist."

Wie weit in den einzelnen Fällen der Pneumatisationsvorgang vorgeschritten war, dafür bieten nur vereinzelte Krankengeschichten Anhaltspunkte. Eine vollständige Pneumatisationshemmung lag offenbar in dem 7. Falle der Neffschen Statistik vor, 6jähriges Mädchen mit perakuter Osteomyelitis, bei welchem bemerkt ist, daß die Pneumatisation auf das kleine Antrum beschränkt war; während die Bemerkung: „Warzenfortsatz enthält stinkenden Eiter in allen seinen pneumatischen Räumen" im 6. Falle schließen läßt, daß bei dem $1^{1}/_{2}$jähr. Knaben die Pneumatisation wohl weiter vorgeschritten war, ebenso im 4. Falle bei einem 10 Monate alten Kind, bei welchem von den wenigen pneumatischen Nebenräumen des Mittelohres die Rede ist.

Auch bei den älteren Patienten scheint es sich, soweit aus den Krankengeschichten Angaben darüber vorhanden sind, um verschiedene Grade von Pneumatisationshemmung zu handeln. Es scheinen aber die Fälle von nur partieller Pneumatisationshemmung zu überwiegen, wo neben stehengebliebener Diploe sich doch ein mehr oder weniger ausgedehnter Pneumatisationsprozeß ausgebildet hatte, insbesondere finden die weit vorgeschobenen, gleichsam aberranten Zellen des öfteren Erwähnung. So fand sich z. B. in einem von Prof. Voss mir zur Verfügung gestellten, nicht veröffentlichten Falle bei einem 42jährigen Manne ein sehr kleines, versteckt liegendes, mit Granulationen gefülltes Antrum, weiche spongiöse Knochensubstanz, mit glasigen Granulationen gefüllte Zellen, die bis weit nach oben an der Grenze zwischen hinterer und mittlerer Schädelgrube, vor allem aber um den Sulcus herum bis zum Bulbus reichten. An der Schädelbasis entlang gehend gelangt man dann bis in die erweichte Diploe des Hinterhauptbeines in die Gegend der Carotis. Nach Entfernung der osteomyelitisch erkrankten Partie des Hinterhauptbeins trat Heilung ein.

Wenn wir uns die Frage vorlegen, warum gerade die gemischt spongiös-pneumatischen Warzenfortsätze allem Anscheine nach in den Osteomyelitis-fällen — namentlich der späteren Lebensjahre — überwiegen, so mag das einmal wohl darin seinen Grund haben, daß sie überhaupt die prozentual am häufigsten vorkommenden sind. Nach den bekannten Untersuchungen Zuckerkandels finden sich in $20^0/_0$ der Processus frei von pneumatischen Nebenräumen, teils sklerotisch, teils rein diploetisch; $43,2^0/_0$ gemischt spongiöspneumatisch, $36,8^0/_0$ total pneumatisiert. Andererseits dürfte auch zu erwägen sein, ob nicht gerade in dieser Mischung von spongiös-pneumatischer Knochensubstanz eine gewisse Disposition für die Akquirierung einer Osteomyelitis gegeben ist. Denn rein räumlich betrachtet sind die Chancen einer Infektion der Diploe um so größer, je größer die Oberflächenberührung mit eiterhaltigen pneumatischen Räumen ist. Und entwicklungsgeschichtlich betrachtet ist wohl eine um so größere Neigung zu Knocheneinschmelzung und vielleicht auch größere Affinität des Gewebes zu toxischen Noxen vorhanden, je lebhafter die mit der Pneumatisationstendenz verbundenen gesteigerten Wachstums- und Umbildungsprozesse sind. Diese beiden Bedingungen sind — abgesehen vom frühesten Kindesalter — später wohl mehr bei den gemischten Warzenfortsätzen, weniger bei den extrem einheitlich entwickelten gegeben. Denn bei den ideal normal pneumatisierten Warzenfortsätzen ist schon in einem frühen Alter nur noch wenig diploetische Substanz, die infiziert werden könnte, vorhanden mit Ausnahme der Felsenbeinspitze, die zeitlebens spongiöse Substanz enthält und für deren Infektion gerade die fortgeschrittene perilabyrinthäre Pneumatisation in Betracht kommt.

Bei hochgradiger Pneumatisationshemmung dagegen sind auch noch in späteren Jahren größere Massen diploetischen Gewebes vorhanden, jedoch von torpiderem Verhalten, indem durch eine im Laufe der Jahre ständig zunehmende zirkuläre Knochenapposition und dadurch allmählich eintretenden Sklerosierungsprozeß die Diploe ihre lockere Struktur mit der Zeit mehr und mehr verliert und damit die Propagation der Eiterung weniger begünstigt wird. In der Tat finden wir auch in demjenigen Lebensalter, das auf die Zeit der lebhaftesten Pneumatisationsvorgänge folgt, also etwa vom 7. Jahre an die foudroyant verlaufende perakute Form der Osteomyelitis nicht mehr, sondern, wie später gezeigt werden soll, auch in den akuten Fällen bei rechtzeitigem operativem Eingreifen eine Neigung zur Eindämmung des Prozesses.

2. Weitere Ausbreitung der Eiterung in der Diploe.

Ist die Diploe einmal infiziert, sei es durch Einbruch der Eiterung in einen Markraum, sei es durch Knochengefäße oder Einschmelzung von Knochenzwischenwänden, so macht die Entzündung in der Regel im Warzenfortsatze nicht Halt, sondern zeigt eine große Neigung auf die Diploe der angrenzenden flachen Schädelknochen, die Schuppe, das Parietale, das Occipitale überzugreifen, wo sie meist außerordentlich günstige Bedingungen für ihre *weitere Ausbreitung* findet.

Es kommen hier hauptsächlich zwei Momente in Betracht, einmal die lockere Struktur des Markes und der Spongiosa und dann die zahlreichen Venen, welche die Diploe durchziehen.

Was den ersten Punkt anbelangt, so zeigt die Diploe eine verschiedene Beschaffenheit in Abhängigkeit vom Lebensalter und von individuellen Verhältnissen. Über die Beschaffenheit der Spongiosa an kindlichen Schädelknochen kann uns Abb. 1 Aufschluß geben, die einem $^3/_4$jährigen Kinde entstammt. Obgleich es sich hier um pathologische Verhältnisse handelt, so ist das Präparat doch geeignet, die uns hier interessierenden Verhältnisse zu illustrieren, da die Struktur der Spongiosa durch die kurzdauernde Entzündung noch keine wesentliche Veränderung erfahren hat. Die zwischen beiden Knochentafeln liegenden Markräume haben ein verhältnismäßig weitmaschiges Gefüge. Die Spongiosabälkchen sind noch wenig differenziert. Zum Teil sind sie parallel zur äußeren Wand gelagert und von dieser durch schmale Spalten getrennt. Diese stellen offenbar ein frühes Stadium der Spongiosabildung dar.

Eine stärkere Entwicklung der Diploe finden wir erst am Ende des Kindesalters, wie uns die Angaben des Graf v. Spee belehren. „Im allgemeinen erfolgt die Dickenzunahme des Schädels rascher erst gegen das Ende des Kindesalters, gegen den Beginn der Pubertät, und zwar hauptsächlich unter dem Einfluß der Bildung spongiöser Knochensubstanz, der sogenannten Diploe im Innern der Schädelknochen...." Am Schädel des Erwachsenen kommen nach dem genannten Autor „viele individuelle Modifikationen vor, wobei in der Regel die Schuppe des Hinterhaupt- und Stirnbeins und die Scheitelbeine ähnliche Verhältnisse zeigen. Der Mitte der Schläfenbeinschuppe sowie den Orbitalteilen des Stirnbeins fehlt manchmal die Diploe fast ganz, so daß hier die Dicke der Schädelkapsel sehr reduziert wird. Mit zunehmendem Alter geht die Diploe häufig Veränderungen ein, die entweder zu einer Verdichtung und Volumzunahme des Knochens oder zu Atrophie mit Reduktion der Knochendicke und Annäherung beider Corticallamellen aneinander führen kann."

Daß den genannten Altersunterschieden in der Beschaffenheit der Diploe ein Einfluß auf die Propagation der Osteomyelitis tatsächlich zukommt, dafür scheinen einige Momente aus unseren klinischen Beobachtungen selbst zu sprechen. Eine in wenigen Tagen fast über die ganze Schädelhälfte sich ausbreitende Osteomyelitis finden wir im frühesten Kindesalter in den foudroyant verlaufenden perakuten Fällen etwa bis zum 8. Lebensjahr. Der weitmaschige, nur von wenig Spongiosabälkchen unterbrochene Markraum des kindlichen Schädels bietet die beste Gelegenheit zur raschen Ausbreitung der Infektion. Im Gegensatz hierzu ließe sich der langsame, oft über Monate sich erstreckende Verlauf im späten Lebensalter wohl auch durch die größere Dichtigkeit der Diploe, vielleicht auch durch die atrophischen Veränderungen der Marksubstanz in diesem Alter erklären, wie dies z. B. im Falle Laurens zum Ausdruck kommt, wo bei einer 66jährigen Frau die Thrombose der Diploevenen längere Zeit bestehen konnte, ohne daß die angrenzende diploetische Substanz in größerer Ausdehnung zur Vereiterung kam.

In zweiter Linie kommt für das Fortschreiten der Eiterung innerhalb des Knochens der Blutweg, insbesondere die Venen der Diploe, in Betracht. Über die Blutversorgung der Diploe äußert sich Disse folgendermaßen: „Die platten Knochen des Schädels bilden sich direkt in der weichen Kapsel des Gehirns. Dieselbe ist, bevor der Knochen erscheint, bereits mit einem zusammenhängenden Gefäßnetze versehen und die Einheitlichkeit dieses Netzes wird durch die Knochenbildung nicht beeinträchtigt. Die Gefäße der einzelnen Knochen hängen miteinander zusammen. Die Haversschen Kanäle der Knochentafeln und die größeren Hohlräume der Diploe sind sehr reich an Gefäßen, die Arterienzweige kommen aus der harten Hirnhaut, werden von Venen in einfacher oder doppelter Zahl begleitet und münden direkt ohne Vermittlung von Capillaren in feinste Venenzweige ein. Andere Arterienzweige gehen zu den Hohlräumen der Diploe und zu den Läppchen des Markes, die dort liegen. Innerhalb der Läppchen verästeln sie sich und treten mit den Anfängen der Venen in Verbindung. Die Venen der Markläppchen treten zusammen zu einem Netz, dem diploetischen Venennetz. Das Blut wird aus diesen durch größere Venen ab-

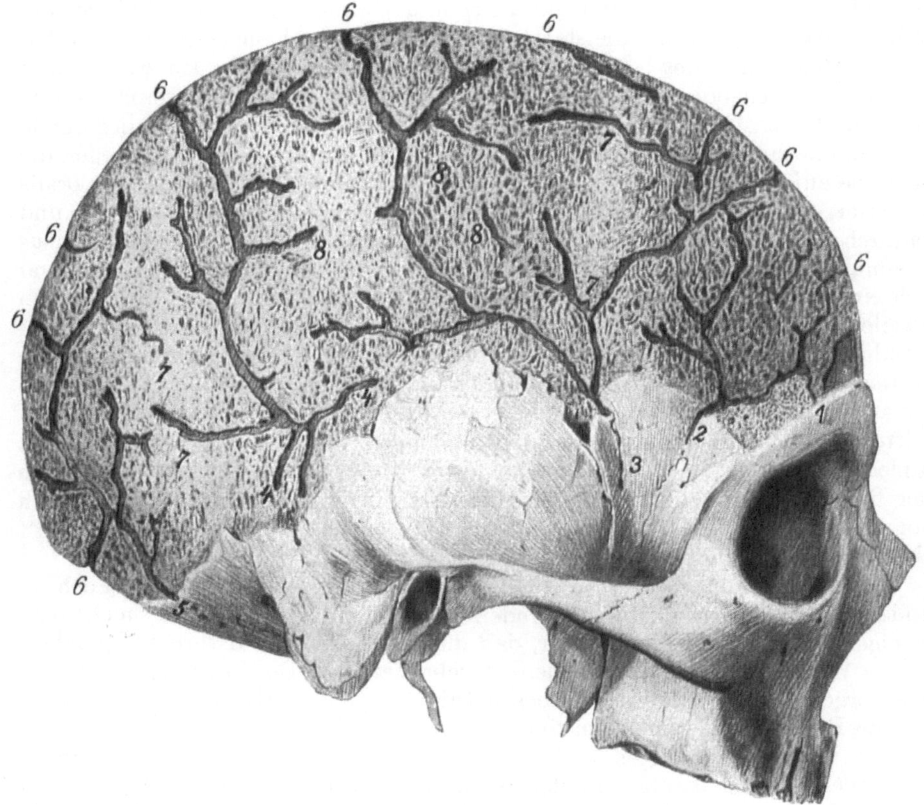

Abb. 1. Spongiosa des Schädels eines ³/₄jährigen Kindes.

1 Knöcherner Kanal der Vena diploetica frontalis. 2 u. 3 Kanäle der Venae diploeticae temporales anteriores. 4 Venae diploeticae temporales posteriores. 5 Stamm der Vena diploetica occipitalis. 6 Anastomosierende Äste zwischen den Diploevenen der rechten und linken Seite. 7 Anastomosen zwischen den Venae diploetica temporalis anterior und posterior und den Venae diploeticae occipitales. 8 Kleine Venenkanäle, welche sich gesondert in die Sinus oder die Venen der Dura mater öffnen.

geleitet, die in leicht darstellbaren Knochenkanälen liegen, und BRESCHETsche Venen genannt werden. Diese Venen leiten das Blut entweder in die Sinus der harten Hirnhaut oder in die Venen ab, die im Integument des Schädels liegen" (cf. Abb. 1).

Eine vorzügliche Darstellung dieser Venen und der sie bergenden Knochenkanäle in der Diploe finden wir in dem Atlas von BRESCHET gegeben. BRESCHET unterscheidet 4 Hauptkanäle, die entsprechend den Venen, für die sie bestimmt sind, als Canalis diploeticus frontalis, temporalis anterior, temporalis posterior und occipitalis bezeichnet werden. „Anfänglich sind (s. GRAF V. SPEE) die Zuflußgebiete der Venenkanäle entsprechend den Verknöcherungsbezirken verteilt. Später überschreiten ihre Äste die Nahtlinien, in denen die Knochen synostosieren und bilden ein mehr oder weniger zusammenhängendes Kanalnetz, dessen Details vielfach variieren. Die Kanäle öffnen sich im Innern der Schädelhöhle, hauptsächlich entlang dem Sulcus sagittalis und transversus, sowie an der Schädelaußenseite durch kleine Löcher oder in Kanäle für Emissarien."

Die Bedeutung, welche diesen Diploevenen für die Fortleitung des osteomyelitischen Prozesses zukommt, erkennen wir am besten im Laurensschen (2) Falle. Nach beendeter Mastoidoperation fand Laurens am hinteren Rande des Warzenfortsatzes eine Gruppe von Zellen, welche die Sutura petrooccipitalis nach hinten überschritten und mit Eiter und Granulationen ausgefüllt waren. In ihnen badete gleichsam die stark verdickte, aber anscheinend nicht thrombosierte „Vena mastoidea" (es ist hiermit offenbar der durch das Emissarium mastoideum ziehende und den Sinus sigmoideus mit der Vena occipitalis verbindende Venenstrang gemeint). Von dieser Stelle aus kam man mit der Sonde in einen knöchernen Kanal, der von unten nach oben in der Richtung gegen die Schuppe zuführte. Dieser Kanal entsprach wohl der Vena diploet. temporalis posterior, welche nach Rauber in das Emissarium mastoideum mündet und dadurch mit den Venen der hinteren Ohrgegend und dem Sinus transversus kommuniziert. Im oberen Teil dieses Kanals, schon nahe der Medianlinie, fand sich eine sein Lumen ausfüllende thrombosierte Vene. Es unterliegt wohl keinem Zweifel, daß dieser Kanal ursprünglich auch in seinem unteren Teile eine Venenwandung hatte, die aber offenbar schon durch den Eiterungsprozeß zugrunde gegangen war, und daß diese Vene die Fortleitung der Entzündung vom Warzenfortsatze in aufsteigender Richtung gegen die Mitte der Schädeldecke zu vermitteln hatte. Eine Reihe von seitlichen Kanälen, offenbar Seitenäste der Vena diploetica, mündeten in den ursprünglichen Kanal ein und ebenso wurden an der Basis des Warzenfortsatzes neue fistelartige Gänge eröffnet und schließlich ein großes Netz von anastomosierenden Diploevenen freigelegt, deren Inhalt thrombosiert oder eitrig zerfallen war.

Ähnlich wie in diesem prägnanten Falle Laurens finden wir auch in anderen Krankengeschichten, besonders des späteren Lebensalters, mehr oder weniger deutliche Anzeichen dafür, daß die Eiterung sich auf thrombo-phlebitischem Wege durch die Diploevenen ausgebreitet hat. Die Bevorzugung gerade des vorgeschrittenen Alters für diesen Infektionsweg dürfte wohl seine anatomische Erklärung in folgendem finden: Die vielfach gewundenen, von Erweiterungen und Verengerungen und vorspringenden Knochenleisten öfters unterbrochenen Knochenkanäle, in denen die Diploevenen liegen, sind von einer feinen Membran ausgekleidet, die zugleich die Gefäßwand bildet. Mit zunehmendem Alter schwinden vielfach mit der Atrophie des Knochenmarks auch die kompakten Knochenbälkchen der Diploe mehr und mehr, die Knochenkanäle erweitern sich und haben so naturgemäß auch eine Erweiterung des Lumens der Diploevenen zur Folge. Dadurch wird die an sich schon verlangsamte Strömungsgeschwindigkeit des Blutes noch mehr vermindert und die Neigung zur Thrombenbildung erhöht.

3. Übergreifen des Prozesses auf Periost und Dura.

In den meisten perakuten Fällen und einer großen Anzahl der subakuten und chronisch verlaufenden bleibt der Erkrankungsprozeß nicht auf die Spongiosa beschränkt, sondern es finden sich vielmehr fast regelmäßig zu beiden Seiten der erkrankten Knochenpartie Eiteransammlungen vor: einerseits ein subperiostaler, andererseits ein extraduraler Absceß. Soweit sich dies aus den Operationsbefunden beurteilen läßt, bilden sich diese Abscesse schon in einem früheren Stadium der Erkrankung aus, und zwar treten beide meist kombiniert auf. Das von der Eiteransammlung abgehobene Periost schmilzt sehr bald ein und es bildet sich dann ein Weichteilabsceß aus, der sich nach außen meist durch Schwellung und Ödem zu erkennen gibt. Man findet dann nach Eröffnung eines solchen Abscesses auf dessen Grund den von Periost entblößten, mehr oder weniger veränderten Knochen freiliegen.

Anders verhält sich die durch den extraduralen Absceß abgehobene Dura. Während es sich auch hier anfangs nur um eine reine Eiteransammlung handelt, bildet sich schon sehr bald auf der Dura ein mehr oder weniger dickes Granulationspolster aus, das mehr und mehr an die Stelle des Eiters tritt und auch seinerseits den Knochen oberflächlich arrodiert. Besonders hervorzuheben ist noch, daß sich nur äußerst selten eine Knochenfistel fand, welche das Übergreifen der Eiterung auf Periost oder Dura vermittelt hätte; wohl aber sind erweiterte Gefäßlöcher auf dem Planum des öfteren in den Operationsbefunden erwähnt.

Auch histologisch lassen sich diese Verhältnisse deutlich erkennen, insbesondere sehen wir am mikroskopischen Präparate sehr schön, auf welchem Wege die Eiterung vom Knochenmark auf die periostale und durale Oberfläche des Knochens übergriff. Abb. 2 stellt einen Querschnitt aus der erkrankten Partie des Schädeldaches des Falles aus der Freiburger Klinik ($^3/_4$jähriges Kind) dar. Man erkennt hier deutlich mehrere kleine gefäßführende Knochenkanälchen (b), welche von einem eiterhaltigen Markraume (a) in nahezu senkrechter Richtung zur arrodierten inneren Oberfläche

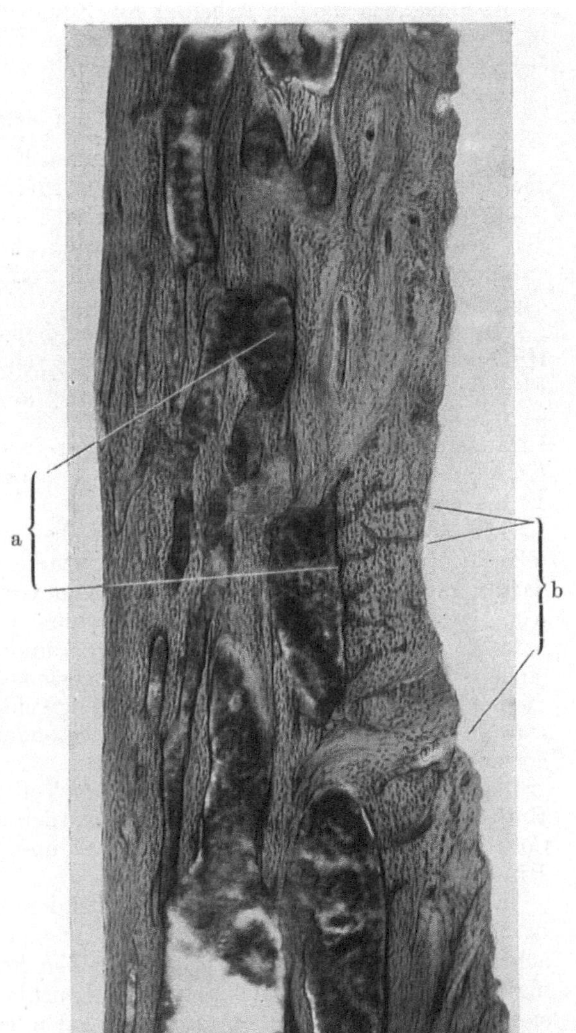

Abb. 2. Querschnitt aus der erkrankten Partie des Schädeldaches eines $^3/_4$jährigen Kindes. (Abb. 1.)

des Knochens ziehen. Die dazwischenliegende Knochenpartie ist in ihrer Struktur kaum verändert. Dieser Befund entspricht durchaus dem, was wir über die Entwicklung des Gefäßnetzes in den platten Schädelknochen wissen. Die Aufklärung, die uns DISSE über diesen Punkt gibt, läßt es auch verstehen, warum wir gerade beim kindlichen Schädel eine so reiche Gefäßkommunikation vorfinden. Bei diesem kommen weiterhin auch die Nahtlinien für die Überleitung der Eiterung nach außen und innen in Betracht. H. Fischer macht auf diese eitrige Lösung der Naht besonders bei jugendlichen Leuten aufmerksam und vergleicht sie mit der Epiphysenlösung der langen Röhrenknochen und auch in den perakuten Fällen der Baseler otologischen Klinik sind solche Diastasen der Nähte beschrieben worden.

Die Bildung korrespondierender subperiostaler und extraduraler Abscesse ist für die Osteomyelitis der Schädelknochen durchaus charakteristisch. Wir sehen sie nicht nur in unseren Fällen nahezu konstant wiederkehren, sondern sie ist auch, wie aus den Arbeiten von Pirogoff, R. Fischer, H. Müller und H. Fischer hervorgeht, eine fast regelmäßige Erscheinung bei der traumatischen Osteomyelitis cranii.

4. Anatomische Befunde am erkrankten Knochen.

Das makroskopische Bild des erkrankten Knochens ist je nach dem Stadium der Erkrankung verschieden. Seine Oberfläche zeigt schon in den frühesten Stadien, die zur Operation kommen, eine deutliche Verfärbung und ist an den des Periostes beraubten Stellen rauh, häufig auch glatt und erweicht, anfangs blaß, später grau oder grünlich verfärbt fötid, in größerer oder geringerer Ausdehnung nekrotisiert.

Auf dem Durchschnitt sehen wir in dem frühesten Stadium eine starke Hyperämie der Diploe, in der stellenweise schon deutlich Eiterherde als gelbe Flecken zu erkennen sind, und bei wenige Tage länger bestehender Entzündung ist die Diploe mißfarben, gelbgrün oder aber auch blaß nekrotisch aussehend. In anderen Fällen fand sich fötider Eiter in der Diploe. Die Konsistenz des Knochens ist vermindert, er fühlt sich beim Abkneifen mit der Zange weicher an als gewöhnlich.

Die späteren Veränderungen, teils bei den verschiedenen Operationen, teils an abgelösten Sequestern genauer studiert, bestanden in der Hauptsache darin, daß die diploetischen Räume von Granulationen vollkommen durchwuchert werden, welche die die Markräume trennenden Knochenbälkchen allmählich zerstörten. Die Tabula externa und interna leistete der Zerstörung längere Zeit Widerstand, so daß also zunächst ausgedehnte Granulationslager, die beiderseits von den Knochentafeln eingeschlossen waren, entstanden. Später wurden dann anscheinend auch diese, besonders die Tabula externa, von den Granulationen stellenweise durchwuchert. Es kann dadurch zur Abtrennung größerer Stücke kommen, die dann zum Teil als oberflächliche Sequester zur Entfernung kommen. Auf diese Weise wurden in manchen Fällen fast die ganze Corticalis des Stirn- und Scheitelbeines und große Teile des Schläfen- und Hinterhauptbeines abgestoßen.

Knochenneubildungen, wie wir sie bei der Osteomyelitis der Röhrenknochen in Form der Totenlade zu sehen gewöhnt sind, kam dabei seltener zur Beobachtung. Wenn auch, wie dies in einzelnen Fällen zu erkennen ist, sich minimale Auflagerungen neugebildeter Knochensubstanz bilden können, so erreichen sie doch kaum je die Bedeutung, welche den Totenladen besonders hinsichtlich des Heilungsprozesses zukommt.

Die histologische Untersuchung der operativ entfernten Knochenstückchen des Warzenfortsatzes, die ich den Protokollen einiger Fälle der Baseler Klinik entnehme, ergibt folgendes: „In den Knochenbälkchen stellenweise schlechte Färbung der Kerne der Knochenkörperchen, keine Zeichen von stärkerem An- und Abbau von Knochensubstanz. Das Mark ist völlig und sehr dicht von Leukocyten und Kerntrümmern durchsetzt. Stellenweise finden sich Massen feinfädigen und krümeligen Fibrins mit reichlichen Leukocyten" (Prof. Hedinger). In einem anderen Falle bestanden „die Knochenspänchen aus feinen lamellös gebauten Bälkchen mit teils färbbaren, teils nekrotischen

Knochenkörperchen; das Mark dicht von Leukocyten, weniger Lymphocyten durchsetzt, stellenweise hämorrhagisch und nekrotisch. An verschiedenen Stellen lakunäre Arrosion durch vielkernige Osteoklasten."

Als Beispiel der histologischen Veränderungen der Diploe der flachen Schädelknochen in ihrem frühesten Stadium kann das von dem Fall der Freiburger Klinik stammende Bild (Abb. 2) dienen. Es stellt einen Querschnitt des erkrankten Knochens in der Gegend des Parietale dar. Man sieht die ziemlich weitmaschigen Markräume von kleinzelligen Infiltraten erfüllt. Die knöchernen Wandungen der Markräume sind meist glatt und zeigen noch keine pathologischen Veränderungen; nur an vereinzelten Stellen sieht man die Zeichen einer beginnenden lacunären Resorption. Dagegen ist die von der Dura abgelöste innere Fläche in größerer Ausdehnung rauh und zeigt deutliche Lacunenbildung. Die Verbindung zwischen den Markräumen und der Oberfläche stellen, wie schon früher erwähnt, Gefäße dar, die nach der duralen Seite hin mehr senkrecht, nach der periostalen Seite mehr parallel zur Oberfläche verlaufen. Die eitrige Infiltration läßt sich mehrfach in diese Gefäße hinein verfolgen.

In vorgeschrittenen Stadien findet man die Markräume von kleinzelligen Infiltraten ausgefüllt, die stellenweise schon in Organisation begriffen sind und ein Netz von Bindegewebsfasern und Gefäße enthalten. Die Wandungen der Markräume zeigen in ausgedehnterem Maße die Erscheinungen der lacunären Knochenresorption. Mehrfach finden sich auch isolierte Knochenstückchen, kleine Sequester, im Granulationsgewebe eingebettet. Neben diesen resorptiven Vorgängen machen sich aber auch schon regenerative Prozesse bemerkbar, die Anfänge von Knochenneubildung. An den alten Knochen angrenzend sieht man besonders nach der periostalen Oberfläche zu schmale Streifen neugebildeter Knochensubstanz liegen, die von einer Reihe von Osteoblasten bedeckt sind. Auch in die mit Granulationsgewebe ausgefüllten Markräume sprossen an verschiedenen Stellen osteoide Bälkchen hinein.

5. Ausdehnung der Erkrankung.

Ist einmal eine Infektion des Knochenmarkes der Schädelknochen erfolgt, so schreitet der Prozeß, soweit wir dies nach dem vorliegenden Materiale beurteilen können, meist schrankenlos fort, wenn es nicht gelingt, den Herd durch operatives Eingreifen vollständig zu entfernen. Eine spontane Begrenzung durch Schutzvorrichtungen des Organismus, die bei den Röhrenknochen die Regel bildet, kommt, wie wir gesehen haben, bei den Schädelknochen nur in ungenügendem Maße vor. Wir sehen auf diese Weise eine Osteomyelitis des Schläfenbeins auf Hinterhauptbein, Scheitel-Stirnbeine übergreifen, ähnlich wie eine von der Stirnhöhle ausgehende Osteomyelitis bis zum Occiput und Felsenbein vordringen kann; ja auch auf den großen Keilbeinflügel, den Keilbeinkörper, das Orbitalgewölbe, das Kiefergelenk und den Unterkiefer kann die Osteomyelitis übergreifen, ferner auch in der Spitze der Felsenbeinpyramide, die ja zeitlebens spongiöse Knochensubstanz enthält, ja sogar, wie im Falle KELEMENS im Atlas und Epistropheus sich lokalisieren. Die Ausbreitung kann sehr schnell vor sich gehen, in wenigen Tagen, oder ganz langsam, im Verlaufe von Monaten oder selbst Jahre lang dauern. Sie kann kontinuierlich oder etappenförmig, gleichmäßig oder schubweise stattfinden. Häufig ist der Überleitungsweg nicht mehr festzustellen, indem zwischen primärem und sekundärem Herd scheinbar normale Knochensubstanz liegt. Wir können dann nach Analogie der nachweislich auf diesem Wege stattgehabten Fortleitung eine thrombosierte Vene als Zwischenglied annehmen. Wie weit für die Fortleitung die Lymphgefäße des Knochens in Betracht kommen, darüber fehlen jegliche Angaben, da wir über die Lympf gefäße innerhalb der Schädelknochen nichts Sicheres wissen.

Budge ist es 1877 gelungen, durch Injektionsverfahren vom Periost des Mittelfußknochens vom Kalb die perivaskulären Lymphräume des Knochens nachzuweisen, die ringförmig den Endothelschlauch der Capillaren umgeben und außen von dem des Haversschen Kanals begrenzt sind. Mit diesen perivasculären Lymphräumen stehen durch ihre Ausläufer die Knochenhöhlen in Verbindung. Das Lymphgefäßsystem ist dadurch innig mit dem Knochen verschmolzen, während die Blutgefäße nur durch ersteres, also indirekt mit demselben in Verbindung stehen. Man kann nach Analogie mit diesen Befunden Budges wohl annehmen, daß auch die Gefäße der Diploe und die Haversschen Kanäle der Schädelknochen von Lymphräumen begleitet sind, wenn auch ihr direkter Nachweis bis jetzt meines Wissens nicht erbracht ist.

Da, wie erwähnt, die extradurale Eiterung stets gleichen Schritt mit der Osteomyelitis hält, wird auch die Dura immer stärker von der Eiterung betroffen. Sie leistet, wie wir dies ja bei anderweitigen extraduralen Abscessen oft genug beobachten können, dem weiteren Fortschreiten noch sehr lange Widerstand. Wir finden sie in den akuten Fällen mäßig verdickt, zuweilen von einem oft mißfarbenen derben Granulationspolster bedeckt, manchmal nekrotisch und mit der Hirnoberfläche verklebt. Viel weniger widerstandsfähig ist die Wandung des Sinus transversus und sigmoides. Wir sehen deshalb fast in allen perakuten Fällen sehr früh schon eine Sinusphlebitis auftreten. Bemerkenswert ist der Kelemensche Fall, wo trotz weitest ausgebreiteter Osteomyelitis die Hirnhäute und alle Blutleiter völlig intakt geblieben waren.

Das Übergreifen eines extraduralen Abscesses auf die Sinuswandung ist nach H. Fischer die häufigste Entstehungsart der Sinusthrombose bei den traumatischen Fällen und geschieht in der Regel in der Weise, daß sich zunächst eine periphlebitische Eiterung entwickelt, die durch die Sinuswand bis auf die Intima vordringt. Außerdem weist Fischer noch darauf hin, daß in selteneren Fällen infolge der durch den extraduralen Absceß bedingten Zirkulationsstörung zunächst eine marantische Thrombose entsteht, die dann durch Einwandern von Bakterien durch die Sinuswand infiziert wird. Ein dritter von den beiden genannten abweichender Modus ist endlich der, daß die Thrombophlebitis von den erkrankten Diploevenen sich in den Sinus hinein fortpflanzt. Dieser Weg dürfte z. B. für die Thrombose des Sinus transversus im Falle der Freiburger Klinik in Betracht kommen, bei welchem die den Sinus umgebende Knochenpartie makroskopisch gesund aussah. Auch der Schutzwall der Dura kann schließlich von irgendeiner Stelle durchbrochen werden und damit die Eiterung auf die intraduralen Gebilde übergreifen. Doch hat die Infektion der Pia nur in den seltensten Fällen zu diffuser Leptomeningitis geführt, sondern meist nur zu kleinen circumscripten meningitischen Herden. Auch sind nicht große Hirnabscesse, sondern mehrfache kleine Herde beobachtet worden, die keine auffälligen Symptome machten.

Von dem thrombosierten Sinus transversus aus kann die Thrombophlebitis weitergeleitet werden nach der Vena jugularis und dem Bulbus venae jugularis, ferner durch Vermittlung des Sinus petrosus superior und inferior einerseits nach dem Sinus cavernosus, andererseits nach den Venen der Wirbelsäule. Ferner können durch Fortschwemmung kleiner Thrombenteilchen Metastasen in den verschiedensten Körperorganen, in Lunge, Leber, Milz und der Skelettmuskulatur auftreten.

Klinische Symptome.

Die auf Grund des kleinen Materials von 1904 mir vom klinischen Standpunkte als notwendig erschienene Einteilung in eine *stürmisch* und eine *langsam* verlaufende Form hat sich auch durch die seitherigen Beobachtungen, insbesondere durch das Hinzutreten der wertvollen Siebenmannschen Fälle als richtig bestätigt. Während ich aber damals die auf einer reichen Beobachtung von H. Fischer gegebene Schilderung der akuten traumatischen Osteomyelitis zur Darstellung des klinischen Krankheitsbildes heranziehen mußte, so reicht das jetzige Material völlig aus, um die otogene stürmisch verlaufende Form einheitlich zu umreißen. NEFF hat dies auf Grund der 7 SIEBENMANNschen Fälle schon so trefflich ausgeführt, daß ich unter Heranziehung meines früheren Falles der Freiburger Klinik und eines neuerdings von mir operierten 4jährigen Mädchens im folgenden mich sehr eng an die NEFFsche Darstellung anschließen darf. Die Hauptzüge dieses nur im frühesten Kindesalter beobachteten Krankheitsbildes sind etwa folgende:

„Das befallene Kind erkrankt aus voller Gesundheit heraus meist plötzlich unter beträchtlicher Erhöhung der Eigenwärme, die im akutesten Fall schon in den ersten Tagen 40⁰ und darüber erreichen kann, mit den entsprechenden subjektiven und objektiven Manifestationen des Fiebers: Anorexie, Durst, Apathie, Unruhe. Die etwas älteren Patienten klagen über heftige Ohrenschmerzen und Klopfen ohne merkliche Erleichterung bei Eintritt der meist profusen Otorrhöe. Bei Patienten im Säuglingsalter wird der foudroyante entzündliche Prozeß gleich zu Beginn durch einen soporösen Zustand eingeleitet, in dem das Kind zuweilen nachts aufschreit, wie bei Meningitis, und von Trismus und von allgemeinen Konvulsionen befallen wird. Charakteristisch ist bereits die Art und Menge des otitischen Sekrets. In allen 6 mit Trommelfelldurchbruch komplizierten Fällen war dasselbe von Anfang an eitrig serös, ohne wesentliche Schleimbeimengung, verbreitete einen intensiv jauchigen Geruch und floß spontan oder nach operativer Eröffnung des abgeschlossenen Eiterherdes in großer Menge und unter Druck ab. Diese schon im Beginn der Erkrankung fötide Beschaffenheit des Eiters findet sich in dieser Art nur noch etwa bei nekrotisierender maligner Scharlachotitis, die ja auch zuweilen mit progressiver Osteomyelitis kompliziert ist. Sie bildet für die Beurteilung des zugrundeliegenden Prozesses ein wichtiges diagnostisches Moment. Soweit die Anamnese darüber Aufschluß geben kann, war das befallene Ohr in der Mehrzahl der Fälle vorher normal; nur in einem Falle bestanden bereits Residuen einer früheren Otitis und zweimal chronische Mittelohreiterung. Die Symptome der beginnenden Knochenerkrankung fallen auf durch ihre rasche Entstehung und große Ausdehnung. Die anfangs auf den Warzenteil beschränkte Druckempfindlichkeit, die periostale Infiltration sowie das Hautödem breiten sich rasch gegen das Occiput, die Schläfenschuppe, das Jochbein oder abwärts aus.

Sehr auffallend sind ferner der in mehreren Fällen beobachtete frühzeitige Exophthalmus, das Lidödem und die Chemosis, zuweilen damit verbundene Unbeweglichkeit der ungleichmäßig verengten Pupillen und der Bulbi (als Folge von Lähmung der durch das entzündete Geflecht der Sinus cavernosi hindurchziehenden Oculomotoriusfasern, hervorgerufen durch die beiderseitige Thrombophlebitis des Sinus cavernosus). Schwindel, Delirien, Schüttelfröste, Erbrechen und Erregungszustände sind einige Male vor der ersten Operation beobachtet worden; jedoch muß man berücksichtigen, daß es sich dabei durchwegs um Kinder der ersten Lebensjahre handelt.

Über den Verlauf der Fieberkurve in den ersten Krankheitstagen bis zur Aufnahme in die Klinik läßt sich anamnestisch nichts Zuverlässiges eruieren. In einem Falle war derselbe zudem durch die primäre Lungenerkrankung, in einem anderen durch die einleitende Angina beeinflußt. Während des Klinikaufenthaltes ergab die Kurve in 6 Fällen das Bild einer septischen Kontinua, in einem Falle erfolgten in den ersten 6 Tagen nach der Operation unregelmäßige Remissionen, hernach blieb die Temperatur dauernd über 39,5⁰. Einen ausgesprochen pyämischen Charakter finden wir in zwei Fällen.

Bei der operativen Freilegung der Mittelohrräume stößt man vorerst auf einen subperiostalen Absceß von verschiedener Ausdehnung, der aber nur ab und zu durch sichtlich erweiterte Gefäßlöcher des Knochens mit dessen Spongiosa oder direkt mit dem eitergefüllten pneumatischen System kommuniziert. Der vom Periost entblößte Knochen ist diffus erweicht, auf der Außenfläche glatt, häufig anfänglich blaß, später oder auch schon von vornherein grau oder grünlich verfärbt, fötid, in größerer oder kleinerer Ausdehnung nekrotisiert; die Spongiosa eitrig infiltriert, manchmal von Granulationen durchsetzt oder vom Aussehen morschen macerierten Knochens. Dieser Einschmelzungs- und Nekrotisierungsprozeß erstreckt sich in der Regel mindestens bis an den Sinus, überschreitet ihn häufig und macht selbst vor der Squama temporalis, dem großen Keilbeinflügel, dem Keilbeinkörper und dem Occiput nicht halt. In einem Falle wurde sogar das Kiefergelenk und über dasselbe hinweg der Unterkiefer ergriffen, in einem anderen Falle das Labyrinth eröffnet. — Bei keinem der infantilen rasch verlaufenden Fälle kam es zu Sequesterbildung, weil die Zeit zu deren Bildung und Abstoßung sowie die dazu nötige Reaktion bei dem stürmischen Verlauf und dem Daniederliegen des Gesamtorganismus fehlt. Von einer solchen berichten nur Jörgen Möller, Gaudier und Laurens (1), sowie Brieger in ihren leichteren und chronischer verlaufenden geheilten Fällen. Hat die Widerstandskraft des Organismus solange standgehalten, so sind die Veränderungen besonders typisch, insofern der reichliche, stinkende Eiter des phlegmonös entzündeten Knochenmarks sowohl das äußere als das innere Periost abhebt und so gleichzeitig einen subperiostalen und einen epiduralen Absceß bildet, von denen der eine gleichsam einen Abklatsch des anderen darstellt. Die Dura, als letzter Schutzwall für die leicht entzündliche Leptomeninx, ist mäßig verdickt, zuweilen von einem oft mißfarbigen derben Granulationspolster bedeckt, manchmal nekrotisch und mit der Hirnoberfläche verklebt. In vier Fällen hat der Durchbruch durch Dura und Glia zu circumscripter Leptomeningitis purulenta und Hirnabsceß geführt, deren Symptome jedoch durch die koinzidierende Sinusphlebitis maskiert wurden.

Ein Übergang zur diffus eitrigen Leptomeningitis findet sich in unseren Krankengeschichten nicht. Während die Dura einen solch katastrophalen Durchbruch in den meisten Fällen verhindert, ist naturgemäß die Wandung des Sinus sigmoides und transversus dem Ansturm weniger gewachsen; bloß in einem unserer akuten Fälle fehlt die Sinusphlebitis, aber auch hier bestehen Schüttelfröste, septicopyämische Temperaturkurve, pyämische Metastasen, namentlich im kleinen Kreislauf, welche die letzten vitalen Kräfte des Organismus aufreiben. Eigenartig ist das Entstehen dieser Sinusthrombosen, welche allerdings zuweilen bei der ersten Operation fehlten, bei Wiederholung derselben oder bei der Obduktion aber sich mit einer einzigen Ausnahme später stets fanden. Große Hirnabscesse sind in unseren Krankengeschichten keine verzeichnet, wohl aber mehrfache kleine Herde, die keine auffälligen Symptome machen. Der Tod erfolgte in den perakuten Fällen der Kinder zwischen dem 9. und 16., im Mittel am 13. Krankheitstage.``

Die Hauptsymptome der perakuten Form der Osteomyelitis des Schläfenbeins sind kurz zusammengefaßt (nach Schlittler und Neff) folgende:

a) Akuter stürmischer Beginn mit hohem Fieber und schwerem septischtyphösem Allgemeinzustand sowie heftige Entzündungserscheinungen von seiten des erkrankten Felsenbeins, meist Spontanperforation und reichlicher und fötider Ausfluß mit meistens großem Trommelfelldefekt, ohne die bei Scharlachotitis rasch eintretende Einschmelzung, rasch zunehmende Schwellung am Warzenteil mit Absceßbildung.

b) Wandern des Ödems vom Warzenfortsatz über den behaarten Schädel, resp. Auftreten desselben an entfernterer Stelle infolge unaufhaltsamer progressiver Ausbreitung des Knochenprozesses.

c) Im Bereich des erkrankten diploetischen Knochens häufig je ein subperiostaler und epiduraler Absceß, welche beide unter sich korrespondieren. Thrombophlebitis der benachbarten Sinus.

d) Frühzeitige Beteiligung des Endocraniums (Sinusthrombose, Pachy- und Leptomeningitis, Hirnabsceß, septicopyämische Erscheinungen).

e) Ausgesprochen progredienter, maligner Verlauf, meist tödlicher Ausgang infolge von Sinusphlebitis und ihren Metastasen.

Neben dieser perniciösen, perakuten Form der otogenen Osteomyelitis gibt es eine, wenn auch in diesem frühen Lebensalter seltener vorkommende, milder verlaufende *akute Form,* welche nach frühzeitigem operativem Eingreifen eine günstige Prognose aufweist. So berichtet GAUDIER über ein $4^1/_2$jähriges Mädchen, bei welchem nach akuter Mittelohrentzündung sich unter schweren Allgemeinsymptomen und typhösfieberhaftem Zustande eine Osteomyelitis entwickelt und nach hinten bis zur Medianlinie ausgedehnt hatte, welche nach operativem Eingriff und Abstoßung von drei größeren Sequestern in $1^1/_2$ Monaten zur Ausheilung kam. In allen anderen Fällen ist, soweit meine Nachforschungen reichen, diese günstiger verlaufende akute Form erst in der späteren Kindheit, etwa vom 7. Lebensjahre an beobachtet worden, jenem Zeitpunkte, wo, wie eingangs hervorgehoben, die mit dem Pneumatisationsprozeß verknüpften Umwandlungsprozesse des Knochens in ein langsameres Tempo übergegangen sind. Ein durch Operation geheilter Fall von HANSBERG macht hiervon eine Ausnahme, ist aber auch insofern anders zu bewerten, als sich hier die Osteomyelitis der Schläfenschuppe in einem früher operierten Ohre entwickelt hatte und an die Möglichkeit größeren Schutzes durch appositive Vorgänge während der Entwicklung des Narbengewebes zu denken ist. Ähnliche Verhältnisse liegen in einem Fall der Baseler Statistik vor, wo bei einem 19jährigen Mädchen von einem vor Jahren radikal operierten Ohre aus eine Osteomyelitis des Occipitale sich entwickelt hatte.

Die Allgemeinerscheinungen können bei dieser Form ebenfalls sehr erhebliche sein; im HANSBERGschen Falle war am vierten Krankheitstage mit Anstieg der Temperatur auf $41,2^0$ Apathie und Kollaps eingetreten. Einen auch in anderer Hinsicht lehrreichen Fall von Prof. Voss, den ich der Liebenswürdigkeit dieses Autors verdanke, und der trotz schwerer Allgemeinerscheinungen — Kopfschmerzen, Erbrechen, Schüttelfrost, hoher Temperatur, Verfallensein, Nackenstarre — nach operativer Ausräumung des osteomyelitischen Herdes glatt ausheilte, möchte ich als typisches Beispiel dieser akuten Form hier wiedergeben, um so mehr als der Fall sonst nirgends veröffentlicht ist.

Universitäts-Ohrenklinik Frankfurt a. M.

Kr. A.: 9 Jahre. Eingetreten 24. 1. 1919. Ausgetreten: 7. 2. 1919 gebessert.
Klinische Diagnose: Mastoiditis; Serumerkrankung. Komplikationen: Osteomyelitis. Aufmeißelung.
Vorgeschichte. Am 20. 1. klagte das Kind, das seit zwei Tagen an Grippe erkrankt war, über rechtsseitige Ohrenschmerzen. Bei der Untersuchung fand sich das rechte Trommelfell namentlich im hinteren Abschnitt stark vorgewölbt. Die Weichteile über dem Warzenfortsatz waren nicht geschwollen, an der Spitze fand sich geringe Druckempfindlichkeit. Temp. $38,5^0$.
Parazentese, durch die etwas blutige seröse Absonderung erreicht wurde. Am nächsten Tage Temperaturabfall, vollkommenes Wohlbefinden. Das Kind hatte gut geschlafen und kam am Morgen im Schlafrock selbst zum Verbandwechsel ins andere Zimmer.
22. I. Fortdauerndes Wohlbefinden, nur wenig blutig-seröse Absonderung. Flüstersprache etwa $^3/_4$ Meter. Die Druckempfindlichkeit an der Spitze unverändert, aber sehr gering. Abends vorübergehend Temperaturanstieg auf 39^0; im Laufe der darauffolgenden Nacht (23./24. 1.) zweimal hochgradige Schüttelfröste von über einstündiger Dauer, bei denen sie mit den Zähnen klapperte und am ganzen Körper zitterte. Die Temperatur blieb hoch zwischen 39,5 und 40^0.
24. 1. Am Morgen mehrfaches Erbrechen, klagte über Kopfschmerzen. Es fällt ziemliche Schwerhörigkeit auf. Absonderung aus dem rechten Ohr unverändert sowohl an Qualität

wie an Quantität. Hingegen war die Hörfähigkeit für Flüstersprache gleich Null. Das Trommelfell mit schmierigen fibrinösen Massen bedeckt. Die Druckempfindlichkeit des Warzenfortsatzes an der Spitze hatte vielleicht etwas zugenommen. Leichte Nackenstarre. Im übrigen aber keinerlei Erscheinungen, die auf eine Meningitis, Sinusthrombose oder Absceßherd hindeuten. Das Kind machte aber einen hochgradig verfallenen Eindruck, war somnolent, erklärte, daß es sich sehr schwach fühle und nahm nur wenig Nahrung zu sich. An den Tonsillen, besonders an der rechten einige graue Stippchen. Es wurden zunächst 30 ccm Antistreptokokkenserum „Höchst" eingespritzt und die sofortige Operation beschlossen.

Antrotomie rechts in Chloroform-Sauerstoffnarkose.

Die Weichteile äußerlich nicht krankhaft verändert. In der Gegend der Fossa mast. einige kleine Blutpunkte. Nach Durchschlagen der Corticalis war der Warzenfortsatz sehr blutreich und zum größten Teil spongiös. *Aus den kleinen Markräumen quoll überall graugelber Eiter hervor.* Erst an der hinteren Umrandung des Sulcus sigm. zeigten sich einige kleine pneumatische Hohlräume, die mit Granulationen gefüllt waren. Im Antrum, das ungefähr Kirschkerngröße hatte, ebenfalls einige frischaussehende Granulationen. In der hier üblichen Weise wurde der Warzenfortsatz aufs peinlichste ausgekratzt, bis der Sulcus sigm. in ganzer Ausdehnung freilag, ebenso das Tegmen antri, wobei die Dura der hinteren Schädelgrube in Linsengröße freigelegt wurde. Die Höhle wurde mit Vucinlösung 1 : 1000 mehrfach ausgegossen und hierauf mit Jodoformgazestreifen, die mit der gleichen Lösung getränkt waren, locker ausgefüllt, der gleiche Streifen kam in den äußeren Gehörgang. Während der Narkose erhielt Patientin nochmals 20 ccm Antistreptokokkenserum intramuskulär, vorher hatte sie 1 ccm Campher erhalten. Die darauffolgende Nacht (24./25. war sie etwas unruhig, trotzdem sie $^1/_2$ Spritze Eucodal bekam. In der Nacht und am nächsten Tage mehrfach Erbrechen. Die Temperatur morgens 38,5⁰ um am Abend wieder etwas zu steigen.

Verbandwechsel. Die Wunde sieht gut aus, wird in der gleichen Weise wieder verbunden. Beim Verbandwechsel klagt das Kind etwas über Nackensteifigkeit. Das linke Trommelfell zeigt sich heute von blaßroter Farbe und ist ziemlich gleichmäßig geschwollen. Die Konturen des Hammergriffes und Proc. brev. sind verwaschen. Schwerhörigkeit auf dem Ohr besteht nicht. Feuchter Streifen. Nochmals Antistreptokokkenserum intramuskulär.

26. 1. Das Kind war in der zweiten Hälfte der Nacht sehr unruhig, hat lebhaft geträumt, hat ein wenig Tee und einige Cakes zu sich genommen. Milch verweigert sie, klagt über Magenbeschwerden. Auch das Urinlassen macht Beschwerden, erhält Thermophor. Die Temperatur ist herunter und heute unter die Norm abgefallen. Puls ist 100. Das Kind klagt, daß es zweimal Schwindelanfälle gehabt habe. Es besteht kein Nystagmus. Die Kopfschmerzen sollen nachgelassen haben. Die Zunge ist weiß belegt, feucht, kein Foetor ex ore.

Verbandwechsel. Gutes Aussehen der Wunde. Gleicher Verband wie bisher. Links wird, da das Kind auch über Sausen klagt, und die Hörfähigkeit nur $^3/_4$ m beträgt, *Parazentese* gemacht. Die Stippchen auf den Mandeln sind verschwunden, das Kind macht heute im ganzen einen etwas muntereren Eindruck wie gestern.

28. 1. Beim heutigen Verbandwechsel klagt das Kind nach Einbringung der Vucingaze sofort über heftiges Schwindelgefühl. Starker rotatorischer Nystagmus nach links. Mehrfaches Erbrechen, Appetitlosigkeit. Temperatur sinkt unter 36⁰. Es besteht jedoch keine Andeutung einer Klein- oder Großhirnaffektion. (Patientin ist Linkshänderin.) Es besteht auch kein Zeichen von Meningitis. Deshalb wird eine Intoxikation mit Vucin angenommen. Bei einem zweiten Verbandwechsel wird die Vucingaze durch Jodoformgaze ersetzt. Nachdem das Kind abends einen Einlauf und ein Nährklistier erhalten hat, verschwinden die Erscheinungen mit einem Male und kehren auch am nächsten Tage nicht zurück. Die Temperatur zwischen 36 und 37⁰. Kind ist bei ausgezeichnetem Appetit und Wohlbefinden.

5. 2. Auftreten einer ekzematösen, stark juckenden Rötung der rechten Gesichtshälfte. Temperatur am 24. 2. 38,1⁰.

7. 2. Das Erythem ist zurückgegangen. Entlassung und weitere ambulante Behandlung.

Nachtrag: Zu Hause nochmals eine stürmische Serumerkrankung mit Fieber, Gelenkschwellungen, Exanthem.

Welchen Verlauf diese akuten Fälle nehmen, wenn nicht operativ eingegriffen wird, das kennen wir in unserer heutigen operativen Ära kaum mehr aus eigener Anschauung. Wir erfahren es aber aus der Darstellung Panzats, welcher auf Grund ausführlicher Krankengeschichten und Sektionsprotokolle einiger Soldaten aus dem Jahre 1878 eine anschauliche Schilderung dieses Krankheitsbildes gibt. Er zeigt, wie die ursprünglich akute oder chronische Mittelohreiterung

mit einem Male unter Temperaturanstieg und Verschlechterung des Allgemeinbefindens und der örtlichen Symptome — Zunahme und Fötidwerden der Otorrhöe, Steigerung der Schmerzen und des Ohrensausens, Auftreten einer teigigen
Schwellung hinter, über und unter dem Ohre, heftigen Schmerzen in der Kiefer-
gelenksgegend unter zunehmender phlegmonöser Infiltration und Rigor der
oberen Hals- und Nackenmuskulatur — in das klinische Bild der Osteomyelitis
und am 9.—10. Tage kontinuierlich in die Erscheinungen der Sinusphlebitis
und Septicopyämie und ihrer Metastasen — in Lunge, Leber, Milz, Skelettmuskulatur — übergeht, und nach 2—3wöchentlichem Verlauf meist durch die
metastatische Pneumonie bei klar erhaltenem Bewußtsein zum Tode führt.

Neuerdings hat KELEMEN einen Fall (20jähr. Mediziner) veröffentlicht, bei welchem sich
nach akuter Exacerbation einer seit 3 Jahren bestehenden rechten Mittelohreiterung 9 Tage
nach der Radikaloperation unter täglichen Schüttelfrösten und hohen Temperaturanstiegen
eine eitrige, nekrotisierende Osteomyelitis der rechten Felsenbeinpyramide bis in den Epistropheus mit Beteiligung der Muskulatur und Fernmetastase im linken Jochbein entwickelt
hatte und trotz operativen Eingriffen unter allgemeinen septischen Erscheinungen ohne
Sinusthrombose und septischen Veränderungen in den parenchymatösen Organen nach
14 Tagen zum Tode führte.

Von der akuten Osteomyelitis des Felsenbeins und seiner Nachbarknochen
hebt sich — wenn auch nicht durch eine scharfe Grenze von ihr getrennt — die
langsam (subakut oder chronisch) *verlaufende* Form ab, welche durch ihren
schleppenden, oft auf große Zeiträume sich erstreckenden Verlauf, durch ihr
weniger prägnantes, mehr wechselndes und verschiedenartig gestaltetes klinisches
Bild sich von der akuten Form unterscheidet und auch pathologisch-anatomisch
ihren osteomyelitischen Charakter nicht immer so scharf erkennen läßt. Es
hat sich denn auch in der Literatur Widerspruch dagegen erhoben, diese Fälle
überhaupt als Osteomyelitis zu bezeichnen.

Eine Stellungnahme zu dieser Frage hängt hauptsächlich davon ab, ob man
den Begriff „Osteomyelitis" als einen pathologisch-anatomischen oder als einen
klinischen auffaßt. RIESTER vertritt die letztere Auffassung. Er sagt: „Es
muß besonders betont werden, daß durch die Verwechslung des klinischen
Krankheitsbildes der Osteomyelitis mit dem pathologisch-anatomischen Zustande gleichen Namens große Verwirrung entstehen kann. Es wäre deshalb
geraten, für die Bezeichnung der pathologischen Veränderungen, die lokal auftreten, den Namen Ostitis ausschließlich zu verwenden, denn die Knochenerkrankung bei Osteomyelitis ist, wie BRIEGER bemerkt, anatomisch eine Ostitis.
Eine solche kann ebensowohl von einer Lokalinfektion, z. B. nach Trauma,
ihren Ausgangspunkt nehmen, wie von vornherein den Charakter einer Allgemeininfektion haben, die wir eben als akute infektiöse Osteomyelitis zu
bezeichnen pflegen. Mithin ist Osteomyelitis pathologisch-anatomisch eine
Ostitis, jedoch nicht jede Ostitis ist klinisch eine Osteomyelitis."

Ich kann mich diesem Standpunkte weder aus theoretischen, noch aus
praktischen Gründen anschließen. Denn nach den Lehrbüchern der pathologischen Anatomie (ASCHOFF, KAUFMANN u. a.) ist der Begriff der Osteomyelitis
ein pathologisch-anatomischer. KAUFMANN sagt: „Bei Entzündungen des
Knochens spricht man je nach dem vorherrschenden Sitz des krankhaften
Prozesses, sei es im Periost oder im Knochenmark, (d. h. im eigentlichen Mark-
zylinder der Knochen) oder im Knochengewebe von Periostitis, Osteomyelitis
und Ostitis. Ostitis bedeutet jedoch keine Entzündung der eigentlichen Knochensubstanz, sie ist vielmehr nur eine besondere Form der Osteomyelitis. Die
Entzündung hat hier zunächst in den Gefäßkanälen der Spongiosa und Compacta
ihren Sitz; es erkrankt das in den Kanälen steckende gefäßführende Mark-
gewebe, was sekundär Veränderungen der umgebenden Knochensubstanz nach
sich zieht." Für die Wahl der Bezeichnung Osteomyelitis oder Ostitis, die sich

nicht prinzipiell voneinander unterscheiden, sind also in erster Linie der vorherrschende Sitz des Prozesses maßgebend unabhängig davon, welche klinischen Symptome durch ihn hervorgerufen werden. Wenn auch der Sprachgebrauch es mit sich gebracht hat, daß die akute infektiöse Osteomyelitis häufig als die Osteomyelitis κατ ἐξοχήν bezeichnet wird, so wäre es doch verhängnisvoll, den Begriff „Osteomyelitis" auf das klinische Bild der akuten infektiösen Osteomyelitis einengen zu wollen und würde ein solcher Versuch den lebhaften Widerspruch der pathologischen Anatomen hervorrufen. Wir sind also meines Erachtens nicht berechtigt, für eine Entzündung der Schädelknochen, deren hauptsächlichste Lokalisation sich bei der Operation oder Sektion in der Diploë zu erkennen gibt, die Bezeichnung Osteomyelitis aus klinischen Gründen deshalb zu vermeiden, weil eine Reihe dieser Fälle nur geringfügige klinische Erscheinungen macht. Im Gegenteil scheint mir gerade aus klinischen Gründen das Bedürfnis vorzuliegen, diese Knochenerkrankung mit einem auszeichnenden Namen zu kennzeichnen, da von der mit schweren septischen Allgemeinerscheinungen begleiteten perakuten Form der otogenen Osteomyelitis, für welche nach der Auffassung von Riester allein die Bezeichnung Osteomyelitis berechtigt wäre, es fließende Übergänge zu den akuten, subakuten und chronisch verlaufenden Formen gibt mit stetig abnehmender oder wechselnder Beteiligung des Allgemeinbefindens und der gesamten klinischen Erscheinungen. Die Bezeichnung Osteomyelitis für dieses Krankheitsbild scheint mir auch deshalb vor der Bezeichnung Ostitis den Vorzug zu verdienen, weil sie mehr als diese auf eine besonders charakteristische und prognostisch wichtige Eigentümlichkeit dieser Knochenerkrankung hinweist, nämlich auf die Tendenz zum schleichenden Fortschreiten in dem zwischen Tabula externa und interna gelegenen Raume und zu thrombophlebitischen Prozessen in eben diesen Räumen.

Wenn wir versuchen, aus den mannigfaltigen Erscheinungen der chronischen Form der Osteomyelitis das Wesentliche herauszuschälen, so ist es gerade dies letzterwähnte, manchmal lange Zeit symptomlos verlaufende, schleichende Fortkriechen der Eiterung in den Diploeräumen der Schädelknochen, das je nach der Richtung, in welcher dieses Fortschreiten erfolgt und nach der mit dem Lebensalter wechselnden Beschaffenheit der Diploë der betroffenen Schädelknochen durchaus verschiedene Erscheinungen machen kann.

Wir finden deshalb in ausgesprochenen Fällen allermeist einen klinischen Verlauf von eigentümlich etappenweise hintereinander gereihten Erscheinungen, beginnend mit der je nach ihrem Charakter verschiedenartige Symptome aufweisenden ursprünglichen akuten oder chronischen Mittelohrentzündung, deren Symptome nachlassen können oder von vornherein nur geringgradig ausgesprochen sind, bis das Übergreifen auf den Warzenfortsatz wieder eine Steigerung der Erscheinungen machen kann, Schmerzen, evtl. Temperatursteigerung, Druckempfindlichkeit am Warzenfortsatz mit oder ohne ödematöser Schwellung, die aber auch wieder zurückgehen kann; und erst in einer dritten Phase der Entwicklung treten dann alarmierendere Erscheinungen hervor, wenn der Prozeß auf die flachen Schädelknochen übergegriffen hat, fortschreitendes Ödem der Weichteile, tiefe Schmerzen im Hinterhaupt oder der Scheitelgegend evtl. höherer Temperaturanstieg mit Störung des Allgemeinbefindens, Schwäche, Unruhe, Frösteln, vage Schmerzen im ganzen Körper, Schwindel, Brechreiz u. a.

Von diesem, mehr schematisch gezeichnetem Verlaufe gibt es nun viele Abweichungen und Modifikationen, insbesondere gestaltet sich der Verlauf verschieden, je nachdem früher oder später operativ eingegriffen wird. Gelingt es, den Krankheitsherd vollkommen zu entfernen, so schwinden sämtliche Symptome und die Wunde heilt ohne wesentliche Störung. Häufig gelingt jedoch die vollständige Elimination des Knochenherdes nicht, wir sehen vielmehr, nachdem die Operation zunächst eine Erleichterung und ein vorübergehendes Nachlassen der Symptome gebracht hat, nach einem mehr oder weniger langen Intervall die gleichen Krankheitserscheinungen wieder auftreten: Schmerzen, Weichteilschwellung unter erneutem Fieberanstieg, evtl. Hirnsymptome, der neue Krankheitsherd ist dem alten entweder unmittelbar benachbart oder durch eine anscheinend gesunde Zone von ihm getrennt. In günstigen Fällen vermag dann wohl noch ein zweiter Eingriff Heilung zu erzielen; in anderen Fällen aber wiederholt sich das geschilderte Krankheitsbild immer und immer wieder: Abszedierung mit Temperaturanstieg, Spaltung der Abscesse evtl. Entfernung von Sequestern, Besserung; dann plötzlich wieder neue Abszedierung usf. Mit der weiteren Ausdehnung des Prozesses werden die schmerzfreien Intervalle immer kürzer, um zum Schlusse ganz zu verschwinden. Die Schmerzen können sich dann bis zur Unerträglichkeit steigern, so daß auch große Dosen Morphium keine wesentliche Linderung mehr schaffen. Die Temperatursteigerung kann dauernd werden evtl. mit täglichen Remissionen.

Eine besondere Stellung unter der chronischen Osteomyelitis des Schädels nimmt die meines Wissens in der Literatur einzig dastehende Beobachtung von *kondensierender Osteomyelitis* ein, welche GUISEZ (2) bei einem 22jährigen Mädchen gemacht hat. Im Anschluß an eine alte Scharlachotitis entwickelte sich bei ihr, nachdem die Eiterung 3 Jahre sistiert hatte, unter Nausea, Erbrechen, Sehstörungen, Schwindel, Schlaflosigkeit, heftigen Schmerzen an fixen Punkten der Temporalgegend eine anscheinend von aberranten eitrigen Zellen der Temporalgegend ausgehende, schubweise im Parietale und Occipitale fortschreitende, *nicht* eitrige Knochenentzündung. Die Erkrankung erstreckte sich auf mehrere Jahre. Durch wiederholte Operationen wurde jedesmal nach Entfernung der erkrankten Knochenpartien eine vorübergehende Besserung der subjektiven Beschwerden erzielt, die dann aber immer wieder mit erneuter Stärke wiederkehrten, bis die Operation die den Schmerzpunkten entsprechenden Stellen des Knochens aufgedeckt und entfernt hatte. Die erkrankten Knochenteile erwiesen sich anfangs als gerötete, vascularisierte, verdickte Herde rarefizierender Osteitis; in den späteren Herden überwog der Sklerosierungsprozeß, in dem der Knochen weiß, nicht vascularisiert, mit der Zange schwer schneidbar sich erwies. Die histologische Untersuchung ergab dementsprechend in den einen Fragmenten einfache knöcherne, regelmäßig und parallel angeordnete Trabekel, welche breite, mit fibrösem Mark gefüllte Alveolen begrenzen; die anderen Fragmente enthielten kompaktes Gewebe, in welchem die HAVERSschen Kanäle zum Teil vollständig verschmolzen waren, zum Teil mit fibrösem Mark angefüllte Zwischenräume übrig ließen.

Prognose.

Die Prognose der Osteomyelitis des Schläfenbeins und des Craniums im Anschlusse an Ohreiterungen ist, wenn die Erkrankung sich selbst überlassen bleibt, nach den bisherigen Erfahrungen allermeist infaust. Wir sehen dies sowohl aus den von PANZAT beschriebenen Fällen der voroperativen Zeit, als auch aus der Analogie mit der Osteomyelitis cranii anderen Ursprungs, namentlich der traumatischen. Unter den zahlreichen Fällen von traumatischer Osteomyelitis cranii der älteren Literatur findet sich meines Wissens nur ein einwandsfreier Fall von Spontanheilung (H. FISCHER).

Ihre Prognose gestaltet sich demnach wesentlich schlechter als die der langen Röhrenknochen und der übrigen Teile des Knochensystems, bei welchen unter Umständen eine spontane Heilung möglich ist. Der Grund für diesen Unterschied ist wohl einmal in dem Umstande zu suchen, daß eine Begrenzung der Erkrankung am Schädel durch reaktive Knochenwucherung nicht oder nur in geringem Maße stattfindet. Bei dem so bedingten schrankenlosen Fortschreiten muß notwendigerweise — und das ist der zweite, wichtigste Grund für die Hoffnungslosigkeit dieses Prozesses — über kurz oder lang eines der unmittelbar benachbarten lebenswichtigen Organe miterkranken; meist ist deshalb der Tod in letzter Linie durch eine Erkrankung des Gehirns und seiner

Häute oder durch eine vom Sinussystem ausgehende Pyämie, selten durch die sog. Allgemeininfektion selbst (Kelemen) bedingt.

Günstiger gestaltet sich die Prognose in den Fällen, in welchen operativ eingeschritten wird. Doch nehmen auch hier die perakuten Fälle des frühesten Kindesalters eine Sonderstellung ein, indem von 11 Fällen der ersten 6 Lebensjahre nur 2 [der von J. Möller und Guisez (1)] trotz schwerer Erscheinungen und weiter Ausdehnung des Prozesses durch frühzeitige Operation zur Ausheilung kamen. In der späteren Kindheit und beim Erwachsenen scheint jedoch die Aussicht auf Heilung günstiger zu liegen, indem es in der Mehrzahl der Fälle, sowohl akuter als chronisch verlaufender, gelungen ist, den Prozeß durch operative Ausschaltung des erkrankten Knochens zum Stillstand zu bringen. Es bleibt aber immer noch ein Rest von Fällen übrig, die trotz oft zahlreicher operativer Eingriffe letal endeten. Es sind dies einmal diejenigen, bei welchen der Prozeß schubweise, wahrscheinlich durch Vermittlung von Diploevenen in unvorhergesehener Richtung sich ausbreitet. Denn nicht immer ist es möglich, wie in dem mehrfach zitierten Laurensschen Falle, die thrombosierten Venen alle aufzufinden und bis zum Ende zu verfolgen; manchmal wird man, obgleich man glaubt, bis ins gesunde Knochengewebe operiert zu haben, doch noch von dem Auftreten eines neuen osteomyelitischen Herdes jenseits der operierten Partie überrascht. Oder aber es handelt sich um Fälle, wo die Osteomyelitis sich in einer operativ nicht mehr zugänglichen Knochenpartie, z. B. der Felsenbeinspitze oder den Knochen der Schädelbasis (Keilbein usw.) lokalisiert hat, oder wo die Erkrankung der Nachbarorgane, insbesondere das Sinussystem zu therapeutisch unangreifbaren Komplikationen (Thrombose des Sinus cavernosus, Lungenmetastasen usw.) geführt hat. Auch dürfte außer diesen lokalen Bedingungen die allgemeine Konstitution und Widerstandsfähigkeit des Organismus eine wichtige Rolle in der Prognose spielen.

Diagnose und Therapie.

Die Diagnose unseres Krankheitsprozesses läßt sich, wie aus dem bisher Gesagten hervorgeht, wohl erst bei dem operativen Eingriffe selbst stellen, den wir ja stets ausführen werden, wenn im Anschluß an eine akute oder chronische Mittelohrentzündung unter Temperaturanstieg eine Schwellung in der Gegend des Warzenfortsatzes oder der Schuppe auftritt. Finden wir dann das Periost durch eine Eiteransammlung abgelöst und den darunter liegenden Knochen in der oben beschriebenen Weise verändert, so müssen wir, insbesondere bei dem Fehlen einer die Eiterung vermittelnden Knochenfistel an Osteomyelitis denken und zur weiteren Aufmeißelung des Knochens schreiten.

Differentialdiagnostisch kommt hier die isolierte Periostitis und der periostitische Absceß der Temporalgegend in Betracht. Sie sind von Luc (1), Jaques und Gault näher beschrieben, kommen primär bei Infektionskrankheiten und nach Traumen und sekundär bei Otitiden vor, sind durch eine Schwellung der Temporalgegend und subperiostale Eiteransammlung bei intaktem Knochen charakterisiert und heilen nach einfacher Incision. Da aber auch bei Osteomyelitis die Knochenoberfläche fast normal aussehen kann, wird man manchmal im Zweifel sein, ob man berechtigt ist, den Warzenfortsatz zu eröffnen, zumal auch die isolierte Periostitis mit hohem Fieber und Störung des Allgemeinbefindens einhergehen kann. In dubio wird man sich aber sagen müssen, daß eine überflüssige Warzenfortsatzaufmeiselung bei gut antiseptischer Wundversorgung das weit geringere Übel darstellt gegenüber dem Übersehen einer osteomyelitischen Erkrankung. Differentialdiagnostisch kommt bei nekrotisch aussehender Knochenwand die akute Nekrose der Scharlachotitis in Betracht, seltener der Masern- und Diphtherieotitis, bei welcher durch die toxischanämische Nekrose der mukösperiostalen Auskleidung der pneumatischen Binnenräume ein mehr oder weniger großer Knochensequester des Schläfenbeins umgrenzt und unter günstigen Verhältnissen meistens demarkiert wird (Neff), während bei der akuten otogenen Osteomyelitis die Markphlegmone nach allen Seiten weiter schreitet. Indessen gibt es bei den genannten Infektionskrankheiten auch Fälle, welche bezüglich ihres Verlaufs und auch in pathologisch-anatomischer Hinsicht der akuten otogenen Osteomyelitis zuzurechnen sind (Schlittler).

Hat man aber eine Osteomyelitis aufgedeckt, so ist das Ziel, das wir bei ihrer operativen Behandlung zu erstreben haben, durch die pathologisch-anatomischen Erfahrungen vorgezeichnet. Da mit einer spontanen Abkapselung nicht zu rechnen ist, müssen wir danach streben, den Krankheitsherd vollständig zu eliminieren. Der Knochen muß so weit entfernt werden, bis die Schnittfläche sicher gesund erscheint. In zweifelhaften Fällen ist es besser, einige Quadratzentimeter Knochen zu opfern, als durch Stehenlassen zweifelhafter Partien den Patienten der Gefahr einer weiteren Ausbreitung auszusetzen. Insbesondere muß man auch auf fernliegende, durch scheinbar normalen Knochen von den zusammenhängenden Zellen des Warzenfortsatzes getrennte, sog. aberrante eiterhaltige Zellgruppen achten, wie sie jenseits des Sinus, in der Temporal- und Zygomaticusgegend gerne vorkommen. Aber auch ein derartig radikales Vorgehen genügt noch nicht in jedem Falle. Da, wie wir gesehen haben, die Knochengefäße eine große Rolle in der Weiterverbreitung der Knocheneiterung spielen, muß sorgfältig danach gesucht werden, ob sich irgendwo ein verdächtiger Hohlraum findet, der weiter zu verfolgen ist. Laurens (2) ist es gelungen, durch Freilegung der erkrankten Venen eine weitere Einschmelzung des Knochens zu verhüten, wobei eine Fortnahme der Tabula externa in weitester Ausdehnung ohne Schaden möglich war.

Wichtig scheint es fernerhin zu sein, daß der Knochen vollständig entfernt wird, da wo er nicht mit Dura und Periost oder wenigstens noch mit einer von beiden ihn ernährenden Häuten in Zusammenhang steht, sei es, daß diese durch einen subperiostalen bzw. extraduralen Absceß abgedrängt oder bei der Operation versehentlich abgelöst wurden. Bleibt derartig in der Ernährung gestörter Knochen in der Wunde zurück, so dürfte wohl die Gefahr bestehen, daß er nachträglich nekrotisch wird und einen Ausgangspunkt für die Osteomyelitis bildet.

Eine besondere Sorgfalt hat man nach beendeter Knochenoperation der Versorgung der Knochenschnittfläche zuzuwenden; da auf dieser die Markräume in der Regel in großer Ausdehnung freiliegen, muß man mit allen Mitteln danach streben, eine Infektion der Schnittfläche zu verhüten. Ob außer dem altbewährten Wasserstoffsuperoxyd und dem Jodoform die neueren Antiseptica besondere Vorzüge besitzen, entzieht sich meiner Beurteilung. Ich möchte nur daran erinnern, daß die im Vossschen Falle beobachtete *Vucin*-intoxikation zu einer gewissen Vorsicht mahnt. Bei der Nachbehandlung hat man darauf zu achten, daß es nicht unter den Wundrändern zu Eiterretention kommt, die natürlich eine neue Infektion des Knochenmarkes zur Folge haben könnte.

Erfolgen trotz wiederholter, gründlicher Beseitigung des kranken Knochens immer wieder neue Nachschübe, so habe ich seiner Zeit die Frage erwogen, ob nicht durch eine Art künstlicher Demarkationslinie der Prozeß zum Stillstand gebracht werden kann, indem man entfernt von der ursprünglichen Operationswunde unter streng antiseptischen Kautelen einen ca. $^{1}/_{2}$ cm breiten Kanal quer über den Schädel in die Knochenkapsel meißelt. Ich hatte mir diese Operation hauptsächlich für die von der Stirnhöhle ausgehenden Fälle gedacht, für welche sie sich auch — wie spätere Erfahrungen gelehrt haben — bewährt hat. Jedoch scheint sie für die otogenen Fälle weniger aussichtsreich zu sein, da man ein Übergreifen auf die Schädelbasis, wie Luc (2) hervorgehoben hat, nicht verhüten kann.

Literatur.

Abel, Emile: De l'ostéoméylite des os plats du crâne. Thèse de Lyon 1908. — Baldenweck (1): Ostéomyélite du crâne avec thrombose suppurée des veines de Breschet consécutive à une plaie du crâne par projectile. Rev. hebdomedaire. 1921. Tome 42, p. 296. — Derselbe (2): L'osteite de la pointe du Rocher d'origine otique. Ann. des maladies de l'oreille etc. Tome 35, II, Nr. 7. 1909. p. 35. — Bar: Un cas d'ostéomyélite de rocher suive d'hemorrhagie par ulceration sinusienne. Rev. hebdom. de laryngol. 1913. Tome 34, II, p. 137. — Beck, O. (1): Osteomyelitis der linken Schädelhälfte. Thrombose der Art. meningea media links, Pachy- und Leptomeningitis der linken Großhirnhälfte. Monatsschr. f. Ohrenheilk. u. Laryngo-Rhinol. Bd. 55, S. 361. 1921. — Derselbe (2): Otitis media acuta mit konsekutiver Osteomyelitis des Scheitelbeins, Pachymeningitis, Leptomeningitis und Sinusthrombose. Zentralblatt f. Hals-, Nasen- u. Ohrenheilk. Bd. 2, S. 398. — Bergmann, A.: Über akute Osteomyelitis speziell der flachen Knochen. St. Petersburger med. Wochenschr. 1884. Nr. 37 u. 38, S. 389. — v. Bergmann, E.: Die Lehre von den Kopfverletzungen. Dtsch. Chirurg. Lfg. 30. Stuttgart 1880. — Billroth: Chirurgische Klinik, Wien 1871—1876. — Breschet, M. G.: Recherches anatomiques, physiologiques et pathologiques sur le système veineux et spécialement sur les canaux veineux des os. Paris 1827—1830. — Brieger: Enzyklopädie der Ohrenheilk. 1900 und Arch. f. Ohren-, Nasen- u. Kehlkopf heilk. Bd. 43, S. 211. — Budge, Albr.: Die Lymphwurzeln der Knochen. Arch. f. mikrosk. Anat. Bd. 13, S. 87. 1877. — Deuch: A case of extensive acute Osteomyelitis of the temporal bone; operation, recovery. Ref.: Arch. f. Ohren-, Nasen- u. Kehlkopfheilk. Bd. 64, S. 216. — Disse: Skelettlehre, Abteil. 1. Handb. d. Anat. d. Menschen, v. Bardeleben, S. 28. — Fischer, H.: Die Osteomyelitis traumatica purulenta cranii. Dtsch. Zeitschr. f. Chirurg. Bd. 56, S. 100. 1900. — Fischer, R.: Drei Fälle von Ostitis cranii traumatica purulenta. Inaug.-Diss. Breslau 1869. — Fröhner: Beiträge zur Kenntnis der akuten spontanen Osteomyelitis der kurzen und platten Knochen. Bruns Beitr. z. klin. Chirurg. Bd. 5, S. 79. 1889. — Gaudier: Ostéomyélite aiguë du temporal et du pariétal gauche, consécutive à une odite moyenne aiguë du méme côté. Rev. hebdom. d. laryngol. 1906. Tome 26, II, p. 721. — Grünwald: Otitis und Osteomyelitis. Zeitschr. f. Hals-, Nasen- u. Ohrenheilk. Bd. 2, S. 139. — Guisez (1): Deux cas d'Ostéomyélite des os plats du crâne, consécutifs à des suppurations de l'oreille. Arch. internat. de laryngol., otol -rhinol. et broncho-oesophagoscopie. Tome 20, p. 722. 1905. — Derselbe (2): Ostéomyélite chronique des os plats du crâne consécutive à une otite suppurée chronique. Rev. hebdom. 1907. 27, II, p. 370. Ref.: Zentralbl. f. Ohrenheilk. Bd. 5, S. 427. 1907. — Haaga: Beiträge zur Statistik der akuten spontanen Osteomyelitis der langen Röhrenknochen. Bruns Beitr. z. klin. Chirurg. Bd. 5, S. 49. 1889. — Hansberg: Osteomyelitis nach akuter Mittelohreiterung. Verhandl. d. dtsch. otol. Ges. 1910. S. 348. — Hennebert (1): Osteomyelitis des Schläfenbeins; Operation, Heilung. Zentralbl. f. Ohrenheilk. Bd. 2, S. 266. Clinique 1903. Nr. 36. — Derselbe (2): Osteomyelitis des Schläfenbeins. Belg. otol. Ges. Ref.: Zentralbl. f. Ohrenheilk. Bd. 2, S. 91. — Hosch: Unsere Erfolge der Radikaloperation der Sinuitis. Zeitschr. f. Ohrenheilk. Bd. 61, S. 347. — Hunter, Tod: Ein Fall von chron. Osteomyelitis des Schädels nach Erkrankung des Warzenfortsatzes. Royal Soc. of med. 1909; Ref.: Zentralblatt f. Ohrenheilk. Bd. 7, S. 361. 1909. — Ibran d'Oviedo: Bei Luc, Ann. d. maladies de l'oreille. Tome 31, p. 480. 1905. — Jaques et Gault: Les Ostéites et periostites isolées du temporal. Ann. des invalides. 31. 1. 1910. S. 621. — Jaymes: L'Ostéomyélite des os du crâne. Thèse de Paris 1887. — Jordan: Die akute Osteomyelitis. Bruns Beitr. z. klin. Chirurg. Bd. 10, S. 587. 1893. — Kaufmann: Lehrb. d. pathol. Anat. — Kelemen, G.: Zur Abgrenzung der akuten, otogenen Osteomyelitis der Schädelbasisknochen. Zeitschr. f. Hals-, Nasen- u. Ohrenheilk. Bd. 5, S. 29. 1923. — Kiar: Ref. Zentralbl. f. Ohrenheilk. Bd. 6, S. 235. 1908. — Klemm: Beiträge zur Kenntnis der infekt. Osteomyelitis. Bruns Beitr. z. klin. Chirurg. Bd. 84, S. 352. — Knapp, A. (1): Ein Fall subakuter Osteomyelitis des Schläfenbeins. Zeitschr. f. Ohrenheilk. Bd. 47, S. 402. — Derselbe (2): Demonstration des Präparates einer Osteomyelitis des Schläfenbeins (chron.) bei Diabetes. Zeitschr. f. Ohrenheilk. Bd. 53, S. 268. — Derselbe (3): Meningitis infolge Osteomyelitis des Schläfenbeins. Zentralbl. f. Ohrenheilk. Bd. 1, S. 14. — Derselbe (4): Ein Fall von Cavernosusthrombose nach Osteomyelitis des Felsenbeins. Arch. of otol., rhinol. a. laryngol. Oktober 1906 u. Ref.: Zentralbl. f. Ohrenheilk. Bd. 5, S. 403. — Körner (1):

Die eitrigen Erkrankungen des Schläfenbeins. — DERSELBE (2): Die otitischen Erkrankungen des Hirns, der Hirnhäute und der Blutleiter. — KRAUSE, FEDOR: Handb. d. ärztl. Erfahrungen im Weltkriege von SCHJERNING. Bd. 1, S. 411. — KÜMMEL: Osteomyelitis des Petrosum bei chronischer Osteomyelitis der Tibia. Zeitschr. f. Ohrenheilk. Bd. 31, Fall 4. — KÜSTER: Ein chirurgisches Triennium 1876, 1877, 1878. Kassel u. Berlin 1882. — LANNELONGUE (1): De l'Ostéomyélite aiguë pendant la croissance. Paris 1879. — DERSELBE (2): Statistique microbienne de l'ostéomyélite aiguë. Congr. franç. de chirurg. 1895. 9. session. — LANNOIS: Siehe bei ABEL. Thèse de Lyon 1908. — LAURENS, G. (1): Résection cranienne pour ostéomyélite de l'ecaille du temporal d'origine otique. Ann. des maladies de l'oreille. 1902. Tome 28. p. 21. — DERSELBE (2): Ostéite cranienne diffuse avec thrombophlébite des veines du diploé, d'origine otique. 13. Congr. internat. Paris 1900. — DER-SELBE (3): Résection du crâne pour ostéomyélite chronique. Rev. hebdom. 1906. 26. I. p. 741. — LÄWEN, ARTH., Handb. d. ärztl. Erfahrung im Weltkriege von SCHJERNING. Bd. 1, S. 180. — LEXER (1): Zur Kenntnis der Streptokokken und Pneumokokken-Osteomyelitis. Arch. f. klin. Chirurg. Bd. 57, S. 879. 1898. — DERSELBE (2): Untersuchungen über Knochenarterien mittels Röntgenaufnahmen injizierter Knochen. Berlin: Hirschwald. 1904. — LUC (1): La Presse otolaryngol. belge 1907. Nr. 6. — DERSELBE (2): Ann. des maladies de l'oreille. Tome 31, p. 469. 1905. — MÖLLER, J.: Ein Fall von primärer Osteomyelitis des Warzenfortsatzes. Hospitaltitende 1917. Nr. 43. — DERSELBE (2): Geheilter Fall von otogener Osteomyelitis der flachen Schädelknochen. Verhandl. d. dän. oto-laryngol. Verein. — MOURE: Sur un cas d'ostéomyélite consécutive à l'influenza. Arch. f. Ohren-, Nasen- u. Kehlkopfheilk. Bd. 50, S. 130. — MÜLLER, H.: Über Ostitis cranii traumat. purulenta. Inaug.-Diss. Breslau 1871. — NEFF, U.: Beitr. zur Lehre von der otogenen akuten progressiven Osteomyelitis des Schläfenbeins beim Kinde und beim Erwachsenen. Inaug.-Diss. Basel 1920. — PANZAT: De l'Ostéomyélite du temporal comme complication de l'otite moyenne suppurée. Ann. des maladies de l'oreille. Tome 19, p. 753. 1893. — PIROGOFF: Grundzüge der allgemeinen Kriegschirurgie. Leipzig 1864. — POTT, P.: Observations on the nature and consequences of wounds and contusions of the head, fractures of the skull, concussions of the brain. London 1760 and Observations on the nature and consequences of those injures to which the head is liable from extern violence. London 1768. — RAOUL, HAHN: Otogene Osteomyelitis temporo-parieto-occipit. Arch. ital. di otol., rinol. e laringol. Bd. 23, H. 5. 1912. Ref. Zentralbl. f. Ohrenheilk. Bd. 10, S. 463. — RAUBER: Lehrb. d. Anatomie d. Menschen 1893. S. 189. — RICHARDSON, CH.: Osteomyelitis of the temporal and adjacent bones of the skull as a sequel of otitis media suppurativa. Arch. of otol. Vol. 33. Nr. 1. 1904. — RIESTER: Über die osteomyelitischen Erkrankungen des Schläfenbeins. Zeitschr. f. Ohrenheilk. Bd. 54, S. 290. — SCHEINZISS: Ein Fall chronischer Osteomyelitis cranii. BRUNS Beitr. z. klin. Chirurg. Bd. 65, S. 172. — SCHILLING: Über die Osteomyelitis der flachen Schädelknochen im Anschluß an Entzündungen der Stirnhöhle und des Mittelohres. Zeitschr. f. Ohrenheilkunde Bd. 48, Ergänzungsband S. 52. — SCHLITTLER, E.: Die Lebensgefährlichkeit der verschiedenen Formen der Mittelohreiterung. Habilitationsschr. Basel 1922. — SCHMIEGELOW: Zentralbl. f. Ohrenheilk. Bd. 6, S. 235. 1908. — SIEBENMANN (1): Ertaubung im Verlauf von ak. Osteomyelitis. Zeitschr. f. Ohrenheilk. Bd. 54, S. 1. — DERSELBE (2): Über otogene Osteomyelitis in Enzyklopädie der Chirurgie von KOCHER und DE QUERVAIN. Bd. 2. — v. SPEE, GRAF: Skelettlehre, 2. Abtlg. Handb. d. Anat. d. Menschen von BARDELEBEN. S. 327. — STRUYKEN: Zentralbl. f. Ohrenheilk. Bd. 18, S. 226. 1910. Niederl. Verein f. Hals-Nasen-Ohrenheilk. — TILLEY, H.: Ostéomyélite aiguë du temporal droit chez un enfant; opération, guérison. Rev. hebdom. Tome 41, p. 479. 1920. — TURNER: Ref. Zeitschr. f. Ohrenheilk. Bd. 48, S. 329. 1904. — TRENDEL: Beiträge zur Kenntnis der akuten infektiösen Osteomyelitis und ihrer Folgeerscheinungen. BRUNS Beitr. z. klin. Chirurg. Bd. 41, S. 607. 1904. — WEINGARTEN: Handb. von SCHJERNING. — WITTMAACK, K.: Über die normale und die pathologische Pneumatisation des Schläfenbeins. Jena: G. Fischer. 1918. — ZERONI: Über die Beteiligung des Schläfenbeins bei ak. Osteomyelitis. Arch. f. Ohren-, Nasen- u. Kehlkopfheilk. 1901. S. 315. — ZUCKERKANDL, E.: Atlas der topographischen Anatomie.

4. Die chronischen Mittelohreiterungen.

Von

Wilhelm Brock-Erlangen.

Mit 27 Abbildungen.

Die chronische Mittelohreiterung zählt, wie Politzer in seinem Lehrbuch
mit Recht hervorhebt, nicht allein wegen der Häufigkeit ihres Vorkommens,
sondern vor allen Dingen wegen der in ihrem Gefolge häufig auftretenden lebensgefährlichen Komplikationen zu den wichtigsten Erkrankungen des Gehörorgans.

Definition der chronischen Mittelohreiterung.

Als chronische Mittelohreiterung bezeichnen wir der Definition Bezolds
folgend alle diejenigen Entzündungen der Mittelohrräume, welche durch eine
bleibende oder erst nach Jahren vernarbende Trommelfellperforation mit
anhaltender oder zeitweise sistierender Eiterung ausgezeichnet sind. Also
nicht die Dauer des Ausflusses ist das entscheidende Kriterium für das
chronische Stadium, sondern die Persistenz einer ihrer Lage, Form und Größe
nach sehr variablen Perforation.

Häufigkeit des Vorkommens.

Die Verbreitung der chronischen Mittelohreiterung, besonders in den weniger
gut situierten Bevölkerungskreisen, ist nach allgemeiner Ansicht eine recht
große. In der Hauptsache gründet sich diese Ansicht wohl auf die Beobachtung,
daß ein relativ hoher Hundertsatz aller in Behandlung kommenden Ohrenkranken an einer chronischen Mittelohreiterung leidet. In Wirklichkeit wissen
wir über die Häufigkeit der chronischen Mittelohreiterung in der Bevölkerung,
da eine allgemein gültige Statistik darüber noch nicht existiert, so gut wie nichts.
Um eine wirklich gültige Statistik zu erhalten, wäre es notwendig, eine ganze Ge-
meinde zu untersuchen. Da die Undurchführbarkeit eines solchen Vorhabens auf
der Hand liegt, hat man eine leichter faßbare Bevölkerungsgruppe, die Schul-
jugend immer zu solchen und ähnlichen Untersuchungen herangezogen. Von
Ohrenärzten ausgeführte Schuluntersuchungen liegen denn auch bereits in
einer größeren Anzahl vor. Es sei hier nur an die Arbeiten von Bezold, Ostmann, Mailand u. a. erinnert. Wenn diese Schuluntersuchungen auch nicht
mit dem ausgesprochenen Zweck, uns über die Häufigkeit der chronischen
Mittelohreiterungen zu unterrichten, durchgeführt worden sind, so lassen sie
sich, falls nur eine Ausscheidung der verschiedenen Ohrerkrankungen stattgefunden hat, doch für unsere Zwecke verwenden.

Ostmann fand unter 15 074 untersuchten Gehörorganen 186 = 0,9% mit
chronischen Mittelohreiterungen; daneben konstatierte er bei 107 = in 0,7%
trockene Perforationen, also einen Zustand, von dem erwartet werden kann,
daß er über kurz oder lang wieder mit Ausfluß verbunden sein wird. Auf Grund
unserer Definition der chronischen Mittelohreiterung glauben wir uns berechtigt,
die 107 trockenen Perforationen den 186 mit chronischen Mittelohreiterungen
hinzuzählen zu dürfen, wodurch sich ein Hundertsatz von 1,16 ergeben würde.

Mit den Zahlen Ostmanns stimmen die Leegards gut überein. Leegard
untersuchte 5000 Kinder in den öffentlichen Schulen Christianias und fand
dabei von 10 000 Ohren 1,4% mit chronischer Mittelohreiterung behaftet.

Diese Zahlen OSTMANNS und LEEGARDS sind auffallend klein. Andere Untersucher kamen denn auch zu einem viel höheren Hundertsatz. So fand MAILAND unter 843 Schulkindern Kopenhagens bei 58 = in 6,9% eine chronische Otitis und bei weiteren 103 = in 12,2% Residuen einer chronischen Ohreiterung; wobei unter den Residuen allerdings wahrscheinlich auch narbige Veränderungen mitgezählt sind. Selbst wenn wir die von MAILAND für die Residuen gefundenen Zahlen ganz außer acht lassen, so stehen immer noch 1,16% bei OSTMANN 6,9% bei MAILAND gegenüber. Die Ursachen dieser beträchtlichen Unterschiede werden sich kaum feststellen lassen. Man könnte daran denken, daß in den MAILANDschen Zahlen die Auswirkungen einer Scharlach- oder Masernepidemie zur Geltung kommen. Auch ist die Zahl der von MAILAND untersuchten Kinder relativ klein, so daß Zufälligkeiten wohl auch eine Rolle spielen können. Aus der Verschiedenheit der gefundenen Hundertsätze geht aber doch wohl soviel hervor, daß auch Schuluntersuchungen uns nur ein annäherndes Bild von der Häufigkeit der chronischen Mittelohreiterungen geben können.

Besser als über die absolute Häufigkeit sind wir orientiert über das prozentuale Verhältnis der chronischen Mittelohreiterungen zu anderen Ohrkrankheiten. Auf die Gesamtsumme der in Behandlung kommenden Ohrenkranken berechnet beträgt der Hundertsatz für die chronischen Mittelohreiterungen bei SCHWARTZE 13,5%, bei BÜRKNER 20%, bei BEZOLD 16,9%. Bei BEZOLD sind unter dieser Zahl beteiligt Kinder mit 29,5%. In ungefähr 22% ist die Erkrankung doppelseitig.

Pathogenese.

Die Mehrzahl sämtlicher chronischer Mittelohreiterungen reicht in den ersten Anfängen bis auf die Kinderzeit zurück. Da sie meistens erst nach jahr- bis jahrzehntelangem Bestehen in Behandlung kommen, ist die Erforschung der Pathogenese mit großen Schwierigkeiten verbunden. Nur ein geringer Hundertsatz der Kranken vermag über Beginn und Ursache einigermaßen bestimmte Angaben zu machen. Für die Mehrheit der chronischen Mittelohreiterungen bleibt der Ursprung ungeklärt. Infolgedessen müssen theoretische Überlegungen und Schlußfolgerungen häufig wirkliches Wissen ersetzen.

Nach WITTMAACK ist Vorbedingung für die Entstehung einer chronischen Mittelohreiterung die Persistenz einer hyperplastischen Veränderung der ganzen Mittelohrschleimhaut. Diese hyperplastische Veränderung der Mittelohrschleimhaut, welche sich das ganze Leben hindurch erhalten soll, wird von WITTMAACK auf eine aseptische Säuglingsotitis zurückgeführt. CHEATLE lehrt ähnliches.

Die chronische Mittelohreiterung kann entstehen:

    A. Aus der akuten Eiterung.

    B. Von Anfang an chronisch als schleichender Prozeß.

A. Die Entstehung der chronischen Mittelohreiterung aus der akuten Otitis.

Für die Entstehung der chronischen Eiterung aus der akuten Otitis kommt nur eine ganz bestimmte Untergruppe der letzteren, nämlich die sog. sekundäre, die aber wohl besser als akute nekrotisierende Otitis bezeichnet wird, in Betracht. Solche nekrotisierende akute Otitiden sehen wir hauptsächlich im Verlaufe von akuten Infektionskrankheiten auftreten. Unter unseren Augen entsteht und vergrößert sich eine Perforation oft in einem solchen Ausmaße, daß auch bei Rückgang des lokalen Ohrprozesses in der Rekonvaleszenz die

Perforation nicht mehr zu spontanem Verschluß kommen kann, sondern, auch wenn die Eiterung versiegt, eine persistierende Perforation zurückbleibt. Von den durch akute Infektionskrankheiten bedingten akuten Mittelohreiterungen ist es vor allen Dingen die schwere Scharlacheiterung, die häufig in das chronische Stadium übergeht. In der Bezoldschen Statistik werden $13,8\%$ der chronischen Eiterungen auf eine akute Scharlacheiterung zurückgeführt. Masern, Diphtherie, Typhus treten gegenüber dem Scharlach als auslösende Ursache weit zurück. Masern sind in der Bezoldschen Statistik nur mit 1%, die übrigen akuten Infektionskrankheiten mit noch kleineren Zahlen vertreten.

In ähnlicher Weise wie die akuten Infektionskrankheiten können allgemeine und konstitutionelle Erkrankungen: lymphatische Konstitution, Tuberkulose, Syphilis, Anämie, Marasmus den Verlauf einer akuten Otitis beeinflussen. Daß auch schlechte Ernährungs- und Wohnungsverhältnisse in der Genese der chronischen Eiterung eine Rolle spielen können, erscheint im höchsten Grade wahrscheinlich.

Da die Möglichkeit des Übergangs einer akuten Otitis in das chronische Stadium an das Auftreten bzw. an die Persistenz eines größeren Trommelfell-Defektes gebunden ist, ist die Entstehung der chronischen Eiterung aus der sog. genuinen Otitis einer im widerstandsfähigen Organismus sich abspielenden akuten Eiterung, so gut wie ausgeschlossen. Sehen wir doch bei der akuten genuinen Otitis fast nie eine größere Perforation auftreten. Nur wenn das Trommelfell infolge früherer Eiterung narbig verändert, oder infolge eines früheren langdauernden Tubenabschlusses hochgradig atrophisch geworden ist, kann auch bei einer akuten genuinen Otitis die Perforation einen größeren Umfang erreichen und damit der Übergang in das chronische Stadium eingeleitet sein.

Aber nicht jede nekrotisierende akute Otitis wird chronisch. Ein großer Teil der akuten nekrotisierenden Otitiden heilt mit narbigem Verschluß des Trommelfelldefektes aus; gar nicht so selten sind wir in der Lage, einen solchen narbigen Verschluß des Trommelfelldefektes in der Rekonvaleszenz (einer nekrotisierenden akuten Otitis) direkt zu beobachten; außerdem muß aus dem so häufigen Zufallsbefund von großen Trommelfellnarben auf spontane Heilungen geschlossen werden. Die Beobachtung solcher spontaner Heilungen läßt es als wahrscheinlich erscheinen, daß das Chronischwerden einer akuten nekrotisierenden Otitis nicht auf die große Perforation allein zurückzuführen ist, sondern daß dazu noch ein weiteres Moment schädigend einwirken muß. Dieses weitere Moment sah Leutert[1] in dem sekundären Eindringen von Staphylokokken in die Mittelohrräume. Wie Scheibe[2] betont, kann dem sekundären Eindringen von Staphylokokken diese Bedeutung aber nicht zukommen; denn wäre die Leutertsche Annahme richtig, so müßte die durch Staphylokokken hervorgerufene akute Otitis Neigung zum Übergang in das chronische Stadium zeigen. Dies ist aber tatsächlich nicht der Fall. Die durch Staphylokokken veranlaßten akuten Otitiden heilen vielmehr genau so schnell wie die durch andere Infektionserreger hervorgerufenen. Scheibe glaubt das oben geforderte weitere Moment in dem sekundären Eindringen von Fäulnispilzen in die Mittelohrräume suchen zu dürfen[3]. Er begründet seine Ansicht mit dem Hinweis darauf, daß von seinen antiseptisch mit Borsäurepulver behandelten sekundären Frühfällen, bei welchen durch die Borsäuretherapie das Eindringen der Fäulnisbakterien meistenteils verhindert werden konnte, nur 1% chronisch geworden ist, während nach einer aus früherer Zeit stammenden Bezoldschen Statistik $15,4\%$ aller akuten

---

[1] Arch. f. Ohren-, Nasen- u. Kehlkopfheilk. Bd. 47. H. 1—2.
[2] Zeitschr. f. Ohrenheilk. u. f. Krankh. d. Luftwege. Bd. 75. 1917.
[3] Scheibe: Münch. med. Wochenschr. 1916. Nr. 21.

nekrotisierenden Otitiden, bei denen notabene eine regelmäßige antiseptische Behandlung nicht stattgefunden hatte, in das chronische Stadium übergegangen waren. Da demnach das sekundäre Eindringen von Fäulnispilzen bei den nekrotisierenden akuten Otitiden durch eine zweckmäßige Behandlung, wenn auch nicht immer, so doch häufig verhindert werden kann, muß unzweckmäßige Behandlung oder Vernachlässigung den Übergang einer akuten nekrotisierenden Otitis in das chronische Stadium begünstigen.

Über das zahlenmäßige Verhältnis, in welchem die akute nekrotisierende Otitis an der Entstehung der chronischen Eiterungen beteiligt ist, gehen die Ansichten der Autoren noch weit auseinander. Während nach BEZOLD die Entstehung aus der akuten nur für eine kleine Minderheit der chronischen Eiterungen in Betracht kommt, läßt SCHEIBE die Mehrzahl derselben aus der akuten Otitis hervorgehen.

B. Die Entstehung der chronischen Eiterung aus einem von Anfang an chronisch sich schleichend entwickelnden Prozeß.

Ein Teil der chronischen Mittelohreiterungen beginnt sogleich chronisch. Es sind dies, wie hier gleich hervorgehoben werden darf, die Fälle mit Perforation der Membrana Shrapnelli und mit hinten oben bzw. vorne oben freistehendem Margo tymp., bei denen gleichzeitig der vordere untere bzw. hintere untere Perforationsrand mit der Innenwand der Paukenhöhle verwachsen ist. Über die Entstehung dieser Formen, die, wie wir später noch kennen lernen werden, häufig oder sogar meist mit Cholesteatom kompliziert sind, wird weiter unten noch ausführlich gesprochen werden müssen.

Einteilung der chronischen Mittelohreiterungen.

In Rücksicht auf die Entstehungsweise noch mehr aber in Rücksicht auf die Prognose erscheint es zweckmäßig, zwei Formen streng zu unterscheiden, nämlich: 1. die einfache chronische Mittelohreiterung (Otitis media purulenta chronica simplex, chronische Mittelohreiterung mit tympanaler oder zentraler Perforation). 2. die chronische Mittelohreiterung mit Cholesteatom.

1. Die einfache chronische Mittelohreiterung, vielfach auch Paukenschleimhauteiterung oder tubo-tympanale Schleimhauteiterung genannt, ist charakterisiert durch eine in Größe und Form sehr variable in die Paukenhöhle führende tympanale oder zentrale Perforation. Unter einer tympanalen oder zentralen Perforation verstehen wir einen in Größe und Ausdehnung sehr wechselnden, den oberen Margo aber nicht erreichenden Defekt in der Pars tensa. Bei der sog. tympanalen oder zentralen Perforation muß demnach zum wenigsten in der ganzen oberen Peripherie ein, wenn auch oft nur schmaler Trommelfellsaum erhalten geblieben sein (Abb. 1).

2. Die chronische Mittelohreiterung mit Cholesteatom ist charakterisiert durch die von außen — Trommelfell oder Gehörgang — erfolgte mehr oder weniger ausgedehnte Epidermisierung der oberen Mittelohrräume, durch die Anwesenheit abgestoßener verhornter, zwiebelartig übereinander geschichteter Epidermismassen in diesen Räumen und durch eine ganz bestimmte gleich noch näher zu erläuternde Lagerung der Perforation.

Wenn ich von den seltenen primären Cholesteatomfällen und der alten WENDTschen Theorie der Cholesteatomgenese hier absehe und nur die HABERMANN-BEZOLDsche Theorie berücksichtige, so muß gleich betont werden, daß die Möglichkeit der Einwachsung der Epidermis vom Gehörgang bzw. von einem Trommelfellrest aus in die oberen Mittelohrräume nur dann gegeben ist, wenn die Perforation eine ganz bestimmte Lagerung einnimmt. Die Perforationen müssen in das Epitympanum, in den Recessus epitymp. hinaufführen, müssen also hinten oben oder vorne oben den Margo erreichen (Abb. 2), oder aber sich von Anfang an außerhalb des eigentlichen Trommelfells im Bereich der Membrana Shrapnelli entwickeln (Abb. 3). Zu den epitympanalen Perforationen gehören ferner die überall bis an den Limbus heranreichenden Totaldefekte. Dagegen gehören die den unteren Margo erreichenden Perforationen nicht zu den epitympanalen, sondern, da sie in die Paukenhöhle führen, zu den tympanalen oder zentralen.

Zur Vermeidung von Mißverständnissen sei hier gleich hervorgehoben, daß es nicht bei jeder chronischer Eiterung mit epitympanaler Perforation zur Entwicklung eines Cholesteatoms kommen muß. Vielfach bleibt auch bei den

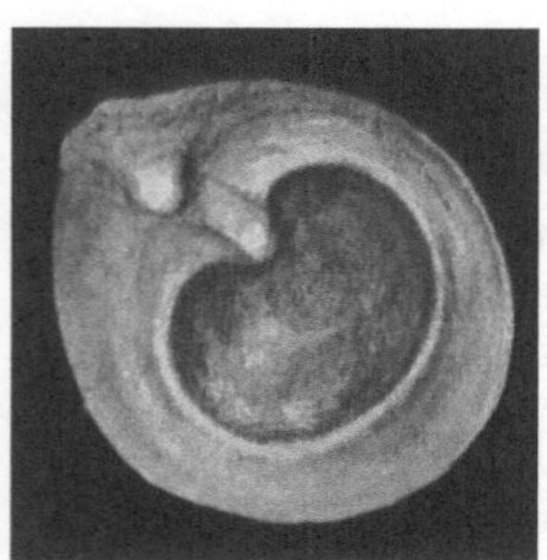

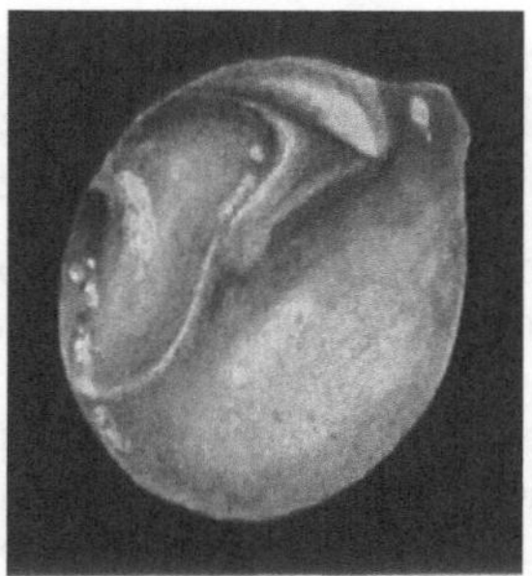

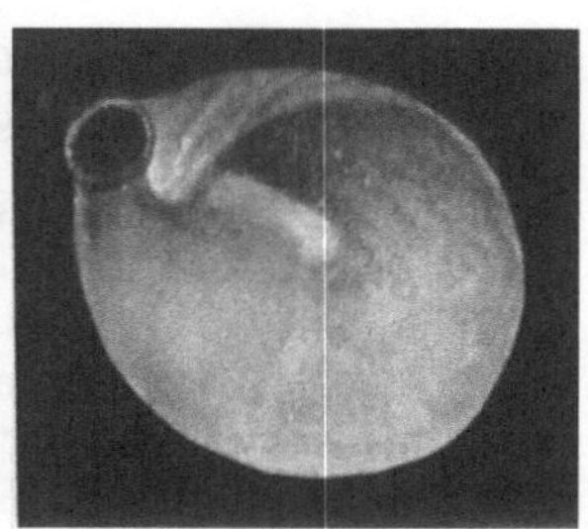

<table>
<tr><td align="center">Abb. 1.
Linkes Trommelfell:
tympanale (zentrale)
Perforation.</td><td align="center">Abb. 2.
Rechtes Trommelfell:
epitympanale (hinten oben
randständige) Perforation.</td><td align="center">Abb. 3.
Linkes Trommelfell:
Perforation in der
Membrana Shrapnelli.</td></tr>
</table>

epitympanalen Perforationen das Einwachsen der Epidermis in die oberen Mittelohrräume, die Vorbedingung für die Entstehung eines Cholesteatoms, aus. Solche Formen gleichen in ihrem Verlauf und ihrer Prognose vollständig den Eiterungen mit tympanaler zentraler Perforation.

Die einfache chronische Mittelohreiterung.

(Chronische Mittelohreiterung mit tympanaler oder zentraler Perforation).

Von der Gesamtsumme der chronischen Mittelohreiterungen treffen nach Scheibe auf die chronischen Mittelohreiterungen mit tympanaler Perforation 55%[1]).

Die chronische Mittelohreiterung mit tympanaler oder zentraler Perforation ist es, die zumeist aus der akuten nekrotisierenden Otitis hervorgeht.

Pathologische Anatomie.

Lage, Form und Größe der Perforation innerhalb der Pars tensa ist sehr variabel. Sitz der Perforation ist am häufigsten die vordere untere Trommelfellpartie, und zwar die intermediäre Zone. Die Form ist bald rundlich, bald oval, elliptisch, halbmond- oder bohnenförmig; die unterhalb des Hammergriffs gelegenen bekommen durch den frei in die Perforation hineinragenden Hammergriff häufig ausgesprochene Nierenform. Die Größe der Perforation wechselt von Stecknadelkopfgröße bis zum fast völligen Trommelfelldefekt. Doch sind solche große Perforationen selten; nur ausnahmsweise nimmt die Perforation

---

[1]) cf. von Ruppert: Münch. med. Wochenschr. 1908. H. 21 und Zeitschr. f. Ohrenheilk. u. f. Krankh. d. Luftwege. Bd. 26, S. 68.

mehr als Zweidrittel des Trommelfells ein. In der Regel findet sich nur eine
Perforation; selten kommen zwei und ausnahmsweise auch noch mehr Perforationen zur Beobachtung. In solchen Fällen bildet zumeist der Hammergriff
bzw. ein von ihm zur Peripherie ziehender Trommelfellrest die trennende Brücke.

Die Perforationsränder ragen meist frei in das Lumen der Pauke hinein, stehen
also frei und heben sich dadurch von der Innenwand der Pauke gut ab (Abb. 4);
doch gehören Verwachsungen der Perforationsränder mit der Innenwand besonders
dann, wenn die Schleimhaut der Paukenhöhle eine über den gewöhnlichen Grad
hinausgehende Massenzunahme erfahren hat, nicht gerade zu den Seltenheiten
(Abb. 4a). Häufiger als die Verwachsungen der Perforationsränder kommt

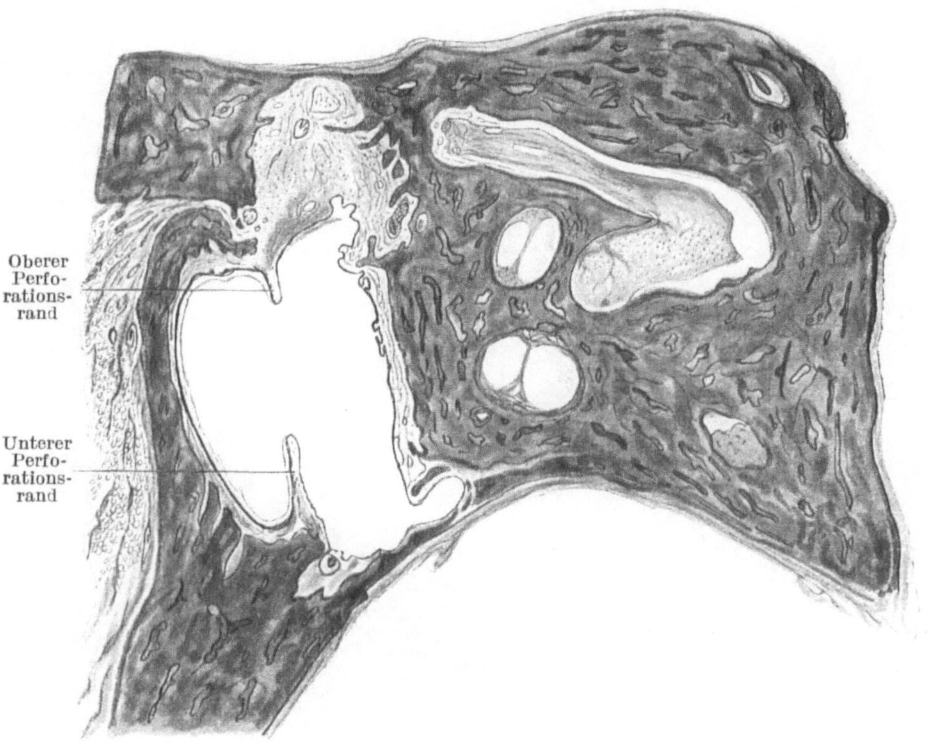

Abb. 4. Chronische Mittelohreiterung mit tympanaler (zentraler) Perforation.
Perforationsränder freistehend.

die Verwachsung des unteren Hammergriffendes mit dem Promontorium zur
Beobachtung. Die Annäherung des unteren Hammergriffendes an die Promontorialwand und damit die Möglichkeit einer Verwachsung zwischen beiden
soll durch Retraktion und Verkürzung der Tensorsehne hervorgerufen werden.

Substanzverluste am Hammergriff sind bei der einfachen chronischen
Mittelohreiterung selten. Wenn solche am Hammergriff zu konstatieren sind,
so sind sie nicht die Folge der chronischen Eiterungen an sich, sondern stammen
aus dem akuten Beginn.

Von den Verwachsungsstellen der Perforationsränder bzw. des unteren
Hammergriffendes mit der Innenwand ist für die Gehörgangs- oder Trommelfellepidermis die Möglichkeit zur Überwachsung auf die mediale Paukenhöhlenwand gegeben. Wenn bei solchen Verhältnissen die Epidermisierung der

Innenwand erfolgt, so beschränkt sie sich meist auf die Promontorialgegend (Abb. 4a). Wucherung der Epidermis in die oberen Mittelohrräume mit nach-

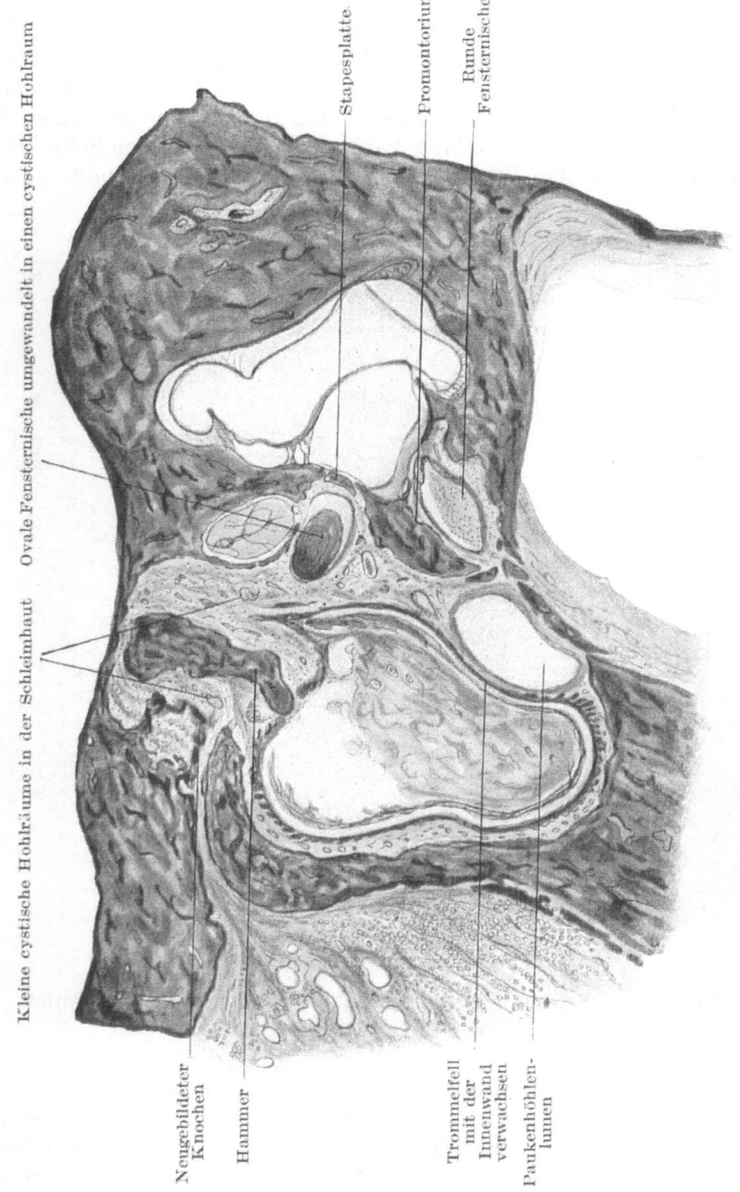

Abb. 4a. Chronische Mittelohreiterung mit tympanaler Perforation. Verwachsung des Trommelfells mit der Innenwand und Epidermisierung der Innenwand. (Kein Cholesteatom.)

folgender Cholesteatombildung kommt in solchen Fällen erfahrungsgemäß fast nie zur Beobachtung.

Die entzündlichen Veränderungen am Trommelfell sind je nach der Intensität des Prozesses recht verschieden. Der Trommelfellrest ist mehr oder weniger verdickt, die bedeckende Epidermisschicht infolge der Anwesenheit von Sekret maceriert, aufgelockert. Die Farbe wechselt von rot über graurot nach weiß; die Perforationsränder sind entweder scharfrandig oder durch gewucherte Schleimhaut gewulstet; nicht selten ist die Perforation oder deren Ränder durch Granulationen oder Polypen verdeckt. Kurzer Fortsatz und Hammergriff bleiben meist gut sichtbar.

Die durch die Perforation sichtbaren Teile der Innenwand sind von mehr oder weniger verdickter, bald blasser, bald hochroter Schleimhaut überzogen.

Die Mannigfaltigkeit der Bilder macht eine erschöpfende Beschreibung unmöglich.

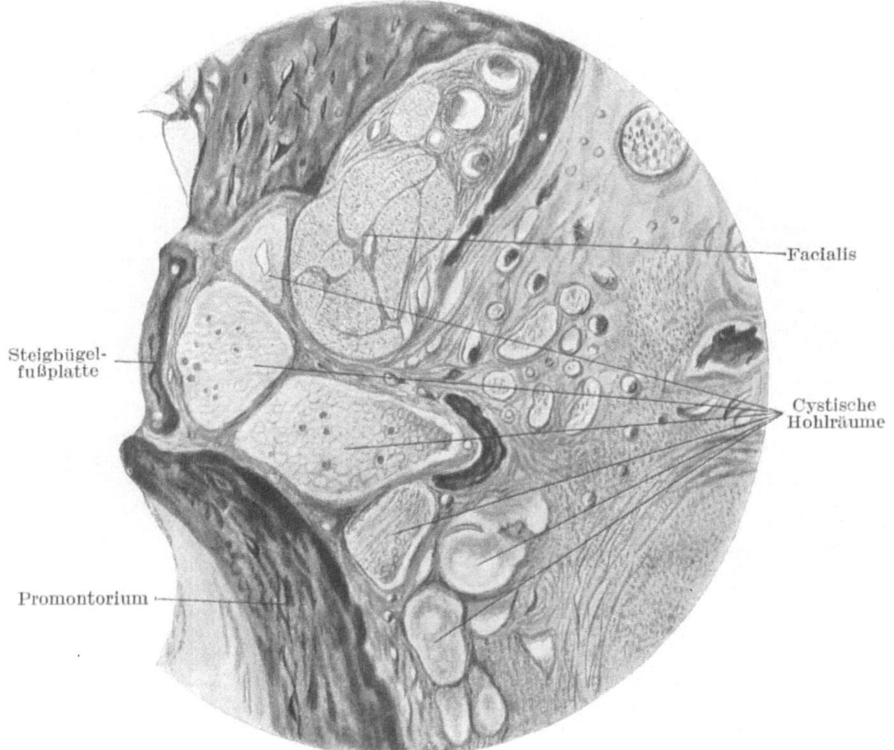

Abb. 4 b. Chronische Mittelohreiterung.
Ausfüllung der ovalen Fensternische mit Bindegewebe und cystischen Hohlräumen.

Wie bei den akuten Eiterungen sind auch bei den chronischen sämtliche Mittelohrräume befallen; doch ist die Beteiligung nicht immer eine gleichmäßige; vielfach sind einzelne Abschnitte, z. B. die Gegend des tympanalen Tuben-ostiums, stärker befallen.

Der Warzenteil ist meist klein; der Sinus sigmoideus ist mehr oder weniger tief in die Knochenmasse des Warzenteils eingegraben und dadurch der hinteren knöchernen Gehörgangswand oft stark genähert. Der Warzenteil ist mehr oder weniger kompakt, sklerotisch, enthält häufig nur in der Umgebung des Antrums einige kleine pneumatische Zellen. An der Spitze ist der Knochen häufig spongiös. Antrum- und Recessuslumen ist eng; ihre Auskleidung sowie diejenige etwaiger vorhandener pneumatischer Zellen besteht aus verdickter, häufig succulenter Schleimhaut. Bei Abschluß der oberen Mittelohrräume gegen die Pauke sind die Lumina entweder von einer oftmals schillernden

Flüssigkeit oder von einer mehr gallertartigen Substanz ausgefüllt. Die Gehörknöchelchen sind von verdickter Schleimhaut umgeben und häufig durch pathologische Schleimhautfalten, neugebildete Bindegewebsstränge untereinander und an ihrer Umgebung fixiert (Abb. 4a, 4b, 4c, 5 u. 6). Diese Fixation kann sogar eine knöcherne sein. Knöcherne Verwachsung zwischen Hammer und Amboß, knöcherne Fixation des Hammerkopfes am Tegmen tympani ist kein seltener Befund (Abb. 5 u. 6). Doch findet sich eine solche knöcherne Verwachsung allerdings weniger häufig bei der einfachen Eiterung als vielmehr bei den chronischen Eiterungen mit Totaldefekt.

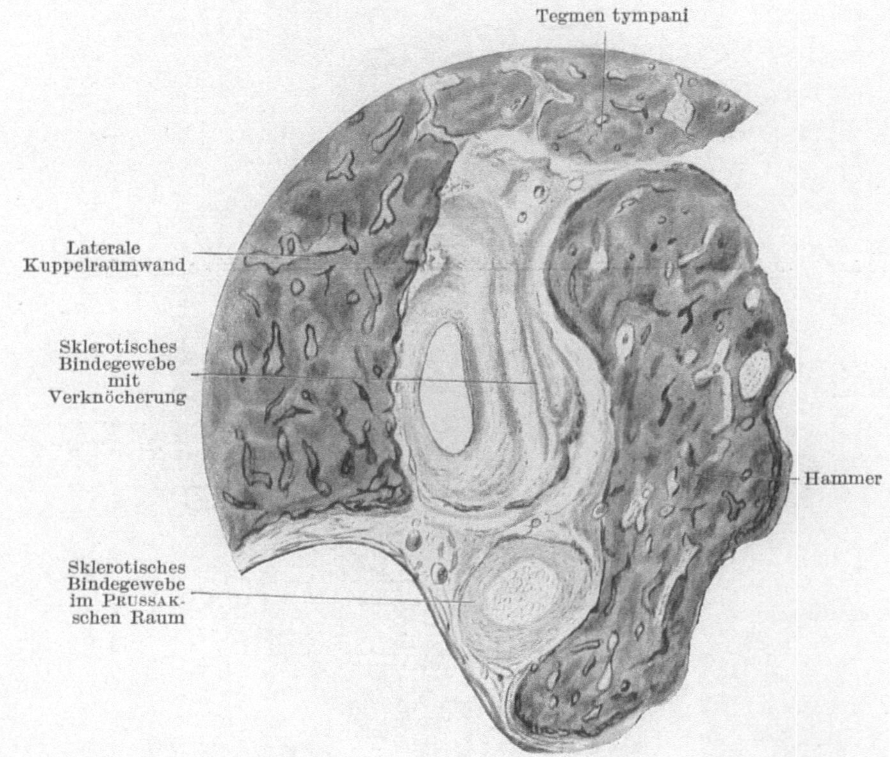

Abb. 4c. Chronische Mittelohreiterung. Ausfüllung der oberen Paukenräume mit sklerotischem Bindegewebe; in letzterem Knochenneubildung.

Der Trommelfellrest ist, wie schon die makroskopische Beobachtung lehrt, mehr oder weniger verdickt, und zwar beteiligen sich an der Gewebszunahme alle drei Trommelfellschichten. Unter dem Einfluß des chronischen Reizzustandes fängt die äußere Epidermisschicht zu wuchern an; dicke Retezapfen senken sich tief in die Trommelfellsubstanz; besonders hochgradig ist die Wucherung der Retezapfen in der Nähe des Perforationsrandes, wo man sie gelegentlich die ganze Trommelfellmasse durchsetzend direkt an die Schleimhautschicht angrenzen sieht. An der Oberfläche findet eine gesteigerte Abstoßung verhornter Epidermislamellen statt. In noch höherem Grade als die Epidermisschicht nimmt die innerste Trommelfellschicht, die Mucosa, an der entzündlichen Verdickung teil. Als Teil der auskleidenden Mittelohrschleimhaut wird sie im großen und ganzen die gleichen Veränderungen wie letztere erkennen lassen. Auch die Membrana propria bleibt trotz ihrer Gefäßarmut nicht unberührt; auch sie kann durch interfibrilläre Zellansammlung, durch

Vermehrung ihres eigenen Zellgehaltes eine starke Dickenzunahme erfahren.
Veränderungen, die weniger auf die Eiterung an sich zurückzuführen sind,
sondern schon mehr als Residuen alter abgelaufener Prozesse aufgefaßt werden

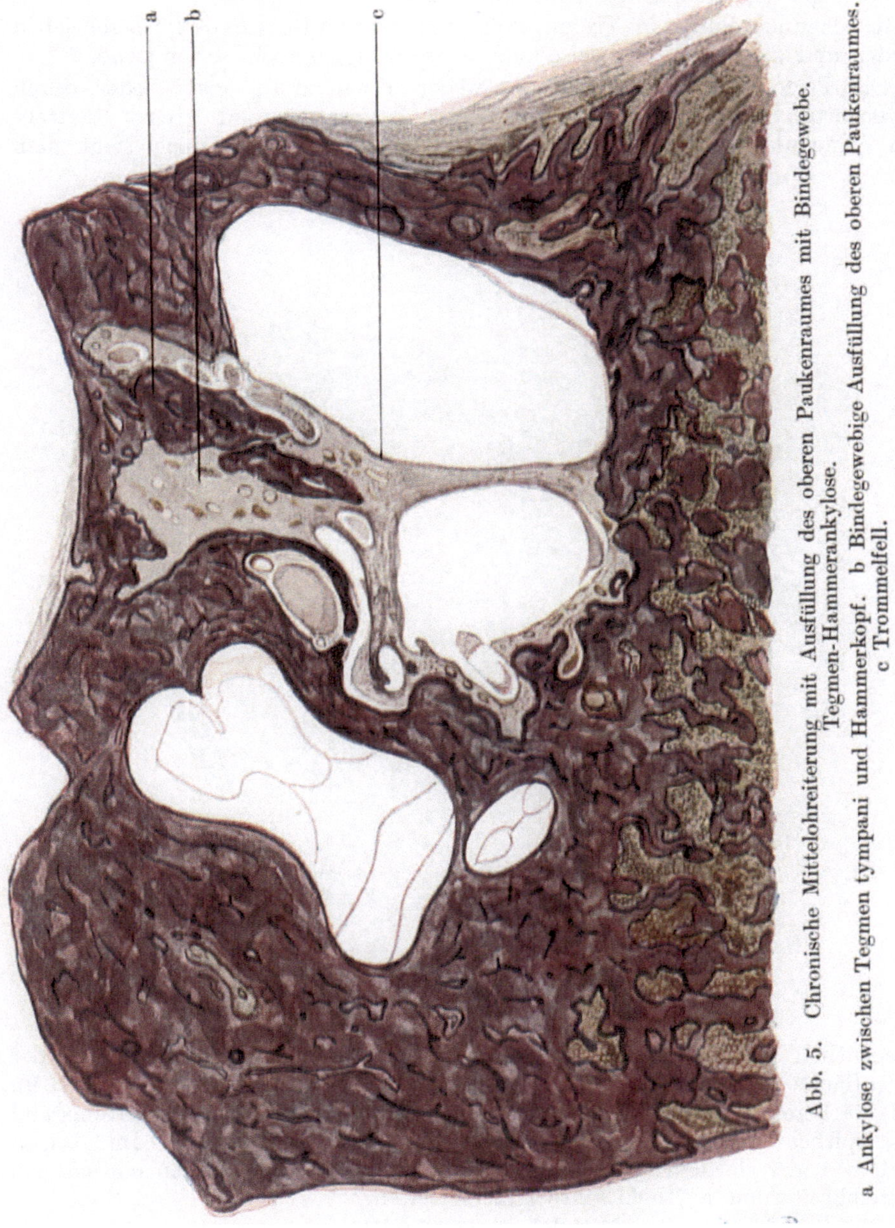

Abb. 5. Chronische Mittelohreiterung mit Ausfüllung des oberen Paukenraumes mit Bindegewebe.
Tegmen-Hammerankylose.
a Ankylose zwischen Tegmen tympani und Hammerkopf. b Bindegewebige Ausfüllung des oberen Paukenraumes.
c Trommelfell.

müssen, sind Kalk- und Knocheneinlagerungen in die Trommelfellsubstanz.
Kalkeinlagerungen erscheinen als kreideweiße, längliche oder auch mehr rundliche Flecken, die besonders die peripheren Trommelfellpartien bevorzugen,
während die zentralen Partien meist verschont bleiben; doch sind auch schon
in ganzer Ausdehnung verkalkte Trommelfelle beschrieben worden. Gefunden

wird die Kalkeinlagerung zumeist in der Membrana propria; fast immer handelt es sich um interfibrilläre Ablagerungen von freien Kalkkrümmeln; doch können nach Manasse[1]) auch die Fibrillen selbst verkalken. Ablagerungen von krystallinischem Kalk wurde von v. Tröltsch[2]) beobachtet. Seltener findet sich die Kalkeinlagerung auch in der Schleimhautschicht.

Knochenneubildung im Trommelfell ist zuerst von Bochdalek[3]) beschrieben worden und gilt fälschlicherweise auch heute noch als recht selten (Abb. 7).

Die Perforationsränder sind entweder scharfrandig glatt, oder durch gewucherte Schleimhaut gewulstet. Am Perforationsrand grenzt Platten- und Schleimhautepithel meist direkt aneinander (Abb. 8); doch sieht man

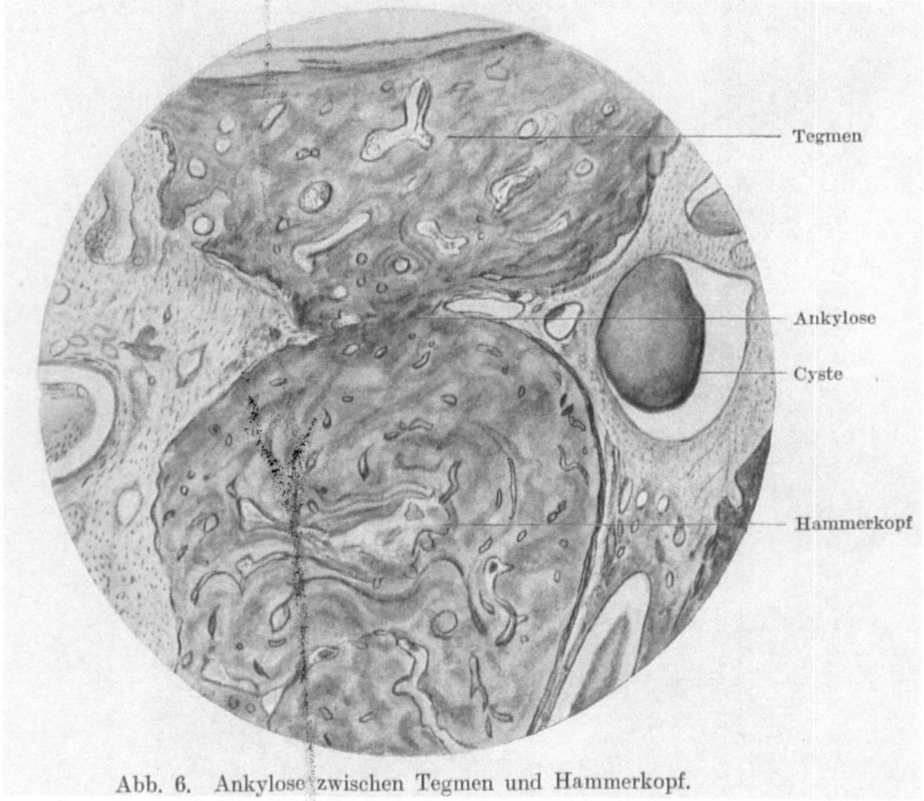

Abb. 6. Ankylose zwischen Tegmen und Hammerkopf.

gelegentlich das Plattenepithel den Perforationsrand umkreisen und an der Innenfläche des Trommelfelles eine kurze Strecke weit sich ausbreiten (Abb. 9). Bei stärkerer Sekretion aus den Mittelohrräumen kann am Perforationsrand das Epithel fehlen und durch Granulationsgewebe ersetzt sein. Im übrigen sind, wie hier gleich hervorgehoben werden soll, bei der einfachen chronischen Mittelohreiterung Epitheldefekte äußerst selten.

Die Schleimhaut der Mittelohrräume findet sich je nach der Intensität des entzündlichen Prozesses in einem mehr oder weniger ausgeprägten Zustande der Hyperämie, der serösen Durchtränkung, der Proliferation; daneben sind

---

1) Manasse: Handb. d. pathol. Anat. des menschl. Ohres. 1917.
2) v. Tröltsch: Anatomie des Ohres.
3) cf. Lincke: Handb. d. Ohrenheilk. Bd. 1, S. 594 u. 629.

häufig auch schon regressive Vorgänge erkennbar. Die Schleimhaut ist verdickt; die Verdickung kann so enorm sein, daß von dem Lumen der Paukenhöhle, des Recessus epitympanicus des Antrums nur mehr kleine Spalträume zurückbleiben. Die Volumzunahme ist entweder gleichmäßig diffus oder unregelmäßig höckerig, so daß die Oberfläche das eine Mal glatt, das andere Mal mehr papillomatös erscheint. Von den drei Schichten der Schleimhaut beteiligt sich besonders die subepitheliale an dem Entzündungsprozeß, die dadurch eine wechselnde Verdickung erfährt, während die Periostschicht von entzündlichen Verände-

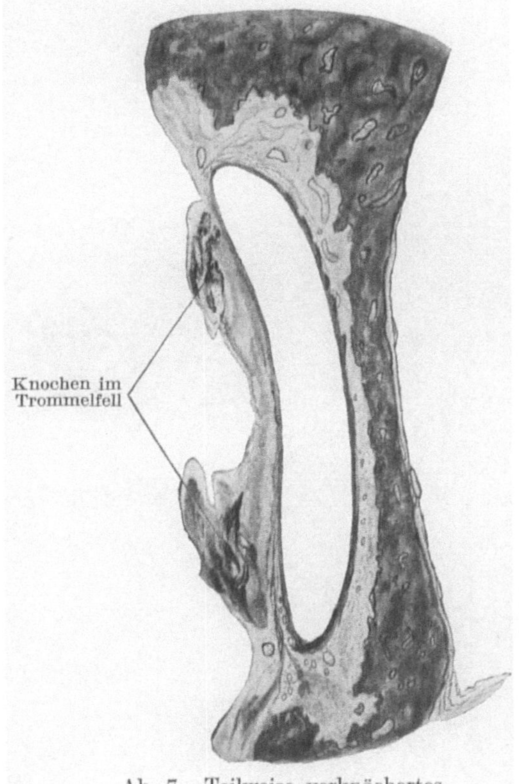

Ab. 7. Teilweise verknöchertes
Trommelfell.

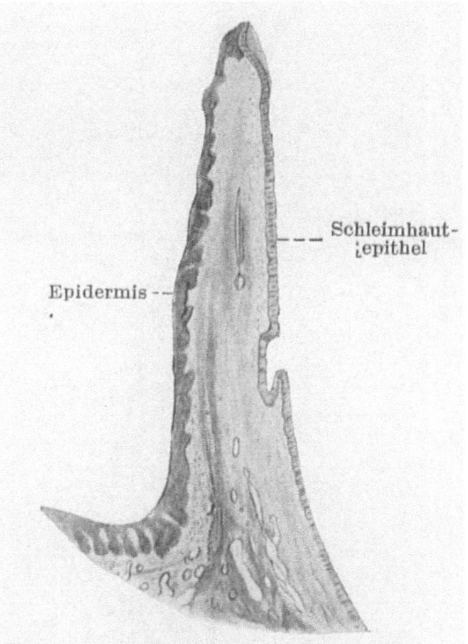

Abb. 8. Schnitt durch die untere Hälfte eines Trommelfells mit tympanaler Perforation. Am Perforationsrand Schleimhaut-Epidermisgrenze.

rungen meist frei bleibt. Im histologischen Aufbau zeigt die verdickte subepitheliale Gewebsschicht große Verschiedenheiten. Aus der Fülle der Einzelheiten lassen sich zwei Typen herausschälen. Das eine Mal zeigt die subepitheliale Schicht den charakteristischen Aufbau des Granulationsgewebes: Nahe der Oberfläche starke kleinzellige Infiltration, auf die einwärts eine reichlich vaskularisierte Schicht folgt. Das andere Mal ist die ganze subepitheliale Schicht aufgebaut aus einem lockeren bis dichteren Bindegewebe, in dem jede kleinzellige Infiltration fehlt oder doch wenigstens recht gering ist. In alten Fällen, in denen der Entzündungsprozeß gering ist, die entzündlichen Erscheinungen im Rückgang begriffen sind, besteht die subepitheliale Gewebsschicht aus einem wenig zellreichen derben fibrillären Bindegewebe, das zur Verkalkung und Verknöcherung neigt. Am hochgradigsten ist die Schleimhautverdickung zumeist in den Fensternischen und in der Umgebung der großen Gehörknöchelchen, was für die Funktion des Schalleitungsapparates natürlich nicht gleichgültig sein kann. Selbstverständlich haftet dieser Typeneinteilung etwas Gekünsteltes an. Übergänge von dem einen zu dem anderen Typ sind sehr häufig, selbst an einem und demselben Präparat, ja manchmal an einem und demselben Schnitt zu erkennen. Überzogen wird die verdickte Schleimhaut von einem nicht nur nicht intakten, sondern meist sogar recht vollsaftigen, hohen zylindrischen oder flimmernden Epithel.

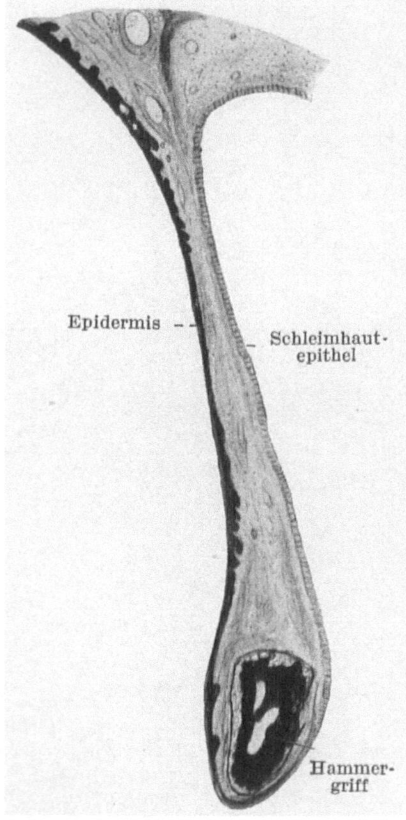

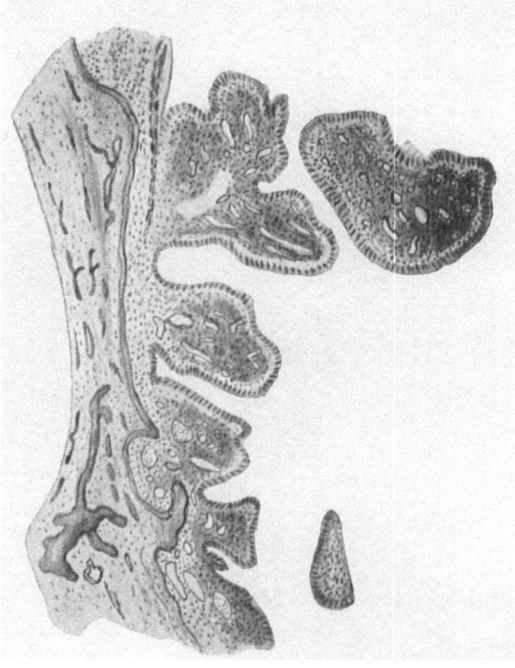

Abb. 9. Schnitt durch obere Hälfte eines Trommelfells mit tympanaler Perforation. Epidermis über den Perforationsrand nach innen gewachsen.

Abb. 10. Chronische Mittelohreiterung mit stark gewucherter papillomatöser Schleimhaut. (Aus Manasse: Handbuch der pathologischen Anatomie des menschlichen Ohres.)

Ein für den chronischen Entzündungszustand der Mittelohrschleimhaut charakteristischer Befund ist die Anwesenheit zahlreicher cystischer Hohlräume in der Submucosa. Ihre Zahl, Größe und Form ist sehr wechselnd. Wenn sie manchmal auch nur vereinzelt vorgefunden werden, gänzlich vermißt werden sie fast bei keiner chronischen Eiterung. Ihre Form ist meist kugelig, eiförmig, seltener länglich. Sie bestehen aus einer von dem umgebenden Bindegewebe kaum abgrenzbaren bindegewebigen Membran und sind an ihrer Innenfläche von einem kubischen bis flachen Epithel in einfacher Lage ausgekleidet. Ihr Inhalt besteht aus einer schleimigen homogenen Masse, in die bald mehr oder weniger zahlreich zellige Elemente suspendiert sind. Die Zellen, oft bloß schattenhaft angedeutet, bestehen in der Hauptsache aus gequollenen Rund- und desquamierten veränderten Epithelzellen. MANASSE[1]) hat im Cysteninhalt häufig auch Riesenzellen gefunden. In der von MANASSE angegebenen Häufigkeit kann ich an meinem Material diese Riesenzellen nicht konstatieren. Obgleich die Cysten schon lange bekannt sind, ist ihre Genese doch noch viel umstritten.

HABERMANN[2]) läßt sie hervorgehen aus bei der Ausfüllung der Paukenhöhle mit Bindegewebe zwischen den einzelnen Bindegewebsbändern zurückbleibenden kleineren und größeren Hohlräumen, die dann nachträglich von erhaltenen Epithelresten aus epithelisiert werden.

MANASSE[3]), der der Genese dieser Cysten ein eingehendes Studium gewidmet hat, erklärt ihre Entstehung folgendermaßen: „Sie entstehen aus mit Epithel bekleideten faltigen papillären Excrescenzen in der Weise, daß das subepitheliale Bindegwebe stärker wuchert, die Spitzen der oberen Ränder sich an-

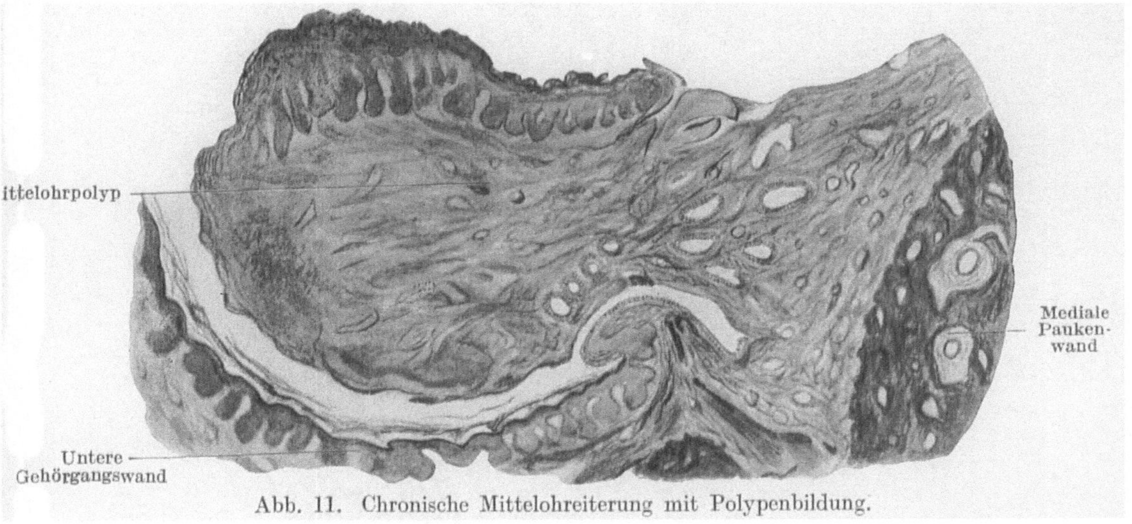

Abb. 11. Chronische Mittelohreiterung mit Polypenbildung.

einander legen und nachdem das Epithel an dieser Stelle zugrunde gegangen ist, miteinander verwachsen.

WITTMAACK[4]) führt die Entstehung der Cysten auf Organisationsvorgänge zurück. „Aus der an die Exsudatmassen angrenzenden Schleimhaut zwängen sich durch schmale Epithellücken zarte Gewebssprossen hervor, die in die anliegenden Exsudatmassen eintauchen. Späterhin wächst dann das Schleimhautepithel auf die anfangs epithellosen Organisationsgewebssprossen über und setzt sich auch auf den angrenzenden, in Organisation begriffenen Exsudatsklotz fort. Hierdurch muß der zwischen Schleimhautoberfläche und Organisationsklotz gelegene Spalt in einem völlig von Epithel bedeckten Hohlraum umgewandelt werden. Dieser Hohlraum ist, falls ein Kommunikationskanal mit dem Hauptraum des Mittelohrs erhalten bleibt, ebenso wie dieser mit Luft gefüllt. Sobald es zum Abschluß gegen die lufthaltigen Mittelohrräume kommt, muß er sich in einen cystischen Hohlraum umwandeln.“

Welche von diesen drei Theorien die richtige ist, soll hier nicht untersucht und entschieden werden. Die Annahme, daß die Cysten immer auf die gleiche

---

[1]) MANASSE: Handb. d. pathol. Anatomie.
[2]) HABERMANN: Pathologische Anatomie in SCHWARTZES Handb.
[3]) MANASSE: Handb. d. pathol. Anat. d. menschl. Ohres. 1917.
[4]) WITTMAACK: Über die normale und pathologische Pneumatisation. 1918.

Art entstehen müßten, erscheint a priori keineswegs berechtigt; es ist durchaus
möglich, daß die Cystenbildung auf ganz verschiedenartigen Vorgängen beruht.

  Die Tatsache, daß die Cysten häufig in einer der knöchernen Wand parallel
verlaufenden Ebene liegen, scheint mir, wenigstens für einen Teil der Cysten,
für den Wittmaackschen Entstehungsmodus zu sprechen. Nicht zu verwechseln
sind diese Cysten mit den von Politzer beschriebenen, in den tieferen Lagen
der Submucosa liegenden kleinen cystischen Hohlräumen, die nach diesem Autor
der Abschnürung von cystisch erweiterten Lymphräumen ihre Entstehung
verdanken sollen.

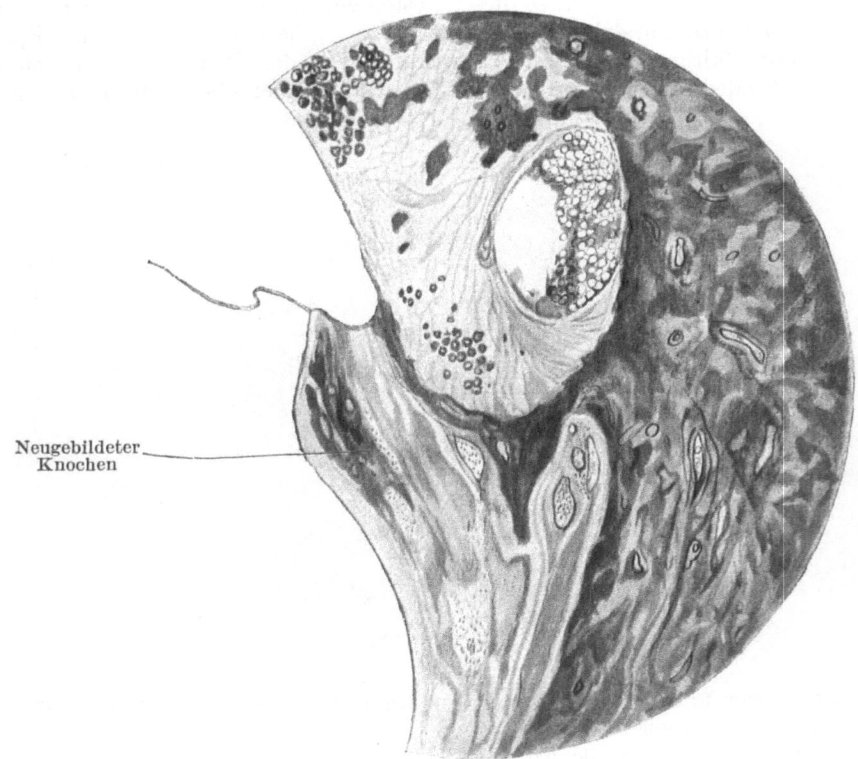

Abb. 12. Knochenneubildung in der stark verdickten Schleimhaut der medialen Paukenwand.

  Polypenbildung ist bei den chronischen Mittelohreiterungen ein recht häufiges
Vorkommnis. Polypen entstehen dort, wo unter der Einwirkung eines stärkeren
Reizes die Schleimhaut sich in Granulationsgewebe umwandelt, bei den chronischen Mittelohreiterungen mit tympanaler Perforation hauptsächlich an den Perforationsrändern, seltener an der Paukenhöhleninnenwand (Abb. 11); ganz selten
entwickeln sich Polypen auch an den Wänden des knöchernen Gehörgangs.
Größe und Form der Polypen wechselt sehr; manchmal sind sie klein, oft kaum
bemerkbar; seltener erreichen sie exzessive Größe, so daß sie als tumorartige
Gebilde den ganzen Gehörgang erfüllen und sogar noch über die äußere Gehörgangsöffnung herausragen können. Ihre Form ist teils kugelig, teils länglich,
keulenförmig, ihre Oberfläche teils gelappt, teils glatt. Wie sie ihrer Größe und
Form nach verschieden sind, so auch in ihrem histologischen Aufbau. Ihren
Ausgang nehmen sie mit Ausnahme der von den Wänden des knöchernen Gehörgangs entspringenden, von der in Granulationsgewebe umgewandelten Mittel-

ohrschleimhaut. Infolgedessen zeigen ganz junge Stadien auch den für Granulationsgewebe typischen Aufbau. Ältere und größere Polypen, die schon eine gewisse Selbständigkeit erlangt haben, müssen ihrer histologischen Struktur nach als Fibrome oder auch als Fibromyxome bezeichnet werden. Solange sie klein sind, sind sie häufig epithellos, nackt oder aber mit dem Epithel ihres Mutterbodens überzogen. Die größeren tumorartigen Gebilde tragen an ihrer nach außen gerichteten Oberfläche zumeist Plattenepithel oder Epidermis, während der Stiel von einem Übergangsepithel oder auch von Schleimhautepithel überzogen ist. Im übrigen sei auf die Arbeiten von GOERKE, BRÜHL und GRÜNBERG verwiesen.

Auch die knöchernen Wände der Mittelohrräume, der Paukenhöhle, des Recessus epitympanicus, des Antrums, besonders aber die Wände der pneumatischen Zellen nehmen an dem Entzündungsprozeß teil. Die Lumina sämtlicher Mittelohrräume erfahren dadurch eine Verengerung. Von jeher besonders in die Augen fallend, war die Änderung des Strukturbildes des Warzenteils: An Stelle eines pneumatisierten Warzenteils eine mehr oder weniger zellarme oder auch völlig zellose, kompakte, sklerotische, eburnisierte Knochenmasse. Bis zu den WITTMAACKschen Arbeiten war die allgemeine Auffassung die, daß die Kleinheit der Lumina, die Änderung des Strukturbildes, die Osteosklerose bzw. die Eburnisation des Warzenteils auf einen von dem chronischen Entzündungszustand der Mittelohrschleimhaut abhängigen Prozeß zurückzuführen sei. Man erklärte sich das Zustandekommen der Osteosklerose folgendermaßen: Der chronische Reizzustand der Mittelohrschleimhaut veranlaßt die dem Knochen anliegende Schicht der Submucosa, die bekanntermaßen gleichzeitig Periostfunktion zu erfüllen hat, zur Neubildung von Knochen. Durch diese unter dem Periost an den Wänden auftretende Knochenapposition wird das Lumen der pneumatischen Zellen verengt und bei Fortdauer des Prozesses im Laufe von Monaten und Jahren allmählich von einer neugebildeten Knochenmasse völlig ausgefüllt[1]).

WITTMAACK lehnt diesen Entstehungsmodus der Osteosklerose vollständig ab. Nach ihm ist die Sklerosierung eines gut pneumatisierten Warzenfortsatzes durch nachträgliche Ausfüllung der Zellen mit neugebildeten Knochen eine Unmöglichkeit. WITTMAACK erklärt die Zellarmut bzw. das völlige Fehlen pneumatischer Zellen, die Kompaktheit des Warzenteils aus einer Hemmung des Pneumatisationsvorganges in dem normalerweise spongiös angelegten Warzenfortsatz. Die Ursache der Pneumatisationshemmung sieht er in einer hyperplastischen oder fibrösen Veränderung der Mittelohrschleimhaut. Die hyperplastische Umwandlung führt WITTMAACK auf eine aseptische Säuglingsotitis, die fibröse Umwandlung auf einen akuten exsudativen Prozeß im 1. oder 2. Lebensjahr zurück. Die infolge der Pneumatisationshemmung nicht zur Pneumatisation gelangten Markräume sollen sekundär im Laufe der Jahre durch

---

[1]) Gegner dieser Ansicht (vor WITTMAACK) waren und sind auch heute noch eigentlich nur MOURET und CHEATLE. Beide Autoren, insbesondere aber MOURET sehen in der Sklerose des Warzenteiles nicht die Folge, sondern die Ursache der chronischen Eiterung.

Den gleichen Gedanken hat HEINE 1906 in seiner Operationslehre ausgesprochen, wenn er schreibt: „Ich halte die Osteosklerose nicht in allen Fällen für eine Folge der chronischen Eiterung, sondern für einen der Faktoren, der dazu beiträgt, daß die Mittelohreiterung chronisch geworden ist. Sie läßt den eitrigen Prozeß in seinem akuten Stadium nicht über das Antrum und seine nächste Umgebung hinaustreten. Die Ableitung nach außen fehlt; die Eiterung wird in der Tiefe fortbestehen; ihre Erreger werden an Virulenz verlieren und so kommt allmählich das chronische Stadium zustande". Ausführungen, die mit denen MOURETS fast vollkommen übereinstimmen.

MOURET: Soc. franç. O. R. L. 1903. — Internat. Kongreß Bordeaux. 1904. — Soc. franç. O. R. L. 1912. — Étude sur la structure de la mastoide. Ann. des maladies de l'oreille. Tome 39. 1913. — Internat. Kongreß London 1913.

zunehmende zirkuläre Knochenapposition in mehr oder weniger kompakten Knochen umgewandelt werden.

Nach Wittmaack ist demnach die Zellarmut bzw. die völlige Zellosigkeit eines Warzenfortsatzes nicht Folge der chronischen Eiterung, sondern die Folge einer Pneumatisationshemmung, die Osteosklerose bzw. Eburnisation die Folge sekundärer Umwandlung der Spongiosa in kompakten Knochen.

Daß bei den chronischen Mittelohreiterungen durch die Apposition neugebildeten Knochens und zwar einer unter der Wirkung des chronischen Reizzustandes sich bildenden Knochens eine Verengerung der Räume vorkommt, ist außer Zweifel. Bei keiner chronischen Mittelohreiterung werden solche Vorgänge vermißt. Die Menge des neugebildeten Knochens hält sich allerdings meist in mäßigen Grenzen; totale Ausfüllung einer pneumatischen Zelle könnte bisher noch nicht einwandfrei beobachtet werden. An der Paukenhöhleninnenwand sehen wir den neugebildeten Knochen in Gestalt von flachen Schalen oder circumscripten Verdickungen. Der Lieblingssitz circumscripter Verdickungen oder Exostosen ist im Bereich der Paukenhöhle das Promontorium und die Gegend der Fensternischen. Bei hochgradiger Exostosenbildung kann es zu einem völligen Verschluß einer oder beider Fensternischen kommen.

Verengerung des Lumens vom Recessus epitympanicus und Antrum mastoid. ist fast ausnahmslos nachweisbar. Totale Obliteration des Antrums dagegen ist sehr selten.

Die Knochenapposition erfolgt in der Hauptsache durch die Tätigkeit spezifischer Zellen, der Osteoblasten; seltener auf metaplastischem Wege durch Umwandlung sklerotischen Bindegewebes in Knochen.

Destruktive Knochenerkrankungen, Rarefizierende Ostitis, Nekrose kommen bei der gewöhnlichen Form der chronischen Eiterung nicht oder nur ganz ausnahmsweise vor.

Kommt die chronische Eiterung zur Ausheilung, so tritt hier im Gegensatz zur akuten genuinen Otitis keine Restitutio ad integrum ein. Die Trommelfellperforation bleibt entweder bestehen oder aber schließt sich evtl. nachträglich noch durch eine Narbe. Wie am Trommelfell bleiben auch an der Mittelohrschleimhaut Veränderungen zurück. Verdickungen, pathologische Strangbildungen, besonders in den Fensternischen bleiben für immer bestehen. Die Vernarbung einer Perforation geht von den Perforationsrändern aus. An der Narbenbildung beteiligen sich Epidermis und Mucosa, dagegen nicht die Membrana propria. Infolge des Fehlens der Membrana propria in der Narbe ist diese immer viel dünner, nicht nur als der umgebende meist verdickte Trommelfellrest, sondern auch dünner als ein normales Trommelfell. Die Narbe besteht aus einer außerordentlich feinen Schicht von Bindegewebe, welche außen von Plattenepithel, innen von Cylinderepithel überzogen ist.

Symptome und Verlauf.

Die Symptome der einfachen chronischen Mittelohreiterung sind meist sehr geringgradig. Abgesehen von der Gehörstörung, die, zumal wenn der Prozeß einseitig ist, der Beobachtung entgehen kann, werden die Kranken häufig nur von dem fötiden Ausfluß belästigt. Ohrenschmerzen fehlen. Wenn Ohrenschmerzen auftreten, so sind sie nicht die Folgen der chronischen Eiterung an sich, sondern werden durch sekundäre Erkrankungen des Gehörganges, einer Otitis externa diffusa oder circumscripta hervorgerufen. Kopfschmerzen kommen bei der einfachen chronischen Mittelohreiterung fast nie vor; ebenso fehlen subjektive Geräusche und Schwindelanfälle fast immer.

Die Hörfähigkeit ist in wechselnder Stärke herabgesetzt. Während Flüstersprache in dem einen Fall nur mehr auf wenige Zentimeter Entfernung gehört wird, kann in einem anderen Falle die Hörweite viele Meter betragen. Auch bei dem gleichen Fall ist während der Dauer des Ausflusses die Hörstörung nicht immer gleich groß; sie kann vielmehr großen Schwankungen unterworfen sein. Die Schwankungen des Hörvermögens sind abhängig teils von dem Grad der Schleimhautschwellung, teils von der Menge und Lagerung des Sekretes. Auch Witterungseinflüsse spielen dabei eine Rolle. Fast alle Ohrenkranken, so auch die mit chronischen Mittelohreiterungen hören bei hohem Barometerstand, bei trockenem klarem Wetter besser als bei niedrigem Barometerstand, bei trüber feuchter Witterung.

Größe und Sitz der Perforation haben auf den Grad der Hörstörung keinen wesentlichen Einfluß. Der Grad der Hörstörung hängt vielmehr einzig und allein von der Stärke der Belastung des Schalleitungsapparates ab. Ausfüllung der Fensternischen mit stark verdickter Schleimhaut oder neugebildetem Bindegewebe, pathologische Strangbildungen zwischen den großen Gehörknöchelchen und ihrer Umgebung, Fixation der Steigbügelfußplatte oder der Steigbügelschenkel an der Fensternische oder am Promontorium sind es, welche die Schwingungsfähigkeit der Gehörknöchelchenkette vermindern und dadurch die Hörstörung auslösen.

Die funktionelle Untersuchung mit Pfeifen und Stimmgabeln ergibt einen ganz charakteristischen Befund: Heraufrückung der unteren Tongrenze, Verlängerung der Kopfknochenleitung für den Ton A und negativen Rinne bei normaler oder annähernd normaler oberer Tongrenze.

Das Sekret ist, was Menge, Beschaffenheit und Geruch anlangt, sehr verschieden. Die Menge des abgesonderten Sekretes kann so gering sein, daß es die äußere Gehörgangsöffnung nicht erreicht, sondern schon vorher im Gehörgang bisweilen sogar direkt an den Perforationsrändern eintrocknet. In solchen Fällen kann trotz dauernder Sekretion die Ohreiterung dem Kranken völlig verborgen bleiben. In anderen Fällen wieder ist die Sekretion eine sehr reichliche.

Das Sekret als das Produkt einer zwar entzündeten, aber von normalem Epithel überzogenen Schleimhaut ist entweder schleimig oder schleimigeitrig; rein eitriges Sekret kommt bei der gewöhnlichen chronischen Mittelohreiterung nicht vor. Eine Veränderung erfährt das Sekret durch die Anwesenheit von Granulationen oder Polypen. Bei Anwesenheit solcher wird es reichlicher, mehr wäßrig, oft auch blutig. Das Sekret ist entweder geruchlos oder fötid; ursprünglich ist es wohl immer geruchlos; fötid wird es erst bei Stagnation durch Beimischung von Saprophyten; auffällig ist es, wie lange bisweilen das Sekret geruchlos bleiben kann. Das Sekret wird nicht etwa nur von der Schleimhaut der Paukenhöhle geliefert, vielmehr beteiligen sich sämtliche Mittelohrräume, soweit sie in offene Kommunikation miteinander stehen, an der Produktion desselben.

Der *Verlauf* der einfachen chronischen Mittelohreiterung ist ein recht harmloser; sich selbst überlassen, kann die Absonderung jahre- und jahrzehntelang, ja das ganze Leben hindurch anhalten ohne den Kranken jemals stärkere Beschwerden zu verursachen, oder ihn gar in Gefahr zu bringen. Vielfach hört die Eiterung auch von selbst auf, um nach kürzeren oder längeren Pausen unter Reaktionserscheinungen oder auch völlig reaktionslos von neuem einzusetzen.

Unterhalten wird die Eiterung teils durch lokale Ohrveränderungen, teils durch gleichzeitig bestehende Erkrankung der Nase und des Nasenrachenraums. Unter den lokalen Veränderungen sind vor allen Dingen Granulationen oder Polypen zu nennen. Obwohl die Polypen oft eine exzessive Größe erreichen, führen sie doch erfahrungsgemäß fast nie zu Eiterretention. Von die Eiterung unterhaltenden Veränderungen im Nasenrachenraum und in der Nase kommen in erster Linie adenoide Vegetationen und die Ozaena in Betracht.

Die besonders bei persistierender Perforation so häufig zu beobachtenden

Rückfälle werden verursacht durch Schädlichkeiten, die entweder auf dem Wege der Eustachischen Röhre oder von außen durch den Gehörgang in die Paukenhöhle eindringen. Als solche Schädlichkeiten sind zu nennen: Die akuten Nasen-Rachenkatarrhe, wie die akuten Katarrhe der oberen Luftwege überhaupt, Angina, Tamponade der Nase, operative Eingriffe in der Nase und im Nasenrachenraum, fehlerhaft ausgeführte Nasenduschen usw. Häufig werden die Rückfälle auch verursacht durch Eindringen von Wasch- und Badewasser in den Gehörgang. Auch durch unzweckmäßiges Manipulieren im Gehörgang mit Haarnadeln z. B., ja auch selbst durch den Gebrauch ärztlicher Instrumente können Infektionserreger in die Paukenhöhle eingeführt werden.

Wie schon betont, kommen spontane Heilungen vor, oder aber die Heilung wird durch eine zweckmäßige Therapie eingeleitet. Unter Heilung ist zunächst das Versiegen der Absonderung und der Rückgang der entzündlichen Erscheinungen am Trommelfell und an der Mittelohrschleimhaut zu verstehen. Die Perforation kann dabei entweder bestehen bleiben oder sich durch eine Narbe schließen. Der Vernarbungsprozeß schließt sich entweder direkt an das Versiegen der Absonderung an, oder setzt erst nach Wochen und Monate ein. Erfolgt die Vernarbung nicht spontan, so kann der Prozeß, wie im Abschnitt Therapie noch des näheren auszuführen ist, durch einen kleinen therapeutischen Eingriff angeregt werden.

Da die Narbe eine scharfrandige Perforation verschließt, ist sie wie diese scharf begrenzt. Wegen ihrer Dünnheit und der dadurch bedingten besseren Durchfälligkeit für Licht erscheint die Narbe bei der otoskopischen Untersuchung dunkler als der meist verdickte Trommelfellrest, wodurch sie sich deutlich von ihrer Umgebung abhebt.

Im Gegensatz zu den spontane Heilungstendenz zeigenden oder durch zweckmäßige Handlung doch leicht günstig zu beeinflussenden Fällen gibt es unter den einfachen chronischen Mittelohreiterungen aber auch solche, die spontan wohl nie zur Abheilung kommen und die auch durch unser therapeutisches Handeln nur schwer zur völligen Ausheilung gebracht werden können. Es sind dies besonders die sog. Tubeneiterungen, die durch eine meist große Perforation im vorderen unteren Quadranten mehr oder weniger starke Rötung und Schwellung der Schleimhaut in der Gegend des tympanalen Tubenostiums und, was das Hauptmerkmal darstellt, durch eine spontane Durchgängigkeit der Tube für Flüssigkeit ausgezeichnet sind. Bei diesen Tubeneiterungen handelte es sich nach E. Urbantschitsch nicht, wie man bis dahin angenommen hatte, um einen auf die sog. Tubenecke der Paukenhöhle lokalisierten Entzündungsprozeß, sondern um eine chronisch-eitrige Entzündung der Ohrtrompete selbst. Die abnorme Durchgängigkeit der Tube für Flüssigkeit (häufig fließt bei der Ohrspülung die Spülflüssigkeit im Strom durch die Nase ab) wird von Wittmaack auf das Stehenbleiben des Mittelohres auf einer kindlichen Entwicklungsstufe zurückgeführt.

Die **Diagnose** der einfachen chronischen Mittelohreiterung mit tympanaler oder zentraler Perforation ist leicht. Sie ergibt sich aus dem otoskopischen Nachweis der tympanalen Durchlöcherung des Trommelfells. Vor der Spiegeluntersuchung muß der Gehörgang und die Trommelfelloberfläche gut gereinigt werden; etwa vorhandenes Sekret, macerierte Epidermismassen müssen gründlichst entfernt und Gehörgang und Trommelfelloberfläche gut getrocknet werden; dann ist, wie gesagt, falls nur der Gehörgang zu einer Inspektion des Trommelfells weit genug ist, die Diagnose leicht zu stellen. Die Reinigung des Gehörgangs geschieht am schonendsten und gründlichsten durch Ausspülung; selbstverständlich nur dann, wenn bereits Ausfluß besteht und so durch das Einbringen von Flüssigkeit kein Schaden

gestiftet werden kann. Die Ausspülung geschieht mit der gewöhnlichen Stempelspritze, wobei die Spitze der Spritze möglichst parallel der hinteren Gehörgangswand angelegt wird. Als Spülflüssigkeit ist körperwarme physiologische Kochsalzlösung oder 4$^0/_0$ iges Borwasser zu empfehlen. Nach der Ausspülung müssen
zurückbleibende Reste der Spülflüssigkeit durch Luftdusche und durch Austupfen mittels hydrophiler Watte entfernt werden. Durch Austrocknen allein
kann der Gehörgang niemals gründlich gesäubert werden. Ist die Paukenhöhle trocken, so muß etwa vorhandenes Ohrenschmalz, müssen Epidermismassen, trockene Krusten instrumentell entfernt werden. Die Entfernung der
Krusten, besonders solcher auf dem Trommelfell selbst, muß mit größter Sorgfalt
vorgenommen werden, und zwar deshalb, weil solche Krusten kleinere Perforationen verdecken und diese damit der Beobachtung entziehen können. Eine
feine gelblich-bräunliche Krustenstraße an der hinteren oberen Gehörgangswand,
die sich evtl. bis auf das Trommelfell fortsetzt, weist immer auf die Persistenz
einer Perforation und auf eine minimale Sekretion aus den Mittelohrräumen hin.
Die gleichmäßige Lagerung der Krusten entlang der hinteren oberen knöchernen
Gehörgangswand ist durch das der Trommelfell- und Gehörgangsepidermis
eigentümliche Wachstum veranlaßt (Bezold).

Der Gebrauch der Ohrluppe bei der Untersuchung ist dringend zu empfehlen.

Prognose. Die Prognose der chronischen Mittelohreiterung ohne Cholesteatom quoad vitam ist gut. Selbst wenn die Eiterung dauernd sich selbst
überlassen bleibt, also niemals eine zweckmäßige Behandlung stattfindet,
führt sie so gut wie nie den Tod des Individuums herbei. Einige wenige Ausnahmen, Fälle von Uffenorde und Engelhard bestätigen die Regel. Diese
Tatsache, die durch die Statistik der vom Ohr ausgehenden Todesfälle bewiesen
ist, beruht wohl darauf, daß es bei der einfachen chronischen Mittelohreiterung
ohne Cholesteatom fast nie zu einer Retention des Eiters kommt, selbst dann
nicht, wenn große Polypen den Gehörgang mehr oder weniger vollständig
ausfüllen. Die einfache chronische Mittelohreiterung ist demnach mit vollem
Recht als eine harmlose Erkrankung zu bezeichnen.

Die Frage, warum es bei der chronischen Mittelohreiterung ohne Cholesteatom
so gut wie nie zu Eiterretention kommt, ist dahin zu beantworten, weil die anatomischen sowohl als auch die Abflußverhältnisse für den Eiter recht günstige
sind. Antrum- und Recessuslumen stehen untereinander und mit der Paukenhöhle in relativ weiter offener Verbindung. Die Perforation ist groß, groß
genug, um selbst bei Anwesenheit großer Polypen dem Eiter freien Abfluß zu
gewähren. Vor allem aber fehlt bei dem Mangel pneumatischer Zellen infolge
der Osteosklerose die Möglichkeit der Eiterverhaltung in diesen. Da durch die
Osteosklerose eine Verkleinerung und Vereinfachung der Mittelohrräume und
damit für den Ablauf des chronischen Entzündungsprozesses günstige Verhältnisse geschaffen werden, sehen Bezold-Scheibe der Ansicht Steinbrügges
folgend, im Gegensatz zu der Anschauung Lembkes u. a., welche die Hyperostose
als eine lebensbedrohende den Durchbruch des Eiters nach innen begünstigende
Komplikation auffassen, die Osteosklerose als eine Schutzvorrichtung an.

Da wir nicht imstande sind, einer chronischen Mittelohreiterung auch ohne
Cholesteatom mit Sicherheit anzusehen, ob sie zu den therapeutisch leicht
beeinflußbaren oder zu den auf unsere therapeutischen Maßnahmen wenig
oder gar nicht reagierenden gehört, sind wir gezwungen, die Prognose bezüglich der
Heilung mit Vorsicht zu stellen. Die gleiche Vorsicht ist bei der Vorhersage
des Heilungsresultates hinsichtlich des Hörvermögens am Platze. Die so häufige
Frage der Kranken, ob sich wohl mit Verschwinden der Eiterung ihr Hörvermögen wieder bessern werde, muß mit größter Zurückhaltung beantwortet
werden. In vielen, wohl sogar in der Mehrzahl der Fälle wird das Hörvermögen

mit sistierender Eiterung besser; dies wird besonders dann der Fall sein, wenn die Hörstörung in der Hauptsache durch einfache Schleimhautschwellung in der Umgebung der großen Gehörknöchelchen und durch Verlegung der Fensternischen hervorgerufen ist, und wenn mit dem Nachlassen der entzündlichen Erscheinungen die Schwellung der Schleimhaut zurückgeht und damit die Fensternischen wieder frei werden. In anderen Fällen dagegen, in welchen die Hörstörungen auf eine Minderung der Schwingungsfähigkeit der Gehörknöchelchenkette infolge pathologischer Strangbildungen, infolge Fixation der Steigbügelfußplatte, Veränderungen, wie wir sie auf Seite 218 und folgende kennen gelernt haben, beruht, wird die erhoffte Besserung des Gehörs bei der Heilung ausbleiben; nicht selten kann man in solchen Fällen sogar das Gegenteil, eine weitere Verschlechterung des Hörvermögens beobachten, die allerdings mit dem Wiederauftreten des Ausflusses wieder zurückgehen kann.

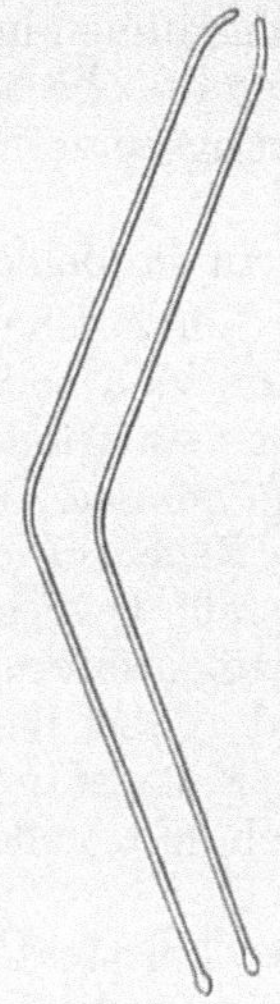

Selbst der narbige Verschluß einer Trommelfellperforation kann eine Gehörverschlechterung im Gefolge haben.

Therapie. Ziel und Zweck unseres therapeutischen Handelns ist die Heilung der Ohreiterung und die Beseitigung etwaiger durch die Ohreiterung hervorgerufener Störungen. Bei der Verfolgung dieses Zieles wird wohl mit Recht das Hauptgewicht auf lokale therapeutische Maßnahmen gelegt; doch sollte daneben der kranke Mensch, die Allgemeinbehandlung nicht ganz vergessen und vernachlässigt werden. Auf S. 206 wurde ausgeführt, daß allgemeine und konstitutionelle Erkrankungen: lymphatische Diathese, Tuberkulose, Syphilis, Anämie usw., schlechte Ernährungs- und Wohnungsverhält-

Abb. 13.
Biegsame Ohrsonde
aus Kupfer.
($^2/_5$ nat. Größe.)

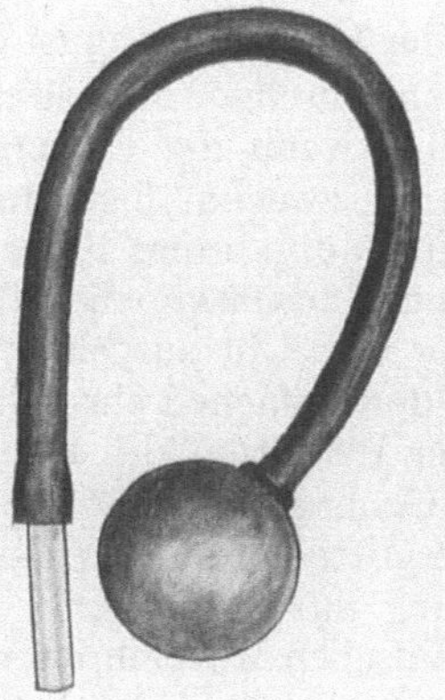

Abb. 14.
Pulverbläser
mit Glasansatz.
(Nach Bezold.
$^1/_4$ nat. Größe.)

nisse in der Genese der chronischen Mittelohreiterungen nicht ohne Bedeutung sind. Solche, die chronische Mittelohreiterung auslösende, unterhaltende oder ihren Ablauf bestimmende Erkrankungen und Schädlichkeiten müssen, falls nachweisbar, durch entsprechende Maßnahmen energisch bekämpft werden. So ist, um nur ein Beispiel zu nennen, bei schwächlichen, schlecht genährten Kindern durch hydrotherapeutische Maßnahmen, durch die Darreichung kräftigender Mittel: Lebertran, Eisen usw. der allgemeine Kräftezustand zu heben. Daß die Eiterung unterhaltende lokale krankhafte Veränderungen in der Nase und im Nasenrachenraum (adenoide Vegetationen, Ozaena) ebenfalls bekämpft und beseitigt werden müssen, ist eine Selbstverständlichkeit. Die Hauptsache aber bleibt, wie schon betont, die lokale Behandlung.

Die lokale Therapie der einfachen chronischen Mittelohreiterung ohne Cholesteatom ist eine relativ einfache. Die Hauptaufgabe wird darin bestehen müssen, die den entzündlichen Prozeß hervorrufenden und unterhaltenden Eitererreger zu beseitigen oder doch so weit abzuschwächen, daß dem Organismus im Kampf gegen dieselben daraus ein Nutzen erwächst. Dementsprechend werde die anzuwendenden Mittel in der Hauptsache antiseptische sein müssen, Mittel, welche zum wenigsten das Wachstum der pathogenen Keime zu hemmen vermögen. Solche Mittel stehen auch in großer Menge zur Verfügung. Wenn trotzdem die Zahl der zur Behandlung der chronischen Mittelohreiterung verwendbaren Arzneistoffe eine relativ beschränkte ist, so liegt der Grund darin, daß das betreffende anzuwendende Mittel zweierlei Bedingungen erfüllen muß. 1. Muß es, um seine antiseptische Kraft richtig entfalten zu können, leicht löslich sein und 2. darf es auf die Mittelohrschleimhaut nicht reizend wirken. Von allen antiseptischen Mitteln hat sich die von BEZOLD in die Therapie der Ohreiterungen eingeführte Borsäure am besten bewährt und deshalb auch die weiteste Verbreitung gefunden. Das von der BEZOLD-Schule geübte Verfahren bei der Behandlung der einfachen chronischen Mittelohreiterung ist kurz zusammengefaßt folgendes: Im Gehörgang vorhandene Sekret- und Epidermismassen werden durch Ausspülung mit der Stempelspritze entfernt; damit wird, da durch die große Perforation hindurch ein Teil der Spülflüssigkeit auch in die Paukenhöhle selbst gelangt, gleichzeitig letztere mitgereinigt. Als Spülflüssigkeit benützen wir 4%ige Borsäurelösung von 40° C. Nach der Spülung wird der Kopf des Kranken nach der ausgespritzten Seite geneigt, um die im Gehörgang und in der Paukenhöhle oft in größerer Menge zurückbleibende Spülflüssigkeit abtropfen zu lassen; dann wird der noch zurückgebliebene Rest durch Luftdusche, evtl. auch durch Katheterismus und Austupfen mit watteumwickelter Sonde sorgfältig entfernt. Dabei ist besonders darauf zu achten, daß die Paukenhöhle gründlichst ausgetrocknet wird. Zu diesem Zweck muß die Wattesonde durch die Perforation hindurch direkt in die Paukenhöhle eingeführt werden. Mit den meist gebräuchlichen starren dicken Ohrsonden ist eine sorgfältige Austrocknung von Gehörgang und Paukenhöhle unmöglich. Um mit der Sonde alle überhaupt zugänglichen Nischen und Buchten erreichen zu können, müssen die Sonden zwei Forderungen erfüllen. Sie müssen 1. zart und 2. biegsam sein. Die von uns benützten, aus dünnen Kupferdraht hergestellten werden diesen beiden Forderungen durchaus gerecht. Erst wenn Gehörgang und Paukenhöhle vollkommen ausgetrocknet ist, wird fein pulverisierte Borsäure in dünner Schicht in den Gehörgang und durch die Perforation hindurch auch in die Paukenhöhle eingeblasen. Hierauf wird der Gehörgang durch einen Wattebausch verschlossen und der Patient angehalten, nur evtl. die Watte zu wechseln. im übrigen aber alle Manipulationen an seinem Ohr zu unterlassen. Bei profuser Sekretion findet die Behandlung täglich statt; beim Nachlassen der Eiterung in größeren oder kleineren, durch die Notwendigkeit gegebenen Zwischenräumen. Mit Sistierung der Eiterung bleibt das Borpulver in der Tiefe des Gehörgangs trocken liegen; auf der Schleimhaut selbst wird es auch nach Sistierung der Eiterung immer aufgelöst.

Den von anderer Seite gegen die Borsäure immer wieder erhobenen Einwendungen und Vorwürfen, die Borsäure könne durch Zusammenbacken mit dem Eiter kleine Perforationen verschließen und dadurch Eiterretention hervorrufen, fehlt nach unseren in Jahrzehnten gesammelten Erfahrungen jede tatsächliche Unterlage. Zugegeben, daß bei minimaler, zäher, schleimiger Sekretion Verbackungen vorkommen können, so können sie doch nie und nimmer zur Eiterretention führen; denn ein Tropfen flüssigen Sekretes würde genügen, die Borsäure aufzulösen.

So ausgezeichnet die Borsäure in den meisten Fällen von chronischen Mittelohreiterungen wirkt — oft versiegt eine schon seit Monaten und Jahren bestehende Absonderung nach einmaliger Behandlung — ein Allheilmittel ist sie trotzdem nicht. Es gibt nämlich Fälle, und bei genauester Beobachtung sind sie gar nicht so selten, in denen die Borsäure von der Schleimhaut schlecht vertragen wird, bei denen die Berührung der Borsäure mit der Schleimhaut brennende Schmerzen verursacht und eine starke wäßrige Sekretion auslöst; in solchen Fällen ist von der Anwendung der Borsäure natürlich Abstand zu nehmen und die Borsäuretherapie durch eine andere Behandlungsmethode zu ersetzen. Auch bei den sog. Tubeneiterungen zeitigt die Borsäuretherapie allein nicht immer den gewünschten Erfolg. Der Grund für das Versagen unserer Therapie bei den Tubeneiterungen liegt wohl darin, daß es sich bei ihnen nicht um eine Erkrankung der Paukentubenecke, sondern, wie wir schon gehört haben, um eine Erkrankung der Ohrtrompete selbst handelt. Um hier zum Ziel zu kommen, muß die Therapie an der Tube selbst einsetzen. Die von E. Urbantschitsch zur Behandlung der Tubeneiterung ausgearbeitete Methode setzt sich aus zweierlei therapeutischen Maßnahmen zusammen: 1. Aus Tubenspülungen und 2. aus Tubenmassage. Die Tubenspülungen werden nach der altbekannten schon von Schwartze, Politzer, Viktor Urbantschitsch u. a. geübten Methode ausgeführt. Nur mit Hilfe der Tubenspülungen ist es nach E. Urbantschitsch möglich, den in den Falten der Eustachischen Röhre angesammelten Schleim und Eiter zu entfernen. Mit der Tubenmassage wird zweierlei angestrebt: 1. Die oft in krankhafter Lethargie befindliche Schleimhaut zu reizen und 2. Medikamente an die erkrankte Tubenschleimhaut heranzubringen. Die Tubenmassage geschieht mit Hilfe durch den Katheter bis in die Pauke vorgeschobener geriefter, 1,6 mm dicker geknöpfter Bougies, die evtl. in 7—15%ige wäßrige Lapislösung oder 10%ige Jothionlösung eingetaucht werden. In unmittelbarem Anschluß an die Tubenmassage wird die Paukenhöhle aufs sorgfältigste ausgetrocknet und Borsäure eingestreut. Die mit dieser Methode erzielten Erfolge sind nach den Mitteilungen von E. Urbantschitsch und Denker recht gute. In neuester Zeit empfahl Szasz zur Reinigung der Tubenecke und der Eustachischen Röhre das zuerst von Politzer angegebene Verfahren vermittels Durchblasen vom Gehörgang aus. Nach der so erfolgten Reinigung wird entweder Borsäure eingeblasen oder Lapis- oder Zincum sulfuricum-Lösung eingeträufelt und dann ebenfalls mit Hilfe des Politzer Ballons durch die Tube getrieben. Auch mit dieser Methode wurden gute Erfolge erzielt; in allen Fällen Heilung herbeizuführen, gelang freilich auch damit nicht. In allerneuester Zeit versuchte Szasz mit Hilfe der Röntgenstrahlen Abschwellung der verdickten Schleimhaut und Sistierung der Eiterung herbeizuführen. Bestrahlt wird ein 5—6 qcm großes Gebiet, das den äußeren Gehörgang und die Projektion der Tube auf die Gegend des Arcus zygomaticus enthält. Haut-Focusabstand 25 cm, Filtrierung mit 0,2 mm Cuprum-Zink und 1 mm Alluminium. Dauer der Bestrahlung etwa 15 Minuten mit evtl. Wiederholung nicht vor 3 Wochen. Die Erfolge waren angeblich zufriedenstellend; doch kamen auch bei dieser Methode Versager vor.

Neben der Borsäuretherapie erfreut sich bei der Behandlung der einfachen chronischen Mittelohreiterung das Wasserstoffsuperoxyd großer Beliebtheit. Es ist zweifellos, daß auch mit H_2O_2 gute Erfolge erzielt werden können. Doch muß der Anwendung des Wasserstoffsuperoxyds die Reinigung des Gehörgangs und der Paukenhöhle vorausgehen; denn alle Arzneimittel können nur dann wirken, wenn die Schleimhaut von Schleim befreit ist. Das viel geübte Verfahren, das Wasserstoffsuperoxyd dem Kranken selbst in die Hand zu geben und einfach täglich mehrmals einträufeln zu lassen, ist nach den von uns an anderwärts behandelten Kranken gemachten Erfahrungen ziemlich wertlos.

Von der Erwägung ausgehend, daß die der Spülflüssigkeit zugesetzten antiseptischen Mittel bei der Kürze, mit der sie mit den pathogenen Keimen in Berührung kommen, keine Wirkung entfalten können und daß die Mittel verschluckt den Magendarmkanal schädigen könnten, lehnen Körner und

Kümmel jeglichen Zusatz von antiseptischen Mitteln zur Spülflüssigkeit ab und benützen nur physiologische Kochsalzlösung. Auch wir erwarten von der der Spülflüssigkeit zugesetzten Borsäure keine großen Einwirkungen auf die pathogenen Keime. Da wir aber einerseits beim Verschlucken der Borsäurelösung niemals Magendarmstörung beobachtet haben, andererseits der Zusatz von Borsäure das Wachstum von Keimen in der Spülflüssigkeit selbst zu hemmen vermag, haben wir bisher keinen Grund gesehen, an der alten erprobten Methode etwas zu ändern.

Bei starker Schwellung und Rötung der Schleimhaut wird von Politzer 2—3mal tägliches Einträufeln von 95%igen Alkohol nach vorheriger Ausspülung empfohlen. Der Alkohol, der nach Körner auch ungewärmt immer gut vertragen wird, wird dem auf dem gesunden Ohr liegenden Patienten eingeträufelt. Der Alkohol muß, um seine Wirkung entfalten zu können, mehrere Minuten einwirken können. Wir selbst haben von solchen Alkoholeinträuflungen wenig Erfolg gesehen. In Fällen, in denen der Alkohol nichts nützt, soll oft noch mit

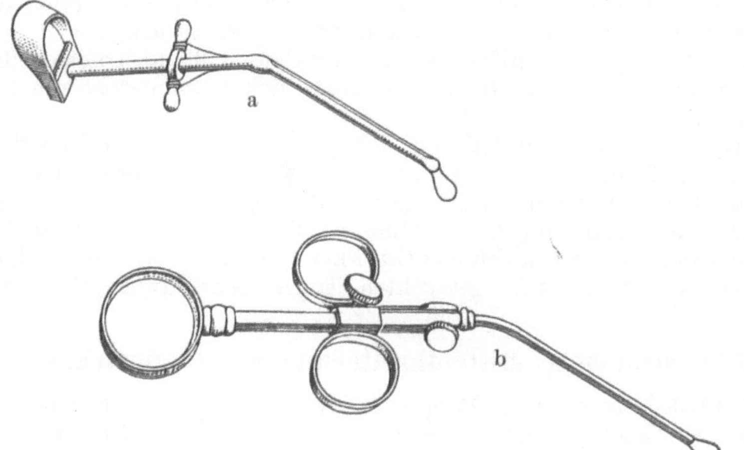

Abb. 15. a Ohrpolypenschlinge nach Wilde. b Moderne Dreigriffschlinge.
(Auf $^9/_{10}$ verkleinert.)

dem von Schwartze empfohlenen Argentum nitricum in 1—10%iger Lösung ein Erfolg erzielt werden; nicht zu versäumen ist, den Höllenstein nachträglich durch Einträufeln einer schwachen Kochsalzlösung niederzuschlagen und den Chlorsilberniederschlag durch Ausspritzen zu entfernen.

Ohne Zweifel können auch noch mit einer Reihe anderer Mittel und anderer Behandlungsmethoden gute Erfolge erzielt werden. Doch sehe ich meine Aufgabe nicht darin, alle jemals empfohlenen Mittel und Methoden hier der Reihe nach anzuführen.

Wenn Granulationen oder Polypen vorhanden sind, müssen sie aufs sorgfältigste entfernt werden. Ihre Entfernung geschieht, wenn sie groß genug sind, mit der Schlinge, entweder dem alten Wildeschen Modell, oder mit der modernen Dreigriffschlinge. Sind die Granulationen für die Schlinge zu klein, so kann die Abtragung mit einer kleinen Doppelcurette oder einem ähnlichen Instrument versucht werden. Die Anwendung der Schlinge geschieht in der Weise, daß sie nach Anpassung an die gegebenen Verhältnisse um den Polypen herumgelegt und über ihn hinweg in die Tiefe möglichst bis an die Polypenbasis vorgeschoben wird, um den Polypen durch Zuziehen der Schlinge an seiner Ursprungsstelle abzuschnüren. Nur in den seltensten Fällen gelingt es, einen

Polypen in einer Sitzung vollständig zu entfernen; meist ist zur vollständigen Entfernung mehrmaliges Eingehen notwendig. Die nach der Abtragung häufig recht beträchtliche Blutung steht nach kurzer Zeit meist von selbst, andernfalls kann sie durch Tamponade mittels in Suprarenin getauchte Wattebäuschchen gestillt werden. Um den kleinen Eingriff schmerzlos zu machen, oder doch wenigstens seine Schmerzhaftigkeit herabzusetzen, kann man vorher einige Tropfen einer 10—20%igen Cocain-Suprareninlösung in den Gehörgang einträufeln und dort 10—15 Minuten einwirken zu lassen.

In der Steigbügelgegend entspringende Polypen läßt man am besten in Ruhe; droht doch bei ihrer Entfernung die Gefahr der Steigbügelluxation.

Von der früher vielfach geübten Ätzung des Polypenstumpfes und von der Ätzung kleiner nicht faßbarer Granulationen mit 2%iger Chlorzinklösung, mit Chromsäure in Substanz oder von der Anwendung des Galvanokauter möchte ich wegen der damit verbundenen Gefahren direkt warnen; Nebenverletzungen lassen sich nämlich dabei niemals mit Sicherheit vermeiden. Die Anwendung der letztgenannten Mittel ist zudem völlig überflüssig; denn der evtl. zurückbleibende Polypenstumpf und die kleinen Granulationen gehen unter der Borsäuretherapie fast ausnahmslos spontan zurück.

Größere operative Eingriffe wie die Totalaufmeißlung kommen bei der einfachen chronischen Mittelohreiterung ohne Cholesteatom wohl kaum jemals in Frage.

Bei größeren, schon seit längerer Zeit persistierenden Trommelfellperforationen, welche einen spontanen narbigen Verschluß nicht mehr erwarten lassen, kann man den Versuch machen, durch Auffrischung der Perforationsränder doch noch eine Vernarbung herbeizuführen. Die Auffrischung geschieht wohl jetzt allgemein nach der Empfehlung Okuneffs vermittels einer in das Krystallwasser der Trichloressigsäure getauchten feinen watteumwickelten Sonde.

Die chronische Mittelohreiterung mit Cholesteatom.

Unter Cholesteatom, auch Perlgeschwulst oder Margaritom genannt, versteht man ein knotiges, durch einen eigentümlich perlmutterartigen Glanz und ausgesprochene lamellöse Schichtung ausgezeichnetes tumorartiges Gebilde, das in seiner Hauptmasse aus zwiebelartig geschichteten dünnen, kernlosen, verhornten Epidermislamellen besteht und zwischen seinen Schichten reichlich Fett und Cholestearin enthält. Nach außen wird die tote Masse von einer aus einem gefäßhaltigen Bindegewebe und einer mehrfachen Lage von Epithelzellen bestehenden Wandschicht begrenzt. In ihrem histologischen Aufbau gleicht die Epithelschicht vollkommen normaler Epidermis.

Tumoren solcher Zusammenstellung wurden vorzugsweise an bestimmten Stellen des Gehirns in der Pia gefunden. Gebilde ähnlicher Art sind schon sehr frühzeitig auch im Gehörorgan — im Aditus ad antrum und im Antrum — des öfteren beobachtet worden. Wie aus den Schilderungen Cruveilhiers, Rokitanskys, Virchows hervorgeht, sind Cholesteatome im Gehörorgan den pathologischen Anatomen schon seit langem bekannt. Die Kenntnis derselben reicht bis in die 30 Jahre des vergangenen Jahrhunderts zurück. Der Name Cholesteatom stammt von Johannes Müller.

Es ist verständlich, daß die pathologischen Anatomen die in der Pia vorkommenden und die in Gehörorganen gefundenen Tumoren gleich bewerteten und infolgedessen auch die Ohrcholesteatome als heteroplastische Neubildungen auffaßten. Als mit der Entwicklung und dem wissenschaftlichen Aufbau der Ohrenheilkunde die Ohrcholesteatome sich in ungeahnter Weise häuften, konnte eine Theorie, welche die Ohrcholesteatome als Tumoren sui generis auffaßte, nicht mehr befriedigen. Da die Ohrcholesteatome fast ausnahmslos mit chronischen Mittelohreiterungen vergesellschaftet gefunden wurden, so lag der Gedanke nahe, einen causalen Zusammenhang zwischen beiden anzunehmen. GRUBER 1862 und v. TRÖLTSCH 1868 waren die ersten, die diesen Gedanken zum Ausdruck brachten, den Ohrcholesteatomen die Eigenschaft als Geschwulst absprachen und ihre Entstehung auf einen an eine chronische Mittelohreiterung sich anschließenden sekundären Prozeß zurückführten. So naheliegend und einleuchtend dieser Gedanke war, die alte Lehre von der kongenitalen Natur der Ohrcholesteatome konnte er trotzdem nicht sobald verdrängen und zwar wohl deshalb nicht, weil für die Anwesenheit von Epidermiszellen in dem normalerweise von Schleimhaut ausgekleideten Mittelohr vorerst eine befriedigende Erklärung nicht gegeben werden konnte. v. TRÖLTSCH erklärte die als Cholesteatom beschriebenen Massen für an Ort und Stelle gebildete, zurückgehaltene und zu größerer Menge angehäufte Oberflächenprodukte der chronisch entzündeten Mittelohrschleimhaut, als Retentionsgeschwülste. Die großen, in den Randschichten der Massen sich findenden Epidermiszellen ließ er aus großen, in der Auskleidung des normalen Antrums angeblich vorkommenden Zellen hervorgehen. Daß daneben Cholesteatom oder Perlgeschwülste im Felsenbein auch zuweilen als selbständige Neubildung vorkommen könnten, leugnete v. TRÖLTSCH nicht.

Mit einer neuen Theorie der Cholesteatomgenese trat 1873 WENDT hervor. Auch WENDT lehnte die Theorie der pathologischen Anatomen ab. Auch nach ihm ist, von einzelnen Ausnahmen abgesehen, das Ohrcholesteatom das Produkt einer chronischen Mittelohreiterung, einer desquamativen Entzündung, wie er sich ausdrückt. Voraussetzung ist, daß das die Mittelohrräume auskleidende Schleimhautepithel durch Metaplasie seinen Charakter geändert und eine oberhautähnliche Beschaffenheit angenommen hat. Den Anstoß für diese Umwandlung des Epithels erblickte WENDT in von außen durch die Trommelfelllücke auf die Mittelohrschleimhaut einwirkenden Schädlichkeiten.

Der Theorie von WENDT folgte 15 Jahre später die von HABERMANN-BEZOLD. 1888 hat HABERMANN den histologischen Nachweis erbracht, daß die sog. Cholesteatommatrix nichts anderes ist als die vom Gehörgang aus in die Mittelohrräume eingewanderte Epidermis und daß das Cholesteatom eine Anhäufung von in die Mittelohrräume hinein abgestoßenen und retinierten Epidermislamellen darstellt. Durch diesen Befund HABERMANNS erfuhren die Anschauungen BEZOLDS eine glänzende Bestätigung. BEZOLD war nämlich schon vor HABERMANN zu der Überzeugung gekommen, daß das Cholesteatom der Einwachsung von Epidermis in die Mittelohrräume seine Entstehung verdankt.

Also auch nach der Theorie HABERMANN-BEZOLD ist das Cholesteatom das Produkt einer desquamativen Entzündung; Vorbedingung freilich ist Auskleidung der Mittelohrräume mit Epidermis.

Die jüngste unter den Theorien der Cholesteatomgenese ist diejenige von MANASSE. Auch nach MANASSE ist Vorbedingung für die Entstehung eines Cholesteatoms das Einwandern der Gehörgangs- bzw. Trommelfellepidermis in die Mittelohrräume. Während aber nach HABERMANN-BEZOLD das Einwachsen der Epidermis einen Heilungsvorgang darstellt, an und für sich noch nicht zur Cholesteatombildung führen muß, das Cholesteatom erst bei Fortdauer der Entzündung als Produkt einer desquamativen Otitis sich bildet, entsteht nach MANASSE das Cholesteatom durch selbständige Wucherung der Epidermis. Nach MANASSES Auffassung ist das Cholesteatom ein Tumor, der seine Entstehung der Implantation ortsfremden epidermoidalen Gewebes in entzündetes Bindegewebe verdankt.

Diese verschiedenen Cholesteatomgenesetheorien schließen einander nicht aus. Der Annahme, daß ein Ohrcholesteatom das eine Mal auf diese, das andere Mal auf jene Art und Weise entstanden sein könne, stehen a priori keine Bedenken entgegen.

Primäre, d. h. aus einer fötalen Keimversprengung ihren Ursprung nehmende Cholesteatom scheint es nach den Mitteilungen in der Literatur in der Tat zu geben; es sei hier nur an die Fälle von Lucae, Kuhn, Körner, Erdheim, Mondschein, Manasse, Beyer und Link und anderer Autoren erinnert. Doch sind solche primäre Cholesteatome entschieden äußerst selten. Wir selbst haben noch keines gesehen. Ein primäres Cholesteatom darf nur dann angenommen werden, wenn die Entstehung auf dem Boden einer chronischen Mittelohreiterung ausgeschlossen ist.

Praktische Bedeutung kommt den primären Cholesteatomen bei ihrer Seltenheit nicht zu.

Wenn heute bei manchen Autoren, Körner, Manasse, Link, die Neigung besteht, die Ohrcholesteatome wieder häufiger auf eine versprengte Keimanlage zurückzuführen, so ist demgegenüber zu betonen, daß bei den makro- und mikroskopischen Untersuchungen vieler Hundert kindlicher Schläfenbeine bisher noch niemals die Anlage eines primären Cholesteatoms hat festgestellt werden können, was, wenn auch nur ein kleiner Prozentsatz der so häufigen Ohrcholesteatome primärer Natur wäre, doch unbedingt der Fall sein müßte (Wittmaack).

Grünwald-Link glaubten in dem Nachweis von elastischen Fasern in der Cholesteatommatrix ein für die primäre Natur eines Cholesteatoms sprechendes differentialdiagnostisch verwertbares Merkmal gefunden zu haben. Diese Annahme erwies sich aber bald als irrig; konnte doch Ulrich elastische Fasern auch in sicher auf dem Boden einer chronischen Mittelohreiterung entstandenen Cholesteatomen nachweisen.

Die Wendtsche Theorie ist vom Standpunkte des pathologischen Anatomen unanfechtbar. Die Möglichkeit, daß unter gewissen Bedingungen eine Epithelart in eine andere übergehen kann, dürfte heute wohl von keinem Pathologen mehr geleugnet werden. Trotzdem ist die Wendtsche Theorie von den Ohrenärzten so gut wie aufgegeben; nur wenige Autoren wie Politzer, Siebenmann, Uffenorde und Link halten wenigstens für manche Fälle noch an ihr fest. Die Wendtsche Theorie, so leicht mit ihrer Hilfe in vielen Fällen die Entstehung eines Ohrcholesteatoms zu erklären wäre, entspricht nicht den klinischen Erfahrungen. Wäre die Wendtsche Theorie richtig, so müßten die chronischen Eiterungen mit großen, zentral gelegenen Perforationen die meisten Cholesteatome liefern; denn bei diesen Formen der chronischen Mittelohreiterung könnten die von außen durch die Trommelfellücke auf die Schleimhaut einwirkenden Schädlichkeiten am ehesten ihre metaplastischen Wirkungen entfalten. Dies ist nun aber tatsächlich nicht der Fall. Bei den chronischen Eiterungen mit zentral gelegener Perforation, auch mit ganz großen Perforationen kommt ein Cholesteatom so gut wie nie zur Beobachtung. Wir finden die meisten Cholesteatome nicht bei großen, sondern bei den kleinen, geschütztliegenden Perforationen, besonders bei solchen der Membrana Shrapnelli.

Im Gegensatz zur Tumor- und Metaplasietheorie hat die Habermann-Bezoldsche die weiteste Verbreitung und zahlreiche Verfechter gefunden. Wie schon erwähnt, ist nach Habermann-Bezold Vorbedingung für die Entstehung eines Cholesteatoms das Einwandern der Epidermis in die Mittelohrräume. Die Möglichkeit für die Epidermis in die Mittelohrräume einzuwachsen ist aber nur dann gegeben, wenn 1. die Mittelohrschleimhaut durch einen entzündlichen Prozeß ihres normalen bedeckenden Epithels beraubt, sich in eine granulierende Wundfläche umgewandelt hat und 2. wenn die scharfe Grenze zwischen Epidermis des Gehörgangs bzw. des Trommelfells und Mucosa unterbrochen ist.

Das Einwachsen der Epidermis auf die ihres normalen Epithels entblößte Mittelohrschleimhaut stellt, worauf übrigens Schwartze schon 1878 hingewiesen hat, einen Heilungsvorgang dar, der an und für sich noch keineswegs zur Bildung eines Cholesteatoms führen muß. Ein Cholesteatom entsteht erst dann, wenn bei Fortdauer der Eiterung in den einer feuchtwarmen Kammer vergleichbaren, mit Epidermis ausgekleideten Mittelohrräumen eine gesteigerte Desquamation stattfindet und die Produkte dieser Desquamation, die abgestoßenen verhornten Epidermislamellen bei mangelnder Ausfuhr an Ort und Stelle liegen bleiben, sich anhäufen, zwiebelartig übereinander schichten und so mit der Zeit ein tumorartiges Gebilde entstehen lassen.

Im Laufe der Jahre haben die Anschauungen Habermanns und Bezolds mancherlei Modifikationen erfahren. Als eine solche Modifikation kann selbst die Theorie Manasses bezeichnet werden. Ist doch auch für Manasse Vorbedingung der Cholesteatomentwicklung das Eindringen bzw. die Verlagerung von Epidermis in die Mittelohrschleimhaut. Ob es in der von Manasse beschriebenen Art und Weise tatsächlich zur Cholesteatombildung kommen kann (und die evtl. Häufigkeit einer derartigen Genese), muß erst durch weitere Untersuchungen geklärt werden. Vorerst dürfte ein abschließendes Urteil noch nicht möglich sein.

Wie schon verschiedentlich erwähnt, führen nicht alle chronischen Mittelohreiterungen zur Einwachsung von Epidermis in die Mittelohrräume und damit zu der Möglichkeit der Entwicklung eines Cholesteatoms. Klinische Beobachtung unterstützt durch die Autopsie in vivo macht es zur Gewißheit, daß nur ganz bestimmte chronische Mittelohreiterungen der Gehörgangsepidermis die Möglichkeit zur Einwachsung in die Mittelohrräume abgeben, daß die Epidermis nur bei ganz bestimmten Sitz der Perforation in die Mittelohrräume einwandert, daß also der Lage der Trommelfellperforation in der Genese des Cholesteatoms eine große Bedeutung zukommt. Die klinische Erfahrung lehrt: *Die Gefahr der Cholesteatombildung besteht nur bei den chronischen Eiterungen mit epitympanaler Perforation*, wobei zu den epitympanalen Perforationen zu rechnen ist- a) der sog. Totaldefekt des Trommelfells, b) die hinten oben oder vorne oben den Margo erreichenden sog. randständige Perforation, c) die Perforation in der Membrana Shrapnelli.

In seltenen Fällen kann auch eine nach nekrotischen Prozessen zurückgebliebene Fistelöffnung in der hinteren knöchernen Gehörgangswand der Epidermis den Weg ins Antrum weisen.

Das auch bei den chronischen Eiterungen mit zentraler Perforation unter ganz bestimmten Verhältnissen — Verwachsung der Perforationsränder oder des Hammergriffs mit der Innenwand — die Epidermisierung des Promontoriums und dessen Umgebung erfolgen kann, wurde oben schon erwähnt.

Die chronischen Mittelohreiterungen mit epitympanaler Perforation umfassen nach Scheibe $45^0/_0$ aller chronischen Mittelohreiterungen.

Das otoskopische Bild der chronischen Mittelohreiterungen mit epitympanaler Perforation.

Dasselbe in seiner ganzen Vielgestaltigkeit beschreiben und schildern zu wollen, wäre ein aussichtsloses und unmögliches Unterfangen. Auf alle Einzelheiten verzichtend, sei deshalb hier unter besonderem Hinweis auf die Schwierigkeit der Erkennung solcher epitympanaler Perforationen und der Ursache hierfür nur eine ganz allgemeine Schilderung gegeben.

Von den epitympanalen Perforationen sind die sog. randständigen, d. h. die hinten oben oder vorne oben den Margo erreichenden im Gegensatz zu den zentralen Perforationen der einfachen chronischen Mittelohreiterungen auch für den geübten Untersucher oft nur schwer erkennbar, und zwar in der Hauptsache aus zweierlei Gründen: 1. Weil der Perforationsuntergrund infolge Epidermisierung oft die gleiche glanzlose, weißgraue Färbung aufweißt wie die Trommelfelloberfläche und 2. weil infolge Verlötung und Verwachsung der Trommelfellreste mit der Innenwand von den Perforationsrändern häufig nur der freistehende, manchmal unregelmäßig angefressene Margo tymp. sichtbar ist. Ist gleichzeitig noch der Perforationsuntergrund epidermisiert, so ist eine scharfe Abgrenzung zwischen Trommelfellrest und epidermisierter Innenwand kaum oder überhaupt nicht mehr möglich. In solchen Fällen ist der Trommelfelldefekt, die Kommunikation zwischen dem Gehörgang und den Mittelohrräumen nur mehr dadurch erkennbar, daß der freistehende Margo auf die Innenwand einen halbmondförmigen Schatten wirft, wodurch bei wechselnder Kopfeinstellung an der Kuppelrauminnenwand sich findenden Veränderungen bald verschwinden und bald wieder auftauchen können. Bei größeren Defekten im hinteren oberen Quadranten ist öfters das Stapesköpfchen und die Stapediussehne sichtbar. Viel seltener kommt der lange Amboßschenkel zu Gesicht; derselbe ist nämlich in solchen Fällen entweder verlagert, oder aber, was häufiger der Fall sein dürfte, zu Verlust gegangen. Reicht der Defekt bis in den hinteren unteren Quadranten, dann ist meist auch die Nische zum runden Fenster sichtbar. Nicht gerade selten finden sich neben den randständigen Perforationen größere oder kleinere Defekte im Bereich des medialsten Teiles der hinteren oberen knöchernen Gehörgangswand. Diese Lücken verdanken, wie weiter unten noch des Näheren auszuführen sein wird, ihre Entstehung entweder der ursprünglichen akuten nekrotisierenden Otitis oder dem knocheneinschmelzenden Wachstum eines Cholesteatoms.

In vielem ähnlich verhalten sich die oberhalb des kurzen Fortsatzes und der beiden Grenzstränge gelegenen Perforationen der Membrana Shrapnelli. Auch bei ihnen ist der Untergrund infolge Epidermiseinwanderung meist grau. Auch sie sind oft nur durch den freistehenden Margo erkennbar; auch sie sind häufig mit Defekten der angrenzenden knöchernen lateralen Kuppelraumwand, der sog. Pars ossea des Trommelfells kombiniert, wodurch sie eine das Maß der normalen Membrana Shrapnelli weit überschreitende Größe erreichen können.

Ist der Defekt groß genug, so ist an der Innenwand mitunter der Hammerhals evtl. auch der Hammerkopf sichtbar.

Nicht selten findet sich neben einer Perforation in der Membrana Shrapnelli auch noch eine randständige Perforation, seltener auch eine innerhalb der Pars tensa gelegene sog. zentrale Perforation.

Die Pars tensa ist bei bestehender Perforation der Membrana Shrapnelli nicht selten hochgradig eingesunken.

Die Auskleidung der Perforation ist bei Epidermisierung der Innenwand grauweiß, sonst rot, granulierend; häufig sind in den Perforationen geschichtete Epidermismassen sichtbar.

Granulationen und Polypen sind bei den chronischen Eiterungen mit epitympanaler Perforation überaus häufig, häufiger jedenfalls als bei den einfachen chronischen Mittelohreiterungen; meist sind sie klein, seltener erreichen sie die Größe der bei den einfachen chronischen Eiterungen vorkommenden.

Ihren Ursprung nehmen die Granulationen zumeist direkt über den freistehenden Margo, an der äußeren Wand des Aditus oder auch von Gehörknöchelchenresten; häufig ragen sie in die Perforation hinein, wodurch sie eine solche mehr oder weniger verdecken können.

Kalkeinlagerungen, Narben im Trommelfellrest kommen wie bei den einfachen chronischen Eiterungen so auch bei den chronischen Eiterungen mit epitympanaler Perforation vor.

Entstehung der epitympanalen Perforation.

Die *Pathogenese* der chronischen Mittelohreiterungen mit epitympanaler Perforation liegt noch sehr im Dunkeln; einigermaßen geklärt ist nur die Entstehung der chronischen Eiterungen mit Totaldefekt des Trommelfells. Diese Gruppe geht wohl ausnahmslos aus den schwersten nekrotisierenden akuten Otitiden hervor (Scharlach).

Völlig ungeklärt und noch viel umstritten ist die Entstehung der kleinen, den Margo hinten oben oder vorne oben erreichenden Perforationen sowie die Entstehung der Perforationen in der Membrana Shrapnelli. Da diese Formen so gut wie niemals aus einer akuten Otitis hervorgehen, sondern offenbar von vorneherein als schleichender Prozeß beginnen, lassen sie sich in ihrer Entstehung schwer oder überhaupt nicht verfolgen.

Bei dem Fehlen objektiver Tatsachen gründeten sich die Vorstellungen über die mögliche Entstehungsweise solcher Perforationen ganz und gar auf theoretische Überlegungen und Schlußfolgerungen.

Die Entstehung einer chronischen Eiterung mit Perforation der Membrana SHRAPNELLI aus einer akuten Otitis kommt nach BEZOLD nicht in Betracht. BEZOLD konnte nämlich obwohl er gerade der Entstehungsart dieser Form der chronischen Eiterung seine besondere Aufmerksamkeit widmete, niemals bei einer akuten Otitis einen Durchbruch der Membrana Shrapnelli beobachten. Die immer und immer wieder gemachte Beobachtung: Vergesellschaftung von Perforationen im Bereich der Membrana Shrapnelli mit Einsenkungserscheinungen war für BEZOLD die Veranlassung, die Entstehung der Perforationen in der Membrana Shrapnelli mit dem Tubenabschluß in einen causalen Zusammenhang zu bringen. Schon vor BEZOLD war WALB das häufige Nebeneinander von Tubenprozessen und Perforationen der Membrana Shrapnelli aufgefallen. BEZOLD schildert die mögliche Entstehungsweise einer Perforation der Membrana Shrapnelli bei langandauernden Tubenabschluß folgendermaßen: „Unter dem immer wiederkehrenden Einfluß der durch den Tubenabschluß hervorgerufenen einseitigen Belastung des Trommelfells von außen wird die schlaffe, dünne, einer Membrana propria entbehrende Membrana Shrapnelli den Wandungen des PRUSSAKschen Raumes angedrängt, reißt irgend einmal an irgendeiner Stelle ein und verwächst teilweise mit der Innenwand.“ POLITZER leugnet diese Entstehungsmöglichkeit der Perforation der Membrana Shrapnelli nicht, doch kommt sie seiner Ansicht nach nur für einen kleinen Teil der Perforation in der Membrana Shrapnelli in Betracht. Die Mehrzahl ist nach POLITZER als Residuum einer über das ganze Mittelohr ausgebreiteten Entzündung aufzufassen. Auch die Entstehung durch Infektion vom Gehörgang aus hält POLITZER für möglich.

Die Entstehung der kleinen hinteren bzw. vorne oben den Margo erreichenden Perforation entzieht sich ebenfalls der direkten Beobachtung. Wegen des auch bei diesen Formen häufig auf der anderen Seite bestehenden Tubenabschlusses bzw. der Residuen eines solchen, glaubt BEZOLD für sie den gleichen Entstehungsmodus wie für die Genese der Perforation in der Membrana Shrapnelli annehmen zu dürfen, wenn auch vielleicht nicht für alle, so doch für die mit Verwachsung des vorderen bzw. hinteren Perforationsrandes mit der Innenwand.

Etwas klarer ist die Entstehung der größeren randständigen Perforationen. Der Trommelfelldefekt ist hier wohl meist die Folge schwerer Mittelohreite-

rungen. Die statistischen Untersuchungen Ulrichs und die histologischen
Befunde Oppikofers lassen es möglich erscheinen, daß bei der Entstehung
dieser Formen die Tuberkulose des Mittelohres eine Rolle spielt.

Mechanik der Epidermisierung der oberen Mittelohrräume.

Nicht bei jeder chronischen Mittelohreiterung mit epitympanaler Perforation
muß es unbedingt zur Einwanderung der Epidermis in die Mittelohrräume
kommen. Nach Scheibe sind von den chronischen Eiterungen mit epitympanaler Perforation $91^0/_0$ mit Cholesteatom kompliziert, während $9^0/_0$ davon
verschont bleiben.

Die Frage, warum es bei den chronischen Mittelohreiterungen mit zentraler
Perforation so gut wie nie oder doch nur unter ganz bestimmten Verhältnissen
bei den chronischen Mittelohreiterungen mit epitympanaler Perforation dagegen
so überaus häufig zu Invasion der Epidermis in die Mittelohrräume kommt,
ist noch nicht völlig geklärt. Man erklärt sich das *Nichteinwandern* der Epidermis bei den chronischen Eiterungen mit zentraler Perforation und freistehenden Perforationsrändern mit der Annahme, daß die Epidermis über die
freistehenden Perforationsränder nicht überwachsen kann, daß also diese Ränder
gleichsam einen Schutzwall gegen das Übergreifen der Epidermis auf die Oberfläche der Paukenhöhle bilden (Bezold). Die Epidermis, so stellt man sich vor,
wandert nur dort auf die granulierende Mittelohrschleimhaut über, wo sie
sich einigermaßen auf gerader ebener Bahn vorschieben kann, wo sie weder
einen Damm zu überwinden noch eine Kante zu umgehen hat (Körner).
Solche günstige Bedingungen sind aber nur bei den chronischen Eiterungen
mit Perforation der Membrana Shrapnelli, bei solcher mit hinten oben bzw.
vorne oben randständiger Perforation, bei den chronischen Eiterungen mit
Totaldefekt, also bei allen epitympanalen Formen und bei den einfachen
chronischen Eiterungen nur bei denen mit Verwachsung der Perforationsränder
bzw. des Hammergriffs mit der Innenwand gegeben.

Das Nichteinwandern der Epidermis bei den chronischen Eiterungen mit
zentraler Perforation und freistehenden Perforationsrändern ist eine durch
tausendfältige klinische Beobachtung erwiesene Tatsache. Mit der Erklärung
dafür, daß es der Epidermis unmöglich sei, über die Perforationsränder hinüber
zu wachsen, ist der so häufige Befund: Vollständige Epidermisierung der Perforationsränder mit teilweiser Epidermisierung der Trommelfellinnenfläche
nicht recht in Einklang zu bringen. Warum die Epidermis in solchen Fällen
nicht weiter um sich greift, welche Kräfte der Epidermis Halt gebieten, läßt das
Mikroskop nicht erkennen. Eine Erklärung für den Stillstand der Epidermisierung bei so gelagerten Fällen versucht Wittmaack zu geben. Nach Wittmaack ist das Umgreifen der Perforationsränder mit Epidermis kein dauernder,
sondern nur ein vorübergehender Zustand. Durch einen eigenartigen Vorgang,
durch Schrumpfung der Membrana propria soll die auf die Innenfläche des
Trommelfells übergewachsene Epidermis immer wieder aus der Paukenhöhle
herausgezogen werden. Die Membrana propria soll sich dazu soweit zurück-
ziehen, bis die Schleimhautplattenepithelgrenze auf dem Perforationsrand zu
liegen kommt.

Nach der ursprünglichen Habermannschen Theorie ist Voraussetzung für
die Epidermiseinwanderung Zerstörung des normalen Mittelohrschleimhaut-
epithels, also Umwandlung der Schleimhaut in eine granulierende Wundfläche.
Die Erklärung, wieso es bei den chronischen Eiterungen mit Totaldefekt, die
ja, wie wir gehört haben, aus den schwersten akuten nekrotisierenden Otitiden
hervorgeht, zu Epidermiseinwanderung kommt, bietet keine Schwierigkeit.

Nichts liegt näher, als daß bei der Heilung einer solchen schweren akuten, nekrotisierenden Otitis die angrenzende intakte Gehörgangsepidermis zur Epithelisierung der granulierenden Wundfläche herangezogen wird. Schwieriger dagegen ist die Frage zu beantworten, welche Momente bei den chronischen Eiterungen mit Perforation der Membrana Shrapnelli oder den kleinen hinten oben bzw. vorne oben randständigen Perforationen, bei welchen keine nekrotisierende Entzündung vorausgeht, für die Epidermis den Anstoß und die Möglichkeit abgeben, in die Mittelohrräume einzuwandern und sich dort auszubreiten.

Die Entstehung der Perforation der Membrana Shrapnelli sowohl als auch der kleinen randständigen Perforation wird, wie oben schon betont, von Bezold und neuerdings auch wieder von Wittmaack auf einen lang andauernden Tubenabschluß zurückgeführt. Die Epidermisierung der oberen Mittelohrräume speziell bei den Perforationen der Membrana Shrapnelli läßt Bezold folgendermaßen vor sich gehen: „In der infolge der Einstülpung der Membrana Shrapnelli oberhalb des kurzen Fortsatzes vorhandenen Delle bildet sich durch Desquamation der oberflächlich verhornten Epidermisschichten ein kleiner Epidermispfropf, der sich durch sukzessive Neuanlagerung allmählich vergrößert und durch Usurierung seiner knöchernen und häutigen Wände wächst. Durch das Eindringen von septogenen Organismen in den Epidermispfropf kommt es in seiner Umgebung zur reaktiven Entzündung. Ist irgendwo in dem Epidermissack eine Bresche entstanden, so dringen die in seinem Innern enthaltenen septischen Massen direkt in den offenen Aditus und das Antrum ein und erzeugen hier Entzündung und Ulceration. Auf die dadurch ihrer Epithelschicht beraubte Schleimhaut kann nun die Epidermis einwachsen und bei Fortdauer des gleichen Prozesses auf diese Weise allmählich das ganze Antrum auskleiden". In gleicher Weise soll sich der Vorgang bei den kleinen hinten oben und vorne oben randständigen Perforation abspielen.

Die Ansichten Wittmaacks über die Cholesteatomgenese bei den chronischen Eiterungen mit Perforation der Membrana Shrapnelli oder den kleinen randständigen Perforationen weichen demgegenüber in manchen Punkten ab. Auch nach Wittmaack entstehen diese Formen der chronischen Eiterung auf dem Boden eines Tubenabschlusses. Doch reicht nach Wittmaack die Perforation der Membrana Shrapnelli allein ebenso wenig wie die Durchlöcherung des Trommelfells an einer anderen Stelle dazu aus, ein fortschreitendes Wachstum der Epidermis auszulösen. Die Vorbedingungen für das Einwachsen der Epidermis in die oberen Mittelohrräume sind nach Wittmaack nur dann erfüllt, wenn bei bestehendem Tubenabschluß die Kommunikation zwischen Tuben-Paukenraum und Recessus-Antrumraum durch eine quere Gewebsbrücke, auf deren Existenz übrigens Hartmann zuerst aufmerksam gemacht hat, aufgehoben ist, und wenn eine stärker hyperplastische, reichlich mit Gefäßen versorgte Schleimhaut vorhanden ist, die eine geeignete Grundlage für die einwachsende Epidermis abgibt. Die fortschreitende Epidermisierung des Recessus-Antrumraums von einer Perforation der Membrana Shrapnelli aus kann nach Wittmaack auf zweierlei Weise erfolgen.

1. Möglichkeit: Die eingestülpte und gedehnte Membrana Shrapnelli reißt unter einem äußeren Anstoß ein, so daß nunmehr das Plattenepithel direkt an das Schleimhautepithel angrenzt. Das Plattenepithel ist nun nach Wittmaack imstande, das Schleimhautepithel einfach zu verdrängen.

2. Möglichkeit: Der eingestülpte, von geschichteten Epidermislamellen ausgefüllte Blindsack rupturiert nicht, sondern dehnt sich infolge dauernder Neuanlagerung abgestoßener verhornter Epidermislamellen schrittweise weiter aus, nimmt ein tumorartiges Wachstum an, wodurch er seine Umgebung, die laterale Recessuswand, die Gehörknöchelchen usuriert. In ähnlicher Weise läßt Witt-

Maack die Epidermisierung und Cholesteatombildung bei den kleinen hinten oben randständigen Perforationen vor sich gehen.

Bei den chronischen Eiterungen mit größerer epitympanaler Perforation hinten oben, den sog. Pauken-Recessuseiterungen erfolgt die Epidermisierung nach Wittmaack nicht durch direktes Einwachsen der Epidermis in den Pauken-Recessusraum, sondern indirekt dadurch, daß die Epidermis erst auf die in solchen Fällen angeblich stets vorhandene Antrum-Recessusraum und Pauken-Tubenraum trennende Brücke überwächst und diese Brücke sich sekundär nach dem Recessus-Antrumraum zu einstülpt.

Die Tatsache, daß bei den chronischen Eiterungen mit tympanaler Perforation, Brückenbildung und Epidermisierung des Promontoriums die Epidermis so selten in die oberen Mittelohrräume einwächst, erklärt sich nach Wittmaack daraus, daß in solchen Fällen der ganze Recessus-Antrumraum meist vollständig von einem hyperplastischen Gewebe ausgefüllt ist, der Epidermis also jede Möglichkeit zur Ausbreitung nach oben genommen ist.

Politzer und Boenninghaus sehen die Ursache des Stillstands der Epidermisierung in so gelagerten Fällen in einer mangelhaften Wachstumsenergie der Gehörgangs- bzw. Trommelfellepidermis.

Das Cholesteatom selbst ist *das Produkt* einer *vermehrten Desquamation,* das Produkt der statt von Schleimhautepithel von Epidermis überzogener (in chronisch-entzündlichen Reizzustand befindlichen) Mittelohrauskleidung. Grund und Ursache der vermehrten Desquamation sehen Habermann und Bezold in der Fortdauer der Eiterung, die, soll sie nicht die einwachsende Epidermis wieder vollständig zerstören, sich nach Leutert in mäßigen Grenzen halten muß. Link, Zange u. a. vermuten die Ursache der vermehrten Desquamation und damit der Tumorbildung in einem chronischen Entzündungszustand der sog. Cholesteatommatrix selbst. Nach Politzer führt die Invasion der Gehörgangsepidermis in die Mittelohrräume nur dann zur Bildung von Cholesteatom, wenn gleichzeitig im äußeren Gehörgang eine exzessive Wucherung der Epidermis stattfindet. Nach Wittmaack ist die Cholesteatombildung abhängig von dem Vorhandensein einer stärkeren hyperplastischen, der Epidermis einen guten Nährboden abgebenden Schleimhautschicht.

Der *Standort* des Cholesteatoms ist, wie aus seiner Genese hervorgeht, fast ausnahmslos der Recessus-Antrumraum. Die Größe der Tumoren variiert stark, wechselt von der Größe eines Hanfkorns bis zu der einer Walnuß und darüber. In Anpassung an die vorgebildeten Hohlräume ist ihre Gestalt bald mehr unregelmäßig, bald mehr rundlich, oval, glatt oder hökerig. Die Farbe ist weiß, an der Oberfläche perlmutterglänzend. Auf dem Durchschnitt zeigen sie sich zusammengesetzt aus zwiebelartig übereinandergeschichteten kernlosen Epidermislamellen, die von einem Klebstoff, einem Abkömmling des Cholestearins, einem Cholestearinester (Haike) zusammengehalten werden.

Die *Größenzunahme* des Cholesteatoms erfolgt rein passiv. Durch sukzessive Neuanlagerung von verhornten Epidermisschuppen wächst das Cholesteatom, bis es schließlich die vorgebildeten Räume völlig ausfüllt. Aber auch damit ist das Cholesteatomwachstum nicht abgeschlossen; das Cholesteatom wächst auf Kosten seiner Umgebung weiter, so daß schließlich die Epidermismassen nach mehr oder weniger vollständiger Zerstörung des umgebenden Knochens in den äußeren Gehörgang, unter das Periost der Warzenteilaußenfläche, in das Labyrinth, unter die Dura der hinteren bzw. der mittleren Schädelgrube durchbrechen können. Infolge dieses knochenzerstörenden Wachstums der Cholesteatome können im Schläfenbein große Höhlen entstehen, die, ähnlich den operativ gesetzten, sämtliche Mittelohrräume und den äußeren Gehörgang umfassen. Solch große höhlenförmige Defekte lassen hinsichtlich ihrer Entstehung allerdings auch noch eine andere Möglichkeit zu; die großen, von Cholesteatommassen erfüllte Höhlen werden nämlich durchaus nicht immer vom Cholesteatom selbst geschaffen, sondern sind nicht selten schon vor der Entwicklung der Cholesteatome vorhanden. Die Ursache der großen höhlenförmigen Defekte ist dann teils in einem vorausgegangenen operativen Eingriff (Aufmeißlung), teils in nekrotischen Prozessen im akuten Beginn zu suchen. Die Wand solch großer Cholesteatomhöhlen ist zumeist glatt; seltener zeigt sie Ausbuchtungen, welche in die Cholesteatomhöhle einbezogenen pneumatischen Zellen entsprechen dürften.

Der in der Umgebung eines wachsenden Cholesteatoms fortschreitende Knochenabbau wird von der Mehrzahl der Autoren auf eine einfache Druckusur infolge Ansammlung und Retention der Epidermisschuppen zurückgeführt. Demgegenüber betont LINK meines Erachtens nicht mit Unrecht, daß in einem Cholesteatom eine meßbare Drucksteigerung nicht vorhanden sein könne. Denn noch nie sei bei Wegnahme eines das Cholesteatom umschließenden knöchernen Schalenstückes ein Hervorquellen des Cholesteatoms beobachtet worden. Infolgedessen führen LINK und ZANGE den (in der Umgebung eines wachsenden Cholesteatoms fortschreitenden) Knochenabbau nicht auf einfache Druckusur, sondern auf eine chronische ostitische Einschmelzung (rarefizierende Ostitis) zurück. MANASSE (ohne die Druckusur ganz zu leugnen) muß gemäß seiner ganzen Einstellung der Cholesteatomgenese gegenüber die Zerstörung des Knochens in der Hauptsache durch progredientes Wachstum des Plattenepithels zustande kommen lassen. WITTMAACK führt die Vergrößerung der Cholesteatomhöhle auf dieselben Wachstumsvorgänge und Wachstumsenergien zurück, die bei der fortschreitenden normalen Pneumatisation in Betracht kommen.

Die Beurteilung der an den knöchernen Wänden eines wachsenden Cholesteatoms sich abspielenden Vorgänge ist deshalb so äußerst schwierig, weil sie fast nie rein zur Beobachtung gelangen, sondern fast ausnahmslos mit anderen (auf Eiterretention zurückzuführenden) kombiniert sind.

Der knocheneinschmelzenden Wirkung eines wachsenden Cholesteatoms verdanken auch die bei chronischen Eiterungen mit epitympanaler Perforation so häufig konstatierbaren Defekte an der lateralen Kuppelraumwand im medialen Teil der hinteren oberen knöchernen Gehörgangswand, die Defekte an den Gehörknöchelchen, soweit sie nicht die Folge einer Ostitis oder Nekrose im akuten Beginn des Prozesses sind, ihre Entstehung.

Streng zu unterscheiden von diesen Usurierungs- bzw. Einschmelzungsvorgängen ist eine andere Art Knochenerkrankung, bei welcher der Knochen eine schmutzig-grünliche, schwärzliche Verfärbung aufweist, sich nackt und rauh anfühlt und die als Nekrose oder nach SCHEIBE besser als Gangrän zu bezeichnen ist. Die Ursache einer solchen Nekrose bzw. Gangrän ist nach SCHEIBE einzig und allein die Retention fötiden Eiters.

Der Sitz der Nekrose bzw. der Gangrän ist fast ausschließlich Antrum und Aditus; häufig allerdings greifen die Veränderungen auch auf die angrenzende hintere oder mittlere Schädelgrube über; seltener breitet sich der Prozeß nach außen unter das Periost oder nach vorne in den knöchernen Gehörgang aus. Nicht selten werden die Gehörknöchelchen in Mitleidenschaft gezogen.

Ursache der Gefährlichkeit der chronischen Eiterungen
mit epitympanaler Perforation.

Die chronischen Mittelohreiterungen werden heute wohl allgemein in zwei große Gruppen geschieden, in ungefährliche und gefährliche. Ungefährlich sind nach allgemeiner Ansicht die sog. Schleimhauteiterungen (chronische Eiterung mit tympanaler oder zentraler Perforation), gefährlich dagegen die chronischen Eiterungen mit epitympanaler Perforation. Als Ursache der Gefährlichkeit der chronischen Mittelohreiterungen mit epitympanaler Perforation wird auch heute noch von der Mehrzahl der Autoren (Körner, Heine, Jansen, Kobrack, Knick) in erster Linie die Knochenerkrankung, die Knocheneiterung, die Caries angenommen; erst in zweiter Linie wird auch das Cholesteatom genannt, wobei dasselbe nur als eine Begleiterscheinung der Knocheneiterung angesehen wird. Die Knocheneiterung, die Caries (Hammercaries, Amboßcaries, Caries der lateralen Kuppelraumwand) ist es angeblich, welche die Eiterung unterhält und sie gefährlich werden läßt. Die Caries spielt, wie wir sehen, in der Pathologie der chronischen Mittelohreiterung auch heute noch eine große Rolle, wenn auch nicht mehr die überragende wie Ende des vergangenen und Anfang dieses Jahrhunderts. Dabei wurden und werden unter dem Namen Caries die verschiedenartigsten Knochenprozesse ja selbst Zustandsbilder zusammengefaßt. Als Caries werden bezeichnet die Defekte an der lateralen Kuppelraumwand, die Defekte an der hinteren oberen Gehörgangswand, die Defekte an den Gehörknöchelchen.

Was zunächst die Defekte an den Gehörknöchelchen anlangt, so stellen dieselben, was schon klinische Beobachtung wahrscheinlich gemacht hatte, und was durch die histologischen Befunde von Schötz bestätigt worden ist, zumeist einen längst ausgeheilten oder doch wenigstens in Ausheilung begriffenen Prozeß dar. Das gleiche gilt häufig für die Defekte an der lateralen Kuppelraumwand, für die Defekte im Bereich des medialen Teiles der hinteren oberen knöchernen Gehörgangswand; auch sie sind oft stationäre Veränderungen. Daß solch ausgeheilte Prozesse niemals eine Eiterung unterhalten, niemals die Ursache für Komplikationen sein können, bedarf wohl keiner weiteren Begründung.

Nekrotische Knochenpartien, Sequester können selbstverständlich die Ursache einer fortdauernden Eiterung sein; doch kommt Nekrose oder Sequesterbildung bei unkomplizierten chronischen Eiterungen, und zwar auch solchen mit epitympanaler Perforation für gewöhnlich nicht vor. Nekrose, Sequesterbildung im Verlauf einer nicht spezifischen chronischen Mittelohreiterung ist immer die Folge einer schweren Komplikation, nämlich die Folge der Retention fötiden Eiters.

Die chronischen Eiterungen mit epitympanaler Perforation sind nach allgemeiner unbestrittener Ansicht die gefährlichen. Warum? Was ist die Ursache? Wenn nicht die Knochenerkrankung, die Caries, was dann? Die Antwort auf diese Fragen ergeben sich aus den Arbeiten von Scheibe und Schlittler mit nicht anzuzweifelnder Deutlichkeit und Klarheit. Scheibe und Schlittler haben auf Grund ihres Sektionsmaterials an der Hand von 38 und 23 im Anschluß an eine chronische Ohreiterung erfolgten Todesfällen festgestellt: 1. Sämtliche Todesfälle rekrutieren sich aus den chronischen Eiterungen mit epitympanaler Perforation. 2. Bei allen chronischen Eiterungen mit letalem Ausgang fand sich Cholesteatom. Aus diesen Feststellungen geht hervor: 1. Unter den chronischen Eiterungen werden gefährlich nur die chronischen Eiterungen mit epitympanaler Perforation, was eine Bestätigung der schon von Schwartze 1878 ausgesprochenen und seitdem Allgemeingut gewordenen Ansicht bedeute; 2. von den chronischen Eiterungen mit epitympanaler Perforation nur die, welche mit Cholesteatom kompliziert sind. Also nicht die *Knochenerkrankung, die Knocheneiterung, die Caries läßt die chronische Eiterung mit epitympanaler Perforation gefährlich werden, sondern einzig und allein die Gegenwart von Cholesteatom. Chronische Eiterungen mit epitympanaler Perforation ohne Cholesteatom verhalten sich hinsichtlich ihrer Gefährlichkeit bzw. Ungefährlichkeit genau wie die*

einfachen chronischen Mittelohreiterungen mit zentraler Perforation. Wäre es
anders, wäre die Knochenerkrankung, die Caries der Grund für die Gefährlichkeit, so müßte sich unter den letalen Fällen Bezold-Scheibes und Schlittlers
doch zum mindesten der eine oder der andere Fall ohne Cholesteatom finden.

Symptome, Verlauf, Komplikationen.

Die subjektiven Beschwerden sind wie bei den einfachen chronischen
Mittelohreiterungen so auch bei den chronischen Eiterungen mit Cholesteatom,
solange noch keine Komplikation eingetreten ist, sehr gering. Das Einwachsen
der Epidermis in die Mittelohrräume, die Desquamation der verhornten Epidermismassen, die Retention derselben und damit die Entstehung und das
Wachstum des Cholesteatoms kann ohne jede Schmerzempfindung vor sich
gehen. Jahrelang kann der Prozeß so völlig symptomlos verlaufen. Nur ein
kleiner Teil der Kranken klagt über Druck oder dumpfes Gefühl im Ohr bzw.
in der kranken Kopfseite. Subjektive Geräusche fehlen zumeist. Nicht selten
sind dagegen infolge Zerstörung der Chorda tympani Geschmacksstörungen in
den vorderen zwei Dritteln der gleichseitigen Zungenhälfte vorhanden. Spontane
Klagen über solche Geschmacksstörungen bekommt man allerdings fast nie zu
hören.

Ohrenschmerzen, halbseitige Kopfschmerzen macht eine unkomplizierte
Cholesteatomeiterung nicht.

Die Menge des gelieferten Sekretes ist sehr verschieden groß; sehr gering
und vertrocknend ist das Sekret namentlich bei ausschließlicher Perforation
der Membrana Shrapnelli. Infolgedessen findet sich in solchen Fällen vielfach
auch kein flüssiger Eiter, sondern nur Krusten und Borken, die von der Perforationsöffnung ausgehend, sich entlang der hinteren oberen knöchernen Gehörgangswand weit nach außen bis in den knorpeligen Gehörgang erstrecken können.
Ist Sekret in größerer Menge vorhanden, so ist es zumeist schmierig, käsig,
bröcklig, häufig mit Epidermisfetzen untermischt, bei Anwesenheit von Granulationen oftmals blutig. Fast ausnahmslos ist das Sekret sowohl das flüssige
als auch das eingetrocknete hochgradig fötid, wodurch nicht selten der Kranke
selbst oder auch seine Umgebung stark belästigt wird. Knochenpartikelchen,
die so häufig erwähnt werden, haben wir niemals nachweisen können.

Die Hörstörungen sind im Vergleich mit den bei den einfachen chronischen
Mittelohreiterungen zu beobachtenden im Durchschnitt hochgradiger; doch
differiert auch bei den chronischen Cholesteatomeiterungen die Hörweite außerordentlich. Die Schwankungen bewegen sich zwischen Flüstersprache am Ohr
und einem annähernd normalem Verhalten. Ein auffällig gutes Hörvermögen
besteht häufig bei den chronischen Eiterungen mit kleinen Perforationen in
der Membrana Shrapnelli. Im allgemeinen ist auch bei den chronischen Cholesteatomeiterungen das Hörvermögen weniger von dem Sitz und der Ausdehnung
der Perforation als vielmehr von der mehr oder weniger starken Belastung der
Schalleitungskette besonders der Steigbügelfußplatte abhängig. Neben dem
typischen Schalleitungshindernis: Heraufrückung der unteren Tongrenze, Verlängerung der Kopfknochenleitung für den Ton A ergibt die Funktionsprüfung
nicht selten auch eine Einengung der oberen Tongrenze, Verkürzung der Kopfknochenleitung für den Ton a^1, Verkürzung der Hördauer für c^4, ein Resultat,
das auf ein gleichzeitiges Bestehen einer Innenohraffektion hinweist. Eine
solche neben der Mittelohrschwerhörigkeit bestehende Innenohraffektion wird
bei alten Cholesteatomeiterungen, d. h. bei solchen, deren Beginn schon längere
Zeit zurückliegt, kaum jemals vermißt; selbst Taubheit mit und ohne Vestibularausschaltung kommt bei den chronischen Cholesteatomeiterungen nicht

selten zur Beobachtung. Über die Genese der sog. Cholesteatomtaubheit besteht unter den Autoren noch keine übereinstimmende Ansicht. Während nach Siebenmann und Brock die Ursache der Cholesteatomtaubheit in einer im akuten Beginn entstandenen und ausgeheilten Labyrinthitis zu suchen ist, kann nach Alexander Taubheit auch im Verlauf einer chronischen Eiterung — ohne Labyrinthitis — rein als Folge einer degenerativen Neuritis zustande kommen.

Im Verlaufe einer chronischen Cholesteatomeiterung auftretende Schwindelerscheinungen lassen zunächst das Vorhandensein einer Labyrinthkapsellücke vermuten. Solche Labyrinthkapsellücken finden sich erfahrungsgemäß am häufigsten auf der Höhe des in den Aditus vorspringenden horizontalen Bogengangswulstes.

Ohr- und Kopfschmerzen gehören, wie oben schon angedeutet, nicht mehr in das Symptombild einer unkomplizierten chronischen Cholesteatomeiterung. Ohr- und Kopfschmerzen zeigen vielmehr immer eine entweder erst in der Entwicklung begriffene oder bereits vorhandene Komplikation an. Nicht selten ist die Ursache von Ohrenschmerzen eine sekundäre Otitis externa diffusa oder circumscripta. Schmerzen treten auch dann auf, wenn die angesammelten Epidermismassen infolge plötzlicher stärkerer Durchfeuchtung z. B. durch Eindringen von Badewasser durch Aufquellen eine plötzliche Größenzunahme erfahren.

Die Hauptursache für entstehende Schmerzen ist aber die Verlegung der Eiterabflußwege und eine dadurch hervorgerufene Eiterstauung, die Retention. Besonders stürmisch können die Schmerzen wie überhaupt die ganzen Erscheinungen dann werden, wenn große Cholesteatommassen einer raschen putriden Zersetzung anheimfallen und die Abflußbedingungen für den in solchen Fällen in großer Menge gebildeten jauchigen Eiter ungenügend sind.

Die Gefahr der Eiterstauung ist bei den chronischen Cholesteatomeiterungen im Gegensatz zu den einfachen chronischen Eiterungen, bei denen, wie wir gehört haben, eine Eiterretention zu den größten Seltenheiten gehört, außerordentlich groß. Die Ursache für diese bei den chronischen Cholesteatomeiterungen so vermehrte Gefahr der Eiterstauung ist in verschiedenen Umständen zu suchen. Bei den einfachen chronischen Mittelohreiterungen, ist die Perforation meist groß, bei den chronischen Cholesteatomeiterungen dagegen häufig sehr klein. Das pathologische Produkt des Prozesses besteht bei den einfachen chronischen Eiterungen aus einem dünnen bis zäh-flüssigen Sekret, bei den chronischen Cholesteatomeiterungen neben dem mehr oder weniger schmierigen Eiter aus an den Wänden der erkrankten Räume festhaftenden, die Räume erfüllenden Epidermislamellen, die bei der Unmöglichkeit spontaner Entleerung leicht die Abflußwege verlegen können. Die bei beiden Gruppen vorkommenden Granulationen oder Polypen verhalten sich hinsichtlich der Verlegungsmöglichkeit des Eiterabflußweges verschieden. Bei den einfachen chronischen Mittelohreiterungen nehmen, wie wir gehört haben, die Granulationen oder Polypen ihren Ursprung zumeist vom Perforationsrand und entwickeln sich nach außen in den Gehörgang hinein, also von der Perforation weg. Bei den chronischen Eiterungen mit Cholesteatom und epitympanaler Perforation entspringen die Granulationen bzw. die Polypen zumeist von der Innenfläche der lateralen Adituswand oder vom Perforationsgrund z. B. von Gehörknöchelchenresten. Vergrößert sich eine von den genannten Stellen ausgehende Granulation, so wächst sie der Richtung ihres Gewichts, der Richtung des Eiterstromes folgend nach der Perforation zu bzw. in die Perforation hinein. Den Fall gesetzt, ein von dem Rand einer zentralen Perforation ausgehender Polyp verlegt durch seine Größe die Trommelfellücke, so kann durch den nachdrängenden Eiter die Granulation beiseite in den Gehörgang hineingeschoben werden; die Eiterpassage ist damit wieder frei. Verlegt dagegen bei den chronischen Eiterungen mit epitympanaler Perforation eine solche von innen her die Perforationsöffnung, so wird sie durch den nachdrängenden Eiter immer fester in die Perforation hineingepreßt, den Verschluß und die Retention des Eiters dadurch vermehrend.

Eiterretention und zumal die Retention fötiden Eiters ist, wenn nicht alsbald wieder für freien Abfluß gesorgt wird, von äußerst deletärer Wirkung. Retention fötiden Eiters führt innerhalb kurzer Zeit (manchmal genügen Stunden) zum Tod der umgebenden Weichteile sowohl als auch des angrenzenden Knochenmarkes. Dadurch wird dem Körper die Möglichkeit, den Eiterherd durch einen Granulationswall abzugrenzen, genommen oder doch wenigstens sehr erschwert. Infolge dieses Fehlens entzündlicher Reaktionserscheinungen in der Umgebung des Krankheitsherdes breitet sich der Prozeß mit großer Geschwindigkeit in der Umgebung aus. Extradurale Eiterungen, Nekrose der Dura, intradurale Eiterungen, Meningitis, Nekrose der äußeren Sinuswand, Sinusthrombose, Hirnabsceß, Labyrintheiterung sind die Folge.

Spontane Ausstoßung eines Cholesteatoms und damit die Anbahnung einer spontanen Heilung ist ein relativ seltenes Vorkommnis. Vorbedingung für ein solches Ereignis ist ein größerer Defekt in der das Cholesteatom umgebenden Knochenschale. Quellen die solchen Knochenlücken anliegenden Cholesteatommassen aus irgendeinem Grunde rasch auf, so können sie durch die Lücke ausgestoßen werden bzw. sich auspressen. Da sich solche Defekte für gewöhnlich nur in der lateralen Kuppelraumwand oder im Bereich des medialen Teiles der hinteren oberen Gehörgangswand vorfinden, erfolgt die spontane Ausstoßung eines Cholesteatoms fast ausnahmslos in den äußeren Gehörgang, seltener an der Warzenfortsatzoberfläche. Ein äußerst seltenes Vorkommnis ist die Ausstoßung eines Cholesteatoms durch die Tube in den Rachen. Die Geburt eines Cholesteatoms in den Gehörgang geht meist mit stark entzündlichen Reizerscheinungen der Umgebung, starker Rötung und Schwellung der häutigen hinteren Gehörgangswand anher und ist infolge dessen auch meist mit starken Schmerzen verbunden.

Diagnose der Cholesteatome. Da nach Scheibe $91^0/_0$ aller chronischen Mittelohreiterungen mit epitympanaler Perforation mit Cholesteatom kompliziert sind, ist die Feststellung des epitympanalen Sitzes der Perforation in einem Fall von chronischer Mittelohreiterung für die Diagnose des Cholesteatoms von allergrößter Bedeutung oder mit anderen Worten: *Bei jeder chronischen Mittelohreiterung mit epitympanaler Perforation* ist, zumal wenn die Eiterung fötid ist, *der Verdacht auf Vorhandensein von Cholesteatom berechtigt.*

Ob es sich im gegebenen Fall um eine chronische Eiterung mit zentraler oder um eine solche mit epitympanaler Perforation handelt, muß durch die otoskopische Untersuchung entschieden werden.

Dieser otoskopische Nachweis des epitympanalen Perforationssitzes ist nicht allein wegen der nicht seltenen außerordentlichen Kleinheit der Perforation, sondern auch wegen der so häufigen Verklebung bzw. Verwachsung der Perforationsränder mit der Innenwand, wegen der Epidermisierung des Perforationsuntergrundes häufig recht schwierig. Besonders ganz kleine Perforationen im Bereich der Membrana Shrapnelli können, zumal sie durch entzündliche Schwellung ihrer Umgebung, durch kleine Granulationen völlig verdeckt werden können, leicht der direkten Beobachtung entgehen. Da in solchen Fällen auch zumeist die Verbindung zwischen Recessus-Antrumraum und Pauken-Tubenraum aufgehoben ist, läßt hier auch das für die Feststellung kleinster unsichtbarer Perforationen bei den akuten Eiterungen so wertvolle Politzerverfahren im Stiche. Vor Einführung der Borsäure in die Therapie wurden solche Fälle häufig nicht richtig erkannt, sondern als chronisches Ekzem als Otitis externa diffusa gedeutet. Mit der Einführung der Borsäure in die Therapie ist darin eine Änderung eingetreten. Da ein von einer Otitis externa diffusa geliefertes evtl. fötid gewordenes Sekret nach gründlicher Reinigung des Gehörgangs und Einpulverung von Borsäure den Fötor rasch verliert, muß anhaltender Fötor berechtigte Zweifel an der Richtigkeit der Diagnose Otitis externa diffusa erwecken. Wiederholte Untersuchungen unter Zuhilfenahme von Lupe und Sonde, wird in solchen Fällen schließlich doch noch eine kleine Perforation am oberen Trommelfellpol auffinden und damit als Sekretquelle die chronische Eiterung feststellen lassen.

Da $9^0/_0$ aller chronischen Eiterungen mit epitympanaler Perforation von der Epidermiseinwanderung verschont bleiben, ist die Feststellung des epitympanalen Perforationssitzes allein für die Diagnose Cholesteatom noch nicht absolut beweisend. Infolgedessen ist in jedem einzelnen Falle der Nachweis der Cholesteatommassen nach Möglichkeit noch zu erbringen. In vielen Fällen gelingt dieser Nachweis leicht. Die Diagnose *Cholesteatom* ist gesichert, 1. wenn die geschichteten Epidermislamellen in der Perforations selbst direkt sichtbar sind, oder 2. wenn derartige Massen aus den oberen oder hinteren Mittelohrräumen herausbefördert werden können. Zum Herausbefördern evtl. in den oberen Mittelohrräumen vorhandener, der direkten Beobachtung aber nicht zugänglichen Epidermismassen findet die Spülung mit dem Paukenröhrchen zweckentsprechende Verwendung. Abgebogene, in die oberen Mittelohrräume geführte Sonden oder Cüretten können zu dem gleichen Zweck benützt werden. Um vor Täuschungen sicher zu sein, ist vorher allerdings gründlichste Reinigung des Gehörganges unbedingt notwendig. Aber selbst dann, wenn sich die Cholesteatommassen dem direkten Nachweis entziehen, ist das Fallenlassen der Diagnose Cholesteatom noch nicht berechtigt. Epidermisierung des Perforationsgrundes, Defekte an der lateralen Kuppelraumwand, Defekte des medialen Teiles der hinteren oberen knöchernen Gehörgangswand, trotz Spülung mit dem Paukenröhrchen fortdauernde fötide Sekretion machen die Anwesenheit von Cholesteatom im höchsten Grade wahrscheinlich, auch wenn der direkte Nachweis von Epidermislamellen in den oberen Mittelohrräumen nicht gelingt. Ja nach Schlittler ist durch eine trotz Paukenröhrchenspülung fortdauernde fötide Sekretion das Vorhandensein von Cholesteatom so gut wie bewiesen.

Der Geruch des von einer chronischen Eiterung mit epitympanaler Perforation gelieferten Sekrete ist demnach manchmal von größter diagnostischer Bedeutung. Dabei sei nochmals darauf hingewiesen, daß die Menge des Sekretes mitunter eine ganz minimale ist, und infolgedessen dem Auge leicht entgehen kann. Fehlen von Sekret, wirkliche Trockenheit kann infolgedessen niemals durch die otoskopische Untersuchung, sondern immer nur durch Einführung einer feinen, watteumwickelten Sonde in die Perforation bzw. durch die Perforation hindurch in die oberen Mittelohrräume nachgewiesen werden. Bei der Untersuchung auf Fötor bzw. Geruchlosigkeit des Sekretes ist genau in der gleichen Weise zu verfahren. Bei einer chronischen Eiterung mit epitympanaler Perforation den Verdacht auf die Anwesenheit auf Cholesteatom fallen zu lassen, erscheint uns nur dann berechtigt, wenn das Sekret bei zweckentsprechender Behandlung *rasch geruchlos wird und auch geruchlos bleibt.* Auch die makro- und mikroskopische Beschaffenheit des Sekrets kann in zweifelhaften Fällen die Diagnose Cholesteatom stützen; käsiger, bröckliger, zahlreiche Cholestearintafeln enthaltender Eiter spricht für die Gegenwart von Cholesteatom.

Prognose: Die Prognose der vernachlässigten unbehandelten chronischen Mittelohreiterungen mit Cholesteatom ist immer eine zweifelhafte. Jahre-, in seltenen Fällen selbst Jahrzehntelang kann eine chronische Eiterung mit Cholesteatom fast völlig symptomlos verlaufen, ausnahmsweise nach spontaner Ausstoßung der Cholesteatommassen sogar ausheilen. Die Regel ist dies aber keineswegs. In der weitaus überwiegenden Mehrzahl der Fälle führt die sich selbst überlassene, unbehandelte chronische Cholesteatomeiterung durch labyrinthäre bzw. intrakranielle Komplikationen zum Tode des Individuums. Für die *unbehandelte* chronische Cholesteatomeiterung und nur für sie allein gilt auch heute noch der WILDEsche Satz: ,,Solange ein Ohrenfluß vorhanden ist, vermögen wir niemals zu sagen, wie, wann und wo er endigen mag, noch wohin er führen kann.''

Dagegen ist die Prognose des sachgemäß behandelten Cholesteatoms, sofern bei Eintritt in die Behandlung noch keine labyrinthäre oder intrakranielle Komplikation besteht, oder in Entwicklung begriffen ist quoad vitam eine gute zu nennen. Durch sachgemäße Behandlung können die von einer chronischen Cholesteatomeiterung drohenden Gefahren beseitigt werden. Heilung im Sinne einer dauernden Trockenlegung der erkrankten Mittelohrräume, einer dauernden Behinderung der Cholesteatombildung ist freilich nicht immer möglich; gelingt am ersten noch durch einen operativen Eingriff, aber selbst da dann nicht immer mit Sicherheit. Dauerheilung durch konservative Maßnahme zu erreichen, wird, ohne ihr Vorkommen leugnen zu wollen, ein seltenes glückliches Ereignis bleiben; denn bei jeder chronischen Cholesteatomeiterung sind Rezidive sehr häufig, fast die Regel und durch keinerlei vorbeugende Maßnahmen zu verhüten.

Hinsichtlich der Prognose des Hörvermögens gilt das auf Seite 223 für die einfache chronische Mittelohreiterung Gesagte auch für die chronische Mittelohreiterung mit Cholesteatom.

Die Behandlung der chronischen Mittelohreiterungen mit Cholesteatom.

Da, wie wir gehört haben, die chronischen Mittelohreiterungen mit Cholesteatom keine oder nur geringe spontane Heilungstendenzen zeigen, sich selbst überlassen vielmehr häufig zu lebensbedrohenden Komplikationen führen, ist es ärztliche Pflicht, sobald die Diagnose Cholesteatomeiterung gestellt, oder nur der Verdacht einer solchen begründet ist, die Eiterung zum Stillstand zu bringen, oder doch wenigstens den drohenden Gefahren vorzubeugen. Dieses Ziel kann auf zweierlei Wegen erreicht werden: Entweder durch konservative Maßnahmen oder durch einen operativen Eingriff, die sog. Radikaloperation oder Totalaufmeißlung.

A. Konservative Therapie.

Die konservative Therapie der chronischen Eiterungen mit Cholesteatom hat gegenüber der einfachen Behandlungsart der einfachen chronischen Eiterungen mit mancherlei Schwierigkeiten zu kämpfen. Diese Schwierigkeiten sind vorzugsweise in den ungünstigen anatomischen Verhältnissen gegeben. Der Prozeß spielt sich in der Hauptsache in den vom Gehörgang aus schwer zugänglichen oberen Mittelohrräumen, Aditus ad antrum und Antrum mastoideum ab. Die Zugangsöffnung zu diesen Räumen sind häufig außerordentlich klein. Das von dem krankhaften Prozeß gelieferte pathologische Produkt besteht nicht allein in flüssigem Eiter, sondern vor allen Dingen in an den Wänden festhaftenden, schwer entfernbaren Epidermislamellen.

Während bei den chronischen Mittelohreiterungen mit tympanaler Perforation durch die Spülung des Gehörgangs gleichzeitig auch die Reinigung der Paukenhöhle oder doch wenigstens eines großen Teils derselben miterfolgt, kann ein solcher Erfolg bei den chronischen Mittelohreiterungen mit Cholesteatom von der einfachen Gehörgangsspülung nicht erwartet werden. Bei der ungünstigen Lagerung und bei der Enge der Perforation kann die Spülflüssigkeit nicht oder

nur in minimaler völlig unwirksamer Menge in die oberen Mittelohrräume eindringen. Um mit der reinigenden Spülflüssigkeit in die oberen Mittelohrräume
zu gelangen und die dort angesammelten Entzündungsprodukte, Eiter, Epidermislamellen zu treffen, bedürfen wir besonderer Instrumente, abgebogene
Röhrchen, sog. Pauken- oder Antrumröhrchen (Schwartze, Politzer, Hart-

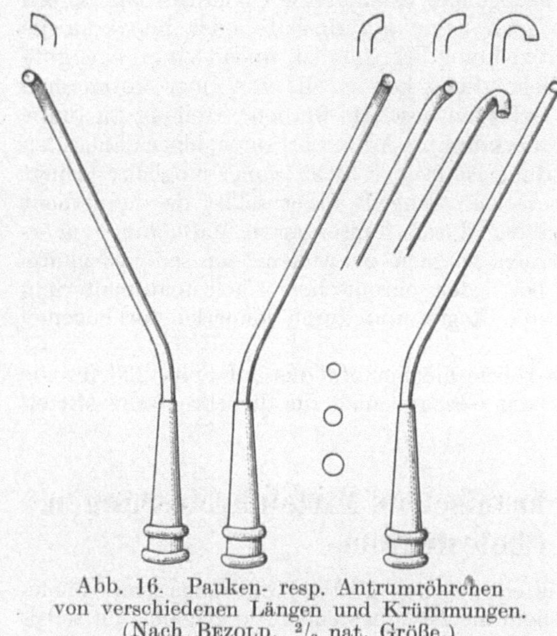

Abb. 16.   Pauken- resp. Antrumröhrchen
von verschiedenen Längen und Krümmungen.
(Nach Bezold. ²/₃ nat. Größe.)

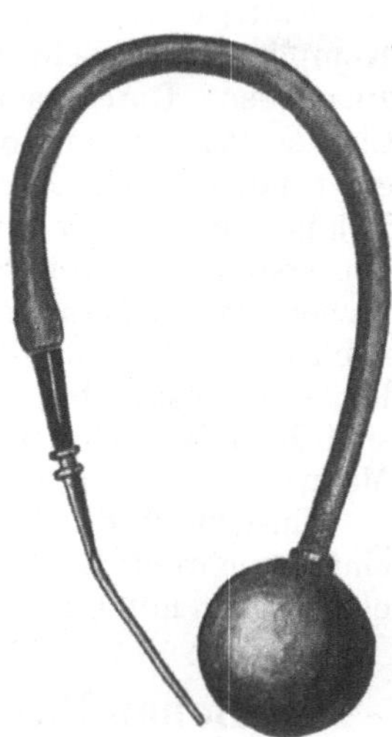

Abb. 17.   Schlauchballon
mit Paukenröhrchen.
(¹/₄ nat. Größe.)

mann). Nur mit Hilfe solcher Röhrchen sind wir imstande, die erkrankten oberen
Mittelohrräume zu säubern. Zur Ausspülung der oberen Mittelohrräume müssen
die Röhrchen durch die Perforation hindurch direkt in die erkrankten Räume
eingeführt werden. Als Spülflüssigkeit verwenden wir körperwarme 4⁰/₀ige
Borsäurelösung; Politzer empfiehlt Lysol oder Perhydrol, Körner Alkohol.

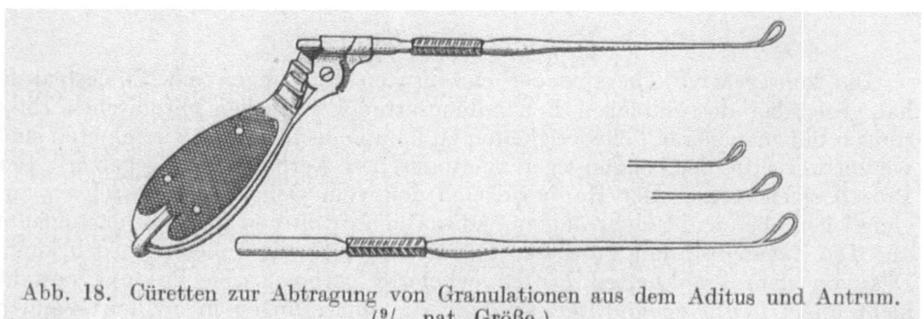

Abb. 18.   Cüretten zur Abtragung von Granulationen aus dem Aditus und Antrum.
(⁹/₁₀ nat. Größe.)

Das von der Bezoldschule bei den chronischen Cholesteatomeiterungen
geübte Verfahren der Spülbehandlung mit Hilfe der Antrumröhrchen ist folgendes:
Die Reinigung des Gehörgangs geschieht wie immer durch Ausspülung mit der
gewöhnlichen Stempelspritze. Nach Entfernung der im Gehörgang restierenden
Spülflüssigkeit wird das Antrumröhrchen durch die Perforation in den Aditus
eingeführt und die Spülflüssigkeit durch kräftiges Zusammendrücken des Ballons

in den Kuppelraum und in das Antrum eingetrieben. Ist die Kommunikation zwischen Tuben-Paukenraum und Recessus-Antrumraum nicht aufgehoben, folgt die POLITZERsche Luftdusche; andernfalls schließt sich an die Spülung unmittelbar die Austrocknung des Gehörgangs und der oberen Mittelohrräume an. Die Austrocknung muß mit größter Sorgfalt und Peinlichkeit geschehen; nur den Gehörgang auszutrocknen ist durchaus ungenügend; vor allen Dingen müssen die oberen Mittelohrräume gut ausgetrocknet werden. Um dies zu erreichen, muß eine entsprechend abgebogene feine Wattesonde durch die Perforation hindurch in den Aditus evtl. bis ins Antrum vorgeschoben werden. In die so ausgetrocknete Höhle wird als letzter Akt fein pulverisierte Borsäure oder die von SIEBENMANN angegebene und empfohlene Mischung mit Salicylsäure (Acid. bor. laevig. 4,0, Acid. salicyl. 1,0) wieder mit Hilfe eines trockenen Antrumröhrchens eingestreut.

Etwa vorhandene Granulationen müssen selbstverständlich entfernt werden. Da die Granulationen bei den Cholesteatomeiterungen nur ausnahmsweise eine beträchtliche Größe erreichen und da sie zumeist von der Innenwand des Aditus oder vom Margo ihren Ursprung nehmen und nur mit einem kleinen Teil ihrer Masse aus der Perforation herausragen, kommt für ihre Entfernung weniger die Schlinge als vielmehr die Cürette in verschiedener Größe und Krümmung in Betracht. Nicht selten werden bei der otoskopischen Untersuchung nicht sichtbare Granulationen schon durch die Spülflüssigkeit abgerissen und entfernt.

Mit dieser eben beschriebenen Methode der Paukenröhrchenspülung, dieselbe mehrere Wochen evtl. Monate konsequent durchgeführt, gelingt es in dem weitaus größten Prozentsatz der Fälle nicht allein den Fötor zu beseitigen, sondern auch die Eiterung zum Versiegen zu bringen und damit den Prozeß der Heilung zuzuführen, wobei unter Heilung zunächst nur das Versiegen der Eiterung für einen größeren Zeitraum zu verstehen ist. Mit Hilfe dieser konservativen Maßnahmen Dauerheilungen, dauerndes Sistieren der Eiterung, dauerndes Sistieren der Cholesteatombildung herbeizuführen, wird, worauf oben schon hingewiesen, nur selten gelingen. Rezidive sind die Regel. Weil wirkliche Dauerheilungen so selten zu erzielen sind, ist es wichtig, den Kranken sofort bei der ersten Konsultation darauf aufmerksam zu machen, daß er zeitlebens unter Kontrolle bleiben muß, selbst dann, wenn die Eiterung jahrelang ausbleiben sollte. Ausbleiben der Eiterung ist eben kein Beweis für Heilung. Die Sekretion kann, wie oben schon betont, so minimal sein, daß sie selbst intelligenten, sich gut beobachtenden Kranken entgehen kann. Gerade wegen dieser Scheinheilungen ist eine mindestens alle 2 Monate vorzunehmende Kontrolle unbedingt zu fordern. Zeigt es sich, daß Kranke für die Notwendigkeit dieser Kontrolle wenig Verständnis aufbringen und daß sie dieselbe trotz Ermahnungen nicht regelmäßig vornehmen lassen, dann ist es im Interesse solcher Kranken gelegen, von einer weiteren konservativen Behandlung Abstand zu nehmen und die operative Therapie in Vorschlag zu bringen. Gelingt die Beseitigung des Fötors nicht, was nach SCHEIBE in 3% aller Cholesteatomeiterungen der Fall ist, so ist dies ein Beweis, daß unsere Behandlung ungenügend ist, daß wir mit dem Spritzenstrahl nicht alle krankhaften Produkte zu entfernen imstande sind, daß wir also den Prozeß nicht beherrschen. Mit diesem Nachweis hat an Stelle der konservativen die operative Behandlung zu treten; vorher kann allerdings noch versucht werden, die Ursachen für das Versagen der konservativen Therapie zu beseitigen. Als Gründe für das Versagen der konservativen Therapie kommen, wie BUCKREUSS an dem Material unserer Klinik nachgewiesen hat, in der Hauptsache folgende Momente in Betracht: 1. Erhaltensein der großen Gehörknöchelchen, besonders des Ambosses (30,5%). 2. Ein erweitertes von der Spülflüssigkeit nicht in allen Buchten erreichbares Antrum (29,6%). 3. Granulationen zwischen Perforationsöffnung und dem im Aditus oder Antrum gelegenen Cholesteatom (29,6%). Bevor man zur Radikaloperation schreitet, kann man versuchen entweder durch Extraktion des Hammers allein oder durch die Entfernung von Hammer und Amboß den Zugang zum Antrum besser zu gestalten oder bei Kleinheit der Perforation durch Abtragung ihrer knöchernen Wände, bei Perforation der Membrana Shrapnelli (meist handelt es sich um solche) der knöchernen lateralen Adituswand für die Spülungen günstigere Bedingungen zu schaffen. Der Versuch, durch die Hammer- evtl. Hammer-Amboßextraktion mit nachfolgenden Spülungen doch noch zum Ziele zu gelangen, erscheint besonders dann berechtigt, wenn das Gehör schon soweit herabgesetzt ist, daß von der Entfernung eines oder beider Gehörknöchelchen eine weitere Hörverschlechterung nicht zu befürchten und wenn beim Fehlen des langen Amboßschenkels eine unbeabsichtigte Luxation des Steigbügels ausgeschlossen ist, wenn ein größerer operativer Eingriff vom Patienten abgelehnt wird oder ein solcher aus irgendeinem Grunde vermieden werden soll. Die Hammerextraktion muß bei Kindern in Narkose, bei Erwachsenen kann sie in Lokalanästhesie ausgeführt werden. Eine gute Anästhesie wird durch die Methoden von NEUMANN und von v. EICKEN erzielt. Beide Autoren haben ursprünglich zur Anästhesie noch Cocain empfohlen, das aber in neuerer Zeit durch das viel ungiftigere Novocain vollständig verdrängt sein dürfte. Zur Anästhesierung wird die Nadel der die Injektionsflüssigkeit enthaltenden Spritze etwa $^1/_2$—1 cm vor dem Beginn des knöchernen Gehörgangs hinten oben im knorpeligen Gehörgang eingestochen und nun die Flüssigkeit unter das Periost injiziert. Die Injektion ist dann genügend, wenn die dünne Cutisschicht des Gehörgangs bis zum Trommelfell hin abgehoben ist (NEUMANN). v. EICKEN sticht in der Umschlagfalte etwa in der Höhe des Gehörgangsbodens ein; zur Anästhesierung des Ram. auric. nervi vagi wird die Nadel nach hinten und oben gegen die Fissura temporalis mastoidea, zur Anästhesierung des Auricula temp. bei geöffnetem Mund medianwärts von oben nach vorne etwa $1^1/_2$ cm tief eingestoßen.

Ist das Trommelfell in größerer Ausdehnung noch erhalten, so wird dasselbe von einem Paracenteseschnitt aus umschnitten; ist der Hammergriff am Promontorium adhärent, so muß er dort abgelöst werden. Alsdann wird die Sehne des Musculus tensor tymp. mit einem stumpfwinklig zum Stiel abgebogenen Messerchen (SCHWARTZES Tenotom) durchschnitten. Zu diesem Zweck wird das Messerchen mit nach vorne gerichteter Schneide hinter dem kurzen Fortsatz in die Pauken eingeführt, so daß der abgebogene Teil mit nach oben gerichteter Spitze in den Kuppelraum zu liegen kommt, also hinter der lateralen Kuppelwand zum großen Teil verschwindet. Fühlt man, daß es oben einen Widerstand findet, so wird es nach vorne um seine Längsachse gedreht, daß die Schneide horizontal liegt und die Sehne des Tensor berührt; mit einem kräftigen Ruck nach unten wird diese alsdann durchschnitten. Über den jetzt aus seinen hauptsächlichsten Verbindungen gelösten Hammer (die Gelenkverbindung mit dem Amboß und die Verbindungen mit der lateralen Adituswand sind meist sehr locker und leicht lösbar) wird von unten vom umbalen Hammergriffende her eine Schlinge gelegt, bis über den kurzen Fortsatz hinaus nach oben vorgeschoben, der Hammer durch Zuziehen der Schlinge fest gefaßt und unter hebelnden Bewegungen aus seinen Verbindungen im Kuppelraum gelöst und herausgezogen. Von anderer Seite (LUCAE und seinen Schülern) wird zum Fassen des Hammers an Stelle der Schlinge ein kleines lithotriptorähnliches Instrument empfohlen, das hinter dem kurzen Fortsatz so eingeführt wird, daß die verschiebbare Branche an die laterale, die andere an die mediale Fläche des Hammerhalses zu liegen kommt.

Die Entfernung des Hammers ist ein leichter und in der Hand des geübten Arztes fast völlig ungefährlicher Eingriff. Im Gegensatz dazu kann die Extraktion des Ambosses große Schwierigkeiten bereiten; ja manchmal gelingt sie, wenn der Amboß nach dem Antrum zu ausweicht, überhaupt nicht. Auch lassen sich bei der Amboßextraktion, da der Eingriff blind ausgeführt werden muß, Nebenverletzungen, Facialislähmungen, Stapesluxation nicht mit Sicherheit vermeiden. Zur Amboßextraktion sind verschiedene Instrumente konstruiert und empfohlen worden. Am meisten Verbreitung fand seiner Zeit wohl der von Ludewig angegebene Amboßhaken. Lucae und seine Schule verwendete in der Regel ein einfaches, rechtwinklig abgebogenes Knopfhäckchen von verschiedener Länge, mit dem man zwischen Amboßkörper und medialer Paukenhöhlenwand behutsam in die Höhe geht, bis man annehmen kann, daß der Knopf der oberen Fläche des Ambosses bzw. seines kurzen Schenkels anliegt. Wird jetzt der Griff gesenkt und zugleich das Instrument nach unten gezogen, so wird der kurze Schenkel nach unten gedrückt und der lange unter dem Knochenrand zum Vorschein kommen; jetzt kann der Amboß mit einer feinen Pinzette gefaßt und herausbefördert werden.

Politzer benützte 2, dem rechten und linken Ohr entsprechend rechtwinklig um die Kante gebogene Löffelchen in zwei verschiedenen Größen.

Beide früher viel geübte Methoden sind in den letzten Jahrzehnten gegenüber der Radikaloperation besonders der sog. konservativen Radikaloperation vollständig in den Hintergrund getreten. Der Grund dafür ist wohl hauptsächlich darin zu suchen, daß auch nach der Entfernung der großen Gehörknöchelchen die Eiterung nicht immer zum Stillstand gebracht werden konnte und nachträglich doch noch ein größerer operativer Eingriff, die Radikaloperation, notwendig wurde.

B. Operative Therapie.

Da bei den chronischen Cholesteatomeiterungen der Krankheitsprozeß sich fast ausnahmslos im Recessus-Antrumraum abspielt, genügt zu seiner Beseitigung die einfache Aufmeißlung des Warzenteils nicht; es bedarf dazu vielmehr eines Verfahrens, daß neben dem Warzenteil und dem Antrum auch den Kuppelraum freilegt und diese Räume zusammen mit der Paukenhöhle mit dem Gehörgang in breite Kommunikation setzt. Das Verfahren, wodurch dies erreicht wird, ist die sog. Radikaloperation oder Totalaufmeißlung. Von der einfachen Aufmeißlung unterscheidet sie sich also dadurch, daß bei ihr nicht nur der Warzenteil und das Antrum breit eröffnet, sondern auch die hintere knöcherne Gehörgangswand und die laterale Kuppelraumwand entfernt wird, wodurch Warzenteil, Antrum, Aditus, Paukenhöhle und Gehörgang in eine große weite Höhle umgewandelt werden.

Indikationen.

Die Radikaloperation ist angezeigt:

1. Bei Undurchführbarkeit einer regelrechten konservativen Therapie.

2. Beim Versagen der konservativen Therapie.

3. Bei allen Fällen mit Eiterretention.

4. Bei allen Fällen mit bereits in Entwicklung begriffenen oder bestehenden intrakraniellen Komplikationen.

ad 1. Als ursächliche Momente, die die Duraführung einer regelrechten Spülbehandlung unmöglich machen, oder doch wenigstens einen Erfolg nicht erwarten lassen, kommen in Betracht: Gehörgangsstenosen, Kleinheit der Perforationen, Ungebärdigkeit der Kinder, bei bestehender Labyrinthkapsellücke durch die Einführung des Paukenröhrchens bzw. durch die Spülung ausgelöste starke Schwindelanfälle, wirtschaftliche oder sonstige Gründe, die es dem Kranken unmöglich machten eine viele Wochen und Monate in Anspruch nehmende konservative Therapie auf sich zu nehmen. Zu empfehlen ist die Operation auch dann, wenn der Kranke von der Notwendigkeit regelmäßiger Behandlung und Kontrolle nicht überzeugt, nur unregelmäßig zur Behandlung bzw. zur Kontrolle kommt.

ad 2. Beim Versagen der konservativen Therapie, d. h. wenn trotz über mehrere Wochen sich erstreckender konsequent durchgeführter Pauken-röhrchenspülung das Sekret fötid bleibt, wenn wir also mit der konservativen Methode den Krankheitsherd nicht beherrschen.

ad 3. Die sofortige Operation ist indiciert bei allen Fällen mit Eiterretention und akut entzündlichen Erscheinungen am Warzenteil und an seiner Umgebung. Bei Fällen mit Eiterretention ohne akut entzündliche Erscheinungen darf bei genauester klinischer Beobachtung der Versuch gewagt werden, das die Retention hervorrufende Hindernis auf konservativem Wege evtl. mit Zuhilfenahme kleiner intratympanaler Eingriffe zu beseitigen.

ad 4. Daß bei Erscheinungen, die auf die Entwicklung bzw. auf das Bestehen einer intrakraniellen Komplikation hinweisen (Störung des Allgemeinbefindens, halbseitige Ohr- und Kopfschmerzen, Fieber, Schüttelfröste, allgemeine und lokale Hirnsymptome, meningitische Symptome) die sofortige Operation an-gezeigt ist, bedarf wohl keiner weiteren Begründung.

Der Nachweis einer Labyrinthkapsellücke, der Nachweis von Paresen oder Paralysen des Nervus facialis erfordert wohl genaueste klinische Beob-achtung, zwingt aber, falls andere gefahrdrohende Erscheinungen fehlen und der Recessus-Antrumraum gut zugänglich ist, so daß eine evtl. eintretende Retention jederzeit beherrscht werden kann, allein nicht zu *sofortiger* Operation.

Totalaufmeißlung oder Radikaloperation.

Auf Vorgeschichte, Entstehung und Entwicklung der Totalaufmeißlung kann hier nur mit wenigen Worten eingegangen werden.

Ende der 80er Jahre des vergangenen Jahrhunderts lag die Totalaufmeißlung sozusagen in der Luft; doch bedurfte es noch eines Anstoßes von chirurgischer Seite, um die Methode zum Durchbruch kommen zu lassen. Der Anstoß kam von Küster, der in seiner Veröffentlichung: „Über die Grundsätze der Behand-lung von Eiterungen in starrwandigen Höhlen." Dtsch. med. Wochenschr. 1889 sich zuerst prinzipiell für die Fortnahme der hinteren knöchernen Gehör-gangswand aussprach. Rasch bemächtigten sich die Ohrenärzte des Verfahrens und bauten es nach allen Richtungen hin aus; das Prinzip freilich, die Mittel-ohrräume in eine möglichst einfache Höhle zu verwandeln und mit dem Gehörgang in breite Komunikation zu setzen, blieb immer das gleiche. Unter den Ohrenärzten waren es Zaufal, Stacke und Jansen, die sich um die Ausbildung und Verbreitung der Methode die größten Verdienste erwarben.

Während Zaufal nach breiter Freilegung des Antrums von der Warzen-teiloberfläche aus die hintere obere knöcherne Gehörgangswand entfernte, schlug Stacke den umgekehrten Weg ein, indem er nach Heraushebelung des häutigen Gehörgangsschlauches an der lateralen Adituswand mit der Operation begann und dann von innen nach außen vorwärtsschreitend die hintere Gehör-gangswand entfernte und so das Antrum mastoideum eröffnete.

Heute dürfte die Radikaloperation oder Totalaufmeißlung von der Mehrzahl der Oto-Chirurgen nach Zaufal ausgeführt werden, während die Stackesche Methode für diejenigen Fälle reserviert bleibt, in denen wegen starker Ver-lagerung des Sinus sigmoideus nach vorne das Antrum von außen nicht eröffnet werden kann. Nur wenige Operateure wie die Gebrüder THIES, CARLOWITZ und HEERMANN, neuerdings auch v. EICKEN bevorzugen auch heute noch den Weg vom Gehörgang aus.

Der Eingriff erfordert vom Operateur genaueste Kenntnis der schwierigen anatomischen Verhältnisse. Ohne solche Kenntnisse sind das Leben des Kranken in gefahrbringende oder doch wenigstens die Funktion des Gehörorgans schädigende Nebenverletzungen kaum zu vermeiden.

Die Operation wird meistens in allgemeiner Narkose vorgenommen, doch ist sie auch in Lokalanästhesie ausführbar. Nicht zu verwenden ist die Lokalanästhesïe bei entzündlicher Infiltration der Weichteile und nicht zu empfehlen in Fällen mit Labyrinthkapsellücke. Gegenteiliger Meinung ist BÁRÁNY, der gerade bei Anwesenheit einer Labyrinthkapsellücke die Operation in Lokal-

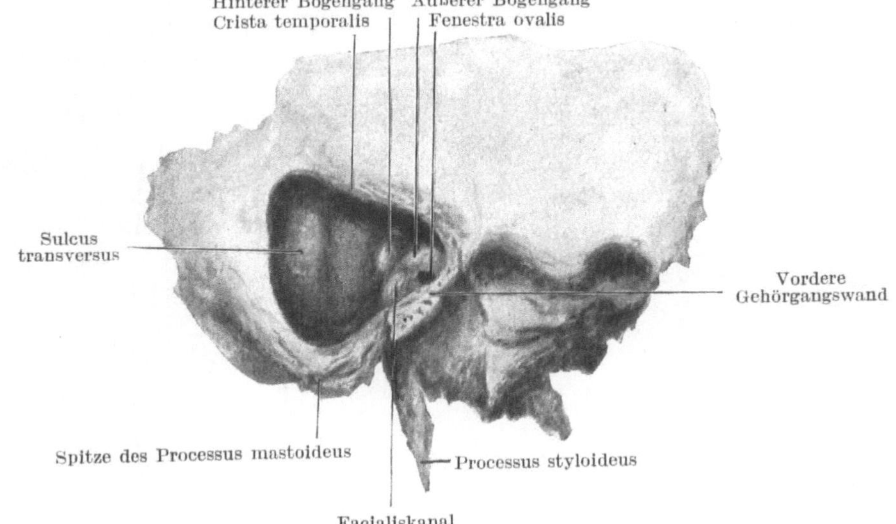

Abb. 19. Radikaloperation am macerierten Schläfenbein. (Aus DENKER-BRÜNINGS Lehrbuch.)

anästhesie empfiehlt; denn nur bei Operation in Lokalanästhesie könne die Lücke genügend geschont werden.

Die Vorbereitungen zur Operation sind die gleichen wie die zur einfachen Aufmeißlung.

Der nun folgenden Schilderung der Radikaloperation liegt das in unserer Klinik seit vielen Jahren geübte Verfahren zugrunde.

Zur Freilegung des Operationsgebietes, der Warzenteilaußenfläche bevorzugen wir einen die Ohrmuschel in 1 cm Entfernung von ihrem Ansatz umkreisenden Hautschnitt, der oben etwas oberhalb der Ohrmuschelansatzlinie beginnt und nach unten bis zur Spitze geführt wird. Dabei kann oben der oft weit nach unten reichende Temporalmuskel geschont werden; sein Durchschneiden, womit die Gefahr einer evtl. späteren Stellungsänderung der Ohrmuschel verbunden ist, ist nicht nötig; meist genügt die Durchschneidung der Fascie. Blutungen werden nach den allgemein gültigen chirurgischen Regeln gestillt. Hierauf wird durch Zurückschiebung der Weichteile und des Periosts nach vorne und hinten mit Hilfe eines halbscharfen Raspatoriums und eines Tupfers die Warzenaußenfläche freigelegt nach vorne bis die Spina supr. meatum und der Eingang des knöchernen Gehörgangs gut übersichtlich ist. Die Sehnenansätze des Sternocleido mit dem Raspatorium nach unten abzuschieben, hat sich uns als nicht zweckmäßig erwiesen. Wir lassen die Sehnenansätze, sogar wenn sie weit nach oben reichen, ruhig mit dem Knochen im Zusammenhange; wenn nötig werden sie bei der Aufmeißlung des Warzenteils zusammen mit dem Knochen entfernt. Werden jetzt mit Hilfe zweier (4zinkiger) Wundhaken die Wundränder auseinandergezogen, so liegt die Warzenteilaußenfläche frei. Zumeist folgt jetzt gleich die Abhebelung der membranösen Gehörgangswand, zu der wir das in verschiedenen Größen vorrätig gehaltene Elevatorium nach Stacke benützen. Da in der Tiefe der überaus dünne häutige Gehörgangsschlauch immer einreißt, hat sich uns ein vorheriges Durchschneiden desselben niemals notwendig erwiesen. Im Verlaufe der Operation wird, um einen besseren Einblick in die tieferen Abschnitte des Gehörganges und in die Paukenhöhle zu bekommen, der vordere 4zinkige Wundhaken entweder

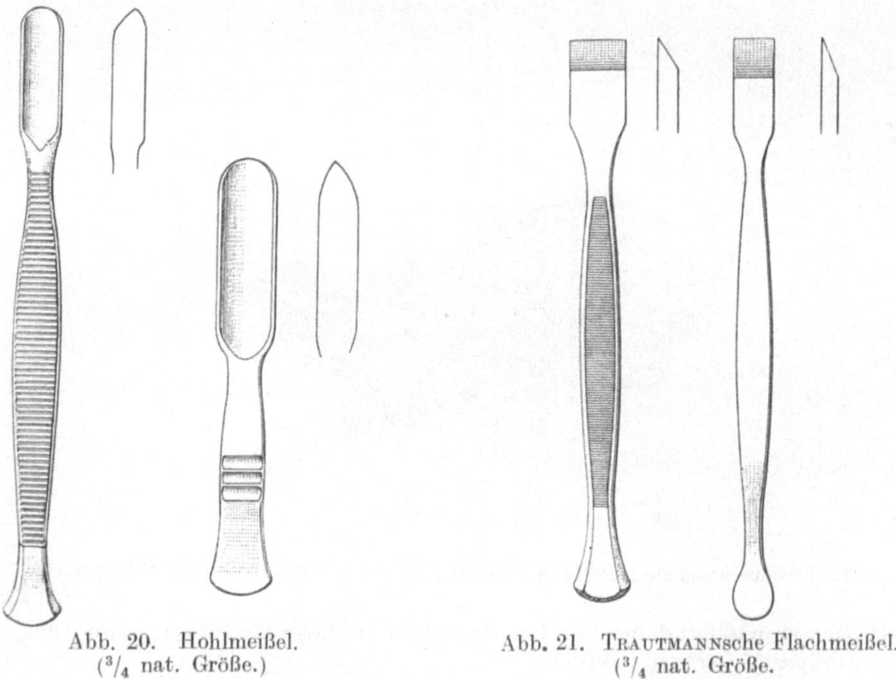

Abb. 20. Hohlmeißel.
(³/₄ nat. Größe.)

Abb. 21. Trautmannsche Flachmeißel.
(³/₄ nat. Größe.

gegen einen stumpfen 1zinkigen Brühlschen Haken, durch den die hintere häutige Gehörgangswand nach vorne gedrückt wird, oder mit dem von Stacke empfohlenen, um den membranösen Gehörgangsschlauch gelegten Gazezügel vertauscht. Wir selbst bevorzugen den Gazezügel.

Durch die nun folgende Aufmeißlung sollen einerseits die erkrankten Räume möglichst weit freigelegt werden, andererseits ist im Hinblick auf die später schwierige Reinhaltung und schwierige Reinigung großer Operationshöhlen vom Knochen nicht mehr wegzunehmen als unbedingt notwendig ist. Ausgedehnte Entfernung gesunden Knochens ist also möglichst zu vermeiden. Deswegen und auch wegen der fast bei allen chronischen Mittelohreiterungen sich findenden Verlagerung des Sinus nach vorne empfiehlt es sich bei normalem Aussehen der Warzenteilaußenfläche mit der Aufmeißlung möglichst nahe der hinteren knöchernen Gehörgangswand zu beginnen, evtl. den äußeren Teil der letzteren gleich mit wegzunehmen. Mit flachen, von hinten nach vorne gerichteten Meißelschlägen dringen wir parallel der hinteren Gehörgangswand in die Tiefe vor. Bei derartigem Vorgehen läßt sich eine Sinusverletzung leicht vermeiden, wird die Auffindung selbst eines verkleinerten Antrums fast ausnahmslos gelingen. Ist die Warzenteilaußenfläche pathologisch verändert, sind Fistelöffnungen nachweisbar, so wird der Warzenteil von ihrer Stelle aus eröffnet. Nach Eröffnung des Antrums werden dasselbe erfüllende Granulations- und Epidermismassen vorsichtig mit Tupfer, Pinzette und Elevatorium oder auch durch Ausspülung (SIEBENMANN) entfernt. Gut aussehende, den Knochen glatt anliegende Cholesteatommatrix wird von uns im Gegensatz zu der Mehrzahl der Autoren, SIEBENMANNS Vorschlag folgend, möglichst geschont. Wir haben von der Erhaltung der Cholesteatommatrix nie Nachteile, sondern immer nur Vorteile, nämlich eine beschleunigte Epidermisierung der Höhle und damit eine wesentliche Verkürzung der Heilungsdauer gesehen. Die der Erhaltung der Cholesteatommatrix angeblich anhaftenden Gefahren: Nicht zum Stillstand kommende Produktion neuer Epidermismassen, häufigere Rezidive wurden von uns nicht beobachtet. Ist um das weit freigelegte Antrum alles Krankhafte entfernt, so schreitet man zur Abtragung der hinteren knöchernen Gehörgangswand. Diese keilförmige Ausmeißlung der hinteren knöchernen Gehörgangswand mit der Durchschlagung der sogenannten Brücke ist der weitaus schwierigste Teil der ganzen Operation. Sofern der äußere Teil der hinteren knöchernen Gehörgangswand nicht bereits bei der Aufmeißlung mit abgetragen worden ist, geschieht die Entfernung am zweckmäßigsten durch schräg von außen und hinten nach vorne und innen geführte Meißelschläge; nur beim Durchschlagen der Brücke liegt der Meißel in der Gehörgangsachse. Vielfach wird zur Abtragung des innersten Abschnittes, eben der sog. Brücke, die von ZAUFAL empfohlene, spitz zulaufende LUERsche Knochenzange benützt. Bei der Durchschlagung der Brücke ist größte Vorsicht geboten, denn hier ist die Gefahr von Nebenverletzungen am größten. An der medialen Wand des Aditus bzw. der Paukenhöhle liegen hier dicht neben- und untereinander horizontaler Bogengang und Facialis, deren Verletzung unbedingt vermieden werden muß. Die Bogengangsverletzung verursacht dem Kranken, selbst wenn eine Infektion des Labyrinths nicht erfolgt infolge starken, mit Nystagmus und Erbrechen verbundenen Schwindels, einige recht qualvolle Tage, führt aber auch nicht selten zur Labyrinthitis und damit zum Verlust der Labyrinth- und Schneckenfunktion, ja kann sogar durch eine labyrinthäre Meningitis den Tod des Individuums zur Folge haben. Verletzung des Facialis verursacht im günstigen Falle eine temporäre Facialislähmung. Die Einführung eines Schützers in den Aditus ist trotzdem für den geübten bei guter Beleuchtung arbeitenden Operateur unnötig; wenn mit genügender Vorsicht verfahren wird, wenn die Brücke nicht von unten, sondern von oben her durchschlagen wird, ist auch ohne Schützer eine Nebenverletzung leicht zu vermeiden. Für denjenigen allerdings, der die Meißeltechnik noch nicht vollständig beherrscht, den Meißel noch nicht mit verhaltener Kraft zu halten versteht, empfiehlt es sich doch einen Schützer in Gestalt einer dünnen watteumwickelten Sonde vom Antrum her in den Kuppelraum vorzuschieben. Auch diese Einführung der watteumwickelten Sonde in den Aditus ist mit Vorsicht auszuführen; denn auch sie ist nicht völlig gefahrlos. Die Möglichkeit, daß durch das Vorschieben der Wattesonde der Amboß und bei Erhaltung der Amboßsteigbügelverbindung auch der Steigbügel luxiert wird, ist unbestreitbar.

Ist die Brücke durchschlagen, der Aditus freigelegt und dadurch jetzt die Kontinuität zwischen Antrum, Aditus, Paukenhöhle und Gehörgang hergestellt, so ist es zweckmäßig, ein mit Suprarenin getränktes Watte- oder Gazebäuschchen in die Paukenhöhle und in den Aditus einzulegen, einmal um eine gute Blutstillung herbeizuführen, zum anderen um bei der noch zu geschehenden Entfernung der lateralen Kuppenraumwand, bei Abtragung noch überhängender

Knochenränder bei Glättung des sog. Sporns das Eindringen kleinster Knochensplitter in die Paukenhöhle zu verhüten. Der sog. Sporn ist nichts anderes als der Teil der hinteren knöchernen Gehörgangswand, der wegen des in ihm absteigenden Facialis bei der Operation unbedingt erhalten bleiben muß; damit durch den Sporn die Übersichtlichkeit der Höhle nicht zu stark behindert wird, ist es angezeigt, ihn möglichst niedrig zu gestalten, ihn zu glätten. Zu dieser Glättung eignet sich am besten der alte Trautmannsche Flachmeißel, mit dem man ganz feine Knochenspähne abtragen kann; es droht dabei nochmals die Gefahr der Facialisverletzung, die aber (bei vorsichtigem Arbeiten) hier leicht zu vermeiden ist, zumal das Auftreten einer stärkeren arteriellen Blutung aus einem kleinen Ast der Arteria stylomastoidea die Nähe des Nerven anzeigt.

Hammer, Ambos und Trommelfell werden, soweit sie noch erhalten, bei der typischen Radikaloperation entfernt. Wir selbst entfernen den Ambos nur dann, wenn wir uns möglichst schon vor der Operation von der Lösung des langen Amboßschenkels aus seiner Verbindung mit dem Steigbügelköpfchen überzeugt haben. Auch bei diesem Vorgehen leitet·uns der Gedanke, alles zu vermeiden, was eine Luxation des Steigbügels herbeiführen könnte.

Wird der Ambos entfernt, so sollte das gleiche zum mindesten mit dem Hammerkopf geschehen. Ein Trommelfellrest wird von uns fast ausnahmslos geschont.

Im Aditus oder in der Paukenhöhle vorhandene Granulationen und Epidermismassen werden vorsichtig mit einer knieförmig abgebogenen Löffelpinzette oder einem kleinen Elevatorium entfernt. Manipulationen in der Gegend des ovalen Fensters werden von uns wegen der damit verbundenen Gefahr der Steigbügelluxation ängstlich vermieden. In der Gegend des ovalen Fensters sitzende Granulationen können nach unseren Erfahrungen ohne Schaden unberührt gelassen werden; sie schrumpfen im Laufe der Nachbehandlung ganz von selbst. Die Anwendung des scharfen Löffels in der Paukenhöhle ist an unserer Klinik strengstens verpönt. Auskratzung der Paukenhöhle, Auskratzung des Tubenostiums, Ätzung derselben mit Trichloressigsäure, Kauterisation, Bolzung des Tubenostiums wird von uns grundsätzlich unterlassen.

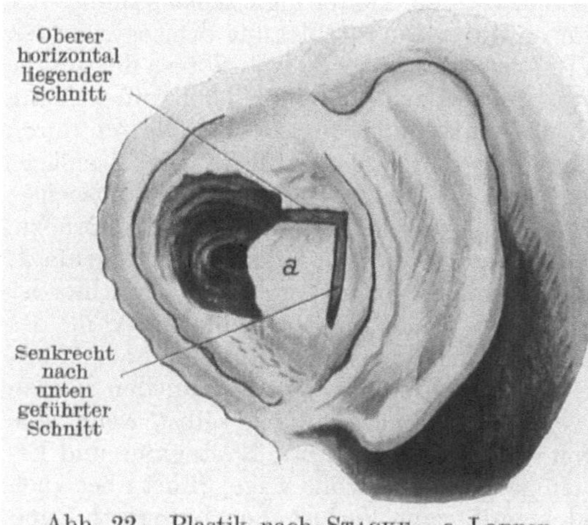

Abb. 22. Plastik nach Stacke. a Lappen.

Auf diese Schonung der Paukenhöhle ist es wohl zurückzuführen, daß postoperative Labyrinthitiden an unserer Klinik anscheinend so viel seltener sind als anderswo.

Nach gründlicher Reinigung der Operationshöhle mit Wasserstoffsuperoxyd folgt die Plastik, mit der dreierlei Zwecke verfolgt werden: 1. Die frei in die Operationshöhle hineinragende, die Übersicht störende häutige hintere Gehörgangswand zu entfernen, 2. den Gehörgangseingang zu erweitern, um dadurch für die Nachbehandlung eine bessere Übersicht zu erhalten und 3. um mit einen aus der häutigen hinteren Gehörgangswand evtl. mit Zuhilfenahme von Teilen der Ohrmuschel gebildeten Lappen einen Teil der Knochenhöhle mit Epidermis zu bedecken.

Während Körner und Jansen von Anfang an für den primären Verschluß der Operationshöhle eintraten, war es in den ersten Jahren nach dem Aufkommen der Operation, in der Annahme dadurch eine schnellere und bessere Heilung, d. h. nicht zu Hautrezidiven neigende Epidermisierung zu erlangen, bei der Mehrzahl der Ohrchirurgen üblich, die Wunde hinter dem Ohr offen zu halten. Jetzt geht das Bestreben aller Operateure dahin, die retroaurikuläre Wunde, wenn irgend möglich, primär zu schließen. Nur bei ausgedehnten Veränderungen an der Dura der hinteren und mittleren Schädelgrube, bei bereits bestehenden Komplikationen oder bei Verdacht auf solche ist Offenhalten der retroaurikulären Wunde auch heute noch geboten. Zur Offenhaltung der Wunde wurden verschiedene plastische Methoden angegeben;

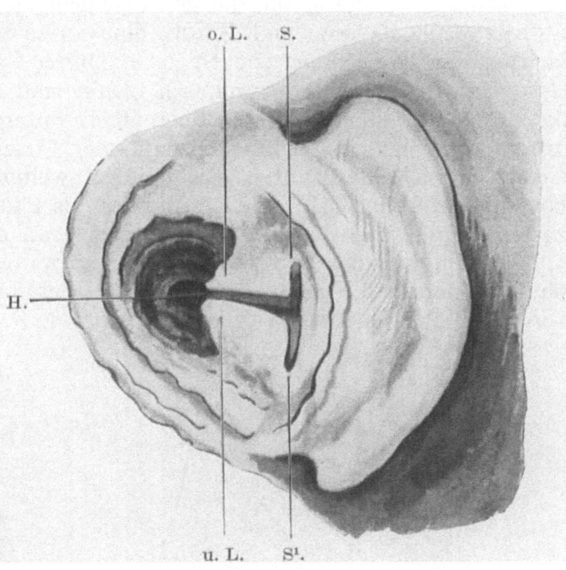

Abb. 23. Plastik nach Panse (1).

H. Längsschnitt durch die Mitte des häutigen Gehörgangsschlauches. S. S¹. An der Grenze der Concha senkrecht von oben nach unten gerichteter Schnitt. o. L. Oberer Lappen. u. L. Unterer Lappen.
(Aus Politzers Lehrbuch.)

empfehlenswert ist die von Stacke (Abb. 22). Durch einen an der oberen Umgrenzung der häutigen hinteren Gehörgangswand durch dessen ganze Länge geführten Horizontalschnitt und einen nahe der Concha senkrecht daraufstehenden, nach unten verlaufenden zweiten wird ein viereckiger Lappen gebildet, der nach seiner Umklappung nach hinten und unten entweder dort antamponiert oder auch in den unteren Wundwinkel eingenäht werden kann. Ist der postoperative Heilungsverlauf ungestört, so besteht noch immer die Möglichkeit, die retroaurikuläre Wunde entweder durch Sekundärnaht zu schließen oder durch Granulationsbildung zugehen zu lassen. Kosmetisch bessere Resultate bringt zweifellos der primäre Verschluß der retroaurikulären Wunde, der, wie schon hervorgehoben, bei möglichst allen Fällen anzustreben ist. Ein primärer Verschluß ist aber ohne Lappenbildung, nicht möglich, wenn man nicht, wie es Zaufal anfänglich gemacht hat, die häutige hintere

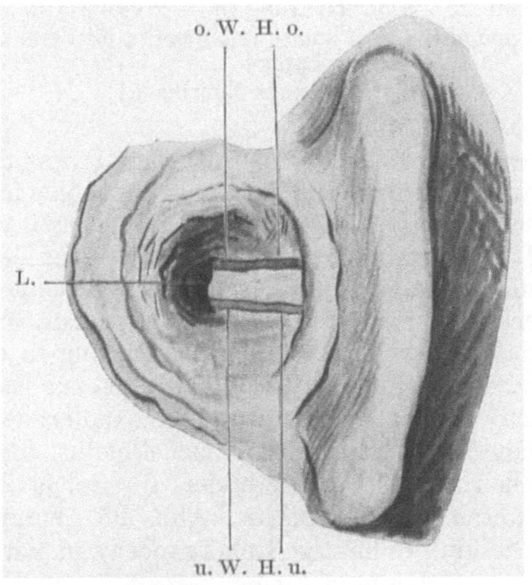

Abb. 24. Plastik nach Panse (2).

H. o. und H. u. Parallele Schnitte durch den häutigen Gehörgangsschlauch, der obere am Übergang in die obere, der unten am Übergang in die untere Wand. o. W. Obere Wand des häutigen Gehörgangs. u. W. Untere Wand desselben. L. Zungenförmiger Lappen.
(Aus Politzers Lehrbuch.)

Gehörgangswand einfach wegschneidet. Alle jeweils angegebenen und empfohlenen plastischen Methoden hier zu beschreiben würde viel zu weit führen; es sollen hier deshalb nur die gebräuchlichsten von Stacke, Panse, Körner, Siebenmann, Passow und Brühl eine kurze Skizzierung erfahren. Die einfachste Methode ist die von Stacke: Durch Spaltung der hinteren häutigen Gehörgangswand werden zwei, ein oberer und ein unterer, Lappen gebildet, die durch Tamponade an die obere bzw. untere Wand der Wundhöhle angedrückt werden. Indem Panse nahe der Concha auf diesen ersten Schnitt einen senkrecht nach unten verlaufenden zweiten setzte, machte er die Lappen beweglicher (Abb. 23). Die gewöhnlich als Panseplastik bezeichnete Methode besteht darin, daß durch zwei — der eine an der oberen, der andere an der unteren Umgrenzung der hinteren Gehörgangswand — durch die ganze Länge der häutigen hinteren Wand geführte Schnitte ein zungenförmiger Lappen gebildet wird (Abb. 24). Körner verlängert die beiden Panse-Schnitte bis in die Cavitas

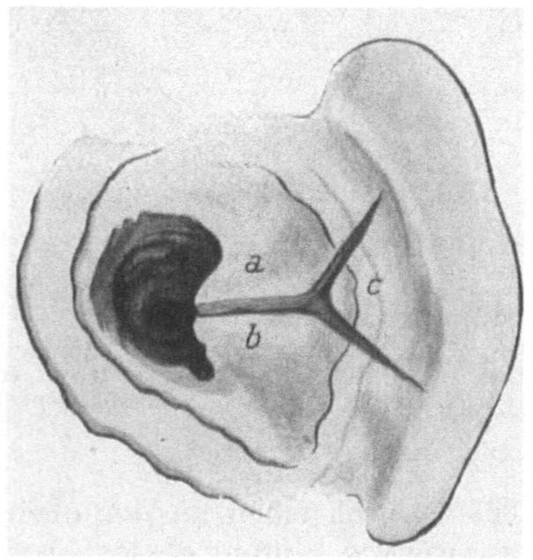

Abb. 25. Schnittführung nach Siebenmann.
a oberer Lappen; b unterer Lappen; c mittlerer
Lappen.
(Aus Politzers Lehrbuch.)

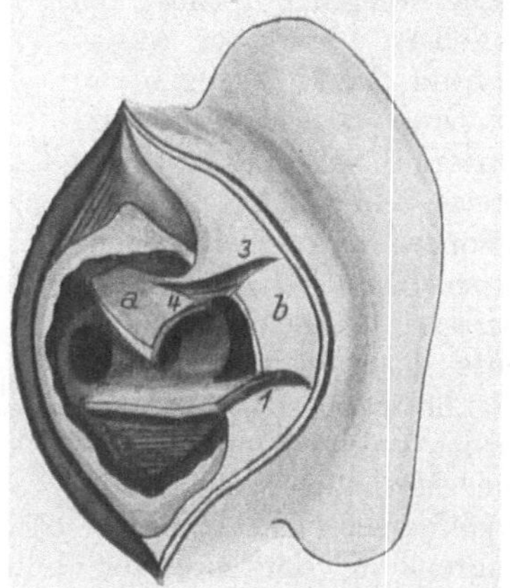

Abb. 26. Plastik nach Passow.
1—4 Schnittlinien; a oberer Lappen;
b kurzer Körnerscher Lappen.
(Aus Politzers Lehrbuch.)

conchae. Beide Lappen der nach Panse und der nach Körner gebildete, werden auf die Hinterwand der Operationshöhle fest antamponiert. Gegenüber der Panseschen Plastik besteht der Hauptvorteil der Körnerschen darin, daß durch die Rückwärtstamponierung des Lappens der Ohreingang erweitert wird, wodurch die Operationshöhle an Übersichtlichkeit gewinnt und die Nachbehandlung erleichtert wird. Der Nachteil gegenüber der Panseschen Methode liegt darin, daß infolge der Schnittverlängerung in den Ohrknorpel hinein die Möglichkeit zur Infektion des Perichondriums, zur Entwicklung einer Perichondritis gegeben ist, und daß ferner durch die dauernde Erweiterung des Gehörgangseingangs eine leichte Entstellung zurückbleibt. Beide Nachteile haften mehr oder minder allen plastischen Methoden an, welche die Schnitte bis in die Cavitas conchae führen. Siebenmann (Abb. 25) empfiehlt eine Y förmige Schnittführung. Die hintere häutige Gehörgangswand wird dabei in ihrer Mitte bis in den knorpeligen Gehörgang hinein gespalten; dort gabelt sich der Schnitt in einen nach oben außen bis in das Crus helicis führenden und einen nach unten außen in die Cavitas conchae hineinreichenden. Dadurch entstehen 3 Lappen, von denen die zwei seitlichen an den oberen und unteren Partien der Wundhöhle, der mittlere, der durch Excision der anhaftenden Knorpellage beweglich gemacht wird, an der hinteren Fläche der Wundhöhle antamponiert wird.

PASSOW (Abb 26) bildet zwei Lappen: Aus dem medialen Teil des äußeren Gehörgangs einen großen oberen (a) und aus dem lateralen Teil mit Zuhilfenahme der Concha einen kurzen KÖRNERschen (b). Dies geschieht in der Weise, daß der Gehörgang am Übergang der hinteren in die untere Wand parallel seiner Achse bis in die Ohrmuschel (1) hinein gespalten wird. Ein zweiter zu dem ersten senkrechten Schnitt geht ungefähr $^1/_2$ cm vom lateralen Ende des ersten entfernt durch die ganze hintere und obere Wand senkrecht nach oben (2). Vom oberen Ende dieses Schnittes wird ein Schnitt nach vorne in die Concha geführt (3) und ein weiterer nach hinten (4). Durch den letzteren wird der obere Lappen beweglicher gemacht, so daß er sich leicht der oberen Wand der Knochenwunde anlegen läßt. Zwei Catgutnähte, die durch das Periost des hinteren Hautwundrandes gelegt werden, fixieren den kurzen zungenförmigen Lappen nach hinten.

BRÜHL bildet durch eine Kombination der ersten PANSESchen mit der KÖRNERschen Plastik drei Lappen: einen oberen, einen unteren und einen hinteren; dies geschieht durch folgende Schnittführung: Zwei Drittel der hinteren membranösen Gehörgangswand werden der Länge nach durchtrennt, auf diesen Schnitt senkrecht ein zweiter; durch den Rest der hinteren Gehörgangswand werden wie bei KÖRNER zwei Schnitte bis in die Cavitas conchae geführt

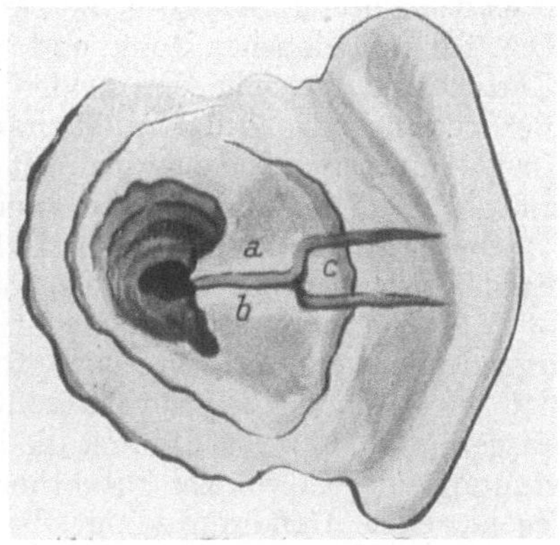

Abb. 27. Plastik nach BRÜHL.
a oberer Lappen; b unterer Lappen; c mittlerer zangenförmiger Lappen. (Aus POLITZERS Lehrbuch.)

und so ein kurzer zungenförmiger Lappen gebildet, der verdünnt an die hintere Wundfläche antamponiert wird, während die beiden anderen Lappen nach oben bzw. nach unten umgeschlagen werden.

Nach Ausführung der Plastik und gründlicher Reinigung der Operationshöhle wird die retroaurikuläre Wunde bis auf den unteren Wundwinkel, in dem ein kurzer Tampon eingeführt wird, primär am besten durch MICHELsche Klammern geschlossen und die Wundhöhle von der äußeren Gehörgangsöffnung aus sorgfältig austamponiert, wobei besonders auf ein gutes Anliegen des Lappens zu achten ist. Während die Tamponade der Wundhöhle nur ganz locker ausgeführt werden soll, soll der die äußere Gehörgangsöffnung verschließende Tampon schon einen gewissen Druck auf seine Umgebung ausüben. Die Ohrgegend wird mit steriler Gaze bedeckt, die Muschel gut unterpolstert und ein Kopfverband angelegt.

Zur ersten Tamponade verwenden wir fast ausschließlich schmale, gesäumte Jodoformgazestreifen, späterhin nach den Vorschriften von SCHMIEDEN hergestellte Vioformgaze; auch Isoformgaze wird vielfach empfohlen.

Nachbehandlung.

Fast ebenso wichtig wie die Operation selbst ist hinsichtlich des zu erzielenden Heilungsresultates die Nachbehandlung; dieselbe erfordert viel Geduld, Geschicklichkeit und Erfahrung und sollte von Anfang an von einer Hand durchgeführt werden. Auch beim Verbandwechsel ist strengste Asepsis zu üben; nur so lassen sich sekundäre Infektionen des Perichondriums, Perichondritiden vermeiden. Der erste Verband bleibt, wenn nicht besondere Gründe, Schmerzen, Fieber ein früheres Abnehmen notwendig erscheinen lassen,

8 Tage liegen. Bei reaktionslosem Verlauf ist der vernähte Teil der retro-aurikulären Wunde nach dieser Zeit bereits geschlossen, so daß die Michel-schen Klammern entfernt werden können.

Die Entfernung der Tampons aus der Wundhöhle sollte, einmal um dem Kranken vermeidbare Schmerzen zu ersparen, zum anderen um nicht eben sich bildende Granulationen zu schädigen, oder den Lappen von seiner Unterlage abzulösen, erst nach Lockerung der Verbandstoffe durch Wasserstoffsuperoxyd geschehen. Blutkoagula usw. werden durch vorsichtiges Austupfen entfernt.

Häufig schon beim ersten Verbandwechsel gilt es, sich über die Art der Nachbehandlung schlüssig zu werden. Zwei Methoden stehen zur Wahl. Die Tamponadebehandlung und die sog. tamponlose Nachbehandlung. Die Entscheidung, welche von beiden Methoden angewendet werden soll, ist unter Berücksichtigung des Krankheitsverlaufes, des Operationsbefundes von Fall zu Fall zu treffen. Sich prinzipiell für die eine oder für die andere Methode fest-zulegen, liegt meines Erachtens nicht im Interesse der Kranken.

Zweifellos kann mit beiden Methoden das zu erstrebende Ziel: allseitige, gute Epidermisierung der Operationshöhle erreicht werden.

Möglichst ohne Tamponade ist auszukommen in allen den Fällen, bei denen irgendwelche Labyrinthreizsymptome nachweisbar sind, besonders auch bei den Fällen mit Labyrinthkapsellücke. Jede Tamponade, selbst ganz locker ausgeführte, führt, sobald erst die Verbandstoffe durchfeuchtet sind, zur Sekret-stauung, die bei völliger Intaktheit der äußeren Labyrinthwand ja wohl kaum irgendwelche Gefahren zeitigt, bei nicht intakter Labyrinthwand jedoch eine Infektion des Labyrinths hervorrufen oder wenigstens begünstigen kann.

Die tamponlose Nachbehandlung ist der Tamponade auch vorzuziehen in allen den Fällen, in welchen die Cholesteatommatrix im ganzen oder in größerer Ausdehnung hatte zurückgelassen werden können. Ein großer Vorzug der tamponlosen Nachbehandlung gegenüber der Tamponade besteht weiter darin, daß bei ihrer Anwendung dem Kranken manche Schmerzen, die mit der Tampo-nadebehandlung verbunden sind, erspart bleiben.

Die tamponlose Nachbehandlung gestaltet sich im allgemeinen recht einfach. Nach Säuberung der Wundhöhle durch vorsichtiges Austupfen evtl. auch durch Spülung mit körperwarmer Borsäurelösung und nachfolgender Austrocknung wird pulverisierte Borsäure in größerer Menge in die Wundhöhle eingeblasen und der äußere Gehörgang durch einen Gazepfropf verschlossen. Macht die Borsäure, wie es gar nicht so selten vorkommt, brennende Schmerzen, so ist an Stelle der Borsäure ein anderes pulverförmiges Medikament, Vioform oder auch Isoform anzuwenden, denen allerdings gegenüber der Borsäure der Nachteil der Unlöslichkeit anhaftet. Wegen der in der ersten Zeit meist ziemlich starken Wundsekretion muß die Reinigung der Wundhöhle täglich vorgenommen werden; späterhin, wenn sich erst ein gutes Granulationspolster gebildet und die Sekretion nachgelassen hat, ist tägliche Behandlung nicht mehr unbedingt notwendig.

So gute Resultate mit der tamponlosen Nachbehandlung erzielt werden können, sie bei jedem Fall kritiklos während der ganzen Nachbehandlungs-periode anzuwenden, ist nicht zu empfehlen. Es haften der Methode doch auch eine Reihe von Gefahren an. Besonders bei ungleicher Granulationsbildung besteht die Gefahr der Nischen- und Strangbildung innerhalb der Wundhöhle. Solche Nischen- und Strangbildung ist aber unbedingt zu vermeiden; kann durch solche doch das ganze Operationsresultat in Frage gestellt werden. Wegen dieser drohenden Gefahr ist die Wundhöhle bei jedem Verbandwechsel aufs genaueste zu kontrollieren. Eine bei der tamponlosen Nachbehandlung öfters zu beobachtende allgemeine Verkleinerung der Operationshöhle ist nicht als ungünstiges Resultat aufzufassen, sondern im Gegenteil eher zu begrüßen.

Kann dadurch doch ein normalen Verhältnissen ähnlicher Zustand erreicht werden. Leider ist die Verkleinerung der Operationshöhle meist kein Dauer-, sondern nur ein vorübergehender Zustand. Nach Heilung erlangt die Höhle durch narbige Schrumpfung des Granulationsgewebes gewöhnlich wieder eine der operativ gesetzten entsprechende Größe.

Um die Einführung der tamponlosen Nachbehandlung haben sich hauptsächlich von zur Mühlen und Zarniko verdient gemacht. Neuerdings ist sie von Link wieder ganz besonders empfohlen worden.

Fällt die Entscheidung zugunsten der Tamponadebehandlung, so ist vor allen Dingen vor zu fester Tamponade zu warnen. Feste Tamponade reizt zu vermehrter Granulationsbildung; sie bewirkt also gerade das, was durch die Tamponade häufig verhindert werden soll. Die Häufigkeit des Tamponadewechsels richtet sich nach der Menge des Wundsekretes; in den ersten Wochen erscheint täglicher Verbandwechsel wünschenswert.

Die **Heilung** der Wundhöhle, d. h. die Epidermisierung derselben, geht vom Lappen, von der vorderen unteren Gehörgangswand evtl. auch von erhaltener Cholesteatommatrix aus.

Aufgabe des nachbehandelnden Arztes muß es sein, alles zu vermeiden, was das Überwandern der Epidermis auf die granulierende Wundfläche verhindern oder verzögern, alles zu tun, was die Überwanderung begünstigen könnte, um so das gesetzte Ziel, vollständige Epidermisierung der Wundhöhle, möglichst rasch zu erreichen. An einzelnen Stellen im Übermaß gebildete Granulationen müssen mit Schlinge, Curette oder auch scharfen Löffel entfernt werden, allgemeine zu starke Granulationsbildung durch Ätzungen in Schranken gehalten werden.

Bei ungestörtem Wundverlauf ist die Epidermisierung der Wundhöhle durchschnittlich nach 5—8 Wochen vollendet; doch kann sie auch viele Monate in Anspruch nehmen, ohne daß es immer möglich wäre, die Ursache für eine solch verlangsamte Epidermisierung zu ergründen. Von der bei verlangsamter Epidermisierung von Müller empfohlenen Digitalisfütterung haben wir keinerlei Erfolge gesehen; dagegen war eine vorsichtige Sonnenbestrahlung in einer geringen Zahl von Fällen von außerordentlich günstiger Wirkung. Die zuerst von Siebenmann zur beschleunigten Epidermisierung empfohlenen Epidermis-Transplantationen nach Thiersch, die auch gleich im Anschluß an die Operation vorgenommen werden können, scheinen in der Neuzeit wenig mehr Verwendung zu finden. Das Abkommen von der früher viel geübten Methode dürfte verschiedene Ursachen haben. 1. Ist die Technik nicht leicht, 2. heilen die Lappen nicht sicher an und 3. soll die implantierte Epidermis zu Ekzemen neigen. An Stelle der Thiersschen Transplantation hat Otto Mayer neuerdings die Transplantation gestielter Hautlappen empfohlen. Nach Mayer besteht der Vorteil seines Verfahrens gegenüber den früher schon geübten Methoden der Hauttransplantation von Schwartze, Kretschmann, Preysing u. a. darin, daß bei seiner Methode primärer Verschluß der retroaurikulären Wunde möglich ist.

Ein höchst unerwünschtes, die völlige Epidermisierung der Höhle in Frage stellendes Ereignis ist das Einwandern und die Ausbreitung von Cylinder- oder Flimmerepithel auf der granulierenden Wundfläche. Meist erfolgt die Ausbreitung des Schleimhautepithels vom tympanalen Tubenostium aus, seltener von der Schleimhautauskleidung eröffneter pneumatischer Zellen. Gegen dieses Ereignis sind wir leider recht machtlos; nur selten wird es gelingen, das eingewanderte Schleimhautepithel durch Ätzmittel zu zerstören. Neuerdings wurde von Szaz zu seiner Zerstörung Röntgenbestrahlung empfohlen. Um das Einwandern von Schleimhautepithel zu verhüten, wird (auch heute noch) das

größte Gewicht auf operativen Verschluß der Eustachischen Röhre gelegt
Zur Erreichung eines Tubenverschlusses wird das tympanale Tubenostiun
ausgekratzt, kauterisiert, durch Bolzen oder durch einen Catgutfaden verschlossen
selbst Plastiken wurden zu diesem Zweck angegeben. Jede dieser Methoder
kann in dem einen oder anderen Falle zu dem gewünschten Erfolg führen
ebenso oft lassen sie aber auch im Stich. Wie schon aus der Vielheit der Methoder
hervorgeht, ist *die* Methode zur Erreichung eines guten Tubenverschlusses bis
heute noch nicht gefunden.

Am häufigsten findet sich die Schleimhautauskleidung im Bereich des
tympanalen Tubenostiums; häufig überzieht sich auch die ganze mediale
Paukenhöhlenwand mit Schleimhautepithel; seltener breitet sich das Schleimhautepithel über die Paukenhöhle hinaus aus.

Die Erfolge der Radikaloperation sind, wie aus dem eben angeführten zu
entnehmen ist, leider nicht immer ganz zufriedenstellend; aber auch wenn eine
vollkommene Heilung, d. h. eine vollständige Epidermisierung der Höhle erzielt
wird, ganz frei vom Ohrenarzt wird auch ein Kranker mit idealer Ausheilung
der Operationshöhle nicht. Das operierte Ohr muß regelmäßig in kleinerer
oder größeren Zwischenräumen kontrolliert und gereinigt werden. Auch be:
vollkommener Epidermisierung sind sogenannte Hautrezidive, hervorgerufer
durch Eindringen von Staub, Schmutz oder Flüssigkeit nicht selten. Häufiger
kommen sie natürlich bei der Anwesenheit von Schleimhaut in der Operationshöhle vor, bei denen das von der Schleimhaut gelieferte Sekret immer wieder
Veranlassung zu Maceration der Epidermis gibt.

Hautrezidive sind wie eine gewöhnliche chronische Eiterung zu behandeln.
Angesammelte Sekret- und Epidermismassen werden durch Spülungen mit
der Stempelspritze entfernt; die Höhle wird gut ausgetrocknet und Borpulver
eingeblasen. Sind nur trockene Krusten vorhanden, so müssen sie auch trocken,
d. h. instrumentell entfernt werden, wobei jegliche Verletzung der oft äußerst
zarten, leicht vulnerablen Epidermisschicht nach Möglichkeit zu vermeiden
ist; auffällig ist die oft überaus große Empfindlichkeit der Operationshöhle
gegenüber Berührung.

Ein seltenes, die Konfiguration, die Schönheit der Operationshöhle störendes,
im übrigen aber völlig harmloses Vorkommnis ist das (meist erst längere Zeit
nach der Heilung) Auftreten von durch die bedeckende Epidermis bläulich
durchscheinenden ·cystischen, eine viscide Flüssigkeit enthaltenden Räumen,
die bei ihrer Lagerung im hinteren Abschnitt der Operationshöhle leicht den
Sinus vortäuschen können. Ihren Ausgang nehmen diese cystischen Räume
vermutlich von bei der Operation zurückgelassenen Schleimhautepithelresten.
Sie erfordern keinerlei therapeutische Maßnahmen, werden vielmehr am besten
völlig in Ruhe gelassen; ihre Eröffnung ist nicht zu empfehlen, da das durch die
Eröffnung freigelegte Schleimhautepithel eine Epidermisierung unmöglich macht
oder doch wenigstens sehr erschwert.

Das postoperative Hörvermögen hängt von verschiedenen Faktoren ab. War
das Hörvermögen vor der Operation noch ein relativ gutes, so erleidet es durch
die typische Radikaloperation nicht selten eine beträchtliche Einbuße. Ein
schon vor der Operation stark herabgesetztes Hörvermögen wird durch die
Operation meist nicht weiter geschädigt. Hochgradige Schwerhörigkeit wird
durch die Operation sogar in der Regel gebessert. Die schlechtesten Resultate
hinsichtlich des postoperativen Hörvermögens sollen diejenigen Fälle geben,
bei denen durch die Funktionsprüfung sich neben der Mittelohrschwerhörigkeit
eine Innenohraffektion nachweisen läßt. Abhängig ist das postoperative Hörvermögen auch von der mehr oder minder guten Ausheilung. Nach Rauch
sind die Resultate bei völliger Epidermisierung weniger gut als bei der sog.
Schleimhautausheilung.

Pathologisch-anatomisch betrachtet ist der Grad der Hörstörung sowohl bei den chronischen Eiterungen als auch bei den radikaloperierten Gehörorganen abhängig von der Mächtigkeit und Straffheit des Narbengewebes an der medialen Paukenwand, von der mehr oder weniger kräftigen Fixation des Steigbügels, letzten Endes also von der Belastung der Steigbügelfußplatte. Um durch die Operation eine weitere Schädigung des Hörvermögens zu vermeiden, ist demnach die Entstehung eines dicken Narbengewebes an der medialen Paukenhöhlenwand unbedingt zu vermeiden, was aber nur dann möglich ist, wenn die mediale Paukenhöhlenwand bei der Operation nach Möglichkeit geschont wird.

Nicht immer ist eine postoperative Verschlechterung des Gehörs auf das Konto der Operation zu setzen. Wie bei durch konservative Maßnahmen erzielten Heilungen eine Gehörverschlechterung eintreten kann, ebenso natürlich auch bei operativ erzielten Heilungen. Die von den Autoren hinsichtlich des postoperativen Hörvermögens erzielten Resultate lassen sich bei der Verschiedenartigkeit der Indikationsstellung zur Operation, bei der Mannigfaltigkeit der angewandten Methoden nicht recht miteinander vergleichen. Mit 91,3% Hörverbesserungen bekam GRUNERT das beste Resultat; ihm folgt SIEBENMANN mit 63% Besserungen zu 14% Verschlechterungen.

Die sogenannte konservative Radikaloperation oder Attico-Antrotomie.

Zweck und Ziel der operativen Behandlung der *chronischen Cholesteatomeiterungen* ist: 1. Die von den chronischen Cholesteatomeiterungen drohenden Gefahren zu beseitigen und 2. die Eiterung wenn möglich dauernd und vollständig zum Stillstand zu bringen. Das Bestreben jedes Operateurs wird es sein müssen, dieses Ziel unter möglichster Schonung der Ohrfunktion zu erreichen. Da nun aber erfahrungsgemäß durch die typische Radikaloperation, bei der Hammer, Ambos und Trommelfell entfernt wird, das Hörvermögen häufig eine nicht unbeträchtliche Einbuße erleidet, und da die Verschlechterung des Hörvermögens in der Hauptsache als durch die Entfernung der großen Gehörknöchelchen verursacht angesehen werden mußte, so war der Gedanke naheliegend, in Fällen mit noch relativ gutem Gehör von der Entfernung der Gehörknöchelchen Abstand zu nehmen. Dieser Gedanke lag so nahe, daß er von Anfang an von den verschiedensten Operateuren völlig unabhängig voneinander in die Tat umgesetzt wurde. Der erste der ein solches konservatives Vorgehen bei geeigneten Fällen empfahl, war JANSEN 1893, wenn er auch wohl nicht als erster diese sog. konservative Radikaloperation ausgeführt hat. Ohne Kenntnis des JANSENschen Vortrages hat auch SCHEIBE bereits 1894 für die Schonung der Gehörknöchelchen plädiert. Indem SCHEIBE dieses konservative Vorgehen nicht allein bei Fällen mit relativ gutem Gehör, sondern auch bei solchen, bei denen Tube und Gehörgang nicht miteinander kommunizieren, angewandt wissen wollte, erweiterte er die Indikation der konservativen Operation. Auch SIEBENMANN sah sich bei Abschluß der Tube durch das Trommelfell bzw. einen Trommelfellrest zu konservativem Vorgehen veranlaßt. Ebenso legt BÁRÁNY auf Nichtzerstörung eines etwaigen Tubenschlusses das allergrößte Gewicht.

Demnach sind es in der Hauptsache zwei Gesichtspunkte, welche zur Schonung der großen Gehörknöchelchen, zur Schonung des Trommelfells oder auch nur eines Trommelfellrestes verpflichten: 1. Die Rücksicht auf die Funktion, 2. die Rücksicht auf einen bestehenden Tubenverschluß.

Die Schonung der Gehörknöchelchen und des Trommelfells ist angezeigt bei allen Fällen, bei denen die Entfernung von Ambos, Hammer und Trommelfell oder auch nur einzelner dieser Gebilde eine Verschlechterung des Gehörs befürchten läßt. Die Schonung des Trommelfells oder auch nur eines Trommelfellrestes ist angezeigt, sobald durch das Trommelfell bzw. durch einen mit der

Innenwand verwachsenen Trommelfellrest die Tube gegen die erkrankten Mittelohrräume abgeschlossen ist.

Die Technik der Operation ist abgesehen von der Schonung der großen
Gehörknöchelchen und des Trommelfells, die gleiche wie die der typischen
Radikaloperation. Zur Schonung der Gehörknöchelchen und des Trommelfells
eine laterale Knochenspange stehen zu lassen, ist nicht notwendig und auch
nicht zu empfehlen.

Literatur.

Alexander, G. (1): Zur Frage der Ausführung der Radikaloperation in Schleichscher Lokalanästhesie. Arch. f. Ohren-, Nasen- u. Kehlkopfheilk. Bd. 57. 1912. — Derselbe (2): Zur Technik des plastischen Schlusses retroaurikulärer Lücken. Österr.-otol.
Ges. 10. 1906. Monatsschr. f. Ohrenheilk. u. Laryngo-Rhinol. 1907. H. 3, S. 137. — Alt:
Schonung von Trommelfell und Gehörknöchelchen bei Freilegung von Antrum und Attik.
Österr. otol. Ges. Nov. 1902. — Alt, F.: Das Cholesteatom des Mittelohres als Ursache
intrakranieller Erkrankungen. Wien. med. Presse. 1905. — Derselbe (2): Zur Therapie
der Mittelohreiterungen. Österr. otol. Ges. Jan. 1906. Monatsschr. f. Ohrenheilk. u. Laryngo-
Rhinol. 1906. H. 10, S. 660. — Derselbe (3): Über tamponlose Nachbehandlung. Monatsschrift f. Ohrenheilk. u. Laryngo-Rhinol. 1907. H. 11, S. 679. — Auerbach, F.: Ohrenärztliche Untersuchungen in den Volksschulen des Fürstentums Lippe. Monatsschr. f. Ohrenheilkunde u. Laryngo-Rhinol. 1914. — Bárány, R. (1): Die Radikaloperation des Ohres.
Leipzig-Wien: Deutike 1913. — Derselbe (2): Operation bei Labyrinthfistel in Lokalanästhesie. Acta oto-laryngol. Stockholm. Vol. 3, H. 1—2. 1921. — Beyer, H.: Der schmale
Kuppelraum und seine Gefahren. Beitr. z. Anat., Physiol., Pathol. u. Therapie d. Ohres,
d. Nase u. d. Halses. Bd. 13. 1919. — Bezold (1): Zur antiseptischen Behandlung der Mittelohreiterungen. Arch. f. Ohren-, Nasen- u. Kehlkopfheilk. Bd. 15, S. 15. 1879. — Derselbe (2):
Über die Borsäurebehandlung bei Mittelohreiterungen und die gegen dieselbe erhobenen Einwürfe. Dtsch. med. Wochenschr. 1887. H. 8. — Derselbe (3): Cholesteatom, Perforation der
Membrana Shrapnelli und Tubenabschluß, eine ätiologische Studie. Zeitschr. f. Ohrenheilk.
u. f. Krankh. d. Luftwege. Bd. 20. 1890. — Derselbe (4): Über das Cholesteatom des
Mittelohres. Zeitschr. f. Ohrenheilk. u. f. Krankh. d. Luftwege. Bd. 21. 1894. — Derselbe
(5): Übersicht über den gegenwärtigen Stand der Ohrenheilkunde. Wiesbaden: J. F. Bergmann. 1895. — Derselbe (6): Allgemeine Sepsis bei chronischer Mittelohreiterung mit
zentral gelegener Perforation. Zeitschr. f. Ohrenheilk. u. f. Krankh. d. Luftwege. Bd. 42.
1903. — Derselbe (7): Lehrbuch. Wiesbaden 1906. — Blumenthal, A. (1): Beiträge zur
Verödung der Tubenschleimhaut bei Radikaloperation des Ohres. Monatsschr. f. Ohrenheilk. u. Laryngo-Rhinol. 1917. H. 9/10. — Derselbe (2): Zur Versorgung der Wundhöhle
nach Radikaloperation. Beitr. z. Anat., Physiol., Pathol. u. Therapie d. Ohres, d. Nase
u. d. Halses. Bd. 14, 1920. — Derselbe (3): Über Radikaloperation des Ohres mit Wundverschluß ohne Plastik. Zeitschr. f. Ohrenheilk. u. f. Krankh. d. Luftwege. Bd. 66. 1912. —
Bondy (1): Über konservative Radikaloperation. 81. Vers. dtsch. Naturforsch. u. Ärzte.
1909. — Derselbe (2): Totalaufmeißlung mit Erhaltung von Trommelfell und Gehörknöchelchen. Monatsschr. f. Ohrenheilk. u. Laryngo-Rhinol. 1910. H. 1. — Botey, R.:
Konservative Aufmeißlung der Ohrnebenhöhlen zur Heilung des chronischen Ohrenflusses.
Arch. internat. de laryngol., otol.-rhinol. et broncho-oesophagoscopie 1910. Ref.: Monatsschrift f. Ohrenheilk. u. Laryngo-Rhinol. 1911. H. 2. — Brieger: Arzneiliche Lokalbehandlung von Mittelohreiterungen. Verhandl. d. dtsch. otol. Ges. 1897. — Brieger und Görke:
Erkrankungen der Gehörknöchelchen. 1. Folge des Abschnittes Otologie. 38. Liefg. d.
stereoskop. med. Atlas. Jg. 79. 1901. — Brock, W.: Klinische und pathologisch-anatom.
Studien über die Frage der Labyrintheiterung. Wiesbaden: J. F. Bergmann 1912. —
Brown, Clayton, M.: Über postoperative Labyrinthdegeneration. Arch. f. Ohren-, Nasen-
u. Kehlkofpheilk. Bd. 80. 1909. — Bruch, Ernst: 50 Jahre Hammer-Amboßextraktion,
eine Erinnerung an Johann Kessel und sein Werk. Zeitschr. f. Laryngol., Rhinol. u. ihre
Grenzgeb. Bd. 12. — Brühl (1): Zur Histologie der Ohrpolypen. Zeitschr. f. Ohrenheilk.
u. f. Krankh. d. Luftwege. Bd. 38. 1901. — Derselbe (2): Gehörgangsgeschwulst und
Cholesteatombildung in einem von Cylinderepithel bekleideten Ohrpolypen. Zeitschr.
f. Ohrenheilk. u. f. Krankh. d. Luftwege. Bd. 49. 1905. — Derselbe (3): Bemerkungen
zur Radikaloperation. Monatsschr. f. Ohrenheilk. u. Laryngol.-Rhinol. 1905. — Derselbe (4): Lehrbuch u. Atlas der Ohrenheilk. München: Lehmann 1913. — Buckreuss, G.: Anhaltender Foetor bei Antrumröhrchenbehandlung der chronischen Mittelohreiterung und über die Ursachen des anhaltenden Foetors. Arch. f. Ohren-, Nasen- u.
Kehlkopfheilk. Bd. 110. 1923. — Buhe, Eduard: Über den Einfluß der Totalaufmeißlung auf das Gehör. Arch. f. Ohren-, Nasen- u. Kehlkopfheilk. Bd. 56. 1902. — Caboche-
Paris: Über die Nachbehandlung der Radikaloperation durch Borsäureeinblasungen und
über die Resektion der hinteren und oberen Wand des häutigen Gehörgangs. Ann. des

maladies de l'oreille 1904. Ref.: Zeitschr. f. Ohrenheil. u. f. Krankh. d. Luftwege. Bd. 49. 1905. — CALDERA, CIRO und A. BELLO: Über die histopathologischen Veränderungen des Trommelfells. Arch. f. Ohren-, Nasen- u. Kehlkopfheilk. Bd. 93. 1914. — CARLOWITZ, H.: Totalaufmeißlung vom Gehörgang aus. Arch. f. Ohren-, Nasen- u. Kehlkopfheilk. Bd. 103. 1919. — CITELLI (1): Pathologische und klinische Bedeutung der sog. Ohrpolypen. Ref.: Internat. Zentralbl. f. Ohrenheilk. Bd. 10, S. 456. — DERSELBE (2): Über die konservative Radikaloperation. Arch. internat. de laryngol., otol.-rhinol. et broncho-oesophagoscopie. Tome 33, Nr. 2. 1912. Ref.: Monatsschr. f. Ohrenheilk. u. Laryngo-Rhinol. 1913. H. 1, S. 63. — CRUVEILHIER: Anatomie pathologique. Tome 2. — DAVID, S.: Das Adrenalin in der Nachbehandlung der Totalaufmeißlung der Mittelohrräume. Monatsschr. f. Ohrenheilk. u. Laryngo-Rhinol. 1911. H. 10. — DENCH, E.: Plastische Operationen zum Verschluß postauraler Öffnungen nach radikaler und einfachen Warzenfortsatzoperation. Journ. of the Americ. med. assoc. 1904. Ref.: Zeitschr. f. Ohrenheilk. u. f. Krankh. d. Luftwege. Bd. 50, S. 195. 1905. — DENKER-BRÜNINGS Lehrbuch. — DÖDERLEIN: Die Organisationsvorgänge an den entzündlichen Exsudaten im Mittelohr. Zeitschr. f. Ohrenheilk. u. f. Krankh. d. Luftwege. Bd. 79. 1920. — DÖLGER, R.: Die Mittelohreiterungen. München: Lehmann 1903. — DONALIS: Histologisches und Pathologisches von Hammer und Amboß. Arch. f. Ohren-, Nasen- u. Kehlkopfheilk. Bd. 42. 1897. — EEMAN: Borsäureverband ohne Tamponade nach der Radikaloperation. Belgische oto-laryngolog. Ges. Brüssel 1903. Ref.: Internat. Zentralbl. f. Ohrenheilk. Bd. 2, S. 91. 1904. — EICKEN, CARL V.: Zur Lokalanästhesie des äußeren Gehörgangs und des Mittelohres. Zeitschr. f. Ohrenheilk. u. f. Krankh. d Luftwege. Bd. 48, Erg.-H. 1904. — EITELBERG, A.: Die Behandlung chronisch-eitriger Mittelohrentzündungen mit Acid. lact. Wien. med. Wochenschr. Bd. 22. 1914. — EPHRAIM, A.: Zum Mechanismus des Wachstums der Cholesteatome. Arch. f. Ohren-, Nasen- u. Kehlkopfheilk. Bd. 54. 1902. — ERDHEIM, J.: Über Schädelcholesteatome. Zeitschr. f. Ohrenheilk. u. f. Krankh. d. Luftwege. Bd. 49, H. 3/4. 1905. — ESCHWEILER: Transplantation und erster Verband nach der Totalaufmeißlung. Vers. d. dtsch. otol. Ges. 1903. — FABRY, F.: Über Cholesteatomrezidive nach Radikaloperation. Zeitschr. f. Ohrenheilk. u. f. Krankh. d. Luftwege. Bd. 81, H. 3. 1921. — FERRERI, G.: Der Verschluß der Ohrtrompete bei den Eingriffen am Ohr. Arch. ital. di otol., rinol. e laringol. 1910. Ref.: Monatsschr. f. Ohrenheilk. u. Laryngo-Rhinol. 1911. H. 7, S. 820. — FREMEL, FR.: Radiumemanation bei chronischen Mittelohreiterungen. Monatsschr. f. Ohrenheilk. u. Laryngo-Rhinol. 1914. H. 7. — FREY, HUGO (1): Die Ankylose des Hammer-Amboßgelenkes. Arch. f. Ohren-, Nasen- u. Kehlkopfheilk. Bd. 61. 1904. — DERSELBE (2): Beitrag zur Kenntnis der Knochenumbildung im Mittelohr bei chronischen Eiterungen. Arch. f. Ohren-, Nasen- u. Kehlkopfheilk. Bd. 63. 1904. — DERSELBE (3): Zur Plastik retroaurikulärer Defekte. Monatsschr. f. Ohrenheilk. u. Laryngo-Rhinol. 1919. H. 9. — FRONIG, FERD.: Die konservative oder inkomplette Radikaloperation des Ohres. Zeitschr. f. Ohrenheilk. u. f. Krankh. d. Luftwege. Bd. 70. 1914. — GERBER: Tamponlose Nachbehandlung und Tubenabschluß. Arch. f. Ohren-, Nasen- u. Kehlkopfheilk. Bd. 70. 1907. — GOERKE, MAX: Die exsudativen und plastischen Vorgänge im Mittelohr. Arch. f. Ohren-, Nasen- u. Kehlkopfheilk. Bd. 65. 1905. — GÖRKE (1): Pathologisch-anatomische Untersuchungen von Ohrpolypen. Arch. f. Ohren-, Nasen- u. Kehlkopfheilk. Bd. 52. 1901. — DERSELBE (2): Über Caries der Gehörknöchelchen. Dtsch. otol. Ges. 1901. — GOMPERZ, B. (1): Zur Behandlung der chronisch-eitrigen Entzündungen im oberen Trommelhöhlenraum und im Antrum mastoideum. Zentralbl. f. d. med. Wiss. 1890. Nr. 1. — DERSELBE (2): Über die Entwicklung und den gegenwärtigen Stand der Frage von der Excision des Trommelfells und der Gehörknöchelchen. Monatsschr. f. Ohrenheilk. u. Laryngo-Rhinol. 1892. — DERSELBE (3): Zur Frage der Regeneration der Substantia propria in Trommelfellnarben. Monatsschr. f. Ohrenheilk. u. Laryngo-Rhinol. 1892. H. 4. — DERSELBE (4): Über Ursachen des Offenbleibens und Vernarben von Trommelfellücken im Kindesalter. Zeitschr. f. Heilk. Bd. 5, 1. — DERSELBE (5): Über die Erfolge der konservativen Behandlungsmethode bei den chronischen Eiterungen des oberen Trommelfellraums. Verh. dtsch. Naturf. u. Ärzte. Sept. 1894. — DERSELBE (6): Erfahrungen über die Verschließbarkeit von Trommelfellücken. Wien. klin. Wochenschr. Bd. 38. 1896. — DERSELBE (7): Über den Tubenabschluß nach der Radikaloperation. Österr. otol. Ges. Mai 1911. — GROSSKOPF, W.: Neuere Arzneimittel und Methoden zur konservativen Behandlung der chronischen Mittelohreiterung. Sammelref.: Internat. Zentralbl. f. Ohrenheilk. Bd. 2. — GROSSMANN, F.: Mittelohreiterung und amyloide Degeneration. Beitr. z. Anat., Physiol., Pathol. u. Therapie d. Ohres, d. Nase u. d. Halses. Bd. 6. 1913. — GRÜNBERG, K.: Die Geschwülste des Mittelohres in MANASSES Handb. d. pathol. Anat. d. menschl. Ohres. Wiesbaden 1917. — GRUNERT (1): Weitere Mitteilungen über die Hammer-Ambosextraktion mit besonderer Rücksicht auf die Diagnose der Amboscaries. Arch. f. Ohren-, Nasen- u. Kehlkopfheilk. Bd. 33. 1892. — DERSELBE (2): STACKES Operationsmethode zur Freilegung der Mittelohrräume. Arch. f. Ohren-, Nasen- u. Kehlkopfheilk. Bd. 35. 1893. — DERSELBE (3): Das otitische Cholesteatom, eine Ergänzung der Arbeit des Herrn Prof. SIEBENMANN. Berl. klin. Wochenschr. 1893. — DERselbe (4): Beiträge zur operativen Freilegung der Mittelohrräume. Arch. f. Ohren-, Nasen-u. Kehlkopfheilk. Bd. 40. 1896. — Derselbe (5): Über die Ergebnisse in der allgemeinen pathologischen und pathologisch-anatomischen Forschung des kranken Mittelohres im letzten Jahrzehnt und den durch sie bedingten Wandel der Anschauungen in der therapeutischen Nutzbarmachung derselben. Arch. f. Ohren-, Nasen- u. Kehlkopfheilk. Bd. 60. 1904. — Haag: Die Otitis med. cholesteat. und ihre Behandlung. Korresp.-Bl. f. Schweiz.-Ärzte 1906. — Habermann, J. (1): Zur Entstehung des Cholesteatoms des Mittelohres. Arch. f. Ohren-, Nasen- u. Kehlkopfheilk. Bd. 27. 1889. — Derselbe (2): Neuer Beitrag zur Lehre von der Entstehung des Cholest. des Mittelohres. Prag. Zeitschr. f. Heilk. Bd. 11. 1890. — Derselbe (3): Ein Fall von Knochenneubildung im Trommelfell. Prag. med. Wochenschr. 1890. — Derselbe (4): Pathologische Anatomie. Schwartze Handb. 1892. — Derselbe (5): Über das Cholesteatom des Mittelohres. Mitt. d. Vereins d. Ärzte in Steiermark 1893. — Derselbe (6): Zur Pathologie der chronischen Mittelohr entzündung und des Cholesteatoms des äußeren Gehörgangs. Arch. f. Ohren-, Nasen- u. Kehlkopfheilk. Bd. 50. 1900. — Derselbe (7): Zur Pathologie der Taubstummheit und der Fensternischen. Arch. f. Ohren-, Nasen- u. Kehlkopfheilk. Bd. 53. 1901. — Derselbe (8): Zur Entstehung der Taubstummheit infolge Mittelohrerkrankung. Arch. f. Ohren-, Nasen- u. Kehlkopfheilk. Bd. 57. 1902. — Hahn, R. und Sacerdeto: Plasmazellen in Ohrpolypen. Arch. f. Ohren-, Nasen- u. Kehlkopfheilk. Bd. 65. 1905. — Haike: Zur Kenntnis des Cholestearins und seiner Derivate in den Pseudocholesteatomen des Ohres. Arch. f. Ohren-, Nasen- u. Kehlkopfheilk. Bd. 74. 1907. — Halász, H.: Beiträge zur Extraktion der Gehörknöchelchen nach der Methode von Neumann. Monatsschr. f. Ohrenheilk. u. Laryngo-Rhinol. 1907. H. 4. — Hamerschlag, V. (1): Die operative Freilegung der Mittelohrräume bei den chronischen Mittelohreiterungen an der Universitätsklinik des Prof. Ad. Politzer. Wien. klin. Wochenschr. Bd. 43. 1899. — Derselbe (2): Beiträge zur pathologischen Anatomie der Gehörknöchelchenkette. Arch. f. Ohren-, Nasen- u. Kehlkopfheilkunde. Bd. 55. 1902. — Hannemann, B.: Zur Kenntnis der Ankylose des Hammer- und Ambosgelenkes. Zeitschr. f. Ohrenheilk. u. d. Krankh. d. Luftwege. Bd. 64. 1912. — Hartmann, Arthur (1): Über Sklerose des Warzenfortsatzes. Zeitschr. f. Ohrenheilk. u. f. Krankh. d. Luftwege. Bd. 8. 1879. — Derselbe (2): Über Veränderungen in der Paukenhöhle bei Perforationen der Membrana Shrapnelli. Dtsch. med. Wochenschr. 1888. Nr. 45. — Derselbe (3): 62. Vers. dtsch. Naturforsch. u. Ärzte 1889. Ref.: Zeitschr. f. Ohrenheilk. u. f. Krankh. d. Luftwege. Bd. 20, S. 124. 1890. — Derselbe (4): Die Freilegung des Kuppelraums. Berlin 1891. — Derselbe (5): Die Krankheiten des Ohres. 1897. — Haug (1): Beiträge zur Würdigung der Hyperostose des Felsenbeins. Arch. f. Ohren-, Nasen- u. Kehlkopfheilk. Bd. 37. 1894. — Derselbe (2): Über das Cholesteatom des Mittelohres. Zentralbl. f. allg. Pathol. u. pathol. Anat. Bd. 6, Nr. 3/4. 1895. — Heath: Die konservative Behandlung der chronischen Mittelohreiterung. 9. internat. Otologen-Kongr. Boston 1912. Monatsschr. f. Ohrenheilk. u. Laryngo-Rhinol. 1913. H. 1, S. 42 ff. — Hecht: Sollen wir versuchen, persistierende trockene Perforationen zur Vernarbung zu bringen? Monatsschr. f. Ohrenheilk. u. Laryngo-Rhinol. 1910. H. 9. — Heermann: Übersichtliche Freilegung des Kuppelraums und der Warzenfortsatzhöhle vom Gehörgang aus. Arch. f. Ohren-, Nasen- u. Kehlkopfheilk. Bd. 108. 1921. — Hegener: Statistik der Ohreiterungen und Hirnkomplikationen. Zeitschr. f. Ohrenheilk. u. f. Krankh. d. Luftwege. Bd. 56. 1906. — Heine, B. (1): Isoform und Nachbehandlung der Radikaloperation. Zeitschr. f. Ohrenheilk. u. f. Krankh. d. Luftwege. Bd. 51. 1908. — Derselbe (2): Über das Wesen und die Behandlung der chronischen Mittelohreiterung. Therapie d. Gegenw. 1904. — Derselbe (3): Operationen am Ohr. Berlin 1906. — Heinemann: Die Röntgenaufnahme des Warzenfortsatzes und ihre klinische Bedeutung. Beitr. z. Anat., Physiol., Pathol. u. Therapie d. Ohres, d. Nase u. d. Halses. Bd. 19. 1922. — Herschel: Über die Radikaloperation des Ohres. Münch. med. Wochenschr. Jg. 58, Nr. 17. — Hessler (1): Beitrag zur Pathologie und Therapie der Perforation der Membrana Shrapnelli. Arch. f. Ohren-, Nasen- u. Kehlkopfheilkunde Bd. 20. 1883. — Derselbe (2): Zur Behandlung der chronischen Mittelohreiterung mit trockener Luft. Arch. f. Ohren-, Nasen- u. Kehlkopfheilk. Bd. 50. 1900. — Hillebrecht, A.: Über das Chronischwerden von akuten Mittelohreiterungen. Med. Klinik 1909. Nr. 23. — Hölscher: Über gestielte Transplantation bei Totalaufmeißlung der Mittelohrräume. Internat. Zentralbl. f. Ohrenheilk. Bd. 2. Sammelref. — Hofer: Zwei Fälle symptomloser allmählicher Labyrinthausschaltung nach Radikaloperation. Österr. otol. Ges. 10. 1912. — Hoffmann, Fr.: Die Mortalität der Mittelohreiterungen an der Erlanger Klinik vom 1. Januar 1911 bis 1. Januar 1921. Arch. f. Ohren-, Nasen- u. Kehlkopfheilk. Bd. 110, H. 4. — Hoffmann, R.: Zur Technik der Amboßextraktion Arch. f. Ohren-, Nasen- u. Kehlkopfheilk. Bd. 50. 1902. — Holmgren, G.: Über die Technik der Radikaloperation bei chronischer Otitis med. Monatsschr. f. Ohrenheilk. u. Laryngo-Rhinol. Suppl.-Bd. 1921. Festschr. f. Hajek. — Hugel: Otitis med. paral. und ihre Folgen. Beitrag zur Ätiologie des Cholesteatoms. Inaug.-Diss. München 1895. — Jansen (1): Über die Methoden der Warzenfortsatzoperationen bei chronischen Mittelohreiterungen. 2. Ver. d. dtsch. otol. Ges. 1892. Arch. f. Ohren-, Nasen- u. Kehlkopfheilk. Bd. 35. 1893. — Der-

SELBE (2): Zur Nachbehandlung der Radikaloperation des Mittelohres. Monatsschr. f. Ohrenheilk. u. Laryngo-Rhinol. 1908. H. 4. — JANSEN und KOBRAK: Praktische Ohrenheilkunde für Ärzte. 1918. — JÜRGENS, E.: Die Entstehung und Bedeutung der Sklerose des Warzenfortsatzes. Ref.: Arch. f. Ohren-, Nasen- u. Kehlkopfheilk. Bd. 81. 1910. — ISEMER: Über tamponlose Nachbehandlung nach Totalaufmeißlung. Arch. f. Ohren-, Nasen- u. Kehlkopfheilk. Bd. 80. 1909. — IWANOFF, ALEX.: Über Nacherkrankungen der Radikaloperationshöhle des Ohres. Arch. f. Ohren-, Nasen- u. Kehlkopfheilk. Bd. 68. 1906. — KANDER, LUDWIG: Die Störungen der Geschmacksempfindung bei chronischen Mittelohreiterungen. Arch. f. Ohren-, Nasen- u. Kehlkopfheilk. Bd. 68. 1906. — KASHIWABARA SEIJE: Operative Freilegung der Mittelohrräume vom Gehörgang aus. Arch. f. Ohren-, Nasen- u. Kehlkopfheilk. Bd. 87. 1912. — KESSEL: Indikation für Trommelfell-Hammer-Amboß-Excision. Österr. ärztl. Vereinszeitung. 1879. Nr. 24. — KIRCHNER (1): Teilnahme der Knochengefäße bei Cholesteatom. 10. internat. med. Kongreß zu Berlin 1890. Arch. f. Ohren-, Nasen- u. Kehlkopfheilk. Bd. 31, S. 234. 1891. — DERSELBE (2): Handb. d. Ohrenheilkunde. Braunschweig 1899. — DE KLEYN, A. und H. W. STENVERS: Über die Bedeutung der Radiographie des Felsenbeins für die otologische Diagnostik. Arch. f. Ohren-, Nasen- u. Kehlkopfheilk. Bd. 103. 1919. — KNICK, A.: Ohren-, Nasen-, Rachen- und Kehlkopfkrankheiten. Leipzig 1921. — KÖBEL, F.: Über kritiklose Pulverbehandlung bei Mittelohreiterungen. Med. Korresp.-Bl. 1890. — KÖNIG: Ohruntersuchungen in der Dorfschule. BRESGENS Sammlung 1903. — KÖRNER (1): Über Gehörgangsplastik. 3. Vers. d. dtsch. otol. Ges. 1894. — DERSELBE (2): Über Caries der Gehörknöchelchen. Sitzung d. Rostocker Ärztevereins 11. Juni 1898. Ref.: Zeitschr. f. Ohrenheilk. u. f. Krankh. d. Luftwege. Bd. 33. 1898. — DERSELBE (3): Die eitrigen Erkrankungen des Schläfenbeins. DERSELBE (4): Lehrbuch. Wiesbaden: J. F. Bergmann 1899. — DERSELBE (5): Ein Cholesteatoma verum in der hinteren Schädelgrube. Zeitschr. f. Ohrenheilk. u. f. Krankh. d. Luftwege. Bd. 37. 1900. — DERSELBE (6): Die otitischen Erkrankungen des Hirns. Wiesbaden: J. F. Bergmann 1902. — DERSELBE (7); Die konservative Behandlung der chronischen Mittelohreiterung. Verhandl. d. dtsch. otol. Ges. 1908. — KOHLMEYER: Beitrag zur Histologie der Ohrpolypen. Inaug.-Diss. Berlin 1901. Ref.: Zeitschr. f. Ohrenheilk. u. f. Krankh. d. Luftwege. Bd. 53, S. 279. — KONITZKO, PAUL (1): Ein anatomischer Befund von Mittelohrtub., beginnender Cholesteatombildung und Meningitis tuberculosa. Arch. f. Ohren-, Nasen- u. Kehlkopfheilk. Bd. 59. 1903. — DERSELBE (2): Chronische Mittelohreiterung verbunden mit Senkungsabsceß nach dem Kiefergelenk und retropharyngealen Durchbruch. Arch. f. Ohren-, Nasen- u. Kehlkopfheilk. Bd. 82. 1910. — KRAUTWURST: Neuere Methoden der Nachbehandlung der Radikaloperation. Sammelref. Internat. Zentralbl. f. Ohrenheilk. Bd. 10. 1912. — KREBS: Über secundäre Caries nach Atticoantrotomie. Verhandl. d. dtsch. otol. Ges. 1912. — KRETSCHMANN (1): Klinische und pathologische Beiträge zur Caries von Hammer und Amboß. Festschr. zum 50jähr. Jubiläum des Magdeburger Ärztevereins 1898. Ref.: Zeitschr f. Ohrenheilk. u. f. Krankh. d. Luftwege. Bd. 33, S. 73. — DERSELBE (2): Zur Entstehung der Eiterung im Recessus hypotymp. Arch. f. Ohren-, Nasen- u. Kehlkopfheilk. Bd. 63. 1904. — KÜMMEL WERNER: Ohrenkrankheiten, Übersicht über die Fortschritte. Jahresber. f. ärztl. Fortbildg. Novemberheft 1911. Ref.: Monatsschr. f. Ohrenheilk. 1912. Nr. 7, S. 879. — KÜSTER: Über die Grundsätze der Behandlung von Eiterungen in starrwandigen Höhlen. Dtsch. med. Wochenschr. 1889. Nr. 10. — KUHN: Das Cholesteatom des Ohres. Zeitschr. f. Ohrenheilk. u. f. Krankh. d. Luftwege. Bd. 21. 1890. — KUHN-BEZOLD: Cholesteatom des Ohres, Referat 10. internat. Kongr. 1890. Ref.: Arch. f. Ohren-, Nasen- u. Kehlkopfheilk. Bd. 31, S. 219. 1891. — KULENKAMPFF, D.: Die Radikaloperation des Ohres in Lokalanästhesie, ihre Technik und Nachbehandlung. BRUNS Beitr. z. klin. Chirurg. Bd. 83, H. 3. 1913. — LAGERLÖF, C. B.: Die Indikationen zur operativen Freilegung des Mittelohres bei chronischer Otorrhöe. Ref.: Zeitschr. f. Ohrenheilk. u. f. Krankh. d. Luftwege. Bd. 68, S. 84. 1913. — LANG, J.: Postoperative Labyrinthdegeneration. Ref.: Internat. Zentralbl. f. Ohrenheilk. Bd. 11, S. 114. 1913. — LANGE, W.: Über den Heilungsverlauf und die Dauerheilung nach Radikaloperation des Mittelohres. Beitr. z. Anat., Physiol., Pathol. u. Therapie d. Ohres, d. Nase u. d. Halses. Bd. 3. 1910. — LAUBI, OTTO: Methode und Resultat der Ohruntersuchungen. Korresp.-Bl. f. Schweizer-Ärzte. Bd. 33, Nr. 13. — LAURENS, P.: Plastik zum Schluß retroaurikulärer Öffnungen nach Radikaloperation. Ref.: Zeitschr. f. Ohrenheilk. u. f. Krankh. d. Luftwege. Bd. 59. S. 297. 1909. — LAUROWITSCH (1): Tubenverschluß bei Radikaloperation. Verhandl. d. dtsch. otol. Ges. 1912. — DERSELBE (2): Zur Technik des Tubenverschlusses mit der Hornbolzenmethode Verhandl. d. dtsch. otol. Ges. 1913. — LAVAL, P.: Zur regionären Anästhesie des äußeren Gehörgangs. Arch. f. Ohren-, Nasen- u. Kehlkopfheilk. Bd. 64. 1905. — LAWNER, S.: Das funktionelle Resultat der Radikaloperation Wien. med. Wochenschr. Bd. 5. 1913. — LEEGARD, FRITHJOFF: Schwerhörigkeit bei Schulkindern. Acta oto-laryngol. Vol. 5. Nr. 2. 1923. — LEMCKE: Über die Hyperostose des Felsenbeins und ihrer Beziehungen zu intrakraniellen Prozessen otitischen Ursprungs. Dtsch. otol. Ges. 1893. Arch. f. Ohren-, Nasen- u. Kehlkopfheilk. Bd. 35. 1893. — LEUTERT, E. (1): Pathologisch-histologischer Beitrag zur Cholesteatomfrage. Arch. f. Ohren-, Nasen- u. Kehlkopfheilkunde Bd. 39. 1895. — DERSELBE (2): Bakteriologisch-klinische Studien über Complikationen acuter u. chronischer Mittelohreiterungen. Arch. f. Ohren-, Nasen- u. Kehlkopfheilk. Bd. 46 u. 47. 1899. — Derselbe (3): Welchen Standpunkt dürfen wir jetzt in der Frage der Therapie chronischer Mittelohreiterungen einnehmen und wie steht es mit der Cholesteatomfrage. Münch. med. Wochenschr. 1900. Nr. 39, 40 u. 41. — Liebermann, Th v.: Facialislähmung infolge von Ätzung mit Chromsäure. Dtsch. med. Wochenschr. Jg. 48. 1922. — Lieck, Waldemar: Über die Nachbehandlung der Totalaufmeißlung ohne Tamponade. Zeitschr. f. Ohrenheilk. u. f. Krankh. d. Luftwege. Bd. 58. 1909. — Link: Beitrag zur Lokalanästhesie bei Operationen am äußeren Gehörgang und im Mittelohr. Arch. f. Ohren-, Nasen- u. Kehlkopfheilk. Bd. 95. 3/4. 1914. — Link, A. (1): Das Cholesteatom des Schläfenbeins. Wiesbaden: J. F. Bergmann 1914. — Derselbe (2): Über die Anwendung der offenen Wundbehandlung in der Otochirurgie. Zeitschr. f. Ohrenheilk. u. f. Krankh. d. Luftwege. Bd. 77. 1918. — Luc, H.: Die Siebenmannsche Plastik bei der Radikaloperation. Ann. de maladies de l'oreille 1914. Ref.: Zeitschr. f. Ohrenheilk. u. f. Krankh. d. Luftwege. Bd. 49. 1905. — Ludewig: Über Amboßcaries- und Amboßextraktion. Arch. f. Ohren-, Nasen- u. Kehlkopfheilk. Bd. 29 u. 30. 1890 — Mackenzie. G. W.: Zur klinischen Diagnostik des Mittelohrcholesteatoms. Monatsschr. f. Ohrenheilk. u. Laryngo-Rhinol. 1908. H. 4. — Maier, E.: Über Geschmacksstörungen bei Mittelohrerkrankungen. Zeitschr. f. Ohrenheilk. u. f. Krankh. d. Luftwege. Bd. 48. 1904. — Mailand: Beiträge zur Statistik über die Häufigkeit der Ohrerkrankungen. Ref.: Internat. Zentralbl. f. Ohrenheilk. Bd. 15, S. 187. 1918. — Mann, Max: Der Nasenrachenraum bei Transsudation akuter und chronischer Mittelohreiterung auf Grund von 100 postrhinoskopisch untersuchter Fälle. Beitr. z. Anat., Physiol., Pathol. u. Therapie d. Ohres, d. Nase u. d. Halses. Bd. 1. 1908. — Manasse, Paul (1): Über Granulationsgeschwülste mit Fremdkörperriesenzellen. Virchows Arch. f. pathol. Anat. u. Physiol. Bd. 136. 1894. — Derselbe (2): Über riesenzellenhaltige Schleimcysten in Polypen und in entzündete Schleimhäute. Zeitschr. f. Ohrenheilk. u. f. Krankh. d. Luftwege. Bd. 33. 1898. — Derselbe (3): Über chronische Mittelohreiterungen und Cholesteatom. Dtsch. med. Wochenschr. Bd. 25. 1912. — Derselbe (4): Handb. d. pathol. Anat. d. menschl. Ohres. Wiesbaden: J. F. Bergmann 1917. — Manasse und Wintermantel: Bericht über 77 Radikaloperationen. Zeitschr. f. Ohrenheilk. u. f. Krankh. d. Luftwege. Bd. 33, S. 11. 1898. — Matte: Über Versuche mit Anheilung des Trommelfells an das Köpfchen des Steigbügels nach operativer Behandlung chronischer Mittelohreiterungen. Arch. f. Ohren-, Nasen- u. Kehlkopfheilk. Bd. 53. 1901. — Mayer, Otto: Eine Methode der Transplantation von Hautlappen bei der Totalaufmeißlung der Mittelohrräume. Arch. f. Ohren-, Nasen- u. Kehlkopfheilk. Bd. 98. 1916. — Möller, Jörgen: Cholesteatom und akute eitrige Mittelohrentzündung. Dän. otol.-laryngol. Ges. März 1918. — Mondschein, S.: Zur Kasuistik der Cholesteatomtumoren der hinteren Schädelgrube. Wien. med. Wochenschrift 1911. Nr. 9. — Morf: Beiträge zur Pathogenese und zur Radikaloperation des Mittelohrcholesteatoms. Mitteilungen aus Kliniken und medizin. Instituten der Schweiz. 3. Reihe. 1895. H. 7. — Morpurgo, Eugen: Beitrag zur Pathologie und Therapie der Perforation der Membrana Shrapnelli. Arch. f. Ohren-, Nasen- u. Kehlkopfheilk. Bd. 20. 1883. — Mouret, J.: Über die Struktur des Warzenfortsatzes und die Entwicklung der Warzenfortsatzzellen. Ann. des maladies de l'oreille 1913. H. 2 Monatsschr. f. Ohrenheilk. u. Laryngo-Rhinol. 1913. H. 12, S. 1594. — Mühlen, von zur, A.: Die Nachbehandlung der Radikaloperation ohne Tamponade. Zeitschr. f. Ohrenheilk. u. f. Krankh. d. Luftwege. Bd. 39. 1901. — Müller (Jena): Einiges über die klinische Bedeutung bestimmter Trommelfellperforationen. Arch. f. Ohren-, Nasen- u. Kehlkopfheilk. Bd. 32. 1891. — Müller (Lehe): Zur Digitalisfütterung Radikaloperierter. Arch. f. Ohren-, Nasen- u. Kehlkopfheilk. Bd. 99. 1916. — Nager: Wissenschaftlicher Bericht der oto-laryngol. Klinik und Poliklinik in Basel. Zeitschr. f. Ohrenheilk. u. f. Krankh. d. Luftwege. Bd. 53. 1907. — Neumann, H. (1) Technik und Indikationen der Hammer-Amboßextraktionen. Arch. f. Ohren-, Nasen- u. Kehlkopfheilk. Bd. 64. 1905. — Derselbe (2): Antrotomien und Radikaloperation in Lokal anästhesie. Zeitschr. f. Ohrenheilk. u. f. Krankh. d. Luftwege. Bd. 51. 1906. — Derselbe (3) Fall von postoperativer Perichondritis. Österr. otol. Ges. März 1906. Monatsschr. f. Ohrenheilkunde u. Laryngo-Rhinol. 1907. H. 1, S. 92. — Derselbe (4): Grünpilz in der Ohrenheilkunde. 81. Vers. dtsch. Naturforsch. u. Ärzte 1909. — Derselbe (5): Natürliche Radikaloperationshöhle. Österr. otol. Ges. 25. Nov. 1912. Monatsschr. f. Ohrenheilk. u. Laryngo-Rhinol. 1913. H. 1. — Derselbe (6): Plastik. Österr. otol. Ges. Dez. 1915. Monatsschr. f. Ohrenheilk. u. Laryngo-Rhinol. 1916. H. 3/4. — Derselbe (7): Die Bedeutung der Exacerbationen chronischer Eiterungen. Festschr. f. Hajek. Monatsschr. f. Ohrenheilk. u. Laryngo-Rhinol. Suppl.-Bd. 1921. — Okuneff: Über die Anwendung des Acid. trichlor. ac bei chronisch-eitrigen Entzündungen des Mittelohres. Monatsschr. f. Ohrenheilk. u. Laryngo-Rhinol. 1895. — Oppikofer, E.: Jahresbericht der oto-laryngol. Klinik und Poliklinik Basel vom 1. Jan. 1901 bis 31. Dez. 1902. Zeitschr. f. Ohrenheilk. u. f. Krankh. d. Luftwege Bd. 47. 1904. — Derselbe (2): Über Entstehung des Mittelohrcholesteatoms auf den Boden der Ohrtuberkulose. Dtsch. med. Wochenschr. 1920. — Oppikofer und Siebenmann Jahresbericht der oto-laryngol. Klinik 1899—1900. Zeitschr. f. Ohrenheilk. u. f. Krankh

d. Luftwege. Bd. 40. 1902. — OSTMANN: Die Krankheiten des Gehörorgans unter den Volksschulkindern des Kreises Marburg. Arch. f. Ohren-, Nasen- u. Kehlkopfheilk. Bd. 54. 1902. — DERSELBE (2): Lehrb. d. Ohrenheilk. Leipzig: C. F. W. Vogel 1909. — PANSE, RUDOLF (1): Beiträge zur isolierten Erkrankung und Entfernung der Gehörknöchelchen. 6. Vers. d. dtsch. otol. Ges. 1897. — DERSELBE (2): STACKES Operationsmethode zur Freilegung des Mittelohrraumes. Arch. f. Ohren-, Nasen- u. Kehlkopfheilk. Bd. 34. 1893. — DERSELBE (3): Die Nachbehandlung der Mittelohrfreilegung. Zeitschr. f. Ohrenheilk. u. f. Krankh. d. Luftwege. Bd. 61, H. 2. — DERSELBE (4): Pathologische Anatomie des menschlichen Ohres. Leipzig 1912. — PASSOW, A. (1): Eine neue Transplantationsmethode für die Radikaloperation bei chronischen Eiterungen des Mittelohres. Berlin 1895. — DERSELBE (2): Gehörgangsplastik bei der Radikaloperation chronischer Mittelohreiterungen. Beitr. z. Ohrenheilkunde. LUCAES Festschrift. — PASSOW, A. und H. CLAUS: Anleitung zu den Operationen am Gehörorgan, an der Tonsille und in der Nase. Leipzig: Ambr. Barth 1920. — POLITZER, AD. (1): Zur pathologischen Anatomie der Trommelfelltrübungen. Österr. Zeitschr. f. prakt. Heilk. 1862. — DERSELBE (2): Klin. therap. Wochenschr. 1898. — DERSELBE (3): Das Cholesteatom des Gehörorgans vom anatomischen und klinischen Standpunkt. Wien. med. Wochenschr. 1891. — DERSELBE (4): Histologische Veränderungen der Mittelohrschleimhaut bei der chronischen Mittelohreiterung im Kindesalter. Moskauer internat. Kongr., Sektion 12a. 1897. — DERSELBE (5): Wien. med. Wochenschr. 1904. — DERSELBE (6): Über intraaurikuläre Transplantation THIERscher Hautlappen nach der operativen Freilegung der Mittelohrräume. Wien. klin. Wochenschr. 1904. H. 12. — DERSELBE (7): Atlas der Beleuchtungsbilder. — DERSELBE (8): Lehrbuch. 1908. — DERSELBE (9): Geschichte der Ohrenheilkunde. Stuttgart: Ferd. Enke 1913. — PREYSING. Zur Plastik bei und nach Ohroperationen. Med. Klinik 1910. Nr. 48. — PRITCHARD: Veränderungen im Amboß-Steigbügelgelenk durch chronische Mittelohreiterungen. 1897. — RAUCH, MAXIM: Von welchen Faktoren hängen die Hörresultate bei Radikaloperation ab. Monatsschr. f. Ohrenheilk. u. Laryngo-Rhinol. 1917. H. 7/8. — REINHARD (1). Vers. dtsch. Naturforsch. u. Ärzte. 1898. — DERSELBE (2): Beitrag zur Hammer-Amboßextraktion. Verhandl. d. dtsch. otol. Ges. 1899. — REINKING, FR: Über die Ausbreitung des Schleimhautepithels auf die Wundfläche nach Operationen am Mittelohr Zeitschr. f. Ohrenheilk. u. f. Krankh. d. Luftwege. Bd. 54. 1907. — RETHI, AURELIUS: Zur Technik der Plastik bei der Radikaloperation. Monatsschr. f. Ohrenheilk. u. Laryngo-Rhinol. 1912. H. 6. — RETJÖ, ALEXANDER: Erfahrungen bei der Lokalanästhesie der Ohroperationen. Monatsschr. f. Ohrenheilk. u. Laryngo-Rhinol. 1917. H. 3/4. — RICHTER, N. R.: Die Aufmeißlung des Ohres vom Gehörgang aus. Zeitschr. f. Hals-, Nasen- u. Ohrenheilk. Bd. 2, H. 3/4. 1922. — ROKITANSKY: Lehrb. d. pathol. Anat. Bd. 1. — RUMLER: Über Regeneration und Narbenbildung des Trommelfelles. Arch. f. Ohren-, Nasen- u. Kehlkopfheilk. Bd. 30. 1890. — RUPPERT, A. v. (1): Bericht über die während der Jahre 1891—1901 in der Münchener otiatrischen Klinik zur Ausführung gekommenen Totalaufmeißlungen. Zeitschr. f. Ohrenheill. u. f. Krankh. d. Luftwege. Bd. 54. 1907. — DERSELBE (2): Zur Behandlung und Prognose der chronischen Mittelohreiterung. Münch. med. Wochenschr. 1908. H. 21. — RUTTIN, ERICH (1): Zur tamponlosen Nachbehandlung mit Bemerkungen über die Ausheilung nach der Radikaloperation. Monatsschr. f Ohrenheilk. u. Laryngo-Rhinol. 1908. H. 3. — DERSELBE (2): Die Indikationen zur beiderseitiger Radikaloperation speziell in bezug auf das funktionelle Resultat (französisch). Ref.: Internat. Zentralbl. f. Ohrenheilk. Bd. 6, S. 368. 1908. — DERSELBE (3): Über latente Antrum- und Attikeiterungen. Österr.-otol. Ges. 24. Nov. 1919. Monatsschr. f Ohrenheilk. u. Laryngo-Rhinol. 1920. H. 2. — DERSELBE (4): Chronische Mittelohreierung mit Zerstörung der vorderen und unteren Gehörgangswand und Senkungsabsceß in den Pharynx. Österr. otol. Ges. Okt. 1912. Monatsschr. f. Ohrenheilk. u. Laryngo-Rhinol. 1922. H. 12. — DERSELBE (5): Ein neues Attikröhrchen. Österr. otol. Ges. März 1923. Monatsschr. f. Ohrenheilk. u. Laryngo-Rhinol. 1923. H. 5. — SAKAI, K.: Über periostale Knochenneubildung bei chronischen Mittelohrentzündungen. Beitr. z. Anat., Physiol., Pathol. u. Therapie d. Ohres, d. Nase u d. Halses. Bd. 19, H. 1/2. 1922. — SARAI, TATSUSABURO: Zur Kenntnis der postoperativen Pyocyaneus-Perichondritis der Ohrmuschel. Zeitschrift f. Ohrenheilk. u. f. Krankh. d. Luftwege. Bd 45. 1903. — SCHEIBE (1): Über eine neue Modifikation der Borsäurebehandlung bei gewöhnlicher chronischer Mittelohreiterung. Münch. med. Wochenschr. 1891. Nr. 14. — DERSELBE (2): Ein Beitrag zur Diagnose und Behandlung der Cholesteatombildung bei Otitis media pur. chron. Zeitschr. f. Ohrenheilk. u. f. Krankh. d. Luftwege. Bd. 26. 1895. — DERSELBE (3): Diskussionsbemerkung. Verhandl. d. dtsch. otol. Ges. 1897. — DERSELBE (4): Zur Ätiologie und Prophylaxe der Nekrose des Knochens im Verlauf der chronischen Mittelohreiterung. Zeitschr. f. Ohrenheilk. u. f. Krankh. d. Luftwege. Bd. 43. 1903. — DERSELBE (5): Münch. med. Wochenschr. 1906. Nr. 21. — DERSELBE (6): Was müssen wir von der konservativen Behandlung chronischer Mittelohreiterungen erwarten. Verhandl. d. dtsch. otol. Ges. 1908. — DERSELBE (7): 4 Fälle von chronischer Mittelohreiterung mit randständiger Perforation, Vernarbung derselben und zeitweise auftretenden rostbraunen Ausfluß. Monatsschr. f.

Ohrenheilk. u. Laryngo-Rhinol. 1910. H. 3. — Derselbe (8): F. Bezolds Sektionsberichte. Sektionsberichte über 73 letale Fälle von Mittelohreiterung. Würzburg 1915. — Derselbe (9): Die Lebensgefährlichkeit der verschiedenen Formen von Mittelohreiterungen mit Berücksichtigung ihrer Behandlung und des Lebensalters. Zeitschr. f. Ohrenheilk. u. f. Krankh. d. Luftwege. Bd. 75. 1917. — Schlittler, Emil (1): Die Lebensgefährlichkeit der verschiedenen Formen der Mittelohreiterung. Berlin: Julius Springer 1921. — Derselbe (2): Die Diagnose des Mittelohrcholesteatoms. Schweiz. med. Wochenschr. 1921. — Schmiegelow: Beiträge zur Frage von den Perforationen in der Membrana flaccida Shrapn. Zeitschr. f. Ohrenheilk. u. f. Krankh. d. Luftwege. Bd. 21. 1890. — Schönemann, A.: Zur Erhaltung des schalleitenden Apparates bei der Radikaloperation. Dtsch. otol. Ges. 1906. — Derselbe (2): Über den Einfluß der Radikaloperation auf das Gehörvermögen. Korresp.-Bl. f. Schweizer Ärzte 1906. — Schötz, W. (1): Epidermiscysten nach Transplantationen in Radikaloperationshöhlen. Zeitschr. f. Ohrenheilk. u. f. Krankh. d. Luftwege. Bd. 56. 1908. — Derselbe (2): Histologischer Befund an den Gehörknöchelchen bei nicht tuberkulöser chron. Otorrhöe. Zeitschr. f. Ohrenheilk. u. f. Krankh. d. Luftwege 1908. — Derselbe (3): Cholesteatom und Adhäsivprozeß. Arch. f. Ohren-, Nasen- u. Kehlkopfheilk. Bd. 83, S. 293. 1911. — Schröder, W.: 130 Hammer-Amboßextraktionen, ein Beitrag zur Behandlung der chronischen Mittelohreiterungen. Arch. f. Ohren-, Nasen- u. Kehlkopfheilk. 1900. — Schulz, Rudolf: Über Geschmackstörungen bei Mittelohraffektionen. Arch. f. Ohren-, Nasen- u. Kehlkopfheilk. Bd. 79. 1909. — Schulze, Walter: Untersuchungen über die Caries der Gehörknöchelchen. Arch. f. Ohren-, Nasen- u. Kehlkopfheilk. 1904. — Schwartze (1): Pathologische Anatomie des Ohres. 1878. — Derselbe (2): Lehrb. d. chirurgischen Krankheiten des Ohres. 1885. — Derselbe (3): Cholesteatoma verum squamae ossis temporum. Arch. f. Ohren-, Nasen- u. Kehlkopfheilk. Bd. 41. 1896. — Derselbe (4): Über die Caries der Ossicula auditus. Arch. f. Ohren-, Nasen- u. Kehlkopfheilk. Bd. 41. 1896. — Derselbe (5): Histologische Notiz über Cholesteatom des Schläfenbeins. Arch. f. (Ohren-, Nasen- u. Kehlkopfheilk. Bd. 54. 1902. — Siebenmann, Fr. (1): Berl. klin. Wochenschr. 1891. Nr. 1 u. 2 — Derselbe (2): Weitere Beiträge zur Ätiologie und Therapie des Mittelohrcholesteatoms. Berl. klin. Wochenschr 1893. Nr. 33. — Derselbe (3): Die Radikaloperation des Cholesteatoms mittels Anlegung breiter permanenter Öffnungen gleichzeitig gegen den Gehörgang und gegen die retroaurikuläre Region. Berl. klin. Wochenschr. 1893. — Derselbe (4): Beiträge zur Ätiologie des Mittelohrcholesteatoms. 27. Vers. dtsch. Naturforsch. u. Ärzte 1895. — Derselbe (5): Über die Knorpelresektion, eine neue Modifizierung des Körnerschen Verfahrens bei der Cholesteatomoperation. Zeitschr. f. Ohrenheilk. u. f. Krankh. d. Luftwege. Bd. 33. 1898. — Derselbe (6): Hörverbesserung nach Borsäureeinsufflation. Verhandl. d. dtsch. otol. Ges. 1899. — Siemens, S. Leopold: Neue Plastik bei der Radikaloperation. Monatsschr. f. Ohrenheilk. u. Laryngo-Rhinol. 1920. H. 2. Niederländ. Verein f. Hals- Nasen-Ohrenheilk. Nov. 1917. — Sondermann: Über Saugtherapie bei Ohrerkrankungen. Arch. f. Ohren-, Nasen- u. Kehlkopfheilk. Bd. 64. 1905. — Sonnenkalb: Die Röntgendiagnostik des Nasen- und Ohrenarztes. Jena 1914. — Sonntag (1): Zur pathologischen Anatomie des Schläfenbeins. Monatsschr. f. Ohrenheilk. u. Laryngo-Rhinol. 1902. — Derselbe (2): Die Nachbehandlung der Radikaloperation. Sammelref. Internat. Zentralbl. f. Ohrenheilk. Bd. 4, S. 113. 1906. — Derselbe (3): Nachbehandlung der Totalaufmeißlung ohne Tamponade. Beitr. z. Anat., Physiol., Pathol. u. Therapie d. Ohres, d. Nase u. d. Halses. Bd. 1. 1908. — Sporleder: Jahresbericht. Zeitschr. f. Ohrenheilk. u. f. Krankh. d. Luftwege Bd. 37. 1900. — Stacke, Ludwig (1): Verhandl. d. 10. internat. med. Kongr. in Berlin 1890 und 64. Vers. dtsch. Naturforsch. u. Ärzte in Halle 1891. — Derselbe (2): Indikationen betreffend die Excision von Hammer und Amboß. Ref. in der otol. Sektion d. internat. med. Kongr. Berlin 1891. Arch. f. Ohren-, Nasen- u. Kehlkopfheilk. Bd. 31. 1891. — Derselbe (3): Weitere Mitteilung über die operative Freilegung der Mittelohrräume durch Ablösen der Ohrmuschel. 64. Vers. dtsch. Naturforsch. u. Ärzte 1891. — Derselbe (4): Über eine Methode der Plastik zur Deckung der bei der operativen Freilegung der Mittelohrräume entblößten Knochenfläche. Verhandl. d. dtsch. otol. Ges. 1895. — Derselbe (5): Operative Freilegung der Mittelohrräume nach Ablösung der Ohrmuschel als Radikaloperation zur Heilung veralteter chronischer Mittelohreiterungen, der Caries der Nekrose und des Cholesteatoms des Schläfenbeins. Tübingen 1897. — Derselbe (6): Über konservative Radikaloperation. Verhandl. d. dtsch. otol. Ges. 1911 und Dtsch. med. Wochenschr. 1911. Nr. 35. — Stein: Die Nachbehandlung der Totalaufmeißlung ohne Tamponade. Arch. f. Ohren-, Nasen- u. Kehlkopfheilk. Bd. 70. 1907. — Stein: Zur Hyperostose des Felsenbeins. Zeitschr. f. Ohrenheilk. u. f. Krankh. d. Luftwege. Bd. 26. — Steinbrügge, H.: Zur Hyperostose des Felsenbeins. Zeitschr. f. Ohrenheilk. u. f. Krankh. d. Luftwege. Bd. 26. 1895. — Stenvers, W.: Über die Technik der Röntgenologie von Augenhöhle und Felsenbein. Arch. f. Ohren-, Nasen- u. Kehlkopfheilk. Bd. 103. 1919. — Streit, Hermann: Über die operative Freilegung von Antrum und Kuppelraum mit Erhaltung des Trommelfells und der Gehörknöchelchen. Monatsschr. f. Ohrenheilk. u. Laryngo-Rhinol. 1910. H. 11. — Suckstorff: Zur Pathologie u. Terapie d. chron. Mittelohreiterungen. Zeitschr. f. Ohrenheilk. u. f.

Krankh. d. Luftwege. 45. 1903. — Szasz, Tibor: Röntgentherapie der Schleimhauteiterung der Tuba Eustachii. Ref.: Zentralbl. f. Hals-, Nasen- u. Ohrenheilk. Bd. 1, 12. — Thies, Fritz und Karl: Behandlung der chronischen Mittelohreiterung durch Freilegung der Mittelohrräume vom Gehörgang. Ges. sächs. thüring. Ohren- und Kehlkopfärzte. Nov. 1912. Arch. f. Ohren-, Nasen- u. Kehlkopfheilk. Bd. 97. 1915. — Tiefenthal: Zur Anästhesierung des Trommelfells und der Paukenhöhle. Münch. med. Wochenschr. Bd. 56, Nr. 13. Monatsschr. f. Ohrenheilk. u. Laryngo-Rhinol. 1909. H. 12, S. 942. — Torrigiani, C. A.: Über den Einfluß der Radikaloperation auf die Hörschärfe. Ref.: Monatsschr. f. Ohrenheilk. u. Laryngo-Rhinol. 1912. H. 1. — Trautmann, F.: Die persistente retroaurikuläre Öffnung nach Radikaloperation und plastischer Verschluß derselben. Arch. f. Ohren-, Nasen- u. Kehlkopfheilk. Bd. 48. 1899. — v. Tröltsch: Lehrb. d. Ohrenheilk. Leipzig: Hirzel. — Uffenorde, W.: Beiträge zur Pathogenese des sekundären Cholesteatoms. Verhandl. d. otol. Ges. 1910. — Derselbe(2): Die Lokalanästhesie in der Oto-Rhino-Laryngologie. Zeitschr. f. Ohrenheilk. u. f. Krankh. d. Luftwege. Bd. 68. 1913. — Derselbe(3): Das in der Göttinger Ohrenklinik übliche Verfahren der Mastoidoperation. Zeitschr. f. Ohrenheilk. u. f. Krankh. d. Luftwege. Bd. 71. H. 1/2 1914. — Derselbe (4): Dürfen wir die Fälle von chronischer Mittelohreiterung mit zentraler Perforation ohne Einschränkung als harmlos auffassen? Zeitschr. f. Ohrenheilk. u. f. Krankh d Luftwege. Bd. 81. 1921. — Ulrich: Zwei Beiträge zur Genese des Mittelohrcholesteatoms. Zeitschr. f. Ohrenheilk. u. Laryngo-Rhinol. Bd. 57. 1909. — Urbantschitsch, E. (1): Über einen Fall von scheinbar behaarten Mittelohrpolyp mit zentralem Cholesteatom bei vollständig eiterlosem Verlauf. Monatsschr. f. Ohrenheilk. u. Laryngo-Rhinol. 1909. H. 4. — Derselbe(2): Radikaloperation mit Erhaltung von Trommelfell und Gehörknöchelchen. Monatsschr. f. Ohrenheilk. u. Laryngo-Rhinol. 1903. S. 664. — Derselbe (3): Tubeneiterungen. Monatsschrift f. Ohrenheilk. u. Laryngo-Rhinol. 1909. H. 7. — Derselbe (4): Österr. otol. Ges. Okt. 1909. Monatsschr. f. Ohrenheilk. u. Laryngo-Rhinol. 1909. H. 11, S. 822. — Derselbe (5): Die Bedeutung der Behandlung der Eustachischen Röhre bei chronischer und rezidivierender Otorrhöe. Zeitschr. f. Ohrenheilk u. f. Krankh. d. Luftwege. Bd. 62. 1911. — Derselbe(6): Wien. med. Wochenschr. 1910. Nr. 2. — Derselbe (7): Über Verengerung und Heilung abnorm weiter Ohrtrompeten. Monatsschr. f. Ohrenheilk. u. Laryngo-Rhinol. 1917. H. 11/12. — Urbantschitsch, Viktor (1): Über Störungen des Gedächtnisses infolge von Erkrankungen des Ohres. Monatsschr. f. Ohrenheilk. u. Laryngo-Rhinol. 1907. H. 3/4. — Derselbe (2): Lehrb. d. Ohrenheilk. Berlin-Wien: Urban & Schwarzenberg 1910. — Vogt, Emil: Über Dauererfolge bei der konservativen Behandlung der Otitis media chronica purulenta. Zeitschr. f. Ohrenheilk. u. Laryngo-Rhinol. Bd. 58. 1909. — Vulpius, Walter: Bemerkungen zu Stackes Operation. Arch. f. Ohren-, Nasen- u. Kehlkopfheilk. Bd. 38. 1895. — Walb (1): 62. Vers. dtsch. Naturforsch. u. Ärzte. 1889. Diskussionsbem. — Derselbe (2): Konservativ oder radikal. 3. Vers. d. dtsch. otol. Ges. 1894. — Wagner, F.: Hörbefund vor und nach der Radikaloperation. Zeitschr. f. Ohrenheilk. u. f. Krankh. d. Luftwege. Bd. 34. 1899. — Wagener: Kristall- und Riesenzellenbildung bei Mittelohreiterungen. Verhandl. d. dtsch. otol. Ges. 1907. — Walter, Wilhelm (Malmö): Das funktionelle Resultat der Totalaufmeißlung der Mittelohrräume. Ref.: Monatsschrift f. Ohrenheilk. u. Laryngo-Rhinol. 1912. H. 3. — Welty: Bericht über mein Verfahren der Thiersschen Transplantation im Anschluß an die Radikaloperation. Arch. f. Ohren-, Nasen- u. Kehlkopfheilk. Bd. 87. 1912. — Wendt: Desquamative Entzündung des Mittelohres. Arch. f. Heilk. Bd. 14. — Widal: Der Schmerz bei der Nachbehandlung mit Borsäure. Ann. des maladies de l'oreille an. 1906. Ref.: Internat. Zentralbl. f. Ohrenheilkunde. Bd. 4, S. 415. 1906. — Wirchow: Archiv Bd. 8. 1855. — Winkler, Ernst: Über retroaurikuläre Öffnungen nach ausgeführter Totalaufmeißlung und Plastik derselben. Arch. f. Ohren-, Nasen- u. Kehlkopfheilk. Bd. 75. 1918. — Wittmaack (1): Beiträge zur pathologischen Anatomie des Gehörorgans. Zeitschr. f. Ohrenheilk. u. f. Krankh. d. Luftwege. Bd. 47. 1904. — Derselbe (2): Zur Frage des Tubenabschlusses bei Radikaloperation. Verhandl. d. dtsch. otol. Ges. 1910. — Derselbe (3): Trommelfeldbild und Pneumatisation. Beitr. z. Anat., Physiol., Pathol. u. Therapie d. Ohres, d. Nase u. d. Halses. Bd. 9. 1917. — Derselbe (5): Über die normale und pathologische Pneumatisation des Schläfenbeins einschließlich ihrer Beziehungen zu den Mittelohrerkrankungen. Jena: Gust. Fischer 1918. — Derselbe (6): Die Perforatio membr. Shrapnelli sine cholest. Arch. f. Ohren-, Nasen- u. Kehlkopfheilk. Bd. 104. 1919. — Derselbe(7): Zur Technik, Komplikation und Indikation der Radikaloperation. Zeitschr. f. Hals-, Nasen- u. Ohrenheilk. Bd. 1. 1922. — Wodak, Ernst (1): Zur Digitalistherapie Radikaloperierter sowie chronischer Otorrhöen. Arch. f. Ohren-, Nasen- u. Kehlkopfheilk. Bd. 101. 1918. — Derselbe (2): Zur medikamentösen Behandlung der Mittelohreiterungen. Monatsschr. f. Ohrenheilk. u. Laryngo-Rhinol. 1918. H. 5/6. — Derselbe (3): Betrachtungen zur Lokalanästhesie in der Otochirurgie. Monatsschr. f. Ohrenheilk. u. Laryngo-Rhinol. 1920. H. 7. — Yankauer-Sydney: Die konservative Behandlung der chronischen Mittelohreiterung. 9. internat. Kongr. 1912. Zeitschr. f. Ohrenheilk. u. f. Krankh. d. Luftwege. Bd. 66, S. 353. — Zange, Joh.: Über die Beziehung entzündlicher Veränderungen im Labyrinth zur Degeneration

in seinem Nervenapparat.   Arch. f. Ohren-, Nasen- u. Kehlkopfheilk. Bd. 90. 1914. —
Zarniko, Carl: Über die offene Wundbehandlung (tamponlose Nachbehandlung) in der
Ohren- und Nasenheilkunde. Zeitschr. f. Ohrenheilk. u. f. Krankh. d. Luftwege. Bd. 75.
1907. — Zaufal (1): 12. Sitzung d. Vereins d. dtsch. Ärzte in Prag 30. 4. 1890. Über die
operative Behandlung des Cholesteatoms der Paukenhöhle und ihrer Nebenräume. —
Derselbe (2): Technik der Trepanation des Processus mastoideus nach Küsterschen
Grundsätzen. 10. Vers. süddtsch. u. schweizerisch. Ohrenärzte. Nürnberg 1890. — Derselbe (3): Zur Geschichte und Technik der operativen Freilegung der Mittelohrräume.
Arch. f. Ohren-, Nasen- u. Kehlkopfheilk. Bd. 37. 1894. — Zeroni (1): Über Cholesteatome
in Ohrpolypen. Arch. f. Ohren-, Nasen- u. Kehlkopfheilk. Bd. 42. 1897. — Derselbe (2):
Beitrag zur Kenntnis der Heilungsvorgänge nach der operativen Freilegung der Mittelohrräume. Arch. f. Ohren-, Nasen- u. Kehlkopfheilk. Bd. 45. 1898. — Derselbe (3): Ein
neues Instrument zur Amboßextraktion vom äußeren Gehörgang. Arch. f. Ohren-, Nasen-
u. Kehlkopfheilk. Bd. 48. 1900.

Anhang.

Diagnose, Prognose und Therapie
der otogenen Facialislähmung.

Von

Th. Nühsmann-Halle a. S.

Mit 6 Abbildungen.

Wenn Lähmungen des N. facialis auch bei *allen* entzündlichen Ohrerkrankungen vorkommen können, bei der akuten Otitis media ebenso wie bei der
chronischen und den entzündlichen Labyrinthaffektionen, eine Tatsache, welche
sich aus den hier als bekannt vorausgesetzten engen anatomischen Beziehungen
dieses Nerven zum Gehörorgan ohne weiteres ergibt, so rechtfertigt sich
ihre Besprechung *im Anschluß an die chronische Mittelohrentzündung* durch den
Umstand, daß sie *hierbei* bei weitem *am häufigsten* zur Beobachtung kommen.
Die hauptsächlichsten Ursachen sind einerseits das „*Cholesteatom*", welches
durch sein usurierendes Wachstum den knöchernen Kanal des Facialis zerstört
und auf diese Weise ein Übergreifen der Entzündung oder Eiterung des Mittelohres auf den Nerven begünstigt oder ihn auch durch Druck schädigt, andererseits die *operative Verletzung* desselben bei der Radikaloperation des Mittel-
und Innenohres. In dem Verhältnis der beiden genannten Ursachen zueinander
ist zweifellos mit der Zeit eine erfreuliche Änderung insofern zu verzeichnen, als
die operativen Verletzungen, welche trotz Fehlens genauerer statistischer Angaben in der ersten operativen Ära einen recht beachtlichen Prozentsatz dar-
stellten, mit zunehmender Übung und Erfahrung immer seltener geworden sind,
was auch darin zum Ausdruck kommt, daß der Stackesche Facialisschützer
heute wohl nur noch ein Instrument von historischer Bedeutung darstellt.
Die Fälle, in denen es jetzt noch gelegentlich zu einer Verletzung des Facialis
kommt, sind zumeist auf mangelhafte technische Übung von Anfängern oder
abnorme anatomische Verhältnisse bzw. pathologische Brüchigkeit des Knochens
zurückzuführen. Schwer zu vermeiden sind manchmal Läsionen des Nerven
bei radikalen Labyrintheingriffen und Felsenbeinoperationen nach Schädelbasisfrakturen, ferner bei Bulbusfreilegungen usw., wo aber dann gewöhnlich
die vitale Indikation die Rücksicht auf den Nerven und seine Funktion in den
Hintergrund drängt.

Diagnose.

Da es sich bei den otogenen Lähmungen des N. facialis ausnahmslos um Schädigungen handelt, die den *Stamm des Nerven* während seines Verlaufs durch das Felsenbein vom Porus acusticus internus bis zum Foramen stylomastoideum treffen (die zentralen Lähmungen z. B. beim Hirnabsceß können hier außer Betracht gelassen werden) und da demgemäß diese Lähmungen mit einem teilweisen oder vollständigen Funktionsausfall der gesamten gleichseitigen mimischen Gesichtsmuskulatur einhergehen, so ist die Diagnose meist außerordentlich leicht. Nur ganz leichte Paresen, wie sie vielleicht durch ein geringfügiges Ödem des Nerven im Verlaufe akuter Entzündungen oder durch zu feste Tamponade nach Radikaloperation bei bloßliegendem bzw. freigelegtem Nerven vorkommen, können gelegentlich übersehen werden, wenn man eine genauere Prüfung unterläßt. Immerhin dürfte es in vielen Fällen nicht nur von rein wissenschaftlichem, sondern auch von praktischem Interesse sein, bei eingetretener Lähmung *den genaueren Sitz der Leitungsunterbrechung* festzustellen. Die Anhaltspunkte dafür ergeben sich aus den engeren anatomischen und funktionellen Beziehungen des Facialis zu benachbarten Nerven, auf die deshalb kurz zurückgegriffen werden muß.

Bekanntlich ist der Facialis nicht nur ein rein motorischer Nerv, sondern er führt auch *sekretorische* Fasern für die Schweiß-, Speichel- und Tränendrüsen der gleichen Kopfseite. Außerdem begleiten ihn streckenweise zentripetale Fasern — sog. *Geschmacksfasern* — für die vorderen Zweidrittel der gleichen Zungenhälfte.

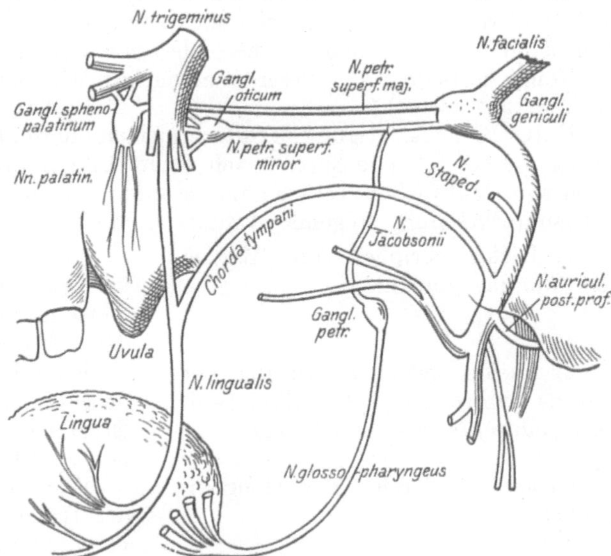

Abb. 1. Schema des Facialisverlaufes und seiner Verbindungen mit Nachbarnerven. (Nach LEUBE.)

Mit *motorischen* Zweigen versorgt der Nerv die sämtlichen gleichseitigen Gesichtsmuskeln und rudimentären Ohrmuskeln, außerdem den M. buccinator, M. stylohyoideus und hinteren Bauch des M. digastricus, endlich einen Teil des Platysma und vom Canalis facialis aus in der Paukenhöhle den M. stapedius.

Die Frage, ob auch der *weiche Gaumen* vom Facialis innerviert wird, muß dahin beantwortet werden, daß dies in der Regel sicherlich nicht geschieht. Jedenfalls findet man bei seiner Lähmung im allgemeinen die Funktion des weichen Gaumens nicht beeinträchtigt. Andererseits liegen sichere Beobachtungen vor, daß sich bei Facialiskrämpfen und beim Tic konvulsiv der weiche Gaumen an den Zuckungen beteiligte. Dies läßt sich wohl kaum anders erklären, als daß sich in solchen Fällen motorische Fasern des Facialis auf dem Wege über den N. petrosus superfacialis major und das Ganglion sphenopalatinum den Nn. palatini beigesellt haben.

Die Fasern für die *Speichelsekretion* verlaufen vom Canalis facialis aus mit der Chorda tympani zum N. lingualis (trigeminus). Ihr Ursprungsgebiet ist jedoch nicht im Facialiskern, sondern im Glossopharyngeuskern anzunehmen, aus welchem sie durch den N. intermedius dem Facialisstamm zugeleitet werden.

Die *Tränensekretionsfasern* trennen sich im Ganglion geniculi vom Facialis und verlaufen über den N. petrosus superficialis major, das Ganglion spheno-palatinum und den N. subcutaneus malae zum N. lacrimalis trigemini (Köster).

Die zentrifugalen *Geschmacksfasern* gelangen auf dem Wege der Chorda tympani zum Facialis und begleiten ihn bis zum Ganglion geniculi. Von hier aus kann der Verlauf sich verschieden gestalten: Entweder gehen sie auf dem Wege über den N. petrosus superficialis major — Ganglion sphenopalatinum oder über den N. petrosus superficialis minor — Ganglion oticum zum Trigeminus zurück oder über den N. petrosus superficialis minor — N. Jacobsonii (Plexus tympanicus) — Ganglion petrosum zum Glossopharyngeus. In einzelnen Fällen endlich können sie durch den N. intermedius, ohne die geschilderten Umwege zu machen, direkt in den Glossopharyngeuskern übergehen.

Es verdient bemerkt zu werden, daß in den peripheren Partien des Nerven, d. h. außerhalb des Felsenbeins, noch zahlreiche Anastomosen des Facialis mit dem Trigeminus bestehen, so besonders mit dem N. auriculo-temporalis. Auf die fragliche Bedeutung dieser Anastomosen wird später noch einzugehen sein (vgl. S. 281 unten).

Unter Berücksichtigung der geschilderten anatomischen Verhältnisse, welche durch die vorstehende Skizze nach einem Bild Leubes besser als durch jeden noch so ausführlichen Text ergänzt werden, lassen sich für den Sitz einer Leitungsunterbrechung folgende Anhaltspunkte geben:

1. Läsion peripher vom Abgang der Chorda tympani.

Motorische Lähmung sämtlicher vom Facialis versorgten Muskeln (komplette motorische Lähmung). Störung der Schweißsekretion.

2. Läsion zwischen Abgang der Chorda tympani und Ganglion geniculi *(häufigste otogene Läsion)*.

Komplette motorische Lähmung, Störung der Schweißsekretion und Geschmacksstörung. Öfters Störung der Speichelsekretion.

3. Läsion im Bereich des Ganglion geniculi.

Wie unter 2, außerdem Störung der Tränensekretion, meist Acusticus-beteiligung.

4. Läsion zwischen Ganglion geniculi und Austritt des Nerven an der Gehirnbasis (z. B. im Porus acusticus internus bei Labyrinthitis und Labyrinthresektion).

Wie unter 3, doch *fehlt hier* in den Fällen, wo die Geschmacksfasern nicht im N. intermedius verlaufen, *die Geschmacksstörung*.

Prognose und Prophylaxe.

Die *Prognose* einer otogenen Facialislähmung ist in hohem Maße abhängig einmal von dem *Grade* der Lähmung und dem *Zeitpunkt* ihres Auftretens und ferner von der ihr zugrundeliegenden *Ursache*. Der erste Punkt bedarf kaum einer eingehenderen Begründung, denn es ist klar, daß beim Vorliegen einer nicht vollständigen peripheren Lähmung (Parese) der Nerv noch nicht gänzlich durchtrennt oder zerstört sein kann, daß also nur entzündliche Veränderungen oder Druckwirkung am Ort der Leitungsstörung in Frage kommen. Gelingt es in solchen Fällen, die Entzündung oder die Ursache des Druckes zu beseitigen, so darf mit der Wiederherstellung des Nerven und seiner Funktion in absehbarer Zeit gerechnet werden. Diese Tatsache hat ja auch der otogenen Facialisparese einen bestimmenden Einfluß bezüglich der Indikationsstellung zu operativem Vorgehen bei otitischen Prozessen gegeben. Bei frischer akuter Otitis mit fehlendem oder mangelhaftem Abfluß kann, wie eigene Beobachtung in mehreren Fällen zeigte, schon die Paracentese genügen, um Druckentlastung, Stillstand der Entzündung des Nerven und schnellen Rückgang der Lähmungserscheinungen herbeizuführen. Daß in derartigen Fällen und bei einem derartigen Verlauf *Dehiscenzen des Facialiskanals* im Bereich der Paukenhöhle die Prädisposition für eine Beteiligung des Nerven abgegeben haben, scheint sehr naheliegend. Etwas ernster sind schon die Paresen zu beurteilen, welche nach ausgiebiger Paracentese noch fortschreiten. Hier dürfte es zweckmäßig sein, selbst bei Fehlen sonstiger auf Beteiligung des Warzenfortsatzes hindeutender Symptome die Entlastung durch Antrotomie herbeizuführen.

Von den *chronischen* Mittelohrprozessen führen, von ganz seltenen Ausnahmen abgesehen, nur die *chronischen Otitiden mit randständiger Perforation* zu einer Beteiligung des Facialis, und zwar meist die mit *Cholesteatombildung* einhergehenden. Man darf hier aber nach eigenen Erfahrungen noch einen gewissen Unterschied machen zwischen den sog. trockenen Cholesteatomen, bei denen eine Eiterung fehlt, und denjenigen, welche jauchig zerfallen sind und eine hartnäckige fötide Sekretion unterhalten. Bei den trockenen Cholesteatomen, wo lediglich eine usurierende Druckwirkung angenommen werden kann, genügt bisweilen die instrumentelle oder durch Paukenröhrchenspülungen herbeigeführte Entfernung der Epidermismassen, um den Mittelohrprozeß zur Ausheilung und die Lähmung zum Rückgang zu bringen. Allerdings wird man sich zu einer konservativen Behandlung auch in diesen Fällen nur verstehen, wenn die Lähmung erst kurze Zeit besteht und man mit einer nur teilweisen Schädigung des Nerven rechnen darf. Besteht sie schon längere Zeit, so ist auch hier wie bei allen Facialislähmungen im Verlauf chronischer *Eiterungen* eine strikte Indikation zur Radikaloperation aus prognostischen Gründen gegeben.

Von großer Wichtigkeit ist bei Cholesteatomeiterungen mit Facialislähmung die Feststellung, ob nicht bereits eine *Labyrinthkomplikation* vorliegt und *erst diese den Facialis in Mitleidenschaft gezogen hat.* Hier kann neben der Prüfung der akustischen und vestibulären Funktion des Ohres die genauere Lokalisation des Sitzes der Leitungsunterbrechung gemäß den auf Seite 270 angegebenen Anhaltspunkten von Bedeutung werden, sofern wenigstens die *Schädigung des Nerven im Porus acusticus internus* erfolgt ist. Man nehme z. B. einmal an, daß sich an eine chronische Cholesteatomeiterung eine akute Labyrinthitis angeschlossen hätte und erst im weiteren Verlaufe derselben eine Facialislähmung eintreten würde. Könnte man in einem solchen Falle feststellen, daß neben einer kompletten peripheren motorischen Lähmung auch die *Tränensekretion gestört ist, eine Geschmacksstörung dagegen nicht vorliegt,* so würde dieser Befund besagen, daß die *Leitungsunterbrechung nur im Porus acusticus internus* gelegen sein kann. Das würde aber nichts Geringeres bedeuten, als daß die akute Infektion *bereits bis hierhin vorgedrungen* und damit die gefürchtetste Komplikation, die Meningitis, in äußerst bedrohliche Nähe gerückt ist. Man könnte dann durch sofortige radikale Inangriffnahme des Labyrinthes selbst im akutesten Stadium der Labyrinthitis mit Freilegung des Porus acusticus internus unmittelbar lebensrettend wirken und auf das Abwarten der ersten meningitischen Reizerscheinungen im Liquor, welches stets einen recht mißlichen Notbehelf darstellt, verzichten.

Auch bei Facialislähmungen, welche sich *im Anschluß an operative Eingriffe,* Radikaloperation, Labyrinthresektion, Bulbusoperation einstellen, ist prognostisch die Art und der Zeitpunkt ihres Entstehens von Wichtigkeit. Es ist kein so seltenes Vorkommnis, daß eine Lähmung des Nerven erst ein oder mehrere Tage nach dem Eingriff auftritt oder aus dem paretischen in das paralytische Stadium übergeht. Fehlt dann eine Labyrinthkomplikation, so kann die Schädigung des Facialis durch unbeabsichtigte Freilegung, Quetschung, Zerrung (z. B. bei der Tandlerschen Bulbusoperation) oder auch durch Entzündung oder Tamponadedruck bedingt sein. Immer dürfte es in solchen Fällen geraten sein, die Wundhöhle und besonders *die Facialisgegend einer genaueren Revision daraufhin zu unterziehen*, ob nicht eine Quetschung des Nerven durch eine eingedrückte Knochenlamelle bei Glättung des Sporns verursacht ist. Zum mindesten ist ein Wechsel der Tampons und lockere neue Tamponade erforderlich. Ist *während der Operation* oder unmittelbar nach ihrer Beendigung eine komplette Facialisparalyse nachweisbar, die vorher fehlte, so ist nach den vorliegenden Erfahrungen an einer erheblichen Verletzung oder gar völligen Durchtrennung des Nerven kaum noch zu zweifeln. Damit ist aber die Prognose ganz erheblich getrübt, und es erhebt sich die Frage, wie man sich in solchen Fällen verhalten soll, um die Aussichten für eine Wiederherstellung des Nerven und seiner Funktion so günstig als möglich zu gestalten.

Es darf heute wohl mit aller Bestimmtheit angenommen werden, daß in einem nicht unbeträchtlichen Prozentsatz von operativ entstandenen Facialisschädigungen eine dauernde Entstellung vermieden oder doch gemildert worden wäre, wenn man nicht ohne weiteres resigniert, sondern konsequent versucht hätte, den Schaden wieder gut zu machen. Diese Annahme stützt sich sowohl auf die experimentellen Erfahrungen über die enorme Regenerationsfähigkeit des Facialis, welche insbesondere bei Hunden von Schiff, Manasse, Barrago-Ciarelli, Kölliker u. a. gemacht wurden, als auch auf zahlreiche klinische Beobachtungen, welche bewiesen haben, daß ein sicher völlig durchtrennter Facialis noch monate- und jahrelang nach der Läsion wieder funktionsfähig werden konnte. Von den klinischen Beobachtungen ist besonders ein Fall Bezolds zu erwähnen, in welchem trotz Ausstoßung eines großen Labyrinthsequesters, der einen beträchtlichen Teil des Canalis Fallopii enthielt, keine dauernde Lähmung des Nerven zurückblieb. Desgleichen gehört ein Fall Vohsens hierher, bei dem eine operativ entstandene Facialisparalyse noch nach 7 Jahren spontan zur Heilung kam. Als besonders beweiskräftig wird jedoch ein Fall von Stacke angegeben: Dieser Autor hatte gelegentlich einer Radikaloperation den bereits geschädigten Facialis mit dem scharfen Löffel völlig durchtrennt, die beiden Enden aus dem Fallopischen Kanal herausgehebelt und nach Säuberung von Granulationen und Narbengewebe ohne Naht in den Kanal zurück- und aneinander gelagert. Das Resultat war, daß nach ca. 2 Jahren die Funktion des Nerven wiederhergestellt war.

Diese Tatsachen, welche für die außerordentliche Regenerationsfähigkeit des Facialis auch beim Menschen sprechen, müssen für das primärtherapeutische, d. h. prophylaktische Handeln die Richtlinien geben. Sie lassen sich ganz kurz dahin zusammenfassen, daß es Pflicht ist, bei operativem Mißgeschick, oder, falls man bei bereits bestehender Facialislähmung eine Dislokation getrennter Nervenenden feststellen kann, diese durch genügende Freilegung soweit einander zu nähern, als es irgend möglich ist, am besten natürlich miteinander zu vereinigen. Gelingt es, die Nervenenden in dem zur Halbrinne gestalteten Fallopischen Kanal aneinander zu lagern, so kann man sogar auf eine Naht verzichten, muß nur Sorge tragen, daß bei der Tamponade und beim späteren Verbandwechsel keine Verschiebung der Enden erfolgt. Vielleicht dürfte es gelingen, bei genauer Beachtung dieser Regeln in Zukunft noch dann und wann die unangenehmen Folgen dauernder Facialislähmung zu vermeiden.

Bei den bisher besprochenen Fällen von Facialislähmung hat es sich in der Hauptsache um Fälle gehandelt, in welchen man die Entwicklung der Lähmung beobachten, oder aber aus der Art der Entwicklung (langsames Entstehen) gewisse Rückschlüsse auf den Grad und die Ursache der Schädigung ziehen konnte. Leider stellen diese Fälle, welche einzig und allein die Anwendung prophylaktisch-therapeutischer Maßnahmen und infolgedessen eine nicht absolut ungünstige Prognose gestatten, die Minderzahl dar; in der Mehrzahl bekommt man Facialislähmungen auch heute noch im Stadium kompletter Paralyse oder erst nach längerem Bestehen zu Gesicht. Die Frage nach der mutmaßlichen Ursache und die Entscheidung, ob es sich um reparable oder bereits irreparable Schädigung am Nerven, um nur entzündliche Prozesse oder völlige Durchtrennung handelt, ist dann schon schwieriger zu beantworten. Man ist dann im wesentlichen auf das Verhalten der vom gelähmten Facialis versorgten

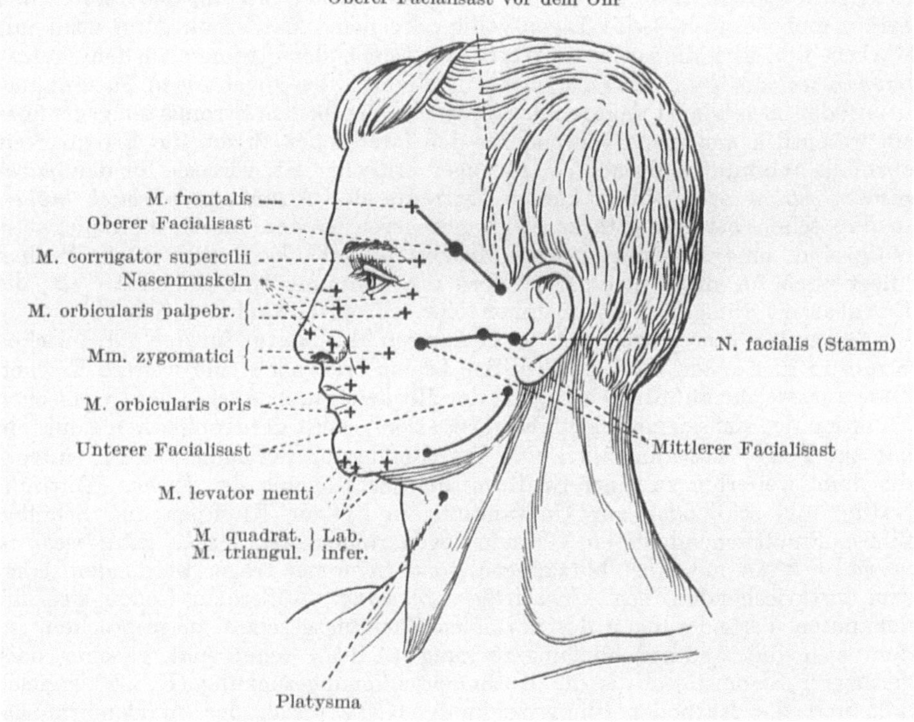

Abb. 2. Reizpunkte im Facialisgebiet.
+ Muskelreizpunkte (direkte Erregung). ● Nervenreizpunkte (indirekte Erregung). (Nach Erb.)

Muskulatur gegenüber dem elektrischen Strom angewiesen, und da diesem Verhalten nicht nur in diagnostischer und prognostischer Beziehung, sondern auch bezüglich der Indikation zu den später zu erörternden chirurgisch-therapeutischen Maßnahmen eine hohe Bedeutung zukommt, muß wenigstens kurz auf die dabei anzutreffenden Verhältnisse eingegangen werden.

Bekanntlich ist der normale Muskel sowohl indirekt von seinem Nerven aus, wie direkt, d. h. durch Aufsetzen der Reizelektrode auf den Muskel erregbar. Die für das Facialisgebiet in Betracht kommenden Reizpunkte sind aus obiger Abbildung 2 ersichtlich. Die motorischen Reizpunkte entsprechen den Stellen, an welchen der zugehörige Nervenast in den Muskel eintritt. Die aus großen Versuchsreihen ermittelte Normalstromstärke, welche vom Nerven aus eine eben sichtbare Zuckung (Minimalzuckung) der Muskulatur auslöst, beträgt nach Stinzing:

| | Galvanisch in M.-A. | | Faradisch in mm Rollenabstand | |
	Grenzwerte	Mittelwerte	Grenzwerte	Mittelwerte
N. facialis (Ohr)	1,0—2,5	1,75	132—110	121,0
R. temporalis	0,9—2,0	1,75	137—120	128,5
R. zygomaticus	0,8—2,0	1,40	135—115	125,0
R. marginalis mandibularis . . .	0,5—1,4	0,95	140—125	132,5

Wie an jedem anderen motorischen *Nerven*, so sinkt auch am Facialis *bei einer Durchtrennung oder ihr gleichzusetzenden Schädigung* sehr bald nach der Läsion die elektrische Erregbarkeit sowohl für den galvanischen wie für den faradischen Strom und ist nach 8—14 Tagen völlig erloschen. Man erhält dann auch mit starken, weit über die normalen Werte hinausgehenden Strömen von den *Nervenreizpunkten* aus *keine Zuckung* mehr im Bereich der zugehörigen Muskulatur.

An den *Muskeln* ist dagegen das Verhalten den beiden Stromarten gegenüber ein wesentlich anderes. Während für den faradischen Strom die Erregbarkeit ebenfalls abnimmt und nach ca. 14 Tagen erloschen ist, wird sie für den *galvanischen Strom* nach einem kurzen Zeitraum des Absinkens *erheblich größer*, so daß schon bei Stromstärken viel geringeren Grades, als sie normalerweise nötig sind, eine Kontraktion des Muskels erfolgt. Erst nach 4—8 Wochen pflegt auch für diese Stromart, sofern die Lähmung eine unheilbare ist, die Erregbarkeit allmählich abzunehmen bzw. zu verschwinden.

Neben der Übererregbarkeit der gelähmten Muskulatur für den galvanischen Strom in den ersten Stadien nach der Läsion tritt noch eine weitere Erscheinung auf, welche auf die Schädigung der Muskeln durch Ausfall der trophischen Funktion des Nerven zurückzuführen ist. Der Verlust der trophischen Funktion hat zur Folge, daß allmählich eine Verschmälerung der Muskelfasern eintritt, die dann weiterhin zu einer Spaltung und Zerklüftung der Fasern, Fettinfiltration und schließlich zur Umwandlung in hyaline Klumpen und Schollen führt. Entsprechend diesen Veränderungen *reagiert der Muskel nicht mehr in normaler Weise* mit einer blitzartigen, sondern immer träger werdenden, langsam fortkriechenden, sog. *wurmartigen Zuckung*. Außerdem finden sich die bekannten Veränderungen des normalen Zuckungsgesetzes ausgesprochen, indem sich die Anodenschließungszuckung (A.S.Z.) schon mit gleicher oder geringerer Stromstärke als die Kathodenschließungszuckung (K.S.Z.) erzielen läßt und die Kathodenöffnungszuckung (K.O.Z.) sich der Anodenöffnungszuckung (A.O.Z.) nähert oder sie sogar überholt.

Sind alle diese Erscheinungen in voller Ausbildung vorhanden, so bezeichnet man den Zustand als *komplette Entartungsreaktion*.

Aus alledem ergibt sich folgende sehr wichtige Schlußfolgerung: Besteht eine Facialisparalyse 2 Monate und länger und ist keinerlei Erregbarkeit der von dem Nerven versorgten Muskulatur vom Nerven und vom Muskel aus vorhanden, so handelt es sich mit großer Wahrscheinlichkeit um eine Facialislähmung, deren Wiederherstellung zum mindesten sehr fraglich ist. Ist dagegen noch Erregbarkeit in irgendeiner Form, selbst in Form der partiellen Entartungsreaktion vorhanden, so besteht die Möglichkeit einer Wiederherstellung, sofern es gelingt, die schädigenden Faktoren auszuschalten und die Muskulatur in ihrer Funktionsfähigkeit zu erhalten. Hieraus ergeben sich die Richtlinien für die weitere Therapie.

Therapie.

Da die prophylaktische Therapie der Facialislähmung, wie sie in ätiologisch klaren Fällen durch Befreiung des Nerven vom Druck, Beseitigung entzündlicher Prozesse in seiner Umgebung, günstige Lagerung der durchtrennten Enden usw. gelegentlich möglich und dann dringend geraten ist, in dem obigen Abschnitt bereits besprochen wurde, kommt hier nur noch die Erörterung derjenigen Maßnahmen in Betracht, welche bei *frischen* Lähmungen der Erhaltung einer vielleicht noch vorhandenen teilweisen Leitungsfähigkeit des peripheren Nervenabschnittes und der Muskelfunktion dienen und bei *veralteten* Lähmungen die Milderung oder Beseitigung der bereits eingetretenen Entstellung zum Ziele haben. Im ersten Fall ist die Behandlung eine konservative, im letzten Fall kann nur der operative Weg weiter helfen.

Ist demnach eine Facialislähmung unter unseren Augen entstanden und bekommen wir sie bald nach ihrem Entstehen in Behandlung, ist es unsere *Hauptaufgabe*, die bei längerem Bestehen unweigerlich eintretende *Degeneration der Gesichtsmuskulatur* so lange als möglich *hintanzuhalten*. Wie oben schon erwähnt wurde, kann diese Degeneration so hochgradig werden, daß von den Muskelfasern nur noch hyaline Schollen übrig bleiben. Wenn es aber erst soweit gekommen ist, dann muß selbst bei völliger Regeneration des Nerven infolge Fehlens eines geeigneten Angriffspunktes ein Ausfall der Muskelfunktion resultieren, d. h. praktisch genommen die Lähmung irreparabel bleiben. Man wird also so frühzeitig als möglich mit der Behandlung beginnen müssen, und das Mittel, welches hierbei am meisten leistet, ist *der elektrische Strom*. Solange noch irgendeine Reaktion damit zu erzielen ist, wird man natürlich den faradischen Strom benutzen und erst dann, wenn die Erregbarkeit für diese Stromart erloschen ist, zum galvanischen Strom übergehen. Die Reizung der Muskulatur hat sowohl von den Nervenreizpunkten wie von den Muskelreizpunkten (s. Abb. 2) aus zu erfolgen, am besten täglich 1—2mal etwa 5 Minuten lang. Die Schwierigkeiten, welche sich aus der Notwendigkeit einer so häufigen und meist langdauernden Behandlung ergeben, lassen sich, solange der faradische Strom noch wirksam ist, dadurch beheben, daß man dem Patienten einen der gebräuchlichen Faradisierapparate in die Hand gibt, mit welchem er die leicht erlernbare Methode vor dem Spiegel ausüben kann. Ist dagegen nur noch galvanische Erregbarkeit vorhanden, so wird man, falls nicht sehr günstige äußere Bedingungen vorliegen, dem Patienten den täglichen Gang zum Arzt nicht ersparen können.

Neben dem faradischen und galvanischen Strom spielt die *Massage der Gesichtsmuskulatur* eine wesentliche Rolle bei der Behandlung frischer Facialislähmungen. Auch sie vermag die degenerativen Prozesse verhältnismäßig lange Zeit aufzuhalten, sofern sie regelmäßig und sachgemäß ausgeführt wird. Feuchtwarme, vor allem nachts getragene Verbände und die dadurch hervorgerufene Hyperämie können die Ernährungsverhältnisse in Nerv und Muskulatur günstiger gestalten und auf diese Weise ebenfalls unterstützend wirken.

Haben alle genannten Maßnahmen keinen Erfolg gehabt, ist es trotz ihrer Anwendung zu einem völligen Erlöschen auch der galvanischen Erregbarkeit der Muskulatur gekommen, so ist nach dem heutigen Standpunkt der Neurologen und Chirurgen der Zeitpunkt eingetreten, an welchem die *chirurgische Behandlung* einsetzen muß, soweit sie durch Ausführung einer *Nervenplastik* die Neurotisierung des gelähmten Nervenabschnittes mit Wiederherstellung der Funktion zum Ziel hat. Für ihr Gelingen ist begreiflicherweise eine noch vorhandene Regenerationsfähigkeit der atrophierten Muskulatur Voraussetzung. Bleibt auch die Nervenplastik erfolglos, oder besteht bereits eine so hochgradige Degeneration der Muskulatur, daß eine Erholung derselben nicht mehr zu erwarten ist, dann kommen *Muskel- und andere Plastiken* in Frage, die weniger der Wiederherstellung der Funktion als hauptsächlich der Beseitigung oder Milderung der Entstellung dienen.

Chirurgische Behandlung.

1. Nervenplastiken.

Schon bald, nachdem die ersten erfolgreichen Nervenpfropfungen an anderen peripheren motorischen Nerven durch DEPRÉS, SÄNGER und SICK, FLATAU und SAWICKI, GUNN, V. DUMSTREY u. a. bekannt geworden waren, hat man versucht, diese Methode auch für den gelähmten N. facialis nutzbar zu machen. Der erste, welcher dieselbe ausführte, war BALLANCE 1895, ihm folgten STEWART, FAURE u. a., in Deutschland zuerst GLUCK und KÖRTE (1901). Im Jahre 1907 konnte DAVIDSON bereits 51 Fälle zusammenstellen und diesen noch 3 eigene hinzufügen.

Aus anatomischen Gründen kamen für die Herstellung einer Anastomose zwischen dem gelähmten Facialis und einem gesunden leitfähigen Nerven der Nachbarschaft nur der N. accessorius und der N. hypoglossus in Betracht und sind auch fast ausschließlich dazu verwandt worden. Der Vorschlag SCHÄFERS (England), an ihrer Stelle den N. glossopharyngeus zu wählen, hat wegen der versteckten Lage und großen Zartheit dieses Nerven keine Anhänger gefunden.

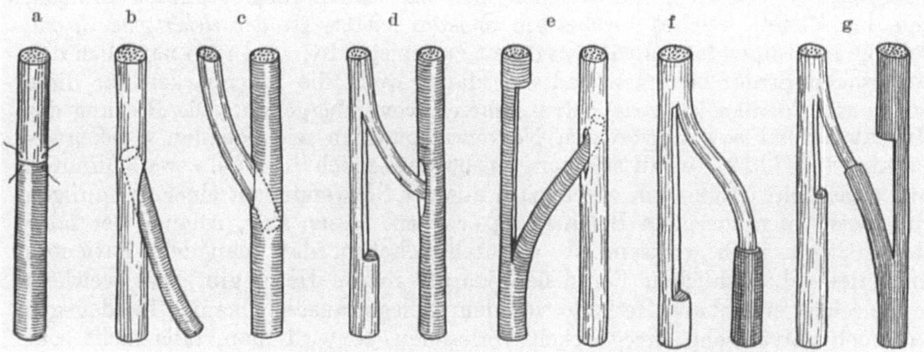

Abb. 3. Verschiedene Möglichkeiten einfacher Nervenpfropfung.
(Der schraffierte Nerv ist der gelähmte.) (Nach SPITZY und HENLE.)
a Einfache Nervennaht (End zu End). b Periphere Implantation. c Zentrale Implantation nach SPITZY. d, e, f, g Seitliche Anastomosenbildungen.

Für die Verbindung eines gesunden Nerven mit einem gelähmten sind eine Reihe von Möglichkeiten gegeben, die aus dem obenstehenden Schema ersichtlich sind (Abb. 3). Zur Beantwortung der Frage, welcher dieser Verbindungsmöglichkeiten für die Anastomosenbildung zwischen Facialis und Accessorius bzw. Hypoglossus der Vorzug zu geben ist, bedarf es jedoch noch einiger Vorbemerkungen.

Die bisherigen Erfahrungen mit Nervenplastiken in anderen Gebieten haben ergeben, daß die Aussichten für einen Erfolg am günstigsten liegen, wenn möglichst zahlreiche Nervenfasern miteinander in Verbindung gebracht werden. Demnach würde die End- zu Endvereinigung die beste und allen anderen, namentlich seitlichen Anastomosenbildungen überlegen sein, weil bei den letzteren die Abtrennung des zur Anastomose benötigten Nervenanteils aus technischen Gründen nie mit anatomischer Genauigkeit ausführbar ist und darum zahlreiche Nervenfasern durchschnitten werden, welche zugrunde gehen und so für die beabsichtigte Verbindung ausfallen. Die End- zu Endvereinigung hat jedoch den großen Nachteil, daß die von dem leitungsspendenden Nerven versorgte Muskulatur einer sekundären Lähmung und Atrophie anheimfällt. Aber auch die seitliche Anastomosenbildung hat ihre Schattenseiten insofern, als bei erfolgreicher Neurotisierung des gelähmten Nerven eine Bewegung in seinem Muskelgebiet nur unter gleichzeitiger Kontraktion im Muskelgebiet des leitungsspendenden Nerven möglich ist. Diese sog. *Mitbewegungen* sind gerade für die Anastomosenbildung zwischen Accessorius bzw. Hypoglossus und Facialis von nicht untergeordneter Bedeutung. Es hat sich nämlich herausgestellt, daß sie außerordentlich hartnäckig und trotz andauernder, von Ärzten wie Patienten mit unendlicher Geduld durchgeführter Übung nur schwer zu unterdrücken sind. In einzelnen Fällen waren sie überhaupt nicht zu beseitigen oder zu mildern, so daß die Patienten sogar die Wiederherstellung des alten Zustandes verlangten. Auffallenderweise wurden solche Mitbewegungen — wenn auch nicht in so ausgesprochener Intensität — selbst bei vollständiger Trennung des leitungsspendenden Nerven beobachtet. Die Erklärung ist darin zu suchen, daß sowohl der Accessorius wie der Hypoglossus nur im Verein, nach WREDE zwangsläufig mit anderen Nerven (der erstere mit Cervicalnerven, der letztere mit dem Hypoglossus der anderen Seite) ihre Funktion ausüben und eine Dissoziation der zentral entstehenden Innervationsimpulse sehr schwer erfolgt. Immerhin ist eine solche Dissoziation bei vollständiger Durchtrennung des leitungsspendenden Nerven noch eher und vollständiger zu erwarten als bei Bildung einer seitlichen Anastomose.

Gegen eine End- zu Endvereinigung des Facialis mit einem der genannten Nerven spricht aber ein sehr wichtiger Grund. Bei dieser Form der Vereinigung muß man den Facialis in seinem Verlauf zwischen Foramen stylomastoideum und Parotis vollständig durchtrennen. Damit untergräbt man jedoch jede Möglichkeit einer vielleicht doch noch erfolgenden Regeneration und spontanen Wiederherstellung seiner Leitungsfähigkeit. Nun sprechen aber vielerlei Anzeichen dafür, daß gerade in den Fällen, wo die Nervenplastik besonders günstigen Erfolg hatte, nicht *diese*, sondern die Regeneration des gelähmten Nerven selbst Ursache des überraschenden Ergebnisses gewesen ist. Demnach scheint es wenigstens vorläufig ratsam zu sein, den Facialis in seiner Kontinuität zu erhalten und sich mit der Einpflanzung des Accessorius oder Hypoglossus in einen teilweisen Querschnitt des Nerven zu begnügen.

Was endlich die Frage anbetrifft, ob der Accessorius oder der Hypoglossus der geeignetere Nerv für die Anastomosenbildung mit dem Facialis ist, so muß man mit WREDE dem letzteren den Vorzug geben, und zwar sowohl mit Rücksicht auf die sekundären Lähmungen als auch auf die Mitbewegungen. Eine Lähmung und Atrophie des Trapezius und Sternocleidomastoideus wirkt immer unschön, besonders beim weiblichen Geschlecht, Mitbewegungen im Bereich dieser Muskeln stören außerordentlich. Wählt man dagegen den Hypoglossus und durchtrennt ihn erst *nach* Abgang des Ramus descendens, welcher die Zungenbeinmuskulatur (M. sternohyoideus, M. sternothyreoideus und M. omohyoideus) versorgt, so bleibt deren Funktion intakt und es resultiert lediglich eine Lähmung der gleichseitigen Zungenhälfte. Diese äußert sich zunächst in einer Sprachstörung (Konsonanten g, gl, chs, u, x) und in Störungen beim Kauen und Schlucken, doch pflegen sich diese bald auszugleichen, so daß praktisch nur die unschöne aber unsichtbare Atrophie ins Gewicht fällt. Die evtl. auftretenden Mitbewegungen erfolgen auch nur im Bereich der Zunge, sind also im Gegensatz zu denen des Trapecius und Sternocleidomastoideus unsichtbar. Außerdem hat die Erfahrung gezeigt, daß sie bei vollständiger Durchtrennung des Hypoglossus allmählich geringer werden und bei einiger Übung ganz unterdrückt werden können.

Nur bei Berufsrednern könnte sich vielleicht die Bevorzugung des N. accessorius empfehlen.

Technik.

Die technische Ausführung der geschilderten Anastomosenbildungen sollte dem Otologen schon deshalb keine grossen Schwierigkeiten bereiten, als sie in einem Gebiet erfolgt, welches ihm durch die Eingriffe am Warzenfortsatz und der Vena jugularis, besonders aber am Bulbus derselben bekannt und geläufig sein muß. Aus diesem Grunde kann auch die Beschreibung der einzelnen Eingriffe kurz gehalten werden.

a) Facialis-Hypoglossus-Anastomose.

Schnittführung leicht konvex vom Warzenfortsatz bis zum Zungenbein fingerbreit hinter dem Kieferrande. Nach Unterbindung der Vena jugularis externa und facialis anterior wird zunächst der Facialisstamm zwischen For. stylomastoideum und Parotis aufgesucht, dessen Freilegung man sich durch Fortmeißeln eines Stückes aus dem vorderen Teil des Proc. mast. und durch starkes Vorziehen der Parotis erleichtern kann.

Der *Hypoglossus* wird am leichtesten gefunden, wenn man nach Durchtrennung des Platysma den unteren Rand der Glandula maxillaris aufsucht, hier die Fascie spaltet und die Drüse nach oben über den Unterkiefer klappt (Wrede). Bei starkem Emporziehen des Unterkiefers erkennt man jetzt in der Nische der Speicheldrüse den Nerven als glänzenden Streifen auf dem Musc. hyoglossus unter dem M. stylohyoideus und biventer hervorkommend und unter dem M. mylohyoideus wieder verschwindend. Man hat nun die Aufgabe, den Nerven *proximalwärts* soweit zu isolieren, daß er nach *Durchschneidung vor seinem Verschwinden unter dem M. mylohyoideus* ohne Spannung an den Facialis herangebracht werden kann. Dazu ist unter Umständen die temporäre Durchtrennung des M. stylohyoideus und des hinteren ·Bauches des Digastricus notwendig, sofern man diese Muskeln nicht durch Haken aus dem Gesichtsfeld bringen kann. Oftmals sind dann noch Zweige der Vena facialis communis oder diese selbst im Wege und müssen unterbunden werden. Im weiteren proximalen Verlauf kommt der Nerv nach Überkreuzung der Carotis externa auf die Carotis interna zu liegen und entsendet hier auf der letzteren entlang den Ramus descendens. Noch weiter proximal verschwindet er im allgemeinen zwischen Carotis und Vena jugularis interna, selten erst hinter der Vene in die Tiefe.

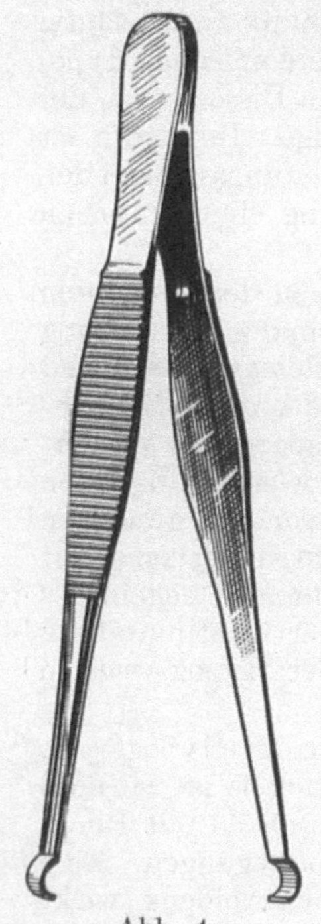

Abb. 4. Nervenpinzette nach Spitzy.

Hat man den Hypoglossus genügend weit freigelegt, wird er an der schon erwähnten Stelle *mit einem scharfen Messer — nicht mit einer Schere — glatt quer durchgeschnitten*, sein proximales Ende in einen teilweisen Querschnitt des Facialis eingebettet und durch feinste paraneurale Nähte fixiert. Während des Eingriffes sind die freigelegten Nervenpartien vor Austrocknung zu schützen, am besten durch Einschlagen in mit Kochsalzlösung getränkte Tupfer. Auch dürfen die Nerven *niemals durch Anfassen mit den gewöhnlichen Pinzetten gequetscht werden* (Nervenpinzette von Spitzy). Zur Vermeidung narbiger Verziehung ist Einbetten der Anastomose in freitransplantierte Fettlappen oder die Muskulatur des Digastricus zu empfehlen.

b) Facialis-Accessorius-Anastomose.

Schnitt (wie zur Unterbindung der Vena jugularis interna) am vorderen
Rande des Sternocleidomastoideus, der freipräpariert und dann mit stumpfem
Haken nach außen und hinten gezogen wird. Hierbei spannt sich gewöhnlich
schon der Nerv an und wird in dem lockeren intermuskulären Bindegewebe
leicht erkannt. Seine Isolierung ist einfacher wie die des N. hypoglossus, da er
nur von der Arteria occipitalis überkreuzt wird, die evtl. unterbunden werden

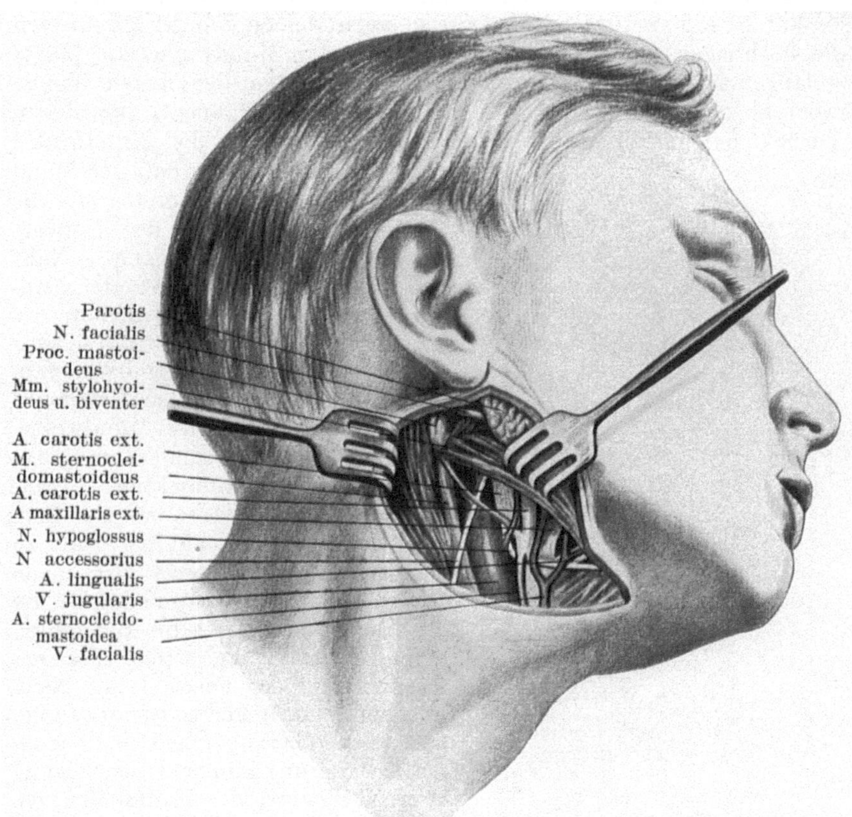

Abb. 5. Situs zur Facialis-Hypoglossus- und Facialis-Accessorius-Anastomose.
(Nach einer Abb. aus König, Lexer u. Wrede: Die Operationen am Gesichtsteile des Kopfes.)

muß. Nach querer Durchtrennung an der Stelle seines Eintritts in den Muskel
erfolgt seine Vereinigung in gleicher Weise wie oben beschrieben mit dem vorher
freigelegten Facialis.

c) Direkte Einpflanzung des Hypoglossus in die gelähmte Gesichtsmuskulatur.

Über diese Operation, die von Haberland 1916 empfohlen wurde, liegt weitere Literatur
nicht vor. Nach der Beschreibung: Freipräparieren des Hypoglossus bis in seine Endäste
und Einpflanzung der letzteren nach Durchführung durch einen zum Mundwinkel subcutan
gebohrten Tunnel in die verschiedenen mimischen Muskeln (M. caninus, zygomaticus,
risorius, triangularis, orbicularis oris), die durch einen Schnitt in der Nasolabialfalte freigelegt werden, handelt es sich um einen sehr diffizilen Eingriff, der bei der Fraglichkeit
des Erfolges wohl kaum gerechtfertigt erscheint. In dem von Haberland erwähnten Fall
ist über das Ergebnis nichts mitgeteilt.

2. Andere Plastiken zur Behandlung der Facialislähmung.

Vielfach kommt es vor, daß auch bei Facialislähmungen otogenen Ursprungs die Entstellung in der Hauptsache nur das Ausbreitungsgebiet *eines Endastes* des Facialis betrifft oder von dem Träger am unangenehmsten empfunden wird. In solchen sowie den Fällen, wo die Nervenanastomose keinen Erfolg brachte, kommen die nachstehend geschilderten Maßnahmen zu ihrem Recht.

Die einfachste Methode mit dem Ziel, den herabgezogenen Mundwinkel anzuheben, um wenigstens in der Ruhestellung des Gesichts die Entstellung zu beseitigen, hat Busch angegeben. Er legte je einen kleinen Schnitt am unteren Rande des Jochbogens und dicht über dem gelähmten Mundwinkel an, führte mit einer langen Nadel einen Aluminium-Broncedraht von der oberen Wunde aus intrabuccal zum Mundwinkel und dann ebenfalls intrabuccal zur oberen Wunde zurück, hob mittels der so erhaltenen Drahtschlinge den Mundwinkel so weit in die Höhe, daß der Mund gerade stand, und knotete nun die Drahtenden innerhalb des Periosts des Jochbogens zusammen. Naht der beiden kleinen Hautwunden. Anscheinend ist jedoch die Gefahr des Durchschneidens des Drahtes sehr groß, da Momburg sehr bald empfahl, die Schlinge um den Jochbogen herumzuführen und im Mundwinkel vorerst durch Alkoholinjektion (Momburg) oder Paraffininjektion (Stein) ein derbes Widerlager zu schaffen, um der Schlinge auch hier Halt zu geben. Empfehlenswert ist nach Stein, Burgh und später auch Busch an Stelle des Drahtes die Benutzung eines freitransplantierten Fascienstreifens aus der Fascia lata. Nach unseren Erfahrungen ist es notwendig, stets etwas überzukorrigieren, da trotz fester Fixierung immer etwas Neigung zum Nachgeben der Nahtstellen besteht.

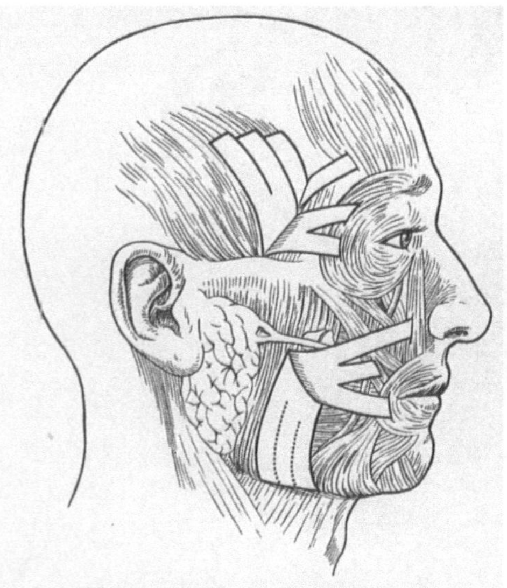

Abb. 6. Muskuläre Neurotisation nach Rosenthal bei Facialislähmung.

Sollte eine Überkorrektur bestehen bleiben, kann man sie leicht durch einige subcutan geführte Schnitte vom Mundwinkel aus wieder ausgleichen.

Im Gegensatz zu diesen, lediglich den Schönheitsfehler korrigierenden Plastiken verfolgen die von Lexer und Wrede, Jonescu, Rosenthal, Gomoiu und Katzenstein angegebenen Muskelplastiken das Ziel, dem Mundwinkel außer einer normalen Stellung auch Beweglichkeit zu geben. Zu diesem Zweck trennt Lexer von einem in der Nasolabialfalte geführten Schnitt aus einen fingerbreiten Muskelstreifen aus dem Vorderrande des Masseter, spaltet ihn in 2 Zipfel und näht diese oben und unten am Mundwinkel nach starker Überkorrektur an. — Die Methode Jonescus unterscheidet sich von der Lexerschen durch die Schnittführung, die am Unterkieferrande vom Ohrläppchen abwärts und weiterhin am horizontalen Unterkieferrande bis zur Mitte desselben verläuft. — Rosenthal nimmt den Lexerschen Masseterlappen etwas breiter, spaltet ihn in 3—4 Endzipfel und näht diese *ohne* Spannung an die vorher freipräparierten Mundmuskeln an. Ein ähnliches Verfahren benutzt er auch zum Ersatz des Augenfacialis (vgl. Abb. 6). — Gomoiu und Katzenstein endlich benutzen zur Plastik nicht den Masseter, sondern die sternale Partie des M. sternocleidomastoideus bzw. einen gestielten und durch einen Fascienstreifen der Fascia lata verlängerten Muskellappen des Temporalis.

Endlich sei noch erwähnt, daß OMBRÉDANNE versucht hat, die durch Lähmung des Mundfacialis bedingte Entstellung durch Anwendung einer intrabuccal getragenen Prothese zu mildern oder auszugleichen. Diese Prothese besteht aus einem Haken, welcher in ein vorher durch Kauterisation geschaffenes narbiges Widerlager am gelähmten Mundwinkel eingehakt und mittels feiner Schnur an einem festen Zahn des Oberkiefers befestigt wird. Notwendig ist 1. genaue Abpassung der Angriffsstelle am Mundwinkel; 2. genaue Einstellung der Zugrichtung des Apparates nach den Zähnen hin; 3. genaues Abpassen der Zugstärke.

Die Resultate sollen bei 4 bisher veröffentlichten Fällen (SALONE, VIGNES) befriedigende gewesen sein.

Augenfacialis.

Für die Ausführung einer Muskelplastik zur Beseitigung des Lagophthalmus kommt nur der M. temporalis in Betracht. Die Methode ROSENTHALS wurde schon erwähnt und ist aus Abb. 6 ersichtlich. ROSENTHAL benutzt eine doppelte Schnittführung, einen Bogenschnitt an der Haargrenze und einen zweiten, der die äußere Hälfte des Orbitalrandes umkreist. Die Vernähung erfolgt durch feine seitliche Catgutnähte.

LEXER führt nur einen Bogenschnitt an der Haargrenze, trennt einen fingerbreiten Muskellappen am vorderen Rande des Temporalis mit der Basis am Jochbogen ab und führt sein Ende mit Kornzange *subcutan* zum äußeren Augenwinkel, wo es mit der Fascia tarsoorbitalis mittels durch die Haut geführter Nähte fixiert wird. Ist der Lappen zu kurz, was bei der Notwendigkeit, ihn mit der Muskulatur des Temporalis in ziemlich breiter Verbindung zu lassen, (Innervation!) meistens der Fall ist, muß er durch Annähen eines Fascienstreifens aus der Fascia lata verlängert werden.

3. Wahl der Methode.

Ein Rückblick auf die angeführten Operationsmethoden zur Behandlung irreparabler Facialislähmungen läßt erkennen, daß es sich dabei um zum Teil recht ausgedehnte Eingriffe handelt, deren Anwendung und Empfehlung nur dann gerechtfertigt sein dürfte, wenn man dem Patienten einen wesentlichen Nutzen und Erfolg mit einiger Sicherheit in Aussicht stellen kann. Man wird hier manchmal vor eine recht schwierige Entscheidung gestellt sein, vor allem deshalb, weil es sich bei der Facialislähmung — von gewissen Gefahren des Lagophthalmus für das Auge abgesehen — meist nicht um ein gefährliches Leiden, sondern mehr um einen Schönheitsfehler handelt, welcher allerdings von manchen davon Betroffenen sehr lästig empfunden wird und sogar Ursache schwerer psychischer Depression sein kann. Betrachtet man die *bisher* veröffentlichten Fälle, in welchen auf einem der geschilderten operativen Wege eine Heilung der Lähmung versucht wurde, mit kritischen Augen, so ergibt sich, daß die erzielten Ergebnisse als besonders günstig nicht bezeichnet werden dürfen, sondern noch viele Wünsche offen lassen. DAVIDSON, der von den in nachfolgender Tabelle aufgeführten Fällen allein 54 gesammelt und kritisch gesichtet hat, kommt zu der Überzeugung, daß ein *völliger Ersatz des gelähmten Facialis überhaupt nicht zu erreichen ist* und daß in den Fällen, wo wirklich das Resultat ein gutes war, der Facialis selbst wieder leistungsfähig geworden ist. In anderen Fällen, wo nach völliger und dauernder Durchtrennung des Facialis die Degeneration der zugehörigen Muskulatur ausblieb oder sich zurückbildete, nimmt er an, daß es sich um Anastomosenbildungen aus benachbarten Nervengebieten analog der Kollateralenbildung bei Kreislaufstörungen gehandelt hat und stützt sich dabei auf eine Mitteilung SCHIFFS, welcher bei Hunden nach

Resektion des N. facialis ein Motorischwerden sensibler Trigeminusäste beobachtet haben will. Daß im peripheren Ausbreitungsgebiet solche Anastomosen zwischen Facialis und Trigeminus bestehen, wurde auf S. 270 schon erwähnt. Wieweit diese Anschauung ihre Berechtigung hat, sei dahingestellt. Zu einer allgemein überzeugenden Beweisführung dürften sicherlich noch weitere Versuche und Beobachtungen notwendig sein.

Immerhin wird man sagen können, daß in Fällen von Facialislähmung, in welchen auf eine spontane Wiederherstellung der Leitungsfähigkeit aus den früher aufgeführten Gründen nicht mehr zu rechnen ist, nach erfolgloser Anwendung aller konservativen Behandlungsmethoden und nach kritischer Abwägung aller dafür und dagegen-sprechenden Momente ein Versuch zunächst mit der Nervenplastik erlaubt ist und schon aus dem Grunde durchgeführt werden sollte, um mit der Zeit die noch bestehenden Streitfragen zu klären und zu einem abschließenden Urteil zu gelangen. Daß bei diesen Versuchen den schonendsten und am wenigsten neue Entstellungen schaffenden Methoden der Vorzug zu geben ist, ist wohl selbstverständlich. In dieser Hinsicht scheint, um es nochmals zu betonen, die Hypoglossus-Facialis-Anastomose mit querer Abtrennung des ersteren nach Abgang des Ramus descendens und unter Erhaltung der wenigstens teilweisen Kontinuität des Facialis — um die Möglichkeit der Wiederherstellung spontaner Leitungsfähigkeit zu erhalten — die empfehlenswerteste Methode zu sein.

Sollte die Nervenplastik erfolglos bleiben, so käme eine der geschilderten Muskelplastiken bzw. eins der sonstigen Korrekturverfahren in Frage, dessen Wahl sich nach der im Einzelfalle bestehenden Entstellung zu richten hätte.

Facialplastiken.

Nr.	Autor		Art d. Plastik		Dauer der Lähmung	Erfolg	Bemerkungen
			Fac.-access.	Fac.-hypogl.			
1	Alexander	1.	+		unbekannt	befriedigend	Zu früh berichtet
2	,,	2.		+	5 Jahre	—	—
3	Alt			+	6 Wochen	mäßig	—
4	Ballance	1.	+		unbekannt	wenig befriedig.	—
5	,,	2.	+		6 Monate	gering	Dissoziation
6	,,	3.	+		8 Monate	gering	Dissoziation
7	,,	4.	+		6 Monate	mittelmäßig	Dissoziation
8	,,	5.	+		$4^1/_2$ Monate	mittelmäßig	Dissoziation
9	,,	6.	+		35 Monate	mittelmäßig	—
10	,,	7.	+		6 Monate	negativ	nur 4 Mon. beobachtet
11	,,	8.		+	1 Tag	negativ	—
12	Bardenheuer	1.		+	16 Jahre	gut	Erfolg schon nach 5 Tagen
13	,,	2.		+	2 Jahre	gut	—
14	Cheatle-Stewart	1.		+	14 Tage	befriedigend	Dissoziation
15	,,	2.		+	$5^1/_2$ Monate	gering	—
16	,,	3.		+	10 Monate	—	zu früh berichtet
17	,,	4.		+	7 Jahre	mäßig	teilweise Dissoziation
18	Cushing	1.	+		6 Wochen	befriedigend	Dissoziation
19	Davidson	1.	+		20 Jahre	unbefriedigend	—
20	,,	2.	+		6 Monate	mäßig	—
21	,,	3.	+		19 Monate	mäßig	—
22	Drobnik	1.	+		unbekannt	unbefriedigend	—
23	Elsberg	1.	+		$29^1/_2$ Jahre	—	Dissoziation
24	Faure	1.	+		19 Monate	negativ	Nur die elektrische Erregbarkeit positiv

Nr.	Autor	Art d. Plastik Fac.-access.	Art d. Plastik Fac.-hypogl.	Dauer der Lähmung	Erfolg	Bemerkungen
25	Faure 2.	+		18 Monate	gering	Dissoziation
26	,, 3.	+		12 Monate	mäßig	Dissoziation
27	Gluck 1.	+		5 Jahre	befriedigend	—
28	Hackenbruch 1.	+		$7^3/_4$ Jahre	günstig	elektr. Erregbarkeit war erhalten
29	Halle 1.	+		4 Jahre	günstig (anscheinend!)	—
30	Ito und Soyesima 1.	+		—	mäßig	—
31	,, 2.	+		—	mäßig	—
32	,, 3.		+	—	gering	⎫
33	,, 4.		+	—	gering	⎬ Nur in der Ruhe gute
34	,, 5.		+	—	gering	Gesichtsstatik
35	,, 6.		+	—	gering	⎭
36	Kennedy 1.	+		1 Tag	gut	Dissoziation
37	Kern 1.	+		6 Wochen	negativ	nur 3 Mon. beobachtet
38	Körte 1.		+	4 Monate	befriedigend	Stirnaugenbrauenmuskeln ausgenommen
39	Mintz 1.	+		4 Monate	gut	keine Dissoziation
40	Morestin 1.	+		18 Monate	völlige Heilung	—
41	Nicol 1.		+	1 Tag	negativ	nur 2 Mon. beobachtet
42	Pascales 1.	+		21 Jahre	gut	keine Dissoziation
43	Petersen 1.	+		20 Jahre	mäßig	—
44	Peugnier 1.	+		—	gut	Dissoziation
45	Pflaumer 1.	+		—	befriedigend	keine Dissoziation
46	Safite-Dupont.		+	—	befriedigend	—
47	Scyner 1.	+		3 Monate	gut	—
48	Serafini 1.	+		—	mäßig	—
49	Sherren 1.		+	4 Monate	negativ	—
50	Sick 1.	+		5 Monate	gut	—
51	Steiner 1.	+		3 Jahre	gut	jedoch totale Lähmung im Accessoriusgebiet
52	Stoney 1.		+	7 Wochen	befriedigend	—
53	Taylor und Stark 1.		+	$3^1/_2$ Monate	befriedigend	—
54	,, ,, 2.		+	3 Monate	befriedigend	—
55	,, ,, 3.		+	12 Jahre	gering	—
56	Tillmann 1.		+	—	wenig befriedig.	Funktion nur assoziiert möglich
57	Tubby		+	6 Monate	gut	Dissoziation
58	Völcker 1.	+		6 Monate	befriedigend	Dissoziation
59	,, 2.	+		19 Monate	befriedigend	Dissoziation
60	Weir 1.		+	18 Monate	gering	—

Zur schnellen Orientierung sind in vorstehender Tabelle die zugänglich gewesenen Fälle von Nervenplastiken des Facialis zusammengestellt worden. Als großer Nachteil hat sich bei der überwiegenden Mehrzahl derselben das *Fehlen präziser Angaben* über den tatsächlichen Umfang des Erfolges ergeben, so daß eine richtige Beurteilung außerordentlich erschwert ist und man sich in manchen Fällen der Empfindung einer mehr subjektiven wie objektiven Wertung nicht verschließen kann.

Für zukünftige Mitteilungen müssen deshalb genaue Daten über die Ätiologie und Dauer der Lähmung, Verhalten der elektrischen Erregbarkeit von Nerv und Muskulatur *vor* und *nach* der Plastik, Art und Verlauf derselben, Auftreten von Mitbewegungen und sekundären Lähmungen und über die Resultate nach kürzerer und längerer Beobachtungsdauer gefordert, die letzteren auch durch photographische Aufnahmen festgehalten werden. Dasselbe gilt natürlich für die Resultate evtl. ausgeführter Muskelplastiken.

Der sicherste Beweis für eine erfolgreiche Nervenanastomose, der mikroskopische Nachweis eines kontinuierlichen Überganges der Fasern des leitungsspendenden Nerven in den Facialis an der Pfropfungsstelle steht noch vollkommen aus.

Literatur.

BALLANCE and STEWART: On the operative treatment of chronic facial paralysis of periphereal origin. Brit med. Journ. 1903. HILDEBRANDTs Jahresber. 1903. S. 176. — BARDENHEUER: Implantation des durchtrennten Hypoglossus in den peripheren Teil (pes anserinus) des linken N. facialis wegen einer 16 Jahre alten totalen Lähmung des ganzen Facialis. Münch. med. Wochenschr. 1904. S. 1273. — BERNHARD (1): Zur Pathologie veralteter peripherer Facialislähmungen. Berl. klin. Wochenschr. 1903. Nr. 19. — DERSELBE (2): Über Nervenpfropfung bei peripherer Facialislähmung vorwiegend vom neurologischen Standpunkt. Grenzgeb. 1906. S. 476. — DERSELBE (3): Mitt. aus den Grenzgebieten. Bd. 16. — BURGH: Neue autoplastische Verwendungsmöglichkeiten der Fascia lata. BRUNS Beitr. z. klin. Chirurg. Bd. 100. S. 427. — BUSCH: Bericht in der Berlin. otol. Gesellsch. 18. Febr. 1910. Zeitschr. f. Ohrenheilk. u. f. Krankh. d. Luftwege Bd. 68. — COLLEDGE, LIONEL: Facio-hypoglossal anastomosis. Royal soc. of med. sect. of otol. London. 19. 5. 1922. — CUSHING: The surgical treatment of facial paralysis by nerve anastomosis. Ann. of surg. 1903. Nr. 5. HILDEBRANDTs Jahresber. 1903. S. 176. — DAVIDSON: Über Nervenpfropfung im Gebiete des N. facialis. BRUNS Beitr. z. klin. Chirurg. Bd. 65, S. 427. 1907. — EDEN, RUDOLF: Über die chirurgische Behandlung der peripheren Facialislähmung. BRUNS Beitr. z. klin. Chirurg. Bd. 73, S. 116. 1911. — FAURE et FURET: Traitement chirurg. de la paralysie faciale d'origine intrarochorine. L'anastomose de faciale et de la branche tropecienne du spinale. Gaz. hebd. 1898. HILDEBRANDTs Jahresber. 1898. S. 203. — FRAZIER and SPILLER: Surgical treatment of facial paralys. Univ. of Pennsylvania med. bullet. 1903. HILDEBRANDTs Jahresber. 1903. S. 177. — GERSUNY: Münch. med. Wochenschr. 1916. S. 719 und 1697. Wien. klin. Wochenschr. 1906. Nr. 10. — GLUCK: Neuroplastik auf dem Wege der Transplantation. LANGENBECKs Arch. 1880. — GOMOIU (1): Tratamentis chirurgical paralisii faciale. Rev. de chirurg. 1908. Nr. 9. — DERSELBE (2): Eine neue Operation zur Behandlung der Paralysis facialis. HILDEBRANDTs Jahresber. 1909. S. 399. — HABERLAND: Die direkte Einpflanzung des N. hypoglossus in die Gesichtsmuskulatur bei Facialislähmung. Zeitschr. f. orthop. Chirurg. 1916. S. 74. — HACKENBRUCH: Zur Behandlung der Gesichtslähmung durch Nervenpfropfung. Arch. f. klin. Chirurg. Bd. 71, S. 631. — HALLE: Berl. oto-laryngol. Ges. 20. April 1923. Ref.: Internat. Zentralbl. f. Ohrenheilk. Bd. 22, S. 329. — HAMMOND: On the possibility of operative relief of certain formes of facial paralysis. Ann. of surg. 1903. — ITO und SOYESIMA: Zur Behandlung der Facialislähmung durch Nervenpfropfung. Dtsch. Zeitschr. f. Chirurg. Bd. 99. — JIANU: Die chirurgische Behandlung der Facialislähmung. Dtsch. Zeitschr. f. Chirurg. Bd. 102. S. 377. — KATZENSTEIN: Übertragung von Muskelkraft auf gelähmte Muskeln durch Fascie. Dtsch. Zeitschr. f. Chirurg. 1916. Nr. 27. — KÖRTE: Dtsch. med. Wochenschr. 1903. Nr. 17 und Zentralbl. f. Chirurg. 1903. S. 202. — LEXER (1): Dtsch. med. Wochenschr. 1908. Nr. 23, S. 1038. — DERSELBE (2): Zur Gesichtsplastik. Arch. f. klin. Chirurg. Bd. 92, S. 786. 1910. — MANASSE: Über Vereinigung des N. facialis mit dem N. accessorius durch Nervenpfropfung. LANGENBECKs Archiv Bd. 62. 1900. — MOMBURG: Die kosmetische Behandlung der Facialislähmung nach BUSCH. Berl. klin. Wochenschr. 1910. S. 115. — OMBRÉDANNE: Presse méd. 1921. p. 636. — PASCALE: L'intervento chirurgico nella paralisi traumatica del faciale anostomosi spino-faciale. Reforma med. HILDEBRANDTs Jahresber. 1909. S. 40. — ROSENTHAL: Über muskuläre Neurotisation bei Facialislähmung. — ROTHSCHILD: Sammelref. Zentralbl. f. Grenzgeb. d. inn. Med. u. Chirurg. Bd. 11. — SALONE, IGNAZIO: La correzione della deformita della faccia per paralisi del facciale mercè l'uncino di OMBRÉDANNE. Ann. ital. di chirurg. Jg. 2, 1923. — SERAFINI: Incrocio totale spino-facciale per lesione traumatica del facciale. Policlinico, soz. chirurg. Vol. 20, p. 11. 1913. — STONEY, R. ATKINSON: A case of facio-hypoglossal anastomosis for facial pulsy. Irish journ. of med. science, ser. 5. 1922. Nr. 9, p. 404—408. — VIGNES, LOUIS: Crochet d'OMBRÉDANNE pour corriger la deviation de la commissure buccale. Rev. de laryngol., d'otol. et de rhinol. Jg. 43, Nr. 19. 1922. — VOELCKER: Mitgeteilt von DAVIDSON. BRUNS Beitr. z. klin. Chirurg. Bd. 55. 1907. — WREDE: Operationen am N. facialis. Aus KÖNIG, LEXER und WREDE: Operationen am Gesichtsteile des Kopfes. Chirurg. Operationslehre von BIER, BRAUN, KÜMMELL. Bd. 1, 5. Aufl. 1922.

5. Die Erkrankungen des Ohres bei Influenza (Grippe), Diphtherie und Scharlach.

Von

Max Meyer-Würzburg.

Mit 11 Abbildungen.

In den vorigen Kapiteln sind die mannigfachen Formen der sog. genuinen Mittelohrentzündung geschildert worden. In diesem Kapitel ist es nun unsere Aufgabe, die Veränderungen des Ohres bei einigen Infektionskrankheiten zu beschreiben, die uns entweder ätiologisch wie die Diphtherie oder klinisch wie Scharlach und Influenza als etwas Einheitliches bekannt sind. Bei allen drei Infektionskrankheiten kommen neben den gewöhnlichen Ohrveränderungen Sonderformen vor, die für die einzelne Krankheit mehr oder minder charakteristisch sind. Besonders deutlich sind diese Sonderformen bei den Erkrankungen des Mittelohres ausgeprägt, aber auch im Labyrinth und am Hörnerven kommen sie zur Geltung. Andererseits haben aber auch die Sonderformen bei den drei in Rede stehenden Infektionen manches gemeinsam. Zum Beispiel sind die nekrotisierenden Entzündungen im Mittelohr bei Diphtherie und Scharlach anatomisch und klinisch eng verwandt, worauf später noch hinzuweisen sein wird. Auch ist der toxischen Affektionen des Hörnerven zu gedenken, die bei allen drei Krankheiten nicht selten vorkommen und anatomisch und klinisch genau dieselben Bilder darbieten. Trotz dieser mannigfachen und engen Beziehungen, die dazu reizen könnten, den Versuch zu machen die drei Erkrankungen Influenza, Diphtherie und Scharlach unter Hervorhebung der engen Beziehungen und der mancherlei Gegensätze gemeinsam darzustellen, glaube ich dem Zwecke dieses Handbuches doch besser gerecht zu werden, wenn ich jedes Krankheitsbild für sich dem Leser vorzustellen mich bemühe, indem ich versuche das Verständnis der klinischen besonderen Erscheinungen aus der pathologischen Anatomie herzuleiten.

Die Erkrankungen des Ohres bei Influenza (Grippe).

Wollen wir heute definieren, was unter *Influenza*, was unter *Grippe* zu verstehen ist, so sind wir sehr erheblich schlechter daran als noch vor wenigen Jahren. Als *Influenza* wurde seit der Entdeckung des Influenzabacillus durch PFEIFFER bis zu der letzten großen Epidemie, die 1918 ihren Anfang nahm, eine Infektionskrankheit bezeichnet, die mit den nur zu gut bekannten Symptomen Fieber, Frost, Kopf-, Rücken-, Kreuzschmerzen, Husten, Schnupfen, allen möglichen anderen Symptomen von seiten des Respirations- und Digestionstractus einherging und bei der der Influenzabacillus gefunden wurde. *Grippe* nannte man eine ähnliche Krankheit, bei der der Nachweis des *Pfeifferbacillus* nicht gelingt, und die von den sog. Erkältungskrankheiten, daher kaum scharf abzugrenzen ist. Seit nun bei der letzten Pandemie, die die ganze zivilisierte Erde heimsuchte, der *Pfeifferbacillus* nur in einem verschwindenden Bruchteil der Fälle hat nachgewiesen werden können, muß seine Erregereigenschaft zum mindesten als zweifelhaft angesehen werden, und wir werden deshalb die Worte Influenza und Grippe als Synonyma gebrauchen. Über die Erkrankung selbst, über die verschiedenen Hypothesen ihrer Entstehung und ihrer Verbreitung Genaueres zu sagen ist hier nicht der Ort. Die lebende Ärztegeneration hat sie ja in ihren leichten und schweren Formen mit all ihren verschiedenen Begleit- und Nachkrankheiten mehr als genug kennen gelernt.

Nachdem nun dem Influenzabacillus offenbar überhaupt nicht die Rolle zukommt, die man ihm zugeschrieben hat, ist es auch nicht mehr von erheblicher Bedeutung die Frage zu erörtern, welche Rolle er als *Erreger der Mittel-*

ohrentzündung bei dieser Infektion spielt, eine Frage über die früher heftig diskutiert wurde (Scheibe, C. Hirsch, Kümmel u. v. a.). Man hat aber auch früher gewußt, daß die gerade bei Influenza so häufige, wenn auch gelegentlich bei anderen Krankheiten vorkommende *Otitis media acuta haemorrhagica* nicht an das Vorhandensein des Influenzabacillus gebunden ist (Kümmel). Ihre Erreger können Streptokokken, Pneumokokken, Staphylokokken u. a. sein.

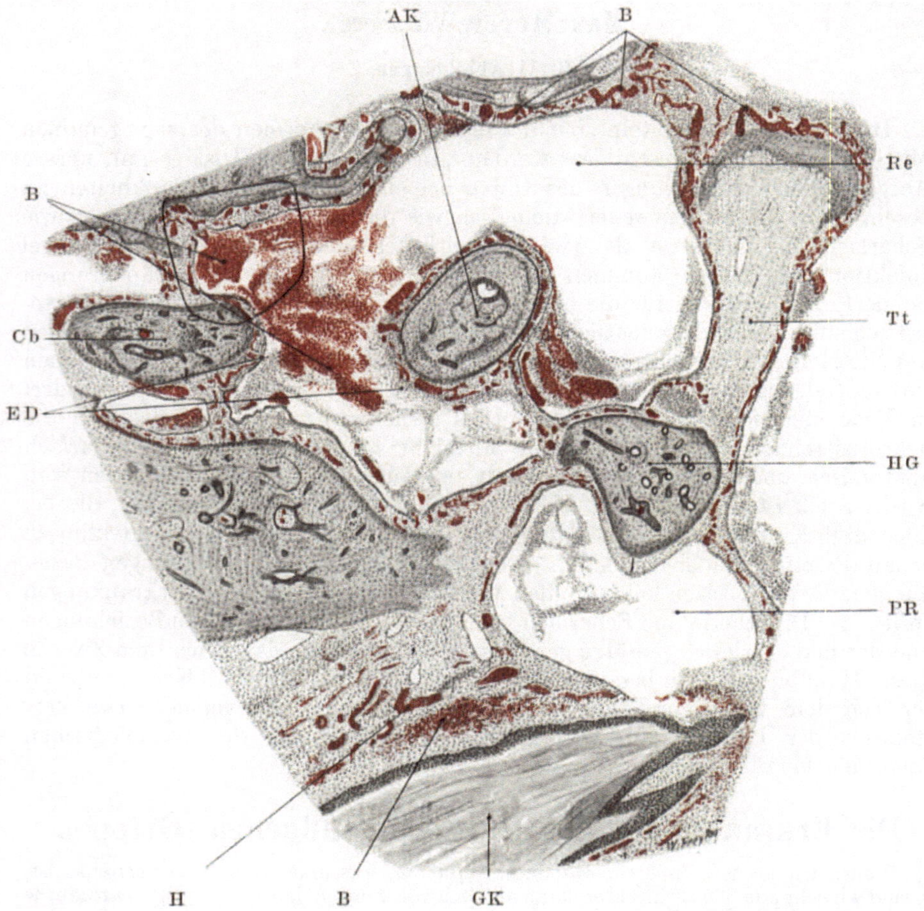

Abb. 1. Otitis media acuta haemorrhagica bei Influenza (Übersichtsbild).
Schnitt durch den Recessus epitympanicus. In der Haut des Gehörkanals und in der Schleimhaut starke Gefäßfüllung (H) und Blutungen (B), desgleichen Blutansammlung in den Hohlräumen. Epithel zum größten Teil erhalten, stellenweise aber auch fehlend (E D). Schleimhaut mäßig verdickt.   G K Gehörkanal, H G Hammergriff, A K Amboßkörper, C b Crus breve des Amboß, R e Recessus epitympanicus, T t Sehnen des Tensor tympani, P R Prusakscher Raum.

Ebenso war bekannt, daß auch bei Vorhandensein des Influenzabacillus eine klinisch ganz gewöhnliche Otitis media purulenta acuta ohne Hämorrhagien bestehen kann. Ob der *Pfeifferbacillus*, der auch in der letzten Epidemie gelegentlich in den Mittelohreiter gefunden wurde (Farner), vorhanden ist oder nicht, scheint für die Form der Otitis belanglos zu sein. Warum es nun durch die gewöhnlichen Eitererreger bei dieser merkwürdigen Infektionskrankheit so häufig zu der hämorrhagischen Form der Mittelohrentzündung kommt, ist uns nicht bekannt. Die uns in ihrem Wesen unbekannte, nur in ihren Symptomen bekannte Grundkrankheit muß dabei eine vorbereitende Rolle spielen. Dasselbe müssen wir auch annehmen für die anderen bei Influenza häufigen Besonderheiten der Ohrerkrankung.

Als *Infektionsweg* ist wohl am häufigsten die Übertragung durch die Tuba Eustachii zu betrachten. Bei den häufigen Erkrankungen der Nase und ihrer Adnexe sowie des Rachens bei Influenza ist ja der Ohraffektion, besonders wenn durch Stenosen im Nasenrachenraum eine Sekretstauung stattfindet,

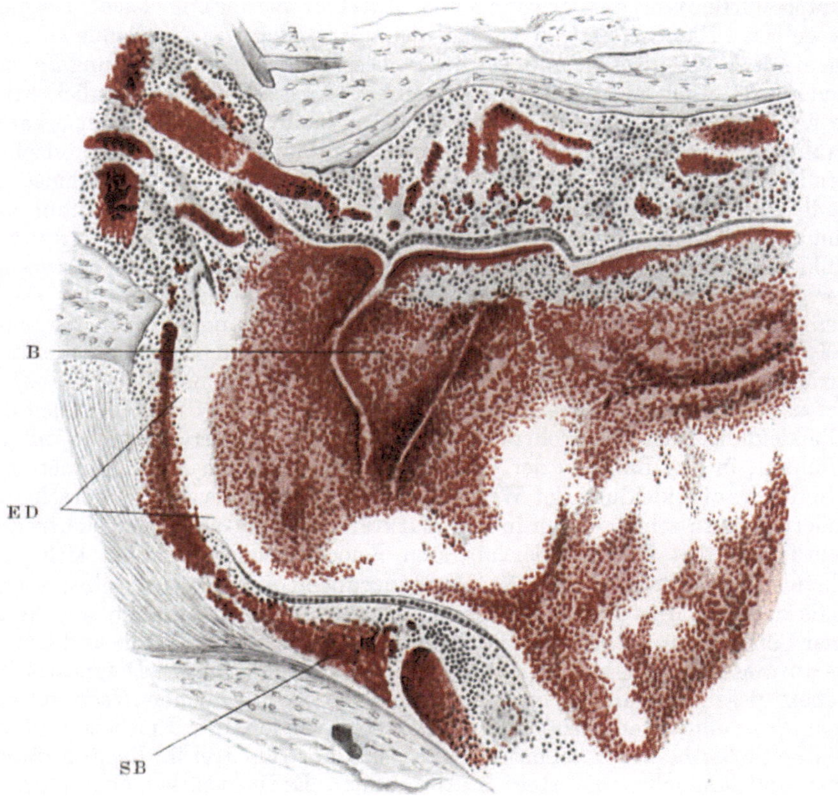

Abb. 2. Otitis media acuta haemorrhagica bei Influenza.
Ausschnitt aus Abb. 1 entsprechend dem in Abb. 1 umrandeten Abschnitt (bei starker Vergrößerung). Starke Blutfüllung der Gefäße der Submucosa. Durch Platzen der Gefäße entstehen Blutungen (SB) in der Schleimhaut. Durch stellenweise vorhandene Epitheldefekte (ED) tritt das Blut (B) in die Hohlräume (hier Recessus epitympanicus).
(Aus MANASSE: Handbuch der pathol. Anat. d. Ohres.)

Tür und Tor geöffnet. Außer diesem häufigsten Weg, gibt es wohl sicher auch hämatogene Infektionen sowohl mit Bakterien als auch mit deren Toxinen; ferner kommt eine Übertragung auf das Ohr von den Meningen aus vor.

Pathologische Anatomie des Ohres bei Influenza (Grippe).

Zum besseren Verständnis der klinischen Verhältnisse will ich eine kurze Beschreibung der *anatomischen Besonderheiten der hämorrhagischen Grippeohrerkrankung* vorausschicken. Ich halte mich dabei an einen Fall aus der Sammlung meines sehr verehrten Chefs, des Herrn Prof. MANASSE:

Schon bei makroskopischer Betrachtung, besonders aber bei Lupenvergrößerung (Abb. 1) fällt in der Paukenhöhle und in den Hohlräumen des Warzenfortsatzes das *Blut* auf; der Inhalt ist nicht wie bei der genuinen Otitis media grau, sondern rot. Weiter fällt schon bei schwächsten Vergrößerungen ins Auge, daß nur ein kleiner Teil der Hohlräume des Mittelohres überhaupt gefüllt ist, der größte Teil aber keinerlei Inhalt hat, während bei der genuinen Otitis media auf der Höhe des Prozesses das Mittelohr mit Eiter geradezu voll gestopft zu sein pflegt. Betrachten wir das *Mittelohr* bei stärkerer Vergrößerung (Abb. 2), so können wir uns über die Unterschiede von der gewöhnlichen Mittelohrentzündung leicht Rechenschaft geben. Die *Schleimhaut* ist bei der *hämorrhagischen Otitis* nur in sehr geringem Maße geschwollen und verdickt. Die Rundzellenansammlung in der Submucosa hält sich in bescheidenen Grenzen. Man sieht wohl ziemlich zahlreiche Leukocyten, aber die Submucosastruktur bleibt immer noch gut erkennbar, während bei der Otitis media acuta purulenta häufig unter den Rundzellen alles andere verschwindet. Auch freier Eiter findet sich bei der hämorrhagischen Form in den Mittelohrräumen ausgesprochen spärlich in dem Stadium der Entzündung, das ich zu untersuchen Gelegenheit hatte. Im Vordergrunde des Bildes steht die enorme Blutfüllung aller Gefäße von den kleinsten bis zu den größeren und die Blutansammlung in den Geweben und in den Hohlräumen. Beides steht natürlich in engem Zusammenhang. Zuerst tritt nur eine Hyperämie ein, die Capillaren und Gefäße sind zum Bersten gefüllt mit Erythrocyten. Schließlich halten die Wände den Druck nicht mehr aus, es kommt zur Sprengung der Wand und zum Blutextravasat. In allen Teilen der Wandbekleidung aller Mittelohrräume findet sich diese Veränderung: in der Schleimhaut, in den Bändern der Gehörknöchelchen, in den Muskelsehnen und auch in der Hautbekleidung der Wände des Meatus externus sind entsprechende Veränderungen zu sehen. Auch in den Markräumen der Gehörknöchelchen und gelegentlich in den Gefäßen der obersten Knochenschichten findet sich eine auffallende Blutfüllung (s. Abb. 3). Veränderungen am *Knochen* selbst waren nirgends zu sehen. Das *Trommelfell* kann sowohl in seiner Schleimhautschicht als in seiner Cutisschicht als auch in beiden starke Blutfüllung der Gefäße und Extravasate aufweisen, ein Verhalten, das sehr wichtig für die klinische Diagnostik ist.

Neben diesen Blutungen kommt es auch zu oberflächlichen *Nekrosen* der Schleimhaut, mindestens jedenfalls zum Verschwinden des Epithels und an solchen epithelentblößten Stellen nun kann sich das Blut frei in die Hohlräume ergießen und sammelt sich dort an (s. Abb. 1 u. 2). Es ist natürlich auch möglich und wahrscheinlich, daß der Druck der submukösen, subepithelialen Blutung mit die Ursache zum Verschwinden des Epithels abgibt. Besonders scheint es bei den Trommelfellblasen so zu sein, die schließlich bei einer gewissen Füllung platzen. Manasse macht darauf aufmerksam, daß er eine Durchwanderung von roten Blutkörperchen durch das Epithel nie sicher beobachten konnte.

Im *Labyrinth* konnte ich bei unserem Fall nur eine erhebliche Blutfüllung der Gefäße im Modiolus und in den Labyrinthweichteilen feststellen. Es kann natürlich auch bei der Influenzaotitis zu Labyrinthkomplikationen kommen; es kann eine seröse oder eitrige, diffuse oder circumscripte Otitis interna auftreten. Alle diese Formen zeigen in den beobachteten Fällen keine Unterschiede von denselben Erkrankungen bei der genuinen Otitis interna. Auch über die *Überleitungswege* vom Mittelohr ins Labyrinth ist nichts Besonderes zu sagen. Ein von Nager klinisch und anatomisch genau beobachteter Fall verdient hier erwähnt zu werden. Von einer Meningitis aus, bei der im Lumbalpunktat mehrmals Influenzabacillen gefunden wurden, war eine Otitis interna entstanden und von dieser aus, die bei der Obduktion im subakuten Stadium stand, war durch Zerstörung der Knochenwand mittels Osteoclasten ein Durchbruch vom Vorhofbogengangsapparat an mehreren Stellen ins Mittelohr erfolgt. —

Eine hämorrhagische Labyrinthitis, die z. B. bei Sepsis bekannt ist, scheint bei Influenza von keiner Seite beschrieben zu sein. Es ist das nicht weiter verwunderlich, weil es natürlich ein reiner Zufall ist, wenn man einmal eine Obduktion gerade in diesem Stadium der Otitis, das ja nur ganz kurze Zeit andauert, bekommt. Dasselbe gilt auch für die hämorrhagische Mittelohrentzündung, die ja schon nach wenigen Tagen in die eitrige Form übergeht.

An unserem Falle sind auch hämorrhagische Veränderungen an dem 3. Teile des Gehörorgans, der bei Influenza zu erkranken pflegt, am *Hörnerv* zu sehen (Abb. 4). Im Meatus internus finden wir stark gefüllte Gefäße und auch die Ge-

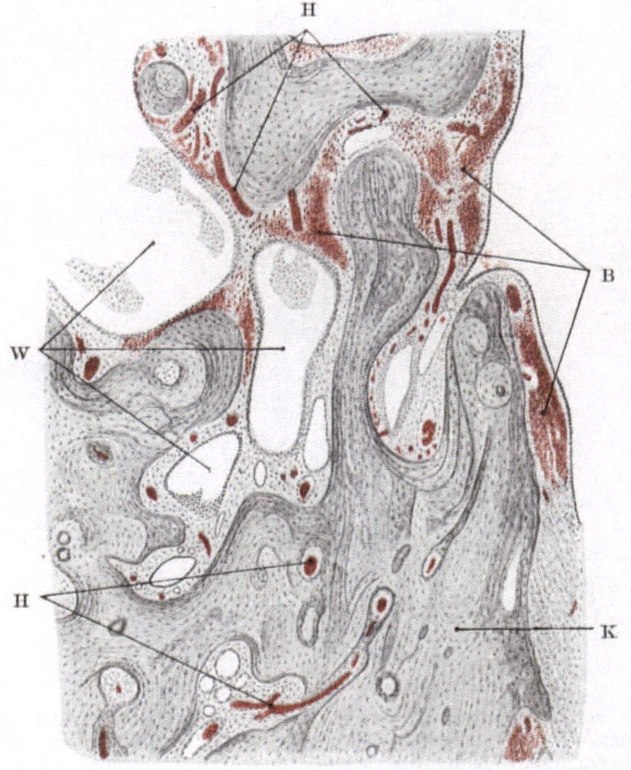

Abb. 3. Processus mastoideus bei Otitis media acuta haemorrhagica bei Influenza. In der stark geschwollenen Schleimhaut Blutungen (B). Gefäße der Submucosa und des Knochens stark gefüllt (H). W Warzenzellen. K Knochen.

fäße des Hörnerven selbst, sowie seiner beiden Teile, des Cochlearis und des Vestibularis, sind von zum Bersten gefüllten Blutgefäßen durchsetzt. Auch *Blutextravasate* finden sich im Nerven, die natürlich zu mehr oder minder starken *degenerativen Veränderungen* in der Nervensubstanz und den dazu gehörigen *Ganglien*, und in den *Nervenendorganen* je nach ihrer Ausdehnung führen können. Häufiger sind aber im Nerven die degenerativen Veränderungen ohne Blutungen, die sog. *toxische Neuritis* (WITTMAACK u. v. a.) beobachtet worden. Auf einige Einzelheiten dieser Erkrankung werde ich später beim Scharlach noch zu sprechen kommen (s. S. 314 u. 321).

Im *Ausheilungsstadium* erscheint das Mittelohr, das ja auch während der Erkrankung nur vorübergehend das besondere Bild der hämorrhagischen Entzündung zeigt, nachher aber wie eine gewöhnliche Mittelohrentzündung aussieht, nicht anders als nach einer genuinen akuten Otitis. Es erfolgt meist anatomisch eine Restitutio ad integrum. Eine nicht unerhebliche Anzahl von Fällen geht in eine gewöhnliche Otitis media purulenta chronica über, die natürlich auch später noch unter Zurücklassung von Residuen ausheilen kann. Die Labyrinthentzündung heilt bei Influenza ohne Besonderheiten in der sonst bekannten Weise. Ebenso tritt in den meisten Fällen im Hörnerven eine Ausheilung ein. Es gibt aber seltene Influenzafälle, bei denen es zum Verlust der

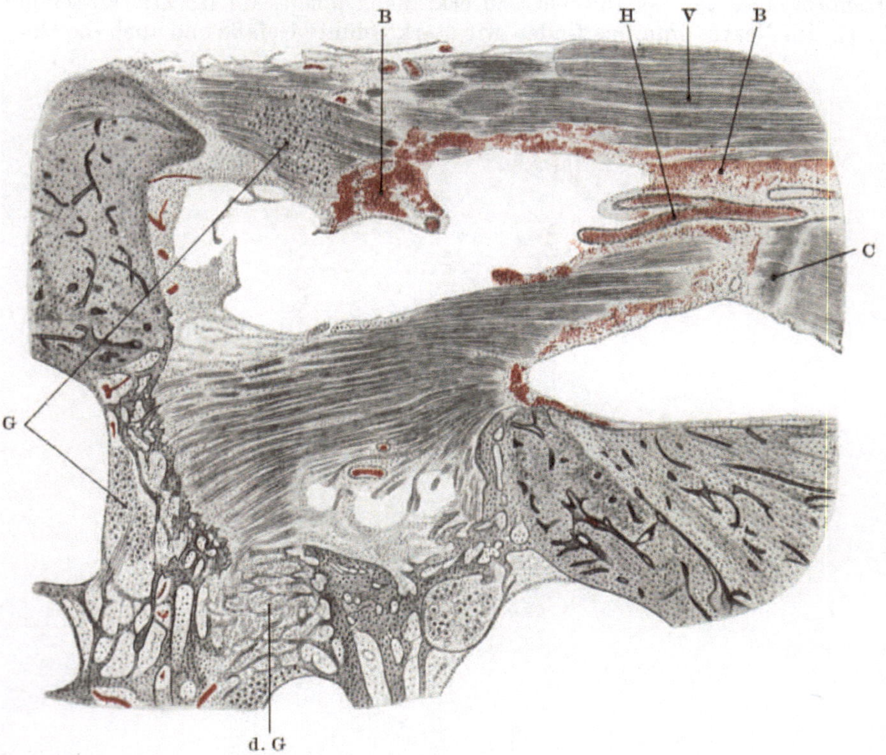

Abb. 4. Porus acusticus internus bei Otitis media acuta haemorrhagica bei Influenza. Im Nervus cochlearis (C) und im Nervus vestibularis (V) sind sowohl sehr stark gefüllte Gefäße (H) als auch Blutungen (B) zu sehen, desgleichen im Periost des Porus. Im Gangl. vestib. gut erhaltene Ganglienzellen (G), im Gangl. spirale sind die Ganglienzellen teilweise gut erhalten, (G), teilweise degeneriert (d. G).

Nervenelemente im Cochlearis, Vestibularis und den Ganglien und zur Atrophie der Endorgane mit Ersatz der nervösen Elemente durch Bindegewebe kommt. Im Vestibularis sind Dauerveränderungen sehr viel seltener als im Cochlearis aber doch gelegentlich, allerdings nicht anatomisch, beobachtet (KÜMMEL, O. BECK u. a.). —

Klinik der Erkrankungen des Ohres bei Influenza (Grippe).

Es gibt wohl kaum eine Infektionskrankheit mit so vielseitigen Formen und Einzelsymptomen wie die *Grippe*. Es wird von einer „katarrhalischen, einer gastro-intestinalen, einer typhösen, einer rheumatoiden" und wie die Formen nach ihren Hauptsymptomen alle heißen mögen, gesprochen. Wovon es abhängt, daß einmal eine Gruppe von Symptomen mehr im Vordergrunde steht und zu anderer Zeit eine andere Organgruppe mehr von dieser Krankheit befallen wird, hängt vom Genius epidemicus ab, d. h. wir wissen den Grund nicht. Jedenfalls scheint z. B. in der großen Epidemie 1889/90 das Gehörorgan erheblich häufiger befallen gewesen zu sein als in der der letzten Jahre. JANSEN u. a. berichten damals über ein sehr starkes Anwachsen der Zahl der Ohrenkranken zur Grippezeit. Für die letzte Grippeepidemie berechnet FARNER an seinem größeren Material 3,5% Ohrenerkrankungen bei Grippe, während SCHLITTLER nur 1—2% sah. All solche Zahlen haben aber keinen großen Wert, da sie wie gesagt je nach Ort und Zeit der Beobachtung verschieden sind (JÖRGEN MÖLLER).

Klinisch kann man nun verschiedene Arten der Ohrerkrankung bei Grippe unterscheiden: 1. *Die Otitis media catarrrhalis acuta,* 2. *die Otitis media purulenta acuta,* 3. *die Otitis externa haemorrhagicae, die Myringitis haemorrhagica und die Otitis media acuta haemorrhagica,* 4. *die Labyrinthitis,* 5. *die Neuritis acustica und die Polyneuritis,* 6. *die Otalgien.*

Die *Otitis media catarrhalis acuta* und die *Otitis media purulenta acuta* bieten bei Influenza in der größten Anzahl der Fälle keine Besonderheit; häufiger wird in der Literatur betont, daß diese Erkrankungen bei Influenza schmerzhafter seien und die Schmerzen auch nach der Paracentese länger anhielten als ohne diese Infektionskrankheit (HASSLAUER, JÖRGEN MÖLLER u. a.), aber eine ebenso große Anzahl von Autoren kann diese Beobachtung nicht bestätigen (FARNER u. a.). JÖRGEN MÖLLER weist auch auf die besonders hochgradige Hörstörung bei geringen sonstigen Symptomen hin. Diese beiden Formen treten meist als Spätformen auf, besonders häufig während der Rekonvaleszenz. Über Erreger, Verlauf, Prognose, Komplikationen, Ausheilung und Therapie ist für die weitaus meisten Fälle dem bei der genuinen akuten Otitis Gesagten nichts hinzuzufügen.

Ich möchte aber besonders betonen, daß die *schwersten* überhaupt beobachteten *Fälle von Otitis media purulenta acuta oft gerade bei Influenza* zu sehen sind. Die Entzündung beginnt gleich aufs heftigste mit hohem Fieber und Kälteschauer, sehr hochgradigen Schmerzen, die die ganze Kopfhälfte in Mitleidenschaft ziehen und auch nach dem häufig sehr schnell erfolgten Trommelfelldurchbruch nicht nachlassen. Das Trommelfell ist äußerst stark gerötet, infiltriert und vorgewölbt. Der Processus mastoideus beteiligt sich sehr oft an der Entzündung; er wird druckschmerzhaft, es kommt schnell zur Knocheneinschmelzung (BOENNINGHAUS, JÖRGEN MÖLLER u. a.), zur Periostitis und Absceßbildung. Dementsprechend finden wir im Gehörkanal eine Senkung der hinteren oberen Wand. BOENNINGHAUS bezeichnet die Senkung, Schmerzhaftigkeit und Schwellung des Warzenfortsatzes zusammen mit einer zitzenförmigen Perforation im hinteren oberen Quadranten als nicht seltene klassische Trias der Mastoiditis. Die zitzenförmige Perforation des hinteren oberen Trommelfellquadranten wird gerade bei der Otitis media bei Grippe so häufig beobachtet. Sie hängt damit zusammen, daß, wie HAUG, KOSEGARTEN, KÜMMEL u. a. fanden, diese schwere Form der Otitis media bei Influenza mit Vorliebe im Recessus epitympanicus lokalisiert ist. Bei der außerordentlichen räumlichen Enge dieser Gegend kommt es dort häufiger zu Entzündungen, die durch die starke Schwellung der Schleimhaut sich gegen das Mesotympanum abkapseln. Daher entstehen leichter Eiterstauungen im Processus mastoideus mit ihren Folgen (KÜMMEL) den verschiedenen Durchbrüchen nach außen unter das Periost, nach unten unter die Muskulatur (BEZOLDsche Mastoiditis) und nach innen in das Endocranium; andererseits muß bei der epitympanalen Eiterung der Eiter im hinteren oberen Quadranten durchbrechen, wobei sich die stark geschwollene Schleimhaut in die Perforation einstülpt und dort eine Zitze bildet (BEZOLD). Diese schwere Form der akuten Mittelohrentzündung, die meist zugleich mit der Grippe oder kurz nach ihrem Beginn als Frühform auftritt, wird von vielen Autoren selbst als Grippe aufgefaßt, während die vorher erwähnten leichteren später auftretenden Formen als sekundäre Komplikationen gedeutet werden. Als Erreger finden sich bei dieser schweren Form meist Streptokokken oder Pneumokokken, aber gelegentlich wurden auch hierbei Staphylokokken und andere Erreger gesehen. GRADENIGO betont besonders, daß die klinischen Symptome nicht in direkter Beziehung zur Organismenart stehen. Früher wurden auch öfter Influenzabacillen dabei gefunden; KÜMMEL bezweifelt aber schon damals, ob diese wirklich als Erreger anzusprechen sind. Merkwürdig bleibt es, daß bei der Ohrentzündung gerade die Sekundärinfektionen, die Spätformen, im allgemeinen harmloser verlaufen, während ja sonst gerade die sekundären schweren Infektionen (meist mit Streptokokken) bei der Grippeepidemie der letzten Jahre besonders gefürchtet waren (MAX MEYER u. v. a.).

Zu *Komplikationen* im Endocranium kommt es natürlich bei dieser schweren Form der Influenzaotitis sehr oft. Prozentzahlen hier anzugeben hat aus den vorher angeführten Gründen wenig Wert. Die *Komplikationen* sind natürlich von denen bei der genuinen eitrigen Mittelohrentzündung nicht verschieden und sollen deshalb hier nicht nochmals besprochen werden. Auch die *Therapie* richtet sich nach denselben Gesichtspunkten wie dort. Man muß sich bei der Indikationsstellung nur gegenwärtig halten, daß die Erfahrung lehrt, daß bei Influenza durch nekrotisierende Prozesse (BOENNINGHAUS, FARNER, JÖRGEN MÖLLER, u v. a.) eine schnelle Zerstörung im Warzenfortsatz vor sich geht und daß daher ein zeitiges Eingreifen indiziert ist. Bei der *Operation,* der *Antrotomie,* findet man dann häufig auffallend ausgedehnte Absceßhöhlen im Knochen, die weit in die Spitze, den Schuppenteil und den Jochbogen reichen können. Auch Sequester werden aufgefunden (FARNER). Die Eiterhöhlen sind oft mit üppigen Granulationen ausgekleidet. *Durchbrüche* finden sich häufig nach allen möglichen Richtungen. FARNER fiel auch die lange Heilungsdauer nach der Antrotomie, besonders bei den mit Pneumonie komplizierten Influenzafällen auf. Da man die Bösartigkeit kennt, zögere man auch zu Anfang der Erkrankung nicht mit ausgiebiger *Paracentese* und evtl. *Abtragung einer Zitze,* um dem Eiter guten Abfluß zu verschaffen. Wie schon erwähnt, dauern aber auch nach Herstellung guten Abflusses die heftigen neuralgischen Schmerzen noch länger an.

Bei den Fällen dieser schweren Mittelohrentzündung, die nicht zur Operation kommen, ist der *Verlauf* häufig etwas verschleppt. Lästiges Ohrensausen und Schwerhörigkeit bestehen längere Zeit neben der starken Eiterung, aber nach einigen Wochen kann der Prozeß mit einer Restitutio ad integrum ausheilen. Es sind allerdings Fälle bekannt, bei denen es zu einer ausgedehnten Trommelfellzerstörung von einer oder auch mehreren Perforationen aus kam (KÜMMEL, ROCH). Solche Fälle pflegen sehr hartnäckig zu verlaufen. Man behandelt sie am besten mit sterilen Streifen, evtl. mit Borsäure. Es kann natürlich bei solchen Kranken auch zu einer chronischen Eiterung und zu Cholesteatombildung kommen, die evtl. eine Radikaloperation nötig macht; die chronische Eiterung kann auch ohne eine solche schließlich noch ausheilen.

Die *Prognose* dieser schweren Form der Influenzaotitis hängt ganz von den Komplikationen und von der Schwächung der Widerstandskraft des Kranken durch die Allgemeininfektion ab. Bei der Schwere der Erscheinungen von Anfang an wird der Arzt bei Zeiten auf die Erkrankung aufmerksam und wird in den meisten Fällen noch früh genug eingreifen können, häufig bevor es zu schweren Komplikationen gekommen ist.

Anders liegen die Verhältnisse bei einer Ohrerkrankung bei Influenza, auf die früher schon SCHEIBE und nach der letzten Epidemie SCHLITTLER besonders hingewiesen hat. Es sind das die deletären Fälle, bei denen die endokraniellen Komplikationen fast als erstes Symptom der Ohrerkrankung auftreten. Das Trommelfell ist häufig vollständig reaktionslos, manchmal zeigt es die Zeichen einer Otitis media catarrhalis oder auch einer leichten purulenta. Der Warzenfortsatz ist manchmal druckempfindlich, manchmal auch nicht. In der Hauptsache bestehen nur die Symptome der Allgemeinerkrankung, die aber auch schon im Abklingen sein können. Plötzlich lenkt Schwerhörigkeit, zuweilen sofort Schallempfindungsschwerhörigkeit, Ohrenschmerz zusammen mit Schüttelfrost, bei Kindern auch Erbrechen und Benommenheit mit Kernig und Nackensteifigkeit, mit Schwindel und Übelkeit, je nach Sitz der Komplikation, die Aufmerksamkeit auf die Ohren. Bei der Schwere der Erscheinungen wird sofort eingegriffen. Man findet meist keinen freien Eiter im Antrum und im Processus mastoideus, nur gelegentlich nekrotische Schleimhaut. Der *Knochen* ist in diesen Fällen *intakt*. Trotzdem besteht schon Sinusthrombose, Hirnabsceß, Meningitis, Encephalitis, häufig schon am ersten Tage nach Auftreten der Ohrenschmerzen. Die *Prognose* dieser Fälle ist quoad vitam äußerst schlecht. Als *charakteristisch* für diese Erkrankungsform bei Influenza stellt SCHEIBE folgende drei Punkte auf: 1. *Das Fehlen des Embyems des Warzenteiles als Bindeglied zur tödlichen Folgekrankheit*. 2. *Die Ausbreitung der Infektion durch den Knochen nach den Blutleitern bzw. dem Labyrinth oder den Hirnhäuten ohne stärkere Reaktion oder Nekrose desselben*. 3. *Das frühzeitige Auftreten der endokraniellen Komplikationen*.

Die *hämorrhagische* Form der *Entzündung des Gehörgangs, des Trommelfells und des Mittelohres* wird im allgemeinen als für Influenza typisch angesehen. Während die Externa tatsächlich fast ausschließlich bei dieser Erkrankung gefunden wird (BOENNINGHAUS, HASSLAUER), kommen die Myringitis und die Otitis media haemorrhagica auch bei anderen Erkrankungen vor (JANSEN, POLITZER, HASSLAUER, NAGER u. v. a.]. Es ist aber sicher, daß die hämorrhagische Form bei Influenza besonders gern auftritt. Ihre Häufigkeit im Verhältnis zu anderen Otitiden hängt auch wieder von dem Genius epidemicus ab. So betont HERZOG, daß er sie in der letzten großen Epidemie nur sehr selten gesehen hat, während sie FARNER an einem anderen Orte zu etwa derselben Zeit in 27%, KOCH in etwa 16% seiner Grippeotitiden fand und um nur ein Beispiel vom Jahre 1890 herauszugreifen, SCHWABACH sie etwa in $^1/_3$ der Fälle sah.

Die *Otitis externa bullosa haemorrhagica* kann allein oder zusammen mit der entsprechenden Myringitis oder Otitis media vorkommen. Die Kranken klagen über Ohrensausen, mäßige Schmerzen, geringe Schwerhörigkeit. Beim Einblick in den *Gehörkanal* sieht man im knöchernen Teil meist an der Hinterwand (POLITZER) eine dunkelblaue längliche Geschwulst. Auch auf dem *Trommelfell* sieht man oft besonders in seinem hinteren unteren Abschnitt eine ähnliche Bildung, die auch bei vollständig intaktem Gehörkanal bestehen kann, die sog. *Myringitis haemorrhagica*. Häufig findet man aber auch am Trommelfell eine starke Injektion der Hammergefäße und hauptsächlich in deren Umgebung kleine unregelmäßige Petechien. BOENNINGHAUS macht darauf aufmerksam, daß im Mittelohr meist gleichzeitig eine katarrhalische Affektion besteht, wie man durch die Luftdusche leicht feststellen kann, wenn nicht gar eine schwere, nachher zu besprechende Erkrankung im Mittelohr, die Otitis media haemorrhagica, im Entstehen ist. Bleibt die Otitis externa und Myringitis haemorrhagica sich selbst überlassen, so ist der Höhepunkt der Erscheinungen meist am 3. Tage überschritten. Die Blasen platzen oder werden resorbiert, die kleine Trommelfellekchymosen wandern dem Gehörgang zu und fallen dann ab (BOENNINGHAUS). Die Heilung der Blasen erfolgt durch Ausstoßung der durch das hämorrhagische Exsudat abgehobene Cutis und durch Epidermisierung des Defektes. Will man eingreifen z. B. um den gestörten Überblick über das Trommelfell frei zu bekommen, so genügt meist ein leichter Sondendruck um die Blase zu sprengen. Die Nachbehandlung erfolgt mit steriler Gaze oder mit Borpulver. Nachschübe entstehen häufiger. Differentialdiagnostisch kommt nur ein Ohrpolyp in Betracht. Die Sonde wird aber die Diagnose bald klären. Die Infektion erfolgt wohl zweifellos hämatogen und erstreckt sich merkwürdigerweise meist nur auf das Gebiet der Arteria auricularis profunda, die die Haut des knöchernen Gehörkanals und die Cutisschicht des Trommelfells ernährt (BOENNINGHAUS).

Die *Otitis media acuta haemorrhagica* wird, wie schon erwähnt, meist als typisch für Influenza angesehen, kommt aber auch bei anderen Infektionskrankheiten und sogar gelegentlich genuin vor. Immerhin sind solche Fälle in hohem Grade grippeverdächtig. Zugleich mit dem Influenzaausbruch oder kurze Zeit danach kommt es zu den für eine akute Mittelohrentzündung typischen Symptomen, häufig mit besonders starken Schmerzen und Mittelohrschwerhörigkeit. Beim Einblick in den Gehörkanal sieht man, wenn nicht die eben geschilderten Blutblasen bestehen, das Trommelfell stark vorgewölbt und von dunkelblauer Farbe. Diese Farbe ist zurückzuführen auf die im histologischen Teil geschilderte Blutansammlung in der Paukenhöhle (Abb. 1 u. 2). Genau wie bei der gewöhnlichen Otitis media acuta kommt es zur Perforation oder es wird eine Paracentese notwendig. Das ausfließende Sekret ist zuerst blutig-serös, um bald rein serös und schließlich eitrig zu werden. Der weitere Verlauf der Erkrankung kann dann leicht oder schwer sein, wie bei jeder akuten Mittelohrentzündung. Besonderheiten sind nicht mehr mitzuteilen. Ich verweise daher auf das vorher von der schweren eitrigen Influenzamittelohrentzündung Gesagte (s. S. 291) — gerade viele im Anfang hämorrhagische Fälle gehen nachher in diese schon geschilderte heimtückische Form über — und auf das Kapitel über die akute Mittelohrentzündung und ihre Komplikationen. Es sei nur nochmals auf die schon mehrmals erwähnten starken Ohrgeräusche und die häufigen starken, auch bei freiem Abfluß vorhandenen Schmerzen, die Neuralgien, hingewiesen.

Daß bei *chronischen Otitiden* während eines Influenzaanfalles eine akute Exacerbation auftreten kann, wird von vielen Autoren erwähnt. Bei Jörgen Möller führt eine solche akute Steigerung zu tödlicher Komplikation. Auch zu *akuten Schüben* in einem mit trockener Perforation ausgeheiltem Mittelohr nach *chronischer Eiterung* kommt es bei Grippe gerne.

Über die *Labyrinthitis* bei Influenza ist klinisch nichts Besonderes zu vermerken. Sie kann serös oder eitrig, allgemein oder circumscript sein. Die Symptome sind die bekannten: Hochgradige Schwerhörigkeit vom Typus der Schallempfindungsschwerhörigkeit, Nystagmus, Schwindel, Übelkeit, Erbrechen. Fieber kann bestehen oder fehlen. Der Infektionsweg des Labyrinths ist meist durch die Fensterweichteile vom Mittelohre aus. Es kann aber auch in seltenen Fällen ein Übergreifen durch Knochenfisteln vorkommen. Auf die Überleitung durch den intakten Knochen bei der Scheibe-Schlittlerschen Form haben wir schon hingewiesen. Ferner gibt es Fälle, in denen wohl Otitis media, Labyrinthitis und auch oft Meningitis als gleichwertige nicht voneinander abhängige Symptome der Influenzainfektion nebeneinander bestehen. Bei Schlittler finden wir einen einschlägigen Fall klinisch und anatomisch beschrieben. Aber auch eine Otitis interna allein kann hämatogen bei der Grippe auftreten (Barnik). Ob die Infektionserreger auf dem Blutweg ins Ohr gelangen oder nur deren Toxine dorthin verschleppt werden, wird meistens nicht zu entscheiden sein. Weiter entsteht die Labyrinthitis durch Einbruch von einer Influenzameningitis aus und kann weiter zur Infektion des Mittelohres führen (Nager). Die Symptome der Labyrinthitis sind stets die gleichen, unabhängig von dem Wege der Infektion. Auch seröse Labyrinthitiden mit leichten Reizsymptomen kommen vor. Es sei noch besonders betont, daß nicht alle Teile des Labyrinthes immer gleich stark befallen sein müssen. Hirn- und Gleichgewichtsapparat können auch isoliert erkranken. Spinka beschreibt sogar einen Fall, bei dem hauptsächlich der Otolithenapparat in Mitleidenschaft gezogen war, wofür er als Ursache eine Blutung in der Gegend der Maculae acusticae annimmt.

Die *Prognose* quoad vitam hängt von der Gesamterkrankung, insbesondere von der Mitbeteiligung der Meningen ab; quoad functionem hebt Habermann hervor, daß das innere Ohr bei Influenza wohl oft miterkranke, daß aber die Prognose immer günstig sei. Wir meinen allerdings, daß bei der nicht sehr häufigen eitrigen Labyrinthitis die Prognose für die Wiederherstellung des Gehöres wegen der Schädigung oder Zerstörung des Cortischen Organes absolut schlecht ist; es entsteht meist Taubheit und bei kleinen Kindern Taubstummheit. Einen solchen Fall sah auch Habermann. Immerhin sind die Fälle von Taubstummheit bei Influenza selten. In der *Würzburger Taubstummenanstalt*, deren Material mir Herr Direktor Kroiss in liebenswürdigster Weise zur Verfügung stellte, findet sich in den Jahren 1910—1922 unter 174 aufgenommenen Kindern *kein* Kind, bei dem die *Taubheit* auf *Influenza* zurückgeht. Allerdings liegt die große Influenzaepidemie der letzten zwei Jahre am Ende des Beobachtungszeitraumes, so daß sich ihre Wirkungen wohl in der Zahl noch nicht ausdrücken. Die seröse Form ergibt meist vollständige Wiederherstellung der Funktion; um eine solche könnte es sich in dem Falle SZENES gehandelt haben, bei dem eine vorübergehende Ertaubung mit starkem Schwindel bestanden hatte.

Es gibt nun eine nicht unerhebliche Anzahl von Influenzafällen, in deren Verlauf ohne Erkrankung des Mittelohres eine immermehr zunehmende Schwerhörigkeit und schließlich Ertaubung, manchmal auch von Schwindelerscheinungen begleitet, auftritt. Wir erwähnten schon, daß eine isolierte Labyrinthaffektion vorkommt. Noch häufiger aber ist bei solchen Ertaubungen die Annahme berechtigt, daß es sich um eine *Neuritis* des *Nervus acusticus* und seiner Äste handelt. Mit einiger Sicherheit gehören hierher die Fälle, bei denen nur eine Hörstörung auftritt. Wissen wir doch durch WITTMAACKs Untersuchungen über die toxische Neuritis acustica, daß der Cochlearis bei dieser Nervenerkrankung früher und stärker befallen ist als der Vestibularis; sind Gehör- *und* Gleichgewichtsapparat erkrankt, wird bei der Gleichheit der Symptome eine Unterscheidung von der Labyrinthitis kaum möglich sein. Nach unseren histologischen Schilderungen können wir uns leicht vorstellen, daß ein Zusammentreffen von Mittelohr- und Labyrinthsymptomen — z. B. bei einer Eiterung Auftreten einer Schallempfindungsschwerhörigkeit und von Gleichgewichtszerstörungen — nicht immer durch eine dazukommende Labyrinthitis bedingt sein muß, sondern daß es sich auch um eine gleichzeitige hämorrhagische Entzündung im Nervus acusticus handeln kann (Abb. 4). Wir sahen ja, daß bei intaktem Labyrinth Hämorrhagien im Hörnerven neben einer Otitis media acuta haemorrhagica, beides als Ausfluß der Influenzainfektion bestand.

Außer dem Nervus acusticus erkranken bei Influenza auch häufig andere motorische und sensible Nerven, die mit der Ohrregion in inniger Beziehung stehen. So sind der Facialis, Trigeminus, Occipitalis u. a. nicht selten beteiligt. Ihre Affektion macht die entsprechenden Symptome. Das Bild der *Polyneuritis* bei Grippe ist ja längst bekannt und die mehrmals erwähnten heftigen Ohrenschmerzen selbst bei gutem Eiterabfluß gehören auch in dieses Gebiet. Auch die von KAUFMANN, POLITZER u. a. als besonderes Krankheitsbild erwähnte *Otalgie* gehört hierher: Bei normalem Trommelfell bestehen unter Fieber und Allgemeinsymptomen mehrere Tage lang heftige Ohrenschmerzen, die die Patienten außerordentlich quälen. Eine Abart davon ist die *Mastalgie* (FARNER u. a.), bei der die Schmerzen im Processus mastoideus lokalisiert werden.

Therapeutisch verordnen wir bei *Labyrinthitis* vollständige Bettruhe und versuchen ebenso wie bei frischen Fällen von *Neuritis acustica* Schwitzkuren. Man beginne damit möglichst früh, ehe es zu irreparablen Veränderungen gekommen ist. Dazu verwenden wir *Pilocarpin*, indem wir bei erwachsenen Männern mit 0,008 g dieses Mittels subcutan anfangend täglich um 0,001 g bis zu 0,02 g mit gebotener Vorsicht steigen und dann wieder in derselben Weise bis zur Anfangsdosis fallen. Wir haben den Eindruck, daß solche Kuren bei allen möglichen Labyrinth- und Hörnervenerkrankungen gelegentlich etwas nützen. Unsere Grundsätze für die *operative Behandlung der Labyrinthitis*, die bei Influenza nur sehr selten notwendig ist, werden wir bei der sehr viel häufigeren Scharlachlabyrinthitis auseinandersetzen (s. S. 321). Auch die verschiedenen Formen der *Neuralgien* kann man vorteilhaft mit Schwitzkuren, örtlicher Wärmeapplikation und schmerzstillenden Mitteln wie Pyramidon, Aspirin, Trigemin usw. behandeln. Die Behandlung der Allgemeinerkrankung bleibt aber stets die Hauptsache.

Über die *Prognose* der *Labyrinthitis* und ihre Beziehung zur *Taubstummheit* haben wir schon gesprochen. Auch die Prognose der *Neuritis acustica* ist quoad restitutionem meist gut, wofür ja schon in gewissem Sinne die Taubstummenstatistik spricht. Es darf aber nicht vergessen werden, daß die Influenza keine Kinderkrankheit ist, sich also Ertaubungen viel seltener in Form der Taubstummheit später zeigen werden. Es ist aber sicher, daß nach Influenzaneuritis häufiger eine Heilung vorkommt (Hegener u. a.) als nach den später zu besprechenden Neuritiden bei Diphtherie und Scharlach. Die Prognose der anderen erwähnten akuten *Nervenerkrankungen* bei Influenza ist gut, wenn auch die Heilung manchmal sehr lange dauert und eine gewisse Neigung zum Chronischwerden besteht.

Die Erkrankungen des Ohres bei Diphtherie.

Auch von der Diphtherie können alle Teile des Gehörorgans befallen werden; Gehörgang, Mittelohr, Labyrinth und Hörnerv. Das größte Interesse vom klinischen Standpunkt aus beanspruchen auch wieder die Erkrankungen des Mittelohres bei dieser Infektionskrankheit. Für die Abgrenzung der Erkrankung sind wir hier, da der Erreger genau bekannt ist, gegenüber der Influenza im Vorteil. Ob wir die Ohrveränderungen selbst als *Diphtherie* des *Mittelohres* ansehen oder sie nur als *Otitis media* bei *Diphtherie* betrachten, hängt davon ab, ob im Ohrsekret virulente Diphtheriebacillen mit allen modernen Methoden der Bakteriologie, d. h. mit Kultur und Tierversuch, feststellbar sind. Sind virulente Bacillen nachweisbar, so nennen wir die Erkrankung Otitis media diphtherica, sind avirulente Diphtheriebacillen mit anderen Erregern oder garkeine Diphtheriebacillen vorhanden, so sprechen wir von einer Otitis media purulenta oder catarrhalis bei Diphtherie. Ihre Erreger sind die gewöhnlichen Eitererreger; manchmal wird das Ohrsekret aber auch steril gefunden (Kümmel). In solchen Fällen handelt es sich wohl um eine *toxische Mittelohrentzündung bei Diphtherie*, die wohl auch noch gelegentlich nachträglich mit dem Diphtheriebacillus oder anderen Erregern infiziert werden kann (Kümmel).

Die Art, wie sich die *Diphtheriebacillen* bei der Entzündung auswirken, kann wohl nach dem Verlauf der Erkrankung recht verschieden sein. Es kommt ja nicht nur auf den *Erreger* an, sondern auch auf das Substrat, mit dem er in Wechselwirkung tritt. Aus dem Widerspiel zwischen krankmachenden Eigenschaften des Erregers und Reaktion des Gewebes resultiert das Bild der Krankheit. Wir nennen spezifische Erreger solche, die durch bestimmte stets offenbar gerade bei ihnen auftretende Stoffwechselprodukte bestimmte stets wiederkehrende typische Reaktionen des Gewebes hervorrufen. Damit ist nicht gesagt, daß nicht diese Erreger auch Reaktionen wie andere, nicht spezifische Entzündungen hervorbringende, machen können. Sind ja doch fast alle Bakterien in der Lage Eiterungen hervorzurufen! So auch die Diphtheriebacillen. Es sind deshalb, wie wir später sehen werden, klinisch zwei Formen zu unterscheiden: 1. *Eine Form, bei der die Eiterung im Vordergrunde der Erscheinung steht, und 2. eine, bei der die spezifische, die n e k r o t i s i e r e n d e W i r k u n g die Hauptsache ist.*

Häufiger als die reine Entzündung mit Diphtheriebacillen findet man *Mischinfektionen*, sei es daß die Strepto-, Staphylo-, Pneumokokken usw.-Infektion schon vor der Diphtherieinfektion bestanden hat, d. h. daß die Diphtheriebacillen in ein schon eiterndes Mittelohr eingewandert sind, oder daß die Infektion mit den allgemeinen Eitererregern sekundär ist. Diese nicht spezifischen Erreger können aber in nicht seltenen Fällen im Vordergrunde des klinischen Interesses stehen, ja gerade von ihnen kann gelegentlich die tödliche Infektion ausgehen (Kobrak).

Die *Disposition* für die Diphtherie ist bekanntlich im Kindesalter besonders groß, aber auch alle anderen Altersstufen können diese Krankheit bekommen. Da im Kindesalter die Tuba Eustachii besonders kurz und weit ist, so ist auch gerade in diesen Lebensjahren der Infektion des Ohres mit Diphtheriebacillen der Weg offen. Bei den häufigen Erkrankungen von Nase, Rachen und Kehlkopf an Diphtherie im Kindesalter ist der Anlaß zu solch sekundärer Ansiedlung gegeben. Besonders möchte ich an die im Kindesalter gar nicht seltene, aber sehr häufig übersehene Nasendiphtherie als ersten Sitz der Erkrankung, von der aus das Ohr infiziert wird, erinnern. Außerdem lehrt die Erfahrung, daß der besondere Bau der Schleimhaut des Mittelohres bei Jugendlichen offenbar ein günstiges Substrat für alle Arten Entzündungen bietet.

Dieser sekundären Infektion gegenüber gibt es aber sicher nachgewiesene Fälle von *primärer* Diphtherie dieser Räume. Heftig ist der Kampf geführt worden um die Frage, was als primäre Mittelohrdiphtherie aufzufassen ist. Ich bin der Ansicht, daß das hauptsächlich eine Frage der Definition sein wird. Als primär möchte ich jede Diphtherieerkrankung des Mittelohres ansehen, die durch virulente Diphtheriebacillen hervorgerufen wird, bei der klinisch eine andere Manifestation der Erkrankung nicht zu finden ist. Es ist belanglos, ob man dann auch Diphtheriebacillen in der klinisch gesunden Nase oder in den klinisch vollständig gesunden und auch vorher nicht erkrankten oberen Luftwegen bakteriologisch nachweisen kann. Bezeichnen wir doch auch eine Streptokokkenotitis nicht als sekundär, weil wir in den klinisch gesunden benachbarten Organen Streptokokken finden. Irgendwie müssen ja die Erreger in das Mittelohr von außen hineingelangt sein; da das Mittelohr nicht an der Körperoberfläche liegt, müssen sie also vorher irgendwo anders zu finden sein. Was wir als *sekundäre* Mittelohrdiphtherie bezeichnen, ergibt sich demnach von selbst: alle die Erkrankungen, denen eine andere klinische Manifestation der Diphtherie vorausgegangen ist.

Auf welchen *Wegen* kommt es nun bei den gegebenen anatomischen und biologischen Vorbedingungen zur *Infektion des Ohres* bei Diphtherie? Es stehen, wie schon angedeutet, *drei Wege* zur Verfügung: 1. Fortleitung von den oberen Luftwegen, 2. Fortleitung vom Gehörkanal, 3. der Blutweg.

Die Fortleitung durch die *Tube* von den oberen Luftwegen aus scheint wohl bei weitem der *häufigste Weg der Infektion* zu sein. Bei der primären Mittelohrdiphtherie muß er wohl die Regel sein, da ein anderer Infektionsweg kaum gedacht werden kann. Bei entsprechender Untersuchung eines *Rachenabstriches,* die stets in solchen Fällen gemacht werden muß, findet man auch Diphtheriebacillen *(Bacillenträger).* Außerdem wird eine genaue Feststellung der Vorgeschichte, dann auch noch häufig eine vorhergegangene Rachenerkrankung, eine nicht erkannte Diphtherie, ergeben und so die primäre Mittelohrdiphtherie in eine sekundäre verwandeln. Ich glaube nicht, daß um eine Infektion auf dem tubaren Weg annehmen zu müssen es notwendig ist, daß die Tube auch selbst erkrankt ist, wie das offenbar die Autoren tun, die wegen Nichterkrankung der Tube eine Vermittlung der Infektion auf dem Lymph- oder Blutweg voraussetzen zu müssen glauben (HIRSCH, LOMMEL, LEWIN). Wissen wir doch, daß eine Infektion lange nicht überall da haftet, wo die Bacillen hinkommen. Die Tube ist der häufigste Infektionsweg für alle Entzündungen des Mittelohres überhaupt; es ist kein Grund anzunehmen, daß nicht auch die Diphtheriebacillen durch die Ohrtrompete in die Pauke gelangen.

In letzter Zeit sind nun von GUGENHEIM und von SCHEIBE Fälle veröffentlicht worden, bei denen der Infektionsweg wohl ein anderer gewesen ist. Es scheint als ob bei diesen Fällen Diphtheriebacillen erst *sekundär* vom diphtherisch erkrankten Gehörkanal aus eingewandert sind und bei einer schon bestehenden Mittelohrentzündung zu einer in mehreren Fällen durchaus nicht harmlos verlaufenden Mittelohrdiphtherie geführt hat. Dieser Weg könnte natürlich auch bei bestehender trockener Perforation gelegentlich für Entstehung einer primären Mittelohrdiphtherie in Betracht kommen und es scheint ebensowenig wie bei der Tube notwendig, daß der Gehörkanal auch selbst erkrankt ist.

In den *äußeren Gehörkanal* gelangen die Diphtheribacillen durch Verimpfung, entweder durch automatische Verimpfung bei Mittelohrdiphtherie oder aber durch Übertragung von diphtherisch entzündeten anderen Körperstellen desselben oder eines anderen Individuums. Eine kleine Epithelläsion ist für die Entstehung der Erkrankung dabei natürlich Voraussetzung. Besonders sei darauf hingewiesen, daß auch für die Umwelt eine nicht erkannte Diphtherie des äußeren Ohres eine nicht zu unterschätzende *Infektionsquelle* darstellt.

Nach dem was in der Literatur zu finden ist, ist es durchaus nicht einwandfrei bewiesen, wenn auch häufig wahrscheinlich, daß die Mittelohrentzündung, bei der Diphtheriebacillen gefunden werden, durch eine Invasion auf dem *Blut-* bzw. *Lymphwege* entsteht. Die Begründungen der Autoren bestehen meist in den mangelnden anatomischen Veränderungen der Tube. Meine Einwände gegen die Auswertung dieses Befundes habe ich schon vorher gemacht. Es muß aber zugegeben werden, daß das Vorkommen einer echten metastatischen Entzündung an sich nicht unwahrscheinlich ist und manche histologische Bilder diesen Gedanken nahelegen. Die bacillenlose, toxische Mittelohrinfektion muß auf dem Blutwege entstehen; es könnten auch wohl die katarrhalischen Formen der Entzündung häufiger auf eine toxische Gefäßwandschädigung zurückzuführen sein. Bei den Veränderungen des *Nervus acusticus* und seiner Äste sowie des *facialis* nimmt man bisher allgemein eine Toxinwirkung an, geradeso wie man die Muskelveränderungen u. a. postdiphtherische Erscheinungen im Körper als toxisch aufzufassen gewöhnt ist. Diese ganze Frage ist nun kürzlich durch Eugen Kirch in ein anderes Licht gerückt worden, denn er konnte zeigen, daß durchaus nicht immer diphtherische Fernwirkungen im Körper nur auf den Einfluß der im gesamten Blutkreislauf befindlichen Diphtherietoxine zurückgeführt werden müssen. Dieser Autor fand vielmehr bei der Diphtherie der oberen Luftwege geradezu gesetzmäßig, besonders im Frühstadium der Erkrankung, die Diphtheriebacillen auch fernab vom Primärherd in den allerverschiedensten Körperbezirken und besonders auch im Bereich postdiphtherischer Erkrankungsherde, wohin sie offenbar mit dem Blutstrom gelangt waren; und Kirch nimmt nun an, daß solche sog. postdiphtherische Erkrankungsherde auf die hierher gelangten Diphtheriebacillen bzw. auf die gerade *lokal* von ihnen gebildeten Toxine zurückgehen. In peripheren Nerven, die Lähmungen gezeigt hatten, die Bacillen selbst nachzuweisen, ist Kirch nicht gelungen. Es muß aber jedenfalls doch die *Möglichkeit* zugegeben werden, daß auch bei Erkrankungen des Acusticus die Bacillen auf dem Blutweg dorthin verschleppt worden und wirksam geworden sein können, und daß nicht von vornherein unbedingt lediglich eine allgemeine Toxinwirkung, die sicher auch oft eine Rolle spielt, angenommen werden muß. Durch entsprechende Untersuchungen wird in geeigneten Fällen geklärt werden müssen, ob sich aus einem klinisch und anatomisch erkrankten Acusticus oder seinen Ästen Diphtheriebacillen züchten lassen.

In der älteren Literatur, die sich mit den Erkrankungen des Ohres bei Diphtherie beschäftigt, ist es kaum möglich sich auszukennen, weil das Wort Diphtherie verschiedene Krankheitsprozesse bezeichnet. Bei weitem die meisten älteren Arbeiten gebrauchen diphtherisch als *histologischen* Begriff im alten Virchowschen Sinne. Wir nennen die diphtherische Entzündung Virchows heute nekrotisierende oder „verschorfende Entzündung" (Lubarsch) und behalten das Wort diphtherisch ausschließlich für die Erkrankungen vor, diedurch den Diphtheriebacillus hervorgerufen werden, gebrauchen also das Wort diphtherisch im bakteriologischen Sinne. Damit entfällt auch der Begriff der „Scharlachdiphtherie", der so lange Zeit der genauen Abgrenzung verschiedener Erkrankungen des Ohres entgegenstanden und zu so vielen Mißverständnissen geführt hat.

Nach dem Gesagten fassen wir also zunächst alle die Entzündungen des Ohres bei Diphtherie als diphtherische Entzündung auf, bei denen virulente Diphtheriebacillen im Ohreiter gefunden werden, ohne uns um die anatomische Form der Erkrankung zu kümmern, wissen wir doch längst, daß auch im Rachen und in den übrigen Luftwegen das Entzündungsprodukt der Diphtherieinfektion nicht immer im alten anatomischen Sinne diphtherisch ist.

Wir befinden uns bei dieser Begriffsbestimmung der Diphtherie des Mittelohres im Gegensatz zu LEWIN, der als Voraussetzung für diese Diagnose außer der Anwesenheit des Löfflerbacillus auch eine echte diphtherische Entzündung im Sinne VIRCHOWS, d. h. fibrinöse Exsudation + Nekrobiose mit dem Endresultat einer Pseudomembran, verlangt, eine Auffassung, die sich auch verteidigen läßt.

Pathologische Anatomie des Ohres bei Diphtherie.

Wir müssen hier davon absehen, die *pathologisch-anatomischen* Veränderungen bei der katarrhalischen und eitrigen akuten Mittelohrentzündung bei Diphtherie zu beschreiben, da sie in nichts von dem abweichen, was wir bei derartigen Entzündungen sonst zu sehen gewohnt sind und was in anderen Kapiteln dieses Handbuches geschildert wird. Wir können nur eine kurze Schilderung der Veränderungen geben, die mehr oder minder ausschließlich bei Diphtherie vorkommen.

Uns soll hier nur als etwas Besonderes die von KOBRAK sog. *Otitis media diphtherobacillaris pseudomembranacea* beschäftigen. Die Präparate, nach denen ich die Veränderungen kurz schildern will, verdanke ich der Liebenswürdigkeit des Herrn Prof. Dr. OTTO MAYER (Wien), der sie mir mangels eigenen Materials in entgegenkommendster Weise überließ.

Die *Mittelohrräume* sind mit Eiter gefüllt wie bei jeder anderen eitrigen Mittelohrentzündung; die Schleimhaut ist in verschiedenen Abschnitten verschieden stark verdickt, an manchen Stellen von enormer Dicke. Sie ist mit Rundzellen durchsetzt und enthält stark erweiterte prall gefüllte Gefäße, wie wir sie auch bei jeder akuten Mittelohrentzündung antreffen. Kompliziert kann das Bild dadurch werden, daß sich in der Schleimhaut noch Abschnitte von embryonalem Charakter befinden, die ja verhältnismäßig häufig anzutreffen sein werden, da die Diphtherie so häufig kleine Kinder befällt. Das Epithel ist in verschiedenen Abschnitten verschieden hoch; wir finden alle Stufen vom niedrigen kubischen bis zum auffallend hohen Cylinderepithel. Alles bisher geschilderte findet sich genau so bei jeder akuten eitrigen Otitis media.

Das Besondere der Otitis media diphtherobacillaris pseudomembranacea liegt nur in den Nekrosen und ihrem besonderen Bau. Das mehr oder minder hohe zylindrische Epithel geht allmählich oder plötzlich in Abschnitte über, in denen die einzelnen Epithelzellen nicht mehr deutlich voneinander zu unterscheiden sind, in denen die Kerne mit abnehmender Deutlichkeit zu erkennen oder auch ganz verschwunden sind; es schließen dann Stellen an, denen ein Epithelbelag vollständig fehlt (Abb. 5). Die Abschnitte sind belegt mit Leukocyten,die Epithelzellen selbst sind mit Rundzellen untermischt. Fibrinnetze sind stellenweise schon bei Hämatoxylinfärbung zu erkennen — WEIGERT-Färbungen standen mir leider nicht zur Verfügung —. Es fiel mir auf, daß die Veränderungen in der Submucosa meist noch erheblicher sind als in der Epithelschicht. In der Submucosa findet sich das Gewebe weitgehend in Zerfall, Nekrosen sind deutlich zu sehen mit Kernzerfall, Fibrinnetzbildung und die kleinen Gefäße, sowohl Blut- als Lymphgefäße, sind maximal gefüllt. Es besteht offenbar in großen Bezirken Stase, eine ganze Reihe von solchen Gefäßen zeigen Thrombosen (Abb. 6), bei denen die Thromben schon teilweise in Zerfall sind. Je tiefer man in der stark verdickten Submucosa kommt, desto erheblicher werden die Veränderungen. Auch Blutextravasate, die vielleicht auf toxische Wandschädigungen zurückzuführen sind, konnte ich an einigen Stellen beobachten. So etwa sehen die beginnenden typischen Diphtherieveränderungen aus.

Bei der vollentwickelnden verschorfenden Entzündung der Diphtherie im Mittelohr findet man in größeren Abschnitten von Epithel keine Spur mehr (Abb. 5 u. 6). Dafür an der Oberfläche der Schleimhaut ein dichtes Fibrinnetz, das mit Zelltrümmern angefüllt ist und in dem sich nur vereinzelte Leukocyten befinden. Gegen die Tiefe der sehr stark verdickten Submucosa zu finden sich stellenweise etwas häufiger gut erhaltene Eiterzellen, stellenweise besteht aber eine vollkommene Zellosigkeit, eine strukturlose Masse füllt an solchen Orten das sehr deutlich hervortretende dichte Fibrinnetz aus (Abb. 6 u. 7). Die Gefäße sind thrombosiert. Wir haben das Bild der vollständigen Nekrose, der tief verschorfenden Entzündung. Auffallend sind die besonders starken Veränderungen in der Tiefe der Schleimhaut.

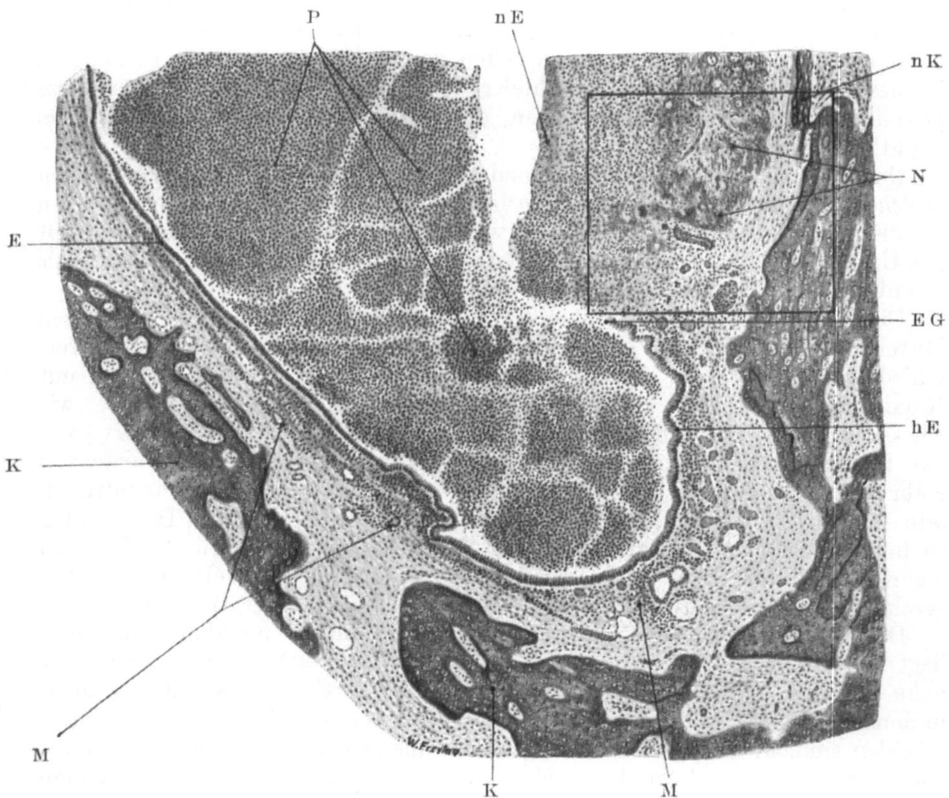

Abb. 5. Übersichtsbild über die Paukenhöhle bei Diphtherie des Mittelohres.
Die Schleimhaut ist im linken Teil der Abbildung mäßig verdickt (M) und infiltriert, mit schönem Epithel bekleidet (E). Nach rechts hin nimmt die Mucosa an Dicke, das Epithel an Höhe zu (h E). Das hohe Epithel hört dann plötzlich auf (E G) und es zeigt sich ein in vollständiger Nekrose befindlicher Abschnitt in dem die frühere Epithelschicht nur zu ahnen ist (n E). In diesen Abschnitt sieht man in allen Schichten, besonders aber in der *Tiefe* Nekrosen mit Fibrinnetzen (N); hier auch ein Stück nekrotischen Knochens (n K). K Knochen. P Eiter.

Der Knochen der diesen tief verschorften Stellen anliegt, zeigt an unseren Präparaten im Gegensatz zu allen anderen Abschnitten des Knochens bei demselben Falle einen vollständigen Mangel an Knochenzellen (Abb. 5, 6). Die Knochenhöhlen sind weit und leer, während in allen anderen Knochenabschnitten sehr gut dunkelblau gefärbte Knochenzellen in viel engeren und schärfer konturierten Höhlen zu sehen sind. Auch Knochenzellschatten von Zellen, die sich nicht mehr ordentlich färben, sind nur in den Abschnitten unter der nekrotischen Schleimhaut zu sehen. An- und Abbau, beides in mäßiger Stärke sind an der Oberfläche dieser Knochenbalken deutlich (Abb. 6 u. 7).

Noch einige Worte über die *Tuba Eustachii*, über deren Veränderungen mir eigene Erfahrungen fehlen. Sie spielt ja als Überleitungsweg eine große Rolle. Ich habe aber schon weiter oben gesagt, warum ich glaube, daß aus ihrer Nichtbeteiligung am Krankheitsprozeß kein Rückschluß darauf gezogen werden kann, daß sie nicht als Überleitungsweg dient. Es sind auch Fälle in der Literatur bekannt, bei denen eine echte pseudomembranöse Entzündung in der Tube vorhanden war. LEWIN beschreibt einen solchen Fall, bei dem die histologischen Einzelheiten ganz den von uns soeben für die übrigen Mittelohrräume beschrie-

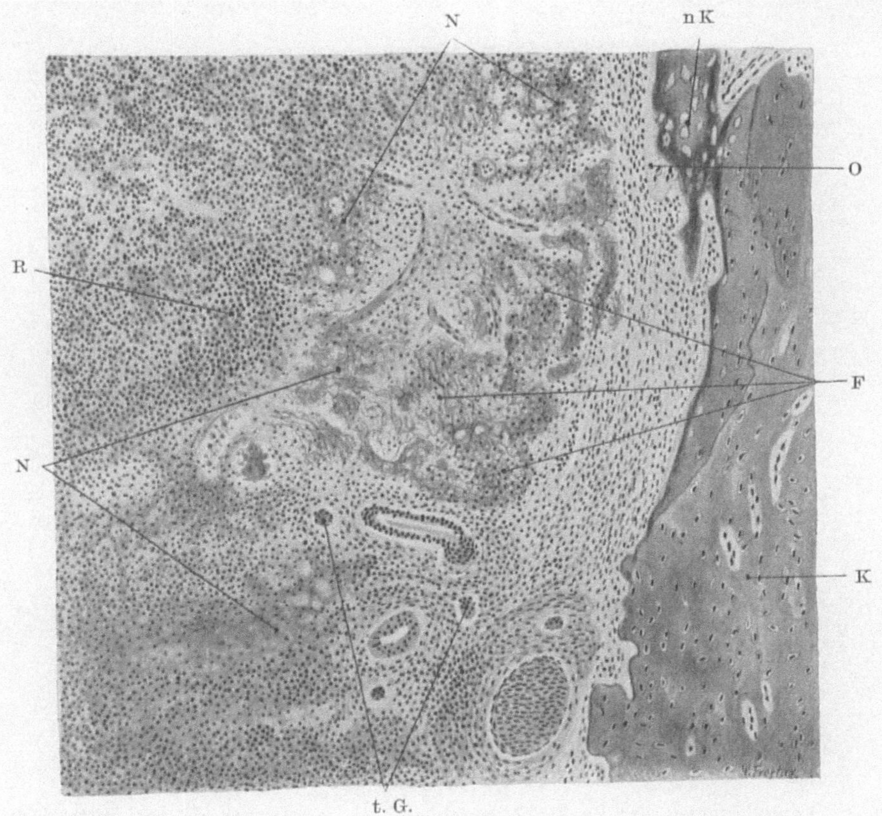

Abb. 6. Paukenhöhlenschleimhaut bei Diphtherie des Mittelohres. (Ausschnitt aus der vorigen Abb. entsprechend dem in Abb. 5 eingezeichneten Quadrat in stärkerer Vergrößerung.) Nekrotische Veränderungen (N) mit sehr starker Fibrinnetzbildung (F) bei *Diphtherie* in der *Tiefe der Submucosa* und Nekrosen im Knochen (n. K). K Knochen. O Osteoid. t. G. thromb. Gefäße. R starke Rundzellenanhäufung zum Teil auch in Nekrose.

benen entsprechen. Auch bei HIRSCH finden sich entsprechende Angaben. In anderen Fällen, in denen es nicht zu dieser Form der Entzündung gekommen war, fanden sich mikroskopisch häufiger entzündliche Veränderungen in der Submucosa als man nach der makroskopischen Betrachtung hätte annehmen sollen.

Diese wenigen Andeutungen mögen genügen, um ein Bild von der Otitis media diphtherobacillaris pseudomembranacea zu geben. Um Wiederholungen zu vermeiden, wollen wir erst bei der klinischen Besprechung des entsprechenden Krankheitsbildes diese anatomischen Befunde auszuwerten versuchen.

Das *Labyrinth* scheint nach der mir zugänglichen Literatur nur in sehr geringem Maße bei der tief verschorfenden Entzündung des Mittelohres mitzuerkranken, aber auch bei den anderen Mittelohrentzündungen bei Diphtherie beteiligt es sich nach Lewin u. a. nur sehr selten. Es wurde gelegentlich eine geringe Exsudatanhäufung in einigen Abschnitten der Labyrinthhohlräume gefunden, auch kleine Rundzellenherde wurden manchmal gesehen, aber im ganzen waren die Befunde sehr unerheblich. In den wenigen Präparaten von Mittelohrdiphtherie die ich durchzusehen Gelegenheit hatte, war das Labyrinth ganz frei.

Eine besondere Rolle bei der Erkrankung des Ohres an Diphtherie spielt der *Hörnerv* mit seinen beiden Ästen und den dazu gehörigen Ganglien. Wir

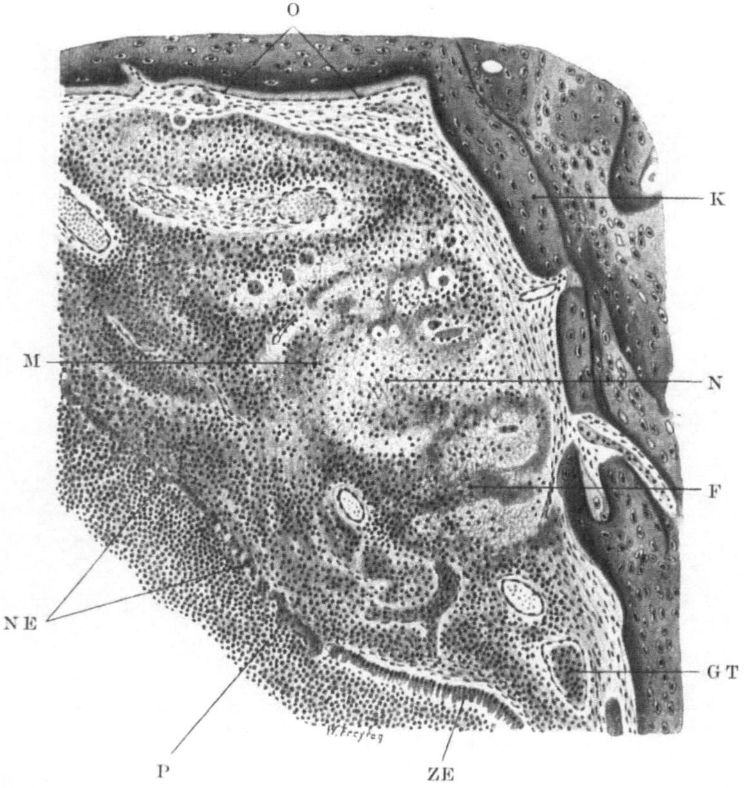

Abb. 7. Veränderungen der Paukenhöhlenschleimhaut bei Diphtherie des Mittelohres. Die Schleimhaut ist sehr stark verdickt (M). Das Epithel ist rechts unten sehr hochzylindrisch (ZE). Gleich daneben ist das Epithel nekrotisch (NE). Auf der Schleimhaut liegt eine ziemlich dünne Lage Eiter (P). In der Submucosa sieht man Gefäßthrombosen (GT), ziemlich ausgedehnte Nekrosen (N) mit Fibrinnetzen (F). K Knochen. O Osteoid.

wissen, daß ohne Erkrankung des Mittelohres gelegentlich nach Diphtherie eine Taubheit auftritt, die auf eine Erkrankung des Nervenapparates zu beziehen ist. Der Stamm des Nervus acusticus scheint wie zu anderen Giften auch eine besondere Affinität zu dem Diphtheriegift zu haben. Lewin hat genaue Untersuchungen über die Veränderungen des Acusticus, seiner Äste und Ganglien an Schnitten durch das ganze Felsenbein und auch an besonders herausgeschnittenen Nerven angestellt. Von 15 nach letzterer Methode *wahllos* untersuchten Diphtheriefällen waren 7mal Nervenveränderungen vorhanden, 4mal doppelseitig, 3mal einseitig. Die Vestibularganglien — Cochlearganglien fielen natürlich beim herausgeschnittenen Nerven nicht an — waren in den 7 Fällen stets doppelseitig geschädigt und außerdem fanden sich noch bei 3 Fällen mit intakten

Nerven Abweichungen an den Ganglien. Die Veränderungen hingen in der Hauptsache mit dem Gefäßsystem zusammen. Hyperämie der Gefäße, Stase, Thrombose wurde im Meatus internus angetroffen. Im Nervenstamm selbst sah LEWIN starke Gefäßfüllung in den Nervenscheiden und in der Hälfte der untersuchten Fälle Blutungen im Nerven. Im Zusammenhang damit stand wahrscheinlich die Degeneration der Nervenelemente selbst. Als Besonderheit waren häufiger im Acusticus Herde von ödematösem Aussehen mit amorphen Massen vorhanden, die als *toxisches Ödem* durch spezifische Gefäßwandschädigung entstanden gedeutet wurden. Dieses Transsudat schädigt dann spezifisch und mechanisch die Nervenelemente. Die *Ganglienzellen* waren in allen Fällen verändert, ihre Zahl häufiger stark vermindert. Außer allen Formen von Schrumpfungen fand LEWIN häufiger Vakuolenbildung. Über WITTMAACKS Beobachtungen bei der infektiös-toxischen Neuritis acustica werde ich beim Scharlach berichten (s. S. 314 u. 321). Auch im *Facialis* fanden sich im inneren Gehörgang Blutungen, besonders auffallend waren aber die Veränderungen im Canalis facialis. Der Nerv erschien häufig geschrumpft, der Kanal von gewuchertem Bindegewebe oder sehr stark erweiterten Gefäßen, die thrombosiert sind, erfüllt; die Degenerationserscheinungen am Nerven sind im ganzen schwächer als im Acusticus. Die Veränderungen im Ganglion geniculi entsprechen denen im Vestibularganglion.

Die Erkrankung bezeichnet LEWIN als *Neuritis (Neurolysis) acustica toxica*. Diese Veränderungen liegen fast stets nur retrolabyrinthär. Ob all solche Bilder wirklich als toxisch aufzufassen sind, bedarf nach den vorher angeführten Befunden KIRCHS noch der Nachprüfung.

Klinik der Erkrankungen des Ohres bei Diphtherie.

Über die Diphtherie des äußeren Ohres finden sich in der Literatur nicht sehr viel Angaben. Es sind Fälle von primärer isolierter Hautdiphtherie des äußeren Ohres beschrieben worden, ferner kennt man Fälle von Beteiligung des äußeren Ohres bei Mittelohrdiphtherie und auch solche von Übergreifen der Diphtherieinfektion vom Gehörgang auf das Mittelohr bei bestehender Perforation. Hautdiphtherie an sich ist etwas Seltenes. Die Ohrmuschel scheint besonders bei Jugendlichen für sie eine Prädilektionsstelle zu sein, was vielleicht durch die Zartheit der bekleidenden Epidermis zu erklären ist [BEZOLD, LEWIN (1)].

Klinisch unterscheidet man im ganzen drei Formen: die leichteste ist vom nässenden Ekzem nur durch ihre Hartnäckigkeit zu unterscheiden, die Diagnose ist nur bakteriologisch sicher zu stellen. Die beiden anderen klinischen Formen unterscheiden sich hauptsächlich durch den Grad der Schmerzhaftigkeit. BLAU ist der Ansicht, daß nur die primäre Otitis externa diphtherica mit heftigen Schmerzen einhergeht, während die vom Mittelohr fortgeleitete mit vollständiger Anästhesie verlaufe. Es erscheint sehr zweifelhaft, ob die Schmerzhaftigkeit mit dem ursprünglichen Sitz der Erkrankung zusammenhängt. Es ist viel wahrscheinlicher, daß sie von anatomischen Eigenheiten des Prozesses abhängig ist. Werden durch eine Nekrose die Nerven gleich mitzerstört, so besteht eine Anästhesie, steht die Entzündung im Vordergrund, so entstehen heftige Schmerzen.

Die *Ausdehnung* der Erkrankung kann verschieden sein. Man findet kleine Geschwürchen von Erbsengröße und darunter. Sie sind von der Umgebung unscharf abgegrenzt, liegen manchmal eng beieinander, manchmal weiter voneinander entfernt. Sie können aber auch den ganzen Gehörkanal und die ganze Ohrmuschel einnehmen. Die ganze Auskleidung des Gehörkanales kann in eine Pseudomembran verwandelt sein. An der Ohrmuschel weisen die Diphtherieerkrankungen häufig eine auffallende Tendenz zur Ulceration mit Zerstörung des Ohrknorpels auf. DAVIDSOHN und HECK beobachteten z. B. einen Fall, in dem in wenigen Tagen durch eine Hautdiphtherie des äußeren Ohres der Ohrknorpel „glatt aufgefressen wurde". Die Fälle mit heftigen Schmerzen sind zweifellos häufiger als die anästhetischen; meist ist die ganze Umgebung der Ohrmuschel schmerzhaft. Das Allgemeinbefinden kann gelegentlich beeinträchtigt sein und heftiges Fieber bestehen (BLAU). Das Trommelfell ist meist nur bei der sekundären Gehörgangsdiphtherie, wenn der Prozeß nach der Zerstörung des Trommelfells vom Mittelohr auf das äußere Ohr übergegangen ist, in Mitleidenschaft gezogen.

Die Stellung der *Diagnose* wird davon abhängen, ob man an eine diphtherische Ätiologie des Prozesses denkt. Die bakteriologische Untersuchung eines Abstriches stellt die Diagnose sicher; besteht eine Pseudomembran, so kann man durch Fibrin- bzw. Bacillennachweis die Diagnose festzustellen suchen. Beweisend ist aber nur positiver Ausfall.

Therapeutisch müssen wir zur Beseitigung der auch für die Umwelt gefährlichen Infektionsquelle möglichst schnell eine Abtötung der Bacillen zu erreichen suchen; neben der spezifischen Therapie, von der noch zu sprechen sein wird, dürfte es empfehlenswert sein, eine antiseptische Behandlung eintreten zu lassen und z. B. mit 2%iger Trypaflavinlösung oder einem Chininderivat den Gehörkanal zweimal täglich zu pinseln oder ihn mit der Lösung zu füllen. Feiler konnte durch Tierversuche feststellen, daß 2%ige Trypaflavinlösung Diphtheriebacillen sicher abtötet.

Die *Prognose* der Erkrankung ist an sich gut; die Fälle heilen meist unter spezifischer und anti- bzw. aseptischer Behandlung in mehr oder minder kurzer Zeit mit oder ohne Narbenbildung aus. Narben- und Strangbildung kann nachträglich einen kleinen Eingriff notwendig machen. Es scheint aber, daß gerade zu dieser Lokalisation an sich schwerverlaufende Fälle neigen.

Die *Erkrankungen des Mittelohres bei Diphtherie* treten hauptsächlich unter zwei Formen auf: 1. einer *gewöhnlichen* katarrhalischen oder eitrigen und 2. einer *diphtherischen* eitrigen oder nekrotisierenden Mittelohrentzündung. Einige Worte müssen wir dem klinischen Bilde der *katarrhalischen oder eitrigen Mittelohrentzündung bei Diphtherie* ohne spezifischen Erreger hier widmen, da neben klinischen Formen, die wir bei der genuinen Otitis media purulenta acuta und catarrhalis acuta zu sehen gewohnt sind, auch klinisch etwas abweichend verlaufende beobachtet werden.

Die *Ätiologie* dieser besonders von Lewin beschriebenen Form scheint durch diesen Autor nicht restlos geklärt, da ausreichende bakteriologische Untersuchungen fehlen. Neben der Möglichkeit, daß bei einigen Fällen eine echte Diphtherieerkrankung des Mittelohres besteht (Kobrak) und der von Lewin angenommenen Möglichkeit einer toxischen Genese scheint es sich doch wohl auch häufig um gewöhnliche, etwas abweichend verlaufende Mittelohrentzündungen zu handeln. Diese leichten Veränderungen sind nach Lewin außerordentlich häufig. Er fand sie in 63,3% seiner Fälle, die allerdings alles Kinder waren. Sie wurden nur dadurch gefunden, daß der Verfasser systematisch Diphtheriekinder darauf untersuchte.

Subjektive Symptome fanden sich nämlich bei den Kindern äußerst selten. Nur in ganz wenigen der wahllos untersuchten Fälle bestanden die Erscheinungen in einer richtigen Otitis media acuta. Sonst zeichneten sie sich in ihrem *klinischen* Verlaufe durch auffallende Schmerz- und Symptomlosigkeit aus. Selbst bei langer Dauer war eine Perforation äußerst selten, der ganze Verlauf war schleppend. Diese Erkrankungsform ist nicht gerade charakteristisch für Diphtherie, da sie gerade bei Kindern auch bei anderen Infektionskrankheiten, z. B. bei Masern (Bezold), beobachtet wird. Das Exsudat, teils schleimig, teils eitrig, besteht häufig sehr lange unverändert und wird sehr langsam resorbiert. Es kommt gelegentlich dann nachträglich noch zu schweren akuten Entzündungen mit allen typischen Zeichen, die dieser Erkrankung eigen sind.

Die *Prognose* ist fast stets gut. Wie gesagt kommt es auffallend selten zur Perforation und fast nie ist eine Paracentese oder gar ein größerer Eingriff nötig. Sollte diese Art der Mittelohrerkrankung bei Diphtherie aber einmal schwer verlaufen, so ist therapeutisch genau so zu handeln wie bei jeder anderen Mittelohrentzündung auch.

Ich habe schon darauf hingewiesen, daß sich aus der Literatur nicht feststellen läßt, wie viele solcher Fälle als rechte Diphtherie zu bewerten sind. Es liegen aber eine ganze Reihe von Beobachtungen vor, in denen bei *klinisch gewöhnlich verlaufenden Eiterungen des Ohres virulente Diphtheriebacillen* gefunden wurden. So fanden Davidsohn und Heck an dem Material eines Kinderasyls in 30,8% gewöhnlich verlaufender Mittelohreiterungen bakteriologisch sichere Diphtheriebacillen von verschiedener Virulenz für Meerschweinchen. Die große Prozentzahl ist ihrer Ansicht nach in besonderen Verhältnissen der Anstalt begründet. Die Autoren konnten klinisch an diesen Diphtherieotitiden keine Besonderheiten finden. Allgemein-toxische Erscheinungen fehlten stets, Komplikationen von seiten des Ohres selbst waren ausgesprochen selten. Aber alle besonders lange absondernden Fälle ihres Materials wiesen Diphtheriebacillen auf. Die Bazillen halten die Verfasser für *sekundär* in ein schon eiterndes Ohr eingewandert. Bei der größten Anzahl der Kinder konnten sie *Bacillen* in Rachen,

Nase oder sonst an demselben Kinde sicher nachweisen; *klinisch* anders lokalisierte Diphtherieerkrankungen hatten die Kinder sehr selten. Die Fälle haben zum Teil eine gewisse Ähnlichkeit mit einigen der von GUGENHEIM bei Erwachsenen beschriebenen, die auch eine sekundäre Ansiedelung von Diphtheriebacillen von Nase und Rachen bzw. vom Gehörgang aus aufwiesen, die auch zum Teil wie eine gewöhnliche Otitis media purulenta acuta verlief. Auch wir beobachteten kürzlich einen solchen Fall. Durch eine Wunddiphtherie in einer frischen Antrotomiewunde aufmerksam geworden, fanden wir bei dem Patienten im Eiter des anderen Ohres und im Abstrich des gesund aussehenden Rachens Diphtheriebacillen. Nun erinnerten sich die Eltern des Kindes auf genaues Befragen auch einer leichten der Ohrerkrankung voraufgegangenen Halsentzündung, die vielleicht schon diphtherisch war. All diese unspezifisch aussehenden Mittelohreiterungen mit positiven Diphtheriebacillenbefund fallen mit unter den Begriff der *Otitis media diphtherobacillaris purulenta (non pseudomembranacea)* [KOBRAK], d. h. also einer eitrigen Mittelohrentzündung, bei der virulente Diphtheriebacillen gefunden wurden. Das „non pseudomembranacea" sagt nur, daß Membranen *klinisch* nicht sichtbar waren. So leicht wie die vorher geschilderten sehen nun aber leider nicht alle derartigen Infektionen aus. Im allgemeinen ist der Verlauf dieser Krankheitsform schleichend und oft mit auffallend geringen örtlichen Reaktionen. Die Kranken kommen zum Arzt mit Fieber, allgemeinem Krankheitsgefühl, starken Ohrenschmerzen, also den Anzeichen einer akuten Mittelohrentzündung. Bei der Untersuchung fällt häufig die auffallend geringe Rötung und sonstige Veränderung des Trommelfells auf. Manchmal ist es gerötet, manchmal sind nur einzelne Teile injiziert, gelegentlich sieht es auch schmierig grauweiß aus. Besteht eine Diphtherieerkrankung des äußeren Gehörkanales, können ihm dicke unentfernbare weiße Massen aufliegen. Die Vorwölbung ist meist gering und nur auf einige Teile beschränkt; es kann aber auch Einziehung bestehen. *Spontanperforation* ist verhältnismäßig selten, kommt aber vor und das entleerte Sekret kann dann von verschiedener Konsistenz sein. In den meisten Fällen ziehen sich die starken Schmerzen bei verhältnismäßig reaktionslos aussehendem Trommelfell eine ganze Zeit hin, es kommt zu Schmerzen des Processus, man macht schließlich eine *Paracentese* und wundert sich dann häufig über die Eitermengen, die hinter dem so wenig akut entzündet aussehenden Trommelfell gesessen haben. Der ganze Prozeß kann aber auch genau unter dem Bilde der gewöhnlichen Otitis media acuta verlaufen und nur eine bakteriologische Untersuchung des Ohreiters zur Diagnose führen (RHODEN u. a.). Auch bei der Obduktion solcher Fälle finden sich häufig keine Pseudomembranen. Es sei aber betont, daß diese Befunde mit Vorsicht zu betrachten sind, da, wie auch KOBRAK hervorhebt, die Membranbildung nur auf kleine Abschnitte beschränkt ist, die häufig zufällig gerade nicht in den untersuchten Schnitten liegen. Jedenfalls ist es leicht verständlich, daß klinisch die Membranbildung häufig gar nicht in die Erscheinung tritt.

Es gibt nun aber noch eine Form, bei der die Membranbildung im Vordergrunde anatomischer und klinischer Veränderungen steht. Es ist das die von KOBRAK sogenannte *Otitis media diphtherobacillaris pseudomembranacea,* das was auch schon von älteren Autoren Mittelohrdiphtherie genannt wurde. Diese Fälle, ob sekundär oder primär auftretend, d. h. ob nach anderweitiger klinischer Manifestation der Diphtherie oder ohne eine solche sind schon ihrem anatomischen Wesen nach schwere Erkrankungen. Es ist ohne weiteres klar, daß da, wo Nekrosen in größerem Umfange auftreten, irreparable Veränderungen gesetzt werden. Wir haben im pathologisch-anatomischen Teile gesehen, daß nicht unerhebliche Abschnitte der Schleimhaut bis in die Tiefenschichten zerstört waren, daß Gefäße thrombosiert waren und daß die Veränderungen auf den Knochen übergingen (Abb. 5, 6 u. 7). Daraus ergibt sich das *klinische Bild*. Das *Trommelfell* ist bei Nichteinbeziehung in die Nekrose entzündet in der Art wie bei der akuten Mittelohrentzündung (Daae u. a.); bei Einbeziehung ist es gelblichgrau, schlaff, weitgehend zerstört, mit Membranen behaftet (Krepuska, Lewin u. a.) Ob der Prozeß schmerzhaft ist oder nicht — beides kommt vor — hängt von der Verbreitung der Nekrose auf die Nerven ab. Der Zerfall des Trommelfells geht häufig in diesen zur pseudomembranösen Form gehörigen Fällen sehr schnell vor sich. Das Sekret ist oft auffallend dünnflüssig (Kobrak u. a.), in anderen Fällen wieder neigt es zur Eindickung (Gugenheim u. a.). Es ist leicht verständlich, daß bei dieser tief verschorfenden Form der Mittelohrentzündung die lufthaltigen Räume des Processus fast immer mitbeteiligt sind und daß es zu weitgehenden Zerstörungen im Warzenfortsatz kommt. Die Knochenwände zwischen den einzelnen Teilen sind häufig eingeschmolzen. Die Warzenzellen sind mit mehr oder minder dünnflüssigem Sekret angefüllt. Die Schleimhaut ist je nachdem entzündet oder sie weist pseudomembranöse Veränderungen auf, wie sie auch in der Pauke vorkommen. Diese Pseudomembranen zeigen bei geeigneten Färbungen Diphtheriebacillen und Fibrin. *Knochendurchbrüche ins Labyrinth* sind sehr selten; in der mir zugänglichen Literatur konnte ich keinen einschlägigen Fall finden. Die *Hörstörung* trägt den Charakter einer reinen Schalleitungsschwerhörigkeit. Es erübrigt sich näheres darüber zu sagen. Der *Facialis* ist gelegentlich bei der Mittelohrdiphtherie in Mitleidenschaft gezogen. Es dürfte sich dann wohl um eine Dehiszenz oder Zerstörung seines Kanales im Bereiche der Pauke oder um degenerative Veränderungen des Nerven handeln. So beschreibt z. B. Kobrak einen Fall, bei dem die Facialislähmung das erste Symptom der Erkrankung war. Das *Allgemeinbefinden* ist bei der Otitis media diphtherobacillaris pseudomembranacea meist stark in Mitleidenschaft gezogen. Bei der sekundären Form tritt das weniger in die Erscheinung, da meist die allgemeinen Störungen auf die Nasen- und Rachenerkrankung bezogen we den. Die Allgemeinerscheinungen auch bei der primären Ohrdiphtherie entsprechen genau denen bei jeder anderen diphtherischen Erkrankung und haben für die Lokalisation im Ohr nichts Charakteristisches. Die nicht lokalen *Komplikationen* wie kardiale Störungen, Nephritiden usw. sind dieselben wie bei jeder anders lokalisierten Diphtherie.

Die *Diagnose* der beiden Formen, der eitrigen und der pseudomembranösen, ergibt sich aus dem Gesagten. Maßgebend für die Diagnose ist der Nachweis virulenter Diphtheriebacillen mit allen bekannten Methoden, da besonders die eitrige Form der Mittelohrdiphtherie meist kein sicher von gewöhnlichen Mittelohreiterungen unterscheidbares Krankheitsbild darstellt. Bei dieser *eitrigen Form* wird es darauf ankommen an die Möglichkeit einer Diphtherie zu denken, was bei einer sog. sekundären Ohrdiphtherie näher liegen wird als bei einer primären oder bei einer Infektion mit Diphtheriebacillen bei schon bestehender Mittelohrentzündung, z. B. vom Gehörgang aus (Gugenheim). Es ist ratsam, bei allen Ohreiterungen, die auffallend lange dauern, ohne daß man einen Grund dafür ersehen kann, oder die aus dem sonst gewohnten Rahmen der Mittelohrentzündung herausfallen, bakteriologisch zu untersuchen. Die *pseudomembranöse Form* ist, wenn das Trommelfell mitbefallen ist, leichter zu diagnostizieren, denn das zum Teil nekrotische Trommelfell bietet ein so eigenartiges Bild, das der Betrachter schon auf eine besondere Erkrankung hingewiesen wird und nicht unterlassen wird, eine bakteriologische Untersuchung vorzunehmen, die allein ausschlaggebend ist. Werden Membranen abgestoßen und im Eiter entleert, so kann ihre histologische Untersuchung einen wertvollen Hinweis für die Diagnose geben, da Fibrinnetze für Diphtherie sprechen.

Differentialdiagnostisch kommen bei der eitrigen Form die gewöhnlichen akuten Mittelohrentzündungen in Betracht; bei der pseudomembranösen Form kann gelegentlich an Scharlach oder Tuberkulose gedacht werden. Die bakteriologische Untersuchung und Berücksichtigung der Krankheitserscheinungen am übrigen Körper werden vor Irrtümern bewahren.

Während es zweifelhaft sein kann, ob man sich bei einer Ansiedlung von Diphtheriebacillen in einem schon eiternden Mittelohr von einer spezifischen *Therapie* viel Erfolg versprechen kann (diese Erkrankung heilt nach DAVIDSOHN und HECK bei gewöhnlicher Behandlung der Mittelohrentzündung aus), scheint diese Therapie bei der eitrigen oder pseudomembranösen Diphtheriemittelohrentzündung unbedingt angezeigt. Ich würde sie auch bei der ersten Form stets anwenden. Genauer auf die Serumtherapie einzugehen ist hier nicht der Ort.

Es dürfte sich empfehlen, sich an die Vorschriften von SCHMIDT-HACKENBERG zu halten. Er empfiehlt auch bei Kindern 8000 I.E. mit einem Male intravenös zu injizieren. Danach tritt meist ruckweises Nachlassen der Mittelohrabsonderung und schnelle Besserung des Allgemeinbefindens (lytischer Temperaturabfall) ein. Bessert sich nach dieser einmaligen Gabe das Befinden nicht schnell, so gebe man spätestens am dritten Tage dieselbe Dosis. In zahlreichen Fällen sieht man von dieser Therapie gute Erfolge; ein anaphylaktischer Chok, dem SCHMIDT keine Bedeutung beimißt, tritt bei zweimaliger Injektion in seltenen Fällen auf. Man kann natürlich diese Serumtherapie in jeder anderen gewohnten Form durchführen.

Außer der Allgemeinbehandlung muß der speziellen Ohrbehandlung die volle Aufmerksamkeit zugewendet werden. Sie richtet sich ganz nach dem einzelnen Falle. Bei starken Schmerzen Rötung und Vorwölbung des Trommelfells macht man, wenn die Erscheinungen auf Prießnitz und Einträuflung von 2%igem Carbolglycerin nicht zurückgehen, Druckschmerzhaftigkeit des Processus und Fieber besteht, *Paracentese.* Ist das Trommelfell, wie bei Diphtherie häufig, nicht stärker vorgewölbt, auch nicht richtig entzündet, sondern mehr mißfarben, schlaff, der Warzenfortsatz aber druckschmerzhaft, so empfiehlt es sich auch die Paracentese zu machen. Man wird häufig über die entleerten Eitermengen staunen. Es empfiehlt sich möglichst den ersten Eiter nach dem Trommelfellschnitt zur bakteriologischen Untersuchung zu verwenden, da dann noch keine Sekundäreinwanderung von anderen Erregern stattgefunden hat. Ist eine Spontanperforation erfolgt, so behandelt man nach den bei der akuten Mittelohrentzündung auseinandergesetzten Prinzipien. Es ist nur vielleicht gut, in geeigneten Fällen zwecks Verhinderung der Weiterverbreitung der Diphtherieinfektion den Gehörkanal mit antiseptischen Mitteln, z. B. mit Trypaflavin oder einem geeignetem Chininderivat zu füllen. Treten irgendwelche Erscheinungen von seiten des Processus mastoideus auf, oder kommt es zu anderen Komplikationen wie Sinusthrombose, extraduralem oder Hirnabsceß, so verfährt man nach den bei der gewöhnlichen Mittelohrentzündung üblichen Methoden. Man wird sich nur bei der Diphtherieotitis vielleicht etwas leichter zur Aufmeißlung entschließen als sonst, weil man weiß, daß häufig sehr weitgehende Zerstörungen nur sehr geringe Symptome machen. Die *Operationswunden* bei Diphtherieantrotomien enthalten im Wundsekret, wenn eine spezifische Behandlung nicht statthat, noch sehr lange Diphtheriebacillen (SCHMIDT-HACKENBERG). Manchmal zeigen die Wunden das Aussehen septischer Wunden: verschmierte Granulationen, Pseudomembranen, nekrotische Fetzen. Häufiger sind die Granulationen aber glasig. Die Wunden sondern sehr viel dünnflüssiges Sekret ab und zeigen wenig Heilungstendenz. Das ändert sich meist sofort bei Serumbehandlung. Nach den Erfahrungen FEILERS dürfte es sich empfehlen, solche Wunden mit 2%iger Trypaflavinlösung zu spülen.

Die *Prognose* der einfachen *eitrigen* Diphtheriemittelohrentzündung ist im allgemeinen gut zu stellen. Bei entsprechender Behandlung ist die Gefahr der

Komplikationen nicht größer als bei der gewöhnlichen Mittelohrentzündung, wenn auch die Eiterung häufig auffallend lange dauert. Scheibe und Schlittler halten sogar die Mortalität für kleiner als bei der „genuinen“ Form. Man vergesse aber nie, daß sich hinter einer klinisch harmlos aussehenden Mittelohrdiphtherie häufig auch eine *pseudomembranöse* Form verbergen kann, die natürlich als prognostisch sehr ernst anzusehen ist. Namentlich wenn man nicht an Diphtherie denkt, kann man sehr böse Überraschungen erleben (Gugenheim). Um Prozentzahlen über den tödlichen Ausgang bei Otitis media diphtherica zu geben, sind zu wenig Fälle bekannt; aus den veröffentlichten geht aber hervor, daß bei rechtzeitiger spezifischer Behandlung sich die Prognose erheblich günstiger gestaltet. Von Wichtigkeit für die Prognose ist auch die Frage der Sekundärinfektion mit anderen Erregern. Es sind Fälle bekannt, in denen zu einer sicheren primären Mittelohrdiphtherie eine Streptokokkeninfektion hinzutrat, die dann zu einer allgemeinen Sepsis und zum Tode führte (Kobrak), während meist die eigentlich stets auftretende Mischinfektion prognostisch keine besondere Bedeutung hat. Eine nicht geringe Anzahl der Erkrankungen neigen dazu, ins *chronische Stadium* überzugehen und man kann evtl. sogar noch nach Jahren im Eiter Diphtheriebacillen finden. Urbantschitsch berichtet über einen Fall, der mehr als 14 Jahre lang Diphtheriebacillen im Ohreiter aufwies und schließlich an einer Meningitis starb, in deren Eiter auch Diphtheriebacillen gefunden wurden.

Da es bei einer Diphtherie des Mittelohres zu einer Epithelzerstörung kommt, wie wir im anatomischen Teil gesehen haben, so ist es auch leicht verständlich, daß gerade im Anschluß an diese Otitiden häufig *sekundäre Cholesteatome* mit all ihren Folgen, die näher zu besprechen hier nicht der Ort ist, entstehen. Auch hängt die Prognose der Mittelohrdiphtherie natürlich von den übrigen Manifestationen der Erkrankung im Körper ab und ist danach zu beurteilen.

Klinisch genauere Angaben über Erkrankungen des *Innenohres* bei Diphtherie habe ich in der Literatur nicht gefunden. Wir erwähnten ja schon im anatomischen Teil, daß auch anatomische Veränderungen des Innenohres sehr selten und dann meist nur gering sind. Entsprechend diesen Befunden wird auch nur selten Übelkeit und Schwindel erwähnt (Urbantschitsch u. a.). Es handelt sich um eine kollaterale Entzündung, deren Symptome bei der übrigen schweren Erkrankung wohl häufig übersehen werden. Die *Panotitis*, die bei Scharlach so häufig zu beobachten ist, ist bei Diphtherie außerordentlich selten (Urbantschitsch). Anatomisch sichergestellt scheint kein Fall zu sein.

Die *schweren Hörstörungen* vom Charakter der Schallempfindungsschwerhörigkeit, die wir im Gefolge der Diphtherie, wenn auch nicht gerade häufig, so doch gelegentlich finden, dürften nach den anatomischen Untersuchungen wohl fast stets auf eine Zerstörung im Nervus acusticus zurückzuführen sein. Aus den Untersuchungen Lewins wissen wir, wie häufig der Hörnerv bei der Diphtherie erkrankt ist. Lewin selbst hebt hervor, daß seine anatomischen Ergebnisse eigentlich im Gegensatz zu den klinischen Erfahrungen stehen, nach der Hörstörungen nicht gerade häufig sind. Auch hier kommt wohl in Frage, daß ein Teil der Hörstörungen bei der Schwere der Allgemeinerkrankung nicht beobachtet wird und sich in leichteren Fällen der Hörnerv nach Abklingen der Erkrankung schnell wieder erholt. Wir kennen ja diese Neigung der Nerven nach Diphtherie verhältnismäßig schnell wieder funktionstüchtig zu werden von den peripheren Nervenlähmungen her. Bei einem verhältnismäßig geringen Teil bleiben dauernd schwere Störungen in Gestalt von hochgradiger Schwerhörigkeit, *Taubheit* und *Taubstummheit* zurück. An dem Material der *Würzburger Taubstummenanstalt* fanden sich in den Jahren 1910—1922 unter 174 aufgenommenen Kindern nur 3, bei denen die Taubheit auf Diphtherie zurückgeführt werden mußte, weil sie im unmittelbaren Anschluß an diese Krankheit zuerst beobachtet wurde. Von diesen war 1 Kind vollständig taub, die beiden anderen hörten in der 5 gestrichenen Oktave einige Töne; bei dem einen dieser beiden Letzteren bestanden auch Residuen einer alten Eiterung beiderseits.

Die *Prognose* der Hörnervenerkrankung ist nach dem Gesagten von Fall zu Fall zu entscheiden. Es besteht sehr häufig eine Tendenz zur Restitutio ad integrum. Es gibt aber auch Fälle, bei denen die Zerstörung des Nerven offenbar von vornherein so erheblich ist, daß an eine Heilung nicht mehr gedacht werden kann.

Therapeutisch muß man versuchen, während des akuten Stadiums durch große Serumgaben etwas auszurichten; ist die akute Erkrankung schon vorüber, wenn der Patient in unsere Behandlung kommt, so suche man so früh wie möglich durch Schwitzkuren, über die wir schon bei der Influenza gesprochen haben (s. S. 295), noch etwas zu erreichen, ehe es zu hochgradigen, nicht rückgängig zu machenden anatomischen Veränderungen gekommen ist.

Die Erkrankungen des Ohres bei Scharlach.

Während wir den Begriff der Diphtherie in der Hauptsache vom bakteriologischen, also ätiologischen Standpunkt aus festgelegt haben, sind wir beim Scharlach wie vorher bei der Influenza auf das klinische Bild und im klinischen Bild auf ein Symptom, *das Exanthem*, in der Hauptsache angewiesen. Es gibt zwar rudimentäre Formen, die sogar manchmal sehr bösartig verlaufen können (STRÜMPELL u. v. a.), welche kein Exanthem aufweisen, aber diese Scarlatina sine exanthemata ist doch eine Ausnahme und überdies häufig nur zu vermuten und erst bei der Obduktion aus den für Scharlach typischen Befunden in Nieren, Mittelohr usw. sicherzustellen, während das Exanthem am Lebenden eine meist sichere Diagnose erlaubt. Auf die Scharlacherkrankung und ihre verschiedenen klinischen Formen einzugehen, ist hier nicht der Ort, auch all die Hypothesen über ihre Entstehung und ihre Erreger müssen hier unberücksichtigt bleiben, sofern sie nicht mit den Ohrerkrankungen bei dieser Infektion in direktem Zusammenhange stehen.

Auch bei Scharlach können alle Teile des Ohres erkranken und wohl kaum eine andere akute Infektionskrankheit birgt für das Ohr in allen seinen Teilen so viele Gefahren wie der Scharlach. Äußerer Gehörkanal, Mittelohr, Labyrinth und Hörnerv werden nur zu häufig in schwerer Weise befallen. Eine zu irreparablen Veränderungen führende nekrotisierende Entzündung wird für Scharlach geradezu als charakteristisch angesehen.

Pathologische Anatomie des Ohres bei Scharlach.

Ich will wieder versuchen zur Erleichterung des klinischen Verständnisses einen kurzen Überblick über die pathologisch-anatomischen Veränderungen der verschiedenen Teile des Gehörorgans bei Scharlach zu geben. Ich kann dabei natürlich nicht auf die gewöhnlichen Formen der Otitis media catarrhalis und purulenta eingehen, die wie bei jeder Infektionskrankheit so auch beim Scharlach vorkommen, sondern ich muß mich z. B. bei den Mittelohrveränderungen auf die *eigentliche Scharlachmittelohrentzündung, die Otitis media acuta necroticans (scarlatinosa)* und ihre Komplikationen beschränken.

In der älteren Literatur hat der Begriff der Scharlachdiphtherie ein kaum entwirrbares Durcheinander geschaffen. Ich habe mich vorher darauf festgelegt, die Worte Diphtherie und diphtherisch *nicht* im alten VIRCHOWschen Sinne für einen *histologischen* Begriff, fibrinöse Entzündung + Nekrobiose mit dem Endresultat einer Pseudomembran, zu gebrauchen, sondern nur bei Erscheinungen, die mit dem Diphtheriebacillus ätiologisch zusammenhängen, von Diphtherie oder diphtherisch zu sprechen. Ich würde es im Interesse der Klarheit und Eindeutigkeit sehr begrüßenswert finden, wenn *der Begriff der Scharlachdiphtherie vollständig verschwände* und man *nur noch von der nekrotisierenden oder verschorfenden Entzündung bei Scharlach*, der Otitis media acuta necroticans (scarlatinosa) spräche. Wir wissen, daß bei Scharlach auch ziemlich häufig echte Diphtherie vorkommt. Es können also auch histologisch Bilder, die auf beide Krankheiten zu beziehen sind, in die Erscheinung treten. Es würde aber sehr schwer zu entscheiden sein, welche histologischen Veränderungen im Ohr auf welche der beiden Krankheiten zu beziehen sind, da wohl meist die Diphtherieerscheinungen unter den hochgradigen Scharlacherscheinungen verschwinden werden. Es ist sehr wahrscheinlich, daß wir es nicht mit spezifischen Veränderungen in dem Sinne zu tun haben, daß nur der Diphtheriebacillus die einen und nur der unbekannte

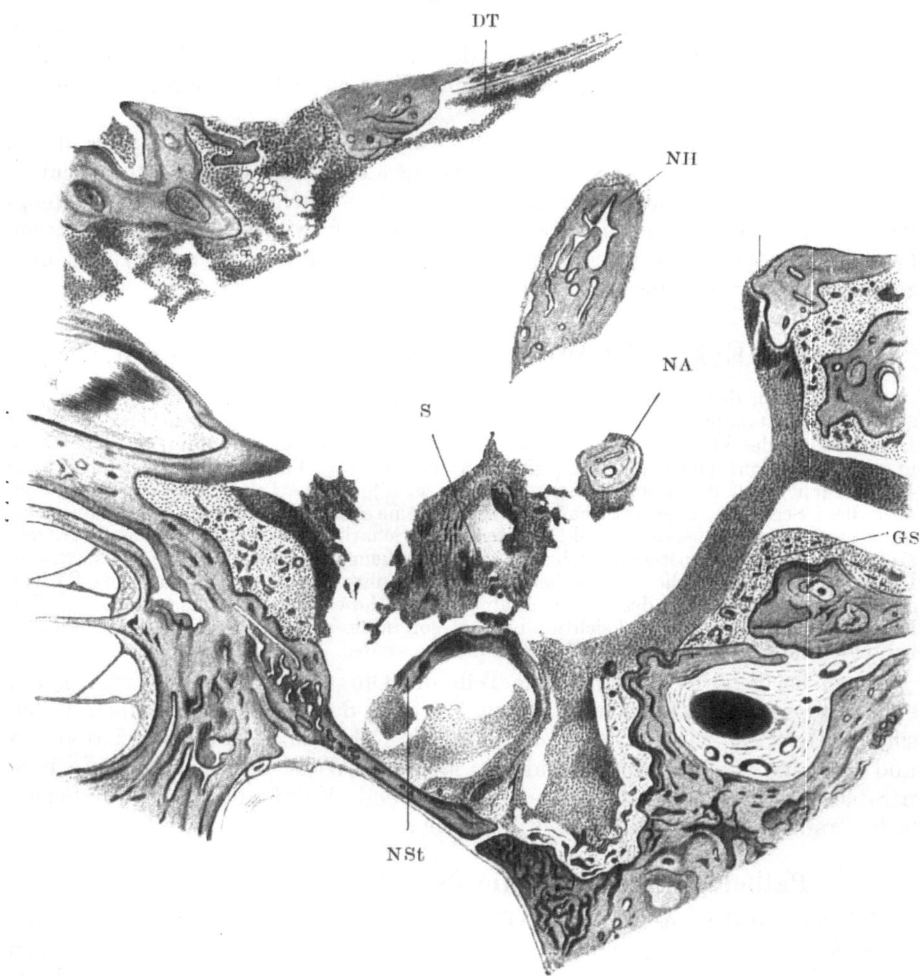

Abb. 8. Otitis media acuta scarlatinosa s. necroticans. Horizontalschnitt durch das ovale Fenster.
Vollständiger Defekt des Trommelfells (DT). Hammer (NH) und Amboß (NA) nekrotisch, liegen frei in der Paukenhöhle, ebenso ein Sequester (S), alle umgeben von feinkörnigen nekrotischen Massen. Auch der Steigbügel (NSt) fast ganz nekrotisch, von Weichteilen entblößt. Die Schleimhaut fast überall zugrunde gegangen, nur in der Umgebung des ovalen Fensters noch einiger Rest erhalten (GS).
(AUS MANASSE: Handbuch der path. Anat. d. menschl. Ohres.)

Scharlacherreger die anderen Bilder macht — ich werde nachher bei Schilderung der Tubenveränderung darauf hinweisen, daß bei einem reinen Scharlachfall Veränderungen zu sehen waren, die an die bei reiner Diphtherie geschilderten Bilder lebhaft erinnern — sondern daß es sich nur um graduelle Unterschiede der nekrotisierenden Form der Entzündung handelt, die aus uns unbekannten Gründen bei Scharlach meist schwerere Veränderungen macht als bei Diphtherie. *Beide Erkrankungen zeigen eine fibrinöse Entzündung + Nekrobiose, nur daß bei Diphtherie meist die fibrinöse Entzündung, bei Scharlach meist die Nekrobiose das Bild beherrscht.*

Politzer, Habermann, Scheibe, Nager, Manasse u. v. a. haben eine große Anzahl Fälle von Otitis media necroticans (scarlatinosa) beschrieben und mit guten Abbildungen versehen veröffentlicht. Ich kann mich daher bei der Schilderung ziemlich kurz fassen. Für die Leser, die sich für alle histologischen Einzelheiten dieser sehr abwechslungsreiche Bilder bietenden Erkrankung interessieren, verweise ich auf Manasses Kapitel über die Otitis media acuta necroticans (scarlatinosa) im ,,Handbuch der pathologischen Anatomie des menschlichen Ohres" dieses Autors. Die zahlreichen Präparate, die mir als Vorlage für diese Beschreibung und die Abbildungen dienen, entstammen der Sammlung meines sehr verehrten Chefs, des Herrn Prof. Manasse, der sie mir in liebenswürdigster Weise zur Verfügung stellte.

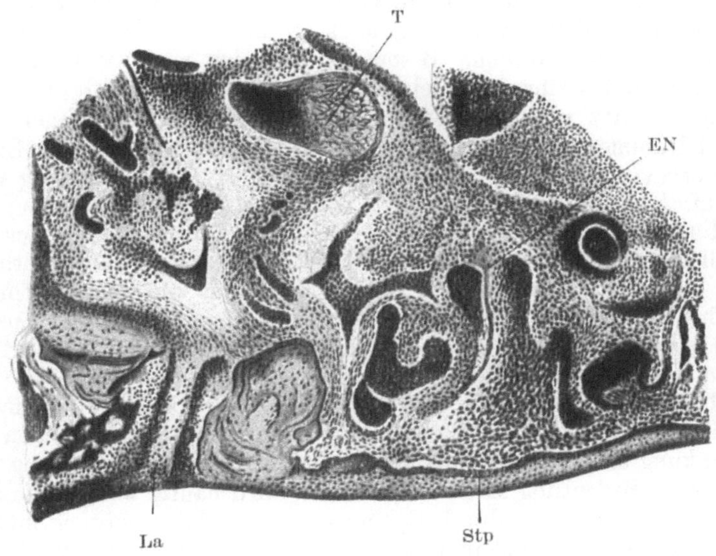

Abb. 9. Scharlachotitis bei stärkerer Vergrößerung.
Horizontalschnitt durch das ovale Fenster. La Ligamentum annulare. Stp Stapesplatte. Die Schleimhaut ist hier noch zum großen Teil erhalten und zeigt das Stadium, welches der völligen Nekrose voraufgeht. Epithelnekrose (EN) ist schon vorhanden, aber die subepithelialen Partien sind sehr stark entzündlich infiltriert und zeigen zahlreiche Thromben (T) in den Blutgefäßen. Ins Ligamentum annulare dringen schon einige Eiterkörperchen ein.
(Aus Manasse: Handbuch der path. Anat. d. menschl. Ohres.)

Wir sahen schon bei der Diphtherie, daß dort eine *nekrotisierende* oder tief verschorfende *Entzündung* vorkommt; diese Diphtherieentzündung scheint aber niemals so hochgradige Zerstörungen aufzuweisen wie die scarlatinöse (Abb. 8—11). Auch sind einige Besonderheiten der beiden Entzündungen auf der Höhe der Erkrankung geradezu entgegengesetzt. Das gilt z. B. vom *Epithel*. Während wir dort schildern konnten, wie an den erhaltenen Schleimhautpartien das Epithel durch seine Höhe auffiel, müssen wir hier betonen, daß bei der ausgebildeten Scharlachmittelohrentzündung das Epithel der erhaltenen Schleimhautpartien flachkubisch ist. In den Teilen des Mittelohres mit erhaltener Schleimhaut finden wir auch gegenüber der genuinen Otitis media purulenta acuta geringfügigere Veränderungen. Die *Rundzelleninfiltration* erreicht nie den Grad (Abb. 8 GS) wie bei der gewöhnlichen akuten Otitis und manche Warzenzellen zeigen gelegentlich ganz auffallend geringe Alterationen (Scheibe). Die *Blutfüllung* der Gefäße ist sehr hochgradig, die Gefäße sind zum großen

Teile thrombosiert (Abb. 9).   Der *Gefäßthrombose* sowie offenbar der örtlichen Einwirkung sehr virulenter Keime bzw. ihrer Toxine und der durch die Allgemeininfektion geschwächten Widerstandskraft der Gewebe entsprechen nekrotisierende Prozesse, die die Scharlachmittelohrentzündung zu einer so schweren Erkrankung machen. Zerstörung des Epithels, der Submucosa, der Muskeln, Nerven, des Periostes und Knochens, kurz aller in und an den Mittelohrräumen liegenden Teile sind die Folge (Abb. 8—11).   Bei der Betrachtung von Präparaten einer solchen Scharlachmittelohrentzündung fallen die großen Defekte der Schleimhaut gleich ins Auge. Das Epithel ist in weiten Abschnitten verschwunden, auch die Submucosa fehlt häufig bis auf den Knochen, der oft vollständig freiliegt. In den Buchten und Nischen der Paukenhöhle sieht man meistens im Gegensatz zu den vorspringenden Teilen besser erhaltene Schleimhautpartien, in denen mehr oder minder ausgebreitete Fibrinnetze gefunden werden. Besonders zahlreich sind die Fälle, in denen die *Gehörknöchelchen* ihres Schleimhautüberzuges und damit ihrer Gefäßversorgung beraubt als tote Sequester in der Paukenhöhle liegen (Abb 8). Meist sind Hammer und Amboß betroffen, (Abb. 8) aber auch der Steigbügel zeigt Absterbevorgänge. Die Platte des Stapes ist verhältnismäßig noch am längsten intakt, häufig noch, wenn die Steigbügelschenkel schon längst nekrotisch sind (Abb. 8). Aber sowohl sie, wie auch das Ringband kann der Nekrose anheimfallen und als Überleitungsweg der Entzündung ins Labyrinth dienen.

Einer schnellen Einschmelzung fallen auch teils durch Gefäßthrombose, teils durch Eiterwirkung, das *Trommelfell* und die *Membrana tympani secundaria* (Abb. 10) anheim. Eine ganze Reihe der mir vorliegenden Präparate zeigen ausgedehnteste Zerstörung dieser wichtigen Teile.

Von besonderem Interesse sind aber zweifellos die Zerstörungsvorgänge an den Knochenwänden des Mittelohres zumal sie für den klinischen Verlauf der Erkrankung besonders für ihre Abgrenzung oder Weiterverbreitung von ausschlaggebender Bedeutung sind. Der *Knochen* wird häufig weitgehend zerstört, und zwar wieder einesteils durch Behinderung der Blutversorgung infolge ausgedehnter Nekrose der Schleimhaut, wie wir das schon z. B. für die Gehörknöchelchen erwähnt haben, zum Teil, wenn auch in *auffallend geringem Maße* durch die bekannten Resorptionsvorgänge mittels Granulationsgewebe. Der mortifizierte Knochen zerfällt nun, und zwar erwecken die Präparate den Anschein, als ob er durch den umspülenden Eiter aufgelöst wird (Manasse), jedenfalls sind die den Knochen bedeckenden krümligen Massen zusammengesetzt aus nekrotischen Weichteilen und aufgelösten Knochenbestandteilen. Die Oberfläche des von Weichteilen schon vollständig entblößten Knochens zeigt oft Aushöhlungen, die nicht von Granulationszellen, sondern von Eiterkörperchen ausgefüllt werden und nach Manasses Ansicht auch diesen ihre Entstehung verdanken. Manasse, Nager u. v. a. machen auch darauf aufmerksam, daß Appositionsvorgänge fast stets vermißt werden. Auch hier am Knochen stehen bei der Otitis media acuta necroticans (scarlatinosa) die nekrotisierenden Vorgänge im Vordergrunde des Prozesses.

In der *Tuba Eustachii*, die ja zweifellos als Überleitungsweg der schweren Affektion von den nekrotisierenden Prozessen im Nasenrachenraum auf das Ohr in Frage kommt, schildern Nager u. a. genau die gleichen Veränderungen, wie wir sie eben für die Paukenhöhle darzustellen versucht haben. Ich möchte aber ein noch etwas abweichendes Bild kurz erwähnen, das sich in einem Präparat fand, das mir Herr Prof. Otto Mayer (Wien) in liebenswürdigster Weise zur Verfügung stellte. Die Veränderungen in der Tube erinnerten hier mehr an Bilder, wie wir sie vorher bei der echten Diphtherie geschildert haben. Das Tubenepithel war, soweit erhalten, hochzylindrisch, die nekrotischen Teile waren mit

auffallend dichten Fibrinnetzen durchsetzt, die tief in die Submucosa hinab-
reichten. Auch hier fand sich starke Blutfüllung der Gefäße und Thrombose.

Von den beiden Formen der *Labyrinthitis* bei Scharlach, der *serösen* und der
eitrigen (Abb. 10) Form, ist histologisch nichts besonderes zu melden. Sie sehen
so aus wie bei anderen Erkrankungen auch, nur daß hier wie auch im Mittelohr
gelegentlich nekrotische Veränderungen an Weichteilen und Knochen vorkommen.
Besonders sei hervorgehoben, daß auch bei Scharlach die eitrige Entzündung

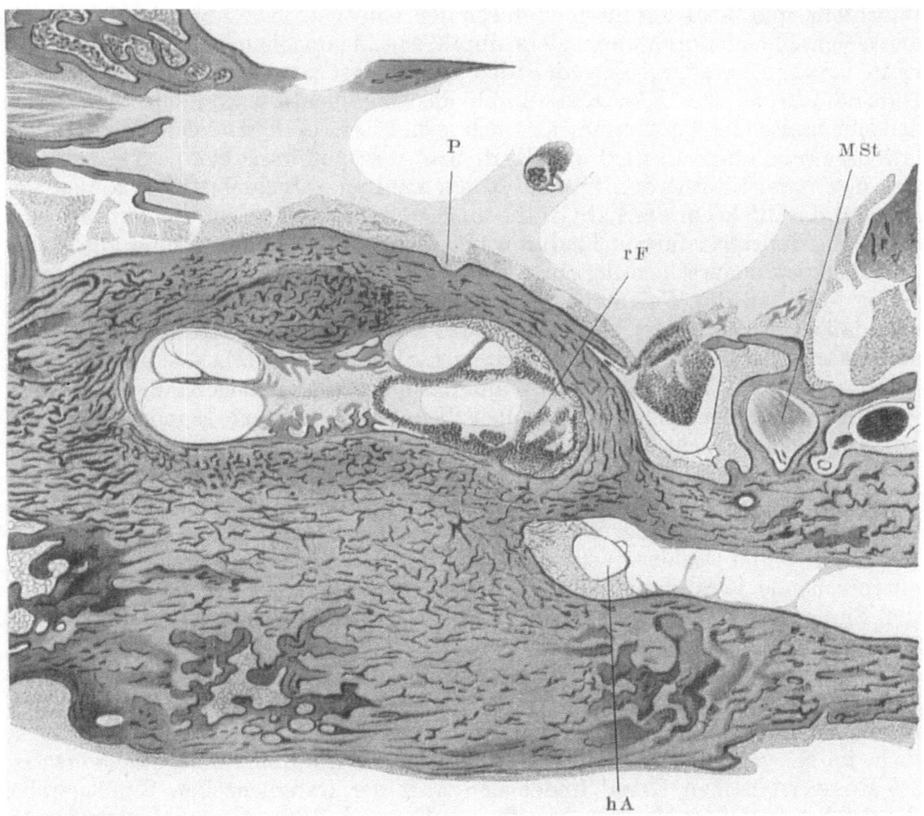

Abb. 10. Typische Otitis media acuta scarlatinosa s. necroticans. Horizontalschnitt
durch die Paukenhöhle in der Gegend des runden Fensters.
Das Trommelfell fehlt vollständig, desgleichen der Hammer; in der Paukenhöhle liegt ein
Stück des nekrotischen Ambosses. Die Schleimhaut ist fast überall, besonders auf dem
Promontorium (P) vollständig verloren gegangen und durch feinkörnige, nekrotische Massen
ersetzt, nur in der Nische zum runden Fenster nach vorn vom Musculus stapedius (M St)
sieht man noch wohlerhaltene Schleimhaut mit intaktem Epithel. Im runden Fenster
(r F) ist die Membrana tympani secundaria verloren gegangen, hier dringen die eitrig-nekro-
tischen Massen in die basale Schneckenwindung ein. h A hintere Ampulle.
(Aus Manasse: Handbuch der path. Anat. d. menschl. Ohres.)

auf kleine Abschnitte von Schnecke und Vorhofsbogengangsapparat beschränkt
sein kann und die übrigen Teile nur die Zeichen der serösen Entzündung aufweisen, eine von vielen Autoren insbesondere von Manasse und von Zange her-
vorgehobene Eigentümlichkeit, die für die Prognose der Hörstörung von großer
Bedeutung ist. Wir werden nachher darauf zurückkommen. Bei der eitrigen
Entzündung werden die *Sinneselemente* des Cortischen Organes meist zerstört
gefunden, während die seröse Entzündung häufig geradezu konservierend auf

diese Zellen zu wirken scheint. Zange macht besonders auf den gerade bei Scharlach so häufigen Gegensatz zwischen der Schwere der Mittelohr- und Labyrinthentzündung aufmerksam.

Die *Übergangswege* von dem Mittelohr auf das Labyrinth sind hauptsächlich die *Fensterweichteile*, Membrana tympani secundaria im runden und Ligamentum annulare im ovalen Fenster (Abb. 8, 9 u. 10), aber auch *Knochenfisteln* können die Labyrinthitis und Panotitis (Politzer) herbeiführen. Zange fand unter 35 bei Scharlach beschriebenen Fällen in der Literatur 32mal Überleitung durch die Weichteile und 3mal Vermittlung durch den Knochen. Die Labyrinthitis durch die Weichteile hindurch, besonders durch das Ligamentum annulare (Abb. 9), kann induziert werden, ohne daß das Band selbst zerstört ist. Es findet eine *Durchwanderung von Eiterzellen* durch das Ligamentum annulare statt; auf der Innenseite, im Vestibulum sammelt sich Eiter, es bildet sich auch Granulationsgewebe und nun wird das Band, bzw. die Membrana tympani secundaria zwischen zwei Eiterherden liegend eingeschmolzen. Otto Mayer u. a. nehmen an, daß die Infektion des Labyrinths auch durch *Diffusion* von *Bakterientoxinen* durch die Fenstermembran hindurch und durch Reizung der Gefäße mit Fibrin und Leukocytenausscheidung entstehen kann. Natürlich kommt es auch häufig genug vor, daß die Weichteile nekrotisch zerfallen wie das Trommelfell auch, und daß dann ein rapider breiter Einbruch ins Labyrinth stattfindet; aber selbst dann kann sich die eitrige Entzündung noch abkapseln (Manasse). *Knochenfisteln* sitzen mit Vorliebe in der Wand des horizontalen Bogenganges (Lange).

Wir müssen nur noch ein Wort über die *nervösen Elemente* sagen. Wir finden bei Scharlach in nicht seltenen Fällen die Anzeichen der *degenerativen Neuritis* (Wittmaack). Die Primäraffektion trifft den Ramus chochlearis des *Nervus acusticus*, während der Ramus vestibularis fast stets verschont wird. Es findet nach Wittmaack primär ein Zerfall, eine parenchymatöse Degeneration der Nervenfasern im Cochlearis statt, im *Ganglion spirale* finden sich dann sekundär entsprechende Veränderungen und in der Schnecke gewahrt man einen Zerfall der Sinneszellen und Rückbildung des Cortischen Organs. Wittmaack faßt den Prozeß als infektiös-toxische degenerative Neuritis auf, für die die Mittelohreiterung durch reaktive Hyperämie oder durch lymphzirkulatorische Störungen prädisponierend wirkt. Eine solche Neuritis kann aber auch ohne Mittelohreiterung entstehen. Später geht dann diese akute in die fibröse Form über, d. h. im Nerven werden die früheren Nervenfasern durch Bindegewebe ersetzt, im Rosenthalschen Kanal findet sich statt der Ganglienzellen Bindegewebe, desgleichen findet im Modiolus ein fibröser Ersatz früherer Nervenelemente statt.

Auch *eitrige Hörnervenentzündungen* kommen von einer Labyrinthitis aus vor. Über sie ist nichts für die Scharlacherkrankung Besonderes zu bemerken. Es sei nur erwähnt, daß auch gelegentlich die Labyrinthitis sekundär durch den Hörnerven von einer Meningitis aus entstehen kann.

Es wäre noch kurz darüber zu berichten, welche *Bilder* sich *nach Ablauf* der akuten nekrotisierenden Scharlachmittelohrentzündung und der verschiedenen Formen der Labyrinthentzündung bieten. Während die gewöhnliche Otitis media acuta auch bei Scharlach meist auch anatomisch mit einer Restitutio ad integrum ausheilt, findet das, wie schon nach dem Gesagten selbstverständlich, bei der nekrotisierenden Scharlachmittelohrentzündung nie statt. Die Heilungsbilder entsprechen mehr denen nach der chronischen Mittelohrentzündung (Manasse), die ja auch so häufig die Folge der Scharlacheiterung ist. Kommt es aber zur Ausheilung der akuten Entzündung, so treten natürlich im Mittelohr die verschiedenartigsten narbigen, schwieligen Verwachsungen auf, die schon allein eine erhebliche dauernde Hörstörung bedingen können. Eine häufige Erscheinung, die gelegentlich folgenschwer sein kann, ist das Einwachsen des

Gehörgangsepithels, in die epithelentblößte Paukenhöhle. Es kann einfach zu einer Überhäutung und damit Ausheilung der Paukenhöhle kommen (s. Abb. 11), es kann aber auch ein sekundäres *Cholesteatom* entstehen. Nicht nur Bindegewebsnarben bilden sich in der Paukenhöhle und ihren Anhängen, sondern auch Knochennarben, die sogar zur knöchernen Stapesankylose führen können (MANASSE).

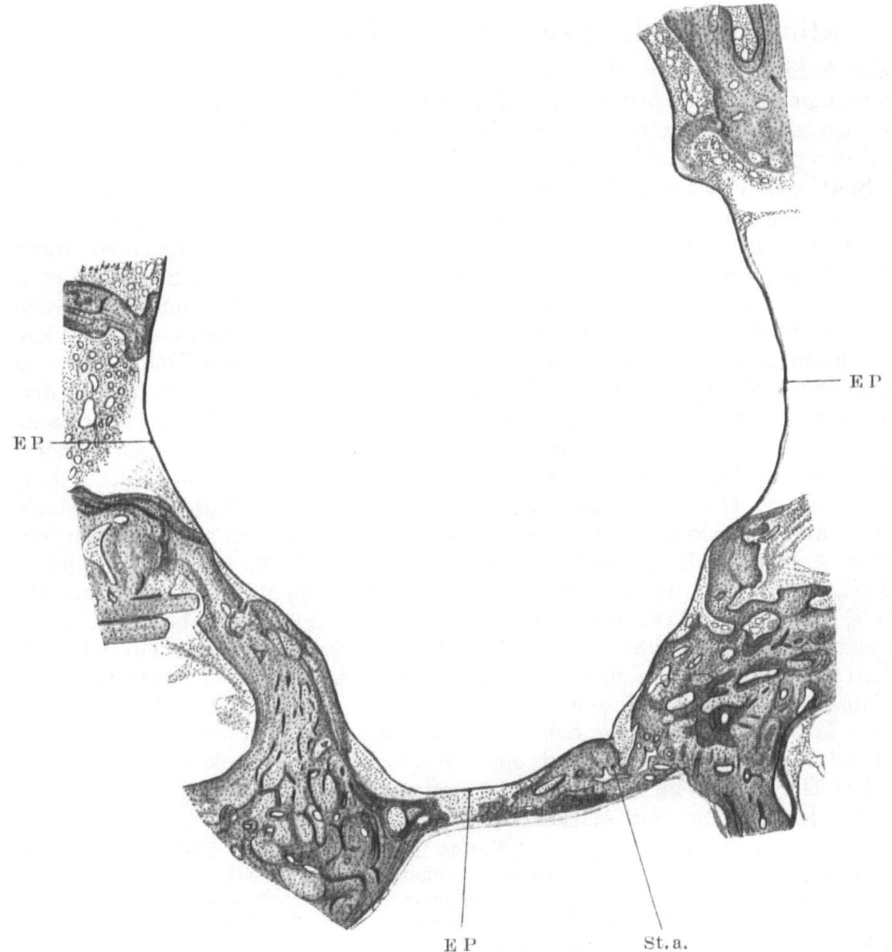

Abb. 11. Ausheilung einer Otitis media acuta necroticans (scarlatinosa).
Trommelfell und Gehörknöchelchen (außer der Stapesplatte) fehlen vollständig. Die ganze Paukenhöhlenwand ist bekleidet mit einem dünnen Überzug von Epidermis, der teilweise dem Knochen eng anliegt, teilweise eine dicke Bindegewebsunterlage, die frühere Submucosa, hat. In manchen Abschnitten überspannt die Epidermis freie Buchten und Winkel der Pauke. Die Stapesplatte ist vorn (rechts in der Abb.) fest verwachsen mit der Fensternische. Früher haben hier sicher nekrotisierende Knochenprozesse bestanden, die mit „Ankylose" ausgeheilt sind. E P Epidermisierte Paukenhöhlenwand. St. a. Stapesankylose.

Die *Labyrinthitiden* heilen einesteils durch Resorption des serösen Ergusses, andererseits durch Bildung von Granulationsgewebe und Bindegewebsnarben evtl. mit Knochenproduktion. Wie es bei der vorhergegangenen Veränderung der Knochenwände nicht anders sein kann, sieht man an ausgeheilten Fällen auch Exostosen und andere Zeichen der Knochenvernarbung.

Ich habe mir erlaubt, bei der pathologischen Anatomie der Scharlacherkrankung etwas länger zu verweilen, da ich der Meinung bin, daß sich nur aus dem anatomischen Befund die *Klinik* dieser Erkrankung leicht verstehen läßt. Alle Besonderheiten, die die klinischen Erscheinungen gegenüber anderen Formen der Ohreiterung aufweisen, sind durch das anatomische Bild ohne weiteres erklärt.

Klinik der Erkrankungen des Ohres bei Scharlach.

Zur Schilderung der *klinischen* Verhältnisse bei den eitrigen Scharlacherkrankungen des *Mittelohres* ziehe ich daher auch die Einteilung nach anatomischen Gesichtspunkten in eine *gewöhnliche* Mittelohrentzündung und in eine *nekrotisierende* Scharlachmittelohrentzündung der vielfach üblichen in Früh- und Spätformen (NAGER, URBANTSCHITSCH, VOSS, HAUG, HOLMGREEN u. a.) vor, zumal NAGER und RÜEDI den von HASSLAUER besonders betonten prognostischen Unterschied der schweren Frühform und der leichten Spätform nicht fanden.. Immerhin wohnt zweifellos der Einteilung in Früh- und Spätform auch eine Berechtigung inne; besonders ätiologisch scheinen diese Formen in gewissem Sinne verschieden zu sein. Die meisten Autoren nennen Frühform die Otitiden, die zusammen mit dem Exanthem auftreten und als dessen Teilerscheinung aufzufassen sind, Spätform aber die, die nach Abklingen des Exanthems also etwa nach dem 6. Tage der Erkrankung hauptsächlich vom Nasenrachenraum induziert sind und durch scarlatinöse oder chronische Veränderungen daselbst unterhalten werden. Eine mit dem Exanthem zusammenhängende Entzündung gehört nach v. GÄSSLER zum pathologisch-anatomischen Bild des Scharlach, denn er fand bei Sektionen stets die Paukenhöhle, wenn auch häufig nur in sehr leichter, klinisch nicht in die Erscheinung tretenden Form, erkrankt. Klinisch fand NAGER bei $59^0/_0$ der von ihm untersuchten Scharlachfälle normale Befunde, in $41^0/_0$ krankhafte Ohrveränderungen; aber nur bei $30^0/_0$ der Scharlachkranken ließ sich ein Zusammenhang der Ohrveränderungen mit dem Scharlach feststellen: In $13^0/_0$ der Gesamtzahl fand sich nur ein teilweiser Zusammenhang der Mittelohraffektion mit dem Scharlach, indem bei schon bestehender chronischer Mittelohrentzündung Scharlach auftrat, diese chronische Entzündung mehr oder minder beeinflussend oder indem ein mit trockener Perforation geheiltes Ohr wieder zu laufen begann und nur $17^0/_0$ der Gesamtzahl von 750 Kranken hatten eine rein scarlatinöse Ohrerkrankung.

Eine *Otitis externa* ohne media fand NAGER nur in $0,3^0/_0$ seiner Fälle in Form einer circumscripten oder diffusen nicht besonders charakterisierten Erkrankung. Selbst im Höchestadium des Exanthems fand er im allgemeinen keine Erscheinungen im Meatus externus. Auch Abschuppung wurde nicht beobachtet. BOENNINGHAUS erwähnt, daß eine Nekrose bei entsprechender Erkrankung des Mittelohres manchmal auch auf den äußeren Gehörkanal übergreifen kann.

Die *Otitis media catarrhalis acuta* beobachtete NAGER in $9,3^0/_0$ aller untersuchten Fälle, das ist in $55,5^0/_0$ der Scharlachotitiden. Er sah sie häufiger als Frühform, wie als Spätform. Unter konservativer Behandlung heilten sämtliche Fälle vollständig aus.

Die *eitrige Mittelohrerkrankung* kommt, wie schon vorher erwähnt, in zwei Formen vor, der gewöhnlichen *Otitis media purulenta acuta* und der *Otitis media necroticans (scarlatinosa)*. Diese Einteilung nimmt auch MANASSE vor; NAGER scheidet die Formen nicht so streng; sie müssen sich in die $17^0/_0$ „sicherer scarlatinöser Ohrerkrankungen" dieses Autors teilen.

Die *Otitis media purulenta acuta* kann weder als Früh- noch als Spätform bezeichnet werden. MANASSE sah sie am 3. Tage des Scharlachs, aber auch gelegentlich in der 3. Woche auftreten. Nach BOENNINGHAUS tritt sie meist im Stadium der Desquamation auf. Sie ist nicht an Zeit oder Exanthem gebunden, sie ist die Begleiterin dieser wie so vieler anderer Infektionskrankheiten. Da

v. Glässner fand, daß geringfügige Veränderungen in der Paukenhöhle und ihren Anhängen bei keiner Scharlachsektion fehlen, so ist es verständlich, daß es auch sehr oft durch Gelegenheitsursachen zu einer gewöhnlichen Eiterung kommen kann. Es genügt, daß bei den kleinen Patienten, um die es sich doch meist handelt — fand doch Urbantschitsch etwa 80% der Scharlachotitiden vor dem 10. Lebensjahr — eine vergrößerte Rachenmandel vorhanden ist, oder daß die bei jedem Scharlach vorhandenen entzündlichen Veränderungen in Nase und Nasenrachenraum etwas erheblicher sind, um bei der Kürze und Weite der Tube im Kindesalter zu einer Otitis media purulenta zu führen. Aber auch bei Erwachsenen genügt die Sekretstauung im Mittelohr durch eine mechanische oder entzündliche Tubenverlegung, um es zu einer eitrigen Entzündung kommen zu lassen, bei der meist Streptokokken, selten Pneumokokken u. a. gefunden werden. Das *Bild* und der *Verlauf* der Erkrankung weichen in nichts von den bekannten Erscheinungen der genuinen eitrigen Mittelohrentzündung ab. Wir finden Rötung und Vorwölbung des Trommelfells verbunden mit heftigen Schmerzen und Fieberanstieg. Durch die beiden letzten Erscheinungen wird man meistens schon bald auf die Ohraffektion aufmerksam. Es folgt dann spontane Perforation mit Nachlassen der akuten Erscheinungen, oder man muß paracentesieren wie bei jeder anderen akuten Mittelohrentzündung; der weitere Verlauf entspricht dann genau dem der genuinen Otitis media. Nach der entsprechenden Zeit findet eine Ausheilung mit normaler Hörschärfe statt. *Komplikationen* treten ebenso wie bei der gewöhnlichen Mittelohreiterung auf und sind nach denselben Prinzipien zu behandeln (Manasse).

Die andere Form, die wir erwähnten, die *Otitis media necroticans (scarlatinosa)* ist nun im Gegensatz dazu eine sehr schwere Erkrankung und ihr Auftreten gehört zu den sehr alarmierenden Erscheinungen im Laufe des Scharlachs. Manasse hat besonders darauf hingewiesen, daß diese Form bisher nur im Zusammenhang mit einer Tonsillitis und Pharyngitis necroticans beobachtet wurde, und auch die von Nager u. a. beschriebenen einschlägigen Fälle sprechen für diese Anschauung. Auch den Nasenveränderungen scheint eine ätiologische Bedeutung zuzukommen. Der Prozeß schreitet von Nase und Rachen durch die Tube auf das Mittelohr fort und führt dort zu den vorher geschilderten anatomischen Veränderungen. Die Scharlacherkrankung selbst ist in diesen Fällen schon schwer, die Halsdrüsen sind stark geschwollen und schmerzhaft, bei kleinen Kindern sehen wir häufiger getrübtes Sensorium, Delirien, Konvulsionen, Fieber von 39—40° (Politzer). Klinisch tritt daher der Beginn dieser Ohrerkrankung häufig wenig in die Erscheinung. Die schon apathischen Patienten gewahren das Einsetzen der Schwerhörigkeit kaum, zumal vielfach keine Schmerzen bestehen. Die Umgebung und der Arzt werden, wenn die Ohren nicht sowieso genauest kontrolliert werden, auf die Mittelohrentzündung in diesen Fällen erst durch den Ohrenfluß aufmerksam. Die Erkrankung kann aber auch wie eine gewöhnliche Otitis media mit Vorwölbung und Rötung des Trommelfells anfangen. Politzer und Boenninghaus empfehlen hier, besonders aber in den zeitig entdeckten Fällen, in denen das Trommelfell blaß und welk aussieht, eine möglichst frühzeitige Paracentese, um auf jeden Fall für Abfluß zu sorgen, wenn auch sicher die Einschmelzung durch die Bösartigkeit des Prozesses, nicht durch Sekretverhaltung entsteht. Ob Schmerzen vorhanden sind oder nicht, hängt davon ab, ob an den Nerven der Paukenhöhle die Entzündungs- oder Nekroseerscheinungen überwiegen. Während nun bei der gewöhnlichen Eiterungsform das Trommelfell eine kleine Perforation aufweist, tritt bei der nekrotisierenden Entzündung ein rapider Zerfall der mißfarbenen, gelblichen, grauweißen Membran entsprechend den vorher geschilderten anatomischen Veränderungen ein. Der Eiter wird schnell fötid. Ihm sind nekrotische Fetzen, Knochensequester und bröcklige Massen beigemengt. Die Gehörknöchelchen können teilweise oder ganz in der Spülflüssigkeit zutage kommen. Besonders gilt das vom Hammer und Amboß, während man den Steigbügel seltener zu sehen bekommt. In diesem Stadium kommt es natürlich auch zu den weitgehenden Einschmelzungen des Knochens an den Paukenhöhlenwänden und dem Processus mastoideus, zur nekrotisierenden Mastoiditis, (Körner, Rüedi u. a.) zur meh · oder minder weitgehenden Nekrose der Schnecke und der ganzen Felsenbeinpyramide und zu anderen Komplikationen. Die Erkrankung ist häufig doppelseitig, braucht aber nicht auf beiden Seiten gleich schwer zu sein.

Von den *Komplikationen* ist zunächst in der Paukenhöhle selbst die *Zerstörung des Facialiskanales* mit Lähmung dieses Nerven zu nennen. Ferner ist es nach dem im anatomischen Teil Gesagten klar, daß alle erdenklichen Durchbrüche in die Umgebung vorkommen, da ja die Paukenhöhlenwände nach allen Richtungen nekrotisch zerfallen können. Bei Durchbruch der medialen Paukenhöhlenwand kommt es zur *Labyrinthitis* und damit zur *Panotitis* (Politzer), von der noch genauer zu sprechen sein wird. Bei Einschmelzungsvorgängen am Dach der Pauke oder des Antrum kommt es zu *intrakraniellen Komplikationen* wie extraduraler Absceß, Meningitis, Hirnabsceß; bei Durchbruch nach hinten entstehen dieselben Erkrankungen in der hinteren Schädelgrube, es gesellen sich aber noch häufig dazu der perisinuöse Absceß und Sinusthrombose mit Pyämie; durch Einschmelzung der Sinuswand kommt es nicht ganz selten zu schwersten Blutungen. Bei Durchbruch nach unten kommt es zur Thrombose des Bulbus venae jugularis mit seinen Folgeerkrankungen und zu Senkungen am Hals. All diese Komplikationen sind in der Literatur beschrieben.

Die *Hörstörung* ist bei reinen Mittelohrfällen natürlich eine reine oft sehr erhebliche Schalleitungsschwerhörigkeit, die aber bei Nichtbeteiligung des Nervenapparates nie eine vollkommene Taubheit ist (Manasse).

Da diese Form von Otitis eigentlich nur bei schweren Scharlachfällen auftritt, ist das *Allgemeinbefinden* stark beeinträchtigt. Tritt diese nekrotisierende Scharlachmittelohrentzündung nach Verschwinden des Exanthems also als Spätform auf, was nach Nagers Beobachtungen das Häufigere zu sein scheint, so verläuft sie oft fieberlos (Holmgreen). Es ist das wohl so zu erklären, daß die *Reaktionsfähigkeit* des Körpers durch die schwere Allgemeine krankung äußerst stark herabgesetzt ist. Die Herabsetzung der Reaktionsfähigkeit ist ja auch bei der verhältnismäßig geringen entzündlichen Reizbeantwortung durch die Schleimhaut des Mittelohres so auffallend. Diese kann aber nicht nur durch die Allgemeinerkrankung allein hervorgerufen sein, denn Schlittler weist darauf hin, daß bei doppelseitiger Scharlachotitis auf der einen Seite die nekrotisierende Form bestehen kann, während man auf der anderen Seite eine gewöhnliche Otitis media mit schönster Gewebsreaktion zu sehen bekommt, daß also außer den allgemeinen Gewebsveränderungen bei Scharlach auch noch eine örtliche Herabsetzung der Reaktionsfähigkeit eine Rolle spielen muß, um es zu einer nekrotisierenden Form kommen zu lassen. Manche Autoren erklären allerdings die mangelnden Abwehrvorgänge durch die besonders starke spezifische Wirkung der diese Otitis media hervorrufenden *Bakterien*, unter denen der *Streptokokkus* bei weitem am häufigsten, aber nicht immer gefunden wurde. Urbantschitsch fand bei einem Fall, den er als beginnende Nekrose des Warzenfortsatzes ansieht, den Diplococcus lanceolatus und schließt aus der Verschiedenheit der Erreger, meines Erachtens mit Recht, daß die Scharlachotitis eine sekundäre Infektion ist, während andere Autoren, wie z. B. Hasslauer, Politzer sie für das Produkt eines spezifischen Streptokokkus halten.

Der *Verlauf* der Otitis media necroticans (scarlatinosa) ist für den Patienten auch weiterhin, wenn die schwere Scharlachinfektion überhaupt überstanden wird, sehr traurig. Von einer Restitutio ad integrum ist, wie ja ohne weiteres verständlich, bei der Schwere der anatomischen Veränderungen keine Rede. Nach POLITZER kommt die Eiterabsonderung im günstigsten Falle nach 2—3 Monaten zum Stehen, das bedeutet, daß sie also eigentlich selbst in diesem günstigsten Falle schon chronisch geworden ist, bevor sie aufhört. Bei diesen Patienten bildet sich häufig eine Ausheilung durch Epithelialisierung der Pauke in der im anatomischen Teil beschriebenen Weise von den Trommelfellperforationsrändern aus (s. Abb. 11). NAGER stellt allerdings fest, daß sich einige Male ergeben hat, daß „ganz gewaltige Trommelfelldefekte bei der Kontrolluntersuchung wieder verschwunden waren‘‘.

Ein erheblicher Bruchteil der Scharlacheiterungen geht in eine Otitis media purulenta chronica über. Nach BÜRKNER sind $12^0/_0$ aller chronischen Eiterungen auf Scharlach zurückzuführen und URBANTSCHITSCH berechnet, daß $21^0/_0$ seiner sämtlichen Ohreiterungsfälle bei Scharlach in chronische Otitiden übergehen, und daß $1^0/_0$ aller Scharlachkranken eine derartige Mittelohrentzündung davontragen; würde aber die Otitis media necroticans allein betrachtet, so würde für diese Erkrankung ein erheblich höherer Prozentsatz chronischer Eiterungen herauskommen. All diese Zahlen hängen natürlich, wie die Zahl der Scharlacheiterungen überhaupt von *Genius epidemicus* der einzelnen Epidemie ab. Selbstverständlich können auch die chronischen Fälle mit oder ohne Operation später noch ausheilen, aber eine starke Hörstörung wird stets zurückbleiben. Mit besonderer Vorliebe entsteht aber bei den chronischen Otitiden nach Scharlach das *sekundäre Cholesteatom*, das ja durch die randständigen Perforationen und die Epithelentblösung der Mittelohrschleimhaut die günstigste Gelegenheit hat, sich zu entwickeln.

Die *Prognose* der Mittelohrentzündungen bei Scharlach ist ganz abhängig von der anatomischen Form, kann aber nach NAGERS Untersuchungen nicht einfach für Frühformen ungünstig und für Spätformen günstig gestellt werden, wie das z. B. HASSLAUER tut. SCHEIBE und SCHLITTLER geben an, daß bei den Infektionskrankheiten, auch bei Scharlach, die Mortalität kleiner ist als bei der genuinen Mittelohrentzündung. URBANTSCHITSCH hatte $20 = 7{,}4^0/_0$ Todesfälle bei Scharlach mit Otitis media, von denen aber nur 3 der Otitis zur Last fallen. Es unterliegt keinem Zweifel, daß die gewöhnliche Otitis media bei Scharlach prognostisch quoad vitam und quoad restitutionem viel günstiger gewertet werden muß als die Otitis media necroticans scarlatinosa, die, wie schon vorher angeführt, durch die Nekrose des Knochens und der Weichteile zu allen erdenklichen Komplikationen und zum Tode führen kann. Dieselbe Anschauung ist auch bei NAGER in den Worten enthalten, daß das Auftreten von fötidem Sekret während der sorgfältigen Behandlung einer Otitis media ein Signum mali ominis für Hörfähigkeit und Leben des Patienten ist.

Die *Therapie* ist bei der gewöhnlichen *Otitis media catarrhalis oder purulenta* genau dieselbe wie bei der betreffenden Erkrankung ohne Scharlach. Auch bei Komplikationen ist nach den an anderen Stellen dieses Handbuches auseinandergesetzten Regeln zu verfahren. Einige Worte müssen wir aber noch über die Therapie der nekrotisierenden Scharlachotitis sagen: Zunächst muß eine gute Prophylaxe hauptsächlich bei den schweren Infektionen des Rachens und der Nase getrieben werden, damit die Infektion möglichst vom Ohre fern gehalten wird. Dazu kommen Behandlung von Mund und Nase mit Wasserstoffsuperoxyd, Inhalationen mit leichten Desinfizientien in Betracht. Zu empfehlen ist auch die häufige Spraybehandlung mit Mentholöl (MANASSE), die vom Patienten angenehm empfunden wird. Ist die nekrotische Erkrankung auf das Ohr übergegangen, so empfehlen Politzer und Boenninghaus möglichst frühzeitig die Paracentese, da sie noch den Verlauf verhältnismäßig am günstigsten beeinflussen soll. Das eiternde Ohr ist natürlich täglich zweimal entweder trocken oder in geeigneten Fällen durch Ausspritzung mit einer schwachen Bor- oder Kochsalzlösung zu reinigen, dann kann man entweder mit Borpulver oder mit sterilen Streifen behandeln. Über das Vorgehen bei Ostitis und Periostitis mit Abscedierung stehen sich die Anschauungen der Autoren diametral gegenüber. Während Urbantschitsch dringend rät, in diesen Fällen auch bei schwerer Allgemeininfektion sofort ausgiebig zu operieren und die sofortige Operation für das einzige Mittel hält, schweren Folgen für Leben und Hörfähigkeit vorzu- beugen, sind Boenninghaus und Manasse der Ansicht, daß man während des floriden Scharlachs, die Fälle selbstverständlich ausgenommen, bei denen Menin- gitis oder eine andere schwere intrakranielle Komplikation droht, und die daher aus Indicatio vitalis sofort aufgemacht werden müssen, möglichst nur eine ausgiebige Incision machen und die radikale Knochenoperation verschieben soll bis der „spezifische Prozeß im Knochen nicht mehr weiterschreitet" (Manasse). Manasse führt einleuchtenderweise gegen die frühen Operationen an, daß man nicht beurteilen könne, ob man selbst bei sehr radikalem Vorgehen im Gesunden operiert und daß die Wundheilung durch Sequesterabstoßung sehr verzögert wird. Bei chronisch gewordener Mittelohreiterung nach Scharlach ist nach den sonst bei chronischen Eiterungen für die Therapie üblichen Regeln zu verfahren. Urbantschitsch empfiehlt dringend kein Scharlachohr länger als 8 Wochen höchstens eitern zu lassen ohne operativ einzugreifen, da nach dieser Zeit bei konservativer Therapie das Ohr selten trocken werde. Ob man in solchen Fällen zur Antrotomie oder zur Radikaloperation greift, wird vom einzelnen Fall abhängig sein. Man muß sich bei der Entscheidung gegenwärtig halten, daß bei zu wenig ausgiebiger Operation, nicht selten noch eine radikalere später notwendig wird; Rüedi war in mehreren Fällen gezwungen der Antrotomie die Radikaloperation nachfolgen zu lassen.

Über die Wege, auf denen die Miterkrankung des *Labyrinthes* bei der Otitis media necroticans entsteht, haben wir im anatomischen Teil ausführlich berichtet. Die Labyrinthitis muß aber nicht immer im Gefolge einer Mittelohrentzündung auftreten; beobachtete doch Kobrak einen Fall, in dem eine Labyrinthitis *vor* der Otitis media bestand. Er erklärte die Otitis interna hier durch eine septische Thrombose der Schneckenarterie. Die Regel ist aber doch die Über- leitung vom Mittelohr auf das Labyrinth und das Nebeneinanderbestehen der beiden Erkrankungen, die *Panotitis*. Was im Labyrinth bei der Otitis interna vor sich geht, haben wir im anatomischen Teil geschildert. Das klinische ist danach sehr leicht zu verstehen. Es gibt natürlich Störungen der Hör- und der Gleichgewichtsfunktion. Die *Hörfunktion* ist bei bestehender Labyrinthitis äußerst stark herabgesetzt, ja es kann völlige Taubheit bestehen. Sonst finden wir bei der Otitis interna serosa und purulenta neben den von der meist vor- handenen Mittelohrerkrankung abhängigen Erscheinungen, eine starke Ein- schränkung der oberen Tongrenze, stark verkürzte Kopfknochenleitung. Die Ergebnisse der Hörprüfung gehen etwa proportional der Schwere der Erkran- kungen, bei vollkommener Zerstörung besteht Aufhebung der Luft- und Knochen- leitung. Bei circumscripter eitriger Entzündung können einzelne Teile der Tonskala besonders stark ausfallen, während andere besser erhalten sind.

Die Beteiligung des *Vestibularapparates* wird durch Gleichgewichtsstörungen angezeigt. Es besteht subjektiv Schwindel, Erbrechen, Fallneigung und objektiv Nystagmus, positiver *Romberg*, taumelnder Gang; die Gleichgewichtsprüfung ergibt eine Übererregbarkeit bzw. Untererregbarkeit des Labyrinthes, während auch hier bei vollständiger Zerstörung schließlich die Erregbarkeit auch vollständig aufhört.

Fieber kann bei der Labyrinthitis vorhanden sein, kann aber auch fehlen. Auch den *Verlauf* der Erkrankung können wir uns nach den im anatomischen Teil geschilderten Bildern leicht vorstellen. Wir müssen zwischen der *serösen und eitrigen Form* scharf unterscheiden, obwohl die seröse Form oft nur die Vorstufe der eitrigen ist (MANASSE). Wir wissen aber aus Untersuchungen von MANASSE u. a., daß die Otitis interna serosa zur Heilung kommen kann, daß auch die *Prognose* in solchen Fällen für das Gehör nicht absolut schlecht ist, daß vielmehr eine relativ ganz gute Hörfähigkeit (3 m Flüstersprache und mehr) gelegentlich selbst nach vollständiger Taubheit wiederkehrt, wenn das seröse Exsudat resorbiert bzw. organisiert wird. MANASSE hat auch einen Fall veröffentlicht, bei dem trotz circumscripter Otitis interna purulenta die Hörfähigkeit nicht vollständig aufgehoben war. Besteht aber eine diffuse eitrige Labyrinthitis, was sich klinisch meist nicht sicher wird feststellen lassen, so ist die Prognose wegen der Gefahr der Meningitis an sich immer sehr zweifelhaft, für das Hörvermögen aber absolut schlecht zu stellen. Bei doppelseitiger Erkrankung, die leider sehr häufig ist, entsteht vollständige Taubheit, die bei Kindern selbst bis zum 7. und 8. Lebensjahr nur zu oft zur Taubstummheit führt. Darüber wird noch kurz zu sprechen sein.

Bei der *Therapie* muß man sich stets gegenwärtig halten, daß eine *Labyrinthoperation* die letzte Aussicht auf Erhaltung auch nur des kleinsten Bruchteiles des Gehörs vollständig und endgültig zerstört, daß Beiderseitigkeit der Erkrankung Taubheit und Taubstummheit und damit eine vollständige Ausscheidung des Individuums aus der Gesellschaft nach sich zieht, während doch ohne Operation ein Teil der Hörfähigkeit unvorgesehen wiederkehren kann. An der MANASSEschen Klinik gehören deshalb *Labyrinthoperationen zu den allergrößten Seltenheiten*. Nur bei drohenden meningitischen Symptomen schreiten wir zu einer Labyrintheröffnung. Sonst gehen wir konservativ vor, zum mindesten konservativ in bezug auf das Labyrinth. Zunächst wird versucht, die Labyrinthitis durch örtliche Wärmeapplikation und Schwitzen mit oder ohne Pilocarpin zur Resorption zu bringen bei natürlich gleichzeitiger entsprechender Behandlung des Mittelohres. Sollte diese Therapie nicht genügen, um die Erscheinungen zum Schwinden zu bringen, so versuchen wir zunächst eine *Entlastung des Labyrinthes* durch radikale Entfernung des Krankheitsherdes im Mittelohr, d. h. *durch Ausführung der Radikaloperation der Mittelohrräume*. Dieser Eingriff hat uns schon in mehreren Fällen die Labyrinthoperation erspart, weil nach Ausschaltung der Infektionsquelle das Labyrinth ausheilte. Sollte aber die Ausheilung nicht vor sich gehen, so können wir ja von der Radikaloperationshöhle aus — eine primäre Plastik unterbleibt natürlich in diesen Fällen — jederzeit leicht die Labyrinthoperation anschließen, wenn sich bedrohliche Symptome einstellen. Besteht natürlich eine Sequestrierung des Labyrinthes oder einzelner Teile, so müssen die Sequester radikal entfernt werden, am besten aber erst nach endgültiger Demarkierung.

Schwere Störungen der Hörfähigkeit, ja vollständige Taubheit und damit bei jugendlichen Individuen Taubstummheit im Falle der Doppelseitigkeit des Leidens können auch noch hervorgerufen werden durch die anatomisch auch schon geschilderte degenerative Erkrankung des Hörnerven, die *Neuritis acustica* (WITTMAACK u. a.). Mit Vorliebe wird nach WITTMAACK der Cochlearis betroffen, deshalb ist eine auftretende Schwerhörigkeit oder Taubheit ohne Gleichgewichtsstörungen mit einiger Wahrscheinlichkeit als durch eine Neuritis bedingt zu betrachten. Die Hörprüfungsergebnisse sind natürlich von demselben Charakter wie die der Labyrinthschwerhörigkeit. Die *Prognose* für die Hörstörung ist stets zweifelhaft. Es kann eine Heilung in frischen Fällen manchmal eintreten. Die *Therapie* besteht in Schwitzkuren mit Pilocarpin, wie wir dies schon bei der

Diphtherieneuritis schilderten, aber auch diese Kuren helfen nur in wenigen Fällen. Immer droht das Gespenst der dauernden Taubheit und damit bei Kindern der Taubstummheit.

Wir wissen ja, daß nächst der Meningitis cerebrospinalis das größte Kontingent der *erworbenen Taubstummheit* auf Scharlach kommt. Verschiedene Autoren berechnen sehr verschiedene Prozentzahlen: Burckhardt-Merian 8%, Bezold 18%, Schmaltz 42%, Urbantschitsch 5—6%. Die große Divergenz der Zahlen ist aus der Verschiedenheit des Materials, des Genius epidemicus, vielleicht auch aus der verschieden zweckmäßigen Behandlung der Kinder während des akuten Stadiums zu erklären. In der *Würzburger Taubstummenanstalt* fanden sich in den Jahren 1910—1922 unter 174 aufgenommenen Kindern 9, bei denen die Taubheit auf Scharlach zurückgeführt wurde, bei einem weiteren Kinde war Scharlach wahrscheinlich die Ursache. Scharlach war also an dem Würzburger Material in 5,17% der Fälle für die Taubstummheit verantwortlich zu machen. Diese Zahl entspricht vollkommen der von Urbantschitsch gefundenen.

Literatur.

Influenza.

Beck, Karl: Über den Einfluß von Bakterientoxinen und Giften auf das Gehörorgan. Zeitschr. f. Ohrenheilk. u. f. Krankh. d. Luftwege. Bd. 68. 1913. — Farner: Über Grippe otitis im Verlauf der Epidemie 1918. Korresp.-Bl. f. Schweizer Ärzte 1919. S. 365. — Hasslauer: Das Gehörorgan und die akuten Infektionskrankheiten. Würzburger Abhandl. a. d. Gesamtgeb. d. prakt. Med. Bd. 7. 1907. — Herzog: Ohr- usw. Erkrankungen bei Grippe. Münch. med. Wochenschr. 1919. S. 552. — Hirsch, C. (1): Grippeerscheinungen im Gebiete des Ohres. Dtsch. med. Wochenschr. 1919. S. 15. — Derselbe (2): Zur Geschichte der Influenzabazillen im Ohr. Zeitschr. f. Ohrenheilk. u. f. Krankh. d. Luftwege. Bd. 66. 1912 und Bd. 70 1914. — Jansen: Influenzaotitis. Arch. f. Ohren-, Nasen- u. Kehlkopfheilk. Bd. 31. 1891 *(mit Literaturangaben)*. — Koch: Des compl. auric. pendant l'epid. de grippe. Schweiz. med. Wochenschr. Jahrg. 52, 1922. Nr. 21. — Kümmel: Dtsch. otol. Ges. Wien 1906 u. Bremen 1907. — Lehrbücher von Boenninghaus, Denker-Brünings, Politzer, Jacobson-Blau, Jansen-Kobrak, Urbantschitsch. — Manasse: Handb. d. pathol. Anat. d. menschl. Ohres. Wiesbaden: J. F. Bergmann, 1917. *(Mit Literaturangaben.)* — Meyer, Max: Über nekr. Amygd., Phar. und Lar. bei Influenza. Arch. f. Laryngol. u. Rhinol. Bd. 34. — Möller, Jörgen: Les otitites grippales observées a l'ôpital de Frédé ricksberg. Acta oto-laryngol. Vol. 3, p. 209. — Nager: Zur Kenntnis der Influenzataubheit. Zeitschr. f. Ohrenheilk. u. f. Krankh. d. Luftwege. Bd. 70, S. 102. 1914. *(Ausgiebiges Literaturverzeichnis)*. — Roch: Des complications auricul. pendant l'epid. de grippe. Schweiz. med. Wochenschr. 1922. — Scheibe (1): Über die Influenzabacillen bei Otitis media. Münch. med. Wochenschr. 1892. Nr. 14 und Zeitschr. f. Ohrenheilk. u. f. Krankh. d. Luftwege. Bd. 28. — Derselbe (2): Zur Geschichte der Influenzabazillen im Ohr. Zeitschrift f. Ohrenheilk. u. f. Krankh. d. Luftwege. Bd. 68, H. 2 u. 3. — Derselbe (3): Die Lebensgefährlichkeit der verschiedenen Formen von Mittelohreiterung mit Berücksichtigung ihrer Behandlung sowie des Lebensalters. Zeitschr. f. Ohrenheilk. u. f. Krankh. d. Luftwege. Bd. 75. — Schlittler: Die Lebensgefährlichkeit der verschiedenen Formen der Mittelohreiterung. Zeitschr. f. Hals-, Nasen- u. Ohrenheilk. Bd. 2. 1922 *(Reichliche Literaturangaben)*. — Schwartzes Handbuch. *Gesamte ältere Literatur.* — Spinka: Über eine Erkrankung des Otolithenapp. b. Grippe. Arch. f. Ohren-, Nasen-, u. Kehlkopfheilk. Bd. 110, H. 43, 1922. Wittmaack (1): Die toxische Neuritis acustica und die Beteiligung der zugehörigen Ganglien. Zeitschr. f. Ohrenheilk. u. f. Krankh. d. Luftwege. Bd. 46. — Derselbe (2): Zur Kenntnis der degenerativen Neuritis und Atrophie der Hörnerven. Zeitschr. f. Ohrenheilk. u. f. Krankh. d. Luftwege. Bd. 53. —

Diphtherie.

Bezold: Taubstummheit. Wiesbaden: J. F. Bergmann 1902. — Davidsohn und Heck: Über das Vorkommen von Diphtheriebacillen im Ohrsekret. Berl. klin. Wochenschr. 1921. S. 1040. — Feiler: Zur Prüfung der Wundantiseptica im Tierexperiment. Dtsch. Zeitschr. f. Chirurg. 1921 u. Med. Klinik 1921. — Gugenheim: Über Diphtherie des Mittelohres. Zeitschr. f. Hals-, Nasen- u. Ohrenheilk. Bd. 1. 1922. *(Genaues Literaturverzeichnis).* — Kirch, Eugen: Über das Zustandekommen der Invasion von Diphtheriebazillen in den menschlichen Organismus bei diphtheritischen Affektionen der Luftwege. Zeitschr. f.

Kinderheilk. Bd. 33, S. 229. — KOBRAK (1): Über Mittelohrdiphtherie ohne Membranbildung. Arch. f. Ohren-, Nasen- u. Kehlkopfheilk. Bd. 62. — DERSELBE (2): Das Vorkommen primärer Diphtherie im Mittelohr. PASSOW-SCHÄFERS Beitr. Bd. 2, S. 319. — KÜMMEL: siehe Influenza. — Lehrbücher: siehe Influenza. — LEWIN (1): Über das klinische und pathologisch-anatomische Verhalten des Gehörorgans bei der genuinen Diphtherie. Arch. f. Ohren-, Nasen- u. Kehlkopfheilk. Bd. 52 u. 53 *(Literaturverzeichnis)*. — DERSELBE (2): Über Neuritis acustica und über die Veränderungen der zugehörigen Ganglien bei Diphtherie. Zeitschr. f. Ohrenheilkunde u. f. Krankh. d. Luftwege. Bd. 67, S. 193. — RHODEN: Ein Fall v. primärer Mittelohrdiphtherie mit sek. obst. Inf. d. Resp. trakt. Zeitschr. f. Hals-, Nasen- u. Ohrenheilk. Bd. 4, H. 3. — SCHEIBE: siehe Influenza. — SCHLITTLER: siehe Influenza. — SCHMIDT-HACKENBERG: Primäre Nasendiphtherie bei Kindern. PASSOW-SCHÄFERS Beitr. Bd. 8. — SCHWARTZE: Handbuch *(gesamte ältere Literatur)*. — URBANTSCHITSCH, ERNST: Über einen Fall von Dauerausscheidung von Diphtheriebacillen durch 14 Jahre; Tot durch eitrige Meningitis mit positivem Diphtheriebacillenbefund. Wien. med. Wochenschr. 1921. Nr. 18. — WITTMAACK: siehe Influenza.

Scharlach.

BUSCH: Kasuistischer Beitrag zur Ertaubung nach Scharlachotitis. PASSOW-SCHÄFERS Beitr. Bd. 6, S. 331. — HOLMGREEN: Über Otitis media perforativa bei Scarlatina. Arch. f. Ohren-, Nasen- u. Kehlkopfheilk. Bd. 90. — HASSLAUER: siehe Influenza. — Lehrbücher: Siehe Influenza. — MANASSE (1): Siehe Influenza. — DERSELBE (2): Zur Lehre von der plötzlichen Ertaubung bei Scharlachotitis und zur Kenntnis der serösen Otitis interna. Arch. f. Ohren-, Nasen- u. Kehlkopfheilk. Bd. 89 (Literatur!) — DERSELBE (3): Scharlach und Ohr. Monatsschr. f. Kinderheilk. Bd. 12. 1913. — MAYER, Otto: Zur Entstehung der sog. Labyrinthitis serosa im Verlauf akuter Mittelohrentzündung. Monatsschr. f. Ohrenheilk. u. Laryngo-Rhinol. 1909. S. 601; Naturforschervers. 1919. — NAGER (1): Eine statistische Studie über die scarlatinöse Erkrankung des Gehörorgans. Zeitschr. f. Ohrenheilk. u. f. Krankh. d. Luftwege. Bd. 57, S. 157. — DERSELBE (2): Über das Vorkommen und die Behandlung der Scharlachotitis. Korresp.-Bl. f. Schweiz. Ärzte 1908. Nr. 18. — RÜEDI: Beiträge zur Kenntnis der scarlatinösen Erkrankung des Warzenfortsatzes. Zeitschr. f. Ohren-, Nasen- u. Kehlkopfheilk. Bd. 57, S. 198. — SCHEIBE: Siehe Influenza. — SCHLITTLER: Siehe Influenza. — URBANTSCHITSCH, ERNST: Die Scharlachotitis. PASSOW-SCHÄFERS Beitr. Bd. 12, S. 280. 1919. *(Mit genauer Literatur)*. — WITTMAACK: Siehe Influenza.

Nach den aufgeführten Arbeiten wird es leicht sein, sich in der gesamten einschlägigen Literatur zurechtzufinden.

6. Die Erkrankungen des Ohres bei Masern.

Von

Ludwig Lederer-Dresden.

Bis zu Beginn der 90er Jahre des vorigen Jahrhunderts war man fast allgemein der Ansicht, daß Erkrankungen des Gehörorgans bei Masern selten und durchwegs harmlos seien. Wir finden deshalb in den älteren Lehr- und Handbüchern der inneren Medizin und der Kinderheilkunde die Ohrerkrankungen im Verlaufe der Masern kaum erwähnt. Nur in ZIEMSSENS Handbuch gibt THOMAS nach persönlichen Mitteilungen von WENDT eine dem damaligen Stand der Kenntnisse entsprechende Schilderung der morbillösen Ohrerkrankungen. Auch die meisten Otologen jener Zeit waren der Meinung, daß Masern „anscheinend etwas seltener Veranlassung zu Ohraffektionen geben" [SCHWARTZE (3), BÜRKNER, MOOS, BEUER, GRISELLE, TROUSSAU], wenn auch schon andere Autoren [BLAU (1)] auf die relative Häufigkeit und — vielleicht etwas übertrieben — auf die Gefährlichkeit der Mittelohrerkrankungen bei Masern hinweisen. Erst als man daran ging, das Gehörorgan von Masernleichen zu sezieren [TOBEITZ, RUDOLPH, BEZOLD (2 u. 3), HABERMANN] und bei allen Sektionen das Mittelohr erkrankt fand, schenkte man dem Gehörorgan der Masernkranken auch vom klinischen Standpunkt aus mehr Beachtung.

Erkrankungen des äußeren Ohres bei Masern.

Die Erkrankungen des äußeren Ohres im Verlaufe der Masern sind nicht allzu häufig und nur wenige stehen in direktem, kausalem Zusammenhang mit der Allgemeinerkrankung. Levisohn hat unter 98 Erkrankungen des Gehörorgans nach Masern nur 7,1% äußere Ohraffektionen beobachtet.

Die von den älteren Internisten und Pädiatern (Bohn) vertretene Ansicht, daß die *Otitis externa* die häufigste Ohrerkrankung bei Masern sei, kann wohl nur auf einem diagnostischen Irrtum beruhen. Die wenigen in der Literatur der 70er und 80er Jahre beschriebenen Fälle von *primärer Otitis externa im Verlaufe der Masern* [Wendt, Blau (3), Stetter] bieten nichts Abweichendes von der gewöhnlichen Externa; auch kommt sie bei Masern wohl kaum häufiger vor als bei sonst Gesunden. Dagegen werden die *sekundären,* besonders im Anschluß an die akute Mittelohreiterung auftretenden *Entzündungen des äußeren Gehörganges* häufiger beobachtet als die primären Formen, wenn auch im allgemeinen nicht öfter als bei der genuinen Mittelohrentzündung. Zuweilen gewinnt man den Eindruck, daß sie, besonders die stark *nässenden Ekzeme,* therapeutischen Maßnahmen länger trotzen als diejenigen im Verlaufe der genuinen Otitis.

Das *Masernexanthem* kann sich zuweilen auch auf die *äußeren Gehörgänge erstrecken.* Dabei kommt es aber wohl nur selten zu den ausgedehnten Veränderungen wie sie Haug als blaurote, linsengroße Erhabenheiten beschreibt, die sich ganz symmetrisch in beiden Gehörgängen ausbreiten und, falls mehrere von ihnen konfluieren, lebhaftes Spannungsgefühl, besonders stark zur Zeit der Eruption, auslösen.

Die von Gottstein und Blau (3) beschriebene *Diphtherie des äußeren Gehörganges im Verlaufe der Masern* beruht wohl auf einer seltenen, zufälligen Mischinfektion und hat mit der Masernerkrankung an sich nichts zu tun.

In ganz seltenen Fällen und nur bei sehr stark herabgekommenen, anämischen Individuen kann es zu einer der Noma der Wangenschleimhaut ähnlichen *Gangrän der Ohrmuschel* kommen, wie sie Nottingham, Bourtilot und Reimer beschrieben haben.

Erkrankungen des Mittelohres bei Masern.

Wenn die Erkrankungen des äußeren Ohres mit Ausnahme des auf den Gehörgang sich erstreckenden Exanthems mehr oder weniger zufällige sind, dann verhält es sich durchaus anders mit den Erkrankungen des Mittelohres im Verlaufe der Masern.

Die Otitis media acuta bei Masern.

Häufigkeit der Masernotitis. Die älteren Autoren haben bis zum Jahre 1887 fast durchwegs angenommen, daß Mittelohrerkrankungen im Verlaufe der Masern nicht allzuhäufig und mehr oder weniger zufällig durch Fortschreiten eines im Nasenrachenraum bestehenden Katarrhs durch die Tube entstehen würden. Die bis dahin veröffentlichten statistischen Angaben drücken nur das Häufigkeitsverhältnis der Mittelohreiterung im Verlaufe der Masern gegenüber sämtlichen Fällen von Otitis media acuta perforativa aus und sind meist nur auf Grund anamnestischer Erhebungen aufgestellt, weshalb sie kein klares Bild über die Häufigkeit der Mittelohrentzündung bei Masern geben. Nach Blau (1), der die Resultate aller bis zum Jahre 1887 mitgeteilten diesbezüglichen Statistiken zusammengestellt hat, seien 5,1% sämtlicher Mittelohreiterungen (der akuten und chronischen) auf Masern zurückzuführen. Weit höhere

Prozentzahlen liefern dagegen zwei Schweizer Statistiken, die von Rohrer aus dem Jahre 1892, in welcher 9% aller akuten und 7% aller chronischen Mittelohreiterungen den Masern zur Last gelegt werden und diejenige von Bacharach, der absichtlich seine Zahlen dem Zeitraum einer Masernepidemie (Juli 1893 bis Juli 1894) entnommen hat, um zu zeigen, wie häufig unter gegebenen Umständen die Mittelohreiterung durch Masern verursacht wird. Er fand für die akute Mittelohreiterung die Prozentzahl 15,4.

Jedoch auch diese Zahl gibt noch keine klare Vorstellung von der Häufigkeit der Otitis media acuta bei Masern. Eine solche kann nur gewonnen werden, wenn festgestellt wird, wie viele Masernkranke einer oder mehrerer Epidemien prozentualiter am Mittelohr erkranken. Die auf diese Weise gewonnenen Statistiken liefern ebenfalls auffallend verschiedene und nur bedingt verwertbare Zahlen.

Cioffi fand unter 600 Masernfällen 50% „Otitis media" [1]), Neu dagegen unter 300 Fällen nur 3% „eitrigen Ohrenfluß", Steffens $3,1\%$ „Otitis media", Weiss unter 18 Fällen $27,7\%$ „Otitis media acuta perforativa", Sugar unter 111 Fällen 16% „Ohrkomplikationen", Le Marc'hadour fand in $10-11\%$ der Fälle „Otitis", Beakely bei 45% „Ohrenkomplikationen". Gardiner bei $12,5\%$ (181 von 1331 Kranken) „Mittelohrentzündung".

Diese weit auseinandergehenden Zahlen sind gewiß in erster Linie durch die Schwere und den Charakter der Masernepidemie bedingt. Dies geht auch aus meiner statistischen Zusammenstellung aller mit Mittelohreiterung einhergegangener Masernfälle, welche in den letzten 10 Jahren (1913—1922) an der medizinischen Klinik in Halle beobachtet wurden, deutlich hervor.

Von 171 Masernpatienten erkrankten nur $15 = 8,7\%$ an akuter Mittelohreiterung. Im Jahre 1916 herrschte in Halle eine mittelschwere Masernepidemie mit einer Mortalität von $12,5\%$. Von den 48 Patienten dieser Epidemie erkrankten $10=20,9\%$ an akuter Mittelohreiterung, während es bei den 123 Patienten der übrigen 9 Jahre nur 5mal, d. i. in $4,1\%$ dieser Fälle zur akuten Mittelohreiterung gekommen ist.

Es kommt hinzu, daß bei vielen dieser Zusammenstellungen, auch der meinigen, nur die Otitis media acuta *perforativa* berücksichtigt wurde oder werden konnte. Wollen wir aber die Häufigkeit der Masernotitis im Verhältnis zur Grundkrankheit kennen lernen, dann müssen wir auch die leichtesten Formen von Mittelohrentzündung, die vielfach dem Arzt entgehen, wenn nicht ad hoc untersucht wird, einschließen. Die erste derartige statistische Aufstellung hat Nadoleczny an dem Material einer großen Masernepidemie im Frühjahr 1902 geliefert. Diese Statistik hat auch den Vorzug, daß sich ihre Zahlen in erster Linie auf otoskopische Untersuchungen und nicht auf anamnestische Erhebungen gründet. Nadoleczny fand bei *59 % aller Masernkranken erhebliche Mittelohrveränderungen, bei 13,1 % aller Fälle akute Mittelohreiterung.*

Trotzdem kommt diese auf Grund genauester klinischer Beobachtung gefundene Zahl den Ergebnissen *pathologisch-anatomischer Untersuchungen* des Gehörorgans von Masernleichen noch nicht nahe. Schon im Jahre 1875 hat Cordier bei 23 Masernleichen *das Mittelohr stets erkrankt* gefunden, so daß er zu dem Schlusse kam: „Le catarrhe de l'oreille moyenne existe toujours dans le cours de la rougeole". Diese in der otologischen Literatur lange Zeit unberücksichtigt gebliebene Tatsache wurde 1887 erneut von Topeitz bestätigt, der ebenfalls in allen zur Sektion gekommenen (17) Masernfällen *stets das Mittelohr erkrankt* gefunden hat. Auch später hat Topeitz noch mehrfach Masernleichen seziert und dabei jedesmal im Mittelohr pathologische Veränderungen gesehen. Habermann fand ebenfalls bei 7 Felsenbeinsektionen das

---

[1]) Cioffi führt im übrigen dieselbe wie alle Masernkomplikationen „fasciniert von der Hypothese einer selektiven Wirkung des Maserngiftes auf das Vaguszentrum" auf eine Vagusschädigung zurück. Es erübrigt sich heutzutage wohl, auf diese Theorie näher einzugehen.

Mittelohr stets erkrankt. Veranlaßt durch die überraschenden Mitteilungen von Topeitz haben Rudolph und Bezold (2) während der Münchener Masernepidemie des Frühjahrs 1889 eine größere Reihe von Mittelohrsektionen bei Masernleichen vorgenommen, wobei absichtlich schwerere Komplikationen von seiten des Ohres ausgeschaltet wurden. Trotzdem hat „*schleimig-eitriges oder rein eitriges Sekret*" *in keinem einzigen der* 18 an der Leiche eröffneten *Schläfenbeine gefehlt.* Auch Siebenmann hat bei 9 Masernleichen *stets eine Mittelohrentzündung* gefunden. In der neueren Literatur wird diese Beobachtung vornehmlich von amerikanischen Autoren bestätigt. Borden fand unter 2232 klinisch beobachteten exanthematischen Erkrankungen das Mittelohr am häufigsten bei Masern (in 28$^0/_0$ der Fälle) erkrankt. Unter den zur Sektion gelangten Fällen fand sich bei den *Masernleichen das Mittelohr stets erkrankt.* Friedberg beobachtete am Material am Durand-*Hospital* in Chicago in 15$^0/_0$ aller Masernfälle Ohreiterung, in mindestens 75$^0/_0$ aber Symptome von serösem oder eitrigem Exsudat in der Paukenhöhle. In den zur Sektion gekommenen Fällen ließ sich bei „*gewiß 90$^0/_0$*" *aller Fälle eine eitrige Entzündung* in der Paukenhöhle nachweisen.

Aus diesen Befunden geht mit Deutlichkeit hervor, daß die *akute Mittelohrenentzündung bei Masern pathologisch-anatomisch ungleich häufiger besteht als sie klinisch in Erscheinung tritt.*

Pathologische Anatomie und Pathogenese der Masernotitis. Die Sektionsbefunde des Mittelohres von Masernleichen haben uns auch erst Kenntnisse über die pathologisch-anatomischen Veränderungen bei der Masernotitis geliefert. In der Mehrzahl der Fälle findet sich *schleimig-eitriges oder rein eitriges Sekret,* nie aber rein seröses Exsudat. Bezüglich der *Schleimhautveränderungen* gehen die Befunde der verschiedenen Autoren zum Teil erheblich auseinander. Während Topeitz die Schleimhaut „häufig bis zum Knochen zerstört" gefunden hat, macht Bezold (3) darauf aufmerksam, wie trotz der Eiterung die Schleimhaut des Mittelohres „nur mäßige Schwellung" zeigt. Im Gegensatz zu Topeitz konnte weder Bezold (3) noch Siebenmann jemals eine vollständige Zerstörung der Schleimhaut bis zum Knochen finden, was Bezold (3) mit einer mangelhaften Reaktionsfähigkeit auf der Höhe der Allgemeinerkrankung erklärt. Die gleichen Veränderungen wie im Mittelohr fand Bezold auch fast stets im Antrum und in den Warzenzellen.

Nicht allzuselten finden sich bei der Masernotitis in der Paukenhöhle gelatinösspeckige bzw. pseudofibrinöse Auflagerungen (Moos-Bezold), welche jedoch nach den Untersuchungen Bezolds weder wirkliches Fibrin noch Löfflersche Bacillen enthalten.

Das *Trommelfell* verhielt sich in den von Bezold beschriebenen Fällen auffallend resistent gegen die Erkrankung und war selbst in den Fällen, die längere Zeit, bis zu 33 Tage, nach der Eruption zur Sektion gekommen waren, nur verdickt aber *meist intakt.*

Eine besondere Bedeutung kommt dem an Masernleichen erhobenen Befund der *Tube* zu. Sowohl Topeitz wie Bezold (2 u. 3) haben die Beobachtung gemacht, daß der *obere Teil der Tube* und der Isthmus tubae stets, auch bei den schon in den ersten Tagen der Erkrankungen zur Sektion gekommenen Fällen, *frei von pathologischen Veränderungen* war. Auch in keinem einzigen der von Bacharach zusammengestellten Sektionsberichte Siebenmanns wird das Vorhandensein von Eiter weder in der knöchernen noch in der knorpeligen Tube erwähnt, obwohl in den neun Fällen im Mittelohr stets reineitriges Sekret gefunden wurde.

Erst diese Beobachtungen haben Klarheit in die *Pathogenese der Masernotitis* gebracht. Durch die Sektionsbefunde von Cordier, Topeitz, Haber-

MANN, RUDOLPH-BEZOLD und BACHERACH dürfte die alte Streitfrage, ob die Masernotitis eine vom Nasenrachen fortgepflanzte Entzündung, wie sie THOMAS, BOHN, MYGIND, SCHWARTZE, WAGENHÄUSER, MOOS, FEER u. a. auffassen, oder eine primär-hämatogene, spezifisch-enanthematische Erkrankung ist, zugunsten der letzteren Anschauung entschieden sein. Nachdem die Sektionsbefunde der oben erwähnten Autoren auch von amerikanischer Seite (BORDEN, FRIEDBERG) bestätigt worden sind, so daß bei allen bisher in der Literatur mitgeteilten Sektionen von Masernleichen, selbst in solchen Fällen, wo zwischen Exanthemausbruch und Tod nur wenige Tage verstrichen waren und das Trommelfell intakt oder kaum verändert war, das Mittelohr stets erkrankt, die Tube aber fast durchwegs ohne nennenswerte pathologische Veränderung gefunden wurde, müssen wir auch heute noch wie schon TOPEITZ, BEZOLD u. a. zu der Überzeugung kommen, daß *die Masernotitis, ebenso wie die Conjunctivitis, Rhinitis, Pharyngitis und Bronchitis einen integrierenden Bestandteil der Allgemeinerkrankung darstellt und daß sie nicht von der Nase oder dem Nasenrachen fortgeleitet, sondern eine primär hämatogene Erkrankung ist.*

Mit dieser Annahme stimmen auch die neueren *klinischen Beobachtungen* durchaus überein. Die Mehrzahl insbesondere der älteren Autoren verlegen allerdings den Beginn der Mittelohrentzündung im Verlaufe der Masern meist in das Desquamationsstadium (BLAU, GOTTSTEIN, HAUG, TOPEITZ, HEYMANN, KATZ, LEVISOHN u. a.). Es muß jedoch dabei berücksichtigt werden, daß das Beobachtungsmaterial der meisten dieser Autoren größtenteils aus der Otitis media acuta perforativa bestand, als Beginn der Mittelohrerkrankung also wohl ausschließlich das Einsetzen des Ohrenflusses zu verstehen ist. Oder die der betreffenden Statistik zugrundeliegenden Ohraffektionen kamen überhaupt erst nach Ablauf der Masern in Behandlung (LEVISOHN), so daß die Dauer der Mittelohreiterung nur auf Grund anamnestischer Angaben festgestellt werden konnte. Zu ganz anderen Resultaten kam deshalb NADOLECZNY, der seine 100 masernkranken Kinder der Münchener Epidemie des Jahres 1903 „ohne Auswahl" otoskopisch untersucht und während der ganzen Dauer der Allgemeinerkrankung mehr oder weniger regelmäßig beobachtet hat. Es fand, daß der Beginn von ungefähr $50^0/_0$ aller beobachteten Fälle von Otitis media acuta simplex et perforativa in das Eruptionsstadium und in die darauffolgende Woche fiel. Auch die zweite Woche nach der Eruption erwies sich noch als eine Zeit besonderer Prädisposition für entzündliche Ohrerkrankung; mit Beginn des Desquamationsstadium aber wurden die Otitiden seltener. NADOLECZNY glaubt deshalb, daß „gerade in der ersten Zeit der Masern Mittelohrkomplikationen am häufigsten sind". Diesem Standpunkt schließt sich auch GOEPPERT an. Von RUDOLPHS 18 zur Sektion gekommenen Fällen zeigten ebenfalls 8 schon in der Eruptionswoche eine Mittelohrentzündung. Auch BORDEN hat an seinen Masernkranken beobachtet, daß sich die Ohrerkrankung „meist zur Höhezeit des Prozesses" einstellte. Die gleiche Beobachtung machte ich im Laufe der letzten Jahre an einem größeren Masernmaterial der Medizinischen Klinik in Halle, als ich jeden Masernfall ad hoc otosk pierte und nicht wartete, bis Ohrenschmerzen oder Ohrenfluß auftrat. Es zeigten sich meist schon im Eruptionsstadium, wenn nicht auch subjektive Symptome, so doch schon die ersten Anzeichen einer beginnenden akuten Mittelohrentzündung: mattgraues, reflexarmes bis völlig glanzloses, zuweilen schon leicht infiltriertes Trommelfell, meist mit noch deutlichen Konturen der Hammerteile. Zum *Ohrenfluß* dagegen kam es, wenn überhaupt, in den meisten Fällen erst in den ersten beiden Wochen nach der Eruption. Auch in den während der Masernepidemie des Jahres 1916 an der Medizinischen Klinik in Halle beobachteten Fällen trat die Mittelohrsekretion fast ausschließlich erst während des Desquamationsstadiums auf.

Ich glaube deshalb, daß wir die in der Frage des zeitlichen Auftretens der morbillösen Mittelohrentzündung sich gegenüberstehenden Meinungen dann gut vereinigen können, wenn wir annehmen, daß *die primär enanthematische Otitis media bei Masern wohl sicherlich meist schon im Eruptionsstadium einsetzt, zur Mittelohreiterung aber, wenn überhaupt, es am häufigsten erst im Desquamationsstadium kommt.*

In Ausnahmefällen kommt es auch schon im *Prodromalstadium* zur Mittelohreiterung (BOLZ, HAUG, HEYMANN, NADOLECZNY). Hierdurch kann das Krankheitsbild der Masern undeutlich werden, weil durch die fieberhafte interkurrente Lokalinfektion der Ausbruch des Exanthems oft weit über die gewöhnliche Zeit hinaus verschoben wird (HAUG).

Symptome und Verlauf der Masernotitis. Diese sind in erster Linie *abhängig* von der *Schwere der Allgemeininfektion.* Während in leichten Masernfällen die primär enanthematische Otitis media oft ohne nennenswerte subjektive Beschwerden (BORDEN), ja vollkommen symptomlos (TOPEITZ, RUDOLPH) verlaufen kann, setzt sie in ernsteren Fällen, insbesondere bei schweren Epidemien oft ganz plötzlich schon im Eruptionsstadium unter Schmerz und hohem Fieber ein. Im ersteren Falle zeigt das Trommelfell oft nur eine dunklere Färbung, vielleicht noch eine mäßige Injektion der Hammergriff- und Radiärgefäße. Das Relief der Hammerteile aber ist noch nahezu unverändert sichtbar. In schweren Fällen dagegen finden sich oft gleich vom Beginn an die Symptome einer heftigen Mittelohrentzündung: Das Trommelfell erscheint livide bis hochrot, falls die Epidermis nicht im ausgedehnten Maße maceriert ist; meist ist der hintere obere Quadrant vorgewölbt, die Konturen der Hammerteile sind verschwunden. Häufig tritt dann bald die Spontanperforation des Trommelfells und reichliche Absonderung schleimig-eitrigen, seltener blutig-serösen Sekretes ein. In anderen Fällen geht die lebhafte Rötung des Trommelfells auch wieder rasch zurück, es wird bleigrau, erscheint trübe, infiltriert, vollkommen glanz- und reflexlos, wie „gekocht" aussehend. Gerade in diesem Stadium — am 2.—3. Tag der Entzündung — bekommt man sehr häufig die Masernfälle zur otoskopischen Untersuchung.

Zuweilen kommt es durch Abheben der Epidermis von der Membrana propria zu einer Fältelung der Trommelfelloberfläche, die RUDOLPH und BEZOLD so häufig beobachtet haben, daß sie dieselbe als einen „charakteristischen Befund" der Masernotitis bezeichnen, während andere Autoren [NADOLECZNY, BACHARACH, BLAU (1), HAUG], welche ebenfalls über ein größeres Material verfügten, diese Beobachtung nicht gemacht haben. Als einen typischen Trommelfellbefund der Masernotitis, wie beispielsweise die Blutblasen der Influenzaotitis, möchte ich diese Fältelung der Trommelfellepidermis jedenfalls nicht bezeichnen.

Hämorrhagien am Trommelfell scheinen im großen und ganzen bei Masern selten beobachtet zu werden (NADOLECZNY).

Der *Verlauf der akuten Mittelohrentzündung bei Masern* ist, wenn auch je nach der Schwere der Epidemie verschieden, so doch *in der Mehrzahl der Fälle ein milder.* Vielfach kommt es überhaupt nicht zur Perforation des Trommelfells. BEZOLD (3) behauptet sogar nur „ausnahmsweise". In diesen leichteren Fällen kommt es dann meist im Laufe von 1—2 Wochen zur spontanen Resorption des Mittelohrsekretes, ohne irgendwelche Gehörstörung zu hinterlassen, vielleicht ohne daß die Mittelohrerkrankung überhaupt diagnostiziert und behandelt wurde.

In einem anderen Teil der Fälle kommt es, wie schon oben erwähnt, am 2.—4. Tag der Erkrankung zur Spontanperforation des Trommelfells. Die Durchlöcherung ist meist nur stichförmig oder kaum stecknadelkopfgroß und schließt sich nach Ablauf der entzündlichen Erscheinungen fast stets ohne Hinterlassung sichtbarer Narben.

Ganz anders aber gestaltet sich der Verlauf der Masernotitis, wenn eine *Sekundärinfektion* des Mittelohres, was wohl ausschließlich per tuba erfolgt, hinzukommt. In selteneren Fällen schon im Eruptionsstadium, meist aber erst während der Desquamation kommt es dann je nach Art und Virulenz der neuhinzugekommenen Keime zu erneutem Fieberanstieg und oft zu größerem Zerfall der Trommelfellsubstanz, so daß mehr oder weniger große Perforationen resultieren.

WAGENHÄUSER hat eine derartige rasche und fast vollständige Zerstörung des Trommelfells in einem Fall mit gleichzeitigem Larynxcroup beobachtet. Jedoch auch bei der Sekundärinfektion mit unspezifischen Mikroorganismen, insbesondere mit Streptokokken, kann es zu raschem Zerfall des Trommelfells kommen.

Die *Sekundärinfektion* spielt überhaupt im Verlauf der akuten Mittelohrentzündung bei Masern *eine bedeutende Rolle,* insbesondere bei denjenigen Formen, die erst im Desquamationsstadium in Erscheinung treten. Die durch die primär enanthematische Erkrankung geschädigte Mittelohrschleimhaut erliegt eben einer erneuten Infektion, welche durch die in der Nase und im Rachen *(adenoide Vegetationen!)* bestehenden katarrhalischen Affektionen wesentlich begünstigt wird, viel leichter als die gesunde.

Als *Erreger dieser Sekundärinfektion* des Mittelohres kommen in erster Linie Streptokokken in Frage. Halb so häufig wurde der Staphylococcus alb., etwas seltener der Staphylococcus aureus (SCHEIBE, HABERMANN), gelegentlich auch der Pneumokokkus (WOLFF) gefunden. Daß diese bei den Masern im Sekret des Mittelohres gefundenen Bakterien sekundär hinzugekommen sind, also wohl kaum als Erreger der primären enanthematischen Masernotitis in Frage kommen, dafür spricht auch die Tatsache, daß bei den „Frühformen" der Masernotitis sich mehrfach zunächst steriles Sekret fand (KÜMMEL).

Die neu hinzugekommenen Erreger beherrschen dann den weiteren Verlauf der Mittelohrentzündung vollkommen.

Es liegt a priori nahe — und die klinischen Erfahrungen lassen daran kaum einen Zweifel —, daß die Infektion des Mittelohres per tubam im Verlaufe des Desquamationsstadiums und auch noch nach Ablauf desselben eine bereits wieder vollkommen reizlose Schleimhaut treffen kann, d. h., daß das wohl stets vorhandene primäre Enanthem der Mittelohrschleimhaut schon wieder vollkommen abgeklungen ist, weshalb die Mittelohrentzündung des Desquamationsstadiums von den meisten Autoren wohl mit Recht als „*Spätform*" der Masernotitis bezeichnet wird.

Diese erst im Desquamationsstadium beginnende Mittelohraffektion zeigt den gleichen Verlauf wie die durch eine Sekundärinfektion prolongierte und unterhaltene, primär-enanthematische Mittelohrentzündung, so daß im Desquamationsstadium wohl nur in den unter dauernder, genauester, otoskopischer Kontrolle gestandenen Fällen zu ermitteln ist, welche der beiden Formen vorliegt, was praktisch ja auch ohne jegliche Bedeutung ist. Der weitere *Verlauf dieser „Spätform" der Masernotitis* wird in erster Linie durch die *Virulenz der Erreger* und die individuellen anatomischen Verhältnisse des Gehörorgans bestimmt. Dann aber ist er auch abhängig von der durch die Allgemeinerkrankung mehr minder geschädigten Widerstandsfähigkeit des Organismus. Die überwiegende *Mehrzahl der Fälle verläuft* bei zweckmäßiger Behandlung *komplikationslos.* Nur in einem verhältnismäßig kleinen Prozentsatz — jedenfalls nicht häufiger als bei der genuinen Mittelohreiterung — kommt es zur *Mastoiditis und deren Folgeerkrankungen.* GARDINER beobachtete unter 181 Mittelohrfällen 5 Mastoiditiden. BORDEN will die

Mastoiditis bei erwachsenen Masernkranken immerhin noch häufiger beobachtet haben als bei Kindern. Bei diesen findet man dagegen — auch relativ — häufiger als bei Erwachsenen, wenn auch weit seltener als beim Scharlach, eine rasch um sich greifende, *nekrotisierende Erkrankung der knöchernen Mittelohrwände und des Mastoids.* E. Urbantschitsch (1) hat eine derartige ausgedehnte Nekrose des Warzenfortsatzes bei Masernotitis an einem dreijährigen Kinde gesehen, das vier Wochen nach Beginn der Otorrhöe beiderseits aufgemeißelt werden mußte. Während rechts nur freier Eiter in den Warzenfortsatzstellen war, fand sich links Nekrose des Warzenteils mit drei freien Sequestern und breitem Freiliegen der Dura und des Sinus und einer Fistel am horizontalen Bogengang. Cemach fand bei einer Mastoiditis nach Masern zwei ungefähr zweihellerstückgroße Knochennekrosen, die den ganzen Knochen durchsetzten und nicht in sichtbarem Zusammenhang mit dem Krankheitsherd im Warzenfortsatz standen. In diesen Fällen kann es natürlich dann auch zu einer Überleitung der Infektion auf das Labyrinth, die großen Blutleiter und die Meningen mit allen bekannten *endokraniellen Komplikationen* kommen. So beobachtete neuerdings Renaud unter 150 Fällen 7 tödliche Ohr- und Gehirnaffektionen. In 2 Fällen fand sich Sinusthrombose und hämorrhagische Infiltration der Hirnrinde bei doppelseitiger Mastoiditis; in 2 anderen encephalitische Herde im rechten Temporallappen bzw. Hirnschenkel bei beiderseitiger acuter Mittelohreiterung. Im großen und ganzen sind diese aber im Verlaufe der Masernotitis noch immer *seltener als bei der genuinen Mittelohreiterung.*

In vielen, auch modernen, einschlägigen Lehr- und Handbüchern ist allerdings immer noch die Ansicht vertreten, daß die akute Mittelohreiterung im Verlaufe der akuten Infektionskrankheiten, in erster Linie des Scharlachs, aber auch der Masern quoad vitam viel gefährlicher sei als die genuine Otitis media acuta und meist wird dafür die mangelhafte, durch die Allgemeinerkrankung reduzierte, örtliche und allgemeine Widerstandsfähigkeit angeschuldigt. Im Gegensatz dazu ist Heymann (zit. nach Schlittler) der Ansicht, daß die Mittelohreiterung bei den akuten Infektionskrankheiten eher *weniger lebensgefährlich* als die gewöhnliche Form ist. Zu einem ähnlichen Resultat ist Scheibe auf Grund des Sektionsmaterials von Bezold (3) gekommen. Er fand eine auffallend geringe Mortalität der Mittelohreiterungen im Verlaufe der akuten Infektionskrankheiten insbesondere der Masern. Unter insgesamt 32 letalen Fällen von akuter Mittelohreiterung fand sich kein einziger Masernfall. Nachdem Scheibe auch in seiner umfangreichen Privatpraxis bis dahin noch keinen Fall von Masernotitis verloren hatte, kommt er zu der Überzeugung, daß „die Masernotitis noch bedeutend weniger gefährlich ist als die Scharlachotitis". Nach den eben erschienenen Mitteilungen Hoffmanns endigte auch von 82 Masernotitiden, die vom Jahre 1911 bis 1921 in der Erlanger Ohrenklinik beobachtet wurden, kein einziger tödlich.

Auch Schlittler stimmt neuerdings dieser Ansicht zu, nachdem er unter 550 Masernkranken, welche in den letzten 20 Jahren in der Baseler Ohren- und Kehlkopfklinik und in der dortigen medizinischen Klinik beobachtet wurden, keinen einzigen Todesfall infolge otogener Ursache gefunden hat. Ebenso sieht Blakely in der Otitis quoad vitam „keine ernste Komplikation der Masern". Scheibe glaubt die Ursache für die geringere Lebensgefährlichkeit der Masernotitis, wie überhaupt aller sekundären Otitiden in dem Mangel an lokaler Reaktion im darniederliegenden Organismus zu sehen, so daß es seltener wie bei der genuinen Mittelohrentzündung zum Empyem und damit zur Retention, dem Bindeglied zur endokraniellen Komplikation, kommt. Schlittler genügt diese Erklärung nicht für alle Fälle. Da auch die Bakteriologie bis jetzt keine Anhaltspunkte für die geringe Mortalität der in Rede stehenden Mittelohreiterung gibt, denkt SCHLITTLER auch noch an eine besondere Widerstandsfähigkeit der Dura gewissen Infektionskrankheiten gegenüber oder, daß die Symbiose der jeweiligen Infektionserreger mit den gewöhnlichen Eiterbakterien einem weiteren Fortschreiten durch die Dura hindurch eher hinderlich sei.

Therapie und Prophylaxe der Masernotitis. Die Behandlung der Masernotitis braucht im Prinzip keine andere zu sein wie die der genuinen Mittelohreiterung. Das (enanthemische) Frühstadium der Mittelohrentzündung fordert nur selten dringlich die *Parazentese*; man soll jedoch mit ihr nicht lange zögern, wenn das erneute *Auftreten von Fieber* besonders im Desquamationsstadium durch nichts anderes als durch die Mittelohrerkrankung erklärt wird, *auch wenn das Trommelfell keine Symptome erhöhten Druckes innerhalb der Pauke zeigt*, sondern auch, wenn es, wie so häufig, nur *diffus infiltriert, bleigrau*, wie „gekocht" aussehend, sich darbietet. Der Erfolg der Parazentese ist hier oft ein überraschender.

Ist freier Abfluß aus der Paukenhöhle garantiert, dann wird man ähnlich wie bei der genuinen Mittelohreiterung durch Spülungen den Gehörgang und — bei größeren Perforationen — auch die Paukenhöhle reinigen. Die *Anwendung der Luftdusche* wird bestimmt durch die entzündlichen Veränderungen in der Nase. Im allgemeinen kann sie weit früher als beim Scharlach angewendet werden, da die primäre Koryza des Prodromal- bzw. Efflorescensstadiums schon meist abgeklungen ist, wenn die Otitis media zum Ohrenfluß geführt hat. Eitriger oder blutiger Schnupfen, wie er meist bei Sekundärinfektionen der Nasenschleimhaut (besonders mit Diphtheriebazillen) besteht, verbietet natürlich das POLITZERsche Verfahren.

Wenn es auch bei einem ansehnlichen Teil leichterer Mittelohrentzündungen im Verlaufe der Masern ohne unser Zutun zur spontanen Resorption des Mittelohrsekretes kommt, so darf doch die Behandlung der Masernotitis *auf keinen Fall vernachlässigt werden*, da nicht immer mit Bestimmtheit der weitere Verlauf vorausgesagt werden kann und die Unterlassung einer zweckmäßigen Behandlung entschieden den Übergang der akuten in die chronische Mittelohreiterung begünstigt.

Wenn wir die „Frühform" der Masernotitis als ein primär hämatogenes Enanthem der Mittelohrschleimhaut auffassen, dann werden wir uns wohl keinen allzugroßen Erfolg von irgendwelchen *prophylaktischen* Maßnahmen versprechen. Eher könnte man noch glauben, daß eine frühzeitige Behandlung der Rhinitis und Pharyngitis eine *Sekundärinfektion* des Mittelohres per tubam verhüten könne.

WEISS hat zur prophylaktischen Nasenbehandlung vorgeschlagen, Einträufelung einer $0,5\%$igen Arg. nitr.-Lösung in die Nase zu machen und berichtet ebenso wie SUGAR über günstige Resultate. WEISS will durch diese Behandlung den Prozentsatz der Mittelohrkomplikationen von $27,7\%$ (unbehandelte Fälle) auf $18,7\%$ und schließlich auf $6,6\%$ herabgedrückt haben. SUGAR beobachtete unter 111 Masernfälle 18mal $= 16\%$ „Ohrkomplikationen" unter 60 prophylaktisch behandelten nur $4 = 7\%$ Mittelohrerkrankungen.

Wenn man sich jedoch die eingangs aufgeführten Statistiken mit den weit auseinandergehenden Angaben über Häufigkeit der Masernotitis vergegenwärtigt, dann wird man diesen Zahlen WEISS und SUGARS keine allzugroße Bedeutung beimessen.

Für Fälle, in welchen kein geschultes Pflegepersonal zur sachgemäßen Ausführung der von WEISS angegebenen prophylaktischen Maßnahmen zur Verfügung steht, empfiehlt NADOLECZNY, den Kindern recht häufig Borsalbe oder Paraff. liquid. in die Nase zu geben.

Chronische Mittelohreiterung nach Masern.

Die *Ursache* des verhältnismäßig *häufigen Übergangs der akuten Masernotitis in das chronische Stadium* ist in erster Linie die *große Trommelfellperforation*,

die das Eindringen von Saprophyten durch den Gehörgang ermöglicht. Da
größere Trommelfelldefekte vor allem bei der *nekrotisierenden* Form der
Mittelohrentzündung beobachtet werden, neigen diese schweren Formen natürlich
am meisten dazu in das chronische Stadium überzugehen. Aber auch die gewöhnliche Masernotitis ohne Tendenz zu lokalem Gewebstod wird gelegentlich chronisch, besonders wenn sie ohne jegliche oder ohne zweckmäßige Behandlung
bleibt. Nach Rohrer sind, wie schon oben erwähnt, ungefähr 7% aller chronischen Mittelohreiterungen auf Masern zurückzuführen.

Da es bei der akuten Mittelohreiterung im Verlaufe der Masern auch nicht
selten zu größeren Zerstörungen des Trommelfells in der Umgebung des
Hammergriffes oder zu randständigen Perforationen in der oberen Trommelfellhälfte kommt, ist auch der Entwicklung eines *Cholesteatoms* die Möglichkeit gegeben. Bekanntlich führt ja auch ein Teil der Cholesteatomkranken
— meist wohl mit Recht — ihr Ohrenleiden auf überstandene Masern zurück.
Außer zum Cholesteatom kann die chronische Mittelohreiterung nach Masern
wie nach anderen Infektionskrankheiten auch zu *cariösen Prozessen* an den
Gehörknöchelchen, den *knöchernen Mittelohrwandungen* und dem *Mastoid* führen.
Üppige Granulationsbildung in der Pauke und dem Kuppelraum mit fötider
Sekretion, die oft trotz sachgemäßer Behandlung lange Zeit nicht schwindet,
ist das Bild, das uns in solchen Fällen entgegentritt. Auch diese Formen
der chronischen Mittelohreiterung führen bekanntlich ähnlich wie das Cholesteatom nicht selten zu endokraniellen Komplikationen.

Die Erkrankungen des inneren Ohres bei Masern.

Entzündliche Labyrintherkrankungen im Verlaufe oder im Anschluß an Masern
sind *nicht sehr häufig* und jedenfalls viel seltener als bei Scharlach. Zur Labyrinthitis tympanalen Ursprungs kommt es meist nur bei den seltenen, schwereren
Formen von nekrotisierender — der akuten Scharlach-Diphtherie-Otitis klinisch
und pathologisch-anatomisch dann durchaus ähnlicher — Mittelohreiterung.
Der *Labyrintheinbruch* erfolgt dabei meistens durch *eines der beiden Fenster*
(Mygind), seltener vermittels einer Knochennekrose am horizontalen Bogengang
(E. Urbantschitsch). In solchen Fällen wird gelegentlich, wenn auch viel
seltener als beim Scharlach eine Sequestrierung von Labyrinthteilen, insbesondere der Schnecke beobachtet. Siebenmann fand unter 89 Fällen von
Labyrinthausstoßung 3, bei denen diese schwere Ohraffektion auf Masern
zurückgeführt werden konnte.

Gelegentlich aber kommt es auch zu einer *rein hämatogenen* Infektion
des Labyrinths. Moos hat einen derartigen Fall eingehend histologisch untersucht und beschrieben. Im Gegensatz zur exsudativen Labyrinthitis tympanalen Ursprungs fand sich hier, während das „Mittelohr nur mit einem gelatinösen Exsudat" ausgefüllt war, eine ausgedehnte Thrombosierung der Mittelohr-
und Labyrinthgefäße und Nekrosen im endo- und perilymphatischen Raum,
des Periosts und der knöchernen Labyrinthkapsel.

In ganz seltenen Fällen kann es auch zu einer *meningogenen Labyrinthitis*
kommen, entsprechend dem äußerst seltenen Vorkommen der Meningitis
bei Masern. Nager hat einen Fall von Taubstummheit nach Masernmeningitis beschrieben, in welchem die Meningitis im Desquamationsstadium
aufgetreten war und erst in der Rekonvaleszenz zur Labyrinthitis mit völligem
Gehörverlust geführt hatte. Bei der drei Jahre später erfolgten mikroskopischen Untersuchung der Schläfenbeine (das Kind starb an einer Unfallverletzung) fanden sich die typischen Veränderungen der erworbenen Taubheit.

Taubheit oder hochgradige Schwerhörigkeit bei intaktem Mittelohr wird aber nach Masern viel häufiger beobachtet, als es dem seltenen Vorkommen der Masernmeningitis entspricht. Nach BEZOLD (2) und SCHMALZ weisen etwa 60%, nach NAGER 50%, der nach Masern Ertaubten normale Trommelfelle auf. Es müssen also noch andere Ursachen als entzündliche Labyrintherkrankungen für den Funktionsausfall des Innenohres in Frage kommen. Moos erwähnt zwei Fälle bleibender vollkommener Taubheit mit Gleichgewichtsstörungen, welche in einem Falle bereits im Eruptionsstadium, im zweiten im Desquamationsstadium aufgetreten sind, ohne daß eine Mittelohrentzündung vorausgegangen war oder gleichzeitig stattgefunden hatte. Als pathologisch-anatomisches Substrat solcher bei intaktem Mittelohr auftretender plötzlicher hochgradiger Gehörsstörungen sah Moos *Labyrinthblutungen*, insbesondere Blutungen in die größeren Nervenzüge, Zertrümmerungen der Nerven und Untergang einer größeren Zahl von Nervenfasern, Veränderungen, wie sie auch bei Sepsis (GRÜNBERG) beobachtet wurden.

Außerdem aber kann der im Verlaufe oder Gefolge der Masern eintretenden Innenohrschwerhörigkeit auch eine *degenerative Erkrankung des Hörnerven (Neuritis acustica)* zugrunde liegen, wie sie bei anderen Infektionskrankheiten auch beobachtet werden. Meist wird der Cochlearis isoliert betroffen (WITTMAACK). BLAU (1) berichtet über drei Fälle von hochgradiger nervöser Schwerhörigkeit im Verlaufe von bzw. im Anschluß an Masern. In zwei Fällen handelt es sich um eine reine Nervenschwerhörigkeit: beide Patienten behaupteten die Schwerhörigkeit unmittelbar nach Ablauf der Masern beobachtet zu haben, ohne daß Ohrenfluß aufgetreten sei. Im dritten Fall bestand während der Masern eine Ohreiterung; die mehrere Jahre später festgestellte, doch schon seit der Zeit der Masernerkrankung bestehende Schwerhörigkeit war jedoch überwiegend nervöser Natur. In sämtlichen Fällen war die Schwerhörigkeit so stark, daß „laute Sprache noch gerade in nächster Nähe verstanden wurde". Gelegentlich führt die Neuritis acustica auch zu vollkommener Taubheit.

Da die Masern vorzüglich eine Krankheit des frühen Kindesalters sind, haben sie in dem zu Verlust des Gehörs führenden Fällen nicht selten *Taubstummheit* zur Folge.

ITART erklärt die Masern für diejenige Krankheit, welche am häufigsten durch „Metastase" das Gehör vernichtet. Diesem Autor stimmt MEISSNER zu. HARTMANN fand unter 832 Fällen erworbener Taubstummheit 30 ($= 3,6\%$) nach Masern entstanden. SALOMONSOHN fand für Dänemark $5,6\%$ und UCHERMANN für Norwegen $2,5\%$, HEDINGER für Württemberg nur $0,48\%$ Taubstummheit nach Masern. Während BLAUS eigene Statistik die Prozentzahl 2,5, eine Zusammenstellung sämtlicher bis zum Jahre 1889 erschienenen Statistiken die Zahl $3,1\%$ ergab, erwähnt SCHWABACH die Seltenheit der Masern als Ursache der erworbenen Taubstummheit. Die Durchschnittszahl aller bis zum Jahre 1906 veröffentlichten Statistiken über die Ursache der erworbenen Taubstummheit beträgt für Masern und Röteln $4,3\%$. Man wird also recht gehen, wenn man $3\text{—}4\%$ *der erworbenen Taubstummheit den Masern zur Last legt.*

Therapeutisch wird man — wie bei der Neuritis acustica anderer Provinenz — eine Schwitzkur (mit Pilocarpin) versuchen, wenn auch deren Erfolg stets zweifelhaft bleibt.

Literatur.

Baar, G.: Ein Beitrag zur Ätiologie der Otitis media post. morb. Wien. med. Wochenschrift 1906. Nr. 6. — Bacharach: Beiträge zur Kenntnis der Mittelohraffektionen bei Masern. Inaug.-Diss. Basel 1910. — Beuer: Über Komplikationen bei Masern. Inaug.-Diss. Chur 1895. — Bezold (1): Überschau über den gegenwärtigen Stand der Ohrenheilkunde. Wiesbaden 1895. — Derselbe (2): Resümee zur Arbeit von Rudolph. Zeitschr. f. Ohrenheilk. u. f. Krankh. d. Luftwege. Bd. 28, S. 209. — Derselbe (3): Ergebnis der pathologisch-anatomischen Untersuchung der Ohren bei Masern. Münch. med. Wochenschrift 1896. Nr. 10 u. 11. — Birk: Lehrb. d. Kinderkrankh. Bonn: Marcus & E. Weber 1922. — Blau (1): Erkrankungen des Gehörorgans bei Masern. Arch. f. Ohren-, Nasen- u. Kehlkopfheilk. Bd. 27. 1889. — Derselbe (2): Beiträge zu den im Verlaufe der akuten Exantheme auftretenden Gehöraffektionen. Dtsch. med. Wochenschr. 1881. Nr. 3. — Derselbe (3): Diphtheritische Entzündung des äußeren Gehörganges bei Morbillen. Berl. klin. Wochenschr. Bd. 21. 1884. — Bohn: „Masern“ in Gerhardts Handb. d. Kinderheilk. Bd. 2, S. 313. Tübingen 1877. — Bolt: Drei Fälle von Otitis media acuta mit akuter Caries des Warzenfortsatzes. Arch. f. Ohren-, Nasen- u. Kehlkopfheilk. Bd. 32, S. 25. 1891. — Borden (1): Diseases of the middle ear and mastoidcells based up on a study of 454 autopies and 2232 cases of diphtheria, scurlet fever and measels. Boston med. a. surg. journ. Febr. 1913. p. 221. — Derselbe (2): Aural complications of the exanthemata. Laryngoscope 1914. Nr. 9, p. 773. — Bourtillot: Gaz. des hôp. civ. et milit. 1868. Nr. 2. — Brükner (1): Beiträge zur Statistik der Ohrenkrankheiten. Arch. f. Ohren-, Nasen- u. Kehlkopfheilk. Bd. 20, S. 85. 1884. — Derselbe (2): Behandlung der bei Infektionskrankheiten vorkommenden Ohraffektionen. Handb. d. spez. Therapie inn. Krankh. (Penzold-Stintzing). — Cioffi (1): Il vago in rapporto allo forme maligne e alle complicanze del morbillo. Rif. med. 1900. 1. Quart., Nr. 51, 52, 53. — Derselbe (2): Contributo alla patologia del morbillo. Gaz. degli osped. e delle clin. 18. 3. 1900. Nr. 33. — Cordier: Étude sur le catarrhe de l'orreille moyenne dans le cours de la rougeole. Paris 1875. — Eschweiler: Ohr und akute Infektionskrankheiten. Med. Klinik. Bonn 1912. Nr. 33. — Feer: Lehrb. d. Kinderkrankh. Jena: Gust. Fischer 1919. — Finkelstein: Lehrb. d. Säuglingskrankh. Berlin: Julius Springer 1921. — Friedberg: The etiology, diagnosis and treatment of the aural complications of the exanthemata. Laryngoscope 1914. Nr. 9, p. 783. — Fruitnight: Mittelohrentzündungen bei Exanthemen. Med. news 1. Juli 1899 und Zeitschr. f. Ohrenheilk. u. f. Krankh. d. Luftwege. Bd. 36, S. 185. — Gardiner: Otitis media in measles. Journ. of laryngol. a. otol. Vol. 39, Nr. 11, p. 614—617 u. p. 658—660. 1924. — Goeppert: Die Nasen-, Rachen- und Ohrerkrankungen des Kindes in der täglichen Praxis. Berlin: Julius Springer 1914. — Gottstein: Beiträge zu den im Verlauf der akuten Exantheme auftretenden Gehöraffektionen. Arch. f. Ohren-, Nasen- u. Kehlkopfheilk. Bd. 17, S. 16. 1881. — Guye: Über die Disposition zu Ohrenleiden bei Exanthemen. Arch. f. Ohren-, Nasen- u. Kehlkopfheilk. Bd. 22, S. 166. — Habermann: Entzündung bei Masern. Schwartzesches Handb. Kap. 7. 1892. S. 261. — Hartmann: Taubstummheit und Taubstummenbildung. 1888. S. 76, Tab. 12. — Haug (1): Die Krankheiten des Ohres und ihre Beziehungen zu den Allgemeinerkrankungen. Wien u. Leipzig: Urban & Schwarzenberg 1893. — Derselbe (2): Beiträge zur operativen Kasuistik der bei Tuberkulose und Morbillen auftretenden Warzenfortsatzerkrankungen. Arch. f. Ohren-, Nasen- u. Kehlkopfheilk. Bd. 33, S. 164. — Hedinger: Die Taubstummen und Taubstummenanstalten in Württemberg und Baden. — Heydloff: Über Ohrenkrankheiten als Folge und Ursache von Allgemeinkrankheiten. Inaug-Diss. Halle 1876. — Heymann: Die im Verlauf der Masern auftretenden Ohrenkrankheiten. Dtsch. Arch. f. klin. Med. Bd. 63, H. 3 u. 4, S. 336. — Hoffmann: Die Mortalität der Mittelohreiterungen in der Erlanger Ohrenklinik vom 1. Januar 1911 bis 1. Januar 1921. Inaug.-Diss. Erlangen 1923. Arch. f. Ohren-, Nasen- u. Kehlkopfheilk. Bd. 110, S. 223. — Itard (1): Traité des maladies de l'oreille et de l'audition. Dtsch. Übersetzung 18. Kap., S. 445. — Derselbe (2): Von der Taubheit durch Metastase. Paris 1821/22. — Katz: Bemerkungen über Ohrenentzündungen bei einigen Infektionskrankheiten für die praktischen Ärzte. Therapeut. Monatsh. 1893. Januar. — Kälin: Beiträge zur Kasuistik der Ohrenheilkunde. Einsiedeln 1892. — Keimer: Zitiert in Ziemssens Handb. Bd. 2, II, S. 102. — Kennefick: Bericht über 20 Fälle von Masernotitis. Verhandl. d. otol. Ges. New York Bd. 49, S. 355. — König: Inaug.-Diss. Leipzig 1889. — Lederer: Beitrag zur pathologischen Anatomie der erworbenen Taubstummheit. Arch. f. Ohren-, Nasen- u. Kehlkopfheilk. Bd. 107, H. 3 u. 4. — Leutert: Bakteriologisch-klinische Studien über Komplikationen akuter und chronischer Mittelohreiterungen. Arch. f. Ohren-, Nasen- u. Kehlkopfheilk. Bd. 46, S. 213. 1899. — Levisohn: Über die im Gefolge einer Masernepidemie im Jahre 1899 in der Universitätspoliklinik für Ohrenkranke zu Göttingen beobachteten Erkrankungen des Gehörorganes. Inaug.-Diss. 1900. — Lommel: Beiträge zur Kenntnis des pathologisch-anatomischen Befundes im Mittelohr und in den Keilbeinhöhlen bei der genuinen Diphtherie. Zeitschr. f. Ohrenheilk. u. f. Krankh. d. Luftwege. Bd. 29. — le Marc'-

HADOUR und BRUDER: Masernotitis. Bericht über die Société de lar. etc. Paris 1. 6. 1906. Internat. Zentralbl. f. Ohrenheilk. Bd. 5, S. 208. — MEISSNER: Taubstummheit und Taubstummenbildung. 1856. S. 158. — MOOS: Untersuchungen über Pilzinvasion des Labyrinthes im Gefolge von Masern. Zeitschr. f. Ohrenheilk. u. f. Krankh. d. Luftwege. Bd. 25, S. 295. — DERSELBE (2): Über Labyrinthveränderungen bei Masern. Arch. f. Ohren-, Nasen- u. Kehlkopfheilk. Bd. 18, S. 140. — MYGIND (1): Die angeborene Taubheit Berlin 1890. — DERSELBE (2): Übersicht über die pathologisch-anatomischen Veränderungen des Gehörgangs Taubstummer. Arch. f. Ohren-, Nasen- u. Kehlkopfheilk. Bd. 30, S. 76, Tab. 36 u. 40. — DERSELBE (3): Ein Fall von Taubstummheit nach Masern nebst dem Obduktionsbefund. Zeitschr. f. Ohrenheilk. u. f. Krankh. d. Luftwege Bd. 22, S. 196, H. 3 u. 4. 1892. — NADOLECZNY: Über Erkrankungen des Mittelohres bei Masern. Jahrb. f. Kinderheilk. N. F. Bd. 60, S. 309. — NAGER: Beiträge zur Histologie der erworbenen Taubstummheit. Zeitschr. f. Ohrenheilk. u. f. Krankh. d. Luftwege. Bd. 54. — NEU: Komplikationen der Masern. Inaug.-Diss. Straßburg 1901. — NOTTINGHAM: SCHMIDTS Jahrb. Bd. 116, S. 257. — OSTMANN: Masern. Lehrb. d. Ohrenheilk. 1909. S. 404. Leipzig. — PONGRATZ: Allgemeine Kasuistik über die Taubstummen Bayerns. München: Kellerer 1906. — RENAUD, MAURICE: Remarques sur la fréquence et l'importance des lésions des oreilles et de l'encéphale dans les formes mortelles de la rougeole. Bull. et mém. de la soc. méd. des hôp. de Paris. Ann. 38, Nr. 14, p. 693—700. 1922. — ROHRER: Ein Fall von plötzlicher Taubheit nach Masern. Korresp.-Bl. Schweizer Ärzte. Jg. 14. — ROLLY: Masern. Handb. d. inn. Med. v. MOHR-STAEHLIN. Bd. 1. Berlin: Julius Springer 1911. — RUDOLPH: 18 Sektionsberichte über das Gehörorgan bei Masern. Zeitschr. f. Ohrenheilk. u. f. Krankh. d. Luftwege. Bd. 28, S. 209. — SCHEIBE: Die Lebensgefährlichkeit der verschiedenen Formen von Mittelohreiterungen mit Berücksichtigung ihrer Behandlung sowie Lebensalters. Zeitschr. f. Ohrenheilk. u. f. Krankh. d. Luftwege. Bd. 75, S. 196. — SCHLITTLER: Die Lebensgefährlichkeit der verschiedenen Formen der Mittelohreiterung. Habilitationsschr. Basel 1922. — SCHMALZ: Die Taubstummen im Königreich Sachsen. Leipzig: Breitkopf & Härtel 1884. — SCHWABACH: Taubstummheit. S. EULENBERGS Keulenenzyklopädie. — SCHWARTZE (1): Handb. d. Ohrenheilk. Leipzig 1892. — DERSELBE (2): Chirurgische Krankheiten des Ohres. Stuttgart 1885. S. 368. — DERSELBE (3): Über die Erkrankungen des Ohres infolge von Masern und deren Behandlung. Journ. f. Kinderkrankheit. Bd. 42, S. 155. 1864. — SIEBENMANN: Grundzüge der Anatomie und der Pathogenese der Taubstummheit. Wiesbaden: J. F. Bergmann 1904. — STEFFENS: Beiträge zur Pathologie der Masern. Dtsch. Arch. f. klin. Med. Bd. 62, S. 345. — STETTER: Über Masernotitis und deren prophylaktische Behandlung. Arch. f. Ohren-, Nasen- u. Kehlkopfheilk. Bd. 23, S. 265. 1866. — SUGAR: Über Masernotitis und deren prophylaktische Behandlung. Klin. therapeut. Wochenschr. 1903. Nr. 1. — THOMAS: Die Masern. Handb. d. spez. Pathol. u. Therap. v. ZIEMSSEN. Bd. 2. 1888. — TOBEITZ: Die Morbillen. Arch. f. Kinderheilk. Bd. 8, H. 5. 1887. — TOYNBEE: A distriptive catalogue of preparations illustrative of the diseases of the ear. London 1857. Dtsch. Übersetzung von Moos-Würzburg 1863. S. 366. — TROSSAU: zit. nach BACHERACH. — UCHERMANN: Anatomischer Befund in einem Fall von Taubstummheit nach Masern. Zeitschr. f. Ohrenheilk. u. f. Krankh. d. Luftwege. Bd. 23, H. 1. — URBANTSCHITSCH, E. v. (1): Nekrose des Warzenfortsatzes bei Masernotitis. (Vereinsber. d. österreich. otol. Ges. Bd. 4. 1920). Monatsschr. f. Ohrenheilk. u. Laryngo-Rhinol. 1920. S. 789. — DERSELBE (2): Akute tuberkulöse Mastoiditis und Tuberkulose der Warzenfortsatzgegend bei Scharlach. Zerfall der Granulationen bei interkurrenten Masern. (Vereinsbericht d. österreich. otol. Ges. Bd. 10. 1918.) Monatsschrift f. Ohrenheilk. u. Laryngo-Rhinol. 1919, S. 31. — WAGENHÄUSER: Bericht über die Universitätspoliklinik für Ohrenkranke zu Tübingen in der Zeit vom 1. April 1884 bis 1. April 1888. — WEISS: Zur Prophylaxe der Masernotitis. Wien. med. Wochenschr. 1900. Nr. 52. — WITTE und STURM: Extraduralabsceß der hinteren Schädelgrube bei Masernotitis. Zeitschr. f. Ohrenheilk. u. f. Krankh. d. Luftwege Bd. 39, S. 63. — WITTMAACK: Zur Kenntnis der degenerativen Neuritis und Atrophie des Hörnerven. Zeitschr. f. Ohrenheilk. u. Krankh. d. Luftwege. Bd. 53. — WOLF, O.: Über die Beziehungen der Ohrenkrankheiten zu Allgemeinkrankheiten. Bericht über die Naturforschervers. zu Wiesbaden 1887. Arch. f. Ohren-, Nasen- u. Kehlkopfheilk. Bd. 25, S. 301.

7. Die Erkrankungen des Ohres bei Typhus abdominalis und exanthematicus, Blattern, Varicellen, Pneumonie, Malaria, Lepra, Keuchhusten.

Von

Artur Blohmke-Königsberg i. Pr.

Die Bedeutung und Häufigkeit der Ohraffektionen, speziell der Mittelohrentzündungen, die als Komplikationen von Allgemeinerkrankungen auftreten, ist in den letzten Jahrzehnten vielfach hervorgehoben worden. Bei den in diesem Kapitel abzuhandelnden Infektionskrankheiten wird das Gehörorgan in allen seinen Abschnitten, mit Vorliebe jedoch im *Mittelohr* in Form der Mittelohrentzündung beteiligt, weil die bei ihnen allen mehr oder weniger vorkommenden akut-entzündlichen Prozesse in den Schleimhäuten der Nase und des Nasenrachenraumes sehr leicht auf dem Tubenwege eine Infektion der Mittelohrräume herbeiführen. Die Entstehungsmöglichkeiten für eine Mittelohrentzündung sind bei ihnen aber verschiedener und recht mannigfaltiger Art. Welche Genese der Mittelohrerkrankung bei den einzelnen Infektionskrankheiten zugrunde liegt, ob überhaupt und inwieweit eine besondere Eigenart in dem Verlaufe und dem Ausgang der Otitis sich bei ihnen feststellen läßt, diese Fragen zu beantworten, ist die Aufgabe des folgenden Kapitels. Beim Typhus abdominalis und exanthematicus müssen infolge der überaus häufigen *Mitbeteiligung* des inneren Ohres ausschließlich des *Oktavusstammes* auch die Erkrankungen dieses Ohrabschnittes kurz mitbesprochen werden, unbeschadet dessen, daß sie noch später an anderer Stelle besonders abgehandelt werden.

Typhus abdominalis.

Die häufige Miterkrankung des Gehörorganes beim Typhus abdominalis war schon im Anfang des 19. Jahrhunderts den Ärzten eine geläufige Tatsache. Vor allem war es die *Typhusschwerhörigkeit* (Surditas typhosa) (s. S. 346) die als auffallendstes Symptom im Vordergrunde des Krankheitsbildes stand und deren Erforschung sich die meisten Autoren um diese Zeit angelegen sein ließen. Die ersten Arbeiten darüber stammten von Markus *dem Älteren* (1813) und Louis (1842). Sie konnten aber keine wesentlichen Aufschlüsse über die Natur dieser Ohraffektion geben. Erst die von Pappenheim (1843) und Passavant (1844) systematisch vorgenommenen Untersuchungen von Typhusleichen deckten regelmäßige Veränderungen am Mittelohr, niemals aber im inneren Ohr und Hörnerven auf. Diese Feststellungen bildeten die Grundlage für die noch im Jahre 1864 von Griesinger vertretene Ansicht, „daß die Typhusschwerhörigkeit keine nervöse Erscheinung sei, sondern hauptsächlich auf Erkrankungen des mittleren und äußeren Ohres beruhe" (Zange). Demgegenüber brach sich allmählich auf Grund klinischer Beobachtungen [Schwartze (1861), C. E. E. Hoffmann (1869)] und auf Grund einzelner mikroskopisch-anatomischer Befunde am Innenohr [Toynbee (1860), Politzer (1865), Schwartze (1861), Lucae (1867)] die Auffassung Bahn, daß die Typhusschwerhörigkeit wahrscheinlich sowohl gewissen Affektionen des inneren Ohres und des Hörnerven, sowie seiner Bahnen im Gehirn ihre Entstehung verdanke. Diesen Widerstreit der Meinungen brachte SCHWARTZES (1861) grundlegende Arbeit „Über Erkrankungen des Gehörorgans im Typhus" zur Ruhe. Nach seiner Ansicht handelte es sich beim Typhus um Ohrerkrankungen, die hervorgerufen werden:

1. durch Verschluß und Katarrh der Ohrtrompete,
2. durch eitrige Entzündungen der Mittelohrräume,
   a) mit und b) ohne Trommelfelldurchbruch,
3. durch nervöse, zentral bedingte Erkrankungen ohne Veränderungen am Trommelfell und Mittelohr.

Eine weitere Erschließung erfuhr das Gebiet der typhösen Ohrerkrankungen durch MOOS (1876), welcher die ersten histologischen Befunde des inneren Ohres veröffentlichte, und vor allem durch BEZOLD, welcher die entzündlichen Veränderungen des Mittelohres erforschte und genauer beschrieb. In den folgenden Jahren zeitigte die wissenschaftliche Forschung außer einer Reihe von Einzelbeobachtungen nur wenige größere Arbeiten, und zwar zwei *histologische* über Typhustaubheit von SPÖRLEDER (1900) und von MANASSE (1909), welche bis dahin noch nicht bekannte Veränderungen am inneren Ohr und am Hörnerven aufdeckten, und zwei *klinische* von SUCKSTORFF (1902) und von DÖLGER (1912/13) auf Grund ihrer ohrenärztlichen Beobachtungen und Erfahrungen während zweier Typhusepidemien. Wie in jedem Kriege, so traten auch im Weltkriege zahlreiche und umfangreiche Typhusepidemien auf. Sie boten reichlich Gelegenheit, die Kenntnisse über Ohrerkrankungen bei Typhus aufs neue zu vertiefen und zu vervollkommnen. Aus dieser Zeit sind hervorzuheben die Arbeiten von RHESE und WITTMAACK (1916) über Typhusschwerhörigkeit und von E. URBANTSCHITSCH (1916) über typhöse und posttyphöse Mastoiditis. WITTMAACK konnte seinen klinischen Daten noch histologische Untersuchungen des inneren Ohres und des Hörnerven hinzufügen. In ganz jüngster Zeit hat ZANGE in der „Neuen Chirurgie" unter Zugrundelegung und Verwertung der bis dahin veröffentlichten einschlägigen Arbeiten und seiner eigenen Erfahrungen eine umfassende Darstellung von den Erkrankungen des Ohres bei Typhus gegeben, auf welche im folgenden auch wiederholt zurückgegriffen wird.

Über die *Häufigkeit* der Miterkrankung des Ohres bei Typhus liegen aus älterer Zeit, in welcher noch infolge der nicht bekannten und nicht ausgeübten Typhusschutzimpfung besonders große und schwere Typhusepidemien fast alltäglich waren, keine genügenden Angaben vor. *Allgemeine Häufigkeitszahlen* von allen bei einer bestimmten Epidemie vorgekommenen Ohrerkrankungen sind erst *in neuerer Zeit* veröffentlicht worden. SUCKSTORFF sah bei einer schweren Typhusepidemie von 90 Fällen das Ohr in 8,8% erkranken. DÖLGER stellte bei einer weniger schweren Epidemie des Hanauer Eisenbahnregiments unter 252 Typhuskranken eine Ohrbeteiligung von 6,4% fest. Eine bedeutend höhere Prozentzahl (20%) in der Miterkrankung des Ohres fand RHESE (1916) während des Weltkrieges bei den Typhuskranken seiner Lazarettabteilung.

Über die *Beteiligung der einzelnen Abschnitte* des Gehörorgans, d. h. über die *Häufigkeit* der Erkrankungen des *schalleitenden* gegenüber der des *schallperzipierenden* Ohrapparates, schließlich über eine *Kombination dieser beiden*, gehen die Angaben der einzelnen Autoren zum Teil sehr auseinander. Die Häufigkeit der Erkrankungen des *äußeren Ohres* braucht hierbei nicht weiter berücksichtigt zu werden; denn entweder entwickeln sich diese Erkrankungen rein zufällig nebeneinander oder aber sie sind eine Folge der gleichzeitig auftretenden Mittelohreiterung. Sie sind dann in den Häufigkeitsangaben der letzteren mit enthalten.

Um nicht mit komplizierten und verwirrenden statistischen Zahlen zu ermüden, die doch nur eine relative Geltung beanspruchen können, seien hier nur einige, das Durchschnittsverhältnis zwischen den einzelnen Ohraffektionen beim Typhus wiedergebenden Angaben zitiert. Hinsichtlich des einfachen *Ohrtrompetenverschlusses* und seiner Folgen, die früher lange Zeit für die häufigsten Erkrankungen des Ohres bei Typhus galten, hat sich nach Zange herausgestellt, daß sie in Wirklichkeit beim Typhus nicht häufiger auftreten als bei ‘sonst Gesunden. Dagegen muß, wie derselbe Autor ausführt, mit leichteren katarrhalischen Entzündungen im Mittelohr wesentlich häufiger gerechnet werden, als es für gewöhnlich angenommen wird.

Die *Häufigkeit der akuten Mittelohrentzündung* beim Typhus beträgt gewöhnlich 3—5%, bei schweren Seuchen 6—7%. Die Höhe der von den einzelnen Autoren angegebenen Zahlen wechselt hinsichtlich der Mittelohraffektion bei den einzelnen Epidemien, je nach ihrer Schwere oder nach ihrer sonstigen Eigenart; manche sollen sogar nach Böke entzündliche Erkrankungen des Mittelohres gänzlich haben vermissen lassen. Der *Verlauf* der Mittelohrentzündungen beim *Kriegstyphus* ist vielfach erheblich schwerer als beim *Friedenstyphus*. Dasselbe kann man von der Neigung der akuten Typhusmittelohreiterungen zu Mastoiditiden sagen. Wenn die Typhusmittelohreiterung schon im ganzen viel häufiger zur Warzenfortsatzentzündung führt als die gewöhnliche akute Mittelohrentzündung, — Bezold, Suckstorff und Dölger geben die Mastoidkomplikation bei Typhus in ihren Fällen auf 12—25% an — so ist dieses in noch höherem Maße von der akuten Otitis media bei Kriegstyphen beobachtet. Trotzdem wechselt die Neigung der Typhusmittelohrentzündungen zu schweren Mastoiditiden sehr bei den einzelnen Epidemien. Bei manchen kommt es gar nicht dazu, bei anderen wieder verhältnismäßig oft. So fand Zange bei der sich 1916 in Jena abspielenden großen Typhusepidemie mit 481 Fällen zwar 14 akute Mittelohrentzündungen mit Trommelfelldurchbruch, darunter aber keinen Fall mit schwerer operationsbedürftiger Warzenfortsatzentzündung. Ebenso kam nach E. Urbantschitsch in den letzten 8 Friedensjahren weder an der Wiener Universitätsohrenklinik noch an der ihm später unterstellten Ohrenabteilung des K. K. Kaiser-Franz-Josef-Spitals eine einzige Typhusmittelohreiterung zur Operation, obwohl diesen Anstalten mehr als anderen in Wien Infektionskranke zugewiesen zu werden pflegten. Dagegen war er später während des Krieges innerhalb eines Jahres gezwungen, nicht weniger als 28 Typhuswarzenfortsatzentzündungen zu operieren. Auch nach den Angaben von Mauthner und Herrnheiser führten die akuten Typhusmittelohrentzündungen des Krieges nicht ganz selten zur Mastoiditis.

Das *größte Kontingent* der *typhösen Ohraffektionen* stellen aber, wie fast alle Autoren betonen, *die selbständigen, nichteitrigen Erkrankungen des Innenohres, einschließlich des Oktavusstammes* dar, welche in der bekannten *Typhusschwerhörigkeit* zum Ausdruck kommen. Sie betragen etwa 10—25% aller typhösen Ohraffektionen überhaupt (Bezold, Dölger, Kawalla, Koopmann, Rhese, Späthe, Wittmaack u. a.). Gerade bei dieser Erkrankungsform des Ohres fällt die unterschiedliche Beteiligung bei einzelnen Epidemien auf. Sie kommt hier viel stärker zum Ausdruck als es bei den akuten Mittelohrentzündungen der Fall ist und wird wahrscheinlich von dem mehr oder weniger toxischen Charakter der Seuche bedingt. Hervorzuheben ist an dieser Stelle noch die Angabe Rheses, daß mit zunehmender Wirksamkeit der Typhusschutzimpfung die Zahl der Innenohrschwerhörigkeiten sich um etwa $^1/_3$ verringert habe.

Stets ist natürlich daran zu denken, daß die typhösen Innenohrschwerhörigkeiten sich auch mit einer akuten Mittelohreiterung, bezw. einer acut exacerbierten chronischen Mittelohreiterung kombinieren können, ohne von ihr aber ursächlich abzuhängen. DÖLGER konnte bei seinen 15 Typhusmittelohreiterungen nicht weniger als 5mal eine gleichzeitige, offenbar selbständige Erkrankung des inneren Ohres feststellen.

Der *Erreger des Typhus abdominalis* ist im Gegensatz zu dem des Typhus exanthematicus bekanntlich schon seit langem bakteriologisch eindeutig feststellbar. Für die Entstehung von Mittelohrentzündungen scheint er allein kaum verantwortlich zu machen zu sein, sondern in der Regel sind gewöhnliche Entzündungserreger (meist Streptokokken, danach Staphylokokken, selten Diplokokken) die Ursache. So muß man wenigstens annehmen, wenn man den relativ selten gelungenen Nachweis von Typhusbazillen im Mittelohr- oder Warzenfortsatzeiter berücksichtigt. Mit Ausnahme von RHESE, nach dessen Angaben Typhusbacillen verhältnismäßig häufig im Ohreiter nachzuweisen sind, haben sowohl Einzelbeobachtungen (ALBERTI-GINZ, DESTRÉE und VINZENT, HASSLAUER, FRÄNKEL-SIMMONDS, MARUM, PREYSING) als auch planmäßige Untersuchungen von DÖLGER, RUTTIN-O. BECK und E. URBANTSCHITSCH nur selten Typhuskeime im Eiter des Ohres oder Warzenfortsatzes gefunden, sondern meist nur Strepto- und Staphylokokken. DÖLGER fand in seinen 15 Fällen akuter Typhusmittelohreiterung im Gehörgangseiter oder im operativ eröffneten Warzenfortsatz kein einziges Mal Typhusbacillen, vielmehr stets nur Staphylokokken. Ebenso konnten RUTTIN-O. BECK in über 30 Fällen von eitriger-typhöser Mittelohrentzündung niemals den Typhuskeim im Eiter nachweisen. E. URBANTSCHITSCH endlich fand bei 22 von ihm operierten Fällen zweimal den Typhusbacillus im Warzenfortsatzeiter in Reinkultur, sonst nur Strepto- und Staphylokokken allein oder auch in Symbiose miteinander. Diese Befunde berechtigen aber keineswegs zu der Annahme einer geringen oder gänzlich fehlenden Bedeutung der Typhusbacillen als Erreger der Mittelohrentzündungen; denn die Tatsache, daß sie im Ohreiter nachgewiesen worden sind, zeigt, daß sie sehr wohl an dem Zustandekommen der Ohrerkrankung beteiligt sind. Andererseits schließen die hinsichtlich des Typhusbacillus negativen bakteriologischen Untersuchungsbefunde des Ohreiters durchaus nicht sicher aus, daß dennoch der Typhuskeim und seine Gifte bei den Mittelohrprozessen eine Rolle spielen oder gespielt haben. Es ist nicht abzuleugnen, daß die Typhuserkrankung nicht nur durch allerlei Momente den Anlaß zur Mittelohrentzündung gibt, sondern in der Regel auch ihren Verlauf wesentlich beeinflußt.

Den *bakteriellen Nachweis* allerdings kann man deshalb im Ohreiter nicht immer erbringen, weil die Typhusbacillen ebenso wie manche andere spezifische Bakterien von den gewöhnlichen Eitererregern überwuchert werden.

Die *Entstehung* der akuten Mittelohreiterung beim Typhus kann auf zweierlei Weise vor sich gehen: Entweder *direkt* auf dem *Wege der Ohrtrompete* oder *indirekt* auf dem *Blutwege*. Der erstere ist der gewöhnlichste. Die akuten katarrhalischen, resp. entzündlichen Veränderungen der Schleimhautauskleidung der Nase und des Nasenrachenraumes greifen sehr leicht auf das Tubenostium über und erzeugen dadurch einen Verschluß der Ohrtrompete, der zeitweilig oder auch länger anhaltend sein kann.

Der Katarrh geht entlang der Ohrtrompete auf das Mittelohr über und besteht entweder als einfacher Katarrh weiter oder führt durch Sekundärinfektion zur akuten eitrigen Mittelohrentzündung. Diese Sekundärinfektion wird nach BEZOLD in der Regel durch unmittelbares Einschleudern von Ansteckungsstoffen von Mund und Nasenrachenraum aus ins Mittelohr infolge Schneuzen, Räuspern oder Schlucken hervorgebracht. Vielleicht wird das Eindringen der Infektionskeime in das Mittelohr durch das bei Typhuskranken von mehreren Autoren beobachtete und als besonders dafür verantwortlich gemachte Klaffen der Ohrtrompete infolge der mit dem Typhus verbundenen starken Abmagerung noch begünstigt. Bei diesen auf solchem Wege entstandenen Ohraffektionen werden hauptsächlich die gewöhnlichen Entzündungserreger im Mittelohr zu finden sein.

Die *Schleimhaut der Paukenhöhle* ist in den *leichteren* Fällen mehr oder weniger stark geschwollen und gerötet; sie produziert Eiter von meist schleimiger Beschaffenheit. Histologische Untersuchungen von derartig veränderten Mittelohrräumen fehlen aber bisher. Bei den *schweren* Formen der Mittelohrentzündung ist die Schwellung der Schleimhaut in der Pauke und den angrenzenden Warzenfortsatzstellen sehr viel mächtiger, ihr Aussehen dunkelroter und ihre Wulstung stärker.

Der *hämatogene Weg* tritt für die Entstehung der akuten Mittelohreiterung an Wichtigkeit zurück, muss aber doch, vor allem in einem bestimmten Stadium des Typhus berücksichtigt werden, was die Verschleppung sowohl von *Typhusbacillen* als auch von *anderen Infektionskeimen* ins Ohr anbelangt.

Die Verschleppung von Typhusbacillen in das Ohr auf dem Blutwege illustriert am wahrscheinlichsten eine Beobachtung von E. Urbantschitsch, über welche er schreibt:

„Bei dem Kranken war in den ersten Wochen der Typhuserkrankung beiderseits eine Mittelohrentzündung aufgetreten. 10 Monate danach mußte der Patient auf der rechten Seite antrotomiert werden. Die damalige Untersuchung des Eiters auf Typhusbacillen war negativ. Zwei Wochen später erfolgte die Aufmeißelung auch links bei gleichzeitig eingetretenem akutem Aufflammen einer Cholecystitis. Im Gegensatz zu dem negativen Bacillenbefund des rechten Ohres wurden diesmal im Ohreiter Typhusbacillen nachgewiesen. Es hatte also durch Aufflammen des Prozesses in der Gallenblase eine Überschwemmung des gesamten Organismus mit Typhusbacillen und auf hämatogenem Wege eine zweifellos frische spezifische Infektion des linken Ohres stattgefunden. Wenn auch die Ohreiterung ursprünglich eine sekundäre war und erst später spezifische Erreger hinzukamen, so scheint diese Beobachtung jedenfalls die Möglichkeit der hämatogenen Verschleppung von Typhusbacillen in das Mittelohr offen zu lassen. Leider ist die genauere Rolle der Typhusbacillen für die Entstehung einer Otitis auch dadurch nicht eindeutig geklärt."

Auch für die so häufige und mitunter sehr frühzeitige Miterkrankung des Warzenfortsatzes will Ostmann die *hämatogene Verbreitung* von Typhusbacillen heranziehen. Für solche Fälle glaubt er eine primäre auf hämatogenem Wege entstandene Ostitis des Proc. mastoideus annehmen zu sollen, bei welcher den Typhusbacillen, resp. ihren Toxinen wahrscheinlich nur eine vorbereitende und unterstützende Rolle zufällt. Denn sie allein schienen ihm nicht geeignet zu sein, Knocheneiterungen herbeizuführen, sondern es bedürfe noch hierzu einer Mischinfektion mit pyogenen Mikroorganismen.

Die *Entstehung einer akuten Mittelohreiterung* durch auf dem *Blutwege* eingeführte *Sekundärkeime* (Strepto- oder Staphylokokken) spielt dagegen beim Typhus eine nicht unwesentliche Rolle; sie wird durch Literaturbeobachtungen mit pathologisch-anatomischen Befunden erhärtet.

In einem Fall Bezolds trat 6 Stunden ante mortem blutig-eitriger Ausfluß rechts auf. Sektion: Das Trommelfell zeigte große, zerfetzte Durchlöcherungen, in seinem kleinen Rest dunkelblutrote Schwellung. Im Mittelohr, begrenzt auf das Versorgungsgebiet der Art. stylomastoidea, dunkelrot aufgeschwollene, ausgedehnt von Blutungen durchsetzte Schleimhaut. In den übrigen Bezirken, auch in der ganzen Ohrtrompete, war die Schleimhaut nur leicht verdickt und mit etwas schleimigem Eiter bedeckt. Auch sonst wies der Körper embolische Herde, Petechien, Hautinfarkte und Keilinfarkte in den Nieren auf. — In einem Fall von Jackson begann 5 Tage ante mortem eine blutige Mittelohrentzündung mit blutroter Schwellung des Trommelfells und ähnlichen Schleimhautveränderungen mit gleicher Beschränkung im Mittelohr wie in dem Falle von Bezold. In der Art. auricularis posterior und Art. stylomastoidea fand sich ein teilweise erweichter Thrombus (Streptokokken in Reinkultur).

Hauptsächlich ist es nach Bezold *die nekrotisierende Form der Mittelohrentzündung*, für welche dieser *hämatogene Entstehungsweg* zutrifft. Es handelt sich dabei meist um Individuen im fortgeschrittenen Stadium, d. h. in der zweiten

Periode des Typhus, bei denen eine mehr oder weniger starke Zirkulationsschwäche zurückgeblieben ist. Infolgedessen kommt es wahrscheinlich im Mittelohr herdweise zu Thrombosen der kleineren Schleimhautgefäße. Es entstehen dadurch schlecht oder auch gar nicht mehr ernährte Gewebsbezirke. Ist nun die Menge und die Giftigkeit der ins Mittelohr durch die Ohrtrompete eingeführten Keime im Verhältnis zur Abwehrkraft des betroffenen Gewebsbezirkes zu groß, so erliegen die betreffenden Gewebsteile der Giftwirkung der Keime sehr rasch. Die mehrfach, wenn auch nur makroskopisch festgestellten, umschriebenen Blutungen in der Mittelohrschleimhaut sprechen nach der Ansicht der betreffenden Autoren für diesen Zusammenhang. In einem anderen Teil der Fälle aber ist die Ursache in Embolien der Mittelohrgefäße zu suchen. Dabei kann es sich entweder nur um die Verstopfung mit eingeschwemmten Keimen (Bakterienembolien) handeln; dann werden nur kleinere Gefäßbezirke betroffen und der Gewebstod beschränkt sich dementsprechend. Oder es kommt infolge Verschleppung größerer Mengen von Ansteckungsstoffen aus Eiterherden an anderen Stellen des Körpers oder von einer Herzklappenentzündung aus zur Verstopfung größerer Gefäßstämme, unter Umständen der das Mittelohr hauptsächlich versorgenden Art. stylomastoidea; dann wird der Gewebstod allgemeiner, die Weichteilzerstörung sehr umfangreich sein. BEZOLD sah ferner in einigen hierher gehörigen Fällen weiße Beläge, ähnlich wie bei der Diphtherie, auf der Mittelohrschleimhaut, welche den Rand der Trommelfelldurchlöcherung umgriffen, und bei der Sektion auch auf der Antrumschleimhaut gefunden wurden. Sie ließen sich aber zum Unterschied von echten diphtherischen Membranen leicht von der darunter hochrot geschwollenen Schleimhaut ablösen und erwiesen sich auch bei der mikroskopischen Untersuchung als die abgestorbene, von einem zarten Fibrinnetz durchflochtene Epitheldecke. Im übrigen stellte BEZOLD pathologisch-anatomisch mehrfach bald kleinere, bald größere dunkelblaurote Blutungsherde in der Mittelohrschleimhaut fest.

Gleichgültig auf welchem Wege eine Mittelohrentzündung induziert worden ist, so können die sich dabei abspielenden Entzündungsvorgänge in derselben Weise auf die Schleimhaut der Warzenfortsatzzellen übergreifen und zu schwerer Erkrankung derselben führen. Diese geht nach ZANGE einerseits mit starker Produktion und Stagnation des Eiters in den Nebenräumen des Mittelohres und in den Zellen des Warzenfortsatzes, andererseits mit ausgedehnten Knochenzerstörungen in ihnen einher. Mächtige, entzündliche Schleimhautschwellung und -wucherung verlegt sehr bald die engen Abflußwege für den Eiter nach der Paukenhöhle; bei den gewebstötenden Entzündungen geht auch an verschiedenen Stellen der Zellwände die Schleimhaut zugrunde, desgleichen stirbt der darunter gelegene Knochen, soweit er seiner Ernährung beraubt oder durch Entzündungsgifte schwer geschädigt ist, mit ab. Dasselbe geschieht auch bei den Formen ohne Schleimhautnekrosen unter dem Einfluß des gestauten und mit Keimgiften sich mehr und mehr anreichernden Eiters. Dann entwickelt sich in jedem Falle, und zwar mit der Zeit immer reichlicher, Granulationsgewebe, dem zunächst hauptsächlich die dünnen Zwischenwände der Warzenfortsatzzellen zum Opfer fallen. Es greift aber alsbald auch den umgebenden festen Knochen an, wobei abgestorbene Knochenteile entweder unmittelbar aufgezehrt oder aus der noch lebensfähigen Umgebung ausgelöst werden und als tote Knochenstücke (Sequester) von Eiter umspült oder von Granulationen lose umgeben liegen bleiben. So wird, wie ZANGE weiter ausführt, der Warzenfortsatz nach und nach in eine einzige große, von Granulationen und Eiter erfüllte Höhle verwandelt. Häufig ist bei der Typhusmastoiditis die Granulationsbildung stärker als die Eiterbildung. E. URBANTSCHITSCH fand z. B. bei seinen 28 operierten Fällen von Typhusmastoiditis viermal so gut wie keinen Eiter, sondern nur Granulationen, die

auch in seinen anderen Fällen besonders üppig, aber blaß und schwartig
waren. Dernach Abfluß drängende Eiter bricht dann mit der Zeit unter
Vorarbeit von Granulationsgewebe entweder nach außen durch die knöcherne
Hülle durch oder sucht sich seinen Weg weiter ins Schädelinnere.

Außer diesen eben besprochenen Entstehungswegen und -weisen für das
Zustandekommen einer Mittelohrentzündung und Mastoiditis beim Typhus ist
selbstverständlich noch die mit dem Typhus verknüpfte allgemeine Schwäche
und Widerstandslosigkeit des Körpers von mitbestimmendem Einfluß für den
Verlauf und den Ausgang der Erkrankung. Daß die Kriegsstrapazen und
Entbehrungen eine derartige Körperschwächung in erhöhtem Maße herbeigeführt
haben, liegt auf der Hand. Hierdurch erklärt sich die Häufung und Schwere
die im Kriege bei Typhus beobachteten Mittelohrentzündungen. Vielleicht ist
aber daran auch die besondere Eigenart der Typhusepidemien schuld, wie
es URBANTSCHITSCH annimmt. Er stellt sich diese Eigenart so vor, daß die im
Kriege aufgetretenen Epidemien die besondere Neigung aufweisen häufiger
Ohraffektionen zu erzeugen, als man es früher zu beobachten gewohnt war.

Das *zeitliche Auftreten der Mittelohrentzündungen* fällt bei weitem am
häufigsten in die 4. bis 5. Woche des Typhus, also um das Ende der Allgemeinerkrankung, in die Zeit der beginnenden oder schon vollendeten Entfieberung.
Der Beginn der Mittelohrentzündung in der 2. bis 3. Woche ist wesentlich seltener,
am seltensten in der 1. Woche, selten auch später, nach der 6. Woche.

Für die außer den entzündlichen Erscheinungen am Mittelohr und Warzenfortsatz *beim Typhus* vorkommenden *selbständigen nichteitrigen Erkrankungen
des Innenohres* und *des Oktavusstammes* spielen die *Typhusbacillen* und ihre *Toxine*
wahrscheinlich *allein* eine Rolle. Sie entstehen auf *dem Blutwege*, entweder, was
am häufigsten ist, als direkte Folge der Einwirkung der Typhusbacillen, resp.
ihrer Toxine oder, was seltener ist, von den Hirnhäuten aus durch eine *Typhus-
meningitis*. Sie treten nach RHESE meist in der 2. bis 4. Woche auf, also zu einer
Zeit, in der die Überschwemmung des Blutes mit Typhuserregern ihren Höhepunkt erreicht hat.

Es handelt sich dabei nach den Untersuchungen von RHESE, WITTMAACK.
SPORLEDER, MANASSE am häufigsten um entzündlich entartende Erkrankungen
des *Hörnervenstammes* und seiner Endausbreitungen im *Innenohr (Neuritis
nervi cochlearis)*, in einigen Fällen dieser Art auch um Veränderungen in demselben Sinne des *Gleichgewichtsnerven (Neuritis nervi vestibularis)*.

Oftmals werden die nervösen Elemente durch die entzündlichen Infiltrate
nur oberflächlich und nicht tiefgehend geschädigt, so daß sie sich wieder
vollständig erholen; manchmal resultieren aber schwere degenerative, atrophische
Prozesse mit sekundärer Bindegewebsneubildung in ihnen.

Bei der nunmehr folgenden Besprechung *des klinischen Verlaufes der Ohrerkrankungen beim Typhus* erübrigt sich, wie schon vorher ausgeführt,
eine besondere Besprechung *der Affektionen des äußeren Ohres*. Dieselben
weisen weder hinsichtlich ihrer Entstehung noch ihres Verlaufes einen besonderen
Zusammenhang mit der Grunderkrankung auf. Genau so wie bei gesunden
Menschen entstehen sie zufällig bei einem Typhuskranken, veranlaßt durch
Einführung von Reizstoffen oder Entzündungserregern von außen und sind
dann gewöhnlich hervorgerufen durch Kratzen mit dem Fingernagel oder
dergleichen an der Ohrmuschel oder äußeren Gehörgang. Daß auch einmal
Typhuserreger bei einem Typhuskranken in die Haut eingeimpft werden können
und dadurch eine spezifische Hautentzündung dieser Teile zustande kommt,
ist natürlich möglich, bisher aber nicht festgestellt worden. Ob aber die mit
einer Typhusmittelohreiterung ursächlich verknüpften Entzündungen des
äußeren Ohres ausgedehnter und schwerer aufzutreten pflegen als bei gewöhn-

lichen akuten Mittelohreiterungen, muß nach den Literaturangaben offen gehalten werden. Sekundär wird das äußere Ohr beim Typhus manchmal insofern in Mitleidenschaft gezogen, als ein Ohrspeicheldrüsenabseeß in den Gehörgang durchbrechen kann.

Im *Mittelohrgebiet* lassen sich beim einfachen *Ohrtrompetenverschluß* und seinen Folgen ebensowenig charakteristische Eigenheiten nachweisen, wenn auch besonders in der älteren Literatur ein großes Für und Wider der Meinungen darüber vorhanden ist. Man kann wohl sagen, daß sie in Wirklichkeit beim Typhus nicht häufiger und auch nicht anders als bei vorher Gesunden auftreten. Außerdem ist noch zu bedenken, daß die leichten katarrhalischen Entzündungen im Mittelohr, welche bei an Typhus Gestorbenen festgestellt worden sind, lediglich als eine Folge der im Todeskampf schwer möglichen Herausbeförderung von Schleim aus dem Rachen anzusehen sind (GOERKE).

Die *akuten eitrigen Entzündungen der Mittelohrräume* können sowohl *ohne* als auch *mit* deutlichen Krankheitserscheinungen im Warzenfortsatz einhergehen und zu allen daraus möglichen extra- und endokraniellen Komplikationen führen. Von der ersteren Gruppe findet man die verschiedensten Erscheinungsformen; sie werden nach dem Vorschlage BEZOLDS zweckmäßig in die *leichte Form der akuten Otitis ohne Trommelfelldurchbruch* und in die *heftige Form mit Durchbruch des Trommelfells* gegliedert; hieran reiht sich dann noch als *besondere Form mit Trommelfelldurchbruch,* die *heftige, nekrotisierende akute·Mittelohreiterung,* welche mit mehr oder weniger ausgedehnten Weichteilzerstörungen am Trommelfell und in der Paukenhöhle einhergeht.

Die *leichte akute Mittelohreiterung* ohne Trommelfelldurchbruch beginnt in der Regel nach den Untersuchungen BEZOLDS näher dem Ende als dem Anfang der Allgemeinerkrankung mit mäßigen, zeitweise aussetzenden Schmerzen und leichter Schwerhörigkeit, die später erheblich zunehmen kann. Sie macht kein oder kaum Fieber. Das Trommelfell zeigt leichte Rötung, die hauptsächlich auf den hinteren oberen Quadranten und den Hammergriff beschränkt ist, auch das Trommelfell am Rande umgreift, so daß seine Grenze gegen den Gehörgang nach oben und hinten ziemlich verwischt erscheint. Das übrige nicht gerötete Trommelfell sieht trübe und grauweißlich aus. Der Warzenfortsatz ist nicht druckempfindlich. Ein solches Bild kann mehrere Wochen bestehen bleiben und geht dann allmählich zurück. Diese Form verdient deshalb besondere Aufmerksamkeit, weil sie bei hinfälligen oder benommenen Typhuskranken infolge ihrer geringen subjektiven Beschwerden und der verhältnismäßig geringen objektiv nachweisbaren Veränderungen leicht übersehen wird. Im großen und ganzen ist sie nichts weiter als eine verstärkte Form des einfachen Mittelohrkatarrhs.

Bei der *heftigen akuten Mittelohreiterung mit Trommelfelldurchbruch,* sind die Entzündungserscheinungen viel stärker und stürmischer. Sie beginnt gewöhnlich mit sehr heftigem Ohrensausen und lebhaften Ohrenschmerzen. Das von Anfang an vorhandene Fieber schwankt zwischen $37,5^0$ und 41^0 und sinkt nach dem Trommelfelldurchbruch. Die zuerst mäßige Hörstörung in Gestalt einer Schalleitungsschwerhörigkeit nimmt rasch zu bis zu einem solchen Grade, daß Flüstersprache nur noch am Ohr verstanden wird. Das Trommelfell ist bald hochrot, stark geschwollen, und wölbt sich namentlich gern hinten oben vor. Die Rötung und Schwellung geht auch auf den angrenzenden Abschnitt des äußeren Gehörganges über, wodurch die Grenze zwischen beiden völlig verwischt werden kann. Druckschmerzhaftigkeit des Warzenfortsatzes stellt sich verhältnismäßig häufig schon in den ersten Tagen ein. Der Durchbruch des Trommelfells erfolgt gewöhnlich innerhalb eines oder weniger Tage unter Zunahme der Druckempfindlichkeit des Warzenfortsatzes von selbst, womit meist alle

Schmerzen, auch am Knochen, nachlassen. Die Perforation sitzt, was für die Typhusmittelohreiterung als kennzeichnend nicht nur von Bezold, sondern auch von anderen Beobachtern, wie von Moos und Dölger, übereinstimmend angegeben wird, gewöhnlich in der hinteren, nicht wie sonst meist in der vorderen Trommelfellhälfte und ist gewöhnlich rund und klein. Dieser Sitz der Perforation soll nach Bezold durch die dauernde Rückenlage bedingt sein, und durch die dadurchhervorgerufene Senkung des Eiters in diese Gegend zustande kommen. Bei besonders heftiger Entzündung kann es durch Wucherung der mächtig geschwollenen Paukenschleimhaut durch die Trommelfelldurchlöcherung oder durch eine zitzenförmige Ausstülpung des Trommelfelles zu einer Art von Polypenbildung in den äußeren Gehörgang kommen. Die reichliche Absonderung ist zunächst serös, häufig blutig-serös und wird bald schleimig-eitrig, ohne aber zunächst an Intensität abzunehmen. Allmählich, meist aber erst nach mehreren Wochen bis Monaten, versiegt sie, worauf sich gewöhnlich das Trommelfell von selbst schließt. Auch das Gehör kehrt in der Regel vollständig wieder. Von der gewöhnlichen eitrigen Mittelohrentzündung sonst Gesunder unterscheidet sich diese Form nach Bezold eigentlich nur durch ihre *durchschnittlich längere Dauer* und das *Ausbleiben* der bei Scharlach- und Tuberkulosemittelohreiterungen gewöhnlich *gröberen Weichteilzerstörungen* am Trommelfell.

Die *heftige, nekrotisierende akute Mittelohreiterung* ähnelt in ihrem Verlauf der vorigen Form, unterscheidet sich aber von ihr durch den sehr rasch eintretenden, mehr oder weniger umfangreichen Gewebstod und Zerfall am Trommelfell und der Schleimhaut des Mittelohres. Die Perforationsöffnung des Trommelfells, die sehr rasch eintritt, hat häufig zerfetzte Ränder. Die Absonderung ist anfänglich meist stark blutig-serös, wird später eitrig und ist reichlicher und anhaltender als sonst, oft auch sehr übelriechend. Diese Form hat große Ähnlichkeit mit den akuten nekrotisierenden Mittelohreiterungen bei Scharlach und Tuberkulose. Hierher gehörige Beobachtungen liegen hauptsächlich von C. E. E. Hoffmann, Moos, Bezold und Dölger vor. Das Trommelfell kann bis auf kleine periphere Teile in kürzester Frist einschmelzen oder aber es entstehen in ihm, wie bei tuberkulösen Mittelohrentzündungen, mehrfache Durchlöcherungen nebeneinander. So hatten sich in einem Falle von C. E. E. Hoffmann auf der einen Seite fünf kleine Löcher neben dem Hammergriff, auf der anderen Seite zwei ausgebildet. Die Weichteilzerstörungen im Mittelohr können so ausgedehnt sein, daß die Gehörknöchelchen ihres Schleimhautüberzuges ganz verlustig gehen, sich lockern, aus ihrer Lage fallen und schließlich ganz ausgestoßen werden.

Entsprechend den schweren Gewebsveränderungen zieht sich die *akute nekrotisierende* Mittelohreiterung beim Typhus sehr lange hin, unter Umständen monatelang und geht häufig in *die chronische Form* der Mittelohreiterung über. Auch die Hörstörung ist erheblicher als bei der gewöhnlichen Otitis; die Flüstersprache wird sehr bald nur noch am Ohr gehört.

Die *Diagnose* aller dieser eben besprochenen Formen von akuter Mittelohreiterung macht keine besonderen Schwierigkeiten. Nur hinsichtlich der Hörstörung ist hervorzuheben, daß beim Eintritt hochgradiger Schwerhörigkeit oder gar Taubheit stets an eine Miterkrankung des inneren Ohres gedacht werden muß. Dabei handelt es sich fast wie um eine Fortpflanzung der Entzündung vom Mittelohr auf das innere Ohr. Das letztere, resp. der Hörnerv erkrankt eben häufig gleichzeitig selbständig und ohne Zusammenhang mit der akuten Otitis.

Die *Behandlung* dieser akuten Mittelohreiterungen beim Typhus müßte zunächst vornehmlich in Maßnahmen zu ihrer Verhütung bestehen. Dahingehende Versuche, die Ansteckungsgefahr vom Nasenrachenraum aus durch planmäßige Mund-, Nasen- und Rachenpflege, bestehend in täglicher Säuberung mittels Spülung mit Salzwasser und nachträglicher Einblasung von feingepulverter Borsäure oder 1%igem Menthol-Borsäurepulver, zu verringern, haben keinen Erfolg gezeitigt. So war die Häufigkeit von Mittelohrentzündungen in der von SUCKSDORFF beobachteten Epidemie „trotz sorgfältigster, sich immer gleichbleibender und pedantisch geübter Mundpflege" keineswegs geringer als gewöhnlich. Die sonstige Behandlungsweise der akuten Typhus-Mittelohreiterungen ist dieselbe wie bei der genuinen Otitis media und wird sich nach der persönlichen Vorliebe der einzelnen Beobachter in den verschiedenen Richtungen der üblichen Behandlungsmethoden bewegen.

Die *Heilungsaussichten* fast aller akuten Typhusmittelohreiterungen sind günstig. Mit Ausnahme bei der nekrotisierenden Form schließt sich die Trommelfellperforation immer, manchmal restiert eine entsprechende Narbe. Auch die Hörstörung schwindet meist vollständig, wenn nicht gleichzeitige Innenohrerkrankungen vorhanden sind. Bei der gewebstötenden Otitis bleiben leicht kleinere oder größere Trommelfelldefekte nebst mäßiger Schwerhörigkeit zurück.

Das *Krankheitsbild* der zu einer *ausgesprochenen Mastoiditis* führenden, resp. mit ihr endenden akuten Otitis ist den gleichen mannigfachen Variationen unterworfen, welche bei den gewöhnlichen Warzenfortsatzentzündungen beobachtet werden. Besondere Charakteristica weisen die *Typhusmastoiditiden* nur insofern auf, als die Knochenzerstörung im Warzenfortsatz oft umfangreicher und ungewöhnlich größer zu sein pflegt, als es sonst der Fall ist. Einige Autoren wollen bestimmte wiederkehrende Typen beobachtet haben (DÖLGER, FARREL, URBANTSCHITSCH, WOLF). Nach BEZOLD und E. URBANTSCHITSCH soll der Druckschmerz des Warzenfortsatzes am häufigsten das Planum mastoideum, seltener die Spitze betreffen, meist schon in den ersten Tagen der Mittelohrentzündung und in der Regel dauernd fortbestehen, nur zeitweise etwas nachlassen und sich dann wieder steigern.

Selbstverständlich können sich auch bei den Typhusmastoiditiden alle möglichen Folgeerkrankungen der verschiedenen Nachbargebiete ausbilden, ohne daß sie eine besondere typhöse Eigenart aufweisen. Tatsächlich sind auch bei *Typhusmastoiditiden* die mannigfaltigsten *Komplikationen* beobachtet worden.

E. URBANTSCHITSCH sah in drei von seinen 28 Fällen schwerer Typhusmittelohreiterung mit Mastoiditis verschiedene Arten von Labyrinthentzündungen, in 4 Fällen eine Sinusthrombose ohne oder mit perisinuösem Absceß von wechselnder Art und Ausdehnung; ebenso berichten WITTE-STURM, BEZOLD und WOLF über Fälle von Sinusthrombose. Hirnabscesse, sowohl Schläfenlappen- wie Kleinhirnabscesse, die von einer Typhusmittelohrentzündung ausgingen, sind von BEZOLD, BRUNNARD-LABARRE, MARUM und E. URBANTSCHITSCH beschrieben worden, allgemeine eitrige Hirnhautentzündungen von THOMAS PRENDERGAST und wiederum von E. URBANTSCHITSCH.

Hinsichtlich der Art der *Sinusthrombose* scheint, wie aus den Beobachtungen hervorgeht, die fieberlose Form ohne eitrige Erweichung des Thrombus bei der Typhusmittelohreiterung besonders oft vorzukommen (E. URBANTSCHITSCH). Es sind aber auch Thrombosen mit begrenzter, eitriger Erweichung des Thrombus, Selbstöffnung nach außen und infolgedessen auch fehlender Ausschwemmung in die Blutbahn aufgedeckt worden. Diesen beiden gegenüber ist die dritte Art der Sinusthrombose mit eitrigem Zerfall des Thrombus, Ausschwemmung in die Blutbahn unter Schüttelfrösten remittierender Fieberzacke und Erzeugung von Metastasen verhältnismäßig selten vorgekommen. Ob man aber eine bestimmte Form der Sinusthrombose gerade mit der Typhus-mittelohreiterung in Zusammenhang bringen kann, ist sehr fraglich.

Die *operative Behandlung der Typhusmastoiditis* und ihrer Folgeerkrankungen ist die auch sonst bei derartigen Prozessen übliche und richtet sich in ihrer Ausführung nach den betroffenen Gebieten.

Die *Heilungsaussichten* der Mastoiditis sowie der genannten Mastoidkompli-kationen werden durch die typhöse Grunderkrankung scheinbar wenig beeinflußt und sind nicht schlechtere als sonst.

Die *selbständigen nichteitrigen Erkrankungen des Innenohres inkl. des Oktavus-stammes* beim Typhus kommen hauptsächlich in der sog. *Typhusschwerhörigkeit* oder *Typhustaubheit* zum Ausdruck *(Surditas typhosa)* und beruhen, wie schon oder Typhustaubheit zum Ausdruck (Surditas typhosa) und beruhen, wie schon hervorgehoben, auf entzündlicher und toxischer Schädigung der Nerven-elemente. Sie pflegen meist doppelseitig — in der 2.—4. Woche — aufzutreten, zeigen sich aber vereinzelt auch später bis in die Rekonvaleszenz hinein. Bei den auf der Höhe der Entwicklung eines Typhus auftretenden Schwerhörigkeiten äußert sich nach Rhese die Erkrankung in schnell zunehmender Schwerhörigkeit für die Sprache, Verkürzung der Knochenleitung, Beeinträchtigung der Luft-leitung für den gesamten Tonbereich. Die in der Rekonvaleszenz auftretenden Hörstörungen pflegen nicht so hohe Grade anzunehmen (Wittmaack).

In ähnlicher Weise wie am *Cochlearis* machen sich auch, allerdings viel seltener und viel weniger intensiv, Erscheinungen am *Vestibularis* bemerkbar. Sie bestehen in mehr oder weniger deutlichem Schwindel, Gleichgewichts-störungen und Nystagmus und gehen mit Teil- oder auch in seltenen Fällen Ganzaufhebung der künstlichen Erregbarkeit des Vestibularapparates einher.

Die *Diagnose* dieser *selbständigen nichteitrigen typhösen Innenohrerkrankungen* macht nur Schwierigkeiten, wenn sie, was bei ihrer Häufigkeit nicht selten vor-kommen kann, mit einer akuten Otitis kombiniert sind. Denn dann können sie unter Umständen verwechselt werden mit Labyrintherscheinungen, wie sie beim Übergreifen einer akuten resp. akut exacerbierten chronischen Otitis auf das Innenohr hervorgerufen werden. Die Unterscheidung der beiden Erkrankungs-formen ist von großer praktischer Bedeutung, weil sie ein gänzlich verschiedenes ärztliches Handeln erfordern: in dem ersten Falle abwartende Stellungnahme und konservative Behandlung, im anderen evtl. sofortiges aktives operatives Eingreifen. Die Unterscheidung ist durch das Fehlen der gleichzeitigen Mittel-ohreiterung, das langsame, allmähliche, meist doppelseitige Auftreten der Innenohrerscheinungen von den Symptomen einer entzündlichen Labyrinth-affektion leicht möglich.

Die *Prognose* dieser Innenohrerkrankungen pflegt meistens günstig zu sein. Immerhin sieht man zuweilen eine beträchtliche Schwerhörigkeit bestehen bleiben; ganz vereinzelt sind auch Ertaubungen die endgültige Folge. Die Gleichgewichtsstörungen gleichen sich gewöhnlich allmählich von selbst aus.

Als *Behandlung*, die leider hauptsächlich nur eine symptomatische sein muß, werden außer allgemeinen, auf die Hebung des Gesamtzustandes hinzielenden therapeutischen Maßnahmen Pilocarpin-Schwitzkuren und Verabreichung von Jodpräparaten empfohlen. Neuerdings ist auch das Vaccineurin in Vorschlag gebracht worden.

Typhus exanthematicus.

Die erste geschichtlich feststehende Fleckfieberepidemie in Europa datiert aus dem Anfang des 16. Jahrhunderts. Seit dem 17. Jahrhundert folgte das Fleckfieber vor allem den großen Heereszügen; es wurde sowohl im 30jährigen

Kriege wie in den Napoleonischen Kriegen und auch im Krim- und im letzten russisch-türkischen Kriege beobachtet. In manchen Ländern, z. B. in Polen und in den Ostseeprovinzen Rußlands, war die Seuche endemisch und erlosch fast nie. Da sie sich meist in Landstrichen, in denen wenig günstige hygienische Verhältnisse herrschten und in denen auch eine zielbewußte wissenschaftliche Forschung der durch sie hervorgerufenen Krankheitszustände nicht möglich war, abspielte, so war bis fast vor einem Jahrzehnt die Kenntnis des Wesens dieser Krankheit noch recht lückenhaft. Diese Tatsache illustriert am besten die Bearbeitung des Flecktyphus in dem großen internen Handbuch von KRAUS-BRUGSCH durch ZLATOGOROFF.

Der Weltkrieg bot auf dem östlichen Kriegsschauplatz und dem Balkan reichlichst Gelegenheit, das Fleckfieber zu beobachten und eingehend zu studieren. Diese Gelegenheit ist von den deutschen Forschern in weitgehendster Weise ausgenutzt worden, so daß heutzutage eine umfangreiche deutsche Literatur über den Flecktyphus und auch über seine otogenen Komplikationen existiert. Auf diesen bauen spätere Arbeiten aus Sowjetrußland über Fleckfiebererkrankungen des Ohres von POPOFF und UNDRITZ aus Petersburg und Moskau auf.

Daß bei Fleckfieber das Gehörorgan in Mitleidenschaft gezogen wird, darüber finden sich bereits in der älteren Literatur, wenn auch nur in spärlichem Umfange, Angaben. Schon 1864/65 berichtete MURCHISON in seinem Buche „Die typhoiden Krankheiten", daß in den ersten 4—5 Tagen und später in der Rekonvaleszenz als subjektive Geräusche empfundene Gehörstörungen bei Fleckfieber, ja zuweilen sogar nach dem 5. Krankheitstag vollständige Taubheit auf einem oder beiden Ohren auftreten. 1879 erwähnte HARTMANN, daß er bei 130 Fleckfieberrekonvaleszenten 3mal Ohrgeräusche und Taubheit, 2mal Ohrgeräusche allein gefunden habe, ferner daß 3 Fälle Labyrinthaffektionen, d. h. Vestibularerscheinungen zeigten. Seine Angaben hat HAUG später in seiner bekannten Monographie über die Beziehungen des Ohres zu den Allgemeininfektionen auf diesem Gebiete ausgewertet. Eine umfassende Darstellung der im Weltkriege beobachteten Erkrankungen des Gehörorgans bei Fleckfieber ist im „Handbuch der ärztlichen Erfahrungen im Weltkrieg 1914/18" von ALBERT SELIGMANN gegeben. Dieser Autor hat alles zusammengetragen, was von Ohrerkrankungen bei Flecktyphus und ihren Komplikationen von deutschen und österreichischen Ärzten im Weltkriege veröffentlicht worden ist; diese Mitteilungen sind durch sorgfältige eigene klinische Beobachtungen sowie durch histologische Untersuchungsbefunde von Prof. Voss erweitert worden.

Allgemeine Häufigkeitszahlen, welche alle bei einem bestimmten epidemischen Material vorkommenden Erkrankungen des Ohres bei Fleckfieber berücksichtigen, sind von den einzelnen Autoren sehr verschieden angegeben. MURCHISON konnte in 50%, HARTMANN bei 130 Fleckfieberrekonvaleszenten 42mal, also in 32,2% Ohraffektionen feststellen. ZALEWSKI hat im Jahre 1919/20 in Lemberg bei 5000 Fleckfieberfällen 51mal, also in 1% der Fälle, GRÜNWALD 1917 bei 238 Deutschen, also in 25%, bei 4 Russen in 2,9% der Fälle Ohrerkrankungen gefunden. GRÜNWALD führt diesen Zahlenunterschied bei Deutschen und Russen auf eine stärkere Anfälligkeit des Ohres der Westeuropäer für Fleckfieber gegenüber der einheimischen Bevölkerung des Ostens zurück. Dasselbe Moment sehen russische Ärzte als Ursache der stärkeren Empfänglichkeit für chirurgische Komplikationen im Verlaufe des Flecktyphus seitens der gefangenen Deutschen als bei den gleichzeitig miterkrankten Eingesessenen an. Demgegenüber behauptet RHESE, daß Russen und Deutsche prozentualiter in gleicher Zahl an Ohraffektionen erkrankten, doch verliefe bei den Einheimischen die Ohrerkrankung selbst leichter als bei den Deutschen, weil eine relative Immunität der eingeborenen Bevölkerung in den Fleckfiebergegenden dieser Allgemeininfektion gegenüber bestehe. Er bringt dieses Vorkommnis in Analogie mit seiner Erfahrung, daß die Typhusschutzimpfung die Zahl der Ohraffektionen beim Abdominaltyphus herabsetze.

Die *Beteiligung der einzelnen Abschnitte* des Gehörorganes beim Fleckfieber, d. h. des äußeren, mittleren und inneren Ohres, wird ebenfalls sehr verschieden angegeben.

Über die *Erkrankungen des äußeren Ohres* liegen keine Zahlenangaben und auch sonst nur spärliche Mitteilungen in der Literatur vor, weil diese Affektionen keine für Fleckfieber spezifischen Eigentümlichkeiten aufweisen und nur als akzidentelle Krankheitserscheinungen aufzufassen sind. Sie werden deshalb auch hier nicht weiter berücksichtigt werden.

Die *Häufigkeit der Mittelohrerkrankungen bei Flecktyphus* hebt Jürgen hervor; Grünwald und Lehmann dagegen meinen, daß die Innenohraffektionen häufiger vorkommen. Lehmann hat nie eine Erkrankung des Mittelohres, Rhese nur sehr selten eine solche feststellen können. v. Liebermann fand sie dagegen sehr häufig, fast regelmäßig. Ebenso konnten Hinsberg, Mühlen, Munk und Grünwald sie als häufige Komplikation bei Fleckfieber beobachten. Unter Zalewskis 51 Fällen war sie in 87% vorhanden, bei Zeemann wiesen etwa 50% der Ohrkranken eine Mittelohrentzündung, d. h. etwa 17,5% eine eitrige Otitis media mit Perforation des Trommelfells auf.

An *Komplikationen seitens des Mittelohres* sind von einigen Autoren *Mastoiditiden* beobachtet worden, so von Flatau, Urbantschitsch und Zalewski. Zalewski ist der Ansicht, daß die Mittelohrentzündung im Verlaufe des Febris exanthematicus in 50% ausgesprochene Komplikationen im Warzenfortsatz hervorruft und daß diese nur in wenigen Fällen ohne Operation ausheilen. Urbantschitsch sah im Verlauf von 3 Fällen von Fleckfiebermastoiditiden (einmal handelte es sich um eine Mischinfektion von Febris exanthematicus und Typhus abdominalis) 2mal eine Sinusthrombose. An weiteren Komplikationen wurde von Hinsberg ein Fall von Hirnabsceß nach chronischer Mittelohreiterung, die durch Fleckfieber entstanden war, beobachtet, ebenso von Urbantschitsch in einem der vorher angeführten Fälle eine circumscripte hämorrhagische Encephalitis bei der Sektion gefunden. O. Voss sah einen Fleckfieberkranken mit Mastoiditis und Facialislähmung, bei dessen Operation ein Extraduralabsceß der hinteren Schädelgrube freigelegt wurde. Eine, wenn auch nicht häufige, so doch immerhin öfters von russischer Seite beobachtete Komplikation, die in ähnlicher Weise wie beim Typhus abdominalis in Beziehung zum Gehörorgan treten kann, ist das Auftreten einer eitrigen Parotitis mit Durchbruch in den äußeren Gehörgang.

Was die *Beteiligung des Innenohres bei Fleckfieber* angeht, so liegen *Häufigkeitszahlen* über die nichteitrigen Schädigungen der beiden Äste des Octavus *nur* seitens *des Cochlearis* vor. Die daraus resultierende Innenohrschwerhörigkeit wird von Zalewski nur in 12,3% seiner Fälle angegeben, von Spoice in 40%, von Undritz in 80% und von Spaethe in 90%. Rhese, Reinicke und Wischnitz wollen die Schwerhörigkeit äußerst häufig beobachtet haben. Die auffallenden Unterschiede in den Zahlenangaben dieser Hörstörung lassen sich erstens einmal mit Munk darauf zurückführen, daß die einzelnen Epidemien sehr unterschiedlich in der Innenohrbeteiligung verlaufen sind. Andererseits ist noch zu erwägen, ob bei der angegebenen hohen Prozentzahl von Schwerhörigkeit dieselbe tatsächlich lediglich eine Innenohrschwerhörigkeit gewesen ist oder ob an der Hörstörung, wie Grünwald es glaubt, außer dem Innenohr auch noch das Mittelohr beteiligt gewesen ist, wenn dabei auch die labyrinthäre Komponente überwogen hat. Dadurch würde selbstverständlich die Häufigkeitszahl der Schwerhörigkeiten erheblich in die Höhe schnellen. Bei der außerordentlich erschwerten Beschaffung von feineren Untersuchungsinstrumenten, Stimmgabeln und den mangelhaften Untersuchungsmöglichkeiten im Felde liegt die oben erwähnte Annahme des nicht eindeutig festgestellten Charakters der Schwerhörigkeit durchaus in dem Bereich der Möglichkeit. Wenn man ferner noch bedenkt, daß die Untersuchung des Gehörorgans in den verschiedensten Stadien der Fleckfiebererkrankung erfolgt ist, z. B. das eine Mal im Anfang der Krankheit bei hohem Fieber und Benommenheit, das andere Mal in der Rekonvaleszenz, so können die allgemein als charakteristisch für Fleckfieber angegebenen Schwerhörigkeiten sehr wohl eine wechselnde Beteiligung des Mittel- und Innenohres aufgewiesen haben. Daß sich dadurch die Prozentzahl der Schwerhörigkeiten bei den einzelnen Untersuchern sehr verschob, ist dann ganz erklärlich.

Die *Erreger des Fleckfiebers* sind bis heute noch immer nicht mit Sicherheit festgestellt. Die *Urheber der Mittelohreiterungen* bei Fleckfieberkranken sind in der Regel *gewöhnliche Entzündungserreger*, meist Streptokokken, Staphylokokken usw., für die Innenohraffektionen werden teils die unbekannten Fleckfiebererreger, teils ihre Toxine verantwortlich gemacht.

Die *Entstehung der akuten Mittelohrentzündung beim Fleckfieber* geht hauptsächlich auf *tubarem* Wege in derselben Weise wie beim Typhus abdominalis vor sich. Während der Somnolenz kommt es infolge der Atmung mit offenem Munde auf der ausgetrockneten Schleimhaut des Nasenrachenraumes zur Borkenbildung bis zum Kehlkopf hinab. Manchmal treten sogar Hämorrhagieen, bzw. Exantheme in ihr auf. Die katarrhalischen Erscheinungen im Nasen-Rachenraum schreiten durch die Tube fort und rufen im Mittelohr Entzündungserscheinungen vom einfachen Katarrh bis zur eitrigen Mittelohrentzündung bei hinzutretender Invasion von Eitererregern hervor infolge Schneuzens, Räusperns und Verschluckens. Die *Mittelohrentzündung* beim *Flecktyphus* ist also die *Folge* einer *sekundären lokalen Infektion* des Mittelohres. Die Möglichkeit der Entstehung der akuten Fleckfieberotitis auf dem *Blutwege* muß natürlich offen gelassen werden; sie ist bisher aber noch nicht sicher festgestellt worden.

Für die *selbständigen, nichteitrigen Innenohrerkrankungen* kommt die *hämatogene Entstehung* ebenso wie beim Typhus *allein* in Betracht. Über ihre *Pathogenese*, d. h. über die Frage, ob sie durch die Erreger selbst oder durch ihre Toxine zustande kommen, ob sie im Innenohr selbst, im Octavusstamm oder seinen zentralen Ausbreitungsstätten zu lokalisieren sind, haben sich verschiedene Ansichten herausgebildet.

Die *erste* Anschauung, die von GRÜNWALD und LEHMANN gestützt wird, geht dahin, in den Symptomen eine spezifische Infektion des Innenohres zu sehen, wodurch kleinste Hämorrhagien oder Hyperämien in seinen Nervenendapparaten entstehen sollen. Nach der *zweiten* Anschauung, die vor allem RHESE vertritt, soll es sich um toxische Einflüsse im Sinne einer Stammneuritis nach WITTMAACK handeln. Die *dritte* Meinung sieht die Störung als zentral, d. h. retrolabyrinthär bedingt an, sei es, daß es sich um meningeale Entzündungserscheinungen am Octavus selbst oder um Herderkrankungen in seinem Kerngebiet handelt. Letzthin ist die Hörstörung von UNDRITZ noch weiter zentralwärts lokalisiert und von ihm mit großer Wahrscheinlichkeit auf eine Schädigung der corticalen Hörzentren zurückgeführt worden. *Schließlich* ließ die Tatsache, daß die Hörstörungen dem Grad der Benommenheit parallel verlaufen, daß ferner nach Liquorablassen sowohl die schweren Bewußtseinsstörungen als auch die Schwerhörigkeit manchmal nur vorübergehend, oftmals aber auch stetig zunehmend gebessert werden können, eine letzte Möglichkeit in ihrer Genese zu, nämlich die, daß sie durch Fortleitung des infolge der meningealen und cerebralen Entzündungserscheinungen erhöhten endokraniellen Liquordruckes

auf die Endo- resp. Perilymphe des Innenohres entstehen. Die bisher vorliegenden Liquoruntersuchungen bei Fleckfieberkranken haben aber noch keine
wesentliche Aufklärung in diesem Punkte herbeigeführt. Immerhin scheint der
praktische Erfolg der Hörverbesserung nach der Lumbalpunktion ihre wiederholte Vornahme zu rechtfertigen.

Wie dem auch sei, eine auch nur annähernde Sicherheit über den vermeintlichen Sitz und die Art dieser Innenohrstörungen ließ sich aus den klinischen
Untersuchungsergebnissen nicht gewinnen, so lange keine reale Grundlage durch
mikroskopisch eindeutig festgelegte Untersuchungsbefunde geschaffen waren.

Histologische Befunde von *Gehörorganen Fleckfieberkranker* mit klinisch genau
festgelegten Hörstörungen existieren aber bisher nur von 3 Autoren (ALEXANDER,
HERZOG, SELIGMANN). Abgesehen von ihrer relativ kleinen Zahl enthalten ihre
Daten verschiedene Lücken entweder nach der klinischen oder nach der anatomischen Seite hin, so daß sie zur eindeutigen Klärung der Frage nicht ausreichen.

ALEXANDERS Fälle, bei denen ein genauer Ohrbefund intra vitam nicht
erhoben worden ist, wiesen eine funktionelle Überempfindlichkeit für hohe Töne
und intensive subjektive Geräusche auf. Die histologische Untersuchung der
Gehörorgane ergab keinen pathologischen Befund im Innenohr, insbesondere war
die Schnecke mit ihrem Nerv und Ganglion frei von krankhaften Veränderungen.
ALEXANDER folgert daraus, daß die erwähnten klinischen Symptome bei den
Fleckfieberkranken entweder durch periphere Veränderungen bedingt seien,
die man mit den gegenwärtigen Färbemethoden nicht nachzuweisen vermöge,
oder, was viel wahrscheinlicher sei, Veränderungen im zentralen Octavus und
der HENSCHELschen Windung in Betracht kämen.

Von den beiden histologisch untersuchten Fällen SELIGMANNS zeigte der
eine, dem allerdings klinische Daten völlig fehlen, am Innenohr Hyperämieen
und kleine Blutungen im perilymphatischen Raum, ebensolche verbunden mit
eitriger Infiltration auf der einen Seite in den Nervenscheiden des Acusticus
und Facialis. Der andere, bei welchem gleichzeitig mit einer Continua von 40⁰
und gleichzeitiger Benommenheit eine hochgradige Schwerhörigkeit vorhanden
war, wies eine ausgesprochene Hyperämie mit zahlreichen Blutungen in die
Dura und auch in den Sacculus auf, während Schnecke und Nervenstämme
im Porus acusticus internus frei von krankhaften Veränderungen waren. Danach
glaubt SELIGMANN die Hörstörung mit Krankheitsprozessen in Verbindung
bringen zu müssen, welche im Nervenverlauf außerhalb des Felsenbeins zu
suchen sind. Beide Fälle verlieren aber an Beweiskraft, weil der eine der klinischen Angaben ermangelt, der andere zu weitgehende postmortale Veränderungen
zeigt, um völlig einwandfreie Resultate zu ergeben.

HERZOG fand bei der Untersuchung des Gehirns Fleckfieberkranker ähnlich
wie SPIELMEYER die typischen kleinen Fleckfieberherde in der bekannten
Knötchenform am Boden der Oblongata und des 4. Ventrikels, sowie in den
Nervi optici et acustici. In diesen Herdchen stellte er endovasculäre Veränderungen in den Gefäßen fest im Sinne von Auftreibungen in Knötchenform und
perivasculäre im Sinne einer Proliferation der Adventitia und der angrenzenden
Stützsubstanz. Leider sind seine Erhebungen infolge gänzlichen Fehlens
klinischer Hörbefunde zu wenig eindeutig.

Neuerdings scheinen die Untersuchungen von POPOFF eine weitere Klärung
dieser schwierigen Frage herbeizuführen. Zur Zeit der Flecktyphusepidemie
von Moskau in den Jahren 1920—1922 wurden von ihm 11 einschlägige Fälle
von Ohrstörungen bei Fleckfieber, d. h. 22 Schläfenbeine und die dazu gehörenden
Teile der Medulla oblongata histologisch untersucht; er stellte dabei in der
Hauptsache *eine schwere Neuritis des ganzen Octavusstammes* fest, während er
im *Kerngebiet des Hörnerven nur geringe Zerstörungen* fand. Er konstatierte

im einzelnen dieselben pathologischen Veränderungen, wie sie von vielen anderen
Autoren schon in anderen Geweben und Organen beschrieben worden sind: „Es
kommt zuerst zur sog. destruktiven Thrombovasculitis, starker Gefäßerweiterung,
Blutstase mit Blutungen und Thrombose. Sodann kommt es zur Infiltration um
die Gefäße herum, wobei die entsprechenden Zellelemente aus lymphocytenähn-
lichen Zellen, plasmatischen Zellen und Polyblasten bestehen, zu denen sich oft
makrophage Zellen gesellen können. Ein charakteristisches pathognomonisches
Symptom des Flecktyphus sind vor allem knötchenförmige Auftreibungen, die
in größerer Anzahl im Nerv. acusticus sowohl längs der Nervenfasern wie
auch quer durch den ganzen Nervenstamm verlaufend vorgefunden werden.
Dadurch fallen sie gewissen Veränderungen anheim, die man als „Neuritis peri-
axillaris" und als WALLERsche Reaktion bezeichnet. Die längs der Nervenfasern
gelagerten Knötchen können dieselben sowohl mechanisch wie auch auf toxischem
Wege zerstören; und zwar können sie, wenn zugleich noch Blutungen hinzutreten,
in manchen Fällen die Funktionstätigkeit des Nerven auf mehr oder weniger
größere Strecken unterbrechen. Bei Knötchenbildung in den Kernen, die überhaupt meist weniger schwer befallen werden, kommt es im Gegensatz zum
Nervenstamm, welcher gelegentlich vollständig durch Knötcheneinwirkung
unterbrochen werden kann, zur Zerstörung nur einzelner Zellelemente, die
nur unwesentlich auf die Funktion der Kerne einwirkt. Auch kann die
Funktion der abgestorbenen Kernzellen der einen Seite von den Zellen der
anderen Seite übernommen werden."

Aus dem, was bisher an histologisch-pathologischen Unterlagen über die
Lokalisation der Innenohrstörungen beim Fleckfieber existiert, geht jedenfalls
hervor, daß man den *Hauptsitz der Erkrankung* in den *retrolabyrinthären
Stamm des Octavus bis zu seinem Eintritt in die Medulla oblongata* verlegen
muß, vielleicht im Sinne des von POPOFF zuerst geprägten Begriffes einer
Neuritis exanthematica gravis nervi octavi. Die klinische Erfahrung, daß man
bei jedem Fleckfieberkranken mehr oder weniger ausgebildete meningeale
Erscheinungen findet, legen ein Übergreifen des Entzündungsprozesses auf
diesen Teil des Acusticus äußerst nahe.

Die *klinischen Erscheinungen seitens des Mittel- und Innenohres beim Flecktyphus* äußern sich folgendermaßen:

Bei ganz frisch Erkrankten sind manchmal am Trommelfell kleine und
größere Blutergüsse (GRÜNWALD) oder auch Rötungen beschrieben worden, die
nach LEHMANN den Exanthemknötchen der Haut gleichzustellen sein sollen. Die
Mittelohrerkrankungen pflegen teilweise zu *Beginn des Fleckfiebers* im Verlauf der
ersten Krankheitswochen, teilweise *erst in der Rekonvalescenz* zum Ausbruch zu
kommen. In beiden Fällen laufen gleichzeitig krankhafte Prozesse im Nasen-
Rachenraum mit einher. Die Ohraffektion beginnt in vielen Fällen als *Tubenkatarrh*. Die subjektiven Symptome äußern sich in den bekannten unangenehmen
Sensationen des Gefühls der Fülle und einer geringen Herabsetzung des Hörvermögens. Objektiv ist eine vermehrte Einziehung des Trommelfelles mit per-
spektivischer Verkürzung des Hammergriffes, Abnahme des Glanzes des Trommelfelles sowie Hyperämie der Pauke zu konstatieren. Diese Hyperämie ist durch
die an das Promontorium angedrückte Membran als leicht diffuse Röte sichtbar
(HAUG). Mit Nachlassen der katarrhalischen Erscheinungen im Rachen geht
auch die Tubenschwellung sowie die fortgeleitete Hyperämie zurück, bis schließlich mit dem Freiwerden des Tubenkanals die letzten Symptome des Tubenkatarrhs verschwinden.

In den meisten Fällen kommt es aber zu einer Ausbreitung der subjektiven
und objektiven Erscheinungen am Mittelohr in bezug auf In- und Extensität.
Es entwickelt sich eine *Mittelohrentzündung*. Die Schmerzen nehmen hochgradig

zu, das Hörvermögen vermehrt ab. In einer ganzen Anzahl der Fälle geht der Prozeß auch dann noch zurück, in ihrer Mehrzahl jedoch kommt es zur akuten Mittelohreiterung mit Durchbruch des Trommelfells. Die Entzündungserscheinungen am Trommelfell weisen eine mittlere Stärke auf. Die Perforation desselben bietet nichts Charakteristisches.

Bestehen vor der Fleckfiebererkrankung schon *chronische* Ohreiterungen, so tritt fast regelmäßig eine akute Exacerbation derselben auf dem Tubenwege ein.

Diese sowohl wie auch die akuten Mittelohreiterungen verlaufen gewöhnlich sehr harmlos ohne Komplikationen, in seltenen Fällen führen sie zu Einschmelzungen des Knochens und dann zu Mastoiditiden, sowie zu allen möglichen sich daraus ergebenden Komplikationen, wie Facialislähmung, Sinusthrombose, Hirn- und Extraduralabsceß.

Ein *für Fleckfieber besonders charakteristischer Verlauf sowohl einer Mittelohrentzündung* als auch einer *Mastoiditis* ist nicht beobachtet worden, höchstens insofern, als die große Entkräftung der Kranken, die allgemeine Erschöpfung des Organismus wie bei fast allen akuten Infektionskrankheiten das Weiterfortschreiten des Eiterungsprozesses im Mittelohr und Warzenfortsatz begünstigt. Dadurch läßt sich vielleicht das von einzelnen Autoren bei ihren Epidemien gehäufte Auftreten von Komplikationen erklären.

Viel häufiger und viel eindringlicher als die entzündlichen Mittelohrprozesse und ihre evtl. Folgeerscheinungen sind dagegen gerade beim Flecktyphus die *selbständigen, nichteitrigen Innenohrerkrankungen*, welche sich bei völlig intaktem Mittelohr hauptsächlich in auffallend *starker Schwerhörigkeit* bemerkbar machen. (Selbstverständlich könnten sie sich auch mit Otitiden und sekundären Labyrinthitiden kombinieren, tuen es aber meistens nicht.) Der Vestibularis wird weder vorübergehend noch dauernd gröblich geschädigt.

Die meist *hochgradige Schwerhörigkeit* beginnt meistens schon kurz nach dem Ausbruch des Fiebers. Oft erscheinen die ersten Störungen gleichzeitig mit den Anfangssymptomen des Fleckfiebers. Diese Hörstörungen machen sich unter subjektiven Begleiterscheinungen, wie Ohrensausen, Überempfindlichkeit gegen Geräusche, Schwindel und Kopfschmerzen bemerkbar. Manche Kranke haben das Gefühl, als ob sie durch eine Wand hörten (Munk). Objektiv läßt sich in der Regel eine Herabsetzung des Hörvermögens für Flüstersprache, eine Einschränkung der oberen Tongrenze und Verkürzung der Knochenleitung feststellen. Andererseits kommt auch gutes Gehör bei verkürzter Knochenleitung vor. Ferner konnten im Hörrelief Tonlücken festgestellt werden, die meist in der Bezoldschen Tonreihe von b^1 bis g^2 lagen (Grünwald).

Die *Schwerhörigkeit* steigert sich besonders in der 2. und 3. Woche der Erkrankung. Manchmal, allerdings selten, ist sie so erheblich, daß sie an Taubheit grenzt. Ihre Stärke pflegt dem Verlauf der Fieberhöhe und dem Grade der Benommenheit zu entsprechen. Das Ohrensausen kann bis zur Unerträglichkeit zunehmen. Die subjektiven Erscheinungen und die Schwerhörigkeit wechseln, pflegen aber meist in der Rekonvalescenz zurückzugehen. Die Besserung beginnt im allgemeinen in der 3. bis 4. Krankheitswoche und führt in den meisten Fällen zur völligen Wiederherstellung. Das Fortbestehen der Schwerhörigkeit wird selten beobachtet, kann aber, wie z. B. Mitteilungen von Zalewski und O. Voss lehren, manches Mal zur bleibenden Taubheit führen. Es ist auch die Verschlimmerung bestehender Innenohrschwerhörigkeiten durch Fleckfieber in der Literatur beobachtet worden.

In ähnlicher Weise wie vom *Nervus cochlearis* können auch vom *Vestibularis* aus Störungen auftreten, entweder gleichzeitig mit der Schwerhörigkeit

oder auch unabhängig von dieser allein. Sie kommen meist nach Aufhören des
komatösen Zustandes zum Ausdruck. Sie bestehen in Schwindelerscheinungen
und Gleichgewichtsstörungen, welche nach der Beschreibung der Kranken
sich als echte Drehvorstellungen manifestieren und nicht erst beim Aufstehen
in senkrechter Lage, sondern bereits während der Bettruhe unangenehm empfunden werden. Über diese subjektiven Schwindelempfindungen hinaus werden
weitere Symptome wie Übelkeit und Erbrechen kaum beobachtet. Objektiv
feststellbare Vestibularisstörungen werden selten angetroffen. Nur wenige
Autoren (GRÜNWALD, SELIGMANN, ZALEWSKI) sahen als objektiven Befund für
die Klagen der Kranken Nystagmus oder auch Störungen in der Erregbarkeit des
Vestibularis in Form von Unter- und Unerregbarkeit dieses Nerven (ZALEWSKI).

Die *Vestibularerscheinungen* klingen in der Regel sehr rasch ab, rascher
meistens als die Hörstörungen. Nur in seltenen Fällen dauern sie bis in die
Rekonvalescenz hinein oder darüber hinaus. Ob aber die von den Patienten
angegebenen Schwindelempfindungen immer als wirkliche Vestibularstörungen
zu bewerten sind, ist deshalb unter Umständen zweifelhaft, weil es sich nicht
immer eindeutig entscheiden läßt, ob diese Krankheitssymptome nicht lediglich
als Folge der meist mehr oder weniger starken Benommenheit, d. h. der cerebralen Gesamtschädigung zu betrachten sind.

Die *Diagnose* der Ohraffektionen bei Febris exanthematicus ergibt
sich zwanglos aus den eben geschilderten klinischen Vorgängen. Allerdings wird sie während des somnolenten Stadiums und kurz nachher sehr
erschwert, hinsichtlich der Mittelohraffektionen insofern, als die subjektiven
Klagen der Patienten sehr gering ausfallen oder vollkommen fehlen können,
was die Schwerhörigkeit anlangt insofern, als eine eindeutige Hörprüfung nicht
immer vorgenommen werden kann. Es resultiert daraus die Forderung, daß
der Trommelfellbefund bei Fleckfieberkranken möglichst systematisch und
früh erhoben wird, um das Übersehen und damit die Verschleppung einer Mittelohrentzündung rechtzeitig zu vermeiden.

Die *Prognose* der Erkrankungen des Mittelohres bei Fleckfieber ist eine
recht günstige. Die Mittelohrentzündung ohne Warzenfortsatzbeteiligung
zeigt einen milden Verlauf. Sie führt in der Regel zu keiner schweren bleibenden
Zerstörung im Mittelohr und am Trommelfell; sie heilt meist unter Erhaltung
der Funktion vollständig aus. Die mit Mastoiditis komplizierten Mittelohreiterungen zeigen bis auf seltene Fälle nach der Operation einen günstigen Ausgang. Die Erscheinungen seitens des Innenohres, besonders die Schwerhörigkeit, pflegen in den meisten Fällen sich restlos wieder zurückzubilden, so daß
von MATTHES dieser Vorgang sogar als pathognomonisch für Hörstörungen bei
Fleckfieber bezeichnet worden ist. Mit Sicherheit kann man jedoch auf diese
Wiederherstellung nicht rechnen. Es existieren, wie schon oben erwähnt, Fälle,
die zu dauernder bleibender Taubheit geführt haben.

Die *Therapie* der bei Febris exanthematicus auftretenden Mittelohraffektionen hat sich zunächst in der üblichen Weise prophylaktisch gegen die Vermeidung und Beschränkung der Entzündungen im Rachen und im Nasenrachenraum zu wenden, weiter hat sie sich in erster Linie auf die frühzeitige Erkennung und Feststellung der Entzündung im Mittelohr zu erstrecken, auch
wenn bei starker Benommenheit der Kranken keine besonderen Klagen geführt
werden. Dadurch wird am ehesten eine Verschleppung der Mittelohrentzündung
vermieden. Ist diese aber einmal aufgetreten, so kommt als Therapie
die sonst bei akuter Mittelohrentzündung übliche Behandlungsweise in Betracht, wie auch bei der Entwicklung einer Mastoiditis die bei ihr gebräuchlichen operativen Eingriffe notwendig sind. Bei den Innenohraffektionen verspricht eine Lokalbehandlung kaum einen nennenswerten Erfolg. Ohrensausen

und Schwindelgefühl kann durch Galvanisation vermindert oder wenigstens vorübergehend beseitigt werden. Der von einzelnen Autoren angegebene praktische Erfolg der Lumbalpunktion und der dadurch erzielten Besserung der Fleckfieberschwerhörigkeit läßt ihre Anwendung während des Stadiums der Somnolenz in den geeigneten Fällen gerechtfertigt erscheinen. Wenn später in der Rekonvalescenz Störungen des Cochlearis und Vestibularis weiterbestehen, so bleiben nur noch die bei den nichteitrigen Innenohrerkrankungen üblichen allgemeinen therapeutischen Maßnahmen übrig, wie sie im vorigen Kapitel schon erwähnt sind.

Variola.

Entsprechend der um die Wende des 18. Jahrhunderts gelungenen Eindämmung der verheerenden Seuchenzüge der Blattern und ihrer späteren fast vollständigen Ausrottung in den zivilisierten Ländern durch die Vaccination sind Beobachtungen von Mittelohrerkrankungen bei Variola nur noch in der älteren Literatur zu finden. Die *Beteiligung des Ohres bei dieser Infektionskrankheit* wird von einzelnen älteren Autoren sehr verschieden angegeben. Während sie von Kramer, Schmaltz, Harrison, Zaufal und Bürckner auf Grund klinischer Untersuchungen in ungefähr $0,2—1\%$ angenommen, von Ogston sogar gänzlich geleugnet wird, wird sie von Wendt auf Grund pathologisch-anatomisch festgestellter Befunde als ziemlich hoch angegeben. Er fand von 176 Gehörorganen blatternkranker Patienten nur 3 gesund. Bei der hämorrhagischen Form der Blattern soll nach Haug bleibende Taubheit infolge von Labyrinthentzündung zur Ausbildung gelangen. Publikationen über Variolaotitis neueren Datums, welche in diese Widersprüche Klarheit bringen könnten, liegen nicht vor, insonderheit auch nicht solche auf Grund von im Weltkriege in dieser Hinsicht gewonnenen Erfahrungen. Man konnte z. B. in Rußland sowohl epidemisch auftretende Serien als auch einzelne Fälle von echten Blattern erleben, welche in geradezu klassischer Weise die höchsten Entwicklungsstadien dieser Erkrankung zeigten. Eine besondere Beteiligung des Gehörorgans mit Ausnahme des äußeren Ohres war, wie aus eigener Erfahrung bestätigt werden kann, hierbei nicht vorhanden.

In der Regel finden sich Erkrankungen des Ohres nur bei den schwereren Formen von Variola.

Wie auf der übrigen Haut können, allerdings nicht so häufig, auch auf der Haut der *Ohrmuschel* und des *Gehörganges* Pusteln auftreten und an ihnen Anlaß zu einer *Otitis externa* geben. Über den Entstehungsmodus der *Mittelohrentzündungen* ist folgendes zu sagen: Entsprechend dem *Exanthem* bildet sich in der Mund- und Rachenschleimhaut ein *Enanthem*. Die Bläschen in der Schleimhaut fallen infolge ihrer zarten Beschaffenheit unter dem Einfluß des Speichels sehr schnell der Maceration anheim und werden zu Erosionen und Geschwürchen mit erheblicher entzündlicher Beteiligung der Nasenrachenschleimhaut. Die Bläscheneruption findet sich auch am Ostium pharyngeale der Tuba Eustachii und kann hier, wie Wendt es gesehen hat, Ulcerationen bedingen, weiter auch in der Tube selbst Oberflächenschädigungen ihrer Schleimhaut hervorrufen. In solchen Fällen ist dann sogar das Übergreifen des spezifischen Entzündungsprozesses auf das Mittelohr denkbar. Nach Fanton und Wolff soll die Möglichkeit einer typischen Variolaeruption in der Mittelohrschleimhaut bestehen. Dadurch, daß „die Pustel berstet und ihr Eiter sich in die Paukenhöhle ergießt", soll auf diesem Wege eine spezifische Mittelohreiterung hervorgerufen werden. Eine solche ist aber mit Sicherheit auch in schweren Pockenfällen bisher noch nie beobachtet, zum mindesten in der Literatur nicht festgelegt worden. Es ist aber auch bisher noch nie versucht worden, z. B. unter Berücksichtigung dieser letzten Möglichkeit, im Mittelohrsekret das Variolavirus nachzuweisen oder gar die GUARNIERIschen Körperchen mit den darin enthaltenen Variolaerregern, als die man bekanntlich die PASCHEN-schen Körperchen ansieht.

Meistens werden bei den Blattern die Komplikationen seitens des Mittelohres durch *unspezifische lokale Tubeninfektion* hervorgerufen: durch die Hyperämie und entzündliche Schwellung, durch die ulcero-diphtheroiden Zerstörungen der Schleimhäute der Nase und des Nasenrachenraumes, durch die Borkenbildung in der Nase wird die sehr lästige Mundatmung verursacht. Das fortwährende Herabfließen des schleimig-eitrigen Sekretes in den Rachen löst Hustenanfälle aus. Unter solchen Umständen ist das Eindringen von Entzündungserregern aller Art aus dem Pharynx durch die Tube in das Mittelohr beim Schneuzen, Räuspern, Husten und das Entstehen einer eitrigen Mittelohrentzündung ohne spezifischen Charakter mit allen dabei möglichen Konsequenzen etwas sehr Naheliegendes. Infolge der Ulcerationen im Rachen können diese Mikroorganismen auch nach *Moos* durch die Saftspalten des Bindegewebes unter Umgehung des Ostium pharyngeale tubae ins Mittelohr gelangen. Allerdings ist dieser Weg sehr viel weniger häufig. Von pathologisch-anatomischen Ohrbefunden bei Variola existieren nur die Untersuchungen von WENDT an 176 Felsenbeinen von 78 Leichen, welche die schon teilweise vorher erwähnten Veränderungen auf-wiesen: „Im Nasenrachenraum und am Ostium pharyngeale tubae Hyperämie, Hämorrhagie, Schwellung, konfluierende variolöse Vorgänge, Ulcerationen am Ostium pharyngeale tubae und im unteren Drittel ihres knorpligen Teiles, membranartige Auflagerungen, selbst Croupmembranen im ganzen Kanal. Im knöchernen Mittelohr Verdickung des Epithels und Eiterinfiltration mit und ohne Trommelfellperforation." Pockenpusteln am Trommelfell fand WENDT nicht.

Die *Mittelohrentzündungen bei Variola* treten im allgemeinen im Verlaufe der Krankheit gegen Ende des sog. Suppurationsstadiums auf, d. h. *am Ende der zweiten* und *Anfang der dritten Krankheitswoche*. Die Mittelohraffektion kann von der leichtesten katarrhalischen Form bis zur Otitis media acuta suppu-rativa mit Mastoiditis und deren Folgeerkrankungen vorkommen. Ihre Sympto-matologie, ihr Verlauf unterscheidet sich von der gewöhnlichen akuten Mittelohr-entzündung höchstens dadurch, daß sie in schweren Fällen von Variola infolge der gewebszerstörenden Eigenschaft des Pockenvirus schwerere Trommelfellein-schmelzungen hervorruft (DENKER).

Die *Diagnose* der Variolaotitis bietet verschiedene Schwierigkeiten. Auf die subjektiven Schmerzäußerungen des Patienten hinsichtlich des Ohres ist nicht unbedingt zu rechnen; denn in dem Stadium der Suppuration, in dem gewöhnlich die Otitis auftritt, leiden die Kranken so schwer unter den All-gemeinbeschwerden, daß, zumal auch in dieser Zeit Störungen des Sensoriums auftreten, Klagen über die Ohraffektion in dem qualvollen Gesamtkrankheits-bild hinter dem Allgemeinleiden zurückstehen. Objektiv kann die Feststellung der Körpertemperatur ebensowenig weiterhelfen, da an und für sich schon Fieber besteht. Die otoskopische Untersuchung kann unter Umständen insofern große Schwierigkeiten machen, als bei der Ausbreitung des Exanthems auf Ohrmuschel und äußeren Gehörgang der letztere voll von serösem oder eitrigem Sekret, Mace-rationsprodukten der Haut, Schuppen usw. erfüllt ist, d. h. also eine Otitis externa mehr oder weniger starken Grades mitausgebildet ist. Erst nach Beseiti-gung aller dieser Schwierigkeiten wird die Feststellung einer akuten Trommel-fellentzündung möglich sein. Oftmals wird man auch erst im weiteren Krank-heitsverlauf von einer Otitis überrascht werden.

Infolge der vorher erwähnten Neigung der Ohreiterung zu destruktiven Prozessen im Mittelohr ist die *Prognose* quoad restitutio ad integrum, was die Trommelfellbeschaffenheit und die Hörfähigkeit anbelangt, mit einer gewissen Reserve zu stellen; sie richtet sich nach der Schwere der gesetzten Störungen. Eine besondere Tendenz zu Knochenkomplikationen und endokraniellen Folgeerscheinungen besteht aber nicht, wohl aber entsteht manchmal eine chronische Eiterung.

Die *Behandlung* hat sich prophylaktisch gegen die Entzündungen im Rachen und Nasenrachenraum zu wenden, durch Nasenspray Pinselungen vom Mund aus und Einblasungen von Borsäure oder Natr. sozojodolic. in den Nasenrachenraum muß man versuchen, das vorhandene Sekret zu entfernen und die Schleimhaut zu desinfizieren. Die lokale Behandlung am Ohr ist die gleiche wie bei den übrigen Mittelohrerkrankungen.

Varicellen.

Die Windpocken sind ätiologisch von der Variola zu trennen; sie sind eine fast ausschließliche Erkrankung der Kinder. Ihr Erreger ist gegenwärtig noch unbekannt. Sie stellen eine gutartige Krankheitsform dar, die sich selten mit Erscheinungen des Gehörorgans kompliziert. Über die im Verlauf von Varicellen auftretenden Ohrerscheinungen existieren in der Literatur nur spärliche Angaben. Kümmel hat einen Fall beobachtet, bei dem 8 Tage vor Ausbruch des Varicellenexanthems eine Otitis media sich einstellte, die er als Vorläufer der Varicellen auffaßt; ein weiterer Fall von Mittelohrentzündung bei Varicellen ist von Lannois veröffentlicht. In der pädiatrischen Literatur wird nur die gelegentliche Lokalisation des Exanthems auf der Ohrmuschel erwähnt.

Der Grund für die seltene Beteiligung des Mittelohres liegt in den relativ geringen katarrhalischen Veränderungen der sichtbaren Schleimhäute überhaupt und des Nasenrachenraumes im besonderen durch die Varicelleneruption. Ähnlich wie bei der Variola, aber ungleich seltener und ungleich weniger ausgedehnt ist gleichzeitig oder sogar etwas früher als das Exanthem auch ein Enanthem auf den Schleimhäuten zu beobachten. Die auf der Schleimhaut des Mundes und Rachens aufschießenden Bläschen sind an Zahl aber sehr gering, heilen sehr schnell ab und bewirken nur ganz geringe Entzündungserscheinungen an dem Ort ihrer Eruption. Dementsprechend sind auch die Entstehungsmöglichkeiten für die Otitis media nicht sehr groß. Wenn trotzdem Erkrankungen des Mittelohres bei Varicellen vorkommen, so kommt ihnen weder eine besondere Bedeutung noch ein besonderer Charakter zu.

Pneumonie.

Die Lehrbücher der internen Medizin erwähnen die Komplikation von Pneumonie und Otitis media meistens nur ganz kurz. Dagegen beschäftigen sich eine Reihe von Otologen mit diesem Gegenstand; ihre Anschauungen darüber sind sehr divergierend.

Schon Gruber erwähnte, daß manche Pneumonien mit einer Otitis einhergehen, ebenso hoben Moos und Haug dieses Vorkommnis hervor; der letztere wunderte sich sogar, daß die Komplikation von Otitis mit Pneumonie bei der Gleichartigkeit der gewöhnlich ursächlichen Mikroorganismen (Pneumokokkus Fränkel-Weichselbaum, Pneumobacillus Friedländer) nicht noch häufiger vorkäme, als es gewöhnlich der Fall sei. Eine besondere Berücksichtigung erfuhr diese Materie erst in den Arbeiten von Braun, Körner und Kümmel, Preysing Zaufal und anderer. Im letzten Jahrzehnt ist dann das Interesse für diese

Frage wieder etwas abgeflaut, so daß keine wesentlichen Veröffentlichungen darüber mehr vorliegen.

Über die *Häufigkeit der Miterkrankung* des Mittelohres bei Pneumonie existieren wenig genaue Angaben; man kann nur bei fast allen Autoren die Feststellung finden, daß bei Erwachsenen seltener Mittelohrentzündungen bei einer Lungenentzündung beobachtet werden als bei Kindern. Schon WREDEN fiel im Jahre 1868 die Häufigkeit der Komplikation von Pneumonie mit Mittelohrentzündung beim Kinde auf, NETTER belegte sie mit patho-logisch-anatomischen und bakteriellen Befunden, desgleichen beschrieb sie MOOS, KÖRNER, KÜMMEL und PREYSING, der letztere vornehmlich bei Säug-lingen, bei welchen er sie in 92% der Fälle fand.

Als *Erreger* der Pneumonie kommen alle Arten von Entzündungserregern in Betracht. Als wichtigste gelten bekanntlich der *Pneumokokkus* FRÄNKEL-WEICHSELBAUM und der allerdings viel seltener vorkommende *Pneumobacillus* FRIEDLÄNDER. Außer diesen beiden das typische Krankheitsbild der Pneumonie hervorrufenden Mikroorganismen können noch viele andere Erreger allein oder im Verein mit diesen Lungenlappen entzündlich erkranken lassen, so Streptokokken, Influenza, Typhusbacillen u. a. m. Wahrscheinlich spielen aber die Pneumokokken die Hauptrolle.

Über die Natur der Erreger gibt die Sputumuntersuchung am ehesten und sichersten Aufschluß.

Für die *Erreger der Otitis* bei Pneumonie gelten dieselben Bedingungen wie für diejenigen der ursächlichen Lungenaffektion. Auch bei der Mittelohr-entzündung ist festzuhalten, daß alle möglichen Mikroorganismen dieselbe hervorrufen können, hauptsächlich pflegen es aber auch hier Pneumokokken zu sein; in der Regel sind sie mit anderen gewöhnlichen Entzündungserregern gepaart, jedoch so, daß sie selbst meist überwiegen. Ohr- und Lungenprozeß sind parallel verlaufende Teilerscheinungen der Pneumokokkenallgemeininfektion; dieses geht schon aus der Tatsache hervor, daß es in vielen Fällen gelungen ist nach-zuweisen, daß die Otitis wie die Lungenaffektion eine Pneumokokkenerkrankung war (PREYSING). L. HAYMANN konnte mit Pneumokokkenstämmen am Versuchs-tier Mittelohreiterungen erzeugen.

Um die *Entstehung* und die *Entstehungsmöglichkeiten der Otitis* bei Pneumonie näher zu beleuchten, muß man ausgehen von der Pathogenese der Pneu-monie als solcher. Die heute geltende Auffassung von dem Zustandekommen einer Infektionskrankheit geht bekanntlich dahin, daß es sich zu Beginn einer jeden derartigen Erkrankung um eine Überschwemmung des Blutes mit Keimen irgendwelcher Art, um eine Art Sepsis handelt. Ob bei der Ausbreitung der Krankheitserreger im Organismus endogene Keime mobilisiert werden oder solche von außen her in den Körper eindringen, ist praktisch völlig gleichgültig. Der Körper ist jetzt bestrebt, durch Bildung von Abwehrstoffen dieser Krank-heitserreger Herr zu werden. Wenn ihm dieses nicht völlig gelingt, versucht er, die Keime an verschiedenen und bei manchen Krankheiten an immer wieder-kehrenden Stellen zu lokalisieren, um sie hier besser überwältigen zu können. Von der Fähigkeit des Organismus, den Kampf gegen das Krankheitsvirus zu führen, hängt sowohl die Schwere wie der Verlauf jeder Infektionskrank-heit in bedeutendem Maße ab.

Überträgt man diesen Infektionsmodus auf das Krankheitsbild der Pneu-monie, als deren Hauptrepräsentant die durch Pneumokokkeninfektion hervor-gerufene primäre, genuine, croupöse Pneumonie gelten soll, so findet bei ihr bekanntlich die Hauptlokalisation der Infektionskeime in der Lunge statt. Für die Auffassung der Pneumonie als Sepsis spricht erheblich der Nachweis der Erreger im Blut, der besonders gut in den ersten Tagen der Lungenentzündung gelingt, später allmählich immer schwerer möglich ist. Wenn auch die hauptsächliche Ausbreitung der Keime in der für diese besonders disponierten Lunge erfolgt, so ist damit nicht gesagt, daß sie an dieser Stelle ausschließlich vor sich geht. Ebenso gleichzeitig oder sogar etwas früher kann eine solche, wenn auch geringfügigere Lokalisierung an anderen Orten, also auch z. B. im Ohr eintreten und daselbst Krankheitserscheinungen hervorrufen. Auf diesem *primären hämatogenen Wege* kann zunächst einmal der Ausbruch einer Mittelohrentzündung im Anfang, im Prodromalstadium einer Pneumonie erklärt werden. Für die *Entstehung* der Otitis in diesem Abschnitt der Lungenentzündung ist aber *noch ein anderer, bequemerer Weg möglich.* In den meisten Fällen gehen vor dem Ausbruch der Lungenaffektion oder gleichzeitig damit katarrhalische Entzündungserscheinungen in den Schleimhäuten der oberen Luftwege einher. Durch sie wird an diesen Stellen — in Betracht kommt vor allem der Epipharynx — ein Locus minoris resistentiae geschaffen, an dem sich die Lungenentzündungserreger wie auch andere Bakterien ansiedeln können. Von dieser Invasionspforte kann nunmehr *auf dem Tubenwege* eine Infektion der Pauke erfolgen und eine Mittelohraffektion durch direktes Hineinschleudern von Ansteckungsstoffen aus dem Nasenrachenraum ins Mittelohr infolge Schneuzen, Räuspern usw. schon sehr früh während der Pneumonieerkrankung auftreten. Bei einem derartigen Infektionsvorgang ist vor allem die Überlegung maßgebend, daß der Pneumokokkus von der Stelle, wo er auch unter normalen Verhältnissen meist als ständiger Bewohner zu finden ist, d. h. von der Mund- und Nasenhöhle entweder allein oder in Gemeinschaft mit sonstigen pathogenen Keimen sehr leicht in Marsch gesetzt werden kann. Vielleicht ist noch als begünstigendes Moment für die Entstehung der Mittelohrerkrankung auf diesem Wege die nach Lipori und Zaufal durch die Erkrankung herbeigeführte Lähmung des Tubenepithels und die dadurch herabgesetzte Abwehrkraft seiner Flimmerbewegung gegenüber den Infektionserregern heranzuziehen.

Wenn eine Lungenentzündung sich in großem Umfange ausgebildet hat, besteht nunmehr noch die *weitere Möglichkeit*, daß von ihr aus durch eine *sekundäre hämatogene Infektion* im Mittelohrgebiet eine Entzündung ausgelöst wird. Dieser sekundäre hämatogene Infektionsweg kommt im weiteren Verlauf einer Pneumonie noch einmal in Betracht. Löst sich eine Pneumonie nicht in der gewünschten Weise, kommt es z. B. zur sog. Karnifikation der Lunge oder zur Ausbildung eines Pleuraempyems, so können sich daraus ebenfalls Folgen für das Gehörorgan ergeben. Von einem solchen großen Eiterherd ist eine Verschleppung von infektiösen Keimen auf dem Blutwege in das Mittelohr leicht möglich, wie denn überhaupt im *postpneumonischen* Stadium in zahlreichen Organen (Muskel, Gelenken, Drüsen usw.) und auch an verschiedenen Stellen des Skeletts (Rippen, Sternum, Wirbel) metastatische Pneumokokkeneiterungen gefunden werden. Es kann deshalb nicht überraschen, daß eine Aussaat und Entwicklung der im Blute kreisenden Pneumokokken gelegentlich auch an einzelnen Stellen des Schläfenbeins, z. B. auch im Mittelohr, erfolgt. In diesem postpneumonischen Zeitraum ist schließlich noch ein Punkt zu berücksichtigen. Durch die Lungenerkrankung pflegt der Körper zu dieser Zeit erheblich an Widerstandskraft eingebüßt zu haben. Wenn jetzt — gleichgültig auf welchem von den oben beschriebenen Wegen — eine Mittelohrentzündung hinzukommt, so kann der Organismus, da er bereits den größten Teil seiner Abwehrstoffe verbraucht hat, ihrer Entstehung und auch ihrer weiteren Ausbreitung im Knochen nur sehr wenig entgegentreten. Auf einem derartig vorbereiteten Boden ist dann die Propagation einer Mittelohreiterung und ihr Übergreifen auf die Zellen des Warzenfortsatzes ein oft beobachtetes Vorkommnis.

Der Infektionsmodus, wie er soeben für die Pneumokokkeninfektion der Lunge geschildert ist, gilt auch für die verschiedensten anderen Erreger, von welchen eine Pneumonie hervorgerufen werden kann, vor allem auch für den Pneumobacillus FRIEDLÄNDER. In den anderen Fällen ist dann meist eine gleichzeitige Mischinfektion mit Pneumokokken vorhanden. Als solche, gewissermaßen Abarten der Pneumonie, sind zu erwähnen: die Pestpneumonie, der Lungenmilzbrand, der Lungenrotz usw. In diesem Rahmen erübrigt sich die Beschreibung dieser einzelnen Pneumonieformen; auch bei ihnen ist das Vorkommen einer Otitis beobachtet worden und ihre Entstehung auf dieselbe mannigfache Weise möglich, wie vorher ausgeführt.

Es können nun anscheinend durchaus gleichartige Krankheitserreger, z. B. die Pneumokokken nicht nur das Krankheitsbild der primär fibrinösen, sondern auch der katarrhalischen Lungenentzündung hervorrufen. Im Gegensatz zur gleichmäßigen Entwicklung der lobären croupösen Pneumonie in einem Lungenlappen baut sich die katarrhalische Broncho- oder lobuläre Pneumonie, die sich an einen Katarrh der feineren Luftwege anschließt, aus herdförmig entstandenen und erst später bei genügender Entwicklungszahl und Größe zusammenfließenden Entzündungsprodukten auf. Entsprechend der exquisiten katarrhalischen Schleimhautveränderung kommt für die Entstehung einer Otitis bei dieser Pneumonieform in erster Linie die Ausbreitung der Infektion auf dem *Tubenwege* von den erkrankten Schleimhäuten der oberen Luftwege in Betracht. Aber auch bei dieser Form der Lungenentzündung handelt es sich um eine Pneumokokkenallgemeininfektion, die gleich gerne Entzündungen der Schleimhäute der oberen wie der unteren Luftwege und über diese solche des Mittelohres hervorruft. Sie ist vornehmlich die *Krankheit des Kindesalters.* Dem größten Teil der Beobachtungen von *Otitis und Pneumonie* liegen deshalb auch Fälle von *Bronchopneumonie* zugrunde. Es verdient diese Feststellung besonders hervorgehoben zu werden, weil sich daraus besondere Gesichtspunkte für eine später noch zu erörternde Fragestellung ergeben werden.

Die *katarrhalische Pneumonie* kann außer als *primäre* auch als *sekundäre* Erkrankung bei einer Anzahl fieberhafter Infektionskrankheiten auftreten, wie z. B. im Gefolge von Influenza, Masern, Keuchhusten usw. Diese Form leitet zu zwei anderen noch erwähnenswerten Arten von Bronchopneumonien, zu der Aspirations- und hypostatischen Pneumonie, über. Für die bei diesen Lungenaffektionen unter Umständen vorkommenden Otitiden ist als Entstehungsweg in der Hauptsache *der Tubenweg* in Betracht zu ziehen.

Nachdem die Wirkung der Lungenentzündungserreger auf das Mittelohr als solche in allen Möglichkeiten besprochen ist, muß noch kurz erwähnt werden, daß von den Pneumonieerregern durch Ausscheiden von Toxinen auch eine spezifische *toxische Schädigung des Gehörorgans,* insbesondere des inneren Ohres und des Acusticus hervorgerufen werden kann, wie man es beim Typhus sehr häufig findet. Die Möglichkeit der Entstehung von Octavusneuritiden bei Pneumonie wird in der Literatur zugegeben, aber leider nicht durch kasuistische Fälle belegt.

Wenn man nunmehr unter Berücksichtigung der im vorhergehenden niedergelegten Auffassung von den verschiedenen Entstehungsmöglichkeiten einer Mittelohrentzündung bei Pneumonie, die bisher in der Literatur niedergelegten Mitteilungen von Otitis bei dieser Lungenaffektion etwas sichtet, so findet man, daß denselben in der Hauptsache Beobachtungen von *Bronchopneumonien,* vor allem *bei Kindern* zugrunde liegen. Otitiden im Verlauf von croupösen Pneumonien, die bekanntlich am ehesten Erwachsene befallen, sind relativ selten beschrieben. Dementsprechend ergibt sich, daß der *primäre hämatogene Entstehungsmodus* für das Ohr bei der Pneumonie *nicht wesentlich* in Betracht kommt. Denn sonst müßte die im Anfang einer fibrinösen Pneumonie einsetzende massenhafte Überschwemmung des Blutes viel, viel öfter Erscheinungen seitens des Ohres hervorrufen, als es gemeinhin der Fall ist. (Eine Ausnahme soll noch später besonders erwähnt werden.) Als *Haupt-infektionsweg des Mittelohres bei der Pneumonie ist* vielmehr im allgemeinen die direkte Infektion von den katarrhalischen veränderten Schleimhäuten des Epipharynx, auf denen außer Pneumokokken auch die verschiedensten anderen Entzündungserreger vorhanden sein können, auf *dem Tubenweg* anzusehen.

Die Feststellung, daß es sich bei den Literaturbeobachtungen fast immer um katarrhalische Pneumonien gehandelt hat, trägt auch bei zur Klärung der von vielen Autoren immer wieder aufgerollten Frage über *die Bedeutung der Otitis im Gesamtbild der Pneumonie* und der darüber aufgestellten Hypothesen, *ob die Otitis eine Teilerscheinung der Allgemeininfektion* darstellt oder *ob die Allgemeininfektionserscheinungen,* die bei ihr auftreten, Resorptionserscheinungen von *diesem primären Herde* im Ohr aus sind. Denn diese Frage hat nicht nur allein theoretisches, sondern für die später noch zu besprechende Therapie insofern ein praktisches Interesse, als unter Umständen die operative Eliminierung des otogenen Krankheitsherdes zur Behebung der allgemeinen, fieberhaften Krankheitserscheinungen in Betracht kommen kann (Kümmel). Bei einer croupösen Pneumonie wird es keinem Menschen einfallen, über die Rolle einer gleichzeitig aufgetretenen Otitis in Zweifel zu sein. Hier tritt die Ohraffektion gegenüber der Lungenaffektion vollkommen zurück, so daß das Krankheitsbild von der letzteren völlig beherrscht wird. Schwierigkeiten in der Beurteilung der Ohr- und Lungenkomponente sind jedoch, wie man aus der Literatur ersieht, entstanden und entstehen immer wieder bei den Fällen, in welchen im Verlauf einer katarrhalischen Pneumonie eine Otitis auftritt. Man muß sich hierbei wieder der Feststellung erinnern, daß beide Affektionen auf eine gemeinsame ursächliche Erkrankung zu beziehen sind, daß von der Schleimhauterkrankung der oberen Luftwege nach beiden Richtungen hin zur Bronchopneumonie sowohl als auch zur Otitis media eine ganz gleichwertige Pneumokokkeninfektion stattgefunden hat. Es kann nun die Otitis zuerst ganz im Vordergrund des Krankheitsbildes zu stehen scheinen, während tatsächlich schwer nachweisbare bronchopneumonische Herde für die Allgemeinerscheinungen, hohes Fieber usw., verantwortlich zu machen sind. Auf dieses Vorkommnis haben zuerst Preysing und Körner aufmerksam gemacht. Körner bezweifelte auf Grund dieser Überlegungen die Richtigkeit der Zaufalschen Auffassung über den sog. zyklischen Verlauf der Pneumokokkenotitis. Eigene Beobachtungen legten ihm die Vermutung nahe, es könne sich in derartigen Fällen um übersehene wirkliche Pneumonien gehandelt haben. Er verweist auf die Feststellungen Preysings bezüglich des bei Säuglingen fast konstanten Vorkommens von Otitis bei Pneumonie und betont die Schwierigkeit der Erkennung eines pneumonischen Prozesses bei Fehlen von Husten, Auswurf, Schmerzen, Atemnot, meist auch mangels eines positiven physikalischen Befundes. Ebenso konnte Braun an Beobachtungen der Heidelberger Klinik von Otitis bei Pneumonie nicht immer gleich beim Anfang der Erkrankung trotz sorgfältigster Untersuchung eine Pneumonie feststellen, sondern teilweise erst am dritten, fünften oder sogar am achten Tage nach Beginn der Krankheit die Lungenentzündung aufdecken und damit einen Anhaltspunkt für die Erklärung der Allgemeininfektion finden. Derartige Otitiden können dann als Prodromalsymptome einer Pneumonie imponieren. Nach alledem kann man also nur sagen, daß die Otitis media bei der Pneumonie als eine entzündliche Begleiterscheinung, allerdings meist spezifischer Natur, im Rahmen des Gesamtbildes der Lungenentzündung aufzufassen ist.

Pathologisch-anatomische Befunde über Otitiden bei Pneumonie gibt es erstens einmal sehr wenig oder so gut wie gar keine, zweitens zeigen sie keine Abweichungen von den Erhebungen bei gewöhnlichen akuten Mittelohrentzündungen. Am besten kann man sich über die verschiedenen Stadien der Entzündung und ihrer Resorption im Mittelohr unterrichten in PREYSINGS ausgezeichneter Monographie „Die Otitis media bei Säuglingen". Seine Befunde stellen in 92% Ohreiterungen mit Pneumokokkeninfektion dar.

Die *Mittelohrentzündungen bei Pneumonie* treten *relativ frühzeitig* auf, so daß sie von einigen Autoren, als *direktes Frühsymptom* der Krankheit angesprochen werden. (Siehe oben.) Subjektiv stehen sie manchmal durch Erzeugung von Schmerzen zuerst ganz im Vordergrund der Krankheitserscheinungen. Demgegenüber ist der objektive Befund am Trommelfell meist mäßig, teils in einfacher Trübung, Injektion, Auflockerung des äußeren Epithelüberzuges, in anderen Fällen in Vorwölbung oder auch in Perforation mit eitriger Sekretion bestehend. Temperaturerhöhungen sind in diesem Stadium meist erheblich vorhanden, wenn auch das teils seröse, teils auch eitrige Sekret der Pauke entweder durch Spontanperforation oder Paracentese genügenden Abfluß hat. Selten pflegen diese Otitiden im weiteren Krankheitsverlauf zu schweren Komplikationen zu führen und es ist fast als eine Ausnahme zu bezeichnen, daß es zu einer ausgesprochenen Mastoiditis kommt.

Die *Diagnose* der Mittelohreiterung bei Pneumonie ist, wie bei jeder anderen akuten Mittelohrentzündung ganz einfach zu stellen, schwieriger ist dagegen die *differentialdiagnostische* Abgrenzung. Die hohe Fiebersteigerung, welche man in diesen Fällen meist beobachtet, pflegt am ehesten die Beurteilung des Krankheitsbildes zu erschweren. Denn sie steht in krassem Gegensatz zu den oben geschilderten relativ geringen Entzündungserscheinungen am Mittelohr und Warzenfortsatz. Man kann aber gerade *aus diesem Mißverhältnis zwischen Ohr- und Allgemeinerscheinungen*, besonders *bei Kindern*, die Wahrscheinlichkeitsdiagnose einer gleichzeitig sich entwickelnden und noch zur Entfaltung kommenden Pneumonie oder Bronchopneumonie stellen. *Differentialdiagnostisch* könnte das hohe Fieber an die Möglichkeit einer *Sinusthrombose* denken lassen; dagegen spricht aber außer den geringen Erscheinungen seitens des Ohres die *kurze Dauer* der Mittelohrentzündung (meist erst zwei oder drei Tage). Denn eine Sinusthrombose braucht bei mäßiger Ausbildung des Entzündungsprozesses im Knochen immerhin einige Tage zu ihrer Ausbildung, es sei denn, daß ein sehr virulenter, foudroyant verlaufender Mittelohrprozeß vorliegt. Dieser bedingt aber wiederum deutliche Reaktionserscheinungen seitens des Ohres, bestehend in überreichlicher, dünnflüssiger Sekretabsonderung und ausgesprochener Druckempfindlichkeit des Warzenfortsatzes, Drüsenpakete an der Jugularis und Druckempfindlichkeit derselben. Wenn diese letzteren Krankheitszeichen seitens des Ohres aber fehlen, so kann man die Annahme einer Sinusthrombose fallen lassen. Das Manifestwerden der Lungenerscheinungen binnen weniger Tage pflegt in solchen Fällen bei abwartender Stellungnahme nicht auf sich warten zu lassen, wenngleich allerdings zugegeben werden muß, daß darüber manchmal auch 3—4 Tage vergehen können.

Die *Therapie* der Mittelohrentzündung bei Pneumonie hat sich zunächst prophylaktisch gegen die Entzündungen im Nasenrachenraum zu richten. Man muß versuchen, das vorhandene Sekret zu entfernen und die Schleimhaut mit Borsäureinsufflation zu desinfizieren. Die *frühzeitige Paracentese* ist besonders deshalb zu empfehlen, weil das Fortbestehen des Fiebers trotz Schaffung genügender Abflußbedingungen am ehesten an einen gleichzeitigen Lungenprozeß gemahnen wird. Ein *operatives Angehen des Warzenfortsatzes* ist auch bei angeblicher Druckempfindlichkeit des Warzenfortsatzes deshalb bis zur sicheren diagnostischen Entscheidung aufzuschieben, weil eine Schmerzhaftigkeit, besonders wiederum bei Kindern, durch entzündliche Drüsenschwellungen auf dem Planum mastoideum vorgetäuscht werden kann. Im großen und ganzen kommt es aber nur sehr selten zur Eröffnung des Warzenfortsatzes. Die Otitis pflegt weiterhin in der Regel ohne Hinterlassung bleibender Trommelfellveränderungen und damit auch ohne eine Beeinträchtigung der Hörfunktion zu verlaufen. Nach den experimentellen Untersuchungen HAYMANNS kann man überhaupt erwarten, daß auch beim Menschen die destruktive Tendenz der Pneumokokkeninfektion des Ohres keinen hohen Grad erreicht.

Von dem eben geschilderten gewöhnlichen Verlauf der Otitis bei Pneumonie ist noch ein bereits in der älteren Literatur vielfach besprochenes Krankheitsbild kurz abzuhandeln: Schon HAUG machte auf eine eigenartige Form der Otitis aufmerksam, die besonders bei ganz kleinen Kindern im Verlaufe von Pneumonien vorkäme und mit mehr oder weniger schweren meningealen Hirnsymptomen einherginge. Die letzteren schwänden aber mit der Paracentese, d. h. mit der Entlastung der erkrankten Paukenhöhle, so daß man sie mit der Ohrerkrankung und nicht mit der Lungenaffektion als solcher in direkte Verbindung bringen mußte. In ähnlichem Sinne äußerte sich STEINER; auch er nahm als eine Hauptursache der Gehirnsymptome bei der von RILLIET und BARTHEZ beschriebenen sog. „cerebralen Pneumonie" (von ZIEMSSEN „Pneumonie mit Gehirnerscheinungen" bezeichnet) eine gleichzeitige eitrige Entzündung des Ohres an, ohne sie in jedem Falle nachgewiesen zu haben.

Es wäre natürlich falsch, das Zustandekommen der meningealen Erscheinungen in solchen Fällen immer auf eine offensichtliche oder latente Otitis zurückzuführen. In den eben erwähnten Beobachtungen von HAUG und STEINER macht es allerdings den Eindruck, als ob von einer höchst pathogenen akuten Otitis sehr schnell Hirnhauterscheinungen cerebralwärts — die Überleitungswege sollen dabei unberücksichtigt bleiben — induziert worden sind, so daß die Otitis tatsächlich das primäre Moment in dem Krankheitsbild darstellte. Daß von einer nicht perforierten Otitis media acuta Hirnreizungssymptome hervorgerufen werden, die dann auf Paracentese sofort zurückgehen, ist eine besonders bei Kindern allgemein bekannte Tatsache. Sie wird erklärt durch die zahlreichen direkten Gefäßverbindungen, welche bei Kindern zwischen der Schleimhautauskleidung der Mittelohrräume und der Dura der beiden Schädelgruben bestehen. Ob sich auf diese Weise aber alle solche Fälle, vor allem bei Erwachsenen, werden erklären lassen, ist fraglich. Man muß deshalb noch nach anderen Erklärungen suchen. Wenn man sich wieder der anfangs supponierten Infektionswege für die Entstehung einer Otitis bei Pneumonie erinnert, wenn man weiter an die als Anfangssymptome einer croupösen Pneumonie, besonders von interner Seite beschriebenen Meningismen denkt, so geht man wohl nicht fehl, sich einen Teil dieser Hirnhauterscheinungen, vor allem bei Erwachsenen, als durch die allgemeine Überschwemmung des Blutes mit Lungenentzündungserregern auf hämatogenem Wege entstanden vorzustellen. Die gleichzeitige Otitis verdankt entweder demselben Infektionsmodus oder auch dem Tubenweg ihren Ursprung. Ein causaler Zusammenhang zwischen Ohr- und Hirnhautaffektion läßt sich dann aber nicht konstruieren, das Zurückgehen der Cerebralsymptome und die Entlastung des entzündeten Mittelohres haben nichts miteinander zu tun. An diese Möglichkeit ist deshalb zu denken, weil nach MATTHES „die meningitischen Symptome bei der Pneumonie die Szene eröffnen, bevor die Lungenaffektion physikalisch nachweisbar wird und weil sie bemerkenswerterweise oft schon abklingen, wenn die physikalischen Zeichen der Pneumonie erst deutlich hervortreten". Die akute Otitis stellt dann in solchen Fällen lediglich ein accidentelles Moment dar. Schließlich wäre noch eine letzte Möglichkeit zu erwägen, nämlich die, daß von der primär hämatogen entstandenen Meningitis mittelohrwärts die Otitis media induziert wird. Auf diesen Infektionsvorgang, welchen man als meningogene Otitis media bei Pneumonie bezeichnen müßte, hat neuerdings GÜTTICH wieder hingewiesen.

Es ist bisher nur von der *Otitis bei Pneumonie* gesprochen worden in der Annahme, daß gleichzeitig mit der Ohraffektion Lungenerscheinungen mehr oder weniger ausgesprochen mit einhergehen. Dabei sind als die für den Ohrprozeß hauptsächlich in Betracht kommenden Erreger *Pneumokokken und Pneumobacillen* angenommen worden. Diese beiden Bakterienarten werden aber nicht nur bei Otitiden mit gleichzeitigen Lungenprozessen gefunden, sondern können auch in vielen Fällen von gewöhnlicher akuter Mittelohrentzündung nachgewiesen werden, bei welchen keine Lungenentzündung vorhanden ist, ebenso auch bei solchen, welche im Anschluß an eine Pneumonie entstehen oder auch später von einem postpneumonischen Herd sich entwickeln. Es erscheint daher im Rahmen dieser Besprechung berechtigt zu sein, noch ganz kurz darauf einzugehen, ob und welchen Charakter eine Mittelohrentzündung als solche aufweisen kann, die spezifisch durch einen dieser beiden Erreger hervorgerufen ist. Selbstverständlich darf dabei nicht vergessen werden, daß die verschiedenen Verlaufsformen der akuten Otitis nicht allein von der Art der Erreger, sondern noch von vielen anderen Momenten abhängig sind.

Nach ZAUFAL nehmen die durch *Pneumokokken* WEICHSELBAUM hervorgerufenen Mittelohrentzündungen, auch *ohne* daß eine Lungenentzündung gleichzeitig vorhanden ist, einen streng pneumonischen Verlauf, werden mit Schüttelfrost eingeleitet und gehen am siebenten oder achten Tage mit einem kritischen Abfall der Temperatur in Heilung über. Für diese Form hat ZAUFAL den Begriff der „zyklisch verlaufenden Otitis" geprägt, worüber bereits eingangs das Nötige gesagt worden ist.

LEUTERT hat später zuerst den Pneumokokkenotitiden besondere Verlaufseigentümlichkeiten zugeschrieben, die hauptsächlich in relativ frühzeitigem Nachlassen der ursprünglichen Paukeneiterung, niedrigen Temperaturen, geringem Operationsbefund und kurzer Nachbehandlung bei den operativen Fällen bestehen sollen. Später sind auch von KÜMMEL, DENKER, BLEYL u. a. über die Pneumokokkenotitiden Untersuchungen angestellt worden. Aus dem Urteil dieser Autoren geht hervor, daß die spezifische Pneumokokkenotitis im allgemeinen einen gutartigen Charakter hat und ohne Beteiligung des Knochens abzulaufen pflegt.

Jedoch kommt es auch manchmal, besonders nach Ablauf der Paukenhöhlenentzündung zu latenten Warzenfortsatzerkrankungen, die erst später, dann scheinbar primär, klinische Erscheinungen machen. Bei der Operation werden nicht selten mehrere Eiterherde im Knochen, die durch gesunde Knochensubstanz getrennt sind, gefunden. Nach GATSCHER, URBANTSCHITSCH und BLEYL beruhen Jochbogeneiterungen, auch völlig isolierte, im Anschluß an akute Otitiden, fast stets auf Pneumokokkeninfektion. Schwerere, endokranielle Komplikationen werden durch die Pneumokokken kaum herbeigeführt.

Anders verhalten sich dagegen die durch den *Pneumobacillus* FRIEDLÄNDER verursachten Otitiden. Über diese sagt ZANGE in einer ausführlichen Arbeit folgendes:

„Die durch das Bacterium pneumoniae FRIEDLÄNDER hervorgerufene Otitis media stellt ähnlich wie die Friedländerpneumonie ein typisches Krankheitsbild dar, dessen Eigentümlichkeiten im Wesen des Friedländerbacillus begründet sind, nämlich in der enormen Vermehrungsfähigkeit und starken Schleimproduktion der Bacillen im Organismus bei geringer lokaler Reaktion der Gewebe. Das Mittelohrsekret ist von Anfang an schleimig-eitrig, mikroskopisch sehr reich an Bacillen und Schleim. Die Friedländerotitis zeigt häufig von vornherein einen schleichenden Charakter ohne besondere stürmische lokale Symptome, bald mit, bald ohne Fieber. Sie neigt ferner zu schweren Komplikationen des Warzenfortsatzes, seiner Umgebung und des Endokraniums mit oft tödlichem Ausgang, Komplikationen, die sich gleichfalls schleichend und ohne deutliche manifeste Symptome entwickeln können. Hinsichtlich der Bedeutung und der Rolle, welche diese beiden Bakterienarten für die Otitis media acuta spielen, kann man demnach sagen, daß der Pneumokokkus mehr die leichtere, der Friedländerbacillus die schwersten Formen der Otitiden bedingt (Bleyl)".

Malaria.

Nachdem in den letzten Jahrzehnten die Malariaforschung das Wesen dieser Erkrankung in eindeutiger Weise aufgedeckt hat, seitdem vor allem die Untersuchung des Blutbildes die Diagnose einwandfrei ermöglicht, so daß auf eine Malariaerkrankung nicht allein aus den klinischen Zeichen und dem Erfolg des spezifischen Heilmittels, des Chinins, geschlossen werden braucht, muß man gegenüber vielen Mitteilungen älterer Autoren über sog. intermittierende Erkrankungen mit Malariacharakter aus verschiedenen klinischen Teilgebieten einen etwas skeptischen Standpunkt einnehmen; denn nach dem heutigen Stande der Forschung ist die mikroskopische Feststellung der Parasiten das Wesen der Malariadiagnostik. Besonders die ältere otologische Literatur weist eine Fülle derartiger zweideutiger Beobachtungen auf; sie führt Mittelohreiterungen bei Malariaerkrankungen auf Plasmodieninfektion zurück, die höchstwahrscheinlich interkurrent waren, ohne für ihre Annahme eine befriedigende Begründung zu geben. Im Jahre 1871 hat Weber-Liel zuerst auf eine eigentümliche Form von akuter Mittelohrentzündung aufmerksam gemacht, die nach seiner Ansicht auf Malariainfektion beruhte und die er deshalb Otitis intermittens benannte. Diese Mitteilung wurde nachträglich durch weitere Beobachtungen von ihm ergänzt und auch von Voltolini 1878 und Hötz 1880 anscheinend bestätigt. In demselben Jahre stellte weiter Luchthau bei einer Epidemie von Febris recurrens 80 Otitiden fest. Er sah in der Ohraffektion ein Produkt des spezifischen Krankheitserregers, da „die Mittelohrentzündung in der Regel in unmittelbarem Anschluß an einen Fieberanfall auftrat und die Rachenorgane bei dieser Krankheit meist keine Veränderungen aufwiesen". Die Beweiskraft der Krankheitsbeobachtungen Luchthaus ist jedoch recht schwach fundiert. Wenn man die Arbeit im Original nachliest, so findet man z. B. bei einem Falle angegeben, daß bei demselben gleichzeitig mit der Otitis auch noch eine Pneumonie bestand, an deren Folgen dieser dann auch endete. Es liegt daher viel näher oder, korrekter ausgedrückt, es besteht durchaus die gleiche Möglichkeit, die Entstehung der Otitis media mit dieser letzteren Erkrankung in Zusammenhang zu bringen, da erfahrungsgemäß ein solches Vorkommnis bei der Pneumonie durchaus keine Seltenheit ist. Auch die anderen Fälle halten einer kritischen Betrachtung wenig Stand; dieselbe läßt sich natürlich im Rahmen dieses Handbuches nicht weiter ausspinnen. Es ist aber wohl nicht zu viel gesagt, wenn man behauptet, daß die Arbeit Luchthaus nicht weiter die Rolle eines Kronzeugen für eine „Malaria-Otitis" in der Literatur beanspruchen darf.

Mit gleicher Zurückhaltung dürfte auch eine Arbeit aus neuerer Zeit (1906) zu betrachten sein, in der ein französischer Militärarzt Coste eine Darstellung von der *Otitis intermittens* im Sinne Weber-Liels gibt. Er will während einer Malariaepidemie in Arzen 1904/05 „nicht selten Otitiden beobachtet haben, welche durch Chinin auffällig beeinflußt wurden".

Außer diesen Mittelohraffektionen hat man in früherer Zeit entsprechend den intermittierenden Malaria-Neuralgien am Auge eine intermittierende Otalgie allein oder als Teilerscheinung einer Trigeminusneuralgie, intermittierende Ohrgeräusche und, als eine Form der Febris intermittens larvata, periodisch wiederkehrende Taubheit (WOLFF) mit Fieberanfällen und starken Ohrenschmerzen beschrieben. FERRERI fand unter 4574 Kranken der Ohrenklinik zu Rom nur bei 8 eine akustische Störung durch Malaria angegeben. OSTMANN hatte ganz Recht, wenn er sagte, es wäre eine dankenswerte Aufgabe, wenn einer der in den deutschen Kolonien tätigen Ärzte — das sind allerdings jetzt tempi passati — die Frage der Mitbeteiligung des Ohres bei der Malaria einer erneuten Bearbeitung unterziehen wollte. Allzu häufig dürfte nach seiner Meinung die Mitbeteiligung des Ohres bei Malaria nicht sein.

Wenn man daher das bisher vorliegende einschlägige Material kritisch sichtet, so gründen sich die meisten der intermittierenden Mittelohrentzündungs-Diagnosen auf der Feststellung der prompten Reaktion der Ohrsymptome auf Chinin. Der Nachweis des für Malaria charakteristischen Milztumors oder gar des Blutbefundes ist in den bisher mitgeteilten Fällen von Malariaotitis nicht erbracht. Das intermittierende Auftreten der Ohrsymptome an sich kann nicht ohne weiteres als ausreichend für die Annahme ihres Malaria-Ursprungs angesehen werden. Allein aus der eklatanten Wirkung des Chinins auf einen bis dahin auf die gewöhnlichen Medikamente nicht ansprechenden Mittelohrprozeß, weiter auf einen ursächlichen Zusammenhang der Ohrerkrankung mit der Malaria zu schließen, selbst wenn die Beschwerden in gewissen, an Malariafälle erinnernden Abständen auftreten, ist ebenfalls nicht angängig. Bei den vorher erwähnten Mitteilungen ist außerdem noch zu bedenken, daß auch nicht von Malaria veranlaßte Erkrankungen unter der Einwirkung der Malariainfektion einen intermittierenden Charakter annehmen, so daß die Malaria vielfach nur eine hinzutretende Komplikation darstellt. Dadurch erklärt sich dann auch zwanglos die überragende auffallende Heilwirkung des Chinins auf die Ohrerkrankung. In solchen Fällen handelt es sich nicht um Malariaotitiden im eigentlichen Sinne, d. h. um durch die Malariaplasmodien hervorgerufene Ohreiterungen, sondern um wirkliche Mittelohrentzündungen, die durch irgendwelche Ursachen hervorgerufen, aber durch die Einwirkung der Malaria gewissermaßen modifiziert worden sind, so daß das Chinin wesentlich zu einer erfolgreichen Behandlung beiträgt. In ähnlicher Weise ist eine Mitwirkung wohl auch bei den sog. intermittierenden Otalgien und Trigeminusneuralgien zu bewerten. Ob die Malaria, die bekanntlich eine Menge nervöser Symptome hervorzurufen imstande ist, auch Schädigungen des Acusticus im Sinne einer Neuritis acustica oder zentralen Oktavusstörung bedingen kann, darüber fehlen bis jetzt nähere Unterlagen, zumal die im Anschluß an Chiningebrauch auftretende Schwerhörigkeit die Beurteilung einer solchen sehr erschwert.

Um nun wieder zu der *Beteiligung des Mittelohres bei der Malaria* zurückzukehren, so ist das Vorkommen einer solchen bisher unbewiesen, so daß ein *Zusammenhang zwischen beiden Erkrankungen abgelehnt* werden muß.

Anders muß man sich dagegen zu der Frage stellen, ob und inwieweit genuine akute Mittelohreiterungen bei einem Malariaträger durch eine neuerliche Malariamanifestation beeinflußt, kompliziert werden und eventuell *differentialdiagnostische Schwierigkeiten* hinsichtlich der dabei notwendig werdenden operativen Eingriffe machen können. Solche Vorkommnisse sind möglich, aber selten; bisher sind in der Literatur erst 10 derartige Fälle beschrieben, und zwar von F. VOSS, BEHRENS, E. URBANTSCHITSCH, MAYR und RUTTIN, O. VOSS. In diesen Fällen handelte es sich meist um das Vortäuschen einer *Sinuskomplikation* bei bestehender Mittelohrentzündung, während in Wirklichkeit die Komplikation der letzteren in der Malaria gelegen war. Von besonderem Interesse ist ein Fall von E. URBANTSCHITSCH, der diese Komplikationskombination insofern noch in erhöhtem Maße aufwies, als bei ihm nach einer diagnostizierten Sinusthrombose Malaria auftrat und so anfangs eine Verschlimmerung dieses Zustandes (etwa durch Vereiterung des Thrombus oder durch Metastasenbildung) befürchten ließ. Die *Fieberkurve der Malaria* kann also nicht nur Anlaß zur *Verwechslung* mit einem *pyämischen Prozeß* geben, sondern auch durch *direkte Verschleierung des Fiebertypus* die Diagnose *einer Sinusthrombose* erschweren. Zur Vermeidung solcher Irrtümer ist zunächst die *Anamnese* heranzuziehen; haben schon früher Malariaanfälle stattgefunden, so wird man von vornherein an die Möglichkeit einer Malariakomplikation. denken. Ungünstiger liegen die Verhältnisse dann, wenn es sich um den ersten oder zweiten Malariaanfall handelt und die Erkrankung womöglich noch in sonst malariafreien Gegenden einsetzt. In diesen Fällen versagt nämlich auch das andere, als besonders klinisch wichtig zu bezeichnende differentialdiagnostische Symptom der *Milzveränderung*. Für gewöhnlich pflegt bekanntlich die Milzvergrößerung bei Malaria besonders erheblich zu sein, im Gegensatz zu den bei pyämischen und septischen Prozessen auftretenden geringen Milzschwellungen. Beim ersten Malariaanfall ist die Milzschwellung anfänglich gering und bildet sich erst allmählich aus; es kommen außerdem Rückbildungen von Milztumoren nach einmaligen Attacken nicht allzu selten vor, erst bei wiederholten Anfällen geht die Milzschwellung in einen gut palpablen Milztumor über. Der Mangel eines chronischen Milztumors kann also keineswegs als Beweis gegen eine bereits durchgemachte Malaria aufgefaßt werden. Andererseits will F. Voss beobachtet haben, daß eine hart palpable Milz ausnahmsweise auch zum Symptomenbilde der Sinusthrombose gehören kann. Man sieht also, daß in der Abgrenzung eines pyämischen Prozesses gegen Malaria, worauf es bei den otitischen Komplikationen hauptsächlich ankommt, verschiedene Schwierigkeiten zu überwinden sind. In allen diesen Punkten bringt nur das *Blutpräparat* die Entscheidung, das man bei begründetem Verdacht einer Malariainfektion abwarten muß, bevor man sich zu einem operativen Sinuseingriff entschließt.

Lepra.

Während das außerordentlich häufige Mitergriffensein der oberen Luftwege, vor allem der Nase, bei der Lepra der Gegenstand vieler sehr genauer und exakter Untersuchungen gewesen ist, existieren über die Mitbeteiligung des Ohres nur wenige Veröffentlichungen. Untersuchungen des Gehörorgans Lepröser sind bisher nur von LIMA und DE MELLO, von FIELD, in jüngster Zeit von SOKOLOWSKY und BLOHMKE vorgenommen worden. Alle diese Autoren kommen zu dem Ergebnis, daß es eine für Lepra — sowohl was die tuberöse wie die nervöse Form derselben anlangt — typische Erkrankung des Ohres nicht gibt, abgesehen von den bekannten Hautveränderungen des äußeren Ohres, die sich gelegentlich in den äußeren Gehörgang fortsetzen können. LIMA und DE MELLO fanden zwar in 70% ihres Materials das Gehörorgan verändert, darunter war aber nur ein Fall von hochgradigster Schwerhörigkeit bei einem 40jährigen Manne, während sonst die Hörfähigkeit nur ganz wenig herabgesetzt war. Einmal fand sich eine Mittelohreiterung, im übrigen waren die von den Autoren sehr eingehend geschilderten Veränderungen durchaus harmloser und auch meist unwesentlicher Natur: Verdickung des Trommelfells, Injektion am Hammergriff, Verkalkungen, Einziehungen des Trommelfells. Bei den von FIELD untersuchten Fällen zeigten 58% normale Ohren, bei zwei Kranken mit Knotenlepra fanden sich ausgedehnte Ulcerationen des ganzen Gehörganges auf beiden Ohren; in einem weiteren Falle war die innere Hälfte des Gehörganges und das Mittelohr von einer nicht ulcerierten leprösen Wucherung

eingenommen. SOKOLOWSKY und BLOHMKE stellten bei einer im Jahre 1921
vorgenommenen Durchuntersuchung der Insassen des Memeler Leprosoriums
— es waren 14 Kranke — von typischen Hautveränderungen des äußeren
Ohres, in der Hauptsache eine diffuse Infiltration der Ohrläppchen fest, die
überdies häufig mit Knoten besetzt waren. Im übrigen notierten sie als Abweichungen von der Norm zweimal Schwerhörigkeit des inneren Ohres bei
annähernd intaktem Trommelfell bei einer 78- bzw. 79jährigen Leprösen, die
zwanglos als Altersschwerhörigkeit anzusehen war, weiter einmal Residuen
einer abgelaufenen Mittelohreiterung und schließlich einmal die Erscheinungen
eines Mittelohrkatarrhs, wahrscheinlich infolge von Tubenverschluß. Die
gefundenen Abweichungen von der Norm am Gehörorgan unterschieden sich
also in keiner Weise von den Ohraffektionen nicht an Lepra Erkrankter.

In dem äußeren Krankheitsbild der *Lepra* fällt, was den Sitz und die Ver-
teilung der Knoten in den verschiedenen Körperregionen angeht, vor allem
die Beteiligung des *äußeren Ohres* auf. *Dasselbe* ist gerade eine der *häufigsten
Lokalisationen der Hautlepra*. Man findet sie an der Ohrmuschel sowohl in
Form der Knoten wie der Infiltrate. Die bisweilen geradezu enorm infiltrative
Vergrößerung der äußeren Ohren kann mehr als das Doppelte der natürlichen
Größe betragen und bedingt manchmal durch die relative Vertiefung der nor-
malen Furchen geradezu unwahrscheinliche Zerrbilder der Ohrmuscheln.

Über die, wenn auch nur mittelbaren Beziehungen der *Lepra* zum *Mittelohr*
ist folgendes zu sagen:

Der lepröse Krankheitsprozeß befällt vor allen Schleimhäuten in erster
Linie die der Nase. Die dadurch entstehenden Erosionen, Ulcerationen und
Sekundärinfektionen der Mucosa führen durch Borken- und Krustenbildung
zu teilweisem, meist aber völligem Verschluß der Nasenwege. Es resultiert
eine ausgesprochene Mundatmung. Die Erkrankung hat aber weiter auch ihren
Lieblingssitz in der Mundhöhle und dem Nasenrachenraum. Der weiche Gaumen
wird in allen Teilen befallen, mit Vorliebe ist die Uvula infiltriert und knotig
verändert. Aber auch auf den Gaumenbögen und auf den Tonsillen sieht man
oft multiple Leprome oder die Gaumenbögen sind beiderseits kulissenartig
starr infiltriert. Auch die hintere Pharynxwand bleibt nicht verschont. Die
örtlichen Erscheinungen beginnen mit diffuser Rötung und vermehrter Schleimabsonderung aller Rachengebilde (Entzündungsperiode), an welche sich bald
unter völligem Versiegen der Sekretion die Bildung der Knoten und Infiltrate
anschließt. Nebenher kann stellenweise schon das Stadium der Ulceration
beginnen, welches zu ausgedehnten Narbenbildungen und Verwachsungen führt.

Diese Veränderungen in Gebieten, welche mit dem Gehörorgan, speziell
dem Mittelohr, in innigem physiologischen Zusammenhang stehen, können
auf das letztere leicht über *den Tubenweg* ihren Einfluß ausüben und zu Trommelfelleinziehung im Sinne eines *Tubenkatarrhs* führen oder auch durch Hinzutreten einer Sekundäraffektion infolge der Ulcerationsvorgänge im Rachen
und der ständigen übermäßigen Sekretabsonderung in demselben das Entstehen
einer *eitrigen Mittelohrentzündung* begünstigen. Derartige Folgeerscheinungen
bedeuten aber bei einer Krankheit, die wie die Lepra in so ausgedehntem Maße
die Schleimhaut der Nase und des Nasenrachenraumes befällt, etwas Selbst-
verständliches, so daß sie keine spezielle Besprechung erforderlich machen.

Keuchhusten.

Bei Keuchhusten sind Miterkrankungen des Gehörorgans im großen und
ganzen nicht sehr häufig. Die Aufzeichnungen darüber in der Literatur, vornehmlich auch in der der Kinderheilkunde, sind recht spärlich. Es existiert nur

eine Arbeit von Falls über Keuchhusten als Ursache von Taubheit aus dem Jahre 1886. In dieser beschreibt er Fälle von Taubheit, die er bei keuchhustenkranken Kindern beobachtet haben will und bei denen ihm ein Konnex zwischen beiden Erkrankungen in hohem Grade wahrscheinlich erscheint. Eine Erklärung für die Entstehung der Taubheit z. B. auf Grund von Blutungen in das innere Ohr vermag er aber nicht zu geben, sondern beschränkt sich darauf, „nervöse Begleiterscheinungen" anzunehmen. Moos will in Fällen von Pertussis Labyrinthhämorrhagien gesehen haben. Nach Haug soll bei Keuchhusten sowohl im katarrhalischen Stadium, wenn die Diagnose noch unsicher ist, als auch im späteren Verlauf eine Otitis auftreten können. In welcher Beziehung dann die Ohrenerkrankung zur Hauptkrankheit steht, hält er noch für gänzlich ungeklärt.

Man kann am ehesten ein Bild gewinnen über die Möglichkeit des Zusammenhanges zwischen diesen beiden Erkrankungen, wenn man ganz kurz die heute geltende Anschauung über das Wesen des Keuchhustens rekapituliert.

Nach dem heutigen Standpunkt ist über die *Ätiologie und Pathogenese des Keuchhustens* zu sagen, daß man beim Zustandekommen des Keuchhustens, der sich einem einfachen Husten gegenüber nur durch seine besondere Heftigkeit kennzeichnet, zwei Entstehungsmöglichkeiten voneinander trennen kann: Die Intensität des Hustenanfalls kann *einerseits* bedingt sein durch eine angeborene abnorme Erregbarkeit des Nervensystems, bei der vielleicht schon der geringfügigste Reiz eines gewöhnlichen nichtspezifischen Katarrhs der Luftwege hinreicht, um bei einem solchen Kinde ein keuchhustenartiges Bild zu erzeugen. Im *anderen Falle* ist die Heftigkeit des Hustenanfalls vielleicht besser zu erklären mit einer auf einer besonderen unbekannten Infektion beruhenden Reizbarkeit der erkrankten Respirationsschleimhaut, wobei es zunächst unentschieden bleiben muß, ob dabei nur eine bestimmte oder mehrere verwandte zu einer Gruppe gehörige oder selbst ganz verschiedenartige Bakterien in Frage kommen. Die Natur des Erregers ist zur Zeit noch unbekannt.

Aus dem Umstande, daß der pathologische Anatom bei einem im Verlaufe des Keuchhustens zugrunde gegangenen Kinde an der Leiche nicht festzustellen in der Lage ist, ob das Kind zu Lebzeiten an einem Keuchhusten erkrankt gewesen ist, geht am besten hervor, daß es bisher nicht geglückt ist, einen für den Keuchhusten typischen anatomisch-pathologischen Befund zu erheben. Es wird allgemein festgestellt, daß beim Keuchhusten ein mehr oder weniger ausgebreiteter Katarrh der oberen Luftwege von örtlich wechselnder Intensität vorliegt. Die dabei zu beobachtenden Erscheinungen weichen in keiner Hinsicht von denen eines gewöhnlichen Katarrhs ab. Ebenso zeigen auch die Mittelohrräume bei der Sektion lediglich entzündliche Veränderungen ohne besondere Merkmale.

Beherrscht wird das Krankheitsbild von den Hustenparoxysmen mit Erstickungsnot und Erbrechen, die der Erkrankung ja ihren besonderen Charakter verleihen. Durch diese gewaltsamen Hustenanfälle wird die Entstehung der bei Keuchhusten auftretenden Otitis noch besonders beeinflußt.

Die katarrhalischen Schleimhautschwellungen im Nasenrachen erzeugen leicht durch Übergreifen auf die *Ohrtrompete einen Katarrh* derselben. Oder aber es entsteht durch das gewaltsame Hineinpressen von Eiterbakterien beim Hustenanfall auf diesem Wege *eine Mittelohrentzündung.* Die Gewalt der Hustenstöße, durch welche ein Überdruck in dem Cavum des Nasenrachenraumes und der Nase, noch mehr als es sonst schon der Fall ist, hervorgerufen wird, pflanzt sich durch die Tube auch in das Mittelohr weiter und begünstigt einesteils die Entstehung der Otitis, andererseits kann sie derselben insofern eine besondere Note geben, als es zu Trommelfellzerreißungen kommen kann, zumal wenn das Trommelfell vorher atrophisch oder seine Resistenz durch

Narbenbildung herabgesetzt war. Weiterhin entstehen dadurch punktförmige *subepitheliale Blutungen* im *äußeren Gehörgang* und am *Trommelfell*, Veränderungen, die als einziges Charakteristicum der bei Keuchhusten vorkommenden Otitis bezeichnet werden können, während sich die sonstigen entzündlichen Mittelohraffektionen durch nichts von der gewöhnlichen akuten Otitis unterscheiden. Gelegentlich kommt es auch einmal durch Einrisse in der Schleimhaut zum Eindringen von Luft unter die Haut der seitlichen Halsgegend und des Warzenfortsatzes (Hautemphysem). Die Diagnose ergibt sich aus den eben geschilderten Vorgängen von selbst.

Die *Prognose* der bei Pertussis auftretenden Otitiden ist wie bei allen katarrhalischen und traumatisch erzeugten recht gut, vor allem auch deshalb, weil eine spezifische Verschlimmerung seitens des Grundleidens nicht zu fürchten ist.

Neben der *Allgemeinbehandlung* des Keuchhustens hat sich die Therapie lediglich auf die bei der akuten Otitis üblichen Maßnahmen zu erstrecken.

Literatur.

Typhus abdominalis.

ALBERTI und GINZ: Typhusbacillenbefund im Warzenfortsatzeiter. Zeitschr. f. Ohrenheilkunde u. f. Krankh. d. Luftwege 1912. — ALEXANDER, G. (1): Lehrb. d. Ohrenkrankh. im Kindesalter. 1912. — DERSELBE (2): Die Anatomie und Klinik der nicht eitrigen Labyrintherkrankungen. Arch. f. Ohren-, Nasen- u. Kehlkopfheilk. Bd. 93. — BEZOLD: Über die Erkrankungen des Gehörorgans beim Ileotyphus. Arch. f. Ohren-, Nasen- u. Kehlkopfheilkunde Bd. 21, S. 1ff. 1884. — BLAU: Über die bei akuten Infektionskrankheiten vorkommenden Erkrankungen des Ohres. Dtsch. med. Wochenschr. 1881. Nr. 3. — BÖKE: Die Erkrankungen des Ohres im Typhus abdominalis. 4. Internat. Otol.-Kongr. Brüssel. Bericht von ROHRER. Arch. f. Ohren-, Nasen- u. Kehlkopfheilk. Bd. 28, S. 59. 1888. — BRIEGER: Klinische Beiträge zur Ohrenheilkunde. Wiesbaden: J. F. Bergmann 1896. — BRUNARD und LABARRE: Ein Fall von Typhus, kompliziert mit fungöser Mastoiditis und Hirnabsceß; Tod; Autopsie. La Presse otol.-laryngol. belge 1902. Nr. 3. — DAY und JACKSON: Akute eitrige Mittelohrentzündung bei Typhus. The Laryngoscope, St. Louis, Sept. 1905. — DENKER und BRÜNINGS: Lehrb. S. 143. Jena: Gust. Fischer 1915. — DESTRÉ: A propos de quelques cas de suppuration compliquant la fièvre typhoide. Journ. de méd. de Bruxelles. 5. Aug. 1891. — DÖLGER: Die Typhusepidemie beim Eisenbahnregiment Nr. 3 in Hanau 1912/13. Die Beteiligung des Gehörorgans. Veröffentl. a. d. Geb. d. Militär-Sanitätswesens. H. 63, S. 109 ff. — FARRELL, P. J. H.: Mastoiditis bei Typhus. Klin. med. Journ. April 1905. — FRAENKEL, E. und SIMMONDS: Die ätiologische Bedeutung des Typhusbacillus. Dtsch. med. Wochenschr. 1885. — GÖRKE: Die exsudativen und plastischen Vorgänge im Mittelohr usw. Arch. f. Ohren-, Nasen- u. Kehlkopfheilk. 1905. S. 65. — HAUG, RUD.: Die Krankheiten des Ohres in ihrer Beziehung zu den Allgemeinerkrankungen. Wien u. Leipzig 1893. — HERRNHEISER: Über Eigentümlichkeiten des Abdominaltyphus im Kriege. Wien. klin. Wochenschr. Sept. 1915. — HOFFMANN, C. E.: Über die Erkrankung des Ohres beim Abdominaltyphus. Arch. f. Ohren-, Nasen- u. Kehlkopfheilk. 1869. S. 4. — KÜMMEL, W.: Die Bakteriologie der akuten Mittelohrentzündung. Verein. d. dtsch. otol. Ges. 1907. — MANASSE: Zur Lehre von der Typhustaubheit. Arch. f. Ohren-, Nasen- u. Kehlkopfheilk. Bd. 79, S. 148. 1909. — MARCUS: Beleuchtung der Einwürfe gegen meine Ansicht über den Typhus. Bamberg 1813. — MARUM: Über das Vorkommen von Paratyphusbacillen bei Otitis media. Arch. f. Ohren-, Nasen- u. Kehlkopfheilk. Bd. 78, S. 45. — MAUTHNER: Kriegsohrenärztlicher Bericht. Monatsschr. f. Ohrenheilk. u. Laryngo-Rhinol. 1915. S. 673. — MOOS (1): Über histologische Veränderungen des Labyrinths bei gewissen Infektionskrankheiten. Arch. f. Ohren-, Nasen- u. Kehlkopfheilk. Bd. 5, S. 221. 1876. — DERSELBE (2): Über die Beziehung der Mikroorganismen zu Mittelohrerkrankungen usw. Dtsch. med. Wochenschr. 1891. Nr. 11 u. 12. — DERSELBE (3): Typhöse Erkrankungen des Gehörorgans. SCHWARTZES Handb. d. Ohrenheilk. 1909. S. 406. — PAPPENHEIM: Zeitschr. f. rat. Med. Bd. 1. 1844. — PASSAVANT: Anatomisch-pathologischer Befund des inneren Ohres am Typhus Verstorbener. Zeitschr. f. rat. Med. Bd. 8, S. 201. 1849. — PREYSING: Zentralbl. f. Bakteriol., Parasitenk. u. Infektionskrankh., Abt. II. 1899. S. 635, Fall 7. — RHESE: Die Typhusschwerhörigkeit. Med. Klinik 1915. Nr. 45. — RUTTIN und BECK, O.: Referatbemerkung. Monatsschr. f. Ohrenheilk. u. Laryngo-Rhinol. 1916. S. 83. — SPORLEDER: Sklerose des Acusticus und Atrophie des N. cochlearis nach Typhus abdominalis. Dtsch. otol. Ges. 1900. S. 98. — SUCKSTORFF: Die Ohrkomplikationen bei einer schweren Typhusepidemie.

Zeitschr. f. Ohrenheilk. u. f. Krankh. d. Luftwege. Bd. 41, S. 75. 1902. — SCHMALZ: Erfahrungen über die Krankheiten des Gehörs und ihre Heilung. Leipzig 1846. — SCHWARTZE (1): Über Erkrankungen des Gehörorgans im Typhus. Dtsch. Klinik 1861. Nr. 29 u. 30. — DERSELBE (2): Typhöse Taubheit usw. Arch. f. Ohren-, Nasen- u. Kehlkopfheilk. Bd. 1, S. 205. 1864 und Bd. 2, S. 289. 1867. — THOMAS und PRENDERGAST: Akute Otitis media durch Typhusbacillen hervorgerufen. Cleveland med. journ. Mai 1913. — TOYNBEE: Krankheiten des Ohres. Deutsch von MOOS. Würzburg: J. M. Richter 1863. — DERSELBE (2): Die embolischen Erkrankungen des Gehörorgans. Arch. f. Ohren-, Nasen- u. Kehlkopfheilk. Bd. 14, S. 73. — URBANTSCHITSCH, E.: Über typhöse und posttyphöse Mastoiditis. Monatsschr. f. Ohrenheilk. u. Laryngo-Rhinol. 1916. S. 1ff. — WITTE und STURM: Beiträge zur Kenntnis. der otitischen Erkrankungen usw. Zeitschr. f. Ohrenheilk. u. f. Krankh. d. Luftwege. Bd. 39, S. 73. 1901. — WITTMAACK (1): Die toxische Neuritis acustica und die Beteiligung der zugehörigen Ganglien. Zeitschr. f. Ohrenheilk. u. f. Krankh. d. Luftwege. Bd. 46. — DERSELBE (2): Über die pathologisch-anatomischen und pathol.-physiologischen Grundlagen der nichteitrigen Erkrankungsprozesse des inneren Ohres und des Hörnerven. Arch. f. Ohren-, Nasen- u. Kehlkopfheilk. 1916. S. 99. — DERSELBE (3): Über Schwerhörigkeit im allgemeinen und Typhusschwerhörigkeit im besonderen. Beitr. z. Klin. d. Infektionskrankheiten u. z. Immunitätsforsch. Bd. 5. Herausgeg. v. L. BRAUER, Hamburg-Eppendorf. Würzburg: C. Kabitzsch 1916. — WOLF, P.: Ohraffektionen beim Abdominaltyphus. Inaug.-Diss. Halle a. d. S. 1887. — ZANGE: Die Veränderungen des Ohres beim Typhus. „Neue Chirurgie".

Typhus exanthematicus.

ALEXANDER: Histologische Ohrbefunde bei Fleckfieber. Ges. dtsch. Hals-, Nasen- u. Ohrenärzte. 1921. — BECK (1): Experimentelle Untersuchung über den Einfluß von Bakterientoxinen und Giften auf das Gehörorgan. Zeitschr. f. Ohrenheilk. u. f. Krankh. d. Luftwege. Bd. 68, S. 128. 1913. — DERSELBE (2): Beiderseitige Acusticusaffektion nach Flecktyphus. Monatsschr. f. Ohrenheilk. u. Laryngo-Rhinol. 1915. Nr. 49, S. 490. — DAWIDOWSKI: Die pathologische Anatomie und Pathologie des Fleckfiebers. Staatsverlag Moskau 1920 (russisch). Ref. HESSE: Zentralorg. f. d. ges. Chirurg. Bd. 17, S. 325. 1922. — FLATAU: $2^1/_2$ Jahr Ohrenarzt auf dem Balkan. PASSOWs Beitr. Bd. 13, S. 159. 1919. — GRÜNWALD: Beobachtungen von Ohrerkrankungen bei Fleckfieberkranken. Zeitschr. f. Ohrenheilk. u. f. Krankh. d. Luftwege. Bd. 74, S. 83. 1917. — HAUG: Die Krankheiten des Ohres in ihren Beziehungen zu den Allgemeininfektionen. Wien-Leipzig 1893. — HARTMANN: Kurze Bemerkungen über die bei Typhus exanthematicus auftretenden Erkrankungen des Hörorgans. Zeitschr. f. Ohrenheilk. u. f. Krankh. d. Luftwege. Bd. 8, S. 209. 1879. — HERZENBERG: Zur Klinik des Fleckfiebers. Chirurgische Fleckfieberkomplikationen. Arch. f. klin. Chirurg. Bd. 119, S. 374. 1922. — HERZOG: Zur Pathologie des Fleckfiebers. Zentralbl. f. allg. Pathol. u. pathol. Anat. Bd. 29. Nr. 4. — JAFFE: Zur pathologischen Anatomie des Fleckfiebers. Mikroskopische Untersuchungen mit besonderer Berücksichtigung ganz frischer und ganz alter Fälle. Med. Klinik. 1918. H. 23, S. 564. — LEHMANN: Die Erkrankungen des Gehörorgans bei Typhus exanthematicus. Arch. f. Ohren-, Nasen- u. Kehlkopfheilk. Bd. 103, S. 99. 1919. — v. LIEBERMANN: Über die Behandlung des Flecktyphus mit der Lumbalpunktion. Münch. med. Wochenschr. 1916. Nr. 18, S. 657. — MATTHES: Infektionskrankheiten in der Differentialdiagnose innerer Krankheiten. Leipzig 1920. — MÜHLENS: Über Fleckfieber und Rückfallfieber. Münch. med. Wochenschr. Nr. 44, S. 2381. 1914. — MUNK: Klinische Studien beim Fleckfieber. Berl. klin. Wochenschr. 1916. Nr. 20, S. 527. — MURCHISON: Die typhoiden Krankheiten 1864. S. 65. — POPOFF: Zur Frage der histopathologischen Veränderungen des Nervus acusticus und seiner Kerne beim Typhus exanthematicus. Wratschebnoje Djelo. Jg. 7, Nr. 6. Ref.: Zentralbl. f. Hals-, Nasen- u. Ohrenheilk. Bd. 6, S. 40 ff. 1924. — RHESE: Kriegsverletzungen und Kriegserkrankungen von Hals, Ohr, Nase. 1918. — SELIGMANN: Erkrankungen des Gehörorgans infolge von Kriegsseuchen. In v. SCHJERNINGS Handb. d. ärztl. Erfahrungen im Weltkrieg 1914/18. Bd. 6, S. 93. Leipzig 1920. — SPODE und SPOICE: Ebenda. — UNDRITZ: Die Hörstörung beim Flecktyphus. Zeitschr. f. Hals-, Nasen- u. Ohrenheilk. Bd. 9, S. 235. 1924. Monatsschr. f. Ohrenheilk. u. Laryngo-Rhinol. Bd. 59, S. 734. 1925. — URBANTSCHITSCH (1): Otogene Pyämie mit circumscripter hämorrhagischer Encephalitis im Anschluß an Flecktyphus. Monatsschr. f. Ohrenheilk. u. Laryngo-Rhinol. Bd. 55, S. 551. 1921. — DERSELBE (2): Über starke Verkürzung der Knochenleitung trotz guten Gehörs bei Flecktyphus. Monatsschr. f. Ohrenheilk. u. f. Laryngo-Rhinol. Bd. 49, S. 436. 1915. — VOSS, O.: In SCHJERNINGS Handb. d. ärztl. Erfahrungen im Weltkriege 1914/18. Bd. 6. Leipzig 1920. — WITTMAACK: Weitere Beiträge zur Kenntnis der degenerativen Neuritis und Atrophie des Hörnerven. Zeitschr. f. Ohrenheilk. u. f. Krankh. d. Luftwege. Bd. 53, S. 12. 1906. — ZALEWSKI: Die Erkrankungen des Gehörorgans bei Typhus exanthematicus. Monatsschr. f. Ohrenheilk. u. Laryngo-Rhinol. Bd. 56, S. 649. 1922. — ZEMANN: Komplikationen und Erkrankungen im Bereich der oberen Luftwege und bei

Fleckfieber. Wien. klin. Wochenschr. Bd. 29, H. 6. 1916. — ZLATOGOROFF: In KRAUS-BRUGSCH: Pathologie und Therapie Innerer Krankheiten. Berlin-Wien 1919.

Variola.

BÜRKNER: Beitrag zur Statistik der Ohrkrankheiten. Zeitschr. f. Ohrenheilk. u. f. Krankh. d. Luftwege. Bd. 20. — DENKER: Lehrb. d. Krankh. d. Ohres u. d. Luftwege. S. 85. — FANTON: Des affect. de l'oreille moyenne consécutives aux fièvres exanthématiques. Thèse Montpellier 1878. — HAUG: Die Krankheiten des Ohres in ihrer Beziehung zu den Allgemeinerkrankungen. Wien u. Leipzig 1893. — MOOS: Die Beziehungen der Mikroorganismen zu den Mittelohrerkrankungen. Dtsch. med. Wochenschr. 1891. Nr. 12. — OGSTON: Der Zustand des Gehörorgans bei Variola. Arch. f. Ohren-, Nasen- u. Kehlkopfheilk. Bd. 6, S. 267. — WENDT: Über das Verhalten des Gehörorgans und des Nasenrachenraums bei Variola. Arch. f. Heilk. Bd. 13, S. 118. — WOLF, O.: Verhandl. d. otol. Sekt. d. Naturforscherversamml. Wiesbaden 1887.

Varicellen.

BRÜCKNER: Varicellen im äußeren Gehörgang. Arch. f. Ohren-, Nasen- u. Kehlkopfheilk. Bd. 20, S. 85. — HASSLAUER: Die Bakteriologie der akuten Mittelohrentzündung 1901. — BRAUN: Otitis media als Frühsymptom und Teilerscheinung von Allgemeininfektionen. Zeitschr. f. Ohrenheilk. u. f. Krankh. d. Luftwege. Bd. 59, S. 68/69. — LANNOIS: Mittelohrentzündungen bei Varicellen. Internat. Zentralbl. f. Ohrenheilk. Bd. 2, S. 154. 1904.

Pneumonie.

BLEYL: Zur Kenntnis der Pneumokokkenotitiden. Zeitschr. f. Ohrenheilk. u. f. Krankh. d. Luftwege. Bd. 71. 1914. — BRAUN: Otitis media als Frühsymptom und Teilerscheinung von Allgemeininfektion. Zeitschr. f. Ohrenheilk. u. Laryngo-Rhinol. Bd. 59. 1909. — DENKER: Lehrb. d. Krankh. d. Ohres u. d. Luftwege. — HAUG: Die Krankheiten des Ohres usw. — HAYMANN, L.: Experimentelle Studien zur Pathologie der akut-entzündlichen Prozesse im Mittelohr. Arch. f. Ohren-, Nasen- u. Kehlkopfheilk. Bd. 91/92 ff. — KOBRAK: Zur Frage der klinischen Spezifität der durch akute Mittelohrentzündung gesetzten Sekundärinfektion. PASSOWS Beitr. Bd. 17. 1921. — KÖRNER: Über den angeblich zyklischen Verlauf der akuten Paukenhöhlenentzündung. Zeitschr. f. Ohrenheilk. u. f. Krankh. d. Luftwege. Bd. 46. 1904. — KÜMMEL (1): Ärztl. Fortbild. Bd. 11, S. 33. 1911. — DERSELBE (2): Die Bakteriologie der akuten Mittelohrentzündungen. Ref. in Otol.-Ges. 1907. S. 29. — LEUTERT: Bakteriologisch-klinische Studien über Komplikationen akuter und chronischer Mittelohreiterungen. Arch. f. Ohren-, Nasen- u. Kehlkopfheilk. Bd. 46. 1899. — MATTHES: Lehrb. d. Differentialdiagnose inn. Krankheiten. Berlin: Julius Springer. — NETTER: In SCHEIBE, Mikroorganismen bei akuten Mittelohreiterungen. Zeitschr. f. Ohrenheilk. u. f. Krankh. d. Luftwege. Bd. 19. 1889. — NINGER: Welchen Einfluß hat der Pneumobacillus FRIEDLÄNDER auf den Charakter der Entzündung. Internat. Zentralbl. f. Ohrenheilk. Bd. 9. 1920. — PREYSING: Die Otitis media bei Säuglingen. Wiesbaden: J. F. Bergmann. Daselbst auch BARTHEZ, RILLIET, STEINER, ZIEMSSEN. — STORATH: Über die Beziehungen der FRIEDLÄNDER-Otitis zur Kapselkokkenotitis usw. Arch. f. Ohren-, Nasen- u. Kehlkopfheilk. Bd. 93, S. 59. 1914. — WREDEN: Die Otitis media neonatorum. Monatsschr. f. Ohrenheilk. u. Laryngo-Rhinol. Bd. 2. — ZANGE: Über die durch das Bacterium pneumoniae Friedländer hervorgerufene Otitis media acuta. Arch. f. Ohren-, Nasen- u. Kehlkopfheilk. Bd. 89. 1912. — ZAUFAL: Über die Beziehungen der Mikroorganismen zu den Mittelohrentzündungen und ihren Komplikationen. Arch. f. Ohren-, Nasen- u. Kehlkopfheilk. Bd. 31. 1891.

Malaria.

BERENS: Bericht über drei Fälle von Mastoidkomplikation mit Malaria. Verhandl. d. New Yorker otol. Ges. 27. 5. 1902. — FERRERI: Sulle lesioni dell' orecchio davante alla Malaria. Firenze 17. Ohr. Bd. 28, S. 111. 1887. — HAUG: Die Krankheiten des Ohres usw. S. 145ff. — HÖTZ: Zur Kasuistik der Malariakrankheiten des Mittelohres. Zeitschr. f. Ohrenheilk. u. f. Krankh. d. Luftwege. Bd. 9. S. 356. 1880. — LUCHTHAU: Ohrerkrankungen bei Recurrens. VIRCHOWS Arch. f. pathol. Anat. u. Physiol. Bd. 82, H. 1. 1880. — MAYR: Otitis media purulenta und Malaria. Zentralbl. f. Ohrenheilk. Bd. 43, Nr. 6. 1909. — ORNE GREEN: Otitis intermittens. Americ. journ. of otol. Vol. 1, p. 112. 1879. — OSTMANN: Lehrb. d. Ohrenheilk. 1909. — ROSSI: Cenni etc. 13. Bericht. Rom 1885. — RUTTIN: Akute Otitis und Malaria. Monatsschr. f. Ohrenheilk. u. Laryngo-Rhinol. 1917. S. 571. — URBANTSCHITSCH, E.: Zur Differentialdiagnostik der otitischen Sinusthrombose. Monatsschr. f. Ohrenheilk. u. Laryngo-Rhinol. Bd. 43, Nr. 1. 1909. — VOLTINI: Otologia intermittens. Monatsschr. f. Ohrenheilk. u. Laryngo-Rhinol. Nr. 11. 1871. — VOSS, F.: Die Differentialdiagnose bei otitischer Sinusthrombose. Zeitschr. f. Ohrenheilk. u. f. Krankh. d. Luftwege. Bd. 17. 1905. — WEBER-LIEL: a) Otitis intermittens. Monatsschr. f. Ohren-

heilk. u. Laryngo-Rhinol. 1871. Nr. 11. b) Über fragmentäre larvierte Formen des Wechsel-
fiebers im Gehörorgan. Ebenda 1878.

Lepra.

Field, P. E.: Auge, Ohr, Nase und Hals bei Lepra. Ref. im internat. Zentralbl. f.
Ohrenheilk. Bd. 10. — Lima und de Mello: Monatsh. f. prakt. Dermatol. Bd. 6. — Sokolowsky und Blohmke: Die Lepra der oberen Luftwege und des Ohres. Folia oto laryngol.
gica. Vol. 11. 1922.

Keuchhusten.

Alexander: Die Ohrenkrankheiten im Kindesalter. 1912 — Falls: Keuchhusten als
Ursache von Taubheit. Zeitschr. f. Ohrenheilk. u. f. Krankh. d. Luftwege. Bd. 15. 1886.
— Haug: Die Krankheiten des Ohres in ihrer Beziehung zu den Allgemeinerkrankungen.
Wien u. Leipzig 1893. — Moos: Über die histologischen Veränderungen im Labyrinth bei
gewissen Infektionskrankheiten. Arch. f. Augen- u. Ohrenheilk. 1876. H. 1, S. 221.

8. Die Tropenkrankheiten des Ohres.

Von

C. E. Benjamins-Groningen.

Mit 16 Abbildungen.

Einleitung.

In der Einleitung zum Kapitel über die Tropenkrankheiten der Luftwege
wurden dem Begriff der Tropenkrankheiten einige Zeilen gewidmet, das perio-
dische Auftreten von akuten Erkrankungen, die Neigung zu Blutungen usw.
erwähnt. In dieser Einleitung soll nur noch einiger anthropologischer und
physiologischer Daten gedacht werden.

Die Anthropologie des äußeren Ohres hat aber nur wenig Bedeutung für die
Bestimmung der Rassen; dazu sind die Messungen durch Verstümmlungen,
welche das Tragen von schweren Schmucksachen im Ohrläppchen zur Folge hat,
oft erschwert, während die Daten für die Pathologie und Therapie der Tropenkrankheiten nutzlos sind, weshalb sie an dieser Stelle übergangen werden können.
Über die Physiologie des Gehörorganes in Tropenländern ist erst recht wenig
bekannt. Nur eine Untersuchung kann hier erwähnt werden, nämlich über die
Hörschärfe bei Eingeborenen. Minkema fand bei 100 Eingeborenen in Batavia
nur wenig Unterschied in der Hörschärfe und Hördauer für Flüstersprache und
Stimmgabeln; es bestand eine ganz geringe Überlegenheit der dunklen Ver-
suchspersonen über die europäischen Kontrollpersonen (z. B. Hördauer C_{64} bei
Europäern 1′30″, bei Eingeborenen 1′40″; Flüstersprache bei Europäern: Baßzone 1,50 M., Diskantzone 5,50 M.; Eingeborene: Baßzone 1,75—2,25 M.,
Diskantzone 5,50—6,25 M.).

Spezieller Teil.

A. Tropenkrankheiten im engeren Sinne.

I. Erkrankungen des äußeren Ohres.

1. Gutartige Neubildungen an der Ohrmuschel.

a) Die Keloidfibrome der Ohrmuschel.

Einleitung. Während die weiße Rasse wenig zu Keloidbildung neigt,
begegnet man dieser Form des Hautfibroms oft bei den Eingeborenen der

ganzen Tropenwelt. Speziell die Ohrmuschel ist dazu stark prädisponiert. Es liegen Berichte über Ohrmuschelkeloide aus *Afrika* von LE DANTEC und BOYÉ, WELLMAN, GROS und VORTISCH, aus Britisch-Indien von POWELL, aus Java von VAN BUUREN, DUYMAER VAN TWIST und STEINER, aus Honduras von HARRISON vor.

Ätiologie. Bekanntlich unterscheidet man das selten vorkommende primäre Keloid vom Narbenkeloid, bei welchem wahrscheinlich Infektionskeime eine Rolle spielen. Die Ohrmuschelkeloide sind wohl immer Narbenkeloide. Die primäre Wunde ist entweder spezifischer Natur (Frambösia, Ulcus tropicum usw.) oder wird künstlich zum Tragen von Ohrgehängen gesetzt. Es wird ein kleines Loch ins Ohrläppchen oder am Helix gemacht, das offen gehalten und mit Holz, Bambusstückchen oder mit zu einer Zigarette aufgerollten Blättern erweitert wird. Durch den fortwährenden Reiz entstehen dann die Keloide. (POWELL sah sie auch am Nasenseptum entstehen in Fällen, wo dieses zum Tragen von Schmucksachen durchlöchert war.) Deshalb kommen die Ohrkeloide am meisten beim weiblichen Geschlecht und am Ohrläppchen vor.

Pathologische Anatomie. In Abb. 1 sieht man einen beim Patienten der Abb. 3 entfernten Tumor auf dem Durchschnitt. In einem Netzwerk von

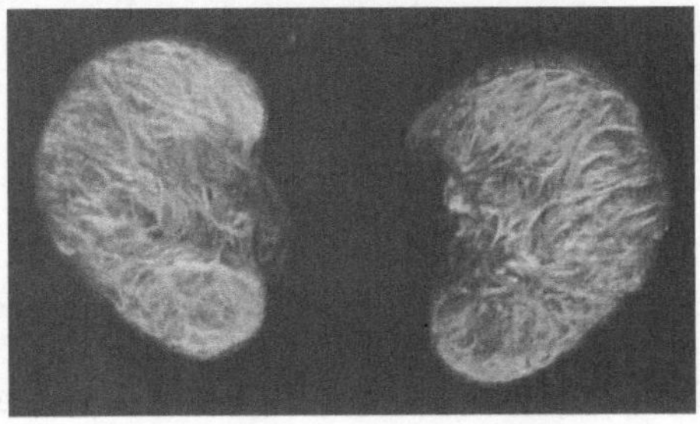

Abb. 1. Keloidfibrom der Ohrmuschel im Durchschnitt. (Natürliche Größe.)

straffen weißen Bindegewebssträngen liegen Inseln von grauerer Farbe. Beim Durchschneiden knirschte das Messer wie beim Durchtrennen von Knorpelgewebe; doch ist schon makroskopisch zu sehen, daß der Knorpel des Muschelrandes nicht an dem Prozeß beteiligt war, was übrigens bei der mikroskopischen Untersuchung bestätigt wurde [GROS (l. c.) fand wohl Knorpelzellen im Tumorgewebe]. Bei der mikroskopischen Untersuchung fällt sofort der große Reichtum an Blutgefäßen, meist Capillaren, in den genannten graueren Partien (Abb. 2) auf. Um die Blutgefäße herum ist ein ziemlich zellarmes Bindegewebe zu Bündeln angeordnet. Hier und da sind kleine Lymphocytenanhäufungen und auch Plasmazellen zu sehen. Mastzellen konnte ich im Gegensatz zu DA ROCHA LIMA nur wenige finden. Zwischen den gefäßreichen Partien verlaufen die derben, sehr zellarmen Bindegewebsstreifen (in der Abb. 2 rechts oben zu sehen). Die Cutis ist unverändert, nur die Papillen sind abgeflacht und die Hautdrüsen nur spärlich vorhanden. DA ROCHA LIMA fand in der Cutis zahlreiche elastische Fasern, die aber im Keloidgewebe sparsam vorkamen. Aus dem histopathologischen Bild geht hervor, daß man es mit *echten subepithelialen Fibromen* zu tun hat.

Symptomatologie und Verlauf. Die Geschwulstbildung verläuft ohne besondere Empfindungen und kann allmählich bis zu Faustgröße anwachsen. Einer der von HARRISON (l. c.) entfernten Tumoren hat 518 g gewogen. Die gutartigen Geschwülste belästigen also nur durch ihre Größe. Die Abb. 3 und 4 zeigen die Keloide an verschiedenen Stellen der Ohrmuschel. Bei der Inspektion

sieht man die Tumoren von unversehrter Haut bedeckt, bei der Palpation erweisen sie sich hart und elastisch.

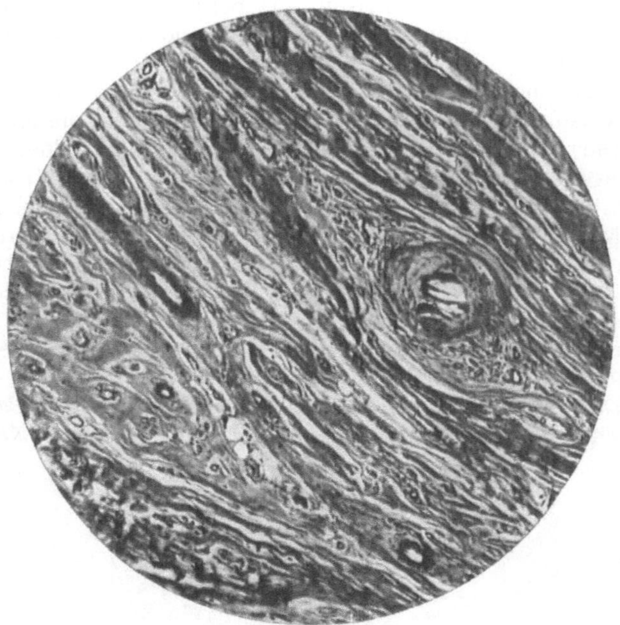

Abb. 2. Keloidfibrom der Ohrmuschel. (Mikroskopisches Bild bei etwa 35maliger Vergr.)

Die *Diagnose* ist einfach, weil die anderen glatten Tumoren der Ohrmuschel
nicht die Härte dieser Fibrome haben.

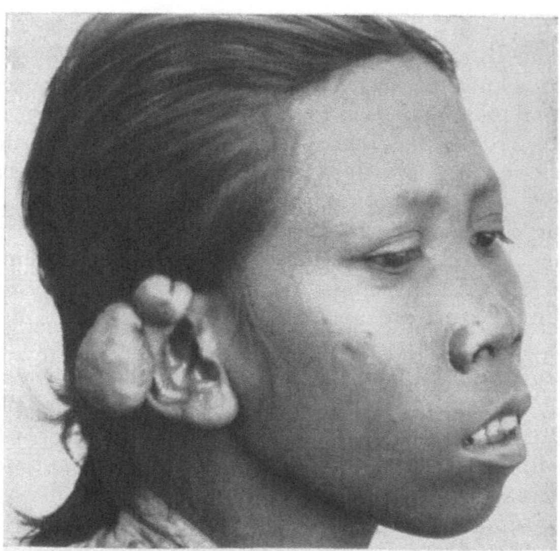

Abb. 3. Keloidfibrom der Ohrmuschel bei einem Javanen.

Prognose. Diese ist quoad vitam immer gut, nur ist die große Neigung zu
Rezidiven immer ins Auge zu fassen, wenn man sich zur Entfernung der Tumoren

entschließt. Selbst wenn nach streng aseptischem Vorgehen anfangs eine feine
Narbe entsteht, kann später die subepitheliale Neubildung erfolgen. Um so weniger
gelingt es den Eingeborenen, sich mit ihren dürftigen Mitteln, wie z. B. Um-
schnüren mit langen Kopfhaaren, dauernd von den Anhängen zu befreien.

Therapie. Das UNNAsche Pepsin-Salz-
säure-Digestionsverfahren kommt nur bei
kleinen Tumoren in Frage, sonst ist nur
die chirurgische Entfernung angezeigt.
Diese soll stets unter der strengstmöglichen
Asepsis geschehen und ihr, wenn möglich,
nach zwei oder drei Tagen eine Radium-
oder Röntgenbestrahlung (bis zu Erythem-
dose) folgen, wie es FREUND und PFAHLER
empfehlen. Die alleinige Bestrahlung ohne
Operation soll nichts nützen. Elektrokoagu-
lation ist bis jetzt nicht versucht worden,
wäre aber gelegentlich anzuwenden.

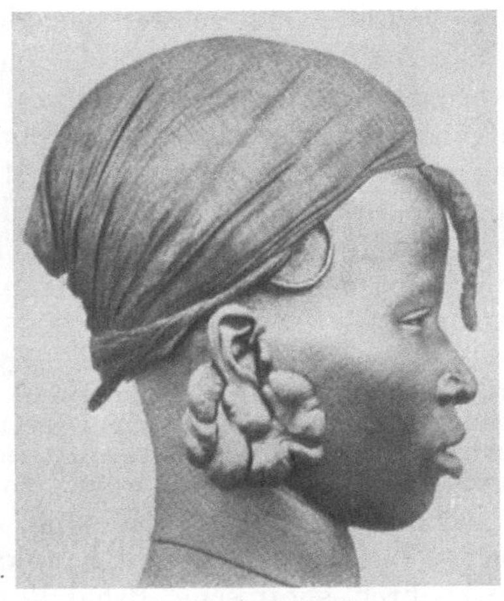

Abb. 4. Keloidfibrom
von 10 cm im Durchschnitt. (Negerin.)

b) Die Ohrgeschwulst von NEPAL.

In den Jahren 1833 und 1835 wurde von
CAMPBELL und BRAMLEY als Hängegeschwulst
des Ohres eine in einem Dorfe Nepals (Nord-
indien) endemisch herrschende Affektion beschrieben. Da später in der Literatur keine
neuen Angaben darüber erschienen sind, wird
nachstehende kurze Beschreibung dem Handbuche SCHEUBES entnommen. Die *Ätiologie* der Krankheit ist völlig unbekannt. Das Leiden beginnt mit einer kleinen, festen,
elastisch sich anfühlenden Geschwulst, welche von der vorderen Seite der Ohrmuschel
ausgeht und sich schnell vergrößert, so daß sie in ein bis zwei Monaten die Größe eines
Taubeneies hat. Die Geschwulst sitzt mit breiter Basis auf und ist wenig beweglich, da sie
mit dem subcutanen Bindegewebe verwachsen ist. Nur wenn sie sehr rasch wächst, klagen
die Kranken über eine schmerzhafte Spannung im Tumor. In letzterem Falle zeigt die Haut
über demselben eine bläuliche Verfärbung und erweiterte Gefäße. Sticht man in die Geschwulst ein, so fließt eine dicke, weißliche Flüssigkeit aus. Der Tumor kann die Größe
einer Orange oder selbst eines Kindskopfes erreichen. Schließlich kommt es zu einer Erweichung des Inhaltes, dieser wird resorbiert, die Haut schrumpft und es bleibt eine verdickte,
unförmliche Masse am Ohre zurück.

Das Leiden kommt bei Frauen viel häufiger vor als bei Männern und tritt gewöhnlich
an beiden Ohren auf, während sich bei einem Patienten meist mehrere Geschwülste nacheinander entwickeln.

c) Lipome der Ohrläppchen.

SCHEUBE (l. c.) erwähnt das häufige Vorkommen von Lipomen der Ohrläppchen bei den
Negern der Loangoküste, welche Walnuß- bis Kindskopfgröße erlangen können und nach
FALKENSTEIN wahrscheinlich darauf zurückzuführen sind, daß die Neger die Ohrläppchen
mit Dornen oder zugespitzten Stückchen aus den Blattrippen der Ölpalme zu durchbohren
und diese Fremdkörper in denselben zu tragen pflegen. CASTELLANI und CHALMERS äußern
in ihrem Handbuche die Meinung, daß es sich möglicherweise nicht um Lipome, sondern
um *weiche Fibrome* handelt, die sie oft am Ohrläppchen der Neger an der Goldküste beobachteten.

d) Symmetrische Knötchen am Ohrläppchen.

Unter dem Namen „Symmetrical ear nodules" beschrieben CASTELLANI und CHALMERS
in ihrem Buche kleine runde Knötchen in den Ohrläppchen, die dann und wann wachsen,
sich hart gespannt anfühlen, etwas durchscheinend werden und dann leichte Schmerzen
verursachen. Nach einigen Tagen werden sie wieder kleiner. Die wahre Natur könnten
die Autoren nicht entdecken, weil die Leute operative Entfernung ablehnten. Nur daß
sie nichts mit Lepra zu tun haben, ist sicher. Meiner Erfahrung nach kommen Talgdrüsen-
schwellungen mit und ohne Entzündungserscheinungen im Ohrläppchen in den Tropen
viel vor. Ich konnte sie mehrere Male durch Ausschälung radikal heilen. Vielleicht sind die
„Symmetrical ear nodules" damit identisch.

2. Die chronischen Infektionen an der Ohrmuschel.

a) Ulcus tropicum (tropischer Phagedänismus).

In allen Tropenländern kommt eine besondere chronische Geschwürsform vor, die keine Heilungstendenz hat und aus der circumscripten Form in einen ausgebreiteten und schwer einzudämmenden Phagedänismus übergehen kann.

Ätiologie und Pathogenese. Im Sekrete und Gewebsausstriche des Ulcus tropicum findet man eine Anzahl Mikroorganismen, die sich größtenteils als Sekundärinfektionen herausgestellt haben. Nur zwei Gebilde werden konstant angetroffen, worauf zum ersten Male Vincent hingewiesen hat. Es sind eine Spirochäte und ein fusiformer Bacillus, die immer gemeinschaftlich angetroffen werden (sog. „association fuso-spirillaire"). Prowazek hält die Spirochäte für den Erreger der Krankheit und hat sie *Spirochaeta Schaudinni* genannt.

Der Parasit, auch wohl Spiroschaudinnia Schaudinni Prowazek genannt, ist ein sehr aktives, spirillenartiges Gebilde von 10—20 μ Länge. Er hat eine gut ausgebildete, undulierende Membran, die sich mit Löfflers Geißelfärbung schön tingiert und weiter einen kurzen Geißelfaden. Prowazek unterscheidet männliche und weibliche Formen. Longitudinale Teilungsformen sind öfters zu sehen.

Eine Stütze für die Meinung, daß nur die Spirochäte und nicht die fusiformen Bacillen Erreger der Krankheit sind, hat Mei beigebracht, der bei Besserung durch spezifische Behandlung immer zuerst die Spirochäten an Zahl zurückgegangen fand, ohne daß in der Zahl der fusiformen Bacillen, Kokken und anderen Mikroorganismen eine Veränderung eintrat und bei der Heilung zuerst die Spirochäte und erst viel später die anderen Mikroorganismen verschwinden sah. Mischinfektion mit Fromboesia kommt vor, in welchem Falle man die kleinere und schlankere Treponema pertenue antreffen kann. Wie die Übertragung geschieht, ist bis jetzt nicht bekannt. Die Eingeborenen geben an, daß das Geschwür sich im Anschluß an den Biß eines Blutegels entwickeln kann. Übertragungsversuche sind bis jetzt nicht einwandfrei gelungen.

Pathologische Anatomie. Das Granulationsgewebe des Bodens und der Ränder des Geschwürs bietet nichts Besonderes. Um die ulcerierten Stellen herum ist eine Infiltration von lymphoiden und Plasmazellen und in der Nähe der kleinen Gefäße sind zahlreiche eosinophile Zellen zu finden. In den tieferen Partien fehlen die fusiformen Bacillen und werden nur die Spirochäten angetroffen.

Symptomatologie und Verlauf. Die Affektion beginnt mit kleinen, schmerzhaften Papeln, die von einem infiltrierten Hof umgeben sind. Bald tritt Ulceration ein, die sich allmählich an der Oberfläche und in der Tiefe ausbreitet (Abb. 5). Die Ränder sind nicht unterminiert, auch nicht scharf und nur in älteren Fällen verdickt. Nach Entfernung des aufliegenden Sekretes zeigt sich der konkave Boden von rötlichen Granulationen bedeckt oder auch nur schwach und blaß granulierend. Es formt sich oft innerhalb des Geschwüres eine zirkuläre Erhöhung, die eine Randpartie vom Zentrum abscheidet.

In gewissen Fällen kann ein wahrer Phagedänismus eintreten, wobei bis in die Tiefe allerhand Gewebe zerstört wird.

Meistens verursacht die Affektion nur im Anfange Schmerzen. Die Geschwüre haben keine Neigung zur Heilung und wenn sie an einer Stelle ausheilen, so genügt oft ein kleines Trauma, um die Verbesserung illusorisch zu machen.

Der Prozeß erstreckt sich über Monate und Jahre hinaus. Das Allgemeinbefinden wird oft nur wenig gestört, nur wenn Phagedänismus eintritt, können die Patienten körperlich herunterkommen. Auch kann sich dann eine allgemeine

Sepsis anschließen. Die Affektion befällt meistens die unteren Extremitäten, kann aber auch an allen anderen Körperstellen vorkommen.

Diagnose. Auszuschließen sind: Framboesia, Syphilis, Leishmania, Tuberkulose, maligner Tumor, Blastomycose und Sporotrichose. Diese Affektionen sind oft nur durch mikroskopische Untersuchung auszuschließen, wobei entweder Gewebsdurchschnitte oder Parasitenbefund die Diagnose klären können. Dabei ist zu beobachten, daß die Herausnahme des Materials für die Gewebsausstriche immer aus der Tiefe der Geschwüre geschieht. Beim Ulcus tropicum sind immer die kombinierten Spirochäten und fusiformen Bacillen vorhanden, von denen die ersteren sich von der Treponema pallidum und pertenue durch ihre größere Länge und Dicke unterscheiden. Mischinfektionen kommen allerdings vor. Für weitere Einzelheiten verweise ich auf die betreffenden Kapitel im Abschnitt über die tropischen entzündlichen Erkrankungen der oberen Luftwege.

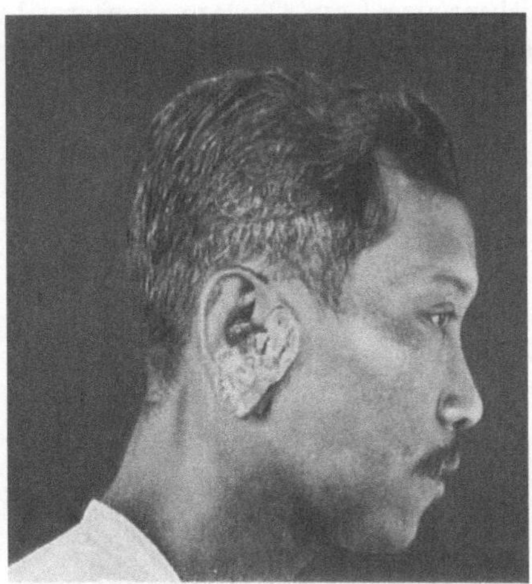

Abb. 5. Ulcus tropicum am Ohr. (Javane.)

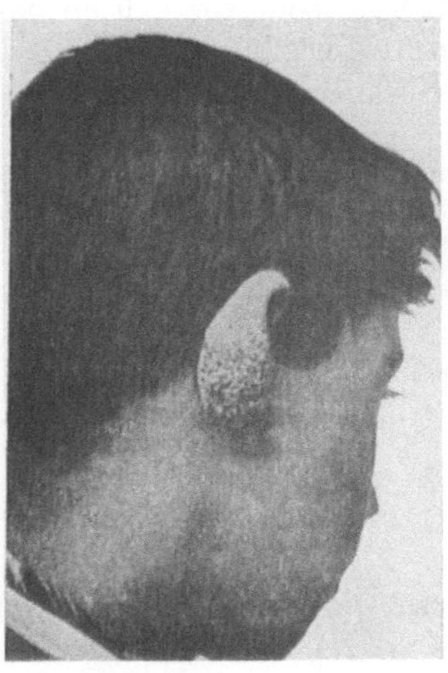

Abb. 6. Orientbeule der Ohrmuschel. (Italiener.) (Nach CITELLI.)

Die *Prognose* ist unsicher, weil man nicht wissen kann, ob ein starker Phagedänismus einsetzen wird, der eventuell zu allgemeiner Sepsis führen kann.

Therapie. An erster Stelle sei die intravenöse Salvarsanbehandlung erwähnt, die in den üblichen Dosen gegeben wird. KÜLZ schreibt das dann und wann vorkommende Versagen dieses Mittels den Mischinfektionen zu. Auch in Salbenform wirkt Salvarsan gut oder auch nach GOLDBERG eine $^1/_2^0/_0$ige Neosalvarsansalbe mit geringem Zusatz von Argentum nitricum. Nach MEI gibt die Behandlung mit Tartarus emeticus in Salben und intravenös schöne Resultate. (Diese Therapie ist im Abschnitt über die Leishmaniosen der oberen Luftwege ausführlich angegeben.) Von VINCENT wird folgende Behandlungsweise angegeben, die auch andererseits gerühmt wird. Das Geschwür wird mit warmem Wasser abgespült, gut getrocknet und dann ausgiebig eingepudert mit:

Calciumhypochlorit (gut trocken)   13
pulverisierte Borsäure (gut trocken)   13

und dann verbunden. Der Verband bleibt zwei Tage liegen und wird dann in längeren Zwischenperioden erneuert. Bei der Behandlung mit DAKINS Flüssigkeit dagegen hat ROUSSEAU keinen Erfolg gehabt. Schließlich kann man auch chirurgisch vorgehen, wie z. B. von HOWARD befürwortet wird.

Das Geschwür wird in Narkose gründlich ausgekratzt und die Ränder ab-
geschnitten.

b) Die Framboesia, Leishmaniose, Blastomycose, Sporotrichose
und Nokardiomycose

sind gelegentlich auch an der Ohrmuschel zu beobachten, aber wohl selten
als isolierte Affektion. Die Affektionen sind bei den Tropenkrankheiten der
oberen Luftwege ausführlich besprochen. Ergänzend möchte ich über zwei
dieser Erkrankungen noch folgendes hinzufügen.

Leishmaniose. SEIDELIN erwähnt, daß in *Yucatan* (Südmexiko) als „ear
ulcer of the chicleros" (d. s. Sammler von Gummi zur Fabrikation von Chewing-
gum), ein an der Ohrmuschel vorkommendes Geschwür bezeichnet wird, das
sehr hartnäckig ist und Neigung hat, sich über das Gesicht auszubreiten. Es
wurde von SEIDELIN die Leishmania in Gewebsausstrichen gefunden. Einen
Fall von isolierter „Orientbeule" (Hautleishmaniose) am Ohrläppchen erwähnt
DORÉ. CITELLI erwähnt, daß isolierte Leishmaniaerkrankung der Ohrmuschel
in Süditalien vorkommt bei Leuten, die nie ausgewandert waren (Abb. 6).

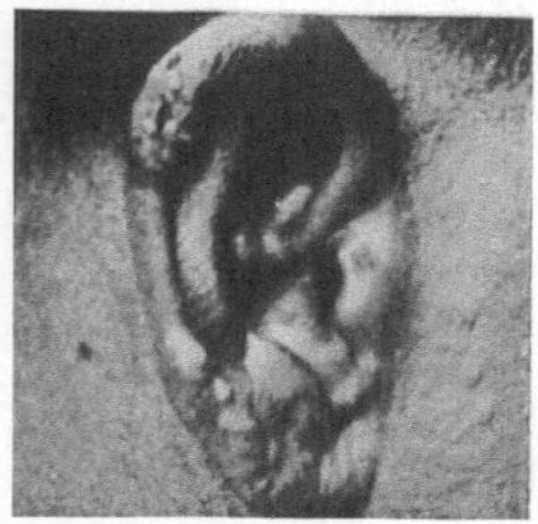

Abb. 7. Nokardiomycose
der Ohrmuschel. (Nach WADE.)

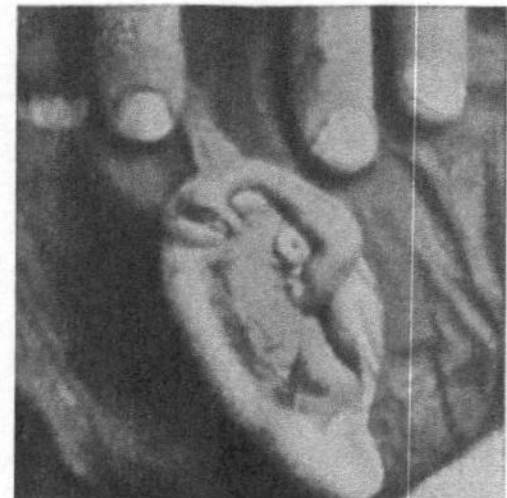

Abb. 8. Nokardiomycose
der Ohrmuschel. (Nach DE KORTÉ.)

Nokardiomycosen. WADE erwähnt aus den Philippinen einen Fall, der
neben ausgedehnten Hautläsionen einen Knoten am Ohr hatte (Abb. 7), der
zu Lepraverdacht Veranlassung gab. Es wurde ein botryoider Fungus gezüchtet.
DE KORTÉ beobachtete einen typischen Fall von Nokardiainfektion in Afrika
an der Ohrmuschel (Abb. 8), wobei er *Nocardia cylindracea* züchtete und erhebliche Besserung nach Injektion einer Autovaccine sah.

3. Die spitzen Kondylome des äußeren Gehörgangs.

Historische Einleitung. Diese eigentümliche Erkrankung wurde 1912 von
BENJAMINS und bald darauf in einer im Jahre 1913 erschienenen Mitteilung
von CITELLI (der allerdings seinen Fall schon 1911 während des italienischen
oto-rhinologischen Kongresses mitgeteilt hatte) und BLEYL, im Jahre 1917 von
DUNLAP, 1918 von BAKKER beschrieben. Die meisten Fälle sind also in den
Tropen beobachtet worden, obwohl die Krankheit, wenn auch sehr selten,
auch in Europa vorkommt.

Ätiologie und Pathogenese. Im allgemeinen kann jede Form von Eiterung,
wie bei Gonorrhöe, Syphilis, Ulcus molle, Vulvitis, Balanitis, spitze Kondylome
hervorrufen, wie die Erfahrung bei Erkrankungen an den Genitalien lehrt;
aber bei Tausenden und abermals Tausenden von Ohreiterungen sind diese
Exkrescenzen unbekannt. Es muß also eine besondere Infektion stattfinden.
Für die Tropenfälle ist nun folgende Entstehungsmöglichkeit sehr wahrscheinlich.
Die Chinesen lassen sich gerne die Ohren reinigen. Dieses geschah früher, wo

die Zöpfe noch getragen wurden, bei der wöchentlichen Kopfrasierung durch den Barbier, heutzutage aber als Sondervergnügen. In Boston fragt, nach DUNLAP, der chinesische Barbier, gleichwie bei uns eine Kopfwaschung angeboten wird, ob man seine Ohren geputzt haben will. Die Instrumente der Abb. 9 werden dazu benutzt. Das feine Spätelchen (a) dient zum Abkratzen aller sichtbaren Schüppchen, das elegante Rasiermesserchen (b) zum Abrasieren der Haare, während zum Schluß die Operationsabfälle mit dem weichen Pinsel (c) ausgewischt werden. Da die ganze „Reinigung der Instrumente" in einem Abwischen mit einem sehr schmutzigen Lappen besteht, können ernste Infektionen nicht ausbleiben, wie bei der Otitis externa und media noch weiter besprochen wird. Es liegt nahe, daran zu denken, daß das feine Messerchen auch zum Abschneiden von Genitalkondylomen, die im warmen Klima sehr häufig vorkommen, benutzt wird. Wird nun dieses Instrument nach der üblichen „Reinigung" wieder zum gewöhnlichen Gebrauch verwendet, dann ist die Infektion leicht geschehen und wird meist auf beiden Ohren stattfinden. So ist es zu verstehen, daß die Affektion fast ausschließlich bei Chinesen[1]) gesehen wird und daß DUNLAP bei ungefähr 10% seiner poliklinischen

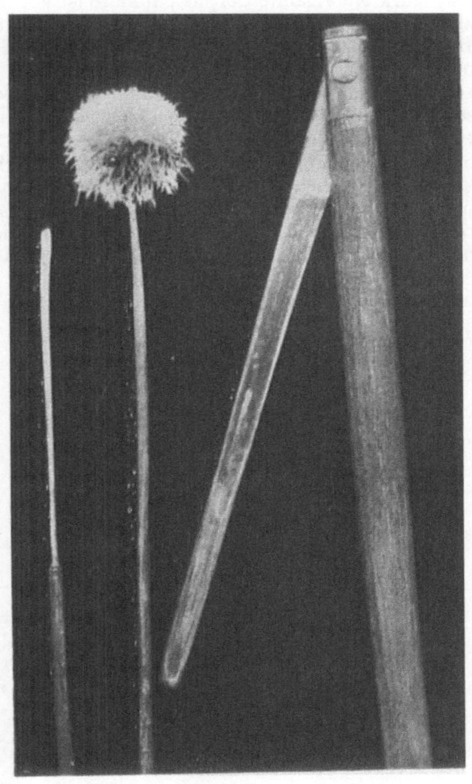

Abb. 9. In China gebräuchliche Instrumente zur Reinigung des äußeren Ohres. (Erklärung im Text.)

Patienten die spitzen Kondylome antraf. Es bleiben aber auch noch Fälle übrig, in welchen die Infektion auf andere Weise zustande kommen kann, wie z. B. bei kleinen Kindern mit Ohreiterung. Es muß dann die Infektion mit Instrumenten,

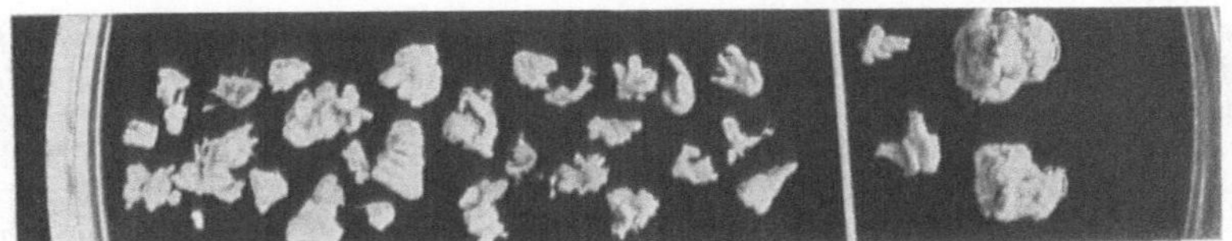

Abb. 10. „Kondylome" des Gehörganges. (Nach BENJAMINS.)

die zur Reinigung des Gehörgangs eingeführt werden, erfolgt sein. Bei den zwei in Europa beobachteten Fällen wurden Papillome an anderen Körperstellen gefunden (Genitalien), von denen aus die Ohrinfektion erfolgt sein muß.

---

[1]) BAKKER sah einmal die Krankheit bei einem Araber, der aber auch gerne seine Ohren vom chinesischen Barbier reinigen ließ.

Pathologische Anatomie. Die entfernten Geschwülstchen zeigen, wie aus der Abb. 10 ersichtlich, das Bild von spitzen Kondylomen in zwei Typen: schlank gestielte und breitbasig blumenkohlähnliche. Die mikroskopische Untersuchung ergibt folgendes (Abb. 11): Das stark entwickelte Corpus papillare ist von Epithel bekleidet, das folgende Eigenschaften zeigt: Es ist breiter wie beim normalen Gehörgang und besteht überall aus Plattenepithel. Bei stärkerer Vergrößerung (Abb. 12) ist die Palisadenzellenreihe an vielen Stellen mehr oder weniger unregelmäßig, aber doch überall gut zu erkennen. Das Rete Malpighi kennzeichnet sich durch Verbreiterung der intercellulären Spalten, wobei die Stacheln besonders deutlich hervortreten. Die Zellen sind fast alle vergrößert, mit großem, blaß tingiertem Kern.

Bei vielen Zellen, vor allem nach der Oberfläche zu, sieht man im Protoplasma kleine, klare Kügelchen; bisweilen ist nur eine einzige große Kugel zu sehen, welche den Kern bei Seite gedrückt hat; wieder andere Zellen haben bloß noch einen schmalen Protoplasmarand behalten, worin man einen hellen Ring sieht, in dessen Mitte der Zellkern liegt. Die beiden letzten Veränderungen lösen eine bedeutende Schwellung der Zellen aus. Es ist klar,

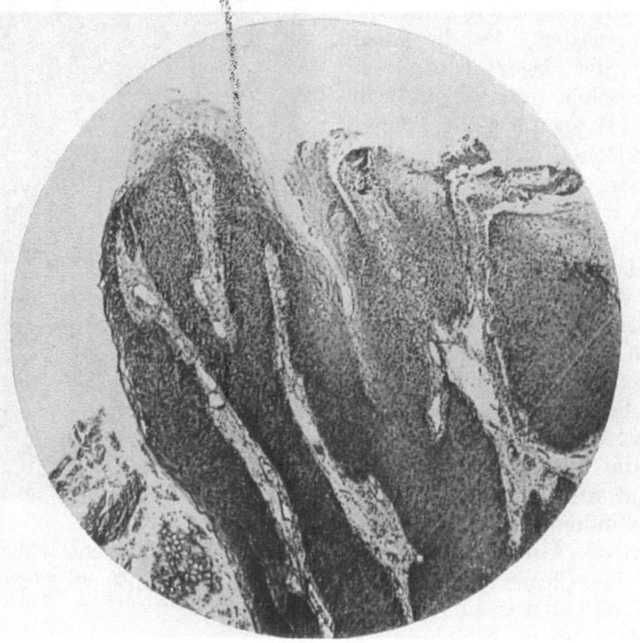

Abb. 11. „Kondylom". (Nach Benjamins.)

daß wir es hier mit einem nach der Oberfläche zu zunehmenden *Zellödem* zu tun haben. Die Verhornung ist dadurch abnorm.

Meist ist die Hornhaut wie ein schmaler Saum zu sehen (Abb. 12 V). An anderen Stellen ist sie viel breiter, besteht aber größtenteils aus mehr oder weniger ödematösen Zellen mit einem kleinen Kern (bei P.). Diese sog. Parakeratose wird verursacht durch die Maceration bei der Anhäufung und Sekretion im engen Gehörgang. An vielen Stellen sind Karyokinesen zu sehen, während hier und da Leukocyten zwischen den Epithelien liegen.

Das Bindegewebe hat, wie schon erwähnt, ein stark entwickeltes Corpus papillare, welches oft Verästelungen zeigt. Mit Eosin ist es nur schwach tingiert und zwischen den Fibrillen sieht man farblose Stellen oder feinkörnige Massen als Zeichen des Ödems. Die Kerne sind meist geschwollen.

Die Blut- und Lymphgefäße des Stromas sind fast ohne Ausnahme sehr weit und haben geschwollene Endothelien. Rundzellen sind überall vereinzelt zu finden und hier und da zu Infiltraten angehäuft.

Drüsenschläuche oder kystöse Hohlräume sind nirgends zu finden. An Stellen, wo der Epithelsaum sich stark umbiegt und die gegenseitigen Ränder sich nähern, sieht man eine feinkörnige Masse mit vielen Eiterkörperchen. Wir haben es hier mit dem seröseitrigen Sekret, das bei der Härtung geronnen ist, zu tun.

Die gegebene Beschreibung deckt sich vollkommen mit derjenigen der *Condylomata acuminata.*

Symptomatologie und Verlauf. Ganz unmerkbar anfangend fällt die Krankheit erst auf, wenn die Auswüchse den Gehörgang abschließen und Schwerhörigkeit verursachen.

Schmerzen werden erst empfunden, wenn Komplikationen hinzutreten. Jucken wird selten gefühlt, wenn doch, kann Stochern in den Ohren zu Blutungen Veranlassung geben. Stets ist mehr oder weniger Ausfluß, der oft einen eigentümlichen süßlichen Geruch besitzt, vorhanden. Nur bei sehr ungebildeten Menschen kann dieser Ausfluß unbeachtet bleiben. Meistens tritt die Krankheit gleichzeitig auf beiden Ohren auf.

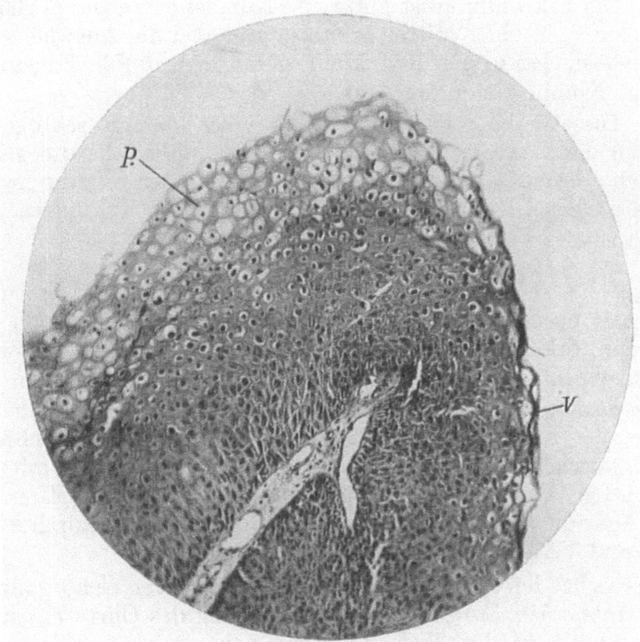

Abb. 12. „Kondylom" (starke Vergrößerung).
V Verhornung. P gequollene ödematöse Zellen. (Nach BENJAMINS.)

Bei der Untersuchung findet man die Gehörgänge mehr oder weniger mit blaßrosa oder mehr weißlichen Excrescenzen, die bei Berührung mit der Sonde leicht bluten, gefüllt. Sie sind oft so untereinander verwachsen, daß es nicht möglich ist, sofort die Anhaftungsstelle zu bestimmen. Erst während der Behandlung zeigt sich, daß die Neubildungen an der ganzen Wand haften und auf das Trommelfell übergehen können.

Ein Hineinwachsen in die Trommelhöhle konnte in meinen Fällen nicht mit Sicherheit festgestellt werden. In dem Falle CITELLIS aber war das wohl der Fall. Dabei bestand schon seit vielen Jahren Otorrhöe. Vielleicht war Plattenepithel in das Cavum tympani, das den Papillomen als Mutterboden diente, hineingewachsen. Auffallend ist die Tatsache, daß das Trommelfell meistens unverletzt ist. Als Komplikationen können auftreten:

1. *Durchbohrung der Gehörgangswand.* Dabei tritt Infektion der Weichteile mit Rötung und Schwellung bis zur Mastoiditisähnlichkeit auf.

2. *Durchbohrung des Trommelfells.* Es gibt Fälle, in welchen eine Trommelfellperforation sicher durch die Kondylome verursacht worden ist. Diese heilt
sofort nach Entfernung der Exkrescenzen aus. Daneben kommen Fälle von
chronischer Otorrhöe vor, in welchen sich die Exkrescenzen später entwickeln. Bei Entfernung derselben heilt dann die primäre Erkrankung nicht
sofort aus.

Diagnose. Von einfachen Ohrpolypen, Granulationen und syphilitischen
Kondylomen sind die schlanken, multiplen Geschwülstchen sofort zu unterscheiden. Etwas schwerer ist die Differentialdiagnose gegenüber einzelnen
Neubildungen mit papillärem Bau, wie Papillomen und Verrucae, wenn sie
multipel vorkommen; aber bei diesen fehlen Entzündungserscheinungen und
übelriechender Ausfluß und auch das histologische Bild ist ganz verschieden.

Prognose. Die Erkrankung ist gutartig. Nur bei extremer Vernachlässigung
und beim Hinzutreten einer Mittelohreiterung, wobei die Auswüchse den Eiterabfluß verhindern, kann die Krankheit gefährlich durch Hinzutreten einer
intrakraniellen Komplikation werden.

Therapie. Dieselbe ist sehr einfach. Mit einer kleinen Schlinge oder einer
Curette werden die Exkrescenzen leicht entfernt, wobei allerdings die Blutung
aus den Stielen störend sein und zur Unterbrechung der Sitzung zwingen kann.
Eine Kaustik an der Ursprungsstelle wird ein Rezidiv verhindern.

II. Erkrankungen des Mittelohres.

Es sollen hier nur die speziell in den Tropen zu beobachtenden Affektionen
erwähnt werden, während über die banalen Ohrentzündungen weiter unten
die Rede sein wird.

a) *Blastomykosen* des Mittelohres beobachtete Dominguez in Cuba. Bei
einem Manne, der an einer durch *Endomyces albicans* verursachten Lungenaffektion litt, entwickelte sich eine akute Mittelohrentzündung mit Mastoiditis.
Aus dem bei der Paracentese gewonnenen sporenhaltigen Eiter wurde auf
Sabourauds Agar die Endomyces gezüchtet. Heilung wurde durch Aufmeißelung
des Mastoids und Verabreichung von Jodkalium erzielt.

b) Wie bereits bei den spitzen Kondylomen des äußeren Gehörganges erwähnt,
machen die *chinesischen Barbiere* bei der Reinigung des Ohres mit ihren Instrumenten gelegentlich in der Tiefe Läsionen, die zu gefährlichen Infektionen
führen können. Dunlap konnte mehrere Perforationen des Trommelfells mit
Ohreiterung beobachten. Es kann dabei zu allen möglichen Komplikationen
kommen. Es wird jedoch nicht leicht sein, die Chinesen zu veranlassen, daß sie
von dieser Ohrreinigung Abstand nehmen.

c) Verhagen erwähnt einen seltenen Fall aus Paramaribo (holl. Guyana),
in welchem bei der Aufmeißlung eines Schläfenbeins wegen retroauriculärem
Abscesse ohne akute Entzündungserscheinungen 1—1½ cm lange Würmer
herauskrochen. Von Leiper wurden nachträglich die Tiere als: *Lagocheilascaris
minor,* Leiper 1909, identifiziert. Diese wurden vorher einmal im Eiter eines
subcutanen Abscesses bei einem Menschen in Trinidad gefunden und leben
wahrscheinlich normaliter im Verdauungstraktus eines Karnivoren.

Wie die Tiere ins Mittelohr gekommen sind, ist unbekannt.

d) *Myiasis tropicalis.* Nicht allzu selten kann man Fliegenlarven beobachten.
Es handelt sich meist um alte stinkende Ohreiterungen, wobei die Larven als
Saprophyten im Eiter leben. Aber auch die echte Myiasis mit Zerstörung der
Schläfenbeingebilde wird beobachtet. Patterson (nach Sinton) erwähnt
einen Todesfall.

Nach NEWSTEAD, CASTELLANI und CHALMERS u. a. werden am meisten Larven von Chrysomyia macellaria angetroffen, weiter auch von Sarcophaga carnaria und Wohlfartii magnifica. Näheres findet man im Kapitel der Tropenkrankheiten der oberen Luftwege.

III. Erkrankungen des Ohres bei allgemeinen Tropenkrankheiten.

1. Malaria.

In Tropenländern und bei früheren Tropenleuten kann Malaria in verschiedener Hinsicht in Beziehung zu Ohraffektionen stehen.

Erstens kann die *Malariakomplikation* an sich auf diagnostische Irrwege führen. Dazu kommt, daß sowohl bei akuter wie bei chronischer Malaria jede durch andere Ursachen veranlaßte Temperatursteigerung dazu neigt, einen *intermittierenden Charakter* anzunehmen, was zu Schwierigkeiten bei der Diagnosestellung führen kann, wie z. B. bei Febris typhoidea und auch bei Ohrenentzündungen, bei welchen irrtümlich auf Sinuserkrankung oder Pyämie geschlossen werden kann.

Zweitens führt in Malarialändern der intensive *Chiningebrauch* zu eigentümlichen Schwierigkeiten bei der Beurteilung von verschiedenen Arten von Schwerhörigkeit, worauf an dieser Stelle nicht näher eingegangen werden kann (siehe weiter unten).

Drittens kommt die Einwirkung des *Malariagiftes auf das Gehörorgan* in Frage.

Es ist oft schwer, den Zusammenhang zwischen gewissen Krankheitserscheinungen und Malaria sicher zu stellen. Dazu ist erstens eine durch mikroskopische Blutuntersuchung festgestellte Diagnose nötig, dann sollen die Symptome mit den Fieberanfällen erscheinen und wieder verschwinden, gegen nicht spezifische Behandlung refraktär sein und nach genügender Chinindarreichung sofort verschwinden. Die Malariaerkrankungen des Ohres kann nun in folgenden Formen auftreten:

a) als intermittierende Otitis.

Diese Form ist u. a. von COSTE beschrieben worden. Es treten dabei heftige Schmerzen im Ohre auf, während sich bei der Untersuchung ein rotes Trommelfell und Hyperämie des Gehörgangs finden. Auch kann es zu seröser Sekretion aus der Paukenhöhle kommen. An der Ohrmuschel können vasomotorische Störungen auftreten, die sich in Rötung und örtlicher Temperatursteigerung äußern (38,1⁰ C bei Achseltemperatur von 37,4⁰). Nach Chinindarreichung verschwinden diese Erscheinungen bald.

b) Die intermittierende Otalgie.

Bei funktionell und objektiv intaktem Gehörorgan treten Ohrenschmerzen auf, oft von einer Hyperästhesie der Ohrmuschel und einer Überempfindlichkeit gegen Geräusche begleitet. Es handelt sich offenbar um eine Trigeminusneuralgie im zweiten und (oder) dritten Ast. Auch hier ist Chinin das gegebene Mittel.

c) Es kann eine *Neuritis acustica* mit Schädigung des Hörnerven und labyrinthärem Schwindel auftreten. Da Chinin in größeren Dosen dieselben Erscheinungen hervorrufen kann und die Patienten oft schon die Droge eingenommen haben, so ist die Entscheidung, welche Ursache für eine Hörstörung vorliegt, meist sehr schwer.

d) Da *zentrale Schädigungen* bei Malaria vorkommen, können diese auch im Bereiche der Acusticuskerne oder der Hörsphäre liegen. BLUMENTAL sah einen Fall von Hörstummheit.

e) Es können Erscheinungen wie *Ohrensausen* ohne objektiv nachweisbares Substrat vorkommen, die aber alle nach Chinindarreichung abklingen.

2. Beriberi.

Bei dieser Krankheit tritt bekanntlich eine mehr oder weniger ausgedehnte Polyneuritis auf. Scheube erwähnt nun in seinem Handbuche der Tropenkrankheiten, daß brasilianische Ärzte einigemal dabei Schwerhörigkeit festgestellt haben. Andere Angaben konnte ich hierüber nicht finden.

3. Pappatacifieber.

Bei diesem durch Insektenstich (Phlebotomus papatasii) verursachten, in verschiedenen Tropenländern und im Mittelmeergebiet vorkommenden dreitägigen Fieber, hat Blumental in fünf Fällen Hörstörungen und Ohrensausen beobachtet, die nach der funktionellen Untersuchung als Neuritis toxica des Nervus acusticus aufgefaßt werden müssen. Vestibulariserscheinungen waren nicht vorhanden.

4. Pest.

Auch die Pest kann toxische Schädigung des Hörnerven geben. Sticker beobachtete in einem Falle Taubheit zentraler Lokalisation.

IV. Schädigung durch in den Tropen gebrauchte Heilmittel.
a) Europäische Heilmittel.

Chinin. Wer Schwerhörige aus Tropenländern zu behandeln hat, soll immer an die Möglichkeit einer Schädigung durch Chininmißbrauch denken. Da Malaria dort allgemein verbreitet vorkommt, denkt mancher, der sich unwohl fühlt, er sei von dieser Krankheit befallen und nimmt dann oft, ohne ärztliche Hilfe zu suchen, Wochen oder Monate lang Chinin. Aus meinen Notizen erwähne ich als extreme Fälle: einen Herrn, der ein Jahr lang täglich $1^1/_2$ g Chinin nahm und eine Dame, die während eines Monats sich täglich mit etwa 4 g des Salzes vergiftete. Bei beiden wurde zu ihrem Glück der Stoff in Pillen genommen und deshalb sehr wahrscheinlich nur zum Teil resorbiert. Die labyrinthäre Schädigung beschränkt sich in solchen Fällen nicht allein auf den Hörapparat, sondern greift auch auf die nervösen Vestibularisgebilde über.

Da die Chininwirkung an anderer Stelle des Handbuches eingehend behandelt wird, begnüge ich mich an dieser Stelle mit dieser kurzen Erwähnung.

Oleum chenopodii. Dieses, gegen alle Arten von Eingeweidewürmern angewandte Mittel wird in den Tropen sehr viel verordnet, speziell bei der Massenbekämpfung der Ankylostomiasis. Bei empfindlichen Individuen oder bei zu starker Dosierung können ernste Hörstörungen auftreten, wie u. a. von Bakker, Schüffner, Oppikofer und Evers beschrieben wurde. Wahrscheinlich hat man es mit einer Giftwirkung auf den nervösen Apparat zu tun. Es kann die Schwerhörigkeit viele Jahre andauern, ohne daß eine Spur von Verbesserung eintritt. Anfangs kann dabei Schwindel auftreten, der aber meist später abklingt.

b) Einheimische Heilmittel.

Die Lehre der *Signatur* und der *Transmigration* spielt eine große Rolle in der Therapeutik der meisten Primitivvölker. Es wird verschiedenen Naturprodukten wegen ihrer äußeren Ähnlichkeit mit krankhaften Veränderungen oder mit gewissen erkrankten Organen Heilkraft zugeschrieben, oder man meint auch, daß gewisse wirkliche oder vermeintliche Eigenschaften dieser Naturprodukte auf den Körper des Verbrauchers übergehen können.

So wird auf Java in verschiedenen Gegenden als Panazee gegen Ohrenleiden empfohlen, den Preßsaft eines dem *Tigerohr sehr ähnlichen Blattes* (daon koeping matjan) ins Ohr zu tropfen. Noch schlimmer ist der Gebrauch von zerriebenen Schnecken, die dazu aus ihrem Gehäuse geholt werden.

Es gibt auch viele Mittel, die mit dieser Signaturlehre nichts zu tun haben, wie allerhand Blätter und Gewürze. Römer erwähnt, daß die Batak auf Sumatra sich den ausgepreßten Saft einer *Orchideenknolle* (Dendrobium crumminatum) gegen Ohrenschmerzen ins Ohr tropfen.

Sehr gefährlich ist der Gebrauch eines *arsenhaltigen Mittels* in einigen Gegenden Javas. In der irrtümlichen Meinung, daß Eiterung und Ohrenreißen durch Würmer verursacht werden, wird, glücklicherweise nur selten, ein sonst äußerlich angewandtes Mittel, nämlich ein etwa 90% Acid. arsenicosum enthaltendes Pulver (Warangan) in das Ohr geblasen. Bei zwei Patienten sah ich danach Nekrose des ganzen Felsenbeins auftreten. Eine Patientin starb an Verblutung aus einem Aneurysma der arrodierten A. carotis interna. Nach einer schriftlichen Mitteilung von Dr. C. Bakker in Batavia wird das Mittel von eingeborenen Soldaten angewandt, um durch Verstümmlung des Ohres dienstuntauglich zu werden. Er sah dabei einige Todesfälle an Meningitis.

An dieser Stelle möge eine interessante Mitteilung von Neuhauss erwähnt werden. Bei den Kai-Papoea im vormaligen Deutsch Neu-Guinea besteht die Gewohnheit, bei Hörstörungen einen kleinen Käfer (Wasang gisi) ins Ohr zu bringen, der dort bis zu einigen Tagen verweilt. Angeblich soll das Tierchen das Ohrenschmalz aufräumen, wonach bessser gehört wird, also eine Art biologische Reinigung des Gehörganges.

B. Die kosmopolitischen Ohrenkrankheiten.

Es kommen in Tropenländern alle Ohrenkrankheiten vor, die in den gemäßigten Zonen beobachtet werden, manche zeigen in ihrem Verlauf nichts Besonderes, andere wieder Abweichungen, die durch Rasse, Gewohnheiten und Klima bedingt sind. Einige hiervon mögen hier besprochen werden.

I. Tierische Fremdkörper.

Bei der besonderen Fauna der Tropenländer kommt es vor, daß man dann und wann eigentümliche tierische Fremdkörper im Ohre findet. Von Fliegenlarven bei Ohreiterungen war schon oben die Rede. Von den anderen tierischen Eindringlingen sind speziell zwei besonders lästige zu nennen.

Als seltenes Ereignis kommt es vor, daß ein *Blutegel* ins Ohr eindringt, beim Baden ein Süßwasseregel und beim Liegen im Freien ein Landblutegel (Haemadipsa). Die Entfernung ist leicht, nachdem man etwas Cocain- oder Kochsalzlösung aufgetropft hat. Mehr Anstrengung erfordert die Behandlung, wenn ein kleiner *Kakerlak* (Periplaneta) eingedrungen ist, was gar nicht so selten vorkommt. Die kleinen Exemplare sind geradeso wie die erwachsenen Tiere geformt und haben, wie aus Abb. 13 ersichtlich, an den Beinen scharfe Dornen. Hiermit haken sie sich

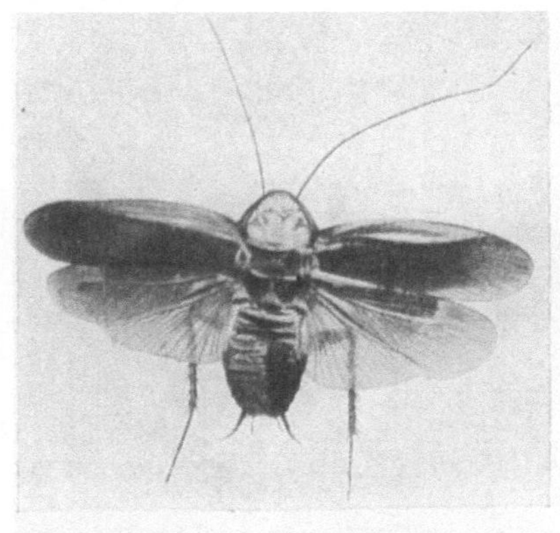

Abb. 13. Periplaneta.

im Gehörgang ein, während sie sich mit ihren starken Kiefern am Trommelfell einbeißen. Man kann sich die unerträglichen Schmerzen des Patienten

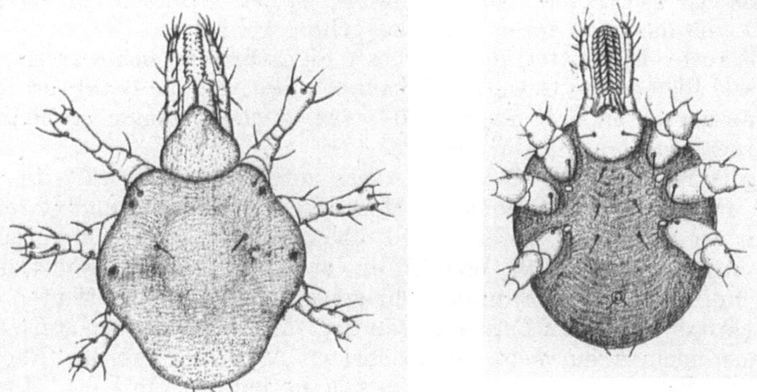

Abb. 14. Larve von Otiobius Megnini.

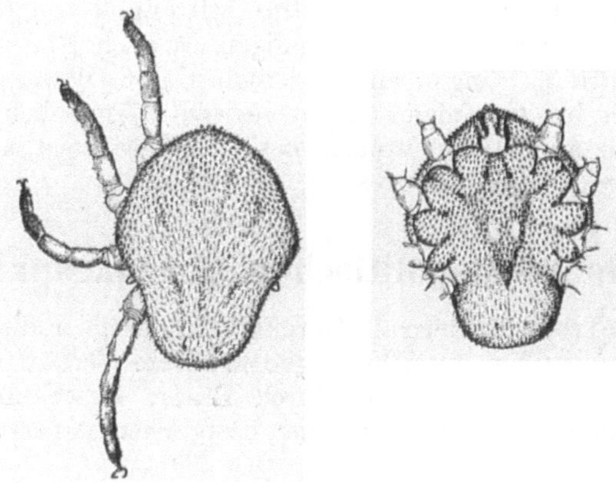

Abb. 15. Nymphe von Otiobius Megnini.

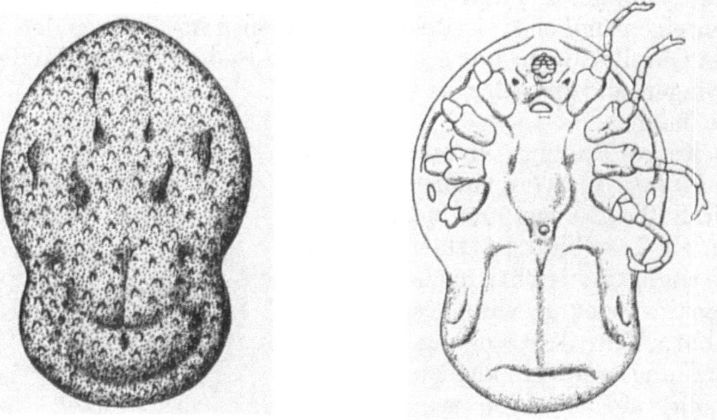

Abb. 16. Otiobius Megnini.
Abb. 14—16 von der Rückenseite und von der Bauchseite her gesehen. (Nach Toomey.)

vorstellen und verstehen, daß beim Versuch den Eindringling zu töten, Selbst-
verwundung vorkommen kann.

Es erfordert große Geduld seitens des Arztes, um das Tier stückweise herauszubefördern.

Unter dem Namen *Otiobiosis (Ear tick disease)* ist in Mexiko eine Affektion bekannt, die durch das Eindringen der Larve einer kleinen Zecke *(Otiobius Megnini,* Banks 1908 oder *Ixodes humanus* Koch usw.) in den Gehörgang entsteht.

Eine eingehende Beschreibung des Tieres und des Krankheitsbildes findet man bei Toomey. Die Zecke kommt außer in Mexiko im Süden Nordamerikas, in Arizona, Neumexiko, Texas, Louisiana, Nevada und in Südcalifornien vor. Der primitive Wirt des Tierchens ist meist das wilde Säugetier; aber auch zahme Vierfüßler können es beherbergen. Nur die Larve und die Nymphe dringen ins Ohr, nehmen dort so viel Nahrung zu sich, daß das erwachsene Tier sich nicht zu ernähren braucht. Die sehr aktive Larve dringt beim schlafenden Menschen oder während eines Sandsturmes ins Ohr und verwandelt sich in 6—7 Tagen in eine Nymphe, die 1—4 Monate an Ort und Stelle bleibt und dann das Ohr verläßt, um sich im Boden oder in Baumspalten zu verstecken und sich in das erwachsene Tier zu verwandeln. Wie aus Abb. 16 ersichtlich, kann dieses sich nur schwer fortbewegen. Das unbefruchtete Weibchen kann lange ohne Futter leben. Megnin konnte sie bis zwei Jahre beim Leben erhalten. Das befruchtete Weibchen stirbt aber nach Abgabe der Eier. Die weiße Larve ist 0,6 mm lang, aber nach dem Blutsaugen 4×2 mm groß, oval und violettbraun gefärbt (Abb. 14). Die Nymphe (Abb. 15) hat kleine Stacheln an der Oberfläche (daher der Name Pinose eartick), ist 3—4 mm lang und gelblich gefärbt; nach dem Blutsaugen erreicht sie eine Größe von $5,5 \times 8,5$ mm und nimmt eine violettbraune Farbe an. Auch die Beine haben scharfe Stacheln. Das erwachsene Tier (Abb. 16) hat eine glatte Oberfläche, ist 4—7 mm im Durchmesser und ist violettbraun gefärbt. Beim Menschen kommen selten mehr wie 1—2 Exemplare zu gleicher Zeit vor. Durch den Reiz wird etwas mehr Cerumen gebildet. Bisweilen wird das Tierchen erst beim Ausspritzen von Cerumen entdeckt. Nach längerem Verweilen tritt sekundäre Schimmelinfektion auf, die zu einer Otitis externa führen kann, sonst gibt das Tierchen nur wenig zu Beschwerden wie Jucken, Kitzeln und selten auch Schwindelgefühl, Nausea und Schmerzen Anlaß. Die Entfernung geschieht am besten durch Ausspritzen nach Betäubung des Tierchens durch Chloroform, Äther oder Benzin. Prophylaktisch soll während eines Sandsturmes ein Wattebausch ins Ohr gesteckt werden, während beim Schlafen im Freien eine geschützte Lage gewählt werden soll.

II. Die Otitis externa der Tropenländer.

In den Tropenländern gibt es relativ viel mehr Entzündungen des äußeren Gehörganges wie im kühleren Klima. Es liegen Mitteilungen hierüber aus Ostafrika von Grothusen, aus Westafrika von Macfie, aus Ceylon von Castellani, aus Cochin-China von Damond vor, während meine eigenen Erfahrungen auf Java gesammelt wurden.

Vor allem zwei Faktoren spielen beim Zustandekommen dieser häufigen Erkrankung eine Rolle. Erstens besteht in den meisten Tropenländern die Gewohnheit, täglich ein oder mehrmals zu baden und dabei das Wasser über den Kopf zu gießen, wobei leicht Wasser ins Ohr kommen kann. Dazu stammt das Wasser selten aus ganz einwandfreier Quelle. Bei der feuchten Wärme des Klimas kann dann leicht Maceration der Epidermis mit nachfolgender Entzündung in der Tiefe auftreten. Dabei kommen noch die Entzündungen aus anderen Ursachen, wie z. B. das Hineintropfen von Medikamenten gegen Zahnweh, Schwerhörigkeit usw. Eines der schlimmsten ist wohl das so oft benutzte Kajuputiöl (ein kupferhaltiges ätherisches Öl); weiter gibt es noch viele andere scharfe, einheimische und chinesische Mittel. Auch der oben erwähnte chinesische Barbier verschafft seinen Kunden oft eine mehr oder weniger heftige Otitis externa.

Nach meinen Notizen behandelte ich in Java gerade soviel Patienten mit Otitis externa wie mit allen anderen Ohrenleiden zusammen, während in Utrecht in der Poliklinik in zwei daraufhin geprüften willkürlichen Jahren die Otitis media ungefähr viermal so häufig vorkommt wie die Otitis externa. Duymaer van Twist sah in Modjowarno (Java) in einem Jahre 126 Otitis externa-Fälle, während er keine Otitis media erwähnt (siehe weiter unten bei Otitis media).

Die Erkrankung zeigt verschiedene Formen:

1. Das Gehörgangsekzem.

Etwa in der Hälfte der Fälle tritt die Erkrankung in dieser Form auf. Wir finden am meisten die mit Rötung und Schuppenbildung einhergehenden trockenen Formen. Oft entwickeln sich in den angehäuften Zerfallsprodukten Fadenpilze, wovon weiter unten die Rede sein wird.

Die Schuppenbildung ist in einzelnen Fällen so stark, daß man von einer *Otitis desquamativa* reden kann. Damond bezeichnet die Erkrankung als „cholesteatome de l'oreille externe". Bei längerem Bestehen wird die Epidermis des Gehörganges maceriert und es entsteht allmählich ein nässendes Ekzem, das gewöhnlich auf die Haut der Ohrmuschel übergreift. Die subjektiven Erscheinungen sind Jucken, Schmerzen und bei Sekretanhäufung in der Nähe des Trommelfells auch Schwerhörigkeit.

2. Die Otitis externa circumscripta.

Diese entwickelt sich oft beim Ekzem durch die begreiflichen mechanischen Insulte, aber auch ohne Ekzem ist der Gehörgangsfurunkel dort eine häufige Erkrankung.

3. Die Otitis externa diffusa

tritt sehr oft primär auf, kann in ihrem Verlauf viel öfter als im europäischen Klima in drei scharf getrennte Formen eingeteilt werden, die aber doch manchmal ineinander übergehen.

a) *Die Otitis externa simplex.* Diese verläuft unter dem Bilde einer schmerzhaften Entzündung. Klopfende Schmerzen, Unmöglichkeit des Liegens auf der erkrankten Seite, Schmerzen beim Kauen, bei Berührung des Ohres und bei Druck auf dem Tragus; bei starker Schwellung auch Hörstörung und Ohrensausen, sind die gewöhnlichen Erscheinungen. Dabei fühlt der Kranke sich bei einer mäßigen Temperatursteigerung (bis 38,5° C) oft sehr krank und ermattet. Otoskopisch ist nur Schwellung und Rötung des Gehörgangs zu sehen. In schlimmen Fällen ist der ganze Gehörgang zugeschwollen. Die Entscheidung, ob nicht zu gleicher Zeit eine Mittelohrentzündung besteht, kann sehr erschwert sein, vor allem wenn die Lymphdrüsen und ihre Umgebung hinter dem Ohre sich an der Entzündung beteiligen, geschwollen und gerötet sind. Dann kann man auch zweifeln, ob nicht eine Mastoiditis vorliegt.

In unbehandelten Fällen geht die Entzündung entweder spontan zurück, oder es entwickelt sich eine der beiden anderen Formen der diffusen Otitis externa.

b) *Die seröse Otitis externa.* Diese entsteht entweder aus einer Otitis simplex oder tritt von vornherein mit Abscheidung eines serösen Sekretes auf. Die subjektiven Erscheinungen sind dieselben wie bei der Otitis simplex, nur werden die Patienten außerdem noch durch das fortwährende Aussickern des fade riechenden Sekretes belästigt. Die Abscheidung kann so stark sein, daß der

Kranke genötigt ist, den ganz durchtränkten, ins Ohr gesteckten Wattebausch ein- oder zweistündlich zu wechseln. Die Ohrmuschelhaut wird dabei oft ergriffen, erscheint rot und geschwollen. Bei der Otoskopie sieht man entweder Schwellung des Gehörganges oder nur diffuse Hyperämie, bisweilen einen weißlichen Belag. Das Trommelfell zeigt meistens dasselbe Bild wie der Gehörgang. Die Krankheit entwickelt sich oft innerhalb einiger Stunden und kann bei guter Behandlung schnell wieder abklingen; doch kann sie sich auch, vor allem bei unzweckmäßiger Behandlung in die Länge ziehen. In einigen Fällen nimmt das Sekret allmählich einen mehr eitrigen oder schleimigeitrigen Charakter an.

c) *Die eitrige Otitis externa.* Auch diese kann entweder aus einer der beiden anderen Formen entstehen oder von vornherein selbständig auftreten. Sie kann ohne Otoskopie leicht mit einer Otitis media verwechselt werden, vor allem wenn das Sekret, wie es so oft im warmen Klima der Fall ist, einen stinkenden Geruch zeigt. Besonders schwer ist die Entscheidung, wenn die Weichteile hinter dem Ohre miterkrankt sind und die Symptome einer Mastoiditis vorgetäuscht werden. Erst der weitere Verlauf kann dann die Sachlage aufklären. Symptome und Verlauf sind, abgesehen vom Charakter des Sekretes, denen der vorigen Gruppe gleich. Nur werden hierbei etwas öfter Granulationen oder kleine Polypen des Gehörganges beobachtet.

4. Die Mykosen des Gehörganges.

Wie schon früher erwähnt, kann man in Tropenländern oft auf eingedickten Sekretmassen oder Cerumenpfröpfen, üppig entwickelte Pilzkolonien finden, die, wenn sie eine weiße Farbe haben, feinem Schnee oder Watte sehr ähnlich sind, oder wenn sie pigmentiert sind, als dunkle Pünktchen auf der helleren Unterlage erscheinen. Nur wenn sie sich zu größeren Massen anhäufen, verursachen sie Beschwerden wie Sausen und Schwerhörigkeit. Aber auch zu Entzündung der Epidermis können sie Veranlassung geben, Jucken und Schmerz verursachen. CASTELLANI und CHALMERS erwähnen in ihrem Manual of tropical medicine, daß folgende Spezies beobachtet werden:

Mucor pusillus, Lichtheimia ramosa und corymbifera. *Saccharomyces ellipso*ides, *Monilia* rhoi, *Aspergillus* fumigatus, A. niger, A. flavus, A. repens und A. malignus.

Überdies konnte MACFIE bei einer Gehörgangsentzündung den *Sterigmatocystis* CRAMER züchten.

Es ist nur selten möglich mit Sicherheit auszuschließen, daß die gefundenen Pilze nur sekundär hineingewandert sind.

In der Regel haben die Otomykosen einen leichten Charakter. SHARPE meint, daß Aspergillus immer Entzündungserscheinungen verursacht, während Penicillium nur auf trockenen Cerumenmassen wächst.

5. Otitis externa ossificans.

CASTELLANI und CHALMERS erwähnen, daß MÜLLER eine *Otitis externa ossificans* beschrieben hat, die das Periost befällt und Veranlassung zur Entwicklung von Exostosen gibt.

Die *Prognose* ist bei allen Formen der Otitis externa gut. Bei richtiger Behandlung heilen die meisten in ein paar Tagen bis sechs Wochen aus, nur haben sie alle noch mehr als in Europa eine große Neigung zu Rezidiven, die bei der geringsten Vernachlässigung auftreten können.

Nur lange fortgesetzte Behandlung schützt in vielen Fällen hiervor. Vor allem bei Leuten mit konstitutionellen Erkrankungen, wie Syphilitikern und Diabetikern, hat man oft mit viel Geduld die ständigen Rückfälle zu behandeln.

Die *Therapie* weicht nicht von der in Europa üblichen ab. Es sei hier nur kurz erwähnt, was sich nach meiner persönlichen Erfahrung in den Tropen als zweckmäßig erwiesen hat. Oft kostet es Mühe, vor allem wenn Jucken besteht, den Leuten zu bedeuten, daß sie das Ohr mit großer Zartheit behandeln und Wasser fernhalten. Die Behandlung beginnt meistens mit einer Reinigung, die sehr vorsichtig und mit Geduld geschehen soll; dabei soll nur im Notfalle gespült werden. Granulationen und Polypen werden mit Argentum nitricum geätzt oder mit der Curette entfernt, Furunkel sollen, wenn sie sehr groß sind, incidiert werden. Nach der Reinigung wird dann zwei- oder mehrmals täglich ein Gazestreifen mit $2^1/_2 {}^0/_0$iger, weißer oder gelber Präzipitatsalbe eingelegt. Oft ist ein Priessnitzscher Verband mit Alkohol oder essigsaurer Tonerde erforderlich. Wenn starke Schmerzen vorhanden sind, wird $1 {}^0/_0$ige Chloretone und etwas Adrenalin der Salbe zugefügt und ist Aspirin $(3 \times 0,5$ g) evtl. mit etwas Morphium oder Pantopon zur Nachtruhe nötig.

Gegen Jucken hilft Betupfen mit absolutem Alkohol, mit oder ohne Menthol $(1 {}^0/_0$ig).

Beim Ekzem ist dann eine Nachbehandlung mit Teerpräparaten nötig, z. B. Bepinselung mit Sol. lithantracis acetonicae oder Ol. rusci — Ol. olivar. 1 : 10.

Bei der Otitis externa der kleinen Kinder ist $3 {}^0/_0$iges Carbolglycerin von Nutzen.

Die Pilzwucherungen im Ohr werden am sichersten durch $1/_2 {}^0/_0$igen Salicylsäure-Alkohol (absolutus) oder nach Castellani durch ein Gemisch von 2 Teilen Wasserstoffsuperoxyd und 1 Teil absolutem Alkohol mit nachfolgender Borpulvereinblasung vernichtet.

Schließlich soll man den Patienten empfehlen, sich beim Baden die Ohren mit Wattebäuschchen zu verschließen oder das Wasser nicht über den Kopf zu gießen. Besondere Aufmerksamkeit erheischt das Trockenhalten der Ohren beim Baden der kleinen Kinder.

III. Die Otitis media der Tropenländer (exklusive der trockenen Katarrhe).

Im Jahre 1919 hat Verfasser vergleichende Notizen über die Mittelohrentzündung auf Java und in Europa publiziert. Dabei wurde die Tatsache festgestellt, daß in Java relativ viel mehr akute Otitiden vorkamen wie in Utrecht. Die Erklärung hierfür ist in diesem Handbuche in der Einleitung zu den tropischen Erkrankungen der oberen Luftwege gegeben worden. Dagegen wurden die chronischen Fälle drüben in viel geringerer Zahl beobachtet, was aus folgender Tabelle ersichtlich ist.

	Anzahl Mittelohrentzündungen in derselben Zeitdauer		Prozentzahlen für alle Ohren-Hals-Nasenkranke		Prozentzahlen für alle Otitis media-Fälle	
	akute	chronische	akute	chronische	akute	chronische
Indien. . .	123	30	10,8	2,6	83	17
Holland .	114	172	4,8	7,2	45	55 [1]

Während also die akuten Otitiden in Indien ungefähr doppelt so häufig vorkamen wie in Utrecht, war das Verhältnis bei der chronischen Mittelohr-

---

[1] Das Utrechter Zahlenverhältnis stimmt gut mit dem von van der Hoeven Leonhard für Amsterdam ($42 {}^0/_0$ akute auf $58 {}^0/_0$ chronische Mittelohrerkrankungen) und von Schlittler für Basel gefundenen ($43 {}^0/_0$ akute auf $57 {}^0/_0$ chronische Fälle) überein.

entzündung umgekehrt, nämlich von fast 1 : 3. Auch in anderen Kolonien wurde das gleiche beobachtet, z. B. von YOUNG in Sierra Leona.

Diese Tatsache ist sehr überraschend. Da doch die chronische Mittelohrentzündung mit Ausnahme der tuberkulösen, immer aus einer akuten entsteht, müßte man erwarten, daß bei der großen Anzahl der akuten Entzündungen die chronischen Formen auch öfter vorkommen müßten. Eine Erklärung hierfür findet man nicht leicht, weil bei den meisten Leuten der Anfang der chronischen Otitis media bis auf das Kindesalter zurückgeht und nicht mehr näher bekannt ist. Folgende Faktoren können eine Rolle spielen:

a) Der Verlauf der akuten Otitis. Die in Java behandelten akuten Otitisfälle wurden alle geheilt und zwar in relativ kürzerer Zeit wie die europäischen, was aus folgenden Zahlen ersichtlich ist:

Zahl und Krankheitsdauer der akuten Mittelohrentzündungen.

	bis 1 Woche	2—3 Wochen	3—4 Wochen	4—5 Wochen	6 Wochen	darüber
Indien . .	34	10	4	2	2	1
Utrecht .	18	20	20	4	3	9

Noch deutlicher sprechen die Zahlen, wenn man sie mit den Angaben von LUND vergleicht, der für dieselbe Krankheit in Schweden eine Dauer fand von:

unter 10 Tagen	10—20 Tagen	21—30 Tagen	31—90 Tagen	darüber
6,1%	40%	26,1%	25,2%	2,6% der Fälle.

Hieraus ist zu ersehen, daß die behandelten akuten Otitiden in Java eine größere Heilungstendenz haben.

b) Die Art der Infektionskeime. Es ist noch nicht gelungen, gewisse Bakterienarten zu finden, die für die Chronizität einer Mittelohrentzündung verantwortlich gemacht werden könnten. Die Schwierigkeit liegt größtenteils darin, daß der Anfang so selten zur Beobachtung kommt und bei längerem Bestehen allerhand sekundäre Infektionen zustande kommen. Die Erfahrung lehrt wohl, daß bei gewissen Infektionskrankheiten die Mittelohrentzündungen eine große Neigung zur Chronizität haben, wie z. B. bei Scharlach und Diphtherie, Typhus, Masern und Influenza.

BEZOLD erwähnt in seinem Lehrbuch der Ohrenheilkunde, daß 13,8% der chronischen Fälle durch Scharlach und 1,6% durch Masern akquiriert wurden, während in den meisten Fällen der Ursprung unbekannt ist. Nun kommt Scharlach in den meisten Tropenländern überhaupt nicht vor und ist in anderen selten [1]). Auf diese Weise ist also diese Tatsache teilweise zu erklären. Es kommt noch hinzu, daß die Otitiden bei den anderen Infektionskrankheiten meistens im warmen Klima einen leichteren Verlauf haben.

c) Verminderte Resistenz. Bezüglich der verminderten Resistenz der Kranken durch Unterernährung und konstitutionelle Erkrankungen ist es in Java sicher nicht wesentlich günstiger gelagert wie in Holland.

d) Vernachlässigung der Fälle kommt in Tropenländern wegen des Ärztemangels viel häufiger vor, was jedoch zu einem umgekehrten Zahlenverhältnis führen müßte.

e) Wiederholte Mittelohraffektionen bei adenoiden Vegetationen erklären die Tatsache nicht, da, wie im Kapitel der Tropenkrankheiten der oberen Luftwege bereits erwähnt wurde, die Hypertrophie der Rachenmandel in Tropenländern gerade so häufig vorkommt wie in Europa.

Nach diesen Ausführungen kann man nur auf eine größere Gutartigkeit der akuten Otitiden schließen; auch das Fehlen des Scharlachs wird auf die Frequenz der chronischen Otorrhöe der Tropenländer von Einfluß sein.

---

[1]) Weil das Cholesteatom so oft aus einer Scharlachotitis hervorgeht, ist es verständlich, daß man in Indien so selten Cholesteatom begegnet.

Was die Komplikationen der Mittelohrentzündung anbelangt, so sind sie ziemlich dieselben wie in Europa. Nur habe ich den Eindruck bekommen, daß die Myringitis bullosa öfter vorkommt. Eine wichtige Frage ist, was die Patienten, die in Europa schon eine chronische Otorrhöe haben, tun sollen, wenn sie in die Tropen kommen. Vom Klima an sich haben sie wenig zu befürchten. Nur sollen sie sich besonders beim Baden in acht nehmen, um sich gegen das Eindringen von Badewasser ins kranke Ohr zu schützen. Immer soll der Tatsache Rechnung getragen werden, daß im Innenland der größeren tropischen Weltteile keine Spezialisten sind. Missionare und dergleichen auf die entfernten Gebiete angewiesene Personen sollen sich lieber vorher radikal operieren lassen; speziell bei Perforationen der oberen Randpartien, die ja so oft das Zeichen einer gefährlicher Otitis sind.

IV. Taubstummheit

kommt in den Tropen sicher vor, nur sind die Kenntnisse über Verbreitung, Grundkrankheiten usw. in den meisten Gegenden recht dürftig. Nach dem Handbuche von Castellani und Chalmers ist die Taubstummheit in Ceylon ziemlich verbreitet. Auf 10 000 Einwohner sollen dort 9 männliche und 7 weibliche Taubstumme kommen, so daß man auf dieser Insel auch eine Taubstummenschule errichtet hat.

Literatur.

Für die benutzten Handbücher der Tropenkrankheiten wird auf die Literaturangabe der Krankheiten der oberen Luftwege verwiesen.

Tropenkrankheiten im engeren Sinne.

Einleitung.

Minkema, H. F.: Geneesk. tijdschr. v. Nederlandsch Ind. Vol. 48, p. 352. 1908.

Keloidfibrome

Buuren, H. B. van: Geneesk. tijdschr. v. Nederlandsch Ind. Vol. 45, p. 36. 1905. — Duymaer van Twist, A. J.: Geneesk tijdschr. v. Nederlandsch Ind. Vol. 49, p. 742. 1909. — Freund, L.: Dtsch. Zeitschr. f. Chirurg. Bd. 150. 1919. — Gros, H.: Arch. f. Schiffs- u. Tropenhyg. Bd. 10, S. 179. 1906. — Hugh Harrison J. H.: Journ. of trop. med. a. hyg. Vol. 4, p. 319. 1901. — Le Dantec and Boyé: Journ. of trop. med. a. hyg. Vol. 4, p. 153. 1901. — Pfahler, G. F.: Arch. of dermatol. a. syphilol. 1920. — Powell: Indian med. gaz. 1899. Ref.: Arch. f. Schiffs- u. Tropenhyg. Bd. 5, S. 140. 1901. — Rocha Lima: Arch. f. Schiffs- u. Tropenhyg. Bd. 18, S. 71. 1914. — Steiner, L.: Arch. f. Schiffs- u. Tropenhyg. Bd. 15, S. 13. 1911. — Vortisch, H.: Arch. f. Schiffs- u. Tropenhyg. Bd. 10, S. 538. 1906. — Wellman, F. C.: Journ. of trop. med. a. hyp. Vol. 8, p. 345. 1905.

Ulcus Tropicum.

Goldberg, L.: Arch. f. Schiffs- u. Tropenhyg. Bd. 21, S. 154. 1917. — Howard, R.: Journ. of trop. med. a. hyg. Vol. 23, p. 215. 1920. — Külz, L.: Arch. f. Schiffs- u. Tropenhyg. Bd. 21, S. 105. 1917. — Mei, A.: Journ. of trop. med. a. hyg. Vol. 23, p. 38. 1920. — Prowazek: Arb. a. d. Reichs-Gesundheitsamte. Bd. 26, H. 1. 1907. — Rousseau, L.: Bull. de la soc. de pathol. exot. Tome 12. 1919. — Vincent, H. (1): Le Caducée 1905. — Derselbe (2): Bull. de la soc. de pathol. exot. Tome 12, p. 64. 1919.

Leishmania.

Citelli, S.: Trattato di otolaringoiatria. Torino 1920. — Doré, S. E.: Proc. of the roy. soc. of med. (sect. of dermatol.). Vol. 14, p. 43. 1921. — Seidelin, H.: Ann. of trop. med. a. parasitol. Vol. 6, p. 295. 1912.

Blastomykosen.

Korté, W. E. de: Ann. of trop. med. a. parasitol. Vol. 11, p. 265. 1918. — Wade, H. W.: Philippine journ. of science. Vol. 11, p. 267. 1916.

Spitze Kondylome.

Bakker, C. (1): Geneesk. tijdschr. v. Nederlandsch Ind. Vol. 58, p. 563. 1918. — Derselbe (2): Geneesk. tijdschr. v. Nederlandsch Ind. Vol. 58, p. XC. 1918. — Benjamins,

C. E.: Zeitschr. f. Ohrenheilk. u. f. Krankh. d. Luftwege. Bd. 66, S. 117. 1912. — BLEYEL: Zeitschr. f. Ohrenheilk. u. f. Krankh. d. Luftwege. Bd. 68. 1913. — CITELLI, S.: Ann. des maladies de l'oreille. Tome 39, p. 297. 1913. — DUNLAP, A. M.: Boston med. a. surg. journ. 1917. Ref.: Journ. of trop. med. a. hyg. Vol. 20, p. 275. 1917.

Erkrankungen des Mittelohres.
BLUMENTHAL, A.: Berl. klin. Wochenschr. 1918. S. 570. — COSTE: Arch. de med. et de pharm. milit. 1906. S. 416. — DOMINGUEZ, F.: Med. record. Vol. 85. 1914. — NEWSTEAD, R.: Ann. of trop. med. a. parasitol. Vol. 3, p. 462. 1910. — SINTON, J. A.: Indian journ. of med. research. Vol. 9, p. 132. 1921. — STICKER: (n. Pöch, MENSES Handb. d. Tropenkrankheiten. Bd. 3). — VERHAGEN, A.: Acta oto-laryngol. Vol. 3, p. 500. 1922.

Heilmittel.
BAKKER, C.: Geneesk. tijdschr. v. Nederlandsch Ind.Vol. 57, p. LXVII. 1917.—BENJAMINS, C. E. (1): Geneesk. tjidschr. v. Nederlandsch Ind. Vol. 48, p. 528. 1908. — DERSELBE (2): Arch. f. Ohren-, Nasen- u. Kehlkopfheilk. Bd. 76, S. 240. 1908. — EVERS, H.: Dtsch. med. Wochenschr. 1921. Nr. 30. — NEUHAUSS: Deutsch Neu-Guinea. — OPPIKOFER, E.: Korresp.-Bl. f. Schweiz. Ärzte 1919. Nr. 6. — RÖMER, R.: Janus 1907. — SCHÜFFNER: Geneesk. tijdschr. v. Nederlandsch Ind. Vol. 57, p. LXV. 1917.

Kosmopolitische Ohrenkrankheiten.
Tierische Fremdkörper.
TOOMEY, N.: Laryngoscope Vol. 31, p. 930. 1921.

Otitis externa.
CASTELLANI, A.: Journ. of trop. med. a. hyg. Vol. 23, p. 117. 1920. — DAMOND, R. (1): Berl. Ges. f. Gesch.-Med. Nov. 1913. Arch. f. Schiffs- u. Tropenhyg. Bd. 18, S. 220. 1914. — DERSELBE (2): 3. Congr. far. eastern ass. trop. med. 1913. p. 283. — DUNLAP, A. M.: Boston med. a. surg. journ. 1917. Ref.: Journ. of trop. med. a. hyg. Vol. 20, p. 275. 1917. — DUYMAER VAN TWIST, A. J.: Geneesk. tijdschr. v. Nederlandsch Ind. Vol. 50, p. 789. 1910. — GROTHUSEN: Arch. f. Schiffs- u. Tropenhyg. Bd. 21, S. 56. 1916. — MACFIE, J. W. S.: Ann. of trop. med. a. parasitol. Vol. 15, p. 279. 1921. — SCHARPE, W. S.: Journ. of trop. med. a. hyg. Vol. 25, p. 37. 1922.

Otitis media.
BENJAMINS, C. E.: Geneesk. tijdschr. v. Nederlandsch Ind. Vol. 59, p. 805. 1919. — VAN DER HOEVEN, LEONHARD: Med. Weekblad 2. April 1919. — LUND: Zeitschr. f. Ohrenheilkunde u. f. Krankh. d. Luftwege. Bd. 74. — SCHLITTLER, E.: Zeitschr. f. Hals-, Nasenu. Ohrenheilk. Bd. 2, S. 36. 1922. — YOUNG, W. A.: Journ. of trop. med. a. hyg. Vol. 22, p. 9. 1919.

9. Rückstände und Verwachsungen in der Paukenhöhle.
(Residuen und sog. Adhäsivprozesse.)

Von

R. Eschweiler-Bonn.

Mit 6 Abbildungen.

Unter Residuen und Adhäsivprozessen verstehen wir die Überbleibsel von katarrhalischen und entzündlichen Erkrankungen im Bereiche des Mittelohres und ferner solche Veränderungen, die zu einer Verdünnung oder Verdickung, zu Verzerrung, Verunstaltung und Erstarrung der Bestandteile des schalleitenden Apparates geführt haben, ohne daß nachweisbare katarrhalische oder entzündliche Erkrankungen vorhergegangen sind. Diese Veränderungen gehören in die Gruppe der Narben, weshalb sie auch als Otitis media cicatricia bezeichnet worden sind. An wissenschaftlichem Interesse sind diese krankhaften Zustände in den letzten Jahrzehnten sehr in den Hintergrund getreten. Ihre praktische Bedeutung ist indessen eine große, weil sie Schwerhörigkeit bedingen können, die unserer Behandlung verhältnismäßig leicht zugänglich ist, und weil sie an Zahl einen großen Bestandteil der ohrenärztlichen Tätigkeit bilden.

In den meisten Fällen ergibt sich die Herkunft der Rückstände und Verwachsungen aus den Erzählungen der Kranken: Es handelt sich meist um Leute, die Mittelohrkatarrhe, -entzündungen und -eiterungen durchgemacht haben und die über frühere Schmerzen, Ohrenfluß, Rachenoperationen u. dgl. zu berichten haben. Zuweilen läßt die Krankheitsgeschichte im Stich, sei es daß die Grunderkrankung, die vielleicht Jahrzehnte zurückliegt, vergessen ist, oder weil sich wirklich das Krankheitsbild ganz erscheinungslos entwickelt hat. Letzteres gilt besonders für die Bindegewebs- und Kalkverdichtungen des Trommelfells.

Recht häufig kommen die Kranken in unsere Behandlung, wenn noch katarrhalische oder entzündliche Erkrankungen des Mittelohres und der Ohrtrompete besteht. Diese Fälle sind aber in den folgenden Ausführungen ausgeschieden und werden nur andeutungsweise erwähnt werden.

Pathologisch-anatomisch handelt es sich bei den Rückständen und Verwachsungen um Narbenbildung, verbunden mit rückbildender Umwandlung (regressive Metamorphose) und krankhafter Bindegewebsverdickung. Zur Zeit der akuten Entzündung wird die Schleimhaut blutreich, aufgelockert und unter Umständen zum Zerfall gebracht. In leichten Fällen bleibt dieser Zerfall auf die Epithelschicht beschränkt, in schweren kann er tiefe Nekrosen erzeugen. Wenn die Nekrose das Trommelfell trifft, so kommt es, da dieses eine ausgespannte, dünne Membran darstellt, rasch zur Durchlöcherung. Innerhalb der Paukenhöhle kommt es unter Aufhebung des lufthaltigen Raumes zur Berührung gegenüberliegender Schleimhautabschnitte oder zur Ausfüllung des Mittelohres mit nacktem Granulationsgewebe. Alles dies kann sich in günstigen Fällen und bei passender Behandlung zurückbilden. Aber vielfach kommt es nicht zu Rückbildung in den normalen Zustand, sondern zur Bildung bindegewebiger Narben und vor allem zu Verklebungen und Verwachsungen solcher Berührungsstellen. So können große Bezirke der Paukenhöhle, die normalerweise lufthaltig sein soll, mit Bindegewebe, welches außerdem noch zur Verkalkung neigt, ausgefüllt werden und veröden.

Nekrosen des Trommelfells heilen nur selten mit verdickter Narbe. Die Eigenschicht des Trommelfells beteiligt sich zwar an der Bildung der Narbe — entgegengesetzt der meist in den Lehrbüchern vertretenen Auffassung [Rumler, Politzer (1), Habermann, Panse] — aber so spärlich, daß eine Trommelfellnarbe meist dünner ist als das regelrechte Trommelfell. Abb. 1 zeigt eine solche Narbe im Querschnitt. Die Grundsubstanz besteht aus einer sehr dünnen Schicht von zarten Bindegewebsfasern, welche nach dem Gehörgang hin von einer ebenfalls verdünnten Epidermis bekleidet wird. Zur Entwicklung von Bindegewebspapillen kommt es nicht. Die Paukenhöhlenseite dieser dünnen Bindegewebsplatte ist von dem Zylinderepithel der Paukenhöhle bekleidet, welches seinen Charakter besser bewahrt hat als die Epidermisschicht. Die Randbezirke eines solchen vernarbten Trommelfells sind oft dicker als im regelrechten Zustande und enthalten zuweilen Kalkeinlagerungen, deren Lieblingssitz die Eigenschicht des Trommelfells ist, die aber auch in den beiden Epithelschichten liegen oder durch alle drei Gewebsschichten des Trommelfells reichen können, so daß der Kalkfleck nach außen und innen frei aus dem Gewebe hervor-

ragt. Die Verdickung des nicht zerstört gewesenen Trommelfellrandes ist noch
mehr ausgesprochen, wenn ein Trommelfellloch entstand und bestehen blieb.
Zu der eben beschriebenen Verdickung kommt dann noch eine gewisse Umrollung
des Randes hinzu, so daß eine förmliche Aufwulstung des freien Randes eintreten
kann (Abb. 2). Das Epithel der äußeren Trommelfelloberfläche bzw. des äußeren
Gehörgangs vereint sich dann mit dem Zylinderepithel der Paukenhöhlenschleimhaut; es kann sogar in die Paukenhöhle hineinwachsen und schließlich die ganze

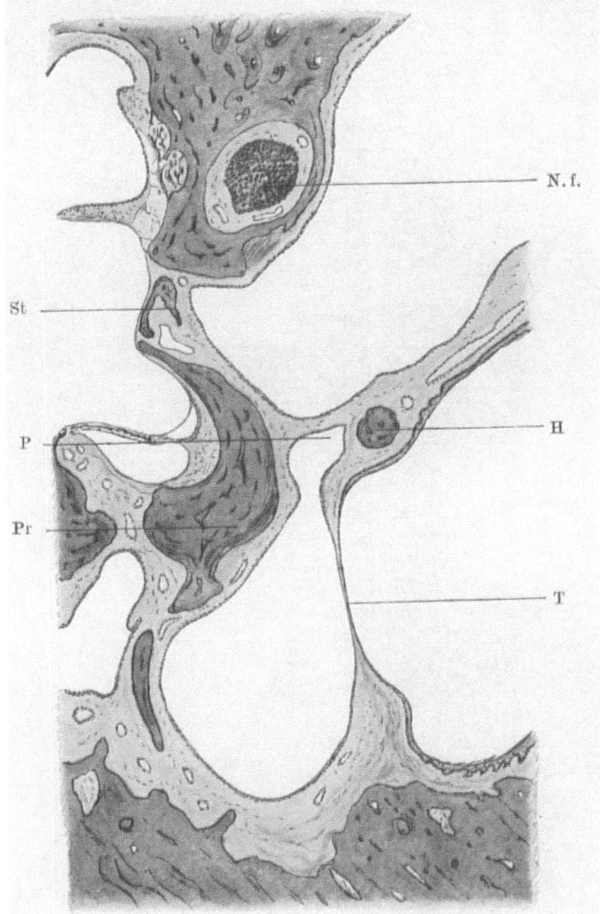

Abb. 1. Schnitt durch eine Trommelfellnarbe.
(Nach einem Präparat des Herrn Professor Lange in Leipzig.)
H Hammergriff. N. f. Nervus facialis. St Stapes. Pr Promontorium. P Paukenhöhlen-
nische unter einer Verwachsung zwischen Promontorium und Hammer. T Trommelfellnarbe.

Paukenhöhle epidermisieren. Letzteres geschieht aber nur bei ausgedehnter Zerstörung des Trommelfells und des Schleimhautepithels. Abb. 2 gibt zugleich ein
Beispiel für die starke Bindegewebsneubildung, die als Überbleibsel heftiger Entzündung weite Bezirke der sonst lufthaltigen Mittelohrräume ausfüllen kann.
Wie ersichtlich, ist sowohl die Nische des Schnecken- wie des Paukenfensters
mit Bindegewebe ausgefüllt, welches Gefäße und cystische Hohlräume enthält.
Auch in diesem neugebildeten Bindegewebe kann sich Kalk ablagern, wodurch
dann die Bedeutung dieser Veränderungen als Schalleitungshindernis noch

größer wird. Wenn dieses in der entzündlichen Periode neugebildete Granulations- und Bindegewebe an gegenüberliegenden Stellen sich berührt und sein Epithel verloren hat, so wird es miteinander verkleben und verwachsen. Bei der endgültigen Schrumpfung bilden sich dann strang- und flächenhafte Verwachsungen aller Art. In Abb. 1 ist eine solche Verwachsung zwischen dem Hammergriff und der Promontorialwand angeschnitten.

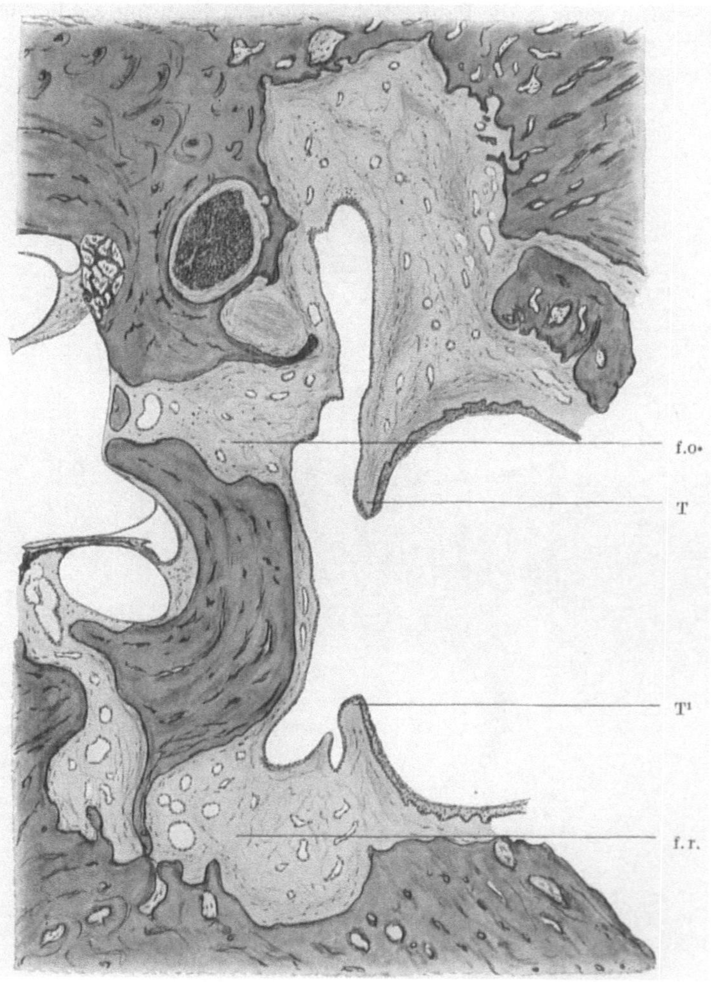

Abb. 2. Schnitt durch ein Trommelfelloch und die Fensternischen.
(Nach einem Präparate des Herrrn Professor Lange in Leipzig.)
f.o. und f.r. die Nischen des ovalen und runden Fensters, beide mit jungem Bindegewebe ausgefüllt. T und T¹ Rand des Trommelfelloches.

Am deutlichsten erkennbar ist ein Rückstand dann, wenn eine Zerstörung stattgefunden hat und infolgedessen ein Loch oder eine Narbe oder Loch und Narbe entstanden ist. Aber nicht jeder zerstörende Vorgang hinterläßt Loch oder Narbe. Nach einem Eiterdurchbruch durch das Trommelfell kann sich das punktförmige Loch so schließen, daß auch mit Lupenvergrößerung keine Spur davon zu sehen ist. Hier hat es sich dann nur um eine ganz geringfügige Einschmelzung von Trommelfellgewebe gehandelt, welche mehr eine Gewebsdurchtrennung als einen Gewebsverlust darstellte. Ist aber ein einigermaßen beträchtlicher Gewebsverlust entstanden, so vermissen wir Loch oder Narbe nie. Warum es in dem einen Falle zur bleibenden Durchlöcherung, im anderen zu Narbenverschluß kommt, wissen wir nicht.

Wir unterscheiden Löcher der Pars tensa des Trommelfells und der Pars flaccida und solche, welche über den knöchernen Rahmen des Trommelfells hinaus in die Gehörgangswand sich erstrecken. Die Löcher in der Pars tensa sind, wenn sie einer entzündlichen Einschmelzung des Gewebes folgten, meist kreisrund, erscheinen uns aber wegen der charakteristischen Schiefstellung der Trommelfellebene zur Blickachse oval. Wenn der Durchmesser des Loches größer ist als der Abstand des Umbo vom Trommelfellrande, so umfließt das Loch gewissermaßen den Hammergriff, und wir sehen die sog. nierenförmige Durchlöcherung, welche mehr oder weniger weit in den vorderen oberen oder hinteren oberen Quadranten hineinreicht. Letzteres ist der häufigere Befund. Kleine Löcher erscheinen als dunkle Fleckchen auf hellem Grunde. Größere Löcher lassen das Licht in die Paukenhöhle eindringen und machen sie der

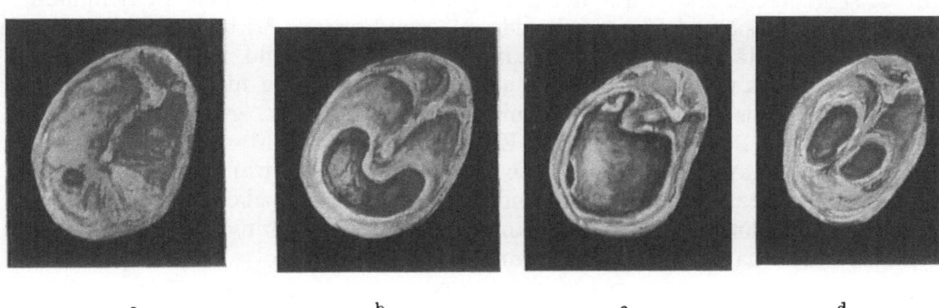

a   b   c   d

Abb. 3. Zentrale Trommelfellöcher.
a Kleines zentrales Loch. b Nierenförmiges Loch. c Großes Loch mit eingesunkenem Hammergriff. Amboß-Steigbügelverbindung und Nische des runden Fensters sichtbar. d Doppeltes Loch.

Besichtigung mehr oder weniger zugänglich. Die Zerstörung der Pars tensa kann so weit gegangen sein, daß der Hammergriff frei in das Gesichtsfeld hinein-ragt. Am oberen Pol des Trommelfells bleibt meist je ein mondsichelförmiger Rest des hinteren oberen und des vorderen oberen Quadranten erhalten, an dessen unterem scharfem Rand die als weißes Fädchen erscheinende Chorda tympani sichtbar ist. Auch der Sehnenring des Trommelfells ist in diesen Fällen erhalten und umsäumt als Leiste das Loch. Der Hammergriff kann in den Zeiten der akuten Erkrankung vom unteren Ende her eingeschmolzen sein und ist nunmehr nur noch ein kurzer Stummel. Wenn er nicht verkürzt ist, so erscheint er uns dennoch verkürzt, weil mit dem Schwinden des Trommelfellgewebes der Musculus tensor tympani seinen Gegenzug verlor und den Hammer nach innen zog. Das untere oft sehr deutlich spatelartig verbreiterte Hammergriffende kann die Labyrinthwand berühren und dort anwachsen. Die besprochenen Formen von Trommelfellöchern haben die wesentliche Eigenschaft gemeinsam, daß sie nirgendwo den knöchernen Trommelfellrahmen erreichen. Wir nennen sie deshalb zentrale Durchlöcherungen. Eine Auswahl solcher Bilder gibt Abb. 3 wieder.

Den „zentralen" Löchern stehen die „randständigen" Durchlöcherungen gegenüber. Es sind solche Löcher, welche unter Aufzehrung des Sehnenrings oder des letzten Restes der oberen Quadranten des Trommelfells den knöchernen

Rahmen des letzteren erreicht haben. Sie verdanken besonders sehr langwierigen oder sehr giftigen Entzündungen und Eiterungen ihre Entstehung z. B. der Mittelohrentzündung bei Masern, Scharlach, Diphtherie oder der Tuberkulose. Ihr Lieblingssitz ist der obere hintere Quadrant des Trommelfells. Da in diesen Fällen auch der Knochen der Zerstörung anheimfallen kann, so greifen die nach der Ausheilung übrigbleibenden Löcher auf den knöchernen Trommelfellrahmen und die Gehörgangswand über. Der Rand des Loches im Knochen ist meist nicht gleichmäßig gerundet und glatt, sondern unregelmäßig gestaltet und rauh oder zackig. Ihre Ausdehnung ist fast unbegrenzt, so daß Bilder entstehen können, die dem Befund nach geheilter Radikaloperation entsprechen.

Durch große zentrale Löcher sieht man die Auskleidung der Paukenhöhle oft in normalem Zustande, d. h. blutleer, äußerst dünn und glänzend, so daß die weiße Farbe des Knochens deutlich hervortritt. Die charakteristische Rundung des Promontoriums, die Nischen am Boden der Paukenhöhle, die Nischen des runden Fensters und die Amboß-Steigbügelverbindung können sichtbar sein. Wenn man durch das Loch gerötete und geschwollene Schleimhaut sieht, handelt es sich nicht um „Residuen", sondern um Mittelohrentzündung. Durch die randständigen Löcher kann ein ähnliches Bild sichtbar werden. Oft aber sieht man hier als Auskleidung der Paukenhöhle nicht Schleimhaut, sondern Epidermis. Sie ist verhältnismäßig dick, blank, grauweiß, weniger glänzend als die Schleimhaut. Der Knochen scheint nicht durch. In diesen Fällen ist Gehörgangsepidermis in die Paukenhöhle eingewandert und hat die Schleimhaut ersetzt. Wenn diese Epidermistapete aufgelockert ist, abschilfert oder gar angefeuchtet ist, so ist der krankhafte Vorgang noch nicht abgeschlossen. Es handelt sich dann um Cholesteatom des Mittelohres.

Mehrfache Löcher in der Pars tensa des Trommelfells werden verhältnismäßig selten beobachtet. Sie deuten vielfach auf Tuberkulose hin.

Eine Sonderstellung unter den Trommelfelldurchlöcherungen haben die Löcher der Pars flaccida s. Membrana Shrapnelli. Sie sind, wenn der knöcherne Rand, die Incisura Rivini nicht überschritten wird, entsprechend der geringen Ausdehnung der Pars flaccida sehr klein und meist nicht rund, sondern unregelmäßig umrandet. Scharfrandige, runde, sehr kleine Löcher an dieser Stelle sind Foramina Rivini genannt und klinisch nicht als Krankheitsfolgen anzusehen, wenn sie auch auf Störungen in der Entwicklungszeit hindeuten. Ihre Bedeutung für die Entstehung von Ohrerkrankungen ist vielleicht größer, als man früher angenommen hat (Wittmaack). Wenn die Löcher der Pars flaccida einige Größe erreichen, so kann man den Hammerhals im Grunde sehen. Bei Einschmelzung des Knochens kann sich das Loch in die knöcherne Gehörgangswand erstrecken und einen Einblick in den Kuppelraum der Paukenhöhle ergeben, wo der ganze Hammerkopf sichtbar werden kann. In anderen Fällen ist der Hammerkopf samt dem Amboßkörper von der früheren Eiterung aufgezehrt worden, so daß wir in den leeren, mit Schleimhaut oder mit blanker Epidermis ausgekleideten Kuppelraum hineinsehen.

Die Löcher der Pars flaccida können mit solchen der Pars tensa zusammen vorkommen. Sie können aber auch bei völlig gesunder Pars tensa bestehen und entgehen dann bei flüchtiger Besichtigung dem Untersucher, zumal da gerade sie zuweilen von kleinen Ohrschmalzkrusten verdeckt sind. Der Umgebung des oberen Trommelfellpoles ist daher beim Ohrspiegeln stets besondere Beachtung zu schenken.

Die Umgebung aller Trommelfellöcher, d. h. der jeweilige Rest des Trommelfells kann regelrecht aussehen. Er ist aber häufig verdickt, verdünnt, verzerrt, verkalkt usw., worüber weiter unten mehr gesagt sein soll. Einige Beispiele von randständigen Löchern und solchen der Pars flaccida gibt Abb. 4 wieder.

Wenn es bei der Ausheilung der zerstörenden Erkrankung zum Verschluß des Loches gekommen ist, so sehen wir bei der Ohrspiegeluntersuchung Trommelfellnarben. Diese neugebildeten Verschlußhäute sind dünner, durchsichtiger und beweglicher als der Rest des Trommelfells. Die Durchsichtigkeit kann so groß sein, daß es der bloßen Besichtigung unmöglich ist, ein Loch von einer Verschlußmembran zu unterscheiden; es bedarf hier der Auscultation, um die Diagnose zu stellen. Diese Narben bilden oft flache, zur Paukenhöhle hin vertiefte Dellen, in deren Grund Lichtreflexe entstehen. Für Größe und Form dieser Narben gilt das vorher über die Gestaltung der Trommelfellöcher Gesagte. Wenn die Narbenhäute sehr groß sind, so ist die Delle tiefer als bei kleinem Durchmesser. Es können stark eingesunkene Säcke entstehen, die mit der Unterlage verwachsen oder ihr so angeschmiegt sind, daß man das Innere der Paukenhöhle so gut sehen kann, als ob sie frei läge. Wenn man in diesen Fällen eine Lufteintreibung durch die Tube macht, und die Narbenhaut dadurch

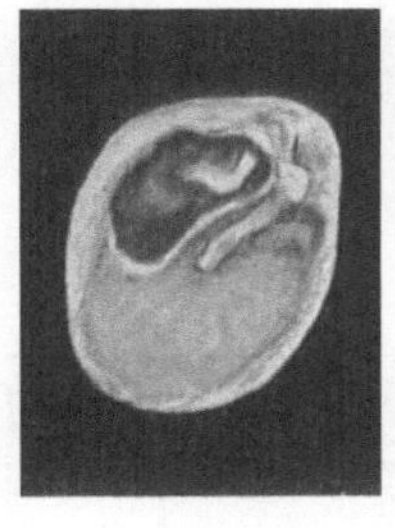 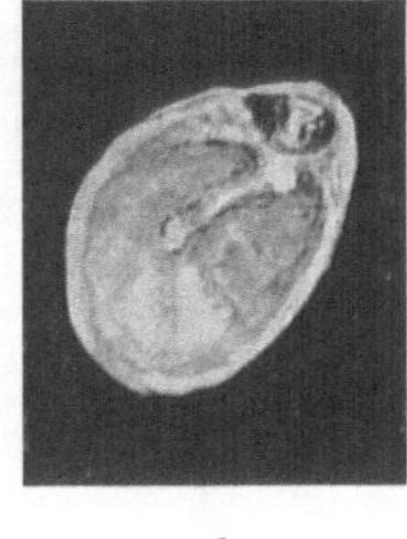 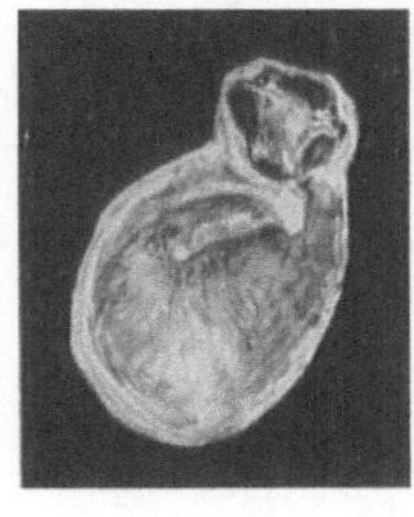

a   b   c

Abb. 4. Randständige Löcher.
a Randständiges Loch mit angenagtem Knochenrand. b Loch in der Pars flaccida. Hammerhals sichtbar. c Großes Loch in der Kuppelraumwand. Der mit Bindegewebssträngen angelötete Hammerkopf ist sichtbar.

von der Unterlege abheben kann, so verschwindet der Einblick ins Mittelohr und man sieht nur noch den in den Gehörgang vorgestülpten Sack.

Die bisher beschriebenen Befunde hatten alle einen zerstörenden Vorgang mit folgender Narbenbildung zur Grundlage. Ähnliche Bilder, in denen Verdünnung, Verdickung und Verkalkung, Verzerrung und Verwachsung zu sehen sind, kommen aber auch als Rückstände solcher Katarrhe und Entzündungen vor, die nicht zur Zerstörung und Neubildung von Narben führt. Die einfachste Form solcher „Residuen" ist die in den Abschnitten über Mittelohrkatarrh schon näher besprochene Trommelfelleinziehung. Der Trommelfelltrichter ist in diesen Fällen vertieft, der Hammergriff perspektivisch verkürzt, die hintere Falte stark ausgeprägt. Sie verläuft als scharfe Leiste vom kurzen Hammerfortsatz zum hinteren Trommelfellrahmen. Um den stark vorspringenden Hammerfortsatz herum können sich mehrere Falten bilden, die dann mit dem Hammergriff ein ähnliches Bild ergeben wie eine Hühnerklaue. In unseren Fällen, wo kein katarrhalisch entzündlicher Zustand mehr besteht, ist das Trommelfell meist verdünnt und glänzend. An ganz unregelmäßigen Stellen bilden sich Lichtreflexe, während der Lichtkegel an seiner normalen Stelle fehlt oder verunstaltet ist. Eingewebte Verdichtungen des Trommelfellgewebes und Kalkeinlagerungen können das Bild sehr vielfältig gestalten. Auch können an demselben Trommelfell Zerstörungsrückstände, also Löcher und Verschluß-

narben mit dieser katarrhalischen Einziehung und Verzerrung zusammen vorkommen. So kann die Mannigfaltigkeit des Ohrspiegelbildes fast unerschöpflich
sein. Einige Beispiele gibt Abb. 5 wieder. Das eingezogene Trommelfell kann
ganz oder teilweise an der Unterlage angeheftet sein, was mit dem Siegleschen
Trichter oder der Luftdusche festgestellt wird. Ob eine Verdichtung des Trommelfellgewebes auf Kalk- oder auf Bindegewebseinlage beruht, kann schon bei
der Besichtigung festgestellt werden: Bindegewebsflecken sind grauweiß und
nicht scharf begrenzt (milchige Trübung), während Kalkflecken kreideweiß
und ganz scharfrandig sind.

Besondere Besprechung verlangen die Rückstände nach Verletzungen
(Abb. 6). Der Trommelfellstich zu Heilzwecken kann ohne sichtbare Narbe

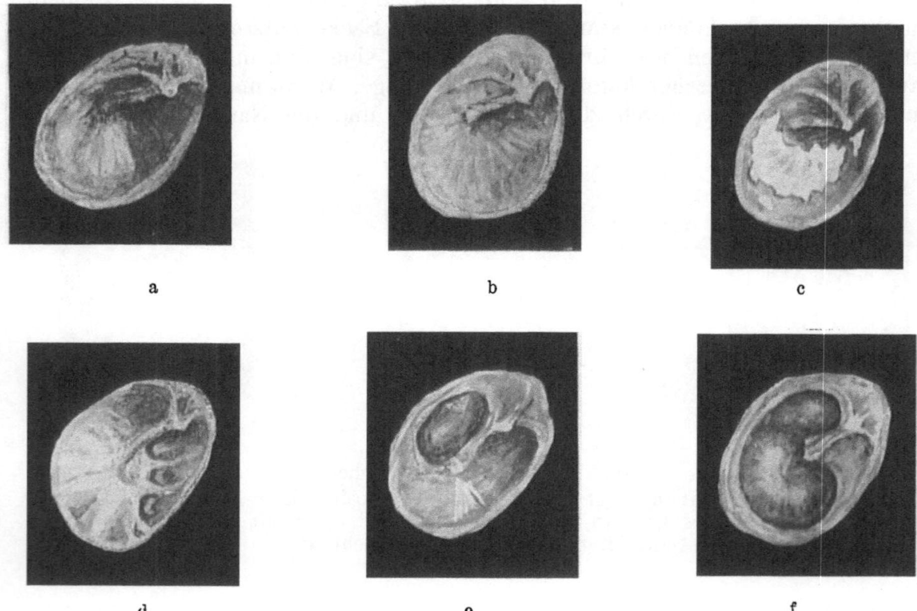

a   b   c

d   e   f

Abb. 5. Residuen ohne Durchlöcherung.
a Einziehung und hintere Falte. b Einziehung und milchige Trübung. c Hühnerklauen-
bildung und Kalkeinlagerung. d Bindegewebsverdichtung mit strahligen Ausläufern.
e Durchsichtige Narbe im hinteren oberen Quadranten. f Dünne nierenförmige Narbe
durch Luftdusche vorgewölbt.

heilen. Ebenso ist es mit kleinen, keimfrei bleibenden Trommelfellverletzungen.
Als Rückstand sieht man dann noch lange auf dem Trommelfell einen Blut-
punkt, der im Laufe der Zeit von der Trommelfellmitte nach dem Trommelfell-
umfang wandert, eine Erscheinung, die auch an kleinen frischen Trommelfellnarben zuweilen beobachtet wird. Größere Trommelfellwunden heilen aber mit
Narbe und diese Narbe ist meist bindegewebig verdickt, zuweilen an ein
Keloid erinnernd. Da der hintere obere Quadrant des Trommelfells Verletzungen
am leichtesten zugänglich ist, so finden wir diese Narben hier am häufigsten.
Sie können sternförmig aussehen und sind oft schwer von von selbst entstandenen
Bindegewebsverdichtungen zu unterscheiden. Ihre Ausdehnung richtet sich
nach der Größe der Zerreißung. Bei ausgedehnter Zerfetzung des Trommelfells
kann die Membran in eine strahlige Narbenmasse verwandelt werden, in der
sich oft noch Kalk ablagert. Wenn in derartigen Fällen auf die Verletzung

eine Entzündung und Eiterung folgt, so wird das Bild nach Ablauf der Entzündung mehr den vorher beschriebenen Rückständen nach Mittelohrentzündung ähnlich. Bei Bruch des Hammergriffs heilen die Bruchstücke meist nicht in der richtigen Lage, so daß das untere Griffende von der Achse des Manubriums abweicht. Trommelfellzerreißung nach Berstungsbrüchen des Schläfenbeins, wie sie bei schweren Kopftraumen und Schädelgrundbrüchen oft beobachtet werden, hinterlassen ähnliche Trommelfellnarben. Knochenspalten in der Gehörgangswand heilen nicht knöchern, sondern bindegewebig, so daß der Spalt sichtbar bleibt und als dunkle Linie oder als Rinne erscheint. An diese dunkle Linie schließt sich dann die weiße bindegewebige Narbe des Trommelfells an und strahlt in dasselbe aus. Oft durchzieht sie die Membran quer bis zum gegenüberliegenden Rande, wo unter Umständen wieder der Übergang in eine Knochenspalte des Gehörgangs stattfindet. Am häufigsten beobachtet man diese Spalten an der hinteren oberen Gehörgangswand. Bei sehr schwerer Zerstrümmerung des Schläfenbeins im Bereich des Os tympanicum können Knochensplitter und Knochenplättchen in der Umgebung des Trommelfells

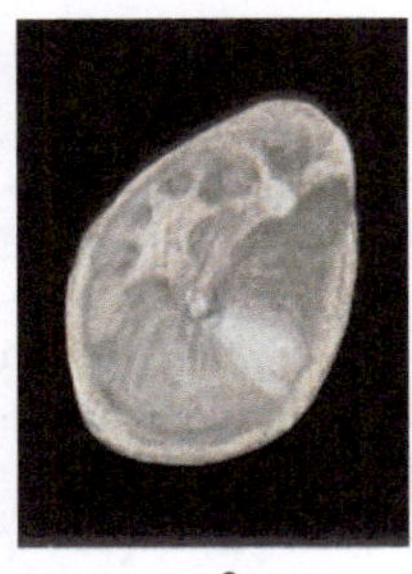
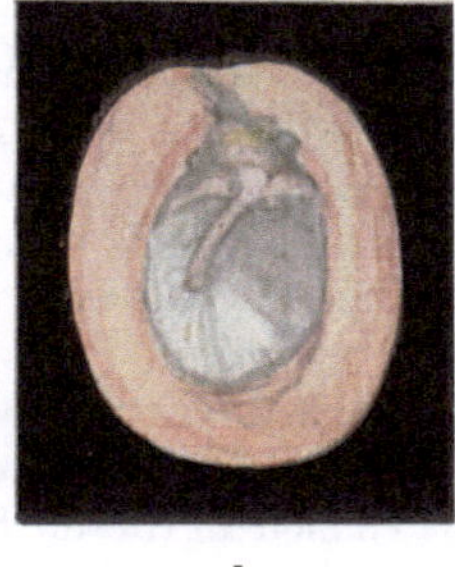
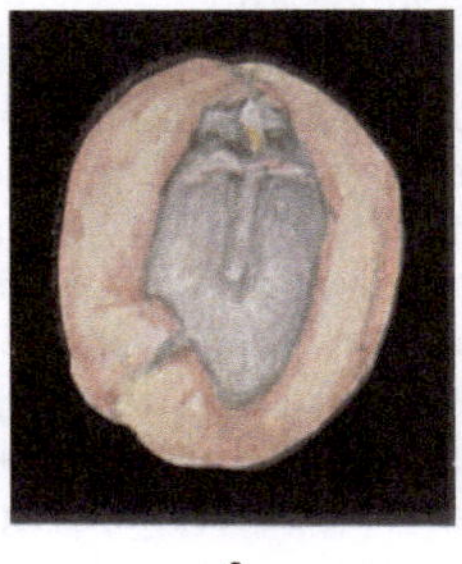

a   b   c

Abb. 6. Residuen nach Verletzung.
a Sternförmige Narbe nach Strohhalmverletzung. b Bruch der Kuppelraumwand und Verunstaltung der Pars flaccida nach Schädelbasisbruch. Knochenrinne am Gehörgangsdach. c Schwere Zertrümmerung des Trommelfellrahmens mit Fissur in der Kuppelraumwand und Vorwölbung von Knochenstückchen am Gehörgangsboden. Bruch des Hammers. (In beiden Fällen liegt der Basisbruch mehr als ein Jahr zurück.)

und auch weit in den Gehörgang hinein losgelöst und vorgetrieben werden. In diesen Fällen sieht man dann nach der Heilung zackige oder höckrige Vorsprünge. Derartige Knochenspalte und -wülste brauchen nicht mit Trommelfellnarben einherzugehen. Man muß daher bei der Untersuchung Kopfverletzter auch bei regelrechtem Trommelfellbefund den Gehörgangswänden und besonders dem knöchernen Trommelfellrahmen besondere Beachtung schenken. Lupenuntersuchung ist dringend zu empfehlen. Auf diese Rückstände hat besonders WALB (1) die Aufmerksamkeit gelenkt. Schädelverletzungen, bei denen Stoßwirkung gegen den Unterkiefer zustande kam, können Rückstände im Ohr hinterlassen, wenn die vordere Gehörgangswand eingedrückt wurde und so nach der Heilung eine Verengerung des knöchernen Gehörgangs im queren Durchmesser zurückblieb.

Als Rückstände seien zum Schlusse noch die Befunde nach ausgeheilter Aufmeißlung und Totalaufmeißlung (Radikaloperation) des Warzenfortsatzes erwähnt. Bei jedem Ohrkranken besichtige man die Gegend hinter dem Ohrmuschelansatz. Von einer Operation oder spontanem Durchbruch einer Warzenfortsatzeiterung in früher Jugend wissen manche Kranke nichts mehr. Narben an dieser Stelle sind dann zur Beurteilung des Falles sehr wichtig. Die einfache

Aufmeißlung (Schwartzesche Operation) hinterläßt außer der äußeren Narbe meist keine Rückstände des operativen Eingriffs. Vielfach sehen wir nicht einmal Spuren der früheren Mittelohreiterung. In seltenen Fällen können offene Verbindungen zwischen dem Gehörgang und den Warzenzellen bestehen bleiben.

Die Totalaufmeißlung hinterläßt natürlich sehr deutliche Spuren. Die Befunde sind je nach der Ausdehnung des Eingriffs und der gewählten Gehörgangsplastik verschieden. Das wesentliche Merkmal ist das Fehlen der hinteren Gehörgangswand und der Einblick in den glatten, einheitlichen, mit blanker Epidermis ausgekleideten Mittelohrwarzenzellenraum. Narbige Abschlüsse der Tubenecke der Paukenhöhle werden zuweilen beobachtet. Besonders vielgestaltig ist das Bild, wenn bei sog. konservativer Totalaufmeißlung die Gehörknöchelchen möglichst geschont wurden und nun von ganz unregelmäßigem Narbengewebe umgeben und eingebettet sichtbar sind. Auch nach völliger Heilung enthält oft derjenige Bezirk der Operationshöhle, der dem Mittelohr entspricht, noch Schleimhaut. Befindet sich indessen Granulationsgewebe oder feuchte abschilfernde Epidermis in der Höhle, so ist der Fall noch nicht abgeschlossen.

Von den **Beschwerden,** die unsere Kranken haben, steht die *Hörstörung* im Vordergrunde, aber auch sonst werden sie von unangenehmen Empfindungen geplagt. Bei Durchlöcherung des Trommelfells können die Kranken das Durchpfeifen der Luft beim Schneuzen, bei schlaffen Narben das Flattern derselben unangenehm empfinden. Subjektive Geräusche von einiger Stärke sind verhältnismäßig selten, falls es sich um reine Rückstände und Verwachsungen ohne Katarrh und ohne Labyrintherkrankung handelt. Ob die bloße Narbenbildung subjektive Geräusche verursachen kann, erscheint überhaupt zweifelhaft. Unseres Erachtens handelt es sich in diesen Fällen immer um einen Reizzustand im nervösen Ohrabschnitt, der von der Narbenbildung unabhängig ist.

Die Hörstörung schwankt in weiten Grenzen und steht oft in schroffem Mißverhältnis zum objektiven Befund. Kranke mit ausgedehnter Durchlöcherung oder Narbenbildung sind vielfach im täglichen Leben gar nicht gestört, während andere mit kleinen Löchern und anscheinend geringer Narbenbildung hochgradig schwerhörig sein können. Selbstverständlich scheiden hier alle Fälle, wo gleichzeitig Labyrintherkrankungen bestehen, aus. Aber auch die reinen Rückstände und Verwachsungen geben sehr verschiedene Hörprüfungsbefunde. Die Trommelfellmembran spielt offenbar keine sehr wichtige Rolle bei der Schallübertragung; dagegen ist freie Beweglichkeit des Steigbügels und der Fenstermembranen von größter Bedeutung und gerade hierüber kann uns die Besichtigung nur wenig Aufschluß geben. Es wird also darauf ankommen, ob die narbigen Verzerrungen oder die Verdichtungen sich an funktionell wichtigen Stellen befinden. Die Abb. 2 verbildlicht diese Verhältnisse. Wenn man sich die dort beschriebene Bindegewebsausfüllung der Fensternischen noch als kalkig durchsetzt vorstellt, so gewinnt man für die Größe der Hörstörung ein sinnfälliges Bild.

Außer der Besichtigung des Trommelfells ist daher die *Gehörsprüfung* von größtem Werte für die Diagnose. Sie muß uns vor allem darüber Aufschluß geben, ob mit den Rückständen und Verwachsungen eine Erkrankung des Labyrinths oder eine Otosklerose verbunden ist. Beides ist selten, wenn es sich um alte Löcher oder Narben handelt; denn die gewöhnlichen Mittelohreiterungen benachteiligen selten den nervösen Abschnitt des Ohres und auch die Otosklerose befällt vorzugsweise Ohren, die niemals entzündlich erkrankt waren. Nicht so selten sind Labyrintherkrankungen in den Fällen von Verwachsung, die sich schleichend entwickelt haben.

Taubheit für Sprache finden wir in unseren Fällen wohl nie. Wenn sie besteht, handelt es sich um Verbindung mit den eben genannten Krankheiten. Die Schwerhörigkeit für Sprache ist in der Mehrzahl unserer Fälle geringen bis mittleren Grades, in der Minderzahl doch so groß, daß die Kranken im täglichen Leben stark behindert sind. Die Stimmgabeluntersuchung ergibt den für „Mittelohrschwerhörigkeit" bezeichnenden Befund: Beim SCHWABACHschen Versuch ist die Knochenleitung nicht verkürzt, meist sogar verlängert. Beim WEBERschen Versuch wird der Ton der Gabel ins schlechtere Ohr verlegt. Der RINNEsche Versuch ist meist verkürzt positiv, in schweren Fällen negativ. Tiefe Töne werden verhältnismäßig schlechter gehört als hohe. Besserhören im Lärm besteht nicht.

Nach der Besichtigung und der Hörprüfung macht man zur Vervollständigung der *Diagnose* Luftdusche. Sie kann uns durch Erzeugung von Durchströmegeräusch die im Narbengewebe verborgenen Löcher nachweisen und bei sichtbaren Löchern darüber Auskunft geben, ob die Ohrtrompete noch mit dem hinter dem Loche liegenden Mittelohrabschnitt in offener Verbindung steht. Außerdem wird die Besichtigung vor und nach der Luftdusche erweisen, inwieweit die sichtbaren Narben beweglich sind, falls man dies nicht schon beim Ohrspiegeln mit dem SIEGLEschen Trichter festgestellt hat. Eine zweite Prüfung des Sprachgehörs unmittelbar nach dieser Luftdusche ist wichtig für die Beurteilung der Heilungsaussicht. Wenn wir eine Besserung des Gehörs bekommen, so sind die Aussichten der Behandlung günstig. Im anderen Falle muß man sich dem Kranken gegenüber bezüglich des Heilerfolges vorsichtig ausdrücken.

Im Verlaufe dieser Untersuchung haben wir uns vergewissert, ob es sich bei unserem Kranken auch um einen völlig abgelaufenen Vorgang, d. h. um reine Rückstände und Verwachsungen handelte. Finden wir auch nur Spuren von Katarrh in der Tube oder im Mittelohr, so wird dieser zur Heilung gebracht, ehe wir an die Behandlung der Rückstände herangehen.

Zur *mechanischen Behandlung* der reinen Fälle kommen folgende Maßnahmen in Betracht: Erstens die Dehnung, Durchschneidung oder Ausschneidung von Narben und Falten, zweitens dauernder oder zeitweiser Verschluß von Löchern, drittens Belastung schalleitender Teile zwecks Hörverbesserung.

Es lag nahe, der krankhaften Spannung des schalleitenden Apparates durch Zerschneiden gespannter oder festgehefteter Teile entgegenzutreten. So schlug POLITZER im Jahre 1871 die Durchtrennung der hinteren Falte vor; ihm folgte LUCAE (1) und daran schloß sich dann eine große Reihe von Versuchen mit Durchtrennung, Loslösung und Ausschneidung gespannter Narben und Membranen, mit Tenotomien der Mittelohrmuskeln (WEBER-LIEL), mit Mobilisierung des Stapes (KESSEL) und Extraktion der Gehörknöchelchen bis zur radikalen Entfernung des Trommelfells und der Ossicula (GRADENIGO). Alle diese Entspannungen hatten vielfach deutliche Hörverbesserungen zur Folge, aber der Erfolg war unsicher und sehr selten von Dauer. Wo man auch loslöste und schnitt, bildeten sich neue Narben, neue Verlötungen und Verzerrungen, die vielfach schlimmer waren als der alte Zustand. Die moderne Ohrenheilkunde hat sich daher mit Recht von diesen blutigen Maßnahmen abgewandt, wenn auch entsprechende Heilversuche im Einzelfalle gestattet sein dürften. Es soll darum hier nicht näher auf diesen Gegenstand eingegangen werden. Daß die radikalsten Methoden, z. B. das Herausreißen des Steigbügels mit Abfluß von Labyrinthwasser heute als Kunstfehler gelten dürfen, sei nur kurz erwähnt. Ebenso sind die Bestrebungen aufgegeben worden, durch Einleiten von Salmiakdämpfen (v. TRÖLTSCH, POLITZER, PANSE), erweichender Mittel, z. B. Natrium bicarbonicum, Pilocarpin, oder verdauender Mittel, Pepsin (COHEN-KYSPER) eine Lockerung oder Lösung der Verwachsungen zu erzielen.

Im allgemeinen kommen daher nur noch unblutige Methoden in Betracht, welche eine Dehnung und Beweglichmachung der Narben bzw. der schalleitenden Kette bezwecken, nämlich die Lufteinblasung durch die Tube ins Mittelohr, die Luftdruckmassage vom Gehörgang her und die direkte Massage des Schalleitungsapparates mit der Drucksonde.

Lufteintreibungen durch Katheter oder Politzersches Verfahren haben nur dann Zweck, wenn die zu dehnenden Teile nicht durchlöchert sind und wenn sie nicht so schlaff sind, daß sie sich ausweiten. Im ersteren Falle würde überhaupt kein Luftdruck zustande kommen, im anderen Falle würde man das schlaffe Gewebe zu immer größeren und dünneren Säcken ausweiten. Aus diesem Grunde soll man auch den Kranken den Valsalvaschen Versuch verbieten. Ein schönes Beispiel dafür, wie stark diese Ausweitung werden kann, gibt Nadoleczny. Im allgemeinen ist der Katheter dem Politzerschen Ballon vorzuziehen. Die Lufteintreibung geschieht am besten stoßweise, also nicht mit dem Doppelballon, sondern mit dem Tretgebläse oder mit den neueren, eine stoßweise Wirkung gestattenden Luftdruckpumpen. Man behandelt täglich und prüft alle 2—3 Tage das Sprachgehör. Haben wir nach zwei Wochen keine merkliche Besserung erzielt, so bricht man diese Behandlung als aussichtslos ab. Wenn subjektive Geräusche bestanden, so müssen auch diese, falls wir Gutes hoffen dürfen, besser werden. Eine Zunahme derselben wird die Weiterbehandlung in dieser Weise verbieten, da sie auf zunehmende Labyrinthreizung hindeutet. Bei fortschreitender Besserung setzt man die Behandlung unter Umständen mehrere Wochen lang fort, läßt sie dann, indem man die Sitzungen seltener macht, langsam abklingen und prüft nachher in größeren Zwischenräumen, ob die Hörverbesserung auch ohne Behandlung bestehen bleibt. Solche Patienten bleiben oft jahrelang in gelegentlicher Behandlung, sie lernen sich allmählich selbst beobachten und suchen den Arzt auf, so oft sie eine Abnahme des Gehörs bemerken.

Luftverdünnung und -verdichtung im Gehörgang mit dem Rarefakteur oder Masseur du tympan von Delstanche bezwecken im Prinzip dasselbe, sie dürften aber im ganzen den Lufteinblasungen durch den Katheter an Wirksamkeit nachstehen, weil hier die Tube nicht mitbehandelt wird. Letzteres aber ist von Bedeutung, auch wenn kein frischer Katarrh besteht. Wenn die Tube eng ist, so empfiehlt es sich sehr, mit der Lufteinblasung gelegentliches Bougieren zu verbinden. Die Bougierung der Tube wird heutzutage zu wenig geübt, erfordert allerdings eine sehr geschickte, leichte Hand.

Dem Rarefakteur steht die Breitungsche Luftpumpe zur Pneumomassage nahe. Ihr Hauptwirkungskreis ist der chronisch-hypertrophische Mittelohrkatarrh, aber auch bei den Rückständen und Verwachsungen kann sie Gutes leisten, wenn sie nicht, wie dies oft geschieht, kritiklos und schematisch angewendet wird. Auch bei ihr muß man durch wiederholte Prüfung während der Behandlung feststellen, ob sie im vorliegenden Falle am Platze ist und wie lange man die Behandlung weiterführen darf.

Bei schlaffen Narben und Durchlöcherungen machen wir eine direkte Massage des schalleitenden Apparates mit der Drucksonde von Lucae (2). Die im Stiel federnde Pelotte dieser Sonde wird auf den kurzen Hammerfortsatz gesetzt und mit der Hand oder vermittels einer elektromotorischen Einrichtung [Walb (2)] in frequente, federnde Stöße versetzt. Das erste Aufsetzen auf den Hammerfortsatz ist meist schmerzhaft und von sehr unangenehmen Hörempfindungen begleitet. Wenn die Sonde erst einmal gut sitzt, so wird die Massage leichter ertragen und bei Wiederholung immer weniger empfindlich. Bei manchen Kranken läßt sich das Verfahren infolge großer Empfindlichkeit nicht durchführen. Die Versuche, in diesen Fällen durch Änderung der Pelotte oder durch

Abkühlung derselben die Schmerzempfindung herabzusetzen, haben versagt. Mehr noch als bei der Behandlung durch Lufteintreibung gilt bei der Drucksondenbehandlung die vorher besprochene Rücksicht auf den Einzelfall und die sorgfältige Prüfung der Wirkung im Lauf der Behandlung.

Wenn das Trommelfell oder die das Mittelohr abschließenden Narben durchlöchert sind, so ist es aus zwei Gründen oft wünschenswert, die Löcher zum Verschluß zu bringen, einmal um das offenstehende Mittelohr vor der schädigenden Einwirkung äußerer Einflüsse — Wind und Wetter, Eindringen von Waschwasser — zu schützen und zweitens zu Hörverbesserung. Da der Rand des Trommelfelloches überhäutet ist, so bedarf es einer Anfrischung und Anregung des Gewebes zur Neubildung. Zu diesem Zwecke wurden Scarifikationen des Lochrandes, Wundmachen des Lochrandes durch Aufkleben eines Pflasterscheibchens und Abreißen desselben, Ätzungen mit dem Höllensteinstift, Transplantationen von Eihaut oder Epidermis und andere Methoden geübt (BERTHOLD). Diese Methoden sind verlassen, seitdem OKUNEFF 1895 die Trichloressigsäure in die Behandlung einführte. Diese Ätzung zum Zwecke des Verschlusses eines Trommelfelloches wird folgendermaßen vorgenommen: Ehe man an die Ätzung herangeht, vergewissert man sich, ob auch nach Verschluß des Loches das Sprachgehör nicht schlechter wird. Zu diesem Zwecke steckt man in das Loch ein seiner Größe entsprechendes und mit Öl oder Glycerin getränktes Wattebäuschchen und vergleicht nun die Hörweite mit der vorher festgestellten. In manchen Fällen wird man erhebliche Besserung finden. Verschlechterung würde, wie gesagt, eine Gegenanzeige für die Behandlung sein. Einige Tage nach dieser Probe schreitet man zur Ätzung. Als Ätzmittel dient reine Trichloressigsäure, welche man durch offenes Stehen an der Luft im eigenen Schmelzwasser zerfließen ließ. Mit dieser Säure befeuchtet man eine feine, watteumwickelte Sonde oder ein Glasstäbchen vom Kaliber des Loches und führt diesen Ätzmittelträger bis zur Berührung der Lochränder ein. Eine vorherige Cocainisierung ist nicht nötig, da das unentzündete Trommelfell sehr wenig empfindlich ist. Bei größeren Löchern bestreicht man den Rand rund herum mit der Säure. Man sieht dabei sofort den Ätzschorf entstehen, der nun als weißer Rand das Loch umsäumt. Die Beschickung des Ätzmittelträgers mit Säure muß nicht so reichlich sein, daß ein Überschuß abtropfen kann. Auch vermeidet man möglichst eine Berührung der Mittelohrschleimhaut. Die Entstehung eines kleinen Ätzflecks innerhalb der Pauke ist indessen nicht von großer Bedeutung. Nach der Ätzung verschließt man das Ohr mit einem keimfreien, nicht bis aufs Trommelfell reichenden Gazestreifen. Der Kranke kann seinem Berufe nachgehen, falls dieser nicht mit besonders schädlichen Witterungseinflüssen verbunden ist. In einzelnen Fällen beobachtet man stürmische Reaktion in Gestalt einer subakuten bis akuten Mittelohreiterung, die sogar eine Gegenanzeige für weitere Ätzungen bilden kann. Im allgemeinen aber ist die Reaktion gering und äußert sich nur in leichter Rötung der Umgebung des Loches, vielleicht auch in spärlicher Schleimabsonderung aus dem Mittelohr. In diesem Falle vermeidet man nasse Reinigung und tupft vorsichtig aus. Wenn das Ohr trocken bleibt, so findet gar keine Nachbehandlung statt. Man prüft in mehrtägigen Zwischenräumen den Erfolg, der oft sehr rasch eintritt. Weitere Ätzungen sind erst nach völligem Abklingen der Reaktion und zwar nur dann am Platze, wenn die mehrmalige Untersuchung ein Ausbleiben oder einen Stillstand der Heilung ergibt. Ergibt eine zweite und dritte Ätzung keinen Erfolg, so sehe man von weiteren Versuchen ab. Die Ergebnisse sind um so besser, je kleiner das Loch ist. Völliges Fehlen des Trommelfells gibt schlechte Aussichten. Löcher in der Pars flaccida sind von der Behandlung auszuschließen.

Wenn ein Dauerverschluß der Öffnung nicht zu erreichen ist, so müssen wir uns mit dem zeitweisen Verschlusse des Loches durch das sog. künstliche Trommelfell begnügen. Dies lohnt sich nur unter zwei Voraussetzungen: Erstens muß die Schwerhörigkeit infolge beiderseitiger Erkrankung so groß sein, daß die Teilnahme an einer Unterhaltung dem Kranken schwer fällt oder unmöglich ist, aber durch die Anwendung der Prothese wieder möglich wird, und zweitens darf die immer einsetzende Reaktion der Paukenhöhlenschleimhaut nicht zu stark sein. Der Erfinder des künstlichen Trommelfells ist nach Politzer Banzer 1640. 1848/49 empfahlen Yearsley und Erhard die Einführung einer Wattekugel und 1852 gab Toynbee sein künstliches Trommelfell in Form einer gestielten Gummiplatte an. Erst seine Veröffentlichung machte das Mittel allgemein bekannt, so daß er meist als der Erfinder des künstlichen Trommelfells genannt wird. Das Toynbeesche Trommelfell ist vielfach verändert worden, aber heute ist man wohl allgemein zu der Einführung einer angefeuchteten Wattekugel zurückgekehrt. Die Anwendung geschieht folgendermaßen: Unter keimfreiem Vorgehen wird eine kleine, der Größe des Loches angepaßte Wattekugel geformt und mit Öl oder Glycerin durchtränkt. Diese Wattekugel wird in das Loch eingeführt und so fest eingesteckt, daß sie sitzen bleibt. Man prüft nach dem Einführen die Hörweite, um festzustellen, ob sich der Erfolg auch lohnt und versucht, wenn nicht sofort die genügende Besserung eintritt, durch Umformen der Wattekugel und Veränderung ihrer Dichte, auch durch mehr oder minder festes Einlegen in die Öffnung eine hinreichende Besserung des Sprachgehörs zu erzielen. Wenn dies erreicht ist, so läßt man die Watte ein bis zwei Tage liegen, vorausgesetzt, daß der Kranke nicht vorher schon über Schmerzen und Ohrenfluß klagt. Eine leichte Reaktion tritt stets ein. Die vorher blasse Mittelohrschleimhaut rötet sich etwas und es entsteht Absonderung aus dem Mittelohr. Wenn diese spärlich und nur schleimig, nicht eitrig ist, wird sie uns nicht von der Behandlung abschrecken. Auch wenn sie stark ist, ist sie nicht gleich eine Gegenanzeige für die Behandlung, sondern wir werden unter Einschaltung von Pausen abwarten, ob sich nicht das Mittelohr an den „Fremdkörper" gewöhnt und aus der starken eine schwache Reaktion wird. In manchen Fällen wird die Anwendung nicht ertragen. Wenn der Fall für unsere Behandlung geeignet ist, so muß der Kranke lernen, die Wattekugel selbst einzuführen und herauszunehmen. Dazu sind zahlreiche Sitzungen nötig, aber meist lernt der Kranke die Anwendung gut, so daß er vom Arzte unabhängig wird und sich nur zur gelegentlichen Untersuchung vorstellt. Er trägt das künstliche Trommelfell nur, wenn er es braucht, nimmt es also nachts stets heraus. Wenn die Wirkung auf beiden Ohren gut ist, so läßt man die Kugel abwechselnd rechts und links tragen, um die Reaktion möglichst einzuschränken.

Es wurde vorher erwähnt, daß das mehr oder weniger feste Einlegen der Wattekugel in das Trommelfelloch von Bedeutung für die erzielte Hörverbesserung sein kann; es ist eben nicht nur der Verschluß des Loches, sondern auch die Belastung der schalleitenden Teile oft von großem Erfolge bezüglich der Hörstörung begleitet, und somit kann die Einlage der Wattekugel auch bei völligem Fehlen des Trommelfells, ja sogar in Radikaloperationshöhlen große Hörverbesserung bringen. In diesen Fällen ist das Aussuchen des richtigen Ortes, die Wahl der Größe und Dichte der Wattekugel noch schwieriger und langwieriger als das Verpassen des Verschlußpfropfens. Zunächst wird man die Gegend des Steigbügels belasten, an zweiter Stelle die Nische des runden Fensters unter fortwährendem Sprechen. Wenn der kritische Punkt belastet wird, spricht der Kranke plötzlich richtig nach. Falls der Kranke die Einführung selbst gelernt hat, so sucht er die vorteilhafteste Lage der Wattekugel dadurch, daß er während seiner Versuche eine Weckeruhr neben sich ticken läßt. Er lernt sehr rasch durch Verlagerung und Andrücken der Wattekugel die größtmögliche Leistung aus dem Verfahren herauszuholen. Auch eingesunkene Narben ohne Durchlöcherung eignen sich oft zu dieser Behandlung. Es gelang mir, einen Kranken mit beiderseitiger völliger Verwachsung der Tube dadurch wieder hören zu machen, daß ich ihm in eine tief eingesunkene Narbe, welche die Nische des runden Fensters deckte, die Wattekugel einlegte. Derartige Kranke gehören zu den dankbarsten in der ohrenärztlichen Tätigkeit und darum soll man es sich viel Mühe kosten lassen, die richtige Stelle richtig zu belasten.

Am Schluß der Besprechung unserer Behandlungsarten seien noch einige Worte der Verwendung von Mitteln gewidmet, welche auf dem Wege der Blutbahn eine Lockerung des Schalleitungsapparates bewirken sollen, zunächst dem Thiosinamin. Auf Grund von HEBRAS Erfolgen bei der Lupusnarbenbehandlung schlug SUGAR im Jahre 1904 das Thiosinamin bzw. Fibrolysin zur Behandlung der sog. Adhäsivprozesse vor und zwar in Form von Einspritzung durch die Tube und als Unterhauteinspritzung. In den folgenden 10 Jahren wurden zahlreiche Nachprüfungen gemacht u. a. von HIRSCHLAND, URBANTSCHITSCH und VÖGELI. Erfolge wurden selten beobachtet, meist nur dann, wenn auch mechanische Behandlung stattfand, so daß es schwer ist, den Wert der Einspritzung herauszuschälen. Jedenfalls sind die Mißerfolge so in der Mehrzahl gewesen, daß die Methode verlassen ist. Bei dem Kreislauf unserer Heilbestrebungen wird es aber sicher nicht an zukünftigen Versuchen in dieser Richtung fehlen.

Neuerdings hat BLAU das von SCHWERDTFEGER in die ohrenärztliche Behandlung eingeführte und auch von LEDERER empfohlene Panitrin zur Behandlung der Verwachsungen gebraucht und berichtet über günstige Erfolge bezüglich der Hörweite und der subjektiven Geräusche. Die in der Diskussion mitgeteilten Erfahrungen von OERTEL, DENKER und FENDEL lauten günstig, so daß eine weitere Erprobung des Panitrins geboten erscheint. Die Einspritzungen werden unter die Knochenhaut am Warzenfortsatz nahe dem oberen Ohrmuschelansatz gemacht. Zunächst werden 0,3 ccm einer 1%igen Novocainlösung ohne Adrenalinzusatz eingespritzt. Die Nadel bleibt stecken. An derselben Stelle wird dann der Inhalt einer Ampulle, d. h. 1 ccm zu 0,05 Panitrin eingespritzt „Die ersten beiden Injektionen kann man — je auf einer Seite eine Injektion — in Zwischenräumen von 3—4 Tagen machen. Da die Weichteile und das Periost am Ohr manchmal eine etwas empfindliche Spannung und leichte Verdickung aufweisen, so wartet man bis zur dritten Injektion 8—12 Tage und ebensolange bis zur vierten Injektion. Mehr als acht Injektionen wurden nacheinander auf einer Ohrseite nicht gemacht. Schienen solche noch erforderlich, so wurden sie erst nach einer Pause von ein bis zwei Monaten vorgenommen" (SCHWERDTFEGER). Mir hat sich das Panitrin nur bei Ohrschwindel und im Frühstadium der Otosklerose bewährt.

Da die Rückstände und Verwachsungen, wenn überhaupt, dann doch nur nach langer Behandlung einer Besserung zugänglich sind, so ist ihre Verhütung von großer Bedeutung. In den allermeisten Fällen sind es ja vernachlässigte Katarrhe und Entzündungen des Mittelohres, welche zu diesen schweren Folgezuständen führen und darum soll der Ohrenarzt, besonders aber auch der praktische Arzt, der Hausarzt, aufklärend dahin wirken, daß eine sachgemäße Nachbehandlung der ersten akuten Erkrankung folge. Gerade hierin wird aber noch sehr gefehlt. Wenn ein mit akuter Mittelohreiterung behafteter Mensch keine Schmerzen und keinen Ausfluß mehr hat, so hält er sich oft für geheilt und schenkt einer zurückbleibenden einseitigen Hörstörung wenig Beachtung.

Auch die Katarrhe der Kinder werden noch zu wenig beachtet, wenn auch hier durch das moderne schulärztliche Wirken eine Besserung angebahnt ist.

Die Rückstände, soweit sie mit Trommelfelldurchlöcherung verbunden sind, machen nicht nur das betroffene Ohr minderwertig, sondern auch widerstandslos gegen äußere Einflüsse. Es müssen daher die am Trommelfell verstümmelten Menschen besondere Vorsichtsmaßregeln beobachten, um nicht weiteren Ohrerkrankungen ausgesetzt zu sein. Bei Tage tragen die Kranken einen Wattepfropf im Ohr, der nicht zu klein und nicht zu fest gedreht sein soll. Kleine Pfröpfe, die von eitlen Leuten tief in den Gehörgang gesteckt werden, rutschen leicht in die Tiefe, werden hier vergessen und können als Fremdkörper eine gehörverschlechternde Verstopfung oder sogar eine reaktive Entzündung und Eiterung verursachen. Ganz besonders sind die Träger eines Trommelfelloches vor Eindringen von Wasser in den Gehörgang zu schützen. Wenn das Mittelohr mit Schleimhaut ausgekleidet ist, so kann eindringendes Wasser, besonders wenn es verunreinigt ist, z. B. Badewasser, eine Mittelohrentzündung erzeugen. Noch viel schlimmer kann die Wirkung sein, wenn das Mittelohr epidermisiert ist. Die aufquillende Epidermistapete gibt einen besonders günstigen Nährboden für Krankheitserreger ab, und die schweren Erscheinungen des akut vereiterten Cholesteatoms können dem Eindringen des Wassers auf dem Fuße folgen. Schon bei der ersten Untersuchung soll der Ohrenarzt hieran denken. Oft kommen die Kranken zu uns, wenn die Trommelfellgegend durch Ohrschmalzteilchen verdeckt ist. Man soll in diesen Fällen immer nach der Vorgeschichte fragen, um Anhaltspunkte für das etwaige Bestehen eines Loches zu bekommen; auch eine Lufteinblasung kann uns belehren. Wenn ein Loch da ist, so kann der seiner Hand völlig sichere Arzt vorsichtig die instrumentelle Entfernung versuchen. Wenn ausgespült werden muß, so erweicht man den Pfropf zunächst mit keimfreiem Öl oder Glycerin, spült aus und tupft sorgfältig trocken. Hierauf folgt eine Luftdusche, um auch das Mittelohr trocken zu blasen und dann ein nochmaliges Austupfen des Gehörganges. Nach Beendigung der Untersuchung bläst man eine dünne Decke von Borsäure auf. Auf die Gefahr des Wassereindringens beim Waschen muß man die Kranken aufmerksam machen. Schwimmbäder sind Kindern ganz zu verbieten. Erwachsene müssen sich das Ohr mit einem ölgetränkten Wattepfropf verschließen und eine Bademütze über das Ohr ziehen.

Literatur.

BERTHOLD: Die ersten 10 Jahre der Myringoplastik. Berlin: Aug. Hirschwald. 1889. — BLAU: Versuche zur Behandlung der Schwerhörigkeit mit den lokalen Blutdruck regelnden Mitteln. Vortrag auf der Vers. dtsch. Hals-, Nasen- u. Ohrenärzte 1923. Zeitschr. f. Hals-, Nasen- u. Ohrenheilk. Bd. 3. — BREITUNG: Dtsch. Medizinal-Zeitg. 1897. — DELSTANCHE: Arch. f. Ohren-, Nasen- u. Kehlkopfheilk. Bd. 29. 1890. — ESCHWEILER: Über Panitrinbehandlung bei Ohrerkrankungen. Zeitschr. f. Laryngo-Rhinol. und ihre Grenzgebiete. Bd. 12, S. 386. 1924. — GRADENIGO: Über die Exenteratio cavi tympani zu akustischen Zwecken. Arch. f. Ohren-, Nasen- u. Kehlkopfheilk. Bd. 54 und 55. 1902. — HABERMANN: Pathologische Anatomie. Handb. d. Ohrenheilk. v. SCHWARTZE. Bd. 1. Leipzig 1892. — HIRSCHLAND: Arch. f. Ohren-, Nasen- u. Kehlkopfheilk. Bd. 64. 1905. — LEDERER: Arch. f. Ohren-, Nasen- u. Kehlkopfheilk. Bd. 110. 1922. — KESSEL: Über die vordere Tenotomie, Mobilisierung und Extraktion des Steigbügels. 1894. — LUCAE (1): LANGENBECKS Arch. Bd. 13. 1871. — DERSELBE (2): Arch. f. Ohren-, Nasen- u. Kehlkopfheilkunde. Bd. 21. 1884 und Berl. klin. Wochenschr. 1894 u. 1896. — NADOLECZNY: Monatsschrift f. Ohrenheilk. u. Laryngo-Rhinol. 1912. — OKUNEFF: Monatsschr. f. Ohrenheilk. u. Laryngo-Rhinol. 1895. — PANSE: Pathologische Anatomie des Ohres. Leipzig: F. C. W. Vogel 1912. — POLITZER (1): Atlas der Beleuchtungsbilder des Trommelfells. Wien: Braumüller. 1896. — DERSELBE (2): Wien. med. Wochenschr. 1871. — RUMLER: Arch. f. Ohren-, Nasen- u. Kehlkopfheilk. Bd. 30. 1890. — SCHWERDTFEGER: Arch. f. Ohren-, Nasen- u. Kehlkopfheilk. Bd. 109. 1922. — SUGÁR: Arch. f. Ohren-, Nasen- u. Kehlkopfheilk. Bd. 62.

1904. — Toynbee: On the use of an artificial membrana tympani. London 1857. — Urbantschitsch: Monatsschr. f. Ohrenheilk. u. Laryngo-Rhinol. 1907 und Wien. klin. therap. Wochenschr. 1907. — Vögeli: Zeitschr. f. Ohrenheilk. u. f. Krankh. d. Luftwege. Bd. 54. 1902. — Walb (1): Über Brüche des knöchernen Trommelfellrahmens. Bonn: Marcus & Weber. 1914. — Derselbe (2): Arch. f. Ohren-, Nasen- u. Kehlkopfheilk. Bd. 41. 1896. — Weber-Liel: Monatsschr. f. Ohrenheilk. u. Laryngo-Rhinol. 1870, 1871, 1872. — Wittmaack: Arch. f. Ohren-, Nasen- u. Kehlkopfheilk. Bd. 104. 1919.

10. Otosklerose.

Von

Gustav Brühl-Berlin.

Mit 7 Abbildungen.

I. Historische Entwicklung.

Die Bezeichnung „Sklerose" für eine bestimmte Form von Mittelohrschwerhörigkeit wurde zuerst von Tröltsch im Jahre 1881 gebraucht. Im 18. Vortrag seines Lehrbuches trennt Tröltsch von dem chronischen Mittelohrkatarrh jene Form ab, „die wir als interstitiellen Prozeß, als trockenen Katarrh — sit venia verbo! — oder als *Sklerose* der Paukenhöhlengewebe bezeichnen; es entspricht diese Auffassung einer mehr äußerlichen Anschauung und einer gewissen klinischen Nötigung, manche besonders trostlose Form von Ohrenleiden, welche wir nach allem auf Veränderungen im Mittelohr beziehen müssen" — nämlich nach Verlauf, Prognose, Befund am Trommelfell und in der Ohrtrompete —, „von den gewöhnlichen und eigentlichen Katarrhen abzusondern. Möglich, daß eine auf vielfache anatomische Untersuchungen solcher Fälle gegründete Erweiterung unserer Kenntnisse ihnen eine vollständig selbständige Stellung in der Reihe der Ohrerkrankungen verschaffen wird. Vorläufig stellen wir uns diesen Prozeß als einen pathologischen Vorgang vor, bei welchem die *Paukenhöhlenschleimhaut* dichter, starrer, unelastischer wird, welche Veränderung sich am Trommelfell, am Hammeramboßgelenk und insbesondere an den beiden Fenstermembranen für die Vibrationsfähigkeit sehr störend erweist und schließlich zu vollständiger Starrheit der Gelenke der Gehörknöchelchen und zu gänzlicher Unbeweglichkeit des Steigbügels infolge von Verkalkung oder Verknöcherung des Ligamentum annulare (Synostosis stapedis) oder auch zu gleicher Erstarrung der Membran des runden Fensters führt".

v. Tröltsch erörtert die Möglichkeit, daß die Sklerose „vorwiegend häufig ein *periostaler, mit Hyperostosen und Exostosenbildung* einhergehender Vorgang ist". „Es drängt sich uns die Frage auf, ob wir nicht statt einer Sklerose der *Paukenschleimhaut* eine pathologische Beschaffenheit der Knorpelelemente der Gehörknöchelchen, etwa eine *knöcherne Metamorphose* derselben vor uns haben. Eine solche wäre imstande, die Überleitung vom Steigbügel auf das Labyrinthwasser wesentlich zu erschweren. Nachgewiesen sind allerdings solche Strukturveränderungen am Hammer und Steigbügel noch nicht." Dabei hatte Toynbee im 13. Kapitel seines Lehrbuches (im Jahre 1863) die Verwachsungen des Steigbügels mit dem eirunden Fenster beschrieben und sogar je nach der Art der den Steigbügel fixierenden „häutigen Veränderungen oder hypertrophischen und verdichteten Knochenmassen" mehrere Gruppen unterschieden; Toynbee kennt nicht nur die knöcherne Stapesankylose, sondern auch Knochenbildungen „rund um das eirunde Fenster, wobei der Steigbügel

vollkommen gesund bleibt". Auch hebt TOYNBEE hervor, daß die Erscheinungen „dieser Klasse von Erkrankungen (13c) jenen, welche in Fällen von
Starrheit der Schleimhaut (13a) vorkommen", sehr ähnlich sind. Danach ist
es auffallend, daß TRÖLTSCH nicht die von TOYNBEE unter dem Abschnitt „13c"
beschriebenen anatomischen Veränderungen für *die* Erkrankungsform, welche
er „Sklerose" nannte, in Anspruch nahm und so bereits eine scharfe Trennung
der knöchernen Stapesankylose von den Mittelohrkatarrhen vorschlug. Wahrscheinlich hätte er dann das Wort „Sklerose" überhaupt niemals in die
Pathologie der Ohrerkrankungen eingeführt. Da er sich bewußt war, „daß
dieser Bezeichnung bisher ein konkreter anatomischer Begriff nicht zugrunde
läge", bedeutete für ihn das Wort *Sklerose* also nur die klinische Charakterisierung einer ganz bestimmten Form der progressiven Mittelohrschwerhörigkeit.

Zunächst standen alle weiteren Arbeiten über die „Sklerose" bis zum Jahre
1890 (vgl. PANSE) noch unter dem Einfluß von TOYNBEE-TRÖLTSCH; meist
kamen dieselben auf Grund von klinischen Beobachtungen und makroskopischen
Untersuchungen von Gehörorganen zustande.

Die Sklerose gilt als eine Schleimhauterkrankung, in deren Verlauf es zur
Starrheit der Paukenfenster kommt.

Hervorgehoben muß werden, daß BEZOLD bereits im Jahre 1885 makroskopisch und manometrisch die Unbeweglichkeit des Steigbügels in einem Falle
nachweisen konnte, bei dem zu Lebzeiten charakteristische Stimmgabelbefunde
(negativer Ausfall des RINNEschen Versuches, Heraufrücken der unteren Tongrenze, Verlängerung der Knochenleitung) bei völlig normalem Befund am
Trommelfell und in der Ohrtrompete vorhanden waren.

POLITZER brachte im Jahre 1887 eine Abbildung einer knöchernen Stapesankylose. Der erste, der den mikroskopischen Nachweis einer zu Lebzeiten
diagnostizierten Steigbügelankylose führte, war KATZ (im Jahre 1890). In
allen weiteren nach dieser Zeit erfolgten Veröffentlichungen von histologisch
untersuchten Fällen von „Sklerose" (HABERMANN 1891, 1892, BEZOLD-SCHEIBE
1893, 1894) wird eine knöcherne Stapesankylose als anatomische Ursache der
progressiven Schwerhörigkeit festgestellt und als das Produkt einer Schleimhauterkrankung des Mittelohres, einer Periostitis oder auch Ostitis der Promontorialwand, angesehen. Einen wirklichen Umschwung in den Ansichten
über die „Sklerose" brachte POLITZER im Jahre 1893/94 mit einer Arbeit
in der Zeitschr. f. Ohrenheilk. u. f. Krankh. d. Luftwege: „Den Gegenstand
der folgenden Abhandlung bildet eine bisher irrtümlich gedeutete Krankheitsform des Gehörorgans, welche unter Symptomen der progressiven Schwerhörigkeit auftretend, meist mit einer unheilbaren Taubheit endet. Diese Krankheit wurde in Rücksicht auf ihren klinischen Verlauf bisher von den Otologen
in die Gruppe der chronisch trockenen Mittelohrkatarrhe *(Sklerose der Mittelohrschleimhaut)* eingereiht. Eine Serie in den letzten Jahren gemachter klinischer Beobachtungen von Fällen, die späterhin zur Sektion gelangten, ergaben
als zweifelloses Resultat, daß in einer nicht unbeträchtlichen Anzahl von Fällen,
die wir vermöge ihrer klinischen Symptome und ihres Verlaufes gewohnt sind
zu den chronisch trockenen Mittelohrkatarrhen zu rechnen, das pathologischanatomische Substrat der Hörstörungen in einer *primären Erkrankung der
knöchernen Labyrinthkapsel* zu suchen sei. Die *knöcherne Stapesankylose* ist
das Produkt *dieser Knochenerkrankung"*. „Diese Ohraffektion, die in ihrer
typischen Form wegen ihres prägnanten anatomischen Charakters aus der
Gruppe der Mittelohrkatarrhe ausgeschieden werden muß, wurde bisher irrtümlich als trockener Mittelohrkatarrh, Otitis media catarrhalis sicca bezeichnet.
ROSSA nennt sie „Proliferous inflammation of the middle ear", DE ROSSI „Otite
media iperplastica". „Da der Terminus „*Sklerose*" für die progressive Form der

Schwerhörigkeit sich bei den Fachärzten schon eingebürgert hat, hielt ich es für zweckmäßig, die Bezeichnung „*Otosklerose*" zu wählen. Bezeichnender wäre „Capsulitis labyrinthi" (1901)."

Wenn auch schon Moos vermutet hatte, daß eine Periostitis im Vorhofsfenster oder ein ostitischer Prozeß Ursache der knöchernen Stapesankylose wäre, so wurde die „Sklerose" doch erst nach POLITZERS Arbeiten grundsätzlich von den katarrhalischen und otitischen Schleimhautprozessen getrennt und als selbständige Erkrankung unter dem Namen „Otosklerose" anerkannt.

Die anatomische Eigenart, welche TRÖLTSCH für den von ihm eingeführten klinischen Begriff Sklerose bereits vermutet hatte, ist also durch POLITZER histologisch begründet und bewiesen worden. Die Otosklerose gilt seit seinen Arbeiten als eine Erkrankung des Knochens, in deren Verlauf es zur Stapesankylose kommt.

So identifiziert auch DENKER in seinem bekannten Buch den Begriff „*Otosklerose*" mit „*knöcherner Stapesankylose*".

BEZOLD, SIEBENMANN, E. HARTMANN, HABERMANN, SCHEIBE, KATZ, MANASSE, BRÜHL, MÖLLER, LINDT, SCHILLING, O. MAYER, PANSE, NEUMANN, WOLFF, WITTMAACK, LANGE, KOSOKABE, ECKERT, BRUNNER, DÖDERLEIN, KAMIO u. a. veröffentlichten in der Folge eine Reihe histologischer Untersuchungen über Otosklerose. In vielen dieser Arbeiten wird, wie im II. Abschnitt dargestellt werden wird, über den Ausgangspunkt und die anatomische Genese der Knochenalteration verhandelt. Während HABERMANN und KATZ dieselbe als sekundäre Erscheinung einer Schleimhautaffektion auffassen, steht die Mehrzahl der Untersucher jetzt auf dem Standpunkt, daß es sich um primäre Veränderungen im Knochen handele, die isoliert im Vorhofsfenstergebiet oder auch multipel im Felsenbein auftreten.

Nachdem den Stimmgabeluntersuchungen durch die von BEZOLD vervollkommnete Hörprüfung eine immer größere diagnostische Bedeutung zuerkannt wurde, bewies die histologische Untersuchung in einer ganzen Anzahl von Fällen, daß bei der zu Lebzeiten gestellten Diagnose *Otosklerose* tatsächlich eine *knöcherne Stapesankylose* vorhanden war. So ist es allein mir und meinem Mitarbeiter H. J. WOLFF möglich gewesen, in sechs zu Lebzeiten diagnostizierten Fällen von Otosklerose histologisch eine knöcherne Stapesankylose nachzuweisen. Die anatomischen Untersuchungen bei den verschiedensten Affektionen des Gehörorgans lehrten allerdings auch, daß herdförmige Knochenalterationen im Felsenbein vorkommen, ohne daß der Steigbügel ankylosiert wird, und ohne daß sonstige Erscheinungen auftreten. Ferner finden sich neben der Knochenerkrankung nicht selten Zeichen von Labyrinthatrophie. Klinisch läßt sich dann neben der Stapesankylose eine nervöse Schwerhörigkeit feststellen; mitunter tritt die nervöse Schwerhörigkeit als Vorläufer einer Stapesankylose auf, oder es zeigt sich auf einem Ohr eine Stapesankylose und auf dem anderen oder beiden eine nervöse Schwerhörigkeit.

Aus diesen Gründen wendete sich zuerst MANASSE (1909) mit folgenden Worten gegen das Krankheitsbild der Otosklerose: „Es geht aus diesen Erwägungen hervor, daß hier noch einige Zweifel berechtigt sind, ob die geschilderten anatomischen Alterationen im Knochen als Ursache der bekannten klinischen Erscheinungen anzusehen sind, ob nicht vielmehr die fast immer vorhandenen atrophischen degenerativen Veränderungen am Hörnervenapparat eine weit größere klinische Bedeutung haben. Diesen Bedenken hat sich auch HEGENER in seinem Referate nicht verschlossen, insofern, als er sogar geneigt ist, den Prozeß im Nerven als das Primäre gegenüber der Knochenerkrankung anzusehen". Der betreffende Satz in HEGENERS Referat lautet: „Dagegen weisen eine ganze Reihe von Erwägungen darauf hin, daß man es bei der Sklerose nicht mit einem sekundären Prozeß im Acusticus, sondern einem primären und parallel von der Knochenerkrankung verlaufenden, manchmal auch vor dem Beginn derselben schon einsetzenden Erkrankung desselben zu tun hat". Eine ganze Reihe von Autoren stellte sich auf die Seite MANASSES und HEGENERS, und besonders war es mit PANSE O. MAYER, der dafür eintrat, den Begriff Otosklerose völlig aufzuheben. Betitelt doch PANSE 1911 seine Ausführungen in der Dtsch. otol. Ges.: „Die Diagnose Otosklerose ist aufzugeben". Schon 1910 äußerte PANSE in Dresden auf dem Otologentag: „Ich stehe auf demselben Standpunkt wie Kollege MANASSE, daß wir Sklerose überhaupt nicht diagnostizieren können . . . . Am besten ist, wir geben dieses Krankheitsbild vollkommen auf". Wenn PANSE bei der Korrektur der Verhandlungen in einer Anmerkung zu dem Satz: „Wir können Sklerose nicht diagnostizieren" hinzufügt: „Ich habe nicht Stapesankylose gesagt", so ist in diesem Zusammenhang nicht zu vergessen, daß MANASSES Worte nach dem Sitzungsbericht lauteten: „Ich bin überhaupt nicht imstande, eine *Ankylose* mit Sicherheit zu diagnostizieren." O. MAYER beginnt seine *erste* Arbeit über Otosklerose folgendermaßen: „Seitdem DENKER schrieb, daß man unter Otosklerose ein Krankheitsbild verstehe, dessen pathologisch-anatomisches Substrat eine zur Bewegungslosigkeit führende knöcherne Verwachsung des Steigbügels darstelle, ist eine Reihe von Beobachtungen bekannt geworden, welche *berechtigte Zweifel an der Richtigkeit dieser Auffassung*[1]) aufkommen ließen".

Es wurde also neuerdings die Berechtigung der *Gleichstellung* des Begriffes *Otosklerose* mit knöcherner *Stapesankylose* bestritten und damit die Bedeutung der Knochenerkrankung als *Ursache der klinischen Erscheinungen* angezweifelt; der *Stapesankylose* wurde im klinischen und anatomischen Bilde der *Otosklerose* keine wesentliche Bedeutung beigemessen (O. MAYER). Auch in seinem 1917 erschienenen Buch tritt MAYER dafür ein, „den Namen und den Begriff Otosklerose" endgültig fallen zu lassen.

Es entstand naturgemäß eine ausgedehnte Erörterung über diese Streitfragen, in deren Verlauf gegenseitige Mißverständnisse noch dazu beitrugen, die bereits entstandene Verwirrung zu vergrößern.

Da ohne weiteres zuzugeben ist, daß Knochenerkrankungen im Felsenbein vorkommen, ohne Stapesankylose zu veranlassen, so würde es aus *anatomischen* Gründen möglich erscheinen, auch in solchen Fällen von Otosklerose zu sprechen. Otosklerose würde demnach eine Knochenalteration des Felsenbeins bedeuten, ganz gleichgültig, ob der Steigbügel ankylosiert ist oder nicht. Aus historischen und rein *klinischen* Gründen ist es jedoch richtiger, nur *die* Fälle von Knochenerkrankungen des Felsenbeins Otosklerose zu nennen, in deren Verlauf es zur knöchernen *Stapesankylose* kommt. Daß andere Prozesse wie die fragliche Knochenerkrankung, etwa eine primäre Verknöcherung des Ringbandes (MARKMANN, MAYER) oder sonstige Fixierung der Steigbügelschenkel häufiger die Symptome der Stapesankylose bedingten und somit praktische Bedeutung beanspruchten, ist nicht zuzugeben; solche Fälle sind nur Ausnahmen und als anatomische Raritäten zu betrachten.

Man könnte die Stapesankylose mit einem cerebralen Herdsymptom vergleichen, welches das *Krankheitsbild* beherrscht, sowie die *betreffende* Stelle von der anatomischen Läsion erreicht wird; dabei wäre es klinisch gleichgültig, ob dieselbe anatomische Veränderung auch an anderen Gehirnpartien vorkommt und dann symptomlos bleibt.

Wären die Fälle von knöcherner Stapesankylose nicht so ungemein häufig, und wären sie nicht durch bestimmte klinische Merkmale genau charakterisiert,

---

[1]) Im Original nicht gesperrt gedruckt.

so wäre v. Tröltsch doch niemals auf den Gedanken gekommen, dieselben mit einem besonderen Namen zu belegen. Denn es erscheint doch sicher, daß das Krankheitsbild, welches Tröltsch „Sklerose“ genannt hat, mit demjenigen identisch ist, welches wir heute nach Politzers Vorgang Otosklerose oder knöcherne Stapesankylose nennen. Mit vollem Recht sagt ferner Politzer in seiner Geschichte der Ohrenheilkunde (1913), daß die knöcherne Stapesankylose „zu den am leichtesten diagnostizierbaren Ohraffektionen zählt“.

Der *anatomische* Prozeß im Knochen sollte, wenn er *nicht zur Stapesankylose* führt, auch nicht Otosklerose genannt werden. Das widerspricht der Geschichte des Namens ebenso wie der anatomischen Richtigkeit. Wir wollen ihn nach Manasses Vorschlag mit *Ostitis chronica metaplastica* bezeichnen, obwohl wir der Ansicht sind, daß demselben entzündliche Charakteristika fehlen, und daß derselbe keinen einheitlichen Prozeß darstellt; immerhin faßt dieser Name, abgesehen von der eigentlich irreführenden Bezeichnung „Metaplasie“ und der Endung „itis“ die anatomischen Veränderungen gut klingend zusammen.

Die Knochenherde, die nicht zur Stapesankylose führen, entbehren des klinischen Interesses, selbst wenn sie von *Labyrinthatrophie* begleitet werden, da diese ja auch häufig ohne Knochenalterationen zu beobachten sind. Eine *Stapesankylose* ist dagegen fast ausschließlich das Produkt der fraglichen Knochenalteration. *Otosklerose* ist also knöcherne *Stapesankylose;* sie stellt ein Stadium oder eine Form der „Ostitis chronica metaplastica“ dar [1]).

II. Pathologie.

Die Ostitis chronica metaplastica ist dadurch charakterisiert, daß im Felsenbein scharf begrenzte Knochenveränderungen auftreten, die entweder auf das Vorhofsfenstergebiet beschränkt bleiben oder diffus und multipel dasselbe durchsetzen; oftmals liegen dieselben symmetrisch auf beiden Seiten, entsprechend „den Endgebieten der Art. nutritiae des Knochens der Pyramide“ (O. Mayer); mitunter befinden sich auch isolierte Herde am Schneckenfenster, im inneren Gehörgang, an der unteren Schneckenseite, unter der Ampulla post. und der Innenseite des oberen Bogenganges. Nach Wittmaak fallen die Prädilektionsstellen mit den bei der Verknöcherung der Labyrinthkapsel auftretenden Knochenpunkten und Gefäßeintrittszonen zusammen. Der normalerweise elfenbeinerne Knochen der Labyrinthkapsel wird an den betreffenden Stellen durch neugebildete, *geschwulstartige,* meist durch Kittlinien scharf begrenzte, blutgefäßreiche, spongiosaähnliche Knochenherde ersetzt (Enostosen), die an Umfang meist größer sind (Ex-, Hyperostosen) als dem verlorengegangenen alten Knochen entspricht. Da das Vorhofsfenster einen Teil der Felsenbeinoberfläche bildet, und der vordere Pol dieser Öffnung als häufigste Prädilektionsstelle für den Beginn der Knochenerkrankung zu betrachten ist, so ist es verständlich, daß in einer großen Anzahl von Fällen die Steigbügelplatte mitgegriffen und

---

[1]) Ich hoffe, daß es mir nunmehr gelungen ist, klar zu machen, was unter Otosklerose zu verstehen ist, und daß in Zukunft mißverständliche Auslegungen, „es wäre mir nicht recht klar, wie ich den Begriff Otosklerose fassen sollte“, nicht mehr möglich sind (Mayers Internat. Zentralbl. f. Ohrenheilk. 1922). Mayers Zitate aus meinen Arbeiten im Internationalen Zentralbl. f. Ohrenheilk. 1922 sind verstümmelt und dadurch unverständlich. Monatsschr. f. Ohrenheilk. u. Laryngo-Rhinol. 1912, S. 1294 steht z. B. nicht, „Otosklerose ist nur ein *Symptom*“ einer Felsenbeinerkrankung, sondern „*Herdsymptom*“ und S. 1313 habe ich nicht „Otosklerose“ als *ein* Symptom der Stapesankylose bezeichnet, sondern nur als das *Symptom der* (durch eine Ostitis metaplastica, Hyperostosenbildung od. dgl. bedingten) knöchernen „*Stapesankylose*“.

die symphysenartige Verbindung zwischen Steigbügelbasis und Fensterrand aufgehoben wird. Tritt doch auch sonst in Körpergelenken leicht eine Ankylose auf, wenn in ihrer Nachbarschaft ein Krankheitsprozeß vorhanden ist. In den Fällen von Stapesankylose wird das Ringband des Steigbügels von dünnen oder dicken knöchernen Brücken durchzogen oder von neugebildetem Knochen überwuchert, so daß das ganze Vorhofsfenster knöchern zugemauert wird. Sowie die Knochenerkrankung das Vorhofsfenster erreicht, und der Knorpelrahmen desselben durchbrochen ist, beginnt der neugebildete Knochen zackenförmig in das Ringband des Steigbügels einzudringen, vermindert zunächst dessen Breite und durchsetzt dann dasselbe vollständig, bis er die Steigbügelplatte berührt; nach Schwund des Knorpelüberzuges derselben geht die Erkrankung auf den Steigbügel selbst über. Alles Knorpelgewebe geht in dem Bereich des neugebildeten Knochens zugrunde. POLITZER erklärte die Knochenveränderungen der Labyrinthkapsel als eine *„proliferierende Neubildung"* von Knochengewebe, durch welche das normale Gewebe der Labyrinthkapsel verdrängt wird, und welcher häufig über die Grenzen der Labyrinthkapsel hinauswächst".

Nach MANASSE (Ostitis chronica metaplastica, 1912) beginnt der Prozeß in den im kompakten Knochen gelegenen präformierten Gefäßräumen mit Bildung von Granulations- und osteoidem Gewebe. Als wahrscheinlichen Ausgangspunkt der Erkrankung betrachtet MANASSE einen mitunter vor dem Vorhofsfenster befindlichen „embryonalen" Knorpelrest, den er als „kongenitale" Mißbildung auffaßt, und in dessen Nachbarschaft eine fettmarkhaltige, neugebildete Knocheninsel zu finden ist. Der aus dem osteoiden Gewebe entstandene *neugebildete* Knochen verdrängt mechanisch und im allgemeinen *ohne lacunäre Resorption* den angrenzenden alten Knochen, zerfällt dann aber selbst wieder durch lacunäre Resorption mit Osteoklastenbildung und durch siebartige Durchlöcherung (Canaliculisation). Er tritt also im Bezirke des Herdes *an Stelle des kompakten alten Knochens* ein völlig *neugebildeter* und sich wieder umbauender spongiosaähnlicher Knochen mit zunächst großen, allmählich sich verengenden Markräumen, welche mit fibrösem, mehr oder minder gefäß- oder zellreichem Mark angefüllt sind. Der erste Anfang des Prozesses soll also *primäre Knochenneubildung* in den Gefäßräumen sein, ohne daß durch vorherige Knocheneinschmelzung Raum für Apposition geschaffen wurde.

Andere Autoren, vor allem HABERMANN, SIEBENMANN und WOLFF sind dagegen der Ansicht, daß die *Zerstörung des alten Knochens* das Primäre ist, und daß dieselbe durch Osteoklasten mit lacunärer Resorption von dem perivaskulären Gewebe der Gefäßkanäle aus einsetzt. Die lacunäre Resorption bildet das Vorstadium der Anlagerung des neuen Knochens, der Neospongiosa (SIEBENMANN). An die primäre Auflösung des alten Knochens schließt sich also erst sekundär die Neubildung des spongiosaähnlichen, wieder in regem Umbau befindlichen Knochens an. Das Alter der Herde ist nicht bestimmend für ihre Größe; kleine Herde können abgeschlossen, große Herde frisch und noch progredient sein. WOLFF betrachtet den Vorgang als hyperostotische Neubildung spongiösen Knochens.

Nach O. MAYER beginnt der Prozeß auf beiden Seiten symmetrisch in den spärlichen Markräumen und Gefäßkanälen des Labyrinthknochens durch Umwandlung der Bindegewebszellen zu Osteoblasten und Osteoklasten; dieses zellreiche, fibröse Mark besorgt nun auf der einen Seite die Resorption, auf der anderen die Neubildung von Knochen. Zwischen den Balken der neugebildeten Spongiosa verliert es den Charakter des zellreichen fibrösen Markes, es wird zu einem lymphoiden oder Fettmark". Durch Resorption des gebildeten Markes kommt es zur Bildung von cystenförmigen Hohlräumen im

Knochen. Durch *lacunäre Resorption* wird also der *alte Knochen* vom *Mark aus* eingeschmolzen und durch Einwachsen von Marksprossen in die HAVERS-schen Kanäle in Bälkchen geteilt. MAYER hielt die Otosklerose wegen ihrer Ähnlichkeit mit der Ostitis fibrosa zunächst für einen mit dieser identischen Prozeß; er gelangte zu der Überzeugung, „daß die bei der Otosklerose und der Ostitis fibrosa sich findende Knochenveränderung als ein Produkt eines histologisch-analogen Prozesses aufzufassen sein dürfte, wenn auch deren *Ätiologie* eine *verschiedene* sein könnte". Es ist interessant, daß MAYER an dieser Stelle eine Ansicht vertritt, die er (Internat. Zentralbl. f. Ohrenheilk. 1922, S. 264) ablehnte, als sie bezüglich einer verschiedenen Ätiologie der herdartigen und diffusen Knochenalterationen bei der Ost. chr. metapl. von *mir* vertreten wurde. Er sagt: „Nach dem histologischen Bild muß man vielmehr unbedingt daran festhalten, daß alle Herde im Knochen der Labyrinthkapsel aus der-selben Ursache entstehen, und daß es nicht angeht, die Herde vor dem ovalen Fenster herauszugreifen." MAYER trennt jetzt die Otosklerose scharf von der senilen Osteoporose, Osteomalacie, Rachitis, Ostitis fibrosa deformans (PAGET), der ossifizierenden und rarefizierenden Ostitis als Knochenalterationen, „die mit der Otosklerose nichts zu tun haben". Bezüglich der Ostitis deformans sagt WITTMAACK in seiner Besprechung von MAYERS Buch: „Wir lernen hier Veränderungen der Labyrinthkapsel kennen, die bisher noch völlig unbekannt waren. Im Gegensatz zu der otosklerotischen Herderkrankung ver-breiten sie sich in der Regel mehr gleichmäßig über die ganze Kapsel". In seinem 1918 erschienenen Buche, „Untersuchungen über die Otosklerose", stellt MAYER fest, daß die von MANASSE, SCHÖTZ gefundenen Knorpelreste vor dem Vorhofsfenster einer fibrösen, von Knorpelresten umgebenen Gewebsspalte, einer Knorpelfuge (Synchondrosis) angehören, die sich tief in die Labyrinthkapsel einsenkt, in den Knorpelbelag des Fensterrahmens und das Ringband übergeht, und deren gewöhnlich erst spät erfolgenden lamellären Verknöcherungsvorgänge mit der Knochenneubildung bei Otosklerose nichts zu tun haben. MAYER ist im Gegensatz zu MANASSE der Ansicht, daß der alte Knochen der Labyrinth-kapsel primär durch *lacunäre Resorption* zerstört wird, und daß die sekundär erfolgende Knochenneubildung im osteoplastischen Mark nach dem Typus der Knochenneubildungen im Bindegewebe als *geflechtartiges Knochengewebe* vor sich geht. Der *neugebildete* Knochen stellt einen sehr unreifen Knochentypus dar mit auffallendem Reichtum an Osteoblasten und Osteoklasten im Mark und kommt *normalerweise niemals* in der Labyrinthkapsel vor. Sekundär wird dieser unreife Knochen resorbiert und durch Osteoblasten in reifen lamellären umgebaut, wenn nicht ein neuerer, geflechtartiger gebildet wird. MAYER fand abgesehen von den normalen, hier gelegenen schmalen Knochenstreifen „von geflechtartigem Typus" pathologische, durch Kittlinien begrenzte, fremdartige, atypische kleine Herde unreifen, geflechtartigen Knochens an Stellen, wo Binde-gewebsfasern in den Knochen einstrahlen: im äußeren, periostalen Ende der Knorpelfuge, vor dem Vorhofs- und Schneckenfenster und im inneren Gehör-gang einen Bindegewebsherd, die er als *kongenitale Anlage und Ausgangsstelle der großen Herde* betrachtet, und da sie normalerweise nie vorkommen, als *örtliche Gewebsmißbildung* auffaßt. Die von ihnen ausgehenden großen Herde wären demnach geschwulstartige, in die Gruppe der Hamartome gehörende Hyperplasien. Das Wachstum erfolgt expansiv wie bei gutartigen Geschwülsten, indem durch Druck der wachsenden Neubildung die Resorption des alten, um-gebenden Knochens herbeigeführt wird. Auf drei Feststellungen legt MAYER besonderen Wert.

1. Der otosklerotische Prozeß ist von physiologischen und regenerativen grundverschieden (SIEBENMANN).

2. Für Otosklerose ist das unreife, geflechtartige Knochengewebe allein charakteristisch. („Nach MANASSE könnte schließlich jede Knochenneubildung in der Labyrinthkapsel als zur Otosklerose gehörig angesehen werden".)

3. Der ganze Knochen im Herd ist neugebildet (Internat. Zentralbl. f. Ohrenheilkunde 1922).

KOSOKABE bringt in seinem Buche 1922 im allgemeinen eine Bestätigung der Untersuchungsergebnisse von MAYER; er legt auf den Rest des primären Knorpels vor dem Vorhofsfenster, besonders in der Nähe großer Blutgefäße in der äußeren Zone der Knorpelfuge, großen Wert „als auf eine anatomisch disponierte Gegend"; er fand diese Knorpelreste häufiger bei *Frauen* als bei Männern.

Eine neue Wendung erfuhr die Otoskleroseforschung durch die Monographie WITTMAACKS 1919, da dieser Autor sich in Beurteilung der Veränderungen im Knochen zu Ansichten bekennt, die nach MAYER „die moderne Histologie und Pathologie begraben hat". Der von WITTMAACK beschriebene „Knochenauflösungsprozeß" ist der *Knochenneubildungsvorgang,* und es ist WITTMAACK nach O. MAYER „entgangen, daß der ganze Herd aus *neugebildetem* Knochen besteht". „Da der Autor aber die für den Prozeß charakteristischen Merkmale des histologischen Bildes nicht anerkannt hat, so können wir uns schließlich nicht wundern, wenn er einen von ihm nach einem experimentellen Eingriff am Tier (Verschluß des Blutsinus durch Tamponade beim Huhn) festgestellten Befund, der diese Merkmale nicht aufweist, als *Otosklerose* ansieht". „Die von WITTMAACK beschriebenen experimentellen Veränderungen besitzen für Otosklerose nicht das mindeste charakteristische Kennzeichen". „Die Behauptung des Autors, daß es ihm gelungen wäre, Knochenveränderungen in der Labyrinthkapsel hervorzurufen, die bis in die Einzelheiten des anatomischen Vorganges hinein den bei Otosklerose auftretenden Knochenveränderungen gleichen, kann nicht als richtig anerkannt werden." „Damit fallen natürlich auch die Grundlagen für WITTMAACKs Hypothesen, daß der otosklerotische Erkrankungsprozeß auf einer durch venöse Stauung ausgelösten *Halisteresis* beruht bzw. auf einer durch die genannte Ursache bedingte *Thrypsis* in dem RECKLINGHAUSENschen Sinne." „Das Wesen des Prozesses beruht nach WITTMAACK auf einem Bestreben des Organismus, diese venöse Stauung durch Ausbildung vikariierender Gefäßbahnen wieder auszugleichen, ist also ein Zweckmäßigkeitsvorgang." Strikturen im Sinus cavernosus (angeborene Enge, pericanaliculäre Pneumatisation des Carotiskanals und „Stauhindernisse im Carotiskanal") sollen die Ursache der Stauung abgeben.

LANGE faßt 1921 die Herde als lokalisierte Knochenhypertrophien auf, die sich geschwulstartig auf Kosten der Umgebung ausdehnen; auch nach seiner Meinung sind WITTMAACKS Ansichten zu verwerfen.

Die Jahre 1923/24 brachten wiederum eine größere Reihe von Arbeiten. Wieweit die Ansichten über den Knochenprozeß auseinandergehen, lehrt am besten eine kurze Darstellung des Inhalts dieser Arbeiten selbst:

1922 äußert sich MANASSE in so charakteristischer Weise über die Otosklerosefrage, daß die Einleitung zu seiner Arbeit am besten wörtlich wiedergegeben wird, da ich ihr nichts hinzufügen könnte. „Wenn man die Publikationen der letzten Jahre über die histologischen Vorgänge bei der sog. Otosklerose liest, wird man finden, daß diese Arbeiten nicht nur noch längst keine Aufklärung über den Prozeß geben, sondern daß im Gegenteil, je mehr Material herbeigebracht wird, je mehr Autoren sich mit jener Frage beschäftigen, um so größer die Schwierigkeiten der Lösung werden, um so mehr die Ansichten von einander abweichen." „Die Monographien von O. MAYER und WITTMAACK zeigen so erhebliche prinzipielle Widersprüche und so stark voneinander abweichende Deutungen der anatomischen Befunde, daß es vorderhand kaum möglich erscheint, eine Einigung zu finden." „Wie schwierig die Beurteilung der anatomischen Befunde bei der Otosklerose ist, geht schon daraus hervor, daß ein so ausgezeichneter Forscher wie O. MAYER innerhalb 10 Jahren 3 verschiedene Ansichten über dieselbe ausgesprochen hat, und daß ein ebenso verdienter Autor wie WITTMAACK sich genötigt sieht, die einfachsten Sätze der Knochenpathologie umzustoßen und Osteoblastenreihen mit Osteoidsäumen als Zeichen der Knochenauflösung anzusprechen!" An 2 neuen Fällen fiel MANASSE vor allem die homogene Mantelbildung an den Gefäßen der Labyrinthkapsel (jugendlicher Knochen ohne Osteoklasten und Osteoblasten) auf, ferner das Wachstum dieser Mäntel durch die Interglobularräume und das Übergehen derselben in die Otoskleroseherde; in seinen übrigen Otosklerosefällen fand MANASSE diese blauen Knochenmäntel, die bis zu einem gewissen Grad einen normalen Bestandteil der Labyrinthkapsel darstellen, nicht so stark gewuchert vor. „Es wäre also zu konstatieren, daß ein normalerweise sich abspielender Vorgang (der Umbau der Labyrinthkapsel) in exzessiver Weise gesteigert, schwere pathologische Veränderungen hervorrufen kann, welche den otosklerotischen gleichen."

MANASSE ist weiterhin von der osteoklastenlosen, mechanischen Einschmelzung des alten Knochens (neben chemischen Einwirkungen) durch den vordringenden neugebildeten Knochen überzeugt, selbst wenn an dessen Grenzen eine Kittlinie vorhanden ist, da dieselbe nicht als absolutes Anzeichen einer Osteoblastenresorption anzusehen ist, sondern auch bei osteoblastenloser Resorption alten Knochens vorkommt; zum Schlusse seiner Arbeit spricht MANASSE die gerade auch für meine Auffassung sehr wichtige Vermutung aus, *„daß die sog. Otosklerose keineswegs eine einheitliche Erkrankung darstellt, daß vielmehr durch anfänglich ganz verschiedenartige Prozesse sehr ähnliche oder sogar gleiche Veränderungen im Felsenbein entstehen können."*

Nach ECKERT (1922) ringen zur Zeit vor allem zwei Theorien um den Vorrang: Die Auffassung der Erkrankungsherde als geschwulstartige Hyperplasien, die sich als Gewebsmißbildungen entwickeln, und WITTMAACKs Annahme, daß die pathologischen Herde durch Stauungsvorgänge ausgelöst werden. O. MAYERs Bilder zeigen nach seiner Ansicht keine geflechtartige Struktur der pathologischen Knochensubstanz; es handelt sich nach ihm bei der Otosklerose auch *garnicht* um neugebildeten geflechtartigen Knochen. Die Behauptung MANASSEs und O. MAYERs, daß der otosklerotische Herd durchaus *neugebildet* sei und keine Bestandteile des alten Knochens enthalte, entbehrt des Beweises. ECKERT hält die histologischen Veränderungen der otosklerotischen Herde für regressive, welche unter dem Bilde einer Wucheratrophie mit Entartungscharakter der Zellen, der Grundsubstanz und der Fibrillen verlaufen. Auf Grund eigener experimenteller und histologischer Untersuchungen erklärt ECKERT die „degenerativen Veränderungen des erkrankten Knochens mit Wucheratrophie der Knochenzellen, hydropischer Quellung und Entartung, Kalkimprägnation und fortschreitender Auflösung der Intercellularsubstanzen", Veränderungen, die sich auch *experimentell* als reine *Stauungsfolgen* im enchondralen Labyrinthknochen nachweisen lassen. ECKERT ist also wie sein Lehrer WITTMAACK geneigt, als Ursache der Otosklerose allgemeine und lokale Stauungsvorgänge anzusprechen, deren spezifische Auswirkung im knorplig vorgebildeten Labyrinthknochen auf dessen besonderen normal anatomischen Bau zurückzuführen ist.

KAMIO hat im Gegensatz zu ECKERT die WITTMAACKschen Experimente wiederholt und ergänzt; er kommt zu dem Ergebnis, daß die von WITTMAACK vorgenommene Operation am Hühnerkopf *überhaupt garkeine venöse Stauung* im ganzen Labyrinth hervorrufen kann; eine akute venöse Stauung kann nach ihm keine otosklerotischen Veränderungen hervorbringen; die „blauen Mäntel" um die Gefäßräume sind ebenso wie der „rote Saum" und das Vorkommen von Osteoblasten im Labyrinthknochen des Huhnes ein völlig *normaler Befund.* WITTMAACKS Untersuchungsergebnisse werden also von KAMIO abgelehnt.

RUTTIN fand 1923 in 3 Fällen von einer so exquisit hereditären Erkrankung wie der Osteopsathyrose Schwerhörigkeit infolge von Otosklerose und bei 2 derselben Stammbäume mit zahlreichen Fällen von Schwerhörigkeit; ein Fall wurde histologisch untersucht und zeigte neben den für Otosklerose typischen Knochenveränderungen als Beweis konstitutioneller Minderwertigkeit Fettgewebe am Boden der Paukenhöhle.

O. MAYER stellte 1923 bei multiplen Exostosen des Gehörganges fest, daß sie sich im Bindegewebe entwickeln und aus geflechtartigem Knochen bestehen, der in lamellären umgebaut wird; als Ursache wird eine fehlerhafte Anlage des Periosts angenommen, so daß sie als Hamartome zu betrachten wären. Exostosen finden sich, wie schon öfters festgestellt wurde, *neben* Otosleroseherden in der Labyrinthkapsel und neben Verknöcherungen im Bindegewebe des Labyrinthes. Die Art des neugebildeten Knochens bei der Otosklerose ist unreifer als die bei Exostosen. MAYER unterscheidet in den Otosleroseherden eine fibröse und sklerotische von der cystischen und vaskulären Form. Die Vielgestaltigkeit der Knochenherde spricht für den Geschwulstcharakter der Otosklerose. Bei Otosklerose fand MAYER außerdem öfters anderweitige Entwicklungsstörungen z. B. Acusticustumoren, Anomalien im Aufbau der Schneckenspindel und der Zwischenwände; außerdem fand er Otosleroseherde häufiger in Fällen von angeborener labyrinthärer Taubheit. Dieses Verhalten bestärkt MAYER in seiner Ansicht, daß die Otosleroseherde geschwulstartige, aus embryonalen Gewebsmißbildungen hervorgerufene Wucherungen vorstellen; dafür spricht die Art des Wachstums der Herde, ihr Zusammentreffen mit ähnlichen hyperplastischen Knochenbildungen im Schläfenbein und Skelett und mit Mißbildungen anderer Art in der Labyrinthkapsel und im inneren Ohr.

DÖDERLEIN kommt dagegen, ähnlich wie WITTMAACK, auf Grund von Thioninfärbungen, die es ermöglichen sollen, noch kalklosen jungen Knochen von altem, dem der Kalk entzogen ist, zu unterscheiden, zu dem Ergebnis, daß es sich bei der Otosklerose um „einen regressiven Knochenprozeß handelt, bei dem die zelligen Elemente des Knochens durch Onkose zugrunde gehen, und gleichzeitig die Knochengrundsubstanz aufgelöst, ihrer Kalksalze beraubt und in eine weiche, vielleicht sogar flüssige, körnige Masse verwandelt wird; diese Knocheneinschmelzung beginnt in der Umgebung der Blutgefäße". Von Knochenneubildung ist in diesem Stadium *nichts* zu bemerken; erst auf der Höhe des Knochenabbaus kommt es zur Neubildung zunächst spongiösen Knochens. Es handelt sich also bei der otosklerotischen Knochenerkrankung, ähnlich wie bei Rachitis und Osteomalacie, um eine herdweise auftretende Knochenerweichung und -einschmelzung durch Halisteresis ohne Beteiligung von Osteoklasten und Ersatz durch neugebildeten Knochen, der sehr lange in unfertigem Zustand von Osteoid verharrt und erst spät unter Schrumpfung verkalkt; das neugebildete spongiöse Knochengewebe kann allmählich kompakt werden.

O. MAYER vertritt 1924 MANASSE gegenüber von neuem die Ansicht, daß der Druck des neugebildeten Knochens eine *lacunäre Resorption* des alten Knochens durch Osteoklasten verursacht, und daß bei der Otosklerose kein Anhaltspunkt dafür vorhanden ist, daß der alte Knochen mechanisch verdrängt oder auf chemischem Wege aufgelöst werde; auch scheint es ausgeschlossen, daß die an der Grenze des otosklerotischen Knochens befindliche Kittlinie auf andere Weise als durch celluläre Resorption entstehen könnte; nach seiner

Ansicht ist vielmehr eine Kittlinie als bleibende Zeugin der *vorangegangenen lacunären Resorption* durch Osteoklasten zu betrachten. Der geflechtartige, für die Otosklerose typische Knochen ist ebenso wie die Kittlinie bei Hämatoxylin-Eosinfärbung dunkelblau gefärbt, weil dieses Knochengewebe reich an dem die leimgebenden Fibrillen untereinander verbindenden Osteoblastenprodukt, der Kittsubstanz, ist. Diese Kittsubstanz homogenisiert bei der bindegewebigen Knochenneubildung das Bindegewebe zum Osteoid. Der für die Otosklerose charakteristische, mit Hämatoxylin-Eosin tiefblau gefärbte Knochen ist als „geflechtartiger, nach seinem besonderen Zellgehalt und Reichtum an Kittsubstanz als unreifer Knochen" zu bezeichnen; wird er nicht umgebaut, so altert er, wobei die Osteocyten verschwinden, so daß leere Knochenhöhlen (Lacunen) entstehen; dieser Knochen erscheint sklerotisch, enthält enge Gefäßräume und löst sich beim Schneiden leicht aus der Kittlinie aus. Die Annahme WITTMAACKS, daß der blaue Knochen *alter* Labyrinthkapselknochen sei, der nach vorhergegangener Entkalkung infolge der von ihm angenommenen Stauung infolge einer Thrypsis zerfalle und von den wiedererwachten Osteocyten resorbiert werde, wird ebenso wie die Ansicht ECKERTS, daß der verkalkte Knochen infolge eines Degenerationsprozesses, wie Muskel und Nervengewebe, zerstört werde, wobei es zu einer Wucherung der Zellen komme" mit den Worten abgewiesen: „Alle Erfahrungen der Pathologie sprechen gegen eine solche Vorstellung."

Auf Grund eigener Untersuchungen an Hühnern lehnt O. MAYER ferner WITTMAACKS experimentelle Otosklerose beim Huhn erneut ab. WITTMAACKS Befunde stellen „normale Verhältnisse" bei zu solchen Untersuchungen übrigens ganz ungeeigneten Hühnern dar. Die von MANASSE beschriebenen blauen Knochenmäntel sind normale Neubekleidungen der obliterierenden Gefäßkanäle mit präkollagener, von Osteoblasten gebildeter Substanz, welche allmählich in echten Knochen umgewandelt wird.

BRUNNER fand 1923/24 in einem Fall die otosklerotische Erkrankung kombiniert mit einem hochgradigen Defekt im Modiolus sowie in den knöchernen Skalenwänden der Schnecke auf beiden Seiten. Eine kongenitale Minderwertigkeit des Felsenbeins könnte vielleicht auch als prädisponierend für die otosklerotische Erkrankung betrachtet werden. Die Minderwertigkeit des Felsenbeins muß als eine Teilerscheinung einer generellen Minderwertigkeit des Organismus betrachtet werden (Diabetes, Addison, Chlorose). Diese lokale und generelle Minderwertigkeit wird vererbt; zur Otosklerose selbst kommt es durch einen hinzutretenden pathologischen Faktor (Stoffwechselstörung). *Otosklerose* muß *histologisch* diagnostiziert werden, wenn „in dem aus der präkollagenen Substanz gebildeten geflechtartigen Knochen oder in dem kernlosen osteoiden Stützgewebe *die ersten Zeichen von Umbau in Form* von Osteoklasten oder kleinen Markräumen nachzuweisen sind".

BRUNNER kommt an Hand von 3 histologisch untersuchten Fällen zur Ablehnung von WITTMAACKS Ansichten, da er trotz erheblicher Stauung in den Knochengefäßen nicht die geringsten Veränderungen im umgebenden Knochen finden konnte; aber auch MAYERS Standpunkt von der geschwulstartigen Entwicklung der Herde aus kleinen Herden geflechtartigen Knochens (örtliche Gewebsmißbildungen) wie MANASSES über die primäre Bildung von osteoidem Gewebe wird nicht geteilt. BRUNNER sieht den Beginn der Otosklerose in einem ausgedehnten Degenerationsprozeß des chondroiden Stützgewebes am Fensterrahmen. Die von MANASSE beschriebenen blauen Gefäßmäntel bestehen aus fibrillenloser, präkollagener Substanz, einer Vorstufe echter Knochengrundsubstanz. Bei der Otosklerose zeigt sich ein *vermehrtes* Auftreten von präkollagener Substanz um die Gefäße, die sogar zum Verschluß der Gefäße führen kann; aus ihr dürfte sich, solange die Verknöcherung des Felsenbeines nicht abgeschlossen ist (2. Lebensjahr), echte, geflechtartige Knochengrundsubstanz entwickeln. Es braucht sich also beim Auftreten von geflechtartigem Knochen im Felsenbein nicht um „embryonale Gewebsmißbildungen" zu handeln. BRUNNER betrachtet die Otosklerose „als einen dystrophischen Prozeß", der sich unter dem Einfluß einer noch unbekannten Stoffwechselstörung (endokrine Drüsen?) am Knochen (präkollagene Substanz und geflechtartiger Knochen) und am chondroiden Stützgewebe der Innenohrkapsel (Fensterrahmen) abspielt und sich auf dem Boden einer konstitutionellen, vererbbaren Minderwertigkeit entwickelt. Der Prozeß bildet Herde, die mit dem Anhalten der Stoffwechselstörung wachsen können, und deren Lokalisation von der Verteilung der Hauptgefäße abhängig ist. Wo die Stoffwechselstörung am intensivsten wirken kann, an der Ein- und Austrittszone der Hauptgefäße und besonders an der Grenze zwischen enchondraler und periostaler Innenohrkapsel, da setzt der Prozeß ein, um so mehr, da hier auch reichlich chondroide Substanz vorhanden ist. Das entstehende minderwertige Gewebe wird umgebaut. Bei allen bis jetzt beschriebenen Fällen von Otosklerose ist das Bild des reaktiven Umbaus, nicht aber der *primäre*, diese Umbauvorgänge auslösende Prozeß beachtet worden.

Es ist interessant, daß gegenüber der verhältnismäßig präzisen, grundlegenden Arbeit von POLITZER die Otosklerosearbeiten in den Abhandlungen von MANASSE, MAYER, WITTMAACK zu dicken Bänden angewachsen sind. Charakteristisch ist es auch, wie sich die Kritik diesen Arbeiten gegenüber verhalten hat. PANSE z. B. äußert sich 1912 über MANASSES Buch folgendermaßen: „Wenn auch das große Rätsel der Otosklerose durch MANASSES Arbeit noch nicht bis in alle Einzelheiten gelöst ist, so müssen wir doch dankbar sein, daß die Erforschung der bisher so unklaren Histologie des Knochenprozesses durch seine mühevollen Untersuchungen einen Abschluß gefunden hat, den ich *für endgültig halte.*" *Derselbe Kritiker* (!) sagt 1920 von WITTMAACKS Werk: „In Anbetracht der Wichtigkeit, daß das verschleierte Bild der Otosklerose *endlich enthüllt zu sein scheint* (sc. durch WITTMAACKS Untersuchungen) gebe ich deshalb eine ausführliche Besprechung." Eine vernichtende Kritik über WITTMAACKS Buch fällt wiederum MAYER (s. o.), und die vorhergehende Zusammenstellung der neuesten Arbeiten zeigt so viele Gegensätze, daß man erkennt, wie wenig man selbst heute berechtigt ist, das Bild der Otosklerose als „enthüllt" oder „enträtselt" anzusprechen.

Mit gewaltsamen Versuchen nach neuen Erklärungen, gegenseitigen Vorwürfen der Unkenntnis und dem Totschweigen der Arbeiten anderer läßt sich die Wahrheit auch nicht ergründen. Im Verhältnis zu viel leichter zugänglichem und einwandfreierem anatomischen Material bei anderen rätselhaften Erkrankungen, z. B. dem Carcinom sind die Gesamtfälle aller histologisch untersuchten Fälle von Ostitis chronica metaplastica mit und ohne Stapesankylose viel zu gering, um überhaupt erwarten zu lassen, daß alle Stadien des Prozesses bereits durchforscht werden konnten. Es ist vielmehr reiner Zufall, wenn ein Untersucher gerade diese, der andere jene Form der Knochenveränderungen zur mikroskopischen Untersuchung bekommt. Daß „die Otosklerose eine absolut eigenartige Knochenerkrankung darstellt, für die es bisher völlig an einem Analogon fehlt" (WITTMAACK), trifft vielleicht weniger zu, als die Vermutung, daß die verschiedensten Variationen im Felsenbein als „Otosklerose" aufgefaßt und beschrieben wurden, so daß eine einheitliche Auffassung gar nicht möglich ist.

WITTMAACK ist der Ansicht, daß es nicht „gegen die Annahme einer Identität der experimentell erzeugten Knochenveränderungen mit denen der Otosklerose" spräche, weil es ihm nicht gelungen ist, eine Columellaankylose oder Veränderungen in der Columellanische zu erzeugen; nach meinem Erachten spricht das durchaus dagegen; denn beim Menschen ist die *Stapesankylose* das klinisch charakteristische Symptom, und auf sie hat sich auch hauptsächlich das anatomische Interesse zu konzentrieren. Der dünne und schalenförmige Vogelschädelknochen erlaubt es überhaupt nicht, Tiefenveränderungen zu übersehen und zu beurteilen, und die *diffusen* Stauveränderungen der Labyrinthkapsel beim Huhn ließen sich, wenn sie überhaupt etwas Pathologisches bedeuten, eher mit Osteoporose als mit Otosklerose, d. h. der herdförmigen, zur Stapesankylose führenden Knochenhyperplasie vergleichen. Außerdem sollten als Versuchsobjekte nur Tiere benutzt werden, bei denen auch die Natur ähnliche pathologische Verhältnisse schafft wie beim Menschen. Es ist mir nicht bekannt, daß eine Columellaankylose beim Huhn vorkommt. Keineswegs kann man aber WITTMAACK zugeben, daß die von ihm abgebildeten Differenzen im normalen und gestauten Columellagebiet (Abb. 38 u. 40) irgend etwas Charakteristisches erkennen ließen. WITTMAACKS experimentelle Untersuchungen haben also nicht nur keine Stapes-(Columella)-ankylose hervorrufen können, sondern auch seine Abbildungen der Stauveränderungen in der Labyrinthkapsel haben keinerlei Ähnlichkeit mit den Veränderungen in meinen Fällen von Stapesankylose. Sonderbar wäre es doch auch, wenn Patienten mit pathologischer Kopfstauung nicht öfters eine Stapesankylose aufwiesen, wenn die Stauungshypothese einen tatsächlichen Hintergrund hätte.

Es berührt auch eigentümlich, wenn man nach BRUNNER „*histologisch*" „Otosklerose" zu diagnostizieren hat, wenn die präkollagene Substanz im Felsenbein sich umzubilden beginnt! Otosklerose ist Stapesankylose und *klinisch* zu diagnostizieren. Man sollte über den histologischen Details nicht die große Linie vergessen, und vor allem *auch* anatomisch die Fälle scheiden, in welchen es zur Stapesankylose gekommen ist von denen, in welchen dieselbe fehlte. Es kann als sicher angenommen werden, daß die bisher im Felsenbein als „Otosklerose" beschriebenen Knochenalterationen nicht alle anatomisch identisch waren. Weitere Untersuchungen werden noch genauere anatomische Differenzierung der vorläufig einheitlich erscheinenden Knochenprozesse ermöglichen. Meines Erachtens besteht in meinen Präparaten ein auffallender Unterschied zwischen solchen, bei welchen sich die Knochenalteration wie ein ausschälbarer Fremdkörper *herdförmig* auf das *Vorhofsfenster* und die Steigbügelbasis *beschränkt* und denen, bei welchen sich die Knochenveränderung über große Teile des Felsenbeins ausdehnt oder in multiplen Herden abspielt und die Stapesankylose fehlt. Erst wenn hunderte solcher Fälle untersucht sind, werden sich korrekte Richtlinien aufstellen lassen.

Als sicher scheint es mir zu sein, daß die Alteration in den Gefäßkanälen des *alten periostalen Knochens* in der Gegend *vor dem Vorhofsfenster* beginnt; wahrscheinlich bestehen die anfänglichen Veränderungen in der Resorption des perivasculär gelegenen alten Knochens; in den dadurch entstandenen Lücken schließt sich eine Neubildung von spongiosaähnlichen, geflechtartigen Knochen an. Dieser neugebildete, im Vergleich zum alten Labyrinthknochen fremdartige Knochenkern, der sich zentral in fortwährendem Umbau befindet und dadurch steigende Raumvergrößerung beansprucht, verdrängt durch Resorption und mechanisch den alten Knochen in seinen peripheren Randpartien; es findet also ein vollkommener und meist im *Überschuß gebildeter Ersatz des alten, zugrunde gegangenen Knochens der Labyrinthkapsel* statt (En-Ex-Hyperostose). Die sekundäre Resorption in dem neugebildeten Knochen ist stellenweise so stark ausgebildet, daß es möglich erscheint, daß gelegentlich Verbindungsbrücken zwischen Fensterrand und Steigbügelbasis wieder verschwinden.

Die Mittelohrmucosa wird ebenso wie das Endost des inneren Ohres nur sekundär an solchen Stellen in Mitleidenschaft gezogen, an welchen der Prozeß die äußere Oberfläche des Knochens erreicht. Natürlich finden sich auch mitunter im histologischen Präparate neben der Knochenveränderung Zeichen abgelaufener Schleimhauterkrankung im Mittelohre; dieselben müssen aber als Nebenbefunde aufgefaßt werden.

Auch die neben der Knochenalteration häufiger nachweisbare Labyrinthatrophie ist in einer nicht geringen Anzahl der Fälle ebenso wie kongenitale Anomalien nichts als ein Nebenbefund, aus welchem Schlüsse nicht zu ziehen sind; dieselbe erklärt sich durch die leichte sekundäre Alterationsfähigkeit des Labyrinths bei allen langdauernden Prozessen des mittleren Ohres überhaupt, ferner durch die Schädigungen des inneren Ohres infolge der zum Tode führenden Erkrankungen, das hohe Lebensalter der zur Sektion gelangenden Schwerhörigen u. dgl. mehr. Keineswegs erscheint das Nebeneinander der Knochenveränderung und der Labyrinthatrophie im histologischen Präparate beweisend für die Abhängigkeit beider Affektionen voneinander oder die Zusammengehörigkeit der Knochen- und Weichteilaffektion. Es ist ja selbstverständlich, daß frische Fälle von Stapesankylose nur ausnahmsweise zur Sektion gelangen; in solchen Fällen dürfte man das innere Ohr stets histologisch *normal* finden. Die Labyrinthatrophie ist also wahrscheinlich nur in den Fällen von der Knochenalteration abhängig, in welchen dieselbe das Endost des inneren Ohres erreicht hat (SIEBENMANN) oder bei Atheromatose und Zirkulationsstörungen (Stauung) in der Schnecke durch Obliteration von Zweigen der V. cochleae infolge des otosklerotischen Prozesses (O. MAYER) oder infolge Zunahme des Gewebsdrucks (BRUNNER). Daß hyperostotische Verdickungen im inneren Gehörgang durch Kompression des Hörnerven Degeneration desselben herbeiführen können, erscheint mir nicht wahrscheinlich. Nach SIEBENMANN soll das Labyrinthinnere von „Entzündungsprodukten" der Neospongiosa in Form von wandständigen Exsudatansammlungen geschädigt werden.

Nach WITTMAACK ist die Labyrinthdegeneration Folge der Auflösung des Knochens und von Störungen im Kalkstoffwechsel; er stellt sich die Einwirkung auf die Labyrinthflüssigkeit ähnlich wie bei seinen Säurediffusionsversuchen durch Übertritt von Calciumionen in den Liquor vor; die Folge soll ein Labyrinthhydrops des Ductus cochlearis und Labyrinthdegeneration sein.

Was die anatomische Bedeutung der Labyrinthatrophie neben der Knochenerkrankung anbelangt, so ist hervorzuheben, daß auch MANASSE und MAYER die Labyrinthatrophie *nicht* zum charakteristischen Bild der Knochenerkrankung rechnen, was man aus ihren früheren Veröffentlichungen, wie auch das Buch von KOSOKABE beweist, *nicht* ohne weiteres klar (S. 159) ersieht, und ebenso sind diese Autoren weit davon entfernt, der von HEGENER ausgesprochenen Ansicht vom primären Ausgangspunkt der Knochenerkrankung im nervösen Hörapparat beizupflichten. Demonstrierte MANASSE doch selbst in Kiel (1914) einen jugendlichen Fall von knöcherner Stapesankylose, bei welchem das Labyrinth *keine* wesentliche Degeneration zeigte. Außerdem äußert sich MANASSE in seiner Arbeit über Ossifikationsanomalien im menschlichen Felsenbein (Arch. f. Ohren-, Nasen- u. Kehlkopfheilk. 1914) von der neben diesen Knochenalterationen gefundenen Labyrinthatrophie folgendermaßen: „Schon oben bemerkte ich, daß ich auf diesen Befund (sc. die atrophische Degeneration des häutigen Labyrinths neben der Knochenerkrankung) keinen allzugroßen Wert legen wolle, weil diese Alteration der nervösen Labyrinthteile so ungemein häufig bei anderen Ursachen zu finden ist."

Der Prozeß im Knochen ist oftmals als ein chronischer Entzündungsvorgang bezeichnet worden. So nannten ihn mit KATZ auch HABERMANN und ALEXANDER „Ostitis vasculosa", O. MAYER hielt ihn anfänglich für eine umschriebene Form der „Ostitis (Osteomyelitis) fibrosa" (v. RECKLINGHAUSEN); er schlägt jetzt die Bezeichnung „Osteofibrom" oder „Osteofibromatose" und recht zweckmäßig den Namen *„Herderkrankung der Labyrinthkapsel"* oder „multiple, kongenitale, typisch lokalisierte, symmetrische *Herderkrankung"* vor.

SIEBENMANN nennt den Prozeß Spongiosierung (Otospongiosis progressiva); er bestreitet das Entzündliche des Prozesses, ist vielmehr der Ansicht, daß es sich um das nachträgliche Auftreten eines an sich physiologischen Wachstumsvorganges im Felsenbein handelt, nämlich um den pathologischen Ersatz der normalerweise persistent bleibenden Knorpelreste in den Interglobularräumen der Labyrinthkapsel durch Knochen; der Prozeß beginne an der Grenze der enchondral und periostal vorgebildeten Labyrinthkapsel.

Ebenso wie POLITZER von proliferierender Neubildung sprach, bezeichnete HANAU, welchem E. HARTMANN seine Schnitte zur Begutachtung vorlegte, und auch die Pathologen OESTEREICH und ORTH nach Durchsicht *meiner Präparate* den Prozeß schon *vor den Jahren* 1910 *und* 1912 *als spongiöse Hyperostosenbildung.* HANAU bezeichnete den neugebildeten Knochen als metaplastischen, vom Periost ausgehenden Bindegewebsknochen, und BLOCH spricht von echter *Hyperostose der Labyrinthkapsel.* Der geschwulstartige Charakter der Knochenneubildungen wird durch das in einem Fall von Stapesankylose von SCHILLING nach BORNs Plattenverfahren rekonstruierte Felsenbein überzeugend dargestellt. Die *von mir bereits* 1912 aufgestellten Vergleiche des *otosklerotischen Prozesses* mit einem *geschwulst*ähnlichen Vorgang sind, wenn auch *nicht unter der historischen Würdigung der Entwicklung der Frage,* von MAYER, LANGE und KOSOKABE u. a. angenommen und weiter ausgebaut worden.

Für klinische Verhältnisse, z. B. die Diagnostizierbarkeit der Knochenerkrankung ist die Ausdehnung und der Sitz der „Ostitis" von ausschlaggebender Bedeutung. Befänden wir uns im Felsenbein in einem Knochengebiete, welchem überhaupt keine funktionelle Bedeutung zukäme, so wäre auch eine Unterscheidung der Fälle nach dem Sitz der Knochenherde überflüssig. Bei der hohen Bedeutung der Paukenfenster und besonders des Vorhofsfensters für das normale Hören ist dagegen die Lagerung der Knochenherde zu demselben von Wichtigkeit.

Aus diesem Grunde halten wir es für ratsam, die Ostitis chronica metaplastica in eine circumscripte und diffuse Form einzuteilen.

1. Ostitis chronica metaplastica circumscripta.

Wir verstehen unter Ostitis chronica metaplastica circumscripta die Fälle, welche *lediglich* auf kleine Partien des Felsenbeins beschränkt bleiben und unterscheiden dieselben in solche

a) ohne Stapesankylose.

Die meist nur kleinen und isolierten Herde sitzen an den Prädilektionsstellen im Felsenbein, mit Vorliebe an der Prädilektionsstelle 1. Ordnung (WITTMAACK) *vor* dem Vorhofsfenster.

Als Zufallsbefund fand sich z. B. bei einem Normalhörenden eine isolierte scharf begrenzte geflechtartige, unreife Knochenneubildung vor dem Vorhofsfenster zwischen Tensorkanal und vorderem Fensterrand bei sonst völlig normalem Bau des Felsenbeins (Abb. 1).

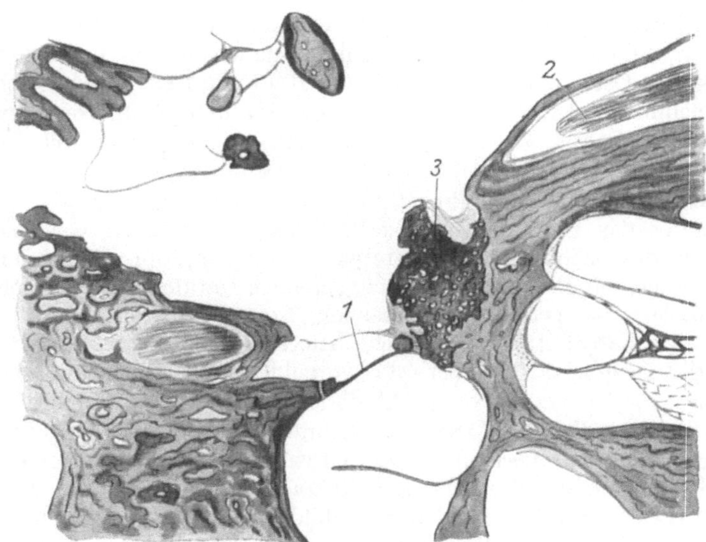

Abb. 1. Ostitis chronica metaplastica circumscripta ohne Stapesankylose.
1 Stapesbasis. 2 Tensorkanal. 3 Exostose vor dem Vorhofsfenster.

b) mit Stapesankylose.

Die zu dieser Form gehörigen Fälle sind es, welche als „typische Otosklerose" unser klinisches Interesse besonders in Anspruch nehmen.

Im Fall der Abb. 2 hat sich zwischen Tensorkanal und vorderem Fensterrand eine scharfbegrenzte, geflechtartige Knochenneubildung entwickelt, welche den

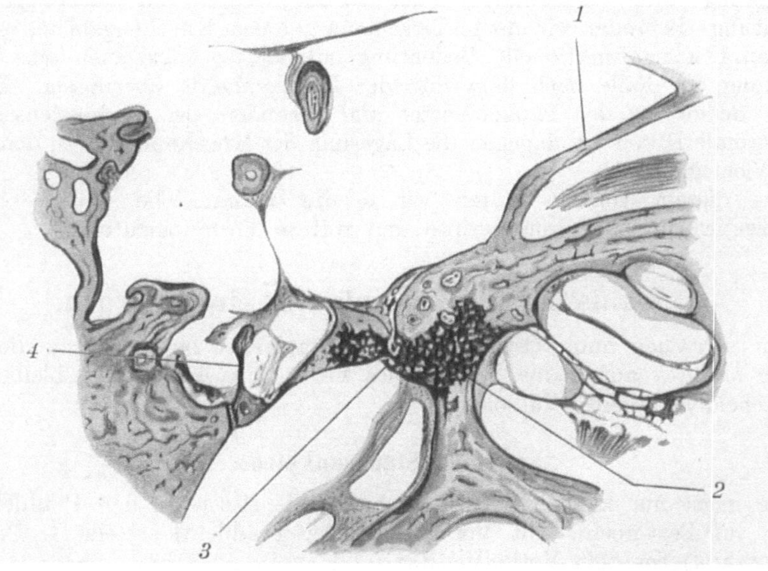

Abb. 2. Ostitis chronica metaplastica circumscripta mit Stapesankylose.
1 Tensorkanal. 2 Vorderer Herd. 3 Knochenbrücke. 4 Stapes.

vorderen Steigbügelrand fixiert und auch die benachbarte Steigbügelplatte ergriffen hat, während der hintere Fensterpol völlig normal ist und auch sonst im Felsenbein keinerlei Anomalien auffallen.

Abb. 3 und 4 stammen von dem gleichen Fall und ebenso wie Abb. 2 von zu Lebzeiten diagnostizierten Fällen von Stapesankylose. Der Ausgangspunkt

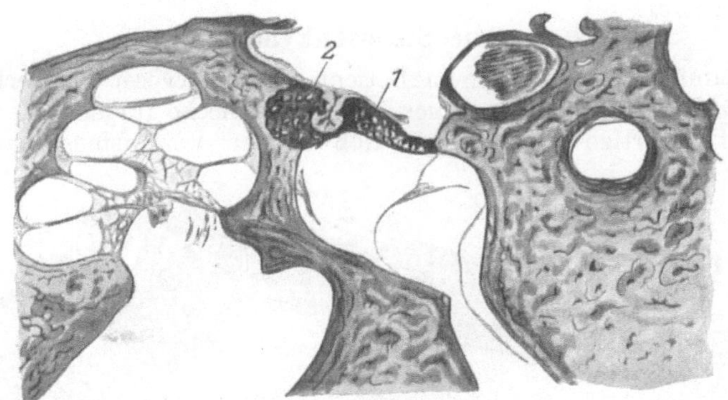

Abb. 3. Ostitis chronica metaplastica circumscripta mit Stapesankylose.
1 Stapesbasis. 2 Vorderer Herd.

des neugebildeten geflechtartigen Knochenkerns befindet sich zwischen Tensorkanal und vorderem Fensterrand, durchsetzt die Steigbügelbasis und macht unmittelbar nach Überschreitung des Ringbandes am hinteren Fensterrand halt.

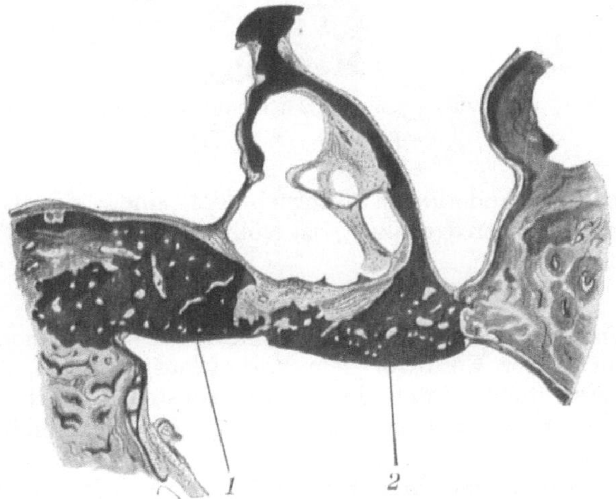

Abb. 4. Ostitis chronica metaplastica circumscripta mit Stapesankylose.
1 Stapesbasis. 2 Vorderer Herd.

Der Unterschied dieser Gruppe von Stapesankylosen von den Fällen der Ostitis chron. metapl. diffusa (Abb. 5 u. 6) ist meines Erachtens *so* auffällig, daß die Ansicht, es handle sich hier, wenn auch um eine verwandte, so doch selbständige Form der Alteration nicht als unberechtigt erscheint.

Ferner kennen wir Formen der Knochenerkrankung, welche sich diffus oder in multiplen Herden über das Felsenbein erstrecken. Wir nennen dieselben

2. Ostitis chronica metaplastica diffusa.

In diesen Fällen zeigt sich, ohne daß die Erkrankung auf das Vorhofsfenstergebiet beschränkt bleibt, ein großer Teil des Felsenbeins (solitär oder in multiplen Herden) ergriffen.

Die Ostitis chronica metaplastica diffusa verläuft

a) ohne Stapesankylose.

Abb. 5 stammt z. B. von einem Patienten mit nervöser Schwerhörigkeit; unterhalb der Schneckenbasis und seitlich der Schnecke finden sich zwei ausgedehnte, geflechtartige Herde, ohne daß in der Vorhofsfenstergegend die

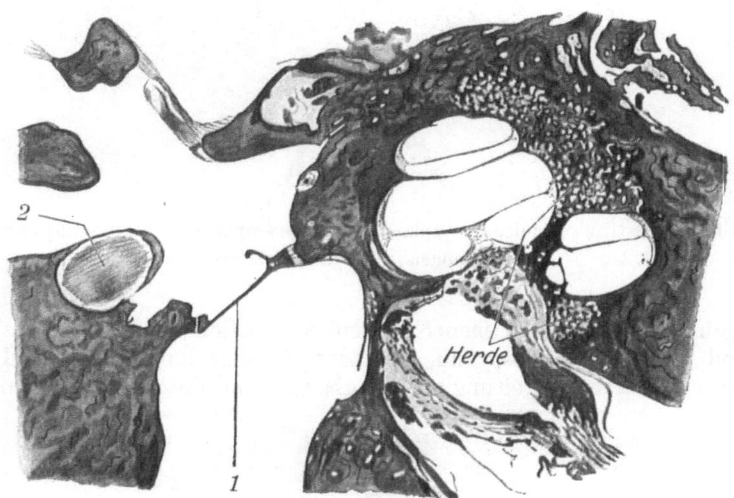

Abb. 5. Ostitis chronica metaplastica diffusa ohne Stapesankylose.
1 Stapesbasis. 2 N. VII.

geringsten Knochenveränderungen wahrnehmbar sind; die Umgebung des Steigbügels (der „Otosklerosewinkel") ist völlig normal.

b) mit Stapesankylose.

Abb. 6 stammt von einer ertaubten Patientin, bei welcher sich neben Labyrinthatrophie ein großer Herd vor dem Vorhofsfenster findet, der den Steigbügel überwuchert, dicht hinter dem Vorhofsfenster aufhört, daneben aber ein zweiter an der Schneckenbasis mit einer starken Buckelbildung nach dem inneren Gehörgang.

Unter 12 von mir untersuchten Felsenbeinen (von 8 Patienten) mit Ostitis chronica metaplastica befanden sich 7 Fälle von Ostitis chronica metaplastica circumscripta, darunter 3 ohne, 4 mit Stapesankylose und 5 von Ostitis chronica metaplastica diffusa, darunter 2 ohne, 3 mit Stapesankylose.

Von 5 Patienten mit Stapesankylose waren 2 taub; bei den anderen 3 wurde die Diagnose zu *Lebzeiten* gestellt.

Es wurde bereits oben hervorgehoben, daß meines Erachtens die Fälle von Stapesankylose, besonders der Ostitis chron. metapl. *circumscripta* (Abb. 2—4) eine Sonderstellung beanspruchen, und wenn auch vorläufig wenigstens nicht anatomisch, so doch wahrscheinlich genetisch von den Fällen ohne Stapesankylose und der diffusen Form der Ostitis chron. metapl. mit und ohne Stapesankylose zu scheiden sind. Von allen vorgebrachten Hypothesen über die formale Genese dieser Fälle scheint die von GEBHARDT und mir vertretene durchaus nicht die unwahrscheinlichste zu sein.

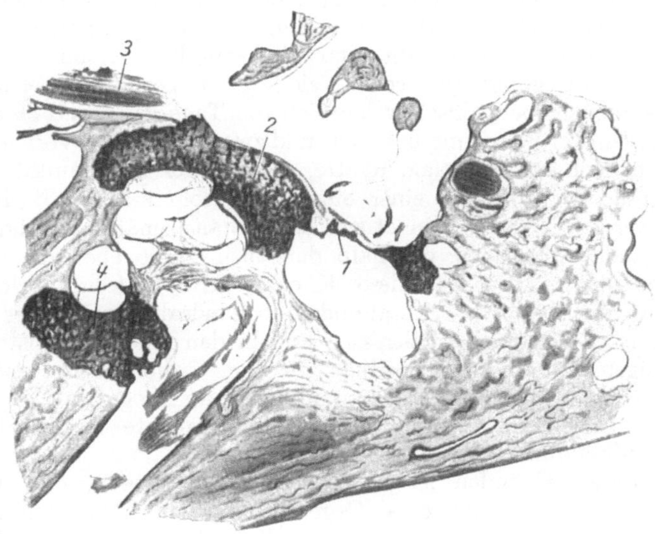

Abb. 6. Ostitis chronica metaplastica diffusa mit Stapesankylose.
1 Stapesbasis. 2 Vorderer Herd. 3 M. tens. tymp. 4 Herd im inneren Gehörgang.

Betrachtet man einen Horizontalschnitt durch die Steigbügelgegend des Normalhörenden (Abb. 7), und überlegt man, welche Stelle des Felsenbeins wohl

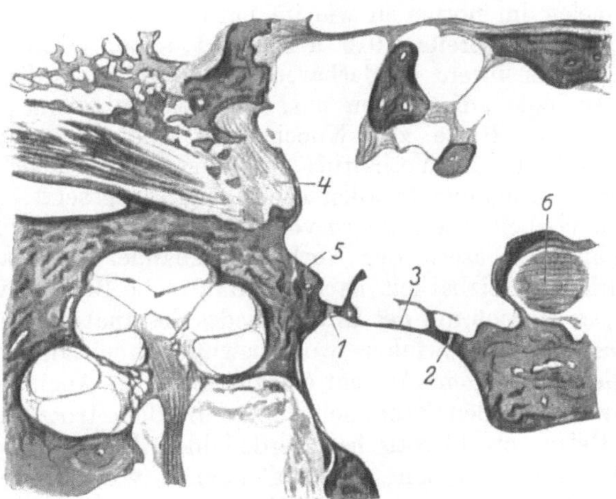

Abb. 7. Horizontalschnitt durch die Steigbügelgegend des Normalhörenden.
1 Lig. annulare vorn. 2 Lig. annulare hinten. 3 Stapesbasis. 4 Tensorlager.
5 „Otosklerosewinkel". 6 N. VII.

als die anatomisch disponierteste für die Entwicklung einer Knochenneubildung zu betrachten wäre, so fällt einem sofort die Gegend zwischen vorderem Stapesrand, oberem Promontorialrand und Proc. cochleariformis (der „Otosklerosewinkel" nach RUTTIN) auf. Vor allem ist es das verhältnismäßig mächtige

Sehnenlager des M. tensor tymp. (4), welches die Gegend vor dem Vorhofs-
fenster beherrscht, und dessen vorderer Pol den „Otosklerosewinkel" von vorn
begrenzt. Die Breitendifferenz des Steigbügelringbandes zugunsten des vorderen
Abschnittes ist im Gegensatz zum embryonalen Steigbügel, bei welchem das
Ringband vorn und hinten gleichbreit ist, deutlich. Eine ganz eigenartige anatomische Erscheinung ist ferner die von Bindegewebe ringsum eingerahmte
Knochenplatte der Steigbügelbasis selbst; sie liegt im Vorhofsfenster mitten im
Bindegewebe wie eine Knocheninsel, welche sich vom Tage der Geburt bis zum Tode
unausgesetzt in feinster Bewegung befindet, und zwar ausgiebiger vorn als hinten.
Handelt es sich auch um minimale Kräfte, so muß der Kontinuität derselben
eine ebenso große Wirkung wie einer einmaligen, sehr starken Beeinflussung
zugesprochen werden. Ferner befindet sich ein verhältnismäßig kräftiger Muskel
mit breiten Bindegewebslagen oberhalb derselben Stelle ebenfalls in unaus-
gesetzter Arbeitsunruhe. Der Bau dieser Knochenpartie ist ferner noch dadurch
kompliziert, daß Mucoperiost, periostal und endochondral vorgebildeter Knochen
mit eigenartigen Zirkulationsverhältnissen und in den Knochen einstrahlenden
Bindegewebszügen und einer Knorpelfuge vor dem Vorhofsfenster mit Endost-
und Knorpelüberzügen zusammenstoßen, und daß in ihr kongenitale Knorpelreste
(Alexander) und kleine, atypisch geflechtartig gebaute Knocheninseln als
lokale Gewebsmißbildungen (Mayer) vorkommen.

Aus allen diesen Gründen ist es durchaus einleuchtend, daß der „Otosklerosewinkel" als prädisponierte Gegend für Knochenneubildungen zu
betrachten ist, und daß die Stapesankylose die selbstverständliche Folge der
gerade an dieser Stelle einsetzenden Knochenalteration darstellt. Nach Cohn-
heim (zit. nach Kosokabe) entstehen Geschwülste an Stellen, bei der sich
komplizierte Verhältnisse bei der Entwicklung abspielen, z. B. „wo sich Teile
des embryonalen Körpers entgegenwachsen und untereinander verschmelzen,
oder wo sich ursprünglich bestehende Verbindungen gebildet haben". Zug- und
Druckkräfte spielen im normalen wie im pathologischen Knochenaufbau eine
große Rolle. Wie ich bereits 1910 ausgeführt habe, erscheint die Vorhofsfenstergegend, die in ihrem sonderbaren anatomischen Aufbau im sonstigen
Körper keine Analogie aufzuweisen hat, im höchsten Grade geeignet für das
Auftreten formativer Reize zur Knochenum- und -neubildung; denn der
„Otosklerosewinkel" ist im Verhältnis zu seiner Größe einer relativ starken
funktionellen Beanspruchung in allen Richtungen ausgesetzt. Wenn ich diese
Gegend mit den Wirbelkörperrändern verglich, bei welchen der Zug der schräg-
gekreuzten, sehnigen Fasern der Verbindungsbänder bei pathologisch vermehrter gestaltlicher Reizbarkeit nach Gebhardt die Bildung von Randhyper-
ostosen anregt, so war ich mir des Unterschiedes des anatomischen Baues dieser
Stellen und des Otosklerosewinkels wohl bewußt, ohne daß ich zugeben kann,
daß dadurch die vorgetragene Ansicht erschüttert wird. Auch der von Brunner
gemachte Hinweis auf den Trommelfellring, an dem trotz der vorhandenen
mechanischen Reize „otosklerotische" Herde fehlen, kann nicht als stichhaltiger
Gegengrund anerkannt werden; denn, abgesehen von anderen Erwägungen,
gleicht diese Stelle der anatomischen Eigenart des „Otosklerosewinkels" in
keiner Weise. Betrachtet man die Stapesankylose in dem Fall von Otitis chron.
metapl. circumscripta Abb. 3, 4, so kann man sich des Eindrucks nicht
erwehren, daß die *Stapesankylose* die *Hauptsache* und das scheinbare End-
ziel des ganzen anatomischen Vorganges darstellt. Es ist selbstverständlich
und auch niemals von mir behauptet worden, daß in solchen Fällen die
formale Genese gleichzeitig auch die causale darstellt; im Gegenteil hob ich
hervor, daß, da ja nicht alle Menschen als Resultat der funktionellen
Inanspruchnahme des Otosklerosewinkels eine Stapesankylose bekommen, die

„*vererbte Anlage*" als causale Genese bei *dieser Form* der Stapesankylose eine Rolle spielen müsse.

Wie bei der Osteombildung ist die ererbte Disposition des Periostes und Knochenmarks zu übermäßiger Knochenproduktion erforderlich (ZIEGLER), daß die formative Reizung überhaupt eine Rolle spielen kann; ist aber auf Grund der vererbten Anlage, die wie bei Keimversprengungen in der Geschwulstätiologie in atypischen kongenitalen Knocheninseln oder in den kongenital in die Labyrinthkapsel verlagerten Knorpelresten vor dem Vorhofsfenster ihren anatomischen Ausdruck finden dürfte, so kann allein schon die *Funktion* als formales Moment ursächlich in Betracht kommen. Die Natur schaltet die dem belasteten Individuum schädliche Reizquelle aus, wenn auch das Aufhören derselben andere schwere Störungen mit sich bringt. Dieser an sich den Menschen höchst störende „Zweckmäßigkeitsvorgang" (WITTMAACK) erklärt meines Erachtens zwanglos das Entstehen der Stapesankylose nach verhältnismäßig kurzem Abbrauch der hereditär belasteten Körperstelle und das Aufhören des Wachstums der Knochenneubildung mit Eintritt der Ankylose. Es könnte die hereditäre Belastung ferner auch nur in einer kongenitalen Disposition zur Exostosenbildung gerade im „Otosklerosewinkel" bestehen, ohne daß anatomisch sichtbare Variationen an dieser Stelle vorhanden wären; die kongenitale Minderwertigkeit aller Gewebe im „Otosklerosewinkel" würde für sich allein schon ausreichen, um auch gerade auf die funktionell am stärksten in Anspruch genommene Stelle zuerst einzuwirken. MAYER sagt: „Wenn ich auch die mechanische Irritation als ätiologisches Moment bei der Entstehung der Herde *ablehne,* so will ich damit keineswegs die Beeinflussung des Wachstums der Herde am ovalen Fenster infolge der mechanischen Irritation in Frage stellen. Sehen wir doch z. B. bei der Rachitis sehr häufig Exostosen an denjenigen Stellen entstehen, an welchen sich Muskeln ansetzen, wie überhaupt mechanische Einwirkungen, insbesondere stetig wiederkehrende mechanische Beanspruchungen, die Hauptfaktoren der Deformation bei Rachitis sind. *Diese Zerrungen sind aber nur die Ursache der Exostose, nicht die der Rachitis.*" „Auf unseren Fall übertragen heißt dies: Zerrungen des Steigbügels am erkrankten, wachsenden Knochen am vorderen Rand des ovalen Fensters können das Wachstum im Sinne einer Exostose beeinflussen." Nach dem anderwärts und hier von mir Gesagten kann man doch wohl behaupten, daß die Ansicht MAYERS, meine Darstellung beruhe „auf falschen anatomischen Voraussetzungen", nicht zutrifft, und daß MAYERS Ausführungen bei Besprechung der von mir vorgetragenen Ansicht einer *Zustimmung* viel ähnlicher sind als einer „*Ablehnung*".

Bei oberflächlicher Hyperostosenbildung kommen auch in der Nachbarschaft und Tiefe des Knochens Knochenneubildungen vor (PICK); es könnte also sehr wohl eine primäre Vorhofsfensterhyperostose auch an den anderen Prädilektionsstellen sekundär das Wachstum von En- und Hyperostosen anregen; für den Fall Abb. 6 könnte das noch zutreffen. Dagegen erfordern die isolierten oder multiplen Knochenalterationen fern vom Vorhofs- und Schneckenfenster eine andere Erklärung. Das verschiedene Aussehen der anatomischen Präparate z. B. von Abb. 1, 4 und andererseits 5 fordert dazu geradezu heraus.

Für diese Fälle dürften die verschiedensten Anlässe als Anstoß des Wachstums der Herde in Betracht kommen. Gelegenheitsursachen wie Erkältungen, Zirkulationsstörungen, Pubertät, Mittelohrentzündungen, Lues, Traumen können ein schubweises Wachsen der Knochenneubildungen fördern. Nicht wenige Untersucher bringen die Lues mit den Knochenalterationen in Verbindung. BUSCH fand in unserer Klinik in 23% der Fälle die WASSERMANNsche Blutuntersuchung positiv. Die Arteriosklerose (MAYER), Sekretionsanomalien von Drüsen mit innerer Sekretion z. B. von der Schild- und Zirbeldrüse (BRYANT-

DENKER) spielen bei der Stapesankylose dieselbe Rolle wie bei so vielen Leiden unbekannter Herkunft.

ABDERHALDENs Hypophysenreaktion wurde bei Otosklerotikern oftmals positiv gefunden, während O. MAYER vergeblich nach anatomischen Veränderungen in der Hypophyse suchte. Mangelhafte Funktion der Epithelkörperchen bei latenter Tetanie (FREY), Rheumatismus, urämische Intoxikation (CITELLI), Gicht, Skrofulose, Anämie (KATZ), Osteomalacie, Rachitis, Tuberkulose, Blutkalkverminderung (LEICHER) — alles wurde ursächlich mit der Otosklerose in Verbindung gebracht.

KAUFMANN hat bei jungen Ratten durch vitaminarme Diät rachitisähnliche Anomalien in der knöchernen Labyrinthkapsel und der Steigbügelgegend erzeugt. Die Analogien zwischen Felsenbeinveränderungen bei Otosklerose und experimenteller Rachitis deuten darauf hin, daß Otosklerose ein Späteffekt der Rachitis oder der Ausdruck einer noch im reifen Alter bestehenden Avitaminose ist.

Es fehlen auch nicht Stimmen, welche die Otosklerose als Trophoneurose des gesamten Gehörorganes auffassen (MÖLLER), und wieder auch nicht solche, welche jeden Zusammenhang mit den oben erwähnten Erkrankungen leugnen; EDINGER rechnet sie unter die Aufbrauchkrankheiten und sieht in der Knochenerkrankung des Felsenbeins ein Analogon zu den Knochenanomalien bei Tabes (Dtsch. med. Wochenschr. 1905).

KÖRNER und HAMMERSCHLAG teilten Stammbäume mit, aus denen die hereditäre Natur der Stapesankylose als sehr wahrscheinlich hervorgeht.

Nach HAMMERSCHLAG sind die hereditäre Taubheit und die „Otosklerose sogar als verschiedene Erscheinungsformen ein- und desselben pathologischen Vorganges aufzufassen". Die Otosklerose ist eine „hereditäre" Erkrankung und kann daher keine „erworbene" genannt werden; sie darf aber auch nicht als angeborene bezeichnet werden; denn sie ist bei der Geburt noch nicht manifest; sie darf und muß aber als eine *kongenitale,* d. h. mitgezeugte, in der Keimesanlage begründete angesehen werden. Daß *neben der hereditären Belastung* ein „noch *auslösendes* oder provozierendes Moment" gesucht wird, hält HAMMERSCHLAG für widerspruchsvoll. ALBRECHT stellte an eigenen und fremden Fällen fest, daß die Vererbung der Otosklerose von den Eltern direkt auf die Kinder häufiger (etwa $^1/_3$ der Fälle) festzustellen ist, daß also „ein dominanter Vererbungstyp unverkennbar vorliegt". In den anderen Fällen könnte nur die Disposition vererbt sein, auf deren Boden bei äußeren Schädigungen die Schwerhörigkeit zur Entwicklung kommt. Es wäre auch denkbar, daß in der Ascendenz sporadischer Otosklerosefälle Knochenherde im Felsenbein vorhanden waren, die nicht zur Stapesankylose geführt und unbemerkt geblieben waren. Wahrscheinlicher ist es, daß die Stapesankylose auf verschiedene Weise vererbt wird (dominant und recessiv); denn bei Patienten mit Stapesankylose kommen auch sonst in der Familie Fälle von Schwerhörigkeit vor, während Blutverwandtschaft keine Rolle zu spielen scheint. Jedenfalls ist nach ALBRECHT die Otosklerose „*keine biologische Einheit*", ein Grund mehr für die bereits entwickelte Annahme, daß die Otosklerose auch *keine anatomische Einheit* darstellt. Da die konstitutionell-sporadische Taubstummheit monohybrid recessiv, die hereditäre Labyrinthschwerhörigkeit dagegen dominant vererbt werden, läßt sich die Auffassung, daß die 3 Affektionen als lokale Äußerung *einer* allgemeinen Degeneration aufzufassen seien (HAMMERSCHLAG), so daß in degenerierten Familien bald der eine, bald der andere Prozeß vorkommt, *nicht* halten. Nach KESSEL vererben sich die Exostosen dominant; ein besonders häufiges Zusammentreffen von Exostosen und Otosklerose konnte er nicht feststellen.

STEIN und BAUER haben in einer Reihe von Otosklerosefällen konstitutionelle Anomalien und angeborene Entartungszeichen festgestellt, so daß sie eine hereditär-degenerative Anlage bei der Otosklerose voraussetzen.

ALEXANDERs Annahme für die konstitutionelle Entstehung der Otosklerose und die kongenitale Anlage der Herde wird durch FISCHER gestützt, der symptomlose, symmetrische Herde neben kongenitalen pathologischen Befunden im inneren Ohr fand, welche er als anatomischen Ausdruck der konstitutionellen Minderwertigkeit des Innenohres auffaßt.

BIGLER tritt ebenfalls für die konstitutionelle Natur der Otosklerose ein, da er ebenso wie andere Autoren dieselbe in Gemeinschaft mit einer sicher konstitutionellen Erkrankung: blauen Skleren und infantiler Form der Osteopsathyrose feststellen konnte. Das gleichzeitige Vorkommen von Otosklerose und Osteopsathyrose deutet auf eine Systemerkrankung hin, deren Anlage bereits im Keimplasma der Eltern determiniert ist. Da die Osteopsathyrose auf eine konstitutionelle Störung des Mesenchyms zurückzuführen ist, dürfte es sich auch bei der Otosklerose um Schädigung des Mesenchyms handeln.

Unter anderen haben VAN DER HOEVE und DE KLEYN (nach BIGLER) Stammbäume mitgeteilt, in denen Otosklerose, Osteopsathyrose und blaue Skleren gehäuft vorkommen; der Symptomenkomplex ist familiär und hereditär; es wird nicht immer der ganze Symptomenkomplex vererbt, sondern auch Teile desselben. Man soll daher bei Stapesankylose auf das Vorhandensein blauer Skleren und abnormer Knochenbrüchigkeit achten. FISCHER und NAGER haben bei Osteogenesis imperfecta, welche mit der Osteopsathyrosis identisch ist, auch im Felsenbein analoge Veränderungen (fötale Felsenbeinfrakturen) nachgewiesen.

Wir ersehen daraus, daß eine einheitliche Ursache für die Knochenalteration überhaupt nicht bekannt ist, schon deswegen, weil eben nicht alles, was „Otosklerose" genannt wird, in der Tat „Otosklerose" ist, oder weil nach HAMMERSCHLAG ein auslösendes, ursächliches Moment bei der vorhandenen hereditären Belastung gar nicht erforderlich ist. Neben einer ererbten Anlage und einer örtlichen Disposition sind es wahrscheinlich die verschiedensten Dinge, welche die Genese und den Ablauf der Ostitis chronica metaplastica beeinflussen. Sonst würde es unverständlich sein, warum die Knochenveränderung in einem Teil der Fälle selbst bei jahrzehntelanger Dauer circumscript und herdförmig auf das Vorhofsfenster beschränkt bleibt, in einem anderen Teil dagegen nach relativ kurzem Bestande diffus sich ausbreitet, daß sie bald mit Stapesankylose und Labyrinthatrophie kombiniert ist, bald nicht, daß ferner diese Kombinationen nicht etwa von der Dauer der Erkrankung bestimmt werden, sondern unabhängig von derselben auftreten.

3. Verlauf, Diagnose und Prognose.

Die anatomische Disposition zur Stapesankylose ist kongenital und wahrscheinlich bei der Geburt bereits als örtliche Gewebsmißbildung vorhanden (MAYER); zu Beginn der Pubertät setzt die Neubildung des Knochens von dieser Stelle aus ein; sie kann besonders bei Einseitigkeit des Prozesses einen entzündlichen Anstoß erhalten haben (WITTMAACK). Die Stapesankylose wird gewöhnlich zwischen dem 20. und 30. Lebensjahre manifest, bei Frauen, bei welchen die Stapesankylose häufiger zu beobachten ist als bei Männern, öfters in der Zeit nach dem ersten Puerperium; seltener ist die Stapesankylose auch schon bei Kindern ausgebildet. Da der beginnende Knochenneubau an sich kein Schalleitungshindernis verursacht, und das Wachstum der Knochenneubildungen im allgemeinen sehr langsam und mitunter schubweise vorwärtsschreitet, so ist es verständlich, daß krankhafte Knochenherde im Felsenbein vorhanden sein können, ohne daß irgendein Symptom darauf hindeutet. Allerdings kommt es vor, daß die in den Markräumen des sich umbildenden Knochens liegenden hyperämischen Gefäße oder kollaterale Zirkulationsstörungen im inneren Ohre Ohrensausen hervorrufen, ehe noch eine Hörstörung festzustellen ist. So klagen manche Patienten jahrelang über tiefes, mitunter pulsierendes Ohrensausen, welches allmählich an Stärke und Höhe zunimmt, bis nach längerem Bestande desselben Zeichen von Schwerhörigkeit bemerkt werden. Dabei ist allerdings hervorzuheben, daß bei der Unterhaltung mit der gewöhnlichen Umgangssprache nicht hochgradige Hörstörungen (z. B. von 2 m Flüstersprache und etwa 4 m Umgangssprache) vollkommen übersehen werden können. Mit dem besonders schubweise erfolgenden Eindringen der neugebildeten Knochenspangen in das Ringband beginnt die Beweglichkeit des Steigbügels Einbuße zu erleiden; die Hörfähigkeit nimmt ab (etwa 2 m Flüstersprache), um nach erfolgter Ankylose ihr Maximum (Flüstern 0,5 m bis Flüstern dicht am Ohr) zu erreichen. In diesem Stadium kommen die Patienten gewöhnlich in unsere Beobachtung. Wir sehen dieselben also erst auf dem Höhestadium der Erkrankung, nachdem die bisher latent verlaufene „Ostitis" die Stapesankylose veranlaßt hat.

Bei Beginn der Bewegungseinschränkung im Vorhofsfenster zeigt sich bei der Funktionsprüfung des Ohres ein mittleres Schalleitungshindernis (untere Tongrenze eingeengt bis c, Rinne negativ bis c, Gelle positiv, Knochenleitung verlängert, Weber im schlechter hörenden Ohr). Sowie die Stapesankylose eingetreten ist, zeigt sich der gleiche Hörbefund wie bei einem schweren Mittelohrleiden z. B. einer chronischen Ohreiterung. Der RINNEsche Versuch ist absolut und total negativ, d. h. die Stimmgabeltöne für tiefe Töne werden durch die Luft gar nicht, sondern nur durch den Knochen gehört. Die untere Tongrenze ist bis in die ein- oder zweigestrichene Oktave heraufgerückt, während die obere Tongrenze nahezu normal ist.

In diesen Fällen findet sich dann stets auch eine Verlängerung der Kopfknochenleitung. Bei Kompression der Luft im Gehörgang wird der Ton einer auf dem Warzenfortsatz aufgesetzten Stimmgabel nicht abgeschwächt, wodurch eine Bewegungslosigkeit des Steigbügels angezeigt wird (GELLÈscher Versuch negativ).

Ist das innere Ohr gleichzeitig verändert, so zeigt sich neben den oben angegebenen funktionellen Zeichen der Stapesankylose die obere Tongrenze herabgerückt (z. B. Galton bis Teilstrich 10) und die Knochenleitung stark verkürzt. Die Schwerhörigkeit kann sich, wenn das Labyrinth degeneriert, oder das Schneckenfenster gleichzeitig durch neugebildeten Knochen eingeengt oder verschlossen wird, bis zur Taubheit für Flüstersprache oder sogar zur völligen Taubheit steigern. Bei Schwingungseinschränkung der Membran des Schneckenfensters kann Verkürzung der Kopfknochenleitung und geringe Herabsetzung der oberen Tongrenze auch ohne wesentliche Alteration des inneren Ohres zustande kommen. Der Knochenprozeß kann stationär bleiben; in anderen Fällen beginnt er erst auf einem Ohre, wenn auf dem anderen die Stapesankylose eingetreten ist; wieder in anderen bleibt die Stapesankylose das ganze Leben hindurch auf ein Ohr beschränkt; meist erkranken allerdings beide Ohren nahezu gleichzeitig. Es ist selbstverständlich, daß in Fällen von Ostitis chronica metaplastica circumscripta oder diffusa ohne Stapesankylose das Symptom der nervösen Schwerhörigkeit auftritt, wenn neben der Knochenalteration eine Degeneration im inneren Ohr vorhanden ist. Diagnostisch läßt sich dann mitunter neben familiärem Auftreten von Schwerhörigkeit eine durchscheinende Rötung der Promontorialwand verwerten.

Mitunter findet man auch bei Normalhörenden durchscheinende Rötung der Promontorialwand, so daß der Verdacht einer Ostitis chronica metaplastica ohne Stapesankylose und ohne Labyrinthatrophie vorliegt. Die anderen Formen der Ostitis chronica metaplastica bleiben latent.

Bei der Stapesankylose zeigt das Trommelfell meist völlig normale Verhältnisse. Nach WITTMAACK besteht dabei weitgehende Pneumatisation. Wie das Röntgenbild beweist, ist dagegen beim chronischen Katarrh eine Trommelfelltrübung von Pneumatisationsstörungen oder vollständiger Hemmung begleitet (WITTMAACK). Vitale Färbung des gefäßreichen Knochens, wie sie von mir mit KRAPP rot versucht wurde, könnte bei einem anderen Farbstoff Erfolg haben und dann große diagnostische Bedeutung bekommen. Nicht selten findet sich eine fleckförmige, durchscheinende Rötung der Promontorialwand besonders in der Gegend des Schneckenfensters hinter dem Hammergriff. Natürlich kann das Trommelfell auch irgendwelche Veränderungen aufweisen, die ohne Belang für die Stapesankylose sind, aber diagnostisch irreführen können (Residuen, Trübung, Atrophie usw.).

Mitunter sind kleine Exostosen am Hammergriff oder im Gehörgang vorhanden.

Häufig besteht bei der Stapesankylose Parakusis (Besserhören im Lärm). Nicht selten finden sich Trockenheit neben Sensibilitätsstörungen in der Haut des Gehörorgans. Öfters klagen die Patienten über Eingenommenheit des Kopfes, Empfindlichkeit gegen Geräusche und Schwindel. Besonders bei kongestiver Labyrinthhyperämie oder Übergreifen der Erkrankung auf die Maculae cribrosae (HABERMANN), nach WITTMAACK bei gesteigerter Liquorsekretion (Hydrops labyrinthi) treten MENIÈREsche Symptome auf. HELLMANN fand in einem Fall einer progressiven Schwerhörigkeit infolge von Ostitis chronica metaplastica und Labyrinthatrophie Bogengangsveränderungen (Ostitis fibrosa et ossificans), auf welche ein zur Ertaubung führender MENIÈRE-Anfall zurückzuführen war. Bei gleichzeitiger Labyrinthdegeneration ist nach WITTMAACK die kalorische Reaktion herabgesetzt. Die Sprache der Patienten ist oft monoton und leise, die Gemütsstimmung gedrückt und bei hochgradigen Ohrgeräuschen und der Furcht vor nahe bevorstehender Ertaubung hypochondrisch und melancholisch. Der Gesichtsausdruck der Kranken zeigt nicht selten eine maskenartige Ruhe. Neurasthenie ist eine häufige Begleiterkrankung. Blutdrucksteigerung ist mitunter besonders in den Fällen mit starken subjektiven Geräuschen nachweisbar.

Im Gegensatz zum chronischen Katarrh ist die Hörverschlechterung bei der Stapesankylose eine ganz allmählich ansteigende und nicht starken Schwankungen ausgesetzte. *Objektiv* nachweisbare *wesentliche* Hörschwankungen fehlen bei ausgebildeter Stapesankylose. Das Gehör *erscheint* den Patienten bei gutem Allgemeinbefinden, guter Laune und gutem Wetter usw. subjektiv besser. Der chronische Katarrh kommt in jedem Lebensalter ohne ausgesprochen degenerativ-hereditäre Veranlagung und *stets* im Anschluß an einen *akuten Katarrh* zur Ausbildung; er beteiligt im Gegensatz zur Stapesankylose auch die Tube, die Struktur und Beweglichkeit des Trommelfells und nach WITTMAACK die Pneumatisation des Schläfenbeins, da die fibröse Schleimhaut nicht imstande ist zu pneumatisieren.

Mitunter tritt schon nach kurzer Krankheitsdauer bei Beteiligung des Labyrinths eine schnell progrediente, höchstgradige Schwerhörigkeit auf. In anderen Fällen bleibt das Leiden stationär, da die Schwerhörigkeit mit dem Eintritt der Stapesankylose ihre Höhe erreicht hat; das sind die Fälle, in denen das Labyrinth dauernd frei bleibt. Unter 1000 von uns untersuchten Patienten mit unheilbarer progressiver Schwerhörigkeit befanden sich:

75 reine Stapesankylosen,
350 Stapesankylosen mit nervöser Schwerhörigkeit,
575 Fälle von reiner nervöser Schwerhörigkeit.

Eine durch akzidentelle Erkrankung des inneren Ohres bedingte rapide Hörverschlechterung bis zur Taubheit braucht nicht als *regelmäßiger* Ausgang der Stapesankylose befürchtet zu werden. Interkurrente Erkrankungen, die an sich geeignet sind, das innere Ohr zu schädigen, wie Detonationen, Traumen, Infektionskrankheiten, Gemütserschütterungen können dagegen eine plötzliche und meist andauernde Hörverschlechterung hervorrufen.

Die Prognose ist ungünstig, wenn das Leiden schon in jugendlichen Jahren ausgebildet ist, oder wenn schon frühzeitig nervöse Schwerhörigkeit die Stapesankylose kompliziert. Auch die Fälle mit ausgesprochener Heredität und deutlicher Rötung der Promontorialwand weisen auf einen nicht günstigen Verlauf hin.

4. Therapie.

Da die ausgebildete Stapesankylose weder medikamentös noch mechanisch oder chirurgisch beseitigt werden kann, muß dieselbe als unheilbar bezeichnet werden. Die Therapie kann sich nur darauf beschränken, die Symptome zu erleichtern, die weitere Ausdehnung der Knochenalteration und eine Beteiligung des inneren Ohres zu verhüten.

Wäre es möglich, einen ostitischen Herd vor dem Vorhofsfenster noch *vor* Eintritt der Stapesankylose und Labyrinthatrophie zu diagnostizieren (etwa otoskopisch durch vitale Färbung des neugebildeten Knochens), so ließe sich wohl erwarten, daß durch eine interne Behandlung eine weitere Ausdehnung der Knochenerkrankung und eine Ankylose des Steigbügels vermieden würde. Als Mittel, spongiosen Knochen in kompakten zu verwandeln und eine weitergehende Spongiosierung im Knochen zu verhüten, wird der Phosphor betrachtet. Man gibt denselben innerlich in monatlichen Pausen in Form von Phosphorlebertran (SIEBENMANN), Phytin, Nucleogen, Protylintabletten, Sanatogen.

FREY und KRISER haben in der Ansicht, daß die Stapesankylose infolge Störungen des endokrinen Systems (Hypo- oder Dysfunktion der Parathyreoidea) zustande kommt, versucht, diese Funktionsanomalien der inneren Sekretion durch *Röntgentherapie* zu regulieren und dadurch das pathologische Knochenwachstum zu hemmen; junges, noch im Wachstum begriffenes Knochengewebe ist meist strahlenempfindlicher als vollentwickeltes altes. Die Parathyreoidea wurde mit kleinen, das Schläfenbein mit größeren Dosen bestrahlt. Das Gebiet der Thyreoidea wurde abwechselnd von beiden Seiten in Zwischenräumen von 2 Monaten mit einer Dosis von 3 H durch 5 mm Aluminium filtriert und einer Fokushautdistanz von 25 cm bei 33 cm Parallelfunkenstrecke bestrahlt. Das Felsenbein (äußeres Ohr und Proc. mast.) wurde von einem 4×4 cm großen Einfallsfeld mit härteren Strahlen und einer Dosis von 6 H durch 0,3 mm Zink plus 1 mm Al.-Filter und F. H.-Distanz von 25 cm bei 38 cm paralleler Funkenstrecke behandelt, in 3monatlichen Pausen im ganzen 3mal. Der Bestrahlungsturnus von 3 Serien kann nach einem halben Jahre wiederholt werden. FREY glaubt Stillstand des Prozesses und Besserung subjektiver Geräusche erreicht zu haben. Nach SIEBENMANN-KOSOKABE soll Röntgenbehandlung das neugebildete junge Gewebe mit seinen Gefäßen schädigen und am Weiterwachstum hindern. 1—3malige Behandlung mit 3 Serien von je 4 Sitzungen mit 2 Sabouraud-Volldosen, jede Applikation mit Filtrierung durch Aluminium von 4 mm Dicke, zentriert abwechselnd auf den Gehörgang und Warzenfortsatz sollen zweckentprechend sein. Ob aber dabei nicht etwa für das innere Ohr bei längerer

Behandlung analog der Radiumbestrahlung (MARX) Gefahren entstehen könnten, scheint mir noch nicht völlig geklärt zu sein.

Bei Kombination der Stapesankylose mit Allgemeinerkrankungen muß auch eine Allgemeinbehandlung eingeleitet werden, z. B. mit Thyreoidin bei Erkrankung der Schilddrüse, Hypophysisextrakt, Kalkzufuhr usw. Nach LEICHER zeigen 75% der Otosklerosefälle Verminderung des Calciumgehaltes im Blutserum und die übrigen ebenfalls eine Labilität im Kalkstoffwechsel. Klinisch sind in diesen Fällen mechanische und elektrische Übererregbarkeit (Defizit von ionisiertem Kalk) und Störungen des vegetativen Nervensystems nachweisbar. Ätiologisch dürfte die Blutkalkverminderung durch Störungen der inneren Sekretion oder konstitutionelle Anomalien bedingt sein. Prophylaktisch wird die Blutkalkverminderung bekämpft durch Vermeidung der Gravidität, Erkältungen, Angina, seelischen Erregungen. Zur Hebung des Gesamtkalkes im Serum, die schwer erreichbar ist, werden monate- bis jahrelange Verabreichung von elementarem Phosphor und Epithelkörperchentransplantation empfohlen. Zum Ausgleich des Defizits an ionisiertem Calcium kommen außerdem in Betracht perorale Kalkzufuhr (Calciumchlorid oder -bromat.), intravenöse (Afenil) oder inhalatorische (Calciumchlorid) und allgemeine Quarzlampenbestrahlungen.

Zum Schutze des inneren Ohres dient die interne Medikation von Jodnatrium (1 g pro die, POLITZER), Otosklerol (Phosphor, Brom), Jodglidinetabletten, Sajodin oder dergleichen. Symptomatisch gegen die Ohrgeräusche und Schwindel wird Bromkali, Chinin, Bornyval, Codein-Pantopon, Valyl verordnet. Panitrininjektionen sind vollkommen wirkungslos. Auch kann man spirituöse Einreibungen des Warzenfortsatzes, heiße Fußbäder, Abführmittel, Galvanisation, Höhensonne, Hochfrequenzströme und Diathermie versuchen. Bei starken Ohrgeräuschen kann man vorsichtig Radiumbestrahlungen anwenden (ALBRECHT). 775 mg Radiumbromid werden in einem Glasröhrchen mit Bleifilter dreimal (einmal wöchentlich) $^1/_4$ Stunde lang in den Gehörgang eingelegt. Es sei aber besonders hervorgehoben, daß eine *Hörverbesserung* durch Radium- oder Diathermieanwendung ebensowenig erreicht wird wie durch eine andere Behandlung. Bei nervösen Patienten erweist sich ein Sanatoriumsaufenthalt in mittlerer Höhe oft von ausgezeichneter Wirkung, während kalte Seebäder und anstrengende hydropathische Kuren schlecht vertragen werden.

Um das Labyrinth zu schützen, ist dem Patienten der Rat zu geben, Alkohol, Nicotin, starke Erschütterungen des Körpers und den Aufenthalt in der Nähe von starken Geräuschen zu vermeiden.

Da die Stapesankylose vererbbar ist, muß es als wünschenswert bezeichnet werden, daß Nachkommenschaft vermieden wird. Ist die Frau schwerhörig, so ist es in jedem Fall vorsichtiger, auf Nachkommenschaft zu verzichten, da besonders nach mehrfacher Gravidität auch eine Verschlechterung des Hörvermögens vorkommt. Daß sich aber aus dieser Tatsache eine Indikation zur Einleitung eines künstlichen Abortes herleiten ließe, ist nicht zuzugeben, da eine medizinische Indikation zu diesem Eingriff *nur* in der *Lebensgefährdung* der Frau zu erblicken ist (NELLE). Außerdem liegen bisher ausreichende Untersuchungen über das Gehör von Frauen mit Stapesankylose vor und nach Eintritt der Gravidität nicht vor, so daß der statistische Nachweis der Hörverschlechterung durch die Geburt fehlt. Der von manchen Autoren angenommene Zusammenhang zwischen Stapesankylose und Ovarialfunktion kann nicht als sicher nachgewiesen betrachtet werden; denn auch Frauen, die *keine* Kinder zur Welt gebracht haben, ebenso wie Männer (!) erfahren im 20.—30. *Lebensjahre* eine spontane Verschlechterung des Hörvermögens eben durch Eintritt der Ankylose; daraus erklärt es sich, daß solche Frauen, welche gerade in diesem Lebensalter Kinder geboren haben, die Hörverschlechterung auch auf dies Ereignis, aber mit Unrecht, zurückführen. Nach ALEXANDER steigt allerdings die Gefahr der bleibenden Verschlechterung der schon vor der Gravidität manifesten Stapesankylosen infolge der Schwangerschaft von der ersten bis zur zweiten Gravidität von 30 bis 60%, in den Fällen mit mehr als 2 Graviditäten bis 80%. Die Möglichkeit, daß eine Gravidität ohne Schaden für die Stapesankylose abläuft, verringert sich mit Wiederholung der Schwangerschaft von 50% bei der ersten Gravidität bis auf 10% bei der zweiten Gravidität und 5% bei allen weiteren. Eine „relative Indikation" zur Unterbrechung der Schwangerschaft ist nach ALEXANDER bedingt in prognostisch ungünstigen Fällen bei beiderseitigen Stapesankylosen, wenn eine im Erwerb stehende Schwerhörige zum zweiten Male gravid wird und nicht über 25 Jahre alt ist.

Eine mechanische Behandlung könnte nur dann eine Besserung bewirken, wenn die den Steigbügel fixierenden Knochenspangen so dünn sind, daß eine Zerreißung derselben denkbar wäre. Wenn auch spontane größere Hörschwankungen, von welchen uns mitunter berichtet wird, bei einer objektiven Prüfung des Hörvermögens gewöhnlich nicht nachweisbar sind, so wäre es ja vorstellbar, daß ein durch dünne Knochenspangen fixierter Steigbügel durch sekundäre Resorption derselben wieder einmal vorübergehend gelockert würde, so daß dann eine gewisse Schwingbarkeit der Steigbügelplatte aufträte. Vielleicht läßt sich so die mitunter beobachtete geringgradige Hörverbesserung nach Anwendung der Pneumomassage erklären. Eine subjektive Besserung und Erleichterung der Beschwerden wird durch vorsichtige Anwendung der Pneumomassage in der Tat nicht selten beobachtet. Man wende dieselbe 4 Wochen hindurch jeden zweiten Tag (jedesmal 1—3—5 Minuten lang, 2mal im Jahre) an, aber nur, wenn dadurch die Ohrgeräusche und etwaiger Schwindel nicht verstärkt werden. Neben der Massage werden Pinselungen der Tubenmündung mit Adrenalin, Einspritzungen von Pilocarpin durch den Katheter oder Bougieren öfters gut vertragen.

Der Erfolg der von POLITZER gegen subjektive Geräusche eingeführten Pilocarpininjektionen (1%) in die Tube und subcutan (2%) dürfte mit dem Einfluß des Pilocarpins auf das vegetative Nervensystem zusammenhängen. Nach KOBRAK könnten Verschlimmerungen bei Stapesankylose durch organische und funktionelle (vegetoneurotische) Momente bewirkt werden. „Angioneurotische Octavuskrisen" können auch bei Patienten mit Stapesankylose vorkommen; Anfälle von Schwindel, Sausen, Erbrechen, Hinterkopfschmerzen auf der erkrankten Seite („Zisternenschmerz") weisen darauf hin. „Peripher wirken die spezifischen vegetativen Pharmaka. Bei Pilocarpinüberempfindlichkeit (Auslösung des Octavusanfalls durch Pilocarpin) wird Atropin versucht. Treten dagegen nach Atropin Anfälle auf, wird Pilocarpin (0,01 innerlich) angewendet. Um das vegetative Nervensystem zu „trainieren", gibt man Dauerdarreichung, „kleinste Reizmengen", von 1 mg Pilocarpin in Pillenform (KOBRAK).

FLATAU behandelt mit hochfrequenten Strömen wachsender Spannung und glaubt durch Einwirkung auf die Gefäße und Gewebe selbst durch osmotische und elektrochemische Wirkungen gute Erfolge erzielt zu haben.

Diese Maßnahmen dienen meist nur suggestiv zur Erleichterung der subjektiven Beschwerden und zur psychischen Hebung des Kranken. Dagegen setze man diese Behandlung niemals monatelang hintereinander fort; man beendet dieselbe, sowie ein gewisser Grad von subjektiver Erleichterung geschaffen ist.

ALEXANDER ist für intrafötale Behandlung und Phosphordarreichung an die gravide, schwerhörige Mutter, da in 4 Fällen von kongenitaler Taubheit und Schwerhörigkeit (ALEXANDER, FISCHER, BRUNNER) neben den Labyrinthveränderungen „otosklerotische" Herde gefunden wurden.

Die Behandlung mit dem Kinesiphon, für welche ZÜND-BOURGET und MAURICE eintraten, hat objektiv nicht mehr Erfolge aufzuweisen als die Pneumomassage (WOLFF). An sich läßt sich gegen die Tonmassagebehandlung mit dem Kinesiphon nichts erhebliches einwenden. Es ist aber nicht möglich, daß durch Anwendung dieses Apparates eine große Anzahl von Kranken geheilt werden soll, denen bisher nicht zu helfen war. Charakteristisch für den problematischen „Erfolg" dieser Behandlung mit dem Kinesiphon ist es, daß MAURICE in neuester Zeit die Kinesiphonbehandlung mit der Diathermie kombiniert.

Eine operative Entfernung des Steigbügels durch Herausmeißeln des neugebildeten Knochens ist infolge der großen Ausdehnung der Knochenherde zwecklos, um so mehr als bei dieser Operation auch bei noch so guter Technik das innere Ohr gefährdet wird. Die Anlage eines neuen Vorhofsfensters an Stelle des zugemauerten etwa in der Promontorialwand (PASSOW) oder im Bogengangsgebiet (BARANY) eventuell unter Zuhilfenahme der binokularen Lupe mit Schonung des Endostes (HOLMGREN), ist bisher nicht mit dauerndem Erfolge gelungen; gerade HOLMGRENs Versuche erscheinen jedoch nicht aussichtslos bei Fällen mit normalem innerem Ohr, wenn es gelingen sollte, die angelegte Öffnung mit schwingungsfähigem Mucoperiost auf die Dauer zu verschließen. Der WITTMAACKsche Vorschlag einer operativen Beseitigung des „Stauungshindernisses" durch Durchtrennung der A. und V. tymp. an der oberen Pyramidenfläche ist abzulehnen.

Neben der Verwendung eines geeigneten Hörapparates (z. B. des Hörrohres nach GUYE) muß jugendlichen Patienten mit ausgebildeter Otosklerose der Rat gegeben werden, *frühzeitig* Absehunterricht zu nehmen. Dabei ist den Patienten klarzumachen, daß dies nicht deswegen geschieht, weil eine vollkommene Ertaubung zu befürchten ist, sondern um die Möglichkeit wieder zu gewinnen, mit größerem Genuß an Unterhaltung und am Besuch von Kirchen, Versammlungen, Theater u. dgl. teilnehmen zu können. Man muß ferner die Patienten ermahnen, sich nicht aus Angst oder Scheu aus der Gesellschaft zurückzuziehen, weil dadurch das noch vorhandene Gehör völlig unbenutzt bleibt und die zentrale Verwertung der von der Peripherie aus noch zuleitbaren Eindrücke fortfällt; der Patient erscheint dann noch schwerhöriger, als er es tatsächlich ist.

Zu warnen ist dagegen vor einer operativen Behandlung der *Nase*, die in neuerer Zeit häufig bei Schwerhörigen als Heilmittel gegen die Ohrgeräusche und Schwerhörigkeit versucht wird. Bei Stapesankylosen hat das operative Freimachen der Nase *nicht den geringsten Erfolg*; man soll daher die Nase nur dann operativ behandeln, wenn das chirurgische Vorgehen auch ohne Bestehen einer Stapesankylose gerechtfertigt wäre.

Literatur.

ALBRECHT (1): Beitr. z. Anat., Physiol., Pathol. u. Therapie d. Ohres, d. Nase u. d. Halses. 1914 und Verhandl. d. dtsch. otol. Ges. 1921. — DERSELBE (2): Über die Vererbung der konst. spor. Taubstummheit, der hereditären Labyrinthschwerhörigkeit und der Otosklerose. Arch. f. Ohren-, Nasen- u. Kehlkopfheilk. Bd. 110, S. 1. 1922. — ALEXANDER: Ohrenkrankheiten im Kindesalter. 1912. Arch. f. Ohren-, Nasen- u. Kehlkopfheilk. Bd. 78. 1921. Monatsschr. f. Ohrenheilk. u. Laryngo-Rhinol. Bd. 59. 1925. — BAUER und STEIN: Die Bedeutung der Konstitution in der Pathologie der Otosklerose. Zeitschr. f. angew. Konstitutionslehre. Bd. 10. 1914. — BEZOLD: Ein Fall von Stapesankylose. Zeitschr. f. Ohrenheilk. u. f. Krankh. d. Luftwege. Bd. 24. — BEZOLD-SCHEIBE: Verhandl. dtsch. Naturforsch. 1893/1913 und Dtsch. otol. Ges. 1901. — BIGLER: Über das gleichzeitige Vorkommen von Osteopsathyrose und blauer Verfärbung der Skleren bei Otosklerose. Zeitschr. f. Ohrenheilk. u. f. Krankh. d. Luftwege. Bd. 5. 1923. — BLOCH: Arch. f. Ohren-, Nasen- u.

Kehlkopfheilk. Bd. 68 (SCHILLING) und Dtsch. otol. Ges. 1908. — BRÜHL (1): Zwei Fälle von Stapesankylose. Zeitschr. f. Ohrenheilk. u. f. Krankh. d. Luftwege. Bd. 50. 1905. — DERSELBE (2): Hörprüfung und anatomischer Befund. Berl. klin. Wochenschr. 1905. — DERSELBE (3): Über vitale Krappfärbung. Beitr. z. Anat., Physiol., Pathol. u. Therapie d. Ohres, d. Nase u. d. Halses. Bd. 3. — DERSELBE (4): Zur knöchernen Stapesankylose. Beitr. z. Anat., Physiol., Pathol. u. Therapie d. Ohres, d. Nase u. d. Halses. Bd. 4. — DERSELBE (5): Über Otosklerose. Berl. klin. Wochenschr. 1900. — DERSELBE (6): Otosklerose. Monatsschrift f. Ohrenheilk. u. Laryngo-Rhinol. 1912, 1918. — DERSELBE (7): Der RINNÉsche und GELLÉsche Versuch. Zeitschr. f. Ohrenheilk. u. f. Krankh. d. Luftwege. Bd. 32 und Ergebnisse d. ges. Med. 1920. — BRUNNER (1): Beiträge zur Histogenese des otosklerotischen Knochens. Dtsch. otol. Ges. 1923. — DERSELBE (2): Beiträge zur Pathologie des knöchernen inneren Ohres mit besonderer Berücksichtigung der Otosklerose. Monatsschr. f. Ohrenheilk. u. Laryngo-Rhinol. Bd. 58. 1924. — DENKER: Otosklerose. 1909. Verhandlungen d. otol. Ges. 1914. — DÖDERLEIN: Pathologische-anatomische Untersuchungen über die Otosklerose. Dtsch. otol. Ges. 1923. — ECKERT: Beiträge zur Otosklerose, Stauungsproblem. Zeitschr. f. Ohrenheilk. u. f. Krankh. d. Luftwege. Bd. 2. 1922. — FISCHER: Monatsschr. f. Ohrenheilk. u. Laryngo-Rhinol. 1920. — FREY und KRIESER: Therapeutische Versuche mit Röntgenbehandlung bei Otosklerose. Dtsch. otol. Ges. 1923. — HABERMANN: SCHWARTZES Handb. Bd. 1. 1892. — HAMMERSCHLAG: Zeitschr. f. Ohrenheilk. u. f. Krankh. d. Luftwege. Bd. 59 und Monatsschr. f. Ohrenheilk. u. Laryngo-Rhinol. 1910. — HARTMANN, E.: Inaug.-Diss. Wiesbaden 1898. — HEGENER: Ref.: Subjektive Ohrgeräusche. Basel 1909. — HELLMANN: Chronische progressive labyrinthäre Schwerhörigkeit bei Ostitis chronica metaplastica der Labyrinthkapsel. Dtsch. otol. Ges. 1923. — HOLMGREN: Einige Erfahrungen in der Chirurgie der Otosklerosis. Acta oto-laryngol. Nr. 4, 5. — KAMIO (1): Experimentelle Untersuchungen über Knochentransplantation in die Labyrinthkapsel des Huhnes. Beitr. z. Anat., Physiol., Pathol. u. Therapie d. Ohres, d. Nase u. d. Halses. Bd. 20, S. 1, 2. — DERSELBE (2): Über die sog. experimentelle Otosklerose nach WITTMAACK. Beitr. z. Anat., Physiol., Pathol. u. Therapie d. Ohres, d. Nase u. d. Halses. Bd. 20, S. 1, 2. 1923. — KATZ: Über knöcherne Ankylose des Steigbügels. Dtsch. med. Wochenschr. 1890. Nr. 40. — KAUFMANN: Über Veränderungen im Schläfenbein bei experimenteller Rachitis und ihre Beziehungen zur Otosklerose. Monatsschr. f. Ohrenheilk. u. Laryngo-Rhinol. Bd. 57, S. 10. 1923. — KESSEL: Exostosenstammbaum. Zeitschr. f. Ohrenheilk. u. f. Krankh. d. Luftwege. Bd. 8. 1924. — KOBRAK: Die angioneurotische Octavuskrise. Beitr. z. Anat., Physiol., Pathol. u. Therapie d. Ohres, d. Nase u. d. Halses. Bd. 18. 1922. — KOSOKABE: Über die Knorpelfugen in der Labyrinthkapsel. Stuttgart 1922. — LANGE: Beitr. z. Anat., Physiol. Pathol. u. Therapie d. Ohres, d. Nase u. d. Halses. 1921. Nr. 16. — LEICHER: Weitere Mitteilungen über das Symptom der Blutkalkverminderung bei der Otosklerose und seine therapeutische Beeinflußbarkeit. Zeitschr. f. Ohrenheilk. u. f. Krankh. d. Luftwege. Bd. 4. 1923. — MANASSE (1): Dtsch. otol. Ges. Basel 1909 und Dtsch. otol. Ges. 1914. — DERSELBE (2): Ostitis chronica metaplastica. 1912. — DERSELBE (3): Arch. f. Ohren-, Nasen- u. Kehlkopfheilk. Bd. 95. 1914. — DERSELBE (4): Neue Untersuchungen zur Otosklerosefrage. Zeitschr. f. Ohrenheilk. u. f. Krankh. d. Luftwege. Bd. 82. 1922. — MAYER, O. (1): Monatsschr. f. Ohrenheilk. u. Laryngo-Rhinol. 1911, 1921. — DERSELBE (2): Dtsch. otol. Ges. Kiel 1914. — DERSELBE (3): Otosklerose. Wien: Alfr. Hölder 1917. — DERSELBE (4): Besprechung WITTMAACK. Monatsschr. f. Ohrenheilk. u. Laryngo-Rhinol. 1920. — DERSELBE (5): Ref.: Internat. Zentralbl. f. Ohrenheilk. 1922. — DERSELBE (6): Münch. med. Wochenschr. 1910. — DERSELBE (7): Bericht über die Ergebnisse weiterer Untersuchungen zur Otosklerosefrage. Dtsch. otol. Ges. 1923. — DERSELBE (8): Über einige Streitfragen aus der Knochenhistologie mit Beziehung auf die Veränderung der Labyrinthkapsel bei der Otosklerose. Zeitschr. f. Ohrenheilk. u. f. Krankh. d. Luftwege. Bd. 9, S. 2. 1924. — NELLE: Ist die Unterbrechung der Gravidität bei Otosklerose gerechtfertigt? Beitr. z. Anat., Physiol., Pathol. u. Therapie d. Ohres, d. Nase u. d. Halses. Bd. 9. — PANSE (1): Die Schwerhörigkeit durch Starrheit der Paukenfenster. 1890. Verhandl. d. dtsch. otol. Ges. Dresden 1910. — DERSELBE (2): Verhandl. d. dtsch. otol. Ges. Frankfurt a. M. 1911. — DERSELBE (3): Besprechung MANASSE. Arch. f. Ohren-, Nasen- u. Kehlkopfheilk. 1912. — DERSELBE (4): Besprechung WITTMAACK. Arch. f. Ohren-, Nasen- u. Kehlkopfheilk. 1920. — POLITZER (1): Lehrb. 1887, 1901. — DERSELBE (2): Zeitschr. f. Ohrenheilk. u. f. Krankh. d. Luftwege. Bd. 25. 1893. — DERSELBE (3): Geschichte des Ohres. 1913. — RUTTIN: Osteopsathyrose und Otosklerose. Dtsch. otol. Ges. 1922. — SCHÖTZ: Arch. f. Ohren-, Nasen- u. Kehlkopfheilk. Bd. 95. — SIEBENMANN: Zeitschr. f. Ohrenheilk. u. f. Krankh. d. Luftwege. Bd. 34. 1898 und Dtsch. otol. Ges. 1912, 1913. — TOYNBEE: Lehrb. 1863. — TRÖLTSCH: Lehrb. 1881. — WITTMAACK (1): Besprechung MAYER. Arch. f. Ohren-, Nasen- u. Kehlkopfheilk. Bd. 103. 1919. — DERSELBE (2): Otosklerose. 1919. — WOLFF: Beitr. z. Anat., Physiol., Pathol. u. Therapie d. Ohres, d. Nase u. d. Halses. Bd. 7.

III. Inneres Ohr.

1. Die tympanogene Labyrinthentzündung.

Von

V. Hinsberg-Breslau.

Mit 43 Abbildungen.

I. Geschichtliches.

Die schwer zugängliche Lage des Labyrinths im Massiv der Pyramide und die Unmöglichkeit, *feine* Veränderungen im Innenohr *makroskopisch* zu erkennen, sind wohl die Ursache dafür, daß die entzündlichen Labyrintherkrankungen erst spät in ihrer Bedeutung gewürdigt und weiter erforscht wurden. Nur über *grobe* Veränderungen der knöchernen Labyrinthwände, vor allem über Nekrosen, finden sich schon relativ frühzeitig vereinzelte Beobachtungen in der Literatur.

Die erste mir bekannte stammt von Duverney (1648—1730); er fand bei der Sektion eines Kindes Eiter in der Paukenhöhle und im Vestibulum, in den Bogengängen und in der Schnecke.

Lechevin sah (1733) bei einem venerischen Jüngling eine ausgedehnte Caries des Labyrinths und der Felsenbeinoberfläche, die zur Meningitis geführt hatte. Er bespricht die Möglichkeit einer Zerstörung der Labyrinthfunktion durch eine Mittelohreiterung.

Morgagni (1682—1771) berichtet (Kap. XIV, 51) über einen Fall von Eiterung in der Paukenhöhle, Caries des Facialiskanals und der Bogengänge, eine spaltförmige Lücke in der hinteren Wand des inneren Gehörgangs, eine Eiteransammlung zwischen Dura und hinterer Pyramidenfläche, also einen Extraduralabsceß.

Eine ähnliche Beobachtung machte Itard (1821). Der Fall (Beobachtung 14) ist insofern historisch von Bedeutung, als bei ihm meines Wissens zum ersten Male Schwindel und Erbrechen als Symptome einer Ohrerkrankung aufgefaßt wurden. Er sah ferner bei einer Meningitis Paukenhöhle und Labyrinth von Eiter erfüllt (Beobacht. 19). Bei einem 22jährigen Mädchen (Beobacht. 22), das an Meningitis starb, war Acusticus und Facialis im inneren Gehörgang in Eiter gebettet, Vestibulum und untere Schneckenwindung enthielten ebenfalls Eiter. Die Membrana tympani secundaria war zerstört. Itard nimmt jedoch an, daß der Eiter vom Cavum cranii aus durch das Labyrinth ins Mittelohr durchgebrochen sei, nicht aber, daß die Infektion der Meningen vom Mittelohr aus durchs Labyrinth erfolgt sei.

1827 erwähnt Saissy zwei Fälle, bei denen er Eiter im Innenohr fand.

Einen weiteren Fall von Labyrinthcaries beschrieb 1838 Alexander Platner. Es handelte sich um einen cariösen Defekt der hinteren Bogengänge, der durch eine Abbildung illustriert ist.

Wilde hat wohl als erster ausdrücklich auf die wichtige Rolle des Innenohres bei der Entstehung intrakranieller Komplikationen hingewiesen. Er schreibt (deutsche Übersetzung S. 432): „Man kann wirklich nicht wohl Otitis mit heftigem Fieber und Gehirnzufällen vor sich haben, ohne daß die Gebilde des inneren Ohres mitergriffen wären." „Wenn durch Vereiterung während des Verlaufs des Ohrenflusses der Steigbügel verloren geht, oder die Haut des runden Fensters zerstört wird, dann kann man sich wohl denken, wie leicht die Krankheit sich auf die Schleimhaut des Labyrinthes und schließlich auf den Knochen ausdehnen kann." Er beschreibt genau einen Schnecke und Bogengänge enthaltenden Sequester, den Sir Philipp Crampton entfernte. Die Patientin genas, trotzdem schon schwere cerebrale Symptome vorhanden waren.

Die zweite mir bekannte Abbildung eines Labyrinthkapseldefektes stammt von Toynbee. Er berichtet sehr ausführlich über den klinischen Verlauf zweier Fälle von Labyrinthitis, von denen der eine zur Sequestrierung des ganzen Innenohres bis zum Porus acusticus führte, während sich beim anderen ein Durchbruch durch den horizontalen Bogengang fand. Bei beiden bestand Facialislähmung. Der erste Fall kam nach Extraktion des Sequesters zur Heilung, der andere starb an Meningitis. Ferner erwähnt er eine Beobachtung von Avery (Labyrinthitis nach Durchbruch durchs ovale Fenster, Meningitis). Bei einem zweiten Fall, den Streeter sah, handelte es sich zweifellos um eine labyrinthogene Meningitis; wie die Infektion des Innenohres erfolgte, wurde nicht festgestellt.

In sämtlichen Fällen waren die labyrinthären Reizerscheinungen bereits abgelaufen. Ich finde keine Andeutung darüber, daß Toynbee diese charakteristischen Symptome der Labyrinthitis bereits gekannt habe.

Trotz des enormen Sektionsmaterials von 1149 pathologischen Schläfenbeinen sind das die einzigen Fälle von Labyrinthitis, die Toynbee gesehen hat, er erklärt auch ausdrücklich, daß trotz der günstigen anatomischen Vorbedingungen die Infektion *selten* vom Mittelohr aufs Labyrinth übergreife.

von Tröltsch (1883) sah bei seinen Sektionen 5mal eitrige Labyrintherkrankung: zweimal tuberkulöse Zerstörung der Fenestra rotunda, einmal Durchbruch durchs ovale Fenster, zweimal Dislokation des Stapes und Usur der Labyrinthwand.

Die nächsten Jahre brachten eine Fülle von Einzelbeobachtungen und pathologisch-anatomischen Untersuchungen, aus denen vor allem die von Bezold (1886) über die *Labyrinthnekrose* (46 Fälle) und von Habermann (1883 bis 1888) über die *Tuberkulose* des Innenohres hervorgehoben seien.

Die Lehrbücher dieser Epoche (z. B. das von Politzer, Gruber, Schwartzes chirurgische Erkrankungen des Ohres) enthalten besondere Kapitel über die Labyrinthentzündung, in denen jedoch eine genauere Schilderung des Krankheitsbildes und der pathologischen Anatomie noch fehlt.

1893 gab Gradenigo in Schwartzes Handbuch eine Darstellung des bisher über die Labyrinthentzündungen Bekannten. Er erwähnt als häufigste Einbruchstelle die beiden Fenster und die Konvexität des horizontalen Bogenganges. Labyrinthäre Reizsymptome (subjektive Geräusche, Schwindel, Gleichgewichtsstörungen) werden beschrieben, der labyrinthäre Nystagmus war anscheinend noch nicht bekannt. Die Rolle des Labyrinths bei der Entstehung intrakranieller Komplikationen wird eingehend gewürdigt. Die Literatur bis 1893 ist ausführlich zusammengestellt.

Der Begründer der *modernen* Labyrinthforschung und der Labyrinthchirurgie ist Jansen. In seinen Arbeiten: „Zur Kenntnis der durch Labyrintheiterung inducierten extraduralen Abscesse der hinteren Schädelgrube" (1893) und „Über eine häufige Art der Beteiligung des Labyrinthes bei Mittelohreiterungen" (1898) gibt er als erster auf Grund des reichen Materials der Berliner Klinik eine systematische Darstellung des klinischen Bildes und der pathologisch-anatomischen Verhältnisse bei der tympanogenen Labyrinthitis; er hat als erster gelehrt, ihre Gefahren durch zielbewußtes chirurgisches Vorgehen, unter Umständen durch Eröffnung des Labyrinths, zu bekämpfen. Ihm verdanken wir die Ausbildung der ersten Operationsmethoden zur Freilegung des Innenohres („Operationen am Labyrinth" in Blaus Enzyklopädie der Ohrenheilkunde 1900) und die erste Formulierung der Indikationsstellung zu diesem Eingriff.

Mit Beginn des 20. Jahrhunderts rückt die Erforschung der entzündlichen Labyrintherkrankungen in den Mittelpunkt des Interesses aller Otologen. Die letzten drei Dezennien haben eine solche Fülle von ausgezeichneten Arbeiten über Klinik, pathologische Anatomie und Untersuchungsmethoden gebracht, daß heute das Gebiet zu den bestbekannten der Otologie gehört. Eine geschichtliche Würdigung dieser Epoche der Labyrinthforschung muß späteren Zeiten vorbehalten bleiben; noch stehen wir mitten in der Entwicklung, noch weilt die Mehrzahl der beteiligten Autoren unter den Lebenden. Ich beschränke mich deshalb hier auf eine kurze Nennung derer, die an dieser Entwicklung mitgearbeitet haben; auf die Mehrzahl der Arbeiten werde ich im folgenden näher einzugehen haben.

1. Hauptsächlich *klinische* Arbeiten: BRIEGER (1), FREYTAG, FRIEDRICH, GERBER, GRADENIGO (1—3), HEGENER, HINSBERG (1—4), HOLMGREN (1—3), KÜMMEL, LEIDLER, LUCAE (1, 2), LUND (1), MYGIND, NEUMANN (1—4), NOLL, NÜRNBERG, PASSOW (1, 2), RUTTIN (1—5), SCHMIEGELOW (1—4), UFFENORDE (1—4), VOSS (1, 2), WITTMAACK (1, 2).

2. Arbeiten über *pathologische Anatomie*: G. ALEXANDER (3), BARNICK, A. BLAU (1—3), BOESCH, BROCK, GOERKE (1—3), GOMPERZ, GRÜNBERG (1—5), HAYMANN, HÄNEL, HEGENER (1), HERZOG (1—4), KLESTADT, KRAMM, LANGE (1), LINCK, MANASSE (1—4), O. MAYER (1, 2), NAGER (1), PANSE (1—5), POLITZER (1, 2), RUTTIN (1—5), SCHEIBE (2), SCHOETZ, SIEBENMANN, STEURER (1—3), TETENS HALD, WAGENER, YOSHII und ZERONI.

Das Fazit all dieser Arbeiten ist mit den Ergebnissen eigener, ausgezeichneter klinischer und pathologisch-anatomischer Studien von ZANGE in seinem klassischen Werk: „Pathologische Anatomie und Physiologie der mittelohrentspringenden Labyrinthentzündungen" zusammengefaßt. Es wird, mitten im Weltkriege entstanden und kurz nach seiner Beendigung in mustergültiger Weise gedruckt und mit wundervollen Tafeln ausgestattet, einen Merkstein in der Entwicklung unserer Kenntnisse von der Labyrinthentzündung bilden.

3. Die Ausbildung der *klinischen Untersuchungsmethoden* des Labyrinths verdanken wir in erster Linie BEZOLD (2), VON STEIN (1, 2), WANNER (1, 2), WITTMAACK und der ganzen Wiener Otologenschule. BÁRÁNY (1, 2) vor allem hat durch seine Untersuchungen über die normale und pathologische Funktion des Labyrinths, die Einführung der kalorischen Prüfung in die Praxis, die Angabe seiner Lärmtrommel zum Nachweis einseitiger Taubheit und die Ausbildung der Zeigereaktion der Labyrinthforschung unendlich wertvolle Dienste geleistet.

II. Pathologische Anatomie der tympanogenen Labyrinthitis.

Unter tympanogener Labyrinthitis verstehen wir die durch Übergreifen eines entzündlichen Prozesses vom Mittelohr aufs Labyrinth in letzterem verursachten Entzündungsprozesse.

Die Überleitung kann erfolgen:

A. Auf dem Gefäßwege.

B. Durch traumatisch verursachte Lücken in der Labyrinthkapsel.

C. Nach Zerstörung des Schutzwalles zwischen Mittelohr und Labyrinth durch eine Mittelohreiterung.

A. Infektion des Labyrinthes durch Gefäße der Labyrinthwand.

Die Frage, ob überhaupt und in welchem Ausmaße Gefäßverbindungen zwischen Mittelohrschleimhaut und Endost des Labyrinths bestehen, und ob durch [ihre Vermittlung Entzündungen die Labyrinthwand durchwandern können, war lange Zeit umstritten. POLITZER (2), LUCAE (2) und G. ALEXANDER (1) beschrieben feine Kanäle im Promontorium, die von ihnen als solche verbindende Gefäße gedeutet wurden, doch konnten sie von SIEBENMANN und von BRAUNSTEIN und BUHE an Korrosionspräparaten nicht dargestellt werden. Auch ZANGE konnte die von POLITZER beschriebenen Gänge im Promontorium bei einer großen Anzahl pathologischer und normaler Schläfenbeine nur einmal nachweisen; er fand einmal einen Gefäßkanal, der im Zickzack von der runden Fensternische durchs Promontorium in die untere Schneckenwindung führte und der sogar zur Fortleitung der Entzündung gedient hatte.

Dagegen spielt nach RUTTIN (3) und ZANGE ein im Promontorium regelmäßig vorhandener, parallel zur Oberfläche verlaufender, langer und ziemlich breiter HAVERSscher Raum eine wichtige Rolle bei den Entzündungsvorgängen im Promontorium. Er steht stets durch kleine, im Zickzacke verlaufende Gefäße mit der Paukenschleimhaut und oft durch mehrere kurze Gefäßgänge mit dem Labyrinth in Verbindung und ist als Hauptausgangsstelle für knochenzerstörende Entzündungsvorgänge am Promontorium anzusehen.

Des weiteren konnten MANASSE (4), ZANGE u. a. auch an anderen Stellen der Labyrinthkapsel, vor allem an den Ampullenschenkeln der Bogengänge und — fast regelmäßig — zwischen der Nische des runden Fensters und der hinteren vertikalen Ampulle, verbindende Gefäße finden. An letzterer Stelle befindet sich oft eine nur bindegewebig verschlossene Dehiscenz der Labyrinthkapsel, die manchmal mehrere kleine Gefäße enthält.

Daß diese Verbindungen gelegentlich, wenn auch nicht gerade häufig, die Überleitung vom Mittelohr aufs Labyrinth vermitteln, beweisen die Beobachtungen von LUCAE (2) und von ZANGE. Letzterer fand bei 43 Fällen 8 mal solche Gefäßverbindungen oder die erwähnte Dehiscenz an der Überleitung entzündlicher Prozesse vom Mittelohr aufs Labyrinth oder umgekehrt *beteiligt*, eine *alleinige* Infektion auf diesem Wege allerdings nur einmal. Zweimal hatte die „anscheinend regelmäßig vorhandene Verbindung der das Hauptblut aus dem Labyrinth abführenden Schnecken- und Vorhofsvenen mit dem Mittelohrgefäßbezirk in der inneren und oberen Wand der runden Fensternische" wahrscheinlich als Infektionsweg gedient.

B. Infektion durch traumatische Lücken der [Labyrinthwand.

a) Entstehung der Einbruchspforten.

Die Rolle der die mediale Labyrinthwand durchsetzenden Basisfrakturen für die Entstehung von Meningitiden ist seit langem bekannt; eine Labyrinthitis bildet sehr oft das Bindeglied zwischen Infektion der Paukenhöhle und der der Meningen.

Meist wird eine gleichzeitig entstandene Trommelfellperforation den Bakterien den Eintritt in Paukenhöhle und Labyrinth erleichtern, doch ist das keineswegs unerläßliche Vorbedingung. POLITZER (3), SCHMIEDICKE, KLESTADT u. a. haben Fälle von Labyrinthitis nach Basisfraktur bei intaktem Trommelfell beschrieben, die Infektion erfolgte durch die Tube.

Auch die *direkten Verletzungen* der Schädelbasis, vor allem die *Schädelbasisschüsse*, führen sehr häufig zu Frakturen der lateralen Labyrinthwand. Das sehen wir bei mehr oder weniger ausgedehnten Zerstörungen von Mittelohr, Warzenfortsatz oder Schläfenbeinpyramide fast regelmäßig, zum Teil in Form grober Zerstörungen oder Absprengungen ganzer Labyrinthteile, zum Teil als feine, die Labyrinthwand durchsetzende Fissuren.

Die letztere Form sehen wir nicht selten auch als Fortleitung von Splitterbrüchen, die an ganz anderen Stellen des Schädels, z. B. an der Konvexität, ihren Ausgangspunkt nehmen.

Während, wie schon angedeutet, die Frakturlinie außerordentlich häufig die *laterale* Labyrinthwand durchsetzt und dadurch eine Verbindung zwischen Paukenhöhle und Labyrinth schafft, kann sie sich gelegentlich auch auf die *oberen* und *seitlichen* Labyrinthwände beschränken, besonders dann, wenn der Schußkanal durch den *medialen* Teil der Pyramide, also jenseits des Labyrinths, verläuft. Dann ist natürlich eine Infektion von der Paukenhöhle her ausgeschlossen, vom Schußkanal aus aber wenigstens theoretisch möglich.

Stichverletzungen des Innenohrs durch Bajonett oder Messer sind selten, kommen aber vereinzelt zur Beobachtung.

Zufällige Verletzungen der Labyrinthwand durch spitze Gegenstände vom Gehörgang aus erfolgen meist dadurch, daß ein im Gehörgang juckendes Instrument — meist Stricknadel — abgleitet. Die Labyrinthwand scheint dabei meist in der Gegend der Fenster durchbohrt zu werden [Literatur siehe bei Passow (1)].

Während bei der Eröffnung der Labyrinthkapsel durch die eben geschilderten Ereignisse eine *Infektion* des Labyrinths keineswegs einzutreten braucht, da das Mittelohr dabei ja meist zunächst nicht infiziert ist und oft auch steril bleibt, ist die Gefahr einer Bakterieninvasion unverhältnismäßig viel größer bei den *operativen* Verletzungen der Labyrinthwand.

Fälle, in denen eine solche durch grobes Ungeschick bei *Fremdkörperextraktion* gesetzt wurde, dürften heute wohl kaum mehr vorkommen.

Dagegen gehören unbeabsichtigte Labyrintheröffnungen bei *Mittelohroperationen*, vor allem bei der Radikaloperation, keineswegs zu den Seltenheiten, und es scheint, daß auch die größte Vorsicht und die beste Technik keinen absoluten Schutz gegen diesen stets folgenschweren Unglücksfall gewährt. Meißelverletzungen des *horizontalen Bogenganges* allerdings, die in den Lehrjahren der Otochirurgie öfters beschrieben wurden, lassen sich bei der guten Übersichtlichkeit gerade dieses Gebietes nicht allzu schwer vermeiden, nicht aber Läsionen der *Steigbügelgegend.* Die Erfahrung hat uns gelehrt, gerade hier mit äußerster Vorsicht zu arbeiten und vor allem die Cürette vollständig zu vermeiden, aber wir sind doch nun einmal immer wieder gezwungen, Granulationen aus der Paukenhöhle zu entfernen, und wenn das auch mit größter Vorsicht unter guter Beleuchtung mit der Pinzette erfolgt, kann doch gelegentlich ein unglücklicher Zufall eine Luxation der Stapes zur Folge haben, besonders wohl dann, wenn das Ringband schon pathologisch verändert war. Auch das ja unvermeidliche Austupfen der Paukenhöhle ist in dieser Hinsicht nicht völlig ungefährlich. Wenn auch die Statistik Schlittlers aus der Siebenmannschen Klinik auf 600 Radikaloperationen nur 1 solchen Unglücksfall aufweist, so beweist das wohl, daß die Gefahr sich wesentlich einschränken, aber doch nicht ganz ausschalten läßt.

Auch die *Polypenentfernung* vom Gehörgang aus ist in dieser Beziehung keineswegs harmlos. Die Insertionsstelle der Polypen ist ja meist nicht mit Sicherheit zu übersehen; wenn er am Stapes festsitzt, kann ein Zug mit der Schlinge genügen, um das Steigbügelband zu zerreißen. Günther fand 10 Fälle in der Literatur, bei denen der Polypenoperation eine Labyrinthitis folgte, davon starben 5 an Meningitis.

Endlich sei auf die Gefahr der Ätzung von Granulationen am Promontorium hingewiesen. Die Anwendung der Chromsäureperle zur Beseitigung von Polypenresten oder störender Granulationen in der Paukenhöhle nach

Radikaloperation hat gelegentlich zu einer Zerstörung der Labyrinthwand geführt.

Zu den traumatisch bedingten Labyrinthitiden sind auch die zu rechnen, die wir — leider nicht allzuselten — *nach Radikaloperation* auftreten sehen auch *ohne* daß *eine direkte Verletzung* der Labyrinthwand stattgefunden hätte. Ihre Entstehung ist, wie ZANGE richtig annimmt, wohl so zu erklären, daß das Operationstrauma einerseits die Widerstandsfähigkeit der Gewebe schwächt, andererseits die Virulenz der Bakterien im Mittelohr erhöht. Dann kann eine Infektion durch schon vorher vorhandene, aber durch Granulationsgewebe gut abgedichtete Fisteln in der Labyrinthwand erfolgen, oder aber dadurch, daß die vorher intakten Fenstermembranen für Toxine oder Bakterien durchlässig werden. Diese Form der postoperativen Labyrinthentzündung — *induzierte Labyrinthitis* — verläuft, wie schon vorweggenommen sei, meist serös, doch kann sie auch eitrig-serös werden.

b) Vorgänge im Labyrinth.

Die erste Folge der Labyrinthverletzung ist ein mehr oder weniger ausgedehnter *Bluterguß*. Er kann, wenn eine Infektion ausbleibt — und das ist bei nicht infiziertem Mittelohr die Regel — organisiert und durch Bindegewebe und Knochen ersetzt werden. Kommt es zur *Infektion*, so wird sie je nach Art und Virulenz der Erreger und nach Sitz und Ausdehnung der Lücke in der Labyrinthwand verschieden verlaufen. Im allgemeinen kann man bei *Bogengangsverletzungen* infolge der anatomisch günstigen Verhältnisse (Enge des Kanals) mit örtlich begrenzter und spontan ausheilender oder wenigstens sich langsamer ausbreitender Entzündung rechnen. Dasselbe sehen wir gelegentlich bei den schmalen Frakturlinien des Promontoriums. Sicher ist mit diesem günstigen Verlauf aber keineswegs zu rechnen; der von KLESTADT beschriebene Fall z. B. zeigt, daß von einem makroskopisch kaum sichtbaren Spalt aus eine diffuse Labyrinthitis mit sekundärer Meningitis entstehen kann.

Bei *gröberen* Verletzungen der Labyrinthwand und vor allem auch bei den *operativen Verletzungen der Fenstergegend* muß in der Regel mit der Entstehung einer blutig-eitrigen Entzündung *aller* Labyrinthräume gerechnet werden, die dann ähnlich verläuft wie die unter C. 1. a) β) beschriebene akute eitrige Labyrinthitis.

C. Durchbruch einer Mittelohrentzündung durch die Labyrinthwand.

Viel häufiger als durch die bisher angeführten Ereignisse erfolgt die Infektion des Labyrinths dadurch, daß eine *Mittelohreiterung* den Schutzwall zwischen Mittel- und Innenohr, also die Labyrinthwand, überschreitet.

Nach den bisher vorliegenden Erhebungen, die allerdings noch sehr ergänzungsbedürftig sind, greift die Otitis media in ihren verschiedenen Formen in 0,6% [HEGENER (1)] bis 1% [FRIEDRICH, HINSBERG (1, 2)] aufs Labyrinth über; diese Zahlen dürften eher zu klein als zu groß sein. In der übergroßen Mehrzahl der Fälle ist die Mittelohreiterung chronisch; so fand JANSEN unter 137 Fällen von Labyrinthitis 134mal, SCHMIEGELOW (1) unter 42 Fällen 38mal eine chronische Otitis media als Ursache; nach HEGENER greift die *akute* Otitis media nur in 0,1%, die chronische in 1% der Fälle aufs Innenohr über; UFFENORDE fand sogar noch eine größere Zahl, nämlich 3%, für die chronische Mittelohreiterung. Bei der letzteren ist das Cholesteatom von überwiegender Bedeutung. SCHMIEGELOW (1) fand es in 73%, HEILSKOV in 71% und UFFENORDE in 74% der Labyrinthitiden im Anschluß an chronische Otitis media.

Labyrinthentzündungen im Gefolge von Otitis media sind bei jugendlichen Individuen (bis zum 30. Lebensjahr) häufiger als bei älteren (3 : 1, JANSEN). Männer erkranken häufiger als Frauen (33 : 13, HINSBERG).

Da der Übergang vom Mittelohr aufs Labyrinth bei den verschiedenen Formen der Otitis media in verschiedener, aber für die einzelnen Formen meist typischer Weise vor sich geht, empfiehlt es sich, die Verhältnisse bei der *akuten*, der *chronischen Schleimhauteiterung* und dem *Cholesteatom* gesondert zu betrachten.

1. Akute Otitis media.

a) Gewöhnliche akute Otitis media.

α) Vorgänge in der Labyrinthwand.

Bei der gewöhnlichen akuten Otitis media erfolgt die Ansteckung des Labyrinthes fast ausnahmslos durch die Fenster. Dabei kommt es meist nicht, wie man früher als Regel annahm, zu einem Einbruch in das durch die Eiterung eröffnete Fenster, sondern zu einer Durchwanderung durch die zunächst noch in ihrer Kontinuität erhaltenen Fensterverschlüsse — Ringband und Membrana tympani secundaria. HABERMANN (1) hat diese Vorgänge als erster beschrieben, später haben O. MAYER, (1), GRÜNBERG (4), GOERKE (3), LANGE (1), SCHEIBE (2), L. HAYMANN und A. BLAU (3) sie näher studiert. UFFENORDE (1—4) war der erste, der darauf hinwies, daß dieses Durchwandern nicht die Ausnahme, sondern die Regel bilde und daß eine *direkte* Durchbrechung, wenn überhaupt, erst in späterem Stadium erfolge; ZANGE konnte diese Anschauung in vollem Umfang bestätigen.

Anatomisch geht diese Durchwanderung in der Regel so vor sich, daß bei zunächst noch erhaltener Mittelohrschleimhaut (ZANGE, S. 48) in der Membrana tympani secundaria bzw. im Ringband eine Quellung oder kleinzellige Infiltration eintritt, die oft die ganze Membran gleichmäßig, manchmal kleinere Stellen besonders stark betrifft, so daß umschriebene Abscesse entstehen. In diesem Stadium, also bei noch erhaltener Membran, setzt immer schon die Entzündung im Labyrinthinnern ein. Erst später kommt es dann zur Einschmelzung der Membran, zum eigentlichen Durchbruch.

Die näheren Vorgänge dabei hat ZANGE aufgedeckt; es kommt regelmäßig zuerst zur Zerstörung der elastischen Fasern an der dem Labyrinthinnern zugekehrten Seite der Membrana tympani sec., die Einschmelzung schreitet dann mittelohrwärts weiter fort, — offenbar entsprechend der besseren Ernährung der tympanalen Membranseite durch die oft lange erhaltene Mittelohrschleimhaut. Diese wird dann ebenfalls von der Innenohrseite her zerstört, doch bleibt sie oft auch nach Zerstörung der Fenstermembran noch lange oder sogar dauernd erhalten.

Nach STEURER (1—4) ist der nekrotische Zerfall der runden Fenstermembran und des Ringbandes in der Hauptsache auf die zu Ernährungsstörung der Labyrinthweichteile führende *Steigerung des intralabyrinthären Druckes* (Labyrinthhydrops) zurückzuführen.

In der Fenestra ovalis beschränkt sich die Zerstörung zunächst ausschließlich auf das Ringband, selten sind Durchbrüche durch die Fußplatte des Steigbügels [MANASSE (4), S. 157]. Oft bleibt der Stapes lange Zeit erhalten, später wird er, nach Zerstörung des Ringbandes seines Haltes beraubt, mehr oder weniger labyrinthwärts disloziert oder ins Mittelohr ausgestoßen. Bleibt er in situ, so wird er in späteren Stadien oft ganz oder teilweise aufgezehrt. Auch an den knöchernen Rändern der Fenster kommt es in diesem Stadium oft zur Knocheneinschmelzung und damit zu umfangreicher Erweiterung der Fenster, so daß rundes und ovales Fenster verschmelzen können.

Unter 20 histologisch genau untersuchten Fällen von Labyrinthitis bei gewöhnlicher akuter Otitis media fand, wie ZANGE feststellen konnte, 18mal die Ansteckung des Labyrinths in der geschilderten Weise statt, nur 2mal erfolgte sie auf anderem Wege. Meist waren *beide* Fenster gleichzeitig durchbrochen, das *ovale* 3mal *allein*, das *runde* nur 1mal *allein*. — In den beiden Ausnahmefällen erfolgte die Infektion des Labyrinths einmal von einem in den inneren Gehörgang durchgebrochenen Extraduralabsceß aus (Fall BROCK), einmal [Fall GOERKE (3)] vermittels einer granulierenden Knochenentzündung und Einschmelzung an der Schneckenspitze.

β) Vorgänge im Labyrinth.

Die häufigste Folge der Labyrinthinfektion im Anschluß an die gewöhnliche akute Otitis media ist eine durch Bakterieninvasion, seltener durch Toxine verursachte *akute eitrige Labyrinthitis*. Sie erscheint in histologischen Bilde als eine Überschwemmung der Labyrinthhohlräume durch entzündliches Exsudat, das massenhaft Leukocyten, meist auch Erythrocyten und Fibrin, enthält. Von der Infektionsstelle, also meist von den Fenstern aus, verbreitet sie sich zunächst im *perilymphatischen* Raum, während der *Endolymphraum* noch eine Zeitlang, nämlich so lange seine Wandungen noch erhalten sind, frei oder nur hydropisch erkrankt bleiben kann. Meist sind *alle* Labyrinthräume ergriffen, wenn auch die der Einbruchsstelle am nächsten gelegenen stärker, manchmal ist nur ein Teil *eitrig*, der Rest *serös* erkrankt. Umschriebene, d. h. völlig auf einzelne Abschnitte beschränkte eitrige Labyrinthitiden sind bei dieser Form selten.

Die *Labyrinthweichteile* reagieren zunächst durch starke Hyperämie und seröse Durchtränkung auf die Bakterieninvasion, bald folgt kleinzellige Infiltration und da, wo die Entzündung stark ist, eitrige Einschmelzung, die zur vollständigen Zerstörung führen kann. Manchmal sieht man die Umrisse der Weichteile innerhalb des Granulationsgewebes noch als schattenhafte Gebilde angedeutet.

Im nun folgenden Stadium der *Granulationsbildung*, selten früher, kommt es oft unter Bildung von Osteoklasten zu ausgedehnter Zerstörung der Labyrinthkapsel von innen her, durch die die Gestalt der Höhlen völlig verändert wird.

Nach STEURER (4) spielen sich dabei folgende Vorgänge ab: Nach Zerfall des Endostes des Perilymphraumes „setzt in den Gefäßräumen des Kapselknochens ... eine Bindegewebsneubildung ein. Das Bindegewebe drängt sich nach lebhafter Resorption des Knochens gegen das Lumen des Labyrinths vor und füllt dasselbe allmählich ganz aus. Auch aus den vom eitrigen Zerfall verschont gebliebenen Bindegewebsräumen und Nervenkanälen des Modiolus erfolgt die Bildung eines Demarkationsgewebes. Ist auch der Modiolus zerstört, so geschieht die demarkierende Gewebsneubildung vom Duraperiost des inneren Gehörgangs aus".

Häufig entstehen auf diese Weise sekundäre Durchbrüche von innen nach außen, während die primären Einbruchsstellen vom Mittelohr her durch Einschmelzung ihrer Ränder kraterförmig erweitert sind. Wenn ein solcher sekundärer Kapseldurchbruch im Bereich der vertikalen Bogengänge erfolgt, entsteht oft ein Extraduralabsceß an der hinteren Pyramidenfläche, der mit einem primären Extraduralabsceß verwechselt werden kann.

Die eitrige Labyrinthitis kann unter Umwandlung des Granulationsgewebes in Bindegewebe und Knochen *ausheilen*, unter Umständen, d. h. bei diffuser Entzündung, so, daß die Hohlräume vollständig vom Knochen ausgefüllt sind, der ohne Grenze in den umgebenden der Labyrinthkapsel übergeht.

Neben der eitrigen Labyrinthitis kommt seltener die Labyrinthitis serosa bei der gewöhnlichen eitrigen akuten Otitis media vor (cf. folgenden Abschnitt).

b) Infektionsmodus bei der akuten nekrotisierenden Mittelohrentzündung (Scharlachotitis).

α) Vorgänge in der Labyrinthwand.

Auch bei dieser Form der akuten Otitis media erfolgt die Ansteckung des Labyrinths fast ausnahmslos durch die Fenster; ZANGE fand das bei 35 histologisch untersuchten Fällen 32mal (19mal waren beide Fenster, 7mal das runde, 6mal das ovale allein beteiligt). Auch das histologische Bild an den Fensterverschlüssen ist ganz analog dem oben geschilderten, doch verläuft, entsprechend der in der Hauptsache *nekrotisierenden* Entzündung der Mittelohrschleimhaut, auch an den Fenstern der Durchbruch in der Hauptsache als schnell fortschreitende Nekrose. Eine wesentliche kleinzellige Infiltration ist nicht vorhanden, die Kerne verlieren ihre Färbbarkeit, die Faserzeichnung wird immer mehr verwaschen, so daß schließlich die Membran „ein gleichmäßig durchscheinendes Aussehen bei schmutzigem Farbton" erhält (ZANGE, S. 52).

β) Vorgänge im Labyrinth.

Im auffallenden Gegensatz zu den *schweren* nekrotisierenden Veränderungen im *Mittelohr* verläuft die Entzündung im *Labyrinth* sehr oft in ihrer leichtesten

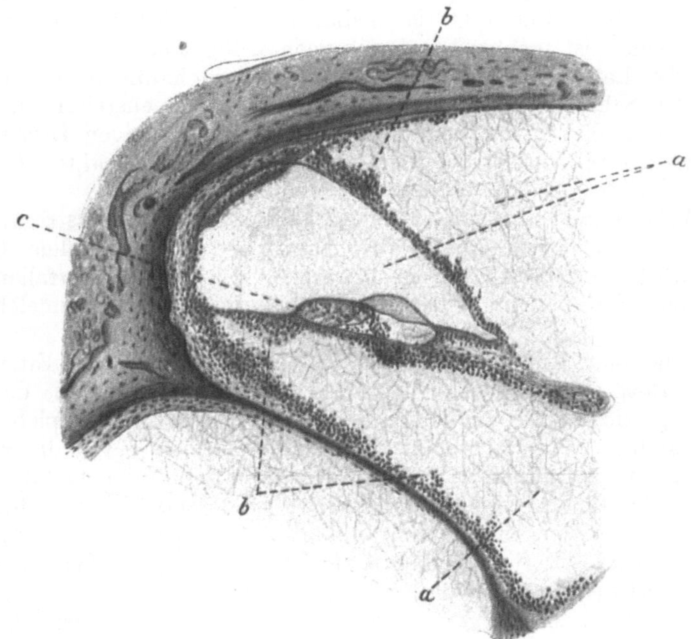

Abb. 1. Frische, seröse Labyrinthentzündung. Oberste Schneckenwindung. Feinkörnige Ausscheidung im Peri- und Endolymphraum (a), im Perilymphraum dazu ein feines Fibrinnetzwerk. An den perilymphatischen Wänden reichlich, meist einkernige, sehr große, geblähte Rundzellen mit randständigen Kernen (Siegelringzellen) (b). Das CORTISCHE Organ (c) mit der Deckmembran auffallend schön erhalten. (Nach ZANGE.)

Form, nämlich als *Labyrinthitis serosa*. Im Mikroskop sehen wir bei ihr neben Gerinnungsvorgängen im Liquor vereinzelte, meist einkernige Rundzellen und zuweilen Bildung von Fibrinfäden und -Netzen. Daneben zeigen die *Labyrinthweichteile* regelmäßig entzündliche Veränderungen in Gestalt von starker Gefäßfüllung und vereinzelten Rundzellen neben Quellung der Zellen des Endostes,

der Deckzellen und der Sinneszellen. — Meist ist der Perilymphraum stärker
beteiligt als der Endolymphraum, auch innerhalb des ersteren ist die Entwicklung der Entzündung nicht immer gleichmäßig.

Mit Heilung der primären Mittelohreiterung heilt meist auch die seröse
Labyrinthitis, und zwar je nach dem Grade ihrer Dauer und Entwicklung mit
Hinterlassung leichter oder schwerer Residuen. Nach *leichter* Labyrinthitis
serosa sehen wir oft nur vereinzelte Bindegewebsfäden, bei *schwerer* und *langdauernder* entstehen durch Organisation des Exsudates mehr oder weniger
ausgedehnte Bindegewebsstränge und Knochenbälkchen im Perilymphraum.
Der Endolymphraum ist oft mehr oder weniger stark erweitert. Die Nerven-
endorgane können völlig erhalten bleiben oder degenerieren.

Diese Form der Labyrinthitis, d. h. die *seröse bei erhaltener Fenstermembran*,
wird auch als „*induzierte Labyrinthitis*" bezeichnet.

Daß bei Scharlach so oft eine seröse, nicht eine eitrige Labyrinthentzündung
entsteht, ist im höchsten Grade auffallend. *Das* scheint festzustehen, daß sie
nicht durch Bakterien, sondern durch *Toxine* verursacht wird. Nach ZANGE
werden die Fenstermembranen bei Scharlach infolge der geschwächten Widerstandskraft frühzeitig und besonders leicht durchgängig, — frühzeitiger als
bei der gewöhnlichen Mittelohreiterung. Aber warum die Labyrinthitis serosa
bei Scharlach fast stets als solche bestehen bleibt und nicht, wie so häufig bei
der gewöhnlichen akuten Otitis media, nur eine Vorstufe der *eitrigen* Entzündung bildet, ist meines Erachtens noch völlig unklar.

Daß die Labyrinthitis serosa tatsächlich die häufigste Form der Labyrinthitis bei Scharlach darstellt, beweisen die Zusammenstellungen von ZANGE.
Er fand sie in 65,7% der Scharlachfälle. Bei dem übrigen Drittel kommt es
zu *eitrigen Entzündungen* oder, entsprechend dem Charakter der primären
Otitis media, oft zu schweren, *nekrotisierenden* Formen.

Die *Nekrose* kann sich auf die *Labyrinthweichteile* allein erstrecken, die dann
ohne wesentliche entzündliche Erscheinungen und vor allem ohne Eiterbildung absterben, d. h. ihre Färbbarkeit verlieren und zerfallen, nachdem
sie noch eine Zeitlang als strukturlose Gebilde in feinsten Krümelchen sichtbar
waren.

Während man früher die *Nekrose* in der Hauptsache der Einwirkung von
Bakteriengiften zuschrieb, hat STEURER (1—4) nachgewiesen, daß bei ihrer
Entstehung ein *Labyrinthhydrops* eine wesentliche Rolle spielt, und zwar
folgendermaßen: Vom Mittelohr diffundieren Toxine durch die Fenstermembranen in den perilymphatischen und von hier aus in den endolymphatischen
Raum, in letzterem vermehrte Sekretion auslösend. Der dadurch erhöhte
Druck kann, da der Endolymphraum allseitig abgeschlossen ist, nicht ausgeglichen werden. Er führt zunächst zu Zellschädigung der Wände, die Nekrose
der Labyrinthweichteile zur Folge haben kann.

Neben diesen Fällen *reiner* Nekrose sehen wir solche, in denen *eitrig* erkrankte
Partien mit *nekrotischen* abwechseln.

Endlich kann eine zunächst reineitrige Labyrinthitis dadurch zu einer
nekrotischen werden, daß das eitrige Exsudat samt den Labyrinthweichteilen
und -wänden *sekundär* nekrotisch wird; nach STEURER tritt das wohl dann
ein, wenn der eitrige Prozeß im Modiolus zentralwärts fortschreitet und zu
eitrigem Zerfall der Nervenfasern und Thrombosierung der ernährenden Gefäße
an der Eintrittsstelle in den Modiolus führt.

Nicht selten bleibt es bei der *Weichteilnekrose*; in anderen Fällen, wohl
bei besonders schwerer Infektion im Labyrinth und Mittelohr, fällt aber auch
die *knöcherne Labyrinthkapsel* dem Gewebstod anheim. Das kann zunächst von
innen her durch die oben erwähnte Druckerhöhung oder durch unmittelbare

Einwirkung der Bakteriengifte auf die Wandungen der Labyrinthhohlräume, vor allem auch auf den Modiolus, verursacht werden; so kommen Nekrosen *kleinerer* Labyrinthabschnitte nicht selten zustande. *Ausgedehnte* Nekrosen sehen wir nur dann, wenn die Ernährung der Knochenkapsel schwer geschädigt ist, und zwar durch Ausschaltung 1. der Arteria auditiva interna, die die *innere* Knochenkapsel versorgt, und 2. der aus dem Mittelohr stammenden Gefäße der *äußeren Kapsel*. Letztere fallen häufig dem vom Mittelohr aus auf den Knochen übergreifenden Gewebstod zum Opfer.

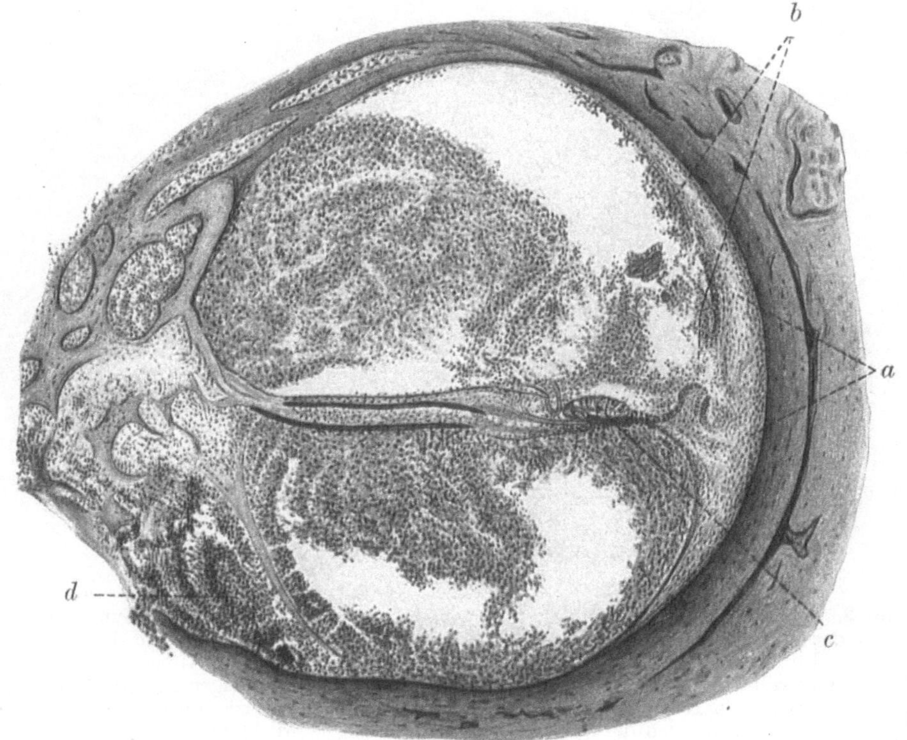

Abb. 2. Eitrig nekrotisierende Labyrinthentzündung.
Alle Labyrinthräume einschließlich des Endolymphraumes nach Zerstörung der REISSNER-schen Membran dicht mit Eiter ausgefüllt, der größtenteils schon in krümelige Massen mit Kerntrümmern zerfallen ist. Desgleichen die Nerven- und Gefäßräume im angrenzenden Modiolusteil von gleichartigem Eiter erfüllt, die Weichteile darin vollständig untergegangen, so auch das Ganglion spirale (d). Auch in der Schneckenwindung sind die Weichteile teilweise ohne Kernfärbung und Gewebszeichnung, so im Ligamentum spirale (a), zum Teil auch schon zerfallen, so die Stria vascularis (b), zum Teil noch merkwürdig gut erhalten, so stellenweise das CORTISCHE Organ (c). Eigenartig für diese nekrotisierenden Eiterungen ist der herd- und inselweise Gewebstod und Gewebszerfall. (Nach ZANGE.)

Für die Unterbrechung der Blutzufuhr durch die Art. auditiva interna ist, wie NAGER (1), FRIEDRICH, LANGE (1) und ZANGE annehmen, die Bildung eines *Abscesses im inneren Gehörgang* Voraussetzung, der Nerven und Gefäße vernichtet, — oder nach HEGENER (1) eine *Thrombose* der inneren Ohrarterie. Nach STEURER (4) entsteht dieser Abszeß im inneren Gehörgang dann, wenn auch die Weichteile im Modiolus zugrunde gehen, als *Demarkationszone*; er wäre dann nicht als Ursache, sondern als Folge der Weichteilnekrose aufzufassen. Die ihrer Ernährung vollständig beraubte Labyrinthkapsel stirbt nun völlig ab; sie kann nach Zange auch dann noch vollständig *einheilen*, häufiger wird sie aber von innen nach außen her durch Granulationsgewebe *resorbiert* oder endlich ganz oder teilweise *sequestriert*.

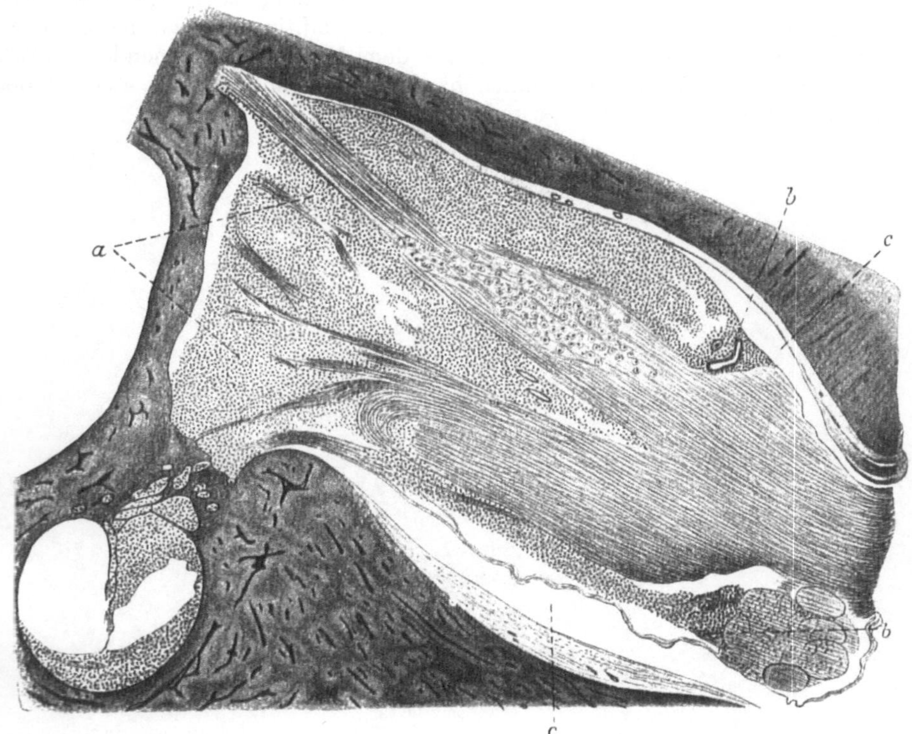

Abb. 3. Frische Gehörgangseiterung. Empyem des großen, trichterförmigen Lymphraumes unter der Spinnewebenhaut im Grunde des inneren Gehörganges. Vorstufe der Abscesse im Gehörgangsgrund.
Der Spinnewebenraum im Gehörgangsgrund (a) dicht mit Eiter ausgefüllt, der die fächerförmig verzweigten Nerven- und Gefäßbündel umspült. Hirnwärts reicht der Eiter nur bis zu der Stelle, wo sich die Spinnwebenhaut dem Nerven dicht anlegt (b). Der Raum unter der harten Hirnhaut (c) völlig frei von Eiter. Auch der Hörnerv ist noch so gut wie ganz frei von Eiter. (Nach Zange.)

Erklärung der nebenstehenden Abb. 4.

Im Grunde des inneren Gehörganges der Absceß (a), welcher alle zum Labyrinth ziehenden Weichteile vernichtet hat. Der Nervenstamm setzt sich gegen ihn durch eine breite Schicht gefäß- und rundzellenreichen Bindegewebes ab. Außerdem ist der ganze Stamm durch chronische, granulierende Entzündung so stark verdickt, daß er wie ein Pfropf den inneren Gehörgang ausfüllt und mit der gleichfalls stark entzündlich verdickten Hirnhautauskleidung des Gehörganges (d) innig verwachsen ist. Labyrinthwärts ist der Nerv bis auf spärliche Reste von Nervenbündeln (b) und Ganglienzellen (c) im Granulationsgewebe untergegangen. Hirnwärts nimmt die Entzündung allmählich ab, die Nervenbündel sind immer besser erhalten und schließlich nur noch kleinzellig durchsetzt; daneben ist, vergleichbar, der gesunde Nervus facialis sichtbar (e). Die ganze Schnecke (f) ist völlig ausgestorben, enthält nur krümelige Zerfallsmassen, auch das knöcherne Modiolusgerüst (g) ist abgestorben. Die Membran des runden Fensters (h) ist zerstört, durch Eiter ersetzt [nachträgliche (sekundäre) Zerstörung als Antwort auf die Labyrinthnekrose]. Die Fensternischenschleimhaut (i) ist im Zustand chronischer, granulierender Entzündung mit Epithelcystenbildung, aber von Rundzellen nur spärlich durchsetzt, spärlicher als die gleichartig entzündete Schleimhaut der eigentlichen Paukenhöhle (k). (Nach Zange.)

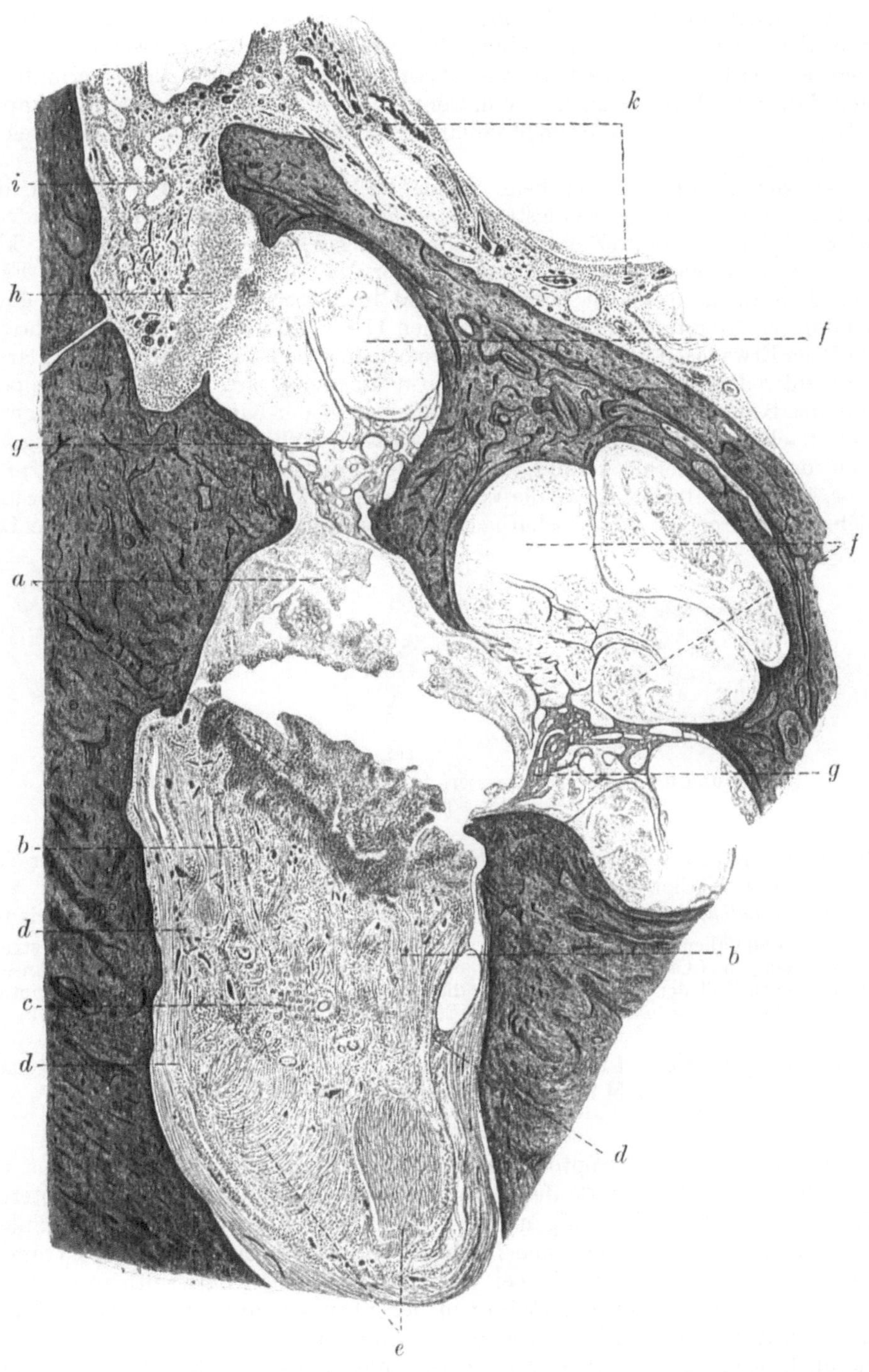

Abb. 4. Mittelbare (sekundäre) Labyrinthnekrose infolge Unterbrechung der Blutzufuhr
durch Absceßbildung im inneren Gehörgang.

Voraussetzung für die Bildung ausgedehnter Sequester ist, daß auch die von der Außenfläche zur Labyrinthkapsel führenden ernährenden Gefäße zerstört werden, und das tritt, wie BEZOLD (3) und KÖRNER zuerst vermuteten und ZANGE nachwies, nur dann ein, wenn „der beim Foetus die Labyrinthkapsel allseitig eng umhüllende Spongiosamantel" noch erhalten ist und vom Mittelohr her nekrotisch wird.

Da das gewöhnlich nur beim Kinde, viel seltener beim Erwachsenen der Fall ist, sehen wir die Sequestration größerer Teile der Labyrinthkapsel vorwiegend im Kindesalter eintreten oder wenigstens beginnen. Das geht klar aus der Zusammenstellung GERBERS hervor, die 90 klinisch beobachtete Fälle von Labyrinthsequestern betrifft; 37mal handelte es sich um Kinder unter 10 Jahren, 15mal um Individuen zwischen 11 und 20 Jahren; wenn die übrigen 38 Fälle Erwachsene, zum Teil alte Leute betrafen, so ist das dadurch zu erklären, daß entweder der Spongiosamantel ausnahmsweise lang erhalten blieb, oder daß der Beginn der Mittelohreiterung auf einen in der Kindheit durchgemachten Scharlach zurückzuführen war. Die Tatsache, daß die Mittelohreiterung zur Zeit der Sequesterausstoßung oder Entfernung so gut wie immer *chronisch* war, ändert nichts daran, daß die Vorbedingungen für die Sequestration ursprünglich doch durch die *akute* Scharlachotitis geschaffen wurden. Die weitere Los-

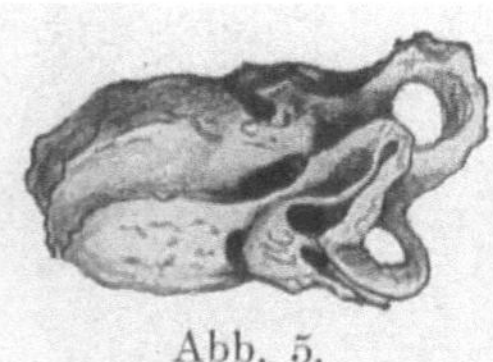

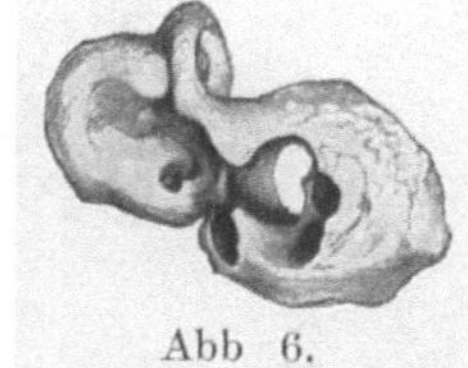

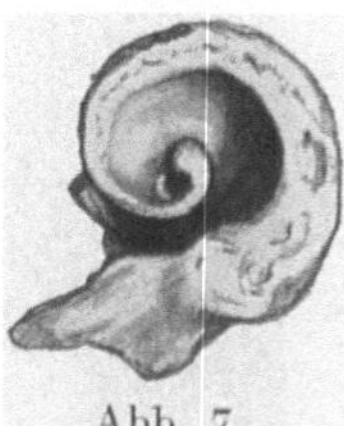

Abb. 5 und 6. Labyrinthsequester, fast das ganze Labyrinth umfassend.
Abb. 7. Schneckensequester. (4fach vergrößert.)

lösung der nekrotischen Labyrinthkapsel geht dann meist sehr langsam vor sich, bei GERBERS Fällen meist in mehreren Jahren (2—4 und darüber).

Die *Ausdehnung der Sequesterbildung* ist in den einzelnen Fällen verschieden.

Unter 86 Fällen fand NOLL 7 mal das ganze Felsenbein bzw. die Pars petrosa sequestriert, 17 mal das ganze Labyrinth vollständig oder fast vollständig, 19 mal die ganze Schnecke, 26 mal einen Teil der Schnecke, 10 mal die Schnecke und Teile des übrigen Labyrinthes, 5 mal Labyrinthteile ohne nachweisbare Schnecke und nur 2 mal Bogengänge allein.

c) Labyrinthitis bei der schleichend verlaufenden, subakuten Mittelohreiterung (Mucosus-Otitis).

α) *Einbruchspforten.*

Die meist durch Streptococcus mucosus oder Diplococcus lanceolatus verursachte, schleichend verlaufende subakute Form der akuten Mittelohreiterung führt außerordentlich häufig nach Abklingen der Entzündung in der Paukenhöhle zu ausgedehnter Knocheneinschmelzung in Warzenfortsatz und Pyramide. Dementsprechend sehen wir bei diesen Formen den Labyrintheinbruch nur im Frühstadium durch die *Fenster* in der oben beschriebenen Weise erfolgen, viel häufiger aber nach Einsetzen der Knochenzerstörung in ganz anderer Weise, nämlich nach Zerstörung der *knöchernen Labyrinthkapsel*. Bei 19 von 21 Fällen konnte ZANGE einen solchen Kapseldurchbruch feststellen, und zwar 2mal an der Schneckenwandung, 17mal im Bereich der Bogengänge; nur 3mal war der horizontale, 11mal waren der hintere vertikale und 3mal der sagittale Bogengang arrodiert. Die Häufigkeit des Durchbruchs gerade in die vertikalen Bogengänge ist durch die Vorliebe der Mucosus-Otitis für die Bildung von Knochen-einschmelzungsherden (Paralabyrinthitis) und Extraduralabscessen an der hinteren Pyramidenfläche zu erklären. Die histologischen Vorgänge dabei entsprechen vollkommen den bei der begleitenden Warzenfortsatzerkrankung beobachteten, sie lassen sich kurz als *rarefizierende Ostitis* charakterisieren.

β) *Ausbreitung im Labyrinth.*

Im Labyrinthinnern wird bei *Fensterdurchbruch* der Entzündungsprozeß sich wie bei der gewöhnlichen akuten Otitis media als *eitrige* Labyrinthitis abspielen, bei *Arrosion der Bogengänge* in der gleich näher zu beschreibenden „granulierenden" Form.

2. Chronische Otitis media.

a) Chronische Otitis media ohne Cholesteatom.

α) *Einbruchspforten.*

Nach Zange ist die gewöhnliche chronische *Schleimhauteiterung ohne* Chole-steatom und Knochenzerstörung für das Innenohr im allgemeinen ungefährlich. Nur wenn es bei *akuten Exacerbationen* zur Eiterverhaltung kommt, kann ein Labyrintheinbruch erfolgen, und zwar ganz so wie bei den *akuten* Otitiden, nämlich durch die *Fenster.*

Bei den sehr viel selteneren chronischen Mittelohreiterungen *mit* Knochen-zerstörung, aber *ohne* Cholesteatom dagegen erfolgt der Einbruch in der Regel durch die *knöcherne Kapsel* — meist Bogengänge, seltener Schneckenschale — auch hier wieder meist bei akutem Aufflammen der Eiterung. Bei 31 chronischen Otitiden ohne Cholesteatom fand Zange dementsprechend 19mal das Labyrinth *nur* durch die Fenster, 4mal durch die Knochenkapsel infiziert, 3—4mal fanden sich mehrere Einbrüche; 1mal war die Ansteckung wahrscheinlich auf dem Gefäßweg erfolgt.

β) *Ausbreitung im Labyrinth.*

Da, wie eben gesagt, die Ansteckung des Labyrinths bei der gewöhnlichen chronischen Otitis media fast stets bei akutem Aufflammen erfolgt, und zwar durch die *Fenster,* sehen wir die Labyrinthitis selbst meist nach dem bei der akuten Otitis media mit Fensterdurchbruch beschriebenen Typus verlaufen, also als *akute eitrige Labyrintheiterung.* Bei den *Kapseldurchbrüchen* erfolgt die Ausbreitung wie bei Cholesteatom.

b) Chronische Mittelohreiterung mit Cholesteatom.

α) *Einbruchspforten.*

Beim Cholesteatom kommen 3 Formen von Knochenzerstörung in Betracht:

1. *Schwund des Knochens durch Druckusur.* Der Druck des wachsenden, in einem starrwandigen Hohlraum eingeschlossenen Cholesteatoms kann als solcher zur Einschmelzung der Knochenwände führen (Druckusur). So entsteht sicher ein Teil der „Fisteln" am horizontalen Bogengang, wie Habermann (4) und Zange histologisch nachweisen konnten. Auf Grund der makroskopischen Befunde bei der Radikaloperation, bei der oft der Bogengangswulst wie abge-schliffen erscheint, halte ich diese Entstehungsweise für häufiger als es nach den spärlichen mikroskopischen Befunden scheinen könnte.

2. *Zerstörung des Knochens durch die Epithelzapfen des Cholesteatoms.* Manasse (4) hat diese Art der Knochenzerstörung zuerst beschrieben, ihm verdanken wir eine sehr lehrreiche Abbildung einer derartigen Zerstörung der Labyrinthkapsel.

3. *Knochenzerstörung durch Granulationsgewebe.* Nach ZANGE geht die
Knochenzerstörung bei weitem am häufigsten in der Art vor sich, daß im Bindegewebe zwischen Cholesteatom-Matrix und Knochen durch den Reiz des
zerfallenden Cholesteatoms eine *granulierende* Entzündung verursacht wird,
die nun ihrerseits zur Knocheneinschmelzung führt. STEURER (1—4) teilt

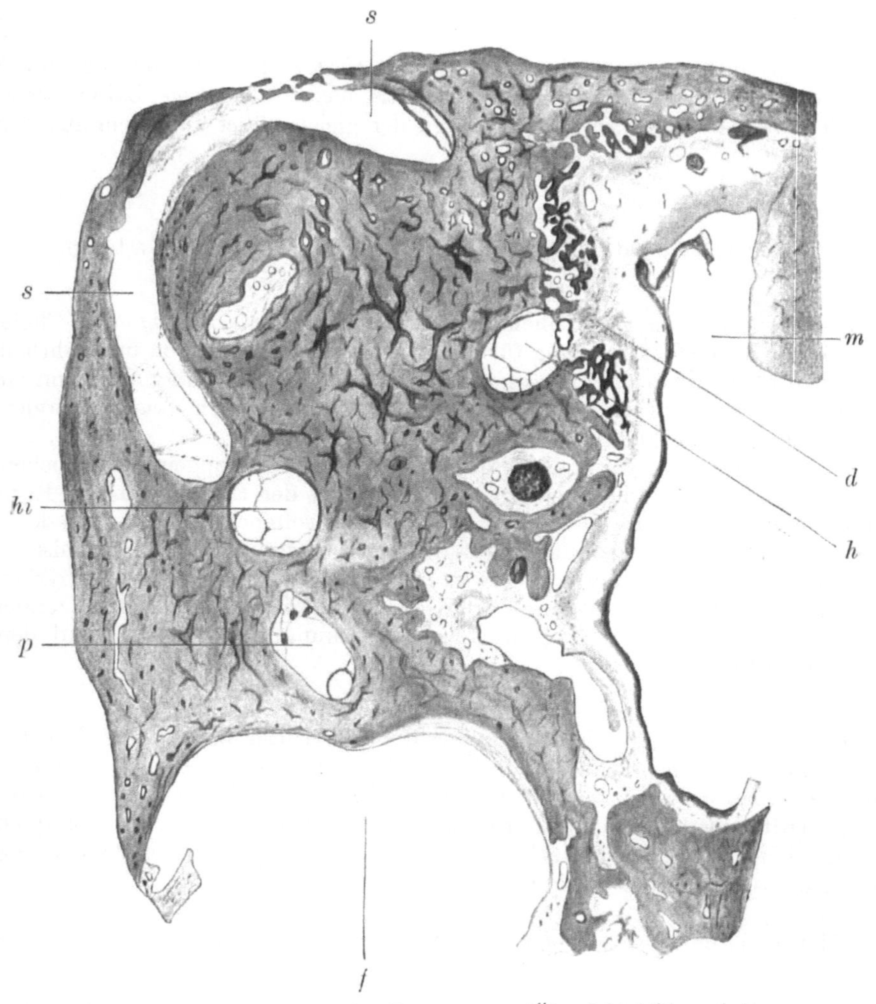

Abb. 8. Einbruch in den horizontalen Bogengang. (Übersichtsbild nach SCHMIEGELOW.)
d Kapseldefekt von cariösem Knochengewebe umgeben. m Antrum mastoideum. h horizontaler Bogengang (Crus ampullare). hi Crus internum des horizontalen Bogenganges.
p Canalis semilunaris posterior. s Canalis semilunaris superior.
f Fossa pro bulbo venae jugularis.

diese Auffassung ZANGES nicht. Er schließt aus seinen Befunden bei experimentell erzeugter Tierlabyrinthitis und an menschlichen Schläfenbeinen, daß
Voraussetzung für die Entstehung eines Kapseldurchbruches bei *jeder* Form
von Otitis, also auch bei Cholesteatom, mehr oder weniger ausgedehnte *Schleimhautnekrosen* mit Ernährungsstörung der oberflächlichen Knochenschichten
sind. „Als Reaktion darauf setzt dann ... in den tiefen Knochenschichten,

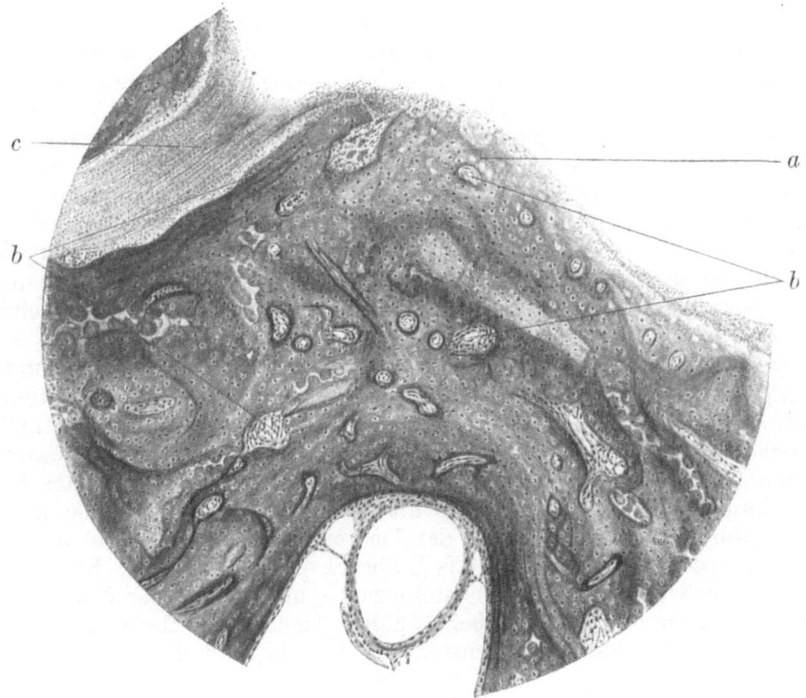

Abb. 9. Umschriebene Nekrose des horizontalen Bogenganges bei Otitis tuberculosa.
Die Schleimhaut über dem Bogengang ist vollkommen nekrotisch, die obersten Knochenschichten zeigen ebenfalls Zeichen von Nekrose (bei a). b Resorptionsherde. c Nervus facialis.
(Nach Steurer.)

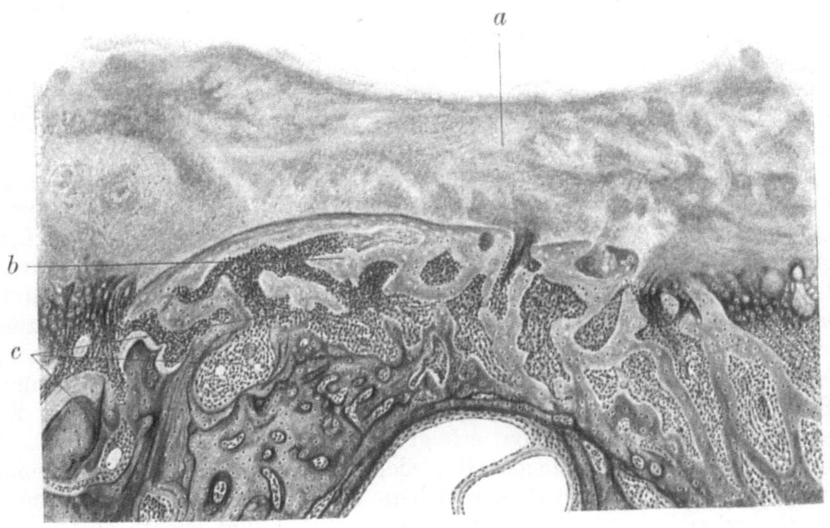

Abb. 10. Bogengangsarrosion nach umschriebener Nekrose bei Cholesteatom.
Man sieht bei a den vollständigen nekrotischen Zerfall der Schleimhautbedeckung und die
Überreste des zum größten Teil schon eingeschmolzenen nekrotischen Knochenbezirks b.
c Knochenresorptionsherde. (Nach Steurer.)

welche von der durch die Schleimhautnekrose verursachten Ernährungsstörung nicht betroffen sind, eine reaktive Bindegewebswucherung ein, die den nekrotischen Knochenbezirk entweder zur Resorption bringt oder als Sequester abstößt und schließlich den Defekt im Knochen bindegewebig ausfüllt. Tritt dann später bei einer akuten Exacerbation des chronischen Prozesses eine Entzündung der Mittelohrschleimhaut ein, so wird natürlich dann auch das den Knochendefekt ausfüllende Bindegewebe ergriffen und damit der Anstoß zum Aufflackern des vorher zur Ruhe gekommenen Knocheneinschmelzungsprozesses gegeben. Auch die bei Cholesteatomeiterungen auftretenden Labyrinthkapseldefekte werden ... nicht durch aktives Vordringen des Schleimhautgewebes verursacht, sondern entstehen nach Zerfall der Cholesteatommembran in derselben Weise wie bei akut exsudativen Entzündungsprozessen mit eitrigem Zerfall der Schleimhaut" (4, S. 233).

Auch beim Cholesteatom spielt das akute Aufflammen der Eiterung eine gewichtige Rolle. Entsprechend dem häufigsten Sitz des Cholesteatoms im Antrum und Recessus ist auch bei dieser Form der Knocheneinschmelzung der *horizontale* Bogengang am meisten gefährdet. Unter 49 von ZANGE zusammengestellten Cholesteatomfällen mit sicher deutbarem mikroskopischem Befund war er 39mal eröffnet, während die übrigen Bogengänge nur 3mal arrodiert gefunden wurden. Die dem Druck der Perlgeschwulst viel weniger ausgesetzte Schneckenkapsel wurde nur 1mal als Einbruchspforte gefunden. Bei 11 Fällen handelte es sich um primäre Fenstereinbrüche mit sekundärer Zerstörung an den Bogengängen (cf. S. 446), bei 5 Fällen lagen wahrscheinlich mehrfache selbständige Einbrüche durch Fenster und Knochenkapsel vor.

β) *Vorgänge im Labyrinth.*

Bei Kapseldurchbrüchen, vor allem am horizontalen Bogengang, kann das Labyrinthinnere längere oder kürzere Zeit völlig normal bleiben oder nur in der oben geschilderten Weise serös oder hydropisch erkranken. Nach STEURER (4) soll der Hydrops durch Diffusion von Giftstoffen durch das den Defekt verschließende Bindegewebe entstehen.

In der Regel wird sich jedoch die Entzündung aufs Labyrinthinnere fortsetzen, und zwar meist so, daß die zur Knochenzerstörung führende granulierende Entzündung aufs *Endost* des Labyrinths übergreift und sich, ihren Charakter wahrend, in diesem allmählich ausbreitet. Es ist ZANGES Verdienst, diese Vorgänge genau studiert und in ihrer Bedeutung gewürdigt zu haben. Nach seinen Untersuchungen fehlt bei dieser Form der Labyrinthitis die für die bei *akutem* Durchbruch beschriebene exsudative Form kennzeichnende Eiterbildung zunächst vollständig. Man sieht vielmehr, wie das Granulationsgewebe, das die Knochenzerstörung verursacht hatte, in den eröffneten Innenohrräumen weiter wuchert, und zwar zunächst im *Endost*, mit dem es naturgemäß zuerst zusammentrifft. Von ihm aus greift die Entzündung dann auf den *Perilymphraum* über, diesen allmählich ausfüllend und dabei den Endolymphschlauch zusammendrückend. Eine *Zerstörung* des letzteren, wie wir sie bei den Eiterungen als Regel kennen lernten, erfolgt dabei gar nicht oder erst spät. Bei diesen Vorgängen *kann* vielleicht der nicht ergriffene Teil des Labyrinthes dauernd *völlig* normal bleiben (der sichere Nachweis für diese Annahme ist noch nicht erbracht), oder es können sich auch in ihm leichte entzündliche Veränderungen in Form der oben beschriebenen Labyrinthitis serosa abspielen, ohne daß es dabei zu wesentlichen Störungen der Sinneszellen und ihrer Funktion zu kommen braucht.

Auf dieser Stufe kann die granulierende Entzündung lange Zeit bestehen bleiben und nach Ausheilung des primären Entzündungsherdes im Mittelohr,

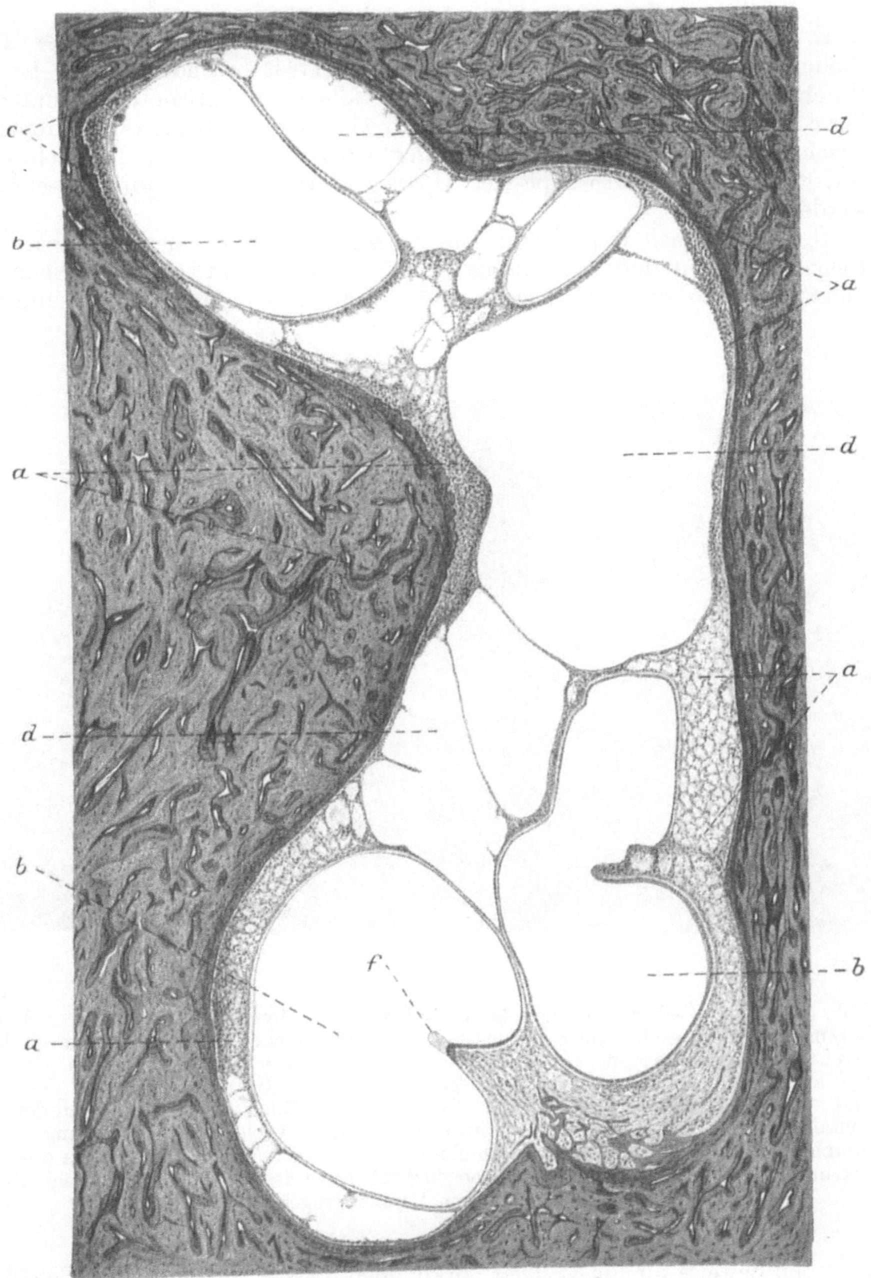

Abb. 11. Umschriebene, wuchernde (granulierende) Labyrinthentzündung
des Vorhofbogengangsapparates.

Die vorwiegend wuchernde Entzündung erstreckt sich über den Perilymphraum des ganzen
Vestibularapparates, sich hier im perilymphatischen Maschenwerk, hauptsächlich entlang
dem Knochen (a) haltend und ihn stellenweise bereits buchtig aufzehrend, so bei (c). Der
übrige Perilymphraum (d) vollkommen frei von Entzündung, desgleichen der Endolymphraum (b) ohne jegliche Veränderung. Nur die Crista acustica des horizontalen Bogenganges
(f) ist von früher her schon entartet, ihr Epithel geschrumpft und die Cupula zusammen-
geschmolzen. In der Schnecke fanden sich außer entartenden Veränderungen, die auch
nichts mit der jetzigen Entzündung im Vestibularapparat zu tun haben, keinerlei
entzündliche Erzeugnisse. (Nach ZANGE.)

z. B. nach Radikaloperation, unter Ersatz des Granulationsgewebes durch
Bindegewebe oder Knochen heilen. Das sehen wir besonders häufig bei den
Durchbrüchen an den Bogengängen, vor allem am horizontalen, und diese
Form ist es, die von Jansen (2) und *mir* (1) schon zu Beginn der Labyrinthforschung als „*circumscripte Labyrinthitis*" auf Grund klinischer Beobachtungen
und vorwiegend makroskopischer Operationsbefunde als häufig beschrieben
wurde.

Ihr Vorkommen wurde dann längere Zeit von verschiedenen Autoren, vor
allem Friedrich und Bezold und seiner Schule, angezweifelt, bis dann der
weitere Ausbau der pathologischen Histologie des Labyrinthes die unwider-

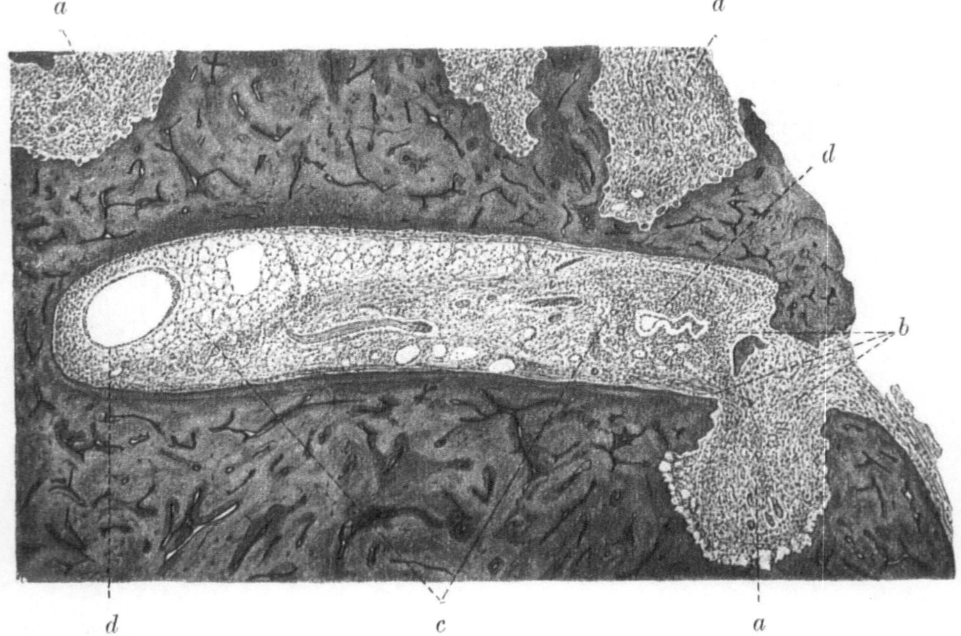

Abb. 12. Umschriebene, wuchernde (granulierende) Labyrinthentzündung des Vorhofbogengangsapparates bei einer chronischen Cholesteatomeiterung des Mittelohres, die in
den horizontalen Bogengang eingebrochen ist. Vertikalschnitt durch Bogengang u. Mittelohr.
Die knöcherne Bogengangskapsel von mehreren großen Granulationsherden durchsetzt
und mittels Osteoklasten angenagt (a). Ein solcher Herd hat bei (b) Eingang in den horizontalen Bogengang gefunden und zu einer gleichartigen, wuchernden Entzündung im Peri-
lymphraume (c) geführt. Der Endolymphschlauch in der Nähe des Einbruches durch die
entzündliche Wucherung ganz zusammengedrückt (d), weiter ab davon noch wohl erhalten
und in seinem Inneren ohne Veränderungen. (Nach Zange.)

leglichen Beweise für ihr *häufiges* Vorkommen lieferte. Nach Zanges Schätzung
handelt es sich in 30% aller Labyrinthitiden und in 50% der Innenohrentzün-
dungen nach *chronischer* Otitis media um solch umschriebene Prozesse. Schlander (1) fand unter 150 Fällen von Labyrinthitis 67 mal, d. h. in 44,67%, eine
diffuse, 83mal = 55,33% eine *umschriebene* Form.

In den übrigen Fällen kann die Entzündung, ohne ihren Charakter zu ändern,
sich über das *ganze* Labyrinth ausbreiten; auch dann sind Heilungen unter
Bindegewebs- und Knochenneubildung häufig.

Andererseits kann aber auch zu der zunächst rein *granulierenden* Form
eine ausscheidende, *eitrige* hinzutreten, und zwar besonders dann, wenn eine

Cholesteatomeiterung im Mittelohr akut aufflammt und wenn es zu Eiterverhaltung im Antrum und Recessus kommt. Eine direkte Fortpflanzung der frischen Entzündung auf das Granulationsgewebe im Labyrinth und eine Durchbrechung des von ihm gebildeten Schutzwalles ist dann die Folge.

Da wir nur allzuhäufig im Anschluß an einen operativen Eingriff im Mittelohr ein solches Aufflammen der Labyrinthitis beobachten, kann kein Zweifel

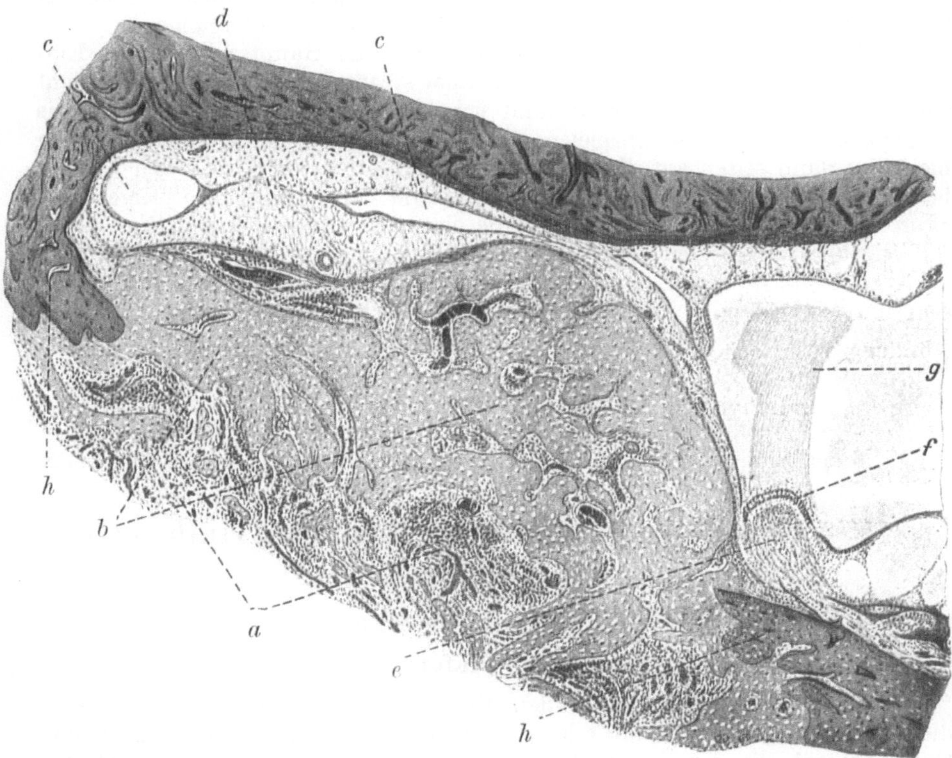

Abb. 13. Ausheilende, umschriebene Entzündung im horizontalen Bogengang mit knöchernem Verschluß der Einbruchspforte (Fistel). Horizontalschnitt durch den Ampullenschenkel des horizontalen Bogenganges mit der Sinnesendstelle.
Breite Durchbrechung der Bogengangskapsel in nächster Nähe der Sinnesendstelle. Bei (h) der Rand der Bogengangslücke. Die Lücke durch gefäßreiches Granulationsgewebe (a) ausgefüllt, das bereits fast vollständig durch neugebildeten Knochen (b) ersetzt ist. Dieser hat die Lücke schon fast geschlossen und ragt sowohl ins Mittelohr als auch namentlich in das Innere des Bogenganges weit hinein. Der Perilymphraum (d) ist abgesehen von der Knochenwucherung mit neugebildetem Bindegewebe ausgefüllt, der Endolymphschlauch durch die Gewebswucherung stark zusammengedrückt, so daß der Endolymphraum (c) teils nur noch einen schmalen Spalt darstellt, teils sogar ganz aufgehoben ist. Die Crista acustica (e) ist trotz der sich in ihrer unmittelbaren Nachbarschaft abspielenden und sicher mehrere Wochen, vielleicht sogar Monate lang währenden Entzündung mit gesundem, hochgefügtem, nur postmortale Lücken zeigendem Epithel (f) und aufrecht stehender, schön gestreifter, hoher Cupula (g) versehen. (Nach ZANGE.)

darüber bestehen, daß oft gerade das Operationstrauma (Polypen-Extraktion, Radikaloperation) diese sekundäre Ausbreitung verursacht.

Nicht ganz selten sehen wir, daß das Cholesteatom auf dem durch das Granulationsgewebe geschaffenen Wege ins Labyrinth vordringt (die näheren Vorgänge siehe bei ZANGE) und dort Tochtercholesteatome bildet, die unter

Umständen die ganzen Labyrinthhohlräume ausfüllen und ihre Wände zerstören können. Die zunächst meist engen Einbruchspforten in den Bogengängen werden durch diese Arbeit des Cholesteatoms oder auch durch die Wirkung des Granulationsgewebes oft hochgradig vergrößert. Sie können aber auch, und zwar besonders dann, wenn der Mittelohrprozeß ausheilt, durch Bindegewebe oder neugebildeten Knochen fest verschlossen werden; der Befund von Exostosen am horizontalen Bogengang, den wir bei Radikaloperationen ja gelegentlich erheben können, ist der Ausdruck solcher Reparationsvorgänge.

Die bisherigen Ausführungen beziehen sich in der Hauptsache auf die Einbrüche an den *Bogengängen*, die ja beim Cholesteatom weitaus in der Überzahl sind. Auch bei *Fenstereinbrüchen* kann sich bei Cholesteatom die Labyrinthitis in ganz ähnlicher Weise abspielen, also als granulierende Entzündung, doch bleibt sie dann selten auf die nächste Umgebung der durchbrochenen Fenster beschränkt, meist ist eine *diffuse* seröse oder, da Fenstereinbrüche ja meist bei akuten Aufflammungen der Otitis media chronica erfolgen, eine *diffuse eitrige* Labyrinthitis die Begleit- oder Folgeerscheinung.

Auch *nekrotisierende* Labyrinthitiden mit ausgedehntem Weichteiltod können sich unter Umständen bei solch akuten Exacerbationen der granulierenden Labyrinthitis entwickeln und unter den oben geschilderten Bedingungen Sequesterbildung verursachen.

3. Labyrinthitis bei tuberkulöser Mittelohrentzündung.

Siehe den Beitrag „Die Tuberkulose des Ohres" von Cemach im VII. Bande.

III. Ausbreitung der Eiterung vom Labyrinth aufs Schädelinnere.

I. Überleitungswege.

a) Fortpflanzung auf präformierten Wegen.

Die den Hörnerven begleitenden Gefäß- und Lymphbahnen einerseits, die Aquaeducte andererseits bilden Verbindungen zwischen Labyrinth und Cavum cranii, die den Entzündungserregern ohne weiteres ein Fortschreiten von einem zum andern gestatten. Wie oft und unter welchen Bedingungen diese Wege betreten werden, sei zunächst untersucht.

α) Innerer Gehörgang (Nerven, Gefäße, Lymphbahnen). Zange fand in 134 von den von ihm zusammengestellten 228 Fällen, also bei mehr als der Hälfte der histologisch untersuchten Schläfenbeine, den Inhalt des inneren Gehörganges an der Entzündung im Labyrinth beteiligt. Von den 55 intrakraniellen Komplikationen, die vom Labyrinth ausgingen, waren 36, d. h. 65,45%, durch Vermittlung des inneren Gehörganges entstanden. Hinsberg (1, 2) und Boesch fanden auf Grund vorwiegend makroskopischer Untersuchungen ähnliche Zahlen. Ob bei dieser Überleitung die Nerven und Gefäße der *Schnecke* eine größere Rolle spielen, wie Manasse (1), Politzer (1) und Görke (3) annehmen, oder der *Vestibularapparat*, was Zange für wahrscheinlich hält, ist noch nicht genügend geklärt. Die Entzündung verläuft zunächst stets als *akute* oder *chronische eitrige*; nekrotisierende und granulierende Formen kommen auch dann nicht zur Ausbildung, wenn die Labyrinthitis selbst so verläuft, auch seröse Entzündungen des Acusticus spielen praktisch keine Rolle.

Bei der *akuten* eitrigen Neuritis acustica finden wir den Nerven selbst und seine Scheiden von Eiter durchsetzt und umspült, gleichzeitig sind die Räume unter der weichen und oft auch unter der harten Hirnhautschicht (Endost des Porus acusticus internus) des Nerven eitrig infiltriert. Die Nervenfasern selbst quellen zunächst auf, um später zu zerfallen. Bei der *chronischen* Form, die wohl stets aus der akuten hervorgeht, werden diese exsudativen Vorgänge zum Teil durch wuchernde, d. h. durch Bildung von Granulations-, später Bindegewebe, ersetzt; daneben bleiben nach ZANGE zunächst noch einzelne Eiterherde bestehen oder es bilden sich neue. Allmählich kann das neugebildete Gewebe den ganzen Gehörgang ausfüllen, indem es den Nerven selbst durchwuchert, die Häute durchsetzt und die Zwischenräume einnimmt (siehe Abb. 3 u. 4).

Kommt der Prozeß zur Heilung, so finden wir den ganzen Gehörgang von einem Pfropf derben, gefäßarmen Bindegewebes ausgefüllt. Im anderen Falle geht die Eiterung auf die Häute des Gehirns selbst kontinuierlich über: es entsteht eine Meningitis oder ein Hirnabsceß.

Über die Häufigkeit dieser beiden Ausgänge — Heilung bzw. Hirninfektion — gibt die Zusammenstellung ZANGES Auskunft: unter 103 Fällen von eitriger Infektion des inneren Gehörganges kam es nur 37mal oder, unter Mitrechnung einiger unsicherer Befunde, 52mal zu einer Infektion des Schädelinhaltes, also höchstens in der Hälfte der Fälle.

Die anatomischen Vorgänge bei der Abdämmung der aus dem Labyrinth vorrückenden Entzündung gegen das Cavum cranii haben POLITZER, LANGE (1), und ZANGE näher studiert. Der Abschluß erfolgt entweder schon „innerhalb der aus dem Labyrinth in den inneren Gehörgang führenden Gefäß- und Nervengänge" (ZANGE) oder im Gehörgangsgrund, dessen anatomische Verhältnisse hierfür sehr günstig sind. Wie LANGE nachgewiesen hat, tritt die Arachnoidalscheide des Acusticus an seiner Teilungsstelle, indem sie den Nerven verläßt, in Verbindung mit der Duraauskleidung (Endost) des Gehörganges, so daß im Fundus des Gehörganges ein hirnwärts abgeschlossener, weiter Lymphraum entsteht. In ihm kann sich die Eiterung — und zwar nach den bisher vorliegenden Beobachtungen *nur* bei chronisch eitrigen und nekrotisierenden Labyrinthitiden im Anschluß an chronische und Cholesteatom-Otitiden, *nie* bei akuten Otitiden — zunächst fortsetzen, so daß eine Art *Absceß* entsteht; Fibrinausscheidung, Granulations- und Bindegewebsneubildung vollendet die Abdichtung. — Im Nerven selbst wird der Abschluß durch eine demarkierende Entzündung vollzogen. Diese ausgesprochene Heilungstendenz der Labyrinthitis auch dann noch, wenn sie bereits den inneren Gehörgang erreicht hat, ist praktisch von größter Wichtigkeit.

β) **Aquaeductus cochleae.** Während HABERMANN (1), FRIEDRICH und GÖRKE (3) die Überleitung vom Labyrinth aufs Schädelinnere durch den Aquaeductus für häufig hielten, fand ZANGE unter seinen 228 Fällen die Schneckenwasserleitung 41mal erkrankt, doch war sie nur 12mal von den 55 Fällen mit intrakranieller Komplikation an der Infektion des Gehirns *beteiligt*, nur 2mal oder in 3,63% der Fälle war sie die *alleinige* Vermittlerin. Der Aquaeductus cochleae tritt also in dieser Hinsicht hinter dem inneren Gehörgang wesentlich zurück.

Histologisch findet man, je nach dem Grad der Entzündung, den Gang von vereinzelten Rundzellen, abgestoßenen Endothelien und Fibrinnetzen durchsetzt (bei Labyrinthitis serosa), oder voll Blut, Eiter und Zerfallsmassen. Auch im Aquaeduct besteht eine ausgesprochene Neigung zur Abdämmung der Eiterung hirnwärts, sie erfolgt durch vollkommenen Verschluß, zunächst durch Granulationsgewebe, das sich später in Bindegewebe oder Knochen umwandelt.

γ) **Aquaeductus vestibuli und Saccus endolymphaticus.** Die Ansichten über die Häufigkeit der Fortleitung entzündlicher Prozesse vom Innenohr auf Aquaeductus vestibuli und Saccus endolymphaticus haben lange geschwankt. HINSBERG (1, 2) berechnete auf Grund von 43 *makroskopischen* Sektionsbefunden

eine Frequenz von 18,6%, Boesch auf ähnlicher Grundlage 33,8%; demgegenüber betonte Wagener mit Recht, daß die Diagnose des Saccusempyems nur
mit Hilfe des Mikroskops gestellt werden könne, und daß histologisch bis 1906
nur ein einziger Fall, nämlich der von Politzer (1), *sicher* nachgewiesen sei.
Seitdem hielt man das labyrinthogene Saccusempyem für selten, bis Zange
1919 die ursprüngliche Ansicht von dem häufigen Vorkommen durch histologische Befunde einwandfrei begründete. Er fand entzündliche Prozesse
im Aquaeductus und Saccus bei 228 histologisch untersuchten Fällen 21mal
(9mal serös, 12mal eitrig), unter Einrechnung von 7 sicher aus einem Saccusempyem hervorgegangenen Intraduralabscessen 28mal, d. h. in 12,2% der
Labyrinthitiden. Bei seinen eigenen Fällen betrug der Prozentsatz sogar 28%.

Die anatomischen Befunde im Aquaeductus vestibuli sind ähnlich wie bei
der Entzündung der Schneckenwasserleitung: Ausfüllung des Ganges mit
abgestoßenen Deckzellen, Eiter, Blut, Granulations- oder Bindegewebe und
Knochen. Auch Verschlüsse kommen in ähnlicher Weise wie in der Schneckenwasserleitung zustande, jedoch seltener, so daß endokranielle Komplikationen
durch Ductus und Saccus endolymphaticus öfter vermittelt werden als durch
den Ductus perilymphaticus. Zange fand 11mal bei 55 intrakraniell komplizierten Labyrinthitiden, d. h. in 20% der Fälle, den Ductus und Saccus endolymphaticus als *alleinige* Überleitungsstelle, gegenüber 3,63% für die Schneckenwasserleitung.

Bei dieser Übertragung spielt die Entzündung des Saccus endolymphaticus,
das *Saccusempyem*, die ausschlaggebende Rolle. Wie Zange mit Recht betont,
sind die Bedingungen für die Ausheilung der einmal erfolgten Infektion des
Blindsackes sehr ungünstig. Der Ductus endolymphaticus verstopft sich meist
sehr schnell durch abgestoßene Endothelien, später durch Bindegewebe,
so daß es zu einer Eiterretention im Saccus kommt, die ihrerseits eine Erweiterung des Hohlraumes bewirkt. Da die Wände nur wenig dehnungsfähig sind,
— der Saccus kann höchstens bis zu Bohnengröße erweitert werden — gerät
der Eiter unter starken Druck, der im Verein mit den Bakterientoxinen zu
einer Vernichtung der Endothelauskleidung führt. Nun greift die Entzündung
auf die Wände des Sackes, also die Dura, über, es entsteht ein *Intraduralabsceß*,
der sich immer weiter ausbreitet und die Dura der ganzen Hinterfläche der
Pyramide vollständig einbeziehen kann. Von ihm aus kann dann einerseits
ein Extraduralabsceß, andererseits eine Ausbreitung ins Schädelinnere oder
auf den benachbarten Sinus erfolgen; unter 17 von Zange zusammengestellten
Fällen führte das Saccusempyem 9mal zur Bildung eines Kleinhirnabscesses,
5mal zu Extraduralabsceß, 3mal zu Sinusthrombose und 1mal zu Meningitis.

b) Fortpflanzung auf durch die Eiterung geschaffenen Bahnen.

Wie S. 446 bereits besprochen wurde, wird die Kapsel des erkrankten Labyrinths bei der eitrigen, der granulierenden und der nekrotisierenden Entzündung häufig arrodiert und weitgehend zerstört, so daß sekundäre „Ausbrüche"
ins Mittelohr oder nach der Pyramidenoberfläche zu entstehen. Letztere erfolgen
meist vom *hinteren* Bogengang oder, seltener, vom *hinteren* Schenkel des *oberen*
Bogenganges aus, und zwar fast stets in die *hintere* Schädelgrube. Ein Durchbruch vom *vorderen* Schenkel des oberen Halbzirkelkanals in die *mittlere* Schädelgrube wurde nur 1mal von Politzer (1) gesehen. Unter 55 intrakraniellen
Komplikationen erfolgt die Ansteckung des Schädelinneren auf diesem Wege
6mal, also in 10,90%. Zunächst entsteht ein Extraduralabsceß, von ihm aus
ein Kleinhirnabsceß, selten Meningitis oder Sinusphlebitis, — also ähnlich wie
beim Saccusempyem. Wenn diese Zahlen Zanges bedeutend niedriger sind

als die früher von JANSEN (1) und FRIEDRICH angenommenen, so beruht das
darauf, daß *makroskopisch* die Entscheidung sehr schwer ist, ob ein Extraduralabsceß an der hinteren Pyramidenfläche durch *Ausbruch* vom Labyrinth aus
entstanden ist oder vom Mittelohr her mit sekundärem *Einbruch* ins Innenohr.
Nur *mikroskopische* Untersuchungen können hier Klarheit schaffen, und solche
standen den genannten Autoren noch nicht in genügender Anzahl zur Verfügung.

2. Die intrakraniellen Folgekrankheiten selbst.

Von den 211 von ZANGE zusammengestellten, histologisch untersuchten
Fällen von Labyrinthitis starben 54 = 25,59% sicher an intrakraniellen Folgekrankheiten der Innenohrentzündung, bei Hinzuzählung einiger unsicherer
Fälle 74 = 35,07%. Die übrigen 107 Patienten gingen an anderen Erkrankungen,
unabhängig vom Labyrinth, zugrunde.

60 Patienten oder 81,08% starben an Meningitis, davon 53,76 = 62% an
unmittelbarer, 7 oder 9,45% an mittelbarer, d. h. 1 = 1,35% durch Vermittlung eines Epiduralabscesses, 6 = 8,11% nach Hirnabsceß.

1 Fall = 1,35% erlag einer Blutleiterthrombose.

Diese Zahlen beweisen — und darin stimmen alle Autoren überein — daß
die Meningitis weitaus die häufigste Folgeerkrankung der Labyrinthentzündung
ist: etwa 3/4 aller überhaupt gestorbenen Fälle erlagen ihr, die Mehrzahl der
übrigen an Kleinhirnabsceß und nur ein verschwindend kleiner Bruchteil an
Blutleiterthrombose.

a) Die eitrige, labyrinthogene Hirnhautentzündung.

Die *otogene* Meningitis ist im Abschnitt ,,Die otitischen Erkrankungen der
Hirnhäute" im VIII. Bande von anderer Seite ausführlich behandelt. Hier
sei nur auf einige Eigentümlichkeiten der *labyrinthentsprungenen* Hirnhautentzündung hingewiesen.

Sie sind zum Teil bedingt durch die beschriebenen Vorgänge bei der Überleitung der Entzündung durch den Porus acusticus internus auf die Meningen,
vor allem durch die Bildung schützender Adhäsionen, durch die in vielen Fällen
eine *plötzliche* Überschwemmung der weichen Hirnhäute durch Eitererreger
verhindert wird. Dementsprechend sehen wir oft der ausgesprochenen Hirnhautentzündung ein Stadium *meningealer Reizsymptome* vorangehen, das sich
klinisch durch Temperatursteigerung, angedeutete Nackenstarre, Kopfschmerzen
und Erbrechen verrät (cf. S. 488), während die *klassischen* Symptome der Meningitis noch fehlen. Daß tatsächlich die Entzündung bereits die Meningen erreicht
hat, beweist sicher das Resultat der *Lumbalpunktion*, vor allem die Vermehrung
des Eiweiß- und Zellgehaltes. Es ist das Verdienst von KNICK, ZANGE, MYGIND
und LUND u. a., diese Verhältnisse näher erforscht und damit die Diagnose
der beginnenden Meningitis auf eine sichere Grundlage gestellt zu haben. Sie
wiesen nach, daß der normale Liquor niemals Zellen und Eiweiß aufweist.
Schon wenige Zellen beweisen die beginnende Komplikation; speziell bei der
Labyrinthitis verrät das Vorhandensein von mehr als zwei Zellen das Übergreifen der Entzündung auf die Meningen, vorausgesetzt, daß eine *andere* Ursache
für das Pleocytose nicht vorhanden ist (cf. S. 489).

Durch *wiederholte* Lumbalpunktion sind wir oft imstande, aus Zu- oder
Abnahme der Zellvermehrung die Vorgänge innerhalb der Meningen zu erschließen (Ausnahmen siehe S. 489).

Erst bei *hohem* Zellgehalt erscheint der Liquor auch makroskopisch verändert, *getrübt.*

Der *Bakteriennachweis* ist gerade im Anfangsstadium der Meningitis viel weniger wichtig, der Liquor ist zunächst meist steril. Erst im fortgeschrittenen Stadium der Meningitis lassen sich meist die Bakterien im Sediment oder kulturell feststellen, aber auch dann nicht immer. Mygind z. B. konnte selbst bei vollentwickeltem Bild der Meningitis im Liquor Bakterien nicht finden.

Manchmal sind die Resultate der Lumbalpunktion irreführend, so, daß bei einer sicher vorhandenen Meningitis Pleocytose fehlt. Lund beschreibt einen solchen Fall, ich sah wiederholt das gleiche.

Daß wir es in diesem Stadium mit einer bereits erfolgten Infektion der Meningen zu tun haben, also mit einer beginnenden Meningitis, beweist außer der Lumbalpunktion die klinische Erfahrung, daß ihm fast stets, wenn nicht rechtzeitig eingegriffen wird, das Bild der vollentwickelten Meningitis folgt. Das kann sehr schnell geschehen, manchmal schon nach einigen Stunden, oft aber erst nach tage- oder selbst wochenlangem Stehenbleiben, gelegentlich in Form *schubweiser* Ausbreitung [Brieger (3)].

Dementsprechend können wir zwei Hauptformen der labyrinthogenen Meningitis unterscheiden: Eine *foudroyante*, die in kürzester Zeit den Porus acusticus internus durchschreitet, um sich dann unter stürmischen Erscheinungen rapid innerhalb der Leptomeningen zu verbreiten, und eine zunächst *langsam, schleichend* und mit wenig markanten Symptomen verlaufende.

Erstere ist *prognostisch* durchaus *ungünstig* und auch unseren therapeutischen Eingriffen meist wenig zugänglich, letztere dagegen, wenn früh erkannt, oft ein dankbares Objekt der chirurgischen Behandlung.

Noch eine weitere Eigentümlichkeit der labyrinthogenen Meningitis sei erwähnt. Da alle präformierten und durch den Eiter geschaffenen Wege aus dem Labyrinth in die *hintere* Schädelgrube führen, wird diese fast stets *zuerst* infiziert. Hier bleibt die Entzündung oft längere Zeit lokalisiert, so daß wir bei der Autopsie die Kleinhirnhäute, vor allem im Bereich der Zisternen, schwer erkrankt, die der mittleren und vorderen Schädelgrube aber makroskopisch ganz oder fast ganz frei finden. Die Ursache für diese Abgrenzung ist wohl in dem durch das Tentorium gebildeten Abschluß der beiden Hirnbezirke gegeneinander zu suchen. Wenn endlich doch die Entzündung vom Kleinhirn auf die mittlere Schädelgrube übergreift, so folgt die Eiterung meist den Gefäßen der Fossa Sylvii.

Diesem pathologisch-anatomischen Verhalten entsprechend sehen wir oft auch bei der *vollentwickelten* Labyrinthmeningitis Großhirnsymptome, wie Benommenheit, corticale Reizerscheinungen und Läsionen der basalen Hirnnerven, längere Zeit oder dauernd fehlen, während die durch Erkrankung der Kleinhirngrube bedingten Erscheinungen — Nackenstarre, heftiger Hinterkopfschmerz — neben Fieber das Bild beherrschen. Ich sah einen Patienten mit schwerer Kleinhirnmeningitis nach längerer Eisenbahnfahrt zu Fuß die Klinik aufsuchen, ohne Störung des Sensoriums, aber mit starr nach hinten gebeugtem Kopf. Der früher behandelnde Arzt hatte gar nicht an die Möglichkeit einer Meningitis gedacht.

b) Der Kleinhirnabsceß.

Nächst der Meningitis ist der *Kleinhirnabsceß* die häufigste und wichtigste Komplikation der Labyrintheiterung; er tritt nach Zange in 6,1—7,9% aller Labyrintheiterungen auf, und zwar fast ausschließlich nach Labyrinthnekrosen und chronischen Labyrinthitiden bei Mittelohrcholesteatom, bei diesen in 20—26% der Fälle. Bei Labyrinthitis anderer Genese ist der Kleinhirnabsceß dagegen selten.

Die Art der Überleitung — Vermittlung durch den Aquaeductus vestibuli oder durch ein Saccusempyem, seltener durch den Porus acusticus internus — wurde S. 460 bereits beschrieben. Klinisch unterscheidet sich der *labyrinthentsprungene* Kleinhirnabsceß in nichts von dem *anderer Herkunft*, so daß auf seine ausführliche Behandlung im Beitrag von HEINE und BECK im VIII. Bande verwiesen werden kann. Auch die Differentialdiagnose zwischen Labyrinthitis und Kleinhirnabsceß ist dort besprochen.

Für die Eröffnung des Cerebellarabscesses schafft die NEUMANNsche oder UFFENORDEsche Labyrinthoperation (cf. S. 514 u. 520) die günstigsten Vorbedingungen.

c) Der Extraduralabsceß an der hinteren Pyramidenfläche.

ZANGE fand unter seinen 228 histologisch untersuchten Labyrinthitiden 10mal, oder, unter Mitzählung der fraglichen Fälle, 14mal einen labyrinthogenen Extraduralabsceß an der hinteren Pyramidenfläche, d. h. in 4,38 bzw. 6,14% der Fälle; die Komplikation entwickelt sich fast ausschließlich im Anschluß an *akute* Labyrinthnekrose und an Labyrinthitis nach Mittelohrcholesteatom, hier in 12,30 bzw. 17% der Fälle.

Die Pathogenese wurde bereits S. 446 besprochen, ebenso, daß es makroskopisch kaum möglich ist, die durch Labyrinth*ausbruch* entstandenen Extraduralabscesse von solchen im Gefolge von subakuter Mittelohreiterung mit sekundärem *Einbruch* ins Labyrinth zu unterscheiden.

An sich nicht gefährlicher als Extraduralabscesse an anderen Stellen und bei rechtzeitiger und richtiger Behandlung prognostisch durchaus günstig, führt der Extraduralabsceß an der hinteren Pyramidenfläche, sich selbst überlassen, regelmäßig zu anderen schweren Komplikationen — Kleinhirnabsceß oder Meningitis. Dabei bildet oft ein Intraduralabsceß oder ein Empyem des Saccus endolymphaticus ein Zwischenglied.

Diese Gefahr macht die rechtzeitige Erkennung des Epiduralabscesses dringend wünschenswert, doch sind seine klinischen Symptome so wenig charakteristisch, daß diese Forderung nicht immer erfüllbar ist. Er verursacht in der Regel starke Kopfschmerzen, besonders im Hinterkopf, und Fieber, — Symptome, die aber vieldeutig sind und oft ebensogut auf die Mittelohreiterung als solche, auf eine beginnende Meningitis oder einen Kleinhirnabsceß bezogen werden können. Nur dann, wenn sie nach Radikaloperation bestehen bleiben und wenn eine Meningitis durch das Resultat der Lumbalpunktion sicher ausgeschlossen werden kann, gewinnt die Diagnose an Wahrscheinlichkeit; dann muß unter allen Umständen die hintere Pyramidenfläche freigelegt und nach einem Extraduralabsceß gesucht werden.

Ein Extraduralabsceß der *mittleren* Schädelgrube wurde im Anschluß an Labyrinthitis bisher nur einmal beobachtet (POLITZER, Fall 8), er entstand nach Durchbruch vom oberen vertikalen Bogengang aus und führte zur Bildung eines Schläfenlappenabscesses. Diese Komplikation ist also so selten, daß praktisch kaum mit ihr zu rechnen ist.

d) Sinusphlebitis nach Labyrinthitis.

Eine Infektion des *Sinus sigmoideus* vom Labyrinth aus wurde bisher nur dreimal fetsgestellt (cf. ZANGE, S. 276), jedesmal vermittelte ein Saccusempyem die Überleitung. Alle 3 Patienten starben an gleichzeitigem Kleinhirnabsceß. Ein Fall ZANGES (Fall 23) ging an infektiöser Thrombose der *Vena vertebralis*, vermittelt durch Phlebitis der Vena *auditiva interna*, zugrunde.

IV. Klinik der Labyrinthitis.

A. Störungen der Labyrinthfunktion.

Die wichtigsten Symptome der Labyrinthentzündung, und zwar die einzigen, die uns eine exakte Diagnose ermöglichen, sind Störungen der normalen Labyrinthfunktion.

1. Funktionsstörungen der Schnecke.

Bei der Funktionsstörung des eigentlichen Hörapparates lassen sich deutlich zwei Gruppen von Symptomen unterscheiden: Solche, die durch die Einwirkung krankhafter Reize bedingt sind, also *Reizsymptome*, und *Ausfallserscheinungen*, verursacht durch Zerstörung von Sinneszellen und Nerv.

a) Reizerscheinungen. Nach Beobachtungen von Wolf, Max und anderen, die ich wiederholt bestätigen konnte, werden durch den Einbruch der Entzündung in die Schnecke oft mehr oder weniger starke subjektive *Geräusche* ausgelöst; sie werden als Sausen, Brausen, Pfeifen, Läuten oder auch als musikalische Geräusche und als Melodienhören geschildert. Sie dürften zum Teil wohl auf den Einfluß der Entzündungserreger auf die *Sinneszellen*, solange sie noch nicht zerstört sind, aufzufassen sein, in der Hauptsache sind sie aber wohl auf die Einwirkung von Toxinen und entzündlichen Prozessen auf den *Hörnerven* zurückzuführen. Dafür spricht vor allem die *Dauer* der Geräusche — sie bleiben oft lange Zeit nach dem sicheren Tode der Sinneszellen und nach dem Eintritt völliger Taubheit bestehen — und der von Uffenorde geführte Nachweis, daß sie sich durch mechanische Reizung des Cochlearisstammes im inneren Gehörgang auslösen lassen.

Da subjektive Geräusche zu den häufigsten Begleiterscheinungen der verschiedensten Ohrerkrankungen gehören, und da die durch die Labyrinthitis verursachten sich von den anderweitig bedingten nicht unterscheiden, sind sie für die Diagnose nicht sicher verwertbar. Immerhin empfiehlt es sich, nach solchen Symptomen ausdrücklich zu fragen, sobald eine Labyrinthentzündung in Betracht kommt, da die an subjektive Geräusche oft schon gewöhnten Patienten uns eine Zunahme oder Änderung oft nicht unbefragt angeben.

b) Ausfallserscheinungen. Jede Schädigung der Sinneszellen des Cortischen Organes, Änderungen der Spannung der Basilarmembran oder Hindernisse der Schallwellenzuleitung im Labyrinthwasser, werden eine mehr oder weniger hochgradige *Funktionsstörung*, also *Hörstörung*, verursachen. Entsprechend dem Grad und der Ausdehnung der Zellschädigung wird diese Störung dauernd oder vorübergehend sein und sich auf das ganze Hörfeld oder nur auf einzelne Teile erstrecken. Meist ist sie sehr stark in Form hochgradiger Schwerhörigkeit oder Taubheit. Leichtere und reparable Formen sehen wir fast ausschließlich bei der *serösen* Labyrinthentzündung. Diese betrifft, wie im vorigen Abschnitt ausgeführt wurde, ja manchmal nur bestimmte Teile der Schnecke; eine weitgehende Besserung ist bei ihr auch dann noch möglich, wenn zeitweise völlige Taubheit vorhanden war. Das bezieht sich in erster Linie auf die *rein serösen* Labyrinthitiden, aber auch auf die viel selteneren Formen von *eitriger* oder *granulierender* Entzündung, die nur einzelne Teile der Schnecke ergriffen haben, während sich in den übrigen Abschnitten seröse Prozesse abspielen. Bei *diffuser* eitriger oder granulierender Schneckenentzündung ist fast ausnahmslos mit dauernder und vollständiger Zerstörung der Sinneszellen und dementsprechend mit Taubheit zu rechnen.

Bezold (1) und Herzog (1) haben darauf hingewiesen, daß außer den Sinneszellenschädigungen auch *Druckveränderungen* im Labyrinthraum die Schneckenfunktion stören können. So sah BEZOLD starke Schwerhörigkeit für tiefe Töne bei Liquorabfluß aus dem Perilymphraum nach Entfernung einer Granulation am horizontalen Bogengang; nach 2 Monaten kehrte das Gehör allmählich zurück, nach 4 Monaten erreichte es seine alte Schärfe fast wieder, — offenbar, nachdem sich wieder normale Druckverhältnisse gebildet hatten.

Bei *diffuser* Labyrinthitis setzt die Hörstörung meist *plötzlich, sturzartig* ein, und zwar beginnt, wie HERZOG (4) nachgewiesen hat, die Vernichtung an der *unteren* Tongrenze, schnell zur oberen fortschreitend. BEZOLD empfiehlt zur Erkennung des drohenden oder beginnenden Labyrintheinbruches Prüfung mit der a¹-Stimmgabel: Zunehmende Verkürzung der Hördauer für Luftleitung läßt den Beginn, Aufhebung für a¹ die Ausbreitung der Labyrinthitis erkennen. — Schädigung des Gehörs für *hohe* Töne (OSTMANN, WANNER) ist weniger charakteristisch für die beginnende Labyrinthentzündung.

Bei den *auf den horizontalen Bogengang beschränkten* granulierenden Entzündungen kann die Schneckenfunktion ganz oder fast ganz erhalten bleiben. Auch *ausgedehnte* Erkrankungen des Vorhofbogengangsapparates brauchen, sofern sie gegen die Schnecke abgegrenzt sind, deren Funktion nicht ganz aufzuheben [HINSBERG (1, 2, 4)].

Über den Nachweis der einseitigen Taubheit siehe den Beitrag von SCHLITTLER im VI. Bande.

Ich benütze fast ausschließlich die BÁRÁNYsche Lärmtrommel, die, wenn sie einwandfrei funktioniert, stets sichere Resultate liefert. Nach unseren Erfahrungen läßt aber bei starker Benutzung die Federkraft des Apparats und damit das erzeugte Geräusch nach einiger Zeit nach, so daß es zur Vertaubung des auszuschaltenden Ohres nicht mehr ausreicht. Dadurch wurden uns wiederholt Hörreste vorgetäuscht, die zur fälschlichen Annahme einer *circumscripten* bei tatsächlich vorhandener *diffuser* Labyrinthitis veranlaßten. An die daraufhin vorgenommene Radikaloperation ohne Labyrintheröffnung schloß sich dann eine Meningitis an. — Solche verhängnisvolle Irrtümer lassen sich durch Anwendung einer *elektrisch* betriebenen Lärmtrommel, wie wir sie neuerdings benutzen, vermeiden.

2. Funktionsstörungen des Vorhofbogengangsapparates.

Die normale Funktion des Vestibularapparates wurde bereits im Abschnitt RUTTIN im VI. Bande ausführlich dargestellt. Es sei hier nur kurz als für unsere Betrachtungen wichtig folgendes hervorgehoben:

Vorhof und Bogengänge dienen neben anderem (Auge, kinästhetischer Sinn) zur Regulierung des Gleichgewichtes. Die ungestörte Erhaltung des Gleichgewichtes ist „von einer absoluten Harmonie aller den höheren Bahnen von der Peripherie her zufließenden Impulse" abhängig (WITTMAACK). Jede plötzliche Störung dieser Harmonie durch Labyrintherkrankung erzeugt gesetzmäßig charakteristische Symptome: Schwindelgefühl, Gleichgewichtsstörungen, Übelkeit bis zum Erbrechen und Nystagmus. Die Störung kann dadurch erzeugt werden, daß ein Labyrinth pathologisch *erregt* wird (Reizsymptome oder *Erregungs*dekompensationserscheinungen nach WITTMAACK), oder dadurch, daß das normalerweise zwischen beiden Labyrinthen vorhandene Gleichgewicht durch *Ausschaltung* des einen aufgehoben wird (*Ausfalls*dekompensationserscheinungen nach WITTMAACK). Im ersteren Falle gehen die Dekompensationsstörungen vom *gereizten,* also dem *pathologischen* Ohr aus, im letzteren vom *gesunden, nicht* vom *zerstörten.* In beiden Fällen sind die *klinischen Erscheinungen* völlig übereinstimmend, nur die Richtung des Nystagmus gestattet manchmal eine Unterscheidung.

Nach Aufhören des *Reizes* schwinden die *Erregungs*dekompensationserscheinungen sofort. Die durch Zerstörung des einen Labyrinthes erzeugten *Ausfalls*-dekompensationserscheinungen verlieren sich nach einiger Zeit nach Ausbildung zentraler Kompensationsvorgänge, doch läßt sich der Ausfall der Funktion auch dann noch durch das negative Resultat der kalorischen Prüfung und eine Zeitlang durch den Nachweis von Gleichgewichtsstörungen *ohne* Schwindel und Nystagmus feststellen.

Die oben geschilderten Symptome, in erster Linie Schwindel, Gleichgewichtsstörungen und Nystagmus, treten bei der Mehrzahl aller Labyrinthitiden auf, oft so intensiv, daß sie das ganze klinische Bild beherrschen. Wie sie im einzelnen Falle zu erklären sind, ob als *Reiz*erscheinungen vom *erkrankten* Labyrinth aus oder als *Ausfallsdekompensationserscheinungen* durch Überwiegen des *gesunden* nach Ausschaltung des kranken Labyrinthes, — das vermögen wir nicht immer bestimmt zu entscheiden. Ich habe in meinen früheren Arbeiten (1, 2) die Ansicht vertreten, daß sie *stets* auf den Reiz der Entzündung oder von Toxinen auf das *erkrankte* Labyrinth (Sinneszellen oder Nervenästchen) zurückzuführen seien, ohne daß das gesunde Labyrinth dabei eine Rolle spielt, ausgehend von der Tatsache, daß die bei der Labyrinthitis beobachteten Symptome genau mit denen übereinstimmen, die wir bei jeder Labyrinthreizung, wie sie auch immer erzeugt wird, sehen. Bestärkt wurde ich in dieser Ansicht durch die Beobachtung von Voss (2), daß nach Zerstörung eines Labyrinthes sich bei der viel später erfolgten operativen Verletzung des anderen die typischen „Reizsymptome" einstellten, die dann doch unmöglich mit dem längst ausgeschalteten, zuerst zerstörten, zusammenhängen konnten. Demgegenüber wurde von anderen, vor allem von Wittmaack in seinem bekannten Referat, geltend gemacht, daß die Sinneszellen wahrscheinlich außerordentlich schnell zugrunde gingen und daß Nystagmus und Schwindel nach ihrer Zerstörung noch längere Zeit anhielten, also dann nicht mehr durch ihre Reizung ausgelöst werden könnten. Dann würden also die Erscheinungen zu *Beginn* der Labyrinthitis, bis zur Zerstörung der Sinneszellen, als *Reiz-*, die *später* noch bestehenden als *Ausfalls*-*dekompensationserscheinungen* aufzufassen sein, — die Unterscheidung beider Stadien soll die Richtung des Nystagmus ermöglichen, der zuerst, bei *Reizung* des kranken Innenohres, nach der *kranken* Seite, nach seiner Zerstörung bei Überwiegen des gesunden Ohres nach dessen Seite ausschlagen soll. Die Vosssche Beobachtung erklärt Bárány so, daß nach Zerstörung des ersten Labyrinthes dessen Ausfall *zentral* kompensiert wurde und daß dieses zentrale Kompensationszentrum den bei Zerstörung des zweiten Innenohres einsetzenden Schwindel und Nystagmus auslöste. Spätere Autoren, wie Uffenorde und Zange, haben die Wittmaacksche Anschauung und seine Scheidung in Reiz- und Ausfalls-dekompensationserscheinungen im allgemeinen akzeptiert; sie geben aber zu, daß in einzelnen Fällen eine genaue Entscheidung, welche Form gerade vorliegt, oft nicht möglich sei. Zange hat durch seine außerordentlich sorgsame Analyse der pathologisch-anatomischen Vorgänge, die den Funktionsstörungen zugrunde liegen, — krankhafte Endolymphbewegungen, Einwirkung von Entzündung und Toxinen auf Sinneszellen und Nerv, Hemmungen der Endolymphbewegung — die Frage weiter zu klären versucht, doch kommt auch er zu dem Schluß, daß „im einzelnen Falle die Dinge nicht so getrennt, sondern vielfach gleichzeitig nebeneinander, auch durcheinander, also in buntem Gemisch" verlaufen. „Infolgedessen werden auch Reiz- und Ausfallserscheinungen häufig durcheinandergehen und sich klinisch im einzelnen Falle oft nicht voneinander unterscheiden lassen". (Zange, S. 224—225).

Da nun aber für jeden, der die Materie nicht völlig beherrscht, durch das Durcheinander der verschiedenen Bezeichnungen für *dieselben* klinischen

Erscheinungen leicht Verwirrung entstehen kann, halte ich es bis zur völligen Klärung der Frage, in der ja noch viel Hypothetisches genauer zu fundieren ist, für zweckmäßiger, zunächst im folgenden die alte von mir früher gewählte Scheidung in Reiz- und Ausfallserscheinungen beizubehalten. Dabei werden als *Reizerscheinungen* die Symptome bezeichnet, die mit den bei Reizung eines gesunden Labyrinthes entstehenden übereinstimmen, ohne Rücksicht darauf, ob sie vom gesunden oder kranken Ohr ausgelöst werden; als *Ausfallserscheinungen* die nach völliger Zerstörung eines oder beider Labyrinthe nachweisbaren Störungen.

a) **Vestibulare Reizerscheinungen bei Labyrinthitis.**

Die vestibularen Reizsymptome sind je nach der Einbruchsstelle der Eiterung, dem Charakter der Entzündung (serös, eitrig, granulierend), ihrer mehr oder weniger schnellen und vollständigen Ausbreitung (circumscript-diffus) verschieden stark ausgeprägt. Am *heftigsten* treten sie dann in Erscheinung, wenn eine seröse oder eitrige Entzündung das *ganze* Innenohr *plötzlich* überschwemmt — z. B. bei Scharlach, Stapesluxation, Fensterdurchbruch —, bei ganz *langsamem*, schleichendem Fortschreiten der Entzündung, wie wir es bei Tuberkulose sehr oft und bei granulierender Labyrinthitis nach Mittelohrcholesteatom gelegentlich sehen, können sie ganz *schwach angedeutet* sein oder vollständig *fehlen*. Einem *schubweisen* Fortschreiten der Entzündung entsprechen *intermittierende* Reizsymptome.

Sie sind bei der diffusen Labyrinthitis zu Beginn am heftigsten, um dann allmählich abzuklingen und im Verlauf von etwa 10—14 Tagen völlig zu verschwinden und, falls das Endorgan zerstört ist, den später zu beschreibenden Ausfallserscheinungen Platz zu machen. Nach operativer Eröffnung und Zerstörung des Labyrinthes klingen die Reizerscheinungen in der Regel schnell, innerhalb von 2—3 Tagen, ab.

Falls bei einer *serösen* Entzündung *Heilung* erfolgt, sehen wir manchmal nach Abklingen der Reizsymptome wieder die normale Funktion ganz oder teilweise zurückkehren.

Zur genaueren Analyse empfiehlt es sich, die einzelnen Symptome: Nystagmus, Schwindel, Gleichgewichtsstörungen, Übelkeit und Erbrechen gesondert zu besprechen.

α) **Nystagmus.** 1. *Spontannystagmus*. Der *Nystagmus* gehört als das einzige Symptom, das uns über die Vorgänge im Labyrinth *objektiv* Aufschlüsse gibt, zu den wichtigsten Reizsymptomen. Er tritt stets zu Beginn der Entzündung gleichzeitig mit dem Schwindel auf, letzteren meist einige Zeit überdauernd. Wie jeder durch Labyrinthreizung ausgelöste Nystagmus beginnt der durch Labyrinthitis bedingte in der Regel erst dann, wenn die Bulbi die Mittellinie nach der einen oder der anderen Richtung überschreiten. Nach allgemein angenommenen Brauch bezeichnet man die Schlagrichtung nach der *schnellen* Komponente, d. h. wir sprechen von Nystagmus nach rechts, wenn die schnelle Bewegung nach rechts, die langsame nach links gerichtet ist. Nystagmus nach rechts tritt in der Regel beim Blicke nach rechts am stärksten oder ausschließlich auf (Nystagmus I. Grades), seltener schon bei Blicke geradeaus (Nystagmus II. Grades) und noch seltener auch beim Blicke nach links (Nystagmus III. Grades). Der bei Labyrinthitis beobachtete Nystagmus ist meist horizontal oder horizontal-rotatorisch, fast niemals vertikal gerichtet.

Je nach der Exkursion der einzelnen Bewegungen bezeichnen wir den Nystagmus als grob- oder feinschlägig; die Zahl der Zuckungen in der Zeiteinheit schwankt sehr. In der Regel sehen wir bei starker Labyrinthreizung zahlreichere Zuckungen als bei schwacher.

Zu *Beginn* der Labyrinthitis ist der Nystagmus oft, aber keineswegs immer, nach der Seite des *kranken* Labyrinthes gerichtet; nach kurzer Zeit schlägt er dann regelmäßig zur gesunden Seite um, wenn er nicht schon primär diese Richtung hatte, um dann dauernd so zu bleiben. Ein *nochmaliger Umschlag* zur *kranken* Seite ist, worauf Neumann (2) zuerst aufmerksam machte, in der Regel nicht labyrinthär, sondern durch einen *Kleinhirnabsceß* bedingt. Nur ganz ausnahmsweise wurde labyrinthogener, homolateraler Nystagmus beim Abklingen einer Labyrinthitis beobachtet [Uffenorde (1), S. 198].

2. *Kompressionsnystagmus.* Neben dem Spontannystagmus sind die durch Luftverdichtung oder -verdünnung im Gehörgang auslösbaren Augenbewegungen (Kompressionsnystagmus, Fistelsymptom) ein wichtiges Symptom — in der Regel das erste —, das uns den Kapseldurchbruch erkennen läßt.

Schon Lucae (1) hatte festgestellt, daß bei einzelnen seiner Patienten mit Bogengangsfistel durch Verschluß des Gehörganges mit dem Finger Schwindel ausgelöst wurde, Ruttin u. a. haben dann nachgewiesen, daß dieses Phänomen sich bei Defekten in der Labyrinthwand, solange der Vestibularapparat noch funktionsfähig ist, regelmäßig durch Drucksteigerung oder -Verminderung im Gehörgang erzeugen läßt, und daß dabei stets Augenbewegungen auftreten. Meist entsteht bei *Kompression* Nystagmus nach der *kranken*, bei *Aspiration* nach der *gesunden* Seite — seltener umgekehrt — oder wir sehen einfache Augenbewegungen, und zwar bei *Druck* nach der *gesunden*, bei Luftver*dünnung* nach der *kranken* Seite. Diese Unterschiede sind durch den jeweiligen Sitz des Kapseldefektes und durch Veränderungen im Labyrinthinneren (Störungen der Endolymphbewegung, Formveränderungen des häutigen Labyrinthes) bedingt.

Auch nach völliger Zerstörung der nervösen Endapparate soll nach Uffenorde (1, S. 198) das Fistelsymptom noch manchmal auslösbar sein, dann durch Druck- oder Zugwirkung auf den Vestibularis selbst oder seine Verzweigungen erzeugt.

β) Schwindelgefühl. Gleichzeitig mit dem Auftreten des Nystagmus setzt regelmäßig Schwindelgefühl ein, und zwar fast ausnahmslos als typischer *Drehschwindel.* Auch das Schwindelgefühl ist in seiner *Intensität* zweifellos von den pathologischen Vorgängen im Labyrinth abhängig; am stärksten ist es bei schnell sich ausbreitenden, eitrigen oder serösen Prozessen, am schwächsten bei langsam fortschreitender Entzündung.

Da das Schwindelgefühl rein subjektiver Natur ist, sind wir für seine Beurteilung auf die Schilderung der Patienten angewiesen, die naturgemäß von deren Bildungsgrad und Beobachtungsgabe wesentlich abhängig ist. Genauere Analysen der Empfindungen beim Schwindelanfall sind zum Teil aus diesem Grunde, zum Teil wohl auch, weil selten danach geforscht wurde, nicht allzuhäufig; die besten verdanken wir Kümmel. Seine sehr intelligente Patientin, bei der bei einer Radikaloperation der *rechte* horizontale Bogengang wegen Erkrankung seiner Wand eröffnet wurde, gab folgende Schilderung[1]): Beim Erwachen aus der Narkose hatte sie sofort die Empfindung, als rolle sie nach *links* aus dem Bett heraus, auch dann, wenn sie ganz ruhig lag. Diese Empfindung schwand fast vollständig, wenn sie sich auf die *rechte* Seite legte und den Kopf fest in die Kissen vergrub. War sie durch Erbrechen genötigt, sich aufzurichten, so fiel sie sofort nach links und hatte die heftigsten Schwindelempfindungen, bis sie sich wieder auf die rechte Seite gedreht hatte. Schon beim Blick nach links trat Schwindel auf, gleichzeitigN ystagmus. Die Empfindungen bestanden bei linker Seitenlage auch dann, wenn die Patientin die Augen schloß und sich ganz ruhig verhielt. Beim Blicke nach rechts kein Nystagmus, aber Schwindel, verstärkt bei jedem Fixieren.

---

[1]) In der in meinem Referat (2) gegebenen Fassung.

Die Erscheinungen klangen nun in folgender Reihenfolge wieder ab: Zuerst stellte sich die Fähigkeit, ohne Schwindel nach links zu sehen, wieder ein; linke Seitenlage war erst mehrere Tage später wieder möglich; „dann war auch nicht mehr das Gefühl des Fallens oder Hinabrollens nach der linken Seite vorhanden, sondern ein ganz unbestimmtes Schwindelgefühl, das die Patientin so schilderte, als ob ihr Kopf ohne feste Verbindung mit dem Körper wäre." Diese Empfindung bestand sehr lange fort und trat auch nach der Entlassung anfallsweise nach leichten körperlichen Verrichtungen und raschen Bewegungen ein. In der letzten Zeit der Beobachtung schwand auch dies, doch blieb die Patientin beim Gehen noch unsicher und sah dabei auf den Boden, da sie fürchtete, plötzlich einmal hinzufallen.

In dieser Schilderung interessiert vor allem auch der Zusammenhang zwischen Lage des Kopfes und Schwindel, — letzterer war am *schwächsten* beim Liegen auf der *kranken* Seite, und umgekehrt am stärksten bei Lagerung auf dem gesunden Ohr. Dieselbe Beobachtung machte auch ALEXANDER. Dies Verhalten ist keineswegs die Regel. Ich konnte ebenso wie POLITZER (1) bei meinen Patienten mit Reizsymptomen häufiger feststellen, daß sie meist auf der *gesunden* Seite lagen, weil sie so nach ihren Angaben den Schwindel weniger empfanden. Ich habe mir dies Verhalten so erklärt, daß in dieser Lage die Blickrichtung nach der gesunden Seite, in der ja Nystagmus und damit Verstärkung des Schwindels auftritt, für den Patienten weniger in Frage kommt, als die vom Nystagmus nicht begleitete nach der kranken Seite. — Wie diese Unterschiede zu erklären sind, weiß ich nicht.

Bei schleichend verlaufenden Labyrinthitiden, — vor allem bei tuberkulösen — kann Schwindelgefühl vollständig fehlen, bei langsam fortschreitender, granulierender Entzündung tritt er in der Regel leichter auf, oft nur in einzelnen Anfällen von längerer oder kürzerer Dauer.

γ) **Übelkeit und Erbrechen.** Mit dem Gefühl des Schwindels aufs engste verknüpft ist das der Übelkeit, oft zum Erbrechen führend. Wie der Schwindel, ist beides von Veränderungen der Lage oder der Blickrichtung abhängig, oft genügt die geringste Bewegung, um immer wieder Erbrechen auszulösen.

δ) **Koordinationsstörungen.** Gleichzeitig mit Schwindel und Nystagmus treten regelmäßig Störungen des Körpergleichgewichts auf; beide sind gesetzmäßig miteinander verbunden. Wie der Schwindel, sind auch die Koordinationsstörungen von Art und Ausbreitung der Entzündung abhängig, auch bei ihnen sehen wir die schwersten Formen bei *plötzlicher* Überschwemmung des Labyrinthes mit Bakterien oder Toxinen, durch Blut bei Frakturen oder operativen Verletzungen. Der Patient sinkt dann manchmal plötzlich, wie vom Blitze getroffen, zu Boden, wenn er vorher gerade saß oder stand. Dies sah ich z. B., als ich beim Verbandwechsel einen Sequester von der Bogengangskuppe entfernte, wobei anscheinend vorhandene Verklebungen gesprengt wurden. — Der Patient ist dann außerstande, sich ohne Hilfe aufzurichten, Gehen und Stehen ist unmöglich. Bei Bettruhe macht schon das Heben des Kopfes Schwierigkeiten, Aufrichten des Oberkörpers ist ohne Unterstützung unmöglich.

Eine genauere Analyse der Koordinationsstörungen ist in diesem Stadium wegen des gleichzeitig vorhandenen heftigen Schwindel- und Übelkeitsgefühles ohne Quälerei für den Patienten nicht möglich und deshalb wohl meist unterlassen worden. Erst das Nachlassen des Schwindels gestattet eine exakte Prüfung, die dann ergibt: 1. beim ROMBERG schen Versuch *Fallen*, und zwar nach der dem Nystagmus entgegengesetzten Richtung. 2. Beim Gehen Taumeln, Schwanken und Abweichen, in der Regel nach der *gesunden* Seite. 3. Beim Zeigeversuch Vorbeizeigen nach der dem Nystagmus entgegengesetzten Seite.

Bei langsam verlaufender Labyrinthitis (granulierende Form, schubweise Ausbreitung einer zunächst circumscripten Erkrankung) sind ebenso wie die übrigen Reizsymptome auch die Koordinationsstörungen viel schwächer, oft nur in Form von zeitweise auftretenden, unter Umständen durch Bewegungen ausgelösten, kürzer oder länger dauernden Anfällen. Bei der tuberkulösen Labyrinthitis mit ihrem schleichenden Verlauf und in manchen Fällen von Labyrinthitis nach Cholesteatom können sie vollständig fehlen.

b) Vestibuläre Ausfallserscheinungen.

Wie schon erwähnt, schwinden die Reizerscheinungen bei *diffuser* Labyrinthitis in der Regel nach 8—14 Tagen vollständig, der Patient verliert Schwindel, Nystagmus und die beschriebenen Koordinationsstörungen, so daß es bei oberflächlicher Untersuchung scheinen könnte, als sei die normale Labyrinthfunktion wiederhergestellt, — die Labyrinthitis also mit normaler Funktion ausgeheilt. Diese Annahme *kann* bei der serösen Form der Innenohrentzündung zutreffen, in der Mehrzahl der Fälle läßt sich aber durch die gleich zu nennenden Untersuchungsmethoden feststellen, daß die Funktion völlig erloschen ist. Dieser Nachweis wird gesichert:

α) **Durch die kalorische Prüfung.** (S. „Funktionelle Prüfung" im VI. Band.) Ihr negativer Ausfall beweist mit Sicherheit, daß zum mindesten eine Störung der Endolymphbewegung und damit der normalen Funktion vorliegt; in der Mehrzahl der Fälle handelt es sich aber um eine *vollständige Zerstörung* des nervösen Endapparates im Vertibularapparat.

β) **Durch den Drehversuch.** Nach Zerstörung *eines* Labyrinthes wird zwar nach Drehung in *beiden* Richtungen noch Nystagmus ausgelöst; die Dauer des Nachnystagmus ist jedoch bei Drehung nach der gesunden Seite wesentlich kürzer als normal (wenige Schläge — 15" anstatt 20—40").

Nach längerer Zeit, worauf Bárány (1) und Ruttin (2) zuerst hinwiesen, verschwindet dieser Unterschied in der Dauer des Nachnystagmus vollständig, d. h. auch nach Drehung zur gesunden Seite tritt wieder Nachnystagmus von normaler Dauer auf oder der Nachnystagmus tritt nach Drehung nach *beiden* Seiten *gleichlang*, aber verkürzt auf (etwa 15"). Man nimmt heute allgemein an, daß dieser Ausgleich durch eine zentrale Kompensation bedingt sei. Die rotatorische Prüfung allein ist deshalb zur Feststellung einseitiger Labyrinthausschaltung nicht immer sicher verwendbar, sie ist stets durch die kalorische zu ergänzen.

Erloschene *kalorische* Reaktion bei normaler Dauer des Nystagmus nach *Drehung* beweist in der Regel, daß das eine Labyrinth ausgeschaltet ist, und daß die Zerstörung längere Zeit zurückliegt. Es kann sich aber auch um einen der seltenen Fälle handeln, in denen Störungen der Endolymphbewegung bedingen, daß der *schwächere*, kalorische Reiz keine Liquorströmung mehr auslöst, wohl aber der *stärkere* rotatorische.

γ) **Durch die Gleichgewichtsprüfungen nach von STEIN.** Es ist eine längst bekannte Tatsache, daß die meisten Individuen nach *doppelseitiger* Zerstörung des Vertibularapparates noch längere Zeit deutliche Gleichgewichtsstörungen zeigen, sie gehen unsicher, breitbeinig, schwankend, *ohne* aber dabei Schwindelgefühl zu empfinden und ohne daß Nystagmus vorhanden wäre. Das Fehlen dieser Reizsymptome unterscheidet diese Koordinationsstörungen von den als „Reizerscheinungen" geschilderten in charakteristischer Weise. Sie sind zweifellos darauf zurückzuführen, daß der zur Gleichgewichtsregulierung dienende Vestibularapparat funktionslos ist, sie sind also bestimmt als Ausfallserscheinungen aufzufassen. Bei verschiedenen Individuen sehen wir sie verschieden stark ausgeprägt; nach einiger Zeit verschwinden sie unter normalen Bedingungen, d. h. bei Gehen mit offenen Augen und im Hellen, fast vollkommen, offenbar, weil der Patient gelernt hat, den Ausfall des *einen* Sinnesorgans durch stärkere Ausnutzung der *andern* (Auge, Muskelgefühl usw.) zu kompensieren. Wenn auch diese nicht verwertet werden können, z. B. bei Gehen im Dunkeln oder mit geschlossenen Augen, treten die Koordinationsstörungen meist wieder deutlich in Erscheinung.

Von STEIN hat nachgewiesen, und diese Beobachtungen wurden durch KROTOSCHINER, MACKENZIE und andere bestätigt — daß auch nach Zerstörung *eines* Vertibularapparates analoge Ausfallserscheinungen meist nachweisbar sind, wenn auch nicht regelmäßig und nicht so intensiv wie bei *doppelseitiger* Ausschaltung. Von STEIN hat eine Reihe von Versuchen angegeben, durch die einige Zeit nach der einseitigen Labyrinthzerstörung meist die unter normalen Verhältnissen schon kompensierten Ausfallserscheinungen noch nachweisbar sind. Es handelt sich dabei im Prinzip um komplizierte statische oder dynamische Aufgaben, wie z. B. Stehen mit geschlossenen Augen auf einem Bein, Stehen auf schiefer Ebene, Vor- und Rückwärtshüpfen oder Gehen mit geschlossenen Augen [Näheres siehe bei KROTOSCHINER und MACKENZIE], — Aufgaben, die von jedem nicht allzu ungeschickten Vollsinnigen meist ohne Schwierigkeit gelöst werden, während der einseitig Labyrinthlose wenigstens eine Zeit lang charakteristische Störungen zeigt. Mit Fortschreiten der Kompensation schwinden die Fehler jedoch immer mehr, so daß das Verhalten wieder völlig normal werden kann.

Die von STEINschen Untersuchungen sind theoretisch zweifellos sehr wichtig, auch praktisch haben sie in der Jugendzeit der Labyrinthchirurgie als damals einziges Mittel, die einseitige Vestibularisausschaltung nachzuweisen, eine große Rolle gespielt. Nach Ausbildung der viel einfacheren und exakten kalorischen und rotatorischen Untersuchungsmethoden haben sie an Bedeutung verloren, doch können sie auch heute noch bei Entscheidung der Frage, wie lange eine Labyrinthausschaltung zurückliegt, wichtige Aufschlüsse geben.

δ) Durch die galvanische Reaktion. Da der galvanische Strom auch nach Zerstörung des nervösen *Endapparates* durch Reizung des *Nervenstammes* noch Schwindel und Nystagmus auslösen kann, und da wir nicht unterscheiden können, ob Nerv oder Endapparat gereizt wurde, ist die galvanische Prüfung von den genannten Untersuchungsmethoden praktisch am wenigsten verwendbar. UFFENORDE konnte z. B. bei Affen nach *doppelseitiger* Labyrinthzerstörung noch die gewöhnliche galvanische Reizung vom Vestibularis*stamm* aus auslösen.

B. Allgemeinsymptome der Labyrinthitis.

Im Gegensatz zu den geschilderten ungemein charakteristischen und alarmierenden Symptomen, die durch *die Funktionsstörung* des erkrankten Labyrinthes bedingt sind, sind die durch die *Entzündung als solche* verursachten verschwindend gering.

Schmerzen werden durch die entzündlichen Vorgänge im Innenohr anscheinend überhaupt nicht ausgelöst; wenn sie in Form von Kopf- oder Ohrenschmerzen vorhanden sind, sind sie entweder auf die ursächliche Mittelohrentzündung oder auf eine vom Mittelohr oder vom Labyrinth aus entstandene Erkrankung des Schädelinnern zurückzuführen.

Ebensowenig kommt *Fieber* auch nur leichten Grades bei Labyrinthitis vor, offenbar, weil eine nennenswerte Resorption von Toxinen oder Bakterien von den Knochenhohlräumen aus nicht stattfindet. Deshalb gilt für das Fieber bei Labyrinthitis das bezüglich der Schmerzen Gesagte — wenn es nach Ausschaltung des Eiterherdes im Mittelohr anhält, beweist es ziemlich sicher eine intrakranielle Komplikation. Ausnahmen beobachteten Bondy (2), Alexander und Lund.

Der durch *Lumbalpunktion* gewonnene *Liquor* ist stets *völlig* normal, solange die Labyrinthitis unkompliziert ist.

Am ehesten dürften *Störungen des Allgemeinbefindens*, wie Mattigkeit, schlechtes Aussehen, psychische Depression auf die Labyrintherkrankung als solche bezogen werden, da natürlich während des Reizstadiums das dauernde Schwindelgefühl und das immer wiederkehrende Erbrechen die Patienten sehr herunterbringt. Wenn die Reizerscheinungen aber bereits einige Zeit zurückliegen und Ausfallssymptomen Platz gemacht haben, ist eine Störung des Allgemeinbefindens bei dem dann ja beschwerdefreien Patienten durch die Labyrinthitis als solche kaum mehr erklärlich, ein schwerer Krankheitszustand muß dann stets an eine Komplikation denken lassen.

Der *otoskopische Befund* erlaubt uns nur selten Rückschlüsse auf die Vorgänge im Labyrinth, eigentlich nur dann, wenn die Sonde einen Defekt in der Labyrinthwand oder einen Sequester erkennen läßt.

Sehr beachtenswert ist als eine sehr häufige Begleiterscheinung der Labyrinthitis die *Facialislähmung*. Der Verlauf des Nerven zwischen den beiden häufigsten Einbruchspforten der Eiterung, nämlich zwischen Fenestra ovalis und Wulst des horizontalen Bogenganges, läßt es ohne weiteres verständlich erscheinen, daß zerstörende Prozesse in dieser Gegend auch den Facialiskanal arrodieren und zur Lähmung des Gesichtsnerven führen. Eine Facialislähmung bei Labyrinthitis legt deshalb auch die Vermutung nahe, daß an einer der genannten Stellen der Durchbruch erfolgt sei. Besonders häufig ist der Gesichtsnerv bei Sequesterbildung im Labyrinth gelähmt.

C. Verlauf und Prognose der Labyrinthentzündung.

Die Vertiefung der Kenntnisse von den pathologisch-anatomischen Vorgängen im entzündlich erkrankten Labyrinth, die Verfeinerung der Untersuchungsmethoden und die Bereicherung der klinischen Beobachtungen gestattet es uns heute, das klinische Bild der Labyrinthitis scharf zu umreißen, und vor allem den Zusammenhang zwischen pathologisch-anatomischem Geschehen und den klinischen Verlaufseigentümlichkeiten der Erkrankung genauer zu durchschauen, als das früher möglich war.

Man hat früher meist versucht, die Labyrinthitis nach dem klinischen Verlauf *allein* in bestimmte Gruppen einzuteilen, z. B. in akute und chronische, circumscripte und diffuse, manifeste und latente Formen. Viel zweckmäßiger erscheint es mir, und darin schließe ich mich Zange vollständig an, die *ursächlichen Momente*, — Verletzungen, verschiedene Formen der Otitis media — als Einteilungsprinzip zu wählen, da die verschieden *verursachten* Labyrinthentzündungen sich in bezug auf klinische Erscheinungen, Prognose und einzuschlagende Therapie merklich unterscheiden. Deshalb sei die bei Besprechung der pathologischen Anatomie benutzte Einteilung auch hier beibehalten.

1. Labyrinthitis nach Verletzungen.

a) Nach Basisfraktur.

Bei Schädelgrundbrüchen *ohne* schwere Beteiligung des Gehirns, also ohne Bewußtlosigkeit, beherrschen häufig im Beginn die Reizsymptome von

Seiten des Vestibularapparates und die Ausfallserscheinungen im Bereich der Schnecke vollständig das Krankheitsbild: der Verletzte ist meist unmittelbar nach dem Unfall taub und zeigt, wenn nur *ein* Labyrinth betroffen ist, Nystagmus beim Blick nach der gesunden Seite, bei *beiderseitiger* Zerstörung des Innenohres kann Nystagmus anscheinend fehlen. Die übrigen Reizerscheinungen: Schwindel, Koordinationsstörungen, Erbrechen sind stets vorhanden.

Bei Patienten, die infolge gleichzeitiger Hirnläsion *benommen* sind, lassen sich diese Symptome zunächst natürlich schwer oder gar nicht nachweisen und gegen die zentral bedingten abgrenzen, sie können, wenn die Bewußtlosigkeit längere Zeit anhält, bei der Wiederkehr des Sensoriums bereits abgeklungen sein und den vestibulären Ausfallserscheinungen Platz gemacht haben.

Diese Symptome sind zunächst durch die *Verletzung des Innenohres* als solche — Blutungen, Nervenzerstörungen — bedingt, es fragt sich nun, ob wir den Moment des Eintritts einer *Infektion des Labyrinthes* erkennen können. Das ist auf Grund der „Labyrinthsymptome" nicht möglich, sie sind im „Reizstadium" bei *Verletzung* und *Infektion* des Labyrinthes völlig gleich, und ich glaube nicht, daß das Einsetzen der Infektion etwa ein Aufflackern oder eine Verstärkung der Reizsymptome verursachen müßte. Im Stadium der vestibulären *Ausfallserscheinungen* wird das durch das Trauma vernichtete Labyrinth erst recht nicht auf den Einbruch der Infektion irgendwie reagieren, so daß oft erst die labyrinthogene Meningitis beweist, daß das Innenohr bereits von den Entzündungserregern durchschritten ist. Diese Tatsache ist durch zahlreiche klinische Beobachtungen, z. B. von POLITZER (3) und KLESTADT, hinreichend erhärtet.

Nun wird aber einer Infektion des *Labyrinthes* stets eine solche der *Mittelohrräume* vorhergehen, und deren Einsetzen ist eigentlich das einzige Moment, das uns wenigstens die *Möglichkeit* der sekundären Labyrinthentzündung anmeldet.

Wir dürfen also eine Labyrinthfraktur bei Basisbruch so lange als unkompliziert ansehen, als das Mittelohr entzündungsfrei ist, wir müssen mit drohender Infektionsgefahr rechnen, sobald eine Otitis media vorliegt, sei es, daß sie schon *vor* der Basisfraktur vorhanden war, oder daß sie sich erst später entwickelte.

Dieser Gesichtspunkt ist auch für die Therapie maßgebend; sie muß 1. dem Eintritt einer Mittelohrinfektion nach Möglichkeit vorbeugen, und 2. nach ihrem Einsetzen das Fortschreiten aufs Labyrinth verhindern. Näheres hierüber siehe Seite 503.

Wie oft es bei Labyrinthfrakturen zur Labyrinthitis kommt — wie oft diese ausheilt und wie oft sie zu intrakraniellen Komplikationen führt — das zahlenmäßig auszudrücken ist heute noch nicht möglich. Die Mitteilungen aus der Literatur über Meningitis nach Labyrinthbruch [POLITZER (3), SCHMIEDICKE, SCHEIBE (2) KLESTADT] zeigen zwar, daß die Gefahr vorhanden ist und daß die Infektion manchmal noch spät (POLITZER 1 Fall 7, 1 Fall 4 Wochen, KLESTADT 3 Wochen), meist jedoch kürzere Zeit nach dem Schädeltrauma eintritt; auf wie viele Fälle von Labyrinthfraktur sich diese Komplikationen verteilen, geht jedoch aus den Literaturangaben nicht hervor. Kürzlich hat HOLMGREN (3) über 172 Fälle von Basisfraktur berichtet, von denen 29 starben; in der Hälfte der Fälle war die Todesursache bekannt, 2 von diesen 14 gingen an labyrinthogener Meningitis zugrunde.

Die Prognose der Labyrinthitis bei Basisfraktur ist stets sehr ernst; über die Möglichkeit, sie durch therapeutische Eingriffe zu verbessern, siehe S. 503.

b) Labyrinthentzündung nach Schußfrakturen und anderen komplizierten Verletzungen der Schädelbasis und der Mittelohrräume.

Daß bei den *direkten* Verletzungen der Schädelbasis und der Mittelohrräume die Infektionsgefahr für das Labyrinth sehr groß ist, sobald die Labyrinthwände, sei es auch nur durch haarfeine Frakturlinien, mitbetroffen sind, wurde bereits angedeutet.

Für die *klinische* Beurteilung der Fälle trifft das über die Labyrinthbeteiligung bei Basisfrakturen Gesagte zu: die schweren Symptome der Schädel- und eventuell der Hirnverletzung werden oft die Labyrinthstörungen verdecken; im günstigsten Falle werden wir aus den typischen Reiz- und Ausfallserscheinungen schließen können, daß das Labyrinth beteiligt ist, nicht aber, ob es sich nur um eine *Fernwirkung* der Schädelverletzung handelt (Blutung *ohne* Fraktur der Wände), um eine das Labyrinth durchsetzende *Fraktur ohne Infektion des Innenohres* oder um eine *Labyrinthitis.* Auch hier wird die beginnende Meningitis die Wahrscheinlichkeit einer Labyrinthinfektion nahe legen, doch ist natürlich auch die Möglichkeit zu berücksichtigen, daß die Hirninfektion auf einem anderen Wege, z. B. durch einen Durariß, erfolgte.

Auch die Prognose dieser Form von Labyrinthverletzung ist, wenn sie nicht richtig behandelt wird, schlecht.

c) Labyrinthinfektion nach zufälligen Labyrinthverletzungen und Operationstraumen.

Nach den Seite 443 beschriebenen Zufallsverletzungen durch juckende Instrumente usw. sind Labyrinthinfektionen anscheinend sehr selten, wenn nicht gleichzeitig ein Otitis media entsteht. Im letzteren Falle ist das Labyrinth als gefährdet zu betrachten, man richte sich dann nach den für die Beurteilung der Labyrinthbrüche bei Basisfraktur unter analogen Verhältnissen gegebenen Regeln.

Viel größer ist die Gefahr bei den Labyrinthverletzungen nach ungeschickten *Fremdkörperextraktionen.* Hier ist das Mittelohr wohl ausnahmslos infiziert, die Labyrinthverletzung oft schwer (Stapesluxation), intrakranielle Komplikationen sind anscheinend häufig.

Öfter als durch die genannten Ursachen entsteht eine traumatische Labyrinthitis durch *Operationsverletzungen* der Labyrinthwand bei der *Radikaloperation.*

Je nach dem Sitz des erzeugten Kapseldefektes ist Verlauf und Prognose verschieden. Bei der zufälligen Verletzung eines *Bogenganges,* die früher am *horizontalen* nicht allzuselten vorkam [vgl. Jansen (2, 3) und Stenger (2)] und die sich im Bereich der *vertikalen* bei der Ausräumung kariöser Herde an der hinteren Pyramidenfläche nicht immer mit Sicherheit vermeiden läßt, sind die Bedingungen für ein Beschränktbleiben der Eiterung auf die Umgebung des Kapseldefekts, also auf den verletzten Bogengang, infolge der engen räumlichen Verhältnisse ziemlich günstig, doch kann auch das übrige Labyrinth von einer *serösen* oder *blutig serösen* Entzündung ergriffen werden. Wie weit das der Fall ist, läßt sich durch eine genaue Funktionsprüfung feststellen. Aber auch eine diffuse *eitrige* Entzündung liegt im Bereich der Möglichkeit.

Bei dem einzigen Fall von operativer Bogengangsverletzung, den ich zu sehen Gelegenheit hatte, setzten fast unmittelbar nach dem unglücklichen Ereignis meningitische Symptome ein, nach 9 Stunden betrug die Temperatur fast 39, der Liquor war trüb und enthielt 9000 Zellen. Unter Urotropinbehandlung ging die Meningitis ebenso schnell, wie sie entstanden war, wieder zurück. 5 Tage lang bestand starker Liquorabfluß aus der Fistel.

Im Gegensatz zu den Bogengangsläsionen sind die bei Radikaloperation oder Polypenextraktion verursachten *Verletzungen der Fenstergegend*, vor allem durch *Stapesluxation*, sehr ernst zu beurteilen.

Zunächst entsteht meist eine *blutige* Labyrinthitis, der eine *diffuse eitrige* auf den Fersen folgt.

JANSEN, der 1908 (4) über 19 Fälle von operativer Labyrinthverletzung berichtete (1 mal zufällige Stapesextraktion, 1 mal Stapesluxation beim Verbandwechsel, 6 mal bei der Radikaloperation, 7 mal bei Curettage der Pauke während der Nachbehandlung, 3 mal Läsionen durch Kaustik in der Pauke, 1 Bogengangsfissur) konnte die klinischen Erscheinungen, die durch die Stapesluxation verursacht wurden, genau beobachten, da es sich zum Teil um nicht narkotisierte Patienten handelte. Im Moment der Verletzung traten typische Reizerscheinungen von Seiten des Vestibulums (Schwindel usw.) und der Schnecke (laute subjektive Geräusche) auf, nach einigen Minuten gingen Schwindel und Gleichgewichtsstörungen so weit zurück, daß die Patienten wieder gehen konnten, um dann nach einer Pause erneut wieder einzusetzen. Ich selbst sah solche Läsionen nur nach Operationen in Narkose und konnte dann stets *unmittelbar* nach dem Erwachen des Patienten das Vorhandensein von Schwindel und Nystagmus feststellen.

Eine sofort vorgenommene Funktionsprüfung ergibt regelmäßig rapiden Schwund der Funktion *beider* Labyrinthabschnitte. Jedenfalls scheint mir festzustehen, daß die Symptome der Bogengangs- und der Steigbügelverletzung immer *kurze Zeit* nach der Operation, d. h. innerhalb weniger Stunden, deutlich nachweisbar sind.

Die *Prognose* dieser Art der Verletzung ist, wenn nicht rechtzeitig eingegriffen wird, sehr schlecht. ZANGE hält gerade diese Form der Labyrinthitis für die gefährlichste und prognostisch ungünstigste. JANSEN hat von seinen 19 Fällen 12 operiert, offenbar weil er schlechte Erfahrungen bei konservativer Behandlung gemacht hatte. Von 7 nicht operierten Fällen heilten 2, einer (Verletzung bei Curettage) mit gut erhaltenem Gehör, was dafür spricht, daß es sich nur um eine *seröse* Entzündung gehandelt hat, der andere, nachdem eine schwere Meningitis als Komplikation hinzugekommen war; 5 von den nicht operierten Fällen starben = 71,42%.

Aber auch *ohne direkte Verletzung der Labyrinthkapsel* sehen wir nicht allzuselten im Anschluß an eine Radikaloperation typische Labyrinthsymptome (vestibuläre Reizsymptome, Gehörsturz) entstehen. Wie wir heute wissen, handelt es sich dann meist um *seröse, induzierte Labyrinthitiden*, offenbar dadurch verursacht, daß das Operationstrauma einerseits eine Steigerung der Bakterienvirulenz, andererseits eine Schwächung des Gewebswiderstandes verursacht. Eine zu feste Tamponade der Paukenhöhle scheint dabei manchmal eine Rolle zu spielen.

Die Symptome dieser postoperativen *serösen* Entzündung sind natürlich die jeder akuten Labyrinthitis und deshalb mit denen der postoperativen *eitrigen* Form nahezu übereinstimmend. 3 Punkte jedoch gestatten uns trotzdem manchmal die praktisch ja außerordentlich wichtige Differentialdiagnose: 1. Die *akute eitrige* postoperative Labyrinthitis setzt fast stets *sofort* nach dem Trauma ein, so daß der Patient unmittelbar nach der Operation über Schwindel klagt und die bekannten objektiven Symptome zeigt. Bei der *serösen induzierten* Form ohne direkte Verletzung dagegen liegt regelmäßig ein Zwischenraum von mehreren (etwa 12) Stunden, gelegentlich auch Tagen, zwischen Operation und Einsetzen der Labyrinthsymptome. 2. Bei der serösen, induzierten Form sind die Reizsymptome oft weniger heftig, die Ausfallserscheinungen von seiten der Schnecke und des Vestibulums sind nicht immer komplett, d. h. es können Reste des Hörvermögens und der vestibulären Reizbarkeit erhalten bleiben. *Regelmäßig* ist das aber keineswegs der Fall, vor allem gestattet der Nachweis partiell erhaltener Funktion keine sichere Unterscheidung der *serösen* Labyrinthitis von der *circumscripten eitrigen* im Anschluß an Bogengangsverletzung. — Nach Verbandwechsel, der stets *sofort* vorzunehmen ist, gehen die Reizerscheinungen bei der serösen Labyrinthitis oft schnell zurück. 3. Nach Ablauf der Entzündung kann sich, falls es sich um eine seröse Form handelt, die Funktion der beiden Labyrinthabschnitte in mehr oder weniger normalem Umfang wieder herstellen.

Von diesen 3 Unterscheidungsmerkmalen ist das erste wohl am ehesten praktisch verwertbar, das zweite eventuell bei positivem Ergebnis, das dritte erst nach Ablauf der Entzündung, also zu einem Zeitpunkt, der für die Entscheidung der einzuschlagenden Therapie nicht mehr in Frage kommt.

Prognostisch ist diese Form, d. h. die seröse induzierte, von den postoperativen am günstigsten zu beurteilen, da Komplikationen selten zu befürchten sind; ganz harmlos ist aber auch sie nicht, Lund (3) beobachtete z. B. 2 mal Meningitis nach Labyrinthitis serosa, Übergänge von der serösen in die eitrige Form scheinen vorzukommen.

Als letzte Form der postoperativen Labyrinthitis muß endlich noch die im Verlauf der Nachbehandlung, manchmal erst viele Tage oder Wochen nach der Radikaloperation, einsetzende Labyrinthitis angeführt werden. Wenn es sich nicht etwa um das Aufflackern einer schon vorher vorhandenen *umschriebenen* Labyrinthentzündung handelt, dürften diese Fälle wohl so zu erklären sein, daß ein in der Labyrinthwand gelegener Entzündungsherd durch die Radikaloperation nicht geheilt wurde, sondern erst nachträglich zum Durchbruch führte. Ob es sich um eine seröse oder eitrige Form handelt, wird sich auf Grund der obigen Ausführungen manchmal, aber keineswegs immer, entscheiden lassen.

2. Labyrinthentzündungen nach Mittelohreiterung.

a) Bei der gewöhnlichen akuten Otitis media.

Bei der gewöhnlichen akuten Otitis media sehen wir selten *innerhalb der ersten Tage*, also während sich im Mittelohr noch seröse Entzündungsprozesse abspielen, die Symptome der akuten Labyrinthitis auftreten; in anderen Fällen, und die dürften wohl die Mehrzahl bilden, setzen die Erscheinungen erst später, etwa vom *Ablauf der ersten Woche* ab, ein. Im ersteren Falle handelt es sich nach Ruttin (4) meist um eine *seröse* Labyrinthentzündung, während im zweiten fast mit Sicherheit mit einer akuten *eitrigen* Form gerechnet werden muß. Für die Differentialdiagnose kommt neben diesen zeitlichen Verhältnissen die Funktionsprüfung in Betracht: teilweise erhaltene Funktion spricht für eine seröse und gegen eine eitrige Entzündung.

Die *seröse* Entzündung kann ausheilen, doch ist mit der Möglichkeit zu rechnen, daß sie bei weiterer Entwicklung der Otitis media zu einer eitrigen wird (z. B. Fall Roth bei Zange), — ein Ereignis, das wir während des *Reizstadiums* vielleicht an einem Aufflackern der akuten Reizsymptome erkennen können, das aber im *Stadium der Ausfallserscheinungen* keinesfalls mehr diagnostiziert werden kann.

Ich sah vor kurzem, daß eine am 2. Tag einer leichten akuten Otitis media aufgetretene Labyrinthitis, die Anfangs sicher serös war (Funktionsreste), 8 Tage nach ihrem Beginn nach Ausheilung der Otitis media (Operationsbefund) zur

Meningitis führte, die trotz sofort vorgenommener Labyrintheröffnung tödlich verlief. Hier war die seröse Labyrinthitis bei abheilendem Mittelohr eitrig geworden, ohne daß sich dies Ereignis durch erneute Reizsymptome verraten hätte.

STEURER (3) glaubt, daß in derartigen Fällen die zunächst seröse Entzündung zu *Hydrops* des endolymphatischen Raumes und dadurch in der oben beschriebenen Weise zur Weichteilnekrose führt. Wenn dann ein Nachschub von Bakterien ins Labyrinth erfolgt, sind nach STEURER bei der völligen Ausschaltung der Abwehrkräfte im abgestorbenen Labyrinth die Bedingungen für eine rapide Ausbreitung auf die Meningitis besonders günstig.

BÁRÁNY (2) weist darauf hin, daß es sich bei der Labyrinthitis serosa nicht immer um reine Toxinwirkung handelt. Auch eine Infektion des Innenohres durch Erreger *von geringer Virulenz* oder durch *wenige, aber virulente* Bakterien vermag nach seiner Anschauung, die meines Erachtens viel Wahrscheinlichkeit für sich hat, das *klinische* Bild der serösen Entzündung hervorzurufen, ohne daß wir imstande wären, zu entscheiden, welche der 3 Möglichkeiten vorliegt. Wenn es sich um eine bakteriell bedingte Entzündung handelt, sind nach BÁRÁNY die Übergänge von der serösen zur eitrigen Labyrinthitis fließend, bei Steigerung der Virulenz oder Anreicherung der zunächst in geringer Zahl vorhandenen Bakterien wird aus der klinisch zunächst serösen eine eitrige Labyrinthitis werden.

Die akute *eitrige* Labyrinthitis führt oft sehr schnell, innerhalb der ersten Tage, zur Meningitis, die manchmal fast gleichzeitig mit der Labyrinthitis einsetzt [Otitis cum Meningitide (BING)]; sie kann aber auch, wie aus dem über die pathologische Anatomie Gesagten hervorgeht, unter Bindegewebs- und Knochenneubildung ausheilen. Endlich kann sie nach Abklingen der Reizsymptome, also im Stadium der Ausfallserscheinungen, *latent* fortbestehen und nach längerer oder kürzerer Zeit noch zu Komplikationen führen.

Es wäre selbstverständlich von größter Wichtigkeit, wenn wir diese verschiedenen Formen, die primär gefährliche, die ausheilende und die latent fortbestehende, unterscheiden könnten, und zwar so frühzeitig, daß wir unsere Therapie dementsprechend einrichten könnten.

Bis zu einem gewissen Grade ist das nach den Untersuchungen RUTTINS (2) nach dem *Zeitpunkt des Eintritts der Labyrinthitis* nach Beginn der akuten Otitis media möglich. Bei 37 Fällen, die er aus eigener Beobachtung und aus der Literatur zusammenstellte, setzte die Labyrinthitis ein:

I. 11 mal während des Stadiums der serösen Exsudation im Mittelohr.

II. 7 mal im Stadium des eitrigen Exsudats kurze Zeit nach dem Durchbruch des Trommelfells.

III. 5 mal 1—4 Wochen nach dem Trommelfelldurchbruch.

IV. 14 mal bei verschleppten Otitiden, die wahrscheinlich meist durch Streptococcus mucosus oder Diplokokkus verursacht waren.

Von den 11 Fällen der Gruppe I wurden geheilt 8; es starben 3
  ,,   ,, 7 ,,   ,,   ,, II ,,   ,, 3 ,,   ,, 4
  ,,   ,, 5 ,,   ,,   ,, III ,,   ,, 1 ,,   ,, 4
  ,,   ,, 14 ,,   ,,   ,, III ,,   ,, 3 ,,   ,, 11

RUTTIN zieht aus diesen Zahlen den Schluß: „je früher im Verlauf einer genuinen akuten Otitis media eine Labyrinthitis eintritt, desto eher ist sie serös und desto weniger gefährlich ist sie; je später die Labyrinthitis eintritt, desto wahrscheinlicher ist sie eitrig und desto gefährlicher ist sie. Damit soll natürlich nicht geleugnet sein, daß zuweilen schon sehr früh eine bösartige Labyrinthitis auftreten kann. . . Ja, es kann die Meningitis sich schon früher entwickeln als die Labyrinthitis und erst auf dem Wege des inneren Gehörgangs die Labyrinthitis verursachen, wie ein Fall Alexanders beweist.

Oder Otitis, Labyrinthitis und Meningitis können im Sinne der Bingschen Otitis cum Meningitide sich gleichzeitig entwickeln."

Insgesamt starben von den 37 Fällen Ruttins (3) 22 bei 15 Heilungen. Das entspricht einer Mortalität von 59%, — eine Zahl, die ziemlich genau mit der von Zange auf Grund der histologischen Untersuchungen gewonnenen, (54,10—62,5%) — übereinstimmt.

b) Akute Labyrinthitis nach Scharlachotitis, Labyrinthitis mit Sequesterbildung.

In $^2/_3$ der akuten Labyrinthitiden bei Scharlachotitis handelt es sich um eine *seröse*, im anderen $^1/_3$ um eine *eitrige* oder *nekrotisierende* Entzündung des Innenohres. Beide Formen verlaufen klinisch unter denselben Erscheinungen: rapider Gehörsturz, manchmal starke subjektive Geräusche. Bei *einseitigem* Labyrinthdurchbruch spielen sich die Symptome von seiten des Vestibularapparates — zuerst heftige Reiz-, dann Ausfallserscheinungen — ganz in der typischen Weise ab, doch werden sie ebenso wie die Hörstörung bei schwerkranken Kindern oft durch die Allgemeinsymptome (Benommenheit, große Schwäche) überdeckt, so daß, wenn die Funktion des Innenohres nicht dauernd geprüft wurde, erst im Beginn der Rekonvalescenz oder noch später die einseitige Labyrinthzerstörung festgestellt wird.

Bei *doppelseitiger* Labyrinthitis, die ja gerade beim Scharlach häufig ist, wird die *Taubheit* naturgemäß klinisch sich eher bemerkbar machen als bei einseitiger. *Vestibuläre Reizsymptome* können vollkommen fehlen (z. B. Fall Roth von Zange), nämlich dann, wenn beide Labyrinthe *gleichzeitig* und *gleichmäßig* ausgeschaltet werden.

Eine Unterscheidung zwischen seröser und eitriger Labyrinthitis ist nicht möglich, die klinischen Symptome beider sind vollständig identisch. Nur das Erhaltenbleiben eines Teiles der Funktion und die Wiederkehr nach vorübergehendem Verlust wird für eine *seröse* Entzündung sprechen, doch scheint auch diese gerade beim Scharlach in der Regel zu völliger, dauernder Funktionsausschaltung zu führen.

Nach Zange ist die Prognose der Scharlachlabyrinthitis im allgemeinen günstig, die Gefahr der Meningitis ist bei der *Gesamtzahl* der Fälle nicht sehr groß. Zange fand bei 35 Fällen nur 2 mal, d. h. 5,71% ein Übergreifen auf die Meningen. Dabei ist aber zu bedenken, daß von diesen 35 Labyrinthiden $^2/_3$ serös, $^1/_3$ eitrig oder nekrotisierend war. Nur auf dieses letzte $^1/_3$ kommen die beiden Todesfälle, da die seröse Form ungefährlich ist, für die eitrige Labyrinthitis allein ist also die Mortalität erheblich höher als 5,71%.

Aus dem bei Besprechung der pathologischen Anatomie Gesagten geht hervor, daß die Scharlachlabyrinthitis in einem Teil der Fälle zur *Nekrose der Labyrinthkapsel* mit oder ohne *Sequester*bildung führt. *Klinisch* lassen sich diese Fälle *durch Funktionsprüfung* nicht von den mit Funktionsverlust geheilten und von den latent verlaufenden, chronischen Labyrinthitiden unterscheiden: alle 3 Formen zeigen die typischen Ausfallserscheinungen, bei Drehversuch nach einiger Zeit oft Kompensation.

Dagegen kann uns eine sorgfältige Beobachtung des *Mittelohrs* Anhaltspunkte für die Beurteilung der Vorgänge an der Labyrinthkapsel liefern. Abundante, fötide Eiterung, oft mit starker und rezidivierender Granulationswucherung und Polypenbildung, ist stets verdächtig, die Sondenuntersuchung wird unter Umständen rauhen Knochen verraten. Im Zweifelsfalle wird die dann auch aus anderen Gründen notwendige Radikaloperation eine genaue Besichtigung der Labyrinthwand und damit Feststellung etwaiger Sequester oder ausgedehnter Einschmelzungen ermöglichen.

Eine im Verlauf einer Labyrinthitis nach chronischer Otitis media auftretende *Facialislähmung* muß stets an Sequesterbildung denken lassen: bei 77% der von GERBER und 83% der von BEZOLD (1) gesammelten Fälle von Labyrinthnekrose war der Gesichtsnerv gelähmt, und zwar vollständig oder teilweise, dauernd oder vorübergehend. Das ist ein Prozentsatz, der den der Facialisbeteiligung bei der unkomplizierten akuten und chronischen Otitis media und auch bei der tuberkulösen weit übersteigt.

Die *Prognose* der nekrotisierenden Labyrinthitis mit Sequesterbildung war in der vorchirurgischen Zeit sehr schlecht. BEZOLD errechnete für alle von ihm gesammelten Fälle eine Mortalität von 20%. Diese Zahl dürfte uns ein annähernd richtiges Bild von den Gefahren der sich selbst überlassenen Labyrinthnekrosen geben, da sie sich zum großen Teil auf die Zeit vor der Entwicklung der Innenohrchirurgie bezieht. Schon die von GERBER gesammelten 11 Fälle weisen nur noch einen Todesfall auf, der aber nicht mit der — übrigens tuberkulösen — Labyrinthitis zusammenhing. Auch von BEZOLDS *eigenen* Fällen starben nur 7,7%.

Die Prognose der *rechtzeitig* und *richtig* behandelten Labyrinthitis nekroticans ist also heute jedenfalls viel besser, als es nach der Gesamtstatistik erscheinen könnte.

c) **Labyrinthitis bei der schleichend verlaufenden Otitis media acuta (Mucosus-Infektion).**

Bei der durch *Streptococcus mucosus* bedingten, *schleichend* verlaufenden Form der akuten Otitis media erfolgt die Labyrinthinfektion in der Regel erst *spät*, und zwar meist nach Arrosion eines der *vertikalen* Bogengänge von einem *Knochenherd* an der *hinteren Pyramidenfläche* aus, sehr selten nach *Fensterdurchbruch* schon frühzeitig (s. Seite 452). Dies zeitliche Verhalten gibt uns einen ziemlich sicheren Anhaltspunkt für die Beurteilung der pathologisch-anatomischen Vorgänge.

Die Fälle mit *frühem* Fensterdurchbruch verhalten sich bei der Mucosusotitis anatomisch und klinisch genau wie die bei der gewöhnlichen Otitis media.

Bei der Spätlabyrinthitis sind die anatomischen Verhältnisse der Einbruchstelle (Bogengänge) und die Art der Ausbreitung im Labyrinth (granulierende Entzündung) viel günstiger für die Abgrenzung der Entzündung als bei der gewöhnlichen Otitis media, man könnte deshalb annehmen, daß auch die *Prognose* dieser Fälle erheblich besser sei. Die von ZANGE bei der Zusammenstellung der histologisch untersuchten Fälle gewonnenen Zahlen beweisen aber, daß das für die nicht oder nicht ausreichend behandelten Fälle keineswegs zutrifft: 42,85 oder, unter Zurechnung unsicherer Fälle, 61,9% der Patienten gingen an intrakraniellen Komplikationen zugrunde, also etwa die Hälfte. Bei RUTTINS Fällen, dessen Gruppe IV diesen schleichend verlaufenden Fällen entspricht, war die Mortalität noch größer: von 14 Fällen starben 11 = 78,5%. Eine genauere Durchsicht der Fälle zeigt aber, daß dieser Ausgang durchaus nicht immer notwendig war; in der Regel handelte es sich um verschleppte Fälle, der Herd im Warzenfortsatz wurde nicht immer in sachgemäßer Weise rechtzeitig operiert, der subdurale Absceß an der hinteren Pyramidenfläche oft nicht gefunden und eliminiert, und die Labyrinthitis als solche wurde meist nicht operativ behandelt. Ich halte es für sicher, daß sich durch energische Frühoperation die Mortalität wesentlich vermindern läßt.

d) Labyrinthitis bei der chronischen Otitis media ohne und mit Cholesteatom.

Bei der chronischen Otitis media kommen, wie Seite 453 bereits beschrieben wurde, 2 Formen von Labyrintheinbruch und von Ausbreitung der Entzündung im Labyrinth vor: 1. Durchbruch durch die knöcherne Labyrinthkapsel, vor allem in der Gegend des horizontalen Bogenganges, bei Cholesteatom mit *granulierender* Entzündung im Labyrinth. 2. Fensterdurchbruch bei der gewöhnlichen chronischen Mittelohreiterung — meist mit, selten ohne Knochenzerstörung — im Anschluß an akute Exacerbationen der Otitis media; im Labyrinth finden wir dabei *eitrige* Entzündungen.

Beide Formen unterscheiden sich klinisch und prognostisch ganz wesentlich und erfordern deshalb eine gesonderte Besprechung.

a) Vorwiegend granulierende Labyrinthitis bei Bogengangseinbruch. Im Gegensatz zu den bisher geschilderten Formen der Labyrinthitis mit ihren *plötzlich* entstehenden Einbrüchen und der schnellen Ausbreitung im ganzen Labyrinth unter *stürmischen* klinischen Erscheinungen vollzieht sich bei Cholesteatom der Durchbruch meist *allmählich*, die Entzündung bleibt oft lange Zeit oder dauernd auf die Umgebung der Einbruchsstelle beschränkt, die weitere Ausbreitung geht oft schubweise vor sich.

Dementsprechend sind auch die *klinischen* Symptome wesentlich anders als bei akutem Labyrintheinbruch.

Als Typus dieser Form sei ihr häufigster Repräsentant, die *umschriebene Entzündung bei Einbruch in den horizontalen Bogengang*, geschildert.

Oft deuten schon längere Zeit vor dem vollendeten Durchbruch der Kapsel klinische Symptome, vor allem leichte und kurz dauernde Schwindel- und Nystagmusanfälle, darauf hin, daß sich im Knochen Zerstörungsprozesse abspielen — Symptome, die wohl so zu erklären sind, daß die Entzündung in der Knochenwand leichte Entzündungen im Labyrinthinnern verursachen (Perilabyrinthitis). Nach völliger Eröffnung der Kapsel werden die Schwindelanfälle häufiger und stärker, und nun tritt ein Phänomen hinzu, das uns die Erkennung des Kapseldurchbruchs mit fast absoluter Sicherheit ermöglicht: das Fistelsymptom (s. S. 470). Dabei ist zunächst die Funktion von Schnecke und Vestibularapparat erhalten.

Das weitere klinische Bild ist abhängig von der Art der Ausbreitung der Entzündung im Labyrinth. Erfolgt diese — und das ist bei Cholesteatom die Regel — *langsam* in Form von granulierender Entzündung, so kommt es unter oft intermittierenden Reizsymptomen von seiten des Vestibularapparates zu einer allmählichen Ausschaltung einzelner Teile und später des ganzen Vorhofbogengangssystems, d. h. die kalorische und rotatorische Erregbarkeit schwindet, während die Schneckenfunktion zunächst noch erhalten bleiben kann. Durch eine concommittierende, diffuse *seröse* Entzündung kann aber auch die Funktion des übrigen Labyrinthes zeitweise oder dauernd leiden. — Bei sehr langsamem Fortschreiten der Entzündung können Reizsymptome ganz oder fast ganz fehlen, so daß sich der Moment des Durchbruchs und der Beginn der Labyrinthitis oft anamnestisch nicht mehr erschließen läßt. — *Heftig* sind die Reizsymptome nur selten.

Das ist das typische Bild der umschriebenen, granulierenden Labyrinthentzündung bei Arrosion eines, meist des horizontalen, Bogenganges.

Bei der ausgesprochenen Heilungstendenz der granulierenden Labyrinthitis kann die Erkrankung unter Bindegewebs- und Knochenneubildung in diesem Stadium ausheilen, besonders dann, wenn die primäre Mittelohrerkrankung unter konservativer oder operativer Behandlung zum Stillstand kommt. Dieser

Ausgang ist zweifellos der häufigste, so daß die *umschriebene Labyrinthitis* nach Bogengangsarrosion *prognostisch* als *günstig* anzusehen ist.

ZANGE berechnet zwar auf Grund seines Sektionsmaterials für die Labyrinthitis bei Mittelohrcholesteatom eine Mortalität von 9,23 oder (bei Zurechnung unsicherer Fälle) von 13,84%, er betont aber selbst, daß es sich bei den Todesfällen meist um Infektion durch die Fenster, nicht durch die Bogengänge, handelt. Die *klinischen* Erfahrungen aller Autoren mit größerem Material lauten übereinstimmend dahin, daß die Sterblichkeit bei der *umschriebenen* Labyrinthitis nach Bogengangsdurchbruch gering ist.

Das bezieht sich aber nur auf die rechtzeitig diagnostizierten und richtig behandelten Fälle dieser Art. Werden diese Voraussetzungen *nicht* erfüllt, dann besteht zweifellos die Gefahr, daß bei Aufflackern der Mittelohreiterung oder Eiterretention, z. B. durch Polypenbildung, aus der zunächst harmlosen, granulierenden circumscripten Form eine *diffuse eitrige* mit all ihren Gefahren wird. Bei der circumscripten Labyrinthitis nach *Fensterdurchbruch* ist die Gefahr besonders groß. Da sich die Labyrinthitis dann genau wie die im folgenden Abschnitt β ausführlich besprochene Form verhält, sei sie mit dieser zusammen behandelt.

β) Labyrinthitis im Anschluß an akut aufflammende chronische Mittelohreiterung mit und ohne Knochenbeteiligung und bei akut exacerbierter Cholesteatomeiterung. Die Labyrinthitis bei akut exacerbierter *chronischer* Mittelohreiterung (sehr selten einfache Schleimhauteiterung, meist chronische Eiterung mit Knochenbeteiligung oder Cholesteatom) verläuft im Gegensatz zu der vorher geschilderten granulierenden Form ganz ähnlich wie die im Anschluß an gewöhnliche *akute* Otitis media entstehende (s. S. 478): Der Moment des Einbruchs ist durch meist heftige Reizsymptome gekennzeichnet, nach deren allmählichem Abklingen typische Ausfallserscheinungen festgestellt werden können. Pathologisch anatomisch handelt es sich, wie Seite 446 näher beschrieben wurde, um *diffuse eitrige* Prozesse. Auch die Ausgangsmöglichkeiten sind die gleichen wie bei der akuten Labyrinthitis nach akuter Otitis media:

1. Es kann sehr schnell, schon innerhalb 24 Stunden, eine *Meningitis* einsetzen. Diese Gefahr ist sehr groß. Unter den von ZANGE zusammengestellten 31 Fällen von Labyrinthitis der uns hier interessierenden Form führten 6 = 19,35 oder unter Zuzählung einiger unklarer Fälle 11 = 35,48% zum Tode durch Meningitis, also $^1/_5$—$^1/_3$.

Auch klinisch wird diese Gefahr durch die zahlreichen vernachlässigten Fälle, die immer wieder mit schon verhandener Meningitis zur Behandlung eingeliefert werden, aufs eindringlichste gezeigt.

2. Die Eiterung kann latent, d. h. nach Abklingen der Reizsymptome, fortbestehen und noch nach langer Zeit zu einer intrakraniellen Komplikation führen.

3. Die Labyrinthitis kann spontan ausheilen. Diese Möglichkeit ist durch pathologisch anatomische Befunde (s. ZANGES Zusammenstellung) und durch klinische Beobachtungen sichergestellt.

Welcher von diesen Ausgängen im gerade vorliegenden Fall eintreten wird, können wir heute jeweils noch nicht mit Sicherheit entscheiden, wenn uns auch die Vervollkommnung unserer pathologisch-anatomischen Kenntnisse und die klinischen Erfahrungen gewisse Anhaltspunkte geliefert haben. In erster Linie ist wohl der Verlauf der ursächlichen Mittelohreiterung maßgebend. Wenn diese fortbesteht, wenn immer wieder neue Exacerbationen und Eiterverhaltungen auftreten und wenn die Zerstörung an der Labyrinthwand weiterschreitet, dann ist mit einer spontanen Heilung der Labyrinthitis wenig zu rechnen, die Wahrscheinlichkeit, daß ein neuer Nachschub der Otitis media zu erneutem Fortschreiten der Eiterung im Innenohr und zur Sprengung vielleicht schon gebildeter Schutzwälle führt, ist sehr groß. Diese Gefahr ist, wie ich nochmals betonen möchte, auch bei den alten, *latenten* Labyrinthitiden noch sehr erheblich.

Ferner wird das Allgemeinbefinden uns manchmal gewisse Rückschlüsse und die Erkennung der Gefahr im ersten Anfang erlauben: starker Kopfschmerz, Fieber und schwerer Krankheitszustand beweisen stets, daß eine Komplikation bereits im Gange ist, die Lumbalpunktion kann die *beginnende* Meningitis sicherstellen. — Andererseits ist aber zu berücksichtigen, daß diese Prodromalerscheinungen der tödlichen Komplikation vollkommen fehlen können; Fälle, bei denen das Krankheitsbild der *generalisierten* Meningitis *blitzartig* einsetzt, sind keineswegs selten. — Über die Möglichkeit, die gefährlichen Fälle von den harmlosen zu unterscheiden, werde ich im Abschnitt E. noch ausführlicher zu sprechen haben.

D. Diagnose der tympanogenen Labyrinthitis.

Eine tympanogene Labyrinthitis muß angenommen werden, wenn

1. eine Labyrintherkrankung sicher nachgewiesen werden kann, und
2. der Zusammenhang zwischen ihr und einer Mittelohreiterung sicher ist.

Ad 1. *Nachweis der Labyrinthentzündung.* Mit Hilfe der modernen Untersuchungsmethoden (kalorische und rotatorische Prüfung, Fistelprobe, Hörprüfung unter Ausschaltung des anderen Ohres) und genauer Analyse der klinischen Symptome (Schwindel, Nystagmus, Gleichgewichtsstörungen) sind wir heute fast stets imstande, eine Labyrinthaffektion sicher zu erkennen. Dabei müssen Verwechslungen mit anderen Erkrankungen, die die gleichen oder ähnliche Symptome verursachen können, selbstverständlich vermieden werden. Differentialdiagnostisch kommen in erster Linie Erkrankungen des Acusticusstammes, des Kleinhirns und andere mit Nystagmus und Schwindel einhergehende cerebrale Erkrankungen in Frage, z. B. multiple Sklerose. Erinnert sei auch an den congenitalen Nystagmus und den bei Amblyopie. Es würde zu weit führen, hier alle für die Unterscheidung in Betracht kommenden Momente ausführlich zu erörtern; es sei deshalb auf die entsprechenden Abschnitte dieses Handbuches und die neurologischen Lehrbücher verwiesen.

Nur einige, besonders wichtige Punkte seien hervorgehoben, deren Beachtung in der Mehrzahl der Fälle ein sicheres Urteil ermöglicht, in erster Linie *Richtung* und *Dauer* des *Nystagmus*. Er ist bei Labyrinthitis *ausnahmslos* in der Hauptsache nach der *gesunden* Seite gerichtet, nur im allerersten Beginn zuweilen und beim Abklingen sehr selten nach der kranken. Dies gesetzmäßige Verhalten finden wir bei keiner der anderen in Frage kommenden Krankheiten. Er ist ferner stets von *begrenzter Dauer*; während der Fistelbildung und bei schubweiser Ausbreitung der Entzündung im Labyrinth sehen wir ihn in Form meist kurz dauernder Anfälle, die diffuse Ausbreitung der Labyrinthitis ist regelmäßig durch zunächst sehr heftigen, von Schwindel begleiteten Nystagmus gekennzeichnet, der allmählich abnimmt und nach 2, längstens 3 Wochen völlig verschwunden ist. *Eine längere Dauer* (Monate- oder Jahrelang) *des Augenzitterns kommt bei Labyrinthitis niemals vor.*

Cerebrale Symptome, Benommenheit, Druckpuls, Stauungspapille, Hirnnervenlähmungen usw. sind *nie* durch eine *unkomplizierte* Labyrinthitis verursacht.

Ad 2. *Zusammenhang zwischen Labyrinthaffektion und Mittelohreiterung.* Ist die Frage, ob eine Labyrinthaffektion überhaupt vorliegt, im positiven Sinne entschieden, dann ist bei gleichzeitiger Otitis media die zweite zu beantworten, ob es sich um eine *tympanogene Labyrinthitis* handelt oder um eine von der Mittelohrentzündung *unabhängige, anders geartete Labyrintherkrankung,* wie z. B. *Lues,* bei der ja das Fistelsymptom positiv sein kann, *Blutung, meningogene Labyrinthitis* oder um eine der unter dem Sammelnamen „*Morbus Menièri*" zusammengefaßten Labyrinthaffektionen, deren Genese nicht immer klar ist.

Da erfahrungsgemäß die Kombination von Otitis media und tympanogener Labyrinthitis sehr häufig, das Zusammentreffen von Mittelohreiterung und anderen Labyrinthaffektionen aber außerordentlich selten ist, spricht zunächst die Wahrscheinlichkeit sehr dafür, daß die erstere vorliegt. — Genaueste Anamnese, Untersuchung aller Organe, Wassermann usw. werden meist vor Verwechslungen schützen, doch sind Irrtümer möglich und gelegentlich wohl auch vorgekommen.

Wichtig ist selbstverständlich die richtige Beurteilung der Mittelohreiterung; der Nachweis einer Recessuseiterung mit Cholesteatom und Polypenbildung oder einer schweren akuten Otitis media legt den Gedanken an ein Übergreifen vom Mittelohr aufs Labyrinth natürlich sehr nahe, ebenso das zeitliche Zusammentreffen von Aufflammen einer chronischen Eiterung und „Labyrinthsymptomen." Zu bedenken ist aber, daß auch bei scheinbar harmlosem otoskopischem Befund (Otitis media acuta ohne Perforation, mit geringen entzündlichen Erscheinungen am Trommelfell und ohne Fieber) eine Labyrinthkomplikation eintreten kann.

Sobald der ursächliche Zusammenhang zwischen Mittelohr und Labyrinthentzündung und damit die Diagnose einer tympanogenen Labyrinthitis sichergestellt ist, müssen wir uns bemühen, über den *Charakter* der letzteren und ihre *Ausdehnung* ein Urteil zu gewinnen.

Das wird unter Berücksichtigung des über die pathologische Anatomie und die klinischen Erscheinungen Gesagten meist bis zu einem gewissen Grade möglich sein. Der Übersichtlichkeit halber sei das Wichtigste kurz nochmals zusammengestellt:

1. Das Auftreten von *Labyrinthreizsymptomen* bei ganz oder teilweiser *erhaltener Funktion* des Innenohres spricht mit größter Wahrscheinlichkeit dafür, daß ein Einbruch ins Labyrinth sich vorbereitet oder schon erfolgt ist, zunächst aber nur zu einer *umschriebenen Entzündung* in ihm geführt hat. — Positiver Ausfall des Fistelsymptoms beweist ziemlich sicher, daß die Labyrinthwand an irgend einer Stelle — bei Cholesteatom meist am horizontalen Bogengang — durchbrochen ist. Der Grad des Funktionsverlustes gestattet Schlüsse auf die Ausdehnung des Prozesses im Labyrinth (z. B. Ausschaltung des Bogengangsapparates bei erhaltenem Gehör).

2. Anfallsweises Auftreten von Reizsymptomen mit gleichzeitiger Abnahme der Funktion verrät ein *schubweises* Fortschreiten der Labyrinthitis; meist handelt es sich dabei um ihre granulierende Form.

3. Mehr oder weniger heftige *Labyrinthreizsymptome* bei völligem *Erlöschen der Funktion* sind die typischen Zeichen einer *frischen Entzündung des ganzen Labyrinthes.* Für die Beurteilung ihres Charakters gibt die Art der *Mittelohreiterung* Anhaltspunkte: bei akuter Otitis media im serösen Stadium, also innerhalb der ersten 2 Tage, sowie bei Scharlachotitis und Tuberkulose ist die Labyrinthitis in der Mehrzahl der Fälle *serös,* seltener eitrig, — im späteren Stadium der akuten Otitis media und bei akut aufgeflammter chronischer Mittelohreiterung *eitrig,* bei schleichend verlaufender akuter (Mucosuseiterung) Otitis media und bei Cholesteatom meist granulierend, seltener eitrig.

4. *Völliger Funktionsverlust* des Innenohres *ohne* gleichzeitige *Labyrinthreizsymptome beweist,* daß die Sinneszellen durch irgendeine Form von Entzündung zerstört sind. Wann diese begonnen hat, läßt sich oft durch die *Anamnese*

(Angaben über Reizsymptome) oder durch den Ausfall des Drehversuchs (Kompensation des Nystagmus) annähernd erschließen.

Das ist aber auch das einzige, was wir durch unsere Untersuchungsmethoden feststellen können. Wie es im Labyrinthinnern aussieht: ob es sich um einen *ausgeheilten* Prozeß handelt, ob eine zur Zeit *ruhende* oder *im Fortschreiten* begriffene, *floride* Entzündung vorliegt, ob *Sequester* vorhanden sind, ob ein *Durchbruch ins Schädelinnere* bevorsteht, — all diese vitalen Fragen vermag uns die Funktionsprüfung allein nicht zu lösen. — Oft gibt uns der Befund an der *operativ freigelegten Labyrinthwand* (Nachweis von Fisteln oder Sequestern) wichtige Fingerzeige für ihre Beantwortung, aber auch nur dann, wenn er positiv ist. Bei makroskopisch *normaler* Labyrinthwand können im Innern die schwersten Zerstörungsprozesse sich abspielen.

Wir müssen uns also darüber klar sein, daß unserer Diagnostik in dieser Hinsicht heute noch enge Grenzen gesetzt sind, und daß wir mit Sicherheit nur feststellen können, ob ein Labyrinth funktionell vollständig ausgeschaltet ist, nicht aber welche pathologischen Vorgänge sich im Innern abspielen.

E. Therapie der Labyrinthentzündungen.

Bei keiner anderen Komplikation der Mittelohreiterungen ist die Frage nach der einzuschlagenden Therapie so schwierig und zum Teil heute noch so heiß umstritten, wie gerade bei der Labyrinthitis. Zwar zeigten schon die ersten Jahre der Labyrinthforschung, daß die Prognose der *nicht behandelten* Labyrinthentzündung bei vielen Formen sehr schlecht ist, und daß sie durch operatives Eingreifen wesentlich verbessert werden kann, — in welchen Fällen die Labyrintheröffnung aber indiziert ist, wieweit sie Heilung zu bringen vermag und ob sie nicht selbst neue Gefahren heraufbeschwört — darüber kann uns erst das in den letzten 3 Dezennien gesammelte Tatsachenmaterial Aufschluß geben.

Dieses sei zunächst von folgenden Gesichtspunkten aus betrachtet:

1. Was wissen wir über die Gefahren der einzelnen Formen der Innenohrentzündung *ohne* Behandlung und

2. wieweit können wir diese Gefahren durch bestimmte Behandlungsmethoden beeinflussen.

1. Gefährlichkeit der verschiedenen Formen der Labyrinthitis ohne Labyrinthoperation.

Für die Beurteilung des Heilwertes der verschiedenen Behandlungsmethoden wäre es von größter Wichtigkeit, wenn wir die Aussichten der *nicht behandelten* Labyrinthitis durch Zahlen ausdrücken könnten. Das ist leider auch heute noch nicht möglich. Größere Statistiken über nicht behandelte Labyrinthitiden gibt es aus den letzten Jahren nicht, da heute wohl von allen Otologen wenigstens ein Teil der Fälle operiert wird. Ältere Statistiken aus der Zeit *vor* Ausbildung der Labyrinthoperation leiden an dem Mangel, daß sie zum Teil vorwiegend schwere Formen, die anfangs allein diagnostiziert werden konnten, enthalten, die leichteren dagegen nicht. So ist wohl die enorm hohe Sterblichkeit der aus der SCHWARTZEschen Klinik von 1898—1905 mitgeteilten Fälle zu erklären, sie erreichte 86%! Im Gegensatz dazu betrug die Mortalität an der *Berliner* Klinik, in der auch die prognostisch günstigen circumscripten Labyrinthitiden diagnostiziert und verwertet wurden, (von 277 Fällen 207 umschriebene Entzündungen) für die Zeit von 1889—96 10% [JANSEN (2)] bzw. 8,3% für die Zeit von 1897—1906 (HEINE). Ich selbst berechnete 1901 für 198 aus der

Literatur gesammelte Fälle eine Mortalität von 47% an Labyrinthentzündungs-folgen, WHITEHEAD 1904 aus 27 klinischen Fällen 33%, FRIEDRICH 1905 44%, SCHMIEGELOW 1909 35%. Der Durchschnitt dieser Zahlen würde 37,6 oder, wenn die auffallend hohen Werte der SCHWARTZE schen Klinik fortgelassen werden, 29,5% betragen — eine Zahl, die vielleicht ein annähernd richtiges Urteil gestatten dürfte und die auch mit den von ZANGE auf Grund seiner Leichenuntersuchungen berechneten — etwa 24% — annähernd übereinstimmt.

Demnach würden also etwa $^1/_4$—$^1/_3$ aller nicht oder ungenügend behandelten Fälle von Labyrinthitis an intracraniellen Folgekrankheiten zugrunde gehen.

Aus dem im vorigen Abschnitt Gesagten geht nun aber hervor, daß sich die *einzelnen Formen* der Labyrinthitis im Hinblick auf die Gefahren sehr verschieden verhalten; der Übersichtlichkeit halber seien die dort schon angeführten Daten hier nochmals zusammengestellt:

Form der Labyrinthentzündung	*Mortalität*
Seröse Labyrinthitis	fast ungefährlich
Umschriebene Labyrinthitis	fast ungefährlich
Akute Labyrinthitis (seröse und eitrige Formen zusammen) nach Scharlachotitis	5,71% (ZANGE) [1]
Labyrinthitis nach operativer Bogengangsverletzung	wenig gefährlich
Granulierende Labyrinthitis bei Cholesteatom	9,13% (ZANGE) [2]
Eitrige Labyrinthitis bei *akut aufflammender chronischer* Otitis media mit und ohne Cholesteatom	19—35% (ZANGE)
Labyrinthitis bei *schleichend verlaufender akuter* Otitis media (Mucosuseiterung)	42—61% (ZANGE) 78,5% (RUTTIN)
Eitrige Labyrinthitis bei *gewöhnlicher akuter* Otitis media	54—62% (ZANGE) 59% (RUTTIN)
Akute Labyrinthitis nach operativer *Steigbügelverletzung*	71,5% (JANSEN)
Labyrinthitis nach Basisfraktur und grober Labyrinthverletzung (Schußfrakturen)	sehr gefährlich

LUND gibt folgende lehrreiche Tabellen:

Tabelle 1.

	Kompliziert[3] mit Meningitis	Nichtkompliziert mit Meningitis	Zusammen
Labyrinthitis chronica destructiva diffusa .	3	27	30
Labyrinthitis circumscripta	1	71	72
Labyrinthitis serosa	2	68	70
Labyrinthitis acuta destructiva diffusa . . (cf. Tabelle 2)	36	40	76
Zusammen	42	206	248

[1] Die ZANGEschen Zahlen basieren auf der Verwertung *histologisch untersuchter* Fälle, die nicht oder zu spät operiert wurden, die Zahlen JANSENs und RUTTINs auf klinischen Beobachtungen.

[2] Diese Zahlen beziehen sich auf *alle* Fälle von granulierender Labyrinthitis bei Cholesteatom, also die *umschriebenen* und *diffusen* Entzündungen. Für die ersteren ist die Mortalität wesentlich geringer, für die letzteren höher.

[3] Die Meningitis verlief nur in einem Teil der Fälle tödlich.

Tabelle 2.

	Kompliziert[1] mit Meningitis	Nichtkompliziert mit Meningitis	Zusammen
Labyrinthitis acuta destructiva diffusa, entstanden			
bei einfacher chronischer Mittelohreiterung	9[2]	3	12
bei chronischer Mittelohreiterung mit Cholesteatom	12[3]	9	21
bei akuter Otitis media	11[4]	6	17
kurze Zeit („rapidement") nach Operation	9	5	14
längere Zeit („tardivement") nach Operation, weniger akut verlaufend („de facon moins aiguë")	0	8	8
sehr akut verlaufend („de façon très aiguë")	3	1	4
Zusammen	44	32	76

Diese Zusammenstellungen sind insofern lehrreich, als sie uns, wenn die
Form der Labyrinthitis mit Sicherheit erkennbar ist, gewisse Wahrscheinlich-
keitsschlüsse gestatten. Sie zeigen uns, daß die seröse und die umschriebene
Labyrinthitis fast ungefährlich ist und daß auch die Labyrinthentzündung
im Anschluß an Scharlach überraschend geringe Gefahren mit sich bringt,
daß für alle anderen Formen aber die Möglichkeit des Auftretens einer Komplikation recht groß ist. Keineswegs ermöglichen sie uns aber die Entscheidung,
ob im konkreten Fall z. B. eine diffuse Labyrinthitis bei akut aufgeflammter
chronischer Otitis media zu den 19—35% ungünstig verlaufenden oder zu den
65—81% günstig verlaufenden gehören wird.

Es fragt sich nun, wie weit uns andere Hilfsmittel die Lösung dieser Frage
im Einzelfalle gestatten. In Betracht kommen:

a) Die klinischen Symptome.

Man hat versucht, die „Schwere der Labyrinthsymptome" (Jansen) und
die Schnelligkeit des Fortschreitens der Funktionsstörung als Indikator für
die Gefährlichkeit der Labyrinthitis zu verwerten. Das ist zum Teil berechtigt,
denn die mit besonders stürmischen Reizerscheinungen einhergehenden akuten
eitrigen Labyrinthitiden sind oft auch besonders gefährlich, aber keineswegs
immer, wie z. B. bei der perakut und mit schweren Reizsymptomen verlaufenden
Scharlachlabyrinthitis. Andererseits sind die Gefahren der *latenten* Form,
bei der die Reizerscheinungen schon abgelaufen sind, keineswegs gering.

Von größter Bedeutung ist die Erkenntnis, daß gewisse Symptome *nie* oder
fast nie durch eine *unkomplizierte* Labyrinthitis verursacht werden, daß sie
vielmehr stets eine Komplikation, meist eine beginnende Meningitis, verraten.
Das ist vor allem das Auftreten von *Fieber*. Ich habe bereits 1901 die Vermutung ausgesprochen, daß die unkomplizierte Labyrinthitis als solche
niemals Fieber verursacht; meine eigenen Erfahrungen der letzten 2 Dezennien
sowohl wie das in der Literatur niedergelegte Beobachtungsmaterial haben
diese Annahme vollauf bestätigt. Lund (3) fand bei 22 sicheren unkomplizierten
Labyrinthitiden niemals die Temperatur erhöht; von 54 Fällen mit Fieber waren

---

[1] Die Meningitis verlief nur in einem Teil der Fälle tödlich.
[2] Meningitis war 1 mal nicht labyrinthogen.
[3]   „   „ 5 „   „   „
[4]   „   „ 2 „   „   „

48 durch Meningitis kompliziert, bei 4 war die Temperatursteigerung anderweitig bedingt. Nur in 2 von 76 Fällen von Labyrinthitis bestand Fieber von 38—39°, das weder durch eine Komplikation noch anderweitig erklärt, vielleicht also durch eine Labyrinthitis bedingt war. Nicht anderweitig erklärtes Fieber ist also bei Labyrinthitis eines der wichtigsten Zeichen der Meningitis.

Ebenso darf als feststehend angesehen werden, daß auch der leichteste Grad von *Nackenstarre* meist mit Sicherheit verrät, daß die Entzündung bereits den Weg zu den Meningen gefunden hat. LUND betont, daß die ersten Andeutungen dieses Symptoms sich oft objektiv noch nicht feststellen lassen, — das Kinn kann noch bis zur Brust gebeugt werden — daß der Patient aber dabei schon das *Gefühl* einer leichten Steifheit im Nacken empfindet. Oft ist eine mehr oder weniger ausgesprochene Schmerzhaftigkeit und Starre der *Wirbelsäule* ein wichtiges Frühsymptom der Hirnhautentzündung.

Daneben verdienen *Kopfschmerzen* und *Erbrechen oder Übelkeit* ernste Beachtung; sobald die stürmischen Reizerscheinungen des Labyrintheinbruchs vorüber sind, sind die genannten Symptome durch die Entzündung im Innenohr allein nicht mehr erklärbar, sie sprechen deshalb auch mit großer Wahrscheinlichkeit für eine Komplikation: Meningitis, Extraduralabsceß oder Kleinhirnabsceß.

Das Zusammentreffen mehrerer der genannten Symptome macht den Verdacht einer intrakraniellen Komplikation zur Gewißheit. Ihr Fehlen beweist aber niemals, daß die gerade vorliegende Labyrinthitis ungefährlich ist, und niemand kann bei den Formen, die erfahrungsgemäß überhaupt Neigung zum Übergreifen aufs Schädelinnere haben, voraussagen, ob und wann eine Meningitis auftreten wird.

b) Lumbalpunktion.

Da diese Schwierigkeiten wohl allgemein empfunden wurden, hat man versucht, die *Lumbalpunktion* für die Frage der Gefährlichkeit heranzuziehen. Diese Bestrebungen reichen bis in die ersten Jahre der Labyrinthchirurgie zurück, doch waren ihre Resultate zunächst wenig befriedigend. Man legte den Hauptwert auf *Trübung, Drucksteigerung* und *Bakteriengehalt* des Liquors und schloß auf das *Vorhandensein* einer Meningitis bei *Nachweis* dieser Symptome, während man bei klarem sterilem Liquor annahm, daß es sich um eine *unkomplizierte* Labyrinthitis handele. Der erste Schluß ist richtig, der zweite nicht. Die sorgfältigen Untersuchungen von KNICK, ZANGE, MYGIND, LUND (3) u. a. zeigten vielmehr, daß schon eine *geringe* Vermehrung des *Eiweiß-* und *Zellgehaltes* des Liquors den Eintritt einer Komplikation ziemlich sicher verrät. Nach KNICK beweist das Vorhandensein von mehr als 10 Zellen, nach MYGIND und LUND von mehr als 2 Zellen im Kubikmillimeter des Liquors die Komplikation, wenn nicht anderweitige Erkrankungen diese Zellvermehrung erklären. Durch Wiederholung der Lumbalpunktion sind wir imstande, Zu- und Abnahme der Pleocytose zu verfolgen. Sie wird uns in der Regel über das Fortschreiten oder Abklingen der Meningitis unterrichten, doch ist das keineswegs immer der Fall. Ich sah vor kurzem bei einer rhinogenen Meningitis die anfangs erhebliche Zellzahl im Liquor von Tag zu Tag abnehmen, während die Meningitis klinisch weiterschritt. Der am Todestage entnommene Liquor war zellfrei, die Autopsie ergab eine aufs Stirnhirn beschränkte Meningitis.

Die Ergebnisse der Lumbalpunktion sind also im allgemeinen zuverlässig und bei *positivem* Ausfall beweisend; *normaler* Liquorbefund kann aber nicht mit Sicherheit als Beweis *gegen* das Vorhandensein einer Hirnhautentzündung verwertet werden; Befunde von LUND (3, Fall 409), und mir (neben mehreren anderen der eben angeführte Fall) zeigen, daß trotz klinisch sicher nachgewiesener Meningitis der Liquor zunächst normal sein kann, und bei abgekapselten Entzündungsherden muß mit solch negativen Befunden vielleicht sogar mit einer gewissen Wahrscheinlichkeit gerechnet werden.

Wenn schon dadurch der Wert der Lumbalpunktion für die Beurteilung der Gefährlichkeit einer Labyrinthitis eine gewisse Einschränkung erfährt, so ist das vielleicht in noch höherem Maße durch folgende Erwägung bedingt: Der Zeit-punkt des Übergreifens der Entzündung vom Labyrinth auf die Meningen ist keineswegs gesetzmäßig, die Meningitis kann *unmittelbar* nach einer bei zunächst unkomplizierter Labyrinthitis vorgenommenen Radikaloperation einsetzen (postoperative Meningitis), ebenso gut kann aber auch die Ausbreitung auf die Hirnhäute erst viele Tage oder gar mehrere Wochen nach der Operation bei scheinbar ungestörter Rekonvalescenz des Patienten erfolgen. Man müßte also, um die Gefahr rechtzeitig zu erkennen, bei latenten Labyrinthitiden wochenlang in kurzen Zwischenräumen immer wieder lumbalpunktieren — und das ist, wie Neumann auf der Breslauer Tagung des V. D. H.-N.-O.-Ä. so drastisch ausführte, doch kaum durchführbar. Ferner: Die Lumbalpunktion kann uns im günstigsten Fall den allerersten Beginn der Meningitis anzeigen — über deren Charakter jedoch, ob sie langsam fortschreitend und relativ gutartig oder foudroyant und bösartig verlaufen wird, darüber vermag uns eine *einmalige* Punktion nichts zu sagen. Nun wird vielfach das Ergebnis der in Zwischenräumen von etwa 24 oder weniger Stunden wiederholten Punktion als Indikator für die einzuschlagende Therapie verwertet. Auch das ist gefährlich. Ich habe wiederholt gesehen, daß ein Liquor, der nur minimale Zellvermehrung zeigte, schon in wenigen Stunden über 1000 Zellen enthielt, — die auf Grund des ersten Befundes verschobene Operation kam dann zu spät.

Man müßte, um dieser Gefahr zu begegnen, unter Umständen in ganz kurzen Zwischenräumen von wenigen Stunden Liquor entnehmen, — auch das ist praktisch kaum durchführbar und vielleicht auch nicht ganz unbedenklich.

Lund macht darauf aufmerksam, daß durch Beimengung von Blut zum Lumbalpunktat deren Auswertung unmöglich gemacht werden kann. Nach meinen Erfahrungen ist aber bei öfters wiederholter Punktion eine solche Störung ebenso wie die „Punctio sicca" nicht allzu selten. Da die Punktion dann erst nach längerer Zeit wiederholt werden kann, ist der Wert der Methode in solchen Fällen fast illusorisch.

Ich halte demnach die *Lumbalpunktion* für die Erkennung der beginnenden *Meningitis* für sehr wertvoll, wenn auch nicht für völlig sicher.

Über den Gefährlichkeitsgrad der *unkomplizierten Labyrinthitis* vermag sie uns aber *keinerlei* Auskunft zu geben, denn im Moment, in dem sie positiv ausfällt, ist die Labyrinthentzündung eben schon nicht mehr unkompliziert, und von diesem Augenblick an beherrscht nicht mehr sie, sondern die Meningitis das ganze Krankheitsbild. *So lange der Liquor normal ist, können wir allerdings meist annehmen, daß noch keine Meningitis vorhanden ist, nicht aber können wir voraussehen, ob sie nicht in kürzester Zeit auftreten wird.*

2. Resultate der verschiedenen Behandlungsmethoden.

Die zweite, für die Beurteilung des Heilwertes der verschiedenen Behandlungsmethoden ausschlaggebende Frage ist die, wie weit sie die Gefahren der Erkrankung zu *beseitigen* vermögen, und wie weit sie selbst den schon vorhandenen Gefahren *neue hinzufügen.*

Die *Behandlungsmethoden* lassen sich in der Hauptsache in 2 *Gruppen* teilen:

a) Die eine, *vorwiegend konservative*, beschränkt sich im Vertrauen auf die durch histologische Untersuchungen und zum Teil durch klinische Beobachtungen bewiesene Heilungstendenz der Labyrinthentzündungen darauf, durch Ausschaltung schädigender Momente, vor allem im Mittelohr, die Spontanheilung im Labyrinth zu unterstützen.

b) Die andere, *chirurgische Richtung* betont im Gegensatz dazu die vielen Formen der Labyrinthitis innewohnende unberechenbare Gefahr und sucht diese durch Eröffnung der Labyrinthhohlräume auszuschalten, und zwar entweder *vorbeugend*, d. h. *vor* dem Eintritt einer Komplikation, oder erst dann, wenn die *ersten Zeichen einer solchen* nachweisbar werden.

a) Resultate der konservativen Behandlung der Labyrinthitis.

Von diesen beiden Wegen ergibt der erstere gute Resultate bei den Formen der Labyrinthitis, die wir auf Grund der oben angeführten Zahlen als meist ungefährlich kennen gelernt haben, also bei der *serösen* und, mit gewissen Einschränkungen, auch bei der *umschriebenen* und der *Scharlachlabyrinthitis*.

Im einzelnen ist darüber folgendes zu sagen:

Wenn die Labyrinthitis *sicher* als *serös* angesprochen werden kann, — über die Schwierigkeiten der Abgrenzung gegen die akute *eitrige* Entzündung siehe Seite 479 u. 480 — dann wird durch entlastende Eingriffe am Mittelohr: Paracentese, schonend ausgeführte Antrotomie oder Radikaloperation — und durch absolute Ruhigstellung des Kopfes in der Regel Heilung zu erzielen sein. Die Beobachtungen von Ruttin und Lund (3) zeigen jedoch, daß auch bei der serösen Entzündung die Möglichkeit des Überganges in die eitrige Form und die Entstehung einer Meningitis im Bereich der Möglichkeit liegt. Dauernde Kontrolle der Funktion und des Liquors sowie genaue klinische Beobachtung ist deshalb auch bei der serösen Entzündung unbedingt erforderlich.

Bei der *umschriebenen* Labyrinthitis, die durch erhaltene Funktion mehr oder weniger ausgedehnter Labyrinthabschnitte und oft auch durch das Fistelsymptom charakterisiert ist, und bei der es sich anatomisch meist um eine Bogengangsfistel handelt, muß der primäre Herd im Mittelohr unter allen Umständen *dauernd* zur Heilung gebracht werden, wenn nicht durch seine weitere Einwirkung aus der *circumscripten* eine *diffuse* Entzündung werden soll. Das wird nur in seltenen, besonders günstig liegenden Fällen durch rein *konservative* Behandlung der Mittelohreiterung erzielt werden können; in der Regel wird sich eine sichere, *dauernde* Heilung der Otitis media, vor allem bei Cholesteatom, nur durch *Radikaloperation* erreichen lassen. Diese muß selbstverständlich möglichst *schonend* ausgeführt werden, jede Sondierung etwaiger Labyrinthfisteln ist dabei zu vermeiden. Ob es zweckmäßig ist, Granulationen und Cholesteatommembranen in der Fistelgegend unberührt zu lassen, wie vielfach empfohlen wird, möchte ich bezweifeln. Ich halte im Gegenteil eine *vorsichtige* Säuberung der Fistelgegend schon zur Klärung der Sachlage für erforderlich, persönlich habe ich niemals schädliche Folgen davon gesehen.

Das vorliegende Beobachtungsmaterial beweist eindeutig, daß bei dieser Behandlung die Mehrzahl aller Fälle von circumscripter Labyrinthitis ausheilt, daß jedoch in einer Minderzahl unmittelbar oder auch längere Zeit nach der Mittelohroperation eine Ausbreitung der bisher umschriebenen Entzündung im Labyrinth eintritt, so daß aus der circumscripten Form eine diffuse wird.

Nach meinen Erfahrungen läßt sich die Gefahr der weiteren Ausbreitung einer zur Zeit der Radikaloperation noch umschriebenen Entzündung manchmal mit einer gewissen Wahrscheinlichkeit voraussehen. Offenbar sind die Fälle von circumscripter Labyrinthitis nicht alle gleichwertig. Bei einem Teil der Fälle handelt es sich um Prozesse im Innenohr, bei denen eine Abgrenzung der erkrankten gegen die gesunden Labyrinthteile, also eine gewisse Heilung, zur Zeit der Operation schon eingetreten ist; das sehen wir vor allem oft bei der „Bogengangsfistel". — Bei anderen ist zur Zeit der Untersuchung bzw. Operation ein Teil des Labyrinthes allerdings noch funktionsfähig, die Entzündung aber, wenn auch momentan noch auf Teile des Labyrinthes beschränkt, im Fortschreiten begriffen. Bei der ersten Gruppe ist die Gefahr einer postoperativen Ausbreitung nicht groß, bei der zweiten würde sie voraussichtlich auch *ohne* Radikaloperation erfolgen; nicht selten aber gibt zweifellos gerade das Operationstrauma den Anstoß für das Aufflackern und das Übergreifen der Entzündung nicht nur aufs ganze Labyrinth, sondern auch nur allzu oft auf die *Meningen*. Ich glaube, daß sich beide Formen oft schon *vor* der Radikaloperation voneinander unterscheiden lassen: Bei der ersten ist der Funktionsausfall relativ gering, Labyrinthreizsymptome liegen längere Zeit zurück, während bei der zweiten meist die Funktion bis auf kleine Reste erloschen ist und Reizsymptome noch vorhanden sind oder wenigstens in letzter Zeit noch vorhanden waren. Manchmal gestattet uns auch der Befund bei der Operation gewisse Schlüsse; bei Bogengangsfistel handelt es sich oft um die erste, bei Durchbrüchen in der Fenstergegend oder am Promontorium meist um die zweite Form.

Mit dem Moment der Ausbreitung aufs ganze Labyrinth ändert sich die Prognose mit einem Schlag: Aus der harmlosen, umschriebenen ist eine diffuse Labyrinthitis mit all ihren Gefahren geworden — Gefahren, die um so größer sind, als es sich nun um einen sicher progredienten Prozeß handelt.

Nur dann, wenn die Ausbreitung als *seröse* Entzündung erfolgt, würde diese Annahme nicht zutreffen, doch ist es nach meinen Erfahrungen auch unter Berücksichtigung aller für die Differentialdiagnose verwertbaren Momente kaum jemals möglich, die Unterscheidung zwischen seröser und eitriger Form in diesen Fällen mit Sicherheit zu treffen, so daß man nur dann verhängnisvollen Irrtümern entgehen kann, wenn man stets mit der prognostisch ungünstigen Form rechnet und dementsprechend therapeutisch vorgeht.

Die Ausbreitung der Entzündung im Labyrinth läßt sich selbstverständlich durch dauernde Kontrolle der Funktion und durch genaueste Beachtung der klinischen Symptome stets feststellen. Grundsätzlich muß also bei jedem Falle von circumscripter Labyrinthitis nach der Radikaloperation täglich sowohl die cochleare wie die vestibuläre Funktion geprüft und nach Nystagmus und Schwindelgefühl sorgfältig geforscht werden. Das ist theoretisch sehr einfach — praktisch begegnet diese Forderung aber oft großen Schwierigkeiten.

Zunächst löst die Ausbreitung der Entzündung, wie Beck-Schlander und wie ich wiederholt sahen, dann, wenn nur noch geringe Funktionsreste vorhanden waren, oft gar keine oder so geringfügige und kurzdauernde Reizsymptome aus, daß sie leicht übersehen werden können, besonders, wenn sie in die Zeit der Narkose-Nachwehen fallen. Operation in Lokalanästhesie ist deshalb gerade bei umschriebener Labyrinthitis dringend wünschenswert, aber wohl nicht immer durchführbar. — Ferner ist eine genaue Funktionsprüfung, vor allem die kalorische, nur nach Entfernung des Verbandes möglich, und dazu wird man sich in den ersten Tagen nach der Radikaloperation nur ungern entschließen, — gerade in dieser Zeit erfolgt aber die Ausbreitung der Entzündung im Labyrinth und auf die Meningen sehr oft.

Eine zweite Schwierigkeit liegt darin, daß die Labyrinthitis manchmal erst längere Zeit — Tage oder gar Wochen nach der Radikaloperation — fast oder ganz symptomlos diffus wird, zu einer Zeit also, in der der Arzt, durch den scheinbar ungestörten Verlauf in Sicherheit gewiegt, die genaue Kontrolle der

Labyrinthfunktion aufgegeben hat. Dann wird oft erst durch die beginnende Meningitis die Sachlage geklärt.

Für die Erkennung der ersten Anfänge der Hirnhautentzündung wäre (s. Seite 489) die dauernde Überwachung des Liquors äußerst wertvoll. Aber man müßte dann, wie oben ausgeführt, unter Umständen wochenlang immer wieder lumbalpunktieren und das läßt sich praktisch kaum durchführen.

Zu diesen Schwierigkeiten kommt dann noch eine dritte, die nicht gering ist: Nur allzuleicht wird die Gefahr dieser sekundären Ausbreitung, in erster Linie dann, wenn sie schleichend und bei scheinbar bester Rekonvaleszenz erfolgt, unterschätzt, so daß der richtige Augenblick zur rettenden Labyrintheröffnung versäumt wird.

Daß diese Gefahren nicht nur theoretisch konstruiert, sondern praktisch höchst beachtenswert sind, zeigt sowohl die Durchsicht der Literatur, wie auch mein eigenes Material. Wir verloren 5 Fälle von ursprünglich umschriebener Labyrinthitis nach der Radikaloperation an Meningitis, und zwar waren es vorwiegend Fälle der oben charakterisierten zweiten Gruppe. Zum größten Teil sind diese Mißerfolge darauf zurückzuführen, daß wir uns, unseren Grundsätzen untreu, bei diesen Fällen zum Abwarten verleiten ließen.

SCHLANDER sah bei 83 umschriebenen Labyrinthitiden 6 mal eine diffuse Ausbreitung der Entzündung im Labyrinth nach der Radikaloperation, 3 von diesen Fällen gingen an Meningitis zugrunde.

Im allgemeinen führt also, wenn ich das Gesagte noch einmal kurz zusammenfassen darf, die konservative Behandlung bei der circumscripten Labyrinthitis zur Heilung; bei einer Anzahl dieser Fälle wird jedoch die umschriebene Entzündung trotz oder infolge der Radikaloperation diffus; dann muß nach den gleich zu besprechenden Grundsätzen vorgegangen werden.

Daß eine Labyrinthitis, so lange sie noch umschrieben ist, eine Meningitis verursacht, wie das RUTTIN (4) einmal sah, gehört zu den allergrößten Seltenheiten.

Ähnlich wie bei der circumscripten Labyrinthitis liegen die Verhältnisse bei der *operativen Bogengangsverletzung*. Ihr folgt in der Regel nur eine *umschriebene* Entzündung, die ohne Operation am Labyrinth meist ausheilt; sie ist also wie die circumscripte Labyrinthitis zu bewerten und demnach konservativ zu behandeln, so lange nicht Funktionsprüfung und klinische Symptome eine Ausbreitung der Entzündung auf das *ganze* Labyrinth anzeigen. JANSEN (2) sah unter einer größeren Anzahl von Bogengangsverletzungen keinen Todesfall. STENGER berichtete über 8 Fälle von operativer Eröffnung bzw. Verletzung des horizontalen Bogengangs, die alle zur Heilung kamen. Daß der Verlauf jedoch keineswegs *immer* so günstig ist, beweisen die Fälle von UFFENORDE (Fall 12) und LEIDLER (Fall 7)). Beide starben an Meningitis.

Nicht ganz so günstig sind die Erfolge der konservativen Therapie bei der *Scharlachlabyrinthitis*. Wir wissen durch die schon oben angeführten Untersuchungen von ZANGE, daß diese in etwa 65% serös und in etwa 35% eitrig ist, ferner, daß 5,7% der akuten Scharlachlabyrinthitiden an Komplikationen zugrunde gehen. Da diese Todesfälle ausschließlich der *eitrigen* Form zur Last zu legen sind, dürfte die Mortalität für diese Form allein erheblich höher, etwa 17%, sein. Falls wir die seröse von der eitrigen Form intra vitam sicher unterscheiden könnten, würde man nach dem Gesagten für erstere die konservative Behandlung als Methode der Wahl bezeichnen müssen, für letztere aber zu überlegen haben, ob sich nicht durch Labyrintheröffnung die Heilungsaussichten verbessern lassen. Eine solche Unterscheidung ist aber fast niemals möglich, so daß wir vor der Wahl stehen, entweder alle Fälle konservativ, oder *alle* chirurgisch zu behandeln. Da wir bei letzterem Vorgehen in etwa 94% der

Fälle das Labyrinth *unnötig* eröffnen würden, was noch dazu bei den schon durch die Grundkrankheit oft geschwächten Patienten sicher nicht ungefährlich sein würde, kommt dieser Weg nicht in Frage. Wir müssen also, so lange eine sichere Differentialdiagnose nicht möglich ist, *alle* Fälle *konservativ* behandeln und uns auf den Versuch beschränken, durch genaue klinische Überwachung und durch Lumbalpunktion die nahende Gefahr der Meningitis rechtzeitig zu erkennen und gegebenenfalls durch Operation abzuwenden. Diese Regel bezieht sich nur auf die Scharlachlabyrinthitiden im *akuten* Stadium. Daß diese oft chronisch werden und zu Sequesterbildung führen, wurde oben bereits erwähnt; sie sind dann wie die chronischen Labyrinthitiden anderer Genese zu behandeln.

Von den *diffusen* Labyrinthentzündungen kommt die *konservative Behandlung* noch in Frage für die Fälle von diffuser, *granulierender* Entzündung, (s. S. 482), bei denen nach dem klinischen Verlauf und dem Befund an der Labyrinthwand bei der Radikaloperation mit großer Wahrscheinlichkeit angenommen werden kann, daß die Entzündung im Innenohr bereits *ausgeheilt* ist. Das sind die Fälle von „latenter" Labyrinthitis mit totalem Funktionsverlust, bei denen die Anamnese und die Kompensation des Drehnystagmus und der Koordinationsstörungen beweisen, daß der Durchbruch bereits vor langer Zeit erfolgt ist, und bei denen bei der Radikaloperation keine Sequesterbildung und keinerlei ausgedehnte Zerstörungen oder Fisteln an der Labyrinthwand nachweisbar sind. Diese *sicher* als ausgeheilt anzusprechenden Fälle sind aber relativ selten. Bestehen Zweifel darüber, und liegt die Möglichkeit vor, daß noch, wenn auch *ruhende*, Entzündungsherde im Labyrinth vorhanden sind, dann ist die Labyrintheröffnung entschieden der konservativen Behandlung vorzuziehen. Erstere ist gerade bei dieser Form durchaus ungefährlich, während durch die Radikaloperation *ohne* Labyrintheröffnung die Mobilisierung der ruhenden Infektionsherde und damit die Gefahr einer postoperativen Meningitis durchaus im Bereich der Möglichkeit liegt.

Bei den *akuten Labyrinthitiden* im Gefolge *akuter Otitis media* liefert die *konservative* Behandlung relativ gute Resultate bei der Gruppe I nach Ruttin (s. S. 479), d. h. bei den serösen Labyrinthitiden, die während des serösen Stadiums der Otitis media, also früh, auftreten und die selbst *serös* sind. Immerhin starben von 11 Fällen dieser Gruppe 3, also fast $^1/_4$. Bei den *später* einsetzenden Labyrinthentzündungen sind dagegen die Resultate der konservativen Behandlung sehr schlecht. Von Ruttins 37 Fällen (s. S. 479) wurden 28 konservativ behandelt, d. h. gar nicht oder nur am Mittelohr operiert, davon starben 20, 8 wurden geheilt. Die geheilten Fälle gehörten aber fast ausschließlich der Gruppe I, also der wahrscheinlich serösen Frühform an, die gestorbenen den Gruppen II—IV, d. h. den eitrigen Spätformen. Für letztere ist also die Mortalität bei konservativer Behandlung enorm.

Die von Scheibe (1) empfohlene Behandlung mit absoluter Ruhigstellung des Kopfes ist demnach für die erste Gruppe sehr zweckmäßig, während sie bei den übrigen versagen dürfte.

Auch die Resultate der *chirurgischen Behandlung*, also der Labyrintheröffnung, erscheinen auf den ersten Blick bei dieser Gruppe der Labyrinthitis nicht gerade günstig.

Von Ruttins Fällen wurden 11 am Labyrinth operiert, 3 davon heilten, 8 starben; unter 21 Labyrinthoperationen bei Fällen dieser Gruppe, die Günther zusammenstellte, wurde 6 mal Heilung erzielt, 15 Patienten starben. Bei der Mehrzahl dieser Fälle war aber bereits *vor* der Labyrinthoperation unter konservativer Behandlung eine Meningitis entstanden, also im Moment der Operation schon vorhanden (unter Ruttins 11 Fällen 9 mal, unter Günthers 21 Fällen 16 mal), so daß sie für die Beurteilung des Heilwertes der Operation nicht in

Betracht kommen. Die Fälle, bei denen vor der Operation eine Komplikation noch nicht vorhanden war, wurden *sämtlich* geheilt (2 von RUTTIN, 3 von GÜNTHER), außerdem 1 durch Meningitis komplizierter Fall von RUTTIN und 3 von GÜNTHER.

Daß bei *frühzeitigen* Operationen durchaus günstige Erfolge zu erzielen sind, hat auch NEUMANN (5) bewiesen. Er verlor von 5 durch Labyrintheröffnung operierten Patienten nur 1, bei dem bereits *vor* der Operation eine Meningitis vorhanden war, 4 Fälle heilten. Ein Fall, bei dem die Labyrinthitis serös war, heilte ohne Operation. Die bisher erzielten ungünstigen Resultate der Labyrinthoperation bei Fällen dieser Gruppe sind demnach in der Hauptsache der Tatsache zuzuschreiben, daß mit der Operation zu lange gewartet wurde.

Bei *allen anderen notorisch gefährlichen Formen der Labyrinthitis*, also der diffusen eitrigen im Anschluß an *Traumen* (Basisfraktur, Schußverletzung, operative Verletzungen außer Bogengangsläsion), an *schleichend verlaufende akute* (Mucosuseiterung) und an akut *aufgeflammte chronische Otitiden* mit und ohne Cholesteatom sind die Erfolge der *konservativen Therapie* durchaus unsicher. Nichts bietet uns Gewähr dafür, daß die Eiterung im Labyrinth nach Ausschaltung des primären Herdes im Mittelohr zum Stillstand kommt und nichts verrät uns, wenn die Funktion einmal erloschen ist, das weitere Fortschreiten der Eiterung im Innenohr. Die nächste *nachweisbare* Etappe der Labyrinthitis spielt sich, wie RUTTIN richtig sagt, in den Meningen ab; daß dann, d. h. nach Einsetzen der Meningitis, die Heilungsaussichten erheblich schlechter sind, werde ich Seite 499 näher zu begründen haben.

Dazu kommt noch ein zweites, sehr schwerwiegendes Bedenken: durch das bei der meist unvermeidlichen Freilegung der Mittelohrräume nicht zu umgehende Operationstrauma wird nur allzuoft die Entzündung im Labyrinthinnern zum Aufflammen gebracht und dadurch gerade *das* heraufbeschworen, was wir vermeiden wollten: die Ausbreitung auf die Meningen. Diese Gefahr der *postoperativen Meningitis* bei *nur am Mittelohr operierten Labyrinthitisfällen* ist ja seit langem bekannt und allgemein anerkannt, gerade sie war es zum Teil, die den Ansporn zur genaueren Erforschung der Labyrinthentzündungen und zur Ausbildung der modernen Labyrinthchirurgie gab.

Die in der Tabelle 1, S. 487 angeführten Zahlen, die sich alle auf *nicht* am Labyrinth operierten Fälle beziehen, dürften ein annähernd richtiges Bild von den Heilungsaussichten bei konservativer Behandlung geben.

b) Resultate der chirurgischen Behandlung der Labyrinthitis: Labyrintheröffnung.

Die aktive Richtung in der Behandlung der Labyrinthentzündungen, die *unbedingt* von der *Wiener* und *Breslauer* Schule, von JANSEN, HOLMGREN (1, 2), HAUTANT u. a., und mit *Einschränkungen* von der Mehrzahl aller Otologen vertreten sind, sucht die geschilderten Gefahren der Labyrinthitis dadurch zu beseitigen, daß sie entweder *prophylaktisch* bei *jeder gefährlichen Form* der Labyrinthitis[1]) die Innenohrräume eröffnet, oder erst dann, wenn die Operation mehrere Kapseldurchbrüche oder eine eiternde Fistel nachweist, *oder wenn eine intrakranielle Komplikation eintritt*. Vertreter dieser *eingeschränkten Indikation* sind u. a. SCHEIBE (1), FRIEDRICH, HEINE, G. ALEXANDER (2), GOERKE (3), BROCK, WITTMAACK, ZANGE, MYGIND und zum Teil KÜMMEL und UFFENORDE.

LUND (3) eröffnet bei jeder *chronischen*, diffusen destruktiven Labyrinthitis grundsätzlich gleichzeitig Labyrinth und Mittelohr, während er sich bei der

---

¹) Also *nicht* bei der serösen, circumscripten und Scharlachotitis.

akuten diffusen destruktiven Entzündung zunächst auf die Radikaloperation beschränkt und das Labyrinth nur dann nachträglich eröffnet, wenn klinische Symptome (vor allem Temperatursteigerung) und Pleocytose im Liquor den Beginn der Meningitis anzeigen. Nur dann soll nach ihm bei akuter Labyrinthitis *einzeitig* Mittelohr und Labyrinth eröffnet werden, wenn schon eine Meningitis vorliegt. Ihm schließt sich Boserup an.

Über den *Heilwert der Labyrintheröffnung* bei *beginnender Komplikation* sind sich beide Parteien einig, nicht aber darüber, ob 1. die *Labyrinthoperation als solche ungefährlich* ist, oder ob sie an sich *größere Gefahren* mit sich bringt als die, die durch das Abwarten der Komplikation zweifellos bedingt sind — und ob 2. die Labyrintheröffnung mit Sicherheit die Gefahren *der Labyrinthitis zu beseitigen* vermag. Da von der Entscheidung dieser Fragen die Indikationsstellung zur Eröffnung des Labyrinthes unbedingt abhängig gemacht werden muß, sei zunächst untersucht, was als Beweis für die Richtigkeit der einen oder der anderen Anschauung geltend gemacht werden kann.

Ad. 1. *Ist die gleichzeitig mit der Radikaloperation vorgenommene Labyrintheröffnung als solche bei diffuser Labyrinthitis gefährlich?*

Die Ansicht, daß die Eröffnung des entzündlich erkrankten Labyrinthes *an sich* gefährlich sei, ist oft ausgesprochen worden.

Friedrich sagt in seiner Monographie: „Eine nicht geringe Anzahl von Fällen liegt vor, in denen nach einer solchen Operation eine Meningitis einsetzte." Ich habe die Fälle, auf die sich Friedrich bezieht, in der Literatur nicht finden können, und auch Friedrich hat sie mir auf eine briefliche Anfrage nicht genannt. Zeroni vertrat dieselbe Anschauung. Seiner Ansicht nach tragen „die Operationen am Labyrinth in sich dieselbe, ja eine noch größere Gefahr als die Ausräumung der Paukenhöhle, und die oben angeführte Zahl der Meningitiden hätte sich leicht vermehren lassen, wenn die auf die labyrinthären Eingriffe erfolgten Todesfälle dazu gerechnet worden wären". „Deshalb (sc. weil die Gefahr besteht, daß durch Zerreißung schützender Adhäsionen eine Infektion der Meningen provoziert wird) wird heute wohl ziemlich allgemein nach dem Grundsatze verfahren, selbst diagnostisch festgestellte Labyrintherkrankungen nicht operativ in Angriff zu nehmen, es sei denn, daß bedrohliche Symptome vorliegen, und unter Druck stehende Eiteransammlungen sich erkennen lassen." Auf meine briefliche Anfrage teilte mir Herr Zeroni freundlichst mit, daß seine Äußerung sich nur auf den Fall Hintze von Jansen und den Fall 13 von Friedrich beziehen. Ersterer ist zweifellos als postoperativer Todesfall aufzufassen und ist bereits in meiner ersten Labyrinth-Arbeit und in der von Freytag als solcher registriert worden. Den Fall von Friedrich kann ich nicht als beweiskräftig gelten lassen, da sich der Patient zunächst 8 Tage nach der Operation völlig wohl befand, bis dann allmählich die Zeichen der Meningitis manifest wurden. Ich möchte annehmen, daß der Patient trotz, *nicht in Folge*, der Operation starb. — Diese beiden Fälle berechtigten Zeroni meines Erachtens nicht zu dem oben zitierten Ausspruch.

Heine hält die in der Literatur mitgeteilten Statistiken nicht für einwandfrei, da ungünstig verlaufene Fälle oft nicht mitgeteilt würden. Er glaubt deshalb „auch bei der Labyrinthoperation nicht, daß sich die Zahl der *veröffentlichten* Todesfälle mit der der *vorgekommenen* deckt." Er präzisiert seine Anschauung folgendermaßen: „Ich muß also auf meinem Standpunkt bestehen bleiben, *daß ein Eingriff am Labyrinth immer eine gewisse Gefahr für den Patienten in sich birgt.* Sie mag ja vielleicht geringer sein, als ich glaube, aber sie besteht meiner Ansicht nach unbedingt."

Zange erkennt die günstigen Erfolge der Labyrinthoperation an, meint aber, daß Schmiegelows (1) Resultate weit weniger günstig seien. Ich kann diese Anschauung nicht teilen: der Fall VIII Schmiegelows, bei dem Zange offenbar eine postoperative Meningitis annimmt, war nach den Angaben der Krankengeschichte und nach brieflicher Mitteilung Schmiegelows schon *vor* der Operation durch Meningitis kompliziert, die Hirnhautentzündung kann also der Labyrinthoperation nicht zur Last gelegt werden. Bei allen anderen Fällen Schmiegelows kommt eine postoperative Meningitis aber gar nicht in Frage.

Positive Beweise sind demnach von den genannten Autoren für die Gefährlichkeit der Labyrinthoperation als solche zunächst (abgesehen von dem angeführten Fall Jansens) nicht erbracht.

Demgegenüber liegt eine größere Anzahl von Statistiken vor, die sämtlich die *geringen* Gefahren der Labyrinthoperation bei diffuser eitriger Entzündung zeigen.

Die erste stammt von meinem Schüler Freytag aus dem Jahre 1906. Er berichtete über die bis dahin aus der Breslauer Univ.-Poliklinik und in meiner Privatklinik vorgenommenen Labyrintheröffnungen, im ganzen 27 Fälle. Davon waren 7 schon *vor* der Operation durch Meningitis (6) oder Hirnabsceß (1) kompliziert, 1 starb an Chloroformvergiftung, keiner an den Folgen der Operation.

Bei einer Zusammenstellung aller uns bekannten Fälle aus der Literatur fand er, daß 4% der vorher unkomplizierten Labyrinthitiden an den Folgen der Operation starben.

1908 hat Jansen (4) über seine eigenen, sehr großen Erfahrungen berichtet. Wenn ich seine Ausführungen richtig verstehe, so hat er (abgesehen von den Seite 477 erwähnten Fällen von postoperativer Verletzung), 60 mal bei chronischer Otitis media mit Beteiligung des Innenohrs das Labyrinth eröffnet ohne Todesfall, er erklärt ausdrücklich die Labyrinthoperation für ungefährlich.

Ruttin (4) vertritt denselben Standpunkt. Von 46 Fällen, die einzeitig, d. h. bei der Radikaloperation, am Labyrinth operiert wurden, starben 9 an Meningitis, die 8 mal schon *vor* der Operation vorhanden war. Nur 1 mal entstand eine durch die Labyrinthoperation verursachte Meningitis, und zwar bei einem Falle, bei dem die kalorische Reaktion noch nicht erloschen war, bei dem es sich also um eine *umschriebene* Entzündung handelte. Diese Form aber darf nach unserer Indikationsstellung (s. S. 503) nicht operiert werden, auch anderweitige Erfahrungen zeigen, daß bei ihr die Labyrinthoperation nicht ungefährlich ist. Von den Fällen mit *diffuser* Labyrinthitis ging keiner an der Operation zugrunde.

Neumann verlor von 27 am Labyrinth operierten Patienten keinen an den Folgen des Eingriffs, ebensowenig Hegener (2) bei 25 Kranken mit ausgedehnter schwerer Labyrintherkrankung.

Zur weiteren Klärung der Frage habe ich meinen Mitarbeiter Dr. Günther veranlaßt, die Freytagsche Statistik fortzuführen durch Zusammenstellung der von 1906—1924 an meiner Klinik operierten Fälle und andererseits aller in der Literatur mitgeteilten Fälle von Labyrinthoperationen bis 1924.

An der Breslauer Klinik und in meiner Privatklinik wurden von 1906—1924 35 Fälle von vor der Operation unkomplizierter Labyrinthitis operiert, davon wurden geheilt 26, 9 starben, 6 davon an anderweitigen Komplikationen, die vom Labyrinth unabhängig waren, 3 an postoperativer Meningitis. Aus der Literatur konnte Günther 240 Fälle zusammenstellen, bei denen vor der Operation keine Komplikation nachweisbar war. Davon wurden 214 geheilt, 26 starben, davon 10 an anderweitigen Komplikationen, 16 an den Folgen der Labyrinthoperation.

Zählt man alle, d. h. die von Freytag bis 1906 mitgeteilten 70 unkomplizierten Fälle mit 1 postoperativen Exitus, die von Günther bearbeiteten, und die oben angeführten von Jansen, Hegener und Neumann zusammen, so ergibt das eine Zahl von 444 Labyrinthoperationen bei unkomplizierter Labyrinthitis. Bei diesen wurde 20 mal, d. h. in 4,5% der Fälle, eine tödliche, postoperative Meningitis ausgelöst, eine Zahl, die ungefähr der von Freytag berechneten entspricht.

Bei der Wichtigkeit der Frage seien die Fälle, die wir als postoperative Meningitis deuten zu müssen glauben, kurz analysiert. 9 mal [3 Fälle aus der Breslauer Statistik Günthers — 1 Fall von Uffenorde (1, Fall 17) — 2 Fälle von Görke (2) — 1 Fall von Ruttin (4, Fall 33) und 2 Fälle von Boserup] handelte es sich um die Eröffnung eines *circumscript, nicht* diffus, erkrankten Labyrinthes, also um Fälle, die nach unseren heutigen Erfahrungen nicht operiert zu werden brauchen und die, wie wir aus diesen Mißerfolgen schließen müssen, auch nicht operiert werden dürfen.

Beim 10. Fall (Leidler, Fall 6) bestand schon vor der Operation hohes Fieber, anscheinend durch eine Angina bedingt, doch scheint mir die Sachlage nicht völlig geklärt. — Bei Fall 11 (Urbantschitsch) hat die Operation nach Ansicht des Autors nichts genützt, aber auch nicht geschadet. Ich rechne ihn trotzdem zu den postoperativen Todesfällen. Über Fall 12 und 13 [Voss und Hinsberg (V. d. D. O. G. 1908)] sind keine weitere Notizen vorhanden als die, daß es sich um Labyrintheröffnung bei *akuter* Labyrinthitis nach *akuter* Mittelohreiterung handelte. Auch sie seien den postoperativen zugerechnet. Bei Fall 14, dem Fall 164 von Jansen (2) wurde eine Labyrinthfistel ausgeschabt, also ein nach unseren heutigen Begriffen unvollkommener und deshalb gefährlicher Eingriff vorgenommen. Bei 3 Fällen von Holmgren und 3 von Böserup ist ein sicheres Urteil nicht möglich, da die Krankengeschichten nicht mitgeteilt sind.

Aber selbst bei dieser für die Erfolge der Operation sicher nicht zu günstigen Berechnung kamen postoperative Todesfälle nur in 4,5% und, wenn man die Eingriffe am *diffus* erkrankten Labyrinth *allein* in Betracht zieht, in 2,5% der Operationen vor.

Diese Zusammenstellung, der man kaum noch den Vorwurf machen kann, daß sie auf einem zu kleinem Beobachtungsmaterial beruhe und die die Resultate (und zwar nicht nur die günstigen) aller Autoren enthält, die sich eingehender mit Labyrinthchirurgie beschäftigt haben, beweist meines Erachtens einwandfrei, daß die Gefahr der Labyrinthoperation an sich bei der *diffusen* eitrigen Labyrinthitis sehr gering ist, jedenfalls viel geringer als die der sich selbst überlassenen Labyrinthentzündung.

Ad. 2. *Wie sind die Erfolge der einzeitigen Mittelohr- und Labyrinthoperation quoad Heilung der Labyrinthitis?*

Theoretisch wäre es denkbar, daß die Eröffnung des Labyrinthes, wenn auch nicht direkt schädlich, so doch insofern wirkungslos wäre, als die Labyrinthentzündung, unbeeinflußt durch die Operation, weiterbestände und unter Umständen noch zu Komplikationen führte. Das ist aber nach dem von Günther gesammelten Material nicht der Fall, nur 2 mal bei den von Freytag mitgeteilten Beobachtungen [Friedrich, Fall 13, und Jansen (2), Fall 166], und vielleicht auch in einem Fall von Boserup, führte die Eiterung trotz der Operation und nach längerem Bestande zum Tode, sonst wurde stets Heilung erzielt.

Durch die Eröffnung des Innenohres wird also fast ausnahmslos die Entzündung in seinen Hohlräumen zur Heilung gebracht.

c) **Wie sind die Erfolge der zweizeitigen Operation, d. h. der Eröffnung des Labyrinthes längere oder kürzere Zeit nach der Mittelohrfreilegung?**

Die Durchsicht der Literatur ergibt, daß in den Fällen, bei denen die Labyrinthitis konservativ behandelt, bei denen also in der Regel zunächst nur die Radikaloperation ausgeführt wurde, sehr oft eine Meningitis kürzere oder längere Zeit nach dieser Operation eintrat, und daß die sekundäre Labyrintheröffnung fast ausnahmslos erst dann vorgenommen wurde, wenn die Meningitis nachweisbar war. Daß dann die Resultate in der Regel sehr viel schlechter sind, als bei der gleichzeitig mit der Radikaloperation ausgeführten Labyrinthektomie, zeigt unter anderem die Statistik SCHMIEGELOWS. Er verlor von 8 zweizeitig Operierten 6 an Meningitis, nur 2 heilten. Über die günstigen Resultate LUNDS bei zweizeitiger Operation habe ich im folgenden Abschnitt ausführlich zu berichten.

d) **Wie sind die Erfolge, wenn grundsätzlich mit der Labyrintheröffnung bis zum Eintritt einer Meningitis gewartet wird.**

Auf Seite 491 wurde bereits erwähnt, daß viele Autoren die Eröffnung des diffus erkrankten Labyrinthes nur dann vornehmen wollen, wenn eine Meningitis oder eine andere Komplikation nachweisbar wird.

Der Grund für dieses Abwarten bis zur Komplikation kann nur darin gesucht werden, daß die Vertreter dieser Anschauung die Operation *vor* dem Eintritt der Meningitis 1. für *gefährlich* oder 2. für *überflüssig* halten, während sie die Operation bei *vorhandener Meningitis* für *ungefährlich* und *heilungbringend* erachten. — Das erste Bedenken wurde durch den oben geführten Nachweis der *Gefahrlosigkeit* der bei *richtiger Indikationsstellung* vorgenommenen Labyrinthoperation widerlegt; der zweite, nämlich der Wunsch, nicht *unnötig* zu operieren, wird von LUND klar formuliert.

LUND schlägt folgendes Vorgehen als am meisten Erfolg versprechend vor: a) Bei *chronischer* diffuser destruktiver Labyrinthitis stets Radikaloperation und *gleichzeitige* Labyrintheröffnung. b) Bei der Labyrinthitis im Stadium der Reizsymptome, von ihm *akute* diffuse destruktive Labyrinthitis genannt, unterscheidet er 4 Gruppen. 1. Fälle, die mit Meningitis in Behandlung kommen. 2. Solche, bei denen sich die Meningitis unmittelbar, d. h. ohne ein Stadium der „meningealen Reizung", an die Labyrinthitis acuta anschließt. — Beide Gruppen sollen sofort am Labyrinth operiert werden. 3. Fälle, bei denen überhaupt keine Meningitis eintritt (31 unter seinen 76 Fällen von akuter Labyrinthitis) und 4. die Fälle, bei denen zwischen der akuten Labyrinthitis und der diffusen Meningitis ein mehrere Tage dauerndes Stadium der meningealen Reizung liegt, gekennzeichnet durch leichte klinische Symptome und Pleocytose. Unter seinen 76 Fällen gehören 20 zu dieser Gruppe 4. Gruppe 3 soll überhaupt nicht, Gruppe 4 bei Nachweis der Pleocytose oder klinischer Meningitis-Symptome operiert werden.

Diese Vorschläge LUNDS sind so wichtig, daß ich ausführlich zu ihnen Stellung nehmen muß.

Er geht zunächst bei seiner Indikationsstellung von einer Einteilung der Labyrinthitis diffusa destructiva in eine „akute" und eine „chronische" Form aus, dabei dient anscheinend ausschließlich das Vorhandensein oder Fehlen von Reizerscheinungen als Kriterium. Ich halte dieses Einteilungsprinzip nur nach *klinischen* Symptomen für falsch. Für unser therapeutisches Handeln können nur die pathologisch-anatomischen Vorgänge im Labyrinth und an seinen

Wandungen maßgebend sein; daß diese aber *nicht* nach den jeweiligen *Symptomen*, sondern vor allem nach dem *Charakter der primären Otitis media* beurteilt werden können und müssen, wurde in den früheren Abschnitten ausführlich begründet; die klinischen Erscheinungen gestatten nur ein Urteil über das jeweilige Stadium bzw. Alter des Prozesses; die heute „akute", d. h. Reizsymptome verursachende Labyrinthitis bei chronischer Otitis media z. B. ist in etwa 14 Tagen regelmäßig „chronisch", d. h. frei von Reizerscheinungen — ohne daß die pathologischen Vorgänge im Labyrinth deshalb ihren Charakter irgendwie geändert haben müßten.

Wie wird nun der Unterschied in der Indikationsstellung für seine beiden Gruppen von Lund begründet?

Zunächst die Indikation zur sofortigen Labyrintheröffnung bei chronischer Labyrinthitis mit dem Hinweis darauf, daß sie in 10% seiner Fälle zur Meningitis geführt hat; aber das trat bei seinen „akuten" Fällen in fast 50% ein — ein Umstand, der, wenn man die Gefährlichkeit der beiden Formen als Indikator für die einzuschlagende Therapie ansehen wollte, doch eher zur *umgekehrten* Indikationsstellung führen müßte. — Ferner meint er, es sei selbstverständlich („évident a priori"), daß man bei einer Radikaloperation auch kranken Knochen, Cholesteatommassen und Granulationen am Labyrinth beseitigen müsse, so daß am Ende der Operation eine mehr oder weniger vollständige Labyrinthektomie sich von selbst ergebe; — das ist zweifellos richtig, aber doch nicht *nur* für die Fälle von chronischer, d. h. *latenter* Labyrinthitis, da zwischen ihr und der akuten in dieser Hinsicht kein prinzipieller Unterschied besteht. Von diesem Gesichtspunkt aus wäre also die Labyrintheröffnung bei der akuten Form vielfach ebenso indiziert wie bei der chronischen.

Weiter: Man kann bei der chronischen Labyrinthentzündung unbesorgt die Labyrinthoperation vornehmen, da man „à froid" operiert, „in einem Zeitpunkt, in dem die Gefahr einer postoperativen Meningitis sehr gering ist". Im Gegensatz dazu hält er die Labyrinthektomie im *akuten* Stadium der Erkrankung offenbar für gefährlich oder wenigstens für gefährlicher als im chronischen[1]). Ich halte diesen Standpunkt für nicht berechtigt, denn wie oben nachgewiesen wurde, ist die Gefahr der Labyrinthoperation an sich *gering*, und die vorliegenden Beobachtungen sprechen keineswegs dafür, daß sie je nach dem „akuten" oder „chronischen" Stadium verschieden groß ist. Ruttin z. B. verlor von 12 *akuten*, vor der Operation unkomplizierten Labyrinthitiden ebensowenig einen an postoperativer Meningitis, als unter 20 *chronischen*; auch meine Erfahrungen sprechen in diesem Sinne.

Durch die Labyrintheröffnung wird nach Lund bei der chronischen Labyrinthitis „die Möglichkeit einer späteren Ausbreitung auf die Meningen infolge einer akuten Exazerbation der Entzündung im Labyrinth ausgeschaltet, sofern man alles kranke Gewebe bei der Operation entfernt". Aber gilt nicht genau das gleiche für die *akute* Innenohrentzündung?

Als einziger positiver Grund für die abwartende Behandlung der akuten Form führt Lund, wenn ich ihn richtig verstehe, die größere Gefährlichkeit dieser Form an, für die wenigstens bei *seinem* Material die schon erwähnte viel größere Zahl der Meningitiden bei der akuten Labyrinthitis sprechen könnte (10% bei chronischer, fast 50% bei akuter). Aber ist dieser Unterschied nicht etwa durch die von ihm gewählte Behandlung bedingt, so, daß bei den stets primär am Labyrinth operierten chronischen Fällen die Meningitis öfter vermieden wurde? Und würde die größere Gefährlichkeit der *akuten* Labyrinthitis nicht gerade für die Notwendigkeit einer *vorbeugenden* Labyrinthoperation sprechen?

---

[1]) Lund spricht das nicht direkt aus, doch geht es aus dem Sinn seiner Ausführungen meines Erachtens klar hervor.

Ich halte auf Grund des Gesagten diesen Teil der LUND schen Indikationsstellung für unhaltbar und würde es eher verstehen, wenn er seinen Zweck,
nämlich die Vermeidung *unnötiger* Labyrinthoperationen, dadurch zu erreichen
suchte, daß er gerade die *latenten* Fälle oder *alle* Labyrinthitiden überhaupt
erst bei Eintritt der Meningitis operierte, in letzterem Falle also den von einer
Anzahl namhafter Otologen vertretenen Standpunkt einnähme.

Aber diese Bedenken müßten schweigen, wenn die von LUND mit seiner
Methode erzielten Resultate wirklich besser wären, als die bei grundsätzlicher
Operation jeder diffusen eitrigen Labyrinthentzündung gewonnenen. Von seinen
76 akuten Fällen wurden 31, d. h. der Gruppe 3, die Labyrinthoperation erspart, und von den 20 Fällen der Gruppe 4, bei denen die Meningitis abgewartet wurde, ging nach LUNDS Berechnung nur 1 an der Meningitis zugrunde.
Das wirkt auf den ersten Blick bestechend, aber bei näherem Zusehen kann
ich mich auch hier gewissen Bedenken nicht verschließen.

Zunächst steht doch offensichtlich dem *Vorteil* der *Vermeidung* der Labyrinthoperation bei Gruppe 3 der *Nachteil* gegenüber, daß bei den Fällen
der Gruppe 4 eine *zweite* Operation notwendig wurde, d. h. nach der Radikaloperation die spätere Labyrintheröffnung, zwischen beiden unter Umständen
oft wiederholte Lumbalpunktion. Daß das für die davon Betroffenen große
Schattenseiten hat, ist klar, doch ist es schwer, das für und wider genau
abzuwägen.

Für viel wichtiger halte ich aber den Umstand, daß die Gefahren des Abwartens doch anscheinend erheblich größer sind, als man nach LUNDS Berechnung
zunächst annehmen sollte. Das geht meines Erachtens aus der Betrachtung
folgender 2 Fälle von LUND hervor.

1. Der erste Fall (370, 1918), wurde mit einer akuten Labyrinthitis aufgenommen.
Am 23. 11. wurden 4 Zellen im Kubikmillimeter des Lumbalpunktates nachgewiesen, am
26. 11. war die Temperatur auf 38,1 erhöht, am 27. 11. auf 38,7; es bestand leichte
Nackenstarre. Liquor leicht getrübt. Trotz der nun erst vorgenommenen Labyrinthektomie starb der Patient an Meningitis.

2. Bei Fall 397, 1921, handelte es sich um einen Patienten, der vor 1 Monat radikal-
operiert worden war; vor 3 Tagen Erbrechen und Schwindel, am 1. 11. Kopfschmerz,
leichter Schwindel, Temperatur 37,2, 1 Zelle im Kubikmillimeter. Während der nächsten
Tage normale Temperatur, dauernd Kopfschmerz und leichter Schwindel. 5. 11. Nystagmus zur gesunden Seite, Taubheit. 11. 11. Abendtemperatur 37,9, beginnende Nackenstarre, 4 Zellen im Kubikmillimeter. 12. 11. Morgentemperatur 37,5, Erbrechen, nach-
mittags 38,6, deutliche Nackenstarre. Liquor getrübt. Labyrintheröffnung, Granulationen
im horizontalen Bogengang. Tod an Meningitis.

Beide Fälle gehören doch offensichtlich in die LUND sche Gruppe 4, da dem
Ausbruch der generalisierten Meningitis ein deutliches Stadium „meningealer
Reizung" voranging — beide wären voraussichtlich durch eine *frühzeitige* Labyrinthoperation zu retten gewesen, beide gingen zugrunde, weil sie trotz der
Liquorkontrolle zu spät operiert wurden. Beim zweiten Fall kam offenbar
die schnelle Zunahme der Pleocytose dem Operateur überraschend; aber das ist
doch, wie oben bereits ausgeführt, durchaus nichts seltenes, wir können nie
mit Bestimmtheit sagen, ob die einmal vorhandene Meningitis langsam oder
schnell fortschreiten wird, — im letzteren Fall werden wir mit der Labyrinthoperation meist zu spät kommen.

Aus diesem Grunde erscheint mir auch die Trennung der Gruppe 2 nach
LUND (Meningitis unmittelbar im Anschluß an die Labyrinthitis ohne Stadium
der „meningealen Reizung") von der Gruppe 4 gekünstelt und praktisch un-
durchführbar. Erst der Verlauf *nach* der Radikaloperation ermöglicht doch
diese Scheidung; im Moment, in dem sie getroffen werden kann, sind die Fälle
der Gruppe 2 aber sicher zum größten Teil auch durch die *nachträgliche* Labyrinthektomie nicht mehr zu retten, während die *primäre* Labyrintheröffnung

vielleicht doch der Meningitis vorgebeugt hätte. — Lund selbst rechnet anscheinend die beiden zitierten Fälle nicht zur Gruppe 4, weil sie nicht rechtzeitig operiert wurden [1]).

Die Gefahr des Zuspätkommens ist also auch in einer Klinik, die ganz auf diese Methode eingestellt ist, — und das ist Vorbedingung für ihre Anwendung — zweifellos vorhanden. Viel deutlicher noch als die eben erwähnten Lund schen Fälle beweisen das die mit der Lund schen Methode erzielten Resultate Boserups. Von 19 Fällen *akuter* destruktiver Labyrinthitis war einer durch Kleinhirnabsceß, dem er erlag, kompliziert. Von den übrigen 18 entstand bei abwartendem Verhalten 7 mal eine Meningitis, an der 5 Patienten zugrunde gingen, d. h. 27,5% der Gesamtzahl und 71,5% der Meningitiden!

Im Gegensatz dazu starb unter 13 Fällen Boserups von *chronischer* destruktiver diffuser Labyrinthitis, die, ohne daß die Meningitis abgewartet wurde, primär gleichzeitig am Mittelohr und am Labyrinth operiert wurden, nur 1 (4 Wochen nach der Labyrinthoperation Meningitis, bei der Wundrevision Carotisverletzung, tödliche Blutung). Die Mortalität betrug also bei Frühoperation nur 7,7%.

Das ist ein gewaltiger Unterschied in den bei chronischer und akuter Labyrinthitis erzielten Resultaten, der sicher nicht durch die an sich verschiedene Bösartigkeit beider Gruppen, sondern durch die verschiedene Behandlung bedingt ist; er beweist meines Erachtens schlagend die Gefahren des abwartenden Verhaltens.

Ich kann mich aus all diesen Gründen dem Lund schen Vorschlag nicht anschließen und glaube, daß der von Lund gebuchte Gewinn — Vermeidung der Labyrinthoperation bei der Hälfte seiner Fälle von akuter, destruktiver Labyrinthitis — nicht im Verhältnis zu den unberechenbaren Gefahren der abwartenden Methode steht, und daß die primäre Labyrinthoperation diese Gefahren mit größerer Sicherheit ausschaltet.

Trotzdem halte ich die Lund sche Arbeit für außerordentlich wertvoll als exakten Beleg für die ja schon zum Teil bekannte Tatsache, daß die im allerersten Beginne richtig erkannte und behandelte labyrinthäre Meningitis eine viel günstigere Prognose bietet, als man früher annahm, daß aber anderseits oft mit jeder Stunde des Abwartens die Aussichten rapid schlechter werden.

Aber auch dann, wenn die Meningitis schon weiter fortgeschritten ist, kann die Labyrinthoperation unter Umständen noch rettend wirken, wie aus Günthers Zusammenstellung hervorgeht. Von 141 mit Meningitis komplizierten Labyrinthitiden, über die in der Literatur berichtet wird, konnten noch 56 = 35% gerettet werden, von 24 Fällen meiner Beobachtung 7 = 29%. Auch in scheinbar verzweifelten Fällen hat die Ausschaltung des primären Herdes im Mittel- und Innenohr, unter Umständen kombiniert mit anderen therapeutischen Maßnahmen (Drainage des inneren Gehörganges, wiederholte Lumbalpunktion, Urotropinbehandlung) nicht allzu selten noch Rettung gebracht, so daß heute mit Recht allgemein die eine Labyrinthitis komplizierende Meningitis als absolute Indikation zur sofortigen Labyrintheröffnung angesehen wird.

3. Indikationen zur Labyrintheröffnung.

Auf Grund der mitgeteilten Tatsachen sind wir heute in der Lage, bei den meisten Formen der Labyrinthitis zuverlässige Leitsätze für die Behandlung aufzustellen. Ich möchte sie folgendermaßen fassen:

---

[1]) Ein sicheres Urteil ist schwer zu gewinnen, da nur vereinzelte Krankengeschichten mitgeteilt werden; auch fehlen Angaben über die Gesamtmortalität.

1. *Konservative Behandlung* der Labyrinthentzündung, das heißt Behandlung der ursächlichen Mittelohreiterung *ohne* Labyrintheröffnung, ist indiziert, wenn mit *Sicherheit* eine *seröse* oder eine *umschriebene* Labyrinthentzündung diagnostiziert werden kann, ferner bei der Mehrzahl der akuten Labyrinthitiden nach akuter Scharlachotitis und der Bogengangsverletzungen, endlich bei den *sicher* ausgeheilten granulierenden Labyrinthitiden. Sorgfältige klinische Beobachtung und Kontrolle des Liquors hat dafür zu sorgen, daß bei den seltenen *bösartig* verlaufenden Fällen dieser Gruppen die ersten Zeichen einer Komplikation rechtzeitig erkannt werden.

Bei den *circumscripten* Formen der Labyrinthitis ist die Labyrintheröffnung zum mindesten überflüssig. Sie ist aber auch nicht ungefährlich (s. S. 498) und deshalb contraindiziert.

2. Bei der *akuten Labyrinthitis* im *Anschluß an akute Otitis media* ist *konservative* Behandlung dann indiziert, wenn die Labyrinthitis während des Stadiums der *serösen Exsudation im Mittelohr*, also sehr früh, eintritt, und solange sie selbst serös ist. Bei sicher erwiesener *eitriger* Erkrankung des Innenohrs ist auch in diesem Stadium die Labyrintheröffnung angezeigt.

Bei allen später, d. h. im Stadium der *eitrigen Exsudation* im Mittelohr, einsetzenden Labyrinthitiden, die dann selbst fast stets eitrig sind, sind die Resultate der *Labyrintheröffnung*, so weit wir das bis jetzt übersehen können, erheblich *besser* als die des abwartenden Verhaltens. Bei ihnen ist also *frühzeitige* Labyrintheröffnung, die gleichzeitig mit der Mittelohroperation zu erfolgen hat, vorzunehmen.

3. Bei allen anderen Formen der Innenohrentzündung besteht bei konservativer Behandlung die Gefahr des Übergreifens der Entzündung aufs Endocranium, wir sind nicht imstande, die gefährlichen von den ungefährlichen Formen zu unterscheiden. Da sich diese Gefahr durch die *operative Eröffnung der Labyrinthhohlräume* fast sicher beseitigen läßt, da die Labyrintheröffnung als solche bei diesen Fällen fast ungefährlich ist und mit fast absoluter Sicherheit Heilung der Labyrinthentzündung gewährleistet, ist bei ihnen das Labyrinth möglichst frühzeitig, und zwar *gleichzeitig* mit den Mittelohrräumen, zu eröffnen. Die *zweizeitige* Operation bietet viel ungünstigere Aussichten, ebenso das Aufschieben der Operation bis zum Einsetzen einer intrakraniellen Komplikation.

Wenn der Patient schon mit einer Komplikation in Behandlung tritt, oder wenn diese sich entwickelt, weil der richtige Moment zur Operation versäumt wurde, dann muß unter allen Umständen *sofort* das Labyrinth eröffnet werden, da auch dann noch ein Teil der Patienten gerettet werden kann.

Für die *einzelnen Formen* der operativ zu behandelnden Labyrinthitis ist folgendes zu bemerken:

1. *Traumatische Labyrinthitis*:

a) Bei *Basisfraktur mit gleichzeitiger Labyrinthverletzung* muß zunächst nach Möglichkeit einer Infektion des Mittelohrs vorgebeugt werden (Vermeidung von Ausspülungen, aseptischer Verschluß des Gehörganges). Wenn trotzdem eine Otitis media eintritt oder wenn eine solche schon vor dem Trauma vorhanden war, dann muß *sofort* das *Mittelohr* operativ (durch Antrotomie oder Radikaloperation) geöffnet werden. — Diese Forderung, die zuerst von Voss (3) aufgestellt wurde, ist heute allgemein anerkannt, nicht jedoch die, das Mittelohr bei *jeder* Basisfraktur mit Ohrbeteiligung prophylaktisch schon *vor* dem Eintritt der Otitis media freizulegen. Sobald der Nachweis möglich ist, daß auch die *Innenohrräume* infiziert sind (über die Schwierigkeiten s. S. 475) muß auch das Labyrinth eröffnet werden.

b) Bei den *Labyrinthverletzungen neben grober Zerstörung der Mittelohrwände*, also vor allem bei den *Schußverletzungen* des Wasserfortsatzes, ist stets mit einer Infektion zu rechnen. Deshalb müssen möglichst frühzeitig operativ glatte Wundverhältnisse im Mittelohr und Processus mastoideus geschaffen werden. Wenn an der freigelegten Labyrinthwand Sprünge oder gröbere Verletzungen nachweisbar sind, muß die Labyrintheröffnung bzw. Resektion der zerstörten Felsenbeinteile angeschlossen werden. Ich konnte auf diese Weise im Feldlazarett mehrere Fälle, trotz beginnender Meningitis, retten.

c) Bei der *postoperativen Labyrinthitis* ist vor allem die Zeit des Eintritts und die Intensität der Labyrinthsymptome für die Indikation zur Labyrintheröffnung maßgebend (s. S. 476). *Frühzeitiges* Einsetzen (innerhalb der ersten Stunden) und stürmischer Verlauf sprechen für eine *eitrige* Infektion nach Stapesverletzung und erfordern *sofortige* Labyrintheröffnung, während späteres Auftreten und mildere Reizsymptome auf eine *seröse* Innenohrentzündung schließen lassen. Dann kann abgewartet werden, jedoch unter genauer Kontrolle von Temperatur, Liquor und klinischen Symptomen. In zweifelhaften Fällen ist die Operation dem Abwarten vorzuziehen.

2. *Bei allen anderen Labyrinthitisformen*, bei denen nach dem oben Gesagten die Operation überhaupt in Frage kommt, vor allem also bei der *diffusen eitrigen* Entzündung, *eröffne man das Innenohr*, sobald die Diagnose gestellt werden kann, gleichgültig in welchem Stadium sich die Labyrinthitis befindet (manifest oder latent). Es ist *gefährlich*, das Abklingen der Reizsymptome abwarten zu wollen, wie das vielfach empfohlen wird, und auch unnötig, da die Operation im Stadium der Reizsymptome keineswegs gefährlicher ist als nach deren Erlöschen.

Der *Befund* an der durch Radikaloperation *freigelegten Labyrinthwand* liefert *oft* wichtige Anhaltspunkte für die Beurteilung der Vorgänge im Labyrinth, jedoch keineswegs *immer*. Ein Einbruch ins runde Fenster ist niemals, der durch die Fenestra ovalis nicht immer makroskopisch erkennbar.

Mehrere, ausgedehnte Durchbrüche verraten eine *diffuse* Labyrinthitis und indizieren die Labyrintheröffnung.

Bei *Fistel im horizontalen Bogengang* ist die Labyrinthitis oft, aber nicht immer, *umschrieben*.

Das Austreten von Eiter aus Labyrinthfisteln konnte ich nur selten beobachten. Das Fehlen dieses Merkmales darf uns höchstens bei ganz alten Labyrinthitiden zum Abwarten veranlassen, bei frischen Fällen niemals.

Der *Befund im eröffnetem Labyrinth* zeigt meist, ob die Indikationsstellung richtig war: aus dem diffus eitrig oder granulierend erkrankten Labyrinth fließt bei der Freilegung niemals Liquor ab, wenn nicht bei der Ausräumung der Schnecke der Fundus des inneren Gehörganges eröffnet wurde. Liquorabfluß bei der Operation zeigt, daß es sich um eine umschriebene Labyrinthitis handelt, daß also die Indikationsstellung falsch war. — *Freien Eiter* sah ich selten in den Labyrinthhohlräumen; Uffenorde (3) berichtet, daß er ihn öfters beobachten konnte.

Die Feststellung von *Zerstörungen an den Innenwänden des Labyrinthes* oder von *Sequestern* ergibt wichtige Indikationen für die Ausdehnung des Eingriffs. Sequester sind stets zu entfernen, sobald sie erkannt werden, auch dann, wenn sie noch nicht völlig losgelöst sind. Das Abwarten der vollständigen Abstoßung würde ein Bestehenlassen der Eiterung im Innenohr mit all ihren Gefahren bedeuten. Bei der Loslösung der Sequester muß eine Verletzung der Carotis sorgfältig vermieden werden (v. Stein).

3. Bei *sicherem* Nachweis oder begründetem *Verdacht* auf Vorhandensein einer *Komplikation* ist das Labyrinth sofort zu eröffnen. Die Aussichten auf Heilung sind um so günstiger, je frühzeitiger der Eingriff erfolgt. Man verliere

also keine Zeit durch länger dauernde diagnostische Maßnahmen, z. B. bakterio-
logische Untersuchung des Liquors, und bedenke, daß trotz bestehender
Meningitis Zellvermehrung im Liquor fehlen kann (s. S. 489), und daß der
Liquor, der eben noch eine minimale Zellvermehrung zeigte, schon nach wenigen
Stunden durch hochgradige Pleocytose getrübt sein kann. Ist diese erst
vorhanden, dann kommt die Operation meist zu spät.

4. Die operative Eröffnung der Labyrinthhohlräume.

Anatomische Vorbemerkungen. Die topographische Anatomie des Labyrinthes
ist im VI. Bande ausführlich behandelt, so daß ich mich hier auf die Besprechung einiger für die operative Eröffnung des Innenohres wichtige Punkte
beschränken kann.

In erster Linie sei daran erinnert, daß die mediale Paukenhöhlenwand zum

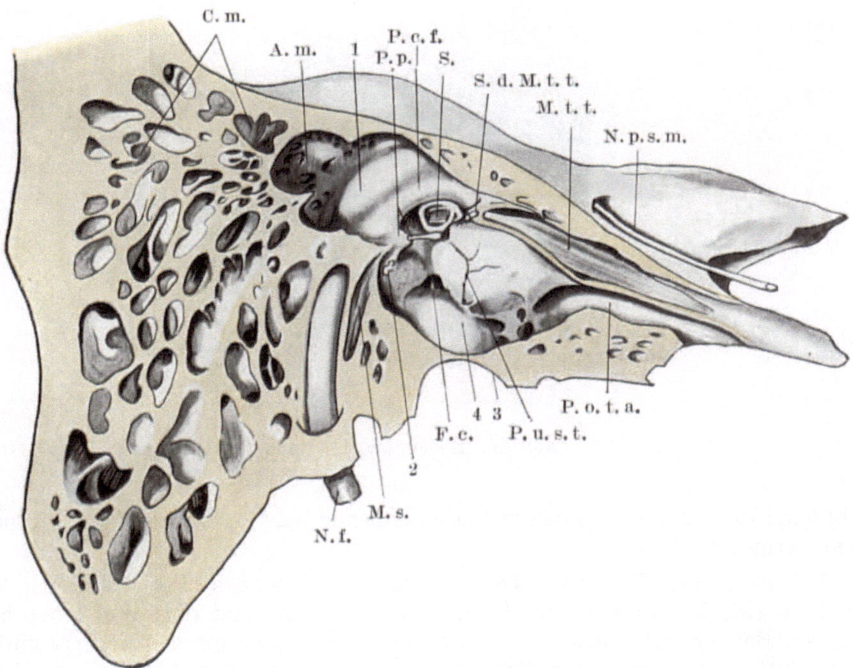

Abb. 14. Paries labyrinthica (medialis) der Paukenhöhle mit den Cellulae mastoideae.
1 Prominentia canalis semicircularis lat. 2 Chorda tympani. 3 Fossa jugularis. 4 Paries
jugularis (inferior) cavi tympani, durch den Bulbus venae jugularis vorgebuchtet. C. m.
Cellulae mastoid. A. m. Antrum mastoid. P. p. Proc. pyramid. mit der Sehne des M.
stapedius. P. c. f. Prominentia canalis fac. S. Stapes. S. d. M. t. t. Sehne des M. tensor.
tympani. M. t. t. M. tensor. tympani. N. p. s. m. N. petros. superfic. maj. P. o. t. a.
Pars ossea tubae auditivae. P. u. s. t. Promontorium und Sulcus tympanicus. F. c.
Fenestra cochleae. M. s. Musc. stapedius. N. f. N. facialis. (Nach CORNING.)

größten Teil die laterale Wand des Labyrinthes bildet, daß die beide trennende
Knochenschicht sehr dünn ist, und daß markante Punkte: die beiden Fenster,
das Promontorium und der Wulst des horizontalen Bogenganges, eine sichere
Orientierung bei normalen Verhältnissen stets ermöglichen. — Bei hochgradigen
pathologischen Veränderungen jedoch, wie z. B. Cholesteatom-Abschliff an der

Labyrinthwand, starker Granulationsbildung in der Fenstergegend und überhaupt ausgedehnten Zerstörungen, kann das normale Bild so stark verändert sein, daß auch dem Erfahrenen eine ganz genaue Deutung der Situation schwer fällt.

Die mediale Paukenhöhlenwand bildet demnach den gegebenen Angriffspunkt für die Labyrintheröffnung, durch ihre Fortnahme kann der untere Teil des Vestibulums und die Schnecke eröffnet werden, ebenso der ampulläre Schenkel des horizontalen und des oberen Bogenganges. Die übrigen Teile der Bogengänge sind von hier aus nicht zu erreichen; da ihre Eröffnung von fast allen Methoden in größerem oder geringerem Umfang angestrebt wird, muß auf ihre Topographie näher eingegangen werden.

Zuvor ist aber eine Besprechung des Verlaufs des Facialis in der medialen Paukenhöhlenwand unerläßlich, da er ja mitten durchs Operationsgebiet

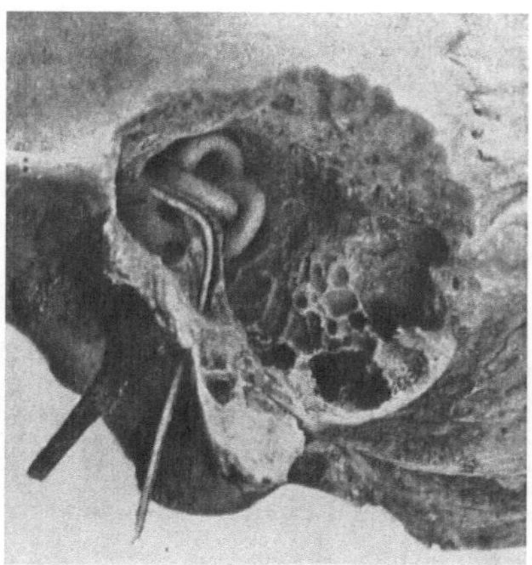

Abb. 15. Lage der Bogengänge. (Nach Girard.)

zieht, und da sich eine operative Verletzung nur bei genauester Kenntnis seiner Lage vermeiden läßt.

a) *Verlauf des Facialis.* Der horizontale Teil des Facialiskanals liegt konstant zwischen oberem Rand der Fenestra ovalis und dem Wulst des horizontalen Bogengangs, oft als feine, strangförmige Erhebung deutlich erkennbar. Seine Entfernung *vom oberen Rande* des eiförmigen Fensters beträgt, wie Bourguet an 60 Präparaten feststellte, regelmäßig 3 mm. Er verläuft meist völlig horizontal, selten etwas schräg von vorne oben nach hinten unten zum Knie zu. Der vordere Teil des horizontalen Abschnittes liegt dicht über der Schneckenspitze.

b) *Lage der Bogengänge. Horizontaler Bogengang.* Der vordere Schenkel des horizontalen Bogengangs bildet an der Antrumschwelle, unmittelbar über dem Facialiskanal, den bekannten Wulst, der sich unter normalen Verhältnissen stets durch seine glatte Oberfläche und seine weiße Farbe gegen die Umgebung deutlich abhebt. Seine Ampulle liegt senkrecht über dem ovalen Fenster. Hier, d. h. im Bereich der Ampulle, beträgt seine Wanddicke nur $^1/_2$—1 mm (s. Abb. 16), hier und am ganzen äußeren Schenkel ist demnach die Eröffnung des Bogenganges durch Entfernung einer außerordentlich dünnen Knochenschicht möglich. — Vom ampullären Ende aus verläuft der Kanal schräg nach hinten und unten, sich allmählich immer mehr von der Oberfläche entfernend und ins Knochenmassiv eintauchend. Der die Verbindung zwischen dem oberflächlichen und dem tiefen Schenkel bildende Bogen liegt genau 5 mm hinter dem hinteren Rande des ovalen Fensters auf einer durch dieses gelegten Horizontalen. Die Umbiegungsstelle vom äußeren Schenkel zum Bogen liegt $2^1/_2$ mm tief (von der Adituswand aus gemessen), der Bogen selbst verläuft etwa $1^1/_2$ mm weiter in die Tiefe und biegt dann in den inneren Schenkel um, dessen Einmündungsstelle ins Vestibulum aus Abb. 17 u. 18 ersichtlich ist. Sie liegt zirka 9 mm weit von der Adituswand entfernt. Die Umbiegungsstelle des Bogenganges ist nach RENDU regelmäßig $4^1/_2$—5 mm von der Kleinhirndura entfernt.

Der ampulläre, *äußere Bogengangsschenkel* verläuft unmittelbar dem *Facialis* benachbart. Die Lage beider zueinander ist nicht konstant. BOURGUET unterscheidet eine *rechtwinklige* und eine schräge Form des Vestibulums, erstere fand

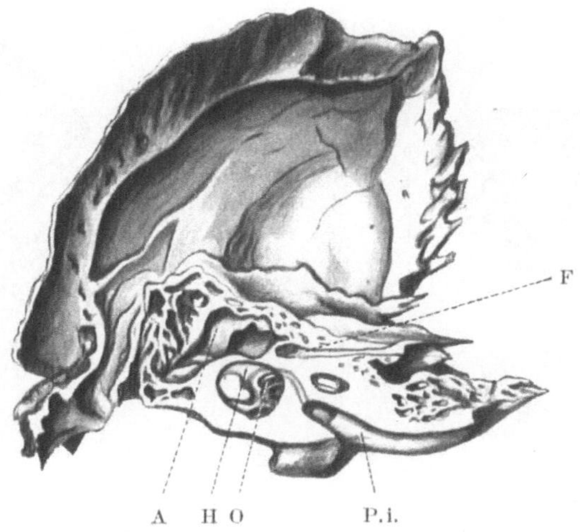

Abb. 16. Schnitt durch den horizontalen Bogengang.
A Antrum. H horizontaler Bogengang. O Fenestra ovalis. P. i. Por. ac. intern. F Facialis.

er in 12%, letztere in 88% der untersuchten 60 Schläfenbeine. Bei *rechtwinkligem* Vestibulum lag der vordere Teil des Bogengangsschenkels regelmäßig höher als der Nerv, und zwar an der Ampulle $1^1/_2$—2 mm, weiter hinten, an der Umbiegungsstelle zum hinteren Schenkel, 3 mm. Bei der *schrägen* Form des Vorhofs ist der Abstand geringer, 3mal fand BOURGUET den ampullären Schenkel sogar *hinter* dem Nerven, so daß eine Eröffnung ohne Facialisverletzung nur schräg von oben her möglich gewesen wäre. — Diese tiefe Lage des Bogenganges ist außerordentlich selten, ich bin ihr bei meinen Operationen am Lebenden und zahlreichen Präparaten nie begegnet.

Oberer Bogengang. Sein ampulläres Ende liegt unmittelbar vor dem des horizontalen Kanals über der vorderen Hälfte des ovalen Fensters und etwas nach vorne davon. Von der Ampulle aus steigt der äußere Bogengangsschenkel dann ungefähr senkrecht auf, seine Umbiegungsstelle ist an der oberen Pyramidenfläche bekanntlich als Eminentia arcuata deutlich erkennbar. Hier ist die Knochenschicht zwischen Bogengangslumen und Dura nur etwa 1 mm, unter dem Sinus petrosus superior 2 mm dick. Auch der hintere, absteigende Schenkel ist an der hinteren Pyramidenfläche, wenn auch weniger deutlich, erkennbar, seine Wanddicke ist hier sehr gering. Beide Bogengangsschenkel liegen ziemlich genau in einer Ebene, die von vorne außen nach hinten innen verläuft.

Die Einmündungsstelle des Crus commune vom oberen und hinteren Bogengang liegt im hinteren oberen Winkel des Vestibulums, wenig oberhalb der des inneren Schenkels des Canalis horizontalis.

Hinterer Bogengang. Er liegt am tiefsten von den dreien ins Felsenbein eingebettet. Von der Einmündungsstelle des Crus commune, die durch eine etwa 4 mm dicke Knochenschicht von der Dura getrennt ist, verläuft der obere Schenkel nach hinten und nähert sich immer mehr der Oberfläche des Petrosum, an der er durch einen leichten Vorsprung markiert ist. Über der Umbiegungsstelle zum Bogen ist die deckende Knochenschicht 2, am Bogen selbst 1 mm

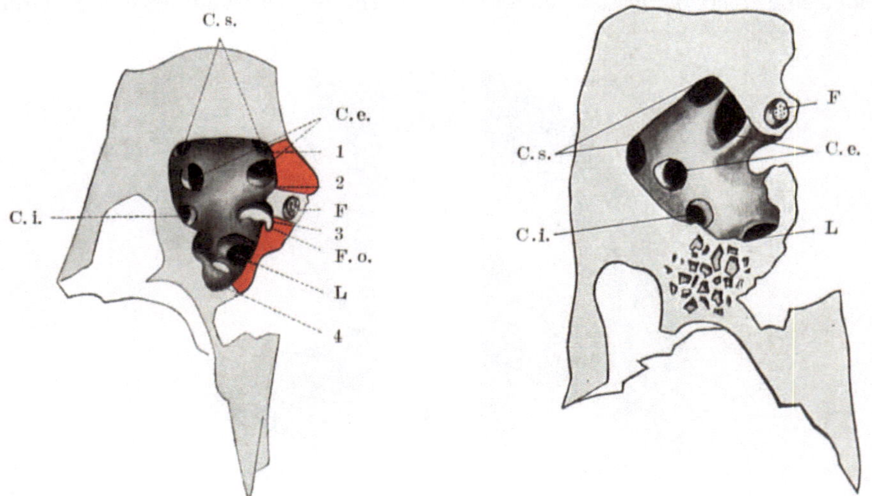

Abb. 17 und 18. Rechtwinklige und schräge Form des Vestibulums. C. s. Canalis sup. C. i. Canal. inf. C. e. Canal. ext. F Facialis. F. o. Fenestra ovalis. L Scala vestibuli. Bei der operativen Eröffnung des Labyrinthes nach Methode Hinsberg werden die rot angelegten Teile zwischen 1 und 2 und zwischen 3 und 4 abgetragen. (Nach Bourguet.)

dick. Nach Mouret finden sich hier zuweilen Dehiscenzen. Der Bogen reicht etwa 2 mm weiter nach hinten als der des horizontalen Kanals, seine Entfernung von Sinus sigmoidus ist je nach dessen Lage verschieden, schwankend zwischen etwa 7 mm und, bei stark vorgelagertem Sinus, nächster Nähe. Von der lateralen Adituswand ist die Entfernung beträchtlich, etwa 8—9 mm. Dem Saccus endolymphaticus ist der Bogen dicht benachbart. — Von der Umbiegungsstelle aus verläuft der untere Schenkel des Ganges aufs Vestibulum zu, sich von der Dura entfernend, dafür aber in die unangenehme Nachbarschaft des Bulbus geratend. In der Regel trennt eine etwa 2 mm dicke Knochenschicht beide, doch ist diese Entfernung nicht konstant. Es ist also gefährlich, bei der Operation den tiefen Schenkel nach unten zu überschreiten. In der Nähe der Einmündungsstelle kreuzt der untere Schenkel fast rechtwinklig den Facialis in seinem absteigenden Teil. Trotzdem die Entfernung zwischen beiden etwa 4 mm beträgt, ist die Gefahr einer Nervenverletzung bei der Freilegung dieses Bogengangsteiles gegeben. Der Nerv muß direkt unterminiert werden, und zwar, den Wund-

verhältnissen entsprechend, schräg von hinten⌐außen nach vorne innen; sobald
Meißel oder Fräse zu weit nach außen arbeitet,⌐kann der Nerv getroffen werden.
Schnecke und Carotis. Es wurde oben bereits darauf hingewiesen, daß die
untere Schneckenwindung unmittelbar hinter dem Promontorium liegt. Dieses
ist begrenzt nach oben durch die Fenestra ovalis und den Semicanalis musculi
tensoris tympani bzw. den Processus cochleariformis, nach hinten durch eine
die beiden Fenster verbindende Linie, nach unten durch den Kellerraum. Da
dessen Boden durch den Bulbus mit seiner dünnen Wand häufig nach oben vorgewölbt ist, bezeichnet die Umbiegungsstelle des Promontoriums zur medialen
Wand des Recessus hypotympanicus die unterste Grenze, bis zu der bei der Eröffnung der Schnecke der Knochen entfernt werden darf. — Die übrigen
Schneckenwindungen liegen weiter nach vorn zwischen der unteren und dem
Processus cochleariformis bzw. dem Tensorkanal. Die *Schneckenspitze* liegt

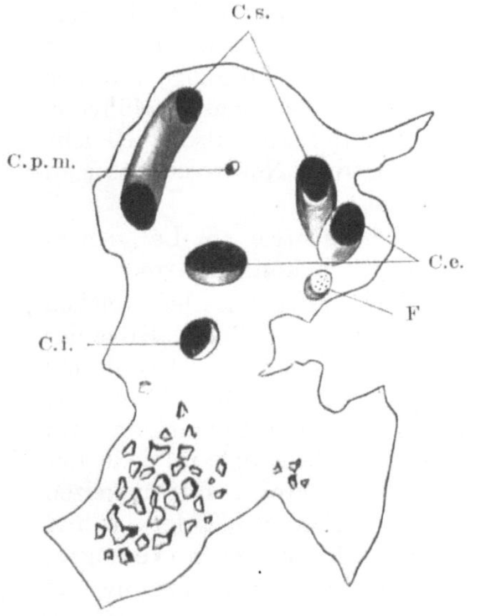

Abb. 19. Hohe Lage des horizontalen
Bogenganges. C. p. m. Hiatus subarcuatus.
(Übrige Bezeichnungen wie Abb. 17.)
(Nach BOURGUET.)

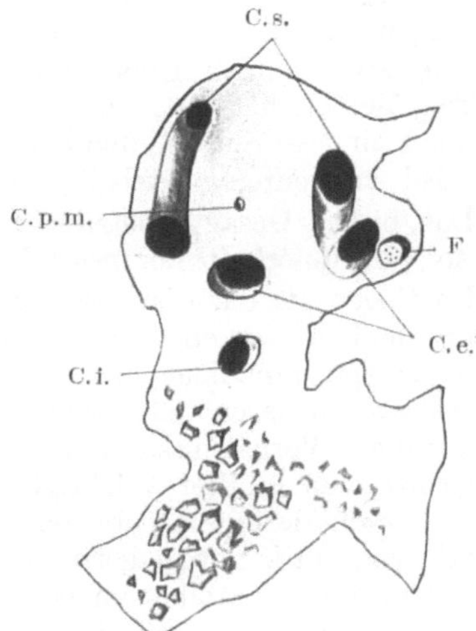

Abb. 20. Tiefe Lage des horizontalen
Bogenganges.
(Nach BOURGUET.)

$5^{1}/_{2}$—6 mm vor dem vorderen Rande des ovalen Fensters. Sie ist nur durch
eine ganz dünne Knochenschicht von der Paukenhöhle getrennt. Unmittelbar
über ihr verlaufen Facialis und Tensorkanal. Nach vorne zu ist die Schnecke
der *Carotis* benachbart (siehe Abb. 25).

BOURGUET studierte diese Verhältnisse näher und fand, daß unter 25
Schläfenbeinen bei 12, also etwa der Hälfte, der Abstand zwischen Schnecken-
und Carotiskanal 1—4 mm betrug, bei den übrigen 13 Präparaten standen
beide entweder in unmittelbarer Berührung (4 mal), oder der Gefäßkanal bedeckte
die Außenwand der Cochlea 1—2 mm weit. Durch KÖRNER und GRUBER wissen
wir, daß diese Verschiebung so weit gehen kann, daß die Schlagader die Schnecke
ganz bedeckt, — Befunde, die von HANSEN und ROZIER bestätigt wurden. Da
man diese Verhältnisse *vor* der Operation am Lebenden nicht übersehen kann,
ist bei der Eröffnung der Schnecke äußerste Vorsicht geboten. Die untere
Windung wird sich aber wohl stets ohne jede Gefahr eröffnen lassen. Die
Freilegung des Carotiskanals wird sich bei vorsichtigem Vorgehen zunächst

durch eine *venöse* Blutung aus dem die Arterie umgebenden Plexus verraten, bei Beachtung dieser Warnung ist die Verletzung der Arterie selbst vermeidbar.

Fundus des inneren Gehörganges. Da unter Umständen der innere Gehörgang in seinem Fundus eröffnet werden muß, sei kurz besprochen, auf welchem Wege dieses Ziel am besten zu erreichen ist. Es gibt 2 Möglichkeiten: Durch Fortnahme des Modiolus an seiner Basis wird der Tractus spiralis foraminosus freigelegt, mit scharfem Löffel oder Häckchensonde läßt sich nötigenfalls eine weitere Öffnung des Gehörgangsfundus an dieser Stelle erzielen. Das ist anscheinend der Weg, den Uffenorde wählt. Ein zweiter, vielleicht leichterer, führt durch die Innenwand des eröffneten Vestibulums in den Meatus internus. Im Bereich des Recessus sphaericus liegt die Macula cribrosa media, und hier ist die Knochenschicht zwischen Vestibulum und Gehörgangstiefe so dünn, daß man an macerierten Präparaten das Tageslicht durchscheinen sieht. Hier ist also eine Eröffnung auch ohne Resektion des Modiolus möglich, doch ist es natürlich am Lebenden auch nach vollständiger Eröffnung des Vestibulums kaum möglich, diese Stelle genau zu erkennen. Zur Orientierung diene die Erinnerung an die Tatsache, daß die Achse des *inneren* Gehörgangs mit der des *äußeren* ziemlich genau übereinstimmt. Ein in dieser Achse geführter, leichter Meißelschlag oder Druck mit dem scharfen Löffel wird also, vielleicht erst nach einigem Suchen, den Zugang zum Fundus schaffen. Nebenverletzungen sind bei vorsichtigem Arbeiten nicht zu befürchten.

Das bisher Gesagte betrifft die anatomischen Verhältnisse am Labyrinthmassiv, die innerhalb der geschilderten Grenzen ziemlich konstant sind.

Im Gegensatz dazu ist der Aufbau des Schläfenbeins als ganzes bekanntlich außerordenlich starken Variationen unterworfen: Lagerung des Sinus, Höhe des Recessus epitympanicus bzw. Stand der mittleren Schädelgrube, Ausbildung des perilabyrinthären Zellsystems usw. schwanken innerhalb weitester Grenzen — gerade diese Verhältnisse sind aber für die Ausführung von Operationen am Labyrinth von größter Wichtigkeit. Bei „weiten Verhältnissen" ist jede der unten geschilderten Operationsmethoden ohne besondere Schwierigkeiten ausführbar; stark vorgelagerter Sinus, tiefstehende mittlere Schädelgrube und vor allem eine Kombination beider können das Operationsgebiet so verengen, daß nur unter den größten Schwierigkeiten eine genügende Freilegung der Innenhohlräume zu erreichen ist.

Allgemeines über die Operationen am Labyrinth.

Vorbedingung für die Erkennung und Deutung der normalen anatomischen Verhältnisse und pathologischen Veränderungen an der Labyrinthwand und für die Vornahme von Operationen am Innenohr ist *beste Beleuchtung.* Ich benutze seit vielen Jahren den Clar schen Stirnspiegel.

Holmgren (2) und Nylén haben 1922 auf dem Pariser Otologenkongreß eine mikroskopartige Lupe für die Besichtigung der Labyrinthwand empfohlen. Ich kann aus eigener Erfahrung über ihre Brauchbarkeit nichts sagen. Mir selbst leistete eine gewöhnliche Linse von 3 Dioptrien, die sterilisiert werden kann, gute Dienste.

Unerläßlich ist ferner für jede Labyrinthoperation *sorgfältigste Blutstillung.* Operation in Lokalanästhesie oder, falls aus irgendeinem Grunde in Narkose operiert werden muß, vorherige Weichteilinfiltration mit Novocain-Suprareninlösung, bietet in dieser Hinsicht großen Vorteil. Blutende Knochengefäße sind mit Wachs in bekannter Weise zu schließen.

Von *Instrumenten* für die Labyrinthoperation sind außer den für die Radikaloperation üblichen feine, haarscharf geschliffene Hohl- und Flachmeißel, zum

Teil mit der von Thiess für die Radikaloperation vom Gehörgang aus angegebenen Krümmung über die Fläche, in größerer Zahl vorrätigzuhalten. Sobald ein Meißel bei der Arbeit im elfenbeinharten Knochen der Pyramide stumpf zu werden beginnt, muß er durch einen neuen ersetzt werden. — Bei der Eröffnung der Schnecke benutze ich einen kleinen, aber kräftigen, vorne etwas zugespitzten scharfen Löffel.

Feine, zahnärztliche *Fräsen* leisten dem, der ihre Handhabung beherrscht, wertvolle Dienste. Sie arbeiten fast ohne Erschütterung und verursachen niemals Knochensprünge, doch haben sie eine unangenehme, aber durchaus vermeidbare Neigung, in der Richtung ihrer Rotation, also nach rechts, „fortzulaufen". Wenn das in der Nähe des Facialis passiert, ist eine Nervenlähmung im Nu geschehen. Fleißige Übung am Präparat, die jeder Operation am Lebenden auch aus anderen Gründen selbstverständlich vorhergehen sollte, lehrt diese Gefahr ziemlich sicher vermeiden.

Operationsmethoden.

Es ist selbstverständlich, daß die Freilegung des Labyrinthes nur nach Radikaloperation vorgenommen werden kann. Bei dieser muß stets möglichst gute Übersicht der medialen Paukenhöhlen- und Antrumwand durch ausgiebigste Abflachung des Facialissporns und Abtragung der lateralen Recessuswand erstrebt werden, nicht selten muß die Dura zur Gewinnung von Platz mehr oder weniger ausgedehnt freigelegt werden. Am schwersten ist in der Regel die Gegend der Schnecke, also der vordere Teil der medialen Paukenhöhlenwand, zu übersehen, besonders, wenn der Gehörgang eng und seine knöcherne, untere Wand stark gewölbt ist. Holmgren (2) schlägt vor, den Zugang zu diesen Partien dadurch zu verbessern, daß man den *ganzen* häutigen Gehörgang mit dem Elevatorium heraushebelt, „so daß man das Schläfenbein bloßlegt und wie am Präparat operiert werden kann". Dann soll der knöcherne Gehörgang nach allen Seiten, also auch nach vorne zu, erweitert werden Zum Schluß wird die vordere häutige Gehörgangswand zurückgeklappt und gegebenenfalls freiliegender Knochen transplantiert. — Holmgren bedient sich dieses Vorgehens auch bei der gewöhnlichen Radikaloperation und hat nie dadurch bedingte Störungen im Heilungsverlauf gesehen. Ich habe am Präparat fast stets so operiert, am *Lebenden*, da ich Holmgrens Vorschlag erst vor kurzem kennen lernte, bisher noch nicht, doch werde ich ihn bei nächster Gelegenheit befolgen.

Je nach dem *Punkt,* von dem aus die Labyrinthräume eröffnet werden, der *Reihenfolge,* in der die einzelnen Abschnitte aufgedeckt werden und der *Ausdehnung* des Eingriffes lassen sich 4 Haupttypen der Labyrinthoperation unterscheiden. Sie seien zunächst, nach den genannten Gesichtspunkten (nicht chronologisch) geordnet, geschildert.

I. Eröffnung des Vestibulums vom **hinteren** Schenkel des horizontalen Bogengangs aus.

a) *Ohne Freilegung der Dura.*

α) *Mit nachheriger Eröffnung des Labyrinthes unterhalb des Facialis.* 1. Jansen (1900) war der erste, der diesen Zugang zum Innenohr wählte und gleichzeitig der erste, der *planmäßig* eine Operationsmethode zur Labyrintheröffnung ausbildete. (Methode Jansen I).

Er schildert sein Vorgehen in der Encyklopädie der Ohrenheilkunde folgendermaßen: „Nach Radikaloperation (ausnahmsweise mit Erhaltung der hinteren oberen Gehörgangswand) wird mit schmalem, geradem, einseitig abgeschliffenem Meißel von etwa $1^1/_2$—$2^1/_2$ mm Breite der *hintere* Abschnitt des horizontalen Bogengangs, etwa von der Kuppe ab, d. h. gleich hinter der Ansatzstelle des Amboß, nach hinten abgetragen, das Terrain wird dadurch erweitert, daß die mediale Antrumwand über dem Bogengang mit entfernt wird. Der *vordere* Bogengangsschenkel, unter dem der Facialis verläuft, muß stehen bleiben. Am hinteren Schenkel kann man ohne den Facialis zu verletzen weiter nach unten meißeln oder fräsen. Da die durch den horizontalen Bogengang gelegte Ebene genau den Vorhof trifft, gelangt man in dieser Ebene und auf diesem Wege sicher in denselben. Sobald das Lumen eröffnet ist, kann man mit einem Häkchen eingehen und sich überzeugen, nach welcher Richtung der Hohlraum sich ausdehnt und der Meißel zu folgen hat. So kann man den Vorhof in seiner ganzen Ausdehnung freilegen (hierbei tut die Fräse vorzügliche Dienste), man kann den Zugang zur Schnecke übersehen, die Fenestra ovalis sondieren, und alles das, ohne den Facialis zu verletzen."

Dies ist das Vorgehen bei *isolierter* Erkrankung des Vorhofs. Wenn außerdem eine Schneckeneiterung besteht, so wird auch die Cochlea eröffnet, und zwar vom Promontorium aus. „Mit Meißel und Fräse ist es ein einfaches Beginnen, *vor* dem ovalen Fenster unter dem Facialis am Promontorium einzugehen, die Öffnung groß anzulegen und mit Fräse oder Löffel den aus Eiter, Granulationen, sequestrierten Knochenbälkchen bestehenden Inhalt herauszuheben." Eine Verletzung der Carotis läßt sich stets mit Sicherheit vermeiden, die Fossa cribrosa muß unter allen Umständen geschont werden.

2. Frey und Hammerschlag gehen ähnlich vor. Für die Auffindung des Vestibulums geben sie folgende Anhaltspunkte:

„Nach Vollendung der Radikaloperation wird mit einem Meißelschlag die Kuppe des horizontalen Bogenganges abgeschlagen, was immer gelingt, ohne den Facialiskanal zu eröffnen. Nach 1 oder 2 Meißelschlägen wird man zweier Lumina, des vorderen und des hinteren Schenkels des Bogenganges, ansichtig. Man kann bereits jetzt mit einer feinen Nadel von beiden Öffnungen aus ins Vestibulum eindringen. Wenn man sich nun auf die Verbindungslinie dieser beiden Lumina als Hypotenuse ein rechtwinkliges Dreieck aufgerichtet denkt, dessen Katheten parallel mit dem Tegmen antri einerseits und mit dem Sinus andererseits verlaufen, so kann man von diesem dreieckigen Felde aus direkt gegen das Vestibulum von außen her vordringen. Wir schlagen mit einem ganz kleinen, aber sehr gut geschärften Hohlmeißel den Knochen längs dieser Katheten durch und setzen dann einen ganz feinen, abgeschrägten Flachmeißel in die Verbindungslinie zwischen die Bogengangslumina ein, wodurch ein dreieckiges Knochenstück losgeht, das nun den Eingang ins Vestibulum von hinten her frei eröffnet. Manchmal gelingt es, diesen Knochen auf einmal zu entfernen, häufig ist man allerdings genötigt, dies stückweise in kleineren Portionen zu tun. Nun kann man vom Vestibulum aus mit einem Häkchen, den Facialiskanal von hinten her umgehend, beim ovalen Fenster herauskommen und kann die Promontorialwand eventuell mit dem Meißel abtragen, um den vorderen Anteil des Vestibulums und auch die untere Schneckenwindung zu eröffnen."

β) Mit primärer Eröffnung von Vestibulum und Schnecke unterhalb des Facialis und sekundärer Gegenöffnung vom hinteren Schenkel des horizontalen Bogengangs aus.

3. Methode Hautant-Rendu. Während bei den Methoden 1—2 zunächst die Eröffnung des Labyrinthes *oberhalb* des Facialis und dann erst die *unterhalb* des Nerven vorgenommen wird, gehen die genannten Autoren nach dem von mir zuerst gemachten Vorschlag (s. Methode 7) zunächst *unterhalb*, dann erst oberhalb des Gesichtsnerven ein. Die Operation geht wie folgt vor sich:

1. *Akt*: Eröffnung und Erweiterung der Fenestra ovalis. 2. *Akt*: Verbindung von Fenestra ovalis und rotunda durch Meißelschläge. 3. *Akt*: Curettage des Vestibulums. Dabei sorgfältige Zerstörung der Zweige des Nervus vestibularis, besonders, wenn der Patient an Schwindel litt. 4. *Akt*: Einführung einer

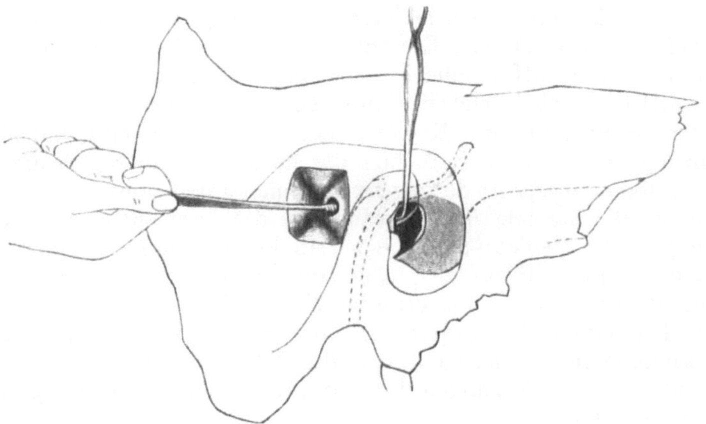

Abb. 21. Eröffnung des Labyrinthes nach Hautant-Rendu I. 5. Akt.

Kretschmann schen, kleinen, rechtwinklig abgebogenen Curette ins Vestibulum, so daß der Löffel unter dem Facialis schräg nach hinten und oben reicht. Die Curette dient als Leitsonde. Genau 5 mm nach hinten vom hinteren Rande der Fenestra ovalis, in ihrem Niveau, wird eine Vertiefung von 3 mm Seiten-

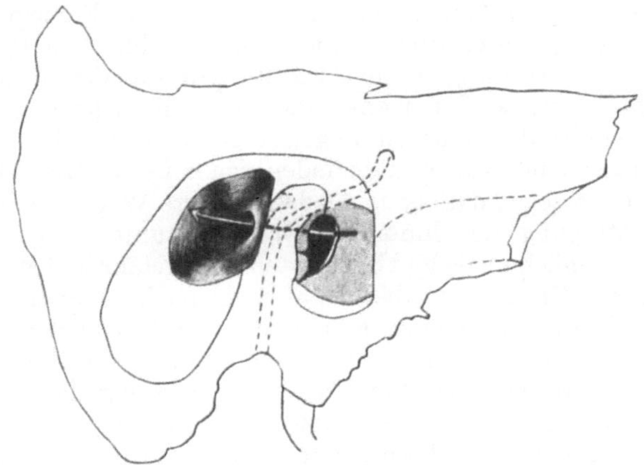

Abb. 22. Eröffnung des Labyrinthes nach Hautant-Rendu I. Operation vollendet.

länge gemeißelt, schräg von hinten nach vorn. In 2 mm Tiefe kommt man auf den Buckel des horizontalen Bogenganges. 5. *Akt*: Durch Verfolgung des *tiefen* Schenkels des horizontalen Bogenganges mit Meißel, oder besser mit Handfräse, kommt man von hinten ins Vestibulum auf die eingeführte Curette. 6. *Akt*: Nun werden alle kranken Knochenteile hinter dem Facialis mit Meißel oder Curette entfernt. — Die *Dura* wird nur bei endocraniellen Komplikationen freigelegt.

b) *Mit grundsätzlicher Freilegung der Dura durch Abmeißeln der hinteren Pyramidenfläche.*

4. Methode JANSEN II.

JANSEN hat gleichzeitig mit der oben beschriebenen eine zweite Operations-methode angegeben, durch die das Vestibulum von hinten her eröffnet und gleichzeitig die Dura der hinteren Schädelgrube freigelegt wird (Methode JANSEN II). Er empfiehlt sie für die mit Kleinhirnabsceß oder tiefen Extraduralabscessen komplizierten Labyrinthitisfälle, da sie einen Zugang zu diesen sekundären Herden schafft. Seine Vorschrift lautet so: „Nach der breiten Freilegung des Antrums entfernt man mit Meißel oder mit einer zweckmäßig gekrümmten Knochenzange mit langen Branchen die hintere Wand des Warzenfortsatzes und den hinteren Abschnitt der oberen (Tegmen antri) samt der hinteren oberen Kante bis an die mediale Antrumwand, die die Labyrinthkapsel enthält. Mit schmalen geraden Meißeln entferne ich in kurzen Meißelschlägen von hinten oben her die hintere Hälfte oder $^2/_3$ des oberen Bogenganges, wenn nötig, auch des untern Bogenganges, soweit erforderlich, und lege von hinten her den Vorhof frei unter Fortnahme der hinteren Hälfte des horizontalen Bogenganges. Auf diese Weise kann der Vorhof recht ausgedehnt freigelegt und übersehen werden.“ Zu vermeiden sind Verletzungen der Dura, des Sinus petrosus superior und des Bulbus venae jugularis.

5. Die Methode NEUMANN (3) unterscheidet sich von der JANSEN II dadurch, daß sie grundsätzlich den Porus acusticus internus freilegt. Die „retro-tympanale Eröffnung“ des Labyrinthes „beginnt mit der Freilegung der Dura der hinteren Schädelgrube vor dem Sinus lateralis. Obgleich die Freilegung der Dura der hinteren Schädelgrube die Durchführung der Operation wesentlich erleichtert, ist sie nicht unbedingt in jedem Falle notwendig. In jenen Fällen, bei welchen der Warzenfortsatz ziemlich tief mit Luftzellen gefüllt ist, können die Labyrinthräume, wie ich es in einer großen Zahl von Fällen getan habe, durch Entfernung der hinteren Pyramidenwand ohne Freilegung der Dura der hinteren Schädelgrube eröffnet werden. Mit der hinteren Pyramidenwand parallel geführte Meißelschläge decken 2 Öffnungen auf, deren obere ein Quer-schnitt des Crus commune des oberen und hinteren Bogenganges, und deren untere ein Querschnitt des hinteren Bogenganges in der Nähe seiner Ampulle ist. Beide Öffnungen sind kreisrund, befinden sich nahe der Mitte der Labyrinth-wand und die Sonde zeigt, daß sie nicht der kürzeste Weg ins Vestibulum sind. Eine weitere Abtragung der hinteren Pyramidenkante mittels des Meißels deckt eine dritte, ziemlich ovale und quergestellte, ungefähr in der Mitte zwischen den beiden früheren Öffnungen, aber etwas mehr nach außen gelegene Öffnung auf; diese letztere ist der Querschnitt des horizontalen Bogenganges. Mittels einer Hakensonde kann gezeigt werden, daß diese Öffnung der kürzeste Weg ins Vestibulum ist, und durch eine allmähliche Vergrößerung dieser Öffnung wird der Vorhof von hinten geöffnet. Durch Abtragung des vorspringenden Knochens an der hinteren Pyramidenwand wird nun die seitliche Begrenzung des inneren Gehörganges nach und nach entfernt und der innere Gehörgang selbst frei-gelegt. Dies ist von besonderer Wichtigkeit, da die histo-pathologischen Untersuchungen von POLITZER gezeigt haben, daß die Eiterung nicht selten im Grunde des inneren Gehörganges verborgen sein kann, ohne irgendwelche Symptome zu zeigen. Bei allen diesen Manipulationen ist es streng notwendig, sich parallel zur hinteren Pyramidenwand zu halten. Eine Abweichung von dieser Richtung nach oben ist für den Sinus petrosus von Gefahr; eine Ab-weichung nach unten bedroht den Bulbus venae jugularis. Eine Entfernung der hinteren Pyramidenwand nach außen kann den Facialis gefährden. Die ge-legentlich unvermeidliche Verletzung der Dura der hinteren Schädelgrube

bei der retrotympanalen Eröffnung des Labyrinthes ist nur dann gefährlich, wenn sie zu klein ist.

Beendet wird die Operation durch Eröffnung des Promontoriums, wobei acht gegeben werden muß, Facialis, Carotis und Bulbus venae jugularis nicht zu verletzen. Nachdem die Operation vollendet ist, kann man eine kreisförmig gebogene Sonde von der hinteren Pyramidenfläche aus in die Trommelhöhle einführen, um zu zeigen, daß der größte Teil des Labyrinthes entfernt worden ist." Zum Schluß Erweiterung einer eventuellen kleinen Duraverletzung. Durch diese Art der Labyrintheröffnung ist auch die Möglichkeit gegeben, die trichterförmige Einziehung der Dura im inneren Gehörgang freizulegen, parallel den Nervenfasern zu spalten und nach rückwärts zu drainieren.

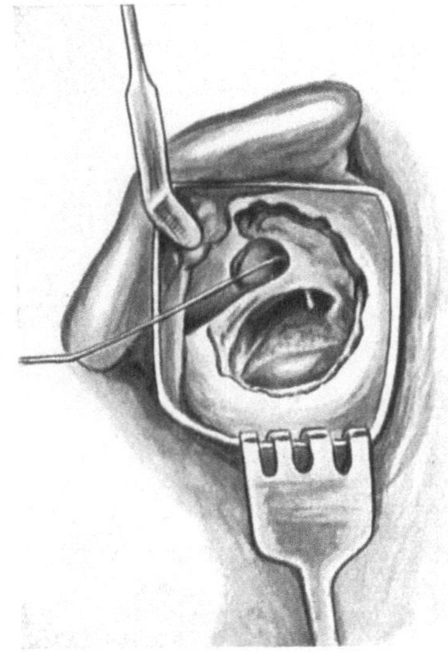

Abb. 23. Retrofaciale Eröffnung des Labyrinthes. Die Sonde ist von der Fenestra ovalis aus unter dem Facialis hindurch in die retrofaciale Öffnung eingeführt. Sinus und Dura freigelegt. (Nach RUTTIN.)

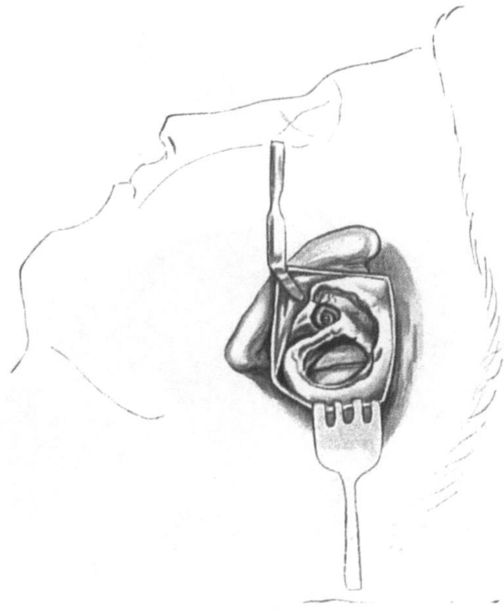

Abb. 24. Retrofaciale Eröffnung des Labyrinthes durch Freilegung der Schnecke beendet. (Nach RUTTIN.)

6. RUTTIN (4) geht im allgemeinen nach JANSEN-NEUMANN vor; er legt den Porus acusticus internus jedoch nur bei Meningitis frei. Vestibulum und Schnecke werden stets unterhalb der Facialis eröffnet.

II. Eröffnung des Vestibulums vom **vorderen** Schenkel des horizontalen Bogengangs aus, **ohne** grundsätzliche Freilegung der Dura.

a) *Mit vorheriger Eröffnung der Schnecke und des Vestibulums unter dem Facialis.*

7. *Methode* HINSBERG I.

Die Labyrintheröffnung nach *meiner* I. Methode vollzieht sich wie folgt:

1. Radikaloperation mit ausgiebiger Abflachung des Facialissporns und der lateralen Recessuswand.

2. Mit feinem Hohlmeißel oder kleinem, in die Fenestra ovalis eingeführten scharfen Löffel wird das Promontorium abgesprengt. Dabei muß die *obere*

Umrandung des Fensters, über der ja unmittelbar der Facialis verläuft, sorgfältig geschont werden. Mit scharfem Löffel wird dann, nötigenfalls unter
Zuhilfenahme des feinen Meißels oder der Fräse, die *Schnecke* ausgeräumt.

Dabei geht man am besten so vor, daß man zunächst ihre Spitze, die, wie
oben ausgeführt, $5^1/_2$—6 mm vor dem vorderen Rande des runden Fensters
dicht unterhalb des Tensorkanals und des Facialis ganz oberflächlich liegt,
auffräst. Dadurch gewinnt man eine sichere Orientierung über ihre Lage, durch
Fortnahme des Knochens zwischen Fenestra ovalis und Schneckenspitze, sowie
des Restes des Promontoriums nach unten zu, werden alle Windungen eröffnet. Der Modiolus wird am besten mit kleinem scharfem Löffel oder Fräse
entfernt. — Bei frischen, akuten Labyrinthitiden, bei denen Zerstörungen am

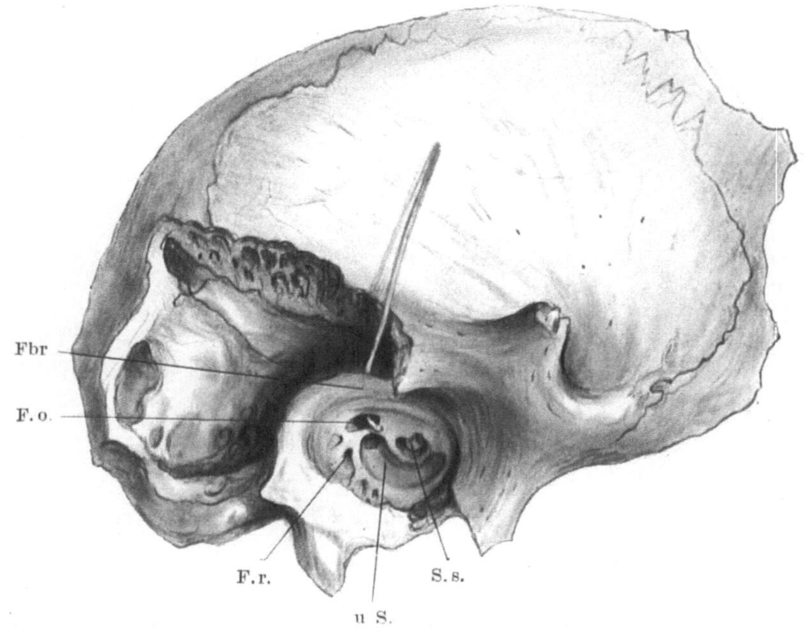

Abb. 25. Eröffnung der Schnecke. Übersichtspräparat.
Durch Abfräsen des Promontoriums ist die untere Schneckenwindung (u. S.) eröffnet,
und zwar unter Erhaltung der Umrandung von Fenestra ovalis (F. o.) und Fenestra rotunda
(F. r.), die bei Operation am Lebenden gleich zu Anfang abgesprengt werden. Die Schnecken-
spitze (S. s.) ist aufgefräst. Näheres siehe im Text. Das Vestibulum ist nach Methode
HINSBERG II eröffnet, die Sonde liegt unter der Facialisbrücke (Fbr.).

Modiolus und an den Schneckenwandungen nicht zu erwarten sind, genügt
anscheinend die Eröffnung der unteren Windung ohne vollständige Ausräumung
der ganzen Schnecke.

3. Nun wird eine Hakensonde von der Fenestra ovalis aus unter dem Facialis
her nach oben geführt. Ihre Spitze, deren Lage sich ja leicht abschätzen läßt,
kommt dann in die Ampulle des horizontalen Bogengangs zu liegen, auf sie wird
mit Fräse oder haarscharfem, feinem Meißel eingegangen. Dabei suche man
möglichst schräg von *oben*, also vom Tegmen tympani her, in den Bogengang zu
gelangen, da ja dicht *unterhalb* des Bogenganges der Facialis verläuft. Durch
Abmeißeln der medialen Recessuswand und des Tegmen tympani wird nötigenfalls mehr Platz geschafft. Ist das Bogengangslumen erst an einer kleinen Stelle
eröffnet, dann ist die Orientierung leicht und die Abtragung der ganzen lateralen

Bogengangswand und eines Teiles der lateralen Vestibularwand ohne ernstliche Verletzung der Gesichtsnerven nicht schwierig, vorausgesetzt, daß man sich über dessen Verlauf völlig klar ist und daß man vorsichtig arbeitet, so daß die den Facialis enthaltende Knochenbrücke nicht einbricht. — Wenn die knöcherne Facialishülle nicht schon durch Cholesteatom teilweise zerstört war, läßt sich dieses Mißgeschick, vor allem bei Benützung der Fräse, meist vermeiden. Vorübergehende Facialislähmungen entstanden etwa in $^1/_4$ der operierten Fälle, eine vollständige nur 2 mal, als der schon *vor* der Operation gelähmte Nerv vollständig in Cholesteatommassen eingebettet lag.

Den Facialis-Schützer nach BOURGUET habe ich seit Jahren nicht mehr verwandt.

Nach vollendeter Operation verläuft der Facialis in einer Knochenbrücke, die die einzige Begrenzung des Vestibulums lateralwärts bildet.

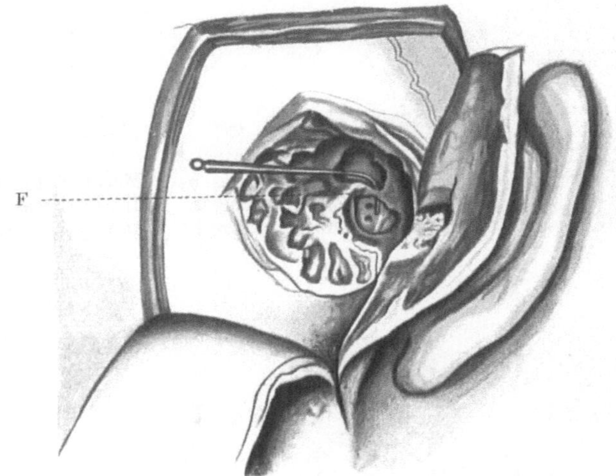

Abb. 26. Freilegung des Vestibulums und der unteren Schneckenwindung nach Methode HINSBERG I.

Der Vorhof ist lateralwärts nur noch durch die dünne Knochenbrücke F, in der der Facialis verläuft, begrenzt. Eine Sonde ist unter dieser Brücke hindurchgeführt, ihre Spitze erscheint in der durch Erweiterung der Fenestra ovalis entstandenen Öffnung. Unterhalb der Sondenspitze ist das Lumen der eröffneten unteren Schneckenwindung sichtbar.

β) Mit nachheriger Eröffnung des Labyrinthes unterhalb des Facialis.

8. BOTEY ging in 1 Fall in ähnlicher Weise wie HINSBERG I vor, nur begann er mit der Eröffnung des horizontalen Bogenganges von *hinten* her nach vorn fortschreitend, und erweiterte dann erst die Fenestra ovalis nach unten zu.

9. Methode BOURGUET I (1).

BOURGUET eröffnet zunächst die Fenestra ovalis durch Entfernung des Stapes vermittels feinen Häkchens oder SEXTON scher Pinzette. Dann führt er den Sporn seines Facialisschützers (Abb. 27) ins ovale Fenster ein. Unter der Aussparung seiner Platte liegt die Ampulle des vorderen Schenkels des horizontalen und die des oberen Bogenganges; beide lassen sich durch die Fräse ohne Gefahr für den durch die Platte gedeckten Facialis eröffnen. Nun wird von dieser Lücke aus die Kuppe und der Anfang des hinteren Schenkels des horizontalen Bogenganges ebenfalls aufgefräst.

Im zweiten Akt der Operation wird durch Absprengung des Promontoriums Vestibulum und Schnecke unterhalb des Facialis eröffnet. Dabei soll man nach

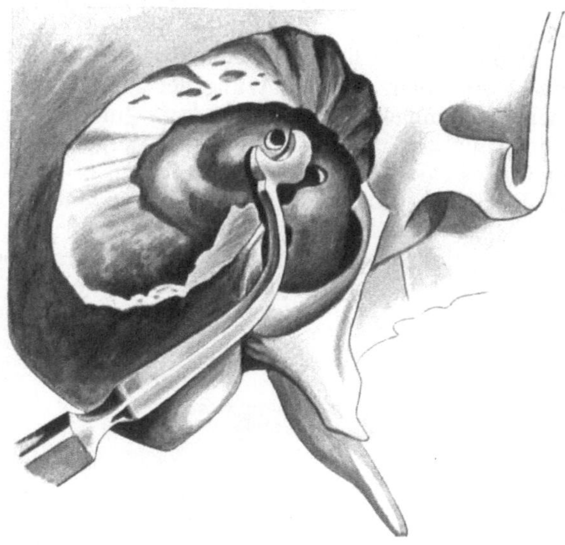

Abb. 27. Suprafaciale Eröffnung des Labyrinthes nach Methode Bourguet I. Der Facialisschützer liegt mit seinem Sporn in der Fenestra ovalis, im Bereich des Plattenausschnittes ist die Ampulle des horizontalen Bogenganges aufgefräst.

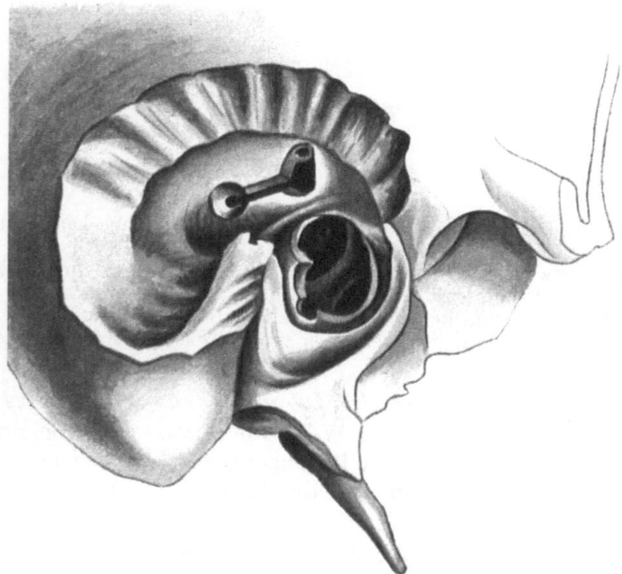

Abb. 28. Eröffnung des Labyrinthes nach Methode Bourguet I. Oberhalb des Facialis ist der horizontale Bogengang, unterhalb Vestibulum und untere Schneckenwindung eröffnet.

vorne nicht weiter als bis zum Tubenostium gehen, um eine Verletzung der Carotis zu vermeiden. Eröffnung des knöchernen Carotiskanals verrät sich durch *venöse* Blutung aus dem die Arterie umgebenden Venenplexus.

III. Kombination von Methode I und II: Eröffnung des Vorhofs vom hinteren Schenkel des horizontalen Bogenganges, zum vorderen fortschreitend, oder umgekehrt.

a) Ohne vorherige Eröffnung des Labyrinthes unterhalb des Facialis.

10. Methode BOURGUET II.

Prinzip: Eröffnung des Lumens des horizontalen Bogenganges an seiner Kuppe durch vertikalen Meißelschlag, Abmeißeln des Knochens zwischen Sinus und Facialis bis zur Eröffnung des hintersten Teiles des hinteren Bogenganges, Verfolgung des hinteren Schenkels des horizontalen Bogenganges bis ins Vestibulum, Abmeißelung des ganzen hinteren Bogenganges und seines mit dem oberen gemeinsamen Schenkels. Nun ist das Vestibulum von rückwärts weit eröffnet, eine unter dem Facialis nach vorne geführte Sonde erscheint in der Fenestra ovalis. Jetzt Einführung des Spornes des modifizierten Facialisschützers (die Platte hat nicht mehr den runden Ausschnitt des ersten Modells und ist nach vorne schnabelförmig verlängert) in die Fenestra ovalis, Eröffnung des vorderen Schenkels des horizontalen Bogenganges bis zur Ampulle und des ampullären Schenkels des oberen Bogenganges mit Meißel oder Fräse. Endlich Eröffnung von Vestibulum und Schnecke unterhalb des Facialis mit Meißel oder scharfem Löffel.

β) Mit vorheriger Eröffnung des Labyrinthes unterhalb des Facialis.

11. Methode HINSBERG II.

In den letzten Jahren habe ich wiederholt dann, wenn eine ausgedehnte Erkrankung der knöchernen Wand aller Labyrinthhohlräume vermutet wurde, oder wenn eine Komplikation eine vollständige Ausschaltung aller Labyrinthhohlräume wünschenswert machte, an die Eröffnung des vorderen Schenkels des horizontalen Bogengangs nach meiner Methode I die Freilegung von dessen hinteren Schenkel, und die des hinteren

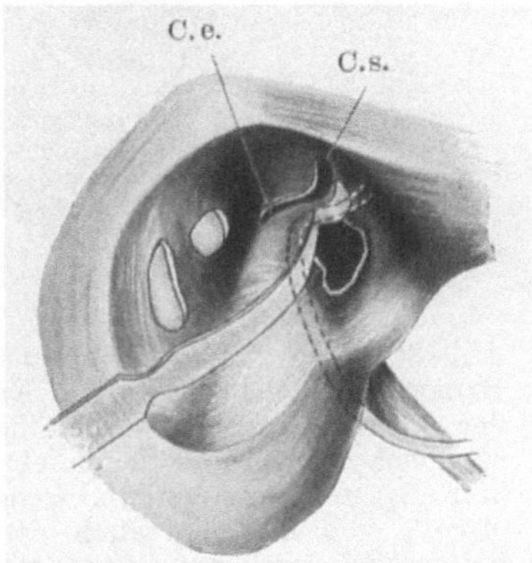

Abb. 29.   Labyrintheröffnung nach Methode BOURGUET II. C. e. Canalis externus. C. s. Canalis superior.

Bogenganges nach JANSEN II oder nötigenfalls nach NEUMANN angeschlossen. Durch Abtragung der medialen Recessus- und Antrumwand, wenn nötig unter Freilegung der Dura der mittleren Schädelgrube, wurde auch der obere Bogengang reseziert und durch Fortnahme des Knochenmassivs zwischen den 3 Bogengängen das Dach des Vestibulums weithin abgetragen[1]).

12. Methode HAUTANT-RENDU II.

Bei Erkrankung des *vorderen* Schenkels des horizontalen Bogenganges wird dieser nach Vollendung der Methode HAUTANT-RENDU I von hinten nach vorne fortschreitend ebenfalls eröffnet.

13. Methode NEUMANN II. Bei ausgedehnter Zerstörung an den Labyrinthwänden wird nach O. BECK und SCHLANDER in der NEUMANNschen Klinik seit mehreren Jahren die ursprüngliche NEUMANNsche Operation dadurch erweitert, daß, wenn nötig unter Freilegung der Dura der *mittleren* Schädelgrube, auch der suprafaciale, den horizontalen und den oberen Bogengang enthaltende Teil des Labyrinthblockes bis zum Porus acusticus internus abgemeißelt wird. „Die Dura der hinteren Schädelgrube wird, wenn auch nicht prinzipiell, so doch fast immer freigelegt: bei Verdacht auf intrakranielle Komplikationen *unbedingt*,

---

[1]) Anscheinend ist das Resultat der „*Brückenoperation*" von MILLIGAN ähnlich. Ich fand nur eine nicht sehr klare Abbildung, nicht aber eine Beschreibung der Operation.

bei unkomplizierten Labyrintheiterungen nur dann, wenn die Technik der
Durchführung der Operation es erfordert."

14. A. Blumenthal geht fast genau so vor, wie unter 13 beschrieben wurde.
Er legt besonderen Wert auf ausgiebige Abmeißelung der *oberen* Pyramidenfläche und der *Pyramidenkante*, da dadurch die Freilegung des Porus acusticus
internus technisch wesentlich erleichtert werde.   Da in der Saccusgegend ein
Fortsatz der Dura in den Knochen zieht, ist hier ein Einriß der Hirnhaut schwer
zu vermeiden.   Da die Freilegung des Porus acusticus internus nur bei Meningitis
vorgenommen wird, um die Dura hier zu inzidieren, ist der Durariß gleichgültig.

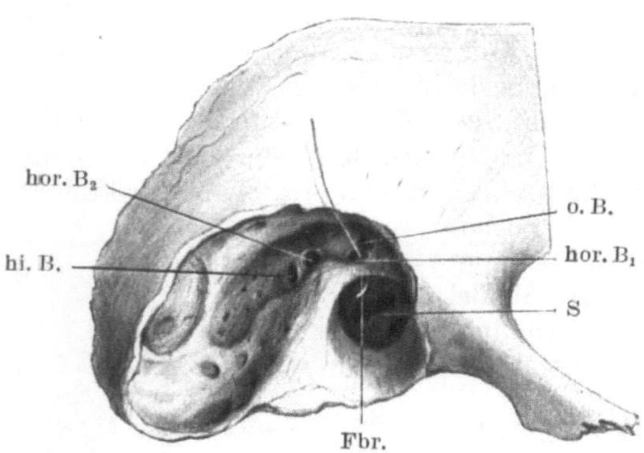

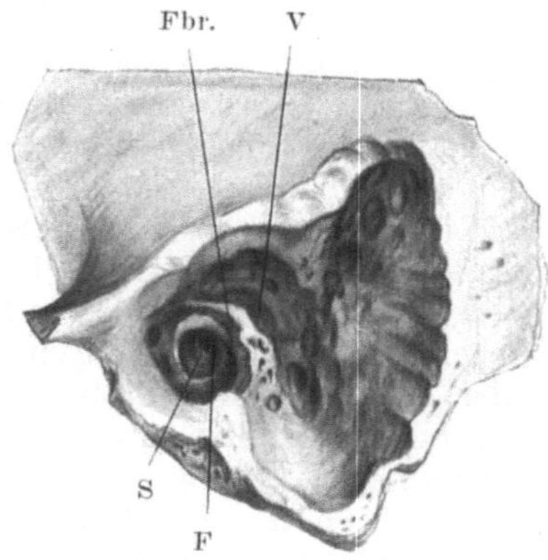

Abb. 30. Eröffnung des Labyrinthes nach Methode
Hinsberg II. 1. Stadium. Nach Erweiterung
der Fenestra ovalis ist oberhalb des Facialis
zunächst der vordere Schenkel des horizontalen
(hor. B₁) und des oberen Bogenganges (o. B.) eröffnet, von hier aus auch der Bogen und der
hintere Schenkel des horizontalen (hor. B₂) und
der untere Schenkel des hinteren Kanals (hi. B.)
freigelegt. Das Dach des Vestibulums besteht
nur noch aus einer ganz dünnen Knochenschicht.
Die in das Lumen des vorderen Schenkels des
horizontalen Bogengangs eingeführte Sonde geht
unter der Facialisbrücke (Fbr.) hindurch und
kommt in der Fenestra ovalis wieder zum Vorschein. S eröffnete untere Schneckenwindung.

Abb. 31. Eröffnung des Labyrinthes
nach Methode Hinsberg II. Operation vollendet. Durch Fortnahme
der in Abb. 30 zwischen den Bogen-
gangsöffnungen hor. B₁, hor. B₂,
hi. B. und o. B. liegenden Knochenschicht ist das Vestibulum von oben
her weit eröffnet (bei V), lateralwärts wird es nur noch durch die
den Facialis enthaltende, freistehende
Knochenbrücke (Fbr.) begrenzt. Die
Schnecke (S) ist ausgeräumt, bei
F ist der Fundus des inneren Gehörganges eröffnet.

IV. Totale Freilegung des Labyrinthes nach Freipräparieren der Facialis.

15. Methode Uffenorde.

Uffenorde (1) empfiehlt zur Schaffung eines besseren Zugangs vom Promontorium her und zur Vermeidung schwerer Facialisschädigungen, den Facialis
frei zu präparieren und aus seinem knöchernen Canal herauszulösen.

Nach ausgiebiger Freilegung der Mittelohrräume wird mit einem über die
Fläche leicht gebogenen, dünnen und scharf geschliffenen Flachmeißel die äußere
Wand des Facialiskanals etwa von der Eminentia pyramidalis ab bis in die
Nähe des vorderen Knies abgetragen.   Dann wird nach Jansen-Neumann
die hintere Pyramidenfläche reseziert, ferner das Promontorium abgemeißelt.
„Nach Durchmeißeln der etwas massiven Knochenpartie außen am hinteren
Bogengang hinter dem Facialis . . . pflegt die noch zurückbleibende Knochen-
brücke, in der der Facialis ruht, einzubrechen. Sie wird, falls der Facialis an seiner
Außenseite mit Hilfe der dazu angegebenen und bewährten Meißel genügend,
mindestens zur Hälfte, aufgedeckt worden ist, durch vorsichtiges Drehen hinter

dem Nerven her nach außen entfernt werden können, so daß nun der Gesichtsnerv etwa von der Eminentia pyramidalis bis zum vorderen Knie freiliegt und als strangförmiges Gebilde durch die Wundhöhle zieht. Zu diesem Zweck wird man auch von dem Knochen des oberen Vestibulums nach dem oberen Bogengang hin genügend fortnehmen müssen. Die überhängenden Ränder des Labyrinthinnern werden geglättet, und so das ganze Vestibulum mit Bogengangs-

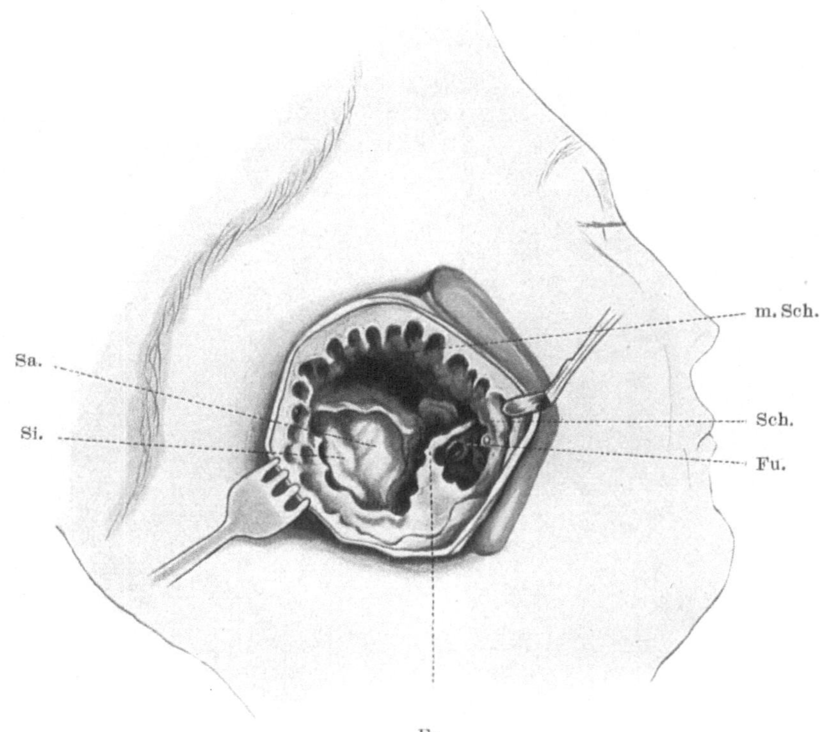

Abb. 32. Totale Labyrinthoperation nach UFFENORDE.
Fa. aus seinem Kanal freipräparierter Nervus facialis. Sch. Eröffnete Schnecke angedeutet. Fu. Eröffneter Fundus des inneren Gehörganges. m. Sch. Boden der mittleren Schädelhöhle, der evtl. auch zu entfernen ist. Sa. Saccus endolymphaticus, der durch partielle Entfernung der hinteren Felsenbeinpyramidenwand freigelegt werden muß. Si. Sinus sigmoideus. (Nach UFFENORDE: Zur Klinik der Eiterungen des Ohrlabyrinthes, Tafel VIII.)

ampullen übersichtlich gemacht. Zum Schluß wird der innere Gehörgang an seinem Fundus eröffnet."

Nach UFFENORDE ist die durch diesen Eingriff erzielte Übersicht besser als bei den anderen Methoden, die Gefahr für den Facialis ist nicht allzugroß. Unter 40 so operierten Fällen, „hat sich die Befürchtung, daß der freigelegte Nerv infolge der im Anschluß an die Granulationsbildung auftretenden narbigen Schrumpfung geschädigt würde, als unbegründet erwiesen". UFFENORDE hatte noch keine *dauernde* postoperative Lähmung zu beklagen.

Trotzdem empfiehlt er die Facialisfreilegung nur für besonders schwere Fälle, „z. B. mit ausgedehnten Sequestrationsvorgängen im Labyrinth, bei perilabyrinthären Eiterherden nach der Spitze hin mit Sequestration der Pyramidenspitze, bei schwer übersichtlichen Verhältnissen, bei ausgedehnter Tuberkulose u. a. m".

Kritik der einzelnen Operationsmethoden.

Die geschilderten Operationsmethoden sind unter sich, wie schon ein Blick auf Abb. 33—43 ergibt, keineswegs gleichwertig.

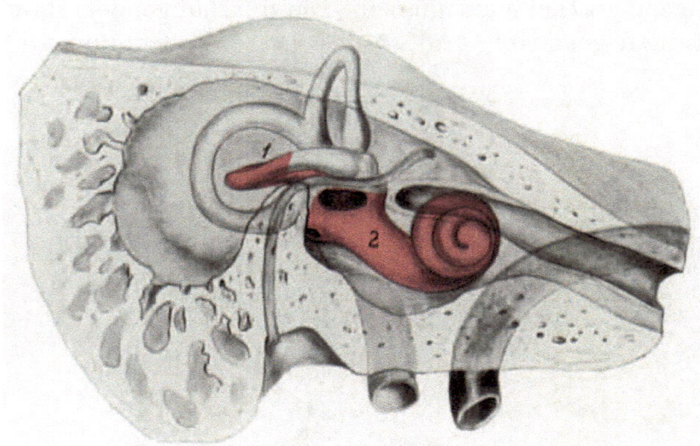

Abb. 33. Methode Jansen I.

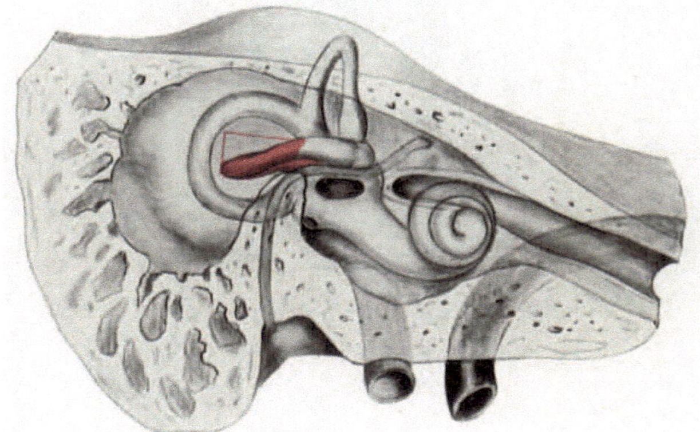

Abb. 34. Methode Frey-Hammerschlag.

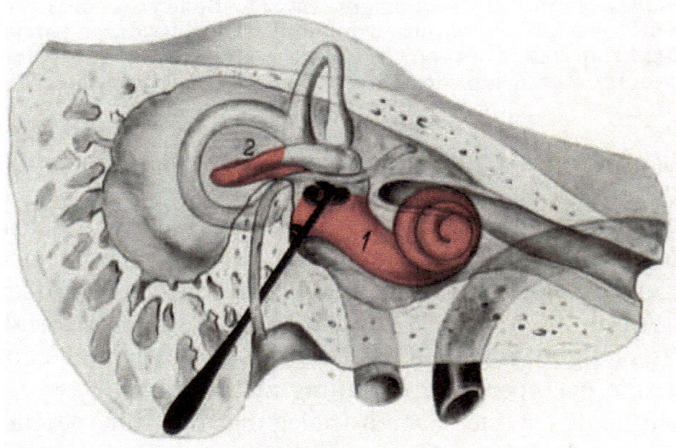

Abb. 35. Methode Hautant-Rendu I.

Die Methoden 1—6, die den *hinteren* Schenkel des horizontalen Bogenganges als Angriffspunkt wählen, legen diesen und den hinteren genügend frei

und schaffen einen leidlich weiten Zugang zum Vestibulum von *hinten* her,
die obersten Teile des Vorhofs jedoch sowie der vordere Schenkel des horizontalen
und der obere Bogengang bleiben uneröffnet. Das muß wohl als ein Nachteil

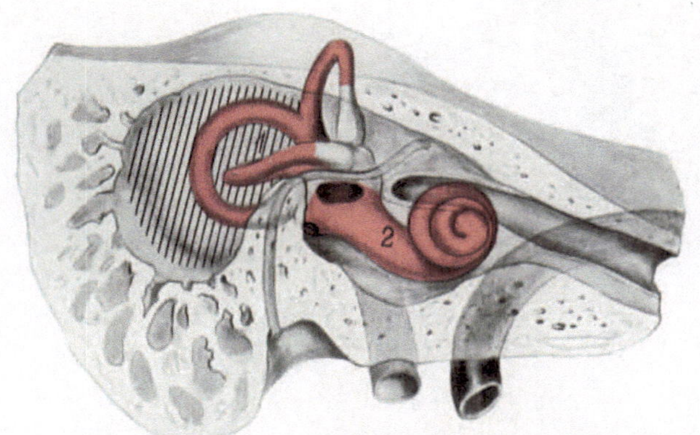

Abb. 36. Methode JANSEN II., NEUMANN und RUTTIN.
(Dura wird im schraffierten Bezirk freigelegt.)

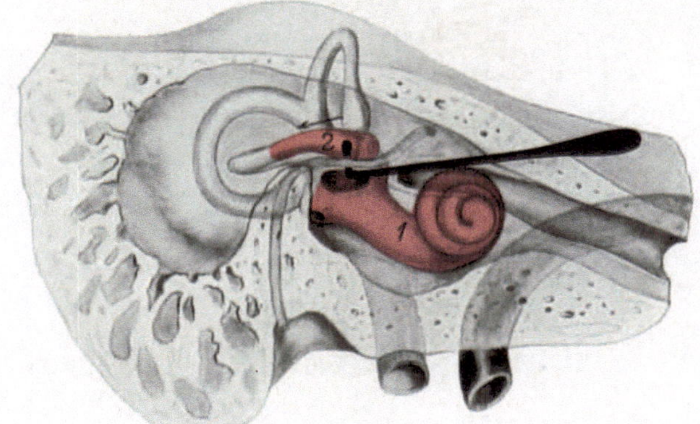

Abb. 37. Methode HINSBERG I.

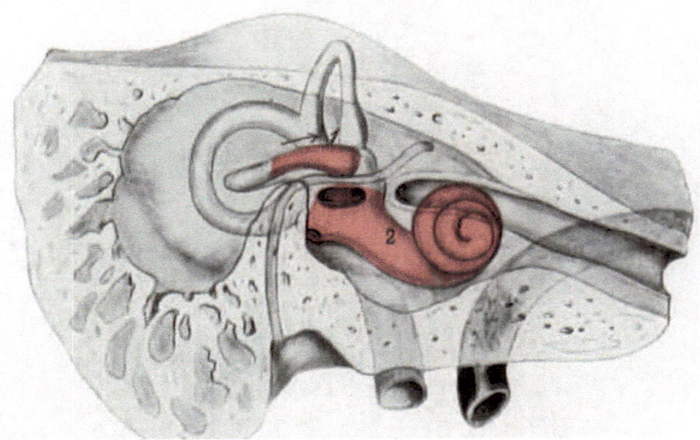

Abb. 38. Methode BOTEY.
Abb. 33—38: Schematische Darstellung der Operationsmethoden.
Die rot angelegten Partien werden jeweils eröffnet, die Zahlen bezeichnen die Reihenfolge
der Operationsakte, die Pfeile die Richtung, in der die Operation fortschreitet.

angesehen werden, zum mindesten bei Fällen mit typischer „Bogengangsfistel", da bei ihnen ja gerade in der Nachbarschaft dieser Fistel, also im Bereich

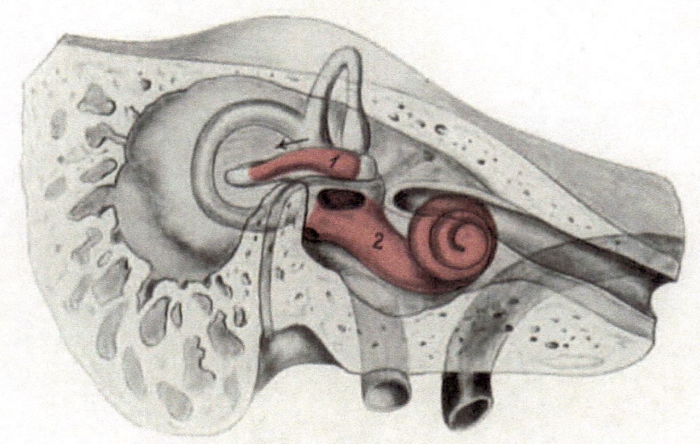

Abb. 39. Methode BOURGUET I.

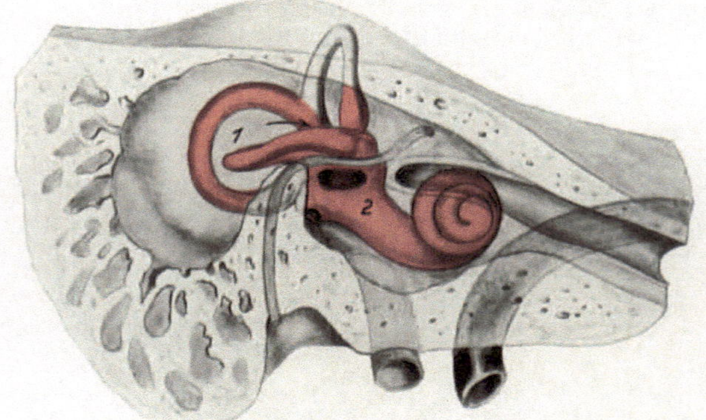

Abb. 40. Methode BOURGUET II.

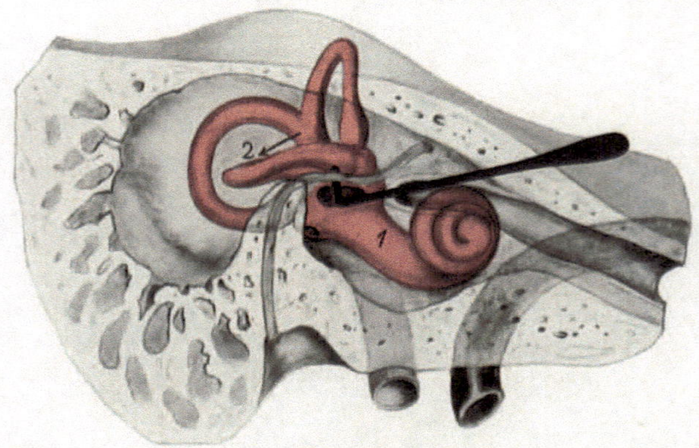

Abb. 41. Methode HINSBERG II.

des ampullären Schenkels, pathologische Veränderungen am Knochen und
im Labyrinthinnern zu erwarten sind. Als weiterer Nachteil ist vielleicht auch
der Umstand anzusehen, daß bei der retrofacialen Eröffnung des Vestibulums

größere, etwa 1 cm dicke, sehr harte Knochenpartien entfernt werden müssen. Wenn das mit dem Meißel geschieht, ist eine starke *Erschütterung* unvermeidlich. Sie bringt *theoretisch* wohl sicher die Möglichkeit einer Mobilisation des Entzündungsherdes im Labyrinth mit sich; wie weit diese Erschütterung bei der Entstehung der wenigen Fälle von postoperativer Meningitis *tatsächlich* eine Rolle gespielt hat, läßt sich schwer entscheiden. Jedenfalls wird man gut tun, den Meißel möglichst durch die ruhig arbeitende Fräse zu ersetzen.

Diesen Nachteilen gegenüber bietet die Methode zunächst den großen *Vorteil*, daß die Revision der Dura der hinteren Schädelgrube, die bei Verdacht auf

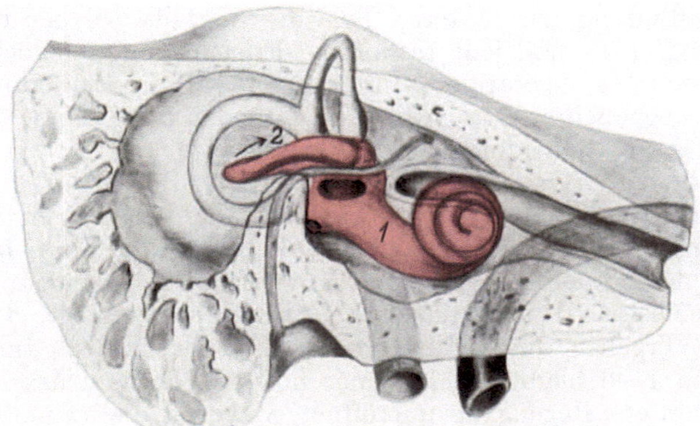

Abb. 42. Methode HAUTANT-RENDU II.

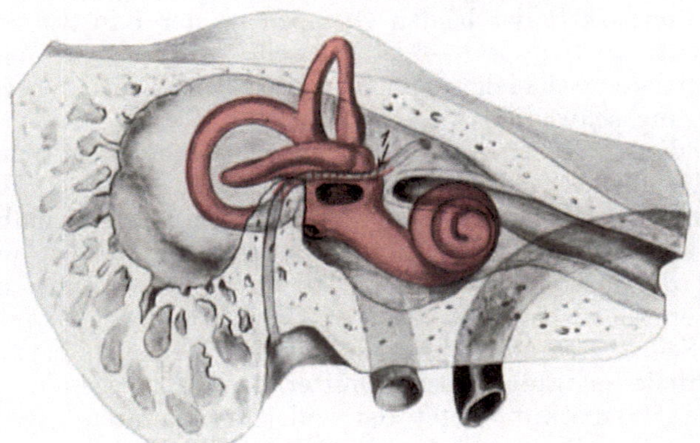

Abb. 43. Methode UFFENORDE.
(Facialis wird im schraffierten Abschnitt frei präpariert.)
Abb. 39—43. Schematische Darstellung der Operationsmethoden.
Die rot angelegten Partien werden jeweils eröffnet, die Zahlen bezeichnen die Reihenfolge der Operationsakte, die Pfeile die Richtung, in der die Operation fortschreitet.

intrakranielle Komplikation ja stets vorgenommen werden muß, unmittelbar an die retrofaciale Eröffnung angeschlossen bzw. mit ihr kombiniert werden kann. Dazu kommt als weiterer Vorzug, daß sich die Gefahr von Facialisverletzung für den Ungeübten leichter vermeiden läßt als bei den suprafacialen Methoden.

Ein wichtiger Unterschied zwischen den Verfahren dieser Gruppe beruht darin, daß HAUTANT-RENDU (Methode 3) die Eröffnung von Schnecke und Vestibulum unterhalb des Facialis als *ersten* Operationsakt vornehmen, während die übrigen Autoren entweder auf diesen Teil der Operation in einzelnen Fällen oder grundsätzlich verzichten, oder ihn erst *nach* der retrofacialen Eröffnung vornehmen.

Ersteres, d. h. den Verzicht auf die Fortnahme des Promontoriums und die Eröffnung der Schnecke, halte ich für falsch. Wir operieren heute nur dann, wenn das *ganze* Labyrinth erkrankt ist, und sobald das der Fall ist, muß unbedingt auch Schnecke und Vestibulum unterhalb des Nerven eröffnet werden, da gerade dadurch die Haupthohlräume am ausgiebigsten drainiert werden.

Da dieser Teil der Operation also unvermeidlich ist, halte ich es für wesentlich vorteilhafter, ihn als *ersten* Akt auszuführen. Die von der erweiterten Fenestra ovalis unter dem Facialis hindurch nach hinten eingeführte Hakensonde erleichtert die Auffindung des hinteren Pols des Vorhofs bei der retrofacialen Eröffnung wesentlich — und jede technische Erleichterung ist doch bei dieser an sich nicht einfachen Operation wünschenswert. Diese Erwägungen gelten, um das hier vorwegzunehmen, auch für die Methoden der Gruppe 7—10; auch hier ist die erwähnte Reihenfolge der Operationsakte entschieden vorteilhaft.

Bei den Methoden 7—9 (Hinsberg I, Botey, Bourguet I,) verhalten sich Vorzüge und Nachteile gerade umgekehrt wie bei der ersten Gruppe: die Erschütterung ist sehr gering und bei Anwendung der Fräse fast null, da zur Entfernung des vorderen Schenkels des horizontalen Bogenganges die Abtragung einer höchstens 1 mm dicken Knochenschicht genügt, dafür ist bei unvorsichtigem Vorgehen die Gefahr für den Facialis größer. Im Gegensatz zu den Methoden 1—6 bleibt bei 7—9 der hintere Schenkel des horizontalen und der ganze hintere Bogengang uneröffnet, während die ampullären Enden des horizontalen und des oberen Kanals mit freigelegt werden. — Für die Exploration der hinteren Schädelgrube sind diese Operationstypen ungeeignet.

Für die Ausführbarkeit der beiden Gruppen ist der Bau des Schläfenbeins von großer Bedeutung: Gruppe 1—6 ist bei weit vorgelagertem Sinus, 7—9 bei tiefstehender mittlerer Schädelgrube und hinter dem Facialis liegenden horizontalen Bogengang schwierig.

Eine *vollständige* Freilegung *aller* Labyrinthhohlräume ist nur durch die Methoden 10—15 möglich. Bei 10—14 (Bourguet II, Hinsberg II, Hautant-Rendu II, Neumann II und Blumenthal) können durch Kombination der retro- mit der suprafacialen Methode alle Bogengänge eröffnet werden. Das Labyrinth wird dann lateralwärts nur noch durch eine dünne, den Facialis tragende Knochenbrücke begrenzt, das Dach des Vestibulums kann völlig entfernt werden. Selbstverständlich werden mit den Vorteilen beider Methoden auch ihre Nachteile (starke Meißelerschütterung, Facialisgefahr) kombiniert.

Die Methode Uffenorde bietet den zuletzt genannten gegenüber keine wesentlichen Vorteile. Es macht für die Übersichtlichkeit und die Drainage der Innenohrräume kaum etwas aus, ob sie lateralwärts nur vom völlig isolierten Facialis begrenzt werden, oder ob um diesen herum eine dünne Knochenbrücke erhalten bleibt. Dagegen bedeutet die völlige Freilegung zweifellos eine gewisse Gefahr für den Nerven, denn wenn er auch bei der Operation selbst unverletzt geblieben ist, so verläuft er doch nachher ganz ungeschützt durch die stets eiternde Wundhöhle; eine sekundäre schwere Schädigung liegt doch mindestens im Bereich der Möglichkeit.

Ein wesentlicher Unterschied der einzelnen Methoden bedarf noch kurzer, kritischer Besprechung: die einen, nämlich Jansen I, Frey-Hammerschlag, Hautant-Rendu I, Hinsberg I, Botey und Bourguet I suchen die Freilegung der Dura entweder ganz zu vermeiden (vor allem Frey-Hammerschlag), oder wenigstens nur so weit vorzunehmen, als es die Durchführung der Operation technisch erfordert. Bei den Methoden Jansen II, Neumann I—II und Ruttin dagegen wird fast regelmäßig durch Abmeißeln der hinteren Pyramidenfläche die Kleinhirndura grundsätzlich freigelegt, und zwar nach JANSEN I und RUTTIN nur bis zur Höhe des hinteren Bogenganges, nach NEUMANN bis zum *Porus acusticus internus*. — Es fragt sich nun, ob diese Durafreilegung irgendwelche *Nachteile* mit sich bringt. Bei der NEUMANN schen Methode ist das zweifellos der Fall, da nach des Autors eigener Angabe ein Durariß „gelegentlich unvermeidlich" ist. Das wird jeder bestätigen, der öfters nach dieser Methode operiert hat; die parallel der hinteren Pyramidenfläche abgemeißelten flachen Splitter haben, je mehr man in die Tiefe kommt, eine um so größere Neigung, sich zwischen Pyramide und die in der Saccusgegend dem Knochen adhärente Dura zu schieben, und bei ihrer Entfernung ist in der Tat eine Verletzung der Hirnhaut durch ihre messerscharfen Kanten auch bei sorgsamster Technik nicht sicher zu vermeiden. NEUMANN hält diese Durarisse nur dann für gefährlich, wenn sie zu klein sind; ich kann mich dem nicht ganz anschließen, auch große Durarisse sind nicht harmlos und komplizieren die ohnehin oft schon recht kritische Situation in unerwünschter Weise.

Anders liegen die Verhältnisse dann, wenn man die Dura nur so weit freilegt, als es zur Feststellung etwaiger Komplikationen in der hinteren Schädelgrube notwendig ist. Dann genügt die Abmeißelung der hinteren Pyramidenfläche etwa bis zur Tiefe des Bogens des hinteren Kanals, und diese ist bei sorgsamer Technik wohl stets ohne Duraläsion durchzuführen. Es liegt also kein Grund vor, sich vor einer Hirnhautfreilegung in diesem Ausmaß zu scheuen, wenn der Verdacht einer Komplikation oder die Übersichtlichkeit des Operationsgebietes sie zweckmäßig erscheinen lassen.

Wahl der Operationsmethode im einzelnen Fall.

Es wäre falsch, bei jeder Labyrinthoperation nach *einer* bestimmten Methode, also schematisch, vorzugehen, denn dann würde man bald zu viel, bald **zu** wenig tun. Es muß vielmehr in jedem einzelnen Falle *die* Methode gewählt werden, die die bei den jeweiligen pathologischen Veränderungen erforderliche, mehr oder weniger ausgedehnte Freilegung der Hohlräume bei möglichst geringer Meißelerschütterung und Gefahr für Dura und Facialis gewährleistet. Man wird also zunächst zu erwägen haben, ob mit einer Erkrankung der knöchernen Labyrinthwände, vor allem auch im Bereich der Bogengänge, zu rechnen ist — und das trifft in erster Linie für die chronischen Labyrinthitiden mit Cholesteatomeinbrüchen und Sequesterbildung, bei verschleppter akuter Labyrinthitis und bei nekrotisierenden Prozessen zu — oder ob, wie z. B. bei frischer akuter Labyrinthitis im Anschluß an frische akute Otitis media oder an operative Verletzung, eine Knochenerkrankung unwahrscheinlich ist. Im letzten Falle genügt meines Erachtens die Schaffung einer möglichst weiten Verbindung der großen Labyrinthhohlräume mit der Paukenhöhle ohne Eröffnung aller Bogengänge und der ganzen Schnecke, also eine breite Drainage; diese ist mit einem Minimum von Erschütterung am besten durch die Methoden HINSBERG I oder BOURGUET I zu erzielen. Die *retrofacialen* Methoden bieten hier keinerlei Vorteile, wohl aber den Nachteil stärkerer Meißelerschütterung, die wir doch gerade bei frischen Fällen möglichst zu vermeiden suchen.

Ich halte demnach das Vorgehen nach HINSBERG I oder BOURGUET I bei frischer, akuter Labyrinthitis nach frischer akuter Otitis media für die Methode der Wahl, vorausgesetzt, daß die anatomischen Verhältnisse keine ernstlichen Hindernisse bieten.

Bei den Fällen der ersten Gruppe jedoch würde bei diesem Vorgehen die Gefahr bestehen, daß an den Wänden der Labyrinthräume Erkrankungsherde zurückgelassen werden, die die Heilung verhindern oder gar noch sekundär zu Komplikationen führen können. Hier muß eine Ausschaltung *aller* oder wenigstens des *größten Teiles* auch der Bogengänge angestrebt werden — ein Ziel, das am besten durch die Methoden Hinsberg II, Bourguet II, Neumann II, Blumenthal und Uffenorde erreicht wird. Alle anderen lassen, wie oben bereits betont wurde, entweder den hinteren oder den oberen Abschnitt des Bogengangssystems uneröffnet.

Wenn also sämtliche Labyrinthräume eröffnet und etwa erkrankte Knochenpartien entfernt werden sollen, kommt in erster Linie eine der genannten Methoden in Betracht, die nach Uffenorde nur für seltene, vom Autor präzisierte Fälle (s. S. 521). Wenn der Verdacht einer intrakraniellen Komplikation besteht, muß gleichzeitig mit der Labyrintheröffnung die Freilegung der Dura der hinteren Schädelgrube nach Jansen II vorgenommen werden. Diese nach Neumann in jedem Falle bis zur Eröffnung des Porus acusticus internus durchzuführen, halte ich, wie schon gesagt, für überflüssig und wegen der Gefahr der Duraverletzung nicht für ungefährlich; nur dann, wenn bei sicher nachgewiesener Meningitis die Dura im inneren Gehörgang inzidiert werden oder wenn ein tiefliegender Kleinhirnabsceß eröffnet werden soll, ist die Neumannsche Methode indiziert, — dann aber auch sehr leistungsfähig und erfolgversprechend.

Zum Schlusse bedarf noch eine wichtige Frage der Erörterung, nämlich die, ob bei der Labyrinthoperation der Fundus des inneren Gehörganges eröffnet und dadurch Liquorabfluß herbeigeführt werden soll, oder nicht. Uffenorde tut das gundsätzlich bei seiner Operationsmethode und legt großen Wert gerade auf diesen Teil der Operation, während Jansen ausdrücklich davor warnt und alle übrigen Autoren darauf verzichten.

Die bisher bei der Labyrintheröffnung gesammelten Erfahrungen zeigen, daß bei *unkomplizierter* Labyrinthitis sich Heilung regelmäßig auch ohne Funduseröffnung erzielen läßt, daß sie also zum mindestens *überflüssig* ist. Da sie andererseits die Möglichkeit einer Infektion der Meningen durch die neugeschaffene Öffnung, die doch die intakten Meningealräume mit der infizierten Wundhöhle in Verbindung bringt, erzielt, muß sie meines Erachtens nach Möglichkeit vermieden werden.

Ganz anders liegen die Verhältnisse aber dann, wenn vor der Operation schon eine labyrinthogene Meningitis vorhanden ist. Dann wird durch die Funduseröffnung der meningitische Herd an seinem häufigsten Ausgangspunkt, nämlich gerade im Porus acusticus internus, eröffnet und nach außen drainiert, und die klinischen Erfahrungen sprechen entschieden dafür, daß dann der nach außen gerichtete Liquorstrom oft rettend wirken kann. Uffenorde (2) sah wiederholt bei *Versiegen* des durch die Operation geschaffenen Liquorabflusses nach wenig Stunden schwerste meningitische Symptome auftreten, die gewöhnlich in kürzester Zeit wieder schwanden, wenn durch Sondierung des inneren Gehörganges mit der Hakensonde oder, wenn das nicht ausreicht, „durch Erweiterung der Öffnung am inneren Gehörgang mittels des Meißels" der Abfluß wieder in Gang gebracht wurde.

Auch die Erfahrungen von Wittmaack (2) und Anderen sprechen sehr für die günstige Wirkung der Drainage des inneren Gehörganges, die hier allerdings durch Inzision der Dura im Porus acusticus internus nach Neumanns Vorschlag erzielt wurde.

Operationsfolgen und Nachbehandlung.

Wenn die Labyrintheröffnung während des Bestehens akuter Reizsymptome vorgenommen wird, dann wird deren Dauer in der Regel erheblich abgekürzt, meist gibt der Patient schon kurze Zeit nach der Operation an, daß er sich wesentlich wohler fühle und daß der Schwindel geringer sei. Operation bei *erloschener* Labyrinthfunktion löst in der Regel *keinerlei* neue Reizsymptome aus, nur selten wird erneut Schwindel angegeben, der dann wohl durch den bei der Operation auf die Nervenendigungen ausgeübten Reiz zu erklären ist. Wenn nach der Operation der gesamte Komplex der Reizsymptome auftritt, so beweist das, daß es sich um ein noch funktionsfähiges Labyrinth handelte, dessen Eröffnung nach dem oben Gesagten nicht indiziert war.

Die Symptome einer komplizierenden Meningitis — Fieber, Kopfschmerz, Erbrechen, Nackensteife — gehen, wenn die Operation erfolgreich ist, meist *allmählich* zurück, ebenso die Pleocytose im Liquor.

Vorübergehende, 38⁰ nicht wesentlich überschreitende Temperatursteigerungen sah ich nach Radikaloperation mit gleichzeitiger Labyrintheröffnung nicht häufiger als nach einfacher Radikaloperation, in der Regel hängen sie wohl nicht mit dem Labyrinth zusammen, doch muß auch mit der Möglichkeit einer postoperativen meningealen Reizung gerechnet werden.

In einigen Fällen konnte eine solche durch die Lumbalpunktion sicher nachgewiesen werden, sie ging schnell zurück.

Da nach unseren Erfahrungen *Urotropin* in großen Dosen (8—12 g pro Tag) prophylaktisch und therapeutisch bei Meningitis sehr günstig wirkt, geben wir es wenn möglich vor und jedenfalls einige Tage nach jeder Labyrinthoperation.

Was die *primäre Wundversorgung* betrifft, so wird man, um jede Retention sicher zu vermeiden und im Interesse möglichst übersichtlicher Wundverhältnisse, die retroaurikuläre Wunde am besten *nicht* primär schließen. Beim ersten Verband und während der Nachbehandlung ist eine feste Tamponade der Labyrinthräume und der ganzen Operationshöhle zu vermeiden, der erste Verband ist bei Temperaturerhöhung und Kopfschmerzen sofort zu wechseln. Im übrigen unterscheidet sich die Nachbehandlung kaum von der bei unkomplizierter Radikaloperation; die Heilung erfolgt so, daß die Labyrinthhohlräume von der Tiefe her allmählich zugranulieren, so daß sich zum Schluß die Operationshöhle nach Labyrintheröffnung kaum von der nach einfacher Totalaufmeißelung unterscheidet.

Störungen in der Epidermisierung und vor allem dauernde Granulationsbildung und Eiterung in der Labyrinthgegend sprechen mit größter Wahrscheinlichkeit dafür, daß der Prozeß im Labyrinth noch nicht zum Stillstand gekommen ist, daß vielmehr sich irgendwo noch kranker Knochen, vielleicht ein Sequester, befindet. Da in solchen Fällen die Gefahr einer Spätmeningitis nicht unerheblich ist, zögere man nicht zu lange und versuche vor allem nicht durch halbe Maßregeln, wie Ätzungen oder Ausschabungen, den Herd zu beseitigen. Sie sind gefährlich, und nur eine erneute, vorsichtige aber gründliche Wundrevision bei bester Beleuchtung und Blutstillung kann Heilung bringen.

Literatur.

ALEXANDER, G. (1): Über Anastomosen des Blutgefäßsystems des mittleren und inneren Ohres. Verhandl. d. dtsch. otol. Ges. 1904. — DERSELBE (2): Zur Kenntnis der akuten Labyrintheiterung. Zeitschr. f. Ohrenheilk. u. f. Krankh. d. Luftwege. Bd. 58. 1909. — DERSELBE (3): Über chronisch umschriebene Labyrintheiterung. Zeitschr. f. Ohrenheilk. u. f. Krankh. d. Luftwege. Bd. 61. 1910. — DERSELBE (4): Ohrenkrankheiten im Kindesalter. Leipzig 1912. — BÁRÁNY (1): Physiologie und Pathologie des Bogengangsapparates beim Menschen. Leipzig-Wien 1907. — DERSELBE (2): Funktionelle Prüfung des Vestibularapparates. Ref. Verhandl. d. dtsch. otol. Ges. 1911 (Lit.). — DERSELBE (3): Weitere Untersuchungen über den vom Vestibularapparat des Ohres ausgelösten rhythmischen Nystagmus usw. Monatsschr. f. Ohrenheilk. u. Laryngo-Rhinol. Bd. 41. 1907. — DERSELBE (4): Indikationen zur Labyrinthoperation. Acta otolaryngologica. Bd. 6. 1924. — BARNICK: Klinische und pathologisch-anatomische Beiträge zur Tuberkulose des mittleren und inneren Ohres. Arch. f. Ohrenheilk. Bd. 40. 1893. — Beck, O. und Schlander: Über eitrige Labyrinthitis und Labyrinthoperation. Monatsschr. f. Ohrenheilk. u. Laryngo-Rhinol. Bd. 56. 1922. — Bezold (1): Labyrinthnekrose und Paralyse des Nervus facialis. Zeitschr. f. Ohrenheilk. Bd. 16. 1887. — Derselbe (2): Der Abfluß des Labyrinthwassers und seine Folgen für die Funktion des Ohres. Zeitschr. f. Biol. Bd. 48. — Derselbe (3): Die Hörprüfung durch Stimmgabeln bei einseitiger Taubheit. usw. Verhandl. d. dtsch. otol. Ges. 1903. — Blau, A. (1): Experimentelle Labyrinthitis. Verhandl. d. dtsch. otol. Ges. 1912. — Derselbe (2): Experimentell erzeugte Mittelohr- und Labyrinthtuberkulose. Verhandl. d. dtsch. otol. Ges. 1913. — Derselbe (3): Experimenteller Verschluß des runden Fensters. Verhandl. d. dtsch. otol. Ges. 1906. — Blumenthal: Bedeutung und Technik der Freilegung des inneren Gehörganges bei labyrinthärer Meningitis. Monatsschr. f. Ohrenheilk. u. Laryngo-Rhinol. Bd. 56. 1922. — Boesch: Aquaeductus vestibuli und Kleinhirnabsceß. Zeitschr. f. Ohrenheilk. Bd. 50. 1905. — Bondy: Zur Frage der postoperativen Labyrinthitis. Monatsschr. f. Ohrenheilk. u. Laryngo-Rhinol. Bd. 46, S. 284. 1910. — Boserup: Intervention opératoire dans le labyrinthite. Ann. des maladies de l'oreille etc. Tome 43. 1924. — Botey: Trois cas de trépanation du labyrinthe. Ann. des maladies de l'oreille etc. Tome 29. — Bourguet (1): Anatomie chirurgicale du labyrinthe. Thèse de Toulouse. — Derselbe (2): Chirurgie du labyrinthe. Ann. des maladies de l'oreille etc. Tome 31, I. 1905. — Derselbe (3): Notre nouvelle technique opératoire etc. Ann. des maladies de l'oreille etc. Tome 35, II. 1909. — Braunstein und Buhe: Gibt es Anastomosen zwischen den Gefäßbezirken des Mittelohres und des Labyrinthes. Arch. f. Ohrenheilk. Bd. 56. 1902. — Brieger (1): Über Labyrintheiterung. 7. internat. Otol.-Kongreß Bordeaux 1904. — Derselbe (2): Diskussion zur Tuberkulose des Labyrinthes. Verhandl. d. dtsch. otol. Ges. 1906. — Derselbe (3): Zur Pathologie der otogenen Meningitis. Verhandl. d. dtsch. otol. Ges. 1899. — Brock: Klinische und pathologisch-anatomische Studien über die Frage der Labyrintheiterung. Zeitschr. f. Ohrenheilk. u. f. Krankh. d. Luftwege. Bd. 66/67. 1912/13. — Duverney: Traité de l'organe de l'ouie. 1683. — Freytag: Zur Prognose der operativen Eröffnung des eitrig erkrankten Labyrinthes. Zeitschr. f. Ohrenheilk. Bd. 51. 1906 (Kasuistik). — Frey und Hammerschlag: Monatsschr. f. Ohrenheilkunde und Laryngo-Rhinol. Bd. 43, S. 190. 1909. — Friedrich: Die Eiterung des Ohrlabyrinthes. Wiesbaden 1905. — Gerber: Über Labyrinthnekrose. Arch. f. Ohrenheilk. Bd. 60. 1903. — Girard: Atlas d'Anatomie chirurgicale du labyrinthe. Paris 1911. — Gomperz: Beitrag zur pathologischen Anatomie des Ohres. Arch. f. Ohrenheilk. Bd. 30. 1890. — Görke (1): Die Vorhofswasserleitung und ihre Rolle bei der Labyrintheiterung. Arch. f. Ohren-, Nasen- u. Kehlkopfheilk. Bd. 74. 1907. — Derselbe (2): Die Diagnose des Empyems des Saccus endolymphaticus. Passows Beiträge. Bd. 2. 1908. — Derselbe (3): Die entzündlichen Erkrankungen des Labyrinthes. Arch. f. Ohrenheilk. Bd. 80. 1909. — Gradenigo (1): Krankheiten des Labyrinthes und des Nervus acusticus in Schwartzes Handbuch der Ohrenheilkunde. Bd. 2. 1893. — Derselbe (2): Sur les suppurations du labyrinthe. Paris 1906. — Derselbe (3): Sulle suppurazioni dell labirinto consecutive alle lesioni suppurative dell'orecchio medio (piolabirintiti). Referat. 9. Congresso della societa Italiano di Laringologia etc. Rom 1906. — Gruber: Bemerkungen über den Canalis caroticus. Monatsschr. f. Ohrenheilk. u. Laryngo-Rhinol. 1897. — Grünberg (1): Beiträge zur Kenntnis der Labyrintherkrankungen. Zeitschr. f. Ohrenheilk. u. f. Krankh. d. Luftwege. Bd. 57/58. 1909. — Derselbe (2): Zur Pathologie tiefgelegener epiduraler Abscesse und ihre Beziehung zur Labyrinthentzündung. Zeitschr. f. Ohrenheilk. u. f. Krankh. d. Luftwege. Bd. 62. 1910. — Derselbe (3): Tiefliegender Knochenabsceß an der hinteren Pyramidenfläche mit Durchbruch in das Labyrinth. Zeitschr. f. Ohrenheilk. u. f. Krankh. d. Luftwege. Bd. 63. 1911. — Derselbe (4): Beitrag zur Kenntnis der entzündlichen Erkrankung der Labyrinthfenstermembranen usw. Zeitschr. f. Ohrenheilk. u. f. Krankh. d. Luftwege. Bd. 64. 1912. — Derselbe (5): Zur Pathogenese tiefliegender epiduraler Entzündungsherde im Felsenbein. Zeitschr. f. Ohrenheilk. u. f. Krankh. d. Luftwege. Bd. 75. 1917. — Günther: Zur operativen Therapie der Labyrinthentzündung. Im Druck. — Habermann (1): Über die tuberkulöse Infektion des Mittelohrs. Zeitschr. f. Heilkunde. Bd. 6. 1885. — Derselbe (2): Pathologische Anatomie des Ohres in Schwartzes Handbuch der Ohrenheilkunde. 1892. — Derselbe (3): Zur Kenntnis der Otitis interna. Zeitschr. f. Heilkunde. Bd. 7. 1886. — Derselbe (4): Diskussion zur Labyrinthfistel. Verhandl. d. dtsch. otol. Ges. 1910. S. 274. — Derselbe (5): Neue Beiträge zur pathologischen Anatomie der Tuberkulose des Gehörorgans. Zeitschr. f. Heilkunde. Bd. 9. 1888. — Hänel: Ein Fall von beginnendem Durchbruch der beiden Labyrinthfenster bei Caries tuberculosa des Mittelohres usw. Zeitschr. f. Ohrenheilk. u. f. Krankh. d. Luftwege. Bd. 28. 1896. — Hansen: Münch. med. Wochenschr. 1903. S. 949. — Hautant: Indication et technique de la trépanation du labyrinthe. Ann. des maladies de l'oreille etc. Bd. 40. 1914. (Lit.!) — Haymann, L.: Experimentelle Studien zur pathologischen Anatomie der akut entzündlichen Prozesse im Mittelohr und Labyrinth. Arch.

f. Ohren-, Nasen- u. Kehlkopfheilk. Bd. 95. 1914. — Heilskov: Beitrag zu den während des Verlaufs der Mittelohrsupporationen auftretenden sekundären Labyrinthaffektionen. Arch. f. Ohren-, Nasen- u. Kehlkopfheilk. Bd. 87. 1912. — Hegener (1): Labyrinthitis und Hirnabsceß. Passows Beitr. Bd. 2. 1909. — Derselbe (2): Bericht aus der Heidelberger Ohrenklinik. Zeitschr. f. Ohrenheilk. u. f. Krankh. d. Luftwege. Bd. 56. 1908. — Heine: Operationen am Ohr. Berlin 1906. 2. Aufl. — Herzog (1): Zur Pathologie des Labyrinthes. Verhandl. d. dtsch. otol. Ges. 1909. — Derselbe (2): Heilungsvorgänge im experimentell entzündlich erkrankten Labyrinth. Verhandl. d. dtsch. otol. Ges. 1910. — Derselbe (3): Experimentelle Labyrinthitis. Passows Beitr. Bd. 6. 1913. — Derselbe (4): Labyrintheiterung und Gehör. München 1907. — Hinsberg (1): Über Labyrintheiterungen. Zeitschr. f. Ohrenheilk. Bd. 40. 1901. — Derselbe (2): Über Labyrintheiterungen. Ref. Verhandl. d. dtsch. otol. Ges. 1906 (Lit.). — Derselbe (3) I. Über die Bedeutung des Operationsbefundes bei der Freilegung der Mittelohrräume für die Diagnose der Labyrintheiterung. II. Indikationen zur Eröffnung des eitrig erkrankten Labyrinthes. Zeitschr. f. Ohrenheilk. Bd. 52. 1906. — Derselbe (4): Labyrintheiterung und Gehör. Zeitschr. f. Ohrenheilk. u. f. Krankh. d. Luftwege. Bd. 55. 1908. — Holmgren (1): Die durch suppurative Mittelohrleiden verursachten Labyrinthitiden. Zentralbl. f. Ohrenheilk. 1912. — Derselbe (2): Radikaloperation bei chronischer Otitis med. Monatsschr. f. Ohrenheilk. u. Laryngo-Rhinol. Bd. 55. 1921. — Derselbe (3): On the indication for labyrinth operation. Acta otolaryngol. Vol. 6. 1924. — Derselbe (4): Opération sur l'os temporal à l'aide de loupe et de microscope. Ann. des maladies de l'oreille. Tome 41. 1922. — Itard: Traité des maladies de l'oreille. 1821. Zit. nach Gradenigo. — Jansen (1): Zur Kenntnis der durch Labyrintheiterung induzierten extraduralen Abscesse der hinteren Schädelgrube. Arch f. Ohren-, Nasen- u. Kehlkopfheilk. Bd. 35. 1893. — Derselbe (2): Über eine häufige Art der Beteiligung des Labyrinths bei Mittelohreiterungen. Arch. f. Ohrenheilk. Bd. 45. 1898. — Derselbe (3): Operationen am Labyrinth, in Blau: Encyklopädie der Ohrenheilkunde. 1900. — Derselbe (4): Surgical treatment of the infection labyrinthitis after fiften years experience. Ann. of otology etc. Juni 1908. — Klestadt: Spätmeningitis nach Labyrinthfraktur. Verhandl. d. dtsch. otol. Ges. 1913. — Knick: Die Pathologie des Liquor cerebrospinalis. Verhandl. d. dtsch. otol. Ges. 1913. — Körner: Die eitrigen Erkrankungen des Schläfenbeins. Wiesbaden 1899. — Kramm: Über die Diagnose des Empyems des Saccus endolymphaticus. Passows Beitr. Bd. 1. 1908. — Krotoschiner: Über den Nachweis von Gleichgewichtsstörungen bei einseitigen Labyrintherkrankungen. Zeitschr. f. Ohrenheilk. u. f. Krankh. d. Luftwege. Bd. 52. 1906. — Kümmel: Über infektiöse Labyrintherkrankungen. Zeitschr. f. klin. Med. Bd. 55. 1904. — Lange: Beitrag zur pathologischen Anatomie der vom Mittelohr ausgehenden Labyrinthentzündungen. Passows Beitr. Bd. 1. 1908. — Derselbe (2): Zur Frage der histologischen Feststellung des Empyems des Saccus endolymphaticus. Passows Beitr. Bd. 6. 1912. — Lechevin: Mémoire sur la théorie des maladies de l'oreille. 1733. p. 93. Zit. nach Gradenigo. — Leidler: Über absolute Indikationen zur operativen Eröffnung des Labyrinthes. Arch. f. Ohren-, Nasen- u. Kehlkopfheilk. Bd. 93. 1914. — Linck: Beitrag zur Klinik und Anatomie der tympanalen eitrigen Perforationslabyrinthitis. Zeitschr. f. Ohrenheilk. u. f. Krankh. d. Luftwege. Bd. 65. 1912. — Lucae (1): Über cariöse und traumatische Labyrinthläsionen mit besonderer Berücksichtigung der Schwindelerscheinungen usw. Arch. f. Ohren-, Nasen- u. Kehlkopfheilk. Bd. 47. 1899. — Derselbe (2): Über Hämorrhagien und hämorrhagische Entzündungen im kindlichen Schläfenbein. Virchows Arch. f. pathol. Anat. u. Physiol. Bd. 88. 1882. — Lund: Indication de la labyrinthectomie dans la labyrinthite destructive aiguë, à point de départ dans l'oreille moyenne. Ann. des maladies de l'oreille. Tome 41. 1922. — Mackenzie: Klinische Untersuchungen über die labyrinthäre Gleichgewichtsstörung usw. Arch. f. Ohrenheilk. Bd. 78. 1909. — Manasse: Zur pathologischen Anatomie des inneren Ohres und des Hörnerven. Zeitschr. f. Ohrenheilk. u. f. Krankh. d. Luftwege. Bd. 44. 1903 u. Bd. 49. 1905. — Derselbe (2): Zur Lehre von der plötzlichen Ertaubung bei Scharlachotitis und zur Kenntnis der serösen Otitis interna. Arch. f. Ohren-, Nasen- u. Kehlkopfheilk. Bd. 89. 1912. — Derselbe (3): Demonstration mikroskopischer Präparate zur Lehre von der serösen Otitis interna. Verhandl. d. dtsch. otol. Ges. 1913. — Derselbe (4): Handbuch der pathologischen Anatomie des Ohres. Wiesbaden 1917. — Marx: Über Labyrinthitis bei akuter Mittelohreiterung. Zeitschr. f. Ohrenheilk. u. f. Krankh. d. Luftwege. Bd. 60. 1910. — Max: Doppelseitige Nekrose der Schnecke mit konsekutiver Meningitis und letalem Ausgang. Wien. med. Wochenschr. 1891. Nr. 48. — Mayer, O. (1): Zur Bedeutung des Schneckenfensters für den Übergang der Eiterung aus dem Mittelohr ins Labyrinth. Zeitschr. f. Ohrenheilk. u. f. Krankh. d. Luftwege. Bd. 55. 1908. — Derselbe (2): Zur Entstehung der sogenannten Labyrinthitis serosa im Verlauf akuter Mittelohrentzündungen. Monatsschr. f. Ohrenheilk. u. Laryngo-Rhinol. Bd. 43. 1909. — Milligan: The surgical treatment of suppurative and certain non-suppurative affections of the labyrinth. Journ. of laryngol. a. otol. Vol. 39, p. 245. 1924. — Morgagni: De sedibus etc. causis morborum. Kap. 14, 5. — Mouret: De la zone pétreuse intersinuso auditive etc. Arch. de laryngol. 1906. No. 5. — Mygind: Benign formes of otogenic meningitis. Zentralbl. f. Hals-, Nasen- u. Ohrenkrankh. Bd. 2. 1923. — Nager (1): Demonstration mikroskopischer Präparate zur histologischen Pathologie von Labyrinth und Hörnerven. Verhandl. d. dtsch. otol. Ges. 1906. — Derselbe (2): Beitrag zur Histologie der erworbenen Taubheit. Zeitschr. f. Ohrenheilk. Bd. 54. 1907. — Neumann (1): Labyrinthoperation. Arch. f. Ohrenheilk. Bd. 66. — Derselbe (2): Über circumscripte Labyrintheiterungen. Verhandl. d. dtsch. otol. Ges. 1907. — Derselbe (3): Über infektiöse Labyrintherkrankungen. Monatsschr. f. Ohrenheilk. u. Laryng.-Rhinol. Bd. 45. 1911. — Derselbe (4): Der otitische Kleinhirnabsceß. Leipzig 1907. — Derselbe (5): Diskussionsbemerkung. Monatsschr. f. Ohrenheilk. u. Laryngo-Rhinol. Bd. 47, S. 699. 1913. — Noll: Ein Beitrag zur Kasuistik der Labyrinthnekrose. Inaug.-Diss. Berlin 1905. — Nürnberg: Beitrag zur Klinik der Labyrintheiterung. Arch. f. Ohrenheilk. Bd. 76. 1908. — Nylén: Quelques observations au moyen de la loupe et du microscope en particulier dans les fistules labyrinthiques etc. Ann. des maladies de l'oreille etc. Tome 41. 1922. — Ochmann: Die Diagnose und Prophylaxe der Labyrinthentzündung bei akuten Mittelohrentzündungen. Münch. med. Wochenschr. 1906. — Panse (1): Labyrintheiterung mit akuter Mittelohreiterung. Verhandl. d. dtsch. otol. Ges. 1898. — Derselbe (2): Klinische und pathologische Mitteilungen, XVI. Arch. f. Ohrenheilk. Bd. 56. 1902 u. XVIII. Arch. f. Ohrenheilk. Bd. 58. 1903. — Derselbe (3): Demonstration von Präparaten und Zeichnungen von 11 Schläfenbeinen. — 10 Fälle von Labyrintheiterung. VII. internat. Otol.-Kongreß Bordeaux 1904. — Derselbe (4): Präparate zur exsudativen Labyrinthentzündung. Verhandl. d. dtsch. otol. Ges. 1909. — Derselbe (5): Pathologische Anatomie des Ohres. Leipzig 1912. — Passow (1): Die Verletzungen des Gehörorgans. Wiesbaden 1905. — Derselbe (2): Reiz- und Ausfallerscheinungen bei ein- und doppelseitigem Verlust des Ohrlabyrinthes. Festschrift für Senator. — Platner: De auribus laesis. Inaug.-Diss. 1838. Zit. nach Politzer. — Politzer (1): Labyrinthbefunde bei chronischen Mittelohreiterungen. Arch. f. Ohrenheilk. Bd. 65. 1905 u. Bd. 85. 1911. — Derselbe (2): Über Anastomosen zwischen Gefäßbezirken des Mittelohrs und des Labyrinthes. Arch. f. Ohrenheilk. Bd. 11. 1876. — Derselbe (3): Menièrescher Symptomenkomplex infolge traumatischer Labyrinthläsion. Arch. f. Ohrenheilk. Bd. 41. — Rendu: De la trépanation du labyrinthe. Thèse de Paris 1909. — Riou-Kerangal: De la pyolabyrinthite. Thèse de Bordeaux 1904 (Lit.). — Rozier: Thèse de Paris. 1902. — Ruttin (1): Beiträge zur Histologie der Labyrintheiterung. Passows Beitr. Bd. 1. 1908. — Derselbe (2): Die diffuse Labyrinthentzündung bei der genuinen akuten Otitis media. Monatsschr. f. Ohrenheilk. u. Laryngo-Rhinol. Bd. 47. 1913. — Derselbe (3): Histologische Studien über die Veränderungen der tympanalen Labyrinthwand bei radikal operierten Fällen. Arch. f. Ohren-, Nasen- u. Kehlkopfheilk. Bd. 76. 1908. — Derselbe (4): Klinik der serösen und eitrigen Labyrinthentzündung. Wien 1912. — Derselbe (5): Über Kompensation des Drehnystagmus usw. Monatsschr. f. Ohrenheilk. u. Laryngo-Rhinol. Bd. 45. 1911. — Saissy: Essai sur les maladies de l'oreille intern. Paris-Lyon 1827. p. 243. — Scheibe (1): Wie ist eine im Verlauf der akuten Mittelohreiterung eintretende frische Labyrintheiterung zu behandeln? Verhandl. d. dtsch. otol. Ges. 1909. — Derselbe (2): Über induzierte Labyrinthitis. Verhandl. d. dtsch. otol. Ges. 1912. — Schlander: Klinik und Ausgänge der Labyrinthitis circumscripta. Verhandl. d. Ges. dtsch. Hals-Nasen-Ohrenärzte. Breslau 1924. — Schlittler: Die Lebensgefährlichkeit der verschiedenen Formen der Mittelohreiterung. Berlin 1922. — Schmiedike: Zur Kasuistik der Basisfrakturen. Zeitschr. f. Ohrenheilk. Bd. 24. — Schmiegelow (1): Erfahrungen über die während des Verlaufs der akuten und chronischen Mittelohrsuppuration auftretende Labyrinthitis. Arch. f. Ohren-, Nasen- u. Kehlkopfheilk. Bd. 79. 1909. — Derselbe (2): Indikation zur Labyrinthoperation. Monatsschr. f. Ohrenheilk. u. Laryngo-Rhinol. 1910. — Derselbe (3): Beitrag zur pathologischen Anatomie des unkomplizierten Labyrinthkapseldefektes. Zeitschrift f. Ohrenheilk. u. f. Krankh. d. Luftwege. Bd. 64. 1912. — Derselbe (4): Diskussion zu Holmgren. Acta oto-laryngol. Bd. 6, S. 643. 1924. — Schötz: Histologische und experimentelle Beiträge zur Pathologie der otogenen Labyrinthitis. Arch. f. Ohrenheilk. Bd. 86. 1911. — Siebenmann: Die Blutgefäße im Labyrinth des menschlichen Ohres. Wiesbaden 1894. — v. Stein: Zur Lehre von den Funktionen der einzelnen Teile des Ohrlabyrinthes. Jena 1894. — Derselbe (2): Über Gleichgewichtsstörungen bei Ohrenleiden. Zeitschr. f. Ohrenheilk. u. f. Krankh. d. Luftwege. Bd. 27. 1895. — Stenger: Zur Funktion der Bogengänge. Arch. f. Ohren-, Nasen u. Kehlkopfheilk. Bd. 50. 1900. — Steurer: Über experimentelle Labyrinthkapselarrosion. Verhandl. d. Ges. dtsch. Hals-Nasen-Ohrenärzte. Kissingen 1923. — Derselbe (2): Über die Entstehung der nekrotisierenden Labyrinthitis. Verhandl. d. Ges. dtsch. Hals-Nasen-Ohrenärzte. Breslau 1924. — Derselbe (3): Beiträge zur pathologischen Anatomie und Pathogenese der tympanogenen Labyrinthentzündungen usw. Arch. f. Ohren-, Nasen- u. Kehlkopfkrankh. Bd. 112. 1925. — Tetens-Hald: 2 Fälle von diffuser und 1 Fall von circumscripter Labyrinthitis. Verhandl. d. dän. otol. Ges. 1910. Monatsschr. f. Ohrenheilk. u. Laryngol.-Rhinol. Bd. 44. 1910. —

Toynbee: The diseases of the ear. London 1860. p. 380. — v. Tröltsch: Gesammelte Beiträge zur Pathologie des Ohres. Leipzig 1883. — Uchermann: Die durch suppurative Mittelohrleiden verursachten Labyrinthitiden. Zentralbl. f. Ohrenheilk. Bd. 10. 1912. — Uffenorde (1): Zur Klinik der Eiterung des Ohrlabyrinthes. Würzburg 1913. — Derselbe (2): Die chirurgischen Erkrankungen des inneren Ohres. Handbuch der speziellen Chirurgie des Ohres usw. Bd. 2. 1920. — Derselbe (3): Kasuistische Beiträge zum Durchbruch ins Labyrinth nach akuten Mittelohreiterungen. Passows Beitr. Bd. 3. 1910. — Derselbe (4): Zur Anzeige und Ausführung der Eingriffe am inneren Ohr. Passows Beitr. Bd. 13. 1919. — Urbantschitsch, E.: Rapid verlaufende Meningitiden unter dem Bilde einer akuten diffusen Labyrintheiterung. Monatsschr. f. Ohrenheilk. u. Laryngo-Rhinol. 1918. S. 280. — Voss (1): Klinische Beobachtungen über nichteitrige Labyrinthentzündungen im Verlauf akuter und chronischer Mittelohreiterungen. Verhandl. d. dtsch. otol. Ges. 1908. — Derselbe (2): Wodurch entsteht der Nystagmus bei einseitiger Labyrinthverletzung. Verhandl. d. dtsch. otol. Ges. 1907. — Derselbe (3): Operatives Vorgehen bei Schädelbasisfrakturen bei Mitbeteiligung von Ohr und Nase. Passows Beitr. Bd. 3. — Wagener: Kritische Bemerkungen über das Empyem des Saccus endolymphaticus und die Bedeutung des Aquaeductus vestibuli als Infektionsweg. Arch. f. Ohren-, Nasen- u. Kehlkopfheilk. Bd. 68. 1906. — Wanner (1): Über die Erscheinungen von Nystagmus bei Normalhörenden. München 1901. — Derselbe (2): Funktionsprüfungen bei akuten Mittelohrentzündungen. Verhandl. d. dtsch. otol. Ges. 1903. — Whitehead: Suppuration in the labyrinth. The journ. of laryngol., rhinol. a. otol. 1904. — Wilde: Praktische Bemerkungen über Ohrenheilkunde. Deutsche Übersetzung 1855. S. 432. — Wittmaack (1): Funktionelle Prüfung des Vestibularapparates. Ref. Verhandl. d. dtsch. otol. Ges. 1911 (Lit.). — Derselbe (2): Über die operative Behandlung der Meningitis bei Labyrinthitis. Münch. med. Wochenschr. 1908. Nr. 47. — Wolf: Panotitis bei Scarlatina und Diphtherie. Zeitschr. f. Ohrenheilk. u. f. Krankh. d. Luftwege. Bd. 15. — Yoshii: Beitrag zur Anatomie der circumscripten Labyrinthitis. Verhandl. d. dtsch. otol. Ges. 1908 u. Zeitschr. f. Ohrenheilk. u. f. Krankh. d. Luftwege. Bd. 57. 1909. — Zange: Pathologische Anatomie und Physiologie der mittelohrentspringenden Labyrinthentzündungen als Grundlage der Klinik, zugleich eine kurze Klinik ihrer Erkrankungen. Wiesbaden 1919. Literatur: Zusammenstellung aller histologisch untersuchten Fälle von Labyrinthentzündung. Atlas. — Zeroni: Über postoperative Meningitis. Arch. f. Ohrenheilk. Bd. 66. 1905. — Derselbe (2): Beitrag zur Pathologie des inneren Ohres. Arch. f. Ohrenheilk. Bd. 63. 1903.

2. Die nichteitrigen Erkrankungen des inneren Ohres. Innenohraffektion und Allgemeinerkrankung.

Von

Gustav Alexander-Wien.

Mit 14 Abbildungen.

Im folgenden wird das Thema nicht im diffusen Lichte einer Literaturübersicht, sondern vom Standpunkt, den die Forschungsarbeit einnimmt unter Betonung des Experiments, der Heredität, Minderwertigkeit und der Beeinflussung der Labyrinthfunktion und der Symptomatologie durch das autonome Nervensystem, vor allem durch den Halssympathicus, erörtert.

Geschichtliches. Nach dem Aufbau der Otoskopie, der Pathologie des Mittelohres und der Otochirurgie stellt das innere Ohr das Hauptforschungsgebiet unseres Faches dar.

Die Erkrankungen des *cochlearen* Apparates haben von Anfang an dem Arbeitsgebiet der Ohrenheilkunde angehört. Schon vor mehr als 100 Jahren hat man erkannt (Wollaston)[1], daß die Herabsetzung der Hörfähigkeit für hohe und tiefe Töne nicht bei allen Ohrkrankheiten im gleichen Sinne erfolgt

---

[1] Zit. n. A. Politzer, Geschichte d. Ohrenheilk. Bd. 1. 1907. Enke, Stuttgart.

und daß Fälle vorkommen, bei welchen trotz erheblicher Schwerhörigkeit und Schlechthörens hoher Töne tiefe Töne auffallend gut, ja normal, gehört werden können. Um 1850 setzten die Stimmgabelprüfungen selbst ein, wobei zuerst mit dem Rinneschen Versuch, später in vollkommener Weise mit der Schwabachschen Anordnung die diagnostische Trennung der Erkrankungen des Cochlearapparates von den Mittelohraffektionen möglich geworden ist. Von größter Bedeutung ist aber die unter dem Einfluß der Helmholtzschen Resonanztheorie entwickelte Prüfung mit der kontinuierlichen Tonreihe nach Bezold geworden, wodurch die Diagnose der Erkrankungen des akustischen Teiles des Innenohres ihren Höhepunkt und bis auf weiteres ihren Abschluß erfahren hat. Das durch die Prüfung mit der kontinuierlichen Tonreihe erzeugte Hörrelief gibt uns, mit Sorgfalt hergestellt, graphisch eine verläßliche Anschauung über das Hörfeld, d. h. den Hörumfang des Untersuchten. Es muß zugegeben werden, daß wir heute sowohl bei der Anwendung qualitativ übereinstimmender Tonquellen (Audiophon, Audiometer) als auch mit der Bezoldschen Anordnung, wobei für die tiefen und mittleren Töne Stimmgabeln, für die hohen Töne Pfeifen gebraucht werden, für die Bestimmung des Hörfeldes die gleiche Genauigkeit erreichen, wie sie in der Ophthalmologie für das Sehfeld erlangt wird. Weiterhin haben die verschiedenen Hörtheorien ihren Niederschlag in der Funktionsprüfung des Schneckenapparates geliefert, vor allem hat die Helmholtzsche Resonanztheorie große Vorteile für die Diagnostik der Erkrankungen des Cortischen Organes mit sich gebracht. Experimentelle Tontraumen haben umschriebene akute Zerstörung des Cortischen Organes nachweisen lassen (Wittmaack), ein positiver Beweis für die Richtigkeit der Helmholtzschen Hörtheorie. Seit 1917 ist der auropalpebrale Reflex (Bechterew) in die klinische akustische Prüfung einbezogen worden (Belinoff, Falta, Cemach, Wotzilka).

Einen ganz anderen Entwicklungsgang hat die Klinik der *Labyrintherkrankungen* durchgemacht, d. h. die Klinik der Erkrankungen des nicht akustischen Teiles des inneren Ohres. Die reichen Ergebnisse der experimentellen Forschungen von Flourens von 1826 blieben zunächst für die Klinik ohne Bedeutung. Die Schwierigkeit, durch Diskussion zu ergründen, ob die nach experimenteller Bogengangszerstörung auftretenden kinetischen Reiz- und Ausfallserscheinungen, d. h. Schwindel und Gleichgewichtsstörungen, ätiologisch auf das Labyrinth oder auf das nebenher verletzte Kleinhirn zu beziehen seien, hatte zur Folge, daß sich die Otologen um beide nicht gekümmert haben und als 1861 Ménière durch die Mitteilung eines klinisch und anatomisch genau beobachteten Falles den exakten Nachweis führte, daß eine apoplektiforme Innenohrblutung unter Schwindel und Erbrechen zur Ertaubung (Abb. 1) führe, da war mit der Aufstellung des Begriffes der Ménièreschen Krankheit für die interne Medizin bzw. die Neurologie ein neues Gebiet erschlossen, in das die Otologie zunächst nur soweit eindrang, als sich der Internist des objektiven Ohrbefundes bedienen wollte. In dem Fall Ménières handelte es sich um ein junges Mädchen, das nach einer Reise im Winter während der Menstruation unter hohem Fieber erkrankte, unter Schwindel und Erbrechen ertaubte und wenige Tage später starb. Der autoptische Innenohrbefund ergab beiderseits eine frische, sämtliche Hohlräume des Innenohres ausfüllende Blutung und erbrachte die Aufklärung für die unter Schwindel und Erbrechen eingetretene Ertaubung. Im übrigen war aber der autoptische Befund negativ, also die Todesursache unaufgeklärt. Man nahm ursprünglich als letztere eine Meningitis an. Später verzichtete man, von Ménièrescher Krankheit zu sprechen und begnügte sich mit dem Ménièreschen Symptomenkomplex. Aber auch hier hat die Aufbringung großen Beobachtungsmateriales zunächst eigentlich mehr Verwirrung als Fortschritte gebracht, weil die drei Symptome: Taubheit, Schwindel, Erbrechen für einander koordiniert angesehen wurden und weil man, wenn nicht Taubheit, sondern nur Schwerhörigkeit, wenn Schwindel aber kein Erbrechen, wenn Erbrechen verbunden mit normalem Hören usw. vorhanden war, wenn Erbrechen oder Schwindel fehlten, gezwungen war, dies als Ausnahme oder Abweichen von der MÉNIÈREschen Norm zu betrachten und eine größere Anzahl von Typen des MÉNIÈREschen Symptomenkomplexes zu unterscheiden. Fälle, die aber in allem den klassischen Fall MÉNIÈREs glichen, wurden überhaupt nicht beobachtet. Dagegen fand ich im Laufe einer Untersuchung bei den Lymphomatosen mehrere Fälle, die dem MÉNIÈREschen Fall ähnlich waren, darunter einen Fall von perakuter mit Exitus verlaufender Leukämie, der auch in Einzelheiten dem MÉNIÈREschen Fall glich (Abb. 1). Ich konnte mit Berechtigung behaupten,

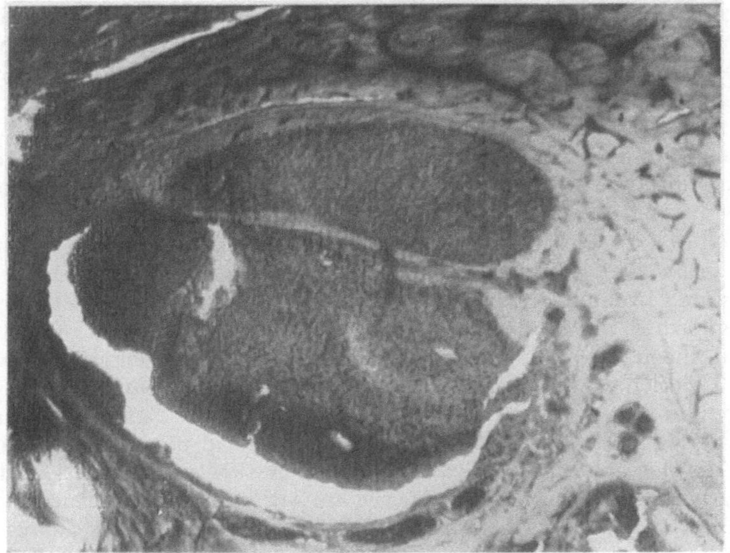

Abb. 1. Vertikalschnitt durch die Basalwindung. Innenohrblutung bei akuter, lymphoider Leukämie. (26jähr. Frau.) (Häm.-Eos.)

daß der klassische MÉNIÈREsche Fall gleichfalls ein Fall von Leukämie gewesen ist, da bei der Autopsie die Knochen nicht eröffnet worden sind, ist die Todesursache nicht aufgeklärt worden, daß es keine Berechtigung habe, von MÉNIÈREscher Erkrankung zu sprechen (was sich allerdings schon vorher als untunlich herausgestellt hatte), daß aber auch das Festhalten an den MÉNIÈREschen Symptomenkomplex nur eine Hemmung in sich schließe, daß wir vielmehr zum Begriff der *Innenohrerkrankung* überzugehen haben. Ist die Erkrankung des Innenohres auf das gesamte Innenohr ausgedehnt, so bestehen akustische und labyrinthäre Symptome, sind die Veränderungen auf das Labyrinth beschränkt, so hört der Kranke normal. Ist nur die Schnecke erkrankt, so hört er schlecht oder ist taub, hat aber keine labyrinthären Erscheinungen, weder Schwindel, noch Gleichgewichtserscheinungen, noch Erbrechen. Damit ist automatisch das weitere Studium der Labyrinthkrankheiten in otologisches Gebiet verlegt worden, ganz so wie es MÉNIÈRE angebahnt hatte.

Es war nun noch notwendig, die anatomische Nomenklatur den neuen Verhältnissen anzupassen. Ursprünglich nannte man das ganze innere Ohr: Labyrinth. Es zerfiel in Bogengang-, Vorhof- und Schneckenapparat. Die einen unterschieden nun Erkrankung der Schnecke, gegenüber den Erkrankungen des nichtakustischen Labyrinthes. Andere sprachen in Analogie mit der Nomenklatur des regionären Nerven von Vestibularaffektion, oder von Erkrankung des Vorhofbogengangapparates. Nachdem wir bis zu einem gewissen Grad klinisch die Erkrankungen der Bogengänge gegenüber den des Vorhofinhalts unterscheiden können, ist nötig, diese, ich möchte sagen, unhandliche Nomenklatur, zu beseitigen. Ich bezeichne danach das innere Ohr als aus Labyrinth und Schnecke zusammengesetzt, so daß jetzt der Name Labyrinth nur die Summe des Bogengangs- und des Vorhofapparates beinhaltet. Ich bezeichne daher mit Innenohrerkrankung die auf das gesamte Gebiet ausgedehnte Affektion, unter Labyrintherkrankung ist dagegen die Erkrankung des Bogengangs- und des Vorhofsystems zu verstehen. Ihr steht als Erkrankung des akustischen Teils die Cochlearaffektion gegenüber. Nunmehr bleibt der Name der Erkrankung des Bogengangsystems und des Vorhofsystems frei, um die Erkrankung dieser speziellen Teile anzuzeigen. Der Trennung und Isolierung wird später wieder eine Annäherung folgen. Sowohl am höheren Säuger als auch am Menschen sind periphere Nervenfasern festzustellen, durch welche Labyrinth und Schnecke miteinander in einer wenn auch geringen Verbindung stehen, die unter Umständen von klinischer Bedeutung sein könnte.

Auf der eben mitgeteilten Grundlage hat sich die Symptomatologie, Funktionsprüfung und Diagnostik der Erkrankungen des Innenohres rasch bis zu einer vorher nie geahnten Exaktheit entwickelt. Hierfür boten neben der klinischen Beobachtung die Anatomie, die experimentelle Physiologie (KREIDL), die verschiedenen Theorien über die Labyrinthfunktion (MACH-BREUER, BREUER und KREIDL), als Arbeitshypothesen wichtige Hilfe.

Bei der klinischen Funktionsprüfung wurde zunächst der Vorgang der physiologischen Funktionsprüfung eingehalten. Da das Labyrinth physiologisch nur durch Bewegung des eigenen Körpers bzw. des Kopfes in Reizzustand versetzt wird, wodurch es sich von den anderen Sinnesapparaten des menschlichen Körpers grundsätzlich unterscheidet, hat man zunächst untersucht, ob es möglich sei, durch Drehung an dem betreffenden Individuum Schwindel und Störung der Orientierung im Raum, d. h. in der Kenntnis der Vertikalen im Raum, hervorzubringen. Ich muß es mir versagen, den großen Einfluß darzustellen, den die Theorien von BREUER und MACH auch für die Klinik gebracht haben, wie sehr man immer mehr darauf bedacht war, die bei diesen Theorien supponierten Bewegungen der Labyrinthflüssigkeit mit den physikalischen Bedingungen, die der anatomische Bau des Innenohres in sich schließt, in Einklang zu bringen, Bemühungen, die zuletzt in der neuen Labyrinththeorie von ALEXANDER SPITZER einen so ausgezeichneten Ausdruck gefunden haben.

Die *Symptomatologie* anlangend, erkannte man, daß Schwindel, Gleichgewichtsstörung und Erbrechen einander nicht koordiniert seien: Daß der subjektive Schwindel von beiden frei sein kann, daß die Gleichgewichtsstörung nur ein Merkmal objektiven Schwindels und das Erbrechen ein Merkmal der Heftigkeit des Schwindelanfalles ist. Wir haben gelernt, den Schwindel*anfall* gegenüber dem *chronischen* Schwindel zu differenzieren und den Labyrinthschwindel gegenüber Schwindel anderer Ätiologie. Wir wissen heute, daß Schwindel ein Symptom einer Bogengangserkrankung ist, gegenüber passiven Zugsempfindungen, der Zwangsstellung der Augen und der Torticollis labyrinthica, die, wie BRUNNER als erster überzeugend dargetan hat, als Symptom einer Erkrankung des Vorhofapparates angesehen werden kann. Wir haben auch gelernt, zwischen der an den Schwindel gebundenen Gleichgewichts*störung* und der der Labyrinthzerstörung dauernd folgenden Gleichgewichts*verminderung* zu unterscheiden.

Bei der labyrinthären Funktionsprüfung bedient man sich der Labyrinthreflexe. Sie machen uns von Aufmerksamkeit und Willen des Untersuchten unabhängig, *Simulieren ist für den Bereich des Labyrinthes unmöglich.* So kommt es, daß wir trotz der vielen ungelösten labyrinthphysiologischen Fragen klinisch auf dem Wege der Funktionsprüfung durch die Auswertung der Labyrinthreflexe genauen Aufschluß über den Zustand des Labyrinthes bekommen, ja noch mehr, daß die uns zur Verfügung stehenden Prüfungsmethoden sich gegenseitig ergänzen: Die Prüfung auf dem Drehstuhl ahmt die physiologische Erregung des Bogengangsystems nach und gibt Aufschluß über die Beweglichkeit der labyrinthären Kutikularkörper (Cupulae, Statolithen). Die kalorische Prüfung (BÁRÁNY) gestattet eine volle Trennung der Labyrinthe beider Körperseiten, somit eine vollkommene einseitige Prüfung und illustriert die Beweglichkeit der Endolymphe, der mechanisch durch Kompression und Aspiration (Druckschwankung) hervorgerufene Nystagmus läßt uns fistulöse Durchbrüche der Labyrinthkapsel aufdecken, durch den Schüttelnystagmus (BRUNNERS) können auch leichtere Formen von Ostitis der Innenohrkapsel (Paraotitis interna Benesi) erkannt werden (BRUNNER). Die galvanische Prüfung endlich gibt uns ein Urteil über den Zustand der Labyrinthnerven.

Auch die akustische Prüfung gestattet uns die Feststellung geringer Veränderungen, schwierig ist nur die Diagnose des normalen Hörvermögens, unabhängig von den Angaben des Untersuchten, die Unterscheidung zwischen vollkommen normaler und erkrankter Schnecke. Gemeinhin müssen wir eine Schnecke als normal funktionierend ansehen, wenn anamnestisch keine Schwerhörigkeit angegeben wird und die Prüfung mit der kontinuierlichen Tonreihe normale Werte gibt. Hier bestehen aber durch die Ermüdbarkeit des Untersuchten, durch Unaufmerksamkeit, beabsichtigte Täuschung, Nervosität, endlich durch die Verwendung von Pfeifen von a^3 aufwärts reichlich fließende Fehlerquellen. Einen großen Fortschritt stellt daher der auropalpebrale Reflex dar. Er erlaubt schon am Säugling von drei Stunden Alter an, die Frage, ob er hört oder taub ist, mit Sicherheit zu entscheiden, er sichert uns die Diagnose der Hörstummheit und die Differentialdiagnose zwischen Taubheit und Idiotie.

Ursprünglich haben wir bei der Labyrinthprüfung maximale Reize verwendet, als Kontrollfälle auch Krankheitsfälle mit maximalen Veränderungen, d. h. Taubstumme. Die beobachteten Reflexe bestanden in Fallneigung, Reaktionsbewegungen gegen das Fallen, Kopfneigung, Nausea usf. Nachdem man erkannt hatte, daß alle die genannten Reflexe mehr oder weniger Begleiterscheinungen des Nystagmus sind, hat man den reflektorisch ausgelösten Nystagmus bei der Funktionsprüfung an ihre Stelle gesetzt. Aber anfänglich wurde der während der Drehung auftretende Nystagmus beobachtet. Demzufolge war der Untersucher gezwungen, sich im Doppelstuhl zugleich mit dem Untersuchten zu drehen, und trotz eigenem Schwindel und eigenem Nystagmus den während beschleunigter Drehung beim Untersuchten auftretenden Nystagmus zu beobachten. Die Funktionsprüfung mit Hilfe des Nachnystagmus bedeutet daher einen großen Fortschritt. Endlich ist durch die Einführung der Minimalreizmethode von KOBRAK die Labyrinthprüfung von allen Unannehmlichkeiten für den Untersuchten befreit und außerdem durch die Möglichkeit der Beobachtung von Latenzzeit und Nystagmusdauer verfeinert worden. Es zeigt sich daher, daß mit zunehmender Verfeinerung die Untersuchungsmethoden für den Untersuchten immer bequemer geworden sind. EWALD hat 1892 für die tonisierende Wirkung des Labyrinthes so exakte experimentelle Nachweise am Säugetier geliefert, daß er direkt vom Tonuslabyrinth gesprochen hat. Die tonisierende Funktion des Labyrinthes ist später von BICKEL erfolgreich studiert worden. Wenn auch zugegeben werden muß, daß infolge der veränderten Verhältnisse am Sinnesapparat des Menschen und infolge des aufrechten Ganges, diese Lehre mit großer Einschränkung in die Klinik übernommen werden kann, so sind wir doch schon heute imstande, Stellungs- und Haltungsreflexe auch am Menschen zu unterscheiden (E. POLLAK). Unter Umständen ist die Armtonusreaktion (WODAK und FISCHER), bestehend in dem nach Kalorisieren auftretenden Gefühl des Leichterwerdens der einen Körperhälfte, diagnostisch verwertbar. Nach halbseitiger Ausschaltung der Großhirnhemisphären am Kaninchen wird vorübergehende labyrinthäre Übererregbarkeit gefunden (Dusser de Barenne und de Kleyn, Bauer und Leidler).

Man hat auch versucht auf experimentellem Wege die Differenz in der Funktion des Bogengang- und des Vestibularapparates zu erkennen. Die grundlegende Voraussetzung rührt von Wittmaack her, der gezeigt hat, daß durch genügend lang durchgeführte rasche Rotation am Meerschweinchen die Statolithen von den Maculae abgeschleudert werden, was die Tiere ohne Störung vertragen. Man ist auf diesem Wege imstande, sich Versuchstiere zu verschaffen, die nur den Bogengangsapparat besitzen und kann nun unter Verifizierung des gelungenen Abschleuderns der Statolithen durch nachträgliche histologische Untersuchung diese Tiere nach den verschiedensten Richtungen in bezug auf Statik, Gang, Muskeltonus, Stell- und Haltungsreflexe usw. untersuchen. Magnus und de Kleyn haben auf diesem Wege eine Fülle von Tatsachen am Tier festgestellt. Nur zum kleinsten Teil haben sich aber bisher diese für den vierfüßigen Säuger geltenden Ergebnisse auf den Menschen übertragen lassen. Der aufrechte Gang, die freie Kopfhaltung des Menschen, die Änderung der Augenstellung nach vorne haben die Auslösung mannigfaltiger Hilfen nötig gemacht, durch welche die Labyrinthfunktion am Menschen weder im Experiment noch im Erkrankungsfall so eindeutig zu erkennen ist wie am Vierfüßer. Ich möchte nun nicht sagen, daß die Versuche die Erkrankungen des Vorhofapparates von denen der Bogengänge am Menschen klinisch gegeneinander abzugrenzen, bisher ergebnislos waren. Das von Brunner gefundene Symptom des vom Kranken gefühlten passiven Zuges nach der Seite hat sich bisher verläßlich erwiesen. Auch Voss und Grahe, die es unternommen haben, die Erscheinungen des Tierexperimentes in dem verworrenen Symptomenbild von Labyrinthkranken wieder zu erkennen, haben eine Reihe auffallender Erscheinungen am Kranken festgestellt, die auf der Grundlage der Versuche von Magnus und de Kleyn erklärbar wären, die aber doch klinisch nie mit Sicherheit als Symptom einer Vorhofserkrankung angesehen werden können. Es zeigt sich hier, daß wir klinisch nur weiter kommen können durch die genaue Untersuchung klinischer Fälle, die zur Sektion kommen und wir nun imstande sind, den klinischen Befund des Labyrinthes mit dem histologischen zu vergleichen. Nebenher kommen nur Fälle von kongenitalen Anomalien oder Mißbildungen in Betracht. Die in dieser Beziehung wichtigste kongenitale Anomalie ist die kongenitale Taubheit mit sacculo-cochlearer Degeneration. Sie stellt einen Typus der hereditär-degenerativen Taubheit dar und ist charakterisiert durch die voll erhaltene Funktion des Bogengangsapparates und des Utriculus bei voller Funktionslosigkeit des Sacculus und der Schnecke.

Daß in Fällen von kongenitaler Taubheit und bei Otosklerose sich auch außerhalb des Gehörorgans Veränderungen finden, ist schon lange bekannt. Ich erwähne die Retinitis pigmentosa bei hereditär-degenerativer Taubheit (Hammerschlag), die Herabsetzung der Schweißsekretion, die vasomotorische Übererregbarkeit, die Pigmentarmut, den fehlenden Gehörgangkitzelreflex (Fröschels) bei Otosklerose, die Keratitis parenchymatosa bei heredoluetischer Innenohraffektion. Von diesen Befunden ausgehend, hat man immer mehr bei Erkrankungen des inneren Ohres auch den ganzen übrigen Körper untersucht und bei Ohraffektionen, deren kongenitale Natur man gesichert glaubte, postfetal aufgetretene Körperveränderungen, bei erworbenen Innenohraffektionen sonstige angeborene körperliche Veränderungen gefunden. Zu ganz ähnlichen Anschauungen leitet uns auch die Bereicherung unserer pathologisch-anatomischen Kenntnisse. Ursprünglich war uns die Entscheidung, ob eine Innenohrveränderung als kongenital oder erworben anzusehen sei, scheinbar leicht, heute dagegen ist uns bekannt, daß z. B. Obliteration des häutigen Kanals mit degenerativer Atrophie des CORTISCHEN Organs, ein typischer Befund der kongenitalen Taubheit an hereditär tauben Tieren mit unvollkommenem Albinismus, auch den Endausgang von postfetaler Otitis interna (HERZOG) bilden kann. Der Befund von Skalendefekten in der Schnecke mit weitgehender Hemmungsbildung und sackartiger Ausstülpung des häutigen Schneckenkanals bei kongenitaler Taubheit hat sich auch an hörenden Individuen ergeben (O. MAYER, NEUMANN, BRUNNER, NAGER). Dagegen zeigten sich otosklerotische Knochenherde, die man als typisch postfetal erworben auffaßte, auch bei kongenitaler Taubheit und bei kretinischen Innenohraffektionen. Durch diese Tatsache haben auch die die physiologische Grenze nicht überschreitenden Varietäten und Atypien der Form und des histologischen Baues des häutigen Innenohres (atypische Epithelstellen, Cysten, Abkapselungen usf.) und die Anomalien der Ossifikation (Knorpelfuge O. MAYER, Spaltbildung und Pneumatisation) für das Verständnis mancher klinischer Zeichen einen Wert erlangt und der Begriff der Minderwertigkeit des inneren Ohres und der Konstitutionsanomalien anatomischen Ausdruck erhalten.

Sodann sind die Verhämmerungsversuche BRUNNERS zu nennen mit histologischer Untersuchung des Innenohres 3—6 Wochen nach der Verletzung. BRUNNER fand Diapedese, Gerinnungen in den Skalen und im Ductus cochlearis, kleinste Blutaustritte, Pigment und Ektasie der Spitze der häutigen Spitzenwindung. Dies sind also die Veränderungen bei der Innenohrerschütterung. BRUNNER erwartet die gleichen Veränderungen für die Otitis interna vasomotoria und für die Innenohrveränderungen bei Toxikosen.

Erwähnt sei noch die Untersuchung FISCHERS von isolierter Durchschneidung von Ampullennerven unter nachträglicher Feststellung der degenerativen Veränderungen im peripheren und zentralen Nervus octavus. Endlich hat WITTMAACK mit negativem Erfolg versucht, durch Stauung am Huhn Otosklerose zu erzeugen. Alle die erwähnten Untersuchungen sollten eine Reihe von klinischen Erscheinungen aufklären.

Der enge Zusammenhang und die Wechselwirkung zwischen Innenohrerkrankung und Allgemeinerkrankung, die Tatsache, daß bei manchen Allgemeinerkrankungen Innenohraffektionen sehr früh auftreten, ja fast einen Indikator der Allgemeinerkrankung abgeben und daß eine ganze Reihe von lokalen Innenohraffektionen zur Miterkrankung des Nachbargebietes und zu Allgemeinerkrankungen führen, wird schon durch die normale Anatomie gekennzeichnet. Das innere Ohr ist mit den endokraniellen Räumen durch den inneren Gehörgang und durch die beiden Aquädukte verbunden. Jede Änderung des endokraniellen Druckes muß zu einer Änderung des Labyrinthdruckes führen, jede bedeutende und akute Veränderung des endolabyrinthären Druckes kann besonders im Bereich des Recessus lateralis und der Zysternen an der Hirnbasis von Druckänderungen gefolgt sein.

Durch den Aquaeductus cochleae ist die Scala tympani mit den Endoduralräumen direkt verbunden. Der Aquaeductus vestibuli endet extradural. Alle pathologischen Veränderungen, die bei ihrer Ausbreitung ihn als Leitweg benützen, gelangen extradural an die hintere Felsenbeinfläche. Der endolymphatische Sack endet in der Dura selbst; erhöht sich der endokranielle Druck, so wird er, da er hart an der hinteren Felsenbeinfläche liegt, gegen den Vorhof entleert oder es führt auf diesem Wege die Erhöhung des endokraniellen Drucks zumindest zu einer Druckerhöhung in den beiden Vorhofsäckchen.

Die Arteria auditiva interna verläuft vom Circulus arteriosus Willisii abzweigend als fadendünnes Gefäß auf etwa 3 cm Länge astlos bis in die Tiefe des inneren Gehörgangs, wo sie sich in ihre Äste teilt. Je dünner eine Arterie ist und auf je längerer Strecke sie astlos sich erstreckt, um so früher und ausgiebiger reagiert sie auf alle Zirkulationsstörungen funktioneller und anatomischer Ätiologie. In Beziehung auf dieses Moment wird die Arteria auditiva interna nur von der Arteria centralis retinae übertroffen. Es ist daher nicht überraschend, daß der Zustand des inneren Ohres einen Indikator für Zirkulationsstörungen abgibt, daß sich schon geringe und vorübergehende Zirkulationsstörungen durch Innenohrsymptome ausdrücken (s. S. 548, 557). Die Dura ist mit der Corticalis des Felsenbeins innig verbunden. Im Kindesalter erstreckt sie sich mit Dissepimenten durch die Fossa subarcuata und am Hiatus spurius des Canalis facialis in das Schläfenbein selber. Durch Corticalisdefekte, die als Varietät oder als pathologische Veränderung bei Störung der periostalen Ossification an der Schläfenbeinpyramide vorkommen und im Kindesalter kann die Verbindung der Dura mit dem Felsenbein inniger sein als sonst. Daraus ergibt sich eine mit der Exaktheit eines Fühlhebels zutage tretende Wechselwirkung zwischen Innenohr und Hirnhaut, die sich bei frischen Ohrentzündungen als Meningismus, andererseits bei Cerebrospinalmeningitis in Form leichter Innenohrsymptome kundgibt.

Zwischen Gehörorgan und Gehirn ist ein förmliches Maschenwerk von Blutleitern eingeschoben, dessen lateraler Rand der Sinus sigmoideus und dessen medialer Rand der Sinus cavernosus ist. Wie durch Schnüre sind diese beiden Grenzleiter durch die Sinus petrosi und durch den varianten Sinus petrosquamosus miteinander verbunden. Es kommt daher bei allen entzündlichen Erkrankungen die Gefahr der Krankheitsausbreitung auf dem Wege der Sinusphlebitis mit Ausgang in Pyämie, Bakterämie und Sepsis für das Ohr und für die regionären Hirnabschnitte mehr in Betracht als anderwärts. Erhöhung des endokraniellen Druckes führt zur Verminderung der Blutfülle im Sinus cavernosus und in den Sinus petrosi.

Durch die Knochenstruktur des Felsenbeins kann endlich auch die Ausbreitung von Entzündungen begünstigt werden. Diese Gefahr besteht besonders bei Zunahme der markreichen Anteile der Felsenbeinspitze auf Kosten der Compacta im Bereiche des inneren Ohres und bei weitgehender Pneumatisation der Felsenbeinpyramide. Neben anderen Möglichkeiten kommt diese anatomische Voraussetzung der Ausbreitung einer Entzündung auch in Frage bei der Kombination von Otitis interna mit Abducenslähmung (GRADENIGO).

Die Topographie des inneren Ohres ist klinisch von großem Interesse. Die Knochenleitung z. B. ist normal so begrenzt, daß die Gefäßgeräusche der Carotis und der regionären Blutleiter nicht gehört werden, aber die geringste Erkrankung kann diese Grenze verschieben und zu den quälendsten Ohrgeräuschen führen. Das Innenohr ist im festen Petrosum untergebracht, aber nach dessen Lage im Schädelgrunde ist bei jedem direkten oder indirekten Trauma das Innenohr gefährdet. Auch jede plötzliche Druckverschiebung im Innenohr muß bald zu lokalen Veränderungen führen. Der statische Tonus (Haltungstonus, SPIEGEL) ist ausreichend für die normale Haltung der Skeletteile ohne willkürliche Innervation. E. POLLAK unterscheidet den physiologischen und den klinischen Tonus und den Tonus für Statik und für Kinetik. Symptomatologisch sind folgende Erscheinungen zu trennen: die akustischen Symptome, die Labyrinthsymptome, der Spontannystagmus, Schwindel, Gleichgewichtsstörung und Gleichgewichtsverminderung, Reflexerregbarkeit, die Traktionsempfindung, die Tonusreaktionen und die Stellreflexe. BRUNS hat als erster festgestellt, daß durch Kopfbewegungen Schwindel ausgelöst werden kann, BÁRÁNY fand hierbei auch Nystagmus, BRUNNER stellte diesen Bewegungsnystagmus als wesentlichen Behelf für die Diagnose der Erkrankung der Innenohrkapsel ohne Durchbruch (u. a. Paraotitis int. Benesi) fest. CRUM BROWN hat gefunden, daß die Ebenen des rechten vorderen und des linken hinteren Bogengangs, die Ebenen des linken vorderen und des rechten hinteren Bogengangs und endlich die Ebenen der beiden äußeren Bogengänge als je identisch angesehen werden können, woraus sich die physiologische Zusammengehörigkeit der oben erwähnten drei Bogengangspaare ergibt. Sodann hat Rothfeld am Kaninchen fixe Lagebeziehungen der Bogengangspaare zu den Augenmuskeln festgestellt, die Ohm für den Menschen folgendermaßen statuiert: Die durch den Rectus superior und inferior gelegte Ebene ist parallel der Ebene des gleichseitigen vorderen und des gegenseitigen hinteren Bogengangs. Die durch den Rectus internus und externus gelegte Ebene der des äußeren Bogengangs, die der beiden Mm. obliqui ist bei entsprechender Augenstellung parallel dem gleichseitigen hinteren und dem gegenseitigen vorderen Bogengang. Die geometrisch-topischen Beziehungen zwischen Bogengängen und Augenmuskeln lassen ein labyrinthäres Schielen (Ohm) prinzipiell nicht unmöglich erscheinen.

Die wichtigste physiologische Beziehung des normalen Innenohrs zum Gesamtkörper betrifft die Erlernung der Sprache, des Gehens und die freie Kopfhaltung. Die am Ende des ersten Lebensjahres einsetzende Sprachentwicklung des Kindes entstammt zwei Quellen: Der Nachahmung und der freien Erfindung. Durch Taubheit wird die Sprachentwicklung durch Nachahmung auf Null und die Sprachentwicklung auf dem Wege freier Erfindung auf ein Rudiment herabgedrückt. Es wird aber nicht bloß das Sprechen als geistiger Vorgang, sondern auch der zum Sprechen nötige, rein motorische Akt vom Ohr aus beeinflußt, und zwar folgendermaßen: Nimmt man den unteren Ansatz der Mm. sternocleidomastoidei als fixen Punkt, so stellen sie für das Spiel der freien Kopfhaltung, ohne welche das Gehenlernen und der aufrechte Gang am Kind nicht möglich sind, die wichtigsten Grundlagen dar. Sind diese aber schon erlernt, so können die Processus mastoidei auch als fixe Ansatzpunkte wirken, wonach vorzüglich mit Hilfe der Mm. sterno-cleidomastoidei die langsame Exspiration, welche für den motorischen Sprechakt, vor allem für das Sprechen von Sätzen eine unentbehrliche Voraussetzung ist, gewährleistet wird (Perez). Aus dieser mechanischen folgt die zeitliche Bindung des Erlernens der freien Kopfhaltung, der Sprache und des Ganges am normalen Kind. Durch alle Krankheiten, durch welche die freie Kopfhaltung und das Gehen verzögert wird, wird auch das Sprechen hinausgeschoben. In diesem Sinn entwickelt sich der Sternocleidomastoideus am Menschen ebenso sehr als Hauptmuskel für die freie Kopfhaltung (bei fixem Punkt am unteren Ansatz) als für die langsame Ausatmung als Voraussetzung für das Sprechen (bei fixem Punkt am oberen Ansatz). Sprechen, Hören und Gehen gehören eng zusammen.

Verfolgt man die Tierreihe phylogenetisch nach abwärts, so ergibt sich, daß der gleichgewichtserhaltende und tonisierende Einfluß des Labyrinthes sich progredient steigert, was sich in der relativen Vergrößerung des ganzen Apparates, bezogen auf die Körpergröße, und dem Hinzukommen neuer Nervenendstellen (Macula lagenae — Maculae und Cristae neglectae) anatomisch ausdrückt. An den Wirbellosen bleiben schließlich einfache Labyrinthsäcke übrig, die die Vertikalempfindung vermitteln, woraus sich für diese Tiere noch eine aktive Motilität nach auf- und abwärts ergibt, nachdem die Motilität in der Horizontalen schon eine passive geworden ist. Bei diesen Tieren tritt auch die tonisierende Wirkung, die das Labyrinth auf die Gesamtmuskulatur ausübt, stark hervor, sogar Pflanzen besitzen noch Organe, die ihnen für das Aufwärtswachsen, d. h. die Kenntnis der Vertikalen vermitteln (Haberlandt), woraus folgt, daß das Labyrinth phylogenetisch den ältesten Sinnesapparat darstellt. Mit der phylogenetischen Aufwärtsentwicklung teilt er physiologisch immer mehr seine Funktion für Gleichgewicht und Orientierung mit Auge und Sensibilität.

Gleichgewicht und Orientierung im Alltag stützt sich am Menschen auf

Labyrinth, Auge und oberflächliche und tiefe Sensibilität. Diese drei Komponenten können in bezug auf ihre physiologische Bedeutung als gleich groß angesehen werden. Die gewöhnlichen Verrichtungen des Menschen beanspruchen jedoch, wenn von Berufen abgesehen wird, die eine Prävalenz des Gleichgewichtsvermögens voraussetzen (Dachdecker, Zimmermaler, Luftakrobaten usw.), nur etwa zwei Drittel des Gleichgewichtsvermögens, d. h. zwei der oben genannten Komponenten. Der Labyrinthverlust muß sich daher im Stehen und Gehen, sofern kein Schwindel mehr existiert, nicht auffallend bemerkbar machen. Die tatsächliche Gleichgewichts*verminderung*, die aber schon aus einseitigem Labyrinthverlust folgt und die selbstverständlich bei doppelseitigem Labyrinthverlust größer ist als bei einseitigem, bleibt dauernd bestehen und unterliegt nicht der Möglichkeit irgendeiner Kompensation. Diese Gleichgewichts*verminderung* kann auch jederzeit demonstriert werden. Der Normale wird sich im Stehen und Gehen bei offenen Augen und nach Augenschluß identisch verhalten, sofern dafür gesorgt ist, daß beim Rückwärtsschreiten oder beim einbeinigen Stehen oder bei Modifikationen des Rombergschen Versuchs der Untersuchte nicht fürchten muß, sich zu verletzen. Denn nach Augenschluß bleiben dem Normalen noch zwei Gleichgewichtskomponenten (Labyrinth und Gesamtsensibilität) übrig, die für die Durchführung all dieser Versuche ausreichen. Liegt dagegen ein Labyrinthverlust vor, so bleiben nach Augenschluß weniger als zwei Komponenten. Diese reichen aber für die genannten Verrichtungen nicht aus und so tritt der Gleichgewichtsdefekt nun durch Schwankungen in der Frontalen sofort zutage. Dagegen ist die labyrinthäre Gleichgewichts*störung* an den Schwindel gebunden, mit dessen Aussetzen sie gleichfalls endet. Die tonisierende Wirkung des Labyrinthes tritt am Menschen am deutlichsten beim objektiven Schwindel zutage in Form der gegen den Gleichgewichtsverlust und das Hinstürzen gerichteten Abwehrbewegungen. Die am Tier auch außerhalb des Schwindels nachweisbare tonisierende Wirkung des Labyrinthes auf den gesamten Muskeltonus, sowie die damit zusammenhängenden labyrinthären Haltungs- und Stellreflexe sind bisher am Menschen nur zu einem Teil nachgewiesen und für die Klinik verwertbar geworden (Fischer und Wodak).

Ewald hat als Erster auf die von Labyrinthreizung sich auf die gesamte Körpermuskulatur erstreckende tonisierende Wirkung hingewiesen. Sie gibt uns das Verständnis für den *Labyrinthschwindel*. Er stellt in Anamnese und Befund der Innenohraffektionen ein diagnostisch bedeutendes Zeichen dar, das an Wichtigkeit dem labyrinthären Nystagmus an die Seite zu stellen ist. Wir haben uns von drei verschiedenen Standpunkten mit dem Labyrinthschwindel zu beschäftigen, wonach wir den physiologischen, experimentellen und pathologischen Schwindel unterscheiden. Der *physiologische Schwindel* stellt wie alle von unseren Sinnesapparaten ausgelösten Reflexe einen der Erhaltung des Körpers dienenden Schutzmechanismus dar. Wenn durch eine Körper- oder Kopfbewegung, durch welche die Schwerlinie ungünstig, d. h. bis zur Gefahr des Hinstürzens infolge von Gleichgewichtsverlust, verlagert worden ist, so bildet die Auslösung des Schwindels das Signal für eine unter anderem auch durch die tonisierende Wirkung des Labyrinthes ausgelöste Reaktionsbewegung, durch welche ein genügender Gleichgewichtszustand wieder hergestellt und somit einer Verletzung vorgebeugt wird. Diese Reaktionsbewegungen sind für Drehung unter positiver Winkelbeschleunigung, ihrer Art und ihrem Grade nach dadurch genau bekannt geworden, daß man experimentell die Körper- oder Kopfdrehung in vorbestimmter Stärke wirken ließ. Aus diesen fast durchaus in der otologischen Klinik durchgeführten Untersuchungen über den *experimentellen Schwindel* hat man die Einzelheiten des Labyrinthschwindels überhaupt methodisch kennen gelernt. Wir scheiden sie heute in subjektive und objektive Erscheinungen und weiterhin nach der Zeit ihres Auftretens in Schwindelerscheinungen, vor, in und nach dem Anfall.

Der *pathologische Schwindel* unterscheidet sich vom physiologischen dadurch, daß er durch pathologische Veränderungen im Labyrinth ausgelöst wird und eine Bewegung des Körpers überhaupt nicht erfolgt oder nur in mäßigem Grade, d. h. im Sinne einer Summation der Reize. Die Folgeerscheinung ist nun im Grunde die gleiche, ob z. B. an einer Crista ampullaris der Reiz durch eine Körperdrehung oder durch ein entzündliches Infiltrat oder durch eine Blutung verursacht wird. Auf dem Wege des durch die Nervenfasern zentral geleiteten Reizes werden Nystagmus und Schwindel ausgelöst. Die Einzelheiten dieses pathologischen Schwindels decken sich daher vollständig mit denen des physiologischen. Die Folgen sind dagegen grundverschieden, denn während der physiologische Schwindel zu einer akuten Muskelaktion führt, durch die das durch die Bewegung bedrohte Körpergleichgewicht wieder hergestellt wird, wird im Falle des pathologischen Schwindels die Summe der gleichen Muskelbewegungen, da ja tatsächlich eine Körperbewegung überhaupt nicht oder nicht wesentlich vorausgegangen ist, das Hinstürzen und die Verletzung fördern. Trotzdem somit die motorischen Einzelheiten beim physiologischen und beim pathologischen Schwindel die gleichen sind, gibt sich der physiologische Schwindel als Schutzmechanismus für den normalen Körper, während der pathologische Schwindel die Intaktheit des Körpers bedroht.

Die topische Zusammengehörigkeit des V., VII. und VIII. zeigt sich in der verhältnismäßigen Häufigkeit der gemeinsamen Erkrankung dieser Nerven in Fällen von rheumatischer und infektiöser Neuritis, gelegentlich verbunden mit regionärem Herpes zoster. Hierher gehört auch die Polyneuritis cerebralis, bei welcher die Trias: Herpesbläschen am Trommelfell, Oktavus-Neuritis und Neuritis des 2. Trigeminusastes (zumeist mit Neuralgien im Bereich des Nervus infraorbitalis) besteht (R. FISCHER). Andere Fälle (RUTTIN, JAEHNE, KLESTADT [zit. nach R. FISCHER]) zeigten neben Neuritis des V., VII. und VIII. Herpes der Ohrmuschel und des äußeren Gehörganges. R. FISCHER unterscheidet zwischen dem facialen und dem auralen Quintus, unter dem letzteren versteht er den das äußere und mittlere Ohr versorgenden sensiblen Anteil des Trigeminus. R. FISCHER hebt besonders das Syndrom von Herpes im Bereich des auralen Quintus bei gleichzeitiger und gleichseitiger Octavusneuritis hervor. Dieses Syndrom führt zur Annahme, daß zwischen VIII. und auralem V. eine Verbindung besteht, basierend auf einer Anpassung des auralen Quintus an das Ohr, auf der Bedeutung der Sensibilität des Trommelfells für die Lokalisation des Schalls, die phylogenetisch von Wichtigkeit ist, solange noch eine aktive Beweglichkeit der Ohrmuschel besteht (R. FISCHER). In der Pathogenese dieser Erkrankungen soll der Trigeminus die Hauptrolle spielen und der primär erkrankte Teil sein (R. FISCHER). Die Anastomosen zwischen dem 2. Quintusast und dem Facialis sollen auch bei der Ausbreitung neuritischer Prozesse auf diese beiden Nerven (und zwar, wie man ursprünglich annahm, vom V. auf den VII.) eine Rolle spielen. Reizerscheinungen des auralen Quintus führen bei Erkrankungen des auralen Quintusgebietes häufig zu Ohrschmerzen. Solche werden dagegen bei Erkrankungen im facialen Quintusgebiet nie beobachtet (R. FISCHER). Ein enger Zusammenhang besteht auch zwischen Gehörgangssensibilität und Labyrinthnerv (GRAHE, R. FISCHER). Ähnlich liegen die Verhältnisse am Facialis.

Eine Reihe von Innenohrerkrankungen übt in Form von Allgemeinsymptomen und Komplikationen eine charakteristische Wirkung auf den Gesamtkörper aus. Die Innenohrentzündung führt zu akuter Hörverschlechterung bis zu voller Taubheit und zu Schwindelanfällen, die mit den höchsten Graden aller subjektiven und objektiven Schwindelerscheinungen verbunden sein können und apoplektiform auftretend mit Gleichgewichtsstörungen, Nausea und Erbrechen einhergehen. Der fistulöse Durchbruch der Innenohrkapsel tut sich durch einen schweren Schwindelanfall kund. Ist das Labyrinth zerstört worden, so treten keine Schwindelanfälle mehr zutage, doch können ein mäßiges chronisches Schwindelgefühl und Gleichgewichtsstörungen noch durch 4—6 Wochen fortbestehen; nach dieser Zeit verschwinden auch diese Erscheinungen und es bleibt nur die aus dem Labyrinthausfall sich ergebende, dauernde Gleichgewichtsverminderung (S. 542) bestehen.

In bezug auf Verlauf und Behandlung unterscheidet sich die Innenohreiterung als komplikatorische Erkrankung einer Mittelohreiterung grundsätzlich von den anderen von Mittelohreiterung ausgehenden Komplikationen (Sinusphlebitis, Extraduralabsceß, Hirnabsceß usf.). Die letztgenannten Erkrankungen sind chirurgische Krankheiten, d. h. ihre Behandlung kann nur eine chirurgische sein, ihre Diagnose schließt schon die Notwendigkeit einer dringlichen Operation unter absoluter Indikation in sich. Die Spontanheilungen, die bei diesen Krankheiten ausnahmsweise vorkommen mögen, sind z. B. beim Hirnabsceß überhaupt fraglich und sind bei der Sinusphlebitis so selten, daß sie die chirurgische Indikation nicht beeinflussen. Ganz anders steht es bei der Innenohreiterung; ist sie circumscript, auf einen Teil des Innenohres beschränkt, so heilt sie nach radikaler operativer Beseitigung des Eiterherdes im Mittelohr gewöhnlich, ohne weiter um sich gegriffen zu haben, aus. Daß auch die unkomplizierte diffuse Innenohreiterung eine bedeutende Tendenz zur Spontanheilung hat, geht aus folgender Überlegung hervor: In einer Taubstummenanstalt mit 100 Zöglingen finden sich annähernd 50% von kongenitaler Taubheit. Die 50% von erworbener Taubheit setzen sich zusammen aus abgelaufener infektiöser oder toxischer Oktavusneuritis und ausgeheilter Innenohreiterung. Unter 100 Taubstummen sind somit etwa 25 Fälle von ausgeheilter Innenohreiterung zu erwarten. Die Anamnese dieser Fälle ergibt aber fast ausnahmslos, daß hier im Bereich des Innenohres Spontanheilung ohne Operation eingetreten ist. Die diffuse unkomplizierte Innenohreiterung hat große Neigung unter protrahierter Bettruhe (2—6 Monate) und schonendster konservativer Behandlung der Mittelohreiterung (durch eine Radikaloperation würde die diffuse Innenohreiterung gegen die Schädelhöhle ausgedehnt und Exitus an eitriger Meningitis innerhalb 48 Stunden erfolgen) auszuheilen. Nach erfolgter Ausheilung kann nun ohne Gefahr die Mittelohroperation durchgeführt und damit der Mittelohreiterherd zur Heilung gebracht werden. *Nur die komplizierte diffuse Innenohreiterung macht einen sofortigen chirurgischen Eingriff am Innenohr selbst notwendig.*

Die mitunter in Verbindung mit Ohraffektionen auftretende Abducenslähmung kann aus einer Osteomyelitis im vorderen Anteil des Felsenbeins (Gradenigo), aus einer umschriebenen Meningitis Jansen), aus einer hydropischen umschriebenen endoduralen Druckerhöhung im Bereich des Recessus lateralis (L. Alexander) der basalen Zisternen oder aus einer Kernlähmung (Knick, Neumann, Ortmann, Urbantschitsch) folgen.

Die otogene Phlebitis des Sinus cavernosus wurde für selten gehalten. Sternberg hat die Häufigkeit des autoptischen Befundes von Cavernosusphlebitis bei an otogenen Komplikationen Verstorbenen hingewiesen. Manche dieser Cavernosusphlebitiden sind symptomlos, einzelne scheinen agonal aufzutreten, doch muß man anstreben, mehr als früher die Cavernosusphlebitis in den Kreis unserer positiven klinischen Diagnosen zu bringen. Man muß an Cavernosusphlebitis denken, wenn bei negativem Befund an den übrigen Blutleitern septische Allgemeinerscheinungen bestehen und bei Orbital- und Stirnkopfschmerzen auf der Seite der Ohrerkrankung. In bezug auf die Behandlung sind wir auf die Verwendung aller konservativen Maßnahmen gegen Phlebothrombose, Pyämie und Sepsis angewiesen. Eine chirurgische Behandlung der otogenen Cavernosusphlebitis ist bisher nicht möglich.

Eine für das Kindesalter charakteristische und wichtige Wechselwirkung besteht zwischen Otitis und Dyspepsie im Säuglingsalter. Fast die Hälfte aller im Säuglingsalter verstorbenen Kinder zeigt bei der Autopsie die Verbindung von Dyspepsie und eitriger Otitis. Die Wechselwirkung kann in zweifacher Richtung erfolgen. Besteht zuerst die Otitis, so kann die Dyspepsie dadurch zustande gekommen sein, daß durch die infantile, d. h. kurze und weite Tube Eiter in den Pharynx gelangt, von da verschluckt wird und zur Dyspepsie führt. Ist die Dyspepsie zuerst vorhanden gewesen, so kann gelegentlich des Erbrechens und Verschluckens Mageninhalt an und in die Tube gelangen und von da aus die Otitis als Fremdkörperotitis hervorgerufen werden. Auch die Erythrodermie Leiner geht typisch mit Dyspepsie und Otitis einher.

Die Karzinome des Innenohres zeichnen sich durch eine im Verhältnis zu malignen Neoplasmen anderer Körperstellen geringe Malignität aus; sie entstehen, sofern sie vom Mittelohr her kommen, ausnahmslos auf der Grundlage vieljähriger chronischer Mittelohreiterungen, führen selbst nach langer Dauer zu keiner wesentlichen Kachexie, abgesehen von kleinen regionären Drüseninfiltraten, nur sehr selten zu Metastasen. Der Exitus erfolgt entweder an einer eitrigen endokraniellen Komplikation, an Arrosion der Carotis im Ohrgebiet oder an wiederholter Blutung infolge von Arrosion der Blutleiter. Manche malignen Neoplasmen des Mittelohres lassen selbst, nachdem durch sie das ganze Mittelohr substituiert worden ist, das Innenohr überraschend lange intakt (FISCHER). Die meisten von der Dura ausgehenden Innenohrsarkome verlaufen dagegen äußerst malign.

An einer Reihe von Erkrankungen sind die Innenohrveränderungen den sonst im Körper gefundenen Veränderungen koordiniert. In diese Gruppe gehört vor allem die kongenitale Taubheit, die in verhältnismäßig bedeutender Häufigkeit mit Veränderungen am Auge und mit zum Teil weitgehenden Konstitutionsanomalien am Gesamtkörper verbunden ist [ALEXANDER und FISCHER (1—3), SOMMER (1)]. Besonders die Verbindung von kongenitaler Taubheit und Augenveränderungen ist beachtenswert, weil sie bei fortschreitender Augenerkrankung die Gefahr späterer Dreisinnigkeit beinhaltet und bei Berufswahl und Versorgung berücksichtigt werden muß. Eine Fülle von sonstigen Veränderungen findet sich bei Otosklerose, die mehr und mehr sich als eine in den Grundlagen kongenitale, auf dem Wege endokriner Störungen manifest werdende und mit häufigen Anomalien im übrigen Körper verbundene Krankheit sich darstellt (BRUNNER). Endlich kann auch bei Tuberkulose der tuberkulöse Eiterherd im Ohr den übrigen tuberkulösen Veränderungen koordiniert sein.

Die Wechselwirkung zwischen Ohraffektion und Gravidität ist für Otosklerose, für die chronische progressive Innenohratrophie, für die akute und chronische Mittelohreiterung von spezifischem (Lues, Tuberkulose) und nicht spezifischem Charakter, für Erkrankungen des äußeren Ohres und für Neoplasmen wichtig. Die Ohrerkrankung bzw. Verschlechterung der Ohrerkrankung kann sich einstellen:

1. Als Folge von Störungen der Ernährung, Erschöpfungszuständen, Anämie usw.;

2. durch Alteration des Nervensystems (wobei positive Heredität in dieser Richtung von besonderer Bedeutung ist — Neurasthenie, Hysterie, Epilepsie, Psychosen usw.),

3. infolge von Störungen der inneren Sekretion;

4. auf dem Wege von Zirkulationsstörungen, sowohl funktioneller wie organischer Natur;

5. durch toxische und

6. durch infektiöse Schädigung.

Als Folge können sich vorübergehende oder bleibende Veränderungen im Gehörorgan zeigen.

Im Verlauf einer Gravidität kann eine latente Otosklerose manifest werden. Die Gefahr der Verschlechterung der Otosklerose steigert sich mit der Anzahl der Graviditäten. Durch Gravidität sind besonders die Fälle von Otosklerose gefährdet, welche schon an sich als besonders schwere Fälle eine ungünstige Prognose geben. Dies sind Fälle mit primärer oder frühzeitig sekundärer Miterkrankung des nervösen Innenohres, mit ausgesprochenen Konstitutionsanomalien (besonders im Bereiche der Blutdrüsen, des Gefäß- und des Nervensystems) und mit hochgradiger Heredität. Auch die Kombinationsfälle von Otosklerose mit Lues oder anderen chronischen, den Ernährungszustand und die Widerstandskraft schädigenden Allgemeinerkrankungen läßt eine akute Schädigung des Ohrzustandes durch Gravidität eher befürchten. Man wird unter solchen Umständen an die künstliche Unterbrechung der Schwangerschaft zu denken haben, wenn die Otosklerose beiderseits besteht, wenn die Schwangere zum mindesten zum zweiten Male gravid und nicht über 25 Jahre alt ist.

Auch eitrige Ohrprozesse werden durch die Gravidität ungünstig beeinflußt. Man soll daher solche womöglich vor Eintritt der Gravidität auf konservativem oder operativem Wege zur Ausheilung bringen. Im übrigen ergibt jede Ohreiterung, vor allem aber jede tuberkulöse Ohreiterung die Indikation zur Unterbrechung der Schwangerschaft, sobald sich eine Verschlechterung im lokalen Befund oder Komplikationen ergeben (BONDY und NEUMANN, BLOHMKE).

Die Untersuchungen von BAUER und STEIN, ALBRECHT u. a. haben gezeigt, wie große Bedeutung Heredität und Minderwertigkeit für das Zustandekommen von Innenohraffektionen haben. Ein Fortschritt in unserer Kenntnis der Pathologie des inneren Ohres liegt aber in der Zusammenfassung der auf dem Wege vasomotorischer Reizzustände zustande kommenden Innenohraffektionen. Sie bilden heute eine besondere Gruppe. KOBRAK bezeichnet diese Erkrankungsform als Angiopathia labyrinthica, von BRUNNER wird sie als *Otitis interna vasomotoria* benannt. Die enge Verbindung zwischen Innenohrfunktion und Blutdruck ist zuerst von STEIN und dann von BÉNESI und STEIN an Normalen, experimentell und an Neurotikern nachgewiesen worden. Besonders STEIN hat durch genaue und zahlreiche Beobachtungen gezeigt, daß konstitutionelle Abnormitäten oder eine vorübergehende gesteigerte nervöse Erregbarkeit ein auslösendes Moment für die vasomotorische Innenohraffektion abgeben könne. Daß an vasomotorisch übererregbaren Personen leicht Innenohrsymptome ausgelöst werden können, ist zuerst von STEIN und POLLAK für Kinder und später von STEIN und von BAUER und STEIN für Erwachsene durch umfangreiche klinische Untersuchungen festgestellt worden. Der vasomotorische Schwindel ist ein wertvolles klinisches Symptom. Der vasomotorische Labyrinthschwindel ist an Kranken von BRAUN und ALEXANDER, BRUNNER, STEIN und SZÁSZ beobachtet worden. DEMETRIADES hat gezeigt, daß durch Vasomotorenlähmung und Gefäßerweiterung Innenohrsymptome ausgelöst werden können und daß umgekehrt durch experimentellen Innenohrreiz der Blutdruck beeinflußt werden kann (Zeitschr. f. Ohrenheilk. u. f. Krankh. d. Luftwege 1924). Einen endotoxisch vasomotorischen Reizzustand des inneren Ohres mit labyrinthärer Übererregbarkeit hat MAUTHNER bei Nephritis gefunden (Dtsch. otol. Ges. 1925). WOTZILKA konnte durch Labyrinthreiz eine Blutdrucksenkung hervorrufen. LEIDLER und LÖWY und KOBRAK haben den vasomotorischen Schwindel eingehend untersucht. NEUMANN will annehmen, daß auf dem Wege von labyrinthärer Reizung (er hat besonders die Fälle von Innenohrentzündung vor Augen) eine Bradykardie zustande kommen kann (Österr. otol. Ges. 1921/22). Dagegen konnten BRUNNER und KAUF mit Hilfe von Elektrokardiographie eine solche Beeinflussung nicht feststellen, auch nicht SPIEGEL am Tierexperiment. SPIEGEL und SPIEGEL und DEMETRIADES haben in logischem Aufbau der Frage der Wechselwirkung zwischen Labyrinth und Sympathicus eine Folge von tierexperimentellen Studien gewidmet; sie fanden, daß die Vasokonstriktoren der Arteria auditiva interna aus dem Halssympathicus stammen und daß die Innenohrsymptome auf dem Wege der bei Reizung des Halssympathicus auftretenden Gefäßverengerung zustande kommen. Bei Reiz des Gefäßsystems sind nun die Folgen nach dem Grade und der Plötzlichkeit des Reizes (NATHUS und RICKERT) verschieden und bestehen in

1. Hyperämie oder Ischämie,
2. Verlangsamung der Zirkulation und Transsudatbildung,
3. Stase, Diapedese und Blutung.

Für manche Innenohrerkrankungen ist aber mit BRUNNER und DÉMÉTRIADES anzunehmen, daß durch die vegetativen Störungen im inneren Ohr ein Locus minoris resistentiae geschaffen wird, wodurch das Zustandekommen weiterer pathologischer Veränderungen begünstigt wird. Aus diesem Grunde empfehlen diese Autoren therapeutisch bei vasomotorischen Störungen im inneren Ohr Calciumpräparate, BRUNNER Atrokaltabletten (nach E. P. PICK) allein oder kombiniert mit dem von STEIN empfohlenen Diuretin oder Vasotonin oder mit Klimasantabletten. DÉMÉTRIADES konnte am Präparat nach Durchschneidung des Halssympathicus Gefäßstauung im Modiolus sowie Infiltration und Exsudate in der Schnecke nachweisen, wodurch er auf experimentellem Wege die enge Beziehung des Halssympathicus zur Otitis interna vasomotoria dargetan hat. SPIEGEL hat auf dem Wege des Tierexperiments, zum Teil auch durch klinische Beobachtung am Menschen folgende, die Wechselwirkung zwischen Halssympathicus und Labyrinth zeigenden Reflexe nachgewiesen.

1. An der Katze tritt bei Labyrinthreiz durch Drehung während der Drehung eine Verengerung der Pupillen, sodann Hippus auf. Dieser Reflex bleibt auch nach einseitiger Labyrinthzerstörung, wodurch gezeigt ist, daß ein Labyrinth auf beide Pupillen wirkt.

2. Durch Labyrinthreiz wird eine Senkung des Blutdrucks herbeigeführt. Ein Einfluß von Labyrinthreizung auf die Herztätigkeit läßt sich experimentell nicht nachweisen.

3. SPIEGEL bestätigt den Befund von ALLERS und LEIDLER, daß Labyrinthreizung eine Verkürzung der Inspiration und Verlängerung der Exspiration bringt.

4. SPIEGEL und DÉMÉTRIADES zeigten, daß auf dem Wege von Labyrinthreizung eine Verstärkung der Dünndarmbewegung hervorgerufen werden kann.

Zuletzt hat sodann BRUNNER betont, daß für die vasomotorischen Erkrankungen des inneren Ohres, wie oben erwähnt, konstitutionelle Momente den ätiologischen Faktor abgeben, woraus die Häufigkeit der Erkrankung bei Neurasthenie, Migräne und im Klimakterium folgt, und daß die Otitis interna vasomotoria auch durch exogene akute und chronische Gifte (Nicotin, Coffein, Alkohol usf.) oder auf dem Wege von Schädeltraumen ausgelöst werden kann. Dazu kommen noch Fälle von vasomotorischer Innenohraffektion bei professioneller Vergiftung und bei professionellen Traumen.

Die anatomischen Veränderungen bei der Otitis interna vasomotoria sind nicht bekannt. BRUNNER (Wien. klin. Wochenschr. 1925, Nr. 46) will sie denjenigen gleichstellen, die er experimentell an Tieren nach Verhämmerung erhalten hat. Im wesentlichen sind es leichte und rückbildungsfähige Veränderungen, bestehend in Stase, Diapedese roter Blutkörperchen, Vermehrung der Lymphocyten und kleinen Blutaustritten, Gerinnselbildung in den Skalen und geringer Ektasie der häutigen Spitzenwindung. Die vasomotorische Innenohraffektion kann nach BRUNNER mit vasomotorischen Gefäßkrisen in der hinteren Schädelgrube verbunden sein, da die Innervation der Blutgefäße der Hirnbasis und der Arteria auditiva interna in gleicher Weise erfolgt.

Für die *kongenitalen Innenohranomalien* kommen endogene und exogene Schädigungen als Ursache in Betracht. Es sind hier die gleichen Grundsätze der Pathologie anzuwenden, die für die intrafetal auftretenden Erkrankungen des Zentralnervensystems aufgestellt worden sind. Ihren Angriffspunkt findet die Schädigung, namentlich wenn es sich um solche geringeren Grades handelt, in den peripheren Oktavusganglien oder im Nerven, ausnahmsweise auch im peripheren Endorgan, soweit es sich um direkte Schädigungen handelt. Indirekt vermag eine Schädigung nur auf dem Wege des Blut- oder Lymphgefäßsystems zu wirken und in dieser Beziehung ist der Entwicklungsmechanismus der intrafetal auftretenden Innenohrerkrankung von dem der postfetal auftretenden nicht verschieden. Die Enge der Arteria auditiva interna und ihr langer astloser Verlauf als Endarterie lassen es zu, daß nicht hochgradige, ja selbst nur vorübergehende Störungen im Gebiet dieser Arterie zu einer nachhaltigen und bleibenden Schädigung im Bereich des inneren Ohres führen. Sowohl die akute Anämie und Ischämie als die akute Hyperämie bleiben für den nervösen

Apparat des inneren Ohres nicht ohne Folgen, auch dann, wenn die Störungen im Blutgefäßsystem nur kurz angedauert haben. Diejenigen Veränderungen des inneren Ohres, die auf der Grundlage von Abnormitäten der lokalen Lymphströmung zustande kommen, lassen sich entweder auf pathologische Veränderungen des endokraniellen Druckes zurückführen, wobei die Saftkanäle des inneren Ohres anatomisch intakt bleiben können, oder es sind die Voraussetzungen für die abnorme Saftströmung durch Fehlbildung derjenigen Kanäle und Öffnungen gegeben, durch die normalerweise die Lymphräume des inneren Ohres mit dem übrigen Gehörorgan und mit den Lymphräumen des Schädels in Zusammenhang stehen. Daß die Ausbildung dieser Kanäle von Bedeutung ist, zeigen Befunde am Taubstummen mit pathologischer Verbildung der beiden Aquädukte und des Ductus und Saccus endolymphaticus. Auch die kongeni-

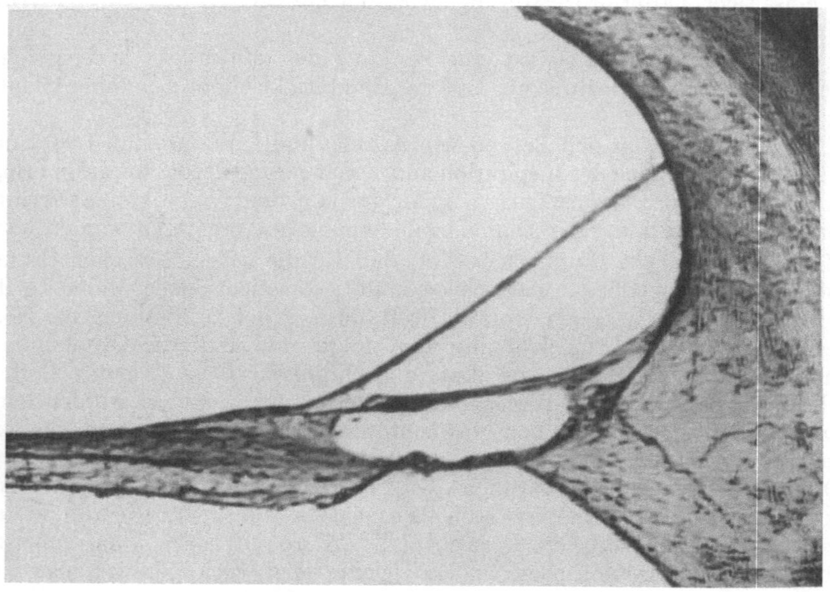

Abb. 2. Kongenitale Taubheit. Obere Basalwindung. Axioperipheres Septum zwischen Crista und Prominentia spiralis, das die Membrana tectoria zwischen sich faßt. (Häm.-Eos.)

talen Anomalien im Bereich des Promontoriums und des Schneckenfensters können von nervösen Veränderungen im inneren Ohr gefolgt sein (Kretinismus usw.). Die ätiologischen Momente der *kongenitalen Innenohrschwerhörigkeit* sind nicht bekannt. Stets ist jedoch ausgesprochene Heredität nachweisbar, wobei man an einem oder beiden Elternteilen reine Innenohraffektionen, typische oder atypische Otosklerose feststellen kann. In vielen Fällen besteht ausgesprochene hereditäre Belastung mit Ohr-, Augen-, Nerven- oder Geisteserkrankungen. Die hereditäre Belastung kann sich auch mit kongenitalen Abnormitäten am äußeren oder Mittelohr (O. Mauthner), am übrigen Kopf, an den Extremitäten oder am Rumpf äußern. In einzelnen Fällen läßt sich Dysthyreose (dysthyre Schwerhörigkeit Blochs) und Lues hereditaria feststellen. Doch darf man keineswegs die kongenitale Innenohrschwerhörigkeit als typisch heredoluetische Erkrankung deuten, ebensowenig man die Otosklerose als eine heredoluetische Erkrankung auffassen darf trotz des Vorkommens von Fällen typischer Otosklerose bei hereditärer Lues. Nicht selten findet sich die Innenohraffektion an mehreren Geschwistern. Die Zeit des ersten Auftretens variiert. Manche Fälle, die aus diesem Grund nicht etwa auch die schwersten Fälle sind, zeigen schon zu der Zeit, zu der frühestens eine quantitative schätzungsweise Prüfung des Hörvermögens möglich ist, d. h. zur Zeit des Sprechenlernens des Kindes eine Beeinträchtigung des Hörvermögens. Ist dieselbe beträchtlich, so erleidet das Sprechenlernen eine Verzögerung. In anderen Fällen setzt die Schwerhörigkeit später ein, wobei günstige Fälle im 3.—4. Lebensjahr zu einer stationären Schwerhörigkeit gelangen, ungünstige unter allmählicher Progredienz der Schwerhörigkeit im Alter von 6—7 Jahren mit voller Taubheit enden.

Anatomie. Für leichtgradige Fälle muß man geringe Veränderungen im Bereiche des Nervenganglienapparates annehmen, in welchem Grade und ob

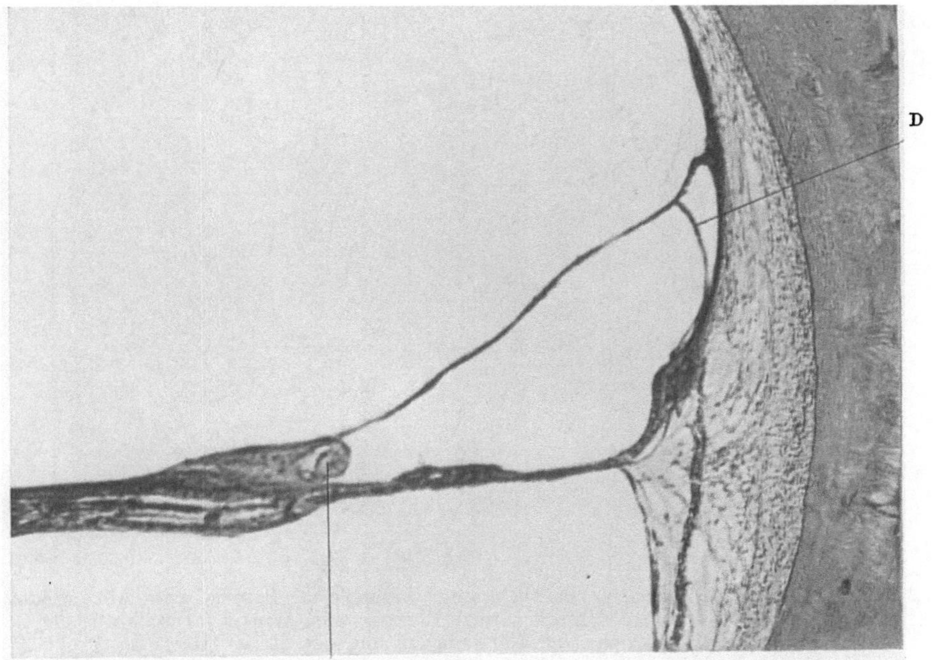

Abb. 5. Kongenitale Taubheit bei 51 jähr. Frau. Mittelwindung. Abkapselung der Membrana tectoria (Mt) im Sulcus spiralis internus. Duplikatur (D) im oberen Winkel des Schneckenkanales nahe der vollständig defekten Stria vascularis. Atrophie des Nerven. Häm.-Eos.

überhaupt in solchen Fällen Veränderungen am CORTISchen Organ bestehen, bleibt, da anatomische Beobachtungen nicht vorliegen, fraglich. Den Mechanismus der Entstehung dieser Veränderungen bringen wir unserem Verständnis näher, wenn wir erwägen, wie rasch sich in Fällen von schwerer Kachexie bleibende Innenohrschwerhörigkeit sich einstellt (TH. DÉMÉTRIADES). In höhergradigen Fällen spielt die Hypoplasie des Ganglion spirale und des Schneckennerv die Hauptrolle. Der zentrale Cochlearis bleibt intakt. In vorgeschrittenen Fällen zeigen CORTISches Organ und Stria vascularis wie bei der Innenohrschwerhörigkeit der Erwachsenen verschiedene Formen und Grade der degenerativen Atrophie. Selbstverständlich können in entsprechend quantitativer Verminderung alle diejenigen Veränderungen des inneren Ohres vorkommen, die in höchster Ausbildung kongenitale Taubheit im Gefolge haben (umschriebene Defektbildung im Bereiche des inneren Ohres, Pigment- und Gestaltsanomalien). Sicher besteht eine Verwandtschaft der kongenitalen Innenohrschwerhörigkeit mit der hereditär-degenerativen Taubheit (Abb. 2—5). Eine andere Gruppe von Veränderungen zeigt Verwandtschaft mit den bei Otosklerose und Kretinismus gefundenen Anomalien des inneren Ohres. In dieser Beziehung muß man sich vor Augen halten, daß in manchen Fällen die Otosklerose zuerst auch als Innenohraffektion manifest wird und die anatomischen Veränderungen in der knöchernen Innenohrkapsel, die sich klinisch als Störungen im Bereiche des schalleitenden Apparates bemerkbar machen, erst später in Erscheinung treten.

Symptome. Hat die Erkrankung bloß eine Seite befallen, so kann sie lange Zeit unbemerkt bestehen, bis sie unter Umständen nach Jahren gelegentlich entdeckt wird. So werden bei schulärztlichen Ohruntersuchungen Schwer-

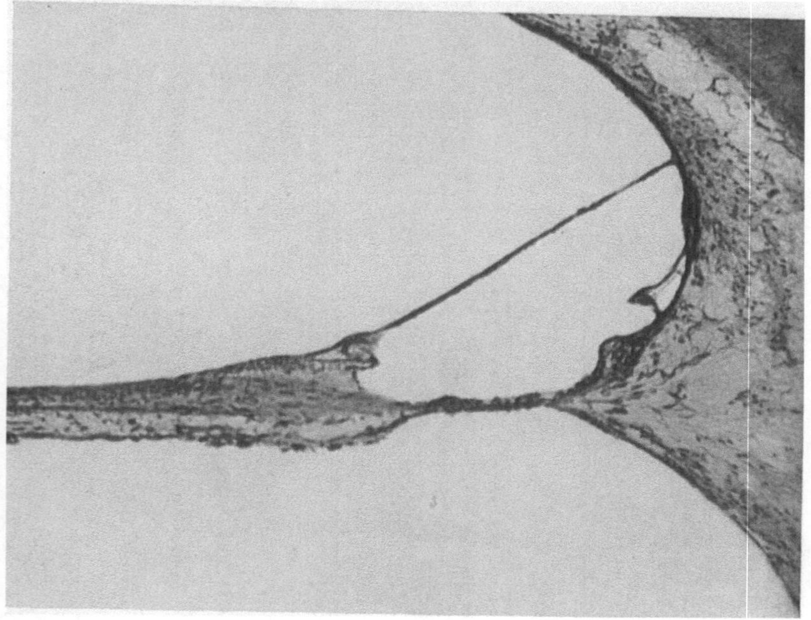

Abb. 4. Kongenitale Taubheit. Basalwindung. Atrophie der Papilla basil. Abkapselung der aufwärtsgeschlagenen Membrana tectoria im axialen Winkel. Duplikatur der Außenwand. Atrophie der Nervenfasern und der Stria. (Häm.-Eos.)

hörige gefunden mit durchaus negativer Anamnese (weder die Eltern noch die Kinder selbst haben bis dahin die Schwerhörigkeit bemerkt) und dem typischen Befund einer Innenohraffektion, oder es wird die Schwerhörigkeit entdeckt, wenn durch eine interkurrente Erkrankung eine Ohruntersuchung nötig wird oder sich das Kind bei zufälligem Verschluß des anderen Ohres (beim Liegen auf der gesunden Seite) plötzlich als schwerhörig erweist. Der otoskopische Befund ist normal, mitunter ist ein roter Promontoriumschimmer oder ein als opaker Fleck sichtbares Promontorium festzustellen. Die Funktionsprüfung ergibt eine meist mäßige Schwerhörigkeit, Verkürzung der Kopfknochenleitung, qualitative und quantitative Beeinträchtigung der oberen Tongrenze. Subjektive Geräusche, meist in hohem, nicht sehr intensivem Pfeifen bestehend, sind vor der Pubertät selten, später häufig. Differentialdiagnostisch ist die Abgrenzung gegen Otosklerose häufig unmöglich; sie ergibt sich eher aus dem Verlauf. Die Differenzierung gegen Heredolues gelingt aus der Wassermannreaktion im Blut und im Liquor cerebrospinalis.

Die Behandlung besteht in systematischer Galvanisation des Oktavus, gesetzt wird, empfehlenswert ist auch die Galvanisation quer durch den Kopf (Elektroden knapp über dem Tragus), oder die Verwendung einer geteilten Anode an beiden Ohren (Kathode am Nacken) (4 MA., jede Sitzung 5 Minuten, dreimal wöchentlich durch fünf Wochen. Intern Phytin, Phosphorlebertran, Jodkalium. Mirion. Jodbäder.)

Verlauf und Prognose. Zeigt sich in der Pubertät keine oder eine unwesentliche Abnahme des Hörvermögens, so ist auch für später ein im wesentlichen Stationärbleiben des Prozesses zu erwarten. Ist nur eine Ohrseite erkrankt, so besteht für das normale Ohr keine Gefahr. Nimmt dagegen in der Pubertät die Schwerhörigkeit zu und treten Labyrinthsymptome auf, so ist die Prognose

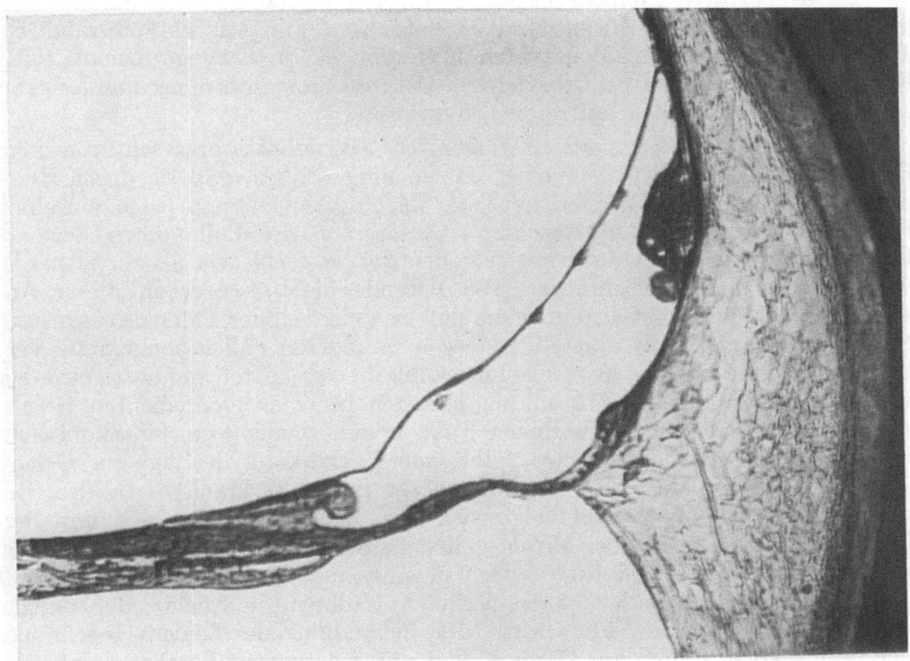

Abb. 5. Kongenitale Taubheit. Obere Basalwindung. Atrophie des Nerven und der Papilla basil., Abkapselung der Membrana tectoria. Neoplasien an der Stria. (Häm.-Eos.)

bezüglich des Hörvermögens des kranken Ohres und der Möglichkeit der Miterkrankung des gesunden Ohres nicht gut. Prognostisch ungünstig sind alle Fälle von doppelseitiger Erkrankung mit positiver Heredität, Stigmen und akuter Abnahme der Hörschärfe in der Pubertät, desgleichen alle Fälle, bei welchen außer dem cochlearen Apparat auch das Labyrinth erkrankt ist.

Die kongenitale Labyrintherkrankung ist sehr selten, führt zu keinerlei klinischen Symptomen, wird daher nur gelegentlich bei labyrinthärer Funktionsprüfung an der Tatsache festgestellt, daß das Labyrinth für einen oder den anderen Reiz un- oder unterempfindlich ist. Ich möchte diese Erkrankungsformen vollständig von den Abnormitäten der labyrinthären Reflexerregbarkeit bei Lues hereditaria trennen. Die letzteren sind meines Erachtens auf pathologische Veränderungen des endolabyrinthären Druckes (wohl ausnahmslos entstanden im Anschluß an endokranielle Druckänderungen) zurückzuführen. So möchte ich besonders glauben, daß in Fällen von Kompressions- und Aspirationsnystagmus bei Heredolues durch eine endolabyrinthäre Drucksteigerung die Voraussetzung für die positive mechanische Erregbarkeit des Labyrinthes geschaffen wird. Der Beweis hierfür liegt meines Erachtens darin, daß in all diesen Fällen auch eine Innenohrschwerhörigkeit besteht, die aus derselben Ursache sich ableitet.

Alle hereditär-degenerativen Innenohraffektionen bieten anatomische Zeichen von Minderwertigkeit. Stein findet unter den Fällen von chronisch progressiver Innenohrschwerhörigkeit und Otosklerose viele Fälle von neuropathischer Veranlagung mit Störungen des vaso- und kardiovegetativen Systems (Dtsch. med. Wochenschr. 1925). Stein und Pollak fanden Otosklerose und Osteodystrophie mit kongenitalen und endokrinen Störungen verbunden. Fischer und Sommer (Zeitschr. f. Ohrenheilk. u. f. Krankh. d. Luftwege. 1925) haben auf das degenerative Moment in Fällen von Augen- und Ohrerkrankungen aufmerksam gemacht. Sommer fand Mißbildungen am Augenhintergrund bei Taubstummen, Fischer (Monatsschr. f. Ohrenheilk. u. Laryngo-Rhinol. 1921) Konstitutionsanomalien bei Otosklerose. Der rote Promontoriumschimmer kann als Degenerationszeichen auftreten (Schnierer).

Die *progressive Innenohrschwerhörigkeit der Jugendlichen* habe ich in meinem Referat 1913 ausführlich besprochen. Hinzuzufügen wäre, daß sie durch Heredität und Stigmen charakterisiert ist. Je eingehender man jeden einzelnen Fall untersucht, um so überraschter ist man von der Fülle dieser Zeichen. Politzer verlegte die Veränderungen in den Nervus cochlearis, als idiopathische Atrophie des Nervus cochlearis. Die Befunde Manasses geben dieser Anschauung recht, doch ist anzunehmen, daß sich ein Teil der Fälle als erworbene Innenohrschwerhörigkeit darstellt, dagegen in anderen Fällen kongenitale Veränderungen eine Hauptrolle spielen, die klinisch erst später manifest geworden sind. Die Symptome der Erkrankung bestehen in einer progredienten Herabsetzung der Hörschärfe bei normaler Tube und normalem oto-rhinoskopischen Befund. Die Funktionsprüfung ergibt eine Erkrankung des inneren Gehörorgans. Mitunter sind Optikus und Olfaktorius miterkrankt. In den Erscheinungen und im Verlauf zeigt sich eine gewisse Ähnlichkeit mit den Innenohraffektionen, die bei Akromegalie, Turmschädel und Paget beobachtet werden. Der Unterschied liegt jedoch in anatomischer Beziehung darin, daß bei den letzteren Fällen zuerst das periphere Endorgan und mehr oder weniger sekundär der Nerv geschädigt wird. Die Behandlung des Leidens beschränkt sich auf Galvanisation des Oktavus und auf die interne Verabreichung von Jodkali und Phosphor. Die Prognose ist ungünstig.

Die *postembryonal auftretenden Innenohrerkrankungen* können als primäre und sekundäre unterschieden werden. Zu den ersteren gehören die traumatischen Erkrankungen des inneren Ohres. Bei Kopftraumen mit Commotio cerebris entwickeln sich im Zuge des akuten Hydrocephalus Innenohrschädigungen. Die Frakturen und die Fissuren des inneren Ohres sind in bezug auf die Funktion prognostisch ungünstig. Die Commotio auris internae kann zwar vorübergehend schwere Funktionsstörungen mit sich bringen (hochgradige Schwerhörigkeit, heftigste Schwindelanfälle usw.), die Veränderungen sind jedoch im jugendlichen Alter und mitunter auch später rückbildungsfähig (Brunner).

Die Gruppierung dieser wichtigen Erkrankungsform, zu deren Studium der Krieg überreiches Material beigebracht hat, kann von verschiedenen Gesichtspunkten erfolgen. Vom ätiologischen Standpunkt sind die traumatischen Erkrankungen des inneren Ohres zu unterscheiden, die durch ein direktes oder indirektes Trauma entstanden sind, sodann solche, die durch ein einmalig einwirkendes Trauma, und solche, die durch wiederholte Traumen entstanden sind. Zur letzteren Form ist auch die professionelle Schwerhörigkeit zu rechnen. In anatomischer Beziehung sind zu unterscheiden Traumen des Innenohres mit und ohne Verletzung der knöchernen Innenohrkapsel. Klinisch sind die Fälle zu trennen nach der Zeitdauer in akute und chronische. endlich danach. ob lediglich das innere Ohr traumatisch geschädigt worden ist oder außerdem noch andere Anteile des Gehörorgans und des übrigen Schädels, besonders das Gehirn. In anatomischer Beziehung wären die Fälle noch zu gruppieren in solche mit Auftreten makroskopischer oder lediglich mikroskopisch wahrnehmbarer Veränderungen (traumatische, lymphokinetische Innenohraffektion, NEUMANN). STENGER unterscheidet (Arch. f. Ohren-, Nasen- u. Kehlkopfheilkunde, Bd. 79):

a) Traumatische Schädigung des inneren Ohres mit Verletzung der knöchernen Innenohrkapsel,

b) solche ohne Verletzung der knöchernen Innenohrkapsel,

c) Schädigung des inneren Ohres ohne nachweisbare Knochenverletzung.

Die dritte Gruppe beinhaltet die Innenohrerschütterung. Von einer stattlichen Anzahl von Autoren ist zur Klärung der Frage des Innenohrtraumas das Tierexperiment herangezogen worden. Im wesentlichen zur Beantwortung von drei Fragen:

1. Welche Traumen ziehen eine Wirkung am inneren Ohr nach sich?

2. Auf welchem Wege wird das innere Ohr durch das Trauma erreicht?

3. Welches sind die typischen und besonders die ursprünglichen Veränderungen am inneren Ohr?

In diesen experimentellen Untersuchungen wurde zur Klärung der Frage der professionellen Schwerhörigkeit auch die Wirkung des Schalltraumas studiert. Hier ist von besonderer Wichtigkeit zu erfahren, welcher Schall, in welcher Stärke und Dauer das innere Ohr zu schädigen vermag, auf welchem Weg die Schädigung erfolgt und welche Veränderungen sich dabei ergeben? Festgestellt ist, daß sowohl einmalige heftige Schallreize als auch anhaltender Lärm bleibende Veränderungen im inneren Ohr nach sich ziehen können, und zwar im wesentlichen auf dem Weg der Luftleitung (WITTMAACK, NAGER und SIEBENMANN, YOSHII). Der Kopfknochenleitung kommt beim Schalltrauma überhaupt keine oder nur eine untergeordnete Bedeutung zu.

WITTMAACK findet beim Schalltrauma den Nervenganglienapparat primär geschädigt, das CORTISCHE Organ sekundär verändert und unterscheidet neben der akuten eine chronische traumatische degenerative Neuritis des Oktavus durch Schalltrauma. SIEBENMANN und YOSHII (Verhandl. d. dtsch. otol. Ges. Bd. 17. 1908) sahen durch experimentelles Schalltrauma unter anderem primäre Erkrankungen des CORTISCHEN Organs, mehr oder weniger lokalisiert nach der HELMHOLTZSCHEN Theorie. Unter Umständen vermag auch ein akustisches Telephontrauma eine organische Schädigung im inneren Ohr herbeizuführen (BLEGVAD: Nord. med. ark. Vol. 39), so besonders das Kopftelephon bei nervösen Menschen. Aus der Verbindung von Innenohrtrauma und traumatischer Neurose entwickeln sich oft schwere Allgemeinerscheinungen, die diagnostische und therapeutische Schwierigkeiten bereiten können (vasomotorische Störungen, Schmerzanfälle, Pulsabnormitäten, Angstzustände, Bewußtseinstrübungen, kombinierte Schwindelanfälle usf.).

Ursprünglich wurden ganz allgemein Innenohrblutungen als anatomisches Substrat von Innenohrschädigung nach Schalltrauma angenommen, gestützt auf Experimente, die einer eingehenden Kritik nicht standhalten. Auch die an Caissonarbeitern auftretenden Innenohrsymptome sollen durch Hyperämie des Innenohres und kleine Blutungen verursacht sein (ALT: Monatsschr. f. Ohrenheilk. u. Laryngo-Rhinol. 1897, HELLER, ALT und HELLER). Innenohrschädigung durch Kopferschütterung (RHESE: Zeitschr. f. Ohrenheilk. u. f. Krankh. d. Luftwege. Bd. 52, S. 320) tritt zum Teil akut nach der Verletzung, zum Teil unter chronisch progredientem Verlauf später in Erscheinung. Bei allen diesen handelt es sich aber nach MAUTHNER stets um einen Erscheinungskomplex aus der Verbindung von Innenohraffektion und traumatischer Hirnerschütterung, somit um Innenohrtraumen mit cerebraler und cerebellarer

Komponente (Mauthner: Arch. f. Ohren-, Nasen- u. Kehlkopfheilk. Bd. 87; Hofer und Mauthner: Verletzungen des Ohres bei katastrophalen Explosionen. Wien: Safar 1913). Das Material einer Klinik der professionellen Schwerhörigkeit ist zuerst von Roepke (Berufskrankheiten des Ohres. Wiesbaden: J. F. Bergmann 1902) zusammengestellt worden. Einschlägige histologische Befunde stammen von Habermann (Arch. f. Ohren-, Nasen- u. Kehlkopfheilkunde Bd. 30 und 49), Brühl (Zeitschr. f. Ohrenheilk. u. f. Krankh. d. Luftwege. Bd. 52) und Zange (Arch. f. Ohren-, Nasen- u. Kehlkopfheilk. Bd. 86) mit Feststellung degenerativer Veränderungen in der Schnecke und im zugehörigen Nervenganglienapparat.

Auch Stenger ist geneigt, für die Innenohrerschütterung des Menschen neben Druckschwankungen im Bereiche der Peri- und Endolymphe Innenohr-

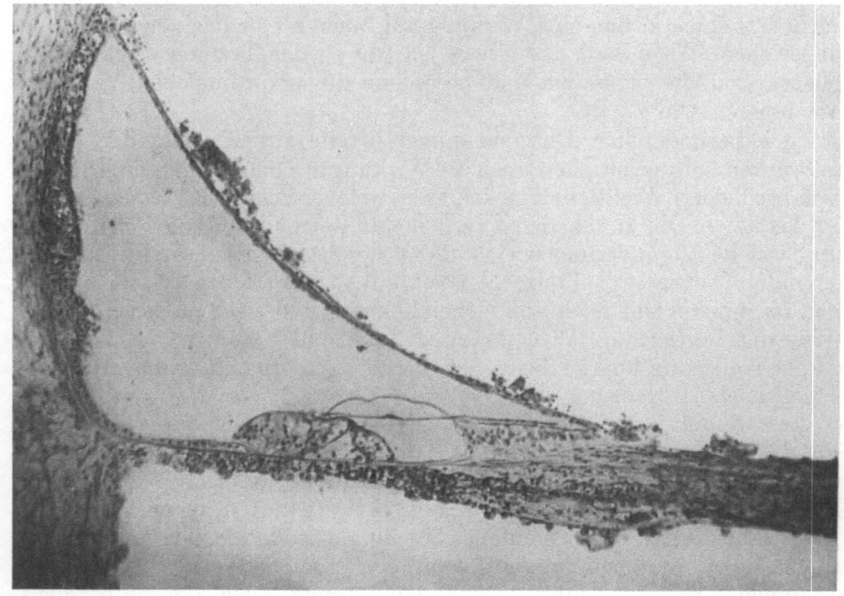

Abb. 6. Chlorom. 15jähr. Knabe. Chloromzellen in der Basalwindung. (Häm.-Eos.)

blutungen anzunehmen. Bei Innenohrfrakturen und -fissuren finden sich Zerreißungen der Weichteile und Blutungen, später degenerative Veränderungen. Im Röntgenbilde (Fischer und Saglitzer, Stenvers und Meyer, Deutsch) können Innenohrfissuren als Ohrverletzungsfolgen nachgewiesen werden. Anatomische Befunde von Innenohrfrakturen sind verzeichnet von

Politzer: Arch. f. Ohren-, Nasen- u. Kehlkopfheilk. Bd. 2;
Manasse: Zeitschr. f. Ohrenheilk. u. f. Krankh. d. Luftwege. Bd. 49, S. 121.
Lange: Zeitschr. f. Ohrenheilk. u. f. Krankh. d. Luftwege. Bd. 53, S. 37.
Manasse: Verhandl. d. dtsch. otol. Ges. Bd. 19. Referat.
Passow: Die Verletzungen des Gehörorgans. Wiesbaden: J. F. Bergmann 1905.
Voss: Verhandl. d. dtsch. otol. Ges. Bd. 18.

Voss befürwortet die operative Behandlung der Schläfenbeinfrakturen.

Die *sekundären* nichteitrigen Innenohrerkrankungen haben im Rahmen der Allgemeinmedizin und für die Beurteilung der primären Erkrankung hohe diagnostische, prognostische und therapeutische Bedeutung. Edgar hat klinisch Innenohraffektionen bei Diabetes festgestellt, sie sind meist leichten Grades und nicht häufig. Das anatomische Substrat ist nach Wittmaack (Zeitschr.

f. Ohrenheilk. u. f. Krankh. d. Luftwege. Bd. 53) eine degenerative Neuritis mit sekundärer Atrophie des CORTISchen Organs. Bei Gicht sind Innenohraffektionen von EBSTEIN (Arch. f. klin. Med. Bd. 58) und GOWERS (Handbuch der Nervenkrankheiten von 1892) erhoben worden. TH. DÉMÉTRIADES sah Innenohraffektionen bei Carcinomkachexie. In die Gruppe der funktionellen Störungen gehört der Innenohrkomplex, der bei Anämischen gefunden wird.

Die Veränderungen bei den *lymphomatösen Innenohrerkrankungen* folgen hauptsächlich aus der hämorrhagischen Diathese (Blutaustritte, lymphoide Infiltrate, Chlorombildung [Abb. 6], Exsudatansammlung infolge von Störung der Saftströmungen des inneren Ohres). Häufig besteht Hyperämie des inneren Ohres. Bei diffusen Blutungen füllen sich sämtliche Hohlräume des inneren Ohres mit Blut, die dünnen membranösen Wände reißen ein, das Neuroepithel

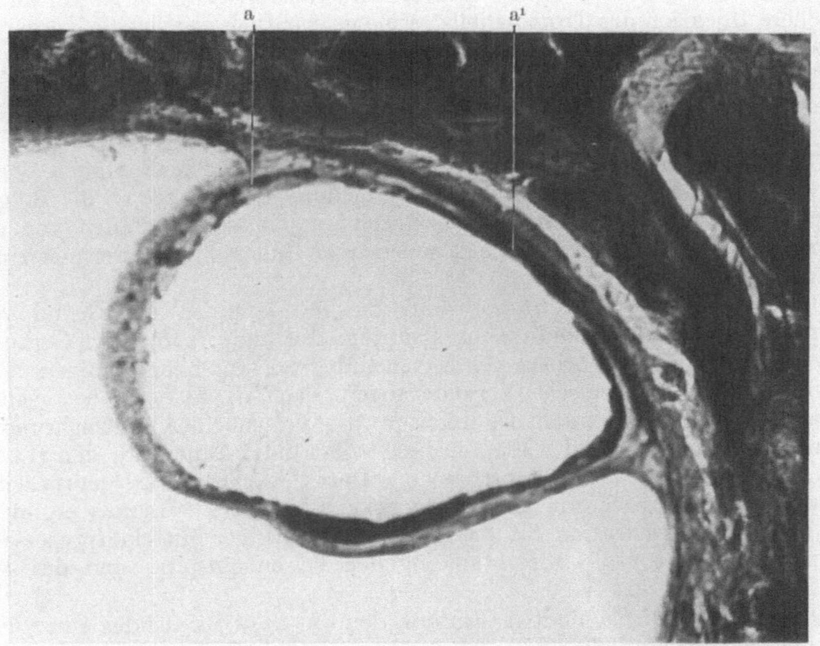

Abb. 7. Hypernephrommetastase des äußeren und mittleren Ohres. Pathologische Pigmentation des häutigen Bogenganges (a, a¹). (Präp. Dr. O. BÉNESI. Häm.-Eos.)

wird komprimiert. Es kommt zu akuten degenerativen Veränderungen an der Stria vascularis und an den Nerven. Werden durch die Blutung die Wasserleitungen verlegt, so ändert sich die Form des häutigen Innenohres. Aus Verstopfung des Aquaeductus cochleae folgt Ektasie des Sacculus und des häutigen Schneckenkanals. Spätere Veränderungen bestehen in Degeneration der Nervenendstellen, in Fibrin- und Bindegewebsnetzen, endlich in Knochenneubildung in den Innenohrräumen (POLITZER). Häufig ist reichliche Pigmentbildung (Blutpigment). Pathologische überreiche Pigmentbildung im inneren Ohr fand BÉNESI an einer das Mittel- und Außenohr erfüllenden Hypernephrommetastase (Abb. 7). Bei akuter Leukämie tritt mitunter eine hämorrhagische Otitis interna auf mit Bildung kleinzelliger, anfangs lymphoider, später eitrig zerfallender Infiltrate. Lymphoide Infiltrate finden sich in den perilymphatischen Gewebspolstern, in der Stria, im Ligamentum spirale (POLITZER, Basler internat. Otologenkongreß 1884), am Hirnstamm (ALT und PINELES) und im Wurzelgebiet des Oktavus (ALEXANDER). In Fällen von chronischer Leukämie zeigen sich mitunter mäßige degenerative Veränderungen am Nervus octavus und den Nervenendstellen, in einem Fall sah ich einen Knochenumbau in der Innenohrkapsel wie bei Otosklerose. Bei starker Bildung lymphoider Tumoren (Lymphosarkom oder Chlorom) können die Blutgefäße obliterieren, woraus sich eine Anämie des Labyrinthes ergibt. Die Innenohrblutungen bei den Lymphomatosen sind häufig mit anderweitigen Körperblutungen verbunden. Die klassische Erstbeobachtung Ménières (1862) von akuter beiderseitiger Innenohrblutung mit bald darauf eintretendem letalem Ausgang betraf sicher einen Fall von akuter myelogener Leukämie (Alexander).

Kleine Blutaustritte können symptomlos bleiben, desgleichen kleine Infiltrate, sofern sie nicht den Nerv oder die unmittelbare Umgebung der Nervenendstellen einbeziehen. Ausgedehnte Blutungen führen in mehreren Attacken oder auf einmal zur Taubheit und labyrinthären Unerregbarkeit.

Der otoskopische Befund ist ohne Besonderheiten, einige Male sah ich eine periphere Injektion des Trommelfells. Eine gelegentlich gleichzeitig vorhandene Mittelohrblutung findet im otoskopischen Befund deutlichen Ausdruck.

Die Diagnose ist stets zu erreichen, wenn man sich entschließt bei allen Kranken mit hämorrhagischer Otitis oder Mittelohrblutung und Verdacht auf Innenohrblutung das Blut mikroskopisch zu untersuchen.

Die Behandlung beschränkt sich auf symptomatische Maßnahmen, Verlauf und Prognose richten sich nach dem Grundleiden. Demzufolge ist die Prognose bei perakuter Leukämie und Chlorom absolut ungünstig. In Fällen von chronischer Leukämie zeigen sich die degenerativen Innenohrveränderungen meist stationär.

Bei *lymphatischer Konstitution* und *Rachitis* kommen auf Grund regionärer Zirkulationsstörungen Innenohrsymptome zustande: subjektive Geräusche, Schwerhörigkeit, labyrinthäre Reizerscheinungen. In höhergradigen Fällen entwickeln sich anatomische Veränderungen, nach J. Fischer bestehend in Störungen der enchondralen Ossifikation des Felsenbeines, Vermehrung des Interglobularknorpels und Auftreten breiter osteoider Säume an den Haversschen Kanälen und Resorptionsräumen. Durch Rachitis wird hauptsächlich die postfetale Entwicklung der Innenohrkapsel gestört. Hieraus ergibt sich eine gewisse Prädisposition für die Ausbreitung eitriger Mittelohrprozesse auf das innere Ohr, für die Miterkrankung der Felsenbeinspitze und des Sinus cavernosus.

Der häufige und nachhaltige Einfluß, den die *Syphilis* auf das Ohr ausübt, ist schon seit langem bekannt und besonders seit der Einführung der Salvarsanbehandlung genau studiert worden. Trotzdem verfügen wir nur über dürftige anatomische Befunde. Die histologische Untersuchung des inneren Ohres hereditärluetischer Neugeborener, bei welchen es durchaus fraglich ist, ob sie jemals eine wirkliche Innenohraffektion bekommen hätten, vermag nur über den anatomischen Ausdruck der Prädisposition Aufschluß zu geben. Es fanden sich Abnormitäten in der enchondralen und periostalen Innenohrkapsel, an den Fenstern, an den Gehörknöchelchen usf., dagegen ist bis heute die Veränderung, die als Teilerscheinung der Hutchinsonschen Trias oder isoliert zu progredienter Innenohrschwerhörigkeit im Kindesalter und zu labyrinthären Reizerscheinungen in Form des Fistelsymptoms ohne Fistel führt, unbekannt. Wir wissen nicht einmal, ob es sich bei dieser Erkrankung um Wirkung der Spirochäten selbst handelt oder um die Folge von Störungen der Blutzirkulation oder der Lymphströmung. Diese Fälle sind klinisch in bezug auf ihre therapeutische Beeinflußbarkeit charakterisiert, denn sie waren die ersten, bei welchen Salvarsanbehandlung in kürzester Zeit eine bedeutende Besserung der Hörschärfe nach sich zog, und sind bis heute diejenigen syphilitischen Ohrerkrankungen geblieben, bei welchen, sofern die Erkrankung nicht zu weit vorgeschritten ist, das beste therapeutische Ergebnis erzielt werden kann.

Die Innenohrerkrankungen bei individuell erworbener Lues entwickeln sich auf verschiedener Grundlage. Bei frischer Lues und im sog. Sekundärstadium handelt es sich meist um eine luetische Neuritis oder um die Folgezustände oder Teilerscheinung einer luetischen Meningoencephalitis. In Fällen von älterer Lues entsteht die Innenohraffektion entweder auf der Grundlage einer degenerativen Neuritis nervi octavi, für die akut mit heftigen labyrinthären Reizerscheinungen einsetzenden Fälle bildet die regionäre Erkrankung der Arteria auditiva interna den Angriffspunkt (Endarteriitis luetica). Das anatomische Substrat der mit apoplektiformer Ertaubung und labyrinthärer Unerregbarkeit einsetzenden Formen dürfte eine Blutung im inneren Gehörgang und im inneren Ohr bilden. Für manche Fälle von luetischer Innenohraffektion, besonders für solche, die mit Erscheinungen an anderen Hirnnerven verbunden sind, sind die Veränderungen in das Kerngebiet des Oktavus zu verlegen.

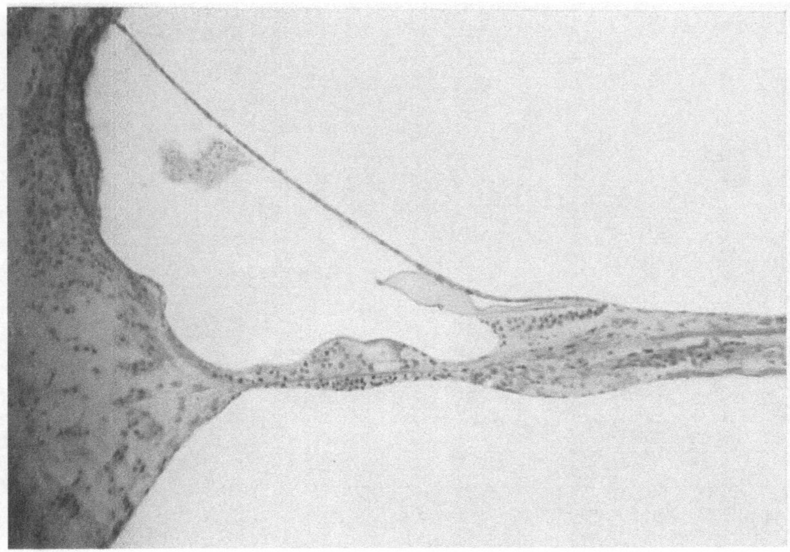

Abb. 8. Arteriosklerose. 66 jähr. Mann. Atrophie der Sinneszellen der Papille, des Nerven und der Stria. Innenpfeiler, sonstige Stützzellen und das Kanalsystem der Papille sind erhalten. (Häm.-Eos.)

Ich gewinne den Eindruck, daß die Verminderung der Oktavusaffektionen im Anschluß an die Salvarsanbehandlung erst seit der Einführung des Neosalvarsans und der intravenösen Injektion zu beobachten ist.

Die Folgen von *Arteriosklerose* zeigen sich früh an der Arteria auditiva interna mit Auftreten von subjektiven Geräuschen (STEIN), der Otalgia angiosclerotica (STEIN) und bleibenden degenerativen Veränderungen im Cochlearapparat (ALEXANDER), später im Labyrinth. Die anatomischen Vorbedingungen hierfür sind oben erörtert worden. Zu den Frühsymptomen gehören subjektive Gehörsempfindungen, meist vom Charakter eines hohen, nicht starken, aber kontinuierlichen Tons. Sie werden gewöhnlich nur in der Ruhe empfunden, treten bei Bettruhe und bei Stille stärker oder quälend hervor. Die Otalgia angiosclerotica STEIN kann, wie die subjektiven Hörempfindungen, frühzeitig vorhanden sein und der Schwerhörigkeit vorausgehen. Diese letztere ist auf einen progredienten Schwund der Sinneszellen im CORTISchen Organ zurückzuführen (Abb. 8, 9, 10), demzufolge die Papilla basilaris sodann nur Stützzellen enthält oder gänzlich atrophiert. Damit geht eine Atrophie des peripheren Nervenganglienapparates Hand in Hand (Abb. 11). Endlich kommen bei Arteriosklerose auch echte Labyrinthaffektionen mit Anfällen von Labyrinthschwindel (meist mäßigen Grades) vor. Sie sind klinisch wohl zu unterscheiden von dem bei Arteriosklerose vorkommenden zentral ausgelösten, mit einem, wenn auch nur kurzen Bewußtseinsverlust verbundenen kardialen Schwindel. In Fällen von Gefäßspasmen (im Klimakterium, bei Lues, bei Toxikosen) tritt Labyrinthschwindel unter den heftigsten, mit Nausea und Erbrechen verbundenen Krisen zutage. Solche Anfälle, oft verbunden mit zerebralen Erscheinungen (J. Bauer, Brunner), können sich unter monatelangen Remissionen durch Jahre wiederholen, sie werden offenbar durch vasomotorische bzw. arteriosklerotische Krisen ausgelöst und erhalten nach einiger Zeit schon durch die Angst, durch welche die Patienten in Erregung gehalten werden, einen mehr weniger bedeutenden neurotischen Einschlag. Dieser letztere ist die Ursache, warum hier auch durch mehrere Jahre die Schwindelanfälle ihre heftigen Begleit-

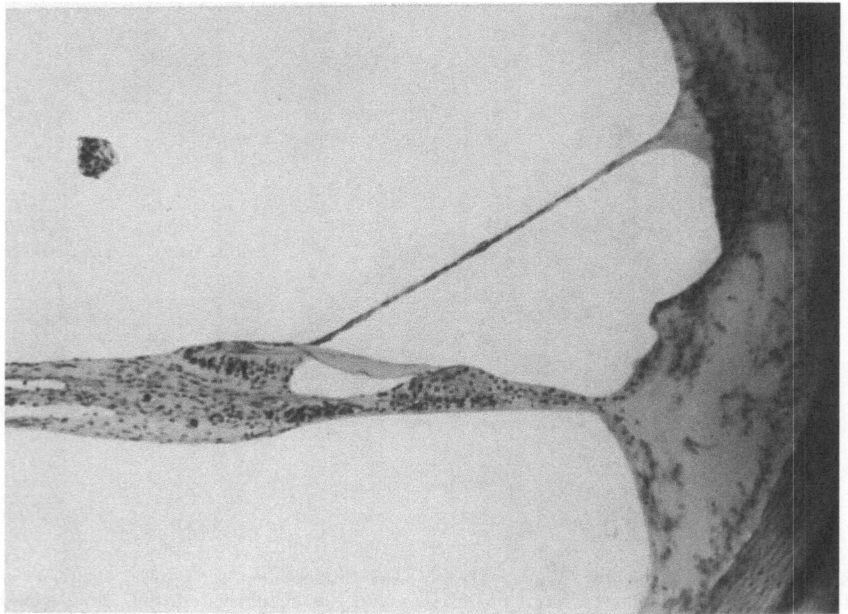

Abb. 9. Arteriosklerose. 66jähr. Mann. Atrophie der Papille mit Schwund der Sinnes- und spezifischen Stützzellen, Verlust des Kanalsystems und Bildung eines soliden indifferenten Stützzellhügels. (Häm.-Eos.)

erscheinungen behalten, während sie bei wiederholten Anfällen von reinem Labyrinthschwindel längstens nach 3—4 Monaten schwinden.

Mit fortschreitender Genauigkeit der Untersuchung kann man hier immer mehr die schädigende Wirkung von Alkohol (Bénesi), Coffein und Nicotin nachweisen. Die frischen Veränderungen entsprechen wohl einer Otitis interna vasomotoria. Bei chronischem Übergenuß von Tabak, Alkohol, Kaffee usw. treten akut leichte subjektive Gehörsempfindungen, meist als Ohrensausen, und Schwindel auf, Schwerhörigkeit nur in vorgeschrittenen und chronischen Fällen.

Auch bei Nephritis werden Innenohraffektionen beobachtet. Bei schon bestehender Innenohraffektion können durch Graviditätsnephritis Innenohrerscheinungen bis zu Taubheit mit den schwersten Anfällen von Labyrinthschwindel ausgelöst werden, die erst mit der Unterbrechung der Schwangerschaft enden und mit bleibender Taubheit und labyrinthärer Unerregbarkeit zur Heilung kommen.

Überaus häufig geht die multiple Sklerose mit Innenohrsymptomen einher. Ein Teil der Fälle erweist sich als Herderkrankung (LEIDLER). Mitunter sind die Veränderungen vorübergehend oder dauernd rückbildungsfähig. Akute leichtgradige Innenohrstörungen mit Schwindel, Kopfschmerzen, Gleichgewichtsstörungen und Herabsetzung der Hörfähigkeit sind bei Blitzschlag zu erwarten (FISCHER), schwere und dauernde Veränderungen kommen nach Encephalitis vor. Labyrinthstörungen mit abnormer Reflexerregbarkeit sieht man bei den Hyperkinesen (E. POLLAK), bei Chorea (RAUDNITZ, PETERS) mitunter Untererregbarkeit. Als funktionelle Störung ist der Nystagmus beim Spasmus nutans zu betrachten (J. FISCHER, ZAPPERT). Auch durch Hirnblutungen können Innenohrsymptome schweren Grades ausgelöst werden.

Charakteristische Veränderungen im Innenohr finden wir beim Paget (O. MAYER, FISCHER, BRUNNER), wahrscheinlich hervorgerufen durch den Gewebsdruck (BRUNNER), gelegentlich verbunden mit Umbau des Knochens,

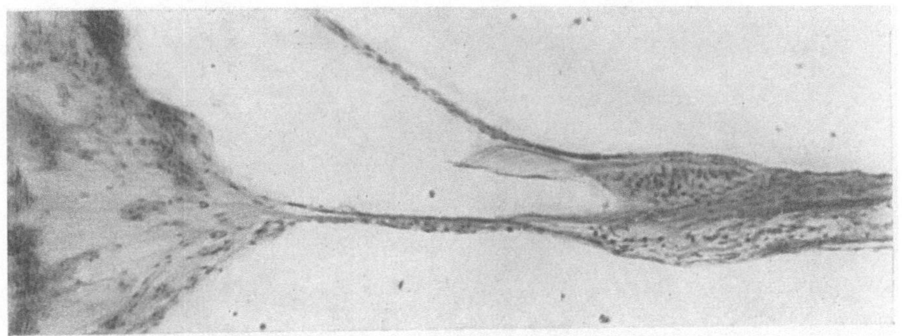

Abb. 10. Arteriosklerose. Vollständiger Schwund des CORTISCHEN Organes verbunden mit Atrophie des N. cochlearis und der Stria vascularis. M. tectoria, Crista spiralis und Form des häutigen Schneckenkanales sind normal. (Häm.-Eos.)

hochgradiger Ektasie (Abb. 12) des häutigen Innenohrs und Atrophie der nervösen Anteile, mitunter Frakturen der Innenohrkapsel. Beim Morbus Gaucher (BRUNNER) und bei Osteopsathyrose (FRASER, RUTTIN) sieht man mit Otosklerose übereinstimmende Veränderungen. Bei Chondrodystrophie (O. MAYER, J. FISCHER, NAGER) zeigt das Innenohr eine große Anzahl von Konstitutionsanomalien, gelegentlich Abflachung der Schnecke und abnorme Formen im Bereiche des Labyrinthes. Hiermit verwandt sind die Innenohrveränderungen bei Osteogenesis imperfecta (FISCHER, NAGER).

Bezüglich der malignen Tumoren sei auf zwei Momente hingewiesen: erstlich darauf, daß unter Umständen der primäre Tumor erst durch die histologische Untersuchung der Ohrmetastase aufgedeckt wird (Hypernephrom [Abb. 7] BÉNESI). Erwähnt sei auch die Neuritis und Labyrinthopathia carcinomatosa (DÉMÉTRIADES). DÉMÉTRIADES findet, daß bei Carcinomkachexie eine Innenohrerkrankung (die mit Exsudatbildung in den Innenohrräumen verbunden sein kann) als toxische Schädigung des Gefäßsystems des Innenohres und des zentralen Octavus zustande kommen kann. Analoge toxische Schädigung kann durch Gravidität verursacht werden. Zahlreich und bedeutungsvoll sind die Typen der Innenohrerkrankung bei Tuberkulose und Lues (s. d.). Die im Anschluß an Mittelohreiterungen auftretenden degenerativen Veränderungen im inneren Ohr sind von ZANGE festgestellt worden, sowie auch die ohne Mittelohrentzündung entstehenden Innenohrdegenerationen.

Ein einwandfreier, klinisch und anatomisch untersuchter Fall von professioneller Schwerhörigkeit ist von ZANGE mitgeteilt. Bei den Fällen HABERMANNS ist das Krankheitsbild durch arteriosklerotische und tabische Veränderungen verwischt, so daß die histologischen Veränderungen im inneren Ohr nicht mit Sicherheit auf das akustische Trauma allein bezogen werden können. Theoretische Erwägungen über das Zustandekommen von *Stauungserscheinungen im inneren Ohr* führen je nach dem Standpunkt, von dem wir ausgehen, zu verschiedenen Folgerungen. Der verhältnismäßig innige und direkte Zusammenhang der Innenohrräume mit den endokraniellen Räumen läßt erwarten, daß Änderungen des endokraniellen Drucks sich rasch im Zustand des inneren Gehörorgans bemerkbar machen. Es ist zu bedenken, daß der innere Gehörgang weit weniger durch die in ihm verlaufenden Nerven ausgefüllt wird als etwa

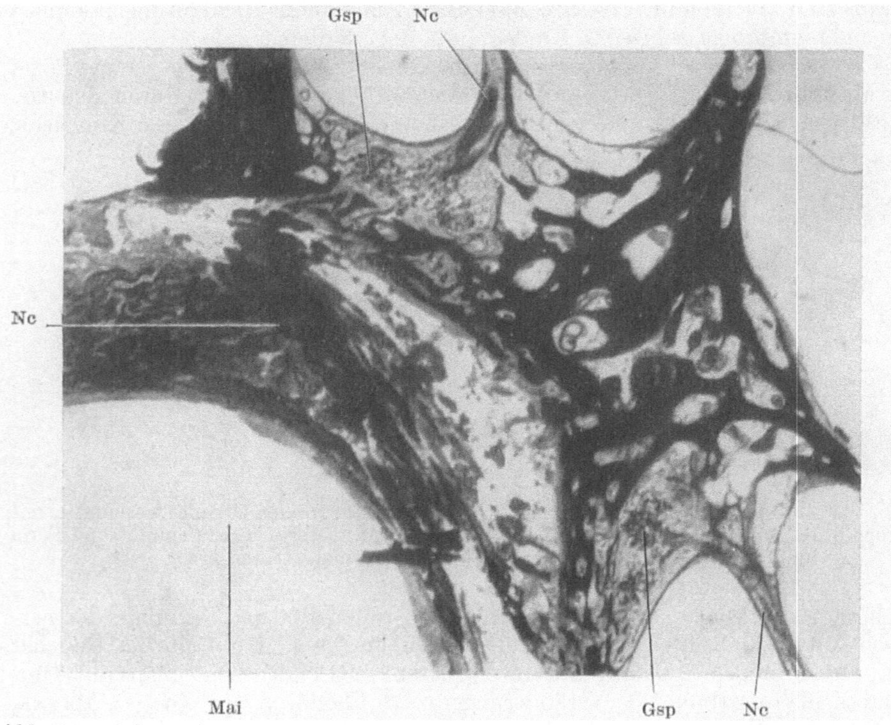

Abb. 11. Achsenschnitt d. l. Schnecke. Atrophie des Nervenganglienapparates infolge von Arteriosklerose. (Kulschitzky.)
Nc Nervus cochlearis. Gsp Ganglion spirale. Mai Meatus acusticus internus.

das Foramen opticum durch den Nervus opticus, daß besonders in dem Fundus des inneren Gehörgangs im Bereich des ramifizierten Oktavus breite, vom Cerebrospinalliquor erfüllte Spalten angetroffen werden, die Druckänderungen unvermittelt weitergeben. Der Aquaeductus cochleae verbindet die Scala tympani der Schnecke direkt mit dem Endoduralraum.

Quincke fand experimentell am Hund eine direkte Verbindung des Subarachnoidealraumes mit der Scala tympani. Nach Hasse kommt für den Abfluß der Perilymphe vom inneren Ohr beim erwachsenen Menschen zum größten Teil der innere Gehörgang und nur zum geringen Teil der Aquaeductus cochleae in Betracht. Wittmaack injizierte Tusche in den Subarachnoidealraum der lebenden Katze und kam zu folgenden Resultaten: „Einzelne in den subarachnoidealen Raum injizierte Stoffe überfluten infolge osmotischer Differenzen in Kürze den ganzen Subarachnoidealraum. Sie gelangen hierbei auch an die Austrittsöffnungen des Subarachnoidealraumes und in seine Kommunikationswege mit den anliegenden Lymphbahnen, die vor allem entlang der Austrittsstelle der Nerven verlaufen. Zu diesen Kommunikationswegen gehört auch der Aquaeductus cochleae, so daß sie durch diesen auch in dem perilymphatischen Labyrinthraum eintreten können (zit. nach J. Fischer). Karlefors verlegt den Flüssigkeitsaustausch zwischen Endokranium und Labyrinth in den Aquaeductus cochleae, wenn er auch beim erwachsenen Menschen die Flüssigkeit im allgemeinen nicht mehr so leicht durchzulassen scheint.

Im übrigen sind die Ergebnisse der experimentellen Untersuchung nicht eindeutig. Brunner hat an jungen Hunden, an welchen er durch Röntgenbestrahlung einen akuten Hydrocephalus internus, also einen bedeutenden akuten Hirndruck erzeugt, keine klinischen Ohrerscheinungen beobachtet. An einer

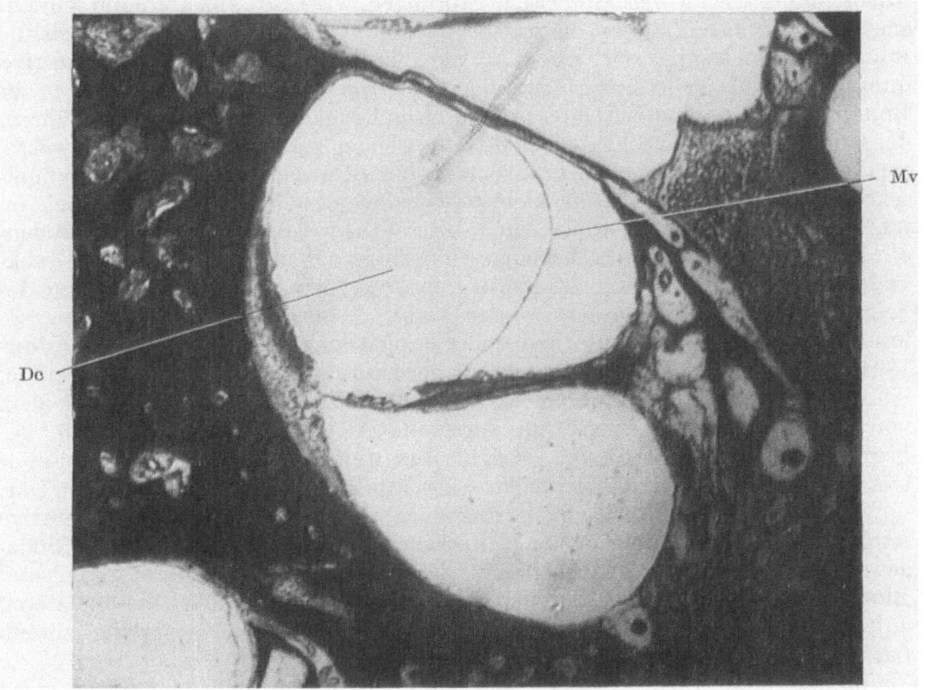

Abb. 12. Achsenschnitt durch die Schnecke bei Paget. Ektasie des häutigen Schneckenkanales (Dc), Membrana vestibularis (Mv) in die Scala vestibuli konvex vorgebaucht. Dabei ist der Nervenganglienapparat auffallend gut erhalten. (Häm.-Eos. Präp. Dr. H. Brunner.)

analog behandelten Katze war das innere Ohr histologisch normal. Dagegen gelang es Szász experimentell durch Amylnitrit vasomotorischen Nystagmus zu erzeugen. Daß der endokranielle Überdruck zur Druckerhöhung im inneren Ohr führt, ist nicht zweifelhaft, fraglich bleibt nur die Regelmäßigkeit des Auftretens und die Dauer der Veränderungen.

In der Erweiterung des Aquaeductus cochleae in einem Falle von Hydrocephalus (Habermann 1887) kann man eher eine Entwicklungshemmung als die Folge einer Drucksteigerung erblicken. Der Aquaeductus vestibuli und der in ihm verlaufende Ductus endolymphaticus enden zwar extradural, doch ist zu bedenken, daß der Endolymphe enthaltende endolymphatische Sack in die Dura selber eingeschaltet, an der hinteren Felsenbeinfläche gelegen ist, bei endokranieller Drucksteigerung muß der Sackinhalt daher gegen die Vorhofssäcke vorgedrängt werden.

Die Frage, welche mechanischen Veränderungen im häutigen Innenohre sich aus endokranieller Drucksteigerung ergeben, ist bisher experimentell nicht untersucht worden, doch weisen die Ohrbefunde bei Meningitis darauf hin, daß der Befund von Depression der Reissnerschen Membran (Steinbrügge, Gomperz, Moos 1894 u. a.) hierdurch nicht erklärt werden kann, sie ist daher eher als Artefakt zu deuten. Quix (1916) möchte in der Depression der Membrana vestibularis bei Acusticustumoren die Folgen des perilymphatischen Überdrucks infolge von endokranieller Drucksteigerung erblicken. Unter anderem kann durch endokraniellen Überdruck auch ein vasomotorischer Reiz am Innenohr gesetzt werden.

Für die Ätiologie des Stauungsohres kommen weiters venöse Stauung und Kompression der Blutleiter in Betracht.

Ein weiteres Moment ist die labile Blutgefäßversorgung des inneren Ohres, wobei vorausgehende vasomotorische Störungen, wie Brunner annimmt, ein Locus minoris resistentiae im häutigen Innenohr schaffen, demzufolge sich die Stauungsfolgen leichter entwickeln können. Durch Embolie der Arteria auditiva interna kann eine Neuritis nervi octavi hervorgerufen werden. Jede Störung in der Blutzirkulation des inneren Ohres muß rasch zu Druckänderungen daselbst führen, denn die Capillaren sind hier nicht bloß verwendet zur Ernährung des Gewebes, sondern es findet in der Stria vascularis der Schnecke auch die Endolymphsekretion statt und selbst die kleinste Störung in der letzteren muß sich im inneren Ohr bald bemerkbar machen. Dies um so rascher als das häutige Innenohr in die starre Knochenkapsel eingeschlossen ist, in deren Bereich eine Druckänderung nur durch Stellungsänderung des Steigbügels und der Membran des Schneckenfensters kompensiert werden kann. Innenohrblutungen können, sofern es sich um ausgedehnte und endolymphatische Flutungen handelt (Moos 1894, Panse 1906), als Folgen endokranieller Drucksteigerung angesehen werden.

Die Sinneszellen in der Schnecke hängen scheinbar nutritiv ausschließlich von der Intaktheit der Stria vascularis und Arteria auditiva interna ab. So beobachtete Quix (1911, zit. nach J. Fischer) bei einem Acusticustumor trotz völligen Schwunds des Nervenstammes intakte Sinneszellen am inneren Ohr.

Zange fand 1922 bei einem Kleinhirnbrückenwinkeltumor degenerative Atrophie des peripheren Schneckennerven, Rundzelleninfiltrate mit Bindegewebsneubildung im Canalis spiralis der Schnecke und Blutstauungen und Blutaustritte in sämtlichen Anteilen des inneren Ohres. Er führt diese letzteren auf Kompression der Vena auditiva interna im inneren Gehörgang zurück (zit. nach J. Fischer).

Lange fand 1913 in vier Fällen von Acusticustumor neben geringen degenerativen Veränderungen Hyperämie und Blutextravasate und -transsudate im inneren Ohr und Exsudate in den perilymphatischen Räumen, die sich durch den Aquaeductus cochleae bis in das Schädelinnere verfolgen ließen, außerdem Pigmentation. Lange betrachtet alle Veränderungen als direkte oder mittelbare Folgen einer endokraniellen Drucksteigerung (zit. nach J. Fischer).

Alexander untersuchte 1907 einen Hypophysentumor, der fast in alle Hirnnerven eingewuchert war und zu einer Atrophie beider Optici geführt hat. Er fand eine hydropische Degeneration des perilymphatischen Gewebes der Pars inferior, degenerative Atrophie des Sinnesepithels sämtlicher labyrinthärer Nervenendstellen, sowie eine herdförmige degenerative Atrophie der Papilla basilaris cochleae, in einem zweiten Falle (Neurofibrom des Acusticus) beobachtete er Fibrinnetze in den perilymphatischen Räumen, kleinzellige Infiltration der Bindegewebspolster, des Ligamentum spirale und degenerative Atrophie des Cortischen Organs (zit. nach J. Fischer).

Steiner führte die in zwei Fällen von multipler Neurofibromatose gefundenen Ohrveränderungen (1923) zum Teil auf Liquorsekretionsstörungen, wie sie Wittmaack (Labyrinthhydrops) seinerzeit beschrieben hatte, zurück (zit. nach J. Fischer).

Grünberg und Manasse fanden 1924 in Fällen von Acusticustumor degenerative Veränderungen und Gefäßalterationen, die sie als Stauungshydrops im inneren Ohre bezeichnen.

Brunner untersuchte einen Fall von Gliom der linken Kleinhirnhälfte mit sekundärer Einbeziehung des Nervus octavus. Trotz hochgradiger Atrophie des Nervus cochlearis und Labyrinthes fand er das Ganglion, die Nervenäste und das Endorgan gut erhalten. Ferner beobachtete er Gefäßveränderungen, ausgedehnte Blutungen im inneren Ohre und geringe Exsudatbildung. Nach seiner Ansicht sind die Blutungen Folgeerscheinungen von ausgedehnten Druckschwankungen (zit. nach J. Fischer).

Nicht unwichtig sind die Störungen der Lymphsekretion im inneren Ohr, die von Rejtö, Wittmaack und Zange nach dem histologischen Bild erschlossen worden sind. Wittmaack leitet den Hydrops des Innenohrs aus einer Hypersekretion der Endolymphe in der Stria vascularis ab, wogegen Brunner die Annahme einer Übersekretion ablehnt. O. Nagel und Gimplinger fanden symptomlose seröse Exsudate im inneren Ohr bei Stauung. Innenohrblutung nach druckentlastenden Eingriffen am Schädel sind bisher nicht beobachtet worden.

Habermann gruppiert auf Grund histologischer Untersuchung von sieben Schläfenbeinen die Innenohrveränderungen 1917 folgendermaßen:

1. Veränderungen im Sinne einer venösen Hyperämie und Stauung an den Lymphgefäßen, kleinere und größere, frische und ältere Blutungen im inneren Gehörgang und im Labyrinth, Pigmentreichtum, Verlegung der Reissnerschen Membran und der Säckchenwand durch Überdruck der Peri- und Endolymphe.

2. Veränderungen entzündlicher Natur. Entzündung des Periosts im inneren Gehörgang, Zellinfiltrate zwischen den Nervenbündeln, Proliferation des Bindegewebes usw.

3. Degenerative und atrophische Veränderungen. Degeneration und Atrophie der Nervenfasern und Ganglienzellen, der Nervenendstellen, Schwund des Knochens usw. (zit. nach J. Fischer).

J. Fischer bringt die Ohrveränderungen in drei Gruppen:

1. Ausdehnung der Zirkulationsstörung (Transsudat, Exsudat, zellige Infiltration, Hyperämie, Anämie, Blutung, Pigmentbildung),

2. Gestaltsveränderungen (Ektasie, Einengung, Kollaps, Obliteration),

3. Atrophie und degenerative Veränderungen.

Für die Reaktion auf Stauung bieten die einzelnen Teile des häutigen Innenohres nicht die gleichen Voraussetzungen. Die Anlage des perilymphatischen Gewebes läßt erwarten, daß häutige Schnecke und Sacculus auf Druckänderungen ausgiebig und rasch reagieren, währenddem die Bogengänge und der Urticulus durch perilymphatische Septa (Burlett und Koster, Alexander) mehr druckgeschützt liegen. Diese Verschiedenheit ist voll erprobt für Druckerhöhungen, die vom Mittelohr herkommen und illustriert den grundlegenden Unterschied in der physiologischen Ansprechung des Cochlearapparates gegenüber dem Labyrinth. Aber auch pathologische Fälle bestätigen unsere Anschauung, denn Ektasien als Folge von endokraniellen Druckveränderungen werden im Bereich der Pars inferior sehr frühzeitig und häufig gefunden, während sie an der Pars superior zu den größten Seltenheiten gehören und auch da nur am Utriculus, nicht aber an den Ampullen und Bogengängen gesehen werden. Es ist nun recht auffallend, daß in bezug auf das Stauungsinnenohr die Pars inferior sich gegen die Pars superior scheidet, daß wir hier dieselben Verhältnisse antreffen wie bei manchen Fällen von kongenitaler Taubheit. Die sacculocochleare Ektasie als Stauungserscheinung deckt sich topographisch vollständig mit der sacculo-cochlearen Degeneration bei Taubheit, im ersteren Falle entwickelt sich die Ektasie, im letzteren die Obliteration der Pars inferior. An die Stauungsektasie mögen sich dann andere Veränderungen anschließen, möglicherweise von vornherein mit ihr kombiniert sein. Die venöse Hyperämie und die Lymphostase, sodann entzündliche und endlich degenerativ-atrophisierende Vorgänge (HABERMANN). In bezug auf die Befunde selbst erinnere ich an die Stauungsektasie der Pars inferior beim Paget [BRUNNER (Abb. 12)], bei Tumoren des inneren Ohres (Hypernephrom — BÉNESI), des inneren Gehörgangs, bei Kretinismus, bei Hydrocephalus, endlich auch in manchen Fällen von Turricephalie. Für das Zustandekommen dieser Veränderungen spielen regionäre Druckveränderungen oder Weiterleitung von endokraniellem Überdruck auf das innere Ohr die auslösende Rolle der Erscheinung. Viel schwieriger ist die Beurteilung des Stauungsinnenohres, wenn wir dasselbe ableiten wollen vom klinischen Ohrbefund, den wir in Fällen von Hirntumoren erheben. FISCHER hat diese Frage an dem Tumormaterial der Klinik EISELSBERG studiert. Er fand, daß an diesem Material in einem ganz erheblichen Prozentsatz der Fälle ein positiver Ohrbefund sich ergeben hat, für die Tumoren der vorderen und der mittleren Schädelgrube bleibt aber dieser Prozentsatz erheblich hinter dem der Stauungspapille zurück und auch unter den positiven Ohrveränderungen müssen Erkrankungsformen enthalten sein, die nicht aus der Stauung, sondern aus der Entzündung (Neuritis nervi octavi) oder aus der direkten Tumorausbreitung folgen. In verstärktem Grade ist aber dies der Fall bei den Ohrveränderungen infolge von Tumoren der hinteren Schädelgrube, vor allem des Kleinhirnbrückenwinkels und des Nervus octavus selbst, denn hier spielen die direkten degenerativen Veränderungen und das Übergreifen des Neoplasma auf den Nervus octavus die Hauptrolle. Deswegen sind im Innenohr gefundene Veränderungen um so eher allein aus der Stauung zu erklären, je weiter der Tumor räumlich vom inneren Gehörgang entfernt gewesen ist.

Endlich ist es einladend, einen Vergleich zwischen Stauungsinnenohr und Stauungspapille des Auges durchzuführen.

BÖTTCHER (Über die Veränderungen der Netzhaut und des Labyrinths in einem Falle von Fibrosarkom des Acusticus. 1872) fand neben Atrophie im Bereiche des Nervus opticus Schwund im Nervengangapparate des Cochlearis und der Sinneszellen im CORTIschen Organ, außerdem Erweiterung, Schlängelung und gestrotzte Füllung der Gefäße des inneren Ohres, in deren Umgebung Anhäufung von Pigment (zit. nach J. FISCHER). Moos (Über das kombinierte Vorkommen von Störungen im Seh- und Gehörgang. 1878) vermutete, daß ähnlich dem Hydrops der Sehnervenscheide bei größeren Tumoren auch ein Hydrops der Acusticusscheide bestehen könne, kommt in einer späteren Arbeit (Zur Genese der Gehstörungen bei Gehirntumoren. 1884) zum Schluß, daß die Fortpflanzung des durch einen Gehirntumor gesteigerten Schädelinnendruckes auf das innere Ohr zwar möglich sei, aber ein Druckausgleich durch das Ausweichen des Liquor in dem Wirbelkanal und durch den Abfluß der Lymphe durch das Foramen coecum, jugulare und occipitale magna begünstigt wird. Daraus sei zu erklären, daß die Stauungspapille bei Hirntumoren häufiger ist als die Hörstörung (zit. nach J. FISCHER).

BRUNNER erwartet nach dem Unterschied im anatomischen Bau des Opticus als Teiles des Zentralnervensystems und des Oktavus als eines peripheren Nerven eine Verschiedenheit der Veränderungen und auch eine Verschiedenheit in der Reaktion auf Hirndruck. Demgegenüber muß jedoch daran erinnert werden, daß besonders im Labyrinthnerven die Glia weit peripherwärts reicht und daß für die rasche Fortleitung von Hirndruck in die Peripherie am inneren Ohr gemäß den kanalförmigen Verbindungen des inneren Ohres mit den Schädelinnenräumen sogar bessere Verbindungen bestehen als am Auge.

Im übrigen sind die Befunde sehr verschieden. So fanden WINKELBAUER und BRUNNER (Arch. f. klin. Chirurg. 1925) bei sieben Stirnhirnabscessen viermal Störungen im Bereich des Labyrinthes, in keinem einzigen Fall aber eine Hör-

störung. BRUNNER fand nach experimentellem Kopftrauma im inneren Ohr
Exsudat, Fibrinausscheidung und Diapedese. In pathologischen Traumafällen
Blutungen und Blutpigment im inneren Ohr, sowie Ektasie des Ductus cochlearis
der Mittel- und Spitzenwindung. Die Kommotionsveränderungen des Gehirns
erklären sich zum Teil durch vasomotorische Störungen zustande gekommen.
Klinisch fand BRUNNER den Nervus octavus in $43^0/_0$ der Fälle von Hirnerschütterung affiziert.

Mitunter führt die Tumorbildung im Bereiche des Kleinhirnbrückenwinkels
zur Erweiterung des inneren Gehörganges (auch ohne daß das Neoplasma
selbst im inneren Gehörgang gelegen wäre), zur Erweiterung der Blutgefäße
im inneren Gehörgang durch Stauung in Analogie zur Erweiterung der
Kleinhirn- und Ponsgefäße bei diesen Tumoren, die in letzter Zeit NISHIKAWA

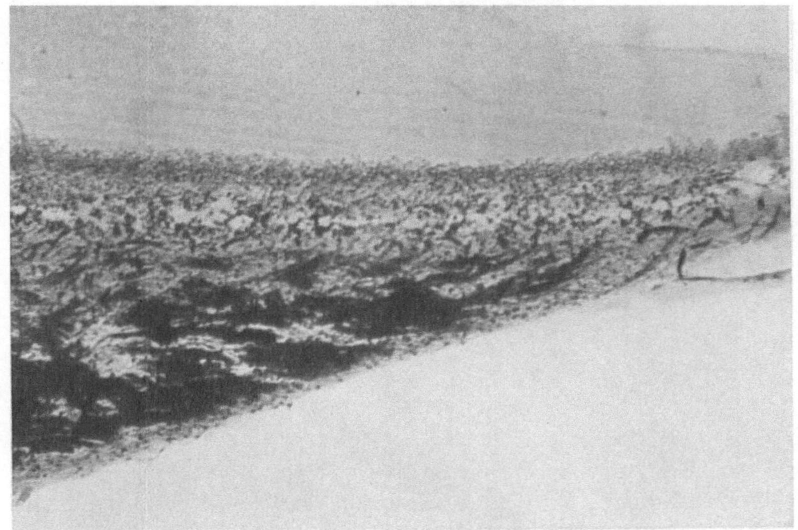

Abb. 13. Atrophie der Macula utriculi bei Hirntumor. (KULSCHITZKY.)

beschrieben hat, und zu den Veränderungen bei der Stauungspapille des
Auges. Die Wände der erweiterten Gefäße degenerieren häufig, bei akuter
Dekompression können sie einreißen, woraus sich sodann Blutungen im
inneren Gehörgang ergeben (Abb. 13).

Schon FISCHER hat die Tatsache hervorgehoben, daß der Innenohrbefund bei
Hirntumoren variieren kann; es ist ihm beizupflichten, wenn er daraus folgert,
daß durch systematische wiederholte Untersuchung sich die Zahl der positiven Befunde erhöhen und die Diagnostik bessern wird. Trotzdem bleiben wir gegenüber
der Ophthalmologie im Nachteil. Denn der Augenarzt ist imstande, auch eine
symptomlose Stauungspapille aufzudecken. Wir können symptomlose Labyrinthaffektionen diagnostizieren, da uns der Spontannystagmus und die Prüfung
der Reflexerregbarkeit genauen Aufschluß über den Zustand des Labyrinthes
gibt. Im Bereich der Schnecke versagt aber diese Methode. Wenn der betreffende Kranke nicht über Schwerhörigkeit klagt, so sind wir nur ausnahmsweise
durch die uns derzeit zur Verfügung stehenden akustischen Prüfungsmittel
in der Lage, eine symptomlose Cochlearaffektion zu diagnostizieren. Ich erinnere
hier an die Verkürzung der Kopfknochenleitung bei normalem Ohr nach Schädeltraumen, ein Befund, der durch die rasche Ermüdbarkeit der Kranken keine
allzugroße Verläßlichkeit besitzt und dasselbe gilt für die Prüfung mit hohen

und tiefen Tönen, wenn der Ausfall nur ein geringer ist und wenn wir, um ja nur recht genau zu sein, wiederholte Prüfungen vornehmen, so kann Ermüdung und Unaufmerksamkeit des Kranken um so leichter einen positiven Befund vortäuschen. Wir sehen somit, daß ein Fortschritt hier nur von der Verfeinerung der diagnostischen Hilfsmittel erwartet werden kann. Ich habe oben auseinandergesetzt, daß die frischen und eindeutigen Fälle von Stauungsohr die Pars inferior einbeziehen, dagegen die Pars superior freilassen werden. Die klinische Diagnose dieser kombinierten Cochlearis-Sacculusaffektionen ist derzeit unmöglich. Die Diagnose der Störungen der Sacculusfunktion liegt in ziemlicher Ferne. Wir sind heute nur ausnahmsweise imstande, klinisch die Erkrankung

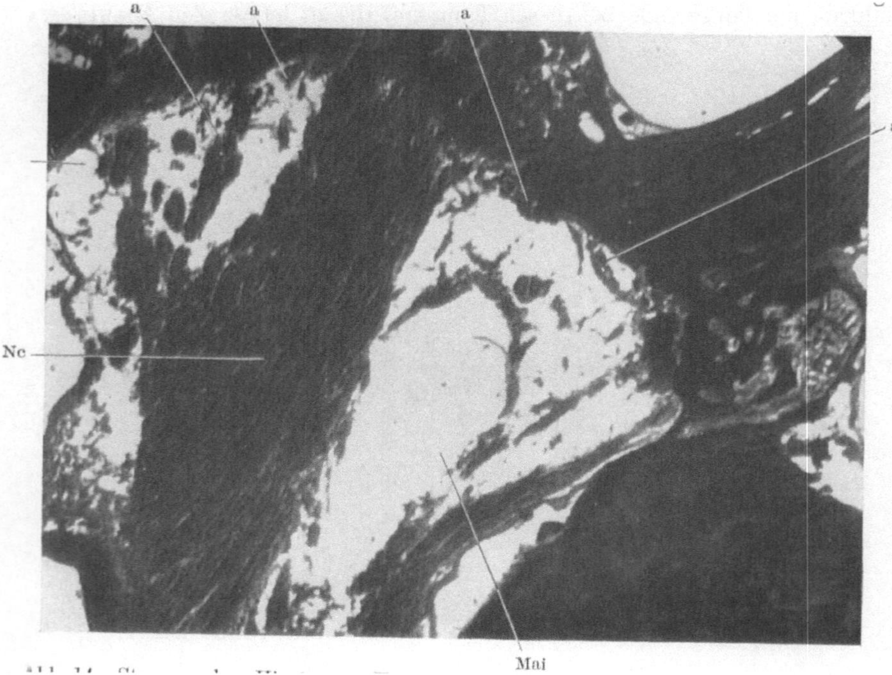

Abb. 14. Stauungsohr. Hirntumor. Erweiterung des inneren Gehörganges (Mai). Frische Blutung in den inneren Gehörgang (a, a) nach operativer Druckentlastung. Nc Nervus cochlearis. Häm.-Eos.

des Vorhofapparates gegen die des Bogengangsapparates abzugrenzen, und besitzen derzeit keinen Anhaltspunkt, in pathologischen Fällen die Störungen der Saccularfunktion als solche zu erkennen. Wir können also nur von einer Verfeinerung der Funktionsprüfung im Bereich des Cochlearapparates durch Verwertung der akustischen Reflexe und durch Verbesserung der klinischen Diagnostik der Krankheiten des Vorhofapparates zu einer Diagnose des Stauungsinnenohres gelangen. Von der Exaktheit der Prüfung und Diagnose, wie sie am Fundus dem Auge möglich ist, sind wir am inneren Ohr noch weit entfernt. Und wenn man sieht, wie vom Ophthalmologen die innere Augenerkrankung exakt nachgewiesen und dem Grade nach beurteilt werden kann, so merkt man, wie weit die Innenohrdiagnostik noch zurück ist.

Auch noch mit Rücksicht auf den histologischen Befund stehen wir der Ophthalmologie nach. Wenn in Fällen von Hirndruck mit Exitus letalis der Fundus histologisch untersucht wird, so ist unabhängig davon, ob lokale Krankheitszeichen bestanden haben oder nicht, und auch wenn eine klinische Untersuchung nicht stattgefunden hat, die Frage nach den Stauungserscheinungen klar zu beantworten. Wenn wir solche Untersuchungen am Ohr vornehmen, so ist uns in Anbetracht der vielen technischen Manipulationen (Entkalkung usf.), die nötig sind, um das Objekt schnittfähig zu machen, die größte Zurückhaltung auferlegt, wenn wir in einem klinisch symptomlosen oder nicht untersuchten Fall histologische Veränderungen (Abb. 14) aufdecken. Es ist ja sicher, daß das Sinnesepithel und die cuticularen Anteile des inneren Ohres auf Druckänderungen wie auf Änderung der chemischen Zusammensetzung der Endolymphe rasch und ausgiebig reagieren (WITTMAACK). Trotzdem liegt hier im histologischen Bild, wenn der klinische Befund negativ war, das Vorhandensein von Artefakten viel zu nahe. Es ist daher auch in dieser Richtung eine Besserung nötig, darin bestehend, daß wir für diese Fälle durch Auspräparieren der häutigen Anteile die Entkalkung überflüssig machen und das ideal erhaltene Objekt histologisch untersuchen können. Die Verfeinerung der klinischen Diagnostik der Innenohrkrankheiten und die Verbesserung der histologischen Technik zeigen uns den Weg, auf welchem wir die Frage des Stauungsohres lösen werden.

Wie sehr wir auch klinisch und experimentell den Nystagmus als Indicator der Innenohrerkrankung zu werten vermögen, so werden wir doch wissenschaftlich am mächtigsten gefördert, durch die Erweiterung unserer pathologisch-anatomischen Kenntnisse am Menschen. Bei dem grundlegenden Unterschied der Bedeutung der Labyrinthfunktion am Menschen mit aufrechter Haltung und an den Vierfüßlern kann auch das klarste Experiment nie so unmittelbar befruchtend auf das klinische Erkennen und therapeutische Handeln wirken, wie der pathologisch-anatomische Befund.

Literatur.

ABELS, H.: Die Seekrankheit. Handb. d. Neurol. d. Ohres. Bd. 3. — ALEXANDER, F. und P. MANASSE: Über die Beziehungen der chronischen progressiven labyrinthären Schwerhörigkeit zur Ménièreschen Krankheit. Zeitschr. f. Ohrenheilk. Bd. 4. S. 183. 1908. — ALEXANDER, G. (1): Über Atrophie des labyrinthären Sinnesepithels. Arch. f. Ohrenheilk. Bd. 74. — DERSELBE (2): Anatomie und Klinik der nichteitrigen Labyrintherkrankungen. Ref. internat. med. Kongr. London 1913. Arch. f. Ohrenheilk. Bd. 93. 1913. — DERSELBE (3): Innenohraffektion bei Dengue und kombinierte Octavus facialis Neuritis bei Malaria. Monatsschrift f. Ohrenheilk. u. Laryngo-Rhinol. Jg. 54, S. 214. 1920. — DERSELBE (4): Schädigung des Gehörorganes durch Geschlechtsfunktion und Mutterschaft. Monatsschr. f. Ohrenheilk. u. Laryngo-Rhinol. Bd. 59. 1925. — DERSELBE (5): Ohrerkrankung, Geschlechtsfunktion und Mutterschaft. Arch. f. Ohren, Nasen- u. Kehlkopfheilk. Bd. 112. — BÉNESI, O.: Hypernephrom des Gehörorganes. Monatsschr. f. Ohrenheilk. u. Laryngo-Rhinol. Bd. 54. S. 961. 1920. — BÉNESI, O. und C. STEIN: Die Bedeutung der Konstitution in der Pathogenese der Otosklerose. Zeitschr. f. angew. Anat. Bd. 1. — BLOHMKE: Mittelohreiterung und Gravidität. Monatsschr. f. Geburtsh. u. Gynäkol. Bd. 60. — BONDY, G. und H. NEUMANN: Mittelohreiterung und Gravidität. Monatsschr. f. Ohrenheilk. u. Laryngo-Rhinol. 1918. — BOETTCHER: Über die Veränderungen der Netzhaut und des Labyrinthes in einem Falle von Fibrosarkom des Acusticus. 1872. — BRUNNER, H. (1): Monatsschr. f. Ohrenheilk. u. Laryngo-Rhinol. 1921. — DERSELBE (2): Pathologie und Therapie der vasomotorischen Erkrankungen des Innenrohres (Otitis interna vasomotoria). Wien. klin. Wochenschr. 1925. Nr. 46. — DERSELBE (3): Über die klinische Bedeutung des durch rasche Kopfbewegungen auslösbaren Nystagmus. Arch. f. Ohren-, Nasen- u. Kehlkopfkrankh. Bd. 114. — DERSELBE (4): Pathologie und Klinik der Erkrankungen des Innenrohres nach stumpfen Schädeltraumen. Monatsschr. f. Ohrenheilk. u. Laryngo-Rhinol. Jg. 59. 1925. — DERSELBE (5): Beiträge zur Pathologie des knöchernen Innenohres mit besonderer Berücksichtigung der Otosklerose. Monatsschr. f. Ohrenheilk. u. Laryngo-Rhinol. H. 1. 1924. DERSELBE (6): Über einen Fall von Pagetscher Krankheit. Monatsschr. f. Ohrenheilk. u. Laryngo-Rhinol. 1922. — DERSELBE (7): Ergebnisse der Funktionsprüfung bei Erkrankungen der hinteren Schädelgrube. Zentralbl. f. d. ges. Neurol. u. Psych. 1923, 1926. Referat. Multiple Sklerose. — DE BURLET, H. M.: Anatomische Bemerkungen zur vorhergehenden Arbeit von DE KLEYN und SOCIN. Pflügers Arch. f. d. ges. Physiol.. Bd. 160, S. 416. 1915. — CRUM-BROWN: On the sense of rotation and the anatomy and physiology of the semicircular canals of the internal ear. Journ. of anat. and phys. Vol. VIII. 1874. — DÉMÉTRIADES, TH. D. (1): Neuritis und Labyrinthopathia carcinomatosa II. Arch. f. Hals-, Nasen- u. Ohrenheilk. Bd. 11. 1925. — DERSELBE (2): Experimentell-pathologische

568 G. ALEXANDER: Die nichteitrigen Erkrankungen des inneren Ohres. Innenohraffektion.

Untersuchungen über die vasomotorischen Störungen des Gehörorgans. Monatsschr. f. Ohrenheilk. u. Laryngo-Rhinol. Jg. 59. 1925. — DUSSER DE BARENNE und DE KLEYN: Dtsch. otol. Ges. 1922. — EDGAR: Monatsschr. f. Ohrenheilk. u. Laryngo-Rhinol. 1914. — FISCHER, J. (1): Zur Frage des konstitutionell-kongenitalen Charakters der Otosklerose. Monatsschr. f. Ohrenheilk. u. Laryngo-Rhinol. 1921. — DERSELBE (2): Die Erkrankungen des Gehörorganes bei Grippe. Monatsschr. f. Ohrenheilk. u. Laryngo-Rhinol. Jg. 54, Nr. 1. 1920. — DERSELBE (3): Erkrankungen des inneren Ohres bei Blitzschlag. Monatsschr. f. Ohrenheilk. u. Laryngo-Rhinol. Bd. 57. 1923. — DERSELBE (4): Allgemeine Erscheinungen im Bereiche des Cochlearapparates und des labyrinthären Reflexbogens bei Tumoren der vorderen und mittleren Schädelgrube. Handb. d. Neurol. d. Ohres. Bd. 2. — DERSELBE (5): Studien zur pathologischen Anatomie des Schläfenbeines. Monatsschr. f. Ohrenheilk. u. Laryngo-Rhinol. Jg. 59. 1925. — FISCHER, RUDOLF: Über die Innervation des äußeren und mittleren Ohres und besonders die Stellung des sensiblen Trigeminusanteils zum Ohr. Beitr. z. Anat., Physiol., Pathol. u. Therapie d. Ohres, d. Nase u. d. Halses. Bd. 19. — FISCHER, J. und J. SOMMER: Beziehungen von Auge und Ohr bei Taubstummen und Taubstummblinden. Zeitschr. f. Hals-, Nasen- u. Ohrenheilk. Bd. 11. H. 1. 1952. — HAARDT: Ein Acusticustumor bei einem traumatisch ertaubten Luetiker. Monatsschr. f. Ohrenheilk. u. Laryngo-Rhinol. S. 881. 1924. — HABERMANN: Zeitschr. f. Ohrenheilk. Festschrift f. SIEBENMANN. 1917. — HENNEBERT, C.: Reflexes otooculomoteurs. Extrait des bull. et mém. de la soc. franç. l'otol. 1905. Reactions vestibularies par l'épreuve pneumatique. Bull. de la soc. belge d'otol. 1909. — KARBOWSKI, BRON. (1): Neuropathia acustica. Monatsschr. f. Ohrenheilk. u. Laryngo-Rhinol. Jg. 54, S. 193. 1920. — DERSELBE (2): Über unbekannte nervöse Störungen bei experimentell am Kaninchen erzeugter Labyrinthitis. Monatsschr. f. Ohrenheilk. u. Laryngo-Rhinol. Jg. 57. 1923. — DE KLEYN, A. und CH. SOCIN: Zur näheren Kenntnis des Verlaufs der postganglionären Sympathicusbahnen für Pupillenerweiterung, Lidspaltenöffnung und Nickhautreaktion bei der Katze. Pflügers Arch. f. d. ges. Physiol. Bd. 160, S. 407. 1915. — LEICHER: Blutkalkveränderungen und Störungen der inneren Sekretion. Dtsch. otol. Ges. Versamml. 1922. — LEWIN: Zur Prognose der Schußverletzungen des Gehörorgans. Arch. f. Ohrenheilk Bd. 47, 6, S. 844. 1913. — MANASSE, P. (1): Zur pathologischen Anatomie des inneren Ohres und des Hörnerven. Zeitschr. f. Ohrenheilk. Bd. 49. — DERSELBE (2): Über labyrinthäre chronische progressive Taubheit. Verhandl. d. dtsch. otol. Ges. 1905. — DERSELBE (3): Über progressive labyrinthäre Schwerhörigkeit. Wiesbaden: J. F. Bergmann 1906. — DERSELBE (4): Über Exostosen am Porus acusticus internus. Verhandl. d. dtsch. otol. Ges. Heidelberg 1908. S. 185. — MANASSE, P., K. GRÜNBERG und W. LANGE: Handbuch d. pathol. Anatomie d. menschlichen Ohres. Wiesbaden 1917. — MARBURG, O.: Handb. d. Neurol. d. Ohres. Bd. 2. — MARX, E.: Eine neue Stütze der HELMHOLTZschen Resonanztheorie. Pflügers Arch. f. d. ges. Physiol. Bd. 120, 3/5, S. 249. — MAUTHNER, D.: Zur Pathologie des Vestibularis bei verschiedenen Krankheiten. Zeitschr. f. Hals-, Nasen- u. Ohrenheilk. Bd. 12. — MAYER, OTTO (1): Die Erkrankungen des Gehörorgans bei allgemeiner progressiver Paralyse. Arch. f. Ohrenheilk. Bd. 72. — DERSELBE (2): Untersuchungen über die Otosklerose. Wien: Hölder. 1917. — MÖLLER, JÖRGEN: Sur la classification des surdités progressives chroniques. Copenhague. — MOOS: Über das kombinierte Vorkommen von Störungen am Seh- und Gehörorgan. 1878. — NAGER: Zeitschr. f. Ohrenheilk. 54. — NAGER und SIEBENMANN: Verhandl. d. dtsch. Ges. Naturf. u. Ärzte. Karlsruhe 1912. — NEUMANN, H. (1): Abducenslähmung. Dtsch. otol. Ges. 1922. — DERSELBE (2): Traumatisch lymphokinetische Innenohraffektion. Österr. otol. Ges. 1921 u. 1922. — PEREZ: Studien über vergleichende Anatomie im Verhältnis zur Otologie. Monatsschr. f. Ohrenheilk. u. Laryngo-Rhinol. Jahrg. 56. — POLITZER, A.: Zur Pathologie und Therapie der Labyrinthaffektionen. Vortr. Ges. d. Ärzte, 16. Juli 1885. — DERSELBE (2): Lehrb. d. Ohrenheilk. 5. Aufl. 1908. — DERSELBE (3): Geschichte d. Ohrenheilk. Bd. 1. Enke, 1907. — POLLAK, E.: Beteiligung des Cochlear- und Vestibularapparates bei Dyskinesien und Dystonien. Handb. d. Neurol. d. Ohres. Bd. 3. 1926. — RHESE (1): Über Schallschädigungen nach Erkrankungen des Mittelohres. Arch. f. Ohrenheilk. Bd. 93. — DERSELBE (2): Über die traumatische Läsion der Vestibularisbahn, insbesondere über den Sitz der Läsion. Zeitschr. f. Ohrenheilk. u. f. Erkrank. d. Luftwege. Bd. 70. S. 262. — ROHRER, TIA: Über die professionelle Schwerhörigkeit des Eisenbahnpersonales. Monatsschr. f. Ohrenheilk. u. Laryngo-Rhinol. Bd. 47, 8. S. 1075. — ROTHFELD: Physiologie des Bogengangapparates. Verhandl. d. Naturforsch. u. Ärzte. Wien 1913. — RUTTIN, E. (1): Über Osteopsatyrosis. Verhandl. d. Ges. dtsch. Hals-Nasen-Ohren-Ärzte. Kissingen 1923. S. 248. — DERSELBE (2): Zur Differentialdiagnose der Labyrinth- und Hörnervenerkrankungen. Zeitschr. f. Ohrenheilk. u. f. Erkrank. d. Luftwege. Bd. 57. — SCHEIBE: Die BEZOLDsche Trias im Lichte der pathologischen Anatomie. Verhandl. d. Ges. dtsch. Naturf. u. Ärzte. 1913. — SCHNIERER, J.: Das rote Promontorium und der opake Promontorialfleck. Monatsschr. f. Ohrenheilk. u. Laryngo-Rhinol. 1925. — SCHNIERER, J., H. BRUNNER und J. FISCHER: Turricephalie. Monatsschr f. Ohrenheilk. u. Laryngo-Rhinol. 1924. S. 472. — SIEBENMANN, FR.: Die gesundheitlichen Schädigungen durch Lärm. Öffentl. Vortr. Basel 1910 u. Zeitschr. f. Ohrenheilk. u. f. Erkrank. d. Luftwege. Bd. 70, S. 289. 1914.

— Sommer, L.: Augenhintergrund bei Taubstummen. — Spiegel, A.: Experimentelle Analyse der vegetativen Reflexwirkungen des Labyrinthes. Handb. d. Neurol. d. Ohres. Bd. 3. 1926. — Stein: Anatomie der Taubstummheit. 1906. H. 3. — Stein, C. (1): Otosklerose. Monatsschr. f. Ohrenheilk. u. Laryngo-Rhinol. 1925. — Derselbe (2): Wien. med. Wochenschr. 1925. Nr. 237. — Stein, C. und Pollak: Vasomotorische Störungen. — Stenger: Arch. f. Ohren-, Nasen- u. Kehlkopfheilk. Bd. 79. — Steurer, Otto (1): Beiträge zur pathologischen Anatomie und Pathogenese der Taubstummheit. I. Einteilungsprinzip der zu Taubstummheit führenden pathologisch-anatomischen Veränderungen. Zeitschrift f. Hals-, Nasen- u. Ohrenheilk. 1922. Bd. 1. — Derselbe (2): Beiträge zur pathologischen Anatomie und Pathogenese der Taubstummheit. II. Posthydropische degenerative Veränderungen im inneren Ohr als Ursache von Taubstummheit. Zeitschr. f. Hals-, Nasen- u. Ohrenheilk. Bd. 2. 1922. — Urbantschitsch: Lehrbuch d. Ohrenheilkunde. 5. Aufl. 1911. — Wittmaack, K. (1): Versuch einer Differentialdiagnose der Labyrinth- und Acusticuserkrankungen und seine Bedeutung für die interne Medizin. Med. Klinik. 1905. — Derselbe (2): Zeitschr. f. Ohrenheilk. Bd. 54. 1907. — Derselbe (3): Zeitschr. f. Ohrenheilk. u. Erkrank. d. Luftwege. Bd. 53. — Derselbe (4): Zur Kenntnis der Cuticulargebilde des inneren Ohres mit besonderer Berücksichtigung der Lage der Cortischen Membran. Jenaische Zeitschr. f. Naturwiss. Bd. 55. S. 537. — Derselbe (5): Eine neue Stütze der Helmholtzschen Resonanztheorie. Pflügers Arch. f. d. ges. Physiol. Bd. 120. 1908. — Derselbe (6): Über Veränderungen im inneren Ohre nach Rotationen. Verhandl. d. dtsch. otol. Ges. 1909. S. 150. — Derselbe (7): Experimentelle Studien über die Beziehungen der Liquorsekretion und der Liquorzusammensetzung zu einigen Erkrankungen des inneren Ohres. Klin. Beitr. z. Ohrenheilk. Festschrift f. Urbantschitsch 1919. — Wodak: Über einen vestibulären Pupillenreflex. Zentralbl. f. Ohrenheilk. 17. 9. S. 169. — Wodak und Fischer (1): Eine neue Vestibularreaktion. Münch. med. Wochenschr. 1922. Nr. 6, S. 193. — Dieselben (2): Armtonusreaktion. Dtsch. otol. Ges. 1922. — Yoshii: Zeitschr. f. Ohrenheilkunde u. f. Erkrank. d. Luftwege. Bd. 58. — Zange, J. (1): Über anatomische Veränderungen im Labyrinth bei Kleinhirnbrückenwinkeltumoren und ihre klinische Bedeutung. Virchows Arch. f. pathol. Anat. u. Physiol. Bd. 208. 1912. — Derselbe (2): Beitrag zur Pathologie der professionellen Schwerhörigkeit. Arch. f. Ohrenheilk. Bd. 86, S. 167 ff. 1911. — Derselbe (3): Über die Beziehungen entzündlicher Veränderungen im Labyrinth zur Degeneration in seinen Nervenapparaten. Arch. f. Ohrenheilk. Bd. 93, S. 188 ff. 1914. — Derselbe (4): Anatomie und Physiologie der mittelohrentspringenden Labyrinthentzündungen. S. 187. Wiesbaden: J. F. Bergmann 1919.

Anhang.

Beziehungen zwischen Ohr und Auge.

Von

J. Hegener-Hamburg.

Mit 2 Abbildungen.

Die Erregung eines Sinnes beeinflußt in der Regel den Schwellenwert anderer Sinnesempfindungen. Urbantschitsch hat bei vielen Personen nachgewiesen, daß einerseits die Erregung einer Tonempfindung den Farbensinn oder auch die Sehschärfe steigerte, andererseits rief gesteigerte Lichteinwirkung Hörbesserung hervor. Verschiedene Farben beeinflußten die Hörfunktion in differenter Weise. Auch fand er als Folge des Lichtreizes Verschiebungen des subjektiven Hörfeldes und mannigfache Einwirkung auf subjektive Geräusche.

Wichtiger ist die Tatsache, daß bei vielen Menschen der Hörsinn konstant subjektive Gesichts- besonders Farbenempfindungen auslöst. Bei diesem sogenannten *Farbenhören* (audition colorée, Schallphotismen) treten bei einem bestimmten Schalleindruck bestimmte Farben- oder Lichtempfindungen auf. Die Empfindung des Schalles ist dabei unverändert und klar, die Sehempfindung ist eine Begleitempfindung (Lohmann), welche für die betreffende Person und zwar nur für diese ausgesprochen gesetzmäßig ist und sich stets wiederholt. Farbenhören kommt bei Gesunden wie bei Psychopathen vor, bei ersteren besteht meist eine neuropathische Veranlagung. Die Grenze, ob die in hohem Grade vererbbare Eigenschaft noch physiologisch oder schon pathologisch ist, dürfte oft schwer zu ziehen sein. Viele Musiker und Dichter besitzen sie. Man kann nach Lohmann die Farbenhörer in zwei Gruppen trennen, von denen die erste mit dem Hörbegriff bestimmter Buchstaben, Namen, Tage, Zahlen und dergleichen gleichzeitig auftretende Farben im einzelnen fest verbindet, während bei der zweiten Gruppe das Farbenhören ein untrennbarer Teil ihrer (künstlerischen) Persönlichkeit ist. Ihr Phantasieleben bewegt sich in Farben, sie empfinden das als einen Vorzug und bilden die Eigenschaft weiter aus. (Individuation colorée, Sokolow.) Irgendwelche gemeinsame oder gesetzmäßige Ursachen der Auslösung des Phänomens gibt es nicht, selbst nicht unter Blutsverwandten. Auch sind nicht etwa bestimmte Schallwellenlängen an bestimmte Lichtwellenfrequenzen gebunden

Viel seltener sind *Lichtphonismen*, d. h. die Erregung subjektiver Hörempfindungen durch Lichtreize. Nach Bleuler und Lehmann handelt es sich meist um gleichzeitiges Auftreten von Geräuschempfindungen mit gemischt vokalisch-konsonantischem Charakter, wobei das vokalische Element durch die Farbe, die Höhe des Geräusches durch die Helligkeit bestimmt wird. Bei Lichtphonismen wie bei Schallphotismen kann man annehmen, daß die Sinnesreizwirkung nicht auf ein zentrales Rindenfeld beschränkt bleibt, sondern ein anderes schwach miterregt wird. Es handelt sich also um eine gewisse Ähnlichkeit mit pathologisch gesteigerter Reflexerregbarkeit.

Vestibulare Reflexbeziehungen.

Physiologisch und klinisch ungleich wichtiger als diese kortikal subjektiven Beziehungen ist der Einfluß, den das Ohr objektiv nachweisbar auf den Muskelapparat des Auges reflektorisch ausübt. Diese Einflüsse des Vestibularapparates auf Stellung und Bewegung des Auges sind in der ganzen Tierreihe von den Wirbellosen bis zum Menschen verfolgbar. Je weniger die Großhirnfunktion entwickelt ist, je weniger eine Blickbewegung vorhanden ist, um so reiner tritt der automatische Steuerungsapparat des Vestibularapparates auf das Auge hervor. Je höher die Großhirnfunktion entwickelt ist, um so mehr vermag der Willenseinfluß die Automatie des Ohr-Augenapparates zu überdecken, so daß beim Taubstummen der Labyrinthausfall ohne merklichen Nachteil durch Hirnfunktionen ersetzt werden kann. Trotzdem ist die Ohr-Augenregulierung normalerweise auch beim Menschen wohl dauernd in Tätigkeit und eine Schädigung der Automatie macht sich besonders zu Anfang sehr deutlich bemerkbar. Es ist Báránys Verdienst (1906), die ersten festen Anhaltspunkte gefunden zu haben, die es ermöglichten, unter Beachtung der wenig bekannten Versuche von Flourens, Goltz, Breuer, Mach, Ewald, Högyes beim Menschen Gesetzmäßigkeiten in der Wirkung bestimmter Ohrerkrankungen auf das Auge zu erkennen. Damit war aber auch der Schlüssel zum Geheimnis der Ohr-Augenbeziehungen überhaupt gegeben und seitdem ist durch Bárány (1) selbst, zahlreiche Otologen, später durch Ophthalmologen: Bartels (1, 2), Ohm (1, 2), van der Hoeve, Physiologen: Magnus, de Kleijn emsig an der Erschließung des unbekannten Gebietes gearbeitet worden. Wenn nun auch zugegeben werden muß, daß vieles auf diesem Gebiete noch problematisch ist, daß die Ansichten sich selbst in fundamentalen Dingen noch unvermittelt gegenüberstehen und die Summe der positiven Ergebnisse eigentlich noch recht klein ist, so lohnt es sich doch den Versuch zu machen, einen Überblick über die gewaltige Summe geleisteter Arbeit zu gewinnen. Der Schleier, den Fusion und Fixation bei den „Augentieren" — dazu gehört besonders der Mensch — und corticale Impulse über die rein reflektorische Ohr-Augenmechanik breiten, wird aber nur dadurch weiter gelüftet werden können, daß in vergleichender Physiologie durch Tierversuche die Grundlagen der rein automatischen Bewegungen weiter erkannt und ihren undeutlichen Überresten beim Menschen daraus die richtige Deutung wird.

Bei niederen Tieren findet sich statt des Vorhofes, des Bogengangsapparates und der Schnecke nur ein einfaches Hautsinnesorgan die Otocyste, welche obschon nicht immer mit Otolithen ausgestattet, doch der Wirkung der Gravitation unterworfen erscheint.

Schon bei *Octopoden* beobachtet MUSKENS eine automatische Horizontalstellung der Pupillen, auch wenn das Tier in beträchtlichem Winkel zur Horizontalen auf- oder abwärts schwimmt. Nach beiderseitiger Otolithenentfernung blieb diese Einstellung aus, nach einseitiger fehlte sie auf dem gleichseitigen Auge.

Bei der Taschenkrabbe *(Dekapoden)* stellten BETHE und CLARK Drehversuche an und fanden, daß sich die Augen entgegengesetzt der Drehrichtung fest zum Raum verharrend bewegten, bis der Orbitalrand erreicht war; dann schlugen die Augen zurück und das Spiel wiederholte sich. Nach Entfernung der Otocysten, die hier sogar otolithenlos sind, fehlte der Reflex, blieb eine zurück, so fehlte er auf dem gekreuzten Auge. Jeder Stellung im Raume kam eine feste Stellung der Augen zu. Das ist der *Zweck* dieses durch die ganze Tierreihe verfolgbaren Reflexes, nämlich die *Feststellung der Blickrichtung während* irgendeiner *Bewegung des Körpers*. Besonders beachtenswert ist auch, daß ein so wenig differenziertes Organ, wie die Otocyste und ein so primitiver, hirnloser Nervenapparat bereits ausgesprochen die sonst dem Bogengangsapparat zugesprochene Erregung des sogenannten vestibulären Nystagmus übernehmen kann. Es handelt sich bei der Ohr-Augenbewegung um einen *phylogenetisch uralten Reflex*.

Nach vollzogener Differenzierung von Vorhofotolithenapparat, Bogengangsapparat und Schnecke ist festzustellen, welche Bewegungsformen bei den einzelnen Labyrinthabschnitten Reize auslösen und wie diese im einzelnen auf die Augen wirken.

1874 wies BREUER dem *Otolithenapparat*, welcher der Gravitation unterliegt, die *Wahrnehmung der Lage* zu, auch progressive Bewegungen (Liftbewegungen) sollen auf ihn wirken. Der *Bogengangsapparat* wurde fast gleichzeitig durch MACH, CRUM-BROWN und BREUER für ein Organ erklärt, das auf *Winkelbeschleunigung* (Drehung) anspricht. Der *Schnecke* wies man *rein akustische Erregbarkeit* zu. Diese Deutung gilt im wesentlichen auch heute noch.

Einen *dauernden Labyrinthtonus* auf die *Augenmuskulatur* nahm zuerst HÖGYES an. Nach Durchschneiden eines Acusticus fanden HÖGYES, BECHTEREW und BARTELS im wesentlichen Vertikalabweichung des gleichseitigen Auges nach unten. Dazu noch im einzelnen verschiedene geringe Seitenabweichungen. Während der Ruhe halten dauernde Tonuskräfte sämtlicher Augenmuskeln sich gegenseitig die Wage.

Jedes Labyrinth ist bestrebt, beide Augen nach der gegenüberliegenden Seite zu wenden und zu rollen, sowie das gleichseitige Auge nach oben, das gegenüberliegende nach unten zu drehen. Wieviel von dieser Ruhetonuswirkung auf den Vorhof- oder Bogengangsapparat im einzelnen fällt, ist unentschieden.

Vorhofswirkung auf die Augen.

Die Feststellung des Auges zum Raum bei primitivem Vorhofsapparat ist oben beschrieben. MAGNUS, DE KLEIJN, VAN DER HOEVE und andere Utrechter Forscher haben bei Tieren mit Groß- und Kleinhirnfunktion meist Kaninchen, Meerschweinchen, auch Katzen, Hunden und Affen die Wirkungen der Labyrinthe auf die Gesamtmuskulatur und im speziellen auch auf die Augenmuskeln sehr exakt und systematisch untersucht. Kaninchen eignen sich besonders wegen Fehlens der Blickbewegungen. Allerdings stehen hier die Augen seitlich und der Muskelapparat des Auges funktioniert deshalb zum Teil anders als beim Menschen, während sich bei Katze, Hund und Affe mehr Frontalstellung und damit Ähnlichkeit mit dem menschlichen Augenmuskelapparat findet. Bei letzteren Tieren macht sich auch Blickbewegung und Großhirnfunktion in steigendem Maße geltend. Der Untersuchungsplan war in großen Zügen folgender: Es werden die Erscheinungen nach Zerstörung eines oder beider Labyrinthe oder nach isolierter Ausschaltung der Otolithen durch Abzentrifugieren in verschiedenen gemessenen Winkellagen des Kopfes zum Raum, in Normal- oder Winkelstellung zum Körper systematisch untersucht und durch Abtragen des Großhirns oder der Hirnteile vor oder hinter den optischen Zentren bis zum Octavuseintritt in die Medulla, durch Abtragen des Kleinhirns und Durchschneidung der sensiblen Cervicalwurzeln das funktionsfähige Hirnterrain systematisch eingeengt und so die von Nebenwirkungen gereinigten Vestibularisreflexe durchgeprüft. Die Wirkung auf die Augen wird photographisch und meßbar fixiert, schließlich die Resultate zu einer räumlich exakt modellierten Otolithenrekonstruktion in Beziehung gebracht.

Folgendes sind die Ergebnisse, welche das Zuverlässigste sind, was wir auf diesem Gebiet bis jetzt besitzen.

Tonische Otolithenreflexe auf die Augen. Bei Veränderungen der Lage Schnauze, Hinterhauptsloch kommt es zu vertikalen Bulbusabweichungen, wobei der oben liegende Bulbus sich nach unten dreht, der unten liegende nach oben. Ist ein Labyrinth zerstört, so tritt das Maximum der Abweichung bei Zug des erhaltenen Sacculusotolithen an seiner Unterlage ein. Lagedrehungen um die bitemporale Achse ergeben Augenrollungen, die ebenfalls geeignet sind, die Stellung der Augen im Raume zu erhalten. Maximum der Wirkung bei Druck des Sacculusotolithen auf den umgebogenen Dorsallappen der Unterlage, der anscheinend durch besondere Nervenverbindung mit dem Ramus utricularis funktionell selbständig ist. Einseitige Labyrinthausschaltung läßt die Wirkung noch erkennen, doch ist das Ausmaß der Augenbewegung jetzt auf die Hälfte eingeschränkt. Jeder Stellung des Kopfes im Raume kommt eine einzige Augenstellung zu. Nach Abzentrifugieren der Otolithen fehlt der Labyrinthreflex auf die Augen.

Einen bestimmenden *Einfluß der Halsmuskulatur* auf die Augen hat DE KLEIJN festgestellt. Bei labyrinthlosen Kaninchen kommt jeder Stellung des Kopfes zum Rumpf eine bestimmte Bulbusstellung in der Orbita zu. So geht bei dorsoventraler Kopfdrehung das Auge, nach dessen Seite der Kopf gedreht wird, zur Nase hin, das andere in entgegengesetzter Richtung. Bei frontaler Rumpfdrehung rollen die Augen zur Nase hin, wenn der Scheitel sich dem Rumpf nähert, umgekehrt dann, wenn der Unterkiefer zum Rumpf hin gebeugt wird. Längsdrehungen werden mit Vertikalbewegungen der Augen beantwortet. Bei normalen Tieren superponieren sich die Otolithen- und Halsreflexe.

Indirekt auf die Stellung der Augen wirken die ebenfalls auf SacculusOtolithenwirkung beruhenden *Stellreflexe.* Sie werden nach Abtrennung aller Nervenbahnen oberhalb des Mittelhirns beobachtet. Ein solches frei an den Hinterbeinen (zur Fernhaltung von sensiblen Reflexen der Körperoberfläche) gehaltenes Tier stellt den Kopf in jeder Körperlage normal zum Raum ein. Ist ein Labyrinth zerstört, so wird der Kopf so gestellt, daß der erhaltene Sacculusotolith auf seine Unterlage drückt (Minimumwirkung).

Diese *sämtlichen Reflexe* stellen sich *unverändert* auch *nach Groß- und Kleinhirnexstirpation* ein, sind also auf den Hirnstamm beschränkt.

Es findet also beim Kaninchen ein weitgehender tonisch-reflektorischer Dauereinfluß des Otolithenapparates auf Körper-, Hals- und Augenmuskulatur statt mit dem ausgesprochenen Zweck, die Stellung der Augen im Raume bei veränderter Körperstellung in weiten Grenzen unverrückt zu erhalten.

Bei Katze, Hund, Affe sind sie nach Ausschaltung der optischen Eindrücke im wesentlichen ebenso vorhanden. Ist das Sehen ungestört, so tritt der optische Einfluß auf die Augenbewegungen sehr deutlich hinzu. Auch vermögen diese intellektuell höherstehenden Tiere schnell die Folgen einer Labyrinthausschaltung auszugleichen, während die Folgen der Störung der Vestibularisautomatie beim Kaninchen dauernd bleibt. Für den Menschen als ausgesprochenes „Augentier" dürfte das oben für Katze, Hund und Affe Gesagte ebenfalls gelten.

Beim Menschen findet sich als vom Willen unabhängige Funktion der Augenmuskeln nur die *Gegenrollung*, die bei der Drehung des Kopfes um eine sagittale Achse eintritt und bei dieser Bewegung, wenn auch in unvollkommenem Ausmaße, die Stellung der Augen im Raum zu bewahren sucht. Man kann sie nach dem eben Gesagten zwanglos auf Otolithenwirkung zurückführen. Ob nun der Sacculus allein hier die Wirkung ausübt oder auch der Utriculus in Wirksamkeit tritt, läßt sich nicht sagen, da nach REICH die Macula sacculi frontal und vertikal gerichtet ist, während die Richtung der Macula utriculi horizontal und senkrecht zur Ebene der Macula sacculi steht. REICH sieht in dieser Anordnung die Möglichkeit der Verschiebung der Otolithenapparate in drei Raumdimensionen, was allerdings nicht einleuchtend ist. Genauere Rekonstruktionsversuche mit exakter Beziehung auf frontale und sagittale Schädelvertikalen sowie auf die Horizontale sind noch erwünscht.

BÁRÁNY hat exakte Messungen der Gegenrollung beim Menschen gemacht. Bei einseitiger Labyrinthzerstörung fand er häufig unternormale Werte, bei doppelseitiger Ausschaltung war sie mangelhaft oder fehlte. Dies Ergebnis ist eine Bestätigung der Utrechter Tierexperimente. BÁRÁNY führt die Wirkung jetzt nicht mehr wie anfänglich auf den Bogengangsapparat zurück. Möglicherweise sind bei den Untersuchungen BÁRÁNYs noch Fehlerquellen durch die Halsdrehung bei der Beobachtung gegeben, auch scheint mir nach Kenntnis der Utrechter Resultate die Beachtung der Halsreflexe auf die Augen bei Bogengangserregungen mit Kopfneigung während oder nach der Erregung nötig, sie könnten einen Einfluß auf Ergebnis bei den Bulbusbewegungen haben.

Neuerdings ist von BÁRÁNY, VOSS u. a. die Aufmerksamkeit auf bestimmte Krankheitsbilder gelenkt worden, wo Schwindel und Nystagmus nur bei bestimmten Kopflagen, nicht bei Kopfbewegungen, auftritt. Sie werden deshalb einer Störung des Otolithenapparates (wobei nicht feststellbar, ob peripher oder zentral) zugeschrieben. Anatomische Befunde stehen noch aus.

Es taucht auch hier wieder die Frage auf, ob nicht wie bei niederen Tieren Nystagmus auch vom Otolithenapparat ausgelöst werden kann. Vielleicht läßt sich auch die von Kranken mit schwerer einseitiger Labyrinthstörung bevorzugte Kopflage auf dem gesunden Ohr mit einer „Minimumstellung" des erhaltenen Otolithenapparates erklären und nicht mit der von BÁRÁNY gegebenen Deutung, um das Auftreten quälenden Nystagmus durch unzweckmäßige Blickrichtung zu vermeiden.

Bogengangswirkung auf die Augen.

FLOURENS hat schon 1828 den Effekt der Bogengangsdurchschneidung auf die Augen gesehen und angegeben, daß die Richtung der Augenbewegung durch die Richtung des verletzten Bogenganges bestimmt sei. BREUER hat die Bewegung der durch ihre Trägheit im Raume beharrenden Endolymphe relativ zu den verschobenen Bogengangswänden und Cristen als den normalen Reiz auf das Cristaepithel erkannt und die Richtung der dabei erfolgenden langsamen Augenbewegungen als durch die Richtung der relativen Endolymphbewegung bestimmt angesehen.

Horizontalbewegungen. Die wichtigste Körper- und Kopfdrehung beim Menschen ist die horizontale. Obschon nun die Richtung der äußeren Bogengänge nicht horizontal ist, sondern mit der Horizontalen einen vorne offenen Winkel bis zu 30⁰ bildet, ist doch die physikalische Erregung der Endolymphe, nach dem Sinus des Neigungswinkels bedingt, nur wenig abgeschwächt. Die Seitenwender, die Musculi recti externi und interni geben rein horizontale Seitenbewegung der Bulbi. Für die horizontalen Seitenbewegungen ist daher die Anwendung des Flourensschen Gesetzes ohne theoretische Bedenken durchführbar, auch ist der nervöse Apparat, wie unten noch erwähnt wird, anscheinend besonders für Horizontalbewegungen vorgebildet.

Führt man die Betrachtung an diesem einfachen Mechanismus der Horizontalbewegung weiter durch, so findet sich als physiologischer Endzweck bei den meist vorkommenden kleinwinkligen Drehbewegungen ruhiges Stehenbleiben der Bulbi im Raume, durch Stellungswechsel relativ zur Orbita.

Wird aber der Drehungswinkel größer, so daß die naturgemäß begrenzte Bewegung der Bulbi nicht mehr ausreicht, um weit genug dem Sehobjekt zu folgen, so schnellen sie nach Erreichung der Endstellung durch nicht vestibuläre Einflüsse zurück, aber nicht bis in die entgegengesetzte Endstellung, die langsame Bewegung setzt wieder ein und der Vorgang wiederholt sich solange die Drehung dauert. Diese ruckweise Bewegungskombination ist der *vestibuläre Nystagmus* (v. Ny.). Schon diese Bewegung wird von Ohm nicht mehr für physiologisch zweckmäßig gehalten, während Schilling darin eine Art subjektiver, stroboskopischer Verlangsamung des bewegten Sehfeldes sieht, die durchaus zweckmäßig die beschränkten Bewegungsmittel des Auges ausnutzt.

Erfolgt ein starker Reiz durch plötzliches Anhalten nach längerer Drehung oder durch den Dauerreiz der Kalorisation, so kommt ein *länger dauernder Nystagmusanfall* zustande, der nicht mehr physiologisch zweckmäßig ist, aber eine große *klinische* Bedeutung besitzt.

Es sei hier noch bemerkt, daß nach Gaedes Berechnungen die Endolymphe etwa 0,1 Sek. nach Bewegungsbeginn oder Bewegungsende zur Ruhe kommen muß, so daß die von Bárány als notwendig erkannte 10malige Umdrehung des Körpers in 20 Sek. für die Verstärkung des Endolymphstoßes nicht von Bedeutung sein kann. Sie ist zu diesem Ende zwecklos, eine Vierteldrehung würde für die Bogengangsendolymphe dasselbe leisten. Wenn nun die praktische Erfahrung trotzdem an dieser langdauernden Drehung als Erregungsoptimum für den vestibulären Nystagmus festhält, so müssen hier notwendig noch andere Faktoren nystagmusauslösend mitwirken, vielleicht die Otolithenapparate, deren Gravitation ja auch durch Zentrifugieren beeinflußt wird.

Zum Zustandekommen der langsamen Bulbusbewegung wie des Nystagmus genügt die Erregung in *einem* horizontalen Bogengang, da ferner von diesem einen Bogengang Bewegung in beiden Seitenrichtungen hervorgerufen werden kann, so muß ein horizontaler Bogengang mit sämtlichen Seitenwendern des Auges in nervöser Verbindung stehen. Die Wirkung auf die Augenmuskeln ist nach Bartels schönen nystagmographischen Untersuchungen an freipräparierten Bulbusmuskeln zunächst die einer aktiven Erschlaffung der Antagonisten, der unmittelbar eine Kontraktion der Agonisten folgt. Es genügt auch schon *ein* Musc. rect. externus, um Nystagmus zu erzeugen. Aus diesen Versuchen geht ferner hervor, daß auch der *Bogengangsapparat* einen *dauernden Tonus auf die Augenmuskulatur* zu erhalten scheint. Nach Ewald ist der Einfluß des benachbarten Labyrinthes auf das gleichseitige Auge stärker als auf das Auge der Gegenseite, so daß bei ersterem die langame Phase größere Exkursion zeigt.

Bei den *Vertikalbewegungen*, die nächst den horizontalen die wichtigsten sind, liegen die Bogengangsaugenbeziehungen wesentlich komplizierter. Nimmt man an, daß den vertikalen Bogengängen die Auslösung vertikaler Bulbusbewegungen zukommt, so kann man nicht a priori sagen, von welchem vertikalen Bogengang aus das geschehen soll, denn beide bilden mit der Sagittalebene einen Winkel von rund 45°. Auch ist die vertikale Augenbewegung nicht auf die Wirkung eines Muskelpaares wie bei der horizontalen Bewegung zurückzuführen, sondern je zwei Muskelpaare müssen in fein abgestufter Koordination zusammenwirken: der Rectus sup. und Obliq. inf. und der Rectus inf. und Obliq. sup. zusammen.

OHM hält es für wahrscheinlich, daß beim Menschen der obere Bogengang der einen Seite mit dem hinteren Bogengang der anderen Seite, die annähernd in einer Parallele liegen, als physiologische Einheit analog den horizontalen Bogengängen zusammenwirken, auch die Anordnung der Ampullen würde dafür sprechen. Er führt diesen Gedankengang konsequent durch, indem er zugleich auf den schon von ROTHFELD beim Kaninchen betonten Parallelismus zwischen den oberen und hinteren Bogengängen zu den Musculi recti sup. und der Zugrichtung der Musculi obliqui als einen besonders auffälligen und in gleicher Vollkommenheit am Körper sich nicht wieder vorfindenden betont. Er denkt sich mit der rechten oberen Ampulle den rechten Rectus inf. und linken Obliquus sup. als Rechtssenker sowie den rechten Rectus sup. und linken Obliquus inf. als Rechtsheber vereinigt verbunden; dieselben Verbindungen hat die linke untere Ampulle. Die Spiegelbildampullen gehören zu den entsprechenden übrigen Augenmuskeln. Diese rechts und links miteinander verbunden gedachten Muskelpaare nennt er Synergisten. Je zwei Spiegelbildsynergistengruppen besorgen dann das Heben und Senken der Bulbi, je zwei Nachbarsynergistengruppen veranlassen Rollung. Die komplizierte Zusammenarbeit erfordert natürlich die Annahme eines zentralen Koordinationsapparates, um den man aber bei den Vertikalbewegungen auch sonst noch weniger herumkommt, als bei den Horizontalbewegungen. OHMS Hypothese erklärt anscheinend restlos alle Augenbewegungen durch den Bogengangsapparat, entbehrt aber bis jetzt vergleichend- und experimentell-physiologischer Grundlage.

SCHILLING kommt auf Grund der KUBOschen Tierversuche sowie eigener Drehversuche am Menschen zu der Annahme, daß der obere Bogengang rotatorischen Nystagmus, der hintere vertikalen Nystagmus auslöse. Augenbewegungen werden am besten in den Hauptbewegungsrichtungen des Kopfes, der horizontalen, sagittalen und frontalen als horizontaler, vertikaler und rotatorischer Nystagmus erregt, während Schräglagen trotz physikalischer Optimumstellung für gekreuzt korrespondierende Bogengänge viel weniger ausgesprochene Bewegungen ergeben. Das würde gegen die Theorie OHMS sprechen. Aber auch SCHILLINGS Erklärung hat prinzipielle Schwierigkeiten, da z. B. bei der reinen Vertikalbewegung die beiden hinteren Bogengänge zusammenwirken sollen unter Blockierung der beiden oberen, was nur durch einen weiteren übergeordneten nervösen Sperrapparat denkbar wäre, der selbst wieder dem Raumsinn unterstehen müßte. Ich möchte noch darauf hinweisen, daß der gemeinsame Stromlauf der Endolymphe im Crus commune der beiden vertikalen Bogengänge eine weitgehende physikalische Kopplung der zähen Flüssigkeitsströme in jeder Richtung mit sich bringen muß. Man kann danach annehmen, daß sowohl bei Sagittal- wie bei Frontalbewegungen die Endolymphe in je einem vertikalen gleichseitigen Bogengangspaar annähernd gleichschnell in Bewegung kommt. Ferner ist die Erklärung rotatorischen Nystagmus durch einfache Superposition einer vertikalen auf eine horizontale Bulbusbewegung in jeder Abstufung vom horizontal-rotatorischen bis zum rein rotatorischen Nystagmus denkbar. Es wäre dann möglich, daß die Erregung der beiden oberen Bogengangspaare nur vertikalen Nystagmus, die der horizontalen nur horizontalen Nystagmus erregte und daß die Erregung aller rotatorischen resp. horizontal-rotatorischen Nystagmus ergebe.

Jedenfalls ist unsere tatsächliche Kenntnis von der Wirkung der beiden oberen Bogengänge auf die Augen noch ganz gering und es wird noch vieler Arbeit bedürfen, ehe wir statt Hypothesen ein positives Wissen setzen können.

Zentrale Vestibularisbahnen. Der vordere medial vom Corpus restiforme in die Medulla führende Teil des 8. Hirnnerven ist die Radix vestibularis, der laterale die Radix cochlearis. Diese scharfe Trennung besteht aber nach Winkler nicht, der behauptet, daß in beiden Wurzeln gemischte Fasern verlaufen und nur quantitative Unterschiede vorhanden seien. Dasselbe soll für die Endgebiete wie für die sekundären Systeme gelten. Diese zwar nicht unwidersprochen gebliebene Ansicht würde sich mit der aufsteigenden Differenzierung des Labyrinthes wohl in Einklang bringen lassen und eine willkommene Erklärung für die unten noch zu besprechenden akustisch-motorischen Augenreflexe, wie auch die vestibularen Einflüsse auf die Schallprojektion geben (Reich).

Den durch anatomische Forschungen besonders durch Kohnstamm zwischen Vestibulariskerngebiet und Augenmuskelkernen erschlossenen Beziehungen, wonach der Nucleus angularis hauptsächlich dieser Verbindung dient, während der ventrocaudale Deiters nur geringfügige Beziehungen unterhält und der großzellige Deiters ausschließlich spinale Bahnen versorgt, wird durch Tierversuche von Bauer und Leidler und pathologisch-anatomische Beobachtungen am Menschen durch Marburg widersprochen. Marburg fand horizontalen Nystagmus bei Erkrankung ganz ventrocaudaler Deitersteile, während durch solche im oralen Teil (Abducenskerngebiet) vertikaler Nystagmus erregt wurde. Leidler schließt sich Marburg im wesentlichen an: Von den Bogenfasern aus dem ventrocaudalen Deiters kann sowohl horizontaler wie rotatorischer Nystagmus, wie vertikale Deviation beim Kaninchen mit Sicherheit erzeugt werden. Die Bahn vom Deiters zu den Augenmuskelkernen ist das hintere Längsbündel. Es folgen der Reihe nach oralwärts Abducens-, Trochlearis- und Oculomotoriuskerngebiet. Während nun die Abducensneurone dem gleichseitigen Musc. rect. extern. zustreben, treten sie ebenfalls gleichseitig mit den Ursprungszellen für den Musc. rect. intern. im großzelligen lateralen Oculomotoriuskern in Verbindung, von da aus gehen sie kreuzend und sich mit den aus dem gleichen Ursprungskern der anderen Seite austretenden Fasern verbindend zum Musc. rect. intern. der anderen Seite. Es scheint hierin ein anatomisch-präformierter Apparat für die besonders wichtige Horizontalbewegung zu liegen. Wichtig ist die Annahme Bings, daß das Abducenskerngebiet auch als pontines Blickzentrum fungiert, wo die supranukleären Bahnen endigen, welche aus dem corticalen Blickzentrum im hintersten Teile der mittleren Stirnwindungen herrühren. Diese anatomischen Beziehungen der vestibularen und optomotorischen Reflexbahnen sind zum Verständnis der Ohr-Augenbeziehungen wichtig.

Die *langsame Bewegung* des Auges relativ zum gedrehten Kopf, ebenso die langsame Phase des ventralen Nystagmus ist zweifellos ausschließlich vestibular bedingt. Die hierfür notwendige Koordination wird wahrscheinlich durch ein im Deiterskerngebiet liegendes Zentrum ausgeführt. Die langsame Phase kann isoliert beobachtet werden bei Frühgeburten, in nicht zu tiefem Koma oder Narkose, bei Schwachreizen des Labyrinthes durch Drehung, Pression oder Kalorisation (Kobrak).

Die *schnelle Phase* ist ein Ergebnis der langsamen, da sie nicht allein beobachtet wird. Über Art und Ort ihrer Auslösung sind die Ansichten noch nicht geklärt.

Brunner (1) nimmt an, daß durch die bei der langsamen Phase bewirkte aktive Erschlaffung der Antagonisten und die Kontraktion der Agonisten die in den Augenmuskeln sehr zahlreichen sensiblen Endkörperchen gereizt werden und daß dieser propriozeptive Reiz (Tozer und Sherrington) auf der afferenten motorischen Bahn rückwärts zu den primären Kernen geleitet und von

dort aus ohne Inanspruchnahme eines übergeordneten Zentrums die rasche
Komponente ausgelöst wird.

BARTELS, der zuerst propriozeptiven Reiz der Augenmuskeln für die Auslösung der schnellen Phase in Anspruch nahm, legte den Rückweg über das
Großhirn, ebenso ROSENFELD, da in Narkose, Koma, bei unentwickelter Großhirnfunktion die schnelle Phase fehlt. Diese Annahme ist nach BAUER und
LEIDLER, DE KLEIJN und MAGNUS nicht mehr zu halten, da bei enthirnten
Tieren die schnelle Phase unverändert erscheint. Auch die propriozeptive Auslösung wird neuerdings von DE KLEIJN auf Grund seiner Desensibilisierungs-
versuche am isolierten Augenmuskel abgelehnt.

BÁRÁNY unterstellt die schnelle Phase einem hypothetischen supranucleären
Blickzentrum (MONAKOW), das aber von MARBURG als anatomisch unhaltbar
abgelehnt wird. BAUER und LEIDLER nehmen ein Nystagmuszentrum im
Deiterskerngebiet an. Doch paßt dazu nicht, daß bei Läsion dieses Zentrums
die schnelle Phase allein verschwinden soll, während die langsame erhalten
bleibt (BARTELS). MAGNUS und DE KLEIJN legen das Zentrum auf Grund ihrer
exakten Einengungsversuche zwischen das Vestibularis- und Augenmuskelkern-
gebiet. Vielleicht ist es identisch mit dem erwähnten BINGschen Blickzentrum
in der Nähe des Abducenskernes. Es ist in dieser Frage noch dringend die
Sammlung von intra vitam genau beobachtetem, anatomisch geklärtem Material
notwendig, wie das MARBURG und BRUNNER mit Recht betonen, Hypothesen
sind nunmehr genug vorhanden.

Außer den reflektorischen Einflüssen, welche Labyrinth und Halsmuskeln
auf die Augenmuskeln ausüben, gibt es noch solche durch optische und corticale
Impulse. Vielleicht werden sie alle an *einer* Zentralstelle vereinigt und reguliert
(BARTELS). Durch *optische* und *corticale Reize* werden Nystagmusformen ausgelöst,
die sich im Aussehen nicht von dem vestibulären Rucknystagmus unterscheiden.

BÁRÁNY hatte bereits 1906 auf eine besondere Art des optischen Nystagmus
aufmerksam gemacht, die dadurch entsteht, daß der Blick einer Reihe vorüber-
ziehender Gegenstände zu folgen versucht *(Eisenbahnnystagmus,* BÁRÁNY,
optischer Drehnystagmus, Ohm). Er entsteht dadurch, daß unbewußt im zentralen
Sehfeld ein Teil aus der vorübergleitenden Reihe festgehalten wird und das Auge
zu folgen veranlaßt. In Endstellung federn die Bulbi rasch zurück, finden einen
neuen Haltepunkt und das Spiel wiederholt sich. Ein Unterschied gegenüber
dem vestibularen Nystagmus liegt darin, daß der optische Nystagmus mit
Verschwinden der optischen Erregung sofort sistiert, daß er durch Fixation
sofort gehemmt und ohne Schwierigkeit auch als diagonaler Nystagmus hervorgerufen werden kann. Da er beim Drehen einer Person durchaus richtungsgleich
dem vestibulären Nystagmus erregt wird, so ist, wenn man letzteren rein prüfen
will, während der Bewegung das Gesichtsfeld mitzudrehen oder das Auge abzu-
blenden. Verminderung der Fixation durch BREUERS oder BARTELS Brille
genügt nicht, um diesen Fehler auszuschalten. Auf den Drehnystagmus hat er
aus dem oben erwähnten Grunde keinen Einfluß. BÁRÁNY hat ihn schon bei
achtstündigem Säugling nachweisen können. BARTELS auch bei Idioten, er
findet sich schon bei wirbellosen Tieren. Er hat also mit dem Großhirn und
dem bewußten Sehen nichts zu tun und ist wahrscheinlich ebenso wie der vestibulare Nystagmus ein Urreflex, der beim Menschen vielleicht auf der kurzen
Bahn: Opticus—primäre Ganglien—Augenmuskelkerne verläuft. Seine klinische
Bedeutung für den Otologen liegt darin, daß ein peripher oder zentral aus-
gelöster vestibulärer Nystagmus durch ihn gehemmt und ausgeschaltet wird.
Der optische Nystagmus dominiert über den vestibulären. Bei nicht vestibulär
bedingtem Nystagmus tritt dagegen meist eine Abänderung des optischen
Nystagmus ein. Entweder erscheint statt des erwarteten optischen Nystagmus

entgegen der Bewegungsrichtung der Reizobjekte gar kein Nystagmus oder es tritt eine Umkehr der Bewegungsrichtung ein (Inversion des optischen Nystagmus). Damit ist ein Mittel zur Verifizierung des vestibularen Nystagmus gewonnen. Die Methode durch Bárány (2), Brunner (2), Démétriades, Ohm weiter ausgebaut, dürfte von Bedeutung auch für die weitere Erforschung des vestibulären Nystagmus werden.

Bezüglich der gewaltigen Bedeutung, welche die wachsende Kenntnis der vestibularen Ohr-Augenbeziehungen für die Diagnose und Therapie der Ohrerkrankungen und ihre zentralen Folgezustände gewonnen hat, verweise ich auf die betreffenden Abschnitte dieses Handbuches. Hier sei noch auf einige Zusammenhänge mit Augenstörungen hingewiesen.

Liegt bei *Blicklähmungen* die Unterbrechung oberhalb des Pons (Pseudoophthalmoplegia Wernicke), so geht die vestibuläre Erregung unbehindert zu den Augenmuskeln durch. Liegt bei pontinen Blicklähmungen der Herd oberhalb der Vestibularisbahn, so tritt als Vestibularisreiz die langsame Bewegung auf, die schnelle Phase fehlt. Fehlt bei pontinen Herden der calorische Nystagmus auf einer Seite, so kann unter Berücksichtigung der andern Symptome die betroffene Seite festgestellt werden. Es fehlt aber auch hier noch die genügende anatomische Unterlage.

Bei *Augenmuskellähmungen* beobachteten Bárány und Bartels Ausfall des Nystagmus nach der Seite des gelähmten Muskels hin. So bleibt bei Abducensparese das betroffene Auge in der Abduktionsbewegung zurück. Nach Ruttin lassen sich leichte Paresen dadurch nachweisen, daß man zur gelähmten Seite hin dreht und nun beobachtet, daß das gelähmte Auge wie ermüdet zurückgeht und Konvergenzschielen auftritt. Auch bei Bewußtlosen und Säuglingen läßt sich durch Erregung von vestibularem Nystagmus Abducenslähmung nachweisen.

Beim Säugling findet die Augenregulierung noch im wesentlichen durch den Vestibularapparat statt, ferner erzeugt einseitig verstärkter Vestibulartonus Vertikaldifferenz der Bulbi und das gleichzeitige Auge wird stärker vom benachbarten Vestibularapparat beeinflußt. Diese Erscheinungen haben Bartels und später Ohm veranlaßt zur Klärung sonst unaufgeklärter Arten *abnormer Augenstellungen* heranzuziehen. Sie nahmen an, daß sie sich dauernd geltend machen könnten, vor der Entwicklung der Fusion oder bei mangelhafter Ausbildung derselben. So hat Bartels bei einer Anzahl von Kindern mit Strabismus convergens zur Hälfte Abweichungen der Drehreaktionen gefunden. Jedoch sind die Ergebnisse, wie Bartels selbst betont, noch keineswegs gesichtet und bedürfen der Nachprüfung.

Auch bei manchen noch nicht aufgeklärten Nystagmusformen hat man vestibulare Einflüsse gedacht. Besonders bei dem so häufig auftretenden *Nystagmus der Bergleute.* Bennoit und Stassen haben diesen Gedanken zunächst aufgegriffen, dann hat Ohm in sorgfältiger jahrelanger Arbeit unter Benutzung der Nystagmographie Licht in das dunkle Gebiet zu bringen versucht. Er fand alle Übergänge zwischen Pendel- und Rucknystagmus, aber während er zunächst einen überwiegenden verstibularen Einfluß zu finden glaubte und beide Phasen des Pendelnystagmus durch Störung beider Vestibularapparate zu erklären suchte, während auch die diagonale Form des Nystagmus zwanglos auf vestibularem Wege erklärbar war, hat er doch schließlich die Störung des optischen Tonus als wichtiger anerkannt. Wie weit außerdem noch Halsreflexe, Otolithenreflexe und corticale Einflüsse in Frage kommen, ist noch nicht sichergestellt.

Vestibularer Pupillenreflex.

Bei experimenteller Labyrinthreizung kommt es nach Udvarhelyi unter anderem auch zu einer Pupillenerweiterung, die meist so lange andauert wie der Nystagmus, bisweilen aber auch länger. WODAK stellte auch einen Einfluß des Lichtes dabei fest, da er bei Tageslicht (84%) die Reaktion häufiger fand als bei künstlicher Beleuchtung (50%). Spätere Versuche von WODAK und FISCHER zeigten, daß ein gewisses Beleuchtungsoptimum nötig ist, während die Lichtart gleichgültig ist. Es kommt dann zu sog. Eutonus der Pupille, wobei sie am sichersten anspricht. Notwendig ist ferner passive Drehung der Versuchsperson, da die anderen üblichen Labyrinthreize sensible Reaktionen der Pupille vom Gehörgang aus ergeben. Beobachtet die Versuchsperson sich nun selbst mit subjektiver entoptischer Methode, so bemerkt sie zunächst eine Verengerung der Pupille, dann folgend kräftige Erweiterung und heftige Schwankungen der Pupillenweite (HIPPUS). WODAK und FISCHER glauben den Pupillenreflex auf ein Übergehen der vestibulären Reize über Deiterskern, hinteres Längsbündel auf den kleinzelligen Oculomotoriuskern zurückführen zu sollen. Es scheinen mir aber auch bei der vorsichtig ausgeführten Drehreaktion sensible Reize der Haut, der Intestina, die auf den Sympathicus wirken, nicht vermeidbar zu sein. Die rein vestibuläre Auslösung ist also nicht gesichert. Eine praktische Bedeutung besitzt dieser Reflex schon wegen der schwierigen Untersuchungsmethodik nicht.

Akustische Einstellung der Blickrichtung.

Während die vestibularen Beziehungen zum Auge sich in der Erhaltung der Blickrichtung erschöpfen, scheint dem Telerezeptor Ohr unter anderem auch noch die Aufgabe zuzufallen, den Telerezeptor Auge unbewußt auf eine Schallquelle einzustellen, ursprünglich vielleicht zum Zweck des Beutemachens und der Abwehr. Jedenfalls wird diese Aufgabe überraschend präzise gelöst. Die Kriegserfahrungen haben ergeben (bei Schallmeßtrupps, MARX), daß der Ort eines Knalles mit eine Winkelgenauigkeit von $\frac{1}{2}$—$\frac{1}{3}^0$ über das Ohr vom Auge eingestellt wird. Geringe einseitige Höreinschränkung bedingt einen konstanten Fehler. Interessant ist, daß einseitige Erregung des Vestibularapparates Fehlweisung in der Richtung der langsamen Komponente bedingt (FREY). Es ist denkbar, daß die oben erwähnten, von WINKLER gefundenen Faserbeziehungen zwischen Ramus vestibularis und cochlearis die Reizleitung übermitteln. Sicher handelt es sich aber nicht um einen Urreflex, denn Aufmerksamkeit und Übung spielen eine Rolle dabei; auch hier dürften vergleichend-physiologische Untersuchungen noch weitere Klärung bringen.

Cochleare Augenreflexe.

Cochleo-palpebraler Reflex. Bekannt ist, daß die meisten Menschen bei unerwartetem starkem Schalleindruck kurz die Augen schließen, ebenso daß der Reflex durch Willensanstrengung oder Gewöhnung unterdrückt werden kann. BECHTEREW hat sich 1903 mit diesem Reflex näher befaßt und ihn auf seine klinische Verwendbarkeit geprüft. Er fand, daß er in allen Fällen labyrinthärer oder zentraler Taubheit fehlte. Bei peripherer Facialislähmung war er auf der erkrankten Seite stark abgeschwächt, bei zentraler dagegen erhalten. Besonders wertvoll ist er zur objektiven Feststellung simulierter Taubheit.

BECHTEREWS Arbeit blieb unbeachtet, erst der während des Krieges sich immer dringender geltend machende Wunsch nach einem objektiven Reagens bei der Hörprüfung analog dem vestibulären Nystagmus führte zur Wiederauffindung der Reaktion, zur Verbesserung der Methode und Feststellung ihrer Brauchbarkeit an großem Material. Wichtig ist die Verwendung einer Schallquelle, die frei ist von taktilen Reizen auf Gehörgang oder Trommelfell, wie das ALEXANDER und CEMACH festgestellt haben. Als solche eignet sich am besten die im Höroptimum tönende c^4-Gabel, die bei großer Tonintensität nur

minimale Amplitude hat und sicher keine taktilen Reize auslöst. Der von
Belinoff zuerst benutzte Báránysche Lärmapparat oder sein Mikrotympanum
liefern ebensowenig reine Schallreize, wie ein mit Induktor betriebenes Telephon
(Foy), das ebenfalls empfohlen wurde. Cemach, dessen kritischen Untersuchungen an großem Material wir die Grundlagen für die klinische Verwendbarkeit des Reflexes verdanken, kommt zu dem Resultat, daß er bei 95% Normalhörender regelmäßig vorkommt. Bei Neugeborenen fand ihn Démétriades
in der 4.—6. Stunde nach der Geburt. Bei Frühgeburten trat er bedeutend
später, bis 8 Tage nachher, auf. Da der Reflex meist ohne Schwierigkeit von
dem Untersuchten unterdrückt werden kann, so ist unbemerkt und überraschend
die Gabel möglichst nahe am Ohr, aber ohne Berührung desselben oder des
Haares durch Assistenz kräftig anzuschlagen, während man bei hellem Tageslicht
die etwas nach oben gerichteten Augen beobachtet. Der Reflex fehlt nur bei
totaler Taubheit, selbst geringe Hörreste, die zu Sprachgehör nicht mehr genügen,
können ihn noch auslösen lassen. Er läßt also keinen Schluß auf den Umfang
der erhaltenen Körperfunktion zu. Er kann deshalb auch zur Prüfung auf
Simulation nur in Verbindung mit anderen Untersuchungsmethoden verwandt
werden.

Bechterew hat als Leitungsbahn die vom zentralen Cochlearisverlauf zu
dem Facialis ziehenden Kollateralen angesprochen. Nach Brunner sind sicher
nicht nur der Hirnstamm, sondern auch das Großhirn beteiligt, es handelt sich
also nicht um einen reinen Reflex, sondern um eine instinktive Bewegung im
Sinne Exners.

Cochleo-pupillarer Reflex.

Nachdem 1876 zuerst Holmgreen, später noch andere Pupillenerweiterung
als Reaktion auf plötzlichen energischen Schalleindruck bei Tieren und Mensch
mitgeteilt hatten, fand anscheinend unabhängig von diesen Schurygin bei
Hörprüfungen an Soldaten, daß bei Annäherung der tönenden Stimmgabel
oder bei Prüfung der Knochenleitung eine Verengerung der Pupille erfolgte,
der sich bald eine Erweiterung anschloß. Bei Schwerhörigkeit oder Taubheit
blieb sie ganz aus. Cemach konnte die Angaben Schurygins bei bei der Nachprüfung nur mit wesentlichen Einschränkungen bestätigen, namentlich bezüglich
der klinischen Verwendbarkeit des Reflexes. Er fand, daß nur ein Viertel der
geprüften Normalhörenden deutlich reagiert, ein weiteres Viertel zeigte für das
unbewaffnete Auge kaum merkliche Reaktion. Wie bei dem oben erwähnten
vestibulo-pupillaren Reflex scheint ein Eutonus der Pupillen Vorbedingung
für das Gelingen zu sein, denn bei künstlichem Lichte versagte Cemach der
Reflex stets, während ihn Wodak und Fischer mit ihrer entoptischen Methode
gut nachweisen konnten. Da die Pupillenreaktion auch durch psychische
Momente, wie die Erregung der Aufmerksamkeit bei der Annäherung der
klingenden Stimmgabel oder auch die Überraschung, bei sensiblen Personen
besonders leicht (Neurastheniker, Erschöpfte) ausgelöst werden kann, so sind
Täuschungen über die rein akustische Auslösung leicht möglich. Noch weniger
sind deshalb taktile Reize bei tiefen Tonquellen oder Knochenleitung geeignet.
Ostino und Udvarhelyi nahmen Reizleitung vom Ramus cochlearis zum
Sympathicus zur Erklärung des akustischen Pupillenphänomens an. Wodak
und Fischer gestehen dem Sympathicustonus höchstens eine begünstigende
Wirkung auf die Mydriasis zu, im wesentlichen nehmen sie auch für den coch-
learen Reflex eine Reizleitung über den kleinzelligen Oculomotoriuskern an
Für die Bahn dorthin sehen sie drei Möglichkeiten: Entweder durch direkte
Verbindung des zentralen Cochlearis im Mittelhirn mit der optisch-akustischen
Reflexbahn, oder über die Großhirnrinde ohne Bewußtseinsvorgänge oder über

diese als Ausdruck eines psycho-physischen Bewußtseinsaktes. Also eine Hypothese mit drei Unbekannten, die nur zu deutlich die Schwierigkeit einer Erklärung zeigt, ohne Klarheit zu bringen.

Gehörgangs- und Mittelohrreflexe auf die Augen.

Nach KISCH wird bei taktiler oder calorischer Reizung des Gehörgangs und des Trommelfells bei normalen Menschen stets ein sofort eintretender kurzer Lidschlag oder Lidschluß ausgelöst. Bei letzterem gehen die Corneae nach oben außen oder seltener nach oben innen (BELLsches Phänomen). Gleichzeitig fand sich in der Hälfte der Fälle Tränenträufeln, meist auf der gereizten Seite verstärkt und bei schwacher Auslösbarkeit merkliche beiderseitige Pupillenerweiterung, sowie selten Lidspaltenerweiterung und Vortreten der Bulbi.

Ein- oder doppelseitiges Fehlen ist stets pathologisch. Bei Trigeminuslähmung fällt der Reflex aus, auch bei Leuten mit alten Schädeltraumen, ebenso bei Morbus Basedow fehlt er oft.

Der Lidschlag wird durch Reizung des die vordere Gehörgangswand versorgenden Trigeminuszweiges hervorgerufen, auch einseitiges Tränenträufeln kann auf dieser beruhen. Das BELLsche Phänomen basiert nach BORCHARDT darauf, daß derselbe Willensimpuls der das Auge schließt, auch einem oder einigen Muskeln des Bulbus (Obliquus inf., in seltenen Fällen Obliquus sup.) gleichfalls Innervationsimpulse zusendet. Wir haben es also mit einem überspringenden Reiz bei reflektorischem Lidschluß zu tun.

Die Pupillenerweiterung kann durch sensible Erregung des Trigeminus zustande kommen, aber auch der psychische Reiz bei sensiblen Personen kann zur Auslösung genügen, wobei auch sonst öfter geringer Exophthalmus beobachtet wird. Ob auch die Nervenversorgung der Pauke und des Tubeneinganges, an welcher ja direkte Verbindungen mit dem sympathischen Plexus caroticus bestehen, beteiligt ist, ist eine offene Frage. MAGNUS hat bei Kaltspülung beim Kaninchen Sympathicuslähmung beobachtet. URBANTSCHITSCH konnte bei rasch erfolgenden Luftdruckschwankungen im Gehörgang, besonders aber bei perforiertem Trommelfell kurzdauernde Pupillenerweiterung beobachten. Der Einfluß dieser sensiblen Trigeminuserregungen sowie der Sympathicusreizung als unbeabsichtigte Nebenwirkung bei Auslösung des cochleo-palpebralen und cochleo-pupillaren Reflexes ist bereits erwähnt worden.

Erwähnt sei hier noch, daß URBANTSCHITSCH bei Reizung des äußeren und Mittelohres (Bougierung) oder bei schmerzhafter Mittelohrentzündung teils gesteigertes, teils herabgesetztes Sehvermögen ohne Änderung des Augenhintergrundes beobachtet hat. OSTMANN konnte diese Einwirkung allerdings nicht bestätigen.

Entzündliche Ohrerkrankungen und Auge.

Diffuse und circumscripte *Entzündungen des äußeren Gehörganges*, von dort ausgehendes Erysipel, können *entzündliches Ödem der Lider und Chemosis* verursachen, wobei zwischen Ohr und Auge anfänglich ein scheinbar entzündungsfreier Zwischenraum vorhanden ist. Ferner zeigt sich öfter Lidödem bei beginnendem subperiostalem Absceß auf dem Warzenfortsatz, bei infizierter Wundnaht nach Warzenfortsatzoperationen oder Weiterkriechen entzündlicher Prozesse in die Jochbogenzellen oder in die Spongiosa der platten Schädelknochen bei Osteomyelitis. Man wird sich dieses Vorkommens erinnern müssen, wenn man an das unten noch zu besprechende Ödem der Lider bei Thrombose des Sinus cavernosus denkt.

Unter reflektorischer Vermittlung des *Trigeminus* können bei Entzündungen des äußeren und Mittelohres *tiefliegender Augenschmerz, Tränenträufeln* und Bindehautinjektion entstehen. Bei Mittelohrentzündung kann es ferner zu direkter Reizung des Ganglion Gasseri durch kollaterales toxisches Ödem kommen. Hier darf man nach Sicherung des Eiterabflusses Aufhören des tiefen Augenschmerzes erwarten. Bleibt er dann noch, so muß man an einen tiefliegenden extraduralen Absceß an der vorderen Pyramidenfläche denken, wie er unter Vermittlung des Canalis caroticus oder auch nicht selten durch Weiterkriechen der Eiterung in den perilabyrinthären Zellräumen ohne Einbruch ins Labyrinth vorkommt. Der Absceß braucht dabei nicht so weit medial zu liegen, daß er direkt an das Ganglion Gasseri heranreicht, es genügt schon Heranreichen an die nähere Umgebung, um heftigste, tiefe Augenschmerzen auszulösen. Die vom Mittel- oder inneren Ohr besonders bei Pseudocholesteatomen oft ausgelöste *Facialislähmung* oder die Läsion bei Ohroperationen hat oft dauernden *Lagophthalmus* zur Folge, der das störendste Symptom einer solchen Lähmung bilden kann.

Intrakranielle Folgezustände und Auge.

Greift ein Entzündungsprozeß vom mittleren oder inneren Ohr auf die Schädelhöhle über, so kommt es oft zu sekundärer Affektion des Sehnerven oder der Augenmuskelnerven meist unter Vermittlung des Liquor cerebrospinalis, seltener durch direkte Wirkung auf die Nervenstämme oder die Kernregion. Diese sekundären Augenerkrankungen haben im wesentlichen nur diagnostische Bedeutung, da eine dauernde Schädigung bei günstigem Ausgang nur äußerst selten beobachtet wird, im Gegensatz etwa zur cerebrospinalen Meningitis.

Die *Papilla nervi optici* ist am häufigsten verändert. Es finden sich alle Grade der Gefäßerweiterung, Neuritis optica und Stauungspapille. Von ophthalmologischer Seite ist mehrfach zur Vorsicht bei der Beurteilung der Schlängelung der Netzhautgefäße oder Hyperämie des Augenhintergrundes als pathologischer Befunde geraten worden, sie dürften von seiten der Otologen wohl zu oft als pathologisch angesprochen worden sein. Die Häufigkeit des Vorkommens ist darum nicht ganz sicher gestellt. Es ist aber andererseits zu bedenken, daß sicher vielfach eine Papillenveränderung nicht festgestellt worden ist, die zwar vorhanden, auf die aber mangels Störungen des Allgemeinbefindens und des Visus nicht untersucht wurde. Die systematische Untersuchung des Augenhintergrundes aller Ohrpatienten durch Wagener haben bei anscheinend vollkommenem Wohlbefinden und komplikationslosem Verlauf mehrfach unzweifelhafte Veränderungen der Sehnervenscheibe erwiesen.

Es gibt eine Anzahl statistischer Zusammenstellungen über die Häufigkeit der Augenhintergrundsveränderungen bei den einzelnen Erkrankungen des Schädelinneren otogenen Ursprunges, so von Hansen, Körner, Mygind, Sessous, Tenzer, Uhthoff, Blau. Nach der etwa 1000 Fälle umfassenden Sammelstatistik des letzteren kommt es zu *Augenhintergrundveränderungen bei Extraduralabsceß* in 11%, bei *Sinusthrombose* in 31%, bei *Großhirnabsceß* in 54%, bei *Kleinhirnabsceß* in 34%, bei *Meningitis* in 40% der Fälle. Solche Sammelstatistiken haben den Nachteil, viele besonders auffällige Krankheitsgeschichten zu umfassen, die Statistik aus *einer* Klinik wie die von Mygind zeigt erheblich niedrigere Prozentsätze, hat aber den Nachteil zu klein zu sein, um ein genaues Übersichtsbild zu geben. Zweifellos scheint aber die von Mygind gefundene Zunahme der Häufigkeit der Sehnervenveränderung bei Kombination mehrerer Hirnkomplikationen. Man darf also annehmen, daß in weniger als der Hälfte der Fälle otogener Komplikationen es zu Veränderungen am Augenhintergrund kommt. Ihr Fehlen spricht nicht gegen eine schwere Komplikation, während ihr Vorhandensein nicht immer eine solche beweist. Auffällig ist, daß bei der Meningitis serosa acuta die Augenhintergrundsveränderungen häufiger als bei allen anderen otogenen Schädelinhalterkrankungen vorzukommen scheinen, während sie bei der eitrigen infausten Meningitis besonders häufig fehlen. Eine besondere Eigenart der otogenen Augenhintergrundsveränderungen ist ferner das oft beobachtete Beginnen oder Fortschreiten *nach* Ausschaltung des auslösenden Entzündungsherdes und bei ungestörtem Heilungsverlauf, schließlich das oft monatelange Fortbestehen, nachdem die Ohrerkrankung längst geheilt ist. WAGENER hat bei Mittelohrerkrankungen mit vollem Wohlbefinden stark erhöhten Liquordruck gefunden, bei leichten Beschwerden war er sogar oft dann vorhanden, wo nichts auf cerebrale Komplikationen schließen ließ. Aber auch bei unerheblichen Drucksteigerungen waren toxische Veränderungen des Liquor öfter vorhanden, die einen chronischen gutartigen Verlauf nehmen und durch die Operation zunächst nicht beseitigt werden können. Es scheint als ob in den engen Lymphspalten, die mit dem Opticus zur Peripherie ziehen, toxische Substanzen, vielleicht auch Bakterien abgeschwächter Virulenz tief vordringen, durch reaktive Schwellung die Spalträume abschließen und sich dann bei fehlender Verbindung mit dem Subarachnoidealraum längere Zeit selbständig erhalten können. Umgekehrt wird bei hochvirulenten Erregern durch die gleich beim Eingang in die Lymphspalten ausgelöste starke Schwellung der weitere Zugang versperrt. DE LIETRO VOLLARO, ebenso OCHSENFELD fanden bei akuter Meningitis im intrakraniellen Teil des Opticus sehr zahlreiche Mikroben, während eine starke reaktive Schwellung im Bereich des Canalis opticus den Lymphscheidenraum abschloß, so daß in der Nähe des Sehnerveneintritts in die Orbita die Bakterien bereits sehr spärlich waren und im peripheren Teil vollkommen fehlten.

Augenhintergrundsveränderungen bei gutem Allgemeinbefinden und operativ wohlversorgtem Ohr sind zunächst nur eine Mahnung zu sorgfältiger Weiterbeobachtung, nicht aber eine Indikation zu weiterem operativem Vorgehen. Augenhintergrundsveränderungen vermögen an sich nicht auszusagen, ob es sich um eine harmlose toxische Reizung, Sinusthrombose, Meningitis oder Hirnabsceß handelt, sondern sind nur im Rahmen des gesamten Krankheitsbildes mit Vorsicht zu bewerten.

Otogene Augenmuskellähmungen.

Der *Nervus oculomotorius* erkrankt am häufigsten bei otogenem Schläfenbeinabsceß, nach UHTHOFF in 19% der Fälle, bei Kleinhirnabsceß in 14%, bei Sinusthrombose in etwa 6%, soweit nicht die eine Ausnahmestellung beanspruchende Thrombose des Sinus cavernosus hinzukommt, bei Meningitis ist sie sehr selten. Bei Schläfenlappenabsceß wird fast immer der Oculomotorius der erkrankten Seite gelähmt, anscheinend durch Druck, wozu nach STEINBRÜGGE die Gegend der Anheftung des Tentorium geeignet erscheint, wo der Nerv unter die Dura tritt. Charakteristisch für die Oculomotoriuslähmung ist, daß zuerst Ptosis und Lähmung des Sphincter iridis auftreten und erst später dazu die zum Rectus internus, Rectus superior und inferior oder obliquus inferior führenden Fasern im Gegensatz zur nuclearen Lähmung, wo die Ptosis zum Schlusse kommt. Komplette Lähmung ist verhältnismäßig selten. Isolierte Ptosis finden sich nach UHTHOFF bei 13%, einseitige Mydriasis bei 28%, Ptosis und Mydriasis zusammen bei 24%, komplette Lähmung bei 12% der Lähmungen. Die Ursache für dieses Verhalten sieht KÖRNER in einem besonderen biologischen Verhalten derjenigen Fasern, welche dauernd in Tätigkeit sind. So arbeitet der Lidheber während des Wachens andauernd und der Sphincter iridis solange Lichtreize erfolgen. Er findet ein Analogon dazu in dem Verhalten der ebenfalls dauernd tätigen Glottisöffner bei der Recurrenslähmung. Knapp hat dies eigentümliche Verhalten bei Schläfenlappentumoren bestätigt gefunden.

Trochlearislähmung ist bei Großhirnabscessen sehr selten gefunden (1,6%), bei Kleinhirnabscessen nie, bei Meningitis unsicher.

Abducenslähmungen nehmen eine Sonderstellung ein und sind klinisch wie prognostisch anders zu bewerten als die übrigen Augenmuskellähmungen. Sie kommen nicht selten bei Fehlen nachweisbarer intrakranieller Erkrankungen vor und treten im Gegensatz zur Oculomotoriuslähmung bei der serösen Form der Meningitis, bei eitriger Meningitis und bei Kleinhirnabsceß öfters auf. Zweifellos ist der Nervus abducens leichter verletzlich als andere Hirnnerven, vielfach sind Abducenslähmungen nach Lumbalpunktion, Lumbalanästhesie,

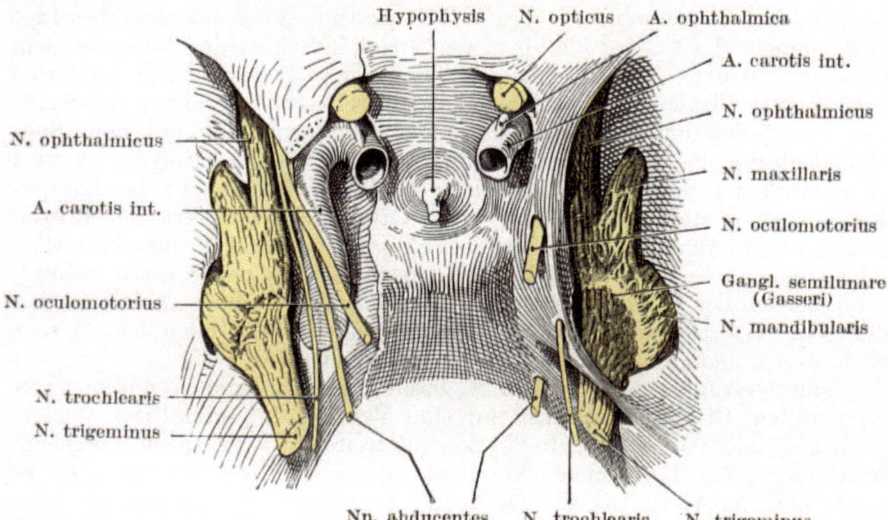

Abb. 1. Topographie der Endstrecke der A. carotis interna der Augenmuskelnerven und des Ganglion semilunare (Gasseri). Linkerseits ist die Dura mater entfernt. Die Grenzen des Sinus cavernosus sind nicht dargestellt worden.
(Aus Corning: Topographische Anatomie, 12. und 13. Aufl.).

bei Influenza ohne Hirnkomplikationen beobachtet worden. Am meisten findet sich Abducenslähmung bei Kindern und jugendlichen Personen mit subakuter Otitis media oder Mastoiditis mit oder ohne extraduralen Absceß der hinteren Schädelgrube. Wir wissen, daß es bei solchen Jugendlichen, solange der Eiter noch unter Druck steht, zu meningitischen Reizerscheinungen gar nicht selten kommt. Wie bei diesen genügt manchmal die Druckentlastung durch einfache Paracentese, um sie zurückgehen zu lassen, sonst die Aufmeißlung ohne Eröffnung des Schädelcavum. Manchmal dauert es Monate nach der Heilung des Ohrprozesses, bis die Abducenslähmung zurückgeht. Das Ganze hat viele Ähnlichkeit mit der Sehscheibenaffektion bei seröser Meningitis.

. Gradenigo hat für die meisten der Abducenslähmungen ein besonderes Krankheitsbild aufgestellt: eitrige Mittelohrentzündung, dauernde Schmerzen in der Schläfen- und Scheitelbeingegend und Abducensparalyse, wobei die Schmerzen auf eine ursächliche Osteitis der Pyramidenspitze hinweisen sollen. Unter dem Schlagwort „Gradenigos Syndrom" hat sich die Aufmerksamkeit besonders auf die Ursache, die angenommene Entzündung in der Pyramidenspitze hingewandt. Durch peritubare Zellen längs dem Venengeflecht des Canalis caroticus oder auch durch perilabyrinthäre Zellen soll die Entzündung an diesen entlegenen Punkt hingelangen. LANGE, WAGENER, UFFENORDE haben darauf hingewiesen, daß bei anatomisch sichergestellten eitrigen Erkrankungen der Pars petrosa bis in die Pyramidenspitze meist die Abducenslähmung fehlt. Ich konnte dasselbe bei drei Fällen bestätigen. Also gerade da, wo man nach GRADENIGOS Hypothese eine Abducenslähmung erwarten dürfte, fehlte sie. Die Kopfschmerzen können aber ebensogut durch meningeale Reizerscheinungen der hinteren und mittleren Schädelgrube, wie durch eine angenommene Entzündung an der Pyramidenspitze erklärt werden. Die Lumbalpunktion hat meist Drucksteigerung und Zellvermehrung im Liquor ergeben, ist aber auch verschiedentlich negativ geblieben, weshalb KNICK die Ursache der Lähmung für noch nicht geklärt hält. Histologisches Material steht bei dem meist günstigen Ausgang noch aus, ein positiver Befund würde aber nicht für alle Entstehungsursachen maßgebend sein, negativer nicht gegen eine toxische Schädigung sprechen. Es ist noch fraglich, ob der Nachweis leichter toxischer Liquorveränderung später möglich sein wird, zur Zeit ist er es noch nicht.

Die Abducenslähmung otogenen Ursprungs gibt deshalb an sich keinen Grund, chirurgisch nach Eiterherden in der Pyramidenspitze zu suchen. Im allgemeinen genügt die Herbeiführung genügenden Eiterabflusses aus den Mittelohrräumen, durch Paracentese oder die Mastoidoperation, wenn dieselbe sonst indiziert ist. Man kann dann ruhig abwarten, vielleicht noch Lumbalpunktion vornehmen. Erst das Auftreten anderer bedrohlicher Symptome darf zu weiterem Vorgehen veranlassen.

Die

Thrombose des Sinus cavernosus

ist durch vielfache und charakteristische Symptome von seiten des Auges ausgezeichnet, mit dessen Blut-, Nerven- und Lymphbahnen er in nahen Beziehungen steht. Doch fehlen in $25^0/_0$ der Fälle sämtliche Augensymptome, während sie oft so charakteristisch sind, daß ein Blick zur Stellung der Diagnose genügt. Der Sinus cavernosus kann thrombosiert werden von einer primären Thrombose des Sinus transversus aus über den Sinus petrosus superior oder inferior oder aber letztere beiden Sinus erkranken primär durch benachbarte Entzündung am Felsenbein oder er wird durch die von der Pauke zum Canalis caroticus ziehenden Venen infiziert. Die Vena ophthalmica superior und inferior münden in den Sinus cavernosus und führen für gewöhnlich ihr Blut durch ihn ab, können aber, da sie klappenlos sind, ihr Blut auch am inneren Augenwinkel in die Vena facialis anterior oder über die Vena opthalmica inferior in den Plexus pterygoideus und von da in die Vena facialis anterior oder posterior entleeren. Die Vena centralis retinae mündet nach MERKEL oft direkt in den Sinus cavernosus ein, doch hat sie so zahlreiche Anastomosen mit der Umgebung, daß es nicht leicht zu bestimmen ist, wohin diese Vene verläuft, sie kann z. B. in den vorderen Verbindungsast zwischen Vena ophthalmica superior und inferior direkt einmünden. Die Sinus cavernosi beider Seiten sind durch die Sinus intercavernosi anterior und posterior breit verbunden. In die Maschenräume des Sinus cavernosus sind die Augenmuskelnerven N. oculomotorius, trochlearis und abducens sowie der Ramus ophthalmicus n. trigemini eingelagert. Diese anatomischen Verhältnisse machen es verständlich, weshalb ein solider, in seinem vorderen Teil nicht zerfallender Thrombus und dort noch nicht zur Thrombophlebitis führender Thrombus ohne Symptome von seiten des Auges bleiben kann. Es kann dann weder zu einer Stauung der Orbital- und Retinalvenen wegen des Abflusses nach außen kommen, noch brauchen entzündliche Veränderungen am Augenhintergrund oder Augenmuskellähmungen vorhanden zu sein, da es unwahrscheinlich ist, daß durch Druckwirkung einer Thrombose es zur Lähmung der anliegenden Nerven kommt. Ist es aber zur Thrombophlebitis gekommen, wie in der Mehrzahl der Fälle, so wird durch die Venen der entzündliche Prozeß in die Orbita fortgeleitet, im Gebiet des Sinus cavernosus selbst greift er auf die Nerven über und führt dort zu Lähmungen und sensiblen Störungen. Es kommt dann, und zwar erst

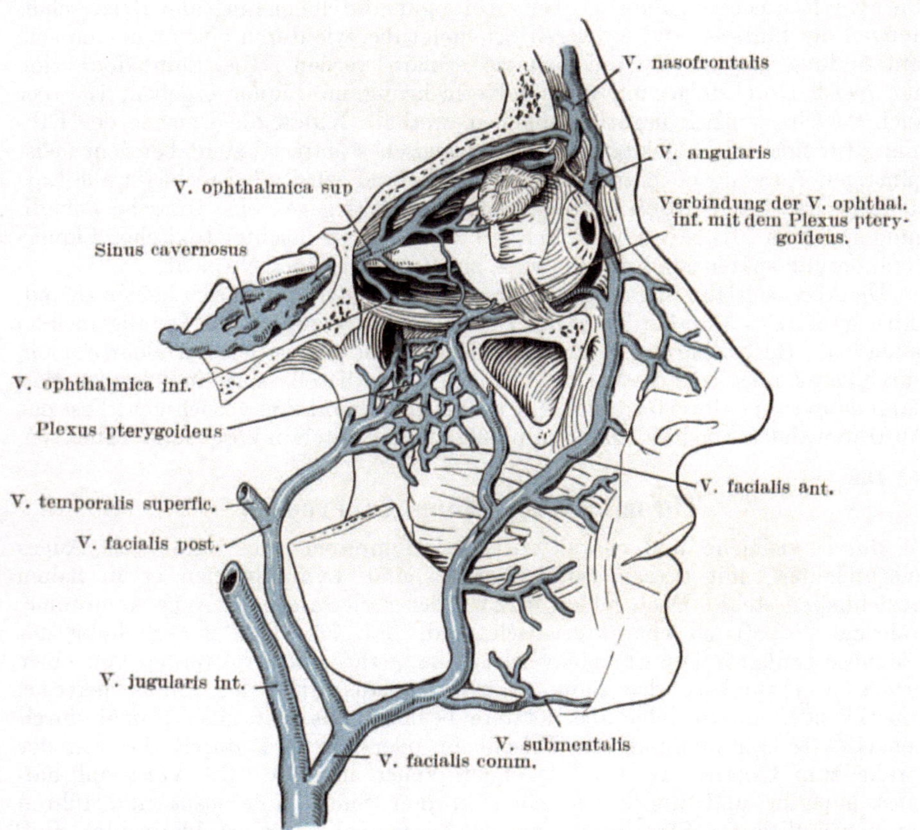

Abb. 2. Topographie der Vv. ophthalmicae und der Gesichtsvenen. (Halbschematisch.) (Zum Teil nach HENLE, mit Zuhilfenahme einer Abbildung von SESEMANN.) (Aus CORNING.)

einseitig, später nach Übergreifen durch die Sinus intercavernosi auch auf der anderen Seite zu Lidödem, Chemosis mit oder ohne Blutungen, Protrusio bulbi durch retrobulbäres Ödem, ferner zu Lähmungen des Abducens, Trigeminus, Trochlearis, die meist partiell, selten komplett sind und endlich auch zu Neuralgien oder vereinzelt auch zu Sensibilitätsherabsetzung (KEY-ÅSBORG) im ersten, sogar auch im zweiten Trigeminusast. Veränderungen der Papilla sind vorhanden oder fehlen. Lidödem und Exophthalmus treten nach UHTHOFF in $^4/_5$ der Fälle zusammen auf, in $^1/_5$ nur Lidödem, sie sind besonders wichtige diagnostische Anhaltspunkte. Nach UHTHOFF ist ausgesprochenes einseitiges Lidödem auch ohne wesentlichen Exophthalmus allein schon zur Diagnose einer Cavernosusthrombose ausreichend. Doch muß wohl beachtet werden, daß bei absteigender Thrombose des Sinus transversus es über die Vena facialis zur Thrombose der Gesichtsvenen mit Lidödem kommen kann (DEUTSCH), ohne daß der Sinus cavernosus beteiligt ist. Das retrobulbäre Ödem führt zu einer Bewegungseinschränkung des Bulbus, jedoch lassen sich durch die Einschränkung der Drehung in bestimmter Richtung noch Augenmuskellähmungen erkennen. Der Abducens ist hierbei als am längsten im Sinus cavernosus verlaufend und von allen Seiten von Gefäßwandungen umgeben am häufigsten erkrankt ($66^0/_0$), die Oculomotoriuslähmung und zwar meist die des Levatorzweiges in der Hälfte der Fälle.

Eitrige metastatische Ophthalmie bei Sinusthrombose und Pyämie ist sehr selten.

Veränderungen an Auge und Ohr aus gleicher Ursache.

Bei der *Retinitis pigmentosa* hat 1861 schon LIEBREICH auf den auffallend hohen Prozentsatz der Vergesellschaftung mit Taubstummheit aufmerksam gemacht. Er fand bei 241 Taubstummen 14 mit dieser Retinaaffektion behaftet, während er die Zahl der übrigen Retinitis pigmentosa-Fälle in dem ganzen damaligen Berlin auf 20—30 schätzte. LEMKE fand bei 74 Taubgeborenen 8 gleich $10,8^0/_0$ mit Retinitis pigmentosa behaftet. Auch andere Augenanomalien wurden mit wachsendem Interesse an diesen Zusammenhängen gefunden, so stellte HAMMERSCHLAG bei 135 Fällen viermal Retinitis pigmentosa, viermal albinotischen Fundus, dreimal verkehrte Gefäßanordnung der Retina, zweimal untere Sichel fest. Die Mangels menschlich pathologisch-anatomischen Materials zunächst bei Tieren mit albinotischen Augen, Haarveränderungen, Taubheit und Vestibularstörungen vorgenommenen histologischen Untersuchungen ergaben ALEXANDER nur einmal vollkommenen Pigmentmangel in der Pars inferior Labyrinthi. Weitere Beobachtungen von ALEXANDER, TANDLER, RAWITZ, BEYER zeigten zwar in solchen Fällen Hemmungsmißbildungen der Schnecke und des Bogengangsapparates, aber keine besonderen Pigmentveränderungen. SIEBENMANN, der Schläfenbeine einer Taubstummen mit intra vitam festgestellter Retinitis pigmentosa unterscheiden konnte, fand keine wesentlichen Veränderungen weder der Pigmentierung noch der Gefäßwände im Labyrinth, bei im übrigen schweren Veränderungen im CORTIschen Organ, wie man sie auch sonst bei Taubstummen ohne Retinitis pigmentosa findet. Die Hoffnung BEZOLDS, in der Endausbreitung des Hörnerven analoge Veränderungen zur Netzhautveränderung finden, hat sich nicht erfüllt. Die von ihm analog der dort gefundenen Gesichtsfeldeinschränkung erwartete Hörfeldeinengung findet sich auch bei anderen Taubstummen. Die Erscheinungen an Auge und Ohr bei der Retinitis pigmentosa sind also die Folge eines allgemeinen Degenerationszustandes, aber voneinander nicht ursächlich abhängig. Bei erworbener Taubstummheit sind sie nicht beobachtet worden.

Bei der *sympathischen Ophthalmie* sind auffallend oft Hörstörungen beobachtet worden, die, solange man die sympathische Erkrankung des zweiten Auges durch entzündliche Vorgänge bedingt ansah, durch Ausbreitung dieser Entzündung in den Meningen und damit auf den Acusticus zu erklären suchte. Nun haben ELSCHNIG und KÜMMELL neuerdings die sympathische Ophthalmie als eine anaphylaktische Erscheinung durch Sensibilisierung der Retinapigmentes angesehen. PETERS nimmt nun an, daß die Schwerhörigkeit durch eine analoge gleichzeitige Erkrankung des Labyrinthpigmentes parallel zum sympathisierenden Retinapigment erfolge. Nach ihm ist einerseits der Nachweis einer Meningitis nicht erbracht, auch wurde stets nur der Hörnerv, sonst aber kein Hirnnerv geschädigt, andererseits ist der Pigmentgehalt des Labyrinths wechselnd groß und deshalb öfter die Hörstörung einer Ausheilung fähig. PETERS Hypothese erfährt durch die oben erwähnten Untersuchungen bei albinotischen

Taubstummen keine Stütze, wie er fälschlich annimmt. Es scheint keine engere Verwandtschaft zwischen Labyrinth und Retinapigment zu bestehen. Umgekehrt fanden sich nie Augenpigmentveränderungen bei erworbener Labyrinthtaubheit. Van der Hoeve und de Kleijn sahen bei einer großen Anzahl labyrinthektomierter Frösche, Kaninchen und Katzen nie eine Augenpigmentveränderung, weder zugleich noch später nach der Operation. So ist die von Peters vermutete Abhängigkeit des Labyrinthpigmentes vom Augenpigment bis jetzt nur als eine interessante Hypothese zu betrachten, die aber weitere Nachprüfung verdient.

Die Symptomentrias *blaue Sklera, Knochenbrüchigkeit* und *Schwerhörigkeit* ist ein erst in letzter Zeit durch van der Hoeve und de Kleijn bekannt gewordenes Krankheitsbild, das exquisit vererbbar auf Entwicklungsstörung im Mesoderm beruht.

Die Sklera erscheint blaugrau, weil sie sehr dünn ist und die dunkle Uvea darunter das bei normaler Sklera fast total reflektierte Licht nun zum Teil absorbiert. Diese Skleralanomalie, vereint mit abnormer Knochenbrüchigkeit, die es bei den geringsten Anlässen zu Frakturen kommen läßt, wurde schon 1900 von Eddowes beschrieben. Die Schwerhörigkeit tritt meist erst später, vom Pubertätsalter an, hinzu mit dem klinischen Charakter einer Otosklerose, in schwereren Fällen einer labyrinthären Hörstörung bis zur Taubheit. Die Zahl der in einer Familie betroffenen Mitglieder ist sehr groß. Stenvers fand mit seiner Methode der Röntgenaufnahme des Felsenbeins ausgesprochene Veränderungen, die das ganze Labyrinth in eine kalkreiche Masse eingehüllt erscheinen läßt. Die Knochenerkrankung ist als Osteospathyrosis idiopathica zu bezeichnen, sie ist wahrscheinlich mit der Osteogenesis imperfecta, die ihre juvenile Form vorstellt, identisch. Nager hat neuerdings letztere eingehend histologisch untersucht und Störungen im Gebiete der enchondralen und periostalen Labyrinthkapsel durch Verzögerung und pathologische Veränderung der Ossifikation beschrieben. Ruttin konnte bei einem 24jährigen Fall Osteosklerose mit dem typischen Sitz der Erkrankung feststellen. Er nimmt aber nicht an, daß hier Otosklerose und Laesio cochlearis gleichwertige konstitutionelle Anomalien sind.

Es sei noch erwähnt, daß van der Hoeve bei der von ihm als wahrscheinlich identisch erklärten tuberösen Sklerose oder Neurofibromatosis Recklinghausen Tumoren des Porus acusticus internus beiderseits, der Retina beiderseits und der Haut fand, die wahrscheinlich dieselbe Ursache hatten. Der Patient war taub und sah schlecht. Auch hier ist ein seltener Ohr-Augenzusammenhang wahrscheinlich. Von Steurer wurden in letzter Zeit zwei weitere Fälle veröffentlicht, bei denen Tumoren des Acusticus auf das innere Ohr übergreifend sich fanden, bei einem war Stauungspapille vorhanden, der andere hatte 8 Monate vor dem Tode Sehstörungen, die in 8 Tagen zur Erblindung führten, hier fanden sich Tumoren an den Optici.

Schließlich kommen noch als Symptome toxischer Polyneuritis Hör- und Sehstörungen gleichzeitig bei Nicotin, Alkohol, Methylalkohol, Salicyl, Chinin, Optochin usw. vor.

Literatur.

Bárány (1): Untersuchungen über den vom Vestibularapparat reflektorisch ausgelösten. rhythmischen Nystagmus. Monatsschr. f. Ohrenheilk. u. Laryngo-Rhinol. Bd. 40, S. 191. 1906. — Derselbe (2): Zur Klinik und Theorie des Eisenbahnnystagmus. Acta oto-laryngol. Bd. 3, S. 260. 1922. — Bárány und Wittmaack: Funktionelle Prüfung des Vestibularapparates. Ref.: Verhandl. d. dtsch. otol. Ges. 1911. S. 37. — Bartels (1): Über Regulierung der Augenstellung durch den Ohrapparat. v. Graefes Arch. f. Ophth. Bd. 76, S. 1. 1910 u. Bd. 80, S. 207. 1912. — Derselbe (2): Aufgaben der vergleichenden Physiologie der Augenbewegungen. v. Graefes Arch. f. Ophth. Bd. 101, S. 299. 1920. — Bechterew: Über einen besonderen Gehörs- oder den akustiko-palpebralen Reflex. Ref.: Zeitschr. f. Ohrenheilk. u. f. Krankh. d. Luftwege. Bd. 52, S. 367. 1906. — Belinoff: Eine neue Methode der klinischen Anwendung des auro-palpebralen Reflexes. Monatsschr. f. Ohrenheilkunde u. Laryngo-Rhinol. Bd. 52, S. 423. 1918. — BING: Gehirn und Auge. Wiesbaden 1914. — BLEULER und LEHMANN: Zwangsmäßige Lichtempfindung durch Schall usw. Leipzig 1881. — BRUNNER (1): Bemerkungen zum zentralen Mechanismus des vestibulären Nystagmus. Monatsschr. f. Ohrenheilk. u. Laryngo-Rhinol. Bd. 53, S. 1. 1919. — DERSELBE (2): Über die Inversion des optischen Drehnystagmus. Monatsschr. f. Ohrenheilk. u. Laryngo-Rhinol. Bd. 55, S. 579. 1922. — DERSELBE (3): Der auropalpebrale Reflex in der Narkose. Internat. Zentralbl. f. Ohrenheilk. Bd. 18, S. 291. 1921. — CEMACH: Beiträge zur Kenntnis der cochlearen Reflexe. Beitr. z. Anat., Physiol., Pathol. u. Therapie d. Ohres, d. Nase u. d. Halses. Bd. 14, S. 1. 1920. — DÉMÉTRIADES: Der auropalpebrale Reflex bei Neugeborenen. Monatsschr. f. Ohrenheilk. u. Laryngo-Rhinol. Bd. 55, S. 756. 1921. — DEUTSCH: Über Lidödem bei Erkrankungen des Ohres. Monatsschr. f. Ohrenheilk. u. Laryngo-Rhinol. Bd. 56, S. 686. 1922. — FREY: Über die Beeinflussung der Schallokalisation durch Erregung des Vestibularapparates. Monatsschr. f. Ohrenheilk. u. Laryngo-Rhinol. Bd. 46, S. 16. 1912. — HAMMERSCHLAG: Über pathologische Augenbefunde bei Taubstummen usw. Zeitschr. f. Ohrenheilk. u. f. Krankh. d. Luftwege. Bd. 54, S. 18. 1907. — VAN DER HOEVE und DE KLEIJN: Blaue Sklera, Knochenbrüchigkeit und Schwerhörigkeit. v. GRAEFES Arch. f. Ophth. Bd. 95, S. 181. 1918. — KISCH: Ein unbekannter Lidschlag- und Tränenreflex. PFLÜGERS Arch. f. d. ges. Physiol. Bd. 173, S. 224. 1919. — KNICK: Die Abducenslähmung bei Otitis media. Verhandl. d. Ges. dtsch. Hals-, Nasen- u. Ohrenärzte 1922. S. 136. — KÖLLNER: Über die labyrinthäre Ophthalmostatik. Jahreskurse f. ärztl. Fortbildung. Bd. 11, S. 1. 1920. — KÖRNER: Ein Vergleich der klinischen Erscheinungen bei Kern- und Stammlähmungen des Vagus-Recurrens und Oculomotorius. Zeitschr. f. Ohrenheilk. u. f. Krankh. d. Luftwege. Bd. 56, S. 153. 1908. — KOHNSTAMM: Das Vestibulariszentrum der Augenbewegungen. Verhandl. d. dtsch. otol. Ges. 1911. S. 203. — LEIDLER: Experimentelle Untersuchungen über das Endgebiet des Nervus vestibularis. Monatsschr. f. Ohrenheilk. u. Laryngo-Rhinol. Bd. 47, S. 389. 1913. — LOHMANN: Die Störungen der Sehfunktionen. Leipzig 1912. — MARBURG: Zur Lokalisation des Nystagmus. Neurol. Zentralbl. Bd. 31, S. 1366. 1912. — MARX (W. u. H.): Über die Wahrnehmung der Schallrichtung. Beitr. z. Anat., Physiol., Pathol. u. Therapie d. Ohres, d. Nase u. d. Halses. Bd. 16, S. 32. 1921. — NAGER: Die Labyrinthkapsel bei angeborenen Knochenerkrankungen. Arch. f. Ohren-, Nasen- u. Kehlkopfheilk. Bd. 109, S. 81. 1922. — OHM (1): Über die Beziehungen der Augenmuskeln zu den Ampullen der Bogengänge. Klin. Monatsbl. f. Augenheilk. Bd. 62, S. 289. 1919. — DERSELBE (2): Beiträge zur Kenntnis des Augenzitterns der Bergleute III. v. GRAEFES Arch. f. Ophth. Bd. 103, S. 181. 1920. — DERSELBE (3): Über die klinische Bedeutung des optischen Drehnystagmus. Klin. Monatsbl. f. Augenheilk. Bd. 58, S. 323. 1922. — OSTMANN: Über die Beziehungen zwischen Auge und Ohr. v. GRAEFES Arch. f. Ophth. Bd. 43, S. 1. 1897. — PETERS: Sympathische Ophthalmie und Gehörstörungen. Klin. Monatsbl. f. Augenheilk. Bd. 50, S. 433. 1912. — QUIX: Angeborene Labyrinthanomalien bei Tieren. Sammelref.: Internat. Zentralbl. f. Ohrenheilk. Bd. 5, S. 291. 1907. — REICH: Der Bogengangsapparat. Verhandl. d. 85. Naturforschervers. 1913. I., S. 251. — ROTHFELD: Die Physiologie des Bogengangsapparates. Verhandl. d. 85. Naturforschervers. 1913. I., S. 269. — RUTTIN: Osteopsathyrose und Otosklerose. Zeitschr. f. Hals-, Nasen- u. Ohrenheilk. Bd. 3, S. 263. 1922. — SCHILLING: Über die Funktion der vertikalen Bogengänge. Dtsch. med. Wochenschr. 1920. S. 767. — SIEBENMANN und BING: Über Labyrinth und Hirnbefund bei einem an Retinitis pigmentosa erblindeten angeborenen Taubstummen. Zeitschr. f. Ohrenheilk. u. f. Krankh. d. Luftwege. Bd. 54, S. 265. 1907. — STEURER: Über die Beteiligung des inneren Ohres und Hörnerven bei multipler Neurofibromatis usw. Zeitschr. f. Hals-, Nasen- u. Ohrenheilk. Bd. 4, S. 124. 1922. — UDVARHELYI: Vestibulare Nervenverbindungen. Zeitschr. f. Ohrenheilk. u. f. Krankh. d. Luftwege. Bd. 67, S. 136. 1913. — UHTHOFF: Die Augenveränderungen bei Erkrankungen des Hirns. GRAEFE-SAEMISCH Handb. 2. Aufl. Bd. 11. S. 1329 u. ff. 1915 u. Abt. 2, A. Meningitis. 1911. — URBANTSCHITSCH (1): Über den Einfluß einer Sinneserregung auf die übrigen Sinnesempfindungen. PFLÜGERS Arch. f. d. ges. Physiol. Bd. 42, S. 154. 1888. — DERSELBE (2): Über den Einfluß von Trigeminusreizen auf die Sinnesempfindungen, besonders auf den Gesichtssinn. PFLÜGERS Arch. f. d. ges. Physiol. Bd. 30, S. 129. 1883. — DERSELBE (3): Lehrb. d. Ohrenheilk. 4. Aufl. 1911. — VOGEL: Der sog. GRADENIGOSCHE Symptomenkomplex. Internat. Zentralbl. f. Ohrenheilk. Bd. 18, S. 293 u. Bd. 19, S. 1. 1921. — WAGENER: Zur Kenntnis der intrakraniellen Komplikationen im Anschluß an Mittelohreiterungen. Beitr. z. Anat., Physiol., Pathol. u. Therapie d. Ohres, d. Nase u. d. Halses. Bd. 4, S. 205. 1911. — WILBRAND und SAENGER: Die Neurologie des Auges. Wiesbaden 1900—1921. — WODAK (1): Ohrlidschlagreflex in ohrpathologischen Fällen. Arch. f. Ohren-, Nasen- u. Kehlkopfheilk. Bd. 103, S. 189. 1919. — DERSELBE (2): Über einen vestibulären Pupillenreflex. Internat. Zentralbl. f. Ohrenheilk. Bd. 17, S. 169. 1920. — WODAK und FISCHER: Studien über die vom Nervus octavus ausgelösten Pupillenreflexe. Beitr. z. Anat., Physiol. Pathol. u. Therapie d. Ohres, d. Nase u. d. Halses. Bd. 19, S. 15. 1922.

IV. Die Tuberkulose des Ohres.

Von

A. J. Cemach -Wien.

Mit 43 Abbildungen.

Geschichtliches. Die ersten Berichte über Erkrankungen des Warzenfortsatzes, deren Zusammenhang mit Tuberkulose aus der Schilderung hervorzugehen scheint, datieren weit zurück. Schon der berühmte französische Chirurg JEAN LOUIS PETIT (1674—1750) kannte chronisch-entzündliche Prozesse, die mit langsam reifendem Absceß oder Fistelbildung am Warzenfortsatz einhergehen, durch ausgedehnte Knochencaries charakterisiert sind und nach Eröffnung viel längere Zeit zu ihrer Heilung brauchen als die rasch reifenden Formen.

Die eigentliche Erforschung der Tuberkulose des Gehörorgans begann aber erst in der ersten Hälfte des 19. *Jahrhunderts* unter dem Einfluß der Lehren LAËNECS über die Lungentuberkulose. Die ältesten Publikationen, die den Befund angeblich tuberkulöser Veränderungen in Schläfenbeinen von Lungenschwindsüchtigen betrafen, stammen aus den 30er Jahren [ROMBERG, GEISSLER (1835)]. Ihnen folgte eine lange Reihe analoger kasuistischer Mitteilungen [HAMERNJK (1844), MENIÈRE (1849), MOREL LAVALLÉE (1850), TASSEL (1854), WILDE (1855), RILLET und BARTHEZ, BAIZEAU, v. TRÖLTSCH (1861), TRIQUET, BROCA (1866), ZAUFAL (1867), v. TRÖLTSCH (1869), SCHWARTZE (1870), TOYNBEE, DE LA BELLIÉRE (1874) und einige andere]. Allen gemeinsam ist die nach unseren Begriffen recht mangelhafte Begründung des tuberkulösen Charakters der beschriebenen Prozesse, der lediglich aus dem Befund von wuchernden und käsigen Massen im Warzenfortsatz erschlossen wurde, wobei zweifellos sehr häufig Verwechslungen mit unspezifischen Granulomen bzw. Cholesteatom stattgefunden haben dürften. Erst die engere Fassung des Tuberkulosebegriffes durch VIRCHOW (1865) leitete die Ära exakter Forschung ein. 1878 hat SCHWARTZE als erster otoskopisch und makroskopisch-anatomisch echte Tuberkel am Trommelfell und im Mittelohr festgestellt.

In den 80er Jahren trat ein Wendepunkt in der Tuberkuloseforschung ein durch die Entdeckung des Erregers durch ROBERT KOCH (1882), wodurch auch für die Erforschung der Ohrtuberkulose eine Periode rascher und bedeutender Fortschritte begann. Bald gelang der Nachweis des Tuberkelbacillus im Ohreiter [ESCHLE (1883), VOLTOLINI, NATHAN (1884)] und im Gewebe des Mittelohres (HABERMANN, 1885). Durch die bakteriologischen und verbesserten histologischen Untersuchungsmethoden wurde der Kreis der tuberkulösen Ohrerkrankungen beträchtlich erweitert, indem auch Mittelohreiterungen, die ohne sinnfällige spezifische Merkmale verlaufen, als tuberkulös erkannt wurden. Die nächsten Jahre (1885—1888) brachten die grundlegenden und nahezu erschöpfenden histologischen Untersuchungen HABERMANNS über die Tuberkulose des Mittelohres und zum Teil auch des Labyrinths, die in den Beiträgen von GOMPERZ (1891), HAENEL und BARNICK (1896) eine Ergänzung erfuhren. Teils auf der Basis dieser anatomischen Kenntnisse, hauptsächlich aber nach klinischen Gesichtspunkten wurde um diese Zeit bereits von zahlreichen Autoren die Systemisierung der verschiedenen Verlaufsformen der Mittelohrtuberkulose versucht [RITZEFELD (1884), EITELBERG (1888), BOBONE, LAVRAND (1889), ASLANI, WALB (1893), BEZOLD (1893—1895), GURANOWSKI (1894), BEZOLD-HEGETSCHWEILER, MILLIGAN (1895), BARNICK (1896), SCHWABACH, SCHEIBE (1897), DREYFUS (1898), KÖRNER, KRETSCHMANN (1899)]. In diesen Arbeiten nimmt bereits die akute Mittelohrtuberkulose einen breiteren Raum ein und wird wiederholt die Ansicht vertreten, daß gewisse Formen der Mittelohrtuberkulose nicht nur bei Phthisikern, sondern auch bei Individuen ohne nachweisbare Zeichen einer Lungenaffektion vorkommen.

Gleichzeitig wurde auch auf therapeutischem Gebiete gearbeitet und wurden die Chancen verschiedener Heilmethoden erörtert. Seit der Mitte der 80er Jahre mehren sich die Mitteilungen über günstige Erfolge, die hauptsächlich auf operativem Wege, aber auch durch medikamentöse u. a. Maßnahmen erzielt wurden [POLITZER (1882), SCHWARTZE (1885 bis 1887), ARIZA, GREEN, BLAU (1886), SIEBENMANN (1890), HAUG (1892), WALB (1893), KNAPP (1894), MILLIGAN (1895—1896), GRUNERT (1896), DREYFUSS (1898) u. a.]. Die Mehrzahl der genannten, wie auch einige andere Autoren haben auch am Ausbau der Diagnostik der Mittelohrtuberkulose mitgewirkt, die sich zu jener Zeit allerdings hauptsächlich auf klinische Merkmale stützte. SIEBENMANN (1890) hat als erster den Tierversuch in den Dienst der Diagnostik gestellt.

Auf der Grundlage des angehäuften Tatsachenmaterials wendete sich die Forschung schon in den 80er Jahren den Fragen der Pathogenese der Mittelohrtuberkulose zu. Im Mittelpunkt der Diskussion stand von Anfang an der Transportweg des Infektionsstoffes ins Ohr. Als wichtigste Eintrittspforte wurde auf Grund der anatomischen Untersuchungen von E. FRAENKEL (1881) und HABERMANN (1885—1888) die EUSTACHIsche Tube betrachtet [HEGETSCHWEILER (1895), BRIEGER (1898), MILLIGAN (1899) u. a.]. Andererseits fand auch die vom Chirurgen KÜSTER (1889) geäußerte Ansicht, daß die Mittelohrtuberkulose häufig durch hämatogene Infektion entstehe, verläßliche Stützpunkte in den anatomischen Untersuchungen von HABERMANN (1892), BARNICK (1896) und PREYSING (1898). Daneben wurde in zahlreichen Beiträgen die schon von TRIQUET (1866) und ZAUFAL (1867) angeschnittene Frage der primären Infektion des Mittelohres erörtert [WANSCHER (1884), SIEBENMANN (1889), HAUG (1882), MILLIGAN (1894), KNAPP (1895) u. a.], wobei sich allerdings die Beweisführung noch ganz auf dem Gebiete spekulativer Schlußfolgerungen bewegte und zuweilen eine erstaunliche Kritiklosigkeit verriet, indem z. B. bei manchen Fällen neben angeblich primärer Mittelohrtuberkulose auch Lungenphthise oder multiple Knochenprozesse beschrieben wurden.

Auch die Anfänge der Statistik der Mittelohrtuberkulose fallen in jene Zeit. Die ersten Angaben über die Häufigkeit der Mittelohrtuberkulose bei Phthisikern stammen von E. FRAENKEL (1881) und MOLDENHAUER (1885). Anatomische Untersuchungen zu dieser Frage lieferten HABERMANN (1892), BARNICK (1896), SCHWABACH (1897), STILL (1899). Das Verhältnis der spezifischen Eiterungen zur genuinen Otitis suchten BEZOLD (1895), SCHWABACH (1897) und GARBINI-BALLISTRERI (1899) zu ermitteln.

Gegen Ende des 19. Jahrhunderts stand also die Lehre von der Mittelohrtuberkulose bereits in ihren Grundzügen fest. Das anatomische Bild war bis auf wenige Einzelheiten erforscht, das klinische Bild in seinen wichtigsten Erscheinungsformen mit reicher Kasuistik belegt. Diagnostik und Therapie waren wohl noch nicht auf der Höhe, erreichten aber bereits eine Entwicklungsstufe, die in den folgenden zwei Jahrzehnten nicht überschritten werden konnte. Die Pathogenese war wohl noch Gegenstand lebhafter Diskussion, die hauptsächlichsten Entstehungsarten der Mittelohrtuberkulose (die tubare, die hämatische) waren aber schon festgelegt. Nur die Statistik befand sich noch in ihren ersten Anfängen.

Im ersten Jahrzehnt des 20. *Jahrhunderts* befaßte sich die Forschung in direkter Fortsetzung dieses Entwicklungsganges hauptsächlich mit den letzteren zwei Fragen: der Pathogenese und der Statistik. Um die von der Rostocker Schule [KÖRNER (1904), HENRICI (1906)] ausgehende Lehre von der primär-ossalen Entstehung gewisser Formen der Mittelohrtuberkulose auf hämatischem Wege entstand ein lebhafter Streit, der zur Ablehnung dieser Auffassung und mit ihr zumeist auch der hämatogenen Genese führte. Dagegen gewann die tubare Entstehungstheorie neue Anhänger in GRADENIGO (1900), GRIMMER (1903), BONDY (1909) und einigen anderen. Besonderes Interesse wendete sich der Frage der primären Infektion des Ohres zu, die nach den Untersuchungen von BRIEGER (1901), GOLDSTEIN, WHITEHEAD (1903), REBBELING, KINGSFORD (1904), HURD (1905), ISEMER (1906), NAGER, TOD (1907), GÖRKE (1909), LÜBBERS (1912) dahin entschieden wurde, daß primäre Mittelohrtuberkulose wohl selten, aber sicher vorkomme; besonders die anatomisch untersuchten Fälle von REBBELING und LÜBBERS galten als einwandfreie primäre Tuberkulosen des Ohres.

Um diese Zeit wurde auch die Statistik durch zahlreiche Beiträge bereichert, die sowohl Befunde post mortem [LICCI (1900), PREYSING (1904), BRIEGER, MATHEWS (1906)], als auch klinische Untersuchungen von Lungenkranken [BRIEGER (1905), HERZOG (1907), LEWY (1908)] und Ohrenkranken [GRIMMER, MILLIGAN (1903), HENRICI (1904), ISEMER (1906), MILLIGAN (1910), BUSCH, VOSS (1913), TURNER und FRASER (1914)] betrafen.

Eine Reihe von Autoren beschäftigte sich von 1900—1912 neuerdings mit der Diagnostik und der Einteilung der Mittelohrtuberkulose, ohne wesentlich neue Gesichtspunkte eröffnet zu haben.

Das Jahr 1913 bildet einen Etappenpunkt im Werdegang der Lehre von der Mittelohrtuberkulose. Sie war in diesem Jahre der Hauptgegenstand der Verhandlungen der 22. Versammlung der deutschen otologischen Gesellschaft in Stuttgart. In einem überaus klaren, erschöpfenden Referat faßte BRIEGER die Ergebnisse der bisherigen Entwicklung zusammen und stellte fest, daß seit Ende des 19. Jahrhunderts kein wesentlicher Fortschritt zu verzeichnen und eine abschließende Darstellung, da die meisten Fragen noch ihrer Lösung harrten, einstweilen noch nicht möglich sei. BRIEGER teilte die Mittelohrtuberkulose nach anatomischen und klinischen Merkmalen in 4 Gruppen ein: Eine lupöse, eine infiltrierende, eine fungöse und eine nekrotisierende Form, gab aber zu, daß keine Einteilung voll befriedige, da die verschiedenen Formen fließend ineinander überzugehen pflegen. Einen großen Einfluß auf die Entstehung der Mittelohrtuberkulose und die Gestaltung der einzelnen Formen räumte BRIEGER der Mischinfektion mit pyogenen Kokken ein. Über die Ursachen der Variabilität der klinischen Verlaufsarten herrschte in Stuttgart noch völlige Unklarheit. Als wichtigste Entstehungsart wurde die Infektion auf dem Luftwege mit der Tube als

Bindeglied angenommen, der Infektion auf dem Blutwege dagegen nur die theoretische Möglichkeit zuerkannt. Als einzig wirksame Therapie gab Brieger die Radikaloperation an, ohne darüber im unklaren zu sein, daß radikale Entfernung aller Herde damit nicht erreicht wird. Die Prognose bezeichnete er als unsicher, ja unmöglich, da sie jedes verläßlichen Stützpunktes entbehre.

Seither ist in der otiatrischen Tuberkuloseforschung ein auffallender Stillstand zu verzeichnen, es wurde von keiner Seite versucht, den vielen offenen Fragen näherzutreten. Die Therapie der Mittelohrtuberkulose war das einzige Gebiet, auf dem in dem Zeitraum von 1913 bis 1923 weitergearbeitet wurde, wobei im Gegensatz zur früheren Tendenz, hauptsächlich die konservativen Behandlungsmethoden (spezifische Therapie, Heliotherapie, Photo- und Aktinotherapie) nach modernen Grundsätzen ausgebaut wurden [Cemach (1916—1922), Strandberg (1920—1922), Amersbach (1922)]. Daneben sind nur noch einige gelegentliche kasuistische Mitteilungen sowie zusammenfassende Arbeiten erschienen, unter denen die umfangreiche Abhandlung des Norwegers Leegaard (1919) hervorzuheben ist. Leegaard, der sich in den Hauptpunkten zu den Ansichten Briegers bekennt, verwirft jedoch dessen zu sehr in Einzelheiten gehende Einteilung der Mittelohrtuberkulose und stellt die Forderung auf, es möge davon abgesehen werden, „auf Grundlage der Mannigfaltigkeit des klinischen Bildes ein System von Formen zu konstruieren" und solle statt dessen „die Einheitlichkeit in der Mittelohrtuberkulose" gesucht werden.

Wesen und Verhältnis zur Gesamterkrankung. *Die Tuberkulose des Ohres ist eine Teilerscheinung der allgemeinen Durchseuchung des Organismus durch den eingedrungenen Tuberkelbacillus.* Ihre Erforschung hat daher die Kenntnis der Bedingungen, unter denen der Krankheitserreger den menschlichen Körper befällt und sich auf dessen lebendem Nährboden entwickelt, zur Voraussetzung.

Der Umstand, daß dieser Nährboden aus lebendem Gewebe besteht, das auf die Invasion des Parasiten in spezifischer Weise reagiert, ist ausschlaggebend für das Verständnis der Tuberkulose. Vom Moment der ersten Infektion an tobt ein fortwährender Kampf zwischen den eingedrungenen Bacillen und den Abwehrvorrichtungen des Körpers. Der Ausgang und die einzelnen Stadien dieses Kampfes sind entscheidend für den Verlauf der Infektion.

Die erste Berührung des Menschen mit dem Tuberkulosevirus findet, wie durch die Pirquetsche Impfung einwandfrei nachgewiesen wurde, in der überwiegenden Mehrzahl der Fälle schon in der frühesten Kindheit statt. Diese erste Infektion hat aber nur ausnahmsweise eine klinisch manifeste Erkrankung zur Folge, und zwar dann, wenn die Bacillen in großer Zahl in den Körper eingedrungen sind. Im tuberkulosefreien, auf kräftige Abwehr noch nicht eingestellten Organismus (Säuglinge, Naturvölker) erzeugt eine solche „Masseninfektion" eine schwere generalisierte Tuberkulose, die unter stürmischen Erscheinungen rasch zum Tode führt. Die überwiegende Mehrzahl der in der Kindheit Infizierten erkrankt dagegen nicht, denn die Infektion erfolgt allmählich mit geringen Bacillenmengen, so daß der Organismus Zeit hat, Abwehrstoffe heranzubilden, die die von den eingedrungenen Bacillen erzeugten Gifte binden. Mit zunehmendem Alter entwickelt sich so schrittweise eine bedeutende Widerstandsfähigkeit gegen das Tuberkulosegift, die von Petruschky als *„Durchseuchungsresistenz"* bezeichnet wurde [1]). Von der Stärke dieser Durchseuchungsresistenz hängt das Schicksal des infizierten Individuums ab.

Die in die Luftwege bzw. in den Verdauungstrakt eingedrungenen Bacillen werden zunächst vom Lymphapparat aufgenommen und gelangen in die regionären Drüsen, wo sie eine spezifische Entzündung mit zentraler Verkäsung erzeugen. Von diesen primären Herden breiten sich die Keime *auf dem Lymphwege* weiter aus und befallen das gesamte Abflußgebiet ihrer Eintrittspforte, die an sich keine tuberkulösen Veränderungen aufzuweisen braucht. Nur in der Lunge sind in der Regel an der Eintrittspforte verkalkte Residuen eines kleinen Herdes, des „Primäraffektes", nachweisbar (Ghon). *Der Komplex der die Eintrittsstelle des Virus umgebenden Veränderungen des Lymphapparates* (Lymphwege und regionäre Drüsen) *ist für die Primärinfektion mit Tuberkulose absolut charakteristisch.* Er wird als „Primärkomplex" bezeichnet (Ranke). Eine andere Form der primären Infektion, insbesondere *eine Primärerkrankung von Organen gibt es bei Tuberkulose nicht,* der Prozeß beginnt wohl immer als Erkrankung des Lymphsystems. Auch eine retrograde Infektion des tributären Organs von seinen regionären Drüsen aus findet wohl nur ganz ausnahmsweise statt. Diese Tatsachen sind von Bedeutung für die Beurteilung der Pathogenese der Ohrtuberkulose.

Die weitere Entwicklung der Dinge richtet sich nach dem Immunitätszustand des befallenen Organismus. Solange das Kraftverhältnis zwischen der toxischen Wirkung

---

[1]) In der letzten Zeit wird von Much, Hayek u. a. auf diesen Reaktionszustand auch die Bezeichnung der „Immunität" angewendet, worunter allerdings nicht eine Vollimmunität verstanden wird, die es bei der Tuberkulose nicht gibt, sondern gleichfalls nur das Verhältnis der Abwehrleistung des Körpers zur Angriffskraft des Krankheitserregers.

des Bacillus und der Gegenwirkung der Immunstoffe zugunsten des Körpers sich gestaltet, überschreitet die Infektion die Grenzen des lymphoglandulären Primärkomplexes nicht, kommt die Tuberkulose über dieses sog. „Primärstadium" nicht hinaus. Der Primärkomplex heilt unter hyalin-fibröser Umwandlung und Verkalkung der Herde aus und der Mensch bleibt gesund.

Eine Ausdehnung des tuberkulösen Prozesses findet nur dann statt, wenn die Immunität insuffizient wird, der Bacillus Oberhand gewinnt. Dann bricht er an irgendeinem Punkte des Primärkomplexes in die Blutbahn ein, überschwemmt den Blutkreislauf und gelangt so in verschiedene Organe. Hiermit beginnt das sekundäre Stadium der Tuberkulose, das durch zwei Merkmale gekennzeichnet ist:

1. Durch die Art der *Metastasierung,* die vorwiegend *auf dem Blutwege* geschieht. Die lymphoglanduläre Ausbreitung tritt mit dem Augenblick der Generalisation fast ganz zurück; *hämatogen erkrankte Organe infizieren ihre regionären Drüsen nicht.* Die Impfmetastasierung aber (durch Sekretimplantation) spielt in diesem Stadium noch keine wesentliche Rolle, weil die als Quellen des infektiösen Materials in Betracht kommenden Organherde erst jetzt im Entstehen begriffen sind. Die Art, Zahl und Größe der hämatogenen Metastasen, also der weitere Verlauf der Krankheit wird durch die Intensität des Bacilleneinbruchs in die Blutbahn bestimmt.

2. Durch die *geänderte Reaktionsweise des Organismus,* der in diesem Stadium eine ausgesprochene *Überempfindlichkeit gegen die Toxine des Tuberkelbacillus* erkennen läßt (Anaphylaxie, Folge des mangelhaften Abbaues von artfremdem Bacilleneiweiß).

Der Immunitätszustand des Organismus ist während der sekundären Periode fortwährenden Schwankungen unterworfen: Die Abwehrkräfte werden durch neuerliche Bacilleneinbrüche geschädigt, um sich in den Pausen wiederum mehr oder weniger zu erholen. Demgemäß verändert sich auch der Reaktionszustand des Gewebes. Deshalb gestaltet sich der Verlauf der sekundären Tuberkulose in vielen Fällen ungemein wechselvoll, was an den der direkten Beobachtung zugänglichen Herden sinnfällig zutage tritt.

Früher oder später gewinnt jedoch der Organismus bei langsam ablaufender Generalisation Zeit, eine dauernd überlegene Immunität zu entwickeln. Damit tritt die Krankheit in das tertiäre Stadium, das durch entgegengesetzte Merkmale gekennzeichnet ist:

1. *Die humorale Metastasierung tritt zurück,* die Generalisation hört auf. Eine weitere Ausdehnung der Tuberkulose ist nunmehr nur noch durch unmittelbaren Kontakt bzw. intrakanalikuläres Fortschreiten, oder auch durch Sekretimplantation möglich. Diese letztere Ausbreitungsweise wird jedoch wesentlich hintangehalten durch den neuerdings geänderten Reaktionszustand des Gewebes, das

2. im tertiären Stadium eine *weitgehende Unempfindlichkeit gegen das Tuberkulosetoxin* aufweist. Diese Reaktionsweise ist nunmehr stationär und kann nur vorübergehend durch anaphylaktische Perioden unterbrochen werden, wenn die Immunität durch irgendeine Ursache, z. B. interkurrente Krankheit, zeitweise eine Einbuße erleidet.

Jede Tuberkulose macht diese drei Stadien in der gesetzmäßigen Reihenfolge durch. Dadurch wird aber der Verlauf des Prozesses nicht nur in seinen Hauptzügen bestimmt, sondern auch *die Art und der Charakter der pathologischen Veränderungen innerhalb der einzelnen Herde stehen in direktem Zusammenhang mit den Reaktionsweisen des Gewebes* und demgemäß unter dem Einfluß des jeweiligen Immunitätszustandes.

Die spezifischen anatomischen Veränderungen werden durch den Tuberkelbacillus hervorgerufen. Seine Ansiedlung wirkt zunächst als *Fremdkörper* und führt als solcher zur Wucherung der umgebenden Zellen und zur Bildung von Riesenzellen. Dazu kommt aber noch die Wirkung der *Bacillentoxine,* die die Umgebung des Tuberkels imbibieren und in ihr eine Entzündung hervorrufen, deren Grad von der Intensität der Reizwirkung abhängt. Schwacher Reiz erzeugt nur Quellung (epitheloide Umwandlung) der Zellen, stärkerer verursacht kleinzellige Infiltration und Hyperämie des Gewebes, das bei weiterer Zunahme der Reizwirkung der Nekrose (Verkäsung) verfällt. Aber auch die Reichweite dieser „*perifokalen Entzündungszone*" hängt von der Intensität der toxischen Reizwirkung ab. Da nun die Toxizität eines Bacillendepots als annähernd konstante Größe gedacht werden muß, so *werden Grad und Ausdehnung der perifokalen Entzündung hauptsächlich von der Giftempfindlichkeit des Gewebes bestimmt, die,* wie wir oben gesehen haben, *von der jeweiligen Reaktionsweise des Organismus, d. h. von dem jeweiligen Immunitätszustand abhängt.*

Die anatomische Struktur des tuberkulösen Herdes variiert daher zunächst je nach dem Stadium der Allgemeinerkrankung. Im primären Stadium schließt sich an die initiale Proliferation ausgedehnte Verkäsung der befallenen Drüsen an, deren Zellen der Toxinwirkung anfangs schutzlos preisgegeben sind. Mit einsetzender Abwehrtätigkeit nimmt jedoch die perifokale Entzündung ab und äußert sich hauptsächlich in der Anregung der Bindegewebsneubildung um die abheilenden Herde, d. i. in Abkapslungsvorgängen. Tritt aber die Tuberkulose in das sekundäre, anaphylaktische Stadium, so flackert die perifokale Entzündung von neuem auf und erreicht infolge der Überempfindlichkeit des Gewebes einen bedeutenden Grad. Die Toxinwirkung steht im Vordergrund, das anatomische Bild wird beherrscht von einem exsudativen Entzündungsprozeß, dessen Intensität dem Grade der Anaphylaxie entspricht. Diese spezifische Entzündung nimmt erst gegen Ende des sekundären Stadiums ab, um im tertiären ganz zurückzutreten. Jetzt hört die Toxinwirkung unter dem Einfluß der erstarkten Immunität auf, in den Vordergrund tritt neuerdings die Fremdkörperwirkung, das ist die spezifische Neubildung.

Den großen Phasen im Ablauf des tuberkulösen Prozesses entspricht daher ein gesetzmäßiger Wechsel von proliferativen, exsudativen und alterativen Veränderungen innerhalb der lokalen Herde. Das anatomische Bild wird aber noch mannigfacher gestaltet durch interkurrente Schwankungen der Immunität. Ein Erstarken der Durchseuchungsresistenz bewirkt Abnahme der Exsudation, unter Umständen gar vorübergehenden Stillstand des Prozesses; ein Durchbruch der Immunität kann von stürmischen Entzündungserscheinungen innerhalb der Herde begleitet sein. Dazwischen gibt es alle möglichen Übergänge, alle erdenklichen Kombinationen der charakteristischen reaktiven Veränderungen, wodurch eine außerordentliche Mannigfaltigkeit der anatomischen Bilder und der klinischen Verlaufsformen entsteht [1]).

Die Häufigkeit der Ohrtuberkulose. Die Statistik der Ohrtuberkulose hat zwei Fragen zu entscheiden:

1. Die Häufigkeit der Ohrtuberkulose im allgemeinen (im Verhältnis zu anderen extravisceralen Lokalisationen der Krankheit) und

2. ihre Frequenz bei Ohrkranken (im Verhältnis zu unspezifischen Mittelohreiterungen).

Das *äußere Ohr* ist zweifellos selten Sitz einer tuberkulösen Erkrankung; für eine genaue Abschätzung der Frequenz fehlen jedoch die nötigen Voraussetzungen. Relativ am häufigsten scheint bei Lupus des Gesichts die Ohrmuschel in Mitleidenschaft gezogen zu werden; andere Formen der Hauttuberkulose (s. „Klinik") sind Raritäten. Auch das Tuberkulom des Ohrläppchens gehört, entgegen der Ansicht Haugs, zu den seltenen Manifestationen der Tuberkulose. Ich habe es unter einigen Tausenden tuberkulöser Individuen nur dreimal gesehen, und zwar ausschließlich bei Kindern weiblichen Geschlechts. Auch andere Autoren haben es vorwiegend bei Frauen beobachtet (16 von 18 Fällen in Henrichs Zusammenstellung).

Demgegenüber wird das *Mittelohr* relativ häufig von Tuberkulose befallen: Bei 2342 Lungenkranken verschiedener Krankheitsstadien habe ich 56 Fälle sicherer Mittelohrtuberkulose festgestellt, d. i. $2,4\%$. Diese Zahl bezieht sich auf erwachsene Individuen; bei Berücksichtigung der Tuberkulosen des Säuglings- und Kindesalters dürfte sie wohl etwas höher ausfallen, jedoch 3% kaum übersteigen. Moldenhauer, der 294 erwachsene Phthisiker untersuchte, hat bei ihnen gleichfalls $2,4\%$ Mittelohrtuberkulose ermittelt, seine Angabe ist aber statistisch nicht verwertbar, da es sich durchwegs um Vermutungsdiagnosen handelte. Zu einem wesentlich abweichenden Ergebnis gelangte Herzog, der bei 100 erwachsenen Krankenhauspatienten 14 Mittelohrtuberkulosen (14%!) fand, was zweifellos als zufälliger, nur teilweise durch die Art des Untersuchungsmaterials (schwere Phthisen) bedingter Befund zu werten ist, zumal Herzog bei 100 weiblichen Patienten desselben Spitals keine einzige tuberkulöse Ohrerkrankung ermitteln konnte.

Von besonderer Wichtigkeit für die Klinik der Mittelohrtuberkulose ist die Feststellung ihres Verhältnisses zur genuinen Mittelohreiterung und damit die Entscheidung der Frage, wie oft spezifische Prozesse unter scheinbar unspezifischen Krankheitsbildern verlaufen. Diese Feststellung begegnet jedoch insofern sehr bedeutenden Schwierigkeiten, als sie nur auf Grund genauer, daher mühsamer und zeitraubender Untersuchung eines großen klinischen Materials gemacht werden kann. In den meisten statistischen Arbeiten ist daher

---

[1]) Die Grundzüge der modernen Tuberkuloselehre konnten hier nur in aller Kürze angedeutet werden. Eine ausführlichere Darstellung findet sich in meinem Buche „Das Problem der Ohrtuberkulose", Wien-Berlin: Urban & Schwarzenberg 1926. — C.

die eine oder die andere Voraussetzung nicht erfüllt. Zumeist ist das Krankenmaterial zahlenmäßig so gering, daß es zu statistischen Schlußfolgerungen nicht ausreicht (GRIMMER, GARBINI-BALISTRERI, HENRICI, ISEMER, BUSCH u. a., höchstens 40 Fälle). Diejenigen Arbeiten dagegen, denen ein großes Untersuchungsmaterial zugrunde liegt (wie die von TURNER und FRASER, die sich auf 1800 Fälle bezieht), lassen es an der Exaktheit der Untersuchungsmethoden fehlen und liefern daher gleichfalls problematische Zahlen. Eine weitere Bedingung betrifft die Art des verwendeten Krankenmaterials, das, dem Sinne der zu lösenden Aufgabe entsprechend, eine (bezüglich Alter, Lungenbefund, Art der Ohrerkrankung usw.) wahllose kontinuierliche Reihe darbieten soll. Auch dieser Forderung werden die meisten Autoren nicht gerecht, indem sie ein ausgesuchtes Material verwenden, das entweder nur aus Kindern besteht (die Mehrzahl), oder nur schwerlungenkranke Spitalspatienten betrifft (HERZOG, GRIMMER), oder schließlich nur operationsbedürftige Fälle, also zumeist Mastoiditiden, umfaßt (LEEGAARD, VOSS). Deshalb zeitigen auch die letzteren in bezug auf die Zahl der Fälle (200—300) und die Art der Untersuchung durchaus befriedigenden Arbeiten nur ein Teilergebnis. Die Verschiedenheit der Untersuchungsbedingungen hatte zur Folge, daß die Resultate stark differieren: von 3 bis 26%. Durch Zusammenlegung gleichartiger Untersuchungsreihen erhalten wir folgende Werte: für Kinder 14,5%, für operationsbedürftige Fälle rund 8%.

Bis zu einem gewissen Grade wird die von mir 1923 veröffentlichte Statistik der Aufgabe gerecht, indem sie an einer zusammenhängenden Reihe von 300 akuten und chronischen, bei erwachsenen Besuchern eines öffentlichen Ohrenambulatoriums beobachteten und mit allen Hilfsmitteln der Diagnostik genau untersuchten Mittelohreiterungen erhoben wurde. Sie ergab 14 Mittelohrtuberkulosen = 4,7%. *Danach darf angenommen werden, daß in der ambulatorischen Praxis unter 20 Mittelohreiterungen Erwachsener durchschnittlich eine spezifische zur Behandlung gelangt.*

Für das Kindesalter fehlen einstweilen einwandfrei gepflogene Erhebungen. Ich glaube jedoch, daß der von mir gefundene Wert (ca. 5%) seine Geltung auch für die Mittelohrtuberkulose der Kinder behalten dürfte. Zu dieser Annahme führen mich, neben dem Ergebnis einer noch nicht abgeschlossenen eigenen Statistik, folgende Erwägungen: Es ist erstens bekannt, daß die Mittelohrtuberkulose im Kindesalter nicht häufiger (BRIEGER meint sogar: seltener) vorkommt als bei Erwachsenen; diese Tatsache allein beweist, daß die von LEEGAARD u. a. an *operierten* Kindern erhobenen um vieles höheren Zahlen auf die Mittelohrtuberkulose im allgemeinen nicht bezogen werden dürfen. Zweitens spricht für diese Annahme die wegen mangelhafter Untersuchungsmethode leider nicht vollwertige Statistik von TURNER und FRASER. Denn bei der Größe des von diesen Autoren verwendeten Materials (1800 Kinder) verlieren etwaige Fehlerquellen viel an Bedeutung und ist nicht wahrscheinlich, daß der von ihnen gefundene Prozentsatz (3%) bei genauerer Untersuchung eine Steigerung von mehr als $^2/_3$ erfahren könnte.

In älteren Statistiken wurde wiederholt der Versuch gemacht, die Frequenz der Mittelohrtuberkulose durch Angabe der Zahl von Mittelohreiterungen bei Phthisikern und Vergleich dieser Werte mit der Anzahl der Mittelohreiterungen bei lungengesunden Individuen zu bestimmen. Es bedarf keines Beweises, daß auf diese Weise nur ganz unsichere Ergebnisse erzielt werden konnten.

Wertvoller erscheinen die statistischen Ergebnisse der anatomischen Untersuchung von Gehörorganen tuberkulöser Leichen, doch können auch sie nur bestimmend sein für die Häufigkeit der Mittelohrtuberkulose bei schwerer Phthise (terminale Prozesse inbegriffen), ohne daß aus ihnen allgemeingültige

Schlüsse gezogen werden dürften. Die so gefundenen Werte schwanken zwischen 6 und 28% bei phthisischen Leichen überhaupt (Still, Habermann, Mathews) und 47—62% bei solchen mit intra vitam festgestellter Mittelohreiterung (Habermann, Schwabach; Licci will sogar 80% gefunden haben). Diese hohen Zahlen übten einen ungünstigen Einfluß auf die Diagnostik der Mittelohrtuberkulose aus, da sie der sehr verbreiteten Ansicht als Stütze dienten, daß es in praxi zulässig sei, jede Mittelohreiterung eines Phthisikers schlechtweg als tuberkulös zu betrachten. Meine Untersuchungen an großem Material (2342 lebende lungenkranke Soldaten) ergaben indes viel geringere Werte, und zwar 2,4% der Patientenzahl bzw. 21,7% der Otitiden. Demnach ist auch bei Phthisikern das Verhältnis der Mittelohrtuberkulose zur Mittelohreiterung im allgemeinen kaum größer als 1 : 5.

Über die *Häufigkeit der Mittelohrtuberkulose in verschiedenen Altersstufen* stimmen die Erfahrungen der Autoren im großen und ganzen überein. Am meisten disponiert sind das erste, dritte und vierte Dezennium. Ganz verschont bleibt jedoch keine Altersstufe, vereinzelte Fälle wurden bis ins 70. Lebensjahr beobachtet. Immerhin ist die Mittelohrtuberkulose jenseits des vierten Lebensdezenniums relativ selten. Die Angabe Brieges, daß die Tuberkulose im zweiten Dezennium wenig Lokalisationen im Ohr zeige, trifft nach Leegaards und meinen Erfahrungen nicht zu.

Durch Zusammenlegung einiger der verläßlichsten Statistiken mit seiner eigenen erhielt Leegaard für das Verhältnis der tuberkulösen Otitis zur genuinen im Alter von 1—15 Jahren folgende Prozentsätze:

$$
\begin{array}{lll}
1.-\ 5.\ \text{Lebensjahr} & . . . & 25{,}0\,\% \\
5.-10.\quad\quad\text{,,} & . . . & 17{,}5\,\% \\
10.-15.\quad\quad\text{,,} & . . . & 8{,}6\,\% \\
\end{array}
$$

Die ersten Zahlen sind zweifellos zu hoch. Der Fehler dürfte darin liegen, daß der Berechnung ein zahlenmäßig sehr geringes (3—14 Fälle) und einseitig zusammengesetztes Material (Operationsfälle) zugrunde lag.

An meinem Material von 617 Mittelohreiterungen Erwachsener (darunter 73 tuberkulös) habe ich folgende Verteilung auf die einzelnen Lebensdezennien festgestellt:

$$
\begin{array}{lll}
17.-20.\ \text{Lebensjahr} & . . . & 10{,}2\% \\
21.-30.\quad\quad\text{,,} & . . . & 15{,}8\,\text{,,} \\
31.-40.\quad\quad\text{,,} & . . . & 12{,}2\,\text{,,} \\
41.-50.\quad\quad\text{,,} & . . . & 2{,}6\,\text{,,} \\
51.-60.\quad\quad\text{,,} & . . . & 4{,}3\,\text{,,} \\
\end{array}
$$

Als Vergleichszahlen finden sich in der Literatur nur die Angaben Leegaards, der im dritten Dezennium 7% und im vierten 13,6% errechnete.

Bezüglich des *Geschlechts* wird übereinstimmend ein starkes Überwiegen der Mittelohrtuberkulose bei Männern hervorgehoben: Nach Schwabach und Lermoyez ist das Verhältnis 8 zu 2, ähnlich nach Habermann, Fränkel, Hegetschweiler, Bezold. Leegaard fand unter 57 Männern 6, dagegen unter 59 Frauen keine einzige Mittelohrtuberkulose. Doch gilt dieses Verhältnis nach Leegaard nur für Erwachsene, während bei Kindern beide Geschlechter eine gleiche Disposition zeigen. Das scheint auch nach meinen Erfahrungen der Fall zu sein.

Eine befriedigende Erklärung für dieses auffallende Überwiegen der männlichen Mittelohrtuberkulose ist bisher nicht beigebracht worden. Wohl kommt die eitrige Otitis bei Männern überhaupt etwas häufiger vor als bei Frauen (58% : 42% nach den großen Statistiken von Schwabach und Bezold), doch kann die vielfach höhere Frequenz der Mittelohrtuberkulose bei Männern auf diesem relativ geringen Unterschied allein nicht beruhen.

Ätiologie und Pathogenese. *Die Veränderungen der Ohrtuberkulose werden in der Regel durch die Ansiedlung des Tuberkelbacillus im Gewebe hervorgerufen.* Daß diese Regel aber keine Ausnahme kennt und für alle Formen der Ohrtuberkulose gilt (BRIEGER), kann heutzutage nicht mehr behauptet werden. Eine sichere Ausnahme bilden schon die induzierten tuberkulösen (serösen und eitrigen) Labyrinthentzündungen, die ohne die charakteristischen Gewebsveränderungen zustande kommen und niemals Tuberkelbacillen im Gewebe bzw. Sekret aufweisen (O. MAYER, ZANGE). Sie entstehen durch *Ausbreitung der perifokalen Entzündungszone* des benachbarten tuberkulösen Mittelohrherdes auf das Labyrinth, sind also nur mittelbar ein Produkt des Tuberkelbacillus.

Einige Beobachtungen (CEMACH) lassen es aber wahrscheinlich erscheinen, daß seröse Labyrinthitis auch ohne Anwesenheit einer Tuberkulose im Mittelohr bei tuberkulösen Individuen spontan entstehen kann. Es dürfte sich in diesen Fällen um die sog. *„Toxinfernwirkung"* (RANKE) handeln, die auf der Höhe des anaphylaktischen Stadiums nicht selten in Erscheinung tritt und auf die RANKE die skrofulösen Phänomene (z. B. die Phlyktäne usw.) und SCHIECK eine gewisse Form der Iritis zurückführen. Eine Analogie findet diese Reizwirkung in den gleichfalls bereits beobachteten Labyrintherscheinungen seitens des gesunden Ohres bei diagnostischer Einverleibung von Tuberkulin. Ein anderes Beispiel der Toxinfernwirkung ist die bei schwerer Lungentuberkulose, aber gesundem Mittelohr auftretende *doppelseitige* Neuritis acustica (zuerst von BEZOLD 1905 beschrieben, seither mehrmals beobachtet). Im Falle HERZOGS schloß sich die Affektion unmittelbar an eine schwere Hämoptoe an, so daß ihr Zusammenhang mit einer anaphylaktischen Phase auf der Hand liegt. Unter den Symptomen erwähnt BEZOLD auch Schwindel, wodurch die Annahme gerechtfertigt erscheint, daß auch in seinen Fällen, analog meinen Beobachtungen, eine toxische Labyrinthitis vorlag.

Ein von mir kürzlich (Monatsschr. f. Ohrenheilk. u. Laryngo-Rhinol. Dez. 1923) mitgeteilter Fall scheint dafür zu sprechen, daß sich *tuberkulotoxische Vorgänge auch im Mittelohr* abspielen können. Er betrifft eine *doppelseitige,* unter akuten Erscheinungen (Schmerzen, Druckempfindlichkeit des Warzenfortsatzes) sehr langsam entstandene Mastoiditis bei einem jungen Phthisiker. Otoskopisch bot sich das Bild eines Adhäsivprozesses, Eiterung fehlte. Bei der Aufmeißlung wurde auf beiden Seiten steriles schleimiges Sekret in den Zellen des Warzenfortsatzes, Hyperämie und hochgradige Schwellung ihrer Schleimhautauskleidung, histologisch kleinzellige Infiltration und Vaskularisation der Mucosa ohne spezifische Elemente bzw. Tuberkelbacillen gefunden. Der rätselhafte Charakter dieses Prozesses konnte erst später aufgeklärt werden, als auf eine Tuberkulininjektion eine stürmische Herdreaktion in beiden bereits vernarbten Warzenfortsätzen erfolgte, eine zweite Injektion dieselbe Wirkung hatte, während Proteineinverleibung reaktionslos verlief.

Die tuberkulotoxischen Phänomene im Mittel- und Innenohr gehören jedenfalls zu den interessantesten Problemen der otiatrischen Tuberkuloseforschung.

Von diesen immerhin äußerst seltenen Fällen abgesehen sind die tuberkulösen Affektionen des Ohres durch die Anwesenheit des Tuberkelbacillus im Krankheitsherd bedingt. Die *Herkunft der Erreger* entzieht sich in der Regel dem direkten Nachweis und kann unserem Verständnis nur durch theoretische Überlegung nähergebracht werden, die von den Gesetzen der allgemeinen Phthiseogenese auszugehen hat.

Einzelne Fälle von *Knotentuberkulose* des Ohrläppchens sind mit Sicherheit als Folge einer primären exogenen Infektion der Stichöffnung beim Ohrring-

stechen festgestellt worden. Wenn aber HENRICH daraufhin diese Entstehungsweise als die häufigste bezeichnet, weil von 16 Frauen mit Ohrlappentuberkulose
11 Ohrringe trugen bzw. früher getragen haben, so kann diese Verallgemeinerung nicht unwidersprochen bleiben. Man darf sich durch die scheinbare Wahrscheinlichkeit derartiger sinnfällig naheliegender Zusammenhänge nicht davon
abhalten lassen, der Frage kritisch auf den Grund zu gehen. Schon der Umstand,
daß die Tuberkulose des Lobulus stets einseitig auftritt, ·während bei der angenommenen Entstehung durch infizierte Werkzeuge doch auch Fälle doppelseitiger Inokulation zur Beobachtung gelangen müßten, ist geeignet, Bedenken
zu erwecken. Wichtiger ist aber der Umstand, daß die Erkrankung auch bei
unverletztem Ohrläppchen entsteht. Von den 3 Fällen meiner Beobachtung
hatten zwei Mädchen keine gestochene Ohren (bei dem dritten lag der Eingriff
7 Jahre zurück); auch HENRICH führt 7 solche Fälle an. Hier handelte es sich
zweifellos um endogene Sekundärinfektion auf dem Blutwege. Diese Entstehungsweise kann aber auch in den Fällen mit vorangegangenem Ohrringstich
nicht mit Sicherheit ausgeschlossen werden; sogar in den scheinbar einwandfreien Fällen, in denen der Beginn der Knötchenbildung schon während der
Fadeneiterung beobachtet wurde, ist es durchaus möglich, daß der Prozeß
dessenungeachtet hämatogen entstanden ist und der Verletzung des Ohrläppchens lediglich die Bedeutung eines prädisponierenden Momentes durch Schaffung eines Locus minoris resistentiae zukam.

Nun sind wir aber bei der Beurteilung der Frage auf solche spekulative
Überlegungen gar nicht angewiesen. Die moderne Tuberkuloselehre gibt uns
ein sicheres Mittel an die Hand, die Fälle primärer Entstehung der Ohrlappentuberkulose von den sekundären zu unterscheiden. Die primäre Infektion ist
durch den „Primärkomplex", die käsige Erkrankung der regionären Drüsen,
charakterisiert, so wie der sekundäre hämatogene Prozeß am Fehlen des Drüsen-
komplexes zu erkennen ist. Als exogene Primärinfektion können daher nur
jene Fälle von Knotentuberkulose der Ohrmuschel anerkannt werden, die mit
der charakteristischen Drüsenaffektion einhergegangen sind (2 von 3 Fällen
HAUGS, 2 Fälle EPSTEINS usw.). In meinen 3 Fällen, wie im Falle LEIDLERS
(Abb. 1) konnte ich mit Hilfe dieser Richtlinie mit Sicherheit eine Sekundärinfektion feststellen.

Die in einigen Fällen (FREY, HAUG) angenommene Autoinfektion durch
Übertragung des Virus mit dem kratzenden Finger entspricht gleichfalls nicht
den gegenwärtigen Anschauungen.

*Die Knotentuberkulose des Ohrläppchens entsteht, analog allen anderen peri-
pheren Tuberkulosen, in der Mehrzahl der Fälle durch Übertragung des Virus auf
dem Blutwege von einem zentralen Primärkomplex.* Warum das Ohrläppchen
eine Prädilektionsstelle für die Anschwemmung der Bacillen bildet, entzieht
sich vorläufig unserer Kenntnis. *Seltener wird das Ohrläppchen beim Ohrringstechen primär infiziert.*

Lupus des äußeren Ohres entsteht gewöhnlich im Anschluß an Gesichtslupus.
Zuweilen bildet auch das Tuberkulom des Ohrläppchens den Ausgangspunkt.

Bei der *Mittelohrtuberkulose* stößt die Unterscheidung primärer und sekundärer Infektion auf unüberwindliche Schwierigkeiten, denn das sichere Kriterium des Primärkomplexes ist hier infolge eigentümlicher anatomischer Verhältnisse nicht verwendbar. Das Mittelohr besitzt nämlich kein eigenes, in sich
abgeschlossenes regionäres Lymphgebiet: seine Lymphe fließt vorzugsweise
in die infraaurikulären und tiefen cervicalen Drüsen, die aber auch vom großen
Quellgebiet des Rachens gespeist werden, so daß ihre Erkrankung über die
Eintrittspforte der Bacillen keinen Aufschluß gibt. Das adenoide Rachengewebe
kommt gegebenenfalls als Invasionsort eher in Betracht als die von der Außen-

welt nahezu ganz abgeschlossene Paukenhöhle. Der anatomische Nachweis der Primärinfektion des Mittelohres ist daher nicht möglich. Der von zahlreichen Autoren bisher gewählte Weg des indirekten Nachweises der Primärinfektion durch Ausschluß eines anderweitigen tuberkulösen Herdes im Körper kann aber zur Lösung dieser Frage nicht führen, denn die groben Mittel der Sektionstechnik können keine Gewähr dafür bieten, daß ein kleiner, unter Umständen bereits vernarbter, Primäraffekt nicht übersehen wurde. Noch weniger ist es durch klinische Untersuchung möglich, einen kleinen Drüsen- oder Lungenherd mit Sicherheit auszuschließen. Alle bis jetzt publizierten Fälle angeblich primärer Mittelohrtuberkulose sind daher von diesem Standpunkt unbedingt abzulehnen.

Die Mittelohrtuberkulose ist in jedem Falle ein sekundärer Prozeß. Der primäre Herd, der ihr als Ausgangspunkt dient, ist in den cervicalen bzw. peribronchialen Drüsen, seltener wohl in einem anderen sekundär erkrankten Organ (z. B. in der Lunge) zu suchen.

Der Transport der Krankheitserreger vom Ausgangsherde ins Mittelohr dürfte in der Mehrzahl der Fälle *auf dem Blutwege* erfolgen. Diese Ausbreitungsweise ist der wichtigste Faktor in der Genese der metastatischen Tuberkulose und es liegt kein Grund vor, der Mittelohrtuberkulose diesbezüglich eine Sonderstellung einzuräumen. Die hämatische Entstehung tympanaler Herde ist überdies in einigen Fällen anatomisch nachgewiesen worden (BARNIK, HABERMANN, PREYSING) [1]). Mehrere schwerwiegende Gründe sprechen außerdem eindeutig für diesen Entstehungsmodus: 1. Das häufige Vorkommen der Mittelohrtuberkulose im Kindesalter und bei Patienten jedes Alters ohne klinisch nachweisbare anderweitige Organtuberkulose, also unter Verhältnissen, die für das sekundäre Stadium der Tuberkulose charakteristisch sind, in dem das Blut der dominierende Transportweg ist; 2. die Tatsache, daß die regionären Drüsen in einer fortlaufend untersuchten Reihe von Mittelohrtuberkulosen (CEMACH) keine spezifischen Veränderungen aufwiesen, wodurch die hämatogene Entstehung dieser Fälle mit Sicherheit nachgewiesen erscheint [2]), und 3. der Umstand, daß Ohraffektion und primärer pulmonal-glandulärer Prozeß in der überwiegenden Mehrzahl der Fälle gleichseitig lokalisiert sind (CEMACH), was ganz unerklärlich erscheinen müßte, wenn etwa eine an topographische Beziehungen nicht gebundene Ausbreitungsweise, z. B. die durch die Ohrtrompete der häufigere Vorgang wäre.

Diese letztere Ausbreitungsweise scheint, entgegen der bisherigen Auffassung, eine untergeordnete Rolle zu spielen. Wohl ist die Annahme, daß die Tuberkelbacillen, wie die Erreger der akuten Otitis, in die Paukenhöhle durch die Tube, die einzige Kommunikation des Mittelohres mit der Außenwelt, eindringen, an sich sehr naheliegend. Allein die Bedingungen der Ausbreitung akuter Infektionen treffen für die Tuberkulose, die ihren eigenen Gesetzen unterliegt, nicht zu, und darauf gerichtete Untersuchungen (CEMACH) scheinen den Beweis erbracht zu haben, daß sich das Hineingelangen der Tuberkelbacillen in die Pauke viel schwieriger gestaltet als es von vornherein den Anschein haben mag. Das Flimmerepithel der Tube ist offenbar imstande, das Vordringen korpuskulärer Elemente ohne Eigenbewegung wirksam zu verhindern [3]). Viel zu wenig

---

[1]) Als weiterer Nachweis haben alle Fälle angeblich „primärer" Mittelohrtuberkulose zu gelten, bei denen die Lunge bei der Obduktion tuberkulosefrei befunden wurde.

[2]) Siehe oben S. 593.

[3]) Dafür sprechen auch die von mir kürzlich durchgeführten Versuche, bei denen ich hustenden Phthisikern mit Mittelohreiterung eine Rußaufschwemmung wiederholt auf die seitliche Rachenwand (Tubenostium) aufstrich. Der Ruß erschien niemals im Sekret, wogegen lösliche Farbstoffe in letzterem einige Male nachgewiesen wurden.

ist diesbezüglich die Tatsache beachtet worden, daß im Eiter genuiner Otitis bei Lungenkranken niemals Tuberkelbacillen nachgewiesen wurden; würden die Bacillen tatsächlich durch Hustenstöße in die Paukenhöhle gelangen, so müßte das auch bei unspezifischer Otitis hier und da der Fall sein, womit der Diagnostik der Mittelohrtuberkulose ihre wichtigste Grundlage völlig entzogen wäre. Auch Befunden, wie die E. Fraenkels, der in 10 Fällen von ulceröser Tuberkulose des Nasenrachenraumes, wobei 7mal auch Tubenwülste und -ostien betroffen waren, keine einzige Miterkrankung des Ohres beobachten konnte, sowie analogen Befunden von Wex und Grimmer bei Tonsillentuberkulose ist zu wenig Aufmerksamkeit geschenkt worden. Demgegenüber stehen zahlreiche Befunde von Mittelohrtuberkulose bei Patienten mit latenter Lungentuberkulose und intakten oberen Luftwegen; etwa 50% meiner Patienten hatten bei wiederholter genauer Untersuchung niemals einen positiven Sputumbefund.

Hiermit kommen wir zu einem sehr schwerwiegenden Einwand gegen die Möglichkeit häufiger Entstehung der Mittelohrtuberkulose durch Impfmetastasierung. Im sekundären Stadium der Tuberkulose (Kinder, latentkranke Erwachsene) fehlt die Quelle der Infektion, die offenen virusspendenden Herde. Im tertiären Stadium aber, nach Entwicklung dieser Herde, sind die Organe durch die vollentwickelte Immunität gegen Infektion unempfindlich geworden. Eine Impfmetastase entsteht in diesem Stadium nur bei Schädigung der Zellimmunität durch traumatische und entzündliche Vorgänge. Auch durch temporäre Immunitätsschwankungen („anergische Phasen") können die Voraussetzungen für die Entstehung einer Impfmetastase geschaffen werden.

Die Infektion des Ohres durch im Lumen der Ohrtrompete einwandernde Tuberkelbacillen ist demnach theoretisch nicht ausgeschlossen, aber der hämatischen Infektion an Bedeutung sicherlich untergeordnet. Sie dürfte jedenfalls viel seltener vorkommen als angenommen wurde. Ein anatomischer Beweis ihrer Existenz ist bisher nicht erbracht worden.

Anders verhält es sich mit der Rolle der *Tube als Vermittlerin einer Kontaktinfektion.* Wenngleich es feststeht, daß die Mittelohrtuberkulose in der Regel in der Paukenhöhle entsteht und von hier aus unter Umständen deszendierend auf die Tube weiterschreitet (Brieger, Hegetschweiler, Grünberg), so sind auch Fälle bekanntgeworden (Grimmer, Bondy, Gradeniggo), deren anatomisches Bild die Annahme der umgekehrten Ausbreitungsweise, d. h. der aszendierenden Fortpflanzung einer Nasenrachentuberkulose im Gewebe der Ohrtrompete bis in die Paukenhöhle zu stützen schien. Immerhin dürfte auch dieser Vorgang ziemlich selten sein, obwohl Tuberkulose der Rachentonsille bei Kindern relativ häufig beobachtet wird (nach der 1355 Fälle umfassenden Statistik von Simon waren 5% der exstirpierten adenoiden Vegetationen tuberkulös erkrankt). Daß aber auch eine offene, d. h. oberflächlich ulcerierte Tuberkulose des Nasenrachens nicht unbedingt eine Infektion des Ohres zur Folge hat, auch dann nicht, wenn das Tubenostium mitbetroffen ist, haben die oben erwähnten Befunde von Fränkel, Grimmer und Wex, denen ich einige eigene Fälle hinzufügen kann, bewiesen. Wogegen die entgegengesetzten Befunde gleichzeitiger Nasenrachen- und Mittelohrtuberkulose, in denen die Tatsache des unmittelbaren Kontakts durch anatomischen Nachweis kontinuierlicher Veränderungen entlang der Tube nicht erhärtet wurde (Brieger, Henrici, Dallmann und Isemer, Leegaard, Milligan u. a), demgemäß auch nicht als zwingender Beweis des kausalen Zusammenhanges beider Herde erachtet werden können. Umsoweniger als es sich in einem Teil dieser Fälle um latente, nur durch histologische Untersuchung festgestellte Tuberkulose der Rachentonsille handelte. Es erscheint vielmehr, entsprechend der Auffassung der Tuberkuloseforscher Ghon und Roman viel wahrscheinlicher, eine getrennte

Infektion sowohl der Tonsille wie des Ohres von einem gemeinsamen Primärkomplex aus (auf dem Blutwege?) anzunehmen, welcher Auffassung sich auch LEEGAARD, sonst entschiedener Anhänger der tubaren Entstehungstheorie, anschließt.

Kontaktinfektion des Ohres kann auch von anderen benachbarten Organherden stattfinden. Von den mitgeteilten einschlägigen Fällen sind aber nur jene als einwandfrei anzuerkennen, in denen, wie z. B. in dem Falle von CARMODY, das unmittelbare Übergreifen des Prozesses von der Parotis auf den Gehörgang beobachtet werden konnte, während es sich in Fällen, wie dem von REVERCHON und WORMS (Mittelohrtuberkulose bei Tuberkulose des Oberkiefers, Atlas und Hinterhauptsbeins) ebensogut um nebengeordnete hämatogene Infektion gehandelt haben konnte.

Eine entscheidende Bedeutung für die Entstehung und Entwicklung der Mittelohrtuberkulose wurde bisher der *Misch- bzw. Sekundärinfektion* mit pyogenen Kokken beigemessen [als erster hat Moos (1891) auf sie hingewiesen]. Im Sekret chronischer Mittelohrtuberkulose lassen sich tatsächlich in der Mehrzahl der Fälle Eitererreger von oft sehr hoher Virulenz nachweisen; seltener ist das bei akuter Tuberkulose der Fall. Allein *die Rolle dieser Mischbakterien ist sehr strittig* und die bisherige Anschauung, die dahinging, daß das Krankheitsbild der Mittelohrtuberkulose nicht alleiniger Effekt der spezifischen Infektion sei, daß latente Mittelohrtuberkulose erst durch Hinzutreten pyogener Infektion manifest werde, daß akute Mittelohrtuberkulose auf diese Weise entstehe und der Verlauf der Mittelohrtuberkulose im allgemeinen durch die Sekundärinfektion entscheidend beeinflußt werde im Sinne rascherer und extensiver Entwicklung, bedarf dringend einer Revision.

Im Tierexperiment (HAYMANN, CEMACH) hat diese Anschauung keine Stütze gefunden. Andere Beweise fehlen. Mehrere klinische Tatsachen, so das Fehlen pyogener Bakterien im Sekret akut exacerbierter Mittelohrtuberkulosen (BRIEGER, CEMACH), wie die Anwesenheit hochvirulenter Streptokokken im Sekret einer chronischen, ganz torpid verlaufenen und schließlich zur Heilung gelangten Mittelohrtuberkulose (CEMACH) sind schwerwiegende Gegenbeweise. Demgemäß lehnt auch ZANGE, ein genauer Kenner der Labyrinthentzündungen, den Einfluß der Mischinfektion auf den Verlauf der tuberkulösen Labyrinthitis vollständig ab und betrachtet die Anwesenheit der Eitererreger als *belanglose Sekretsymbiose.*

Der akute Verlauf mancher Mittelohrtuberkulosen, wie die akuten Exacerbationen der chronischen Verlaufsformen finden nach meinen Untersuchungen eine andere Erklärung. *Sie hängen mit negativen Immunitätsschwankungen zusammen,* die anaphylatoxische Überempfindlichkeitserscheinungen im Körper bedingen und unter anderem auch um den Mittelohrherd *perifokale Entzündung* anregen, die hier in Form einer akuten Otitis oder nur als Zunahme exsudativer Vorgänge (Sekretvermehrung) sinnfällig zutage tritt. Ein eklatantes Beispiel derartiger Zusammenhänge ist das relativ häufige Auftreten akuter Mittelohrtuberkulose im Anschluß an die Infektionskrankheiten des Kindesalters (Masern, Scharlach), die von einer „anergischen Phase" (durch Absättigung der spezifischen Immunstoffe) gefolgt sind. Im Einklang damit rückt auch das Überwiegen akuter und subakuter Mittelohrtuberkulose im Kindesalter (sekundäres „anaphylaktisches Stadium") wie der vorwiegend chronische Verlauf der Mittelohrtuberkulose Erwachsener (tertiäres Stadium) unserem Verständnis näher.

Die Möglichkeit einer echten Mischinfektion im tuberkulösen Ohre kann allerdings theoretisch nicht ausgeschlossen werden. Aber ihre Bedeutung für die Pathogenese der Mittelohrtuberkulose bleibt, solange keine sie stützenden Tatsachen vorliegen, ziemlich problematisch.

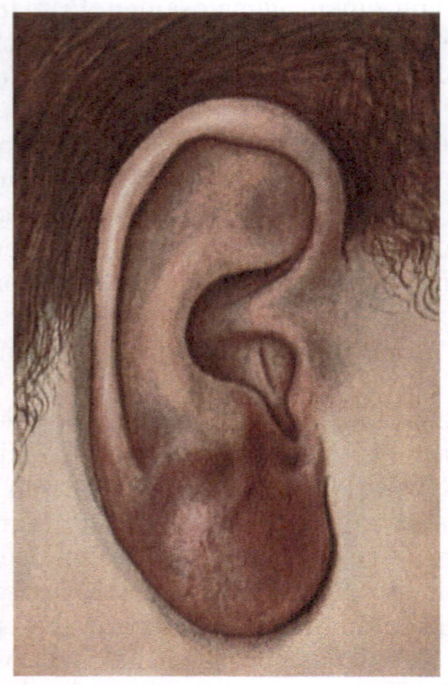

Abb. 1. Tuberkulom des Ohrläppchens.
(Nach einer Moulage der Abteilung für
Phototherapie der Klinik HAJEK in Wien.)

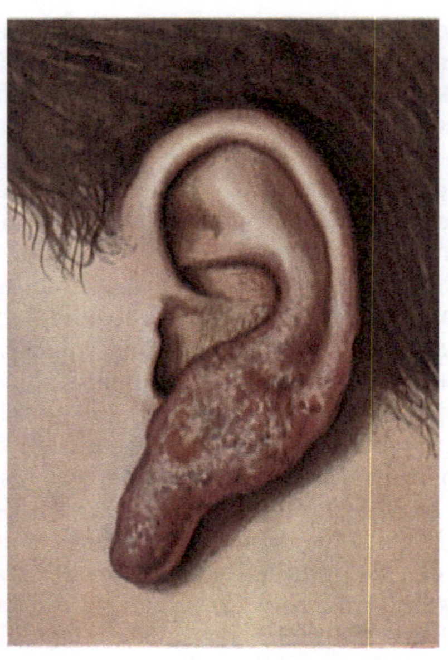

Abb. 2. Lupus vulgaris der Ohrmuschel.
(Nach einer Moulage der Abteilung für Phototherapie der Klinik HAJEK in Wien.)

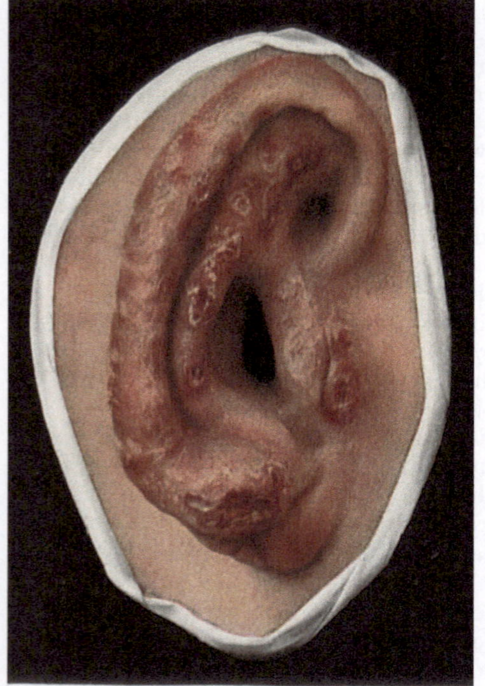

Abb. 3. Lupus vulgaris exulcerans der Ohrmuschel. (Nach einer Moulage der Hautklinik
JADASSOHN in Breslau.)

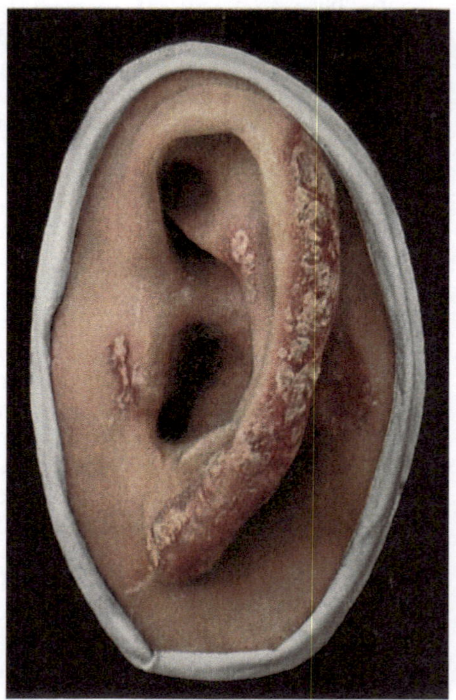

Abb. 4. Lupus erythematodes der Ohrmuschel.
(Nach einer Moulage der Hautklinik JADASSO?
in Breslau.)

Anatomie und Klinik. Die *Tuberkulose des äußeren Ohres* tritt in verschiedenen Formen auf. Ihr Hauptsitz ist das *Ohrläppchen*.

Das *Tuberkulom* des Ohrläppchens stellt eine kirsch- bis walnußgroße, in einzelnen Fällen auch hühnereigroße, gegen die gesunde Ohrmuschel mehr

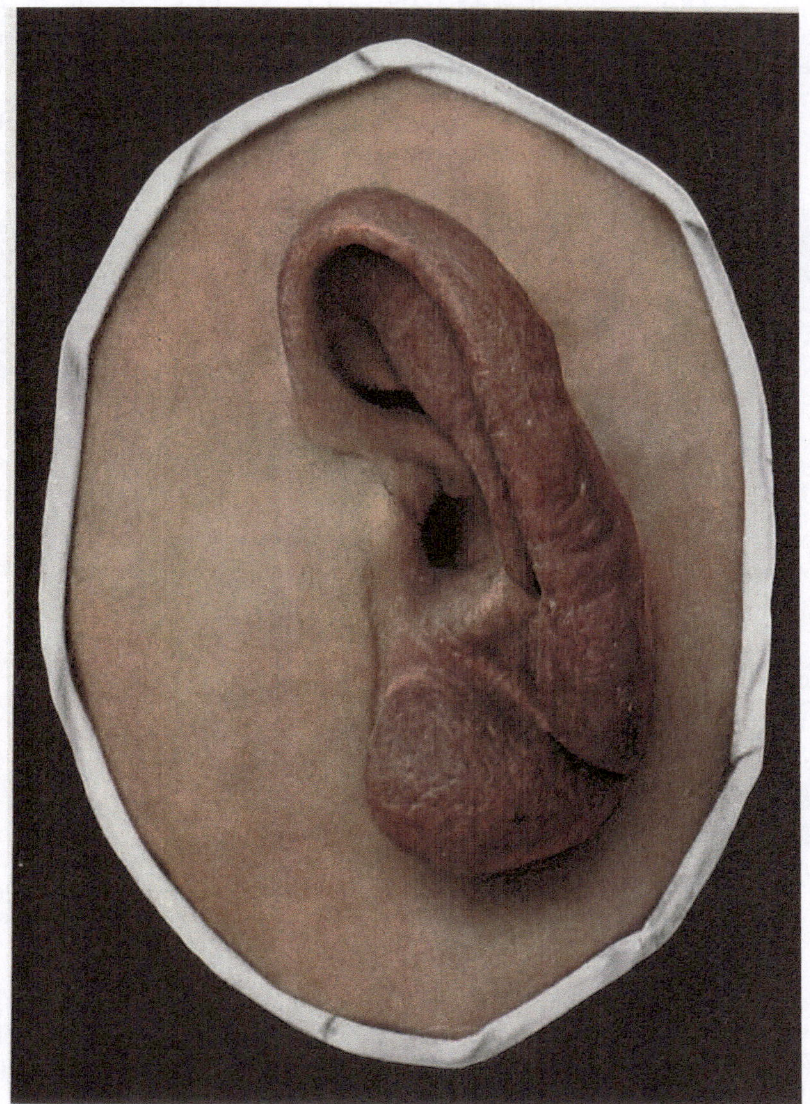

Abb. 5. Lupus pernio der Ohrmuschel. (Moulage der Klinik JADASSOHN-Breslau.)

oder weniger scharf abgesetzte *Geschwulst* dar (Abb. 1). Sie entwickelt sich sehr langsam, zuweilen von einem roten schuppenden Fleck mit folgender Knötchenbildung (STRAUSS) oder einem circumscripten Ekzem (RAOULT) ausgehend. Ihre Konsistenz ist meist weich, so daß die Unterscheidung von Lipom oder Angiom unter Umständen Schwierigkeiten bereitet. Die bedeckende Haut bleibt lange intakt, ist in der Regel livid verfärbt und wird erst bei zunehmender

Größe der Geschwulst gespannt, trocken und glänzend. Im Spätstadium ergreift der Prozeß nicht selten auch die Haut, die dann mit kleinen Knötchen (Lupus vulgaris) oder größeren Knollen durchsetzt erscheint, an die sich Geschwürbildung anschließen kann (Lupus exulcerans).

Histologisch findet man kleinzellige Infiltration des Unterhautzellgewebes mit zumeist reichlichen, zentral verkästen Konglomerattuberkeln in der Tiefe. Einzelne Fälle (HAUG, STRAUSS) zeichnen sich durch besonderen Reichtum an Riesenzellen aus. Das Gewebe enthält Tuberkelbacillen, jedoch zumeist in geringer Zahl.

Der Verlauf des tuberkulösen Ohrlappentumors ist relativ gutartig. In einem Falle HAUGS ist maligne Degeneration eingetreten.

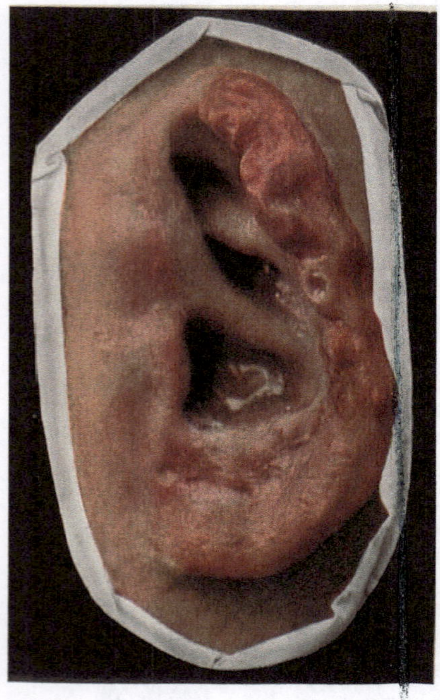

Abb. 6. Tuberkulide (Folliclis) der Ohrmuschel. (Moulage der Hautklinik JADASSOHN in Breslau.)

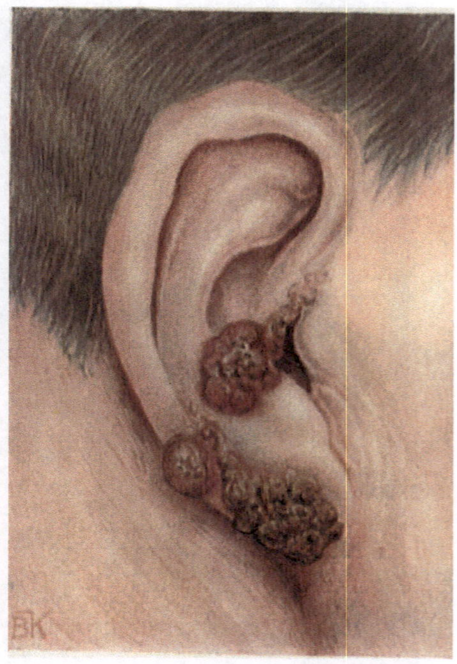

Abb. 7. Tuberculosis verrucosa der Ohrmuschel. (Eigene Beobachtung, Kriegsspital I in Wien.)

Lupus der Ohrmuschel beginnt gleichfalls gerne am Ohrläppchen. Er schließt sich gewöhnlich an Lupus benachbarter Hautpartien an, seltener entsteht er primär im äußeren Gehörgang oder am Lobulus. Seine Erscheinungsformen unterscheiden sich nicht von denen anderer Körperstellen.

Eine relativ seltene Form ist der Lupus vulgaris, dessen *kleine rotbraune Knötchen* sich über die ganze Ohrmuschel ausbreiten können. Die Haut, besonders am Ohrläppchen, ist derb infiltriert (Abb. 2), zum Teil elephantiastisch verdickt (L. hypertrophicus [AUGIER]). Gewöhnlich ist nur eine Seite befallen.

Im vorgeschrittenen Stadium tritt nicht selten nekrotischer Zerfall der Knötchen ein unter Bildung zahlreicher miliarer oder größerer konfluierender Geschwüre [L. exulcerans (Abb. 3)], die die Haut bis auf den Knochen des äußeren Gehörgangs zerstören können (RAVOGLI). Die Affektion ist nach

Gruber zuweilen sehr schmerzhaft, besonders wenn Gehörgang und Trommelfell mitgegriffen sind. Der Verlauf ist sehr langwierig, die Ausheilung erfolgt unter starker Narbenbildung.

Häufiger tritt L. erythematodes in Form von *roten Flecken mit schuppendem Zentrum* (Abb. 4) auf der Ohrmuschel auf, und zwar gewöhnlich beiderseitig. Die Herde bleiben durch Jahrzehnte unverändert bestehen, die Heilung ist von Schrumpfungsvorgängen begleitet.

Lupus pernio (Abb. 5) ist eine sehr seltene Erkrankung. Die *frostähnlich verfärbte Ohrmuschel ist ödematös geschwollen* und fühlt sich heiß an. Ihr Umfang ist bedeutend vergrößert. Der Gehörgang sondert wäßriges Sekret ab. Das

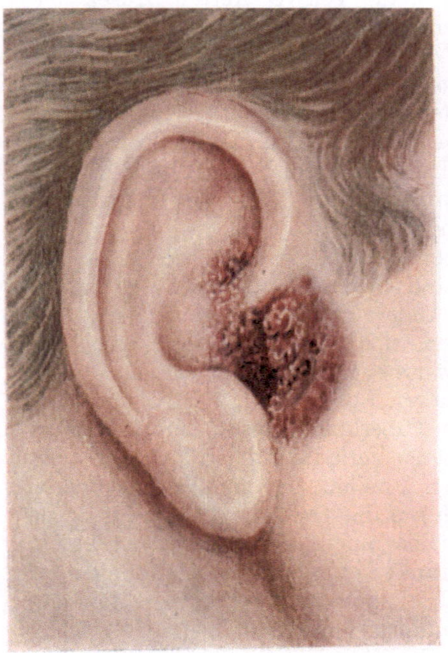 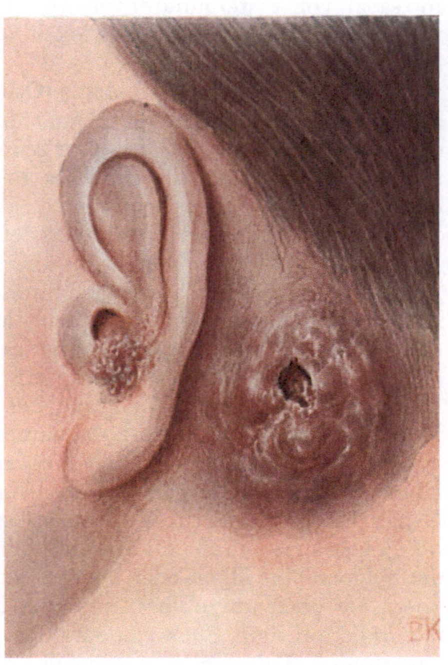

<table>
<tr>
<td>

Abb. 8. Ulceröse Tuberkulose des Gehörgangs auf Tragus und Cavum conchae übergreifend. (Eigene Beobachtung, Kriegsspital I in Wien.)

</td>
<td>

Abb. 9. Skrofuloderma am Warzenfortsatz mit zentralem Geschwür. Am Antitragus nichtspezifisches Ekzem. (Eigene Beobachtung in Torbole-Italien. 7 jähriges Mädchen.)

</td>
</tr>
</table>

Krankheitsbild bleibt jahrelang unverändert. Zeitweise klagen die Patienten über heftige Schmerzen (Nobl).

Bei sonst gesunden Individuen werden zuweilen abortive Formen der Hauttuberkulose (Folliclis, Tuberculosis verrucosa) auch an der Ohrmuschel angetroffen.

Die *Folliclis* (Tuberkulide) präsentieren sich in Form von blaßroten, subakutentzündlichen *Papeln mit dellenförmiger Vertiefung in der Mitte* (Abb. 6), die konfluieren und die ganze Ohrmuschel mit derben Knoten besetzen. Der Prozeß wird dann stationär.

Die *Tuberculosis verrucosa cutis,* die disseminierte Form des Leichentuberkels, kommt bei Personen vor, die mit tuberkulösem Material manipulieren. Auch der von mir beobachtete Fall (Abb. 7) betraf einen Laboranten eines Tuberkulosespitals, der die gleiche Affektion auch an der linken Hand aufwies. Die *papillomatösen Wucherungen* am Lobulus und im Cavum conchae machten seit

10 Jahren keine Fortschritte. In einem excidierten Knötchen wurden Epitheloidtuberkel mit Riesenzellen und Muchsche Granula nachgewiesen.

Das *tuberkulöse Geschwür* (Tuberculosis ulcerosa cutis) wird bei schwächlichen Kindern und bei stark heruntergekommenen Phthisikern auch im Bereich des äußeren Ohres beobachtet. Es beginnt in der Regel im Gehörgang in der Form miliarer Knötchen, die bald zerfallen, während neue Eruptionen im Cavum conchae aufschießen. Durch Konfluenz entsteht ein oberflächliches Geschwür (Abb. 8) mit torpidem Grunde und unterminiertem, wie angenagt aussehendem Rande, das allmählich an Ausdehnung gewinnt. Im Sekret sind Tuberkelbacillen nachweisbar.

Flache, oder auch tiefere Geschwüre können am Tragus (wie am Warzenfortsatz) von Fistelmündungen aus entstehen, die von vereiterten Drüsen herrühren. Ausnahmsweise entwickelt sich unter diesen Bedingungen ein echtes Skrofuloderma (Abb. 9).

Die tuberkulöse Perichondritis (Otitis externa tuberculosa) kommt in seltenen Fällen bei Kindern vor. Sie beginnt unter dem Bilde eines subakut einsetzenden *Gehörgangsfurunkels,* verläuft aber *schmerzlos* (Alexander). Das Infiltrat breitet sich auf die Ohrmuschel aus und es kommt nach längerem Bestande zur Bildung eines Abscesses, der, in der Regel an der Ohrbasis, durch die Haut durchbricht, wo eine dauernd sezernierende Fistel zurückbleibt.

Mittelohrtuberkulose. Obwohl die Anatomie der Mittelohrtuberkulose seit Habermann in ihren Hauptzügen feststeht, sind einzelne Punkte noch Gegenstand lebhafter Kontroverse. So die Morphologie. Andere Punkte haben wohl wiederum eine allgemein anerkannte Lösung gefunden, doch erscheint die herrschende Ansicht nicht so sicher fundiert, daß die weitere Erörterung entfallen könnte. Letzteres gilt z. B. für die Frage der primären Lokalisation der tuberkulösen Veränderungen. Nach Brieger nimmt die Tuberkulose *immer* ihren Ausgang von der Schleimhaut und greift erst im weiteren Verlaufe auf den Knochen über. Diese Ansicht, die im Einklang steht mit der Annahme der vorwiegend tubaren Genese der Mittelohrtuberkulose, stützt sich auf die Tatsache, daß in fast allen bis jetzt anatomisch untersuchten Fällen beginnender Mittelohrtuberkulose die Schleimhaut allein oder vorwiegend erkrankt befunden wurde. Nehmen wir aber, wie oben ausgeführt, an, daß die Mittelohrtuberkulose in der Mehrzahl der Fälle auf dem Blutwege entstehe, so muß, da kein Grund vorliegt, warum hämatogene Tuberkulose nur in der Schleimhaut und nicht auch im Knochen zum Vorschein kommen sollte, die Berechtigung der aus den anatomischen Befunden gezogenen allgemeingültigen Schlußfolgerungen ernste Bedenken erwecken. Nun sind aber auch 3 Fälle bekannt, in denen typische Tuberkel entweder nur in den Markräumen des Warzenfortsatzes (Panse) oder in diesen wie in der Spongiosa in großer Zahl gefunden wurden bei ganz vereinzelten Knötchen in der Schleimhaut (Preysing). Diese 3 Fälle werden gerne mit der Bemerkung wegdisputiert, daß sie als einzige Beweismittel nicht ausreichen. Auf der anderen Seite wird aber gerne übersehen, daß die Befunde, die die primäre Schleimhautlokalisation beweisen, gleichfalls sehr spärlich sind, was natürlich erscheint, da Anfangsstadien der Mittelohrtuberkulose, die allein für die Beurteilung dieser Frage verwendbar sind, nur selten zur anatomischen Untersuchung gelangen. Grünberg gibt daher die Möglichkeit einer primären tuberkulösen Osteomyelitis zu und bemerkt im übrigen folgerichtig, daß wir derzeit über diesen Punkt noch nicht genügend aufgeklärt seien. Das scheint mir die richtige Stellungnahme zu dieser Frage zu sein.

Die Erstansiedlung der Mittelohrtuberkulose kann sowohl in der Schleimhaut wie im Knochen erfolgen; nach den bisherigen Untersuchungen scheint allerdings die primär muköse Lokalisation die weitaus häufigere zu sein.

Die Vorgänge, die sich in der erkrankten *Schleimhaut* abspielen, unterscheiden sich nicht von den sonst bei Tuberkulose beobachteten Veränderungen. Um die miliaren Epitheloidzellentuberkel finden wir zunächst die typische perifokale Entzündungszone: Kleinzellige Infiltration des Gewebes, Quellungsvorgänge in den Zellen, starke Vascularisation der Submucosa. Im weiteren Verlaufe verkäst das Zentrum des Tuberkels; bei oberflächlicher Lage entstehen so Epitheldefekte, die gerne zu größeren Geschwüren konfluieren. Die umgebenden Schichten geraten in lebhafte Prolieferation, zentripetal breitet sich spezifisches Granulationsgewebe aus mit eingestreuten miliaren Resorptionstuberkeln, das wiederum von einer Schicht entzündlicher Infiltration begrenzt wird. Bei zunehmender Ausdehnung des Prozesses bildet sich durch das Ineinandergreifen mehrerer Herde ein wirres Durcheinander der verschieden-

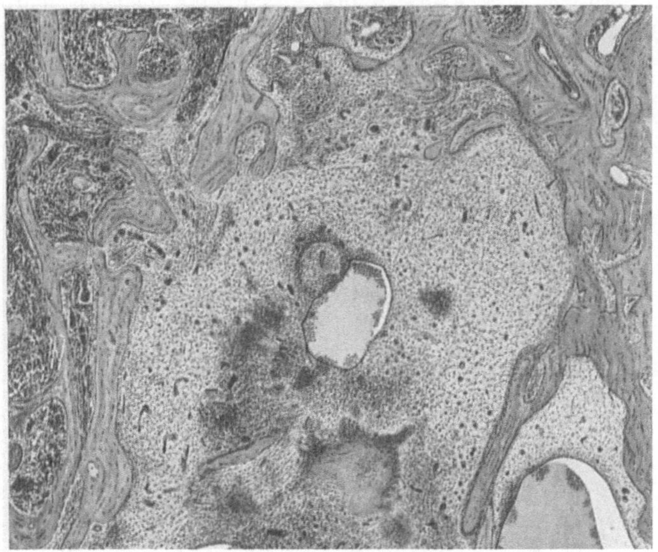

Abb. 10. Subepithelial in der Schleimhaut beginnende Mittelohrtuberkulose.
Kleine mit Riesenzellen und zentraler Verkäsung versehene Herde in der Schleimhaut einer Warzenfortsatzzelle, dicht unter dem Epithel. Knochen noch frei gleich den tieferen Schleimhautschichten, die nur sehr gefäß- und zellenreich sind.
(Nach einem Präparat von Professor Grünberg-Bonn.)

artigsten Veränderungen: Tuberkulöses Granulationsgewebe in allen Stadien der regressiven Metamorphose, unterbrochen von nekrotischen und ulcerierten Partien, wechselt ab mit entzündlich infiltrierten, von Hämorrhagien durchsetzten Stellen. Das Verhältnis der verschiedenen Prozesse zueinander variiert von Fall zu Fall: Einmal stehen die produktiven und ein anderes Mal die destruktiven Veränderungen im Vordergrund. *In jedem Falle von Mittelohrtuberkulose werden aber alle diese Erscheinungen,* wie Lange zuerst erkannte, *nebeneinander beobachtet.*

Neben den üblichen regressiven Veränderungen wurden in seltenen Fällen an der Schleimhaut des Mittelohres eigentümliche Vorgänge beobachtet, die sonst bei Tuberkulose nicht bekannt sind. Von Bezold, Scheibe, Herzog und Hegetschweiler wurde eine *fibrinoide Degeneration* beschrieben. Die Granulationsschicht erscheint in den betreffenden Fällen bedeckt mit einem weißgrauen, fest mit der Unterlage verlöteten, erhabenen Belag, der mikrosko-

pisch aus einer homogenen, fibrinartigen Masse besteht (Abb. 11), in der einzelne
tuberkelähnliche Gebilde und (zuweilen sehr zahlreiche) Tuberkelbacillen enthalten sind. Die Veränderung scheint eminent selten zu sein, sie ist seit den
ersten Veröffentlichungen niemals zur Beobachtung gelangt. Klinisch liegt
offenbar eine gutartige Form der Mittelohrtuberkulose vor, indem sich der
Belag gewöhnlich nach einigen Wochen abstößt unter Zurücklassung eines
flachen Ulcus, das bald danach abheilt.

Eine seltene Erscheinung ist auch die von Milligan angegebene gelb- oder
grauweiße *kittartige Masse*, die bei Aufmeißlungen im Mittelohr gefunden wird.
Es scheint sich um eine besondere Form der Verkäsung zu handeln, die vorwiegend bei akuter Tuberkulose vorkommt. Leegaard will sie gar in 24%
seiner operierten Tuberkulosen gefunden haben. Ich habe sie nur einmal beobachtet.

Die Veränderungen am *Knochen* des Felsenbeins gleichen denjenigen der
Gelenktuberkulose. In den seltenen bis jetzt beobachteten Fällen primär-

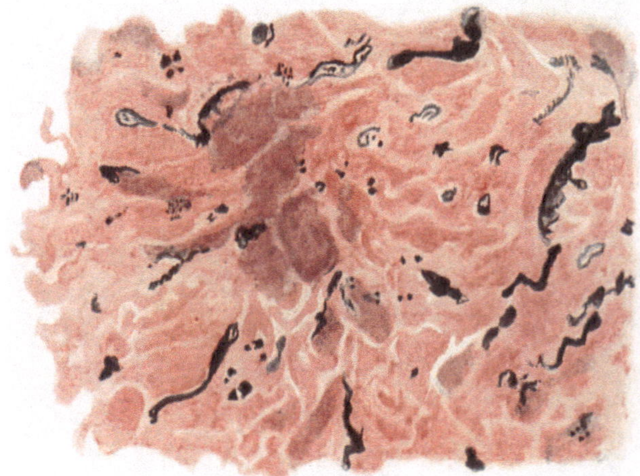

Abb. 11. Fibrinoide Degeneration der Promontorialschleimhaut. (Nach Herzog.)

ossaler Lokalisation wurden in den Markräumen, weniger in der Spongiosa
miliare Herde gefunden, die sich in typischer Weise entwickelten. Bei der
häufigeren sekundären Knochentuberkulose greift der Schleimhautprozeß
relativ spät auf den Knochen über, an dem zunächst oberflächliche *lacunäre
Resorption* zu sehen ist. Die fortschreitende perifokale Entzündung zieht das
Periost in Mitleidenschaft, unter dem sich allmählich Howshipsche Lacunen
bilden, während die kleinzellige Infiltration in den Haversschen Kanälen und
Markräumen weiterschreitet. Die eigentliche tuberkulöse Erkrankung des
Knochens kommt gewöhnlich durch Hineinwachsen des Granulationsgewebes
von der Oberfläche her unter Resorption der Knochensubstanz, zuweilen aber
auch diskontinuierlich durch Verschleppung von Tuberkelbacillen auf dem
Blutwege zustande, wodurch in entfernten Markräumen Resorptionstuberkel
entstehen, die ihrerseits zur Arrosion des Knochens führen. In beiden Fällen
füllen sich allmählich die zu Höhlen erweiterten Markräume mit tuberkel-
haltigem verkästem Granulationsgewebe, die Knochenbälkchen werden sukzessive resorbiert *(Caries)*. Dieser destruktive Prozeß wird bei vorgeschrittener
Tuberkulose vielfach dadurch beschleunigt, daß größere, in ihrer Ernährung
geschädigte Knochenbezirke der *Nekrose* anheimfallen. So entstehen größere

Knochenkavernen mit zerfressenen, wie angenagt aussehenden Wandungen, die mit Eiter, käsigen Massen und Knochentrümmern („Knochensand") erfüllt sind. Durch zirkulären Zerfall kommt es zur Bildung von größeren *Sequestern*.

Die einzelnen Bezirke des Mittelohres werden von der Tuberkulose in ungleichem Maße befallen.

Das *Trommelfell* kann lange oder selbst dauernd verschont bleiben. Miliare Tuberkel werden hier relativ selten beobachtet, auch wenn sie in der Paukenhöhle reichlich vorhanden sind. Gewöhnlich erkrankt auch am Trommelfell zuerst die Schleimhaut, die bald geschwürig zerfällt, während die Membrana propria dem Fortschreiten des Prozesses bedeutenden Widerstand entgegensetzt. Schließlich schmilzt auch sie ein, und zwar oft herdweise, wodurch die charakteristischen multiplen Perforationen entstehen können. Zuweilen kommen letztere aber auch durch Zerfall miliarer Tuberkel zustande; ich habe diesen Vorgang einwandfrei beobachtet (Abb. 15). Durch Vordringen umschriebener Granulationsherde kann es zur Bildung von tuberkulomartigen Excrescenzen am Trommelfell kommen. Nachträgliche fibröse Organisation kann zu hochgradiger Verdickung der Membran führen.

In der *Paukenhöhle* breiten sich die tuberkulösen Veränderungen in der Mehrzahl der Fälle kontinuierlich von den Ausgangsstellen über die ganze Schleimhaut aus. Seltener bleibt die Tuberkulose lange Zeit auf einzelne Bezirke begrenzt. Solche Prädilektionsstellen sind das Mesotympanum, insbesondere das Promontorium und die Umgebung der Labyrinthfenster, ferner der Recessus epitympanicus.

Die bindegewebigen Teile der Labyrinthfenster, das Ligamentum annulare und die Membrana secundaria tympani leisten dem von den Fensternischen her vordringenden Granulationsgewebe beträchtlichen Widerstand, so daß sie zuweilen noch ziemlich erhalten gefunden werden, während ihre knöcherne Umgebung bereits zerstört ist. Der Durchbruch ins Labyrinth erfolgt meist durch Zerstörung des Fensterrahmens, seltener durch Einschmelzung der Membran bzw. der Stapesplatte.

Der *Facialis*wulst ist häufig Sitz tuberkulöser Veränderungen. Der knöcherne Kanal wird zuweilen durch Caries in großer Ausdehnung zur Einschmelzung gebracht und der Nerv in Granulationen gehüllt frei durch die Eiterhöhle ziehend vorgefunden. Trotzdem braucht der Nerv nicht erkrankt zu sein, er wird durch bindegewebige Verdickung seiner Scheide lange geschützt. In anderen Fällen dagegen pflanzt sich eine umschriebene Wanderkrankung auf die Nervenscheide fort und erreicht bald die Nervenfasern, die im Granulationsgewebe zugrunde gehen. Neben den destruktiven werden mitunter am Facialis auch degenerative Vorgänge unter dem Bilde chronischer interstitieller und parenchymatöser Neuritis beobachtet (GRÜNBERG).

Die *Gehörknöchelchen* werden relativ oft angegriffen. Zunächst der Schleimhautüberzug, dann der Bandapparat. An den Gelenkflächen wurden auch isolierte Herde beobachtet (BRIEGER, GÖRKE). Durch Zerstörung der Weichteile können die Knöchelchen aus ihren Verbindungen gelöst und, bei fehlendem Trommelfell, in toto ausgestoßen werden. Die Stapesplatte wird häufiger mitsamt dem Lig. annulare durch Caries der Umgebung herausgelöst und kann durch vordringendes Granulationsgewebe ins Labyrinth disloziert werden. Im vorgeschrittenen Stadium, seltener frühzeitig, verfallen auch die Knöchelchen selbst der Caries bzw. Nekrose und werden mitunter ganz resorbiert.

Die *Ohrtrompete* erkrankt in der Regel von der benachbarten Paukenhöhle aus, daher sind die Veränderungen gewöhnlich im knöchernen Teil lokalisiert und nehmen mit der Entfernung vom Ostium tympanicum an Intensität ab. Tuberkulose des knorpligen Abschnittes ist selten und dürfte meist vom Nasenrachenraum fortgeleitet sein. Isolierte tuberkulöse Herde können in der knöchernen Tube ausnahmsweise auch bei gesundem Mittelohr vorkommen (Brieger). Durch Caries der Tubenwände kann die Carotis in Mitleidenschaft gezogen werden, auch Labyrinthtuberkulose und Caries der Pyramidenspitze (Görke) kann von hier aus ihren Ausgang nehmen.

Von der Paukenhöhle dehnt sich der Prozeß auf das Antrum und später auf den ganzen *Warzenfortsatz* aus. Viel seltener wird fortgeschrittene Tuberkulose des Warzenteils zu einer Zeit gefunden, in der die Veränderungen der Paukenhöhle noch sehr geringfügig sind. Isolierte Tuberkulose des Warzenfortsatzes kommt nach bisher vorliegenden Untersuchungsergebnissen relativ selten, mit Vorliebe im Kindesalter vor.

Die spezifischen Veränderungen sind die gleichen wie in der Paukenhöhle; auch hier geht gewöhnlich die Schleimhauterkrankung voran. Im vorgeschrittenen Stadium sind die Zwischenwände der Zellen durch Caries und Nekrose zerstört und der Warzenfortsatz in eine mit Granulationen oder eitrigem Detritus erfüllte Höhle verwandelt. Die Corticalis wird oft durchbrochen, gewöhnlich an einer, seltener an mehreren Stellen. Dadurch ist die Möglichkeit des Überganges der Tuberkulose auf die Nachbarschaft: Dura, Sinus, Gehörgang, und ihrer Ausbreitung unter die Weichteile des Planum mastoideum, die im weiteren Verlaufe gleichfalls fistulös durchbrochen werden können, gegeben. Zuweilen setzt sich der Knochenprozeß kontinuierlich auf die benachbarten Schädelknochen fort. Dabei können größere Knochenbezirke durch zirkulär fortschreitende Caries ganz aus ihrem Zusammenhange gelöst

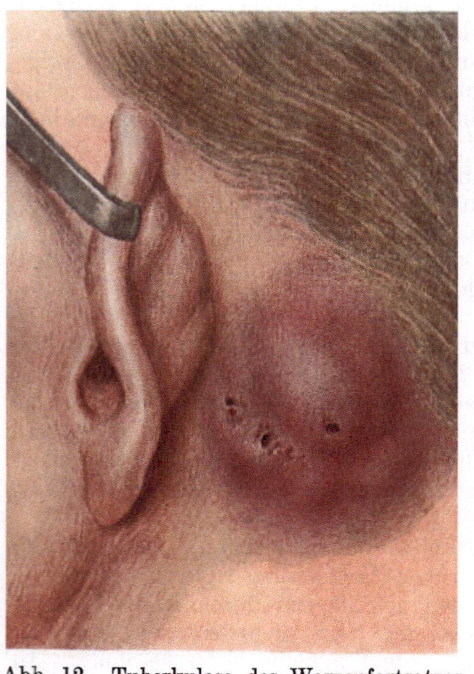

Abb. 12. Tuberkulose des Warzenfortsatzes. Ausgedehnte Zerstörung der Corticalis. Drei Hautfisteln. (Eigene Beobachtung.)

werden. Im allgemeinen ist aber ausgedehnte Sequestrierung der Ohrtuberkulose nicht eigentümlich. Häufiger werden im Warzenfortsatz mehrere kleine Sequester angetroffen.

Die durch graduelle Verschiedenheiten in der Verteilung der produktiven und exsudativ-nekrotisierenden Veränderungen bedingte Vielgestaltigkeit der anatomischen Struktur der Mittelohrtuberkulose führt zu einer außerordentlichen Mannigfaltigkeit ihrer *klinischen Erscheinungsformen*. Kein Fall gleicht vollständig dem anderen und keiner behält dauernd seine charakteristischen Erscheinungen bei.

An dieser Mannigfaltigkeit des klinischen Bildes scheiterten alle Versuche, die verschiedenen Formen der Mittelohrtuberkulose in ein System zu bringen. Weder die anatomische Gruppierung nach der überwiegenden Art der spezifischen Veränderungen noch die klinische Einteilung in akute und chronische, gut- und bösartige Verlaufstypen vermochte alle Übergangs- und Mischformen zu umfassen, noch der Tatsache Rechnung zu tragen, daß die charakteristischen Züge der verschiedensten Typen nacheinander in jedem Falle zutage treten. Diese Schwierigkeiten werden jedoch leicht überwunden, wenn wir die bunten klinischen Bilder nicht als besondere Erscheinungsformen, sondern lediglich als Stadien eines trotz aller Vielgestaltigkeit einheitlichen Prozesses auffassen, welche Auffassung sich zwanglos ergibt, wenn wir auch die Mittelohrtuberkulose nicht als idiopathische Erkrankung, sondern als einzelne Manifestation der Erkrankung des Gesamtorganismus betrachten. Unter diesem Gesichtswinkel erscheinen die Wandlungen, die jede Mittelohrtuberkulose in ihrem langwierigen Verlaufe durchmacht, als notwendige Folge der durch die wechselnden Immunitätsphasen (s. o. S. 593 ff.) bedingten gesetzmäßigen Änderungen der Reaktionsweisen des Organismus.

Die Mittelohrtuberkulose kann akut, subakut und chronisch verlaufen. Im Kindesalter, unter dem Einfluß der Allergie des sekundären Stadium, tritt sie häufig als subakute Otitis und Mastoiditis auf; bei Erwachsenen, als tertiäre Manifestation, erscheint sie meist als chronischer Prozeß. Aber auch im Kindesalter verläuft die Mittelohrtuberkulose gar nicht so selten vom Anfang an bzw. nach akutem Beginn in ausgesprochen chronischer Form; maßgebend dafür ist erstarkte Immunität, die die anaphylaktische Entzündung niederhält. Trifft die Mittelohrtuberkulose dagegen bei Erwachsenen noch die Verhältnisse der sekundären Allergie an, so kann sie auch hier akut oder subakut verlaufen, was allerdings selten der Fall ist, und zwar am ehesten im ersten Verlaufsstadium. Häufiger wird der chronische Verlauf der Mittelohrtuberkulose Erwachsener infolge temporärer negativer Immunitätsschwankungen durch kurzdauernde akute Schübe unterbrochen.

Als *akut* sind nur jene Mittelohrtuberkulosen zu bezeichnen, die alle Merkmale einer akuten Otitis aufweisen. Einzelne Symptome, z. B. Schmerzen, werden auch bei den durchaus chronisch verlaufenden Formen beobachtet, und zwar sind Schmerzen im Beginn der (chronischen) tuberkulösen Mittelohreiterung nach LEEGAARDS und meinen Erfahrungen weit häufiger als bis jetzt angenommen wurde. Dieser initiale Schmerz ist meines Erachtens als Spannungsschmerz, erzeugt durch den Druck des Exsudats auf die entzündete Paukenschleimhaut, zu deuten. Die schmerzlose Perforation des Trommelfells ist dagegen ein Zeichen der vollständigen Reaktionslosigkeit des Gewebes, sie wird demgemäß in der Regel bei schwerer Phthise beobachtet.

In besonders eklatanter Weise wird der Verlauf der Mittelohrtuberkulose der Säuglinge von den Immunitätsverhältnissen beeinflußt. Die Tuberkulose ergreift hier einen schutzlosen Organismus, der noch keine Zeit hatte, hinreichende Abwehrkräfte heranzubilden; die wenigen verfügbaren werden rasch niedergerungen. Der Prozeß im Ohre kann wohl im Zeichen dieses Kampfes noch akut einsetzen, bleibt es aber nicht lange. Seine weitere Entwicklung ist durch unaufhaltsames Fortschreiten im gänzlich widerstands- und reaktionslosen Gewebe gekennzeichnet, wobei in kurzer Zeit das ganze Organ und seine Umgebung der Zerstörung anheimfällt. Das diese Prozesse begleitende Fieber rührt nicht von der Mittelohrentzündung her, es ist vielmehr ein Zeichen der allgemeinen tuberkulösen Intoxikation.

Derartiger Verlauf ist jedoch keineswegs an das Säuglingsalter, sondern lediglich an den bestimmten Reaktionszustand gebunden. Theoretisch müßte dieses Krankheitsbild in allen Fällen zu beobachten sein, in denen „massive" Tuberkuloseinfektion einen zur Abwehr unfähigen Körper trifft. Da nun aber bei den Kulturvölkern 95% aller Menschen (nach HAMBURGER u. a.) schon in der Kindheit mit Tuberkulose infiziert und mehr weniger immunisiert sind, so sind solche Verlaufsformen extrem selten. Immerhin sind einige Fälle schon beschrieben worden (KÖRNER, DREYFUSS, SCHWABACH).

Die Mittelohrtuberkulose ist in der überwiegenden Mehrzahl der Fälle ein exsudativer Prozeß, daher tritt sie klinisch als Mittelohr*eiterung* in Erscheinung. Die Intensität der Eiterabsonderung variiert in weiten Grenzen, doch ist im großen und ganzen starke Sekretion der Mittelohrtuberkulose nicht eigen-

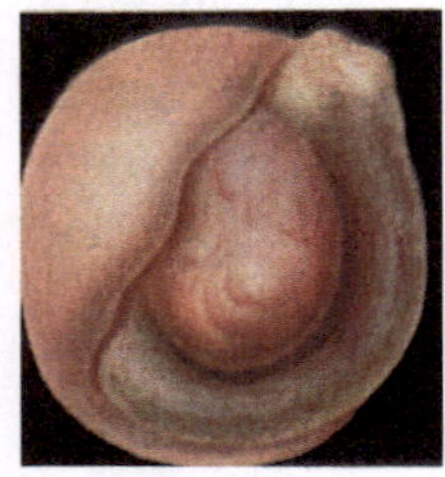

Abb. 13. Aus einer Antrumfistel herauswachsender Polyp, histologisch unspezifisches Granulationsgewebe. (Im Eiter Tb.++.) Infiltrat der hinteren oberen Gehörgangswand.

tümlich. In einzelnen Fällen ist die Absonderung so gering, daß man sich veranlaßt sah, von einer „trockenen" Form der Mittelohrtuberkulose zu sprechen (Gradenigo). Da in derartigen Fällen anatomisch vorwiegend produktive Veränderungen vorgefunden werden und Zerfallserscheinungen im Hintergrund stehen, so wurden sie von Brieger als „infiltrierende" Form abgesondert. Nach gegenwärtigen Anschauungen liegt jedoch kein Anlaß vor, diesen seltenen, vorwiegend bei klinisch gesunden Individuen mit ausgezeichnetem Allgemeinzustand vorkommenden Prozessen eine besondere Stellung einzuräumen, da deren Verlauf lediglich durch hochentwickelte Immunität bedingt wird, durch die die toxische Herdwirkung stark eingedämmt wird, daher auch die entzündlich-exsudativen und nekrotisierenden Vorgänge auf ein Minimum reduziert sind.

Der Grad der Sekretion variiert aber nicht nur von Fall zu Fall, sondern ist auch im Verlauf eines jeden Falles Schwankungen unterworfen. Gerade für die sekretarmen Prozesse ist es typisch, daß die Eiterung zeitweise ziemlich plötzlich stark zunimmt und kurze Zeit auf dieser Höhe bleibt. Das sind durch negative Immunitätsschwankungen bedingte akute Episoden im sonst chronischen Verlauf der Mittelohrtuberkulose.

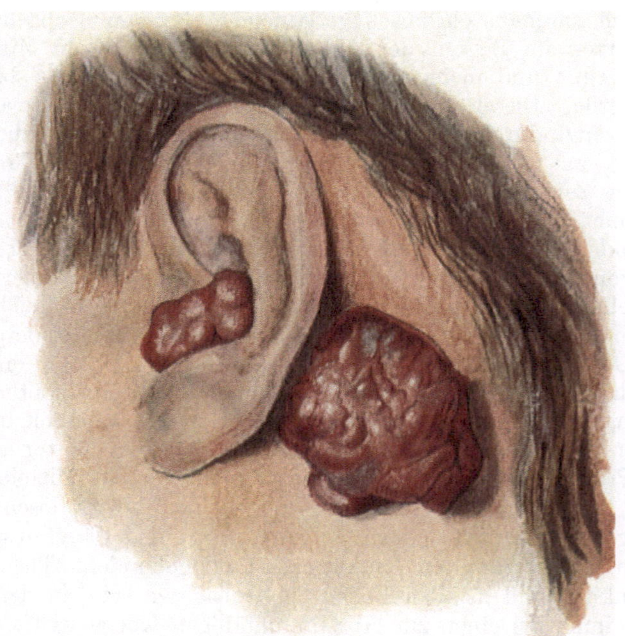

Abb. 14. Granulom des Mittelohres (fungöse Mittelohrtbc.?) (13jähr. Mädchen aus Galizien). Im Tumor histologisch keine spezifischen Veränderungen. Weitere Untersuchungsmethoden wurden nicht angewendet. Der postoperative Verlauf sprach für Tbc. Keine Heilung. [Fall der Ohrenabteilung der Wiener Poliklinik (Prof. Alexander).]

Bei Kindern, ausnahmsweise auch im späteren Alter, entleert sich der Eiter zuweilen nach Durchbruch der Corticalis unter die Weichteile des Warzenfortsatzes. In einzelnen Fällen entsteht dieser *kalte Absceß* frühzeitig als erstes Symptom der Erkrankung. Er kann sich retroaurikulär auf weite Strecken ausbreiten oder als Senkungsabsceß in den Weichteilen des Halses bis zur Clavicula vordringen (BROCA, DREYFUSS, TOYNBEE u. a.). Nach Perforation der Haut entstehen enge Fisteln (Abb. 12) am Warzenfortsatz, seltener subaurikulär, um deren Mündungen spezifische Geschwüre und skrofulodermaartige Wucherungsherde (Abb. 9) sich entwickeln können.

Die proliferativen Veränderungen der Mittelohrtuberkulose treten im klinischen Bilde relativ wenig in Erscheinung. Die *Granulationswucherung* nach außen ist in der Mehrzahl der Fälle gering, die Polypen unterscheiden sich weder

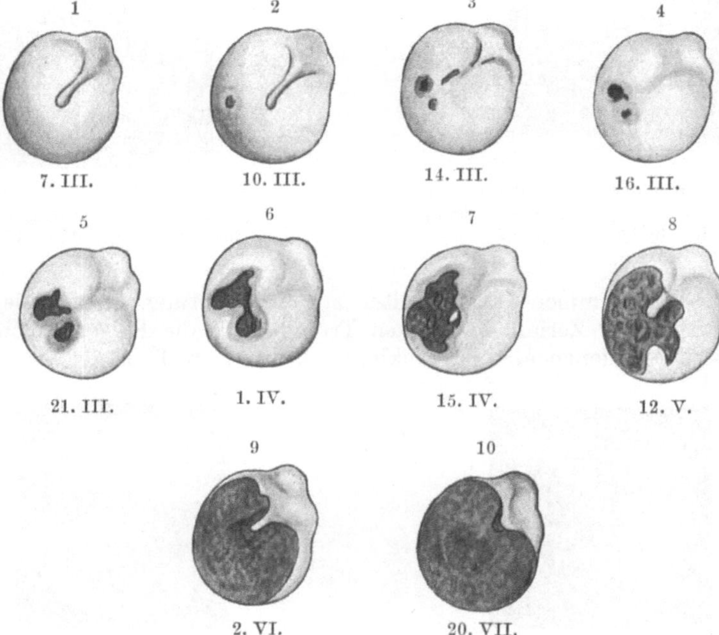

Abb. 15. Trommelfelltuberkulose, Entwicklungsgang vom Knötchen bis zur Totaldestruktion.
(Eigene Beobachtung, 28jähr. Soldat.)

dem Aussehen noch der Menge nach irgendwie von den gleichen Bildungen bei gewöhnlicher Otitis. In manchen Fällen dagegen, insbesondere bei den subakut verlaufenden Prozessen des Kindesalters („fungöse" Form BRIEGERS), zuweilen aber auch bei Erwachsenen, bildet die überreiche Granulationswucherung das hervorstechendste Symptom. Die Granulationsmassen brechen sowohl aus dem Gehörgang wie aus Knochendefekten im Warzenfortsatz hervor, an dessen Oberfläche es zur Bildung tumorartiger Granulome kommen kann (Abb. 14). Es handelt sich in diesen Fällen um Erscheinungen des sekundären Tuberkulosestadiums, die dadurch hervorgerufen werden, daß durch starke Durchseuchungsresistenz in Schranken gehaltene Toxinwirkung entzündliche Quellung des Granulationsgewebes erzeugt ohne dessen Verkäsung herbeiführen zu können. — Die *Zerfallsvorgänge am Trommelfell* bieten gleichfalls in der Mehrzahl der Fälle keine auffallenden Besonderheiten. Ausgedehnte Destruktion ist seltener als von vornherein angenommen werden könnte. Die Angabe HERZOGS und

SCHWABACHS, daß in 25%/0 der Fälle totale Einschmelzung des Trommelfells vorliege, beruht wohl auf Beobachtung von Patienten mit schwerer Phthise (ungünstigem Immunitätszustand). Von Bedeutung ist jedoch die Tatsache, daß ausgedehnte Defekte oft in überraschend kurzer Zeit sich entwickeln (Abb. 15). Statt einer größeren kommt es zuweilen auch zur Bildung mehrerer kleinerer Öffnungen (Abb. 16), zwischen denen schmale Gewebsbrücken vorübergehend oder dauernd erhalten bleiben.

Die von SCHWARTZE zuerst beschriebenen miliaren Tuberkel am Trommelfell (Abb. 17), die bald mit Hinterlassung einer kleinen scharfrandigen Perforation

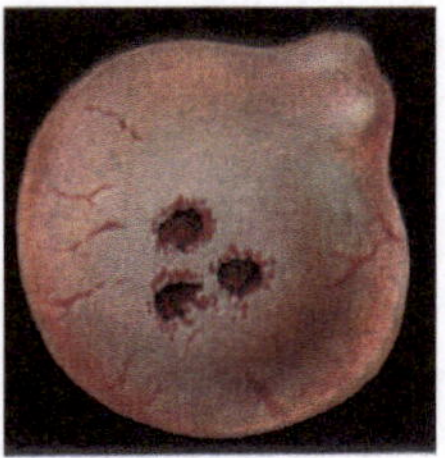

Abb. 16.   Multiple Perforationen bei Mittelohrtuberkulose.(EigeneBeobachtg. 22jähr. Krankenschwester.)

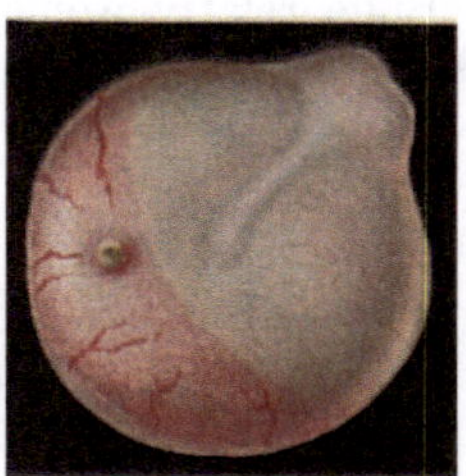

Abb. 17.   Tuberkel am Trommelfell. (Beobachtung mit der Ohrlupe von ZEISS-BRÜNINGS, vgl. Abb. 15, 2.)

käsig zerfallen, kommen äußerst selten zur Beobachtung. Treten sie multipel auf, so ist rascher Zerfall des ganzen Trommelfells die Folge. Solche Bilder, wie Abb. 15. in denen alle Entwicklungsstadien vom Tuberkel bis zur Total-

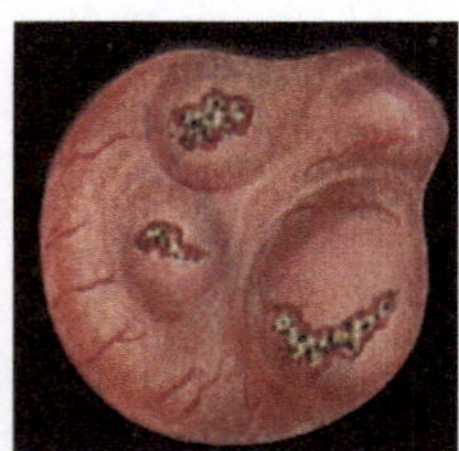

Abb. 18. Flache Geschwüre am Trommelfell (MÖLLERsche abscedierende Myringitis?) (Beobachtung mit der Ohrlupe nach ZEISS - BRÜNINGS.   26 jähriger Handelsangestellter.)

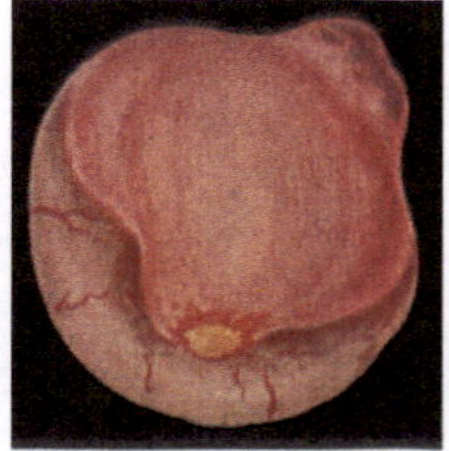

Abb. 19.   Akute Mittelohrtuberkulose. SackartigeVorwölbung im vorderen oberen Teil des Trommelfells mit Perforation an der Spitze. (Eigene Beobachtung. 39 jähriger Briefträger.)

destruktion fortlaufend beobachtet werden können, sind ungemein charakteristisch.

Ebenso eminent selten sind oberflächliche *Abscesse am Trommelfell,* die in seichte Geschwüre übergehen, um dann zu heilen oder, unter Destruktion der Membran, auf die Pauke überzugehen (J. MÖLLER). In dem von mir beobachteten analogen Fall (Abb. 18) bestanden am entzündeten Trommelfell drei flache bucklige Vorwölbungen, deren Kuppe gelbliche Flecke aufwies, die bei Betrachtung mit der ZEISSschen Lupe als eitrig belegte Epitheldefekte erschienen. Die Geschwürchen trotzten der gewöhnlichen Therapie, heilten jedoch anscheinend nach Bestrahlung mit Quarzlicht. Ein halbes Jahr später stellte sich Patient mit großem Trommelfelldefekt vor, dessen spezifische Genese bald nachgewiesen wurde.

In einem anderen Falle akuter Trommelfelltuberkulose bildete sich im vorderen oberen Quadranten ein Bläschen, das trotz wiederholter Incision hartnäckig rezidivierte, wobei es sukzessive an Größe zunahm. Schließlich hing eine große schlaffe Zitze in den Gehörgang vor, an deren Kuppe sich Eiter aus einer kleinen Perforation entleerte (Abb. 19).

Hochgradige sackartige Vorwölbungen des Trommelfells sind bei akuter Mittelohrtuberkulose, die sich im übrigen nur wenig von einer gewöhnlichen akuten Otitis unterscheidet, überhaupt keine Seltenheit. Zuweilen sieht man zwei große Blasen, durch die Hammergrifflinie oder die hintere Falte getrennt, dem Trommelfell entspringen.

Die *Knochenzerstörungen* treten im otoskopischen Bilde nicht allzu oft auffallend hervor. Attik-Antrumdefekte sind kaum häufiger als in 30% der Fälle vorhanden und meist von geringer Ausdehnung. Umfangreiche Einschmelzung der hinteren und oberen Gehörgangswand („Autooperation") wird nur relativ selten, bei vorgeschrittenen Prozessen, beobachtet. (MÖLLER hat einen derartigen Defekt der hinteren Gehörgangswand bei intaktem Trommelfell gesehen.) Selbst ausgedehnte Zerstörung des Warzenfortsatzes braucht nicht otoskopisch zutage zu treten.

Der cariöse Knochen ist gewöhnlich speckig belegt, fühlt sich mit der Sonde rauh an. In einzelnen Fällen hat er das eigentümliche Aussehen von altem, lange konserviertem Präparatknochen.

Alles in allem bietet die Mittelohrtuberkulose nur selten [1] charakteristische Symptome im klinischen Bilde. In der Mehrzahl der Fälle unterscheidet sie sich klinisch in keiner Weise von der gewöhnlichen Mittelohreiterung.

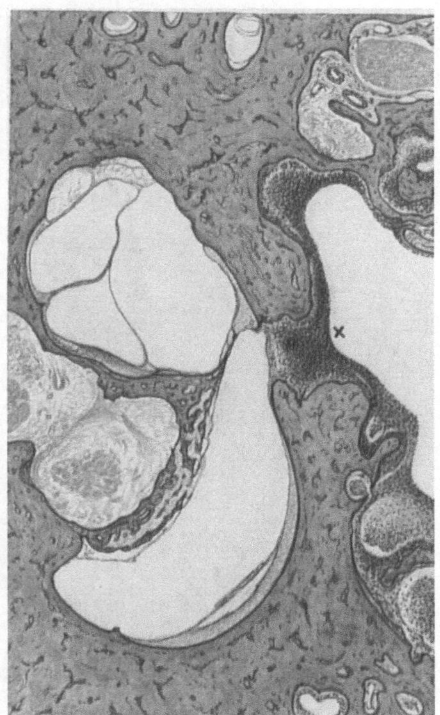

Abb. 20. Beginnende Ohrtuberkulose. Entzündete Schleimhaut in der Nische des ovalen Fensters mit Tuberkel (×). (Nach einem Präparat von Dr. LEIDLER.)

Das Gleiche gilt nach meinen Erfahrungen auch für die *funktionellen Störungen* bei Mittelohrtuberkulose, womit ich mich allerdings (mit LEEGAARD) in einem Gegensatz befinde zur Mehrzahl der früheren Beobachter. Nach BEZOLD, HERZOG, BRIEGER, MORSAK, LERMOYEZ u. a. zeichnet sich die Hörstörung bei Mittelohrtuberkulose durch zweierlei Merkmale aus: 1. Durch besondere Intensität und 2. durch auffallend gute Perzeption tiefer Töne im Verhältnis zum Gehör für Sprache. Nach LEEGAARD, der allerdings über ein nur geringes Beobachtungsmaterial verfügt, trifft diese Angabe nur für „Phthisiker" zu. Ich habe diesen Symptomenkomplex an einer großen Untersuchungsreihe (158 Fälle) studiert, konnte aber sicher verwertbare Gesetzmäßigkeiten nicht feststellen. In der überwiegenden Mehrzahl der Fälle mit auffallend schlechtem Gehör (39 von 46) ergab der Stimmgabelbefund eine sichere Beteili-

---

[1] Nach meinen Erfahrungen in höchstens 1/3 der Fälle.

gung des inneren Ohres. Die obere Tongrenze war in diesen Fällen wohl stärker eingeengt als die untere. Bei den übrigen Fällen mit dem Stimmgabelbefund eines mehr oder weniger reinen Schalleitungshindernisses (70%) war die Gehörherabsetzung quantitativ sehr verschieden, ging aber über das bei gewöhnlicher chronischer Otitis übliche Maß niemals hinaus; in etwa 32% der Fälle bestand

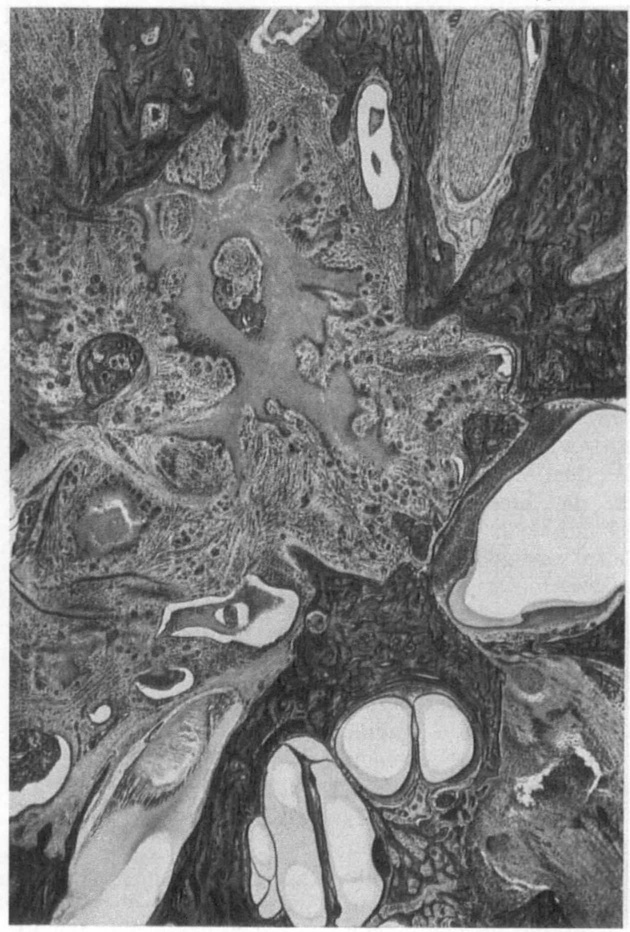

Abb. 21. Vorwiegend wuchernde Tuberkulose des Mittelohres mit akuter Labyrintheiterung. Pauke fast vollständig mit mächtig gewucherter (zum äußeren Ohr mit dicken Granulationen herausragender) Schleimhaut ausgefüllt, im Lumen käsigeitrige Masse; Amboß und Hammer fast ganz durch granulöse Ostitis aufgezehrt. Paukenwände sonst bis auf Steigbügelplatte geschont. (Horizontalschnitt.) (Präparat von Prof. Zange, Graz.)
(Es handelte sich um einen jungen kräftigen, sonst ganz gesund aussehenden Arbeiter.)

eine Hörweite über 2 m für akzentuierte Flüstersprache. Ein deutliches Mißverhältnis zwischen Sprachgehör und Gehör für tiefe Töne im Sinne Bezolds fand ich nur 11mal unter 158 Fällen.

Meine Befunde decken sich mit den bisherigen nur in dem Punkte, daß schwere Hörstörung bei keiner Form der Otitis media so rasch einsetzt wie bei Mittelohrtuberkulose. Eine Herabsetzung bis zu $^1/_2$ m ist oft schon 2—3 Tage nach dem Auftreten der ersten Symptome, mitunter noch vor der Perforation des Trommelfells zu konstatieren.

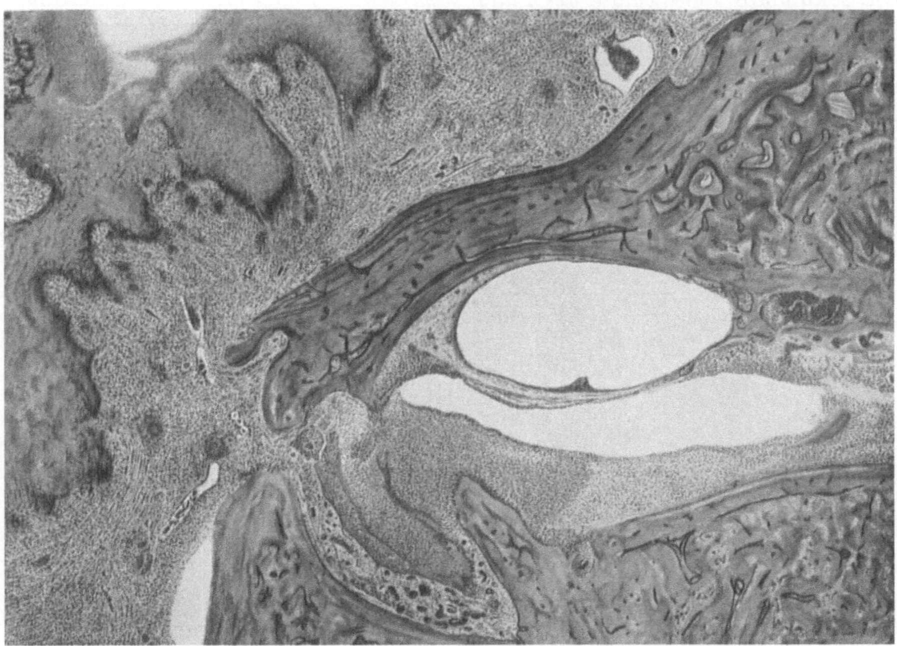

Abb. 22. Derselbe Fall wie Abb. 21. Schnitt durch die Gegend des rechten Fensters mit der Einbruchstelle einer Streptokokkenlabyrinthitis. Rundes Fenster völlig eitrig eingeschmolzen; in seiner Nische kein echtes tuberkulöses Gewebe, nur akute Entzündung.

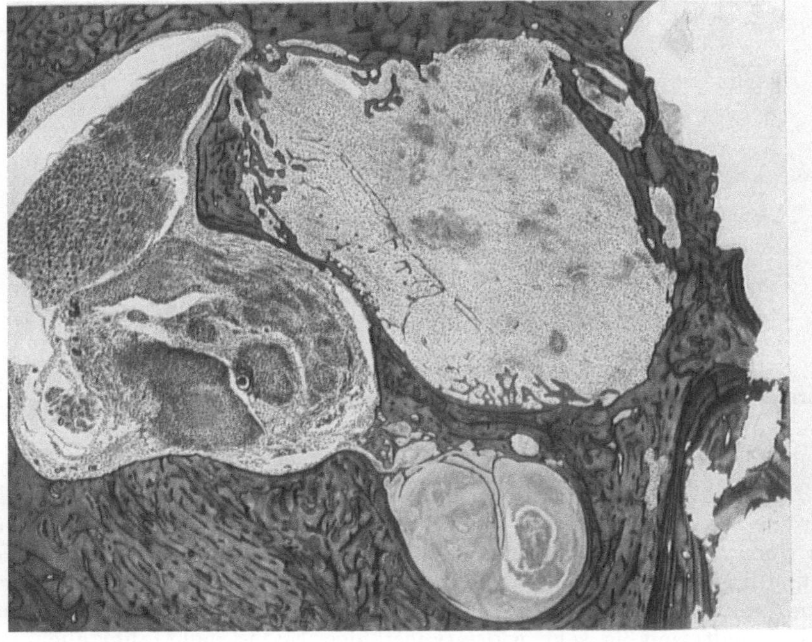

Abb. 23. Wuchernde Tuberkulose des Labyrinths und Hörnerven bei nekrotisierender Mittelohrtuberkulose. (Vertikalschnitt. Präparat von Prof. LANGE, Leipzig.)

Die sekundäre *Tuberkulose des Labyrinths* schließt sich an die Erkrankung
des Mittelohres an, dürfte aber gelegentlich auch durch Übergreifen einer Meningealtuberkulose längs des inneren Gehörgangs entstehen können. Die mittelohrentspringende Labyrinthtuberkulose entsteht entweder durch Einbruch
tuberkulöser Entzündungsprodukte nach Einschmelzung der Labyrinthkapsel
oder durch Ausbreitung der perifokalen Entzündung benachbarter Mittelohr-
herde durch die unversehrte Labyrinthkapsel („induzierte" Labyrinthitis).

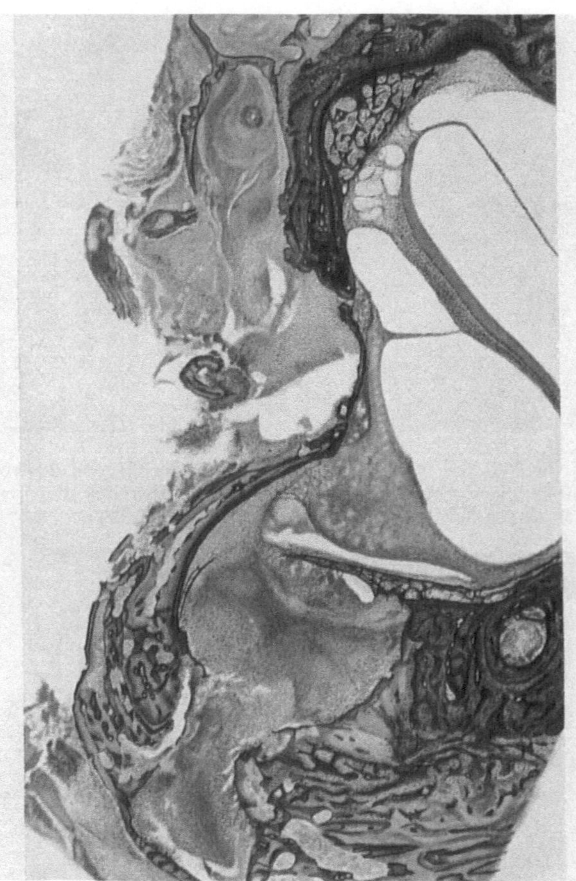

Abb. 24. Vorwiegend nekrotisierende Mittelohr- und Labyrinthtuberkulose. Nekrotisches
Promontorium (beginnende Sequestration). (Vertikalschnitt. Präparat von Prof. Zange, Graz.)

Die Einbruchstuberkulosen des inneren Ohres bieten im histologischen
Bilde Veränderungen, die denen des Mittelohres durchaus analog sind. Auch
hier kommen sowohl vorwiegend produktive wie hauptsächlich destruktive
Prozesse vor, *die Regel ist aber die proliferativ-exsudative Mischform.* Die
Erkrankung beginnt als umschriebene Labyrinthitis im Bereiche der Einbruchs-
pforte und breitet sich von hier zunächst langsam im perilymphatischen Raume
aus; das verhältnismäßig sehr widerstandsfähige Endost geht allmählich im
Granulationsgewebe auf, das Lumen füllt sich mit käsigen Massen. Das häutige
Labyrinth wird zunächst nur von der perifokalen Entzündung ergriffen, seine
Weichteile sind kleinzellig infiltriert und bindegewebig verdickt, der endo-

lymphatische Raum ist erfüllt von geronnener Lymphe, Leukocyten und abgestoßenen Endothelien. Die Nervenendstellen zeigen Erscheinungen der degenerativen Atrophie, können aber in diesem Stadium auch noch ganz erhalten sein. Erst im weiteren Verlaufe bricht der spezifische Prozeß auch in den endolymphatischen Raum ein. Die nervösen Elemente, vor allem das CORTISCHE Organ, werden vom Granulationsgewebe überwuchert und gehen in ihm rasch zugrunde.

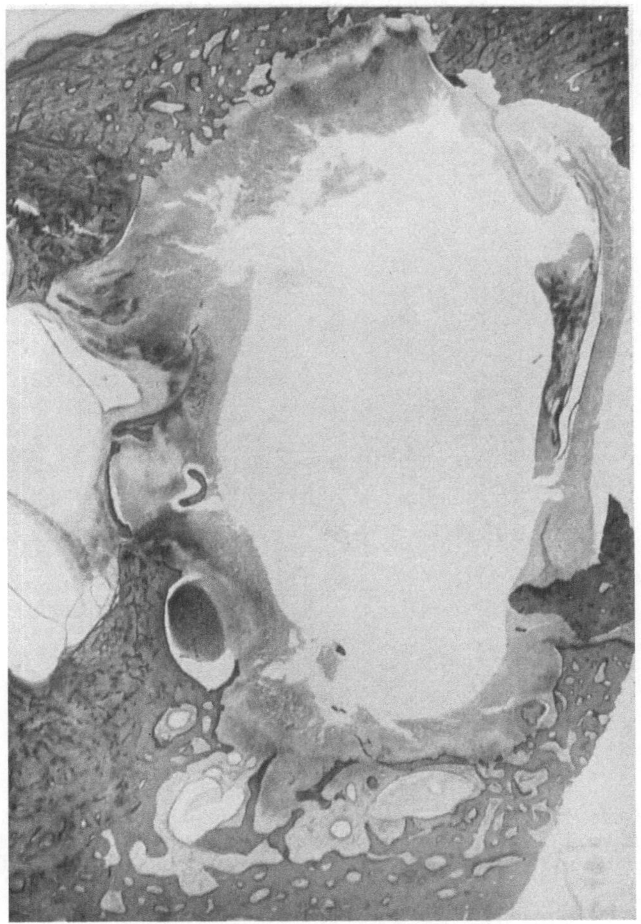

Abb. 25. Schwere diffus nekrotisierende Mittelohrtuberkulose übergreifend aufs Labyrinth. Die ganze Pauke leer bis auf wenige abgestorbene Schleimhautreste an den Wänden. Vertikalschnitt. (Präparat von Prof. ZANGE, Graz.)

Nach Zerstörung der Lamina spiralis ossea wird die Schnecke in einen einzigen von käsigem Detritus erfüllten Hohlraum verwandelt, in dem die Reste des widerstandsfähigen Ligamentum spirale oft noch zu erkennen sind. Weiterschreitend greift die Tuberkulose schließlich auf den Nervus acusticus (meist Ramus cochlearis) über und bricht durch die knöcherne Labyrinthkapsel auch nach außen durch.

Neben diesen diffus nekrotisierenden Formen kommen auch mehr oder weniger circumscripte Prozesse vor, die dauernd nur auf einzelne Teile des Labyrinths, vorzüglich die nächste Umgebung der Einbruchspforten, beschränkt bleiben, während die übrigen Abschnitte nur gewöhnliche eitrige oder (häufiger) seröse Entzündung sowie unspezifisches Granulationsgewebe aufweisen, ja mitunter ganz intakt befunden werden.

Die Prädilektionsstellen für den Einbruch der Tuberkulose ins Labyrinth sind in erster Linie die Fenster und ihre Umgebung (98% der Fälle nach Zange), sowie das Promontorium. Über die Häufigkeit des Einbruchs am lateralen Bogengang gehen die Ansichten auseinander: nach Zange erfolgt er hier sehr häufig und frühzeitig (ca. 40%), nach Lange, Grünberg u. a. seltener als am Promontorium. Dementsprechend sind gewöhnlich die Scala tympani der Basalwindung der Schnecke und der Vorhof mit den Ampullen der vorderen Bogengänge am schwersten betroffen. Die Labyrinthkapsel kann aber auch an

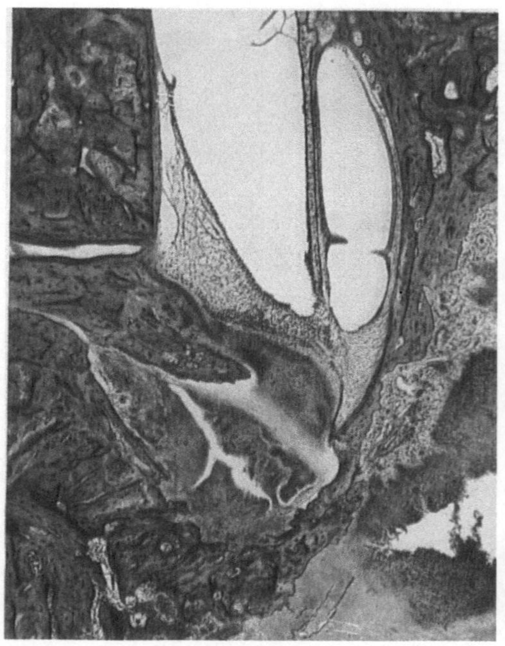

Abb. 26. Gemischt wuchernd-nekrotisierende Mittelohrtuberkulose mit umschriebener Labyrinthitis proliferans. Verkäsung am runden Fenster bei noch erhaltener Fenstermembran. (Horizontalschnitt. Präparat von Prof. Grünberg, Bonn.)

jeder anderen Stelle zerstört werden. Vom Facialiskanal aus dringt zuweilen die Tuberkulose in die mittlere Schneckenwindung ein.

Die Perforation der knöchernen Labyrinthkapsel erfolgt in der Regel sehr langsam und nach Einschmelzung des Knochens leistet gewöhnlich das Endost dem Fortschreiten des spezifischen Prozesses noch lange kräftigen Widerstand. In diesem Stadium entwickelt sich aber bereits im Labyrinthinnern, zunächst in Reichweite der diffundierenden Toxine, also in dem mit der Knochenarrosion korrespondierenden Labyrinthabschnitt eine chronische Entzündung, meist seröser, seltener eitriger Natur, zuweilen verbunden mit unspezifischer Granulationsbildung (Zange). Bei längerer Dauer des Durchbruches kann sich dieser Entzündungsprozeß inzwischen auf das ganze Labyrinth ausbreiten, wobei er entweder in seiner ganzen Ausdehnung serös bleibt oder (seltener) in den perifokalen Partien in eitrige Entzündung übergeht (Manasse). Hält nun die

Labyrinthkapsel dauernd stand, so bleibt auch die seröse Labyrinthentzündung dauernd als (scheinbar) selbständiger, von der Mittelohrerkrankung durch die erhaltenen Knochen- und Bindegewebsschichten der Kapsel getrennter Prozeß bestehen („induzierte" Labyrinthitis). Sein Zusammenhang mit dem Tuberku-loseherd im Mittelohre ist jedoch an der die Fenstermembranen (resp. den Knochen) durchdringenden entzündlichen Infiltration zu erkennen.

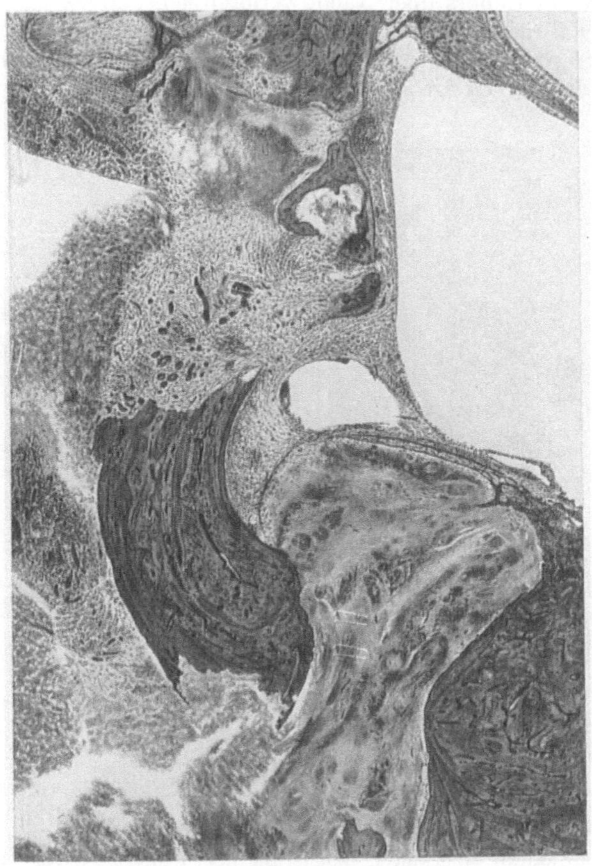

Abb. 27. Mischform, fortgeschrittene Stufe, sonst wie Abb. 26. Umschriebene Labyrinthitis proliferans am ovalen Fenster, das in seinem Lg. annulare zum Teil noch erhalten, während das runde Fenster bereits in verkäster tuberkulöser Wucherung verschwunden ist. Knochendurchbruch zwischen Promontorium und ovalem Fenster. (Vertikalschnitt.)
(Präparat von Prof. ZANGE-Graz.)

Die Arrosion der Labyrinthkapsel ist aber keine Conditio sine qua non der induzierten Labyrinthentzündungen. Sie können auch dann entstehen, wenn schwere tuberkulöse Veränderungen sich dem Labyrinth nähern, insbesondere wenn sie in den Fensternischen lokalisiert sind, ohne daß die Kapsel angegriffen wäre. Maßgebend für ihre Entstehung ist die durch geeigneten Immunitätszustand bedingte exzessive Verbreitung der perifokalen Entzündung.

So mannigfach die anatomischen Veränderungen der tuberkulösen Labyrinthentzündung auch sind, ihre klinischen Merkmale weisen eine Reihe gemeinsamer Züge auf, die erlauben, sie, unter Berücksichtigung der Gesamterkrankung

und des Charakters des Mittelohrprozesses, von Innenohraffektionen anderer
Ätiologie zu unterscheiden. *Für die spezifische Labyrinthitis ist langsame, nicht
selten ganz symptomlose Entwicklung und milder bzw. vollkommen latenter Verlauf
charakteristisch.* Während die Mittelohrschwerhörigkeit in der Regel rasch,
zuweilen plötzlich einsetzt, erlischt die Funktion der Schnecke zumeist relativ
langsam und gleichmäßig fortschreitend bis zu vollständiger Taubheit. Fälle,
in denen die Taubheit rasch eintritt oder nach anfänglich langsamer Entwicklung der Rest des Gehörs über Nacht verloren geht, treten zahlenmäßig zurück
(10 von 39 Fällen Hegetschweilers, 27°/₀ meiner Fälle). Die Störung ist
gewöhnlich irreparabel, als Ausdruck dessen, daß die seröse Entzündung früher
oder später in die eitrige bzw. granulierend-nekrotisierende übergeht. Die

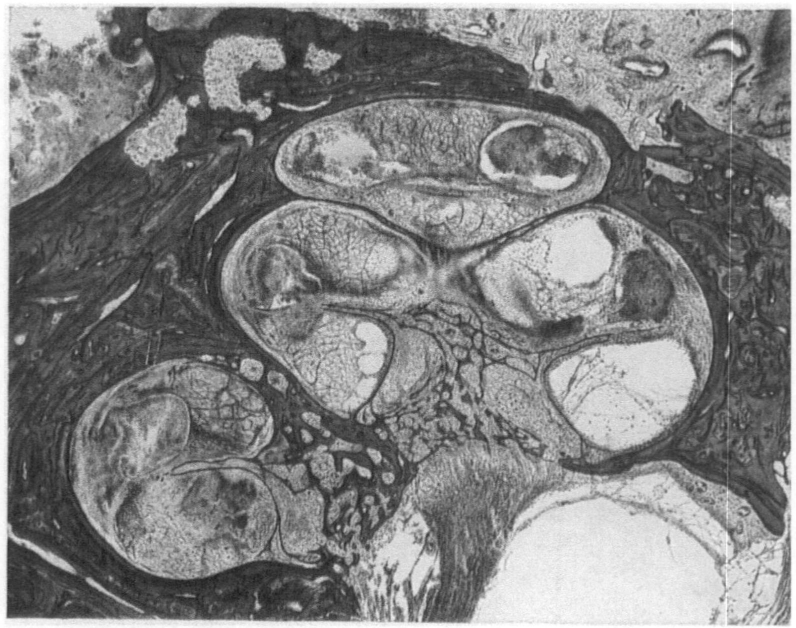

Abb. 28. Tuberkulose der Schnecke (Mischform). Verkäsende tuberkulöse Wucherung
im Ductus cochlearis von der Stria vascularis ausgehend. Sonst fibrinös-eitriges Exsudat
mit Organisationsvorgängen. In der Schneckenkapsel granulierende Resorptionsherde.
— Im Mittelohr starke tuberkulöse Wucherung neben fortgeschrittenem käsigem Gewebszerfall bis auf den Knochen. (Horizontalschnitt. Präparat von Prof. Zange-Graz.)

teilweise Wiederkehr des Gehörs ist, wie zwei Fälle von Herzog und Zange
(Restitution bis auf 20 cm Konversationssprache) beweisen, immerhin ausnahmsweise möglich.

Noch langsamer vollzieht sich der Schwund der vestibulären Erregbarkeit.
Fistelsymptom wird ungeachtet der häufigen Perforation der Labyrinthkapsel
nur ausnahmsweise beobachtet. Es tritt nach Ruttin nicht selten in umgekehrter Form auf und zeigt auch sonstige Verlaufsanomalien. Reizerscheinungen sind gleichfalls relativ selten. Hegetschweiler hat unter 39 Fällen
nur 5mal, ich habe unter der gleichen Zahl 11mal Schwindel beobachtet. Es
kommen aber auch Fälle vor, in denen heftiger Schwindel und Gleichgewichtsstörungen das Bild beherrschen. Nystagmus ist häufiger; ich sah Nystagmus
(zur gesunden Seite) auch in einigen Fällen, die seit Beginn angeblich schwindel-
frei waren. Es handelt sich in der Regel um mittelschlägigen Nystagmus I. Grades

zur gesunden oder zu beiden Seiten. Nystagmus ausschließlich zur kranken Seite habe ich bei Tuberkulose niemals gesehen. Dagegen beobachtete ich einmal einen Nystagmus II. Grades zur gesunden Seite, der vier Tage lang unter heftigen Schwindelerscheinungen anhielt; zwei Wochen später hörte der vorübergehend ertaubte Patient wiederum über 50 cm Flüstersprache.

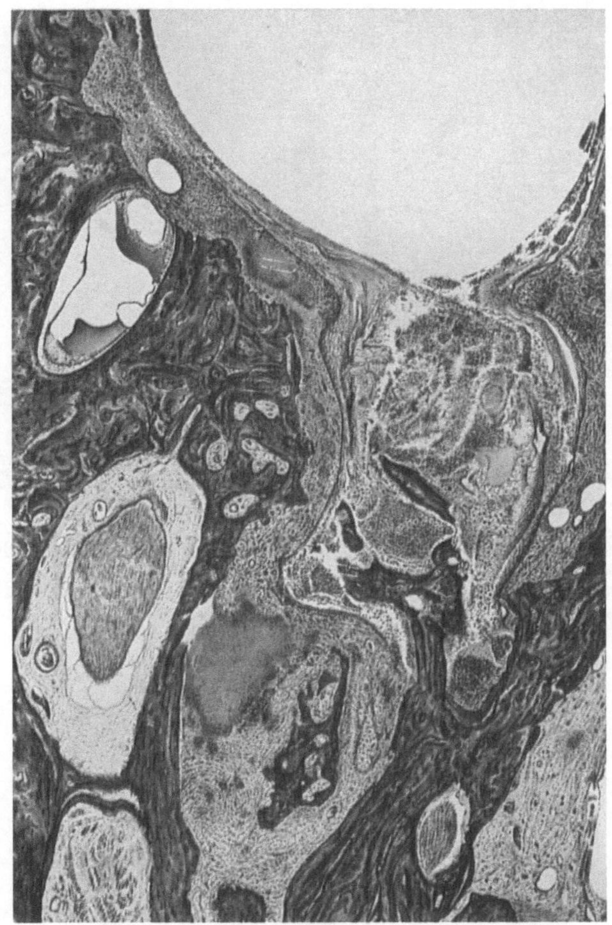

Abb. 29. Cholesteatom und Tuberkulose des Mittelohres mit Bogengangsfistel. Unter der Cholesteatommatrix tuberkulöse Granulations- und Käseherde. Matrix zieht auch über die Fistelgegend im horizontalen Bogengang. (Horizontalschnitt.) (Präparat von Prof. O. MAYER-Wien.)

Komplikationen der Mittelohr- und Labyrinthtuberkulose. Durch Fortpflanzung des tuberkulösen Prozesses auf die Nachbarschaft des Gehörorgans werden mehr oder weniger bedrohliche Komplikationen hervorgerufen. Nach Durchbruch des Tegmen tympani (Abb. 31) wird die Dura der mittleren Schädelgrube, nach Einschmelzung der vorderen Wand der Paukenhöhle die Carotis, ausnahmsweise auch das Kiefergelenk (MIOT, GRUNERT), von der unteren Wand aus die V. jugularis bloßgelegt und unter Umständen in Mitleidenschaft gezogen. Vom Warzenfortsatz aus werden Dura der hinteren Schädelgrube und Sinus sigmoideus angegriffen. Auch längs des Facialis kann die Tuberkulose zentral-

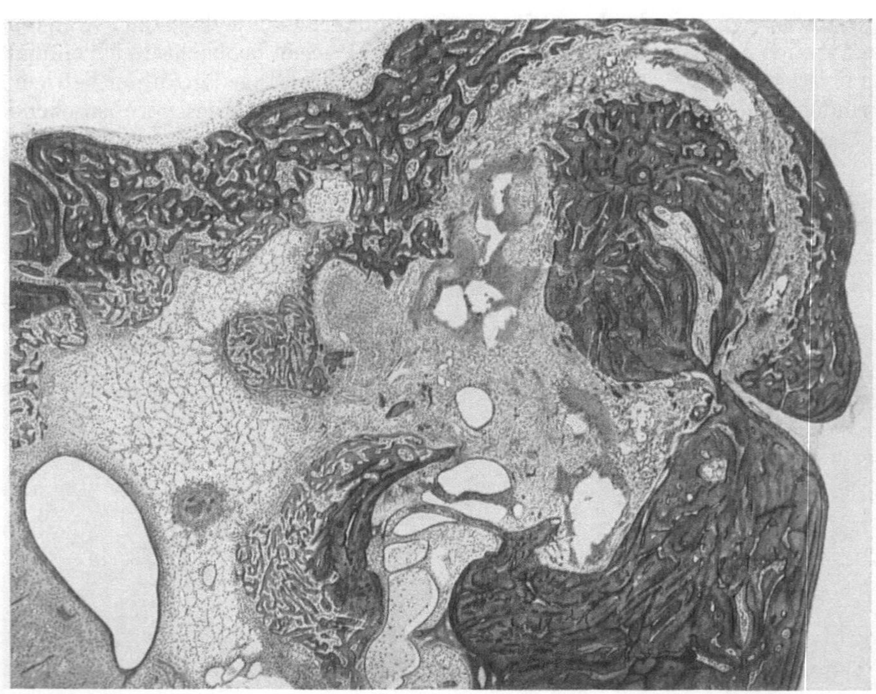

Abb. 30. Ausheilende Mittelohr- und Labyrinthtuberkulose nach Radikaloperation des Mittelohres. Im Labyrinth — Vestibulum und oberem vertikalem Bogengang — noch Zerstörung mit Verkäsung, im Mittelohr lockeres Narbengewebe und starke Knochenneubildung, helles Spangenwerk. (Vertikalschnitt. Präparat von Professor Lange - Leipzig.)

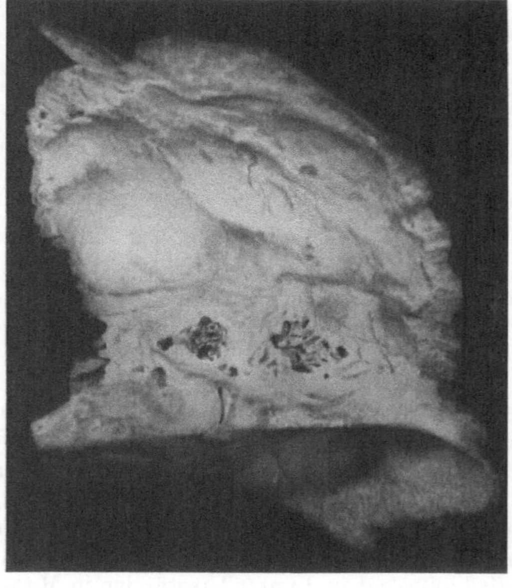

Abb. 31. Durchbruch einer Mittelohrlabyrinthtuberkulose durch die Vorderwand der Pyramide in die mittlere Schädelgrube. (Präparat von Prof. Alexander - Wien.)

wärts fortkriechen (Lange, Zange), desgleichen entlang der Carotis (Görke, Habermann, Alexander, Quix, Pitt) und bei Kindern durch die nicht obliterierte Sutura petro-squamosa (Mac Ewen) die Dura erreichen.

An der *harten Hirnhaut* macht der tuberkulöse Prozeß in der Regel halt, *die Veränderungen bleiben auf die äußere Duraschicht beschränkt,* während sich das innere Blatt durch besondere Widerstandsfähigkeit auszeichnet und nur selten durchbrochen wird (Poli, Görke u. a.). Selbst bei ausgedehnter Nekrose der Außenschicht bleibt gegen den Subduralraum zu eine relativ breite Zone intakten Gewebes stehen (Brieger). Diese Tatsache fand ihre Bestätigung auch im Tierexperiment (Haymann).

Die Veränderungen der Duraoberfläche bei Mittelohrtuberkulose sind mannigfacher Art. Am häufigsten wird sie bloß verdickt gefunden, zumeist entsprechend dem erkrankten Knochenbezirk, seltener über dessen Grenzen hinaus. Die Verdickung ist entweder gleichmäßig, wobei sie zuweilen exzessiven Grad

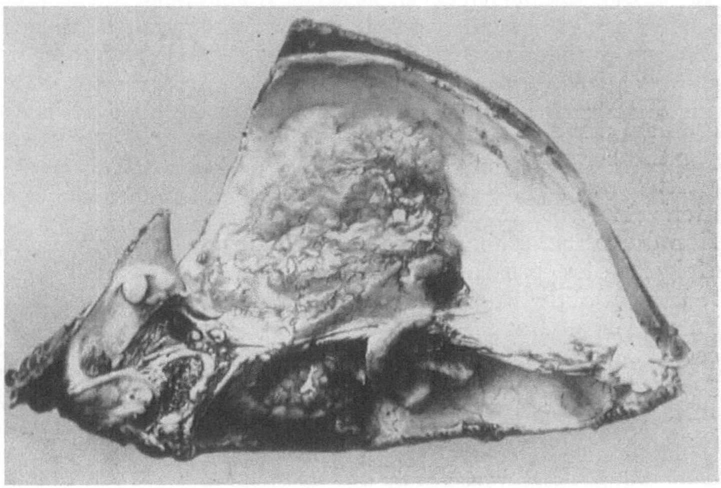

Abb. 32. Pachymeningitis tuberculosa an der Pyramidenoberfläche bei schwerer nekrotisierender Mittelohrtuberkulose. Verwachsung der kranken Dura mit den weichen Hirnhäuten des Schläfelappens (dieser selbst nicht miterkrankt). (Präparat Prof. Zanges, Graz.)

erreicht (2 cm im Falle Piffls) oder knotenartig, unter Umständen größere Tumoren bildend. Die Oberfläche weist reichliche Granulationswucherung häufiger auf als miliare (verkäste) Knötchen (Henrici, Piffl). Im Innern der Tumoren wurden Tuberkel gefunden (Piffl).

Viel seltener ist Pachymeningitis externa (Abb. 32), nur bei Warzenfortsatztuberkulose soll sie häufiger zur Beobachtung gelangen. Zuweilen trägt die Dura selbst über größeren Knochenherden nur fibrinöse Auflagerungen (Hegetschweiler). Größere Geschwüre wie nekrotische Partien gehören zu den Ausnahmen.

Hegetschweiler fand unter 9 Fällen von Durabeteiligung 3mal Verdickung, in 3 weiteren Fällen mit Granulationsbildung vergesellschaftet, je einmal Pachymeningitis und fibrinöse Auflagerung und einmal Perforation nach innen.

Entsprechend der Seltenheit des Duradurchbruchs ist auch die *Kontaktinfektion des Subduralraumes relativ selten.* Wohl ist die Kombination von Mittelohr- und Meningealtuberkulose in zahlreichen Fällen beobachtet worden, es ist aber kaum jemals gelungen, den kausalen Zusammenhang beider Erkrankungen einwandfrei festzustellen. Nach den autoptischen Befunden von Alexander sind besondere topographische Beziehungen der Meningealherde zum erkrankten Gehörorgan nur ausnahmsweise nachweisbar; gegen einen Zusammenhang, meint Alexander, spreche die Tatsache, daß die Meningen auch bei einseitiger Mittelohrtuberkulose beiderseits symmetrisch ergriffen sind. Es scheint sich demnach in der Mehrzahl der Fälle um eine zeitliche Koinzidenz der Prozesse im Ohr und an den Meningen zu handeln.

Besonders günstige Bedingungen für die Fortpflanzung in den Subduralraum findet die Tuberkulose nach erfolgtem Einbruch in Kanäle, die unmittelbar zum Gehirn führen. Indeß scheint nur der perikarotische Weg häufiger beschritten zu werden, wohl infolge des Lymphbahnenreichtums des adventitiellen Gewebes (Goerke). Der Facialisweg dagegen wird äußerst selten benützt.

Das Gleiche gilt sonderbarerweise auch für das *Labyrinth als Überleitungsorgan* zum Gehirn; nach Görke *kommt es als Infektionsquelle so gut wie gar nicht in Betracht.* Die Mündungen der natürlichen Kommunikationen (innerer Gehörgang, Wasserleitungen) werden durch Wucherungsvorgänge frühzeitig verschlossen (Zange). In den inneren Gehörgang dringt wohl die Tuberkulose ausnahmsweise ein, erreicht aber auf diesem Wege niemals die Gehirnoberfläche. Die Wasserleitungen bleiben in der Regel ganz frei [über Saccusempyem bei Labyrinthtuberkulose liegt nur eine einzige Mitteilung vor (Brieger)]. Auch Ausbrüche der Labyrinthtuberkulose durch die zerstörte Kapsel erfolgen nach Lange stets ins Mittelohr, niemals in den Schädel. Dasselbe ergaben die experimentellen Untersuchungen Görkes.

Infektion der Hirnhäute kann bei Tuberkulose des Ohres auch durch Eitererreger erfolgen. Dieselben Kokken, die sich im tuberkulösen Mittelohr untätig verhalten, können aktiv werden, wenn sie auf dem einen oder anderen Wege das Gehirn erreichen. Doch ist auch das, wie die Mortalitätsstatistik der Ohrtuberkulose (siehe unter „Prognose") lehrt, glücklicherweise nur selten der Fall. Die eitrige Meningitis im Gefolge einer Mittelohrtuberkulose unterscheidet sich weder klinisch noch anatomisch von otogenen Meningitiden anderer Ätiologie. Ob auch gemischte eitrig-tuberkulöse Prozesse vom Ohr aus hervorgerufen werden (Pesina und Hörl, Brieger) ist, zweifelhaft.

Obwohl die hintere Wand des Warzenfortsatzes bei fortgeschrittener Tuberkulose häufig durchbrochen und der Sinus in Berührung mit dem Herde gefunden wird, schließt sich *Sinusthrombose* gleichfalls *selten* an Mittelohrtuberkulose an. (Ich habe in der Literatur 19 Fälle gefunden.) Es spielen sich am Sinus die gleichen Vorgänge ab, wie bei Kontaktinfektion der Dura: Die Veränderungen betreffen meist die Außenschicht, machen aber an der Intima halt; Perforation der Sinuswand erfolgt nur in einem geringen Teil dieser Fälle. Für die Entstehung des Thrombus ist allerdings ein Einbruch der Tuberkulose in den Blutleiter nicht unbedingte Voraussetzung, es scheinen vielmehr auch hier die durch die lädierte Wandpartie einwandernden Mischbakterien ausschlaggebend zu sein. Dafür spricht die Tatsache, daß die Thrombose in der Regel zu einer gewöhnlichen Allgemeininfektion mit Eiterkokken führt. Eine spezifische Allgemeininfektion (Miliartuberkulose) ist bisher als Folge des Einbruchs der Mittelohrtuberkulose in den Blutleiter nicht nachgewiesen worden.

Die Möglichkeit einer Masseninvasion von Tuberkelbacillen in den Blutkreislauf auf diesem Wege kann allerdings, wie auch Brieger hervorhebt, kaum in Abrede gestellt werden. In einem Falle meiner Beobachtung lag diese Annahme sehr nahe. Es handelte sich um einen 26jährigen Soldaten mit mäßig vorgeschrittener Lungenspitzenaffektion und Mittelohrtuberkulose, der ohne ersichtlichen Grund auf einmal hektisch zu fiebern begann. Durch Immunitätsprüfung und Blutuntersuchung wurde ein schwerer hämatischer Bacilleneinbruch festgestellt. Ein gegen Ende der zweiten Krankheitswoche erfolgter Schüttelfrost brachte mich auf den Gedanken, daß das Krankheitsbild möglicherweise als Sinusthrombose zu deuten sei, und ich entschloß mich trotz schlechten Allgemeinzustandes des Kranken zur Operation. Tatsächlich fand ich den Warzenfortsatz total verkäst, die Sinuswand in Bohnengröße durch Granulationsgewebe substituiert und das Lumen durch einen Thrombus verschlossen. Nach Unterbindung der Jugularis und Ausräumung des Thrombus änderte sich jedoch das Krankheitsbild nicht und Patient starb nach weiteren drei Wochen an käsiger Pneumonie. Eine nach der Operation vorgenommene Untersuchung des Blutes auf Eitererreger fiel negativ aus. Es lag demnach nicht eine Kokkenpyämie sondern eine tuberkulöse Bacillämie vor, die wohl nicht zu Miliartuberkulose führte, aber eine deletäre Schädigung der Immunität bewirkte (bei der Obduktion wurden einige frische hämatogene Herde in verschiedenen Organen gefunden). Der Nachweis, daß der Bacilleneinbruch aus dem Ohre und nicht aus der Lunge erfolgte, läßt sich naturgemäß nicht erbringen, doch hat die Annahme der otogenen Herkunft sehr viel für sich.

Schläfenlappenabscesse wurden als Komplikation der Mittelohrtuberkulose in einigen Fällen beobachtet. BARNICK hat in der Absceßwand spezifische Veränderungen, SANTALÓ im Eiter Tuberkelbacillen nachgewiesen. COHNSTAEDT sah eine Mittelohrtuberkulose durch Kleinhirnabsceß letal enden.

Carotisblutungen durch tuberkulöse Erkrankung der Gefäßwand sind im Verhältnis zu dem relativ hohen Prozentsatz der Fälle (18% nach HEGETSCHWEILER), in denen die Carotis im Bereich des Krankheitsherdes, zuweilen in Granulationen förmlich eingebettet, gefunden wird, *nicht allzu häufig*. Die Gefäßintima erweist sich eben auch hier äußerst widerstandsfähig. Immerhin hat AUVRAY 1913 42 Fälle aus der Literatur zusammenstellen können, zu denen seither noch einige hinzukamen. Der schweren, meist tödlichen Blutung aus der Carotis gehen oft kleinere voraus, die, nach BRIEGERS Ansicht, aus dem pericarotischen Venengeflecht stammen dürften. Auch durch Arrosion anderer benachbarter Gefäße, so der A. meningea media (KIRCHNER) und A. maxillaris int. (J. KOHN) können tödliche Blutungen zustande kommen.

Blutungen aus den Blutleitern: Sinus sigmoideus (COURTIN), Sinus cavernosus (MOLINIÉ) u. a. sind Raritäten.

Prognose. Entsprechend der Seltenheit der lebensgefährlichen Komplikationen ist die Prognose der Ohrtuberkulose *quoad vitam als günstig zu bezeichnen*.

Ich habe von 174 Fällen 22 verloren, aber in keinem dieser Fälle war die Ohrtuberkulose die Todesursache (von dem immerhin unklaren Fall mit Sinusthrombose sehe ich ab). An der Basler Klinik sind nach SCHLITTER von 387 Mittelohrtuberkulosen nur 2 (0,5%) an otogener eitriger Meningitis gestorben; LEEGAARD sah 1 Patienten von 25, HOFFMANN 1 von 85 auf dieselbe Weise enden. Nach SCHEIBE war die Mortalität auf der BEZOLDschen Klinik 0,4%.

In der Beurteilung dieser Frage herrscht also Einstimmigkeit. Die Ansichten über die *Heilbarkeit* der Mittelohrtuberkulose gehen dagegen auseinander. Sie variieren je nach der Art der Erkrankung, der Alterskategorie der Patienten und der angewendeten Therapie.

Sichere Statistiken über die Häufigkeit der Heilungen fehlten bis in die letzte Zeit. Die Zahl der *primär* Geheilten schätzte BRIEGER 1913 auf $^1/_3$ der operierten Fälle. LEEGAARD hat bei 16 von 25 operierten Fällen primäre Heilung erzielt, das gleiche Ergebnis (15 : 25) wird von der Breslauer Klinik gemeldet (KLESTADT). Ein wesentlich besseres Resultat (12 von 13 Fällen) erzielte STRANDBERG mit der Lichttherapie (s. u. auch meine Ergebnisse).

Über das weitere Schicksal dieser primär geheilten Mittelohrtuberkulosen lagen bis jetzt nur vereinzelte Mitteilungen vor. Körner beobachtete einige von ihm operierte Fälle 5—6, einen sogar 12 Jahre lang, Leegaard verfolgte den Bestand der Heilung bei einzelnen Patienten durch 3—3$^{1}/_{2}$ Jahre.

Andererseits hat schon Brieger betont, daß die Heilung auch in Fällen, die klinisch vollkommen geheilt erscheinen, oft lange Zeit inkomplett bleibt. Durch histologische Befunde Politzers, Langes und Briegers wurde die Anwesenheit von latenten Tuberkeln in Gehörorganen festgestellt, die nicht nur klinisch geheilt erschienen, sondern auch anatomisch weitgehendste Substitution der zerstörten Partien durch neugebildeten Knochen aufwiesen. Von diesen latenten Herden können nicht nur Rezidive des Mittelohrprozesses, sondern auch letale Komplikationen lange Zeit nach erfolgter Heilung entstehen. Das Wiederaufbrechen der Operationsnarbe nach Aufmeißlung des tuberkulösen Mittelohres, das weniger als Rezidiv, denn als neuerliches Manifestwerden des Prozesses nach zeitweiliger Latenz aufzufassen ist, ist klinisch eine ziemlich häufige Erscheinung. Ich habe sie in einzelnen Fällen selbst 1—2 Jahre, in einem Falle sogar 2$^{3}/_{4}$ Jahre nach der Operation beobachtet.

Deshalb erscheinen die Genesungsaussichten der Mittelohrtuberkulose nach Brieger bei Verfolgung der weiteren Lebensschicksale der operierten Fälle ungünstiger als es sich in der nächsten Zeit nach Operationen darstellt. Auch Döderlein (Handbuch d. prakt. Chirurgie) ist der Ansicht, daß die Prognose der Mittelohrtuberkulose „quoad sanationem immer zweifelhaft" ist.

Demgegenüber konnte Klestadt, der in allerletzter Zeit eine systematische Nachprüfung der auf der Breslauer Klinik operierten Fälle vornahm, in 9 von 18 Fällen (50%) eine Dauerheilung bis zu 14 Jahren feststellen. Zwei von diesen Fällen standen allerdings nur 1$^{3}/_{4}$ bzw. 2$^{1}/_{2}$ Jahre in Beobachtung.

Die überwiegend pessimistische Beurteilung des Dauererfolges bezog sich auf die operativ, also rein lokal behandelte Mittelohrtuberkulose, betraf also weniger die Krankheit an sich als die herrschende therapeutische Methode. *Die neuere, hauptsächlich auf die Gesamterkrankung gerichtete und mit vollkommeneren lokalen Mitteln (s. u.) arbeitende Therapie läßt dagegen die Heilungschancen der Ohrtuberkulose in viel günstigerem Lichte erscheinen.*

Ein Beispiel dafür sind die oben angeführten, allerdings eine nur geringe Beobachtungszahl betreffenden primären Ergebnisse Strandbergs, dessen Methode in universellen Bogenlichtbädern besteht. Eine größere, für prozentuelle Berechnung ausreichende Statistik wurde ferner von mir mitgeteilt. Sie umfaßt 150 allgemein (physikalisch-hygienisch und spezifisch) und lokal (natürliche und künstliche Lichttherapie, zum Teil kombiniert mit operativen Maßnahmen) behandelte Fälle, von denen 92 (61,3%) geheilt und 28 (18,7%) gebessert wurden und nur 12 (8%) unbeeinflußt blieben. 18 Patienten (12%) sind während der Behandlung gestorben.

Bei den 92 als geheilt Bezeichneten nehme ich Dauerheilung an. In 38 Fällen (41,3%) wurde sie dadurch einwandfrei festgestellt, daß die Patienten positiv anergisch, d. h. im biologischen Sinne tuberkulosefrei geworden sind. In den übrigen Fällen liegt nur klinische Heilung vor, deren Annahme sich auf die mehr als dreijährige Beobachtungsdauer stützt.

Für die Beurteilung der klinischen Heilung ist das Verhalten der Sekretion nach meinen Erfahrungen nicht ausschlaggebend. In einem Teil der Fälle bleibt eine geringe schleimige Absonderung zurück und wird durch weiter fortgesetzte Behandlung nicht mehr beeinflußt. Trotzdem können solche Prozesse im spezifischen Sinne komplett geheilt sein; die bleibende Sekretion ist ein Symptom gewöhnlicher sekundärer Otitis, die mit Tuberkulose nichts zu tun hat. Diese Anschauung stützt sich auf die Tatsache, daß 17 solche Fälle in meinem

Beobachtungsmaterial positiv anergisch, d. h. tuberkulosefrei wurden; in einem Falle konnte ich auch den histologischen Beweis erbringen.

Bisher wurde angenommen, daß die Heilbarkeit der Mittelohrtuberkulose durch die Erscheinungsform des Prozesses bedingt wird. Nach übereinstimmenden Erfahrungen zahlreicher Autoren war die Mittelohrtuberkulose in prognostischer Beziehung in 3 Gruppen einzuteilen. Die erste umfaßte die Mittelohrtuberkulose der Säuglinge, die schweren Zerfallsprozesse („Otitis media phthisica" BEZOLDS) und die akut verlaufende Mittelohrtuberkulose Erwachsener; alle diese Formen zeichnen sich durch unaufhaltsame Progredienz aus, ihre Prognose galt als infaust. Die zweite Gruppe wurde durch die subakut verlaufenden proliferierenden Prozesse des späteren Kindesalters und die rein produktiven Tuberkulosen Erwachsener gebildet, die in prognostischer Beziehung günstig beurteilt wurden. Zur dritten Gruppe gehörte die Mehrzahl der Mittelohrtuberkulosen, die exsudativ-nekrotisierenden Formen, deren Prognose entsprechend der Mannigfaltigkeit der klinischen Bilder außerordentlich schwankte.

Die Prognosestellung nach den äußeren Merkmalen der Erkrankung war daher nur in einem geringen Teil der Fälle möglich, aber auch da wurde vielfach zugegeben, daß die Voraussage sehr unsicher sei, weil die betreffenden Formen leicht in andere übergehen und das Schicksal der Ohrtuberkulose wesentlich beeinflußt werde vom Verlauf des Lungenprozesses. Deshalb neigte BRIEGER zur Ansicht, daß die Mittelohrtuberkulose im großen und ganzen praktisch-prognostisch verwertbare Merkmale vermissen lasse.

Es erscheint daher zweckmäßiger, der Prognosestellung nicht die veränderlichen klinischen Bilder, sondern den Faktor zugrunde zu legen, von dem die Erscheinungsformen der Organtuberkulosen abhängen: den Immunitätszustand des Gesamtorganismus. Die Prognose der Ohrtuberkulose wird dadurch zu einem Bestandteil der Gesamtprognose. Sofern sich mit modernen immunbiologischen Methoden nicht nur der jeweils bestehende Zustand der Körperabwehr, sondern in der Mehrzahl der Fälle auch die Richtung seiner weiteren Entwicklung mit ziemlicher Sicherheit bestimmen läßt, gewinnt auch die Teilprognose der im Ohre sitzenden Manifestation der Erkrankung eine von der augenblicklichen Erscheinungsphase unabhängige Grundlage.

Diagnose. Die Erkennung des *Tuberkuloms* des Ohrläppchens bietet in der Regel keine Schwierigkeiten, die Möglichkeit einer Verwechslung mit gutartiger Neubildung (Lipom, Fibrom usw.) darf jedoch nicht außer acht gelassen werden. In zweifelhaften Fällen entscheidet die Probeexcision.

Die verschiedenen Formen der Hauttuberkulose der Ohrmuschel sind dagegen geeignet, dem dermatologisch unerfahrenen Ohrenarzt diagnostische Schwierigkeiten zu bereiten und ihn von der Unterstützung des Hautspezialisten abhängig zu machen. Von einer ausführlichen Schilderung dieses Grenzgebietes kann an dieser Stelle abgesehen werden.

Die selbständige *Tuberkulose des Gehörgangs* imponiert im Anfangsstadium als infiltratives oder ulceröses Ekzem. Erst durch tiefergreifende Geschwürsbildung oder umfangreiche, über das bei Ekzem übliche Maß hinausgehende Wucherungsvorgänge wird der Verdacht einer spezifischen Erkrankung begründet, um durch histologische Untersuchung erhärtet zu werden. Die mittelohrentspringende Gehörgangstuberkulose, deren Feststellung sich zumeist an die Diagnose der Mittelohrtuberkulose anschließt, kann aber auch ihrerseits Anlaß geben zur Identifizierung einer sonst unverdächtig erscheinenden Mittelohreiterung.

Die Diagnose der *Mittelohrtuberkulose* ist in der Regel keine einfache Sache. Der Prozentsatz der Fälle, die durch markante Veränderungen ihren spezifischen

Charakter leicht verraten, ist gering (10% nach meiner Statistik). Die leichteren Fälle (75%) lassen in der Regel keine Unterschiede gegenüber einer gewöhnlichen Otitis erkennen. Die Identifizierung dieser Fälle gelingt gewöhnlich nur durch Anwendung spezieller Untersuchungsmethoden.

Gewisse Anzeichen sind jedoch geeignet, den Verdacht der spezifischen Ätiologie zu erwecken, insbesondere wenn sie gehäuft in einem Falle auftreten. Einzelne Symptome genügen zuweilen, um die Vermutungsdiagnose zu begründen. In der Mehrzahl der Fälle haben jedoch diese Verdachtsmomente nur insofern klinische Bedeutung, als sie zur Anwendung spezieller Untersuchungsmethoden Anlaß geben und dadurch eine Frühdiagnose ermöglichen.

Schon die *allgemeine Untersuchung* des Patienten lenkt mitunter die Diagnose in die richtige Bahn. Die Feststellung anderweitiger tuberkulöser Herde, vor allem der Lungentuberkulose, rechtfertigt den Schluß, daß auch die Erkrankung des Ohres derselben Ursache ihre Entstehung verdanken *könne. Weitergehende Schlußfolgerungen sind indessen nicht zulässig,* denn auch bei Phthisikern ist die genuine Otitis weitaus häufiger als die spezifische.

Dasselbe gilt für die *cutane Immunitätsprüfung* (Tuberkulinreaktion nach Pirquet u. ähnl.), die den Vorzug hat, auch in Fällen ohne nachweisbare Organerkrankung als Indikator der stattgefundenen tuberkulösen Infektion zu dienen. *Mehr beweist aber,* entgegen der Behauptung Leegaards, *auch der positive Pirquet nicht,* denn auch bei cutanreagierenden Kindern ist nur ein geringer Teil der Mittelohrerkrankungen tuberkulöser Natur.

Während aber der negative Lungenbefund nach keiner Richtung hin verwertet werden darf, kommt der negativen Cutanreaktion die hohe diagnostische Bedeutung eines *nahezu sicheren Mittels zum Ausschluß der spezifischen Ätiologie der Otitis* zu.

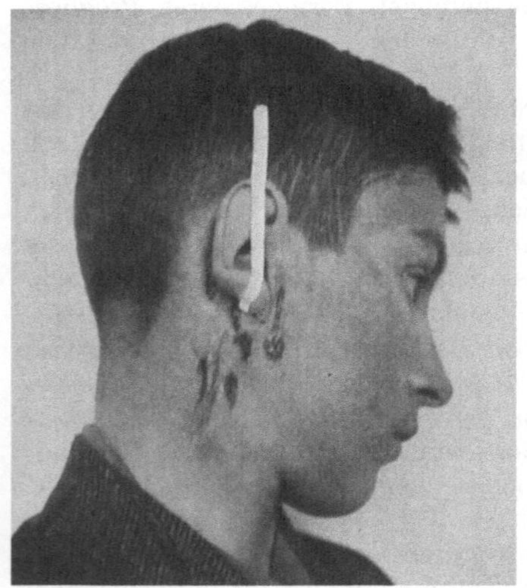

Abb. 33. Tuberkulöse Infiltration der infra- und retroaurikulären Drüsen bei tuberkulosefreiem Mittelohr, das erst nach der infolge der Fehldiagnose ausgeführten Aufmeißlung tuberkulös erkrankte. (Eigene Beobachtung.)

Denn im tuberkulosefreien Körper kann naturgemäß auch die Ohrerkrankung nicht tuberkulös sein. Man achte jedoch, um Fehlschlüsse zu vermeiden, auf zufällige Störungen der Hautreaktion [1]).

Geschwollene *Drüsen* in der Umgebung des Ohres sind *diagnostisch nicht verwertbar*; selbst wenn ihr tuberkulöser Charakter sicher nachgewiesen wurde, ist die Annahme, daß ihre Ansteckung durch die aus dem Ohre abfließende Lymphe erfolgt sei, und die daraus zu ziehende Schlußfolgerung, daß das Ohr demgemäß tuberkulös sein müsse, wie wir jetzt wissen (s. o. S. 593), nicht gerechtfertigt (Abb. 33). Immerhin kann die Möglichkeit einer nebengeordneten Infektion beider Organe von einer gemeinsamen, etwa im Rachen gelegenen Eintrittspforte aus, wie einer retrograden Erkrankung des Ohres von den Drüsen aus nicht von der Hand gewiesen werden. Daher ist auch periaurikuläre Drüsentuberkulose als Verdachtsmoment zu betrachten.

---

[1]) Siehe mein o. a. Buch, Kap. IV.

Von anderen Symptomen in der Umgebung des Ohres sind vor allem retro-aurikuläre *Fisteln* zu erwähnen, die, besonders im Kindesalter, nicht selten durch die Perforation eines tuberkulösen Abscesses entstehen. Sie können aber auch andere Ursachen haben, sind daher *nicht pathognomonisch*.

Ein diagnostisch wertvolles Symptom ist, nach meinen Erfahrungen, die *Druckempfindlichkeit des Warzenfortsatzes* bei chronischer Mittelohreiterung, die die Ausbreitung der Mittelohrtuberkulose auf den Warzenfortsatz anzeigt und bei genuiner chronischer Otitis nicht vorkommt. Sie hat sich in 10% (bei Kindern bis 40%) der Fälle als *Frühsymptom* bewährt.

Die *Facialislähmung*, der seinerzeit große diagnostische Bedeutung bei-gemessen wurde, kommt nach neueren Feststellungen *bei genuiner Otitis ebenso häufig vor wie bei Mittelohrtuberkulose.* Da der Nerv gewöhnlich von ausge-dehnten Prozessen in Mitleidenschaft gezogen wird, äußert LEEGAARD mit Recht

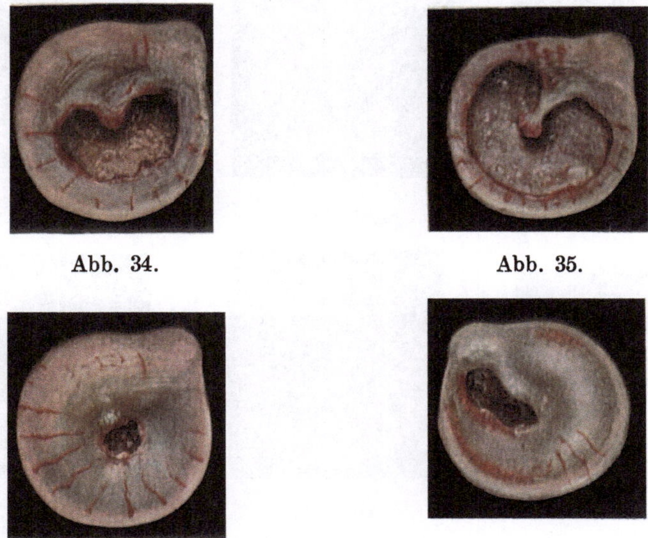

Abb. 34.   Abb. 35.

Abb. 36.   Abb. 37.

Abb. 34—37. Trommelfellbefunde bei Mittelohrtuberkulose ohne für die spezifische Diagnose verwertbare Merkmale. (Nach Moulagen Prof. WAGENERS, Göttingen.)

die Meinung, daß die Facialislähmung für die Prognose der Mittelohrtuberkulose von größerer Bedeutung sei als für die Diagnose.

Das *otoskopische Bild trägt selten diagnostisch sicher verwertbare Merkmale.* Wenn wir von den extrem seltenen Fällen absehen, in denen Entstehung und Zerfall miliarer Tuberkel am Trommelfell durch günstigen Zufall direkt zur Beobachtung gelangen (Abb. 17 u. 15), so ergibt die Inspektion an sich kaum jemals die Gelegenheit, Anhaltspunkte für die Diagnose zu gewinnen. Eine nicht zu weit fortgeschrittene Mittelohrtuberkulose sieht otoskopisch in der Regel nicht anders aus, als jede andere Mittelohreiterung (Abb. 34—37). Die Überschätzung einzelner Abweichungen vom Durchschnittstypus führt nur zu leicht zur grund-losen Verdächtigung unschuldiger Fälle. Das gilt insbesondere für diagnostische Schlüsse aus dem Aussehen und der Beschaffenheit des Trommelfells, aus der Größe und dem Sitz der Perforation, aus dem Aussehen der Granulationen, der Beschaffenheit des Sekrets usw., die in der Diagnostik einen breiten Platz einnehmen, ohne eine andere Grundlage zu besitzen als allzu weitherzige Verall-gemeinerung mehr oder weniger zufälliger Befunde. Daraus folgt aber andererseits nicht, daß am otoskopischen Bilde achtlos vorübergegangen werden dürfe. *Verschiedene, an sich nichts weniger als eindeutige Veränderungen, können, im Rahmen des Gesamtbildes sinngemäß verwertet, zum Ausgangspunkt einer richtigen Diagnose werden.* Aufmerksame Beobachtung unter Zuhilfenahme einer guten Lupe ergibt in vielen Fällen ein otoskopisches Bild, das, ohne für Tuberkulose unbedingt charakteristisch zu sein, dennoch so eigentümlich erscheint (Abb. 38—42), daß der Verdacht, es müsse diesem Bilde ein spezifischer Prozeß zugrunde liegen, zwingende Gewalt erhält.

Als prägnantes Symptom der Mittelohrtuberkulose gilt die *Multiplizität der Perforationen.* Das Bild ist aber in der Tat nur dann für Tuberkulose charakteristisch, wenn *mehr als zwei* kleine, scharfrandige Trommelfelldefekte vor-

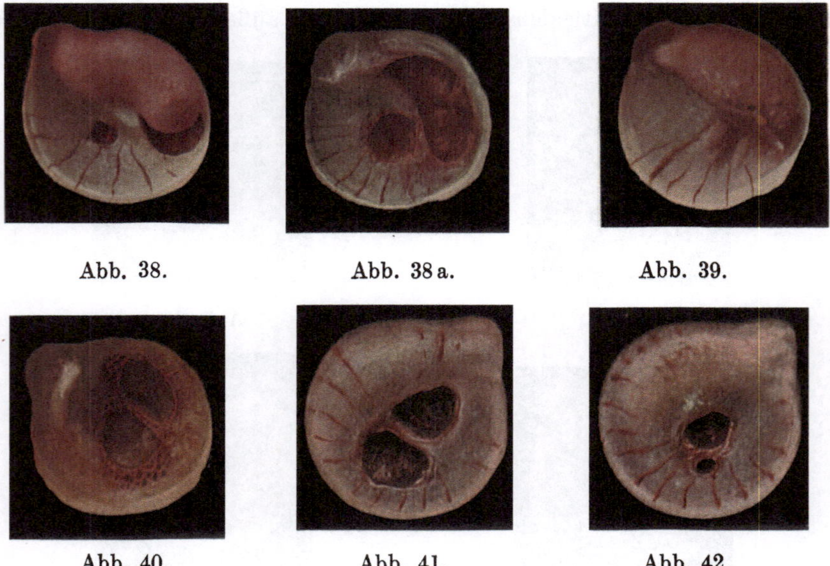

Abb. 38.   Abb. 38 a.   Abb. 39.

Abb. 40.   Abb. 41.   Abb. 42.

Abb. 38—42. Tuberkuloseverdächtige Trommelfellbefunde. Die Kombination von zwei Perforationen mit blasenartiger Infiltration (38), die im weiteren Verlaufe (38a) gleichfalls zerfällt, das kleinhöckerige Infiltrat mit stecknadelkopfgroßer Perforation und nach unten ziehendem Infiltrationsstrang des Falles 39, wie die von kleinen Granulationen umsäumte Doppelperforation (Abb. 40) sind ohne weiteres geeignet, die Diagnose in die richtige Bahn zu lenken. Weniger beweisend sind die doppelten Perforationen in den Fällen 41—42. (Nach Moulagen Prof. Wageners, Göttingen.)

liegen, was jedenfalls ein äußerst seltener Befund ist, da die miliaren Tuberkelknötchen, durch deren Zerfall diese Perforationen entstehen, gleichfalls zu den Raritäten gehören. Man hüte sich überdies vor Verwechslung mit multiplen traumatischen Perforationen, die durch heftige Explosionen erzeugt werden (Minenverletzungen im Kriege usw.) und die wohl in frischem Zustande anders aussehen (Abb. 43), aber im späteren Stadium, zumal wenn eine Eiterung hinzutritt, sich von tuberkulösen Trommelfelldefekten kaum unterscheiden lassen (Abb. 43 b).

. *Zwei* stationäre Perforationen sind dagegen kein sicheres Zeichen eines tuberkulösen Prozesses, da sie zumal in bestimmter Anordnung (in der Shrapnellschen Membran und im hinteren unteren Quadranten), auch bei genuiner chronischer Eiterung beobachtet werden, und zwar nicht um vieles seltener als bei der tuberkulösen.

Sicherere Anhaltspunkte ergeben sich aus der dauernden Beobachtung einer Mittelohreiterung. Es gibt kaum einen Fall von Mittelohrtuberkulose, der im Laufe der Zeit nicht die eine oder andere Besonderheit hervorbringen würde, die der aufmerksame Beobachter diagnostisch verwerten kann. Es handelt sich aber zumeist um untergeordnete Verdachtsgründe, die nur in Gemeinschaft mit anderen Symptomen eine Bedeutung gewinnen. Eindeutige, durchaus charakteristische Merkmale bietet auch der Verlauf einer Mittelohrtuberkulose nur in einem geringen Bruchteil der Fälle.

Sehr auffallend ist *schmerzloser Durchbruch* einer Mittelohreiterung durch das mehr oder weniger reaktionslose Trommelfell, besonders wenn zwei und mehr Perforationen auf diese Weise entstehen. *Man kann daran mit weitgehender Sicherheit einen spezifischen Prozeß erkennen, allerdings nur dann, wenn sich der ganze Vorgang unter den Augen des Arztes abgespielt hat.* Diesbezügliche anamnestische Angaben sind dagegen mit großer Vorsicht zu verwerten, da der schmerzlose Beginn einer Otitis auch andere Ursachen haben kann (Atrophie des Trommelfells, Narbe usw.).

Für Tuberkulose sprechen ferner *Einschmelzungsvorgänge* am Trommelfell: Rasche Vergrößerung einer Perforation, Teilung mit nachfolgender Einschmelzung der Brücke, Bildung schmaler Fortsätze usw. Auch *Polypenbildung in*

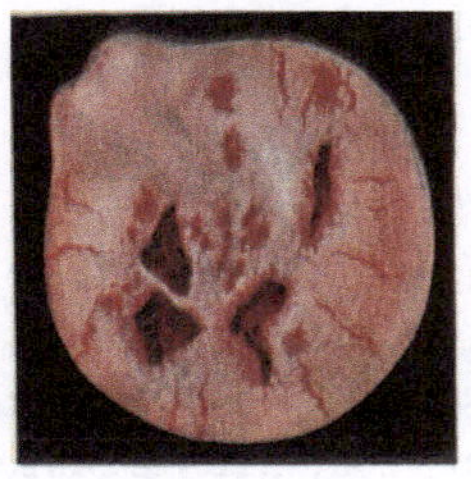
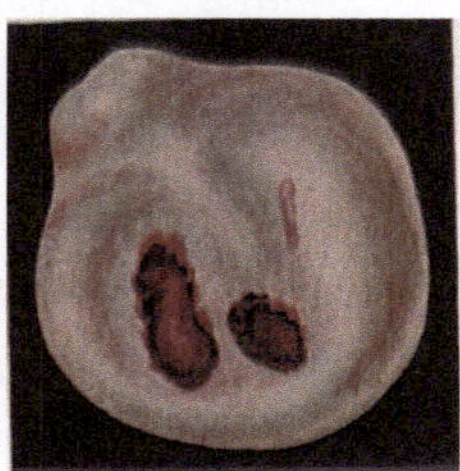

a   b

Abb. 43. a Multiple traumatische Perforationen, erzeugt durch Luftdruck bei der Explosion eines Pulvermagazins. b Derselbe Fall nach 5 Monaten. (Eigene Beobachtung.)

akuten Fällen scheint meist auf tuberkulöser Grundlage zu erfolgen. Aber auch diese markanten Bilder gelangen nur selten zur Beobachtung.

Dasselbe gilt für den *Operationsbefund.* Die Hoffnung, die bei der Untersuchung aufgetretenen Verdachtsgründe durch die Obduktion in vivo bestätigt zu sehen, erweist sich in der Mehrzahl der Fälle als trügerisch. Die einzige pathognomonische Veränderung, *ausgedehnte Verkäsung,* wird nur in einem geringen Prozentsatz der Fälle angetroffen, die *Knochencaries* dagegen, die in größeren Dimensionen mit mehrfachen Durchbrüchen der Corticalis einhergehend, gleichfalls nicht allzu häufig vorgefunden wird, ist in akuten Fällen von analogen Knochenveränderungen anderer Ätiologie kaum zu unterscheiden und kann bei chronischer Mastoiditis in der Regel wiederum nur als, wenn auch maßgebendes, Verdachtsmoment gewertet werden, nicht aber als absoluter Beweis der Spezifität des Prozesses.

Häufiger können aus dem *postoperativen Verlauf* diagnostische Schlüsse gezogen werden. Daß aufgemeißelte Mittelohrtuberkulose per primam heilen kann, steht fest. In der Mehrzahl dieser Fälle *bricht aber die Narbe früher oder später auf,* unter Bildung eines dauernd sezernierenden Fistelganges, dessen Mündung nicht selten von einem charakteristischen tuberkulösen Geschwür umgeben ist. Noch häufiger schließt sich die Operationswunde von vornherein nur unvollkommen, bzw. sie zeigt überhaupt *keine Heilungstendenz* und der offenstehende Wundtrichter bietet nicht selten ein charakteristisches Bild, das auf den ersten Blick die Tuberkulose verrät (sukkulenter, livid verfärbter Wundrand; schlaffe mißfarbige Granulationen; schmieriger, von Inseln nackten Knochens unterbrochener Grund usw.).

So leicht mitunter die Feststellung der Spezifität nach dem Fehlschlagen der operativen Therapie auch ist, so haftet dieser Art der Diagnose der wesentliche Nachteil an, daß sie zu spät kommt, indem sie den Arzt vor vollendete Tatsachen stellt. *Das Ziel der Diagnostik muß aber die Frühdiagnose sein,* die den Erfolg der Therapie verbürgt, weil sie einerseits deren frühzeitige Anwendung und andererseits die Wahl der zweckmäßigsten Behandlungsmethode ermöglicht. Wie selten eine Frühdiagnose nach klinischen Merkmalen gestellt werden kann, ist oben ausführlich auseinandergesetzt worden. Die Bedeutung der mannigfachen Verdachtsmomente liegt hauptsächlich darin, daß sie die Untersuchung in die richtige Bahn lenken. Erst die speziellen Untersuchungsmethoden, die auf den klinischen Verdacht hin in Anwendung gebracht werden, ergeben dann eine sichere Diagnose.

Die Diagnostik der Tuberkulose hat im letzten Jahrzehnt bedeutende Fortschritte gemacht, die auch unserem Fach zugute kommen. Die Leistungsfähigkeit der modernen Untersuchungsmethoden ist derart gestiegen, daß bei planmäßiger Anwendung der Nachweis der spezifischen Ätiologie in nahezu jedem Falle geführt werden resp. bei negativem Ergebnis deren Ausschluß mit praktisch ausreichender Sicherheit erfolgen kann.

Spezielle Untersuchungsmethoden.

Der Nachweis der Spezifität einer Mittelohrerkrankung kann erbracht werden:

1. durch Feststellung spezifischer Veränderungen im Gewebe,
2. durch Feststellung des Tuberkelbacillus im Sekret, bzw. im Gewebe und
3. durch Auslösung einer spezifischen Reaktion, sog. „Herdreaktion", im Mittelohre als Folge der Einverleibung von Tuberkulin.

1. *Die histologische Untersuchung excidierter Gewebsstücke.* Die Erfolge dieses Verfahrens hängen ab von der Art des Untersuchungsmaterials. Als solches kommen in Betracht: Polypen, aus dem Trommelfell und der Promontorialschleimhaut excidierte Stückchen und bei der Aufmeißlung des Mittelohres gewonnene Gewebsteile (Granulationen, Knochensplitter mit anhaftender Schleimhaut).

Polypen sind bei Mittelohrtuberkulose auffallend selten (etwa $20^0/_0$ der Fälle); am ehesten sind sie bei den subakuten Prozessen der Kinder und bei schweren Zerfallsprozessen anzutreffen. Diese beiden Formen sind auch relativ tuberkelreich, liefern daher oft ein positives Ergebnis. Bei der Mehrzahl der übrigen Formen ergibt die histologische Untersuchung der spärlichen Polypen, entsprechend dem tertiären Charakter des Prozesses zumeist *gewöhnliches Granulationsgewebe ohne spezifische Elemente*; die Anzahl der positiven Befunde dürfte $30^0/_0$ kaum übersteigen.

Viel günstigere Aussichten bietet die Untersuchung des Trommelfells und der Promontorialschleimhaut; in einer aus dem Jahre 1916 stammenden, zumeist aus Kindern bestehenden Untersuchungsserie habe ich auf diese Weise bis zu $75^0/_0$ positiver Resultate erzielt. Allein, die Gewebsentnahme dieser Art stellt einen Eingriff dar, dessen Zulässigkeit für diagnostische Zwecke sehr fraglich ist. Das Abschaben der Promontorialschleimhaut ist ziemlich gefährlich, daher nicht zu empfehlen; aber auch die Probeexcision aus dem Trommelfell findet nur in jenen relativ seltenen Fällen ihre Berechtigung, in denen die Membran ohnehin unaufhaltsam zerfällt. Unter diesem Gesichtspunkt ist aber die

Schleimhautexcision kaum geeignet, dem Materialmangel entgegenzuwirken und die Chancen der histologischen Untersuchung zu verbessern.

Alle diese Mängel entfallen bei Verwendung der durch Aufmeißlung des Mittelohres gewonnenen Gewebsstücke, daher *ergibt die postoperative histologische Untersuchung in der Regel ein sicheres Resultat* [1]. Auch hier werden die spezifischen Elemente häufiger in der Schleimhaut bzw. in den Meißelsplittern als in den Granulationen gefunden, das Ergebnis hängt also sehr ab von der genauen Durchmusterung des *gesamten* excidierten Gewebes. Infolge ihrer hohen Leistungsfähigkeit und sonstiger Vorzüge stand die postoperative histologische Untersuchung früher an der Spitze der speziellen Untersuchungsmethoden. Gegenwärtig hat sie durch die Zunahme der konservativen Tendenzen in der Therapie der Mittelohrtuberkulose, denen zufolge nur ein Teil der Fälle zur Operation gelangt und Wert darauf gelegt wird, den Charakter des Prozesses vor dem Beginn der Behandlung zu kennen, an Bedeutung wesentlich eingebüßt.

2. *Der Bacillennachweis im Sekret.* Die Grundlage dieser Untersuchungsmethode ist die Erfahrungstatsache, daß *die Otitis, in deren Sekret* KOCHsche *Stäbchen nachgewiesen werden können, stets tuberkulöser Natur ist.* Wenn auch theoretisch die Möglichkeit, daß Tuberkelbacillen durch Hustenstöße in den Eiter einer genuinen Otitis gelangen, nicht ganz von der Hand gewiesen werden kann, so ist diese Erwägung praktisch bedeutungslos (s. auch Kap. „Ätiologie") und der Bacillenbefund hat als *sicherer Beweis* der spezifischen Ätiologie zu gelten.

Der Nachweis des Erregers stößt meist auf große Schwierigkeiten, weil das Sekret der Mittelohrtuberkulose in der Regel bacillenarm ist. Durch gewöhnlichen Ausstrich ist nur in einem geringen Bruchteil der Fälle (etwa $6^0/_0$) ein positives Resultat zu erzielen. Ältere Angaben, die auf $30-50^0/_0$ lauteten, konnten durch spätere Forschungen nicht bestätigt werden. Dagegen können diese Prozentsätze nicht nur erreicht, sondern weit überboten werden durch Anwendung verfeinerter Untersuchungsmethoden [2].

Schon die Entnahme des Sekrets für Untersuchungszwecke ist keine einfache Sache, da Mittelohrtuberkulose selten profus sezerniert. Die Gewinnung einer für aussichtsreiche Untersuchung genügenden Sekretmenge erfordert in vielen Fällen besondere Maßnahmen, unter denen sich das *Ansaugen* mittels Saugröhrchens nach vorheriger Anregung der Absonderung durch Glühlichtbestrahlung des Warzenfortsatzes am besten bewährt hat.

Aber je größer das Sekretquantum, desto schwieriger lassen sich die spärlichen, in ihm verteilten Stäbchen auffinden. Sie müssen daher zunächst aus der Flüssigkeit extrahiert und in einem geringen Bodensatz konzentriert werden. Das geschieht durch *Zentrifugieren* des entsprechend vorbereiteten (mit Natronlauge und Alkohol versetzten) Sekrets. Für die meisten Fälle reicht dieses Verfahren aus und bietet den großen Vorteil, daß die zelligen Elemente, die das Auffinden der Bacillen erleichtern, intakt bleiben. Aus zähem, fibrinreichem Sekret lassen sich jedoch die Bacillen auf diese einfache Weise nicht ausschleudern. Dieses muß zuerst *homogenisiert* werden, was am sichersten durch Zusatz von Antiformin geschieht. Von mehreren Seiten wird außerdem empfohlen, die Sedimentierung der Bacillen durch *chemische Fällung* zu unterstützen. Von diesen sog. „Anreicherungsverfahren" verdienen die Methoden von HUNDESHAGEN-SCHULTE und ANGERER die meiste Beachtung.

Bei der Anwendung der oben beschriebenen Verfahren können bereits in einem Drittel der Fälle Bacillen nachgewiesen werden. Ein noch günstigeres

---

[1] Nach LEEGAARDS und meinen Erfahrungen in etwa $90^0/_0$ der Fälle.

[2] Ausführlich ist der moderne Bacillennachweis in meinem oben angegebenen Buche beschrieben.

Ergebnis (bis zu 70%) kann mit Hilfe der von mir angegebenen „biologischen Anreicherung" erzielt werden, die in der Vermehrung der Tuberkelbacillen auf dem von Petrow empfohlenen Nährboden (Eibouillon + Gentianaviolett) besteht. Kürzlich hat Löwenstein (Wien. med. Klinik 1924. Nr. 10) ein Verfahren zur Reinzüchtung von Tuberkelbacillen aus dem mit Schwefelsäure vorbearbeiteten Eiter angegeben, das in 100% der Fälle eine Reinkultur ergeben soll.

Neben der Anreicherung tragen verbesserte Färbemethoden viel zum Gelingen des Bacillennachweises bei. Als die besten gelten die Färbungen nach Konrich (Carbolfuchsin-Natriumsulfit-Malachitgrün), Spengler-Bender (Carbolfuchsin-Salpetersäure-Pikrinsäure) und Berka (Violett-Salpetersäure-Vesuvin), durch die die früher nahezu souveräne Fuchsin-Methylenblaufärbung nach Ziehl-Neelsen in den Hintergrund gedrängt wurde.

Die Leistungsfähigkeit der angeführten Verfahren ermöglicht es jetzt in den meisten Fällen, von einer Methode des Bacillennachweises abzusehen, die von Vielen als die sicherste bezeichnet wird, das ist die Bacillenzüchtung auf lebendem Nährboden, der *Tierversuch.* Denn die höhere Verläßlichkeit der Tierimpfung, die auch nach neueren Untersuchungen feststeht, wird reichlich aufgewogen durch mannigfache Nachteile, wie Umständlichkeit, Kostspieligkeit und Langwierigkeit, die den praktischen Wert dieser Methode wesentlich herabsetzen.

Allein für die Beurteilung des diagnostischen Wertes des Tierversuches sind besondere Gesichtspunkte maßgebend. Alle übrigen Arten des Bacillennachweises besitzen mehr oder weniger beschränkte Beweiskraft, die besten [1]) versagen in mindestens 30% der Fälle. Ist nun die Beweiskraft des Tierversuches, wie mehrere Tuberkuloseforscher behaupten, absolut, dann kommt ihm die außerordentliche Bedeutung der höchsten Instanz zu, an die in allen zweifelhaft gebliebenen Fällen appelliert werden kann. Leegaard ist in der Tat dieser Ansicht und lehnt bei negativem Ergebnis des Tierversuches die spezifische Ätiologie ab.

Meines Erachtens ist diese Frage jedoch trotz jahrzehntelanger Diskussion noch nicht mit Sicherheit entschieden. Ich selbst hatte bei 31 Tierversuchen 2 Fehlresultate, die allerdings akute Mittelohrtuberkulose betrafen. Ob nun daraus der Schluß erlaubt ist, daß der Tierversuch bei chronisch verlaufenden Fällen keine Versager kennt, mag dahingestellt bleiben. Schon die von Löwenstein gefundene Tatsache, daß menschliche Tuberkelbacillen für das Meerschweinchen nicht immer pathogen sind, steht dieser Schlußfolgerung im Wege. Dessenungeachtet bin auch ich der Ansicht, daß *die Tierimpfung in chronischen Fällen mit ausreichender Sicherheit die Feststellung bzw. Ausschluß der Tuberkulose gestattet.*

Kunstgerechte Durchführung des Versuches vorausgesetzt! *Das Ergebnis ist nur dann verwertbar, wenn zur subcutanen Impfung das Zentrifugat einer beträchtlichen Sekretmenge verwendet wurde und die Beurteilung auf Grund des histologischen Befundes in den exstirpierten Drüsen, bzw. des Sektionsbildes erfolgte.* Ein sicheres positives Resultat erfordert daher mindestens 3 Wochen, der Ausschluß der Tuberkulose ist erst nach 2 Monaten zulässig. Alle Methoden, die die Abkürzung der Versuchsdauer bezwecken (Salus - Bloch, Oppenheimer, Römer-Esch, Necker-Bachrach u. a.) gehen auf Kosten der Sicherheit des Resultates.

3. *Die „Herdreaktion".* Eine unter die Haut applizierte, die Toleranzgrenze des tuberkulösen Individuums übersteigende Tuberkulindosis erzeugt neben der

---

[1]) Die Züchtungsmethode Löwensteins, die einstweilen von keiner Seite eine Bestätigung erfuhr, bleibt unberücksichtigt.

lokalen Stichreaktion auch allgemeine Überempfindlichkeitserscheinungen (Fieber usw.) und *reaktive Entzündung der Umgebung der tuberkulösen Herde*. Im tuberkulosefreien Organismus ist die Herdreaktion selbst mit den höchsten Dosen nicht auslösbar; von unspezifischen Reagentien, z. B. Proteinen, sind 600—1000mal größere Mengen erforderlich, um eine Herdentzündung hervorzurufen. Die Herdreaktion auf geringe Tuberkulinmengen ist demnach *spezifisch* und wird gegenwärtig als ein *absolut sicherer Indikator* des tuberkulösen Charakters des reagierenden Herdes angesehen.

Als Herdreaktion des tuberkulösen Ohres gilt die *synchron mit der Cutan- und Allgemeinreaktion auftretende Hyperämie des Trommelfells, bzw. der Mittelohrschleimhaut*, die von anderen Erscheinungen der akuten Otitis, wie Schmerzen, verstärkte Sekretion usw. begleitet sein kann.

Die volle Beweiskraft dieser Reaktion wurde schon von BRIEGER hervorgehoben, jedoch ihre Anwendung zu diagnost'schen Zwecken von ihm u. a. wegen angeblicher Gefährdung der Nachbarorgane abgelehnt.

Die Befürchtungen BRIEGERS waren zu jener Zeit des allgemeinen Mißtrauens gegen das Tuberkulin gewiß berechtigt, seither hat sich aber die Lage wesentlich geändert. Durch die Fortschritte der Tuberkulintechnik wurden die Gefahren der Herdreaktion so gut wie ganz beseitigt, so daß ihre *vollkommene Unschädlichkeit* derzeit allgemein anerkannt wird (s. Handbuch von BANDELIER und RÖPKE) und das Verfahren in der Lungendiagnostik breiteste Anwendung findet. Da nun die Lunge dem Tuberkulin gegenüber viel empfindlicher ist als das Ohr und *besondere Kontraindikationen mit Rücksicht auf die anatomische Lage des Ohres erfahrungsgemäß nicht bestehen*, haben wir noch weniger Grund, von dieser ausgezeichneten Untersuchungsmethode Abstand zu nehmen. Für unser tuberkulintechnisches Vorgehen ist aber nicht der Charakter des Ohrprozesses, sondern der des Lungenprozesses maßgebend, daher darf auch die Tuberkulinprüfung des Ohres grundsätzlich nur vom entsprechend geschulten Lungenfacharzt ausgeführt werden.

Die Tuberkulinprüfung ist die sicherste, bequemste und rascheste Methode des Nachweises der Mittelohrtuberkulose. Ihr Hauptwert liegt aber darin, daß sie diesen Nachweis auch in Fällen ermöglicht, die anderen Untersuchungsmethoden infolge Materialmangels nicht zugänglich sind. Dagegen wird ihre diagnostische Bedeutung durch den Umstand wesentlich eingeschränkt, daß sie wegen durch den Lungenzustand bedingter Kontraindikationen nur in einem Teil der Fälle (etwa $^2/_3$) angewendet werden darf und *nur in einem Drittel der Fälle ein positives Resultat ergibt*. Deshalb dürfen aus dem negativen Ergebnis keine Schlüsse gezogen werden.

Therapie. Die therapeutische Richtlinie wird bestimmt durch zwei fundamentale Tatsachen, auf denen die moderne Auffassung der Tuberkulose beruht[1]:

1. Durch die Erkenntnis, daß die Ohrtuberkulose keine selbständige Erkrankung ist, sondern eine Teilerscheinung der Allgemeinerkrankung des Organismus;

2. durch die Erkenntnis, daß der Verlauf der Tuberkulose im großen und ganzen von einem einzigen Faktor abhängt: dem Immunitätszustand des Organismus.

Daraus ergeben sich zwingend zwei *Leitsätze* für die therapeutische Indikationsstellung:

1. *Die Behandlung hat sich in erster Linie auf den kranken Gesamtorganismus zu richten.*

---

[1] Siehe Einleitung S. 592—594.

Der Erfolg der Lokalbehandlung hängt ab von dem Ergebnis der Allgemeinbehandlung. Gelingt es, mangelhafte Körperabwehr wesentlich zu festigen, so kann der lokale Herd im Ohre ohne besondere auf ihn gerichtete Maßnahmen spontan heilen (siehe spezifische und Heliotherapie der Mittelohrtuberkulose). Gelingt es nicht, den Abwehrkräften das Übergewicht zu verschaffen, so kann keine lokale Behandlung die Heilung des Ohres herbeiführen. Nur bei Abwesenheit anderer gefährlicher Herde im Körper bzw. bei günstigem Immunitätszustand sind lokale Maßnahmen allein imstande, einen Erfolg zu zeitigen.

Die Indikation richtet sich also nach dem Immunitätszustand. In der Regel haben Allgemein- und Lokalbehandlung Hand in Hand zu gehen. Nur in wenigen Fällen ist eine Beschränkung auf lokale Maßnahmen zulässig.

2. Der Zweck der Behandlung ist die Verbesserung der Immunität.

Das gilt vor allem für die Allgemeinbehandlung, doch nicht für sie allein. Auch die lokalen Maßnahmen sind von diesem Gesichtspunkt zu bewerten. Indiziert sind jene Maßnahmen, die den Immunitätszustand günstig beeinflussen (oder zumindest nicht schädigen). Ein und dieselbe lokale Maßnahme (z. B. die Operation, s. u.) kann nützlich oder schädlich sein, je nachdem, ob ihre Anwendung für die Gesamtimmunität von Vorteil oder von Nachteil ist. Eine lokale Therapie, die die Immunität belastet, darf nur dann zur Anwendung gelangen, wenn der von ihr zu erwartende Gewinn größer ist als die mögliche Schädigung des Gesamtorganismus.

Die Besserung der Immunitätsverhältnisse kann mit verschiedenen Mitteln erreicht werden. Am sichersten mit solchen, die unmittelbar die Immunität steigern: spezifische Behandlungsmethoden, unter Umständen aber ebenso sicher mit nicht spezifischen Behandlungsmethoden, die mittelbar auf die Immunität wirken, indem sie die Widerstandskraft des Organismus heben (physikalische, hygienisch-diätetische u. a. Verfahren). Da aber jedes Heilverfahren seine besondere Wirkungsweise hat, besondere „Kraftsysteme" beeinflußt (Much), so besteht *die beste Therapie in einer sinngemäß gestalteten, der Eigenart des Einzelfalles streng angepaßten Kombination spezifischer und nicht spezifischer, allgemeiner und lokaler Heilmittel.*

Allgemeinbehandlung. Die Indikationen der Allgemeinbehandlung gehen nur in wenigen Fällen vom kranken Ohre aus, da es nur selten der Hauptherd ist. Meist werden sie vielmehr durch den Lungenprozeß und die tuberkulöse Gesamterkrankung bestimmt. Diese Indikationen zu erkennen und aus ihnen die richtigen praktischen Schlußfolgerungen für den Aufbau des Behandlungsplanes zu ziehen, fällt auch dem Erfahrenen nicht leicht, der Ohrenarzt ist dieser Aufgabe nur ausnahmsweise gewachsen. Er vermag wohl das tuberkulöse Ohr zu behandeln, viel weniger aber den tuberkulösen Menschen zu behandeln, denn dazu fehlen ihm in der Regel die notwendigen Kenntnisse und die noch notwendigere Erfahrung. Eher ist der Tuberkulosearzt imstande, durch allgemein therapeutische Maßnahmen (Tuberkulin, Liegekur, Luft und Sonne usw.) nebenbei eine gelegentliche Spontanheilung der Ohrtuberkulose zu erzielen, ohne ihr besondere Aufmerksamkeit gewidmet, ja ohne vielleicht ihren Bestand vermutet zu haben (mehrere solche Fälle sind in der Literatur zu finden). In der Regel wird aber der Tuberkulosearzt der sachkundigen Hilfe des Otologen nicht entbehren können, ja nicht entbehren dürfen. Die Verschiebung des Schwerpunktes der Therapie auf die Allgemeinbehandlung darf nicht zum Fehlschluß führen, daß nunmehr der Ohrenarzt ganz ausgeschaltet werden darf; das wäre ein Kunstfehler, vor dem nicht eindringlich genug gewarnt werden kann. Durch die moderne therapeutische Auffassung wird die Ohrtuberkulose lediglich der *alleinigen* Obhut der Otologie entzogen, um dem *zielbewußten Zusammenarbeiten* (nicht Nebeneinanderarbeiten!) *des Ohren- und Tuberkulosearztes* anvertraut zu werden.

Unter diesem Gesichtswinkel braucht hier über die Allgemeinbehandlung nicht mehr gesagt zu werden als der Ohrenarzt zum Verständnis der Maßnahmen seines Mitarbeiters benötigt.

Spezifische (Tuberkulin-) Therapie. In geeigneten Fällen das beste Mittel zur Besserung der Immunität. In ungeeigneten Fällen kann sie unermeßlichen Schaden stiften. Die Auswahl der Fälle für diese Therapie muß daher durch den tuberkulinerfahrenen Facharzt erfolgen.

Das Tuberkulin wirkt nicht nur auf die Gesamtimmunität, sondern unmittelbar auch auf den lokalen Herd, erstens durch Stärkung der lokalen Abwehrvorgänge und zweitens durch Erzeugung einer reaktiven Hyperämie innerhalb des Herdes. Diese „Herdreaktion" ist das Substrat jedes lokalen Heilerfolges.

Das Tuberkulin wurde gleich nach seiner Entdeckung durch R. Koch bei der Mittelohrtuberkulose angewendet, aber schon in den 90er Jahren durch Schwabach, Blau, Schwartze, Walb u. a. als wirkungslos und gefährlich verworfen. 1916 unternahm ich, die Methode, die sich inzwischen auf anderen Gebieten zu hoher Leistungsfähigkeit entwickelt hatte, auch in der Otologie zu rehabilitieren, wobei ich für die praktische Durchführung ein neues Tuberkulinpräparat empfahl, das bei relativ geringer Giftigkeit eine ausgezeichnete Allgemein- und Herdwirkung besitzt: das *Tuberkulomucin* (Weleminsky)[1]. Bestätigungen meiner Angaben liegen einstweilen nur aus der Czechoslovakei, dem Herkunftslande des Präparats vor; seine Verwendung in anderen Ländern war eine Zeitlang durch Ausfuhrverbote behindert.

Krasa hatte bei 8, Brecher bei 6 Fällen von Mittelohrtuberkulose „äußerst günstige Erfolge". Piffl stellt fest, daß „zahlreiche Erkrankungen auf die Tuberkulomucinbehandlung reagierten und ausgesprochene Besserungen mit Sicherheit in Fällen erzielt wurden, die den anderen Behandlungsmethoden durch lange Zeit vollständig widerstanden hatten". Er gibt sich der Hoffnung hin, daß die Methode allgemein eingeführt werden wird. Auch Schild ist mit der Therapie zufrieden.

Die angeführten Erfolge wurden mit Tuberkulomucin allein ohne Mitwirkung etwaiger anderer therapeutischer Mittel erzielt. Auch ich habe seinerzeit analoge Angaben gemacht. Weitere Erfahrungen lehrten aber, daß die spezifische Therapie, allein angewendet, nur bei einem geringen Teil der Fälle ausreicht, und zwar nicht ausschließlich bei rein mukösen Formen, wie ich damals vermutet hatte, sondern auch bei ossalen Prozessen, allerdings nur bei Patienten mit günstigem Immunitätszustand, denen der spezifische Reiz ein entscheidendes Übergewicht über die Tuberkulose zu verleihen vermag. Solche Fälle sind immerhin selten, daher spielt die spezifische Methode in der Regel keine selbständige Rolle, sondern hat hauptsächlich die Aufgabe, durch Stärkung der Immunität den Boden für die Auswirkung lokaler therapeutischer Maßnahmen vorzubereiten. Daher ist die Methode nicht nur bei leichten Formen, sondern in allen Fällen von Ohrtuberkulose anzuwenden, in denen sie nach immunbiologischen Grundsätzen indiziert erscheint.

Unspezifische Reiztherapie. In der letzten Zeit mehren sich die Bestrebungen, die spezifischen Antigenreize durch unabgestimmte zu ersetzen.

Proteinkörpertherapie. Durch Einverleibung proteinhaltiger Substanzen (*(Milch, Kaseosan, Aolan usw.)* soll nicht eine Stärkung der Körperabwehr gegen den spezifischen Erreger, sondern eine allgemeine celluläre Leistungs-

---

[1] „Die spezifische Behandlung der Mittelohrtuberkulose", Monatsschr. f. Ohrenheilk. u. Laryngo-Rhinol. Bd. 50. H. 7—8.

steigerung („Protoplasmaaktivierung", Weichardt) erfolgen und dadurch mittelbar auch die spezifische Immunität günstig beeinflußt werden.

Chemotherapie. Ihr Grundgedanke ist eigentlich die Abtötung der Tuberkelbacillen durch Einverleibung chemischer Substanzen, wobei die erfolgreichen chemotherapeutischen Methoden der Bekämpfung von Protozoenkrankheiten und der Lues als Vorbild dienten. Aus zahlreichen Untersuchungen geht jedoch hervor, daß die Wirkung auf einer biochemisch hervorgerufenen Herdreaktion, d. h. auf dem lokalen entzündlichen Reiz beruht, wovon sich die Berechtigung ableitet, auch diese Methode als unspezifische Reiztherapie zu betrachten und in diesem Zusammenhange zu besprechen.

Als Reizstoffe werden hauptsächlich Kupfer- und Goldsalze verwendet. Unter letzteren gewinnt das *Krysolgan* wachsende Bedeutung.

Über die Wirkung der Proteinkörper bei Tuberkulose liegen keine überzeugenden Mitteilungen vor, die Krysolgantherapie dagegen soll sich speziell bei peripheren Lokalisationen [Kehlkopf (Spiess), Haut (Martenstein u. a.) usw.] bewährt haben.

Die otologische Literatur enthält vorläufig keine Angaben über die Anwendung dieser Methoden bei der Ohrtuberkulose. Mein Urteil über deren klinischen Wert gründet sich demnach auf eigene an größerem Krankenmaterial durchgeführte Untersuchungen.

Nach meinen Erfahrungen ist die *Proteintherapie wirkungslos*: Ich habe weder eine sinnfällige Wirkung auf den Allgemeinzustand, noch einen günstigen Einfluß auf das kranke Ohr jemals konstatieren können.

Bei Krysolgananwendung habe ich in einer Reihe von Fällen deutliche Herdreaktion im tuberkulösen Ohre festgestellt und in einzelnen Fällen unter Ausschluß anderer Therapie einwandfreie Besserung des lokalen Befundes gesehen.

Dessenungeachtet bin ich nicht in der Lage, das Krysolgan als Bereicherung unseres Heilschatzes zu bewerten, denn *seine Wirkung steht hinter der der spezifischen Präparate*, insbesondere des Tuberkulomucins, *zurück*. (Ich habe hier speziell die Mittelohrtuberkulose im Sinne, die Bedeutung des Krysolgans für die Therapie der Tuberkulose der Ohrmuschel, speziell deren Dermatosen entzieht sich meiner Beurteilung.)

Ein großer Vorzug des Krysolgans wäre seine größere Reaktionsbreite, die zur Annahme berechtigte, daß seine Anwendung auch in der Hand des Ungeübten mit geringeren Gefahren verknüpft wäre als die Tuberkulintherapie. Doch trifft auch diese Annahme nach meinen Erfahrungen nicht zu. Denn bei größeren Dosen (Anfangsdosis 0,03—0,05), die zur Erzeugung einer Herdreaktion erforderlich sind, habe ich in einem auffallend großen Prozentsatz der Fälle beträchtliche *Intoxikationserscheinungen* (profuse Diarrhöen, urticariaartige Exantheme, Kopf- und Gelenkschmerzen wie Albuminurie) gesehen. Durch Stein-Görlitz ist auch ein Todesfall nach Krysolgananwendung bekannt geworden. Bei geringeren Gaben aber, wie sie jetzt in der Dermatologie Anwendung finden (1—5 mg), konnte ich keine sichere Wirkung auf die Mittelohrtuberkulose erkennen.

Hygienisch-diätetische Behandlung. Unter Umständen leistet diese altbewährte Methode für die Hebung des Gesamtzustandes des Tuberkulosekranken — was mit modernen Begriffen, wie „omnicelluläre Protoplasmaaktivierung" usw., so ziemlich identisch sein dürfte — mehr als manche neuzeitliche Reiztherapie. Besonders wenn sie nicht schablonenmäßig angewendet, sondern nach vernünftigen Grundsätzen individualisierend durchgeführt wird. Dessenungeachtet ist eine Überschätzung hygienisch-diätetischer Maßnahmen, wie sie seit Jahren in der Tuberkulosepraxis vorherrschend ist, gewiß nicht am Platze. Denn sie sind *nicht Heilmittel an sich, sondern nur Unterstützungsmittel der Phthiseotherapie.*

Ernährung. Aus der Tatsache, daß Unterernährung die Körperabwehr schädigt, folgt keineswegs, daß Überfütterung die Immunität günstig beein:flußt. Der Wert der so beliebten Mastkur ist mehr als problematisch. *Der Tuberkulöse braucht eine gesunde, kalorienreiche Kost,* um das Sinken seines Kräftezustandes hintanzuhalten. Die Art dieser Kost ist ziemlich gleichgültig. Reichliche Fettzufuhr scheint empfehlenswert, da das Fett im Lipoidstoffwechsel eine Rolle spielt, aber nicht unbedingt erforderlich zu sein. Solange der Kranke bei gutem Appetit ist, sind besondere Diätvorschriften überflüssig, bei Appetitlosigkeit aber (Überempfindlichkeitserscheinung!) sind sie mehr oder weniger zwecklos.

Das Haupterfordernis ist, daß der Kranke *genug* zu essen hat. Leider sprechen die gegenwärtigen sozialen Verhältnisse auch dieser primitiven Forderung nur allzuoft Hohn. Bei drohender Unterernährung muß getrachtet werden, dem Kranken mindestens einen Liter Fettmilch täglich zuzuführen. Damit kommt man in der Regel aus, wenn die sonstige Kost nicht allzu minderwertig ist.

Daß nicht der Kostreichtum, sondern die Assimilationsfähigkeit des Kranken ausschlaggebend ist, kann daraus ersehen werden, daß durch eine Tuberkulomucinkur u. U. in kurzer Zeit bedeutende Gewichtszunahmen bei Patienten erzielt werden können, die vorher trotz reichlicher Ernährung dauernd an Körpergewicht abgenommen hatten.

Liegekur. Ihre Bedeutung wird verschieden eingeschätzt. Die Mehrzahl der Tuberkuloseärzte sieht in ihr nach wie vor die Hauptwaffe im Kampfe gegen die Lungentuberkulose, während eine Anzahl jüngerer Forscher ihr skeptisch gegenübersteht. Auch ich bin der Ansicht, daß *die schematische Anwendung der strengen Liegekur in jedem Tuberkulosefalle ein Unding ist.* In der Therapie der Mittelohrtuberkulose brauchen wir nicht so weit zu gehen. Daß schwerkranke, fiebernde Phthisiker ins Bett gehören, daß schwächliche, herabgekommene Patienten schonungs- und ruhebedürftig sind und sich rascher erholen, wenn sie einige Stunden liegen, ist wohl selbstverständlich. Daß aber die Notwendigkeit bestünde, Leichtkranke ohne Überempfindlichkeitserscheinungen für mehrere Stunden täglich in die „Kadaverlage" zu zwingen, erscheint sehr zweifelhaft. Die praktischen Vorteile dieser für die Kranken zumeist qualvollen Maßnahme sind ebensowenig überzeugend wie die theoretischen Argumente, mit denen ihre Notwendigkeit begründet wird.

Ich sehe bei Ohrenkranken mit gutartiger symptomloser Lungentuberkulose, solange sie sich in befriedigendem Ernährungs- und Kräftezustand befinden, von der Liegekur ganz ab. Sie gehen ihrer Arbeit nach und werden ambulatorisch behandelt. Schwächeren, unterernährten, subfebrilen, mit aktivem Lungenprozeß behafteten, empfehle ich, zwei Stunden nach dem Essen zu ruhen. Damit komme ich in der Regel aus, vorausgesetzt, daß der Kranke vernünftig genug ist, übermäßige Bewegung und Anstrengung zu vermeiden und sich von sonstigen Exzessen fernzuhalten. Unvernünftige, wie alle schwereren Fälle gehören, wenigstens anfangs, in eine geschlossene Anstalt.

Im übrigen muß auch in der Liegekur, wie in jeder Tuberkulosetherapie, weitgehend individualisiert werden. Schematische Vorschriften sind hier nicht am Platze. Man muß sich stets vor Augen halten, daß die *Liegekur kein Heilmittel, sondern lediglich ein Unterstützungsmittel der Therapie der Tuberkulose ist,* daher nur in dem Maße angewendet werden soll, als diese Unterstützung notwendig und vorteilhaft erscheint.

Klimatische Behandlung. Auch deren Rolle im Heilplan der Tuberkulose erfordert eine kritische Beurteilung. Daß das *Klima an sich kein Heilfaktor* ist, erhellt daraus, daß klimatisch begünstigte Gegenden (z. B. Südtirol) höhere Tuberkulosezahlen aufweisen als große Industriezentren in Ländern mit rauhem Klima (Rheinprovinz, England u. dgl.). Die Statistik der Kehlkopftuberkulose eines großen Wiener Versicherungsinstituts ergibt einen auffallend hohen Prozentsatz von Erkrankungen, die während eines Aufenthaltes in Lungenheilstätten oder kurz nach der Rückkehr vom Landaufenthalt in Erscheinung getreten sind.

Andererseits kann nicht in Abrede gestellt werden, daß die Therapie der Tuberkulose durch den Aufenthalt in mildem warmem Klima wirksam unterstützt wird. Geschwächte Stadtbewohner erholen sich erfahrungsgemäß bei guter Pflege auf dem Lande leichter und schneller als zu Hause; ihr Appetit steigt, Stoffwechsel und Blutbild werden günstig beeinflußt. Verschiedene katarrhalische Beschwerden der Lungenkranken bessern sich in reiner staubfreier Luft, wodurch indirekt auch das Allgemeinbefinden beeinflußt wird. Der größte Vorteil ist aber die durch warmes Klima gebotene Möglichkeit, den Körper ausgiebig oder gar ununterbrochen der direkten Einwirkung von Luft und Sonne auszusetzen.

Die Ohrtuberkulose an sich verlangt keine klimatische Behandlung. Mit kurzem Aufenthalt im Süden oder Hochgebirge ist ihr auch nur wenig geholfen. Langdauernder Aufenthalt aber, der zweifellos von Bedeutung ist, weil er eine vollkommene Durchführung des kombinierten Heilplanes (inklusive Sonnenkur) ungemein begünstigt, wird solange keine wesentliche Rolle in der Therapie der Mittelohrtuberkulose spielen, als er das Privileg weniger sozial Bevorzugter bilden wird.

Physikalische Therapie. Die Haut ist eine der wichtigsten Erzeugungsstätten der Körperabwehr, vielleicht die Hauptstätte. Alle Maßnahmen, die eine Steigerung der Funktionen des Hautorgans herbeiführen (Luft, Licht, hydriatische Prozeduren, Solbäder, Massage usw.), wirken anregend auf die Hautimmunität. Sie nehmen daher unter den unabgestimmten Verfahren der Tuberkulosebekämpfung die erste Stelle ein.

Die *Freiluftkur* allein ist ein mächtiger Faktor. Das beweisen die Erfolge, die mit dieser Methode innerhalb der Großstädte, unter teilweise ungünstigen klimatischen Verhältnissen bei Kindertuberkulose erzielt werden. Ihre volle Wirkung kommt aber erst in Verbindung mit der Sonnenkur zur Geltung.

Die *Sonnenkur* ist durch Rollier als die verläßlichste Therapie der peripheren Tuberkulose bekannt geworden. Ihre Heilwirkung dürfte gleichfalls durch die Beeinflussung der Hautimmunität zustande kommen, denn anders läßt sich diese Wirkung kaum dem Verständnis näherbringen. Zu dieser Annahme wird man insbesondere durch die Erfahrungen mit Quarzlicht gezwungen, das in unseren Breiten als „Ersatz" des Sonnenlichts viel in Verwendung ist und das, trotzdem es fast restlos an der Oberfläche absorbiert wird und zu den tiefliegenden Herden nicht gelangen kann, dennoch eine ausgezeichnete Wirkung auf den tuberkulösen Organismus ausübt.

Im Lager der Lungenärzte herrscht keine Einigkeit in der Bewertung der Sonnenkur; von vielen Seiten wird vor deren Anwendung bei progredienter Phthise gewarnt, weil die durch die Sonne hervorgerufene Steigerung der biologischen Vorgänge der Krankheit zugute kommen kann. Rollier behauptet aber, auch bei mit schwerem Lungenprozeß kombinierter Knochen- und Gelenktuberkulose niemals Schädigungen gesehen zu haben. Dasselbe kann ich in bezug auf die Mittelohrtuberkulose feststellen. Voraussetzung ist allerdings, daß die Gewöhnung an das Licht langsam und vorsichtig geschieht; je schwerer der Prozeß, desto vorsichtiger hat die Dosierung zu sein [1]).

Ich habe im Jahre 1920 auf den außerordentlichen Wert der Sonnenkur für die Therapie der Mittelohrtuberkulose hingewiesen [1]). Meine Angaben wurden von KÖRNER, VIDAN, RASPOPOW u. a. bestätigt. Weitere seither von mir gewonnene Erfahrungen (etwa 60 Fälle, davon 54 geheilt) haben bewiesen, daß wir in der durch andere allgemeine und lokale Maßnahmen unterstützten Sonnenkur tatsächlich eine souveräne Therapie der Mittelohrtuberkulose besitzen.

Als Ersatz für das in unseren Breiten oft fehlende Sonnenlicht hat STRANDBERG universelle *Kohlenbogenlichtbäder* vorgeschlagen. Nach seinen (bisher noch nicht bestätigten) Angaben ist der Heileffekt des Kohlenbogens dem der Sonne ebenbürtig. *Quarzlicht* hat sich gleichfalls bewährt; sein Wert liegt auch darin, daß es bei trübem Wetter die fehlende Sonne teilweise ersetzt, die Pigmentierung erhält und so eine systematische Durchführung der Lichttherapie ermöglicht. Das von KISCH in die Tuberkulosetherapie eingeführte *Glühlicht* scheint noch keine Verwendung bei Mittelohrtuberkulose gefunden zu haben.

Zusammenfassung. Alle angeführten Verfahren wirken mehr oder weniger intensiv auf den tuberkulösen Organismus. Aber keines ist für sich imstande, mit der Tuberkulose fertig zu werden. Selbst spezifische und Heliotherapie reichen, allein angewendet, nur in wenigen Fällen aus. Nur die *Gesamtheit aller Faktoren* ist geeignet, dem Organismus ein Übergewicht über die Krankheit zu verleihen und ihn schließlich der Heilung zuzuführen.

Jedes Mittel wirkt in seiner Art, beeinflußt bestimmte Zellverrichtungen des Körpers. Es ist nicht leicht, im gegebenen Falle mit Sicherheit festzustellen, welche dieser Zellfunktionen eine besondere Unterstützung verlangen. Damit soll nicht gesagt sein, daß in jedem Falle mit dem ganzen Rüstzeug der therapeutischen Maßnahmen (zu dem noch spezielle Methoden der Phthiseotherapie, wie Pneumothorax usw. gehören) ausgerückt werden muß. Je nach dem Charakter und Stadium der Gesamterkrankung wie der Form und dem Grad des lokalen Prozesses muß das Hauptgewicht auf die eine oder andere Methode gelegt werden, wofür die jahrzehntelange Praxis bereits gewisse, dem Fachmann geläufige Normen entwickelt hat. Auch ein Wechsel der Methoden ist von Zeit zu Zeit notwendig, denn früher oder später tritt Abstumpfung gegen den gewohnten Reiz ein.

Und bei alledem darf ein wichtiger Faktor nicht außer acht gelassen werden: die Zeit. Die in Jahrzehnten reifende Krankheit kann nicht in Wochen oder Monaten zum Stillstand gebracht werden. Daher sind die üblichen 8 wöchentlichen Heilstättenkuren zwecklos. Sie können höchstens zur Erholung eines geschwächten Patienten beitragen, aber nichts zu seiner Heilung. Geradezu sinnlos ist es aber, einem operierten Ohrtuberkulösen als Allgemeinbehandlung 20 Quarzlichtbestrahlungen zu verordnen und damit die Aufgabe als erfüllt zu betrachten. Von diesen leider sehr verbreiteten Verfehlungen der Hausarztpraxis müssen wir uns freihalten, wenn wir ernste Tuberkulosetherapie betreiben wollen.

In diesem Zusammenhange muß noch eine Frage besprochen werden:

Ambulatorische Behandlung oder Heilstätte? Es unterliegt keinem Zweifel, daß der Heilplan der Tuberkulose in geeigneten, dafür eingerichteten Anstalten leichter und sicherer durchgeführt werden kann als zu Hause. Das Ideal unserer Einrichtungen zur Bekämpfung der Ohrtuberkulose wäre eine mit allen modernen

---

[1]) CEMACH: Mittelohrtuberkulose und Sonne. Monatsschr. f. Ohrenheilk. u. Laryngo-Rhinol. 1920.

Behelfen für allgemeine und lokale Therapie, mit Operationssaal und geeigneten Ärzten ausgestattete Sonnenheilstätte. Von diesem Ideal sind wir einstweilen leider weit entfernt. Die vorhandenen Heilstätten für „chirurgische" Tuberkulose könnten nur dann als Ersatz einer solchen Spezialanstalt angesehen werden, wenn sie zumindest otologisch geschulte Ärzte vorsehen würden. Solange das nirgends der Fall ist, ist auch in der besten Sonnenheilstätte die vollkommene Durchführung unseres speziellen Heilplanes nicht gewährleistet und wir müssen uns darauf einrichten, unsere Kranken zu Hause zu heilen. Aus reicher Erfahrung kann ich versichern, daß das in vielen Fällen durchaus möglich ist. Eine Sonnen- und Luftkur läßt sich in jedem Garten, eine Liegekur auf jedem Balkon durchführen, und die Ernährung hängt von den Mitteln des Patienten und vom Talent der Hausfrau ab. Treffen alle Bedingungen zu und ist der Kranke verläßlich und vom Willen zur Heilung beseelt, so läßt sich die Allgemeinbehandlung ohne weiteres zu Hause durchführen, während die spezifische Therapie und die lokalen Behandlungsmethoden ambulatorisch nachgetragen werden. Unter ungünstigen Bedingungen dagegen, bei Armut, Wohnungselend, unhygienischen Verhältnissen, ist die Heilstättenbehandlung vorteilhaft, unter Umständen unerläßlich. Dann aber nicht für kurze Zeit, sondern dauernd, bis zur Heilung.

Die Frage der *Arbeitsfähigkeit* muß von Fall zu Fall entschieden werden. Fieberfreie mit gutem Immunitätszustand und stationärem Lungenprozeß kann man ruhig der gewohnten Arbeit, sofern sie nicht zu schwer oder unhygienisch ist, nachgehen lassen. Sichert man ihnen 1—2mal im Jahre einen Erholungsurlaub auf dem Lande von 4—6wöchiger Dauer, so gelingt es in der Regel, Schädigungen des Allgemeinbefindens hintanzuhalten und man kommt mit ambulatorisch durchgeführter Tuberkulinkur und künstlicher Lichttherapie sehr gut zum Ziele. Aber schon in jenen Fällen, die Sonnen- und Liegekur erfordern, muß, um Zeit zur Durchführung der Behandlung zu gewinnen, von einer geregelten Beschäftigung Abstand genommen werden. Das ist die Mehrzahl. Die Schwerkranken, zu denen auch leichtere Mittelohrtuberkulöse mit labilem Immunitätszustand gehören, sind unbedingt arbeitsunfähig. So ist die Zahl derer, die bei ungeänderter Lebensweise eine Heilung der Mittelohrtuberkulose erzielen, im allgemeinen doch ziemlich gering.

Lokale Behandlung.

1. Äußeres Ohr.

Die *Dermatosen der Ohrmuschel* werden nach den in der Dermatologie geltenden Normen behandelt, können daher hier übergangen werden.

Das *Tuberkulom des Ohrläppchens* reagiert ausgezeichnet auf lokale *Lichtanwendung* (Quarzlicht, CEMACH) oder Bogenlicht (LEIDLER und WESSELY). Die bis jetzt oft geübte Amputation des Ohrläppchens ist damit überholt und dürfte kaum jemals ihre Berechtigung finden.

Die tuberkulösen *Ulcerationen* der Ohrmuschel und des äußeren Gehörgangs werden gleichfalls am sichersten mit *Quarzlicht-* oder *Röntgenbestrahlung* zur Heilung gebracht. Das filtrierte (blaue) Quarzlicht wird mit Kompression mittels eines Quarzstiftes, das Röntgenlicht in schwacher Dosis (15—20% der Hauteinheit) appliziert.

2. Mittelohr.

Mit örtlichen Maßnahmen werden bei Mittelohrtuberkulose zwei verschiedene Ziele verfolgt: 1. Die Eliminierung des Krankheitsherdes und 2. die Stärkung der cellulären Abwehrleistung innerhalb des Herdes. Dem ersten Ziele dienen operative Eingriffe, dem zweiten hauptsächlich die verschiedenen Methoden der Lichtbehandlung.

Operation. Die Ausräumung des tuberkulösen Herdes im Schläfenbein war bis vor kurzem die vorherrschende, in der Regel die einzige allgemein geübte Behandlungsmethode. Eine operationsreife Mittelohreiterung mußte erst recht operiert werden, wenn sich dahinter Tuberkulose verbarg (BRIEGER).

Besondere *Indikationen* für den operativen Eingriff gab es nicht, sie deckten sich im ganzen mit denen für die operative Behandlung unspezifischer Eiterungen. Diese Richtlinie besteht jedoch zu Recht nur für die akute tuberkulöse Mastoiditis, wo ihr ohnehin nur mehr theoretische Bedeutung zukommt, da die Diagnose Tuberkulose gewöhnlich erst bei oder nach der Operation gestellt wird. ·Für chronische Eiterungen aber kann diese Indikation nicht mehr aufrecht erhalten werden. Die Symptome, die uns zum operativen Eingreifen bei genuiner chronischer Otitis zwingen, sind Zeichen drohender Labyrinthkomplikation (Schwindel, Nystagmus usw.). Diesen Symptomen kommt aber bei Mittelohrtuberkulose, wie oben auseinandergesetzt, lange nicht die gleiche Bedeutung zu, wie bei einfacher Eiterung, denn sie klingen, wenn sie überhaupt auftreten, nach kurzer Zeit spontan ab. Ich habe mich seit Jahren durch etwaige Symptome dieser Art zu einer Operation nicht mehr verleiten lassen, ohne jemals einen Nachteil für den Patienten gesehen zu haben.

Ein zwingender Grund zur Vornahme der Operation besteht daher nur ausnahmsweise. Wenn wir den Eingriff trotzdem ausführen wollen, so müssen wir seine Vor- und Nachteile genau abschätzen und gegeneinander abwägen.

Die Aufmeißlung des tuberkulösen Ohres kann nicht den Zweck verfolgen, den Herd in seiner ganzen Ausdehnung zu eliminieren, denn das ist infolge der anatomischen Struktur des Organs in der Regel nicht möglich. Die Notwendigkeit der Operation wird vielmehr damit begründet, daß sie die Voraussetzung rationeller konservativer Therapie bilde, da therapeutische Hilfsmittel erst nach Freilegung des Mittelohrräume an die erkrankten Partien herangebracht werden können. Dieses Argument trifft auch für moderne therapeutische Hilfsmittel (Lichttherapie) insofern zu, als die künstlichen Lichtarten (s. u.) erfahrungsgemäß nicht imstande sind, die Resorption von käsigen Massen und Knochentrümmern entsprechend zu fördern, und diese Leistung dem Körper durch Ausräumung des Herdes abgenommen werden muß. Einzelne Lichtarten (Quarzlicht) erfordern tatsächlich die vorherige Eröffnung des Mittelohres, da sie infolge oberflächlicher Absorption den Knochen nicht zu durchdringen vermögen. Und wenn das natürliche Sonnenlicht auch zweifellos allein imstande ist, eine Mittelohrtuberkulose zur Heilung zu bringen, so kann nicht bestritten werden, daß der Heilungsprozeß durch operative Entfernung der toten Gewebsteile in vielen Fällen wesentlich abgekürzt wird. Immerhin muß zwecks richtiger Beurteilung der Frage festgehalten werden, daß die Operation kein selbständiges Heilmittel darstellt, sondern nur insofern von Bedeutung ist, als sie die Wirkung anderer Heilmittel begünstigt. Denn unter diesen Umständen fallen ihre Nachteile um so schwerer in die Wagschale.

Als *schädliche Nebenwirkungen* der Operation wurden angeführt: Generalisation der Prozesses (Miliartuberkulose), Entstehung tuberkulöser Meningitis, ungünstige Beeinflussung des Allgemein- bzw. Lungenzustandes, schließlich Propagation des lokalen Prozesses auf die Umgebung unter rapider Einschmelzung des Knochens.

Alle diese gefahrvollen Folgen werden anerkannt, für manche (Meningealtuberkulose) wird auch die Tatsache relativ häufigen Auftretens zugegeben (BRIEGER). Es wird aber eingewendet, daß der kausale Zusammenhang der Folgezustände mit der Operation, da in keinem einzigen Falle anatomisch nachgewiesen, nicht so sicher feststehe, daß die Möglichkeit dieser Nebenwirkungen als direkte Kontraindikation betrachtet werden müßte. Dieser, der starren anatomischen Denkweise entspringende Einwand ist jedoch gewiß ein Fehlschluß. Analoge Nebenwirkungen operativer Eingriffe sind bei vielen anderen Lokalisationen der extrapulmonalen Tuberkulose (Knochen- und Gelenktuberkulose, Nieren- und Genitaltuberkulose usw.) allgemein anerkannt, können daher für die Mittelohrtuberkulose, sofern kein Grund vorliegt, ihr diesbezüglich eine Sonderstellung einzuräumen, kaum wegdisputiert werden. Der Zusammenhang ist eben nicht als unmittelbar, sinnfällig wahrnehmbar aufzufassen; die Komplikationen werden vielmehr indirekt durch die durch ungeeignete operative Eingriffe bedingte Schädigung der Immunität hervorgerufen (s. u.), wobei als Ausgangspunkt der Generalisation bzw. ungünstiger Beeinflussung des Allgemeinbefindens nicht der operierte Herd, sondern andere im Körper zurückgebliebene Krankheitsherde (z. B. Lungenherde) in Betracht kommen.

Da nun direkte vitale Indikation bei Mittelohrtuberkulose in der Regel nicht vorliegt und die Aussicht, durch die Operation die Heilung der Herdes herbeizuführen, erfahrungsgemäß ziemlich gering ist, ist die Bagatellisierung drohender Gefahren einem Kunstfehler gleichzustellen. Ein Eingriff ist im allgemeinen nur dann erlaubt, wenn der von ihm zu erwartende Nutzen größer ist als der von etwaigen Nebenwirkungen drohende Schaden. Da in unserem Falle der Schaden der in Betracht kommenden Nebenwirkungen durch keinen noch so weitgehenden lokalen Nutzeffekt wettgemacht werden kann, so ist der Eingriff nur dann zulässig, wenn die Wahrscheinlichkeit schädlicher Folgen mit ziemlicher Sicherheit ausgeschlossen werden kann.

Das ist nicht Theorie, sondern eine praktisch durchaus ernst zu nehmende und bei Befolgung bestimmter Regeln auch ohne weiteres erfüllbare Forderung. Deshalb erfüllbar, weil das weitere Schicksal des operierten Tuberkulösen keineswegs dem blinden Zufall preisgegeben ist, sondern die möglichen Rückwirkungen des Eingriffs auf Immunität und Allgemeinbefinden bei Berücksichtigung *aller* in Frage kommender Umstände mit ziemlicher Sicherheit vorausbestimmt werden können. Die Entscheidung, ob operiert werden darf, kann in der Mehrzahl der Fälle leicht getroffen werden, wenn folgende Momente in Erwägung gezogen werden: 1. Grad und Charakter der Ohrerkrankung und aller anderen tuberkulösen Herde, 2. die Entwicklungstendenz jedes einzelnen Herdes, 3. die Bedeutung der einzelnen Herde für den Ablauf des Gesamtprozesses und 4. der gegenwärtige Immunitätszustand des Patienten.

Ist die Mittelohrtuberkulose der *Hauptherd,* bestehen daneben nur Zeichen der Allgemeininfektion oder inaktiver anderweitiger Organerkrankung, so ist die *Operation prinzipiell berechtigt,* weil sie den gefährlichen Giftproduzenten ausschaltet und dadurch den Abwehrkräften mit einem Schlage das Übergewicht verleiht. Eine unter diesen Umständen ausgeführte Operation hat auch volle Aussicht auf Erfolg und kann von größter Bedeutung für den Verlauf der Gesamterkrankung werden. Hierauf beruhen unsere operativen Erfolge bei Kindern bzw. Erwachsenen ohne nachweisbare aktive Lungentuberkulose, leider die einzigen, die uns vergönnt waren, weil die hier so günstig liegenden biologischen Verhältnisse für die Mehrzahl der übrigen Fälle nicht zutreffen.

Damit ist aber nur die *prinzipielle Zulässigkeit* der Operation ausgesprochen. Ob der Eingriff notwendig ist, hängt vom Fall ab. Denn gerade diese Fälle reagieren in der Regel ausgezeichnet auch auf lokale Lichtbehandlung. Setzen aber in einem solchen Herde unter der Einwirkung konservativer Maßnahmen Heilungsvorgänge ein, so geht von ihm eine mächtige Schutzstoffwelle aus, die für den Gesamtzustand von größerer Bedeutung sein kann als die bloße Entfernung des Herdes. Die Operation kann also nur in jenen Fällen dieser Art indiziert sein, bei denen die konservativen Methoden zu versagen scheinen oder aus äußeren Gründen nicht angewendet werden können.

Anders gestaltet sich die Richtlinie, wenn die Tuberkulose des Ohres *nicht isoliert* ist, wenn daneben noch andere Organe befallen sind, vor allem die Lunge. Dann ist zunächst der Charakter der Mittelohrtuberkulose maßgebend. Handelt es sich um einen älteren *progredienten Prozeß*, bei dem vorgeschrittene zentrale Verkäsung angenommen werden muß, so ist von vornherein kaum zu erwarten, daß sich ein solcher, in einem weitgehend durchseuchten Organismus befindlicher Herd konservativen Einwirkungen zugänglich erweisen wird. Auch das stärkste Mittel, das uns zur Verfügung steht, das Sonnenlicht, selbst im Hochgebirge, wird sich einem solchen Herd gegenüber nur schwer durchsetzen, zumindest Jahre zu seiner Beeinflussung erfordern. Währenddessen wird aber der progrediente Herd unausgesetzt den Körper mit Giftprodukten überschwemmen und seine Abwehr untergraben, so daß damit gerechnet werden muß, daß der Kampf früher zugunsten der Krankheit entschieden werden könnte als der lokale Heileffekt in Erscheinung tritt. Räumen wir dagegen einen solchen Herd aus, so erreichen wir oft eine weitgehende Entlastung des Organismus, dessen Abwehrleistung nun einer verminderten Antigenproduktion gegenübersteht. In solchen Fällen sehen wir nach der Operation des Ohres eine Besserung des Allgemeinzustandes, Sinken des Fiebers, Steigen des Appetits usw., und die Besserung der Immunitätsverhältnisse macht sich bald auch lokal geltend, indem der früher refraktäre Herd nun kräftig auf therapeutische Maßnahmen reagiert.

Diese Folgen treten aber nur dann zutage, wenn auch andere Momente mit ins Kalkül gezogen wurden. So der Zustand der übrigen Herde. Es wäre sinnwidrig, selbst einen gefährlichen Ohrherd zu entfernen, wenn andere nicht minder gefährliche, ebenso progrediente, ausgedehntere Herde im Körper zurückbleiben, weil sie nicht zugänglich sind. Denn dann fällt die beabsichtigte Entlastung der Immunität nur wenig ins Gewicht, wohl aber die unvermeidliche Belastung durch den schweren Eingriff. Diese Belastungsprobe ist der zweite Punkt, der in jedem Falle genau erwogen werden muß: Ist der geschwächte Organismus noch imstande, den ihm durch Operation, Narkose, Blutverlust usw. zuzufügenden Schaden zu parieren, oder wird seine ohnehin insuffiziente Abwehrfähigkeit unter dieser Last endgültig zusammenbrechen.

Es ist gewiß in manchem Einzelfalle nicht leicht, die Bedeutung sämtlicher für und wider die Operation sprechenden Momente richtig einzuschätzen und den richtigen Entschluß zu fassen. *Gelingt das nicht mit einiger Sicherheit, dann darf eben meines Erachtens nicht operiert werden.* Den Kranken, bei denen die Entscheidung auf Schwierigkeiten stößt, ist ja in der Regel ohnehin durch die Operation nicht mehr zu helfen; um so zweckloser ist es daher, sich der peinlichen Chance auszusetzen, sie durch die Operation zugrunde zu richten.

Einfach ist dagegen die Entscheidung, wenn im Ohre ein relativ gutartiger, *torpid verlaufender*, unter konservativer Therapie ausgesprochene *Heilungstendenz* zeigender Prozeß vorliegt bei aktiver Tuberkulose anderer Organe. *Die Eliminierung eines solchen Herdes wäre ein verhängnisvoller Fehler*, denn der Körper wird dadurch eines Kraftzentrums immunbiologischer Abwehr (HAYEK), des sichersten Schutzes gegen das Übergewicht der übriggebliebenen progredienten Herde beraubt. Auf diesen Kunstfehler dürften die meisten nach Ohroperationen beobachteten schweren Schädigungen zurückzuführen sein. Zumal im Kindesalter mit seiner noch nicht stabilisierten Immunität kann Generalisation der Tuberkulose die unmittelbare Folge solchen operativen Übereifers sein. Daher ist auch im Kindesalter, entgegen der Ansicht KÖRNERS, nur nach strenger Indikation zu operieren. Auch eine bei oberflächlicher Untersuchung kaum erkennbare verkäsende Bronchialdrüsentuberkulose kann, wie ein trauriger Fall aus meiner Praxis beweist, den Ausgangspunkt einer deletären Dissemination nach einer Operation werden.

Die Frage, in welchem Umfange bei Mittelohrtuberkulose operiert werden soll, ist von untergeordneter Bedeutung. Da nicht die vollständige Eliminierung des Herdes, sondern lediglich die mechanische Schaffung günstigerer Heilungsbedingungen bezweckt wird, so muß der Eingriff eben so weit ausgedehnt werden, bis dieses Ziel erreicht ist. In vielen Fällen wird man dabei mit der gewöhnlichen Aufmeißlung auskommen. Unter Umständen wird der Umfang der Operation durch die Art der Nachbehandlung bestimmt: Steht kein anderes Mittel als das nur oberflächlich wirkende Quarzlicht zur Verfügung, so ist es vorteilhaft, radikal zu operieren und die retroaurikuläre Öffnung so lange als möglich offen zu halten, um den Strahlen einen breiten Zugang zu sichern. Bei Nachbehandlung mit Sonnenlicht kann man sich dagegen auf die Ausräumung der käsigen Massen und Auslösung etwaiger Sequester aus dem Warzenfortsatz beschränken, ohne die leichter erkrankte Paukenhöhle anzugehen, und darf die Operationswunde bis auf eine Drainöffnung unmittelbar schließen.

Licht- und Strahlenbehandlung. Die lokale Lichttherapie ist ein Bestandteil der allgemeinen und hat mit ihr Hand in Hand zu gehen. Die Erfahrungen der Chirurgen (der Sieg ROLLIERS über BERNHARD) haben gelehrt, daß man mit der allgemeinen Sonnenkur raschere und sicherere Resultate erzielt als mit der ausschließlichen Bestrahlung des Krankheitsherdes. Auch die Ersatzmittel des Sonnenlichts, das Kohlenbogen- und Quarzlicht, werden in der Regel als Universallichtbäder angewendet und das erkrankte Organ in einem mitbestrahlt. Rein lokale Bestrahlung kommt nur dann in Betracht, wenn das allgemeine Lichtbad aus immunbiologischen Gründen kontraindiziert ist oder aus äußeren nicht angewendet werden kann; die Allgemeinbehandlung muß in diesen Fällen mit anderen Mitteln bestritten werden.

Ausschließlich lokal werden dagegen die *Röntgenstrahlen* angewendet; ihre Wirkung wird zweckmäßigerweise durch allgemeine Quarzlichtbehandlung unterstützt. Die Methode wurde von mir [1]) in der Form vorsichtiger Applikation kleiner Röntgendosen angeregt und hat seitens der HINSBERGschen Klinik (KLESTADT) Anerkennung erfahren. Ihre Mängel liegen in der Schwierigkeit der richtigen Dosierung.

Dem Wirkungsgrad nach rangiert das Sonnenlicht an erster Stelle. Das beste Ersatzmittel scheint (nach STRANDBERGS Angaben) das Bogenlicht zu sein. In Ermangelung dieser Lichtquellen kann man auch mit Röntgenbestrahlung gute Erfolge erzielen. Die Wirksamkeit des Quarzlichts, das sich auch lokal gut bewährt, wird dadurch eingeschränkt, daß es nach Verengerung bzw. Schluß der Operationswunde nicht mehr in die Tiefe zu dringen vermag.

Von großer praktischer Bedeutung ist die Frage, ob der Phototherapie die Ausräumung des Krankheitsherdes voranzugehen hat. Für die künstlichen Lichtarten ist die Frage nicht strittig. Quarzlicht wirkt durch den Knochen nicht, auch mit Röntgen habe ich bei halbwegs vorgeschrittenen Fällen erst nach Eröffnung des Warzenfortsatzes befriedigende Erfolge erzielt. Ebenso hat STRANDBERG seine Bogenlichtmethode nur an operierten Fällen durchgeführt. Die Notwendigkeit der Operation gilt also für alle künstlichen Lichtmethoden, was, nach meiner Auffassung, ihren Wert wesentlich herabsetzt.

In bezug auf die Sonnenkur habe ich seinerzeit den Standpunkt vertreten, daß sie, unterstützt von anderen wirksamen Methoden der Allgemeinbehandlung,

---

[1]) Wiesbaden 1922.

insbesondere von der spezifischen Therapie, für sich allein imstande sei, auch vorgeschrittener Mittelohrtuberkulose Herr zu werden. Auf diesem Standpunkt stehe ich auch heute. Gewiß ist es in vielen (aber bei weitem nicht in allen!) Fällen möglich, durch vorherige Ausräumung eines ausgedehnten Herdes die lange Dauer der Sonnenkur nicht unwesentlich abzukürzen. Ich sehe aber den Hauptwert der Methode eben darin, daß in Fällen, in denen der Eingriff nach oben erörterten Gesichtspunkten kontraindiziert erscheint, nicht operiert werden *muß*.

Demgegenüber will KÖRNER die Sonnenkur unbedingt mit der Operation kombinieren. Auch VIDAN und RASPOPOW benützen die Sonne lediglich zur Nachbehandlung operierter Fälle. Die Frage erscheint mir jedoch zu wichtig, um in Schwebe bleiben zu dürfen. Ihre Lösung kann nur durch systematische vergleichende Untersuchungen an größerem Krankenmaterial gefunden werden.

Saugbehandlung. Diese von MUCK angegebene, durch histologische Befunde gestützte Methode scheint keinen Eingang in die Therapie gefunden zu haben.

Medikamentöse Behandlung. Schon BRIEGER hat seinerzeit darauf hingewiesen, daß wirklich wirksame Arzneimittel zur Lokaltherapie der Mittelohrtuberkulose nicht zur Verfügung stehen. Die seither empfohlenen Medikamente haben sich ebensowenig bewährt (das vielfach gepriesene *Chaulmoograöl* ist nach meinen Erfahrungen wirkungslos).

Da es spezifisch wirkende Arzneien nicht gibt, so kommt ihnen lediglich die Bedeutung eines Desinfektions-(Desodosierungs-)Mittels zu. Zu diesem Zwecke sind Spülungen mit schwacher ($1^0/_{00}$iger, d. s. 4 Tropfen auf ein Teeglas Wasser) *Formalinlösung* am meisten geeignet. Das Formalin desodosiert ausgezeichnet, hemmt ferner die Sekretion und scheint auch eine die Epithelisierung fördernde Wirkung auszuüben.

3. Inneres Ohr.

Die Tuberkulose des Labyrinths gibt, wie oben bereits erwähnt, kaum jemals Anlaß zu besonderen Maßnahmen. Auch bei operativer Ausräumung des Herdes kann man in den meisten Fällen an der Labyrinthkapsel Halt machen. Nur wenn die Verkäsung soweit zentralwärts vorgeschritten ist, daß die Grenzen zwischen Mittel- und Innenohr total verwischt sind, wird der scharfe Löffel naturgemäß auch Teile des letzteren mitnehmen. Einzelne kleinere Durchbruchsstellen bedingen jedoch meines Erachtens noch nicht die Notwendigkeit der Labyrinthoperation. Im übrigen gehen die Ansichten in dieser Frage kaum auseinander: Die meisten Autoren, auch jene, die sich durch besondere Angriffslust bei der Behandlung der Mittelohrtuberkulose auszeichnen, sind darin einig, daß der Labyrinthtuberkulose gegenüber weitgehende Zurückhaltung zu üben sei.

Literatur.

ALEXANDER: Die Ohrenkrankheiten im Kindesalter. Leipzig 1912. — ANGERER: Zentralblatt f. Bakteriol., Parasitenk. u. Infektionskrankh. Bd. 82, H. 1. — BENDER: Ebenda Bd. 86, H. 6. — BEZOLD: Überschau. Wiesbaden 1895. — BRIEGER: Verhandl. d. dtsch. otol. Ges. 1913, Bericht und Diskussionsbemerkung. — BROCK: Zentralbl. f. d. ges. Tuberkuloseforsch. 1923. Übersichtsreferat. — CHAROUSEK: Med. Klinik 1925. — DÖDERLEIN: Handbuch d. Chirurg. d. Ohres etc. 3. Aufl. 1925. — GHON: Fürs.-Blatt 1917. Nr. 5; Tuberkulose und ihre Bekämpfung. Wien u. Breslau: Heim 1920. — GOERKE: Verhandl. d. dtsch. otol Ges. 1910 und 1913; Beitr. z. Anat., Physiol., Pathol. u. Therapie d. Ohres, d. Nase u. d. Halses. 1909. H. 2. — GRIMMER: Zeitschr. f. Ohrenheilk. u. f. Krankh. d. Luftwege. Bd. 44. — GRÜNBERG: MANASSES Handbuch d. pathol. Anat. d. Ohres. 1917; Die Kindertuberkulsoe 1921. H. 6/7. — HABERMANN: Zeitschr. f. Heilk. Bd. 4. 1885; Naturforschervers. Wien 1913. — HAUG: Arch. f. Ohren-, Nasen- u. Kehlkopfheilk. Bd. 32 und 36. — HAYEK: Tuberkuloseproblem. Berlin 1921. — HAYMANN: Verhandl. d. dtsch. otol. Ges. 1913. - HENRICH: Zeitschr. f. Ohrenheilk. u. f. Krankh. d. Luftwege. Bd. 62. - HENRICI: Zeitschr. f. Ohrendeilk. u. f.

Krankh. d. Luftwege Bd. 48. — Herzog: Beitr. z. Klinik d. Tuberkulose. Bd. 7. — Hoffmann: Arch. f. Ohren-, Nasen- u. Kehlkopfheilk. Bd. 110, H. 4. — Hundeshagen: Zentralbl. f. Bakteriol., Parasitenk. u. Infektionskrankh., Abt. II. Bd. 82. — Klestadt: Verhandl. d. Ges. d. Hals-Nasen-Ohrenärzte 1924. — Kohn: Monatsschr. f. Ohrenheilk. u. Laryngo-Rhinol. Bd. 56. — Körner: Die otitischen Erkrankungen des Hirnes usw. Wiesbaden 1902; Lehrbuch d. Ohrenkrankh. 1922. — Konrich: Dtsch. med. Wochenschr. 1907. — Lange: Manasses Handbuch d. pathol. Anatomie. 1917. — Leegaard: Beiträge z. Anat., Physiol., Pathol. u. Therapie d. Ohres, d. Nase u. d. Halses. Bd. 18. — Leidler und Wessely: Zentralbl. f. Hals-, Nasen- u. Ohrenheilk. Bd. 3, S. 365. — Lermoyez: Ann. des maladies de l'oreille etc. 1914—1915, H. 10/12. — Manasse: Zeitschr. f. Ohrenheilk. u. f. Krankh. d. Luftwege. Bd. 39. — Mayer, O.: Zentralbl. f. Hals-, Nasen- u. Ohrenheilk. 1914. S. 72. — Milligan: Brit. med. journ. Vol. 94; Med. Chronicle. Vol. 96. — Möller: Internat. Zentralbl. f. Ohrenheilk. 1905. S. 227. — Molinie: Bull. de la soc. franç. d'oto.-rhino-laringol. Tome 25, p. 427. — Moos: Dtsch. med. Wochenschr. 1881. Nr. 12. — Much: Pathol. Biologie. Leipzig 1922; Kindertuberkulose. Leipzig 1923. — Nobl: Monatsschr. f. Ohrenheilk. u. Laryngo-Rhinol. 1924. — Panse: Pathol. Anatomie des Ohres. Leipzig 1912. — Piffl: In Tuberkulose und ihre Bekämpfung. 1922; Zeitschr. f. Heilk. Bd. 20. — Poli: Internat. Zentralbl. f. Ohrenheilk. 1903. S. 481. — Politzer: Arch. f. Ohren-, Nasen- u. Kehlkopfheilk. Bd. 65.— Preiysng: Otitis media neonatorum. Wiesbaden 1904; Zeitschr. f. Ohrenheilk. u. f. Krankh. d. Luftwege. Bd. 32. — Ranke: Dtsch. Arch. f. klin. Med. 1919, 1921. — Raoult: Internat. Zentralbl. f. Ohrenheilk. Bd. 51, S. 446. — Raspopow: Zentralbl. f. Hals-, Nasen- u. Ohrenheilk. 1922. S. 472. — Rebbeling: Zeitschr. f. Ohrenheilk. u. f. Krankh. d. Luftwege. Bd. 46. — Reverchon und Worms: Zentralbl. f. Hals-, Nasen- u. Ohrenheilk. 1922, S. 172. — Ruttin: Verhandl. d. dtsch. otol. Ges. 1913. — Santalo: Bol. de laryngol-otol. etc. 1911. — Scheibe: Zeitschr. f. Ohrenheilk. u. f. Krankheiten d. Luftwege. Bd. 30; Verhandl. d. dtsch. otol. Ges. 1913. — Schlitter: Zeitschr. f. Ohrenheilk. u f. Krankh. d. Luftwege. 1922. — Schwabach: Berl. Klinik. 1897. — Schwartze: Die chirurgischen Krankheiten des Ohres. Stuttgart 1885. — Spiess: Münch. med. Wochenschrift. Nr. 69, p. 51. — Strandberg: Monatsschr. f. Ohrenheilk. u. Laryngo-Rhinol. Bd. 53, S. 3. — Vidan: Zentralbl. f. Hals-, Nasen- u. Ohrenheilk. 1922. S. 190. — Weleminsky: Zentralbl. f. Hals-, Nasen- u. Ohrenheilk. 1922. S. 52. — Voss: Handbuch d. Chirurgie d. Ohres usw. 1925. — Zange: Pathologische Anatomie und Physiologie der mittelohrentspringenden Labyrinthentzündungen. Wiesbaden 1920.

Ausführliche Literaturverzeichnisse bei Brieger, Leegaard und Brock; Literatur der allgemeinen Tuberkuloseforschung bei Hayek.

V. Syphilis des Ohres und seiner zentralen Bahnen.

Von

Oscar Beck-Wien.

Mit 3 Abbildungen.

A. Akquirierte Lues.

I. Äußeres Ohr.

Die Haut der Ohrmuschel und des äußeren Gehörganges kann ebenso wie die Haut an anderen Körperstellen von den verschiedenen syphilitischen Manifestationen betroffen werden. *Initialsklerosen* sind äußerst selten. Habermann (1) führt die bis 1896 beobachteten Fälle an. Es sind dies Fälle von Hulot, Perin, Baratoux, Haug (1), Hutchinson (1) und Hermet. In der älteren Literatur finden sich ferner derartige Beobachtungen vereinzelt mitgeteilt (siehe Heermann), doch scheint mir durch das Fehlen des damals noch unbekannten Spirochätennachweises und der Wassermannreaktion die Diagnose nicht über jeden Zweifel erhaben. Alexander (1) beobachtete bei einem 24 Jahre alten Mann eine Initialsklerose im rechten Tragus. Völlig einwandfrei in der Diagnose ist ein von mir beobachteter und seinerzeit in der otologischen Gesellschaft berichteter Fall. Es handelte sich um einen Soldaten, der ein erstes Exanthem am Stamm zeigte, Drüsenschwellungen im Kieferwinkel und bei dem nirgends an der Haut und auch nicht an den sichtbaren Schleimhäuten der obersten Luftwege der Primäraffekt nachzuweisen war. Wegen der Lokalisation der Drüsenschwellung bei negativem Befund in der Mundhöhle wurde von dem Budapester Dermatologen Dr. PREIS der Primäraffekt im äußeren Gehörgang vermutet. Bei der Untersuchung fand ich im Gehörgang einen typischen Initialaffekt mit positivem Spirochätenbefund. Es handelte sich um einen Offiziersdiener, der einem Leutnant zugeteilt war, der an einer ganz floriden Syphilis litt. Auf Befragen gab der Kranke an, daß er die Gewohnheit hatte, sich wegen Juckreizes im Ohr zu kratzen. Es bestand bei ihm am anderen Ohr ein schuppendes Ekzem. Wegen der Initialsklerose war das Ekzem in dem betroffenen Ohr nicht sicher zu erkennen.

Auf diese Weise dürfte die Infektion zustande gekommen sein. Überhaupt wird das Zustandekommen der Infektion zurückgeführt auf infizierte Finger wie in meinem Falle, auf Ohrläppchenstechen, Kuß usw. Klinisch zeigt der Primäraffekt das typische Bild der Sklerose mit regionärer indolenter Drüsenschwellung, doch scheint die Diagnose im Beginn der Erkrankung nicht immer leicht zu sein, schon wegen eventueller Mischinfektionen. So berichtet HABERMANN (1) über eine Kombination mit Ulcus molle.

In SCHEUERS Buch über die „Syphilis der Unschuldigen" finden sich ebenfalls Beobachtungen, die über Primäraffekte an der Ohrmuschel berichten. Dabei waren die Primäraffekte am Tragus, an der Crista helicis, am Anthelix, am Processus mastoideus usw. lokalisiert. Außer an der Ohrmuschel wurden Primäraffekte auch am Ostium pharyngeum tubae beschrieben, von denen die Mehrzahl durch Tubenkatheterismus erzeugt wurden (GERBER). GERBER erwähnt auch SENDZIAK, der um 1900 bereits 88 Primäraffekte im Nasenrachenraum zählte. Ich habe einen Fall von Primäraffekt am Rachendach nach Adenotomie gesehen.

Im *Sekundärstadium* finden wir die verschiedensten Formen sekundärer Effloreszenzen an der Ohrmuschel und ihrer Umgebung. Besonders am Tragus und zwar an seiner Innenseite konnte ich auch bei Freisein der Ohrmuschel in einigen Fällen Papeln finden. Das prozentuelle Vorkommnis derartiger Efflorescenzen habe ich leider nicht aufgezeichnet. HEERMANN berichtet, daß STÖHR bei 14 Patienten Sekundärerscheinungen am Ohr gesehen hat. Welchen Prozentsatz diese 14 Fälle zur Gesamtzahl der untersuchten Luetiker darstellen, ist nicht vermerkt. Dieser Autor berichtet auch über Kondylome, die sich besonders in engen Gehörgängen finden sollen und daß man gleichzeitig eine leichte Injektionsröte am Trommelfell nachweisen kann. Da er derartige Erscheinungen besonders bei Frauen beobachtet, will er den Reiz der Haare auf das Ohr dafür verantwortlich machen. Ebenfalls bei HEERMANN finden wir DESPRES zitiert, der unter 1200 Syphilitikern 5 Fälle mit Kondylomen im äußeren Gehörgang gesehen hat. BUCK zählte unter 30 syphilitischen Ohrerkrankungen 5mal Kondylome. Während man schuppende Papeln im Gehörgang bei normalem Mittelohr findet, muß ich wenigstens aus meinem Beobachtungsmaterial die Tatsache feststellen, daß ich nässende Papeln besonders häufig bei gleichzeitigem Bestehen eitriger Mittelohrerkrankungen gesehen habe. Bei dem einen Fall war die Ohrmuschel mit exulcerierten Papeln förmlich übersät. An der Rückseite der Ohrmuschel, speziell an der Plica auricula mastoidea saß eine Papel neben der anderen. Die Haut des äußeren Gehörgangs, die Innenfläche des Tragus war mit nässenden Papeln bedeckt. Im Eiter des Mittelohrs, den Kollege KÖNIGSTEIN im Dunkelfeld untersuchte, fanden sich keine Spirochäten. Auf lokale Applikation von Kalomel gingen die Erschei-

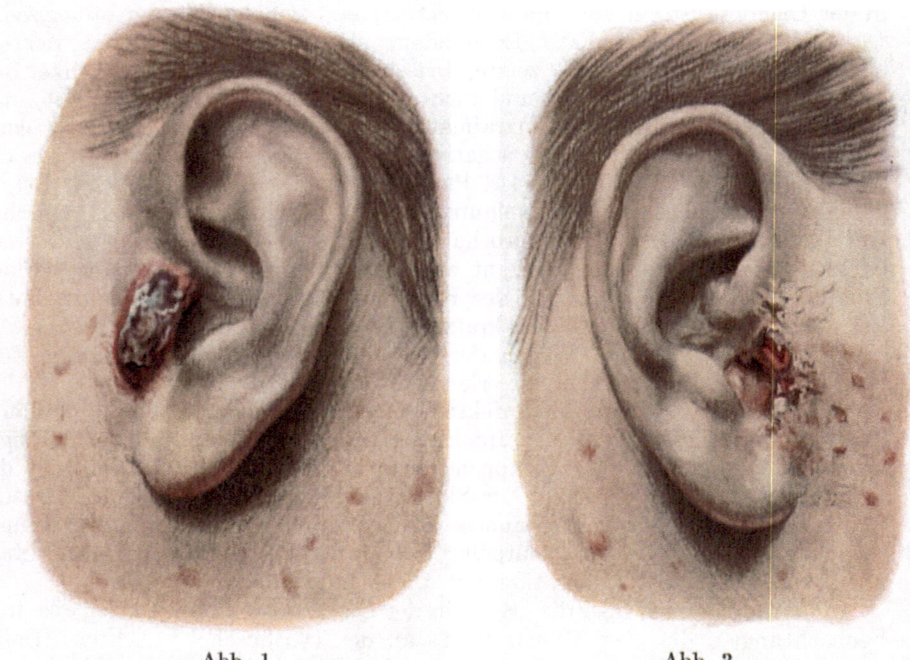

Abb. 1.   Abb. 3.

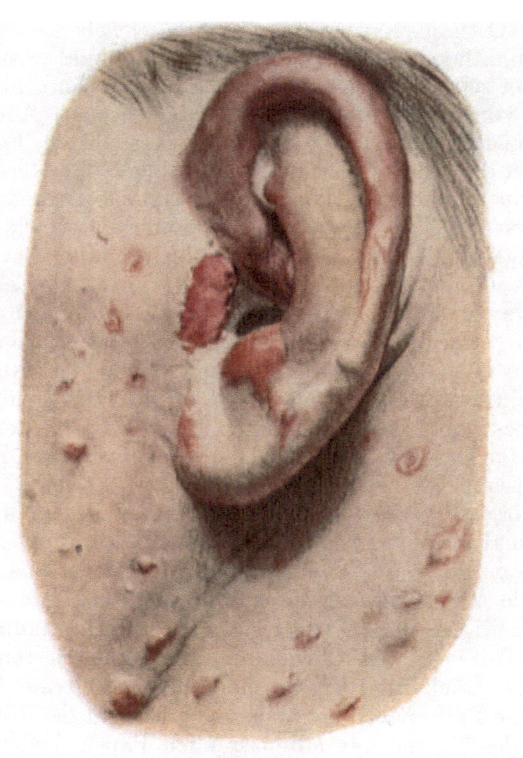

Abb. 2.

Abb. 1—3. Beobachtungen der Wiener Ohrenklinik.

nungen bald zurück (außer der allgemeinen antiluetischen Kur), dagegen zeigten sich die Erscheinungen im äußeren Gehörgang sehr resistent. Es ist dies ohne weiteres durch die Irritation der Papeln durch den darüber fließenden Eiter zu erklären. Wie ja überhaupt, wie ich glaube, das Vorkommen von nässenden Papeln gerade bei Mittelohreiterungen auf die den Syphilidologen wohlbekannte Tatsache des Zusammenhanges zwischen Hautreiz und Lueserscheinungen zurückzuführen ist. Besonders deutlich war dies an einem anderen Fall zu sehen, der ebenfalls im äußeren Gehörgang und am Tragus erodierte Papeln zeigte. An der Unterlippe fand sich ein kronengroßer, scharf umschriebener Plaque, ebenso an der linken Tonsille, an der Zungenspitze und am linken Mundwinkel. Es bestand ein Rezidiv einer Tubeneiterung. Mit der Rückbildung der luetischen Efflorescenzen unter der Salvarsanwirkung ließ auch die Intensität der Mittelohreiterung nach und 9 Tage nach der Injektion von 0,45 g Altsalvarsan war der äußere Gehörgang vollkommen gereinigt. Die Mittelohreiterung sezernierte nur minimal, was durch ein Schwinden des primären Krankheitsherdes im Nasenrachenraum zwanglos zu erklären ist. Unbehandelt gehen, wie GERBER und BRÜHL berichten, die Papeln in kraterförmige Geschwüre über. Ausgeheilte Papeln verraten sich oft als Narben im Gehörgang, die nach POLITZER als vertiefte, haarlose Stellen imponieren. Bisweilen bleiben als Folgeerscheinungen Stenosen des knöchernen Gehörganges zurück. Endlich wurden in der Sekundärperiode am äußeren Ohre auch Efflorescenzen beschrieben, deren Formen aus dem Symptomenbild der sog. Lues maligna bekannt sind (RUPIER, Ekthyma).

Gummen der Ohrmuschel konnte ich nur ein einziges Mal beobachten (siehe Abb. 1—3), und zwar bei einem Patienten, der im Anschluß an die Salvarsaninjektion eine isolierte Ausschaltung des Vestibularnerven als HERXHEIMER-Reaktion bekam. POLITZER erwähnt diesbezügliche Literatur in seinem Lehrbuch und nennt unter den beobachteten Fällen nebst seinen eigenen die Autoren RAVOGLI, HESSLER, BRUCK. Auch bei LANG sind Beobachtungen niedergelegt und eine genauere Zusammenstellung der Literatur findet sich bei HEERMANN. ALEXANDER (1) beobachtete ein Gumma praeauriculare. GERBER berichtet über ein bohnengroßes Gumma am Lobulus und Helix bei gleichzeitig bestehender tertiärer Rachensyphilis, das erst ex juvantibus als solches erkannt wurde. Auch knorpeliger und knöcherner Gehörgang sind Sitz gummöser Efflorescenzen. Dabei unterscheidet HABERMANN (1) diffuse und circumscripte Formen, die mit Schmerzhaftigkeit einhergehen und durch die Verlegung des Gehörganglumens zur Schwerhörigkeit führen. In der Folge kann es zu Hyper- und Exostosenbildung kommen. Nach GERBER ist die Spezifität dieser Erkrankungen aus den rein klinischen Erscheinungen schwer, ja bisweilen unmöglich zu erkennen.

II. Mittelohr.

Die Berichte in der Literatur über syphilitische Erscheinungen am Trommelfell halten einer Kritik kaum stand. Wenn z. B. LANG Papeln am Trommelfell beschrieb, so kann man sich doch des Bedenkens nicht erwehren, daß die beschriebenen Erscheinungen am Trommelfell auch anderen Krankheitsprozessen entsprechen konnten als gerade Papeln. Schon der Umstand, daß auf dem Ohr, an dessen Trommelfell sich Papeln fanden, das Gehör für Konversationssprache weniger als 5 Schritte betrug, spricht gegen die Diagnose, denn bei normalem Mittelohr kann eine Erkrankung des Trommelfells diese Herabsetzung des Hörvermögens nicht erklären. Ganz ähnlich verhält es sich mit HEERMANNS Beschreibung. Übrigens sind in den letzten Jahren trotz des immer mehr zunehmenden Interesses für syphilitische Ohrerkrankungen von keiner Seite Berichte über syphilitische Manifestationen am Trommelfell selbst publiziert worden.

Der Fall von BEYER gehört sicherlich zu den größten Seltenheiten. Es handelt sich um ein kleines Ulcus am Umbo des Trommelfelles, aus dem die Spirochaeta pallida nachgewiesen werden konnte. Außerdem zeigte dieser Kranke ein Fehlen der gekreuzten Abweichreaktion für Drehreize und für die Kalorisation, ein Verhalten, das von BEYER als für die Syphilis charakteristisch beschrieben wurde. Obgleich ich seit vielen Jahren tagtäglich eine Anzahl von Luetikern untersuche, habe ich während dieser ganzen Zeit niemals einen Fall gesehen, bei dem ich die Diagnose auf eine luetische Veränderung des Trommelfells zu stellen wagte.

„Luetische Mittelohrkatarrhe“ und „luetische Otitiden“ sollte man meiner Ansicht nach nie diagnostizieren. Man kann nur von Mittelohrerkrankungen und eitrigen Otitiden bei Luetikern sprechen. Denn solange wir durch den Nachweis von Spirochäten im Sekret des Mittelohres nicht den Beweis für die luetische Ätiologie erbracht haben, verliert die Diagnose „luetischer Mittelohrkatarrh“ jede Basis. Obgleich ich bei einer größeren Anzahl von sekretorischen Katarrhen bei Kranken mit rezenter Lues das Sekret auf den Spirochätengehalt sowohl tinktoriell als im Dunkelfeld untersuchen ließ, fielen bisher alle Untersuchungen negativ aus. SCHMUCKERT hat am deutschen Otologentag in Frankfurt behauptet, in einem Falle von eitriger Otitis die Spirochaeta pallida nachgewiesen zu haben. Der Kranke hatte frische Lueserscheinungen im Pharynx und an den obersten Luftwegen. Nun ist bisher auch den Dermatologen die Darstellung der Spirochäte in einem eitrigen Sekret, selbst in exulcerierten Gummen nicht gelungen. Ohne die Befunde SCHMUCKERTS anzweifeln zu wollen, darf man nicht vergessen, daß die Unterscheidung zwischen der Spirochaeta pallida und der Spirochaeta dentium zuweilen sehr schwierig ist und die Differenzierung den gewiegtesten Spirochätenkennern manchmal nicht leicht wird. Daß die Mittelohrkatarrhe bei Luetikern durch eine Endarteriitis hervorgerufen werden können (HEERMANN), ist eine heute nicht mehr zu haltende Ansicht. Wenn auch KIRCHNER bei einem sekretorischen Mittelohrkatarrh ebenfalls ähnliche Veränderungen an den Arterien fand, so können diese Beobachtungen nicht als allgemeine Ätiologie gelten. Auch die von SCHWARTZE (1, 2), VOLTOLINI und KIRCHNER gefundenen Veränderungen am Knochen des Mittelohres können in keinem direkten Zusammenhang mit der luetischen Ätiologie des Katarrhs stehen. Ähnliche Befunde stammen von STEINBRÜGGE. Wir werden aber nicht fehlgehen, wenn wir der Lues in der Ätiologie jener Mittelohrerkrankungen, die bei rezenten Erscheinungen an den obersten Luftwegen auftreten, keine andere Ätiologie zuschreiben als einer *unspezifischen* Angina oder einem Tonsillarabsceß.

Es ist erklärlich, weshalb die Diagnose eines luetischen Mittelohrkatarrhs zuweilen gestellt wird. Kurze Zeit nach Einleitung einer antiluetischen Kur, speziell nach Injektion von Salvarsan, bildet sich der Katarrh auch ohne lokale Behandlung so rasch zurück, daß man leicht einen Zusammenhang mit der antisyphilitischen Therapie und der Rückbildung des Mittelohrprozesses konstruieren könnte. In Wirklichkeit wird aber durch das Salvarsan nicht das Mittelohr beeinflußt, sondern jene Momente, die zu Mittelohrerkrankung geführt haben: das sind die die Tubenschleimhaut beeinflussenden syphilitischen Erscheinungen an den obersten Luftwegen. In der *von mir mit* KERL zusammengestellten Statistik haben wir 16*mal Mittelohrkatarrhe* beobachtet, die gleichzeitig mit den luetischen Erscheinungen im Nasen-Rachenraum auftraten und nach dem Verschwinden derselben sich rasch zurückbildeten. Bei zwei Fällen handelte es sich um Rachengummen. Im sekundären Stadium fanden wir bei 6 *Fällen Papeln an den Tonsillen*, bei 5 Fällen Papeln der Mundschleimhaut und am Gaumen und bei 3 *Fällen eine Angina specifica* knapp vor der Eruption des Exanthems. Daß die Mittelohrerkrankungen eben nur als sekundäre Erkrankungen vom Nasenrachenraum aufzufassen sind, zeigen jene Fälle bei denen Gummen im Nasopharynx dieselbe Mittelohrerkrankung hervorrufen wie die sekundäre Lues. Vom praktischen Standpunkt wird man daraus den Schluß ziehen müssen, bei hartnäckigen Mittelohrkatarrhen, die der lokalen Therapie trotzen, eine genaue Untersuchung der Mund- und Rachengebilde, speziell eine Rhinoscopia posterior durchzuführen. Denn die Papeln oder das Gumma am Rachendach wird von dem Kranken, weil schmerzlos, meist übersehen und die Beschwerden von seiten des Mittelohres führen ihn zum Arzt.

SCHWARTZE (1) hebt hervor, daß außer der Doppelseitigkeit des Auftretens, außer dem gleichzeitigen Bestehen von Syphiliserscheinungen die hochgradige Hörverschlechterung und die Beeinträchtigung der Kopfknochenleitung den luetischen Mittelohrkatarrh charakterisieren. Auch GERBER führt die Hochgradigkeit der Hörverschlechterung und die Herabsetzung der Knochenleitung zur Differentialdiagnose gegenüber gewöhnlichen Katarrhen an. Mit Recht hebt ALEXANDER (1) hervor, daß keines der von SCHWARTZE (2) angeführten Momente die spezifische Natur der Mittelohrerkrankung beweisen können. Am wichtigsten scheint mir die *Verkürzung der Knochenleitung* für die Diagnose, wenn diese vorhanden ist. Ob aber die bei solchen Katarrhen bestehende Verkürzung der Kopfknochenleitung auf eine gleichzeitige Miterkrankung des inneren Ohres schließen läßt, möchte ich nicht ohne weiteres zugeben. Denn man findet ja in einem ziemlich hohen Prozentsatz normalhörender Luetiker eine Verkürzung der Kopfknochenleitung. Wird diese verkürzte Kopfknochenleitung durch eine Mittelohrerkrankung in ihrer Dauer verändert, so ist dieses Plus der Mittelohraffektion nicht immer imstande, aus dem positiven Sinne einen negativen zu machen. Bei Anstellung des SCHWABACHschen Versuches kann die Kopfknochenleitung solcher Luetiker trotz des Mittelohrkatarrhs kürzer sein als die eines normalhörenden Nichtluetikers.

Die *eitrigen* Erkrankungen des Mittelohres unterscheiden sich im allgemeinen bei Luetikern in bezug auf den klinischen Verlauf und ihren Ausgang respektive in bezug auf das Auftreten von Komplikationen in keiner Weise von den analogen Erkrankungen bei Nichtsyphilitikern. Dieser Standpunkt wurde schon von POLITZER und SCHWARTZE vertreten. Man wird sogar den Eindruck gewinnen, wenn man Otitiden im akuten Luesstadium gesehen hat, daß diese Mittelohreiterungen nur sehr selten zu Komplikationen von seiten des Warzenfortsatzes führen. Bei einer ganzen Anzahl solcher Mittelohreiterungen fiel es mir auf, daß nicht so sehr der Schmerz als das Gefühl der Völle im Kopf und die hochgradige Herabsetzung des Gehörs im Vordergrund des klinischen Bildes steht. Bei einer Anzahl von Kranken bildete sich die eitrige Mittelohraffektion unter antiluetischer Behandlung viel rascher als gewöhnlich zurück. Dies sieht man besonders bei Fällen mit rezenten Syphiliserscheinungen im Nasenrachenraum. Auch die LYDERschen Fälle verhielten sich derart. Allerdings glaubt dieser Autor annehmen zu können, daß es sich um primär in der Paukenhöhle entstandene luetische Entzündungen handelt. Es wird aber immerhin bei rezenter Syphilis Fälle geben, die, wie ich bereits hervorgehoben habe, otoskopisch eine gewisse Ähnlichkeit mit dem Trommelfellbild bei durch Kapselbakterien bedingten Otitiden zeigen. Das Trommelfell zeigt eine mehr matte graurote Farbe, ähnlich manchen Fällen von Tuberkulose. Die Sekretion aus dem Mittelohr ist zuweilen sehr gering. Bei der Paracentese sieht man, daß es sich um

eine eitrige Mittelohrerkrankung handelt. Außer der Ähnlichkeit im Trommelfellbild ist noch das schlechte Gehör dieser Otitiden mit den Tuberkelfällen
gemeinsam. Allerdings fehlt meistens die deutliche Einengung der oberen
Tongrenze. Man muß daher sagen, daß jene torpid verlaufenden Otitiden,
die mit geringen Schmerzen einhergehen und das oben beschriebene Trommelfellbild zeigen, sich nicht nur bei der Tuberkulose, sondern auch bei rezenter
Syphilis finden können. Speziell für die genaue Inspektion des Nasopharynx
und für die daraus zu folgernde Therapie kommt diesem Umstande eine gewisse
Bedeutung zu.

Von *akuten Otitiden*, die während des rezenten Luesstadiums mit luetischen Erscheinungen im Hals aufgetreten waren, habe ich bisher nur eine
einzige Patientin gesehen, bei der sich eine Warzenfortsatzkomplikation einstellte, die operiert werden mußte. Es sind also diese Mittelohreiterungen
relativ gutartig.

Chronische Otitiden, die jahrelang getragen wurden und bei denen die
Sekretion ganz aufgehört hat, pflegen bei Auftreten von spezifischen
Erscheinungen im Nasenrachenraum akut zu exacerbieren. Bei einem Fall
meiner Beobachtung bestand im Anschluß an Scharlach in der frühesten Kind-
heit eine Totaldestruktion des Trommelfells. Bei dem ersten Exanthem und
Enanthem stellte sich eine akute Exacerbation dieser 20 Jahre alten Otitis ein.
Bei drei weiteren Enanthemen exacerbierte jedesmal die chronische Otitis,
so daß der Kranke selbst aus dem stärkeren Ohrenfluß die Diagnose auf sein
Luesrezidiv stellte. Bei intaktem Trommelfell sah ich nur ein einziges Mal ein
Gumma des Warzenfortsatzes. Ähnliche Befunde stammen von HAUG (2),
von PETIT, SCHEDE und LANG und BEYER.

III. Cochlearerkrankungen.

Wegen der raschen Aufeinanderfolge von Primäraffekt und Ohrerscheinungen verdienen die Beobachtungen von CHARAZAC, BARTELE, BUCK und
STEIN Interesse. Der Fall POLITZERS, bei dem 7 Tage nach dem Primäraffekt
eine syphilitische Labyrinthtaubheit eintrat, stellt ein Unikum dar. Nach den
Vorstellungen, die wir derzeit von der Überschwemmung des Körpers mit dem
Syphilisvirus von der Initialsklerose aus haben, ist eine syphilitische Nerven-
taubheit 7 Tage nach dem Primäraffekt schon deshalb schwer vorstellbar, weil
ja die WASSERMANNsche Reaktion erst um den 18. Tag herum positiven Ausfall
zeigt. Aus den Beobachtungen HABERMANNs geht hervor, daß die luetischen
Labyrintherkrankungen entweder gleichzeitig mit den allgemeinen Symptomen
auftreten (in 15 von 34 Fällen) oder der Allgemeineruption vorauseilen. Nach
HABERMANN sind die luetischen Hörstörungen fast immer mit subjektiven
Geräuschen oft mit Schwindel und Erbrechen verbunden. Ausnahmslos ist
die Knochenleitung stark verkürzt. Bei unbehandelter oder nicht mit Salvarsan
behandelter Lues findet man häufig das Auftreten von Hörstörungen 6—8 Wochen
nach der Infektion [O. BECK und KERL]. Bei solchen Kranken weisen die
vorhandenen luetischen Erscheinungen meist auf eine schwerere Form der
Syphilis hin. Die Ausbreitung der Lues an der Haut und den sichtbaren Schleimhäuten ist sehr intensiv. Im frühesten Sekundärstadium (bis 8 Wochen nach der
Initialsklerose) sehen wir Cochlearerkrankungen mit hochgradiger Herabsetzung
des Gehörs äußerst selten. Die bis zur Taubheit führenden Acusticuserkrankungen werden selten vor dem 6. Monat nach der Infektion beobachtet. Leichtere Störungen des Gehörs sind aber im frühesten Syphilisstadium gewiß häufiger
als man bisher angenommen hat. KOBRAK hat über 100 Fälle am Anfang und
nach Beendigung einer antiluetischen Kur auf den Zustand ihres Cochlear-

apparates untersucht und konnte häufig zur Zeit des ersten Exanthems leichte Cochlearisstörungen nachweisen. Er zieht daraus den Schluß, daß manche Störungen im Cochleargebiet fälschlicherweise dem Salvarsan zugeschrieben werden.

Der Prozentsatz der *symptomlosen* Beteiligung des N. octavus sei erstaunlich hoch. Nur bei 19 unter 100 Fällen war er einwandfrei normal. Die Beobachtung, daß isolierte Cochlearerkrankungen beim weiblichen Geschlecht häufiger wären, kann ich nicht bestätigen. Nach KOBRAK lehrt ein Vergleich der Anfang- und Schlußuntersuchungen nach einer Hg-Salvarsanbehandlung, daß der N. cochlearis eher zur Besserung neigt, während der N. vestibularis Verschlechterungstendenz aufweise. JANSEN hebt hervor, daß häufig in der Sekundärperiode Labyrintherscheinungen auftreten und zwar ein halbes Jahr bis zwei Jahre nach der Infektion. Nicht selten beobachtete er Oktavuserscheinungen nach Beginn der Allgemeinerscheinungen.

Unter 50 von BRÜNNING geprüften Frühluetikern mit positivem Wassermann bestand dreimal eine Herabsetzung der oberen Tongrenze. ROBERT LUND, dem wir diesbezügliche genaue Untersuchungen verdanken, fand analog mit mir, daß die meisten Oktavuserkrankungen zwei Monate nach der Infektion und zwar meist gleichzeitig mit der Eruption des Exanthems entstehen. An seinem Material fand er bei genauer Untersuchung 6,6% isolierte Cochlearerkrankungen. Die pathologisch-anatomischen Veränderungen sind uns mangels anatomischer Präparate völlig unbekannt.

Von den älteren Autoren, die über syphilitische Taubheit berichten, die sich einige Monate nach dem Primäraffekt ausbildete, wären vor allem LANCERAUX und OEDMANSSON zu erwähnen, ferner BARR und JEGU, die mit der Taubheit kombiniert kurz dauernde Facialparese beobachtet haben. Die ersten Fälle von Labyrinthsyphilis, bei denen die WASSERMANNsche Reaktion geprüft wurde, stammen von STÜMPKE. GRADENIGO hat den apoplektiformen Typus der Labyrinthsyphilis beschrieben. Auch HERMET (2) beobachtete im Sekundärstadium eine über Nacht auftretende totale Taubheit. Gerade die Fälle mit hochgradiger Schwerhörigkeit oder Taubheit, die sich im frühen Stadium der Syphilis entwickeln, haben zu Beginn der Salvarsanära das besondere Interesse der Otologen erweckt. Denn schwere Labyrinthschädigungen wurden gerade im Beginne der Salvarsantherapie so häufig beobachtet, daß die Frage lebhaft diskutiert wurde, ob es sich um eine syphilitische Taubheit handle oder um eine Folge der Salvarsanwirkung. In diese Zeit fällt die sehr mühevolle Literaturzusammenstellung von FREY (1), der aus der ganzen älteren Literatur Fälle heraussuchte, bei denen sich im Frühstadium der Syphilis Taubheit entwickelte.

Die Ansichten über die *Disposition* zu syphilitischen Ohraffektionen sind verschieden. Nach der Ansicht mancher Autoren, vor allem LUCAE, JONES WEBSTER und SEXTON (1, 2) sollen solche Ohren zu schweren Labyrinthveränderungen disponieren, bei denen chronische Mittelohrerkrankungen bestehen. Auf Grund eigener Untersuchungen muß ich das Gegenteil behaupten. Kranke mit Cochlearisstörungen im sekundären Stadium der Syphilis und speziell solche, bei denen es sich um höchstgradige Herabsetzung des Gehörs oder um komplette Taubheit handelt, zeigen mit ganz geringen Ausnahmen einen normalen Trommelfellbefund.

Der Beginn der Ohrerkrankungen bei nicht mit Salvarsan behandelter Lues, den wir an unseren Fällen 1—2 Monate nach dem Primäraffekt feststellen konnten, findet bezüglich der Zeit des Auftretens auch eine Bestätigung an den Beobachtungen von O. MAYER, der 65 Fälle von luetischen Innenohrerkrankungen zusammengestellt hat. Unter diesen trat 6mal die Ohrerkrankung 3—6 Wochen nach dem Primäraffekt auf. In weiteren 7 Fällen nach 6 bis

10 Wochen, in 8 Fällen nach 10—16 Wochen, nur in 3 Fällen nach 9—12 Monaten. Interessant ist die Tatsache, daß wir bei diesen Fällen an unserem Material in 68% papulöse Efflorescenzen im Bereiche des Schädels feststellen konnten. Die Untersuchungen über pathologische Liquorverhältnisse bei der sekundären Lues, wie sie von FRÜHWALD, RAVAUT, KÖNIGSTEIN und GOLDBERGER und anderen angegeben wurden, decken sich ungefähr mit dem Prozentsatz der von uns gefundenen Hörstörungen.

KNICK und ZALOCIECKI haben Acusticuserkrankungen im Frühstadium der Lues insbesondere nach Salvarsan auf das Verhalten des *Liquors* untersucht. In allen Fällen, bei denen sie kurz nach dem Auftreten der Erkrankung eine Lumbalpunktion vornahmen, konnten sie im Liquor entsprechende Veränderungen nachweisen. Mit Rücksicht auf diese Parallelität zwischen klinischen Erscheinungen und der Liquorbeschaffenheit nehmen auch diese Autoren einen Zusammenhang zwischen diesen beiden an. Sie glauben, daß es sich in der Mehrzahl der Fälle um eine Erkrankung des Nervenstammes infolge einer Infiltration der Nervenscheiden, also um eine Perineuritis des Nervus octavus handelt.

Besonders im Anfang der Salvarsanära habe ich auf die Tatsache verwiesen, daß man bei mit Salvarsan behandelten Patienten häufig *etwa vier Wochen* nach dem Abschluß der Behandlung schwere Hörstörungen beobachten könne und zwar bei negativem Wassermann. Gerade der letztere Umstand hätte den Gedanken an eine Salvarsanschädigung nahe legen können. Wenn auch nicht bei allen derartigen Kranken, so wird man doch in der Mehrzahl trotz negativen Serumwassermannes in der Spinalflüssigkeit Veränderungen nachweisen können, die auf eine luogene Ursache der Hörstörung schließen lassen. Ob es sich aber um eine rein luogene Ätiologie handelt und ob dem Salvarsan nicht eine Komponente zukommt, ist eine Frage, die auch heute nicht mit Sicherheit entschieden werden kann. Denn über eine Tatsache kommt man nicht hinweg: gerade die schwersten Hörstörungen und in einer Häufigkeit wie sie früher nicht beobachtet wurden, findet man bei Salvarsanpatienten. Daß die Lues auch bei nicht mit Salvarsan behandelten Kranken schwere Schädigungen des Gehörs bewirken kann, ist eine über jeden Zweifel erhabene Tatsache und ich habe in der österreichischen otologischen Gesellschaft, gerade als das Salvarsan zur Diskussion stand, Kranke im frühen Sekundärstadium der Lues demonstriert, die schwere Cochlearisstörungen hatten und nicht mit Salvarsan behandelt wurden.

Die Lues als Ätiologie einer Hörstörung anzusprechen — gleichgültig ob Salvarsan gegeben wurde oder Quecksilber — wird in den meisten Fällen nicht schwer fallen. Da schon der normalhörende Luetiker in einem hohen Prozentsatz der Fälle eine *Verkürzung der Kopfknochenleitung* zeigt, so ist es erklärlich und durch die Tatsache erhärtet, daß man bei luetischen Hörstörungen eine ganz auffallende Verkürzung der Kopfknochenleitung findet. Diese Verkürzung steht meist in keinem Verhältnis zur Herabsetzung des Gehörs. Es wird also das Mißverhältnis zwischen Sprachgehör und der Kopfknochenleitung unsere Diagnose auf Lues lenken.

Die *Häufigkeit* der Hörstörungen bei unbehandelter oder nur mit *Quecksilber* behandelter Lues einerseits und bei *Salvarsanpatienten* andererseits ist nicht wesentlich verschieden. Bei der ersten Gruppe konnte ich gemeinsam mit KERL 1,6% feststellen, bei der zweiten Gruppe 1,4%. Die Gesamtzahl der Luetiker umfaßt 2332 Fälle. Ein Unterschied liegt aber darin, daß bei den Nichtsalvarsanpatienten die Hörstörungen nur selten nach dem 6. Monat nach der Infektion beobachtet werden. Bei Salvarsanpatienten können sie in jedem Alter der Lues vorkommen. Gerade die schwersten nach Salvarsan auftretenden

Schädigungen wird man etwa 4—8 Wochen nach der Salvarsaninjektion zu Gesicht bekommen. Diese Zeit ist unabhängig von dem Alter der sekundären Lues. Es unterscheiden sich diese beiden Gruppen auch dadurch, daß die Hörstörungen nach Salvarsan nicht nur doppelseitig, sondern meistens viel hochgradiger sind und eine Herabsetzung des Gehörs für Konversationssprache meist auf 2 m und darunter erkennen lassen.

Die Frage, ob und inwieweit dem Salvarsan eine schädigende Wirkung auf den Acusticus zukommt, soll an dieser Stelle deshalb nicht besprochen werden, weil im Einvernehmen mit mir Herr Kollege KARL BECK in Heidelberg diese Frage bei den Intoxikationen des genaueren besprochen wird.

Jene Hörstörungen, die wir gerade 4 Wochen nach der Salvarsaninjektion beobachten, sind nicht nur sehr hochgradig, sondern sie treten auch meist bei negativem Serumwassermann auf. Der letztere Umstand war mit ein Grund, die Toxizität des Arsens zur Erklärung heranzuziehen. Seit wir aber von der Diagnostik des *Liquors* ausgiebigen Gebrauch machen, wissen wir, daß bei diesen Fällen sehr häufig, wenn auch nicht ausnahmslos, Liquorveränderungen zu finden sind, die für eine luogene Natur sprechen. Voss hat über diesbezügliche Untersuchungen des genaueren berichtet. Ob aber das gehäufte Auftreten derartiger Erkrankungen, wie Voss glaubt, wirklich auf eine Unterdosierung zu beziehen ist, ist mehr als fraglich. Denn ich konnte derartige Vorkommnisse bei sehr ausgiebig behandelten Kranken sehen; deshalb kann ich diesem Autor auch nicht folgen, wenn er die Prognose der luetischen Acusticuserkrankungen im Frühstadium der Lues für um so günstiger hält, je früher und je energischer die Behandlung durchgeführt wurde. Im Jahre 1914 hatte ich in der österreichischen otologischen Gesellschaft Fälle mit Erscheinungen am Gehörorgan vorgestellt, die im Verlaufe der Lues vollkommen ertaubt waren und bei denen die Labyrinthe nicht erregbar gewesen sind. Es wurde auch damals über genaue Befunde des Lumbalpunktates berichtet.

Bezüglich der *Prognose* muß man wohl zwei Gruppen unterscheiden: Die eine umfaßt diejenigen Fälle in sich, die pathologische Abweichungen im Lumbalpunktat ergeben und zwar bezüglich der chemischen Reaktionen des Zellgehaltes und der Wassermannreaktion. Diese Gruppe von Fällen gibt eine relativ günstigere Prognose und die seit jener Zeit fortgesetzten Beobachtungen scheinen mir die Prognose um so günstiger zu gestalten, je deutlicher und prägnanter der Befund im Lumbalpunktat für eine Meningitis spricht. Das Wesentlichste bei solchen Kranken ist die Durchführung einer energischen antiluetischen Kur, ob Salvarsan oder Quecksilber, ob Mirion oder alles kombiniert angewendet wird, kann wohl auf die Dauer der Heilung von Einfluß sein; bezüglich der Heilung selbst ist aber die Art der Behandlung nicht das Wesentliche. Bei der zweiten Gruppe von Fällen, die mit Erscheinungen von seiten des Gehörorgans normale Liquorverhältnisse ergeben, ist die Prognose ungünstig zu stellen. Dabei möchte ich hervorheben, daß diese Gruppierung für das Sekundärstadium der Lues gilt. Allerdings glaubt CITELLI, daß bei einigen prädisponierten Luetikern das Salvarsan den Acusticus schädigen könne. Als prädisponierte Fälle könnte man Otosklerosen und solche Erkrankungen des inneren Ohres auffassen, die bereits vor der Akquisition der Lues bestanden haben, ferner solche Ohren, deren Gehör Berufsschädigungen ausgesetzt sind. ALEXANDER glaubt, daß besonders durch eine vorausgegangene traumatische Läsion des inneren Ohres eine gewisse Prädisposition für eine luetische Labyrintherkrankung gegeben ist (Beobachtung von 4 einschlägigen Fällen). Ferner können noch toxische Erkrankungen des Gehörorgans durch Alkohol, Nicotin usw. und die nicht eitrigen Erkrankungen des inneren Ohres nach akuten Infektionskrankheiten in Betracht kommen. Die Hörverschlechterung setzt in den meisten Fällen von Alexander (1) erst nach längerem Bestande der Lues ein.

Ich selbst verfüge über 4 genau beobachtete Fälle von *Otosklerose*, die später Lues akquiriert haben. Diese geringe Zahl erklärt sich aus der Zurückhaltung, mit der die Diagnose auf Otosklerose gestellt wurde. Denn selbst das Moment der Doppelseitigkeit der Ohraffektion und der Heredität schließt, abgesehen von dem ähnlichen Funktionsprüfungsbefund, Adhäsivprozesse des Mittelohrs nicht aus, die wie H. Neumann (1) hervorhebt, ebenfalls familiär vorkommen können. Wegen der Hochgradigkeit der Hörstörung wurde von einer Salvarsanbehandlung abgesehen. Die Lues als solche hat aber die Otosklerose trotz jahrelanger Beobachtung nicht ungünstig beeinflußt. Außerdem finden sich in meinem Material 5 Luespatienten, die in die Kategorie der Berufsschädigungen des Ohres einzureihen wären. Bei 6 Fällen wurde eine nervöse Schwerhörigkeit schon beim Eintritt ins Spital festgestellt. Aus der Anamnese ging hervor, daß die Schwerhörigkeit auf längere Zeit zurückreichte, ihr Beginn aber schon vor die Akquisition der Lues fällt. Bei 4 Fällen von diesen war das Alter der Syphilis zwischen 3 und 6 Monaten, während welcher Zeit die Hörweite derart gesunken war, daß dies als Kontraindikation für die Salvarsantherapie aufgefaßt wurde, während bei den 2 übrigen Fällen nicht nur die Schwerhörigkeit, sondern auch die Lues auf Jahre zurückreichte und sich nicht feststellen ließ, inwieweit der Beruf und inwieweit die Lues die Herabsetzung der Hörweite verursachten. Bei den anderen 4 Fällen war aber ein Sinken der Hörschärfe seit dem Bestehen der Lues unverkennbar.

Fälle mit *apoplektiform* einsetzender Ertaubung waren schon den älteren Autoren bekannt. So berichtet Schwartze (1, 2), daß bei einem Luetiker im Sekundärstadium am linken Ohr plötzlich Taubheit aufgetreten ist und daß längerer Jodgebrauch die Taubheit nicht beeinflussen konnte. Bei einer 4 Monate alten Lues wird von Heermann ein ähnlicher Fall berichtet und in der gewissenhaften Literaturzusammenstellung von Frey sind diesbezügliche Beobachtungen auch aus der ausländischen Literatur aufgenommen. Immerhin waren derartige Ereignisse in der Vorsalvarsanzeit ungemein selten. Die Prognose ist auch aus meinen Beobachtungen immer quoad Gehör ungünstig, während Alexander (1, 3) unter 6 beobachteten Fällen einmal eine ideale Heilung, dreimal bleibende Schwerhörigkeit und zweimal bleibende Taubheit sah.

Auf Grund der Stimmgabeluntersuchung nehmen wir für gewöhnlich an, daß die Ursache der Schwerhörigkeit bei der sekundären Lues im schallperzipierenden Apparat gelegen sei. Neumann (2, 3) hat als erster darauf hingewiesen, daß wir speziell im Frühstadium der Lues es nicht so selten mit einer Erkrankung des *lymphokinetischen* Apparates zu tun haben. Der erste hierhergehörige von ihm demonstrierte Fall war für Sprache taub, nicht aber für die Stimmgabeln. Die Stimmgabelprüfung selbst verhielt sich wie bei einem hochgradigen Schalleitungshindernis, jedoch mit dem Unterschied, daß der Patient weder hohe noch tiefe, sondern nur mittlere Töne durch die Luft perzipieren konnte. Kalorisch war der Kranke absolut unerregbar, für Drehreize jedoch übererregbar, indem schon nach 3—4 Umdrehungen auf dem Drehstuhl ein deutlicher Nystagmus zu konstatieren war.

Neumann (2, 3) glaubt nun, daß jene Fälle, bei denen die Dreherregbarkeit geschwunden ist, die calorische Reaktion wenn auch schwach, so doch sicher vorhanden ist, ein hochgradig gestörtes Hörvermögen mit den für eine Erkrankung des schallempfindenden Teiles charakteristischen Stimmgabelbefund aufweisen. Besonders deutlich war die Erkrankung des lymphokinetischen Apparates an einem von mir in der Januarsitzung 1921 (österreich.-otol. Gesellschaft) vorgestellten Fall zu erkennen. Der Kranke wurde im Juli 1920 wegen des ersten Exanthems im Spital aufgenommen und machte eine kombinierte Hg-Salvarsankur mit. Anfang Dezember desselben Jahres war der Patient auf einer Tanzunterhaltung und soll sich auf dem Heimweg stark verkühlt haben. Tags darauf hörte er am linken Ohre schlecht. Es setzte beiderseits starkes Ohrensausen ein und am 8. 12., also zwei Tage nach dem Beginn des Ohrensausens, war der Kranke beiderseits komplett taub. Das Gehör besserte sich etwas unter sehr energischer Behandlung und der Kranke konnte in unmittelbarer Nähe der Ohrmuschel laut geschriene Vokale unterscheiden. Mit dem Hörschlauch unterschied er dieselben Vokale auf einen Meter Entfernung. Beide Labyrinthe waren zur Zeit der Ertaubung ausgeschaltet und zwar für die lymphokinetischen Reize. Die galvanische Reaktion war aber zwischen 4—5 M.A. bei querer Durchleitung des Stromes durch den Schädel deutlich auslösbar. Die Rückbildung der Vestibularreaktionen erfolgte derart, daß erst die Drehreaktion und erst später die calorische wiederkehrte. Derartige Fälle wurden im Laufe der letzten Jahre einige von mir demonstriert.

IV. Vestibularerkrankungen.

Isolierte Vestibularerkrankungen.

Es handelt sich bei dieser Gruppe entweder um eine abnorm leichte oder abnorm schwere Ansprechbarkeit des Vestibularapparates eines oder beider Ohren für calorische oder Drehreize. Das abnorme Verhalten der Vestibularreaktion einer Seite wird sich durch eine deutliche Differenz im Vergleich zur Reaktion des Vestibularapparates der anderen Seite kundgeben. Während wir im allgemeinen bei Menschen, die Differenzen in den Erregbarkeitsverhältnissen beider Vestibularapparate aufweisen, als objektive Symptome Nystagmus und Gleichgewichtsstörungen und Brechreiz, als subjektive Symptome Schwindel beobachten können, ist es, wie ich glaube, für die Lues fast pathognomonisch, daß derartige *Differenzen in beiden Vestibularapparaten ohne* jegliche *subjektive* oder *objektive Symptome* bestehen können. GATSCHER hat im Jahre 1919 in einer Demonstration in der Wiener Gesellschaft der Ärzte auf die Atypien der Vestibularreaktionen verwiesen, die sich symptomlos für den Patienten im Sekundärstadium nachweisen lassen. Er schließt aus seinen Befunden auf Störungen im Gebiete der Augenmuskelkerne. Mit Recht hebt ROSENSTEIN hervor, daß die bisher geübte Methode nur bei gröberen Hörstörungen eine Funktionsprüfung vorzunehmen, uns Fälle von symptomlosen Erkrankungen des Nervus octavus entgehen ließ. Denn die luetische Oktavusneuritis muß nicht nur nicht zu bedeutenderen Beschwerden führen, sondern kann sogar ohne subjektive Symptome bestehen.

O. BECK und POPPER haben 104 Fälle von unbehandelter rezenter Syphilis der Sekundärperiode auf das Verhalten der Vestibularreaktionen geprüft. Es handelte sich ausschließlich um solche Syphilitiker, die über keinerlei vestibuläre Symptome klagten und sich völlig gesund fühlten. 24mal konnten wir ein von der Norm abweichendes Verhalten feststellen. Das Überraschende lag aber darin, daß unter diesen 24 Fällen trotz Mangel an subjektiven Klagen dreimal eine komplette einseitige und einmal eine komplette beiderseitige Ausschaltung des Vestibularapparates bestand und zwar für kalorische Reize. Bei 20 Fällen bestand eine abnorm schwere Erregbarkeit für Calorisation, nur viermal war der Vestibularapparat übermäßig leicht ansprechbar. Ähnliche Resultate wie für die thermische Prüfung ergaben die Untersuchungen auf dem Drehstuhl. In 16 Fällen war eine abnorm schwere Erregbarkeit für Rotation zu beobachten und in 4% eine Übererregbarkeit. Dabei haben wir nur solche Fälle als schwer ansprechbar bezeichnet, die

nach 10maliger Drehung nur 5—10 Schläge horizontalen Nystagmus in Endstellung der Augen aufwiesen. Wieder zeigte sich wie bei der thermischen Prüfung die interessante Tatsache, daß trotz Mangels jeglicher vestibularer Symptome sich bedeutende Differenzen für die Dauer des Nachnystagmus nach
Rechts- und Linksdrehung ergaben und zwar derart, daß die Zahl der Nystagmusschläge für den Drehnachnystagmus das Verhältnis 1 : 2 aufwies (3 von 11 Fällen).
Es zeigt sich also auf Grund unserer Untersuchungsreihe, daß im frühen Sekundärstadium der Lues bei Vorhandensein von Anomalien in der Intensität der Labyrinthreaktionen die *Untererregbarkeit* für die calorische und die rotatorische
Prüfung bedeutend überwiegt, wobei dieses Verhalten für die calorische Reaktion
öfter festzustellen ist als für die Drehreaktion. Bei dem von uns untersuchten
Material ergibt sich das Verhältnis von 20 kalorisch schwer ansprechbaren
Labyrinthen zu 11 auf Drehung herabgesetzt reagierenden.

Im großen ganzen bestätigen unsere Untersuchungen die von Kobrak, Brünning und Robert Lund gefundenen Resultate, wenn sich auch bezüglich der
Häufigkeit der Über- resp. Untererregbarkeit Differenzen zu den genannten
Autoren ergeben. Bei 50 Fällen der Frühperiode mit positivem Wassermann
fand Brünning 10mal atypische Reaktionen, wobei er achtmal eine Übererregbarkeit und zweimal eine Untererregbarkeit feststellte. Robert Lund fand in $9,7^0/_0$
isolierte Erkrankungen des Vestibularapparates und in $4,8^0/_0$ Kombinationen von
Erkrankungen des cochlearen und vestibularen Anteiles des Labyrinthes. Er
glaubt, daß die isolierten Vestibularerkrankungen besonders häufig innerhalb
des ersten Jahres nach der Infektion entstehen, eine Beobachtung, die ich ganz
bestätigen kann. Ich möchte aber besonders darauf verweisen, daß der Großteil
dieser Erkrankungen nicht bleibend ist, sondern nach mehr oder minder langer
Zeit vollständig verschwinden kann, um in einer späteren Periode wieder aufzutreten.

Von diesen symptomlosen Erkrankungen sind jene zu sondern, bei
denen man Änderungen im Erregungszustand des statischen Apparates findet
und bei denen man gleichzeitig Schwindel, Gleichgewichtsstörungen, Brechreiz
usw. in mehr oder minder starkem Grade beobachten kann. Ich sah dies meistens
vor Ausbruch der ersten Lueseruption oder knapp nach dieser. Man muß auf
Grund der Untersuchung solcher Kranker 3 Gruppen unterscheiden.

Bei der *ersten Gruppe* ergibt die otologische und neurologische Untersuchung normale Verhältnisse; meist besteht starker Kopfschmerz, der ebenso
wie die übrigen Beschwerden einige Tage nach dem Auftreten der Eruption
verschwindet.

Bei der *zweiten Gruppe* besteht ein horizontaler, zentraler Nystagmus nach
einer oder nach beiden Seiten. Die Vestibularreaktionen sind typisch und ohne
deutliche Differenz in der Erregbarkeit beider Seiten sowohl für thermische
als für Dreh- und galvanische Reize.

Otologisch wichtig ist die *dritte Gruppe*. Bei dieser findet sich ein rotatorisch-horizontaler, also vestibulärer Nystagmus ersten Grades. Es bestehen
leichte Störungen im Körpergleichgewicht bei Anstellung des Rombergschen
Versuches oder beim Gang mit geschlossenen Augen. Die lymphokinetischen
Reaktionen schwanken in physiologischen Grenzen und ergeben keine diagnostisch
verwertbaren Unterschiede zwischen beiden Seiten. Dagegen sind Differenzen
in der galvanischen Erregbarkeit beider Vestibularapparate vorhanden. Sie
schwanken zwischen 2—4 M. A. Besonders bei der queren Durchleitung des
Stromes durch den Schädel ist der Unterschied in der galvanischen Erregbarkeit
gut feststellbar, weil man mit viel geringeren Stromstärken arbeiten kann als
bei der unipolaren Reizung. Diese Fälle gehören offenbar in die Gruppe der
Herxheimer-Reaktion und stellen den leichtesten Grad dieser Reaktion dar.

Die Herabsetzung der Erregbarkeit einer Seite erreicht ihr Maximum in der kompletten Ausschaltung des statischen Labyrinthes. Man muß folgende Gruppen unterscheiden: 1. Komplette Ausschaltung mit Wiederkehr der Funktion, 2 irreparable Ausschaltungen.

Die *komplette einseitige Ausschaltung* des Vestibularapparates zeigt klinisch das Bild der akuten Labyrinthitis, d. h. es besteht ein spontaner vestibularer Nystagmus dritten Grades zur gesunden Seite, Schwindel, Erbrechen, Gleichgewichtsstörungen, sowohl die calorische als auch die Drehreaktion (sofern letztere im akuten Stadium durchführbar ist) ergibt eine negative Reflexerregbarkeit. Der Cochlearapparat ist aber normal oder das Gehör herabgesetzt aber nie erloschen. Der erste diesbezügliche Fall wurde von BARANY 1907 beobachtet und in der neurologischen Gesellschaft vorgestellt. Es bestand normales Gehör bei vollständiger Ausschaltung der Vestibularfunktion mit allen dazugehörigen subjektiven und objektiven Erscheinungen. RUTTIN hat später das Bild der isolierten Vestibularausschaltung bei einem Fall von medikamentöser Intoxikation beschrieben. Im Falle BARANYs handelte es sich um eine Lues. Interessant ist ein Fall von BONDY, der beim Auftreten eines schwachen Exanthems mit Quecksilber behandelt wurde. Zwei Wochen später trat eine Facialparese auf und Herabsetzung des Gehörs derselben Seite. Nach Rückgang dieser Erscheinungen wurde bei einem Flüstergehör von 11 m am selben Ohre eine isolierte Ausschaltung des Vestibularis festgestellt. Von H. NEUMANN (3, 4) wurde ein Fall demonstriert, der nach der 15. Hg-Injektion im Sekundärstadium der Lues plötzlich eine akute Ausschaltung des statischen Labyrinths darbot. Später trat noch eine Abducensparese auf. Nach 0,45 g Salvarsan Rückgang der Vestibularerscheinungen, die Abducensparese wurde nur gebessert. HAIKE und WECHSELMANN haben ebenfalls über isolierte Vestibularausschaltungen berichtet und ich habe im Jahre 1910 „Über transitorische Fasererkrankung des Nervus vestibularis bei mit Ehrlich-Hata behandelten Kranken" einige Fälle beschrieben und seither noch mehrere in der österreich.-otologischen Gesellschaft vorgestellt. Bei den Ausschaltungen mit Wiederkehr der Funktion handelt es sich in der Regel um eine HERXHEIMERsche Reaktion. Man beobachtete speziell früher diese Fälle öfter und vornehmlich bis 24 Stunden nach der Salvarsaninjektion; denn die starke spirillozide Wirkung des Salvarsans kann mit starker Hyperämie und seröser Durchtränkung der Gewebe einhergehen und besonders an Nerven, die lange und dünne Knochenkanäle zu durchziehen haben, eine Funktionsausschaltung des Nerven bewirken. Daß gerade der Vestibularis zu derartigen Vorkommnissen disponiert, erklärt H. NEUMANN (4) daraus, daß der Vestibularis aufgefasert dünne und lange Knochenkanäle zu passieren hat, bis er zu seinen Endstellen gelangt. In den letzten Jahren wurden solche HERXHEIMER-Reaktionen am Vestibularis selten beobachtet. Es hat dies zweifellos seine Ursache darin, daß man wieder zur kombinierten Hg-Salvarsantherapie zurückgekehrt ist und das Salvarsan nicht unvermittelt, sondern nach vorheriger Hg-Behandlung injiziert wird. Auch sind die derzeit gebräuchlichen Dosen bei weitem kleiner als im Beginn der Salvarsanära. Aus der Statistik von KERL und *mir* geht diese Beweisführung auf Grund der Krankenprotokolle deutlich hervor. Die isolierten Vestibularerkrankungen bilden sich fast ausnahmslos zurück und klingen mit vollständiger Wiederkehr der Funktion ab.

Jene *isolierten* Vestibularausschaltungen, die mit einem bleibenden *Funktionsverlust* des Labyrinths einhergehen, sind in der Regel mit anderen Hirnnerven, speziell mit dem Facialis oder Abducens kombiniert und gehören nicht in die Gruppe der HERXHEIMER-Reaktionen. Der eine von mir beobachtete Fall ist deshalb erwähnenswert, weil beide Ohrmuschel gummös verändert waren und der rechte Gehörgang durch eine gummöse Infiltration stenosiert war. Auf beiden Seiten bestand eine chronische Mittelohreiterung; da auf Hg die Erscheinungen nicht zurückgehen wollten, wurde Salvarsan injiziert. Drei Stunden nach der Injektion fühlte der Kranke Schwindel und als ich am dritten Tag eine otologische Untersuchung vornahm, fanden sich bei erhaltenem Gehör sämtliche Zeichen einer isolierten einseitigen Ausschaltung des Vestibularis. Nicht selten läßt sich bei derartigen Vestibularerkrankungen eine zeitliche Koinzidenz mit der Herxheimerschen Reaktion feststellen. Während aber diese an der Haut rasch zurückgeht, dauert die Vestibularausschaltung bis zur Wiederkehr der Funktion mindestens 14 Tage. Außer im Sekundärstadium der Lues, in dem besonders bis zum ersten Jahr nach der Infektion isolierte Vestibularaffektionen beobachtet werden, kann man ein ähnliches Vorkommnis auch bei der Tabes und bei der hereditären Lues sehen. Unter 29 Fällen von tabischen Oktavusaffektionen fand Alexander (1, 3) 4 Fälle von isolierter Affektion des Nervus vestibularis. In 3 Fällen handelte es sich um akquirierte Lues. In einem Fall sah er hereditäre Lues. In allen 4 Fällen bestand labyrinthärer Spontannystagmus. Bei einem Fall stellte sich schon na h 4 Umdrehungen auf dem Drehstuhl heftigster Nystagmus, Nausea, Schwindel und Erbrechen ein. Die pathologisch gesteigerte Reaktion ergab sich auch bei der calorischen und galvanischen Prüfung. In einem Fall, der von ziemlich häufig auftretenden, wenige Sekunden anhaltenden Schwindelanfällen begleitet war, ergab die Untersuchung für den calorischen Reiz rechts vollkommene Unerregbarkeit, links eine Herabsetzung der Erregbarkeit. Die übrigen Arten der Reflexerregbarkeit waren normal.

An meinem Tabikermaterial konnte ich zweimal eine komplette Vestibularausschaltung feststellen, und zwar für calorische und Drehreize. Die galvanische Reaktion wurde leider nicht geprüft. Das Gehör war bei beiden Kranken im Sinne einer Hörnervenerkrankung bis unter 1 m Konversationsgehör herabgesetzt. In der Anamnese fanden sich Schwindelattacken, die in mehr oder minder langen Zeiträumen sich einstellten. Es war aus der Anamnese nicht anzunehmen, daß es sich um eine plötzlich aufgetretene Ausschaltung handelte, sondern um eine allmählich progrediente Vestibularerkrankung. Aber auch bei der hereditären Lues und zwar beim Hutchinsontypus habe ich einmal folgenden Befund erheben können: Am rechten Ohr Taubheit bei erhaltener, allerdings stark herabgesetzter calorischer und Drehreaktion, am linken Ohre bei einem Gehör von 15 cm Konversationssprache komplette Ausschaltung für calorische und Drehreize. Die galvanische Reaktion war bei querer Durchleitung des Stromes durch den Schädel bei 4 M. A. sowohl für Anode als Kathode auslösbar.

V. Vestibularreaktionen in ihrer Beziehung zu den zentralen Reaktionsbewegungen.

Es kommen vor allem solche Fälle in Betracht, bei denen *spontan*, also bereits vor Beginn der Labyrinthreizung ein atypisches Verhalten des Baranyschen Zeigeversuches besteht. Der Kranke zeigt nicht auf den vorgehaltenen Finger des Untersuchers, sondern weicht mit der einen oder der anderen Hand oder mit beiden nach einer bestimmten Richtung ab. Weiter können Anomalien der Zeigereaktion bei der Lues derart beobachtet werden, daß nach gesetztem Labyrinthreiz die Reaktion der Arme nicht in der Richtung der langsamen Nystagmuskomponente ablaufen und zwar so, daß entweder gar keine Zeigereaktion besteht trotz vorhandenem labyrinthärem Nystagmus oder daß sich das Abweichen der Arme nicht in der Richtung der langsamen Nystagmuskomponente vollzieht. Bestand bereits ein spontanes Abweichen nach einer

oder der anderen Richtung, so kann auch bei der Lues dieser spontane Zeige-
fehler durch entsprechenden Labyrinthreiz beeinflußt werden oder unbeeinflußt bleiben.

Während aber bisher nur pathologische Fälle von Lues, also Fälle
mit Erscheinungen von seiten des Gehörorgans diesbezüglich untersucht
wurden, habe ich gemeinsam mit POPPER unbehandelte Luetiker der frühen
Sekundärperiode, die über keinerlei Schwindelerscheinungen klagten, nach
dieser Richtung hin untersucht. Unter 104 Fällen haben wir dreimal
deutliche Fehler im Spontanzeigen beobachten können, d. h. Fehler in der
Zeigereaktion vor Einsetzen irgendeiner Labyrinthreizung. Der erste Kranke
zeigte mit der rechten oberen Extremität nach rechts, mit der linken nach
links außen vorbei. Nach calorischer und rotatorischer Reizung trat immer
Vorbeizeigen in der Richtung der langsamen Nystagmuskomponente auf. Die
anderen 2 Fälle von spontanem Vorbeizeigen unterschieden sich aber von dem
anderen dadurch, daß sie auch nach der Labyrinthreizung Anomalien der Zeigereaktion aufwiesen, d. h. das spontane Vorbeizeigen konnte durch Calorisation
nicht beeinflußt werden. In dem einen dieser beiden Fälle zeigte der rechte
Arm spontan deutlich nach innen, der linke Arm richtig. Bei Rechtsspülung
mit kaltem Wasser war das spontane Vorbeizeigen nach innen nicht zu beeinflussen, aber auch am linken Arm war eine deutliche Zeigereaktion nicht festzustellen. Bei Calorisation des linken Ohres konnte der rechte Arm nicht weiter
nach innen gebracht werden als spontan und am linken Arm war ebenfalls die
Zeigereaktion, das ist ein Vorbeizeigen nach links nicht auslösbar. Bei einem
dritten Fall fand sich am rechten Arm ein Vorbeizeigen nach außen, das durch
die calorische Reizung links mit kaltem Wasser nicht zu beeinflussen war,
während der linke Arm typische Zeigereaktion aufwies.

Eine andere Gruppe betrifft solche Syphilitiker, die ohne Vorhandensein
spontaner Fehler in der Zeigereaktion bei Calorisation oder Rotation Anomalien im Ablaufe der Armbewegungen erkennen ließen. Ein solches Verhalten
fanden wir zweimal bei der thermischen und fünfmal bei der rotatorischen
Prüfung. Bei dem einen der calorischen Fälle fehlte das Vorbeizeigen nach
innen und nach außen in der rechten Hand, während die linke normal reagierte. Im zweiten Fall fehlte ebenfalls rechts das Vorbeizeigen nach innen
und außen. Die linke Hand ergab normalen Ablauf der in Rede stehenden
Reaktion. Von den 5 Patienten, die bei der rotatorischen Prüfung Fehler
im Zeigeversuch aufwiesen, haben alle das gemeinsam, daß sie sämtlich
spontan richtig zeigten. Ferner haben alle diese Fälle eine stark verkürzte
Kopfknochenleitung gemeinsam.

Es ist wohl wahrscheinlich, daß alle diese Anomalien durch *Liquorveränderungen* zu erklären sind. BEYER fand bei der Lues zunächst widersprechende
Befunde in bezug auf die Zeigereaktion, die ihm aber von dem Gesichtspunkt
erklärlicher erscheinen, daß wir es dabei seltener mit reinen Neuritiden wie mit
luetischen Meningitiden zu tun haben. Auf diese Tatsache haben BARANY, O. BECK,
VOSS, KNIGG und POGANY usw. verwiesen. Die BEYERschen Kranken boten vor
allem Kopfschmerz, Übelkeiten und Erbrechen dar und zeigten zuweilen auch
Erscheinungen von Seiten des Nervensystems wie Pupillendifferenz, träge Reaktion, Abducensschwäche usw. Fast in einem Viertel der BEYERschen Fälle bestand
ein spontanes Vorbeizeigen, sei es in einer oder mehreren Ebenen. Dieses ließ sich
vereinzelt durch entsprechende Reaktion kompensieren. Fälle, bei denen trotz
völlig erregbarem Vestibularis und typischer Fallrichtung das Reaktionszeigen
fehlt [analoge Beobachtungen von BARANY und O. BECK (Dtsch. otol. Ges. 1913)]
und bei denen Hysterie auszuschließen ist, hält BEYER für Lues. Die Kontrolle
mit der WASSERMANNschen Reaktion ließ ihn nur in wenigen Fällen im Stich.

Interessant sind die Beobachtungen bei *frischen* Erkrankungen. Bei diesen kann man ebenfalls einen Ausfall der Zeigereaktion auf der Seite des schlechteren Hörens sehen, während die Zeigereaktion auf der anderen Seite erhalten ist und zwar nicht im Sinne des Ausfalls eines Zentrums, sondern für die Innen- und Außenreaktion. Auf energische Kuren kann sich dieser Ausfall bessern und verschwinden. Winkler (2) beobachtete einen Luetiker, der am rechten Ohr ertaubt war und während der Calorisation fiel der Zeigeversuch negativ aus. Wenn man aber den Patienten nach links drehte, zeigte er ein Abweichen des rechten Armes nach außen. Die Zeigereaktionen sind aber gerade bei der Lues nichts konstantes und man kann einen Wechsel in ihrem Verhalten während und nach einer antiluetischen Kur beobachten.

Bei einem Kranken, der vor 3 Jahren eine Lues akquiriert hatte und vor 14 Tagen eine antiluetische Kur beendete, sah ich plötzlich starkes Erbrechen, Schwindelgefühl und Ohrensausen auftreten. Am linken Ohr bestand komplette Taubheit, am rechten Ohr normaler Befund. Geringer, spontaner, vestibularer Nystagmus bei Rechts- und bei Linksblick. Bei Anstellung des Rombergschen Versuches unsicheres Schwanken ohne Bevorzugung einer bestimmten Fallrichtung. Die Drehreaktion ergab beiderseits normale Werte. Die calorische Reaktion links war hochgradig gesteigert, rechts stark herabgesetzt. Es bestand spontanes Vorbeizeigen nur mit der linken Hand, und zwar nach außen. Bei allen vorgenommenen Labyrinthreizungen zeigte die rechte Hand richtig, d. h. im Sinne der langsamen Nystagmuskomponente, dagegen ist das spontan Nachaußenzeigen der linken Hand durch keine der Labyrinthreizungen zu ändern. Die vorgeschlagene Lumbalpunktion wurde vom Patienten verweigert, weil er nach einer im November 1913 von Barany ausgeführten Punktion — ihr Befund ist mir unbekannt — sich äußerst schlecht gefühlt hat. Der Kranke bekam Kalomel- und Pilocarpininjektionen.

Der Vestibularbefund hat sich nun folgendermaßen geändert: Das spontane Vorbeizeigen in der linken Hand ist nur inkonstant vorhanden. Bei Spülung und Drehung zeigen beide Hände typisch, dagegen hat sich der Vestibularbefund folgendermaßen verändert: Die früher bestandene Differenz in der calorischen Erregbarkeit zwischen rechts und links ist verschwunden und es tritt beiderseits nach 30 Sekunden Spülung typischer Nystagmus auf. Während bei der früheren Untersuchung starker Schweiß ausbrach, Erbrechen und allgemeine Übelkeiten bei der Calorisation bestand, fühlt der Kranke jetzt keinen Schwindel. Bei Rechts- und Linksdrehung mit aufrechtem Kopf bestehen normale Werte mit starkem Erbrechen und Schweißausbruch, während früher der Schwindel nach der Drehung sehr gering war. Bei Reizung der frontalen und sagittalen Bogengänge bestehen aber abnorm starke subjektive Begleiterscheinungen.

Auch bezüglich der *subjektiven Erscheinungen* die mit der Labyrinthreizung einhergehen, findet man nicht nur bei den Fällen mit Ohrsymptomen oder bei luetischen Meningitiden Anomalien, sondern es sind dieselben Abweichungen von der Norm auch schon bei Frühsyphilitikern nachzuweisen, ohne daß irgendwelche subjektive Erscheinungen bestünden. Die Beurteilung der Intensität des die Labyrinthreizung begleitenden Schwindels ist leider stark dem subjektiven Ermessen des Untersuchers und bis zu einem gewissen Grade auch des Untersuchten anheimgestellt. Wir sind also auf subjektive Angaben und Annahmen angewiesen. Falls nicht starkes Erbrechen, Hyperämie des Gesichtes, Schweißausbruch usw. auftritt, sollte man von einer Steigerung der subjektiven Begleiterscheinungen überhaupt nicht sprechen. Objektiver kann man die Herabsetzung des Schwindels, besonders das Fehlen desselben beurteilen. Trotz normaler Labyrinthreaktion konnte ich bei 100 völlig symptomlosen Syphilitikern in 20 Fällen das vollständige Fehlen des Schwindels während der Labyrinthreizung beobachten. Gerade diese Fälle, die trotz des Fehlens des Schwindels richtige Zeigereaktionen aufwiesen, beweisen, daß das Vorbeizeigen sicherlich keine Folge des Schwindels, sondern ein mit ihm gleichzeitig evtl. auch unabhängig von ihm auftretendes Symptom ist. Analog mit meinen Beobachtungen weist auch BEYER darauf hin, daß man auf energische, antiluetische Kuren den Ausfall der Zeigereaktion verschwinden sehen kann und daß allerdings in vereinzelten Fällen die gleichen Anomalien bei Reizung des anderen Ohres auftreten. Bei einem Chauffeur, der anschließend an eine Salvarsaninjektion zuerst an der einen, später an der anderen Seite hochgradig schwerhörig wurde und einen sowohl für calorische als Drehreize absolut unerregbaren Vestibularapparat besaß, bestand keine Drehnachempfindung, dagegen war die Drehempfindung während des Drehens prompt. Im Gegensatz dazu beobachtete NEUMANN (3, 4) ein Mädchen mit hereditärer Lues, die anschließend an eine Salvarsanbehandlung zweifellos eine Besserung ihres Hörvermögens aufwies. Ihr Vestibularapparat, der früher nur für calorisch, nicht aber für Drehreize zugänglich war, zeigte später absolute Unerregbarkeit. Trotzdem bestand eine ganz deutliche Drehempfindung während des Drehens und eine ebenso deutliche Drehnachempfindung im entgegengesetzten Sinne. Solche Kranke können nach NEUMANNS Auffassung zur Aufklärung jener Fälle herangezogen werden, in welchen wohl ein calorischer, aber kein Drehnystagmus auslösbar ist.

B. Congenitale Syphilis.

I. Mittelohr.

Die *Häufigkeit* von Mittelohrerkrankungen bei Menschen mit hereditärer Syphilis wird von vielen Autoren hervorgehoben. Weder die akuten, noch chronischen Eiterungen des Mittelohres, noch die Mittelohrkatarrhe unterscheiden sich bei Menschen mit hereditärer Syphilis von Syphilisgesunden [HABERMANN (1)]. ASAI hat Gehörorgane von erbsyphilitischen Kindern *anatomisch* untersucht und fand, daß sich die Mittelohrprozesse in nichts von Nichtsyphilitischen unterscheiden. Zu demselben Schluß gelangt ALEXANDER (1). Auch PANSE, der diesbezüglich die hereditäre Lues studierte, kommt zu demselben Ergebnis. Er fand den Stapes in verdicktem, geschwollenem Gewebe eingemauert, die Paukenhöhlenschleimhaut stark mit Rundzellen durchsetzt; diese Rundzelleninfiltrate waren besonders perivasculär angeordnet. Der ungünstige Verlauf vieler akuter eitriger Mittelohrentzündungen bei frühgeborenen oder durch die luetische Konstitution herabgekommenen erbsyphilitischen Säuglingen ist nach ALEXANDER (1) vor allem durch die Konstitutionsanomalie und nicht durch die Lues bedingt. Mit dieser Tatsache dürfte es auch zusammenhängen, daß von einer Anzahl Autoren mehr oder minder ausgebreitete Knochennekrosen beschrieben wurden [BEZOLDT, GRUBER, HABERMANN (1)]. GERBER berichtet von einem Fall mit Caries am inneren Teil der knöchernen Gehörgangswand; nach Vornahme einer Sequesterextraktion fanden sich hinter dem Sequester pseudo-cholesteatomatöse Massen. Labyrinthnekrosen wurden von BARATOUX beobachtet. Nekrose der Ohrmuschel beobachtet TRÖLTSCH, Sequestration des Warzenfortsatzes SCHWARTZE. Die Beobachtungen ALEXANDERS, daß die schweren akuten und chronischen Fälle in ihrem Verlauf viel Ähnlichkeit mit den Fällen von akuter und chronischer, tuberkulöser Mittelohreiterung aufweisen, deckt sich mit der bei der erworbenen Lues von mir hervorgehobenen Behauptung, und ich hatte diese Otitiden als „dyskrasische" Otitiden bezeichnet.

Es dürfte aber die Neigung zu Mittelohraffektionen bei der hereditären Lues noch durch einen anderen Umstand bedingt sein. Man findet bei erbsyphilitischen Kindern sehr häufig einen *hyperplastischen Rachenring,* wodurch die Neigung zu katarrhalischen und eitrigen Mittelohrerkrankungen genügend erklärt erscheint. Es ist aber nicht so selten die *Hutchinsontrias* auch mit Gummen resp. mit luetischen Defekten am harten Gaumen und am Septum kombiniert, wodurch sekundäre Veränderungen des Mittelohres leicht erklärlich sind. Im Gegensatz zur akquirierten Lues, wo man Hörstörungen nur selten gleichzeitig mit Mittelohrerkrankungen findet, wird wohl jedem, der viel erbsyphilitische Menschen mit Hörstörungen untersucht hat und bei denen Symptome der Hutchinsontrias bestehen, aufgefallen sein, wie häufig man schwere Katarrhe und chronische Adhäsivprozesse als Residuen abgelaufener, eitriger Mittelohrerkrankungen findet. Die zuweilen auf therapeutische Maßnahmen, wie z. B. Pilocarpininjektionen, Tuberkulintherapie zu beobachtenden Besserungen der Hörschärfe sind eher durch eine Besserung des Mittelohrprozesses bedingt als durch eine Änderung im Zustand des inneren Ohres. Zuweilen scheinen nach Alexander (1) die exsudativen Mittelohrkatarrhe spezifischer Natur zu sein und Teilerscheinung einer luetischen Mittelohr-Labyrinthaffektion (Panotitis luetica serosa). Den Beweis für die luetische Natur will Alexander (1) dadurch erbringen, daß nach Resorption oder Entleerung des Exsudats nur eine unwesentliche oder keine Besserung des Hörvermögens erzielt wird und die Mittelohrsymptome allmählich von den Symptomen der Erkrankung des inneren Ohres abgelöst werden. Der Beweisführung Alexanders, warum aus diesem Verhalten auf die spezifische Natur des exsudativen Katarrhs geschlossen werden kann, vermag ich nicht zu folgen.

II. Inneres Ohr.

a) Akustischer Apparat.

Bezüglich der *Häufigkeit* der Cochlearerkrankungen bei der kongenitalen Lues und deren Beziehung zu den übrigen Symptomen der Hutchinsontrias sei auf den allgemeinen Teil verwiesen. Die *Funktionsprüfung* ergibt bei der Stimmgabeluntersuchung alle Zeichen einer Erkrankung des inneren Ohres. Lund hat bei Fällen mit Hennebertschem Symptom den Befund eines Schallleitungshindernisses beschrieben. In leichteren Fällen findet man außer einer Herabsetzung der oberen Tongrenze schon sehr bald eine auffallende Verkürzung der Kopfknochenleitung. In den Fällen Habermanns begann bei hochgradiger Schwerhörigkeit der Tonausfall bereits bei c^2, c^4 oder bei c^5. Beim Vorhandensein einer Keratitis parenchymatosa oder der typischen Zahndeformitäten ist die Annahme einer kongenitalen Lues nicht schwer. Nur bei den relativ seltenen Fällen, bei denen die Erkrankung des akustischen Apparates als einziges Symptom in Erscheinung tritt, kann die Diagnose oft große Schwierigkeiten bereiten, besonders dann, wenn die Wassermannsche Reaktion einen negativen Ausfall gibt.

Zur Sicherstellung der Ätiologie wird es notwendig sein, durch *provokatorische Injektion* von Quecksilber oder Salvarsan zu versuchen einen Umschlag der Wassermann-Reaktion herbeizuführen. Obgleich die meisten Untersucher (Bezold, Habermann, Gradenigo, Siebenmann, Wanner, Nager, Alexander, Voss, O. Beck) bei derartigen Fällen immer bei der Funktionsprüfung die Symptome einer Erkrankung des inneren Ohres mit eingeengter, oberen Tongrenze festgestellt haben, wird man in selteneren Fällen, worauf vor allem Siebenmann hingewiesen hat, auch ein Hinaufrücken der unteren Tongrenze feststellen können. Einen neuerlichen Beweis für diese Eigentümlichkeit der kongenitalen Hörstörungen geben die Untersuchungen von SCHLITTLER. Bezüglich der WASSERMANNschen Reaktion ergeben *meine* Untersuchungen Differenzen zu den Angaben von ALEXANDER (1) und SCHLITTLER. Während diese beiden in etwa 84% einen positiven Ausfall der WASSERMANNschen Reaktion feststellten, sind die von mir gefundenen Zahlen wesentlich kleiner. Bei den männlichen Patienten fand ich in der überwiegenden Mehrzahl eine negative Blutwassermannreaktion. Bei den weiblichen Patienten nur etwa in einem Drittel der Fälle. Solche Differenzen erklären sich zwanglos aus der Intensität der stattgehabten Behandlung.

Während aber der Blutwassermann recht inkonstant ist und durch eine Behandlung leicht zu beeinflussen, ist der *Wassermann im Liquor* wohl eines der konstantesten Eigenschaften der luetischen Spinalflüssigkeit und ist durch eine antiluetische Behandlung am schwersten unter allen Liquorreaktionen zu beeinflussen. Bei meinen männlichen Patienten fand ich in 75% der Fälle negative, in 25% positive Reaktionen im Liquor. Bei den weiblichen Kranken 100% negative Liquorreaktionen. Nach SIEBENMANN kann die Schwerhörigkeit in zweifacher Art zustande kommen; eine eitrige Erkrankung des Mittelohres, die, wie bereits früher hervorgehoben, bei Erbsyphilitischen recht häufig vorkommt, greift auf das innere Ohr über. Bei dem anderen Typus ist das Mittelohr frei von Erscheinungen, es handelt sich um eine rein labyrinthäre Schwerhörigkeit als Teilsymptom der Hutchinsontrias. Der klinische Verlauf derartiger Acusticusaffektionen kann sehr verschieden sein. Am häufigsten findet man eine in früher Jugend auftretende Schwerhörigkeit, die allmählich progredient ist und nach mehr oder minder langer Zeit zur vollständigen Ertaubung führen kann. Der Zeitraum vom Beginn der Erkrankung bis zur vollständigen Ertaubung kann bei dieser Verlaufsart zwischen 6 Monaten bis zu 20 Jahren schwanken. Auf Grund meines Krankenmaterials scheint die Prognose in bezug auf das Gehör um so schlechter und der Verlauf um so rascher, je älter das Individuum zur Zeit des Beginns der Höraffektion ist.

Bei einer 24 Jahre alten Tänzerin, die an der Wiener Hofoper engagiert war und bis zu ihrem 24. Lebensjahr nicht die geringsten Hörstörungen zeigte, selbst musikalisch auch auf große Entfernung das Orchester oder das Klavier in allen seinen Tonlagen lückenlos hörte, trat plötzlich Ohrensausen und Schwerhörigkeit auf. Es bestanden Zeichen einer im 10. Lebensjahre überstandenen Keratitis parenchymatosa. Innerhalb 5 Monaten trat vollständige Taubheit auf. Die Kranke ist jetzt seit 10 Jahren ertaubt. Sie hat nur Vokalgehör. Die Vestibularapparate reagieren, allerdings stark herabgesetzt. Dagegen besteht quälendes Ohrensausen unvermindert weiter. Nur bei einem jetzt 23jährigen Mann, bei dem vor 7 Jahren die ersten Ohrerscheinungen auftraten, hält sich das Gehör noch in sozialer Brauchbarkeit. Es ist der einzige unter meinen Fällen, bei dem eine in späten Jahren aufgetretene Hörstörung nicht zu hochgradiger Schwerhörigkeit geführt hat.

Im allgemeinen wird bei diesem klinischen Verlauf die Schwerhörigkeit nur allmählich progredient zur Taubheit führen. Eine kritische Zeit für das Gehör stellt die *Pubertät* dar, während welcher Zeit man oft bedeutende Hörverschlechterungen beobachten kann.

Einen viel selteneren Typus stellt die *apoplektiform* auftretende Taubheit dar. Ich verfüge über drei Fälle, von denen der eine über Nacht, die anderen in einem Zeitraum von 3 resp. 5 Tagen vollständig ertaubt sind, ohne daß irgendwelche Vestibularerscheinungen vorhanden gewesen wären. Der älteste dieser Patienten war 9 Jahre zur Zeit der Ertaubung. In einem Drittel der Fälle SCHLITTLERS war das Auftreten der Schwerhörigkeit ein plötzlich apoplektiformes. Innerhalb weniger Tage bis 2 Wochen beobachtete er rapide Abnahme des Gehörs, bei einem Fall eine Ertaubung über Nacht. Unter 7 Fällen sah Hopmann einmal bei einer 25 jährigen Patientin plötzliche Ertaubung. Moos berichtet von einem Fall, in welchem innerhalb weniger Tage totale doppelseitige Taubheit eintrat. Trotz dieser Beobachtungen dürfte wohl der apoplektiforme Typus zu den selteneren Arten des Verlaufes gehören. Bei einem dritten Typus stehen im Vordergrund der klinischen Erscheinungen die subjektiven, äußerst quälenden Geräusche, die die verschiedenste Höhe und verschiedensten Klangfarben haben können. Bei dieser Form besteht fast ausnahmslos ein sozial brauchbares Gehör. Sehr häufig findet man eine nur ganz geringe Herabsetzung des Hörvermögens. Solche Fälle sind schon bei Gradenigo (1), bei Politzer, bei Knapp und bei Moos erwähnt. Das relativ gute Gehör verschlechtert sich fast nie. Der Vestibularapparat ist für calorische und Drehreize normal ansprechbar, dagegen bestehen trotz aller Therapie die subjektiven Ohrgeräusche unvermindert weiter und bringen derartige Menschen oft zur Verzweiflung.

b) Statischer Apparat.

Bezüglich der Labyrinthreaktionen wird man empyrisch zwei Gruppen unterscheiden können. Denn im allgemeinen zeigt sich, daß ein gewisser Parallelismus zwischen der Schädigung des Gehörs mit den Erkrankungen des statischen Apparates bei der kongenitalen Lues besteht.

1. Leichte und mittelschwere Fälle. Darunter wären solche Fälle einzureihen, bei denen das Gehör nicht unter 1 m Konversationssprache gesunken ist. Bei solchen Kranken ist die Vestibularreaktion sowohl für calorische als Drehreize vorhanden.

2. Schwere Fälle. Sie beziehen sich auf ein Gehör von $^1/_2$ m Konversationssprache bis zur kompletten Taubheit. Sie zeigen fast ausnahmslos bezüglich der Vestibularreaktionen Abweichungen von der Norm und zwar derart, daß die Vestibularreaktionen, wenn auch nicht erloschen, so doch meistens hochgradig herabgesetzt sind. Bei Kranken mit vollständiger Taubheit wird man sowohl erhaltene als auch erloschene Reflexerregbarkeit des statischen Labyrinths finden können, wobei auch eine der beiden lymphokinetischen Reizarten erloschen, die andere erhalten sein kann. Außerdem kann bei Fehlen einer Reizart die andere pathologisch gesteigert sein. Unabhängig vom Ausfall der lymphokinetischen Reaktionen, unabhängig von deren Intensität oder Fehlen, unabhängig von der Cochlearfunktion, ist auf Grund der Beobachtungen an meinem Material die galvanische Reaktion immer erhalten und nur mit ganz wenigen Ausnahmen mit normalen Stärken auslösbar. Man wird also bei querer Durchleitung des Stromes durch den Schädel im Durchschnitt bei 4 M. A., bei unipolarer Reizung bei 6—7 M. A. deutlichen Nystagmus auslösen können.

Gerade bei der Funktion des statischen Labyrinths erscheint es wichtig, zwei große Typen von Heredoluetikern zu unterscheiden. Die eine Gruppe gehört dem Typus Hutchinson an. Bei der anderen Gruppe bestehen aber nur Erscheinungen von seiten des Ohres, Augenveränderungen und Zahndeformitäten fehlen. Diese Fälle sind es, bei denen oft starke Stromstärken notwendig sind, um galvanischen Nystagmus zu erzeugen und diese Fälle weichen vielfach von jenem Typus ab, den wir bei der Heredolues zu sehen gewöhnt sind. Allerdings kann in seltenen Fällen die Ohrerkrankung als einziges Symptom der Hutchinsontrias klinisch in Erscheinung treten.

Während aber die neurologische Untersuchung der Fälle der Hutchinsontras ausnahmslos einen negativen Nervenbefund ergibt und die Untersuchung auf keinerlei Aktivität oder Intensität eines luetischen Prozesses hindeutet, zeigen die früher erwähnten Fälle neurologisch deutlich positiven Befund. Sie zeigen auch bei der Liquoruntersuchung ähnliche Veränderungen bezüglich des Zellgehaltes und der biochemischen Reaktionen wie Fälle von erworbener Syphilis, während die Hutchinsonfälle, wenn sie überhaupt Abweichungen von der Norm zeigen, dies nur in äußerst geringem Grade tun und die obere Grenze des Normalen nicht beträchtlich überschreiten. Es sind also Kranke der zweiten Gruppe, Fälle mit einer kongenitalen Lues des Nervensystems und sie zeigen auch bezüglich des Ohres dieselben Befunde in Beziehung auf die Vestibularreaktionen, wie man sie bei der akquirierten Lues des Nervensystems gewöhnlich finden kann.

Daß wir es bei den Erkrankungen des statischen Labyrinthes höchstwahrscheinlich mit einer *Erkrankung des lymphokinetischen Apparates* zu tun haben, glaubte ich aus den Vestibularreaktionen, speziell aus dem konstanten Vorhandensein einer normalen galvanischen Reaktion erschließen zu dürfen. Ferner geht aus den gemeinsam mit Schacherl durchgeführten Untersuchungen hervor, daß bei den Fällen mit der Hutchinsontrias keine Mitbeteiligung der Hirnhäute oder des Nervensystems nachzuweisen ist. Damit im Einklang steht auch, daß wir gerade bei der hereditären Lues häufiger ein Fehlen der calorischen als der Drehreaktion beobachten können. So spricht ja nach der Ansicht Neumanns die Unerregbarkeit für calorische Reize und die normale oder gesteigerte Erregbarkeit für Drehreize für Konsistenzveränderungen der flüssigen Bestandteile des Vestibularapparates. Hingegen findet man bei allmählich fortschreitender Erkrankung der Nerven und Nervenendigungen in einer bestimmten Periode der Erkrankung den Vestibularapparat für Drehreize unerregbar, für calorische Reize jedoch, wenn auch schwach, so doch deutlich ansprechbar.

Die beigegebene Tabelle von 19 Vestibularuntersuchungen bei hereditärer Lues gibt ein Bild von dem Verhalten der lymphokinetischen Reaktionen und der galvanischen Reaktion.

Dabei sei ausdrücklich bemerkt, daß sich kein Fall darunter findet, der ein besseres Gehör als $^1/_2$ m laute Konversationssprache hatte.

	Kalorisch		Drehen		galvanisch quer
	rechts	links	rechts	links	
1	+	+	+	+	4 M.A.
2	−	−	−	−	5 ,,
3	−	−	−	−	10 ,,
4	−	−	−	−	4 ,,
5	+	+	−	−	3 ,,
6	+	+	+	+	5 ,,
7	−	−	+	+	4 ,,
8	−	−	−	−	4 ,,
9	−	−	−	−	4 ,,
10	−	−	−	−	5 ,,
11	?	?	++	++	5 ,,
12	?	?	+	?	4 ,,
13	−	−	+	+	5 ,,
14	−	−	++	++	4 ,,
15	−	−	−	−	5 ,,
16	?	?	+	+	4 ,,
17	?	?	?	?	4 ,,
18	−	−	−	−	3 ,,
19	?	?	+	+	4 ,,

Negativ = − bedeutet keine Reaktion
++ bedeutet gesteigerte Reaktion
? bedeutet fragliche Reaktion.

Bezüglich des Zeitpunktes des *Auftretens der Labyrintherkrankungen* lassen sich, wenigstens an meinem Material, keine sicheren Aufschlüsse geben. Zum Teil kommen die Fälle erst nach längerem Bestehen zur Beobachtung. Andererseits, und das ist wohl das wichtigste, kann man außer bei den apoplektiform einsetzenden Schädigungen des inneren Ohres aus der Anamnese, abgesehen von den häufigen Angaben über leichte Schwindelerscheinungen, häufig leichte Gleichgewichtsstörungen, niemals aber wirklich schwere Labyrinthattacken feststellen. Es entwickeln sich auch bei diesen Fällen trotz der hochgradigen Veränderungen im statischen Labyrinth die Funktionsverluste allmählich und schleichend und in der Regel ohne bedeutende subjektive Vestibularerscheinungen. So hebt auch Alexander (1) hervor, daß bedeutende Veränderungen im statischen Labyrinth sich bei den hereditär-syphilitischen Erkrankungen symptomlos entwickeln können. Aber selbst bei apoplektiform einsetzender Ertaubung oder bei Ertaubung innerhalb weniger Tage fehlen sehr häufig Angaben über Labyrinthschwindel und bei der Untersuchung sind keine vestibularen Gleichgewichtsstörungen festzustellen. Während wir in der Regel derartige Fälle erst spät zu Gesicht bekommen, erscheint ein Patient meiner Beobachtung deshalb erwähnenswert, weil ich bereits 8 Tage nach der plötzlich eingesetzten Ertaubung die Kranke untersuchen konnte. Es war ein $4^1/_2$jähriges Mädchen, das bis vor 7 Monaten vollständig gesund war. Um diese Zeit begann eine Keratitis parenchymatosa. Antiluetische Behandlung. Vor 7 Wochen bemerkten die Eltern eine Abnahme des Gehörs, sie war jedoch so gering, daß kein Arzt zu Rate gezogen wurde. Eine Woche bevor ich das Kind sah, erwachte es des Morgens und die Eltern bemerkten, daß es komplett taub war. Die Untersuchung zeigte außer beiderseitiger kompletter Taubheit Fehlen jedes spontanen Nystagmus. Keine Gleichgewichtsstörung. Für Kalt- und Warmspülung waren beide Labyrinthe nicht ansprechbar und die Untersuchung auf dem Drehstuhl ergab eine komplette Ausschaltung für alle sechs Bogengänge. Durch eine genaue Anamnese konnte außerdem festgestellt werden, daß auch am Tage der Ertaubung keine wie immer geartete Gleichgewichtsstörung bestand und daß das Kind sich ganz so wie gewöhnlich benommen habe. Auch beim Spielen und Herumlaufen des Kindes haben die Eltern keinerlei Störungen im Gleichgewicht bemerkt.

Eine vornehmlich bei der Lues hereditaria zu beobachtende Labyrinthreaktion ist das Auftreten von Bulbusbewegungen bei. Luftkompression resp. Aspiration im äußeren Gehörgang. Diese *Fistelsymptome* bei kongenitaler Lues wurde zuerst von Hennebert beschrieben und führt seither seinen Namen. Die anatomischen Grundlagen dieses Fistelnystagmus sind uns mangels histologischer Untersuchungen noch unbekannt. Alexander meinte, daß Veränderungen des Ringbandes des Stapes zur Erklärung herangezogen werden können. Nager dagegen bringt es mit einer erhöhten Erregbarkeit des Labyrinths in Verbindung. Auffallend ist, daß man fast nie einen kräftigen Nystagmus mit rotatorischer und horizontaler Komponente sieht wie häufig bei echten Labyrinthfisteln, sondern daß meistens nur schwache Deviationen der Bulbi zu finden sind. So habe ich bei einem Fall, der im Anschluß an einen Streifschuß der Schläfenbeinschuppe ein altes Hämatotympanon zeigte und normale Labyrinthreaktionen aufwies, bei Luftkompression ein deutliches Fistelsymptom mit rotatorischer Komponente nach rechts und einer langsamen Deviation nach links beobachten können. Aber auch in diesem Fall mußte man trotz des nicht eitrig erkrankten Mittelohres und des normalen Trommelfells eine Dehiszenz in der knöchernen Labyrinthkapsel annehmen und dieser letztere Umstand scheint wohl für die Art des Nystagmus beim Hennebertschen Symptom von Bedeutung zu sein. Robert Lund hat bei Hennebertschen Fällen zuweilen einen negativen Ausfall des Rinneschen Versuches festgestellt und glaubt, daß es sich um gummöse Veränderungen am ovalen Fenster handeln könne, welche die Stapesfixation auflockern. Nager sah bei zwei derartigen Fällen vestibulare Übererregbarkeit, während Barany das Hennebertsche Symptom bei herabgesetzter calorischer und guter Drehreaktion sah.

Von den Alexanderschen Fällen war der eine für die Drehreaktion auf beiden Seiten untererregbar, bei einem anderen war die Drehreaktion negativ, die calorische Prüfung positiv. Und bei einem dritten sowohl die Dreh- als calorische Reaktion herabgesetzt. Die verschiedensten Labyrinthbefunde hat bei derartigen Fällen Ruttin (2) erheben können. Bei zwei Fällen konnte ich Übererregbarkeit für alle Reize und in einem Fall Übererregbarkeit für calorische Reize sehen. Sicherlich sind die Fälle mit Übererregbarkeit des Vestibularapparates sehr selten. Während Alexander (1) bei 24 Fällen mit hereditärer Lues dreimal das Fistelsymptom feststellte, fand Schlittler unter 33 Fällen nur einmal das Hennebertsche Symptom. Merkwürdig ist ein von Ruttin (3) beobachteter Fall, bei dem beim Aussprechen von „M" und „N" Fistelsymptom auftrat. Ein bilaterales Fistelsymptom bei Unerregbarkeit des Labyrinths für calorische und Drehreize sowie kompletter einseitiger Taubheit hat E. Urbantschitsch beschrieben. Trotzdem die Wassermannsche Reaktion negativ war, muß man bei diesem Fall mit größter Wahrscheinlichkeit annehmen, daß es sich um eine hereditäre Lues handelte. In dem Fall von J. Fischer fand sich das Fistelsymptom auf der Seite, auf welcher Hörreste vorhanden waren. Es bestand Unerregbarkeit beider Labyrinthe für Drehreize. Das rechte Ohr ergab bei der Calorisation einige Nystagmusschläge, das linke Ohr war calorisch unerregbar. Auf der rechten Seite, auf der Hörreste und eine stark herabgesetzte thermische Reaktion bestand, war bei Aspiration das Hennebertsche Symptom auslösbar.

Außer einem von mir beobachteten Fall, der bei Kompression resp. Aspiration vertikalen Nystagmus aufwies, konnte ich eine derartige Nystagmusrichtung in der Literatur nicht verzeichnet finden. Der 30 jährige Patient war in seinem 8. Lebensjahr innerhalb kurzer Zeit beiderseits ertaubt. Es bestand geringer rotatorisch-horizontaler Nystagmus bei Extremblick nach rechts resp. links. Kalorische Reaktion beiderseits stark herabgesetzt, jedoch mit typischem Vorbeizeigen der Arme. Für das linke Labyrinth ergaben sich 15 schwache Nystagmusschläge nach Drehung, für das rechte Labyrinth war die Reaktion so unsicher, daß nur durch den Zeigeversuch die positive Erregbarkeit erschlossen werden konnte. Bei Kompression der Luft im rechten äußeren Gehörgang tritt bei Anstellung der Fistelprobe ein deutlich vertikaler, nach abwärts gerichteter Nystagmus auf, bei Aspiration ein bedeutend stärkerer, nach aufwärts gerichteter vertikaler Nystagmus. Den Vorschlag Henneberts befolgend, wurde auch mit verschiedenem Druck sowohl komprimiert als auch aspiriert, ohne daß eine Änderung in der Richtung des Fistelsymptoms bei dieser Art der Prüfung gefunden werden konnte.

Barany hat 3 Fälle von Lues gesehen, bei denen durch Druck zwischen Processus mastoideus und Unterkiefer Nystagmus auftrat. Bei einem Fall handelte es sich um eine hereditäre Lues mit kompletter Taubheit und kolossalem Fistelsymptom bei Druck auf den Gehörgang und einem umgekehrten Nystagmus bei Druck zwischen Kiefer und Processus mastoideus.

Die *Therapie* der Hörstörungen bei der kongenitalen Labyrinthsyphilis gehört zu den undankbarsten Aufgaben des Otiaters. Die Erfolge mit Quecksilber und Jod sind bei leichteren Fällen wenig befriedigend. Wirklich bedeutende Besserungen des Gehörs gehören zu den seltensten Ereignissen. Bei den schwereren Fällen versagt die Therapie fast ausnahmslos. Trotzdem seit den ersten Versuchen mit Salvarsan schon mehr als ein Dezennium verstrichen ist, können wir auf Grund unserer Beobachtungen an der Klinik Neumann nur feststellen, daß auch das Salvarsan in derartigen Fällen und speziell bei den schweren Formen ebensoviel und ebensowenig nützt wie jede andere Therapie.

Wanner hat bei den Verhandlungen der deutschen otologischen Gesellschaft in Frankfurt am Main über Funktionsprüfung bei kongenitaler Lues vor und 3 Wochen nach der Behandlung mit Salvarsan berichtet. Bei einem 16jährigen Mädchen zeigte sich keine Veränderung sowohl in der Schnecken- als auch in der Vestibularfunktion. Bei den schwereren, erst seit kurzer Zeit erkrankten

Kindern findet er eine sogar sehr beträchtliche Herabsetzung der Schneckenfunktion sowohl in bezug auf das qualitative als auch auf das quantitative
Verhältnis. Bei einer Patientin traten am rechten Ohr von der unteren Grenze
Verluste von $3^1/_2$ Oktaven auf, während am linken Ohr die Grenze ganz gleich
blieb. Bei einem anderen Mädchen sah er ein Abnehmen der Hördauer am
linken Ohr, während das Kind vor der Injektion noch Schallgehör hatte, bestand
nach derselben keines mehr. Dagegen hebt Wanner besonders hervor, daß
am rechten Ohr dieser Patientin, welches vorher für sämtliche Stimmgabeln
und Pfeifen absolut taub war, eine Strecke von $2^1/_2$ Oktaven zum Vorschein
kam. Eine Änderung der Funktion des Vestibularapparates konnte er bei
keinem Falle feststellen. Er bringt die Verschlechterung nicht mit dem Salvarsan in Zusammenhang, sondern glaubt, daß das Salvarsan ebensowenig
wie eine andere antiluetische Therapie die Ohrerkrankung beeinflussen kann.

Nager hat sowohl Verbesserung als auch Verschlechterung beobachten
können.

Siebenmann sieht äußerst günstige Erfolge bei der hereditären Lues. In
keinem Falle konnte er eine Verschlechterung sehen, allerdings hat er nur
quantitative Untersuchung gemacht und qualitativ bloß mit der Sprache.
In 2 Fällen hat er eine recht beträchtliche und in einem Falle eine ganz enorme
Verbesserung erzielt.

Die Erfolge Scheibes gehen dahin, daß bei der hereditären Lues die Hörverschlechterung nicht fortschreitet.

Kander sah 2 Monate nach der Salvarsaninjektion Besserung und die
Prüfung mit der Flüstersprache ergab normale Verhältnisse.

Herzog konnte keinen Einfluß der Therapie, aber auch keine Schädigung
quoad Hörvermögen feststellen.

Schmuckert berichtet aus der Vossschen Klinik, daß sie durch Salvarsaninjektionen bei hereditärer Lues keine nennenswerte Änderung zu verzeichnen
hatten, allerdings glaubt ja Voss, daß die Dosierung eine große Rolle spiele.

Leidler hat aus der Wiener Poliklinik einen Fall vorgestellt, bei dem nach
Salvarsaninjektion eine bedeutende Verschlechterung des Hörvermögens aufgetreten war. Ich hatte teils Fälle mit deutlicher, allerdings vorübergehender
Besserung, verfüge aber auch über Fälle, bei denen nach Salvarsan eine bleibende
und bedeutende Abnahme des Gehörs stattgefunden hat und beide Gruppen
von Fällen wurden vor Jahren in der österreich.-otologischen Gesellschaft
demonstriert.

Auch heute, nachdem das Salvarsan bereits 12 Jahre in der Praxis
eingeführt ist, wird sich wohl kaum entscheiden lassen, ob es ein post hoc
oder ein propter hoc ist. Im allgemeinen werden die Fälle für die Salvarsanbehandlung eine um so bessere Prognose geben, je jünger die Erkrankung ist,
je jünger der Patient ist, je besser das Gehör ist und je mehr sich der Vestibularapparat der Normalität nähert. Diese Kriterien bestehen allerdings für die
Prognose jeder Behandlung. Bei Fällen mit beiderseits hochgradig herab-
gesetztem Gehör, also unter $^1/_2$ m Konversationssprache wenden wir das Salvarsan
vorsichtshalber nicht an. Ebenso wenn ein Patient auf einem Ohre taub ist
und am anderen weniger als 1 m Flüstersprache hört. Denn bei einem derart
schlechten Gehör besteht bei der Salvarsantherapie doch ein gewisses Risiko.

Auch die Behandlung mit den von Politzer eingeführten Pilocarpininjektionen ist nicht sehr aussichtsvoll. Man kann wohl vorübergehend Besserung
beobachten. Es ist aber mehr als fraglich, ob man diese Besserung mit der
Pilocarpininjektion in Zusammenhang bringen kann. Von Milchinjektionen
haben wir an der Klinik Neumann noch gar keine Erfolge gesehen. Über *künstliches Fieber* zur Therapie der hereditärluetischen Acusticusaffektionen hat

O. MAYER 1916 berichtet und einen diesbezüglichen Fall vorgestellt. Zu dieser Zeit hatte ich einige Tabiker mit nervöser Schwerhörigkeit in fortlaufender Behandlung, die mit künstlichem Fieber behandelt wurden und eine unverkennbare, wenn auch nicht bedeutende Besserung ihrer Hörweite aufwiesen. Die Zahl der von mir genau und durch längere Zeit behandelten Fälle von erbsyphilitischer Schwerhörigkeit mit künstlicher Fiebertherapie beträgt 9.

Die von WAGNER-JAUREGG und seiner Schule ausgearbeitete kombinierte Tuberkulin-Hg-Behandlung der progressiven Paralyse hat gute Erfolge gezeitigt. Aber auch nach bloßem Tuberkulin kann man zuweilen Stillstand oder Remissionen der Paralyse beobachten. DONATH und FISCHER haben das Natrium nucleinicum mit gleichem Erfolge angewendet und auch durch Staphylokokkenvaccine wurden Erfolge erzielt. Die diesbezügliche Behandlung hat aber bisher bei der hereditären Lues mir nur negative Resultate ergeben. Nur bei der Tuberkulinbehandlung konnte ich bei 3 Fällen eine wirklich deutliche Hörverbesserung feststellen, die aber nach 2 resp. 4, in einem Fall nach 6 Monaten vollständig geschwunden war. Das Gehör war wieder auf jenes Maß zurückgegangen, das es zu Beginn der Kur hatte. Für die Tuberkulinkuren kommen zwei Möglichkeiten in Betracht:

1. Es wird Tuberkulin injiziert mit möglichster Vermeidung jeglicher Fieberbewegung.

2. Die andere Art der Behandlung besteht darin, Fieber hervorzurufen.

Für die Behandlung erbsyphilitischer Schwerhörigkeit kommt natürlich die letzte Art in Betracht. Im allgemeinen sind aber auch bei dieser Behandlungsmethode die Resultate sehr unbefriedigend. Auch Mirion haben wir an der Klinik NEUMANN versucht und mit Ausnahme eines einzigen Falles, der von FINGER und NEUMANN behandelt wurde, mit diesem Jodpräparat dieselben negativen Erfolge erzielt wie mit jeder anderen Therapie.

Auch mit *Phlogetan* stellen wir gegenwärtig Versuche an, haben aber bisher nichts Besonderes gesehen.

Die günstigen Erfolge, die SCHLITTLER bei 43 Fällen von kongenitaler Lues durch die Salvarsan- bzw. Neosalvarsanbehandlung feststellen konnte, stehen in Widerspruch mit den Erfahrungen unserer Klinik, trotzdem auch bei uns die Fälle möglichst früh und sehr intensiv und lang behandelt werden. Bei 35% konnte er eine Besserung der Hörweite beobachten, bei 51% blieb das Gehör gleich und bei 14% erfolgte eine unbedeutende Verschlechterung. Bei 16 Frühfällen, die kurz nach Eintritt der Hörstörung mit Neosalvarsan behandelt wurden erzielte er in 75%, also 12mal, eine Besserung der Hörweite, 2mal blieb das Gehör unverändert und 2mal wurde es verschlechtert. Daß die Behandlung der kongenitalen Labyrinthsyphilis bis zum völligen und dauernden Umschlag der WASSERMANNschen Reaktion fortzusetzen ist, ist eine Selbstverständlichkeit. Wir behandeln auch an der *Klinik* NEUMANN Fälle, die bei der ersten Untersuchung negativen Wassermann haben, ausgiebigst antiluetisch, trotzdem haben wir leider keine so guten Erfolge und können bezüglich der Prognose leider nicht so optimistisch sein wie SCHLITTLER.

Literatur.

ALEXANDER (1): Die Syphilis des Gehörorgans. Wien: A. Hölder. 1904. — DERSELBE (2): Über die Behandlung der Syphilis nach EHRLICH-HATTA. Wien. klin. Wochenschr. 1910. Nr. 50. — DERSELBE (3): Zur Frage der luetischen Erkrankungen des Labyrinthes und des Hörnerven. Wien. klin. Wochenschr. 1911. Nr. 13. — ASAI: Beiträge zur pathologischen Anatomie des Ohres bei Lues hereditaria. Wiesbaden: J. F. Bergmann. 1908. — BÁRÁNY: Jahrb. d. Psychiatrie u. Neurol. 1907. S. 373. — BARATOUX: De la syphilis de l'oreille. Paris 1886. — BARR: Brit med. journ. 1885. — BECK, O. (1): Österr. otol. Ges. 27. 6. 1910. — DERSELBE (2): Österr. otol. Ges. 31. 10. 1910. — DERSELBE (3): Ibidem 28. 11. 1910. —

Derselbe (4): Ibidem 27. 2. 1911. — Derselbe (5): Dtsch. otol. Ges. 2. 6. 1911. — Derselbe (6): Österr. otol. Ges. 30. 10. 1911. — Derselbe (7): Otiatrische Indikationen und Kontraindikationen für die Salvarsanbehandlung der Syphilis. Münch. med. Wochenschr. Jg. 59, Nr. 35. — Derselbe (8): Österr. otol. Ges. 28. 10. 1913. — Derselbe (9): Österr. otol. Ges. 26. 5. 1913. — Derselbe (10): Österr. otol. Ges. Januar 1914. — Derselbe (11): Österr. otol. Ges. Oktober 1914. — Derselbe (12): Erbsyphilis und akustischer Ohrapparat. Med. Klinik. 1916. Nr. 12. — Derselbe (13): Österr. otol. Ges. Februar 1917. — Derselbe (14): Österr. otol. Ges. 31. 3. 1919. — Derselbe (15): Bemerkungen zur Frage der Erkrankung des Gehörapparates nach Behandlung mit Arsenbenzol. Wien. klin. Wochenschr. 1910. Nr. 52. — Beck und Kerl: Monatsschr. f. Ohrenheilk. u. Laryngo-Rhinol. 1920. H. 6. — Beck und Popper: Kongreßbericht Wiesbaden 1922. — Beyer: Katz-Blumenfeld 1922. — Bondy: Österr. otol. Ges. Dezember 1909. — Brünning: Arch. f. Ohren-, Nasen- u. Kehlkopfheilk. Bd. 109, H. 1. — Buck: Syphilitische Ohraffektionen. Americ. journ. of otol. 1879. — Charazac: Rev. de laryngol., d'otol. et de rhinol. Tome 13. — Citelli: Die Salvarsanbehandlung bei luetischen Neurolabyrinthitiden. 9. Internat. Otologenkongreß Boston August 1912. — Frey (1): Über das Vorkommen von Erkrankungen des inneren Ohres in frühen Stadien der Syphilis. Wien. klin. Wochenschr. 1911. Nr. 11. — Derselbe (2): Die Beziehungen der Syphilis und der antisyphilitischen Therapie zum Gehörorgan. Heilkunde 1911. Nr. 11. — Frühwald (1): Über Liquorveränderungen bei Alopecia syph. usw. Dermatol. Wochenschr. 1918. Bd. 67. — Derselbe (2): Über das Verhalten des Liquor cerebrospinalis bei Frühsyphilis. Ref.: Dermatol. Zentralbl. 1917. S. 107. — Gatscher: Demonstration in der Gesellsch. der Ärzte in Wien 1919. — Gerber: Die Syphilis der Nase, des Halses und des Ohres. Berlin: S. Karger. 1910. — Gradenigo (1): Ohrenerkrankungen bei der hereditären Syphilis. Arch. f. Ohren-, Nasen- u. Kehlkopfheilk. Bd. 32. — Derselbe (2): Arch. f. Ohren-, Nasen- u. Kehlkopfheilk. Bd. 38, S. 310. — Derselbe (3): Arch. f. Ohren-, Nasen- u. Kehlkopfheilk. Bd. 27, S. 105. — Derselbe (4): Schwartzes Handb. Bd. 2, S. 514. — Habermann (1): Die luetischen Erkrankungen des Gehörorgans. Haugs klin. Vorträge. Bd. 1, H. 1. Jena 1896. — Derselbe (2): Über Erkrankungen des Gehörorgans infolge Tabes. Arch. f. Ohren-, Nasen- u. Kehlkopfheilk. 1891. — Haike und Wechselmann: Berl. klin. Wochenschr. 1911. Nr. 13 u. 16. — Haug (1): Münch. med. Wochenschr. 1894. Nr. 35. — Derselbe (2): Gumma des Warzenfortsatzes. Arch. f. Ohren-, Nasen- u. Kehlkopfheilk. Bd. 36, S. 201. — Heermann: Die Syphilis in ihrer Beziehung zum Gehörorgan. Samml. zwanglos. Abhandl. Bd. 4, H. 2 u. 3. — Hennebert: Ein neues Symptom der hereditär-syphilitischen Labyrinthitiden. Belg. Ges. f. Ohrenheilk. 21. Jahresversammlung Gent März 1914. — Hermet (1): De la surdite dans la syphilis heredit. Ann. de dermatol. et de syphiligr. 1884. — Derselbe (2): De la surditedans la tabes. Union med. 1884. — Derselbe (3): Les maladies de l'oreille 1892. — Hessler: Gumma der Ohrmuschel. Arch. f. Ohren-, Nasen- u. Kehlkopfheilk. Bd. 20, S. 242. — Hopmann: Zeitschr. f. Ohrenheilk. u. f. Krankh. d. Luftwege. Bd. 51, S. 31. — Hulot: Ann. de dermatol. et de syphiligr. 1878. — Hutchinson (1): A clinical mem on certain diseases etc. London 1863 — Derselbe (2): Syphilis. Leipzig 1896. — Jegu: De la syphilis de l'oreille. Paris 1884. — Kander: Dtsch. otol. Ges. 1911. — Kirchner: Syphilis der Paukenhöhle. Arch. f. Ohren-, Nasen- u. Kehlkopfheilk. Bd. 28. — Knapp: Ererbte syphilitische Ohrenleiden. Zeitschr. f. Ohrenheilk. u. f. Krankh. d. Luftwege. Bd. 9, S. 145. — Knick und Zolo: Acusticuserkrankungen im Frühstadium der Lues, insbesondere nach Salvarsan. Berl. klin. Wochenschr. 1912. Nr. 14/15. — Kobrak: Untersuchungen des Nervus octavus usw. Beitr. z. Anat., Physiol., Pathol. u. Therapie d. Ohres, d. Nase u. d. Halses. Bd. 14. 1920. Königstein und Goldberger: Wien. klin. Wochenschr. Jg. 30, Nr. 12. — Königstein und Spiegel: Zur pathologischen Anatomie der Nervensyphilis im frühen Sekundärstadium der Syphilis bei positivem Spinal- und negativem Nervenbefund. Wien. klin. Wochenschr. 1920. Nr. 1. — Lanceraux: La Syphilis. Paris 1866. — Lang: Vorlesungen über Pathologie und Therapie der Syphilis. Wiesbaden: J. F. Bergmann. 1896. — Leidler: Österr. otol. Ges. 1912. — Lucae: Zitiert nach Politzer, Geschichte der Ohrenheilk. — Lüders: Die syphilitische Mittelohrentzündung. Dtsch. med. Wochenschr. 1913. Nr. 5. — Lund: Zitiert nach Internat. Zentralbl. f. Ohrenheilk. Bd. 16, H. 9. — Mayer, O. (1): Künstliches Fieber zur Therapie der heredit.-luetischen Acusticusaffektionen. Österr. otol. Ges. 27. 3. 1916. — Derselbe (2): Histologische Untersuchungen zur Kenntnis der Entstehung der Taubheit infolge angeborener Syphilis. Arch. f. Ohren-, Nasen- u. Kehlkopfheilk. Bd. 77, S. 189. — Derselbe (3): Salvarsan bei Lues des Acusticus. Österr. otol. Ges. November 1915. — Moos: Zeitschr. f. Ohrenheilk. u. f. Krankh. d. Luftwege. Bd. 11. — Nager: Funktionsprüfung bei heredit.-luetisch erkrankten Gehörorganen. Dtsch. otol. Ges. Juni 1911. — Neumann (1): Österr. otol. Ges. 1907. — Derselbe (2): Ibidem 28. 11. 1910. — Derselbe (3): Ibidem 30. 10. 1911. — Derselbe (4): Ibidem 30. 1. 1911. — Derselbe (5): Monatsschr. f. Ohrenheilk. u. Laryngo-Rhinol. Bd. 41. — Oedmannsson: Nord. med. Ark. 1869. — Panse: Arch. f. Ohren-, Nasen- u. Kehlkopfheilk. Bd. 68. 1906. — Petit und Schede: Zitiert nach Alexander. — Politzer: Lehrb. d. Ohrenheilk. — Ravogli:

Arch. f. Ohren-, Nasen- u. Kehlkopfheilk. Bd. 16. — Rosenstein: Arch. f. Ohren-, Nasen- u. Kehlkopfheilk. Bd. 65, S. 193. — Ruttin (1): Zur Differentialdiagnose der Labyrinth- und Hörnervenerkrankungen. Zeitschr. f. Ohrenheilk. u. f. Krankh. d. Luftwege. Bd. 57, H. 4. 1908. — Derselbe (2): Verhandl. d. dtsch. otol. Ges. 1921. — Derselbe (3): Österr. otol. Ges. Februar 1915. — Scheibe: Dtsch. otol. Ges. 1911. — Scheuer: Die Syphilis der Unschuldigen. Berlin u. Wien: Urban & Schwarzenberg. 1910. — Schlittler: Zur Pathologie und Therapie der kongenitalen Labyrinthsyphilis mit besonderer Berücksichtigung der Salvarsanbehandlung und ihrer Erfolge. Beitr. z Anat., Physiol. Pathol. u. Therapie d. Ohres, d. Nase u. d. Halses. 1921. H. 2/3. — Schmuckert: Verhandl. d. dtsch. otol. Ges. 1911. — Schwartze (1): Handb. d. Ohrenheilk. Leipzig 1892. — Derselbe (2): Arch. f. Ohren-, Nasen- u. Kehlkopfheilk. Bd. 4. — Derselbe (3): Arch. f. Ohren-, Nasen- u. Kehlkopfheilk. Bd. 19. — Sexton (1): Arch. f. Ohren-, Nasen- u. Kehlkopfheilk. Bd. 17. — Derselbe (2): Arch. f. Ohren-, Nasen- u. Kehlkopfheilk. Bd. 20. — Siebenmann: Grundzüge zur Anatomie und Pathogenese der Taubstummheit. Wiesbaden: J. F. Bergmann. 1908. — Steinbrügge: Zeitschr. f. Ohrenheilk. u. f. Krankh. d. Luftwege. Bd. 17. 1888. — Stöhr: Über die Bildung breiter Kondylome im äußeren Gehörgang. Arch. f. Ohren-, Nasen- u. Kehlkopfheilk. Bd. 5, S. 130. — Stümpke: Labyrintherkrankungen im Frühstadium der Syphilis. Dermatol. Zeitschr. Bd. 16. 1909. — Tröltsch (1): Gesammelte Beiträge zur Pathologie des Ohres. Virchows Arch. f. pathol. Anat. u. Physiol. Bd. 17, S. 19. — Derselbe (2): Ibidem Bd. 22. — Urbantschitsch, E.: Österr. otol. Ges. März 1914. — Voltolini: Virchows Arch. f. pathol. Anat. u. Physiol. Bd. 27. 1862. — Voss: Hör- und Gleichgewichtsstörungen bei Lues. Dtsch. otol. Ges. Stuttgart Mai 1913. — Wanner: Dtsch. otol. Ges. Frankfurt a. M. 1911. — Webster: Zeitschr. f. Ohrenheilk. u. f. Krankh. d. Luftwege. Bd. 13. 1884. — Winkler (1): Österr. otol. Ges. 1917. — Derselbe (2): Dtsch. otol. Ges. 1914.

VI.

1. Die Geschwülste des Ohres.

Von

Max Goerke-Breslau.

Wollten wir versuchen, wie es wohl am Platze wäre, zunächst einmal Inhalt und Grenzen unseres Themas zu präzisieren, d. h. eine Begriffs- und Umfangsbestimmung unserer Aufgabe vorauszuschicken, so müßte dieser Versuch, so einfach er für den ersten Augenblick erscheinen mag, von vornherein an der Unmöglichkeit scheitern, eine scharfe Definition des Begriffes „Geschwulst" zu liefern. Denn auch die pathologische Anatomie, von der wir uns bei unserem Vorhaben Rat holen wollen, vermag uns keine bestimmte klare Antwort auf die Frage zu geben, was wir unter Geschwülsten zu verstehen haben. Diese Frage ist durchaus keine müßige, denn es herrscht, wie wir sehen werden, gerade in der otologischen Literatur darin eine ziemliche Verwirrung und Unklarheit. Leider vermögen uns, wie gesagt, die von den pathologischen Anatomen gegebenen Definitionen keine völlige Klarheit zu schaffen. Wenn z. B. Ziegler als Geschwulst eine Gewebsneubildung bezeichnet, die „einen atypischen Bau besitzt und keine dem Wohle des Gesamtorganismus dienenden Funktionen ausübt und auch kein typisches Ende ihres Wachstums erkennen läßt, so trifft die erste und dritte Eigenschaft nicht auf alle gutartigen Neubildungen zu, die zweite ist auch manchen entzündlichen Gewebsbildungen (z. B. Polypen) eigen.

Auch die Ribbertsche Definition der Geschwülste als „in sich abgeschlossener Neubildungen von dauerndem Wachstum" — von Lubarsch richtiger in „von dauernder und unbegrenzter Wachstums*fähigkeit*" verbessert — scheint keineswegs den Kern zu treffen. So haben denn viele Pathologen vorgezogen, anstatt einer Erklärung die verschiedenen Formen der Geschwülste in einzelnen Gruppen unterzubringen, die entweder nach histologischen Gesichtspunkten

voneinander getrennt werden (bindegewebige und epitheliale Tumoren) oder
nach ihrem Verhalten zum Mutterboden (homologe und heterologe) oder nach
ihren klinisch-pathologischen Erscheinungsformen (expansiv und infiltrativ
wachsende) oder schließlich auf Grund gewisser biologischer Eigentümlichkeiten.
So unterscheidet Lubarsch:

1. Geschwülste, die nur die Bedeutung von örtlichen Mißbildungen haben
und nach Abschluß des physiologischen Wachstums des Gesamtkörpers überhaupt
kein Wachstum mehr zeigen (z. B. angeborene Ohranhänge, Angio-kavernome);

2. solche Bildungen, die eine gewisse Autonomie im Bau aufweisen, im großen
ganzen aber sich den normalen Lebensgesetzen fügen (z. B. Fibrome);

3. solche Bildungen, die sich im Wachstum von den physiologischen Lebensgesetzen emanzipieren und eine völlige Gesetzlosigkeit zeigen (maligne Tumoren.)

Albrecht wiederum unterscheidet nach Lagerung und Anordnung der
Bestandteile:

1. Bildungen, die mit Sicherheit als an abnormer Stelle gelagerte Organteile
anzusehen sind und nur durch die abnorme Lagerung und Abgrenzung den
Eindruck von Geschwülsten hervorrufen *(Choristome)*. (Hierher werden z. B.
manche Knorpeleinlagerungen in der Labyrinthkapsel zu rechnen sein).

2. Geschwulstartige Bildungen, in denen nur eine abnorme Mischung der
normalen Bildungsteile des Organs vorliegt, in dem sie auftreten, und zwar
abnorme Mischung entweder der Menge oder der Anordnung oder dem Grade
der Ausreifung nach oder in allen drei Hinsichten *(Hamartome)* (z. B. Angiome).

3. Eigentliche Geschwülste *(Blastome)*.

Daß die Grenzen keine scharfen sind, gibt Albrecht selbst zu in der Aufstellung von Mischtypen, wie Choristoblastome und Hamartoblastome.

Auch die rein klinische Einteilung in „gutartige" und „bösartige" Geschwülste
ist nicht durchzuführen, weil es — abgesehen von der Tatsache, daß ein ursprünglich gutartiger Tumor eine maligne Umwandlung erfahren kann — Bildungen
gibt, die als gutartig bezeichnet werden müssen, weil sie nicht infiltrativ wachsen
und keine Metastasen machen, dagegen als bösartig, weil sie rezidivieren und ferner
Bildungen, die gutartig sind, weil sie weder infiltrativ wachsen, noch Metastasen
noch Rezidive machen, bösartig aber darin, daß sie in einem ausgesprochen
expansiven Wachstum eine gewisse klinische Malignität dokumentieren.

Nimmt man ferner die Schwierigkeit hinzu, in vielen Fällen einfache Hypertrophien und entzündliche Bildungen von echten Geschwülsten abzugrenzen,
z. B. Elephantiasis der Ohrmuschel von Lymphangiomen, Exostosen von
echten Osteomen, das Keloid sowie manche Formen von „Ohrpolypen" korrekt
zu rubrizieren, ganz zu schweigen vom Cholesteatom, so ergibt sich daraus die
Unmöglichkeit, unser Thema richtig abzugrenzen. So bleibt denn nichts übrig,
als alle diese und andere geschwulstähnlichen Bildungen mit in unsere Erörterung hineinzuziehen, wodurch allerdings ein ziemlich buntes Bild entsteht,
das noch komplizierter dadurch wird, daß wir es beim Ohre nicht mit einem
einheitlich gebauten Organe zu tun haben, sondern mit einem Gebilde, das
Haut, Schleimhaut, Knorpel, Knochen, Sinnesnerv in sich vereinigt.

Wenn wir daher, wie es am einfachsten und praktischsten erscheint, die
einzelnen Abschnitte des Gehörorgans rein topographisch nacheinander besprechen, so werden sich gewisse Wiederholungen nicht vermeiden lassen.

Schließlich dürfen wir, wenn auch lediglich die primären Tumoren des Ohres
streng zu unserem Thema gehören, auch die sekundären Geschwülste nicht
vergessen, um so weniger, als gerade diesen letzteren, wie wir sehen werden,
ein ganz besonderes klinisch-otiatrisches Interesse zukommt.

Vorweg noch einige Worte über die *Häufigkeit* der Ohrtumoren überhaupt.
Trotz der geradezu erstaunlich reichen Kasuistik in der Literatur können wir

sagen, daß Geschwülste des Ohres im Vergleiche mit solchen an anderen Organen sehr selten sind. Gerade diese Seltenheit mag der Grund dafür sein, daß fast jede Beobachtung mitgeteilt ist und die Gesamtkasuistik darum so außerordentlich groß erscheint. Nach den statistischen Angaben (SENFF, BEZOLD, GRUBER u. a.) gehören die Geschwülste zu den selteneren Ohrerkrankungen. Nach SENFF fanden sich unter 71 450 Ohraffektionen nur 34 Tumoren; GRUBER hat unter 10 157 Ohrkranken kein Sarkom gesehen, BEZOLD unter 5327 Fällen nur ein Sarkom, unter 20 000 Fällen nur 4 maligne Tumoren, JUNOD aus dem Material der Baseler Klinik nur 6 unter 45 000 Patienten. Nach KUHN fanden sich bei 3365 Sektionen 128 Carcinome, davon kein einziges am Ohr.

Ohrmuschel.

Alle Arten von Geschwülsten, die sonst an der Haut vorkommen können, finden sich gelegentlich auch an der Ohrmuschel. Entzündliche Hypertrophien von geschwulstähnlichem Aussehen, wie z. B. das Othygroma nephriticum von GLOGAU, doppelseitige enorme ödematöse Vergrößerung des Ohrläppchens bei Nephritis acuta, sind kaum hierherzurechnen. Dagegen sind andere geschwulstähnliche Bildungen besonders am Lobulus, ob sie sich nun in einer gleichmäßigen Vergrößerung des ganzen Läppchens zeigen oder als umschriebene Tumoren, als Grenzfälle hier aufzuführen. Dazu gehört vor allem das *Keloid* nach Ohrringstechen, das nach G. ALEXANDER nicht als einfache durch die Belastung durch das Ohrgehänge entstandene Hypertrophie aufzufassen ist, sondern durch geschwulstartiges Auswachsen der Bindegewebsfasern des Coriums zustande kommt, also echten Tumoren gleichzustellen ist.

Ebenso wird man bei der *Elephantiasis*, sofern sie auf lymphangiomatöser Grundlage sich ausgebildet hat, wie sie u. a. von E. URBANTSCHITSCH (1) beschrieben ist, einen geschwulstähnlichen Charakter nicht verkennen dürfen. Den Keloiden nahe stehen bereits echte Tumoren, die *Fibrome*, die häufig rein, seltener als Mischgeschwülste (Fibrolipom, Fibromyxom) beschrieben sind. Reine *Lipome* sind außerordentlich selten, *Chondrome* an der Ohrmuschel überhaupt noch nicht bekannt[1]).

Reichlicher sind die Mitteilungen über angeborene Geschwülste der Ohrmuschel, vor allem über *Angiome*, die sich häufig in den Gehörgang, ja bis auf das Trommelfell erstrecken können. Ein riesiges *Lymphangiom* hat ZIEGLER aus dem Material der Straßburger Klinik beschrieben, aus der gleichen Klinik JOSEPH ein kongenitales Kavernom sowie eine *Dermoidcyste* mit öligem Inhalt, Riesenzellen und Knochensubstanz in der Wandung. Auch das von TRÉTRÔP beobachtete „Cholesteatom des Ohrläppchens" ist wohl als Dermoidcyte aufzufassen. Neben den Dermoiden sind auch andere epitheliale Bildungen, Cysten, Atherome und die sog. Cornua cutanea zu erwähnen. Ein 3 cm langes, am freien Rande des Helix sitzendes Cornu cutaneum hat BELINOFF abgebildet.

Ein besonderes spezialistisches Interesse kommt allen diesen Bildungen nicht zu. Ihrem gutartigen Charakter entsprechend, der sich in der guten Abgrenzbarkeit und Konstantbleiben ihres Umfanges zu erkennen gibt, ist die Behandlung die üblich chirurgische. Nur bei dem *Keloid* wird man, um ein Rezidiv zu verhüten, nach dem Vorschlage ALEXANDERS (l. c.) mit THIERSCHscher Transplantation vorgehen, die Angiome, soweit solche überhaupt Objekt einer Behandlung sein können, entweder nach der guten alten Methode in einer

---

[1]) *Anmerkung bei der Korrektur.* Von selteneren Tumoren sind neuerdings u. a. von MOSES: Symmetrische leukämische Tumoren der Ohrläppchen (Zeitschr. f. Ohrenheilk. u. f. Krankh. d. Luftwege Bd. 7, S. 215) und von BLOEDHORN: Lymphadenosis cutis circumscripta des Ohrläppchens (Ebenda S. 224) beschrieben worden.

oder mehreren Sitzungen mit dem Paquelin zerstören, oder, wie es Mayer (1) mit Erfolg tat, durch Radiumbestrahlungen zu beeinflussen suchen, wenn man ganz modern sein will, mit Magnesium[1]).

Von bösartigen Tumoren der Ohrmuschel sind *Sarkome* sehr selten; Brüggemann hat ein solches am Ohrläppchen beschrieben; er betont dabei die Schwierigkeit der klinischen Differentialdiagnose gegenüber der Knotentuberkulose Haugs, eine Schwierigkeit, die noch dadurch erhöht wird, daß auch die mikroskopische Unterscheidung eines Lymphosarkoms von einer kleinzelligen Infiltration nicht immer ganz einfach ist.

Viel häufiger ist das *Carcinom* in der Form des Cancroids, oft sehr langsam wachsend und jahrelang nur unbedeutend an Umfang zunehmend, in anderen Fällen aber, namentlich dann, wenn es über den Bereich der Ohrmuschel hinaus in die Umgebung vorgedrungen ist und die regionären Lymphdrüsen ergriffen sind, in uferlosem Fortschreiten sehr rasch zu umfangreichen Zerstörungen und schwerer Kachexie führend.

Auffallend oft sind Fälle von *Endotheliom* der Ohrmuschel mitgeteilt. Wie weit allerdings in jedem einzelnen Falle die von dem Beobachter vorgetragene Auffassung von der pathologischen Natur des Gewächses einer Kritik standhält, sei dahingestellt. Klestadt läßt mit Recht nur wenige der als Endotheliom beschriebenen Fälle als solche gelten; er selbst hat einen derartigen in der Regio intertragica sitzenden Tumor von endotheliomähnlichem Charakter beobachtet, den er als „subcutanes Epitheliom unreiferen Gewebscharakters" bezeichnet.

Auch allen diesen bösartigen Tumoren der Ohrmuschel kommt weder pathologisch noch klinisch ein besonderes spezialistisches Interesse zu, ebensowenig wie den von der Nachbarschaft auf die Auricula übergreifenden Geschwülsten. Lediglich die Frage der Behandlung erfordert einige Bemerkungen. Etwas anderes als gründlichste Operation kommt wohl kaum in Frage. Wenn auch Kirchner 3 Fälle von malignem Ohrmuscheltumor (2 Endotheliome, 1 Carcinom) ohne jeden Eingriff und einzig und allein durch Radiumbestrahlungen zur Heilung gebracht hat, so wird man sich wohl auf einen solchen immerhin überraschenden Erfolg der Strahlentherapie gegebenenfalls nicht verlassen dürfen, sondern der Radiumtherapie zunächst einmal eine ausgiebige Exzision im Gesunden vorangehen lassen. Vielfach wird dann allerdings die ganze Ohrmuschel geopfert werden müssen. Nicht zu vergessen ist die Ausräumung der regionären Drüsen, nach Most der präaurikularen Drüsen bei Sitz am Tragus und Umgebung (sowie an vorderer und oberer Gehörgangswand), der Glandulae mastoideae und der tiefen Halsdrüsen längs des Jugularis bei Ergriffensein von Helix und Concha und — am wichtigsten — der infraaurikulären Drüsen mit ihrem Quellgebiet am Ohrläppchen, dem größten Teile der Concha (sowie der unteren und hinteren Gehörgangswand).

Äußerer Gehörgang.

Hier kehren im großen ganzen dieselben Neubildungsformen wieder, die wir an der Ohrmuschel kennen gelernt haben. Klinisch-otologisch kommt ihnen allerdings insofern eine größere Bedeutung zu, als sie zu Hörstörungen Veranlassung geben können und noch mehr, weil sie oft mit einer Mittelohreiterung kompliziert sind oder vielmehr umgekehrt als unangenehme Komplikation einer solchen sich vorfinden und auf ihren Ablauf Einfluß haben können.

---

[1]) *Anmerkung bei der Korrektur.* In jüngster Zeit ist mit diesen Behandlungsmethoden die Kaltkaustik und Fulguration in Konkurrenz getreten.

Doch gibt .es außerdem Formen, die an der Ohrmuschel bisher nicht zur Beobachtung gekommen sind (z. B. Chondrome) oder nicht vorkommen können, weil dort die morphologische Voraussetzung fehlt, wie z. B. die so häufigen *Exostosen*. Bei den letzteren ist trotz zahlreicher Untersuchungen die Pathogenese immer noch nicht geklärt. Wahrscheinlich haben wir es bei diesen Tumoren (Hyperostosen, Exostosen, Osteome) mit histologisch verschiedenen, wenn auch klinisch sehr ähnlichen Formen zu tun. Nach LANGE (2) (S. 18) sind echte Osteome selten; die der Gehörgangswand als gestielte Gebilde entspringenden knöchernen Tumoren sind nach ihm als verknöcherte Fibrome oder Chondrome aufzufassen, jedenfalls also als richtige Geschwülste. Auch BRÜHL bestreitet ihre Entstehung auf entzündlicher Basis; nach seiner Meinung gehen sie vom wuchernden Periost aus, wobei als Ursache für ihre Entstehung eine zu exzessivem Wachstum führende Entwicklungsanomalie in Betracht kommt. Zweifellos spielt eine solche Entwicklungsstörung bei den symmetrisch auftretenden, an der Anheftungsstelle des Anulus tympanicus sich bildenden Exostosen eine Rolle. Doch ist für viele andere dieser Exostosen nach den Untersuchungen von HELLMANN eine entzündliche Ursache anzunehmen, die es zu einer Knochenwucherung kommen läßt; im weiteren Verlaufe aber treten nach diesem Autor bei den älteren Gebilden die Knochenappositionsvorgänge in den Hintergrund, während die Knochenresorptionsprozesse überwiegen, so daß schließlich bei längerem Bestehen der bindegewebige Anteil dieser Geschwülste ihre Hauptmasse ausmacht, in der hier und da noch die Reste des in Auflösung begriffenen Knochengewebes wahrzunehmen sind. Diese Knochenabbauprozesse führen schließlich zu einer Loslösung vom knöchernen Mutterboden, so daß sie dann als freibewegliche, leicht entfernbare Gebilde der Gehörgangswand anhaften, ebenso wie die nachträglich verknöchernden Fibrome und Chondrome.

Bei den mehr flächenartig sich ausbreitenden diffusen Hyperostosen, die wir auch im Mittelohre wiederfinden, kommt wohl immer eine entzündliche Ursache in Betracht. Während kleinere Exostosen meist nur einen gelegentlichen Beobachtungsbefund bilden, können sich größere durch neuralgische Schmerzen bemerkbar machen, namentlich dann, wenn hinter ihnen oder zwischen ihrer freien Oberfläche und der gegenüberliegenden Gehörgangswand Cerumen und Desquamationsprodukte sich ansammeln und einen Druck ausüben. Dann erfordern sie eine operative Entfernung, die bei den gestielten Formen leicht vom Gehörgange aus, bei den festen und breitbasig aufsitzenden am besten nach Ablösung der Ohrmuschel vorgenommen werden kann. Daß sie bei stärkerem Wachstum unter Umständen durch ihren Druck eine Facialislähmung hervorrufen können, lehrt eine Beobachtung von SZENES.

Von selteneren Geschwülsten gutartiger Natur sind Warzen, multiple Papillome, Talgdrüsenadenome, Angiome zu erwähnen. Einen bohnengroßen, harten, gestielten Tumor, der sich mikroskopisch als ein Sarkom von alveolärem Bau herausstellte, habe ich bei einem 16jährigen Mädchen mit der Schlinge entfernt. Von BAUROWICZ ist eine „angeborene epidermoidale Bildung" (Dermoidcyste?) beschrieben, von COHEN eine Cyste, die er als Retentionscyste einer Knäueldrüse auffaßt. Bei dem von V. URBANTSCHITSCH (S. 207) beschriebenen cystischen Gebilde des Gehörgangs handelte es sich wohl um ein älteres Hämatom mit verflüssigtem Inhalt. Einen aus Ceruminaldrüsen bestehenden Tumor hat RUTTIN (2) beobachtet.

Ist die Beseitigung aller dieser Tumoren meist ohne Schwierigkeit von der äußeren Ohröffnung aus zu bewerkstelligen, so haben wir bei den *malignen Geschwülsten* des Gehörgangs naturgemäß ganz anders vorzugehen. Ist der bösartige Charakter eines solchen Tumors durch mikroskopische Untersuchung sichergestellt oder wahrscheinlich gemacht, so ist vor allem wichtig und von entscheidender Bedeutung die Feststellung, ob der Tumor tatsächlich nur auf den Gehörgang beschränkt ist oder ob er sich von da bereits auf die Nachbarschaft ausgebreitet hat bzw. von dieser aus (Mittelohr, Parotis) erst sekundär auf den Gehörgang übergegriffen hat. Diese Entscheidung wird begreiflicherweise nicht immer mit der wünschenswerten Sicherheit zu treffen sein, und selbst dort, wo nach Excision des im Gehörgange erscheinenden Tumors die übrigen Wände, speziell das Trommelfell, intakt erscheinen, muß immer mit der Möglichkeit gerechnet werden, daß die Geschwulst von der Nachbarschaft her in den Gehörgang eingebrochen ist. Jedenfalls wird man sich nicht mit der Excision der makroskopisch erkrankten Teile des Gehörgangsschlauches begnügen dürfen, sondern wird nach Entfernung der knöchernen Wandungen je nach Lage des Falles den Warzenfortsatz, die Parotis, das Jochbein — auch an den beiden letzten Stellen am zweckmäßigsten nach Ablösung der Ohrmuschel — angehen und hinterher die regionären Lymphdrüsen ausräumen müssen. Die Ohrmuschel wird sich, falls sie nicht selbst ergriffen ist, in den meisten dieser Fälle erhalten lassen.

Trommelfell.

Primäre Geschwülste des Trommelfells sind Raritäten. Die so häufig zu beobachtenden, in den otologischen Lehrbüchern meist in der Rubrik „Trommelfelltumoren" aufgeführten fibrösen Einlagerungen, Knochenneubildungen, perlförmige Epithelialbildungen usw. sind wohl kaum als richtige Geschwülste aufzufassen. Daß ein maligner Tumor gelegentlich vom Trommelfell seinen Ausgang nehmen kann, ist theoretisch wohl möglich, wird sich aber in praxi wohl niemals mit Sicherheit nachweisen lassen.

Jansen hat einen von der Paukenseite des Trommelfells ausgehenden schilddrüsenähnlichen Tumor beschrieben; der von Uffenorde mitgeteilte „Trommelfelltumor" ist, soweit man das der Beschreibung und der beigefügten Abbildung entnehmen kann, nichts weiter als ein reichlich pigmentiertes und gefäßreiches Granulationsgewebe (Polyp); darauf deuten unter anderem auch die zahlreichen Lücken von Cholestearinkrystallen[1]).

Sekundäre, d. h. von der Nachbarschaft auf das Trommelfell übergehende Tumoren, z. B. ein Naevus cutaneus des Gehörgangs, eine maligne Neubildung der Pauke, sind häufiger, bieten aber keinerlei besonderes Interesse.

Mittelohr.

Wenn man die bekannten Lehrbücher der Ohrenheilkunde und die pathologischen Anatomien durchmustert, so findet man unter den Geschwülsten des Mittelohres an erster Stelle immer die *Ohrpolypen* aufgeführt. Zunächst dürfen wir dabei niemals vergessen, daß dieser Begriff kein pathologisch-anatomischer, sondern ein klinischer ist. Klinisch als Geschwulst, als Neubildung imponierend, ist der Ohrpolyp histopathologisch in weitaus den meisten Fällen lediglich ein Entzündungsprodukt und zwar entweder einfaches Granulationsgewebe oder entzündliche Schleimhautwucherung, d. h. er zeigte mikroskopisch in seinen reinen Formen entweder das Bild von Keimgewebe oder das einer hyperplastischen Paukenschleimhaut; ich habe sie seinerzeit in „Granulationspolypen" und „Schleimpolypen" geschieden. Sekundäre Veränderungen können ihnen allerdings unter Umständen auch mikroskopisch einen geschwulstähnlichen

---

[1]) *Anmerkung bei der Korrektur.* Auch der vor einiger Zeit von Fischer beschriebene „Hämiangiektatische Tumor des Trommelfells" (Zeitschr. f. Ohrenheilk. u. f. Krankh. d. Luftwege. Bd. 5, S. 221) wird in seiner Deutung angezweifelt.

Charakter verleihen. So kann eine reichliche Bindegewebszunahme in älteren Granulationspolypen diesen den strukturellen Charakter eines *Fibroms* geben; es kann ferner bei Vorhandensein von Resten embryonalen Schleimgewebes in der Paukenschleimhaut der hyperplastische Schleimpolyp einem *Myxom* ähnlich werden. Ein reines Myxom habe ich jedoch unter den Ohrpolypen niemals auffinden können; bei den meisten als Myxom beschriebenen Polypen handelt es sich um nichts anderes als ödematöse Schleimhauthyperplasien. Ein gewisser Gefäßreichtum nähert sie in ihrem Aussehen den *Angiomen*, und ich bin überzeugt, daß so mancher als Mittelohrangiom beschriebener Tumor nichts anderes darstellt als einen solchen gefäßreichen Ohrpolypen. Ähnliches gilt vielfach zweifellos für die sogenannten Fibroangiome, Myxofibrome usw.

Nur dann dürfen wir eine reine Geschwulst annehmen, wenn Zeichen entzündlicher Vorgänge ganz fehlen oder wenigstens soweit zurücktreten, daß wir sie als sekundäre Veränderungen auffassen können. Freilich wird die Unterscheidung nicht immer eine leichte sein, besonders dann, wenn wie so oft eine gleichzeitig bestehende Mittelohreiterung den Charakter einer Geschwulst ändert. Da aber eine solche immerhin ein recht seltenes Vorkommnis bildet, werden wir bei bestehender Entzündung im Mittelohre erstmalig an einen Polypen zu denken haben und auch bei der Deutung des mikroskopischen Bildes uns immer die Möglichkeit vor Augen halten, daß entzündliche Veränderungen vorliegen können. Der oben zitierte Trommelfelltumor UFFENORDES zeigt, wie leicht Fehldeutungen zustande kommen können. Scheiden wir die Ohrpolypen und die zweifelhaften Fälle der Kasuistik aus unserer Betrachtung aus, so bleiben eigentlich nicht viel einwandsfreie Beobachtungen gutartiger Mitteltumoren übrig. Bei dem vielfach zitierten Falle von SCHWABACH und BIELSCHOWSKY, einem Myxofibrom nach der Annahme der Beobachter, hat man nach dem klinischen Bilde (Durchsetzen der ganzen Felsenbeinpyramide, multiple Hirnnervenlähmung, 5.—12.) den Eindruck, daß es sich hier um ein Sarkom mit myxomatösen Veränderungen gehandelt hat. Ein Angiom hat u. a. RUTTIN beschrieben, ein kavernöses Angiom HEINE, ein Lymphangiom STEIN, eine traumatische, nach Radikaloperation entstandene Dermoidcyste der Paukenhöhle E. URBANTSCHITSCH (2).

Von gutartigen Epithelialgeschwülsten des Mittelohres interessiert uns in erster Reihe das *Cholesteatom*.

Die Erörterung des Mittelohrcholesteatoms in diesem Kapitel bedeutet eigentlich schon eine Stellungnahme in der viel besprochenen, heftig umstrittenen und auch heute noch nicht endgültig gelösten Frage der Cholesteatomgenese. Denn es liegt darin bereits das Urteil enthalten, daß es echte Geschwulstcholesteatome im Mittelohre gibt. Ein jeder von uns erinnert sich aber der Zeit, wo diese Annahme durchaus nicht als berechtigt anerkannt war, ja es gibt noch heute namhafte Otologen, die die Beweiskraft der als echte, d. h. kongenital entstandenen Cholesteatome des Mittelohres beschriebenen Fälle stark anzweifeln oder die zum mindesten bei reichster Erfahrung ein solches noch niemals gesehen haben (vgl. SIEBENMANN). Trotzdem werden wir heutzutage an dem Vorkommen echter Cholesteatomtumoren („primäre Cholesteatome") nicht zweifeln dürfen, wenn auch durchaus nicht alle Fälle, die z. B. LINCK als kongenitale auffaßt, als solche unbedingt anerkannt werden dürfen. Die Feststellung eines Cholesteatoms in seiner Eigenart als primäres wird namentlich dann nicht leicht sein, wenn es mit einer später hinzugetretenen Mittelohreiterung kompliziert ist. So manches der anatomischen und klinischen Zeichen, die LINCK (l. c.) zur Differentialdiagnose zwischen kongenitalem Cholesteatom und sekundärem Cholesteatom („Pseudocholesteatom") angibt, ist nicht als stichhaltig anzusehen, so z. B. das von GRÜNWALD und ihm als sicherer Beweis einer kongenitalen Bildung angesehene Vorkommen elastischer Fasern in der Matrix, nachdem ULLRICH den Nachweis hat führen können, daß elastische Fasern nicht bloß in der Matrix von zweifelsfrei sekundär entstandenen Cholesteatomen sich vorfinden, sondern auch regelmäßig in der normalen Mittelohrschleimhaut zu konstatieren sind.

Jedenfalls dürfte es sich nur um ganz vereinzelte Fälle handeln, die allen Forderungen einer Beweisführung, daß es sich um ein echtes primäres, d. h. durch kongenitale Keimversprengung entstandenes Cholesteatom handele, vollauf genügen. Mit dieser Konstatierung wäre eigentlich die Frage des Cholesteatoms für unser Thema erledigt, wenn nicht — auch bei dem sog. sekundären Cholesteatom das Geschwulstproblem zu diskutieren wäre. Denn auch bezüglich der pathologischen Rubrizierung dieser sekundären Form, ob man sie nun auf eine Epidermiseinwanderung im Sinne der HABERMANN-BEZOLDschen Theorie oder auf eine Epithelmetaplasie zurückführt, gehen die Ansichten noch heute weit auseinander: Während die einen hierin lediglich einen entzündlichen Desquamationsprozeß erblicken, der sich in dem übergewanderten Plattenepithel abspielt, fassen andere (MANASSE) auch das sekundäre Cholesteatom als einen Tumor auf, der durch Implantation von epidermoidalem, also ortsfremdem Gewebe in das Bindegewebe zustandekommt, der also auf selbständige Epithelwucherung in das entzündete Bindegewebe hinein zurückzuführen ist. In der Tat scheinen die Beobachtungen MANASSES beim beginnendem Cholesteatom sowie die Ergebnisse meiner Untersuchungen an Ohrpolypen (l. c. S. 105) mit Sicherheit dafür zu sprechen, daß die Bildung von Cholesteatommassen in der Schleimhaut des Mittelohres durch selbständige Wucherung des Plattenepithels sehr wohl möglich ist, wenn es in diesen wuchernden lebenden Epithelzapfen zu Verhornungsprozessen kommt.

Wie dem auch sei, jedenfalls geht auch beim sekundären Cholesteatom Wachstum und Ausbreitung unter Erscheinungen vor sich, die an das Verhalten richtiger heteroplastischer Neubildungen erinnern. Freilich spielen bei dieser Ausbreitung nicht bloß aktive, in die Schleimhaut der Mittelohrräume und in den Knochen vordringende Epithelwucherungen eine Rolle, sondern daneben und vielleicht noch mehr entzündliche Vorgänge. So wissen wir, daß es nicht, wie man früher annahm, der Druck der konzentrisch sich ablagernden verhornten Epithelmassen ist, der zu einer Verdrängung und Zerstörung des benachbarten Gewebes führt, sondern daß sich in der Matrix und ihrer Unterlage entzündliche Prozesse abspielen, die zu einer Arrosion von Weichteilen und Knochen und zu Zerstörungen in einem Umfange führen, wie wir ihn, von bösartigen Neubildungen abgesehen, in der Pathologie des Mittelohres sonst nicht kennen. Auf die klinischen Bilder im einzelnen einzugehen, ist hier nicht der Platz; das muß der Darstellung der Mittelohreiterung und ihrer Komplikationen überlassen bleiben, ebenso die Frage der Therapie. Nur einen Punkt der letzteren möchte ich im Hinblick auf die oben erörterte Genese nicht unerwähnt lassen, das ist die Frage: Schonung oder Entfernung der Matrix? Wer die entzündliche Desquamation der verhornenden Epidermis und den von den abgestoßenen Epidermisschollen ausgehenden Entzündungsreiz als das Wesentliche ansieht, wird sich mit breiter Eröffnung des Cholesteatomsackes, mit der Ausräumung der Massen begnügen und die Matrix schonen, in der Annahme, daß nach Fortfall des die Entzündungsvorgänge auslösenden Reizes jene allmählich von selbst zur Ruhe kommen werden. In der Tat tritt in vielen so behandelten Fällen mitunter eine überraschend schnelle Heilung ein. In anderen Fällen aber kommt es zu Rezidiven. Und wenn man berücksichtigt, daß sich in der Unterlage der Matrix fast immer entzündliche Prozesse abspielen, ja daß Ausbreitung und

Wachstum des Cholesteatoms im wesentlichen mit diesen biologischen Vorgängen in der Matrix und ihrer Unterlage zusammenhängt, wird man sich doch viel eher zu einer energischen Auskratzung der Matrix entschließen, um so mehr, als man sonst Gefahr läuft, Ausläufer des Cholesteatoms in den Knochen und in die pneumatischen Zellen zu übersehen, vor allem aber, um auf diese Weise eine gesunde Granulationsfläche als Unterlage für das neu sich bildende Epithel zu schaffen. Erst recht wird auf gründliche Entfernung der Matrix bedacht sein, wer das wesentliche Moment in einer aktiven Epithelwucherung erblickt. —

Unter den bösartigen Tumoren des Mittelohres ist als die häufigste Form an erster Stelle das *Carcinom* zu nennen. Es würde eigentlich nur das primäre Carcinom des Mittelohres streng zu unserem Thema gehören, doch bietet gerade das sekundäre Carcinom, sei es das metastatische, sei es das von der Nachbarschaft auf das Schläfenbein übergreifende, ein so großes pathologisches und klinisches Interesse, nicht zum wenigsten was die Differentialdiagnose gegenüber dem primären Mittelohrkrebs betrifft, daß ohne seine Einbeziehung in unsere Darstellung dieselbe eine nur unvollständige bleiben müßte.

Trotzdem, wie schon eingangs erwähnt, das Vorkommen eines primären Mittelohrkrebses im Vergleiche mit den Carcinomen anderer Organe ein recht seltenes ist, verfügt die Kasuistik bereits über eine ganz stattliche Zahl: SCHLITTLER konnte 83 aus der Literatur zusammenstellen.

Auffallend ist nun, daß es sich bei allen diesen Fällen mit einer einzigen Ausnahme, auf die wir noch zu sprechen kommen, um ein Cancroid handelt, auffallend deshalb, weil die normale Mittelohrschleimhaut ein Cylinderepithel oder kubisches Epithel, aber kein Plattenepithel trägt. Doch erscheint diese auffallende Tatsache nicht mehr so merkwürdig, wenn wir hören, daß in weitaus den meisten Fällen von Mittelohrcancroid eine chronische Eiterung bestanden hat, d. h. daß also die morphologischen Vorbedingungen für eine Umwandlung des Schleimhautepithels in epidermoidales Epithel vorgelegen haben. Auch in den wenigen von den obigen 83 Fällen, in denen uns mitgeteilt wird, daß eine Eiterung fehlte, glaubt SCHLITTLER bei seiner kritischen Analyse aus den Krankengeschichten herauslesen zu dürfen, daß doch eine Mittelohreiterung bestanden hat.

Der häufigste Ausgangspunkt für diese primären Cancroide soll nach LEIDLER der Übergang der Gehörgangshaut in die Schleimhaut der Paukenhöhle sein. Zwar wird sich wohl kaum jemals der Nachweis mit absoluter Gewißheit führen lassen, doch können wir in Analogie mit der Genese des Krebses an anderen Körperstellen mit Recht vermuten, daß dort in der Tat die gewöhnliche Ursprungsstelle zu suchen sei; wissen wir doch, daß der Krebs mit Vorliebe von solchen Stellen seinen Ausgang nimmt, wo die biologische Wechselwirkung zweier Epithelarten vielleicht einen Reiz für atypische Epithelwucherung abgibt. Daß an solchen Stellen das Epithel immer eine gewisse Neigung zu mächtigen Zapfenbildungen, wenn auch zunächst typischen, zeigt, das lehren uns u. a. auch die histologischen Bilder von Ohrpolypen, die an dieser Stelle oder ihrer nächsten Nachbarschaft ihren Ausgang nehmen.

Daß in manchen Fällen eine Metaplasie oder eine Keimesversprengung den Anstoß gibt, wird wohl nicht zu bestreiten sein.

Bisher ist ein einziger Fall von primärem Cylinderepithelkrebs des Mittelohres beschrieben worden und zwar von LANGE. Doch wird gerade bei diesem Falle die ihm vom Autor gegebene Deutung als eines primären in epikritischen Bemerkungen von SCHLITTLER angezweifelt, der ihn als einen zweiffelos metastatisch entstandenen auffaßt, weil hier die sonst vorangehende Mittelohreiterung fehlt und zahlreiche Metastasen im ganzen Körper vorlagen, was beim Mittelohrkrebs etwas ganz Ungewöhnliches ist.

Viel seltener als die primären sind die metastatischen Mittelohrcarcinome, von denen im ganzen nur 6 oder 7 sichere Fälle bekannt sind. In dem von Schlittler (l. c.) sehr eingehend beschriebenen interessanten Falle handelte es sich um einen primären Meningealtumor, der sich von der Dura durch Vermittlung des Liquor cerebrospinalis in den Meatus internus und von da in die Basalwindung der Schnecke ausbreitete, also eigentlich um eine Schläfenbeincarcinommetastase, nicht Mittelohrtumor. Ähnlich verhielt sich der Fall von Schwabach und von Wagener. In den anderen Fällen lag der primäre Tumor in entfernteren Organen, in dem einen Falle von Mayer (2) in der Prostata; hier breitete sich die Metastase vorwiegend in dem spongiösen Knochen des Felsenbeins aus, während der kompakte Knochen der Labyrinthkapsel frei blieb. In einem zweiten, von demselben Autor (3) neuerdings mitgeteilten Falle — primärer Tumor nicht sicher festzustellen — war wiederum vorwiegend das Labyrinth ergriffen (innerer Gehörgang mit Geschwulstzellen erfüllt, ebenso die Rosenthalschen Kanäle und der Raum zwischen den Blättern der Lamina spiralis ossea bis zum Cortischen Organe). In diesen Fällen war also die Metastase nicht wie in den ersterwähnten durch Vermittlung des Liquors, sondern auf dem Wege der Blut- oder Lymphbahnen zustande gekommen, ebenso wie in den Fällen von Habermann, Alt, Neumann.

Fast alle diese metastatischen Schleifenbeincarcinome waren Zufallsbefunde, und man kann vermuten, daß sie sich bei verbreiteter Carcinomatose häufiger würden nachweisen lassen, wenn die Ohren in solchen Fällen regelmäßig untersucht werden würden.

Schließlich ist als eine dritte Entstehungsart der Mittelohrcarcinome die sekundäre Ausbreitung eines Tumors von der Nachbarschaft (vom äußeren Ohre, von der Parotis, vom Nasenrachenraume, von der Dura) auf das Schläfenbein zu erwähnen. —

Die soeben erwähnte Tatsache, daß das metastatische Ohrcarcinom häufig ein Zufallsbefund ist, lehrt uns, daß die *klinischen Zeichen* des Carcinoms im Gehörorgan keineswegs immer sicher und eindeutig sind. Das hat auch in gewisser Hinsicht für das primäre Mittelohrcarcinom seine Geltung. Da, wie oben erwähnt, mit fast allen primären Mittelohrcarcinomen eine Eiterung aus den Mittelohrräumen verbunden ist — ob dieselbe der Tumorentwicklung vorangeht oder erst als Folge derselben sich einfindet, mag dahingestellt bleiben —, so haben wir nach Zeichen zu suchen, die uns bei vorhandener Mittelohreiterung den Verdacht auf einen malignen Tumor nahelegen, bevor uns das Mikroskop den sicheren Beweis eines solchen erbringen kann.

Mit auffallender Einförmigkeit wird in der Kasuistik das relativ frühzeitige Auftreten einer *Facialislähmung* hervorgehoben. Dies Ereignis ist ja bei den engen topographischen Beziehungen des Gesichtsnerven sowohl zum Mittelohr als zum inneren Ohre und bei dem zu raschen Zerstörungen führenden infiltrativen Wachstum des Carcinoms eigentlich immer zu erwarten. Es wird daher eine im Verlaufe einer Mittelohreiterung auftretende Facialislähmung, wenn eine Tuberkulose oder ein Cholesteatom unwahrscheinlich ist oder ausgeschlossen werden kann, uns immer an einen malignen Tumor denken lassen.

Der Häufigkeit nach an zweiter Stelle sind wiederholte *Blutungen* aus dem Ohre angegeben, die an sich nicht abundant zu sein brauchen, aber durch häufige Wiederholung den Verdacht auf ein Carcinom rege machen müssen. Oft erwähnt werden ferner starke *quälende Schmerzen*, die ja bei einer sonst unkomplizierten Mittelohreiterung immer etwas Ungewöhnliches sind. Bei weiterer Ausbreitung des Tumors werden auch sonstige *Hirnnervenlähmungen* nicht ausbleiben, vor allem solche des Abducens, aber auch anderer, z. B. *Recurrens* wie in dem Falle von BONDY[1]).

Ist die Diagnose durch diese Erscheinungen wahrscheinlich gemacht, so wird sie gesichert durch die mikroskopische Untersuchung von Geschwulstmassen, die im Gehörgange erscheinen. Der negative Ausfall dieser histologischen Untersuchung spricht nicht mit absoluter Sicherheit gegen Carcinom, da wir wissen, daß sekundäre entzündliche Granulationsbildungen oft genug die Ausbreitung des Tumors begleiten. In sehr vielen Fällen ist die Diagnose übrigens erst nach operativer Eröffnung der Mittelohrräume gestellt worden.

Den *Ausgang* des Mittelohrcarcinoms bildet gewöhnlich eine Meningitis oder beim Ausbleiben einer solchen die Kachexie oder Pneumonie; sehr selten ist eine Arrosion der Carotis, noch seltener allgemeine Carcinomatose durch Metastasenbildung (vgl. JUNOD).

Bezüglich der einzuschlagenden *Therapie* sind die Ansichten noch geteilt. Während die einen auf Grund der Erfahrung, daß gerade im Anschlusse an einen Eingriff die Weiterwucherung des Tumors ein ganz rapides Tempo annimmt, dringend von jeder Operation abraten, sind andere dafür, auf alle Fälle den Versuch zu machen, durch gründliche Ausräumung den sonst unvermeidlichen Verfall aufzuhalten. In der Tat scheinen die Aussichten bei einem Eingriffe in einem relativ frühen Stadium nicht so ganz ungünstig zu liegen angesichts der Erfahrung, daß das Mittelohrcarcinom nur sehr selten Metastasen macht. In einem Falle meiner Beobachtung, bei dem ich den größten Teil der Pyramide entfernte, sah ich sehr bald in der Tiefe des Operationstrichters neue Geschwulstmassen auftreten; als ein während der Nachbehandlung auftretendes sehr schweres Wunderysipel abgeheilt war, waren die Tumormassen verschwunden — und erst nach 5 Jahren trat ein örtliches Rezidiv auf, das sehr rasch dann zum Exitus führte.

Wenn man nach der Operation eine energische Strahlenbehandlung einleitet, wird man vielleicht imstande sein, die sonst so trostlosen Heilungschancen wenigstens etwas zu bessern.

Auch *Sarkome* des Mittelohres sind mehrfach beschrieben worden; meist handelte es sich um sekundäre Tumoren, die von der Nachbarschaft des Schläfenbeins, der Schädelbasis, der Dura, der Parotis oder dem Nasenrachenraume ausgingen. Diese Tumoren nehmen häufig ganz ungewöhnliche Dimensionen an; in dem Falle von NÜRNBERG war das ganze Mittelohr ergriffen, die Dura mit dem Sinus, während das Labyrinth völlig intakt geblieben war.

Einen interessanten Fall von einem Carcinosarkom des Felsenbeins — den ersten dieser Art — teilt KELEMEN mit.

Sehr selten sind echte *Endotheliome*; die Schwierigkeit ihrer histologischen Differentialdiagnose gegenüber Epitheliomen haben wir bereits erwähnt. MIODOWSKI, der einen solchen Fall beschrieben hat, hebt zur Unterscheidung von

---

[1]) *Anmerkung bei der Korrektur.* Die so häufige Beteiligung des inneren Ohres kann nach FISCHER (Verhandl. d. Ges. dtsch. Hals-Nasen-Ohrenärzte in München 1925, S. 517) auf dreierlei Weise zustande kommen, einmal durch direktes Übergreifen des Tumors, zweitens durch Störung der Saftströmung mit ihren Folgen und drittens durch Toxinwirkung. In ähnlicher Weise konnte DEMETRIADES (Monatsschr. f. Ohrenheilk. u. Laryngo-Rhinol. 1924. S. 974 und Zeitschr. f. Ohrenheilk. u. f. Krankh. d. Luftwege. Bd. 11, S. 502) auf Grund eingehender Untersuchungen feststellen, daß nicht bloß bei den primären und metastatischen Tumoren des Gehörorgans, sondern auch bei ohrfernen Geschwülsten die dabei auftretende degenerative Atrophie des zentralen und peripheren Acusticusanteils (Neuritis und Labyrinthopathia carcinomatosa) Ausdruck einer toxischen Wirkung sei, und zwar Folge einer primären toxischen Schädigung des gesamten Gefäßsystems des Ohres. Die Ausfallserscheinungen lassen zwei Stadien erkennen: 1. Angiopathie und Exsudation. 2. Atrophie und Organisation des Exsudats.

Carcinomen hervor, daß die Riff- und Stachelbildung der Zellen fehlt, daß diese unregelmäßig wie die „Rüben im Sacke" nebeneinander liegen und daß die dem Bindegewebe zunächst liegenden Zellen die pallisadenartige Aufstellung in einer sog. Keimschicht vermissen lassen[1]).

Einen ganz seltenen Fall von *Hypernephrommetastase* im Ohre hat Bénési beschrieben.

Inneres Ohr.

Wenn man von den sog. Acusticustumoren („Kleinhirnbrückenwinkel-tumoren") absieht, die ja eigentlich streng genommen nicht mehr dem inneren Ohre angehören und in dem nächstfolgenden Kapitel dieses Handbuchs beson-ders besprochen werden, so ist das Auftreten primärer Geschwülste im peri-pheren Endigungsgebiet des Oktavus nach unseren augenblicklichen Kennt-nissen als ein ausgesprochen seltenes Vorkommnis zu betrachten. Nur Exostosen- und Osteophytenbildungen im Bereiche des Labyrinths sind öfters beschrieben worden, so z. B. von Manasse symmetrische Exostosen am inneren Gehrögange; pathologisch-anatomisch kommt ihnen keine andere Bedeutung zu als den vielfach beobachteten Tumoren gleichen Charakters an anderen Stellen des Schläfenbeins; höchstens daß sie infolge ihrer Lokalisation unter Umständen klinisch anders zu bewerten sind als solche anderwärts.

Bei den aus der älteren Literatur uns vorliegenden Mitteilungen über Tumoren des Labyrinths handelt es sich meist um Fehldeutungen, wahrscheinlich Ver-wechslungen mit entzündlichen Granulations- und Bindegewebsbildungen. In der neueren Literatur liegen nur ganz vereinzelte Beobachtungen vor. So sind z. B. *Neurome* oder *Neurofibrome* des Acusticus im Bereiche des Labyrinths im Gegensatze zu ihrem Vorkommen am Nervenstamm ganz exquisit selten[2]).

Viel häufiger sind sekundäre Tumoren, die von der Nachbarschaft oder metastatisch auf das Labyrinth übergehen und wie wir sie bereits oben erwähnt haben: Metastatische Carcinome, solche der Dura, Sarkome der Schädelbasis, Psammome der Hirnhäute u. a. mehr. Klinisch interessiert hier besonders die Frage, ob und inwieweit ein solcher sekundärer Labyrinthtumor intra vitam zu diagnostizieren ist. Meist wird ja diese Lokalisation erst post mortem auf-gedeckt werden; doch ist in verschiedenen Fällen eine ziemlich rasch auftretende Ertaubung mit Schwindelerscheinungen angegeben worden und man wird bei einer plötzlich eintretenden Taubheit bei einem Kranken mit Carcinom immer an eine Metastase im inneren Ohre zu denken haben.

Anhang: Chlorom.

Anhangsweise sei noch des Chloroms Erwähnung getan. Es handelt sich bei diesem um meist multipel auftretende Tumoren von grünlicher Färbung, die vom Periost des Schädels oder von der Dura ausgehen und gerade auf das Schläfenbein besonders häufig übergreifen, wobei sie in die Gewebsspalten des Knochens und der Weichteile eindringen, ohne diese direkt zu zerstören.

---

[1]) *Anmerkung bei der Korrektur.* Jüngst hat Fischer (Verhandl. d. Ges. dtsch. Hals-Nasen-Ohrenärzte München 1925) ein von der Dura ausgehendes Endotheliom des Mittel-ohres beschrieben.

[2]) Außer den aus früherer Zeit stammenden Beobachtungen von Schwartze und Schwabach sind Fälle von Lange, Brock, Mayer und Zange beschrieben worden, neuer-dings von Haike, der die Neubildung als Folge einer destruierenden Entzündung mit zeitlich so begrenztem Ablauf ansieht, daß dadurch die Regenerationsfähigkeit der Nerven nicht leidet.

Nager beschreibt ein Neurofibrom der Schneckenspindel, während in allen anderen Fällen stets das Vestibulum als Lokalisation angegeben ist.

Während sie früher wegen ihrer histologischen Ähnlichkeit mit Rundzellensarkomen als eine Abart derselben aufgefaßt worden sind, neigt man jetzt dazu, sie als eine besondere Form leukämischer Infiltrate bei der Leukämie zu erklären, worauf der regelmäßig einer solchen entsprechende Blutbefund hinweist. Bei dieser Auffassung wäre das Chlorom überhaupt nicht streng zu den Tumoren zu rechnen. Die nicht sehr reichliche Literatur über diese Chlorombildungen hat *Körner*, der auf relative Häufigkeit ihres Vorkommens im Schläfenbeine aufmerksam gemacht hat, in verschiedenen Arbeiten zusammengestellt. Einen sehr gut beobachteten Fall hat vor kurzem KREPUSKA mitgeteilt (Zeitschr. f. Ohrenheilk. Bd. 11. S. 196).

Literatur.

(In diesem Verzeichnis sind außer den im Texte zitierten Arbeiten nur solche aufgeführt, die das Thema ausführlich behandeln oder einen reichen Literaturnachweis bringen. Die übrige Kasuistik ist unberücksichtigt geblieben.)

ALEXANDER: Zur Pathologie der Ohrmuschelkeloide. Arch. f. Ohren-, Nasen- u. Kehlkopfheilkunde. Bd. 58, S. 195. 1903. — ALT: Verhandl. d. österr. otol. Ges. 28. 10. 1902. — BAUROWICZ: Eine ungewöhnliche Geschwulst des äußeren Gehörgangs. Monatsschr. f. Ohrenheilk. u. Laryngo-Rhinol. Bd. 47, S. 1581. — BELINOFF: Cornu cutaneum der Ohrmuschel. Verhandl. d. österr. otol. Ges. 27. 2. 1922. — BÉNÉSI: Hypernephrom des Gehörorgans. Monatsschr. f. Ohrenheilk. u. Laryngo-Rhinol. 1920. S. 968. — BONDY: Verhandl. d. österr. otol. Ges. 31. 10. 1910. — BRÜGGEMANN: Rundzellensarkom des Ohrläppchens. Zeitschr. f. Ohrenheilk. u. f. Krankh. d. Luftwege. Bd. 80, S. 100. — BRÜHL: Zur Histologie gestielter Gehörgangsexostosen. Zeitschr. f. Ohrenheilk. u. f. Krankh. d. Luftwege. Bd. 78, S. 17. — COHEN: Über eine Cyste des äußeren Gehörgangs. Zeitschr. f. Ohrenheilk. u. f. Krankh. d. Luftwege. Bd. 81, S. 226. — DENKER: Epithelialcarcinom des knorpligen Meatus und der Ohrmuschel. Zeitschr. f. Ohren-, Nasen- u. Kehlkopfheilk. Bd. 26, S. 59. — DONALICS: Die Pathologie der Geschwülste des Gehörorgans. Ergebn. d. allg. Pathol. u. pathol. Anat. 1907. Ergänzungsband S. 177. Literatur. — GLOGAU: Othygroma nephriticum usw. Monatsschr. f. Ohrenheilk. u. Laryngo-Rhinol. 1913. S. 1. — GOERKE: Pathologisch-anatomische Untersuchungen von Ohrpolypen. Arch. f. Ohren-, Nasen- u. Kehlkopfheilk. Bd. 52, S. 63. 1901. — GRASSER: Über das primäre Endotheliom des Mittelohres usw. Zeitschr. f Ohrenheilk. u. f. Krankh. d. Luftwege. Bd. 59, S. 225. — GRÜNBERG: Die Geschwülste des Mittelohres und des inneren Ohres. Handb. d. pathol. Anat. von MANASSE. Wiesbaden 1917. Literatur. — GRÜNWALD: Beiträge zur Kenntnis kongenitaler Geschwülste und Mißbildungen an Ohr und Nase. Zeitschr. f. Ohrenheilk. u. f. Krankh. d. Luftwege. Bd. 60, S. 270. — HABERMANN: Metastatisches Carcinom des Gehörorgans. Zeitschr. f. Heilk. Bd. 8, S. 347. — HAIKE: Über die Neubildung von Nervenfasern im Vestibulum. Zeitschr. f. Ohrenheilk. u. f. Krankh. d. Luftwege. Bd. 11, S. 213. — HEINE: Kavernöses Angiom des Mittelohres. Zeitschr. f. Ohrenheilk. u. f. Krankh. d. Luftwege. Bd. 49, S. 352. — HELLMANN: Über solitäre spongiöse Exostosen des äußeren Gehörgangs. Zeitschr. f. Ohrenheilk. u. f. Krankh. d. Luftwege. Bd. 81, S. 126. — JANSEN: Verhandl. d. dtsch. otol. Ges. Würzburg. S. 120. — JOSEPH: Beitrag zur Lehre von den kongenitalen Geschwülsten der Ohrmuschel. Arch. f. Ohren-, Nasen- u. Kehlkopfheilk. Bd. 93, S. 290. — JUNOD: Über die primären bösartigen Geschwülste des Mittelohres. Schweiz. med. Wochenschr. 1922. S. 510. — KELEMEN: Zur Genese der osteoplastischen Carcinosarkome der Schädelbasis. Zeitschr. f. Ohrenheilk. u. f. Krankh. d. Luftwege. Bd. 8, S. 223. — KLESTADT: Beitrag zur Kenntnis der Hautgewächse der Ohrmuschel usw. Zeitschr. f. Ohrenheilk. u. f. Krankh. d. Luftwege. Bd. 69, S. 118. — KIRCHNER: Beitrag zur Radiumbehandlung bösartiger Tumoren des Gehörorgans. Zeitschr. f. Ohrenheilk. u. f. Krankh. d. Luftwege. Bd. 80, S. 192. — KOERNER: Zeitschr. f. Ohrenheilk. u. f. Krankh. d. Luftwege. Bd. 29, S. 32; Bd. 30, S. 229; Bd. 32, S. 79; Bd. 45, S. 159 (Chlorom). — KRETSCHMANN: Über das Carcinom des Schläfenbeins. Arch. f. Ohren-, Nasen- u. Kehlkopfheilk. Bd. 24, S. 231. 1914. — KÜMMEL: Neubildungen des Ohres. Verhandl. d. dtsch. otol. Ges. 1897. — LANGE (1): Fall von primärem Cylinderzellencarcinom des Mittelohres. Zeitschr. f. Ohrenheilk. u. f. Krankh. d. Luftwege. Bd. 46, S. 209. — DERSELBE (2): Die Geschwülste des äußeren Ohres. Handb. d. pathol. Anat. von MANASSE. Wiesbaden 1917. Literatur. — DERSELBE (3): Zur pathologischen Anatomie der vom Mittelohr ausgehenden Labyrinthentzündungen. Beitr. z. Anat., Physiol., Pathol. u. Therapie d. Ohres, d. Nase u. d. Halses. Bd. 1, S. 1. — LEIDLER: Das Mittelohrcarcinom im Lichte moderner Krebsforschung. Arch. f. Ohren-, Nasen- u. Kehlkopfheilk. Bd. 77, S. 177. — LINCK: Das Cholesteatom des Schläfenbeins. Wiesbaden 1914. Literatur. — LUBARSCH: Ergebn. d. Pathol. u. pathol.

Anat. 1907. — Mayer (1): Angiom des Gehörgangs. Verhandl. d. österr. otol. Ges. 30. 1. 1922.
— Derselbe (2): Untersuchungen über die Otosklerose. Wien. u. Leipzig 1917. (Fall S. 189.)
— Derselbe (3): Metastatisches Carcinom des Gehörorgans. Monatsschr. f. Ohrenheilk.
u. f. Laryngo-Rhinol. 1922. S. 541. — Manasse: Zur Lehre vom primären Endotheliom
des Mittelohres. Verhandl. d. dtsch. otol. Ges. 1904. S. 147. — Derselbe: Über Exostosen
am Porus acusticus internus. Verhandl. d. dtsch. otol. Ges. 1908. S. 185. — Derselbe (2):
Handb. d. pathol. Anat. d. menschl. Ohres. Wiesbaden 1917. Literatur. — Miodowski:
Zur Pathologie des Schleifenbeinendothelioms. Arch. f. Ohren-, Nasen- u. Kehlkopfheilk.
Bd. 69, S. 288. — Most: Topographische und klinische Untersuchungen über die Lymph-
gefäße des äußeren und mittleren Ohres. Arch. f. Ohren-, Nasen- u. Kehlkopfheilk. Bd. 64,
S. 189. — Nager: Zur Anatomie der endemischen Taubheit. Zeitschr. f. Ohrenheilk. u.
f. Krankh. d. Luftwege. Bd. 75, S. 349. — Neumann: Monatsschr. f. Ohrenheilk. u. Laryngo-
Rhinol. Bd. 40, S. 117. — Nürnberg: Verhandl. d. dtsch. otol. Ges. 1911. S. 274. — Oppikofer: Sarkom des Mittelohres und Labyrinths. Zeitschr. f. Ohrenheilk. u. f. Krankh. d.
Luftwege. Bd. 47, S. 241. — Ruttin (1): Monatsschr. f. Ohrenheilk. u. Laryngo-Rhinol.
1918. S. 62 f. — Derselbe (2): Tumor aus Ceruminaldrüsen bestehend. Verhandl. d. österr.
otol. Ges. 27. 10. 1913. — Schlittler: Über das metastatische Carcinom des Gehörorgans
usw. Arch. f. Ohren-, Nasen- u. Kehlkopfheilk. Bd. 103, S. 123. 1919. Literatur. — Schwabach: Anatomie der Taubstummheit. 4. Liefg. Wiesbaden: J. F. Bergmann. — Schwabach und Bielschowsky: Fall von Myxofibrom des Felsenbeins usw. Dtsch. med. Wochenschrift 1909. S. 793. — Siebenmann: Verhandl. d. Schweizerisch. Hals-, Nasen- u. Ohrenärzte. 25. 6. 1916. Zit. nach Internat. Zentralbl. f. Ohrenheilk. Bd. 14, S. 187. — Stein:
Fall von Lymphangiom des Mittelohres. Arch. f. Ohren-, Nasen- u. Kehlkopfheilk. Bd. 89,
S. 32. 1912. — Szenes: Kasuistische Mitteilungen. Arch. f. Ohren-, Nasen- u. Kehlkopfheilk.
Bd. 64, S. 1. 1905. Fall 3. — Trétrôp: Jahresvers. d. belgisch. oto-rhino-laryngol. Ges.
1905. — Uffenorde: Trommelfelltumor. Monatsschr. f. Ohrenheilk. u. Laryngo-Rhinol.
Bd. 45, S. 1244. — Ullrich: Zur Genese des Mittelohrcholesteatoms. Zeitschr. f. Ohrenheilk.
u. f. Krankh. d. Luftwgee. Bd. 75, S. 189. — Urbantschitsch, E. (1): Österr. otol. Ges.
31. 10. 1910. — Derselbe (2): Traumatische Dermoidcyste usw. Monatsschr. f. Ohrenheilk.
u. Laryngo-Rhinol. 1913, S. 1434. — Urbantschitsch, V.: Lehrb. d. Ohrenheilk. 5. Aufl.
S. 174, 204, 247, 353, 419, 462. Literatur. — Wagener: Zur Pathologie des Ohres bei
Meningitis carcinomatosa. Beitr. z. Anat., Physiol., Pathol. u. Therapie d. Ohres, d. Nase
u. d. Halses. Bd. 14, S. 83. — Ziegler, Ernst: Pathol. Anat. 8. Aufl., S. 383. — Ziegler:
Über ein Lymphangioma cavernosum congenitum der Ohrmuschel. Zeitschr. f. Ohrenheilk.
u. f. Krankh. d. Luftwege. Bd. 56, S. 310.

2. Tumoren des Acusticus.

Von

M. Mann-Dresden.

Mit 20 Abbildungen.

Einleitung.

Der erste Fall eines Acusticustumors, welcher in der Literatur sich
findet, stammt bereits aus dem Jahre 1777. Der Autor heißt Sandifort. Er
bringt eine bis ins einzelne genaue pathologisch-anatomische Beschreibung.
Bei Henschen ist der lateinische Text hierzu abgedruckt. Im nächsten Jahrhundert mehren sich die Mitteilungen von Einzelfällen. Die Bezeichnung der
Krankheit ist noch sehr wechselnd, man spricht von Cerebellartumor, Geschwulst
der Gehirnbasis, der Brücke usw. Das allgemeine Interesse setzt ein mit dem
Beginn des 20. Jahrhunderts. Genau 1900 erscheint die Arbeit Sternbergs,
von der im Abschnitt Histologie ausführlich die Rede sein wird. Schon das Jahr
1902 bringt zwei nicht minder wichtige größere Beiträge von Fritz Hartmann
und von Henneberg und Koch. Der erstere hat mit großer Sicherheit das
klinische Bild in Umri.sen entworfen und mit klarem Blick die **chirurgische**

Behandlung gefordert. Henneberg und Koch schreiben: „Über zentrale Neurofibromatose und die Geschwülste des Kleinhirnbrückenwinkels"[1]). Sie betonen zuerst den Unterschied, der zwischen zentraler und allgemeiner Neurofibromatose besteht, führen die bis heute gebräuchliche Bezeichnung „Geschwülste des Kleinhirnbrückenwinkels" ein und ergänzen das klinische und histologische Bild. Nachdem noch zahlreiche andere Forscher sich mit dem Thema beschäftigt haben, erscheint im Verlag Gustav Fischer Jena 1910 die Monographie von Folke Henschen: „Über Geschwülste der hinteren Schädelgrube, insbesondere des Kleinhirnbrückenwinkels". Hier ist mit bewundernswertem Forscherfleiß alles bis dahin Geleistete zusammengetragen und kritisch gesichtet, eine große Menge eigenen, vorzüglich beobachteten Materials hinzugefügt. Hieraus erwächst das klinische Bild und die pathologische Anatomie und Histologie in großer Vollendung. Henschens Hauptverdienst ist die scharfe anatomische Abgrenzung der verschiedenen in der Gegend von Kleinhirn und Brücke vorkommenden Neubildungen und zweitens die Erkenntnis, daß die echten Acusticustumoren in der Tiefe des inneren Gehörganges ihren Ursprung nehmen. Bis dahin hatte man allgemein der Anschauung gehuldigt, daß sie am zentralen Teil des 8. Nerven entstehen und erst sekundär durch den Meatus in das Felsenbein eindringen. Ein Vorgang, wie er in der Tat bei Geschwülsten anderer Genese zu beobachten ist. Diese fundamentale Entdeckung eröffnete die Aussicht nicht nur auf die Möglichkeit der Frühdiagnose (durch das Röntgenbild), sondern auch der Frühoperation. Fumarola hat 1915 in deutscher Sprache einen wichtigen Beitrag geliefert, auf den ebenfalls im folgenden vielfach zurückzugreifen sein wird. Von besonderem Wert erscheint dem Verfasser der Abschnitt über die Differentialdiagnose. Weiterhin füllt er insofern eine Lücke in der Literatur aus, als zum erstenmal genaue Angaben über die Histologie benachbarter Hirnteile, welche vom Tumor in irgendeiner Weise geschädigt worden sind, beigebracht werden. Henschen hat im nämlichen Jahr noch eine große Arbeit zur Histologie und Pathogenese der Tumoren gebracht. Sieben neue Fälle sind darin eingehend besprochen. Er setzt sich vor allem mit Verocay auseinander, welcher bezüglich des histologischen Baues der Tumoren eine ganz neue Lehre aufgestellt hatte.

Im Jahre 1917 erscheint die große Monographie Cushings[2]). Sie faßt einerseits das Wichtigste aus der gesamten Literatur zusammen, andererseits wird berichtet über 30 vom Autor selbst beobachtete und operierte Fälle echter Acusticustumoren. Zahlreiche vorzügliche Abbildungen veranschaulichen das wertvolle Material. In den folgenden Kapiteln wird das fast in jeder Hinsicht vollkommene Werk eingehend berücksichtigt werden.

Symptomatologie.

1. Acusticus.

Man sollte erwarten, daß Tumoren, welche vom Acusticus ausgehen, unter allen Umständen von vornherein Symptome machen müßten, die entweder auf die Radix cochlearis oder vestibularis oder beide zugleich hinweisen. Das ist aber nicht immer der Fall. In der großen Statistik Henschens vom Jahre 1910 ist der Zeitpunkt, wann die Taubheit zuerst beobachtet wurde, in gegen 70 Fällen angegeben. In etwa 60 von diesen wird die Taubheit entweder als initiales Symptom aufgefaßt, oder sie ist neben anderen Symptomen sehr zeitig bemerkt worden.

---

[1]) Arch. f. Psych. Bd. 36. 1902.
[2]) Tumors of the Nervus Acusticus. Philadelphia and London. W. B. Saunders Company.

CUSHING hat am eigenen Material von 30 Fällen 25 mal Angaben über Gehörstörungen beibringen können. In einem Fall bestand Schwerhörigkeit bzw. Taubheit seit Kindheit, in einem 10, in einem 9, in einem 7 Jahre, bei anderen wieder nur wenige Monate vor der Aufnahme, in einem Fall seiner letzten Publikation 7 Jahre.

HENSCHEN gibt an, daß bei einem seiner Fälle (32) die Schwerhörigkeit 10 Jahre bestand, bevor andere Symptome hinzutraten. WIMMER gibt von 6 Fällen an einmal „mehrere" Jahre, einmal 7 Jahre.

Früher ist wohl beim Krankenexamen nicht immer mit der nötigen Sorgfalt nach dem Eintritt der Hörstörung geforscht worden. Andererseits weiß man aber auch, wie leicht einseitige Taubheit dem Kranken entgehen kann. Oft führt nur ein Zufall zur Entdeckung, z. B. beim Telephonieren oder beim Liegen auf der gesunden Seite, oder durch Verlust des Richtungshörens (HENSCHEN).

CUSHING hebt mit Recht hervor, daß Kranke, welche bei der Aufnahme bereits unter den schweren Störungen des Hydrocephalus internus stehen, oft nicht mehr in der Lage sein dürften, sich auf Jahre zurückliegender leichter Initialsymptome zu erinnern. Hier können wir höchstens durch Angehörige die nötigen Angaben erhalten. FISCHER berichtet, daß einige Fälle von ihrer kompletten, einseitigen Taubheit gar keine Kenntnis hatten.

In der überaus reichen Kasuistik sind die Angaben über die Ergebnisse der Hörprüfung meist kurz, die angewendeten Methoden unzureichend. Viele Autoren haben sich damit begnügt, einseitige Taubheit auf die Weise festzustellen, daß sie das gesunde Ohr mit BARANYS Lärmtrommel ausschalteten und das kranke mit der Sprache prüften. CUSHING bediente sich statt der Lärmtrommel der Wasserspülung wie beim Calorisieren. Gerade bei seinem einheitlich und gewissenhaft untersuchten Material muß man bedauern, daß der Cochlearis nicht qualitativ und quantitativ durchuntersucht worden ist. Auch in seiner letzten Mitteilung aus dem Jahre 1921 findet sich in dieser Hinsicht kein Fortschritt.

FISCHERS Material aus der Klinik EISELSBERG umfaßt 27 Fälle, darunter 26 mit kompletter Taubheit für Sprache. 7 von diesen zeigten außerdem eine Schädigung des Hörapparates der Gegenseite und zwar im Sinne einer Innenohr-Oktavusaffektion. (In allen diesen Fällen zeigte der Tumor schon eine gewisse Größe, so daß oft mächtige Verdrängungserscheinungen nachweisbar waren.)

Zusammenfassend sagt FISCHER:

Die Erscheinungen im Bereiche des Cochlearis bestanden in einer Herabsetzung des Hörvermögens, einseitig oder beiderseitig mit Verkürzung der Kopfknochenleitung für die mittlere Stimmgabel, Einschränkung der oberen Tongrenze bei normaler, oder annähernd normaler unterer Tongrenze. Er fährt fort: Das von HABERMANN erwähnte Symptom der stetig zunehmenden Verminderung des Gehörs für die tiefen Töne in der Kopfknochenleitung bei noch guter Hörfähigkeit für die übrigen Prüfungsmittel fand keine Bestätigung, da in fast allen Fällen eine mehr oder minder starke Herabsetzung der Hörschärfe für Sprache und Töne in der Luftleitung und eine Verkürzung der Kopfknochenleitung, namentlich für die mittlere Stimmgabel erhoben werden konnte.

Der Unterschied in den Befunden FISCHERS und HABERMANNS ist aber in manchen Punkten doch nicht so groß, als es nach dem Vorhergehenden den Anschein hat. Denn HABERMANN hat den einen seiner Fälle zuletzt 5 Monate vor dem Tode untersucht und an anderer Stelle sagt er, mit dem Fortschreiten des Prozesses kann es auch, wie zur Erblindung, zur völligen Taubheit kommen. Damit ist HABERMANNS Satz von „noch guter Hörfähigkeit für die übrigen Prüfungsmittel" von ihm selbst stark eingeschränkt. Als tiefen Ton, mit dem er geprüft hat, gibt er c an. Man könnte dieses c wohl auch als mittleren Ton bezeichnen. Da FISCHER sowohl wie HABERMANN von normaler unterer Tongrenze sprechen, so handelt es sich in den Ergebnissen beider doch wohl nur um graduelle Unterschiede.

Zu ganz anderen Resultaten sind aber eine Reihe anderer Beobachter gelangt.

Während FISCHER und HABERMANN die funktionellen Störungen in ihren Fällen auf Veränderungen in der Schnecke zurückführen, suchen jene die Ursachen im Cochlearisstamm bzw. seinen Kernen[1]). Am schärfsten kommt dies zum Ausdruck in einer Arbeit RHESES aus dem Jahre 1914. Er hat bei einem Fall von Kleinhirnbrückenwinkeltumor, der zwar operiert ist, dessen Sektion aber leider verweigert wurde, folgenden Befund erhoben: ausgiebiger Defekt an der unteren Tongrenze, während die oberen Töne, ohne auszufallen, lediglich in der Hördauer stark geschädigt wurden und eine Strecke des mittleren Tonbereiches auffallenderweise sogar eine nahezu normale Hördauer aufwies.

Es handelt sich also innerhalb des mit Stimmgabeln prüfbaren Tonbereiches um eine konzentrische Einengung des Hörfeldes. Aber noch ein weiteres bemerkenswertes Ergebnis bietet die Tonprüfung. Das ist die Intaktheit der oberen Tongrenze, die normale Hörfähigkeit für die ultramusikalischen Töne selbst im Endstadium, als das Sprachgehör bereits erloschen war. (Hierzu hat Verf. ein Gegenstück bei CUSHING gefunden). Die Hörkurven 1 und 2, welche in einem Abstand von einem Monat aufgenommen sind, veranschaulichen die Hördauer in Luftleitung. SIEBENMANN, welcher wohl als erster Störungen vom Charakter der Mittelhirnläsion beschrieb, stellte zunächst Abnahme der Hörfähigkeit für die tiefen Töne fest, später eine gleichmäßige Abnahme für alle Töne der Skala und schließlich eine konzentrische Einengung des Hörfeldes von oben und unten her, so daß nur eine Hörinsel übrig blieb.

BEZOLD, welcher ebenfalls einen Mittelhirntumor in seinem Verlauf mit Stimmgabelprüfung verfolgte, schreibt in seinem Lehrbuch S. 312: „Das Perzeptionsvermögen nahm zuerst fast ausschließlich für die tiefsten Töne, im weiteren Verlauf aber für alle Töne der Skala gleichmäßig ab, und zwar so, daß auf beiden Ohren eine fortschreitende Einengung des perzipierten Gebietes der Tonskala sowohl von der oberen, als von der unteren Grenze her' erfolgte und schließlich eine Insel übrig blieb".

RHESE führt dann noch Fälle von PANSE, LANGE, SCHWABACH, ROSENSTEIN und ENGELHARDT mit ähnlichen Befunden an, und Verf. kann noch den von ZIEHEN hinzufügen, der in jeder Hinsicht auf das sorgfältigste untersucht ist. Hierher gehört wohl auch noch ein Fall von FREY.

Der Verlauf der Fälle, wie wir ihn aus der Gesamtheit der Beobachtungen rekonstruieren können, scheint hiernach so zu sein, daß die tiefe Tonregion zuerst und am nachhaltigsten befallen wird, und zwar in Form eines Defektes an der unteren Grenze, der um so weniger heraufreicht, je frischer und je weniger weit vorgeschritten der Erkrankungsprozeß ist. Weiterhin wird bei Beeinträchtigung der Hörfähigkeit für den ganzen Stimmgabelbereich die Hörzeit der hohen Stimmgabeltöne am stärksten verkürzt. Der in der Mitte gelegene Tonbereich kann lange standhalten und wird allmählich gleichfalls verlöscht. Bei allen den besprochenen Fällen handelt es sich um sekundäre Schädigung der zentralen Hörbahn. Die Hörprüfungsbefunde bei isolierter Neuritis des Acusticusstammes und bei retrolabyrinthärer, vom Ganglion spirale bis in den Acusticusstamm sich ausdehnender Neuritis zeigen erhebliche Ähnlichkeit. Zur Erklärung dieser eigenartigen Ausfälle rechnet RHESE mit zwei Möglich-

---

[1]) Vgl. hierzu die seit Ablieferung des Manuskriptes erschienenen neueren Arbeiten: GRAHE, Frankfurt a. M.: „Zentrale Hörstörungen." Zeitschr. f. Hals-, Nasen- u. Ohrenheilk. Bd. 6, 2. Teil. 1923 und MAX KRASSNIG, Graz: „Ein Fall von Kerntaubheit. „Zeitschr. f. Hals-, Nasen- u. Ohrenheilk. Bd. 10. 2. Teil. 1924.

keiten. 1. Der mittlere Teil der Tonskala, nach Wien zwischen 1000—5000 Schwingungen, nach Zwaardemaaker und Quix zwischen 1200 und 2732, spricht am leichtesten auf akustische Reize an, so wird es verständlich, daß er bei Schädigung des ganzen Nerven auch am längsten reizbar, d. h. tonempfindlich bleibt. 2. Den frühen Verlust der tiefen Töne bei sekundärer Schädigung (Druck von außen) könnte man sich auch mit der Annahme (für die aber bisher jeder Beweis fehlt) erklären, daß die Fasern für die tiefen Töne außen, die übrigen mehr nach innen im Nerven gelegen sind.

Sind nun die Gegensätze von Fischer-Habermann einerseits, Rhese und Genossen andererseits unüberbrückbar?

Ein Acusticustumor kann, wie wir wissen, im Meatus audit. int. seinen Ausgang nehmen, er kann aber auch außerhalb[1]) desselben liegen; andere Tumoren des Kleinhirnbrückenwinkels brauchen oft lange Zeit bis sie überhaupt an den Acusticus heranrücken und ihn direkt schädigen. Schon durch die Variation im primären Sitz sind eine ganze Reihe von Störungsmöglichkeiten gegeben. Bald wird die Zirkulationsstörung, die Lymphstauung im Vordergrund stehen, bald die reine Nervenschädigung. Zweifellos können sich diese schädigenden Momente auch gegenseitig verstärken. Zahlreiche, im Leben aufs genaueste untersuchte Fälle, denen die sorgfältigste, von berufener Hand ausgeführte mikroskopische Durchforschung zu folgen hat, müssen endlich zur Klarheit führen. Dazu wirds aber noch manches Jahr brauchen.

Subjektive Geräusche können in allen Formen und Abstufungen auftreten. Sausen, Pfeifen, Klingen, vom leichten Rauschen, wie es eine ans Ohr gehaltene Muschel erzeugt, bis zum Brausen eines Eisenbahnzuges (C). Oft gehen sie der Schwerhörigkeit voraus, können sie begleiten, können auch während des ganzen Verlaufes fehlen. Auch sie werden nicht selten vom Kranken ganz vergessen, wenn ihr Auftreten zeitlich weit vor dem Eintritt schwerer Symptome liegt (eigene Beobachtung). Bei Henschen sind sie in der großen Tabelle von 136 Fällen 23mal erwähnt und zwar unter den Initialsymptomen. Die genaue Statistik Cushings ergibt unter 30 Fällen 18mal subjektive Geräusche, keineswegs immer als Frühsymptom. In den übrigen 12 Fällen wird jedesmal hervorgehoben: Kein Sausen. Meist befallen die Geräusche das kranke Ohr, zuweilen beide. Eine Kranke hörte so laute Geräusche, daß sie nicht angeben konnte, ob sie anfallsweise innerhalb oder außerhalb des Kopfes waren.

2. Vestibularis.

Die Fälle, bei denen der Vestibularis nach den von Barany angegebenen Untersuchungsmethoden geprüft worden ist, sind in der Literatur der letzten 10 Jahre zahlreich vorhanden. Aber man muß auch heute noch das Urteil bestätigen, das Henschen in seiner Monographie 1910 ausgesprochen hat, daß die Angaben oft zu summarisch sind. Man bekommt z. B. zu wissen, der Vestibularis reagiert nicht, während nicht gesagt wird, wie er untersucht wurde. Verf. kann hinzufügen, daß oft nur die calorische, nicht aber die Drehprüfung erwähnt wird. Sind aber beide vorgenommen, so können wieder die Angaben über den Zeigeversuch, die Fallreaktion oder beides fehlen. Trotzdem muß einmal wenigstens der Versuch gemacht werden, das mit den genannten Methoden bisher Erreichte festzulegen. Dabei sollen nicht nur die allgemeinen Gesetze, sondern auch die wirklichen und scheinbaren Widersprüche davon gründlich beleuchtet werden, selbst auf die Gefahr hin, weitschweifig zu werden.

---

[1]) Vgl. hierzu den in jeder Beziehung äußerst wertvollen Fall 32 von Henschen aus der Publikation 1916.

Im allgemeinen gilt noch die Regel, welche Barany vor vielen Jahren aufgestellt hat. Das Labyrinth der kranken Seite ist sowohl für den adäquaten Reiz der Drehung, wie für den inäquaten Reiz der Spülung völlig unerregbar. Das der gesunden Seite zeigt normale Reaktionen. In Fischers großer Statistik, die 27 Fälle umfaßt, gilt das Gesagte für 20 Fälle, d. i. 74%. Cushing erwähnt nur 4 Ausnahmen unter den 30 Fällen seiner Monographie.

Wie sehen die Ausnahmen aus?

Fischers Fälle:

Nr. 1 (40). Reflexerregbarkeit beider Labyrinthe erloschen für den calorischen Reiz, schwach erhalten für den Drehreiz, — ob auch Vorbeizeigen und Fallen dabei ausgelöst wurde, erfährt man nicht.

Nr. 2 (47). Unerregbarkeit beider Labyrinthe, dabei nur links komplette Taubheit — Tumor von exzessiver Größe.

Nr. 3 (48). Labyrinth der gesunden Seite für Drehreiz unerregbar, spricht auf calorischen Reiz an.

Nr. 4 (45). Cochlear- und Vestibularapparat völlig intakt. (Sehr selten. Der Tumor saß rechts und hatte Kirschgröße).

Nr. 5 (49). Acusticustumor links. Links völlige Taubheit. Kalte Spülung ergibt links geringe aber deutliche Reaktion als Nystagmus, aber sonst keine weiteren Reaktionsbewegungen. Nach kalter Spülung rechts herabgesetzte Erregbarkeit.

Güttich (Pfingsten 1922 in Wiesbaden vorgetragen): Walnußgroßer Acusticustumor links. Links angeblich fast völlig taub (aber Flüstersprache gehört!). Rechts gutes Gehör, aber obere Tongrenze wesentlich herabgesetzt und Knochenleitung stark verkürzt.

Lues in der Vorgeschichte.

Calorisch links: Typ. Nystagmus, Vorbeizeigen, Fallreaktion. Calorisch rechts: Nur Nystagmus. Beim Drehen schwacher Nystagmus beiderseits. Vorbeizeigen nur im vorangehenden Arm. Mikroskopischer Befund fehlt. Das eigentümliche Verhalten des Vestibularis der Gegenseite ist wohl auf die alte Lues zu schieben [1]).

Cushing (27). Großer, linksseitiger, durch Operation geheilter Acusticustumor. Linkes Ohr taub. Durch Drehen oder Calorisieren beider Ohren kein Nystagmus. Durch Drehen sowohl nach rechts wie nach links, in beiden Armen typisches Vorbeizeigen. (Aber nur der horizontale Bogengang ist erregbar, nicht die vertikalen.) Nach Operation des Tumors hört Patient links wieder laute Sprache, bleibt aber links calorisch unerregbar. Das rechte Ohr reagiert auf alle Reize normal.

Vall: Fehlender calorischer Nystagmus und Vorbeizeigen auf der kranken Seite.

Fischer: Auf der kranken Seite calorisch unerregbar, auf der anderen Seite vertikale Bogengänge negativ, vom horizontalen, grobschlägiger Nystagmus nach oben.

Henschen (32). 15. 9. 10. Rechts vollständige Taubheit, links normales Gehör. Beide Labyrinthe reagieren normal nach Rotation und nach der Kaltwasserprobe. 6. 12. 10. Rechts absolute Taubheit, links Flüstern mindestens 6 m. Kaltwasserprobe rechts ohne deutliche Reaktion, links deutliche Reaktion. Die Drehreaktion ist noch vorhanden, fällt aber fürs rechte Labyrinth deutlich kürzer aus. Typischer Acusticustumor durch Sektion bestätigt. Ruttin stellte 1912 einen Fall von typischem linksseitigen Acusticustumor vor (aber weder

---

[1]) Der von Güttich zitierte analoge Fall von Frey ist autoptisch nicht bestätigt und der von Claus ist kein Acusticustumor, sondern ein Kleinhirnbrückenwinkeltumor. „Facialis und Acusticus liegen in ihrem Ursprung völlig frei".

durch Operation noch durch Autopsie bestätigt). Cochlearis völlig ausgeschaltet. Calorische Reaktion links negativ, rechts sehr prompt, sowohl Nystagmus wie die übrigen Reaktionsbewegungen. Die Drehreaktion für beide Seiten gleich. Einen fast gleichen Fall hatte er bereits 1910 vorgestellt.

Beweiskräftiger, aber die beiden Fälle stützend, ist der Fall von Ramdohr, durch Operation und Autopsie bestätigt. Rechtsseitiger Acusticustumor. Rechts Taubheit. Calorisch nicht erregbar. Beim Drehen nach beiden Seiten normaler Nystagmus.

Cushing (29). Weder rechts noch links calorisch erregbar, dafür normal erregbar für die Drehreaktion.

Rhese: Calorisch und galvanisch auf der Tumorseite unerregbar, aber für Drehen erregbar.

Einer gesonderten Betrachtung bedürfen die Fälle, in denen die *gesunde* Seite eine pathologische *Steigerung* der Reaktion auf vestibuläre Reize zeigt.

Ruttin, Hautaut und Barany haben solche Beobachtungen gemacht, Fischer bringt einen unter seinen Ausnahmefällen. Neumann hat im ganzen 6 gesehen, Berlstein 4. Wird die gesunde Seite mit kaltem Wasser gespült, so bekommt Patient einen starken, rotatorischen Nystagmus zur kranken Seite von abnorm langer Dauer (6 Minuten). Auch die Reaktionsbewegungen des Körpers und der Extremitäten können dabei abnorm stark sein.

Beim Drehversuch kann Ähnliches auftreten.

(E. Urbantschitsch hat bei einem 65jährigen, fast tauben Mann diese Übererregbarkeit auf beiden Labyrinthen sowohl für den calorischen wie für den Drehreiz gesehen. Leider fehlt zu diesem Fall die Autopsie.)

Diese Kasuistik der Ausnahmen wirkt auf den ersten Blick verwirrend.

Richten wir zunächst auf den Vestibularis der kranken Seite unser Augenmerk, so finden wir die calorische Reaktion nur dreimal [1]) völlig normal, einmal schwach vorhanden, ohne weitere Reaktionsbewegungen. Also die calorische Erregbarkeit der kranken Seite stellt die seltenste Ausnahme dar. Schon häufiger trifft es sich, daß die kranke Seite auf Drehreiz anspricht: dreimal schwächer, dreimal völlig normal.

Für den Vestibularis der gesunden Seite ergibt sich folgendes: Einmal für beide Reizarten erloschen (Fischer), einmal erloschen für den Kältereiz, auch für den Drehreiz in bezug auf Nystagmus, nicht für Vorbeizeigen. Aber nur der horizontale Bogengang spricht an, die vertikalen sind unerregbar; (Cushing) — ganz ähnlich die Reaktion in den Fällen von Fischer und Vall — aber nicht beim Drehen, sondern auf Calorisieren. Am häufigsten ist anzutreffen Übererregbarkeit der gesunden Seite.

Das letztgenannte Phänomen macht uns die Erklärung am leichtesten. Ruttin war zuerst auf den Gedanken gekommen, daß von einem Deiterskern Hemmungsfasern zum Vestibularis der anderen Seite gehen. Wenn nun durch Druck des Tumors auf der kranken Seite die Hemmung für die andere aufgehoben ist, so ist es nicht verwunderlich, daß die gesunde Seite nunmehr auf Reize Ausschläge gibt, die an Patellar- oder Fußklonus erinnern (Neumann).

Die von Ruttin postulierten Hemmungsfasern sind dann später von Leidler nachgewiesen worden (zit. nach Berlstein). Ebenso leicht ist es zu verstehen, auf welche Weise es zur völligen Aufhebung der Reaktionen auf der gesunden Seite kommt. Hier ergeben sich Analogien mit anderen Hirnnerven. Obwohl der Tumor nur einseitig vorhanden ist, können auf der gesunden Seite Facialis, Abducens, Trigeminus u. a. paralytisch werden. Wir müssen in all diesen Fällen den Druck des wachsenden Tumors zur Erklärung heranziehen. Sehr merk-

---

[1]) In dem Fall von Henschen war sie aber ein Vierteljahr später auch erloschen.

würdig ist, daß auf der gesunden Seite die Fähigkeit auf Drehen zu antworten erloschen sein kann, während sie auf Abkühlen anspricht und umgekehrt. Hier hilft uns nur die Annahme, daß die im Deiterskern liegenden Zellgruppen, welche auf die verschiedenen Reize reagieren, für beide getrennt liegen. Erwiesen ist die Lokalisation im Deiterskern des Kaninchens für die verschiedenen Nystagmusarten (horizontal, rotatorisch, vertikal) durch LEIDLER. So erklärt sich die isolierte Unerregbarkeit der vertikalen Bogengänge in den Fällen von VALL, FISCHER und CUSHING durch Sperrung des Kerngebietes für die vertikalen Bogengänge infolge von Druck unter gleichzeitigem Freibleiben des für den horizontalen bestimmten Areals. Daß diese Drucktheorie keine bloße Annahme ist, sondern auf Tatsachen beruht, ist in dem Fall von CUSHING bewiesen, allwo nach der Operation die Reaktion für alle Reizarten auf der gesunden Seite prompt zurückkehrte.

Waren die vorangehenden Betrachtungen unter der Voraussetzung angestellt, daß durch den Tumor in erster Linie der Stamm des Vestibularis bzw. seine Kerne geschädigt sind, so muß auch noch die Möglichkeit ins Auge gefaßt werden, daß es sich bei einem Teil der Ausnahmen um Veränderungen am Endorgan im Labyrinth selbst handeln kann.

Aus der klinisch und experimentell vorzüglich ausgebauten Lehre von der Labyrinthentzündung[1]) wissen wir z. B., daß es Reizbildungshemmungen gibt, welche Untererregbarkeit des Bogengangsapparates bewirken, unter Umständen auch Unerregbarkeit, wenigstens für einzelne Reizmittel. Den zartesten Lymphbewegungsantrieb liefert die calorische Reizung und setzt die bestbewegbare Endolymphe voraus, weniger leicht bewegbar die kräftiger wirkende Drehung.

Hier hätten wir eine vollkommene Erklärung für die nicht seltenen Fälle, daß das Labyrinth der Tumorseite noch auf Drehen anspricht (RHESE erklärt dies einfach als Kompensation, RUTTIN hat sich mit gewichtigen Gründen dagegen ausgesprochen. Österr. Ges. f. Otologie 29. April 1912), nicht mehr auf Calorisieren. Nun besteht hier zwar keine Labyrinthitis, doch wir wissen, daß bei der mikroskopischen Untersuchung solcher Felsenbeine Eiweiß in den Endolymphräumen nachgewiesen ist[2]).

Aber gerade Eiweißausscheidung wird als lymphokinetisches Hindernis angeführt. Der Hydrocephalus auf der einen Seite mit seinem Einfluß auf die Perilymphe, die Abklemmung der Art. aud. int. mit konsekutiver Störung der Endolymphabsonderung andererseits, können wohl nicht nur die angeführten, sondern auch noch andere biochemische Umstellungen bewirken. Erweisen sich nach dem Vorausgegangenen diese Ausnahmen von der Regel schon theoretisch von großem Wert, so sind sie auch in praktischer Hinsicht keinesfalls bedeutungslos. Betrachten wir die beiden Grenzfälle: Ansprechbarkeit der kranken Seite für alle Reize [FISCHER 4] und Sperrung selbst der gesunden Seite für alle Reize [FISCHER 2], so sehen wir, daß im ersten Fall nur ein kirschkerngroßer Tumor vorhanden war, im zweiten eine exzessiv große Geschwulst. Wir dürfen daraus den Schluß ziehen, daß irgendwelche Beziehungen zwischen Reaktion und Tumorgröße bestehen und zwar wohl meist im umgekehrten Verhältnis.

Der galvanische Nystagmus ist trotz der reichen Kasuistik nur selten geprüft worden, wohl aus dem Grunde, daß man ihm keinen oder nur geringen diagnostischen Wert beimißt. In FISCHERS Fällen ist er nicht einmal erwähnt, ebensowenig bei HENSCHEN und CUSHING. Die verstreuten Einzelfälle hat Verf. nicht alle noch einmal daraufhin durchgesehen. Von älteren scheinen folgende wichtig

---

[1]) Alles Nähere in der vorzüglichen Arbeit von ZANGE: Pathologische Anatomie und Physiologie der Labyrinthentzündungen. Wiesbaden: J. F. Bergmann. 1919.

[2]) QUIX und BERLSTEIN und NOWICKI: l. c. S. 435. LANGE Arch. Bd. 90. Vorzügl. Abbildung.

zu sein: Fall von Frey, Vestibularapparat völlig unerregbar, sowohl für Rotation als für thermische und galvanische Reize. Autopsie fehlt. Fall von Ruttin: Vestibularapparat für Calorisieren und galvanisch unerregbar, aber für Drehen erregbar.

Rhese legt gerade dem Ausfall der galvanischen Prüfung eine besondere Bedeutung bei: Während Fehlen der calorischen und Drehreaktion lediglich für Unerregbarkeit des Vestibularis spricht, ermöglicht erst die Feststellung, daß auch der galvanische Nystagmus fehlt, die Diagnose einer Erkrankung des Nervenstammes. Nach seiner klinischen Erfahrung ist bei Zerstörung des labyrinthären Anteiles der Vestibularisbahn der galvanische Nystagmus prompt auslösbar, solange der Acusticusstamm leitfähig bleibt; die Beteiligung des Acusticusstammes indessen hebt unter allen Umständen die galvanische Erregbarkeit auf. Er findet sich damit in Übereinstimmung mit den Ergebnissen der experimentellen Studien, die Uffenorde und Marx am Tiere anstellten.

Dieselbe Wertung der galvanischen Prüfungsmethode findet sich unter anderem auch in Alexanders Lehrbuch S. 91.

Es ist also in Zukunft bei jedem Fall die galvanische Prüfung vorzunehmen. Möglicherweise gelingt es damit, die zuweilen überaus schwierige Differentialdiagnose zwischen Stirnhirn- und Kleinhirnbrückenwinkeltumor zu erleichtern.

Spontannystagmus.

Bei den Acusticustumoren gehört zu den häufigen Symptomen Spontannystagmus. Über die Zeit seines Auftretens können wir leider nichts Genaues angeben, da er dem Kranken selbst nicht zum Bewußtsein kommt. Möglicherweise gehört er zu den Frühsymptomen. Die Autoren haben wechselnde Häufigkeitszahlen angegeben. Fischer hat ihn in 15 Fällen (55 %) beobachtet. Er charakterisiert ihn folgendermaßen: Es handelt sich vorwiegend um Nystagmus ersten Intensitätsgrades nach beiden Seiten hin, also nach links beim Blick nach links und rechts beim Blick nach rechts. Meist war der zur Herdseite gerichtete stärker als der zur gesunden Seite, doch zeigte sich nicht selten eine gewisse Variabilität sowohl im Charakter als auch in der Intensität des Nystagmus derart, daß zeitweise horizontaler, dann wieder horizontal-rotatorischer bzw. rein rotatorischer Nystagmus auftrat, der wieder zeitweilig grobschlägig, dann wieder feinschlägig wurde. In Cushings erster Serie ist er 20mal von 30 Fällen mehr oder wenig stärker und langsamer nach der kranken Seite; dreimal nach der gesunden, sechsmal völlig gleich, einmal ganz fehlend. Bei Henschen ist er nicht so regelmäßig erwähnt. Doch findet sich einigemal die Bemerkung: Stärker und langsamer nach der Herdseite.

Barany hat sich wiederholt über den Entstehungsort des Nystagmus geäußert, am ausführlichsten im Referat von Barany und Wittmaack auf der deutschen otologischen Gesellschaft zu Frankfurt a. M. 1911 und in Lewandowskys Handbuch Bd. 1, S. 931. 1910.

Der bei Erkrankung des peripheren Endorgans auftretende spontane Nystagmus ist stets eine Kombination von horizontalem und rotatorischem Nystagmus nach derselben Richtung. Ein längere Zeit unverändert bestehender Nystagmus stärkeren Grades ist stets intrakraniell ausgelöst. Er kann nicht auf Reizzustände zurückgeführt werden, sondern beruht auf Zerstörung bestimmter Kernpartien und dem dadurch bewirkten hemmungslosen Funktionieren antagonistischer Zellgruppen. Cushing hat sich auch mit der Frage beschäftigt, ob man diese Form des Nystagmus als vestibulär oder cerebellar ansehen soll, zuletzt entscheidet er sich für cerebellar, schon darum, weil er regelmäßig stärker wurde nach den Operationen, wenn länger am oder in der Nähe des Kleinhirns hantiert worden war. LEIDLER hat diese Frage in neuerer Zeit experimentell zu entscheiden versucht: „Kann von der Substanz des Kleinhirns direkt rhythmischer Nystagmus erzeugt werden?"

Er kam zu folgenden Ergebnissen:

1. Von der Substanz des Kleinhirns kann direkt, d. h. mit Umgehung des Vestibularapparates kein spontaner rhythmischer Nystagmus erzeugt werden.

2. Jeder bei Kleinhirnprozessen auftretende spontane Nystagmus ist in letzter Linie auf den Vestibularapparat zurückzuführen.

3. Spontaner Nystagmus bei Kleinhirnprozessen tritt dann auf, wenn die durch das Kleinhirn bewirkte Regulierung des Vestibularapparates gehemmt oder aufgehoben ist.

Fassen wir alles kurz zusammen, so ergibt sich:

Bei Acusticustumoren ist Spontannystagmus nach beiden Seiten verhältnismäßig häufig, meist beim Blick zur Herdseite stärker und langsamer. Er kann im Gegensatz zum Labyrinthnystagmus, der relativ unbeständig ist, monate- und jahrelang bestehen, er kann aber auch dabei Stärke und Richtung wechseln. Wenn wir von cerebellarem Nystagmus sprechen, müssen wir uns die Tatsache vor Augen halten, daß es bisher mit keiner experimentellen Methode gelungen ist, direkt vom Kleinhirn Nystagmus zu erzeugen. Es handelt sich also vorwiegend um Enthemmungen der Vestibulariskerne von seiten des Kleinhirns.

Es würde aber zu schweren Irrtümern führen, wenn man aus dem Fehlen von Spontannystagmus Veranlassung nähme, einen Acusticustumor auszuschließen.

Vorbeizeigen.

Dem spontanen Vorbeizeigen hatte BARANY seinerzeit für Erkrankung des Kleinhirns eine große topisch-diagnostische Bedeutung beigemessen. Das in der Literatur vorliegende Material ist völlig ungenügend, um auf breiter Grundlage die Frage zu entscheiden. HENSCHEN in seiner Monographie erwähnt das Symptom keinmal, ebensowenig CUSHING und RAMDOHR in seiner Kasuistik. Wir sind lediglich auf die Angaben FISCHERS angewiesen. Er hat es bei 27 Fällen nur 8mal verzeichnet gefunden. In 3 dieser Fälle bestand Vorbeizeigen der homolateralen Extremität zur Herdseite hin, bei Fehlen der Zeigereaktion nach Calorisieren, während die andere Extremität richtig zeigte. Ein vierter Fall scheint noch hierher zu gehören, es ist aber nicht die Richtung des Vorbeizeigens angegeben. In den folgenden 3 Fällen ist dies spontane Vorbeizeigen Veranlassung zu Irrtümern geworden. Im letzten endlich stimmt wieder das Vorbeizeigen mit allen übrigen Symptomen, es war auch durch Drehen das Zeigen nicht beeinflußt worden, nur der Arzt hat eine falsche Diagnose gemacht. Daran war aber der Arzt und nicht das Vorbeizeigen schuld.

Wenn also das spontane, durch Drehen und Kaltspülen unkorrigierbare Vorbeizeigen nach der Herdseite kein konstantes Vorkommen ist, so dürfte es doch, wo es beobachtet wird, die übrigen diagnostischen Fingerzeige in vorteilhafter Weise ergänzen. Noch ist es Pflicht jedes Otologen, es in jedem Falle zu prüfen und womöglich so zu registrieren, daß später einmal eine Zusammenstellung im großen ermöglicht wird.

In neuester Zeit hat BARANY über die Bedeutung des Zeigeversuchs für die Lokalisation von Hirntumoren sich selbst folgendermaßen geäußert: (Ich zitiere nicht seine Schlußfolgerungen im ganzen Umfang, sondern nur die wichtigsten Sätze.)

Niemals kann man auf Grund eines einzigen Symptoms erwarten, eine Diagnose zu stellen, stets muß natürlich der gesamte Befund berücksichtigt werden.

Hirntumoren sind für Lokalisationsbestimmungen das am wenigsten geeignete Objekt, einerseits drücken sie und machen Hydrocephalus und erzeugen daher Fernsymptome, andererseits können sie dort, wo sie wachsen, nur verdrängen und nicht zerstören und also am Ort ihrer Entstehung Symptome vermissen lassen. Die Prüfung des Zeigeversuchs an meinem Tumormaterial hat mir nun ergeben, daß ich spontanes Vorbeizeigen sowohl bei Tumoren der hinteren, als auch der mittleren und vorderen Schädelgrube gesehen habe, bedeutend konstanter jedoch bei Tumoren der hinteren Schädelgrube. Immerhin wird man aus dem Vorhandensein eines spontanen Vorbeizeigens allein natürlich nicht den Schluß ziehen dürfen, daß ein Tumor der hinteren Schädelgrube vorliegt. Konstante Ausfälle der Zeigereaktion habe ich bisher nur bei Tumoren der hinteren Schädelgrube gesehen. Der umgekehrte Satz gilt jedoch nicht, daß etwa bei Tumoren der hinteren Schädelgrube konstante Ausfälle der Zeigereaktion vorhanden sein müssen. (Acta oto-laryngol. Bd. 7, H. 2, S. 159 ff. 1925.)

Der Rombergsche Versuch.

Hierüber sind sich alle Autoren einig, daß dem spontanen Fallen und der Fallrichtung bei Fußaugenschluß die größte Bedeutung zukommt. Es ist nach Barany dann besonders wertvoll, wenn weder durch Kopfdrehen noch durch Drehen und Spülen die Richtung geändert wird. Von den 10 Fällen Henschens ist der Romberg einmal nicht ausführbar gewesen, einmal nicht geprüft worden. In 8 Fällen war er positiv. 5mal Richtung nicht angegeben, darunter ist bei einem besonders hervorgehoben, daß keine Fallrichtung vorherrschend war. 3mal Fallen in der Richtung des Tumors.

Unter den 30 Fällen Cushings war der Romberg infolge Schwere der Erkrankung nicht ausführbar in 5 Fällen. In den übrigen 25 Fällen fehlte er 2mal, also war er in 23 Fällen positiv, d. i. $92^0/_0$. Richtung: 9mal nach der Tumorseite, 2mal nach der entgegengesetzten, 2mal nach hinten, 10mal ohne Richtung.

Fischer konnte in 17 Fällen Romberg feststellen, d. i. $62^0/_0$. Das Fallen war nach der Herdseite gerichtet, Änderung der Kopfstellung änderte die Fallrichtung nicht.

Es würde zu weit führen, wollte man alle veröffentlichten Fälle auf die Fallrichtung durchsuchen.

Die angeführten Zahlen beweisen zur Genüge die Wichtigkeit der Fallrichtung für die Herddiagnose.

Man würde noch zu viel besseren Resultaten kommen, wenn man den Romberg grundsätzlich am völlig nackten Patienten prüfte. Das Spiel der Muskeln zu beiden Seiten der Wirbelsäule, den Schultern, am Becken und den Schenkeln gibt erst einen klaren Einblick in die Art der Gleichgewichtsstörung. Ob der Romberg von den vestibularen Kernen oder vom Kleinhirn abhängt oder, wie Verf. glauben möchte, von beiden, kann zur Zeit noch nicht entschieden werden.

Schwindel.

Es gibt außer der Schwerhörigkeit vielleicht kein Symptom, was so regelmäßig in der Vorgeschichte, wie oft auch während der klinischen Beobachtung erwähnt wird, wie der Schwindel. Aber auch kaum ein Ereignis körperlicher Art, abgesehen von plötzlich auftretenden schweren Sehstörungen, setzt den Befallenen so in Schrecken, wie ein schwerer Schwindelanfall; darum sind wir fast sicher, daß er vom Kranken beim Befragen kaum je vergessen wird. Er ist häufig noch mit einer Anzahl von Begleiterscheinungen verbunden.

ZIEHEN, der sich eingehend mit diesem Syndrom beschäftigt, nennt es Vestibularanfall. Es setzt sich aus folgendem zusammen:

1. Auftreten eines intensiven Schwindelgefühls und stärkster vestibulärer Ataxie bzw. starke Zunahme einer schon vorhandenen.

2. Spontannystagmus.

3. Intensiver, meist zum Nacken ziehender Kopfschmerz bzw. sehr starke Zunahme eines etwa immer bestehenden Kopfschmerzes.

Nicht so konstant sind während des Anfalls subjektive Geräusche, Erbrechen und Doppelsehen. Außer dem Doppelsehen scheint zuweilen auch eine Amblyopie auf dem gleichseitigen Auge den Anfall zu begleiten.

In schweren Anfällen kommt es zuweilen zu kürzerem oder längerem Bewußtseinsverlust. Endlich kommen ausnahmsweise motorische Reizerscheinungen vor und zwar bald klonische Zuckungen, welche an die klonische Form des Tortikollis erinnern, bald ausgebreitete klonische, seltener tonische Krämpfe der gleichen oder auch beider Körperhälften. Das Bewußtsein geht auch bei diesen, von motorischen Reizerscheinungen begleiteten Anfällen keineswegs stets verloren. DANA hatte kurz vorher unter der Bezeichnung „the cerebellar seizure" (cerebellar fits) ähnliche Anfälle beschrieben. CUSHING nennt sie cerebellar crises; er schreibt: Bei einigen Patienten kommt es mit der Zeit zu Anfällen schwerster, lebenbedrohender Art, mit Rückwärtsbeugen des Genicks und Rückens, Atemnot, Pulsstörungen, Todesangst und oft mit Verlust des Bewußtseins; der Anfall kann sich mit einem Schrei einleiten.

Was nun von diesen Anfällen dem Kleinhirn oder dem Vestibularis oder beiden zugeschrieben werden muß, entzieht sich derzeit noch unserer Kenntnis. Über die Pathogenese sind folgende Ansichten geäußert.

ZIEHEN weist zunächst auf die Ähnlichkeit mit MENIÈREschen Anfällen hin. Der Hauptunterschied soll in dem Fehlen von Ohrensausen liegen. CUSHING betont, daß bei MENIÈRE das Erbrechen konstant vorhanden sei, bei den Vestibularanfällen der frühen Krankheitsperiode fehle. In der Tat können die Anfälle bei Acusticustumor eine Zeit lang unter der Maske der MENIÈREschen Krankheit verlaufen. Hier handelt es sich aber nur um einen Vergleich, nicht um eine Erklärung, denn über die meisten MENIÈRE-Anfälle bleiben wir auch unaufgeklärt.

Zweitens wäre zu vermuten, daß durch die Geschwulst die Vestibularisbahn zentralwärts von der Leitungsunterbrechung einer kontinuierlichen Druckreizung ausgesetzt ist, welche an der Zentralstätte zu einer Summation von Erregungen führt und sich in diesen Anfällen zeitweise entlädt.

Es würde sich dann um Cerebellaranfälle handeln, die ein Analogon wären zu den Jacksonanfällen in der Großhirnrinde.

Drittens ist an anfallsweise auftretende Zirkulationsstörungen durch Druck der Geschwulst im Gebiete der A. cerebellaris inf. ant. und auf die A. audit. zu denken.

Wer öfters Sektionen solcher Fälle gesehen hat, oder auch nur die Photographien von Sektionsbefunden vergleicht, wie sie zur Zeit schon recht zahlreich in der Literatur vorliegen, der erkennt ohne weiteres, daß es bei der Verschiebung, Verdrehung, stellenweise vorhandenen Abknickung der Aa. vertebrales, basilaris und ihrer Äste gar nicht ohne Zirkulationsstörungen abgehen kann (vgl. Abb. 1 auf S. 703).

Endlich verweist ZIEHEN noch auf die Möglichkeit, daß durch den Tumordruck Störungen im Plexus chorioid. lat. hervorgerufen werden. CUSHING neigt mehr zu der Ansicht, daß die Ursache der Anfälle in Stauungen im Gebiet der großen Zysternen in der Umgebung von Kleinhirn, Brücke und Oblongata gelegen ist.

Es ist am wahrscheinlichsten, daß Liquorstauung und Gefäßverschluß sich gegenseitig in ihrer schädlichen Wirkung unterstützen.

Frühsymptome.

Außer den Störungen verschiedenster Art, wie sie vom 8. Nerven ausgehen, stellen sich in erster Linie anfallsweise auftretende Schmerzen ein. Kopfschmerz gehört zu den Frühsymptomen. Er kann im weiteren Verlauf zurücktreten, er kann sich auch steigern und bestehen bis zum Ende. Verf. hat aber auch einige Fälle gesehen, bei denen niemals, auch nicht auf spezielles Befragen, über Kopfschmerz geklagt wurde. Nach Henschen wird er in $^2/_3$ der Fälle in den Hinterkopf verlegt, in $^1/_3$ in die Stirne der Gegenseite des Tumors. Er kann sich auch von hinten nach vorn oder in umgekehrter Richtung ausbreiten. Zuweilen zeigt sich auch ein heftig bohrender Schmerz in der Tiefe der Augenhöhlen. Typisch ist auch Nackenschmerz. Der Processus mastoideus der kranken Seite ist in solchen Fällen meist nach der Schulter geneigt, das Kinn nach der gesunden Seite gedreht. Husten und Niesen, kurz alles, was den intrakraniellen Druck erhöht, steigert alle Art von Schmerz.

Kleinhirnsymptome.

Nach Cushing dauert es etwa ein Jahr, bis sich den Acusticusstörungen cerebellare Inkoordinationsstörungen anschließen. Sie können auftreten, ohne daß vorher von seiten anderer Hirnnerven irgend etwas zu bemerken ist. Aber auch das umgekehrte kommt vor, die benachbarten Hirnnerven sind bereits ausgiebig gestört, und es fehlen noch jedwede Kleinhirnsymptome.

Am häufigsten finden sich Störungen verschiedenen Grades im Gehen und Stehen. Der eine taumelt nur etwas beim raschen Umdrehen, der andere hat den ausgesprochenen Gang des Betrunkenen, in einer dritten Reihe von Fällen kommt es in kürzester Zeit zur Unfähigkeit zu gehen und zu stehen. Diese sind zu dauernder Bettruhe verurteilt. An den Händen sind die Störungen oft geringer als an den Beinen, leichte Ataxie beim Finger-Naseversuch, gelegentlich Fallenlassen von Gegenständen, gelegentlich auch Hemiasynergie cerebelleuse. Alle Kleinhirnstörungen finden sich selbstverständlich nur oder vorwiegend auf der homolateralen Seite.

Mit den angeführten Symptomen erschöpfen sich im allgemeinen die Angaben über Kleinhirnstörungen. Damit ist nun keineswegs sicher, ob nicht noch Kleinhirnstörungen anderer Art vorhanden waren. Zur Vervollständigung des Krankheitsbildes wäre in Zukunft noch auf folgendes zu achten:

Es soll eine Prüfung in der Schätzung von Gewichten vorgenommen werden (Goldstein). Dies geschieht mit einer Reihe gleich großer Holzkugeln, welche einen Eisenkern von verschiedener Schwere enthalten. Man legt sie auf die ausgestreckten Hände des Kranken, oder man läßt sie auch schätzen, indem der Kranke dabei den ganzen Arm auf und abwärts bewegt. Die Störungen bestehen in einer mangelhaften Unterscheidung schwerer und leichter Gewichte auf der kranken Seite, oder in einem Unter- selten Überschätzen auf der kranken Seite.

Es ist weiter auf das Vorhandensein der von Luciani an Tierexperimenten festgestellten Trias von Ausfallserscheinungen zu achten, zu prüfen auf Atonie, Asthenie, Astasie. Lewandowsky [1]) hatte in seinem Handbuch die Anschauungen

---

[1]) J. G. Dusser de Barenne kommt auf Grund eigener Experimente an Hunden und Katzen ebenfalls zu einer Ablehnung der von Luciani aufgestellten Symptomentrias. Handb. d. Neurol. d. Ohres. Bd. 1, 1. Hälfte, S. 619—623.

LUCIANIS zu widerlegen versucht. Das mag der Grund sein, daß in den letzten Jahren in der Kasuistik der Kleinhirnerkrankungen insbesondere der Acusticustumoren nur selten darauf eingegangen ist. In neuester Zeit hat sich HOLMES wieder eingehend mit dieser Trias beschäftigt. Seine Untersuchungen erstrecken sich auf 25 operativ bestätigte Kleinhirntumoren und 70 Fälle von Kriegsverletzungen des Kleinhirns. Sie verdienen volle Beachtung.

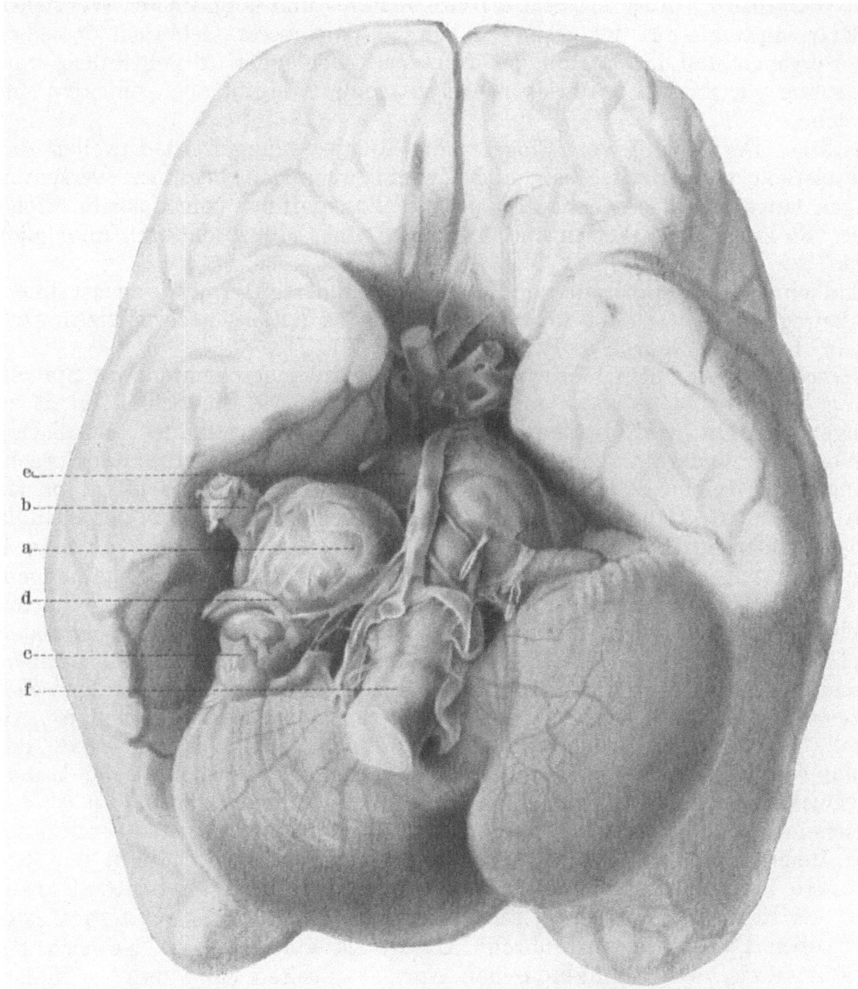

Abb. 1. Acusticustumor in situ. (Eigene Beobachtung.)

a Der überwalnußgroße zentrale Anteil des Tumors. b Der aus dem erweiterten Por. ac. intern. herausgeschälte periphere Anteil des Tumors. c Tochtergeschwülste. d Reste von den Nn. IX. X. XI. e Tiefe Impression in der rechten Ponshälfte. f Gedrückte und seitwärts gedrehte Medulla oblongata.

Atonie: Die Glieder der geschädigten (homolateralen) Seite sind leichter passiv zu bewegen, man kann Gliederabschnitte in abnormen Exkursionen hin- und her- schlenkern. Läßt man auf jeden der ausgestreckten Arme ein gleich schweres Gewicht fallen, dann gibt die kranke Seite mehr nach. Bei frei- schwingendem Unterschenkel kommt nach Patellarreflex das Bein der kranken Seite erst nach einer Serie von ausgiebigen Pendelbewegungen zur Ruhe. Der ganz feine normale Tremor ausgestreckt gehaltener Glieder (Arme horizontal, Beine in Rückenlage senkrecht gehoben, Verf.) kann auf der kranken Seite fehlen. Mit beginnender Ermüdung aber beginnt das Glied auf der kranken Seite einen unregelmäßigen Tremor zu zeigen, meist in der Schwererichtung.

Asthenie: Subjektives Schwächegefühl auf der kranken Seite und Abneigung gegen Gebrauch. Auf schmerzhafte Reize späteres und langsameres Wegziehen der Extremität als auf der gesunden Seite. Sparsamerer Gebrauch derselben beim Sprechen und im Beginn der Narkose. (Fehlender Abwehrreflex; vom Verf. schon vor Jahren beschrieben.) Dynamometer ergibt auch objektiv eine Schwäche.

Astasie: Der Ablauf von Finger- oder Armbewegungen ist zuweilen diskontinuierlich sprunghaft. Ziel- und Zweckbewegungen beginnen verspätet, erlangen langsamer höchste Kraft, auch die Erschlaffung von Muskeln erfolgt später. So kann z. B. Werfen und Auffangen einer Münze dadurch unmöglich werden.

Endlich ist noch die bereits von Luciani geschilderte Dysmetrie zu erwähnen. Das bewegte Glied schießt über das Ziel hinaus (zitiert nach Weizsäcker: Zeitschr. f. d. ges. Neurol. u. Psychiatrie. Bd. 30).

Sprachstörungen. Sehr häufig wird in den Krankengeschichten von Sprachstörung berichtet. Henschen schreibt: „Ebensooft wie die Schwierigkeit zu schlingen erwähnt wird, treffen wir Angaben über mangelhafte Artikulation der Worte oder andere Arten von undeutlichem Sprechen. Cushing hat Sprachstörung unter seinen 30 Fällen 21 mal beobachtet. Er läßt es offen, ob sie durch kombinierte Hirnnervenlähmung oder Druck auf Zentren in der Medulla oblongata oder durch cerebellare Inkoordinationsstörung hervorgerufen wird. Er hält Schluck- und Sprachstörung auf alle Fälle für terminale Erscheinungen. Von deutschen Autoren hat sich besonders Bonhöffer mit der angeführten Sprachstörung befaßt. Er nimmt an, „daß die zur Herstellung des normalen Sprechaktes erforderliche Geschwindigkeit in der Aufeinanderfolge der Innervationsimpulse regulatorischen Einflüssen seitens des Kleinhirns unterliege." Katzenstein und Rothmann (Passow und Schäfer, Bd. 5) haben experimentell beim Hunde folgendes festgestellt: Wir müssen in die Rinde des Lobulus centralis ein Zentrum für die Innervation des Kehlkopfes, der Unterkiefermuskulatur und endlich auch für die Lautgebung verlegen. Es ist das wahrscheinlichste, daß durch dessen Zerstörung eine komplizierte sensumotorische Innervationskomponente zum Ausfall kommt. Der Einfluß, den das cerebellare Kehlkopfzentrum auf die Lautgebung hat, ist als bilateral anzusehen. Es ist vielleicht wichtig, an dieser Stelle einige Sätze aus Gutzmanns Arbeit über Dysarthrie anzuführen: Dysarthria atactica, wie sie sich bei Taubstummheit, der Friedreichschen Ataxie — selten bei Tabes — findet, ist auch bei Kleinhirntumoren vorhanden. Sie ist zu trennen von der Dysarthria bulbaris seu paralytica, welche bei Bulbärparalyse, Pseudobulbärparalyse und als Rückstand von Aphasie auftritt. Eine völlig neue Auffassung bringt Stenvers (Utrecht). Die cerebellare Sprachstörung entsteht bei einem Herd im Kleinhirn, kontralateral vom Sprachzentrum im Großhirn (Broca), homolateral der meistgebrauchten Hand; bei Rechtshändern rechts, bei Linkshändern links.

Wahrscheinlich kommen demnach zwei Arten von Sprachstörungen vor. Die eine relativ früh, vom Typus Bonhöffer, Gutzmann, Stenvers, die wir Dysartria atactica nennen dürfen, die andere terminal als Dysartria bulbaris zu bezeichnen, die mit Dysphagie vergesellschaftet ist. Die letztere hat nichts mit dem Kleinhirn zu tun.

Was bisher an reinen Kleinhirnsymptomen[1]) bei Acusticustumor beobachtet worden ist, ist verhältnismäßig einförmig und lückenhaft. — Das hat verschiedene Gründe. Einerseits mag nicht immer mit dem nötigen Spürsinn bei der Untersuchung vorgegangen worden sein. Um Kleinhirnsymptome aufzufinden, braucht es nicht nur einer besonderen Technik (GOLDSTEIN, HOLMES), sondern auch einer besonderen Einfühlung. Andererseits aber wissen wir gerade vom Tierexperiment her, wie weitgehend das Großhirn solche Funktionslücken ausfüllt, wenn die nötige Zeit dazu vorhanden ist. Bei dem ausgesprochen chronischen Verlauf des Acusticustumors ist von vornherein die Möglichkeit des Ausgleiches und der Anpassung gegeben.

Störungen an den übrigen 11 Hirnnerven.

Es gehört zu den größten Seltenheiten, daß die Acusticustumoren lediglich am 8. Nerven Ausfallserscheinungen machen und mit Ausnahme der Stauungspapille alle übrigen Hirnnerven unbeeinflußt lassen.

CUSHING bringt unter seinen 30 Fällen zwei dieser Art (10 und 20). Rein monosymptomatisch (d. h. auch die Rückenmarksnerven waren alle frei) verlief der wiederholt zitierte Fall von BERLSTEIN und NOVICKI. Diese wiederum fanden nur noch einen, der dem ihrigen gleicht, von DILLER. Im Gegensatz hierzu sei angeführt ein Fall von CUSHING (30). Von den 12 Paar Hirnnerven waren 10 Paar erkrankt auf einer oder beiden Seiten. Der 8. nur links, der 12. nur rechts. Vor CUSHING hatten daher andere die Diagnose multiple Neuritis gestellt.

Am häufigsten werden betroffen Trigeminus, Abducens und Facialis; alle übrigen seltener. Druck des Tumors auf die Nachbarschaft oder Druck auf benachbarte Gehirnteile, die ihrerseits den Druck weiterleiten oder Zerrung durch Verlagerung von Hirnteilen oder endlich allgemeiner Hirndruck kommen als Ursache hierfür in Betracht. In seltenen Fällen werden die Nerven der gegenüberliegenden Seite zuerst und vorwiegend gelähmt. Das kann natürlich zu schweren diagnostischen Irrtümern führen. Ein klassisches Beispiel hierfür ist HENSCHENS ausführlich mitgeteilter Fall 1. Es ist keineswegs völlig aufgeklärt, wie diese Lähmung zustande kommt (C).

1. Olfactorius.

Störungen des Geruches sind nicht allzu häufig beobachtet. Der vom Herd ferngelegene Geruchsnerv ist in allen Fällen lediglich infolge des allgemeinen Hirndrucks geschädigt. HENSCHEN fand ihn in 50 Fällen seiner Zusammenstellung besonders erwähnt, in der Hälfte der Fälle ist er als intakt angegeben, in 15 Fällen im allgemeinen herabgesetzt, in 10 Fällen ist die Störung einseitig auf der Seite des Tumors. CUSHING berichtet in 5 Fällen von Geruchsstörungen, in den übrigen 25 wird nichts davon erwähnt. Nur einmal findet sich die Angabe, daß ein Jahr vor der Aufnahme Anosmie bemerkt worden ist. Sie war auch in diesem Fall kein Frühsymptom, denn die Sehstörung war schon ein Jahr älter. Dreimal ist die Anosmie als relativ, zweimal als komplett bezeichnet. In einem einzigen Fall ist von vorübergehenden Traumzuständen mit unangenehmen Geruchsempfindungen die Rede (23). Ein zweiter Fall erwähnt Geruchshalluzinationen (22). Im Fall 1 von FUMAROLA waren auch Geruchshalluzinationen

---

[1]) Primäre Kleinhirnerkrankungen *können* weit reichhaltiger an Ausfallserscheinungen sein — traumatische Schädigungen *sind* es meist; die letzteren besonders sind in mancher Hinsicht dem Tierexperiment vergleichbar.

vorhanden. Dieser Umstand ist differentialdiagnostisch von großer Wichtigkeit. Bisher kannte man Anfälle von subjektiver Kakosmie nur als Symptom von Schläfenlappentumoren (Fälle von Hughlings, Jackson, Beevor, Oppenheim u. a. sowie eine eigene Beobachtung des Verfassers). Von den zuletzt erwähnten Fällen abgesehen, könnte man der Meinung sein, daß es für die Diagnose gleichgültig sei, ob der Olfactorius intakt sei oder nicht. Da aber auch Stirnhirntumoren gelegentlich den Olfactorius schädigen, da weiterhin Stauungspapille bei Stirnhirntumoren selten ist oder erst spät auftritt, so könnte aus exakter Geruchsprüfung ein Ergebnis gewonnen werden, welches die oft schwierige Differentialdiagnose zwischen Acusticustumor und Stirnhirntumor erleichtert.

2. Opticus.

Die Stauungspapille gehört zu den Kardinalsymptomen des Acusticustumors. Da aber selbst im Lager der Okulisten bis in die jüngste Zeit über Begriff und Ursache der Stauungspapille Meinungsverschiedenheiten bestanden, so sei für den Otologen das Wichtigste darüber kurz zusammengefaßt nach dem Werke von Hippels: „Die Krankheiten des Sehnerven“.

Die Stauungspapille ist ein einfaches Ödem des Sehnervenkopfes und der unmittelbar an denselben angrenzenden Faserschicht der Retina. Sie ist keine Entzündung, sondern muß vielmehr in direktem Gegensatz zu den echten primären entzündlichen Erkrankungen des Sehnervenkopfes gesetzt werden. Im Anfang und oft noch bei voll ausgebildetem ophthalmoskopischen Befund kann jede funktionelle Störung fehlen. Besteht die Ursache der Stauungspapille fort, so verfällt allmählich das Gesichtsfeld und die Sehschärfe, und schließlich tritt völlige Erblindung ein. Die Ursache der Stauungspapille ist die *Erhöhung des intrakraniellen Druckes*. Die Cerebrospinalflüssigkeit wird unter Druck in den Scheidenraum fortgeleitet; ob man dabei nur eine Behinderung des Abflusses der intraokularen Lymphe oder außerdem ein Nachdrängen von Flüssigkeit vom Intervaginalraum in den Sehnerven (Schieck) annimmt, ist nicht von entscheidender Bedeutung. Die Erhöhung des intrakraniellen Druckes macht sich am distalen Ende des Opticus geltend. Die freie Kommunikation des Scheidenraumes mit dem Gehirn ist Vorbedingung.

Auch Henschen rechnet Sehstörung und Stauungspapille zu den Frühsymptomen. In nicht ganz 10 von 90 Fällen soll während des ganzen Verlaufes das Sehvermögen gut gewesen sein. In etwa 20 Fällen war die Sehstörung auf der Seite der Geschwulst früher schwerer oder ausschließlich vorhanden. Nur in 5—10 Fällen war es umgekehrt. In 80 Fällen wurde der Augenhintergrund untersucht. Die Stauungspapille scheint zeitig aufzutreten, obwohl sie zuweilen relativ spät entdeckt wird. Nur in zwei Fällen scheint sie überhaupt nicht entwickelt gewesen zu sein. Die letzte Arbeit Henschens bringt wieder 7 eigene Fälle. Bei einem wurde der Augenhintergrund nicht untersucht; in einem fehlte sie, in 5 fand sie sich beiderseits. Cushing beklagt sich, daß die meisten Fälle im fortgeschrittenen Stadium der Erblindung in seine Klinik eingeliefert wurden, nur in 4 von allen konnte die Stauungspapille als verhältnismäßig frisch bezeichnet werden. Bei einer Anzahl von Fällen wird in der Vorgeschichte erwähnt, daß es lange vor der definitiven Erblindung zu Anfällen von vorübergehender Erblindung kam.

In einem Fall von Lewis Fisher-Philadelphia kam es bei nur beginnender Stauungspapille seit 2 Monaten zu transitorischen Blindheitsanfällen, von 1 Sekunde Dauer, die sich alle halbe Stunden wiederholten. In den 7 sehr sorgfältig beobachteten Fällen Ramdohrs, die durch Sektion oder Operation verifiziert sind, war jedesmal Stauungspapille vorhanden.

Pette berichtete in jüngster Zeit über 5 Fälle von echtem Acusticustumor. Alle zeigten Stauungspapille bzw. ihre Endstadien. Der einzige Fall von 10 Fällen der Kleinhirnbrückenwinkelgegend, welcher ohne Stauungspapille verlief, war ein Ponstumor. Also: Das Fehlen der Stauungspapille schließt den Acusticustumor nicht aus, aber es mahnt zu größter Vorsicht in der Diagnosestellung.

3. Oculomotorius.

Störungen von seiten des 3. Nerven sind recht selten. Am häufigsten sind noch Pupillenstörungen, die Angaben sind aber meist so unbestimmt, daß sich Regeln nicht immer ableiten lassen. Gelegentlich ist Ptosis erwähnt. Ptosis auf der Seite des Tumors bzw. beiderseits sahen Moos, Wollenberg, Jakobsohn, auf der kontralateralen Seite Westphal, Henneberg und Koch (der Nerv für den Levator palp. sup. ist von allen Oculomotoriusästen der vulnerabelste). Schwäche beider Interni (Jakobsohn und Luys).

Cushing bringt zwei sichere Fälle von Augenmuskellähmung, die auf Oculomotoriusstörung zurückzuführen sind. Ramdohr beschreibt einen Fall mit Lähmung des Rectus internus und Rectus superior — leider fehlt hier die Bestätigung durch Autopsie —. Cushing möchte zur Erklärung der Oculomotoriusstörung eher eine Gefäßstörung als direkten Druck annehmen. Mingazzini glaubt, daß der Nerv, welcher am medialen Rand des Hirnschenkels[1]) verläuft, durch Druck des Tumors auf den letzteren beeinträchtigt werden kann. Sehen wir uns Cushings Fälle daraufhin an, so ergibt sich im ersten, daß er seit 4 Monaten unfähig war, ohne Unterstützung zu gehen, und doch die Tiefenreflexe erhöht waren. Im anderen war keine Gangstörung vorhanden, die Tiefenreflexe erhöht und gleich auf beiden Seiten.

4. Trochlearis.

Trochlearisstörung ist ganz selten. Ramdohr erwähnt, daß Lautz (Inaug.-Diss. München 1907) sie in einem Falle als Anfangssymptom beschrieben hat. Pette bringt einen Fall von gleichzeitiger Lähmung von Oculomotorius, Trochlearis, Abducens l. — aber dieser kam nicht zur Sektion.

5. Abducens.

Von allen Augenmuskeln wird der Abducens am häufigsten betroffen. Schon Henschen betont, welch große Rolle ihm im Symptomenbild des Acusticustumors zukommt. In 35 Fällen seiner Statistik fand er ihn erwähnt. 30mal war der gleichseitige Nerv allein oder vorwiegend affiziert. In einigen Fällen war die Lähmung ausgeprägt doppelseitig, in einem Fall fand sie sich nur auf der Gegenseite des Tumors. Cushing gibt an, daß in 20 von seinen 30 Fällen subjektive Erscheinungen vorhanden waren, die auf Abducensstörung hindeuten, 11mal war die Lähmung objektiv nachweisbar. Von Pettes 5 Fällen, die durch Sektion bestätigt wurden, zeigen 4 Abducensparese. Cushing hält direkten Druck des Tumors auf den Nerven nach seiner Lage für ausgeschlossen. (Ramdohr erwähnt aber einen Fall von Jumentié, wo der Tumor ihn erreicht und komprimiert hat.) Er hat einmal nachweisen können, daß durch Gehirnverschiebung der Nerv durch ein über ihn wegziehendes Gefäß stranguliert war. Diese Erklärung erscheint ihm die nächstliegende. Man versteht dann einmal den fluktuierenden Charakter der Lähmung sowie den prompten Rück-

---

[1]) Vgl. hierzu Bernheimer im Handbuch von Graefe-Sämisch Kap. 11, S. 71. Bei Lokalisation eines Tumors im Hirnschenkel kommt es zu entsprechender Halb- oder Ganzlähmung des Oculomotorius. (Fälle von Bruns, Beck, Boveret u. a.)

gang aller Lähmungserscheinungen nach glücklich verlaufenen Operationen. Lähmungen, die durch „definitiven" Druck entstanden sind, bleiben meist auch dauernd bestehen.

Da auch bei Schädeltraumen und bei Otitis media von allen Hirnnerven der Abducens am häufigsten erkrankt und später zur Norm zurückkehrt, ohne daß es zu weiteren intrakraniellen Komplikationen kommt, meist auch eine Meningitis gar nicht nachweisbar ist [1]), so glaubt sich Verfasser zu der auch an anderer Stelle geäußerten Ansicht berechtigt, daß der 6. Nerv von allen Hirnnerven der vulnerabelste ist; ganz gleich, ob es sich um erhöhten intrakraniellen Druck oder leichteste toxische Einwirkungen handelt.

Gelegentlich wurde auch konjugierte Blicklähmung nach der Seite des Tumors beobachtet. Sie kann nur zustande kommen durch fortgesetzten Druck auf das Kerngebiet des Abducens oder das hintere Längsbündel. Viel häufiger wird sie angetroffen bei Ponstumoren.

Exophthalmus wird nicht selten beobachtet; 4mal bei Cushing. Er ist wohl eine Folge des erhöhten intrakraniellen Druckes, genau wie die Stauungspapille. Tritt er einseitig auf, entspricht er der Tumorseite (1 Fall eigener Beobachtung).

6. Trigeminus.

Nächst dem Acusticus erkrankt der Trigeminus am häufigsten. Die Störung kommt auch dem Kranken frühzeitig zum Bewußtsein. Sie beginnt mit einem Gefühl von Pelzigsein, Prickeln oder Brennen, gewöhnlich auf das Gesicht beschränkt, oft aber auf das ganze Trigeminusgebiet ausgedehnt, Haut und Schleimhaut in gleicher Weise befallend. Bei Cushing fand sich das Symptom 18mal einseitig, 5mal doppelseitig, einmal nur auf der Gegenseite. Henschen schreibt: Den sensiblen Trigeminus betreffend sind Störungen in gegen 70 Fällen erwähnt, in etwa 15 Fällen wird gesagt, daß er intakt war. Das einzige objektive Merkmal einer Trigeminusstörung ist oft nur eine Hyporeflexie oder Areflexie der Cornea (Oppenheim); von Cushing 5mal beobachtet. Henschen fand einmal die Reflexstörung auf der kontralateralen Seite des Tumors. In einer Anzahl von Fällen stellte Cushing auch den Ausfall des Gaumenreflexes auf der homolateralen Seite fest. So häufig nun Sensibilitätsstörungen sind, so selten finden sich Schmerzen, am seltensten echte Trigeminusneuralgie. Cushing führt je einen Fall von Krause an, (Cholesteatom des Brückenwinkels) und von Lexer (Psammome) — also beides keine echten Acusticustumoren —. Ramdohrs Fall 9 ist ohne Sektionsbefund. Aus der älteren Literatur sind noch 2 Fälle von Fritz Hartmann erwähnenswert. 1. Fall von Nicoladoni. Heftigste Anfälle rechts bei einem 63jährigen Mann seit 2 Jahren. Die Sektion deckt einen rechtsseitigen, nußgroßen Acusticustumor auf. 2. Fall von Ziegenweidt. Typische linksseitige Trigeminusneuralgie, deretwegen eine Operation unternommen wurde. Bei der Sektion fand sich ein rechtsseitiger (!) Acusticustumor.

Neuroparalytische Keratitis im Gefolge von Acusticustumor fand Cushing 2mal in der Literatur verzeichnet (Alquier und Klarfeld, Babinski). Störungen des motorischen Trigeminus sind weit seltener als die des sensiblen, kommen aber nie ohne sie vor. Sie müssen als Ausdruck fortschreitender Störung des Nerven angesehen werden. Es fehlen die Kaubewegungen der erkrankten Seite. Der Unterkiefer weicht nach der kranken Seite ab infolge Wirkung der gesunden Mm. pterygoidei. Henschen fand motorische Störungen in gegen 20 Fällen, fast immer auf der homolateralen Seite; Cushing 12mal unter seinen 30 Fällen.

---

[1]) Knick: Die Abducenslähmung bei Otitis media. Kongreßbericht Wiesbaden 1922.

7. Facialis.

Der Facialis ist auf eine weite Strecke so dicht mit dem Acusticus verkoppelt, daß man sich nicht zu wundern braucht über die Häufigkeit von Störungen. Nur darüber muß man sich wundern, daß diese nicht viel schwerer sind, als sie in der Regel beobachtet werden. Trotz schwerster, bei der Sektion nachweisbarer Kompression des Nerven, sieht man zuweilen im Leben nicht mehr als ein leichtes Verstrichensein der Nasolabialfalte der homolateralen Seite. CUSHING fand einmal den Facialis auf das 5fache seiner normalen Länge gedehnt und dünn wie ein Blatt Papier, trotzdem hatte im Leben nur eine geringe emotionelle Schwäche bestanden[1]). Nur ganz selten kommt es zu völliger Lähmung. Das berechtigt zu dem Ausspruch, daß von allen 12 Hirnnerven der Facialis die größte Widerstandskraft besitzt gegen Druck und Zug, im direkten Gegensatz zum Abducens. HENSCHEN fand in seiner großen Zusammenstellung den Facialis 100mal erwähnt, davon wird in 15 Fällen gesagt, daß er keine Störungen zeigte; in gegen 70 Fällen wird Parese angeführt, zeitigere oder stärkere auf derselben Seite wie der Tumor und in nicht ganz 10 Fällen das entgegengesetzte Verhalten. CUSHING fand bei 19 seiner 30 Fälle Facialisstörung, beinahe dieselbe Zahl wie bei der Trigeminusparese. In dem Falle von BÖTTCHER entstand die Facialislähmung gleichzeitig mit einer Herabsetzung des Gehörs ganz plötzlich.

Besonderes Interesse beanspruchen noch die Reizerscheinungen. Sie müssen als relativ selten bezeichnet werden. HENSCHEN fand sie nur 10mal angeführt. CUSHING zitiert Fälle von CRUVEILLIER, HUGHLINGS, JACKSON, BRÜCKNER, SORGO und ALEXANDER und FRANKL-HOCHWART. CUSHING fand leichten Gesichtskrampf 3mal einseitig, einmal auf beiden Seiten. LANGE berichtet über einen Fall, bei dem Gesichtskrampf $5^{1}/_{2}$ Monate vor der Aufnahme auf der homolateralen Seite bestand. (Arch. f. Ohrenheilk.-, Nasen- u. Kehlkopf. Bd. 90, S. 90). Dazu gehört auch PETTES Fall 1. Ein besonders schwerer Fall ist Nr. 22 von CUSHING. Hier begannen die Reizerscheinungen vor 9 Jahren mit Blepharospasmus, nahmen allmählich zu und erfaßten vor 6 Monaten das ganze Gesicht. Gelegentlich sprangen sie auf Arme und Beine über. Von anderer Seite war die Diagnose auf JACKSONsche Epilepsie gestellt worden. Er verweist auf einen Fall von ZIEHEN, bei dem ein ähnlicher diagnostischer Irrtum gemacht wurde, sowie auf einen von WEISENBURG. Dieser letztere war über der Facialisregion trepaniert worden.

(Das Gegenteil hiervon findet sich zitiert bei FUMAROLA. SOUQUES beschreibt folgendes: Neben allgemeinen Hirndrucksymptomen Hemispasmus VII links. Hyperästhesie im Gebiet des V. und vollständige Taubheit links. Autopsie: Geschwulst im Lob. praefrontalis links.)

Der Vollständigkeit halber sei noch Fall 2 von RAMDOHR kurz angeführt. Vor 10 Jahren Krampf in der Gegend des rechten Auges, anfänglich 3 Minuten dauernd, später häufiger und länger auftretend, schließlich ununterbrochener tonischer Spasmus der rechten Gesichtshälfte. (Etwa $^{1}/_{4}$ Jahr später Abnahme des Hörvermögens derselben Seite.)

Bei CUSHING erst nach $8^{1}/_{2}$ Jahren Schwindel, Rauschen und Taubheit. Gelegentlich werden noch Störungen der Speichelsekretion (Submaxillaris und Sublingualis) erwähnt, sowie der Tränendrüse.

Durch Lähmung des M. orbicularis oculi kann es zu Conjunctivitis, Keratitis, sogar zu Panophthalmitis kommen, zumal oft Areflexie der Cornea gleichzeitig besteht.

---

[1]) Vgl. hierzu S. 726, Absatz 4.

8. Glossopharyngeus.

Der Glossopharyngeus ist ein gemischter Nerv. Er führt die Geschmacksfasern vom hinteren Drittel der Zunge, sensible Fasern zum Schlund, zur Paukenhöhle und Tube, sekretorische Fasern für die Parotis, innerviert den M. stylopharingeus und beteiligt sich an der Bildung des Plexus pharyngeus.

Als Lähmungserscheinungen wären Anästhesie der oberen Pharynxhälfte, Ageusie im hinteren Zungendrittel und Schlingbeschwerden zu erwähnen (Villiger).

Die Feststellung einer Glossopharyngeusstörung ist darum so schwierig, weil sich am Geschmackssinn nicht nur mehrere Nerven beteiligen, sondern diese auch noch einen sehr verwickelten und individuell stark schwankenden Verlauf nehmen. (Die Geschmacksknospen des Kehldeckels und Kehlkopfes scheinen vom Vagus innerviert zu sein. Da diese Gegend der Prüfung schwer zugänglich ist, kann von ihm hier abgesehen werden). Es bleiben der N. lingualis (aus Trigeminus III) und eben der Glossopharyngeus. Dieser innerviert das hintere Zungendrittel und den weichen Gaumen, jener die vorderen zwei Drittel. Die Geschmacksfasern des Lingualis verlaufen *teilweise* mit dem Trigeminusstamm zum Kopfmark, zum *anderen* Teil verlasssen sie den Lingualis in der Chorda tympani und treten aus ihr wiederum teils in den Glossopharyngeus hinüber, teils erreichen sie das Kopfmark in der Portio intermedia Wrisbergii des Facialis. Es kommen also bei Störungen in den vorderen zwei Dritteln in Frage: 1. der Trigeminus, 2. der Glossopharyngeus und 3. der Facialis. F. Krause und andere fanden nach Totalexstirpation des Gasserschen Ganglions in einigen Fällen die vordere Zungenhälfte ganz ohne Geschmackssinn, in anderen Fällen herabgesetzte oder verlangsamte Schmeckfähigkeit. Da nun in Fällen von Zerstörung der Chorda in der Paukenhöhle das Schmeckvermögen im gleichen Gebiete aufgehoben ist, so ergibt sich, daß häufig die Geschmacksfasern von der Chorda in den Trigeminus hinübertreten. In den Fällen aber, wo trotz Trigeminusresektion der Geschmack intakt bleibt, muß der Weg zum Zentrum durch den Glossopharyngeus führen oder die Portio intermedia (Nagel: Physiologie der Sinne).

Sehen wir uns unter diesen Gesichtspunkten Cushings Material an: Er hat etwa in 16 Fällen Geschmacksstörungen notiert. In 14 davon waren auch wohl charakterisierte Haut- und Schleimhautanästhesien vorhanden. In diesen ist er nicht sicher, ob nicht Störungen des Tastgefühls mit Geschmacksstörungen verwechselt worden sind. Bei zwei von den 16 war aber der Trigeminus bis auf leichte Störung des Cornealreflexes intakt. Dafür fand sich eine ausgesprochene Facialisstörung. Das scheint für Cushing ein Beweis zu sein, daß eben die Chorda der Geschmacksnerv für die vorderen Teile der Zunge ist, und man kann ihm darin nur beipflichten. Aber jene 14 Fälle, welche Cushing nicht für beweiskräftig hält, können dafür Beispiele sein, daß die Geschmacksfasern des Lingualis im Trigeminusstamm verlaufen. Bei 4 Fällen, insbesondere seinem Fall 30 fand sich neben doppelseitiger Störung im Trigeminus eine vollständige Aufhebung des Geschmacks. Hier nimmt er mit Sicherheit auch eine Glossopharyngeuslähmung an. Einen Fall reiner Glossopharyngeuslähmung verdanken wir Pette (Fall 5). Rechtsseitiger, kastaniengroßer Acusticustumor. Leichte Trigeminushypästhesie rechts in Haut und Schleimhaut (es ist alles etwas taub). Nur auf der Gegenseite leichte Schwäche im Mundfacialis und im Augenast. Schmeckvermögen auf der ganzen rechten Seite aufgehoben. Hier bleibt keine andere Erklärungsmöglichkeit, als daß die Lingualisfasern in den Glossopharyngeus übergetreten sind, und dieser durch Stamm oder Kernschädigung außer Tätigkeit gesetzt ist. Viel weniger klar ist sein Fall 6. Hier besteht links schwere Facialislähmung, schwere Trigeminusanästhesie. Starke Herabsetzung des Geschmackes auf der ganzen Zungenhälfte, also auch im Glossopharyngeus. Am interessantesten ist in bezug auf Geschmacksstörung ein Fall von Neurofibrom des Glossopharyngeus von GIERLICH (Dtsch. med. Wochenschr. 1908. S. 1802). Von anderen Symptomen abgesehen, zeigte sich bei einer 28jährigen Patientin 1904 der Geschmack auf der ganzen rechten Zungenhälfte für alle 4 Geschmacksqualitäten sehr beeinträchtigt. 1905 war er erloschen. November 1907 kam sie erst zum Exitus. Februar 1907 stellte sich plötzlich völliges Unvermögen zu schlucken ein, es besserte sich für kurze Zeit ein wenig, sie mußte aber dann bis zum Ende mit der Schlundsonde ernährt werden. Mit der Schluckstörung trat zugleich starke Dysarthrie ein. Erst 1906 kamen die ersten Anzeichen einer Trigeminusschädigung in Form von Formikation und Kribbelgefühl, also zu einer Zeit als der Geschmack längst erloschen war. Für diesen seltenen Fall, der auch bis jetzt noch ein Unikum in der neurologischen Literatur darstellen dürfte, muß wiederum angenommen werden, daß sämtliche Geschmacksfasern im Stamm des Glossopharyngeus sich vereinigt haben.

9. Vagus.

Isolierte Vagusstörungen sind recht selten nachweisbar gewesen. Vagussymptome treten meist im terminalen Stadium auf, dann sind sie aber nicht zu trennen von den auch dem 9. und 12. zukommenden, und in dieser Zeit müssen sie in erster Linie als Kernläsion in der Medulla durch Zunahme des intrakraniellen Druckes betrachtet werden, hauptsächlich dann, wenn der distale Teil des Kleinhirns in das Foramen magnum hineingepreßt wird (pressure cone CUSHINGS).

Die von anderer Seite beschriebenen, sog. Vagusattacken, welche mit starkem Wechsel in der Pulszahl, Tachykardie, Bradykardie und erschwerter Atmung einhergehen, läßt CUSHING als solche nicht gelten und rechnet sie gewiß mit Recht zu den cerebellaren Krisen. Denn sie kommen ebensooft bei intercerebellaren Tumoren vor.

Bei einem Patienten (11) hat CUSHING eine homolaterale Recurrenslähmung beobachtet. Er will sie lieber von anderen, unbekannten Ursachen herleiten als vom Acusticustumor, denn sie ging der Hörstörung um zwei Jahre voraus. Die Krankengeschichte enthält aber folgende Angaben: vor 4 Jahren im Anschluß an einen heftigen Keuchhustenanfall trat Heiserkeit auf, verursacht durch eine linksseitige Stimmbandlähmung. Seit jener Zeit Kopfschmerzen, in deren Folge Übelkeit und Erbrechen auftrat. Keuchhusten ist nun zwar bei einem 19jährigen Menschen nichts ganz Außergewöhnliches, aber eine Recurrenslähmung als Folge davon ist bisher nicht beschrieben (STICKERS Monographie). Berücksichtigt man, daß die charakteristischen Tumorsymptome: Kopfschmerzen und Erbrechen sich unmittelbar an das Auftreten der Lähmung anschlossen, so wird man zu der Annahme gedrängt, daß die vermeintlichen Keuchhustenanfälle Reizerscheinungen waren durch Druck auf den Vagus, und die Lähmung trotz CUSHING ein ganz seltenes Frühsymptom eines Acusticustumors darstellt. Übrigens ist Stimmbandparese bei Acusticustumor noch einmal beschrieben bei MONAKOW.

10. Accessorius.

Der N. accessorius versorgt den Sternocleido fast ausschließlich, den Trapecius zum Teil. Ausgesprochene Lähmungen sind typisch und sehr selten. CUSHING sah sie in seinen 30 Fällen nur einmal. Leichte Störungen müssen nach CUSHINGS

Ansicht häufiger sein. Sie sind nur nicht so augenfällig, wie etwa eine Facialis-
oder Abducenslähmung und dürften darum sehr oft übersehen werden. Henschen führt in seiner Tabelle nur 7 Fälle an, darunter die folgenden 3: Parese
der beiden Muskeln bei Bürkner, Schwäche des Cucullaris bei Oppenheim,
Atrophie beider bei Wiersma (der letztere wird von Cushing als Acusticustumor
angezweifelt). Bei den reinen Acusticustumoren sah Cushing nie Reizerscheinungen. In einem Fall von Kleinhirnbrückenwinkeltumor waren die Spasmen
im Trapecius so heftig, daß die Diagnose auf Torticollis gestellt worden war.

11. Hypoglossus.

Eine leichte Zungenabweichung nach der kranken Seite ist öfters in den
Krankengeschichten erwähnt (Cushing). Nach den Erfahrungen, die er nach
Resektion des Ganglion Gasseri gesammelt hat, hängt dies folgendermaßen
zusammen. Bei Schwäche im motorischen Trigeminus weicht das Kinn nach
der kranken Seite ab; wird nun die Zunge entsprechend der Mitte des Kinns
herausgestreckt, so scheint sie dem Beobachter nach der kranken Seite abzuweichen. In 6 von 7 Fällen war die motorische Trigeminusschwäche vorhanden.
In einem fehlte sie. Hier muß der Hypoglossus verantwortlich gemacht werden.
Henneberg und Koch erwähnen, daß Wollenberg (nicht Wallenberg, wie
Cushing druckt) eine halbseitige Lähmung mit Atrophie beschrieben hat.
Krampfhafte Bewegungen der atrophischen Zunge sah Jakobsohn. Voss hat
2 Fälle mit Atrophie beschrieben; Stark Atrophie beider Zungenhälften bei
doppelseitigem Acusticustumor.

Das Verhältnis sämtlicher Hirnnerven zu einem Acusticustumor mittlerer
Größe wird vorzüglich veranschaulicht durch die auf der nächsten Seite ab-
gedruckten beiden Skizzen aus dem Werke Cushings, S. 168.

Pathologische Anatomie.

Während von früheren Beobachtern oft die Ansicht ausgesprochen war,
daß der in der Schädelhöhle liegende Acusticustumor sich mit einem Fortsatz
in den M. aud. int. hineingebohrt habe, hat Henschen zuerst und mit großem
Nachdruck die Lehre aufgebracht, daß die Tumoren wohl in allen Fällen vom
distalen Teil ausgehen. Seine Lehre, die sich mehr und mehr allgemeine Geltung
verschafft hat, wird in erster Linie gestützt durch die Frühfälle. Hier ist außerhalb des Meatus überhaupt noch nichts von Geschwulst vorhanden. Solche
wurden beschrieben von Toynbee (1853), Habermann, Panse, Alexander,
Wolff und Quix. Zwei bringt Henschen selbst, 1910 und 1915. Den letzten
hat er durch Zerlegung in Serienschnitte und Rekonstruktion in Wachs besonders
eingehend untersucht. Er kam zu dem Ergebnis, daß der Acusticustumor aus
einer Wucherung im Bereich des neurilematisch-bindegewebigen Teils des Nerven
hervorgeht. Schon frühzeitig kommt es durch den Druck des wachsenden Tumors
zur Resorption von Knochen und zur Erweiterung des inneren Gehörganges.
Auf die Tatsache hat schon Panse 1904 aufmerksam gemacht. Über den 1922
vom Verf. beobachteten Fall schreibt Lange, der das Felsenbein untersucht
hat. Der innere Gehörgang ist im ganzen stark erweitert und von ungefähr
trichterförmiger Gestalt. In der Tiefe oben über den Striae, die ebenfalls ver-
breitert und vertieft sind, bekommt der Gehörgang eine mehr buchtige Form.
Besonders auffällig ist die Erweiterung des Canalis facialis, die fast bis zum
Ganglion geniculi reicht.

Es kommen aber, wenn auch ganz selten, Fälle vor, welche vom zentralen
Teil entspringen. Henschen (in seiner Monographie hatte er dies noch bezweifelt)
hat zwei beschrieben (32 und 34). In diesen zeigt der innere Gehörgang kaum
eine Veränderung.

In ihrem Aussehen unterscheiden sich die Acusticustumoren nicht wesentlich vom umliegenden Gehirn. Sie sind glatt oder höckerig. Die Größe schwankt zwischen der einer Haselnuß bis zu der eines Hühnereies. Meist sind sie von Walnußgröße. Die Konsistenz wechselt je nach dem Überwiegen der fibrösen Elemente. Am weichsten und für eine operative Auslöfflung am geeignetsten

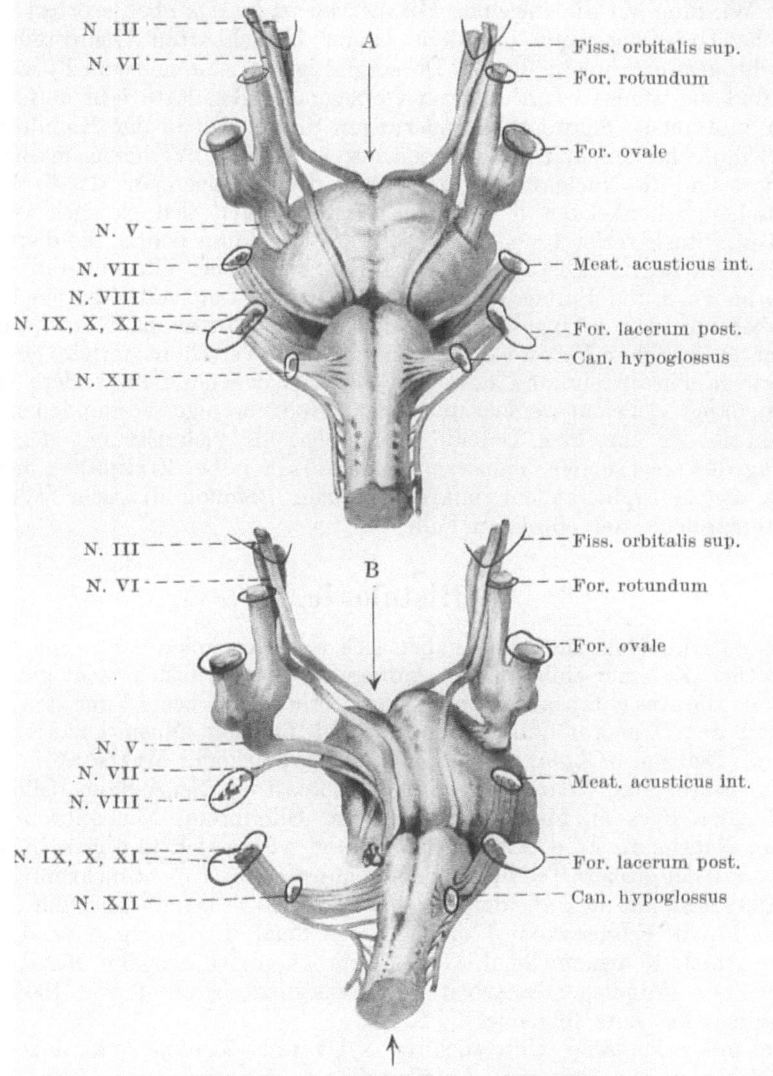

Abb. 2. Die Lage der Hirnnerven im Schädel.
A Unter normalen Verhältnissen. B Bei Verdrängung und Zerrung durch einen Acusticustumor. (Nach Cushing.)

sind die mit fortgeschrittener fettiger Degeneration. In der Arachnoidea, welche die Acusticustumoren überzieht, verlaufen oft beträchtliche Zweige der A. basilaris, deren Zerreißung bei grobem Manipulieren am Tumor zu lebensgefährlichen Blutungen führen kann (Cushing).

Es ist klar, daß das expansive Wachstum der Acusticustumoren auf Kosten der Umgebung erfolgen kann. Diese wird denn auch meist in auffälliger Weise verunstaltet. Die Brücke und die Medulla sind nach der entgegengesetzten Seite verschoben und gedreht. Die dem Tumor zugekehrte Seite ist tief ausgehöhlt und abgeglättet. Die Kleinhirnhemisphäre ist gequetscht und nach oben gedrängt, oft auch in das Foramen magnum hinuntergepreßt, der Flocculus nach hinten verschoben und stark verdünnt (vgl. hierzu Abb. 1 auf S. 703).

Die Wirkung auf die einzelnen Hirnnerven ist bereits oben erörtert. Mikroskopische Untersuchungen der dem Tumor benachbarten Gehirnteile liegen merkwürdigerweise nur wenig vor. Die sorgfältigsten stammen von Fumarola[1]). Seine und die wenigen von anderen vorliegenden Resultate faßt er folgendermaßen zusammen: Schwere Veränderungen finden sich in der Kleinhirnrinde, den Kleinhirnkernen und den Kernen des 8. Nerven. Verhältnismäßig wenig verändert sind die Nuclei des 5. und 7. und noch weniger jene des 6. Die dem motorischen Schenkel des 5. zugehörigen Kerne sind fast gänzlich verschont geblieben. Stark verletzt sind die Fasern des Brachium pontis, die dem Tumor am nächsten liegen. Die Pyramidenbahnen, wie ferner alle anderen Gebilde, welche im Pons und Bulbus enthalten sind, weisen Deformitäten verschiedener Art, aber nur sehr geringe Degenerationen auf. Fumarola fährt dann fort: Warum in manchen Fällen näherliegende Gebilde verschont, fernere geschädigt sind, einige Fasern ein und desselben Bündels degenerieren, andere erhalten bleiben, hängt vielleicht weniger mit der mehr oder weniger vorhandenen Widerstandskraft der einzelnen Gebilde zusammen, als vielmehr mit der Druckrichtung des wachsenden Tumors (Ähnliches schon bei Ziehen). „Jedenfalls erklärt die Multiplizität der mikroskopischen Befunde die sehr wechselnde Symptomatologie der einzelnen Fälle".

Histologie.

Mit dem histologischen Bau haben sich seit Dezennien zahlreiche Forscher beschäftigt. Zu einer einheitlichen Auffassung ist man bisher nicht gekommen. Wie weit die Ansichten auseinandergehen, erhellt am besten aus den Namen, die man den Tumoren gibt. Cushing gibt folgende Musterkarte: Fibrom, Sarkom, Neurom, Gliom, Endotheliom, Fibrosarkom, Myxosarkom, Cystosarkom, Fibrogliom, Neurofibrogliom, Neuroblastom, Neurogliom, Gliosarkom, fusicellulares Sarkom, fascikuläres Neurom, Gliofibrom, Neurofibrom, Fibrokystom, Neurinom, Fibroblastom. Aber man würde sich täuschen in der Annahme, daß der größere Teil dieser Bezeichnungen längst nicht mehr in Gebrauch sei. Henschen hat die Fälle der Jahre 1910 bis 1915 zusammengestellt und fand Fibrom 17mal, Fibrosarkom 17mal, Sarkom 8mal, Endotheliom 4mal, Neurofibrom 11mal, Neurinom 8mal, Gliom, Fibrogliom, Gliosarkom 28mal.

Die erste grundlegende Arbeit von Sternberg stammt von 1900. Seine Ergebnisse sind kurz folgende:

Die mikroskopische Untersuchung zeigt teils *lockergefügte*, teils *dichtere* Anteile. In diesen (ersteren) Anteilen findet sich eine netzig-fädige Grundsubstanz eingelagert, neben körnig-krümligen, geronnener Ödemflüssigkeit entsprechenden Massen, reichlich runde oder ovale, *dunkel gefärbte* Kerne von der Größe der Lymphocytenkerne, sowie *etwas größere*, ovale, *blässer tingierte* Zellkerne mit deutlichen Kernkörperchen. In der Umgebung der Kerne ist kein Protoplasma oder nur ein ganz schmaler Saum, während andere ein breites, oft mehrfach verzweigtes und verästeltes Protoplasma besitzen. *Dadurch,* daß solche Protoplasmaausläufer mehrfach untereinander zusammenhängen, entsteht die erwähnte *netzig-fädige Grundsubstanz.* Es finden sich auch Züge

---

[1]) Das Syndrom der Kleinhirnbrückenwinkeltumoren. Arch. f. Psych. 1915. S. 781—908.

eines *streifigen Gewebes*, das die *dichteren* Partien vorzugsweise in der Peripherie zusammensetzt. Dieses besteht aus *langen, spindligen* Zellen mit spindelförmigen Kernen. Dadurch, daß eine größere Zahl von Zellen parallel zueinander angeordnet ist und konzentrische Schichtung aufweist, entstehen Bündel, die einander in verschiedener Richtung *durchflechten*. In beiden oben geschilderten Gewebsarten finden sich noch sog. Plasmazellen.

Es finden sich Hohlräume im Tumor, die zum kleinen Teil aus Gefäßen, zum großen Teil aus Lymphgefäßen bestehen. In der Umgebung der oft starkwandigen und hyalin entarteten Blutgefäße sind Anhäufungen von pigmenthaltigen Zellen. Das Pigment gibt Eisenreaktion. Vereinzelte markhaltige Fasern nur in der Kapsel.

Wir haben somit Mischgeschwülste vor uns: Züge dichteren Gewebes mit spindelförmigen Zellen, die parallel gelagert, in konzentrischer Anordnung die Gefäße umgeben, eine Gewebsform, die Duraltumoren eigentümlich ist, und das Gewebe mit feinkörnig netzartiger Grundsubstanz — Gliagewebe —.

Diese gliomatösen Mischgeschwülste nehmen ihre Entwicklung höchstwahrscheinlich aus embryonalen Gewebsresten im Gebiet der dorsalen Hirnnerven.

Henschen weicht in seiner Monographie in der Schilderung der einzelnen Geschwulstelemente nicht wesentlich von Sternberg ab. Er kommt nur zu einer anderen Deutung. „Gegenwärtig hat es den Anschein, als ob die Acusticustumoren nach ihrem Charakter so gut wie durchweg fibroide Geschwülste wären." Er fährt dann fort, daß der Kernreichtum wechselt, und die Geschwulst bald fester, bald kompakter, bald mehr myxomatös ist, daß ferner Nekrosen, Blutungen und cystische Bildungen nicht selten angetroffen werden, ist an und für sich von großem Interesse, scheint aber einer eigentlichen prinzipiellen Bedeutung zu entbehren.

Eine völlig neue Auffassung über die Natur der Tumoren brachte Verocay [1]).

Die Kerne der Geschwulst haben die Eigenschaft, sich parallel, mehr oder minder gleichmäßig über die Gewebsbündel zu verteilen, oft aber zeigen sie die Tendenz von Strecke zu Strecke zu laufen, so daß durch den Wechsel kernreicher und kernloser Partien eigentümliche Querbänder entstehen. (Henneberg und Koch versuchen dies Verhalten durch folgenden Vergleich zu veranschaulichen: Es sieht aus, als ob die ursprünglich *gleichmäßig* verteilten Kerne eines gewissen Bezirkes in zwei Fronten, deren Glieder phalanxartig hintereinander postiert sind, auf kurze Entfernung einander gegenüber Aufstellung genommen hätten).

Obwohl weiterhin die faserige Struktur der Tumoren in ihrer äußeren Erscheinung ganz den Charakter des Bindegewebes zeigt, so nimmt sie doch mit v. Giesons Methode (das gilt auch für die Maloryfärbung) nicht die typische Färbung an, sondern sie färbt sich nur gelb oder mattrotgelb — alles Eigenschaften, die weder dem jungen, noch dem reifen Bindegewebe zukommen. Alles dies Gewebe mit seinen oben charakterisierten Eigenschaften hält Verocay für ein Produkt der Proliferation von Nervenzellen. Er beruft sich dabei auf eine Menge ähnlicher Anschauungen aus der Literatur. Von besonderem Wert ist ihm ein Ausspruch Dürcks über Beri-Beri. Dieser hatte sich zunächst folgendermaßen geäußert: „Es scheint, daß die Zellen des Neurilemms selbst die Fähigkeit haben, *echtes Bindegewebe* zu bilden." Ein Jahr später ändert er aber seine Ansicht folgendermaßen: „Das Gewebe, welches sich neu bildet, ist kein Bindegewebe, sondern ausdifferenziertes Nervengewebe. Es hat faserige Struktur,

---

[1]) Zur Kenntnis der „Neurofibrome". Beitr. zur path. Anatomie und zur allgem. Pathologie. 1910. S. 1—68.

länglichovale Kerne, aber die Ähnlichkeit mit dem Bindegewebe ist nur eine äußerliche, grob sinnfällige".

Die in der Geschwulst vorhandenen Nervenfasern zeigen z. T. Degeneration: Die Achsenzylinder erfahren stellenweise eine diffuse Verdickung, andererseits kann man auch Neubildung von Nervenfasern, wenn auch höchst selten, beobachten. Was die zuweilen in den Tumoren nachgewiesenen Ganglienzellen anlangt, so will er nichts von einer Präexistenz derselben wissen. Er hält sie für neugebildet aus den Neurocyten.

Das Gesamtergebnis VEROCAYS ist gekürzt folgendes:

Das Gewebe der multiplen Nerventumoren ist kein Bindegewebe, sondern ein neurogenes Gewebe.

Nervenfasern zeigen teilweise Zugrundegehen, teilweise Regeneration, beides in beschränktem Maße.

Ganglienzellen, welche mehrfach konstatiert wurden, sind ein integrierender Bestandteil der Geschwulst und stammen, wie alles übrige, von den Neurocyten.

Im Jahre 1916 hat sich HENSCHEN nochmals eingehend mit dem Thema beschäftigt: „Zur Histologie und Pathogenese des Kleinhirnbrückenwinkeltumors (Arch. f. Psychiatr. u. Nervenkrankh. Bd. 56, S. 20). Er führt etwa folgendes aus:

Der junge oder besser kleine Acusticustumor ist von grauweißlicher, nicht selten glänzender Farbe — hat gar keine Ähnlichkeit mit Gliom. Mikroskopisch dichtes, faseriges, gefäßarmes Gewebe —. Die Diagnose lautet meist Fibrom, Fibrosarkom, Neurofibrom. Dieser Grundtypus ist in jedem Acusticustumor nachweisbar, wenn man ordentlich darnach sucht.

In der späteren Entwicklung tritt im Inneren eine Auflockerung und hydropische Durchtränkung ein. Es entstehen Bilder, die makroskopisch mit dem Myxom oder ödematösen Gliom große Ähnlichkeit haben. Der Hydrops kann eine cystische Umwandlung erleiden; gleichzeitig treten hyaline Umwandlungen der Gefäßwände ein, weiterhin fettige Entartung und Gefäßentwicklung und Erweiterung, so daß ein kavernöser Typus zustande kommt.

Von besonderer Bedeutung ist die eigenartige Anordnung der Kerne in Querbändern, die angeblich VEROCAY zuerst beschrieben hat[1]). Man spricht auch von Kernpalisaden, Paradestellung der Kerne (ASKANAZY).

Mit v. GIESON-Färbung bei wechselndem Pikrinsäurezusatz nehmen die Fibrillen verschiedene Farbe an.

Der eine Typus kommt dem Bindegewebe in morphologischer und tinktorieller Hinsicht nahe, der andere nimmt durch die eigenartige Anordnung der Kerne und das morphologisch tinktorielle Verhalten der Fibrillen eine bestimmte Sonderstellung ein. (Diesem letzteren Typus sprechen VEROCAY und andere eine Verwandtschaft mit den Zellen der SCHWANNschen Scheide zu.)

Der *Grundtypus* erinnert also sehr wenig an das Gliom. Aber die *hydropisch veränderten* Partien mit ihrem Gewirr von feinen, untereinander sich kreuzenden Fibrillen und kleinen runden Kerngebieten geben ein Bild, das wiederholt zur Diagnose Gliom geführt hat.

Bei der hydropischen Umwandlung verlieren nicht nur die Fasern ihre parallele Anordnung, auch die Kerne, welche vorher parallel zueinander standen, verlieren ihre Stellung zueinander, aber auch ihre Form erfährt eine bedeutende Umwandlung. Wo aber auch immer der Versuch gemacht worden ist, diese hydropischen, gliaähnlichen Stellen auf Gliafasern zu färben, mit den sog. spezifischen Gliamethoden, — er hat niemals zu einem sicheren Ergebnis geführt.

---

[1]) HENNEBERG und KOCH vgl. vorige Seite.

Bei der Färbung auf Nervenfibrillen war das Ergebnis meist ganz negativ, oder es konnten höchstens einzelne schwarzgefärbte Fibrillen dargestellt werden. (Daß die Achsenzylinder des befallenen Nerven noch längere Zeit nachweisbar sind, ja daß sie selbst einer gewissen Wucherung oder reparatorischer Regeneration fähig sind, scheint aus den Untersuchungen Verocays hervorzugehen.) Aus eben dem Grunde kann man auch in beschränkter Zahl Markscheiden nachweisen — in den oberflächlichen Geschwulstschichten.

Die vereinzelten Ganglienzellen, die gelegentlich gefunden worden sind, stammen nach Henschens Auffassung vom Vestibularganglion. Elastische Fasern kommen nicht vor. Der Bau des Acusticustumors stimmt prinzipiell mit dem der peripheren Nerventumoren überein. Da das periphere Neurofibrom in einem Gewebe entsteht, das Bindegewebe und Neurilemm aber keine Glia enthält, so scheint die Annahme nicht unberechtigt, daß auch der Acusticustumor aus einem prinzipiell gleichartigen Gewebe hervorgeht.

Seitdem das große Material von Cushing systematisch und einheitlich untersucht worden ist, ist man dort zu folgenden Ergebnissen gelangt: Die Tumoren sind aus zwei Arten von Geweben zusammengesetzt. Die eine besteht aus *dichten fibrösen Bändern*, die vielfach miteinander durchflochten sind. Sie sind zusammengesetzt von Massen von länglichen Zellen mit ovalen Kernen. Diese sind entweder in parallelen Reihen oder in Wirbeln angeordnet. Die Zellen können so zahlreich sein, daß sie in manchen Fällen die Bezeichnung Fibrosarkom rechtfertigen können. Mit Malorys Anilinblau färbt es sich aber nicht wie ein Fibrom, sondern nimmt ein mattes Violett an — in scharfem Kontrast zu der kleinen Menge von wirklichem Bindegewebe um die Gefäße herum und in der Kapsel des Tumors. In gleicher Weise nehmen diese Zellen mit der v. Gieson-Färbung nur einen gelbbraunen oder rötlichen Ton an. Das *netzförmige Gewebe* andererseits erscheint in kleineren oder größeren Bezirken zwischen den fibrösen Bändern und macht einen ödematösen oder hydropischen Eindruck mit verhältnismäßig spärlichen runden Zellen von verschiedenem Umfang mit spärlichem Protoplasma. Diese liegen in einem losen Netzwerk. In diesem Netzwerk können Gliafibrillen oder *gliafibrillenähnliche Gebilde* gefunden werden. Die Färbung mit Malorys phosphorsaurem Hämatin ist jedoch *niemals* ganz befriedigend. Gelegentlich werden auch Zellen gefunden, die man für Ganglienzellen halten könnte. Von amerikanischen Histologen ist die Vermutung ausgesprochen worden, daß es sich um undifferenzierte Fibroblasten handeln könne, da sie in fibrösen Bezirken vorkommen, welche erst jüngst entstanden zu sein scheinen. Sie haben massenhaftes Cytoplasma, starke Tinktionsfähigkeit, oft unregelmäßige Kerne. Nervenfasern, die von anderen an der Außenseite — offenbar Acusticusfasern — gefunden wurden, konnten in Cushings Material nie nachgewiesen werden, weil er die Kapsel nicht mitentfernt. Die zahlreichen Photogramme in Cushings Monographie setzen jeden Untersucher in die Lage, seine Befunde mit diesen zu vergleichen. Es ist überraschend, wie die von Sternberg vor über 20 Jahren erhobenen Befunde mit den neuen der Amerikaner übereinstimmen. Nur daß die Gegenwart über neueste Färbemethoden verfügt.

Cushing kommt zu dem Schluß, daß es sich doch um Mischgeschwülste handelt (S. 206). Darum hält er Fibroneuroma für die beste Bezeichnung. Goodpasture, ein amerikanischer Histologe, welcher sich in Cushings Auftrag sehr eingehend mit der Frage beschäftigt hat, sagt aber, es läge kein zwingender Grund vor, zwei *verschiedene* Gewebsarten anzunehmen, er sieht in allem nur verschiedene Entwicklungsstadien des fibrösen Gewebes.

Einen merkwürdigen, bisher einzig in seiner Art gebliebenen Fall hat Otto Mayer-Wien beschrieben: Zeitschr. f. Ohrenheilk. u. f. Krankh. d. Luftwege. Bd. 75.

Hier war nicht der Stamm des Nerven erkrankt, sondern es handelt sich um multiple, im peripheren Neuron des Cochlearis und Vestibularis befindliche Geschwülstchen, die auf beiden Seiten an fast identischen Stellen sich befinden und auch nahezu die gleiche Größe zeigen. Histologisch haben sie eine gewisse Ähnlichkeit mit den von VEROCAY beschriebenen Bildern, nur daß hier das Bindegewebe eine größere Rolle spielt wie dort.

Anfang Januar 1922 hat Verf. zusammen mit Kollegen SCHOB von der städtischen Heil- und Pflegeanstalt einen Fall von Acusticustumor beobachtet und diagnostiziert. Er kam in extremis ins Haus und starb kurz nach der Trepanation.

Sektionsdiagnose: Cystischer Kleinhirnbrückenwinkeltumor rechts. Stiel zum Meatus audit. int., tiefe Delle in der rechten Ponshälfte. Verdrängung des Kleinhirns nach vorn und links seitlich. Großhirn: Furchen verstrichen,

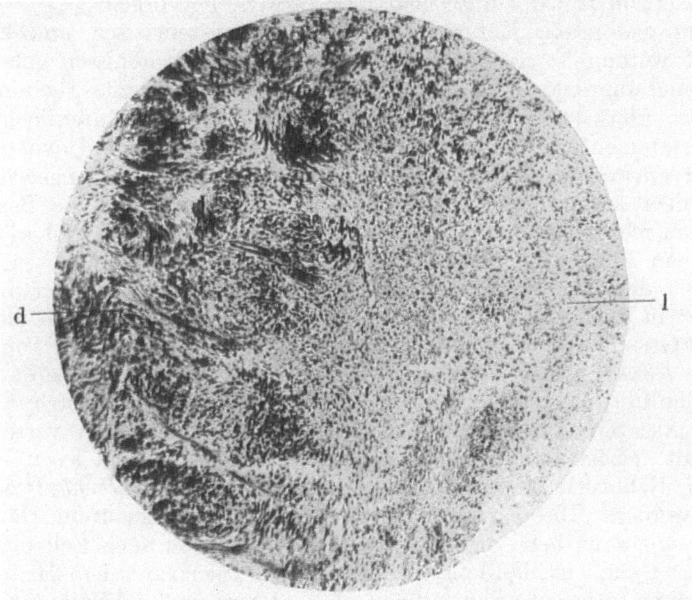

Abb. 3. Links derber (d), rechts lockerer (l) gebaute Tumorpartie. Grenze hier relativ scharf. van Giesonfärbung.

Windungen abgeplattet, beide hintere Pole der Hinterhauptslappen wölben die Dura auffällig nach außen vor.

Kleinhirn, Brücke, verlängertes Mark: Zwischen der rechten Seitenfläche der Brücke, in der der Tumor eine beträchtliche Impression verursacht hat und dem angrenzenden Stück des vorderen Kleinhirnrandes liegt, genau in diesem Winkel auf der Dura, ein gut walnußgroßer, blasig aussehender, gelblicher Tumor, der zwei kleine Tochterblasen nach rechtsseitlich und unten entwickelt hat. Das Kleinhirn erscheint dadurch schief gestellt und zwar sowohl nach vorn gedreht als auch nach der linken Seite, so daß der untere Pol der linken Kleinhirnhemisphäre höher steht als auf der rechten Seite. (Vgl. Abb. 1 S. 703).

Dr. SCHOB hat im histologischen Laboratorium der städtischen Heil- und Pflegeanstalt in liebenswürdiger Weise den Tumor histologisch untersucht, und die Resultate erscheinen wichtig genug, um in Kürze mitgeteilt zu werden:

„Mikroskopisch bietet der Tumor das Bild, das wie aus der vorhandenen Literaturzusammenstellung hervorgeht, in den letzten Jahrzehnten von vielen

Autoren in übereinstimmender Weise geschildert worden ist. Das heißt, er setzt sich aus dichter und lockerer gefügten Partien zusammen (Abb. 3).

Die dichteren Gewebsbestandteile zeigen einen ausgeprägt fibroidstreifigen Bau; die Gewebszüge haben hier eine ausgesprochene Neigung, sich zopfartig oder wirbelartig zu verflechten oder ·bisweilen konzentrisch um Gefäße anzuordnen. Der Farbton, den das Grundgewebe dieser fibroiden Züge bei v. GIESON-Färbung annimmt, ist zumeist gelblich-bräunlich bis rötlich-bräunlich, zahlreiche Züge sind aber auch deutlich rot gefärbt, und zwar sind Züge mit mehr gelblich-rötlich-bräunlichem Farbton und solche mit ausgesprochen rotem Bindegewebston ganz durcheinander gemischt. Einzelne Züge sind hyalin verändert und ebenfalls leuchtendrot gefärbt. Der Kernreichtum dieses Gewebes ist groß, manche Partien erinnern an Fibrosarkom; die Kerne sind aber nicht überall gleichmäßig über die Züge verteilt, sondern lassen stellenweise eine

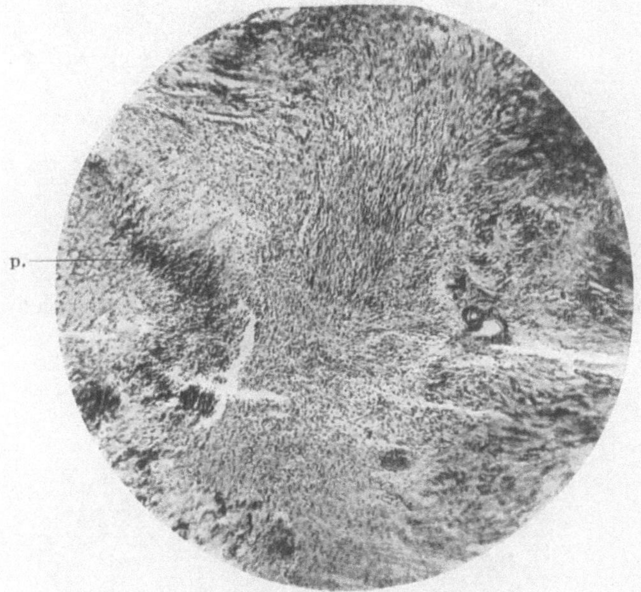

Abb. 4. Kompaktere und lockere Tumorstellen.
p. Palissadenförmige Anordnung der Kerne. van Giesonfärbung.

deutliche Neigung erkennen, sich zu massieren. Mehrfach ist die wiederholt als charakteristisch für diese Tumoren beschriebene Anordnung in einfachen oder parallelgerichteten Palissaden gut zu erkennen (Abb. 4).

Die lockerer gefügten Partien des Tumors zeigen teilweise einen maschig-retikulären Bau, der entschieden an das Aussehen eines ödematösen Gliagewebes erinnert, teilweise ein sehr kernreiches Gewebe mit sehr wenig Zwischensubstanz. Hier zeigen die Kerne öfters eine gewisse Neigung zu Verdichtung in der Umgebung der Gefäße (Abb. 5). Stellenweise ist aber auch hier das Bindegewebe etwas reichlicher und färbt sich bei VAN GIESON-Färbung gelblich-bräunlich; an solchen Stellen ist schwer zu entscheiden, ob man sie zu den fibroidstreifigen Tumorteilen oder zu dem lockeren Gewebe rechnen soll.

Die Abgrenzung der dichter und lockerer gefügten Gewebsbestandteile ist stellenweise eine scharfe (Abb. 3); an anderen Stellen aber gehen locker bzw. retikulär gebautes und fibroides Gewebe ganz durcheinander; das retikuläre Gewebe ist hier von oft parallel gerichteten fibroiden Zügen (Abb. 6) durchsetzt.

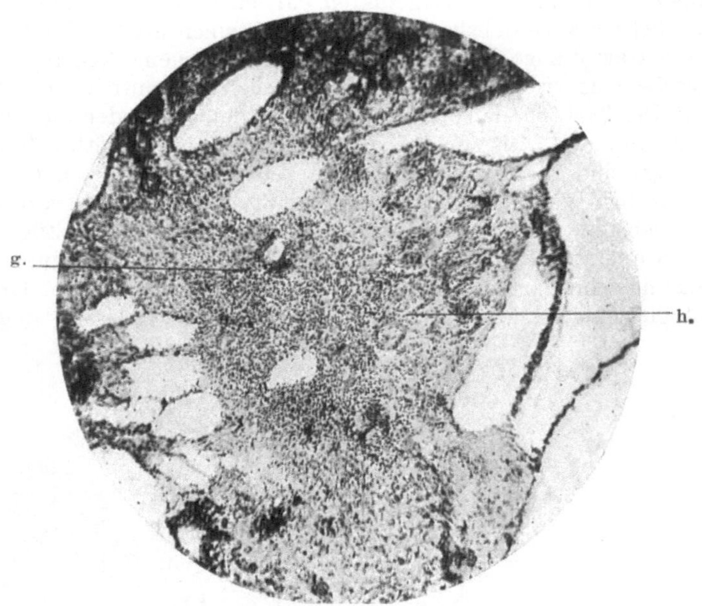

Abb. 5. Cystisch entarteter Tumorteil.
g. Gefäß mit Kernanhäufung in Umgebung. h. Stelle mit zahlreichen hyalin degenerierten Gefäßen. van Giesonfärbung.

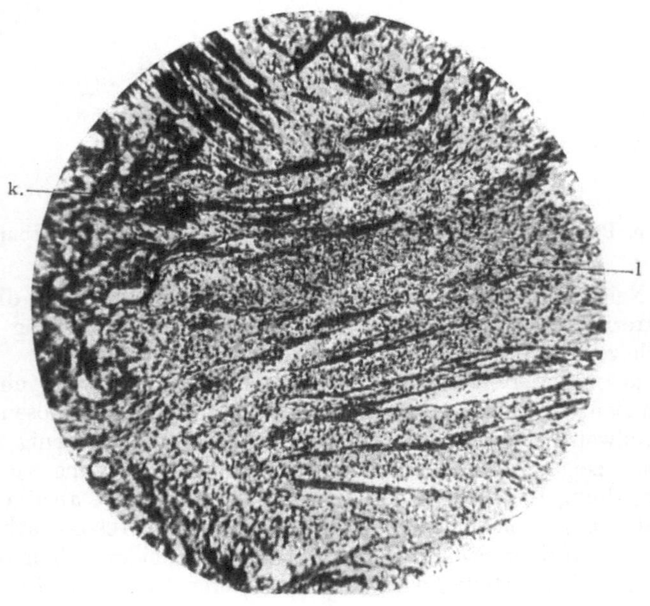

Abb. 6. Bielschowskyfärbung am Gefrierschnitt.
k. Kompakter, l. lockerer Tumoranteil. Auch der lockere Teil von derberen fibroiden Zügen durchsetzt.

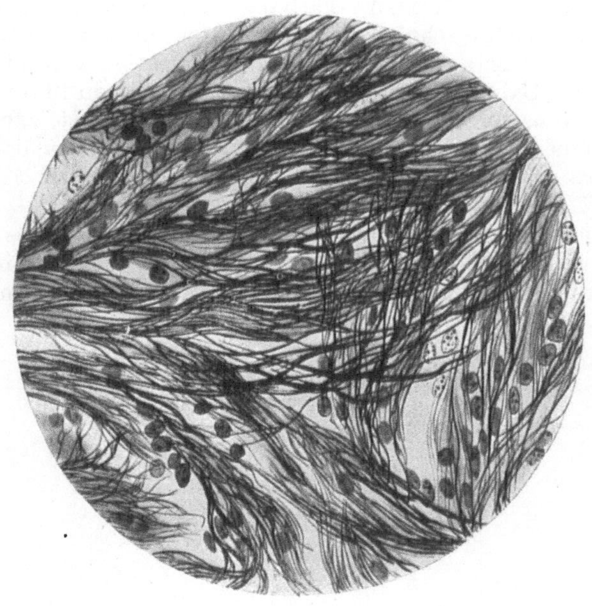

Abb. 7. Gefrierschnitt von in Gelatine eingebettetem Formolmaterial. Färbung nach BIELSCHOWSKY. Fibroid-streifiger Teil des Tumors. Zahlreiche, meist feine Fibrillen in den zopfartigen Gewcbszügen.

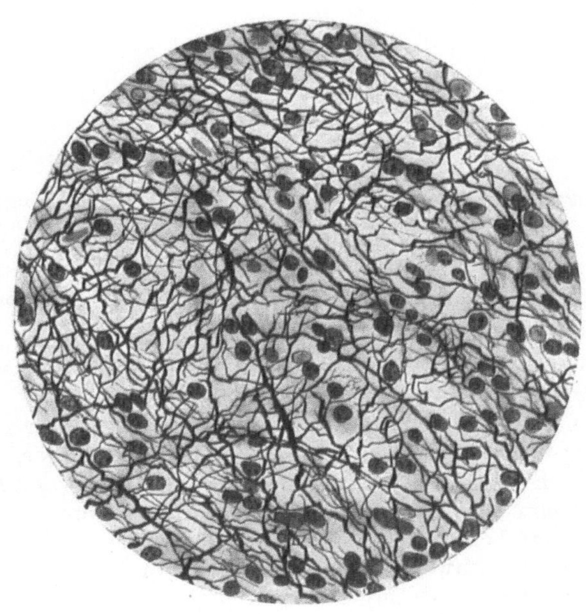

Abb. 8. Lockerer bzw. retikulärer Teil des Tumors. Methode wie Abb. 7. Gewirr von dickeren und dünneren, vielfach sich überkreuzenden Bindegewebsfibrillen.

Das färberische Verhalten des Grundgewebes gegenüber van Gieson-Färbung ist bereits beschrieben; die Mallory-Färbung ist nicht angewendet worden. Dagegen ist an einigen Gefrierschnitten von in Gelatine eingeschlossenem Formolmaterial zufällig eine sehr ausgedehnte Silberimprägnation von Bindegewebsfibrillen eingetreten. Dabei zeigt sich, daß das ausgesprochen fibroide Gewebe, namentlich dort, wo es in Wirbeln und Zöpfen angeordnet ist, zahlreiche, im allgemeinen sehr feine Fibrillen enthält (Abb. 7). *Aber auch in den locker gefügten Partien finden sich ungemein häufige, bald dünnere, bald derbere Fibrillen, die ein sich vielfach überkreuzendes Maschengewirr bilden* (Abb. 8). Daß es sich um Bindegewebsfibrillen handelt, kann nicht zweifelhaft sein; denn alles sicher dem Bindegewebe zuzurechnende Gewebe, insbesondere die dünne Bindegewebskapsel des Tumors, ferner die Gefäßwandungen, weist dieselbe Imprägnation

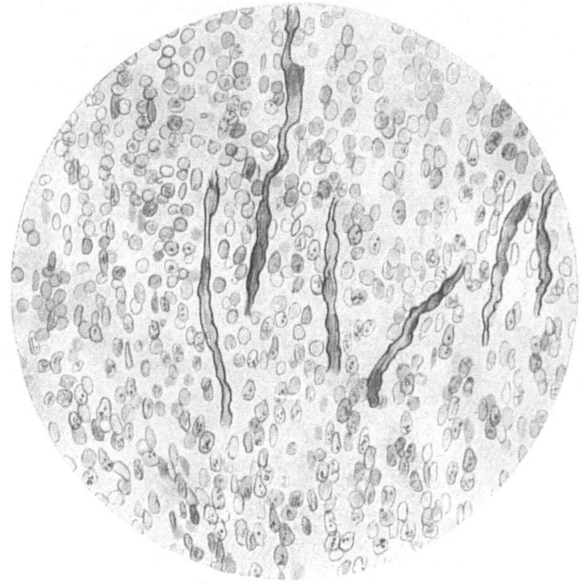

Abb. 9. : Gefrierschnitt. Randpartie des Tumors. Markfasern, zerstreut. Dazwischen Tumorzellen. Markscheidenfärbung nach Spielmeyer.

auf. Man kann auch deutlich erkennen, daß einzelne Fibrillen in die Gefäßwandungen übergehen.

Gliafasern habe ich mit der Holzerschen Gliamethode an keiner Stelle des Tumors nachweisen können.

Wie schon hervorgehoben, ist der Tumor im allgemeinen sehr kernreich. In den streifig-fibroiden Partien sind die Kerne gestreckter, dunkler, ähneln stellenweise fixen Bindegewebszellen; in den anderen Partien herrschen ovale, rundliche Elemente vor, die bald heller, bald dunkler sind. Daneben kommen wesentlich größere, oft gekerbte oder gelappte bläschenförmige Kerne vor. Mitosen sind nicht nachweisbar. Ganglienzellen finden sich nirgends, wie sich im Inneren des Tumors auch nirgends Nervenfasern nachweisen lassen. Dagegen steht an einer Stelle der Peripherie ein Nervenfaserbündel in enger Verbindung mit dem Tumor; im Verlauf zeigt dieses Bündel eine starke Aufsplitterung der Markfasern; zwischen den weit auseinanderstehenden Einzelfasern sind zahlreiche Tumorzellen nachweisbar (Abb. 9). Da Serienschnitte nicht angefertigt worden sind, vermag ich ein genaues Urteil über die gegenseitigen Beziehungen zwischen Nerv und Tumor nicht abzugeben; man hat aber den Eindruck, als ob das Nervenfaserbündel durch durchwachsende Tumormassen gesprengt wäre.

Sehr groß ist der Reichtum des Tumors an Gefäßen, die stellenweise geradezu in Paketen angeordnet sind. Meist handelt es sich um Venen mit stark verdickter, oft hyalin degenerierter Adventitia (Abb. 5). An der Intima sieht man vielfach proliferierende, zum Verschluß des Lumens führende Wucherungsprozesse. Die Gefäße sind arm an elastischem Gewebe. In ihrer Umgebung finden sich oft Reste von älteren oder frischeren Blutungen.

Wie die Fettfärbung ergibt, sind zahlreiche Partien des Tumors verfettet; stellenweise ist die Anhäufung von Fettkörnchenzellen in den Gewebsmaschen so stark, daß die betreffenden Partien im Scharlachpräparat schon makroskopisch an ihrem roten Farbton erkennbar sind.

Ein anderer regressiver Vorgang, der sehr stark ausgeprägt ist, ist die cystische Entartung. Der Inhalt der Cysten färbt sich bei Anwendung von Scharlachrot und Eosin rötlich, bei van Giesonlösung gelb-bräunlich, bei Markscheidenfärbung orangegelblich. Die Cysten, von denen die kleinsten nur mikroskopisch erkennbar sind (Abb. 5), sind rundlich oval; die Zellschicht, die der Wand zunächst anliegt, enthält oft reichlich Fett. Die Entstehung der Cysten läßt sich an verschiedenen Stellen verfolgen; die Bälkchen des lockeren Gewebes schwellen an und nehmen einen Farbton an, der dem des Cysteninhaltes sehr ähnelt; gleichzeitig schwinden die Kerne.

Fasse ich den Befund nochmals kurz zusammen, so ergibt sich, daß der Tumor nach seinem histologischen Aufbau in den wesentlichen Punkten mit dem Bilde übereinstimmt, das von anderen Autoren — ich verweise auf STERNBERG, HENSCHEN, VEROCAY, CUSHING u. a. — geschildert worden ist. Das gilt von der eigenartigen Mischung fibroidstreifigen und retikulären Gewebes, das gilt auch von den sekundären, im Tumor eingetretenen Veränderungen, Verfettungen, Blutungen, cystischen Degenerationen; dies gilt endlich auch insofern, als Nervenfasern nur in den Randpartien nachgewiesen werden konnten.

Wenn ich nun versuche, auf Grund meiner Befunde die Frage der histogenetischen Stellung des Tumors anzuschneiden, so muß ich zugeben, daß die meisten Partien des Tumors bei Färbung nach van GIESON nicht die typische Rotfärbung des Bindegewebes, sondern einen mehr gelblich-bräunlichen bis gelblich-rötlichen Farbton erkennen lassen. Insoweit würde also das Ergebnis meiner Untersuchungen nicht für einen Fibromcharakter der Geschwulst sprechen. Auf der anderen Seite aber zeigt die Silberimprägnation, daß auch in den lockeren, also jenen oft als gliaähnlich beschriebenen Partien des Tumors, deren Abstammung von mesodermalem Gewebe ja ganz besonders bestritten wird, ein ganz dichtes Gewirr von Silberfibrillen nachgewiesen werden konnte, die nach dem jetzigen Stand unserer Kenntnisse nur als Bindegewebsfibrillen angesprochen werden können. Auf Grund dieses Befundes liegt im vorliegenden Fall der Schluß viel näher, daß das Tumorgewebe sowohl in seinen dichten wie in seinen lockerer gefügten Gewebsbestandteilen bindegewebigen Ursprungs ist. Es müßte denn der Nachweis erbracht werden, daß auch die ektodermalen Zellen des Neurilemms bzw. deren Ursprungszellen, auf die ja von VEROCAY u. a. die Tumoren der RECKLINGHAUSENschen Krankheit, wie die Acusticustumoren zurückgeführt werden, unter besonderen Umständen Fibrillen produzieren können, die mit den Bindegewebsfibrillen hinsichtlich ihres Verhaltens gegenüber Silberimprägnationsverfahren völlige Übereinstimmung zeigen. Gewisse Zweifel an der ektodermalen Herkunft dieser Tumoren möchte ich auch deshalb äußern, weil ich auch bei der Untersuchung kleinster Wurzelfibrome bei multipler Sklerose, die histologisch mit der bei der Recklinghausenschen Erkrankung beschriebenen sog. monotubulären Form des Neurinoms größte Ähnlichkeit zeigen, ja wohl identisch sind (Orzechowski und Nowicki, Bielschowsky und Henneberg), auf Grund des färberischen Verhaltens dieser kleinen Tumoren und des Nachweises stärkerer Wucherungserscheinungen im Endoneurium zu der Überzeugung gekommen bin, daß es sich bei diesen kleinen Wurzelfibromen um Gebilde mesodermaler Herkunft handelt, trotzdem die zwiebelschalenartige Anordnung der Geschwulstzüge um die einzelnen Markfasern der Wurzel in erster Linie sicher an Abstammung von den ektodermalen Neurilemmzellen denken lassen mußte.

Die Befunde, die ich in dem vorliegenden Fall von Acusticustumor machen konnte, scheinen mir demnach doch mehr für eine mesodermale Genese, also für Zugehörigkeit dieser Tumoren zu den Fibromen zu sprechen. Und wenn ich mich auch auf Grund der Untersuchung eines einzelnen Tumors nicht zur Abgabe eines abschließenden Urteils für berechtigt halte, so glaube ich andererseits, daß die Frage der Genese dieser Tumoren doch noch nicht völlig als gelöst im Sinne der Auffassung von Verocay zu betrachten ist, sondern noch weiterer Nachprüfung bedarf. Die Anwendung von Silberimprägnationsverfahren — sei es nach Bielschowsky, sei es nach der Methode von Achucarro-Klarfeld, durch die unsere Kenntnisse über das Vorkommen neugebildeter mesodermaler Strukturen im Zentralnervensystem schon eine wesentliche Bereicherung erfahren haben, — erscheint mir besonders geeignet, hier weitere Klarheit zu schaffen; durch die Anwendung der Methode von Bielschowsky würde übrigens auch die noch strittige Frage des Vorkommens wirklicher Ganglienzellen in diesen Tumoren endgültig gelöst werden können (Nachweis oder Fehlen endocellulärer Fibrillen in den als Ganglienzellen beschriebenen Zellen)."

Histologie von Schnecke, Bogengangsapparat und Facialis.

Das Interesse an den feineren Veränderungen, welche Acusticustumoren an Schnecke und Bogengangsapparat hervorbringen, sowie am Verhalten des Facialis, erwacht später als das am Bau der Tumoren selbst.

Während über den letzteren bereits 1900 die zusammenfassende Arbeit von Sternberg erschienen ist, tauchen Mitteilungen über Histopathologie des Labyrinthes erst später auf: Aus dem Jahre 1904 je eine von Panse und Alexander, 1906 eine zweite von Panse. Es folgen 1907 wieder Alexander, 1910 Henschen und Quix. Nach einem anregenden Vortrag Wittmaacks in der deutschen otologischen Gesellschaft in Frankfurt a. M. 1911: „Über sekundäre Degeneration im inneren Ohr nach Acusticusverletzungen" werden die Untersuchungen hauptsächlich unter dem Gesichtspunkt angestellt, ob Wittmaacks Ergebnisse durch Befunde am menschlichen Schläfenbein bei Acusticustumor bestätigt werden oder nicht.

Wittmaack hatte gefunden: Bei supraganglionärer Durchquetschung des Acusticusstammes, die unter sorgfältiger Schonung der Gefäße erfolgt war, bleibt der periphere Vestibularis in allen seinen Teilen samt zugehörigem Sinnesepithel erhalten (in Übereinstimmung mit dem Wallerschen Gesetz). Der N. cochlearis degeneriert in seinem ganzen peripheren Neuron, d. h. Ganglion spirale, Nervenfasern im Modiolus und Spiralplatte, Sinneszellen im Cortischen Organ (im Gegensatz zum Wallerschen Gesetz). Der Stützapparat kann Rückbildungsprozesse zeigen als Folgezustand der Degeneration des Neurons.

In einer Arbeit Zanges [1]): „Über anatomische Veränderungen im Labyrinth bei Kleinhirnbrückenwinkeltumoren und ihre klinische Bedeutung" wird zu-

---

[1]) Virchows Arch. f. pathol. Anat. u. Physiol. 1912.

nächst ein histologisch aufs genaueste untersuchter Fall mitgeteilt. Hier fand sich: Eine ausgesprochene degenerative Atrophie des N. cochlearis und seines ganzen peripheren Neurons, insbesondere auch Schwund der Sinneszellen im CORTISchen Organ sämtlicher Windungen und teilweise Schwund auch des Stützapparates. Der N. facialis war so gut wie unversehrt. Der N. vestibularis war in seinem ganzen peripheren Neuron verhältnismäßig gut erhalten und l is auf geringe Veränderungen unversehrt. Am Acusticusstamm handelte es sich um reine Kompression innerhalb des Meatus acusticus internus. ZANGE findet, seine Beobachtungen zusammenfassend, große Ähnlichkeit mit dem Experimentalergebnis und schließt: ,,Die *Möglichkeit* ist nicht von der Hand zu weisen, daß die Veränderungen in der Schnecke in der Hauptsache auf sekundärer absteigender Degeneration beruhen, infolge der Kompression des Nervenstammes.''

Er wendet sich nunmehr den Fällen zu, die vor WITTMAACKS Arbeit veröffentlicht wurden.

Eine gleiche Stütze der experimentellen Ergebnisse liefert nach ZANGES Ansicht der zweite Fall PANSES. Auch hier handelt es sich um reine Druckwirkung des Tumors auf den Acusticusstamm.

Ganz anders sehen die übrigen Fälle aus: PANSE 1, ALEXANDER 2, und v. FRANKL-HOCHWART und ALEXANDER. In diesen handelte es sich nicht um reine Kompression, sondern *um Durchwachsung* des Acusticusstammes von seiten des Tumors. Wenn nun die Durchwachsung sich auch auf die Vestibulärganglien erstreckt, so muß selbstverständlich auch der Endapparat degenerieren, verschont aber die Durchwachsung die Vestibulärganglien, so bleibt der Endapparat erhalten. Andererseits wieder können sich trotz der Durchwachsung mit Tumormassen Fasern im Cochlearis erhalten, welche bis zum CORTIschen Organ vordringen. Hier ist erstens nicht verwunderlich, wenn sich das CORTISche Organ teilweise erhalten zeigt und nicht besonders auffallende Hörstörungen vorhanden sind. Diese Fälle würden sich also auch klinisch wesentlich von denen mit reiner Druckatrophie unterscheiden. (Hier ist nur zu bemerken, daß die echten Acusticustumoren nur expansives Wachstum zeigen. Bei ihnen würde es sich demnach immer um Kompression handeln. Verf.).

Eine besondere Stellung nimmt der Fall von QUIX ein. Ein Fibrosarkom hatte den N. octavus in seinem intrakraniellen Anteil völlig vernichtet. N. cochlearis und vestibularis samt ihren Ganglien waren vollständig degeneriert. Die peripherischen Sinneszellen im CORTISchen Organ, Maculae und Cristae hingegen waren vollständig normal, gleichwie die Stria vascularis. QUIX erklärt sich das Eigenartige seines Falles damit, daß die Stria acustica interna normal war.

Am Schlusse seiner Arbeit findet sich ZANGE noch mit der Frage ab, ob die in seinem Falle sicher nachgewiesene Stauung Veränderungen im nervösen Apparat hervorgerufen haben könnte. Er weist diese Möglichkeit zurück, weil

1. Nervenzellen gegen Druck sehr widerstandsfähig sind und

2. Der Vestibularis dann auch stärkere Störungen aufweisen müßte.

Weiterhin ist von größter Bedeutung für diese Frage eine Arbeit von LANGE über ,,Labyrinthveränderungen bei Tumoren des Kleinhirns und Kleinhirnbrückenwinkels'' (Arch. f. Ohren-, Nasen- u. Kehlkopfheilk. Bd. 100. 1913). Hier werden die Ergebnisse von 4 untersuchten Fällen ausführlich mitgeteilt. Das wesentliche Resultat der Befunde ist der Nachweis, daß auch beim Menschen die supraganglionäre Läsion des Cochlearis mit einer Degeneration der Zellen des Ganglion spirale und der peripheren Fasern einhergeht. Die Stützelemente des CORTISchen Organs erwecken den Eindruck des Normalen. Es ist deswegen nicht unmöglich, daß auch die Sinneszellen unabhängig von der Faser längere Zeit persistieren können. Darum hält es LANGE auch für möglich, daß einmal ein vollkommen normales Cortisches Organ gefunden wird, sowie es Quix beschrieben hat. Er hält es weiterhin für naheliegend, die Ansammlung des eiweißreichen Transsudats, die hochgradige Hyperämie, die Blutungen und den Reichtum an Pigment als Ausdruck der Drucksteigerung anzusehen (vgl. hierzu, was oben über Stauungslabyrinth gesagt worden ist).

1917 erschien eine Arbeit von Brock (Arch. f. Ohren-, Nasen- u. Kehlkopfheilkunde Bd. 100) „Zur Frage der Gültigkeit des Wallerschen Gesetzes für den Nervus cochlearis". Auf Grund von drei histologisch und klinisch untersuchten Fällen kommt er zu folgenden Schlüssen: Lang bestehender, hochgradig gesteigerter Hirndruck im Verein mit anderen schädigenden Momenten kann Degenerationsvorgänge im Labyrinthinneren beschleunigen, vielleicht sogar hervorrufen. Er nimmt als sicher an, daß gegenüber diesen Schädigungen der Vestibularis und sein Neuron größere Widerstandsfähigkeit besitzen (Zange hält dies nicht für erwiesen; vgl. oben). In den Fällen 2 und 3 waren im Bereich der ersten Schneckenwindung Spiralganglien und die dazugehörigen Nervenfasern zugrunde gegangen, in der zweiten und dritten Windung waren, obwohl der Stamm des Acusticus völlig unterbrochen war, *die Spiralganglien und die entsprechenden Nervenfasern an Zahl und Form nicht verändert*. Es kann demnach nicht die Unterbrechung des Cochlearisstammes die Ursache dafür sein, daß die Spiralganglien und die Nervenfasern degenerieren. Die letzteren sind also imstande, als Nutritionszentren zu fungieren.

In neuester Zeit hat Steurer aus Wittmaacks Klinik eine Arbeit über unser Thema veröffentlicht. Er untersuchte die Felsenbeine von zwei Fällen Recklinghausenscher Krankheit. Im ersten waren aus dem Tumor im inneren Gehörgang die Geschwulstmassen in die Bindegewebsräume und teilweise in den Rosenthalschen Kanal im Modiolus hineingewachsen. — Ganglienzellen, Nervenfasern, Sinneszellen verschwunden, Stützzellen im Cortischen Organ und der Membrana tectoria erhalten bei ebenfalls untergegangenem Ganglion vestibulare. 2. Fall: Die Tumormassen füllen nicht nur alle Räume im Modiolus aus, sondern sind in der mittleren Windung auch in die Skala tympani eingebrochen (Abb. S. 131 bei Steurer). In beiden Fällen sind sämtliche Endverzweigungen des Cochlearis wie des Vestibularis vollkommen verschwunden. Trotzdem sind sowohl im Cortischen Organ die Stützzellen gut erhalten, wie die Membrana tectoria und das Neuroepithel der Maculae.

Steurer [1]) stellt fest, daß sich sein Fall 2 fast vollkommen deckt mit dem Befund Funkensteins: „Die Scala tympani ist in der unteren Windung und im Anfang der Mittelwindung zu zwei Drittel mit Geschwulstmassen erfüllt." Nur noch einen ähnlichen Fall bei echtem Acusticustumor hat er in Henschens Arbeit vom Jahre 1915 gefunden (Fall 14, S. 39).

In beiden Fällen war die Funktion des Facialis trotz der schweren Veränderungen in seinem Verlauf durch den inneren Gehörgang in keiner Weise gestört.

Steurer nimmt nun noch einmal die Frage nach der Gültigkeit des Wallerschen Gesetzes auf, die Wittmaack für den peripheren Acusticus auf Grund seiner Tierexperimente in Frage gestellt hatte. Zunächst führt er aus, daß Durchwachsung des Nerven von seiten eines Tumors viel sicherer zur völligen Leitungsunterbrechung führen müsse als Kompression. Denn die scheinbar erhaltenen Nervenfasern seien durch sekundäre Entzündung der Atrophie verfallen. (Das ist genau das Gegenteil von dem, was Zange angenommen hatte. Siehe oben).

Der Fall 1 zeigt wieder mit Sicherheit, daß bei Leitungsunterbrechung im

---

[1]) Über Beteiligung des inneren Ohres und der Hörnerven bei multipler Neurofibromatosis Recklinghausen mit besonderer Berücksichtigung der sekundär absteigenden Degeneration des Hörnerven. Zeitschr. f. Hals-, Nasen- u. Ohrenheilk. Bd. IV, H. 1, S. 124. Abbildung Steurers siehe nächste Seite.

Stamm auch das Ganglion spirale zugrunde geht und mit ihm alle peripheren Fasern. Da in Fall 2 der Tumor nicht nur den Vestibularisstamm, sondern auch das Ganglion vestibulare zerstört hatte, kann er für die Entscheidung der von Wittmaack aufgestellten These nicht herangezogen werden.

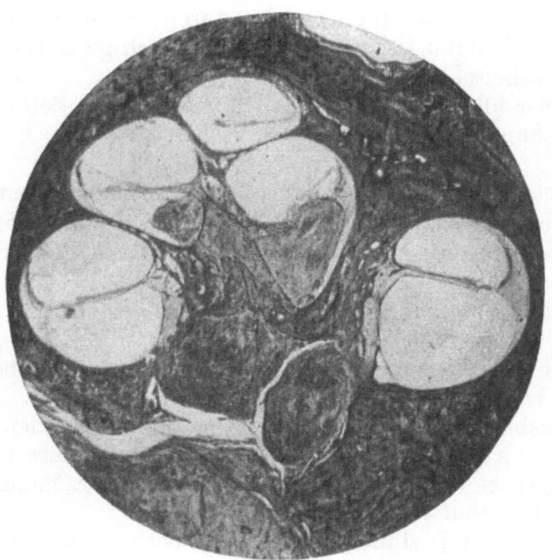

Abb. 10. Übersichtsbild der Schnecke in etwa 15facher Vergrößerung.

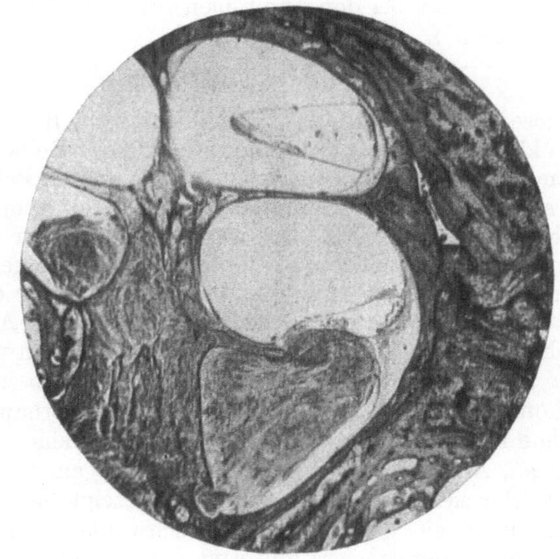

Abb. 11. Die mittlere und obere Schneckenwindung in stärkerer Vergrößerung.

Weiterhin wird die Frage behandelt, stehen Erhaltensein oder Untergang des Stützgerüstes des Cortischen Organs in Abhängigkeit von der mehr oder weniger fortgeschrittenen Degeneration der Endausbreitung des Hörnerven? Er verneint diese Frage. Wittmaack, der in seiner ersten Veröffentlichung mit der

Möglichkeit des Zusammenhanges gerechnet hatte, ist im Verlaufe seiner weiteren experimentellen Arbeiten gänzlich anderer Meinung geworden. Er hat festgestellt, daß die Atrophie des Stützgerüstes des Cortischen Organs meist nur eine Teilerscheinung einer auf Liquorsekretionsstörungen basierenden Atrophie der Gesamtauskleidung des Endothelschlauchs ist. Die Fälle von Panse, Alexander, Henschen, welche durch Atrophie des Stützgerüstes aus der übrigen Zahl herausfielen, zeigten denn auch gleichzeitig diese Gesamtatrophie im Endothelschlauch.

Überblicken wir alle hier angeführten histologischen Befunde, so zeigt sich ein sehr abwechslungsreiches Bild. Was ist das Konstante in der Vielheit der Erscheinungen?

1. Der N. facialis zeichnet sich dem Acusticustumor gegenüber durch eine erstaunliche Widerstandskraft aus. Manchmal können nur noch einige wenige Fasern nachgewiesen werden, trotzdem war die Mimik des Patienten bis zum Tode ungestört.

2. Der Ramus cochlearis degeneriert meist in seinem gesamten peripheren Ausbreitungsbezirk mitsamt den Sinneszellen am Cortischen Organ, wenn durch den Tumor eine Kontinuitätstrennung des Stammes herbeigeführt worden ist (Ausnahmen bei Brock).

3. Die Endausbreitung des Vestibularis samt Sinneszellen bleibt erhalten, wenn trotz Stammesunterbrechung das Ganglion vestibulare unversehrt bleibt.

4. Das Stützgerüst des Cortischen Organes wie der Maculae bleibt in der Mehrzahl der Fälle erhalten.

Abgesehen von dem Zustandekommen der Schädigung geht aus den angeführten Tatsachen so viel mit Sicherheit hervor, daß von den beiden Zweigen des 8. Nerven der Acusticus die bei weitem größere Vulnerabilität besitzt. Den Grund möchte Verf. darin suchen, daß er philogenetisch der jüngste aller Gehirnnerven ist. Er tritt erst bei den Amphibien auf — fehlt noch bei allen Fischen und den Wirbellosen[1]).

Diagnose.

Die Diagnose baut sich auf aus Vorgeschichte und Befund. Bei kaum einer anderen Krankheit dürfte die genaue Feststellung der Reihenfolge im Auftreten der Symptome von so großer Wichtigkeit sein. Genauestes Befragen des Patienten ist darum unerläßlich. Selbstverständlich darf man auf Grund einer vorgefaßten Meinung nichts in ihn hineinexaminieren. Man muß sogar versuchen, das auszumerzen, was etwa von anderer Seite auf dem Gebiete gesündigt worden ist. Ist das Krankheitsbild fortgeschritten, der Kranke sehr geschwächt, so müssen durch Auskünfte, die man sich von Angehörigen holt, seine Angaben ergänzt und wenn möglich korrigiert werden. In erster Linie muß man wissen, *ob und wann Hörstörungen aufgetreten sind*, ein oder doppelseitig, ob zu irgendeiner Zeit, vielleicht schon vor der Schwerhörigkeit, Geräusche vorhanden waren. Findet man, daß schon früher Ohrenkrankheiten aufgetreten sind, so muß der Versuch gemacht werden, Art und Dauer derselben festzulegen, damit nicht diejenigen Störungen, welche sich erst in jüngerer Zeit gezeigt haben, als alte gebucht und als unwichtig beiseite gelassen werden. Schwindelanfälle machen, wie schon oben erwähnt, einen derartig erschütternden Eindruck auf den Kranken, daß er sie kaum vergessen wird. Nystagmus kann gelegentlich von der Umgebung beobachtet worden sein.

Vom Ohr wendet man sich zum Auge.

Hat das Sehvermögen abgenommen? Sind oder waren Doppelbilder vorhanden? Ist etwa gar Blindheit, wenn auch nur für Sekunden aufgetreten?

---

[1]) Diese Ansicht ist wohl zuerst von Wittmaack ausgesprochen worden.

Weiterhin, wie steht es mit Geruch und Geschmack? Trat im Gesicht das Gefühl von Eingeschlafensein, Kribbeln, Ameisenlaufen auf, kam es zu Schmerzanfällen? Ist das Kauen auf einer Seite erschwert, kommt es vor, daß sich Patient aus Versehen in die Backe beißt und darnach blutet? Wie steht es mit dem Mienenspiel, bleibt eine ganze oder die untere Gesichtshälfte beim Lachen zurück? Zuckt oder krampft eine Gesichtshälfte, krampfen auch nur die Lider? Sind Kopf- und Nackenschmerzen dauernd vorhanden, so daß der Kopf in einer bestimmten Lage gehalten wird oder sind sie in Anfällen aufgetreten, war Erbrechen oder Übelkeit damit verbunden? Hat der Kranke beim Gehen getaumelt, so daß er von der Umgebung verlacht und für betrunken gehalten wurde? Nimmt die Unsicherheit auf den Beinen im Dunkeln noch zu? Ist seit langem der Stuhl angehalten? Hat der Patient eine schwere Zunge? Ist das Schlucken gestört, so daß Speisen in die falsche Kehle oder in die Nase geraten, die Sprache verlangsamt oder verwaschen?

Werden all diese Fragen in der Hauptsache bejaht, so ist bereits die Wahrscheinlichkeitsdiagnose möglich.

Diesem Nacheinander der Symptome muß selbstverständlich das Nebeneinander derselben, der Befund entsprechen.

Hierzu gehören: einseitige Taubheit, Reaktionsausfall auf vestibulare Reize, Nystagmus nach der kranken Seite, vielleicht Vorbeizeigen in der homolateralen Schulter. Stauungspapille. Sensibilitätsstörung im Gesicht und Mund, mindestens auf der Hornhaut, Schwäche im Facialisgebiet, Ataxie oder Hypotonie auf der kranken Seite oder beides, oder Hypertonie der Gegenseite, taumelnder, breitbeiniger Gang; oder in späteren Stadien Lähmung einer oder beider Beine.

Ist alles dies nachweisbar, so ist mit einer an Sicherheit grenzenden Wahrscheinlichkeit ein Acusticustumor vorhanden. Trotzdem können sich auch andere Krankheiten hinter dieser Maske verbergen. Davon wird weiter unten die Rede sein. Der Verlauf des echten Acusticustumors ist nicht selten atypisch. Nicht der 8., sondern ein anderer Hirnnerv macht in der Erkrankung den Vorläufer. Wie z. B. der Facialis, der sich sonst, wie wir sehen, sehr widerstandsfähig zeigt, oder der Trigeminus — sogar vom Vagus ließ sich dies in dem einen Fall CUSHINGS vom Verf. als wahrscheinlich nachweisen.

Zuweilen eilen die Augensymptome weit voraus. So wurde in PETTES Fall 1 der Patient bereits nach 2 Monaten völlig blind. Die Stauungspapille kann aber, wenn auch äußerst selten, völlig vermißt werden. Zuweilen wird die Szene von Gehstörungen eröffnet, die in Kürze den Kranken ganz ans Bett fesseln. Es sind Jacksonanfälle beschrieben, die zur Trepanation über CI veranlaßten.

Die Kopfschmerzen können im Vordergrunde stehen. Sie können im Verlauf an Stärke sehr wechseln. Sie können ganz fehlen. Dasselbe gilt vom Erbrechen. Der Puls zeigt fast in keinem Fall die sonst für Hirntumoren charakteristische Verlangsamung, sondern eher raschen Wechsel in der Schlagfolge bei verschiedener Körperhaltung und eher Neigung zur Beschleunigung.

Also, je tiefer man in die fast unübersehbare Kasuistik eindringt, desto bunter und abwechslungsreicher gestaltet sich das Krankheitsbild.

Als weitere diagnostische Hilfsmittel kommen in Frage das Röntgenverfahren und die Lumbalpunktion. Auf die Verwendbarkeit des ersteren hat bereits HENSCHEN 1912 mit Nachdruck verwiesen.

Das Röntgenbild gibt zunächst Aufschluß über vermehrten Hirndruck. Er dokumentiert sich durch Vertiefung der Sulci, Verschärfung der Gefäßzeichnung, Vertiefung und Verbreiterung der Sella, Verstrichensein der Processus clinoidei. Die beiden letztgenannten Zeichen sind besonders charakteristisch für Hydrocephalus internus. Ist eine Erweiterung des Porus ac. int. deutlich nachweisbar, so gewinnt die Diagnose Acusticustumor eine wesentliche

Stütze. Man könnte mit diesem Nachweis gelegentlich sogar eine Frühdiagnose stellen. Es muß betont werden, daß nur eine ganz sorgfältige Technik zu zuverlässigen Resultaten führt. Hierfür gibt Cushing in seiner Monographie wertvolle Hinweise. Die Lumbalpunktion gibt zahlenmäßig den Druck an. Er erreicht oft exzessive Werte. Sie ermöglicht Eiweißgehalt und Zellenzahl zu bestimmen. Da aber in einer nicht geringen Zahl von Fällen bald nach der Punktion der Tod eintrat infolge Quetschung und Verlagerung der Oblongata, so soll sie nur mit großer Vorsicht ausgeführt werden oder besser unterbleiben. Von Pettes[1]) 10 Fällen starben 2 kurz nach der Punktion.

Differentialdiagnose.

Zu Irrtümern in der Diagnose geben Veranlassung Tumoren der Nachbarschaft oder ferner gelegener Hirnteile; in gleicher Weise degenerative oder entzündliche Prozesse des Gehirns und seiner Häute. Beginnen wir mit den letzteren. In *erster* Linie ist da anzuführen der sog. *Pseudotumor cerebelli.* Zwei Beispiele: Mygind stellte im Dezember 1919 in der dänischen otologischen Gesellschaft folgenden Fall vor: 32jähriger Mann. März 1916 rechtsseitige Facialisparese und rechtsseitige Schwerhörigkeit. Im Juni Nacken- und Scheitelschmerzen. Erbrechen, Schwindel, Stumpfheit. Rechtsseitige Cornea- und Conjunctivaanästhesie. Protrusio des rechten Bulbus, rechtsseitige Gaumenparese, unsicherer Gang, sowie Neuritis optica. Spontaner Nystagmus nach beiden Seiten. Vorbeizeigen im rechten Arm. Im August rechtsseitige Taubheit und Erlöschen der vestibulären Reflexe.

Translabyrinthäre Operation mit Aussickern von Cerebrospinalflüssigkeit (!), später Resektion des Felsenbeins und Spaltung der Dura. Weder Tumor noch Cyste gefunden. Allmähliche Rückbildung der Symptome.

Fall 10 von Pette: 46jährige Frau erkrankte im Frühjahr 1919 nach Grippe und großen Aufregungen mit Attacken heftigster Kopfschmerzen im Hinterkopf; dabei Erbrechen und leichte Bewußtseinstrübung. Beginnende Neuritis optica. Bis Mitte September hatte sich der Zustand so verschlechtert, daß sie folgendes Bild bot: Parese im linken Trigeminus, linken Abducens, linken Facialis, Acusticus beiderseits, Vagus, bei hochgradiger Stauungspapille links.

Die Sektion ergab nichts von Tumor, auch sonst am Hirn nichts, was den klinischen Befund hätte erklären können.

Ähnliche Fälle könnten noch in großer Zahl aus der Literatur angeführt werden. Der Pseudotumor cerebelli ist eine der häufigsten Grundlagen für Fehldiagnosen — auch nach Cushings großer Erfahrung. Er setzt dafür einfach die Bezeichnung Meningitis serosa circumscripta. Daß die Sektion solcher Fälle ergebnislos verläuft, erklärt er damit, daß sie meist am ungehärteten Gehirn vorgenommen wird. Dabei kann der Inhalt einer Cyste, die in leicht verdickter Arachnoidea verborgen war, völlig verschwinden. Er dürfte damit recht haben. Mit dem wechselnden Liquorgehalt in der Acusticusgegend erklärt er auch die Fluktuation der Symptome, die fast typisch für den Verlauf der Acusticustumoren ist. Er hat Cysten, teilweise von beträchtlichem Umfang fast bei jeder Operation von Acusticustumor gefunden und sich erst durch sie hindurcharbeiten müssen, ehe er an ihn herankam. Eine einzige Lumbalpunktion bringt manchmal den ganzen Symptomenkomplex des Acusticustumor zum Verschwinden (Fumarola, Fall 7). Da muß eine Cyste durch Druckentlastung entleert worden sein. Übrigens gehört der sog. Baranysche Symptomenkomplex

---

[1]) Zur Symptomatologie und Differentialdiagnose der Kleinhirnbrückenwinkeltumoren, Univ.-Nervenklinik Hamburg-Eppendorf (Arch. f. Psych. u. Nervenkrankh. Bd. 64. H. 1—2. S. 98—132).

auch in dieses Kapitel. (Cysten im Winkel bei HILDEBRAND. Arch. f. klin. Chirurg. Bd. 100). An *zweiter* Stelle ist die *Lues cerebri* zu nennen. Sie vom Acusticustumor mit einiger Sicherheit zu differenzieren, ist darum so wichtig, weil die spezifische Therapie zur völligen Herstellung führen kann. (Die Prognose luetischer Hirnerkrankungen, welche unter dem Bilde des Tumors verlaufen, ist immer mit Vorsicht zu stellen.) Drei Beispiele: QUIX wurde ein Kranker mit der Diagnose Acusticustumor zugeführt (Zeitschr. f. Ohrenheilk. u. f. Krankh. d. Luftwege. Bd. 18). Es bestand rechts vollständige Taubheit, keine Erregbarkeit des Vestibularis, Parese des Facialis. Druckschmerzen und Spontanschmerzen im Trigeminusgebiet. Schwindel, Kopfschmerzen, Erbrechen, Ataxie. Normale Temperatur. Dieses Krankheitsbild hatte sich innerhalb 7 Wochen entwickelt. Auf dem anderen Ohr war die Gehörfunktion normal, aber der Vestibularis nicht erregbar. Wassermann +.

Auf antiluetische Kur vollständige Heilung.

Auf der Jahresversammlung deutscher Nervenärzte in Hamburg stellte am 29. September 1917 NONNE folgenden Fall vor: Ein Mädchen erkrankte während der ersten Sekundärperiode unter schweren allgemeinen Druckerscheinungen und bot das Bild eines linksseitig lokalisierten Kleinhirnbrückenwinkeltumors. Heilung unter intensiver und lang fortgesetzter Behandlung.

Auf der Abteilung des Verf. befand sich 1923 ein 22jähriges Mädchen. Sie erkrankte vor 4 Wochen mit kurzdauernder linksseitiger Mittelohreiterung. Nach einiger Zeit auch Schmerzen im rechten Ohr. Bald darauf Erbrechen, Schwindel, Gesichtslähmung; darum eingeliefert: Vollständige Facialislähmung rechts, Taubheit rechts — nach BEZOLDS Spiegelmethode nachgewiesen. Weber —. Bauchdeckenreflexe fehlen links, Patellarreflexe beiderseits. Dabei links Babinski und Oppenheim. Geringe Hypotonie rechts. Calorisch rechts: Bei 700 ccm Wasser von 20 Grad C kein Nystagmus, ganz geringes Vorbeizeigen, Fallreaktion. 700 ccm links: Nystagmus eben angedeutet. Starkes Vorbeizeigen, Schwindel. Galvanisch rechts unerregbar, links angedeutet. Wassermann im Blut erst negativ, später im Blut und Liquor +. Lues erst geleugnet. Später zugegeben, daß im vorigen Herbst eine kombinierte Hg-Salvarsankur gemacht worden ist. Nach 3 Wochen alle Beschwerden verschwunden, Gehör wieder hergestellt. Nur der Facialis ist gelähmt geblieben.

Fälle *multipler Sklerose* sind nicht allzu selten für Acusticustumor gehalten worden. Wer das wechselvolle Bild kennt, wird sich darüber nicht wundern. CUSHING zitiert Fälle von GOODHART (Amerika) und RAYMOND (Frankreich), beide für Verf. unzugänglich. Auf der 85. Versammlung deutscher Naturforscher und Ärzte in Wien brachte BECK die Krankengeschichte eines Falles von multipler Sklerose, der als Acusticustumor operiert worden war. Die Oktavusstörungen, welche bei multipler Sklerose beobachtet werden, charakterisiert er folgendermaßen: Bei verschiedenen Untersuchungen wechselt bei demselben Patienten totale Taubheit und erhaltenes Gehör ab. Der Vestibularapparat ist für alle Reize ausgeschaltet, dann wieder erregbar. Dabei ändert sich der spontane Nystagmus trotz der plötzlichen Labyrinthausschaltung nicht wesentlich. Dieser Wechsel in den Funktionen des 8. Nerven stellt ein Analogon zur transitorischen Amaurose dar. Ist nun die Störung am 8. Nerv noch mit Facialislähmung kombiniert — und ist gar noch Stauungspapille vorhanden — nichts ganz Ungewöhnliches — so liegt eben die Verwechslung mit Acusticustumor sehr nahe.

Der Vollständigkeit halber sei erwähnt, daß umgekehrt in einem Fall von doppelseitigem Acusticustumor die Diagnose auf multiple Sklerose gestellt worden war. (WIMMER AUGUST, Bibliothek for Läger. 1915. Nr. 7.)

Die Verwechslung des Acusticustumors mit *progressiver Bulbärparalyse* ist wohl nur dann möglich, wenn der Fall sich in einem ganz fortgeschrittenen Stadium befindet.

Andere Tumoren im Kleinhirnbrückenwinkel. Obwohl diese Arbeit nur den Acusticustumoren gilt, muß kurz die Frage behandelt werden, wie sie sich von anderen, aus der Umgebung stammenden Tumoren unterscheiden. Nach Henschens Einteilung, die jetzt wohl allgemein angenommen ist, kommen folgende Arten vor: 1. Geschwülste, die von den verschiedenen Teilen des Felsenbeines ausgehen. Hier kann es sich in erster Linie um bösartige Neubildungen handeln. Verf. beobachtete selbst einige Fälle von Carcinom. Henschen führt Endotheliome an, weiterhin kommen Metastasen maligner Neubildungen in Frage. Aber auch durchaus gutartige Neubildungen wie Osteome und Hyperostosen sind beschrieben. In Henschens Arbeit von 1915 finden sich auch 2 Fälle von Tumoren des Ganglion Gasseri. Besonders auffällig ist, daß an dem einen derselben niemals Trigeminusneuralgien aufgetreten waren.

Hier muß etwas ausführlicher ein Fall aus Cushings neuester Serie berichtet werden. (Zu seinem größten Bedauern fing er mit Ohrsymptomen an — und war doch kein Acusticustumor).

Er berichtet darüber folgendes:

Vor 18 Monaten linksseitiges Ohrensausen, das in 6 Monaten zur Taubheit führte. Vor 12 Monaten Schmerzen im linken Trigeminusgebiet, seitdem an Stärke zunehmend. Seit 3 Monaten Doppelsehen und stumpfes Gefühl in der Stirn. Leichte Ptosis links, l. Pupille $>$ r. Links Abducenslähmung. Links Areflexie und Herabsetzung der Sensibilität im Gebiet des 1. und 2. Trigeminus. Leichte linksseitige Facialisschwäche. Keine Kleinhirnsymptome, nur leichte nystagmische Zuckungen nach rechts. Keine Stauungspapille. Keine Kopfschmerzen.

Patient war schon von allen möglichen Spezialisten behandelt. Cushing hatte das Glück, ein Endotheliom der mittleren Schädelgrube zu finden und teilweise zu entfernen, worauf die Beschwerden verschwanden.

2. Tumoren, die von der Dura der hinteren Fläche des Felsenbeins ihren Ausgang nehmen. Cushing bringt folgenden lehrreichen Fall: 54jährige Frau. Vor 10 Jahren eine Periode heftiger Hinterkopfschmerzen mit Übelkeit und Erbrechen. Seitdem sind die Anfälle seltener, aber es ist eine leichte Unsicherheit auf den Beinen geblieben. Erst seit 4—5 Jahren allmähliche Gehörsabnahme mit Rauschen *links*. Sie konnte bis vor einem Jahr arbeiten. Seitdem zunehmende heftige Schwindelanfälle. Eines Morgens stumpfes Gefühl im ganzen Trigeminusgebiet. Beschwerden im Gebrauch des Mundes beim Schlucken und Sprechen. Das Hauptsymptom war: Heftige Schwindelanfälle mit Hinstürzen, wobei sich die Umwelt von rechts nach links drehte. Befund: Keine Stauungspapille. Grober Nystagmus nach rechts, unsicherer, breitbeiniger Gang. Ausgesprochene Hypästhesie der rechten Seite mit Hyporeflexie der Cornea. Rechts Gehör leicht herabgesetzt, links wird laute Sprache gehört, wenn das rechte Ohr durch Spülen ausgeschaltet ist. Leider kein Stimmgabelbefund. Labyrinth unerregbar.

Operation: Fibroendotheliom von 5 cm Durchmesser, ausgehend von der Dura am Sinus sigmoideus. Danach völlige Heilung. Rückkehr des Gehörs, im übrigen nur geringe Beschwerden.

3. Tumoren der weichen Häute. In diese Abteilung gehören auch die Cholesteatome. Sie sind selten. Henschen bringt in seiner Kasuistik von 1910 einen Fall ausführlich, der klinisch als Trigeminusneuralgie verlief. Gleiches hatten früher beobachtet Schuh (1858) und F. Krause (1896), welcher das Ganglion exstirpiert und bei der Sektion ganz unerwartet das Cholesteatom gefunden hat. Er führt noch einen Fall von Hedinger (1904) an. In der Publikation von 15 fügt er zwei neue Fälle hinzu. Das sind im ganzen 7. Verf. ist in der Lage, einen

eigenen, genau beobachteten hinzuzufügen, der sich überdies als einziger dem klinischen Bild der Acusticustumoren nähert.

21jähriger Arbeiter, 8. 10. 1921 aufgenommen, hat 1918 wegen Herzfehler und Lungenspitzenkatarrh eine Zeitlang in einem Spital gelegen. Vor 4 bis 5 Wochen plötzlich Kopfschmerzen, Übelkeit, Erbrechen. Diese Beschwerden haben bisher angehalten. Die Kopfschmerzen ziehen vom Nacken nach oben und von der Stirne nach hinten. Eine Zeit vorher aber hatte schon taumelnder Gang bestanden. Die Kameraden glaubten, er habe sich das Trinken angewöhnt. Im Finstern Gang noch unsicherer. Seit wenigen Tagen Schwerhörigkeit rechts. Manchmal hört er Läuten, Vogelzwitschern und Donnern.

Befund: Beiderseits Stauungspapille, rechts stärker als links. Grobschlägiger, nach beiden Seiten gleichstarker Nystagmus, der selbst bei geschlossenen Lidern noch sichtbar ist. Trommelfelle o. B. Flüstern rechts 1 m, links 5 m. Weber —, Schwabach normal, Rinne rechts —, links $+$.

r.	l.
a^7	d^7
D_2	C_2

Gang breitbeinig, taumelnd. Tendenz nach rechts zu gehen und zu fallen. Läßt man Patient unbekleidet in Rombergstellung stehen, so fällt auch der Kampf um das Gleichgewicht, der sich an der Rücken- und noch stärker an der Beckenmuskulatur abspielt, auf. Beim Rechts- oder Linksdrehen verstärkt sich der Nystagmus nach der entgegengesetzten Seite. Vorbeizeigen fehlt. Fallen jedesmal nach rechts. Beim Linksdrehen tritt auch Schwindel auf. Beim Calorisieren links wird der Nystagmus nach der kontralateralen Seite verstärkt; typisches Vorbeizeigen, Fallen und Schwindel. Calorisch rechts Nystagmus unverändert. Typisches Vorbeizeigen nur im kontralateralen Arm, Fallen nach rechts. (Es findet sich die oben von ZANGE zitierte Beobachtung wieder bestätigt, daß bei Alteration der Endolymphe die Reaktionen auf Drehen länger intakt bleiben als auf calorische Reize!) 5. Nerv leichte Hyporeflexie in der Cornea rechts. 6. frei. 7. leichte Facialisparese rechts, besonders deutlich bei spontanem Lachen. Tiefenreflexe normal. Bauchdecken- und Cremasterreflexe fehlen. Spur Ataxie im rechten Arm.

Verlauf: Häufig Erbrechen; sonst in ruhiger Bettlage fast beschwerdefrei; bei jedem Lagewechsel heftige Kopfschmerzen. Nachts Angstträume. Nach 14 Tagen tritt in dem ganzen rechten Trigeminusgebiet stumpfes Gefühl auf und Geschmacksstörung auf der rechten Zungenhälfte. An der Sprache fällt noch mehr wie im Anfang eine eigentümliche Verlangsamung und Stocken auf, dann werden plötzlich die Worte ruckartig herausgestoßen.

Diagnose: Kleinhirnbrückenwinkeltumor rechts.

Operation: Zweizeitig nach KRAUSE (Stadt-Obermedizinalrat Dr. SEIDEL). Lokalanästhesie. Großes Cholesteatom im rechten Brückenwinkel, mühsam zwischen den einzelnen Nerven hervorgeholt; im ganzen soviel wie eine Pflaume. Patient hat die Operation gut überstanden. Nach zwei Tagen Tod an Schluckpneumonie.

Sektion: (Prof. GEIPEL.) Von der Pia des Kleinhirnbrückenwinkels ausgehendes Cholesteatom, über das 7. und 8. Nerv wegziehen. Ausbreitungsgebiet vom 5. bis 11. Nerven. Bei der Sektion wurde etwa noch dieselbe Menge gefunden wie vom Operateur entfernt worden war. Meat. aud. int. frei.

Die Unterscheidung von intracerebellaren und extracerebellaren Tumoren kann ebenfalls Schwierigkeiten machen. Man halte im allgemeinen daran fest, daß bei ersteren die Kleinhirn-, bei letzteren die Winkelsymptome nicht **nur** im

Nebeneinander, sondern auch im Nacheinander vorherrschen. 1904 hatten Stewart und Holmes folgende Beobachtung veröffentlicht. Treten bei intracerebellaren Tumoren Schwindelanfälle auf, so erfolgt die Scheinbewegung der Objekte von der kranken nach der gesunden Seite; bei extracerebellaren Tumoren ist es umgekehrt. Wiederholte Nachprüfung von anderer Seite konnte dies aber nicht bestätigen.

Es ist selbstverständlich, daß auch *Ponstumoren* in den Kreis der Betrachtung gezogen werden müssen. Wie nahe sie in der Entwicklung und dem Zustandsbild dem echten Acusticustumor kommen können, zeigt folgender Fall: Uchermann berichtete am 21. 10. 1913 in Christiania über einen 16jährigen Knaben. Dieser hatte vor 3 Jahren zufällig entdeckt, daß er links taub war. Vor $1^1/_2$ Jahren Schwindel beim Bücken. Gleichzeitig trat Facialis- und Abducensparese ein. Gang schwankend. Seit Weihnachten 1912 konnte er nicht mehr ohne Stock gehen. Ab und zu lief flüssige Nahrung zur Nase heraus, und er wurde heiser.

Befund: Facialis in allen Zweigen gelähmt. Lähmung des linken Pterygoideus internus. Paralyse der linken Hälfte des Gaumensegels und des linken Recurrens. Herabgesetzter Cornealreflex auf dem rechten Auge, das nach innen schielt. *Keine Stauungspapille.* Links Ataxie und Adiadochokinesis. Rechts ab und zu Babinski. Links Vestibularis unerregbar. (In dem Verf. zur Verfügung stehenden Referat ist leider über Sensibilität gar nichts ausgesagt.)

Diagnose: Acusticustumor — Translabyrinthäre Operation mit negativem Befund.

Sektion: Ponstumor.

Hierher gehört auch ein von Borchardt und Oppenheim beobachteter Fall; ausgezeichnet beschrieben bei Borchardt: Ergebn. d. Chirurg. Bd. 2, S. 104.

Pettes Fall 8 bot ebenfalls viel Symptome eines Kleinhirnbrückenwinkeltumors dar — aber außerdem: Schmerzempfindung auf der linken Körperhälfte, besonders am Bein leicht herabgesetzt. Temperaturgefühl auf dieser Seite ganz aufgehoben. *Keine Hörstörung, keine Stauungspapille.* Die Sektion deckte einen Ponstumor auf. In seiner neuesten Serie erwähnt Cushing kurz einen Fall von Ponstumor, der als Acusticustumor operiert wurde. Treten echte Brückensymptome auf, wie Hemiplegia alterrans facialis (Müller-Gublersche Lähmung), oder ist außer dem Facialis noch der Abducens auf der Seite der Läsion gestört (Fovillesche Lähmung) und kommt womöglich noch Blicklähmung nach der Seite des Herdes hinzu, so kann nicht mehr an Acusticustumor gedacht werden. (Blicklähmung ist in ganz seltenen Fällen auch einmal bei Acusticustumor erwähnt worden.) Aber schon ausgesprochene Lagegefühlsstörung im Verein mit schwereren Störungen des Tast-, Temperatur- und Schmerzgefühls muß Bedenken gegen die Diagnose Acusticustumor hervorrufen.

Doch nicht nur *Tumoren des Hirnstammes,* auch *die des Großhirns* kommen differentialdiagnostisch in Frage.

So ist in Henschens Monographie unter 29 ein Fall von Gliom des rechten *Schläfenlappens* aufgeführt, bei dem von anderer Seite die Diagnose auf Frühform von Acusticustumor gestellt, und der Chirurg zur Operation veranlaßt worden war.

Der Fall eignet sich nicht zum kurzen Referat.

Fumarola berichtet über Fälle, die im hinteren Teil des Schläfenlappens ihren Sitz hatten und zur Verwechslung mit Acusticustumor geführt hatten. Mingazzini stellt fest, daß es vornehmlich die in der hinteren Zone der konvexen Fläche des Schläfenlappens liegenden Neubildungen sind, welche Kleinhirnsymptome hervorrufen. Im Falle Poggios (Tumor des linken Schläfenlappens) hatte die Krankheit unter hartnäckigem Stirnhinterhauptkopfschmerz begonnen, dem nach 3 Monaten Gehstörungen und Erbrechen folgten. Objektiv fand man links: Lähmung des 7., Hypotonie und Asthenie der Glieder, sehr ausgeprägte Adiadochokinesis. Steigerung des Patellarreflexes, vollständige Areflexie der Cornea, ausgeprägte Schwerhörigkeit. Konjugierte Deviation nach rechts. Gang eines Betrunkenen und Neigung nach links zu fallen. Stauungspapille beiderseits (zitiert nach Fumarola).

Zum Schlusse soll noch eingehender über die *nahen Beziehungen* von *Stirnhirn* und *Kleinhirn* gesprochen werden und den sich daraus ergebenden Fehldiagnosen. Es verlaufen nicht nur Stirnhirntumoren unter dem Bilde des Acusticustumors oder mindestens des Kleinhirnbrückenwinkeltumors, auch die letzteren sind tatsächlich für Stirnhirntumoren gehalten worden (Cushings neueste Serie, Fall 37).

Zunächst ein charakteristischer Fall von Fumarola:

15jähriger Junge erkrankte 1911 mit Kopfschmerzen und Erbrechen. Nach einem Monat ausgeprägter geistiger Stupor mit Diplopie und Amblyopie beiderseits. Unsicherheit im Gehen. Objektiv rechts: Parese des 6. Links: Parese des 5, 6., 8., 10., 12. Spastische Parese (ausgeprägte rechts) der Glieder, assoziiert mit Steigerung der oberen Sehnenreflexe. Links: Pupille enger als rechts. Schmerzhaftigkeit bei Perkussion des linken Proc. mast. Unsicherer Gang. Papilloretinitis beiderseits. Drucksteigerung der Cerebrospinalflüssigkeit. Benommenheit.

Die klinische Diagnose lautete: Linker Kleinhirnbrückenwinkeltumor mit Neigung zur Kompression der Brücke. Operation: negatives Ergebnis. Sektion: Große Echinokokkuscyste des rechten Lob. frontalis, die vollständig die Nervensubstanz ersetzt und stark die Hemisphäre der anderen Seite zusammengequetscht hat.

Fischer bringt sogar 4 Fälle in seiner Zusammenstellung, bei denen wegen Kleinhirnbrückenwinkeltumor operiert wurde. Jedesmal deckte die Sektion einen Tumor im Stirnhirn bzw. in dessen unmittelbarer Nähe auf. Die Krankengeschichten sind leider so kurz und unvollständig, daß man nicht soviel daraus lernen kann, als man gern möchte. Cushing führt noch einen Fall von Hermanides an, der 1894 von Eiselsberg als Kleinhirnbrückenwinkeltumor operiert wurde. Weiterhin zitiert er Tooth, welcher über 5 ähnliche Fälle berichtet. Für solche Fälle, in denen das klinische Bild nach der einen oder anderen Seite keine Entscheidung treffen läßt, rät er zunächst den Seitenventrikel zu punktieren mit oder ohne subtemporale Dekompression. Erweist er sich als weit, so liegt die Störung mit Sicherheit in der hinteren Schädelgrube.

Es ist lange Zeit darüber gestritten worden, ob im Stirnhirn besondere psychische Symptome zu lokalisieren seien. Affektionen desselben sollen geistige Störungen hervorrufen, die im allgemeinen den Charakter der Demenz zeigen. Bruns, dessen Werk diese Stelle entnommen ist, fährt dann fort: Trotzdem auch heute Forscher wie Hitzig, Ferrier, Bianchi, Bramwell, Knapp, Allen Starr, Giamelli, Raymond und Schuster diese Ansicht bestimmt vertreten, und auch die Untersuchungen Flechsigs diese Annahme sehr stützen, kann ich mich nicht mit ihr befreunden. Er führt dann noch als Gesinnungsgenossen Eduard Müller, Bernhardt, v. Monakow, Munk und Vigouroux an.

Heute, nachdem die zahlreichen Fälle von Schußverletzungen des Stirnhirns vorliegen, scheint die Frage im Sinne der erstgenannten Autoren entschieden. Schob hat in einer kleinen Arbeit über psychische Störungen nach Durchschuß beider Stirnlappen (Zeitschr. f. d. ges. Neurol. u. Psychiatrie Bd. 77) unter

Veröffentlichung eines wichtigen eigenen Falles alles Material mit großem Fleiß und scharfer Kritik zusammengetragen. Er faßt sein Urteil folgendermaßen zusammen: Der Fall H. kann ebenfalls als Beweis dafür angesehen werden, daß tatsächlich im Stirnhirn ein psychischer Mechanismus lokalisiert ist, dessen Schädigung sich in Mangel an Spontaneität, in Mangel im Antrieb zu Bewegungen, zu sprachlichen Äußerungen und zum Denken kundgibt. Perseveration, Katalepsie, Stereotypien, überhaupt an katatone Symptome erinnernde Erscheinungen können sich offenbar mit dem Symptomenkomplex des Mangels an Spontaneität verbinden. Der geschilderte Symptomenkomplex scheint in seiner vollen Ausbildung sich nur bei doppelseitigen Stirnhirnverletzungen zu finden.

Er fährt fort: unter den Einzelsymptomen erscheint mir die Beobachtung, daß der Patient Stuhl und Urin unter sich ließ, von besonderer Bedeutung. Dies findet sich in der Mehrzahl der oben zusammengestellten Fälle. Von den meisten Autoren ist es als Teilerscheinung des Mangels an Antrieb aufgefaßt worden. Schob möchte in seinem Fall mehr an Apraxie denken. Denn dieser hatte die regelrechte Entleerung von Stuhl und Urin geradezu verlernt. Er setzte sich mit geschlossener Hose auf den geschlossenen Abtrittsdeckel und verrichtete so sein Bedürfnis. (Dies ist wiederholt geschehen, trotzdem Patient jedesmal dafür ausgescholten wurde).

Hier erwartet Verf. den Einwurf, Schußverletzungen verhalten sich anders als Tumoren. Das ist aber nur dem Grade nach richtig, wie dies schon oben beim Kleinhirn auseinandergesetzt wurde. Es ist sicher bei den langsam wachsenden Geschwülsten nicht mit einem Schlage alles so beisammen, wie nach einem Trauma.

Aber während bei den Verletzten, wenn sie durchkommen, das geschilderte Bild mit der Zeit verblaßt, wird es beim Tumorkranken nur deutlicher und endet zuletzt in Stupor. Besser läßt sich das nicht belegen, als mit dem oben zitierten Fall von Fumarola: Status psychicus. Patient begreift die Fragen nur sehr langsam; seine Antworten sind nicht immer treffend. Er verbringt fast den ganzen Tag in einer großen Apathie, ohne je irgend ein Bedürfnis auszudrücken oder Nachrichten über seine Krankheit zu verlangen. Nicht einmal die dringendsten körperlichen Bedürfnisse rufen bei ihm irgendwelche Initiativen hervor (!). Diese Apathie wird nur durch die Untersuchung unterbrochen. (Die gute Abbildung Fumarolas zeigt, daß nicht nur das rechte Stirnhirn durch die Cyste völlig ersetzt, sondern auch das linke ausgiebig gequetscht ist.)

Das zweite wichtige Stirnhirnsymptom, welches aber nicht zur Unterscheidung, sondern zur Verwechslung Veranlassung gibt, ist die von Bruns zuerst scharf formulierte frontale Ataxie: eine Störung des Gleichgewichts beim Stehen und Gehen. Er bringt sie mit den fronto-pontino-cerebellaren Bahnen in Zusammenhang. Ferner hält er es für nahezu gesichert, daß für die Rumpfmuskulatur sich ein Zentrum im Stirnhirn findet. Ja, es treten sogar tonische Krämpfe der Rumpf-, Hals- und Nackenmuskulatur bei Stirnhirntumoren auf, Oppenheim sah dauernde Nackenstarre.

Von Nachbarschaftssymptomen sind zu nennen: Hemiplegien, zuerst Monoplegie oder Jacksonsche Anfälle. Druck aufs Chiasma, wenn der Tumor nach dem Boden der Schädelhöhle zu wächst, einseitige Stauungspapille, mit konsekutiver einseitiger Atrophie, einseitiger Abducenslähmung, einseitige Ptosis, Neuralgie im 1. Ast des Trigeminus, einseitige Anosmie. Wenn sich einseitige Hirnnervenlähmung mit gekreuzten Hemiplegien verbinden, so haben wir das Bild der Hemiplegia alternans. Weiterhin ist von Wichtigkeit, daß auch spontanes Vorbeizeigen nach innen oder außen beobachtet ist.

Zusammenfassung.

Schon bei den einzelnen Abschnitten der Symptomatologie, mehr aber noch bei der Differentialdiagnose wird es in fast überraschender Weise deutlich, wie in klinischer und pathologisch-anatomischer Hinsicht die Lehre vom Acusticustumor in der ganzen Neurologie verankert ist. Hieraus läßt sich zunächst der Schluß ziehen, daß nur der Neurologe in der Lage sein dürfte, eine zuverlässige Diagnose zu stellen. Darunter ist eine solche zu verstehen, die dem Chirurgen hinreichende Sicherheit gibt, den Tumor auch dort zu finden, wo er vermutet wird. Der größte Teil der Kranken nimmt aber zunächst seine Zuflucht zum Ohrenarzt. Dieser kann auch nur allein die Diagnose einer Nervenschwerhörigkeit machen und in einwandfreier Weise den Vestibularapparat prüfen. Hat er aber keine weiteren neurologischen Kenntnisse, so wird er, wenn er den Verdacht schöpft, es könne sich um einen Acusticustumor handeln, einen Neurologen zuziehen, aber eben nur, wenn ihm der Verdacht kommt. Häufiger wird es sein, daß der Kranke endlich, wenn ihm die Ohrenärzte nichts helfen, und die Beschwerden allgemeiner werden, von selbst zum Nervenarzt geht. Erst wenn dieser das Glück hat, die Diagnose zu stellen, wird nun vorläufig wieder ein Otologe zugezogen. Das ist aber weder dem Kranken noch dem ärztlichen Ansehen zuträglich. Das muß anders werden! Wie seit etwa 30 Jahren die Otologie sich allmählich und notgedrungen zur Otochirurgie entwickelt hat und zu Ansehen gelangt ist, muß endlich auch *jeder* Otologe sich zum Otoneurologen herausbilden. Das wird, wie seinerzeit bei der Chirurgie, beiden Fächern zum Vorteil sein.

Die häufigen Gehirnkomplikationen, wie sie Mittelohr- und Nebenhöhleneiterungen im Gefolge haben, hätten diesen Schritt längst gefordert (KÖRNER!). Daß Otologen einen Acusticustumor jahrelang mit Katheter behandeln, wie es CUSHING wieder in seiner neuesten Arbeit seinen amerikanischen Kollegen vorwirft, dürfte auch bei uns nicht zu den größten Seltenheiten gehören. So war CUSHINGS Fall 48 vom ersten Otologen ein Jahr lang wegen „katarrhalischer Otitis" mit Einblasungen behandelt worden. Der zweite Otologe aber, in einer anderen Stadt, stellte „Tubenverschluß" fest — dabei war Patient längst stocktaub — und trug daher mit einer Schlinge den Teil der Tube ab, der in den Pharynx hineinragt! In Fall 54 hatte ein Rhinologe wegen Stauungspapille soviel von Nasenmuscheln, Septum und Siebbein abgetragen, daß sich aus dem unter hohem Druck stehenden Stirnhirn ein Prolaps in die weite Nasenhöhle gebildet hatte. Der Kranke wurde sehr viel später von CUSHING endlich von seinem Acusticustumor mit Glück befreit, ging aber schließlich an seinem Prolaps zugrunde. Beides, das Abtragen der Tube — wegen vermeintlichen Tubenverschlusses (bei Acusticustumor) — wie das radikale Ausräumen der Nase wegen Stauungspapille, möchte wohl bis auf weiteres amerikanisches Reservat bleiben!

Therapie.

Im Jahre 1900 hat zuerst VON MONAKOW die Diagnose Acusticustumor am Lebenden gestellt und durch Sektion bestätigt gefunden. Dies veranlaßte ihn, die Chirurgen zu ermuntern, diese Tumoren in Angriff zu nehmen. FRITZ HARTMANN schließt seine ausgezeichnete Arbeit „Über die Klinik des sog. Acusticustumors" aus dem Jahre 1902 mit folgendem Satz: „Der operative Eingriff ist eine durch die Natur der Erkrankung, die strenge und außerordentlich typische Lokalisation, die charakteristische Ausschälbarkeit der Tumoren, eine wohlbegründete ärztliche Forderung."

Als dies geschrieben wurde, lagen bereits einige Versuche von Chirurgen aus verschiedenen Ländern vor; bis 1900 konnte CUSHING 8 nachweisen. 3mal wurde der Tumor nicht gefunden, 2 wurden geheilt. Von diesen ist einer ein echter Acusticustumor — VON GIBSON. Der andere dürfte wohl ein Duraendotheliom gewesen sein.

Im Jahre 1903 (v. BRUNS Beiträge zur klin. Chirurgie, Bd. 37) veröffentlichte F. KRAUSE eine Arbeit: „Zur Freilegung der hinteren Felsenbeinfläche und des Kleinhirns". Er hatte bereits vor Ende des Jahrhunderts den ersten Versuch zur Freilegung der hinteren Felsenbeinfläche gemacht, um den Acusticus zu resezieren. Dies war ihm auch geglückt. Der Kranke war aber an Pneumonie gestorben. Er beschreibt sein Vorgehen folgendermaßen: In Chloroformnarkose umschnitt ich einen Haut-Periost-Knochenlappen von solcher Ausdehnung, daß die rechte Kleinhirnhemisphäre freigelegt werden konnte. Der Schnitt verlief rechts neben der Crista occip. ext. und ihr parallel, bog dann rechtwinklig zur Lin. semicirc. sup. um und ging dann am medialen Rande des Warzenfortsatzes bis zu dessen Spitze wieder herab. Nachdem Haut und Periost durchtrennt waren, wurden an beiden Enden des oberen horizontal verlaufenden Schnittes zwei DOYENsche Bohrlöcher angelegt, die Dura mit der BRAATZschen elastischen Sonde abgelöst und der Knochen überall entsprechend den Hautschnitten mit der DAHLGRENNschen Zange durchtrennt. Schließlich wurde dieser Weichteil-Knochenlappen heruntergebrochen, was wegen der Nähe der Med. oblong. mit größter Vorsicht ausgeführt, nicht die geringsten störenden Erscheinungen im Gefolge hatte usw. (vgl. Schema A, Abb. 12).

In derselben Arbeit beschreibt KRAUSE genau die Unterbindung und Durchtrennung des Sinus. Die des Sinus occipitalis ist nur dann nötig, wenn man durch Herunterklappen der Dura beide Kleinhirnhemisphären zugleich freilegen will. Diese doppelseitige Freilegung hält er für nötig, wenn man von vorneherein nicht sicher ist, auf welcher Seite der Tumor sitzt. Dabei verzichtet er lieber auf die osteoplastische Methode und nimmt den Knochen ganz fort. In den folgenden Jahren ist dann von den verschiedensten Chirurgen mit kleinen Abänderungen die typische KRAUSEsche Methode angewendet worden. Im Gegensatz zu KRAUSE, der von der hinteren Schädelgrube aus den Acusticustumor anging, schlug PANSE bereits ein Jahr später den translabyrinthären Weg vor. Er schrieb (S. 118): „Für den Ohrenarzt, der jetzt schon das Labyrinth bei Eiterung eröffnet, wird jedenfalls der Weg durch die Pauke der gegebene sein. Das Labyrinth ist tot, also nicht zu schonen. Auch die Lymphräume des Acusticus sind wohl durch den Druck der Neubildung geschlossen. Das einzige Hindernis bildet der Gesichtsnerv. Nach Aufmeißlung des inneren Ohres bis vorn zum Schneckengang und Carotis, unten bis zum Bulbus jugularis, hinten bis zum Sinus und durch Emporheben des Schläfenlappens würde Platz zur Entfernung eines Tumors bis fast zu Hühnereigröße sein (vgl. Schema B, Abb. 12).

7 Jahre später hat QUIX zuerst PANSES Vorschlag verwirklicht. Der Patient überstand die Operation gut und befand sich vollkommen wohl. Nach $^1/_2$ Jahr der alte Zustand. Nach vielen Monaten trat der Tod ein. Die Sektion ergab noch einen Tumor von Hühnereigröße. Das Felsenbein aber war selbst bei mikroskopischer Untersuchung völlig tumorfrei.

Noch im Jahre 1911 operierte KÜMMEL mit der translabyrinthären Methode einen 48jährigen Mann. Eine erhebliche Erweiterung des Porus acusticus internus fand sich nicht. Nach Spaltung der Dura drängten sich dunkelrote glatte Gewebsmassen vor. Mit dem scharfen Löffel wurde ein Teil entfernt, was des engen Operationsgebietes wegen sehr schwierig war. Starke Blutung. Die Operation wurde gut überstanden, aber 13 Monate später machte sich eine zweite nötig.

1913 nahm UCHERMANN ebenfalls eine translabyrinthäre Operation vor —
ohne einen Tumor zu finden. Die Sektion ergab einen Ponstumor (s. oben).
Auch UFFENORDE hat vor einigen Jahren den translabyrinthären Weg beschritten.
Es war aber kein Tumor da.

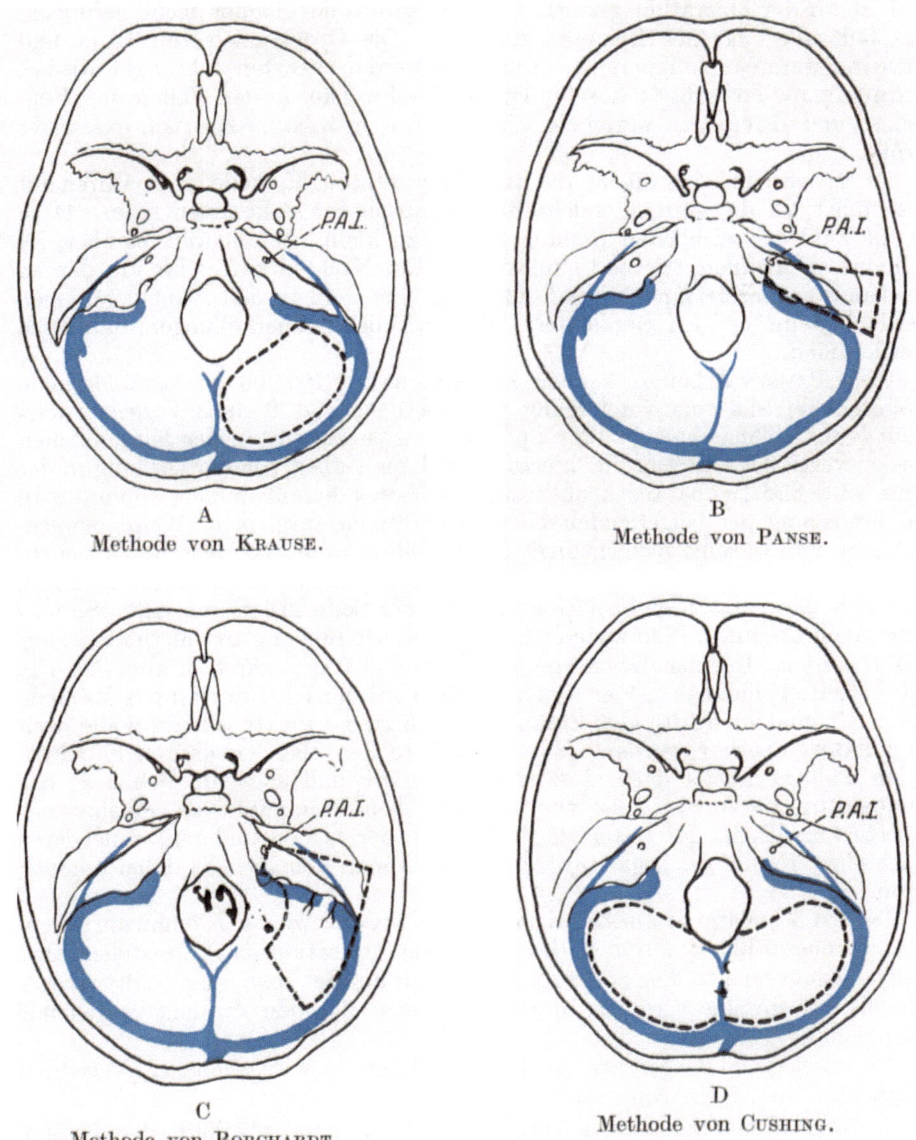

Abb. 12.

SCHMIEGELOW entfernte im Oktober und Dezember 1914 je einen Tumor
von Haselnußgröße. Beide Kranke genasen. Im Jahre 1915 gelang es FOR-
SELLES — allerdings in 3 Sitzungen — einen Tumor von der Größe eines Klein-
fingergliedes zu entfernen. Glatte Heilung.

In demselben Jahr hat ZANGE einen hühnereigroßen Tumor nach Resektion
fast des ganzen Felsenbeines entfernt und glatte Heilung erzielt. In Anbetracht
der Größe des Tumors das beste bis jetzt erzielte Resultat.

Richard Hoffmann-Dresden hat in den Jahren 1918 und 1921 je einen Akustikustumor nach Panse operiert. Der 2. Fall ist bis jetzt vollkommen geheilt geblieben[1]).

Ergebnis: Die translabyrinthäre Methode kam 9mal zur Anwendung. Kein Fall ist an der Operation gestorben. 2mal wurde der Tumor nicht gefunden. Das fällt aber nur der Diagnose zur Last. Die Operationen von Quix und Kümmel waren unvollkommen. Die Beschwerden kehrten sehr bald wieder. Schmiegelow entfernte 2 haselnußgroße Geschwülste, in den Fällen von Forselles und Hoffmann waren sie schon größer, in Zanges Fall von exzessiver Größe.

Es ist verfrüht zu sagen, die translabyrinthäre Methode vom Ohrenarzt ausgeführt, ist die einzige, welche in Zukunft in Frage kommen kann. Dazu ist die Zahl der wirklichen Heilungen noch zu klein. Falsch wäre es aber, sie a limine abzulehnen, wie es Cushing tut. Ein Nachteil haftet ihr an, das ist die kaum zu vermeidende Facialislähmung. Sie muß in den Kauf genommen werden, wenn es sich herausstellt, daß wirklich Dauerheilungen damit zu erzielen sind.

Ohne Panses Arbeit zu kennen, hat Borchardt 1905/06 eine neue Methode ausgearbeitet, die eine Vereinigung von Krauses und Panses Vorgehen darstellt (vgl. Schema C, Abb. 12). Später hat er sie zugunsten der Krauseschen wieder verlassen. Er schreibt hierzu: „Will man aber von der Öffnung in der hinteren Schädelgrube aus bequem an den Tumor herankommen, so muß man die Freilegung der betreffenden Kleinhirnhälfte in ausgiebiger Weise bewerkstelligen, weil es sonst nicht gelingt, das Kleinhirn ordentlich beiseite zu ziehen. Ja, es dürfte vielleicht am zweckmäßigsten sein, beide Hemisphären freizulegen, weil sich dann das Kleinhirn besser nach einer Seite dislozieren läßt. So verfährt auch Cushing. Von anderer Seite ist jedoch Borchardts Methode weiter geübt worden. In einer Arbeit von Marburg und Ranzi (Arch. f. klin. Chirurg. Bd. 116, H. 1) heißt es: „Vier unserer Fälle wurden nach Borchardts Methode operiert", und es dürfte kein Zufall sein, daß zwei operativ geheilte Fälle nach Borchardt operiert wurden. Marx hat 1913 den oben erwähnten Kümmelschen Fall nochmals nach Borchardt operiert und sagt am Schlusse, das Borchardtsche Verfahren ist vom anatomischen Standpunkt als das einwandfreieste anzusehen. Es vereinigt die Vorteile der beiden anderen, ohne deren Nachteile. Er hält es sogar für möglich, daß man den Facialis dabei schonen kann.

Das größte Material an Acusticustumoren sowohl, wie an Kleinhirnbrückenwinkeltumoren hat Cushing in Boston. Seine Operationsresultate stellen alles bisher dagewesene in den Schatten. Sie sollen am Schlusse aufgezählt werden. Die bis ins einzelne sorgfältig durchgearbeitete Methode verdient eingehende Besprechung.

Er operiert im Gegensatz zu den von Deutschen angegebenen Verfahren möglichst einzeitig in Narkose.

1. Akt. Hautbogenschnitt von einem Proc. mast. oberhalb der Protub. occip. ext. bis zum anderen Proc. und den Ansatzstellen der Muskeln. Spaltung der Muskelfascie, die ebenfalls ein Stück nach unten präpariert wird. Dann erst wird die Muskulatur vom Knochen abgehoben. Zweiter Schnitt senkrecht zum ersten, bis zum Proc. spinos. des 5. Halswirbels. Die beiden seitlichen Lappen werden subperiostal abpräpariert bis zur ausgedehnten Freilegung des Foramen occip. magnum (Abb. 13).

---

[1]) Kritischer Bericht über drei Geschwülste im Kleinhirnbrückenwinkel v. K. Kellner. Zeitschr. f. Laryngologie, Rhinologie u. Grenzgebiete.

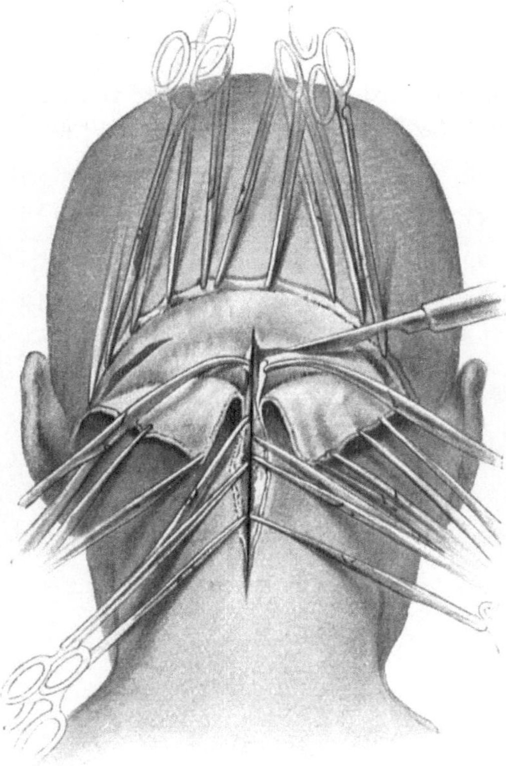

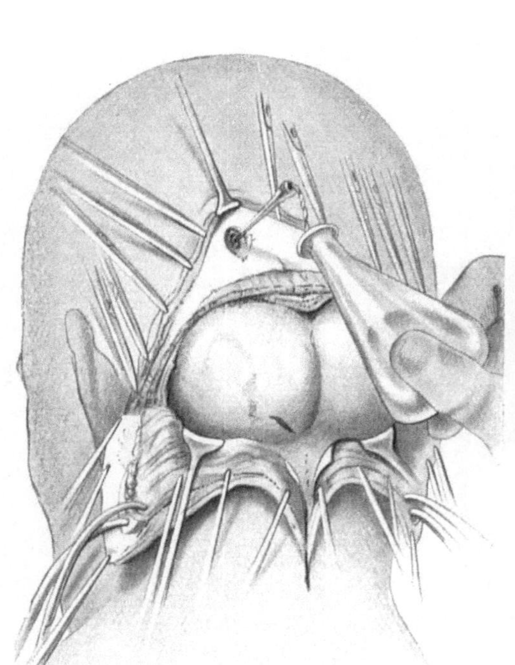

Abb. 15.

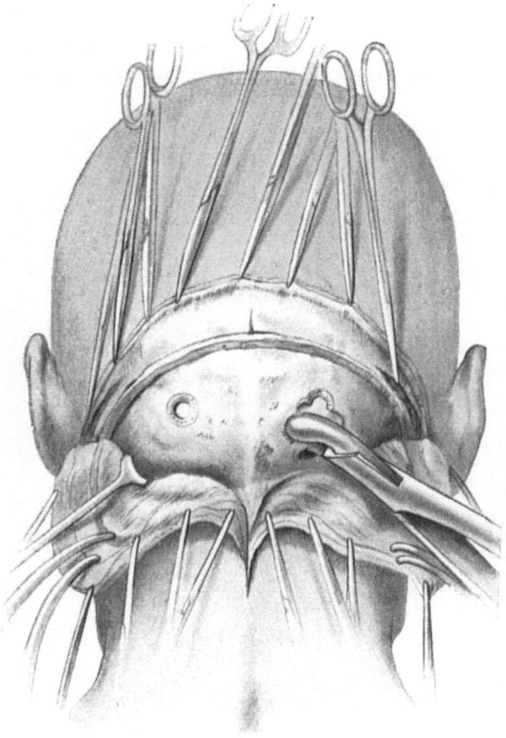

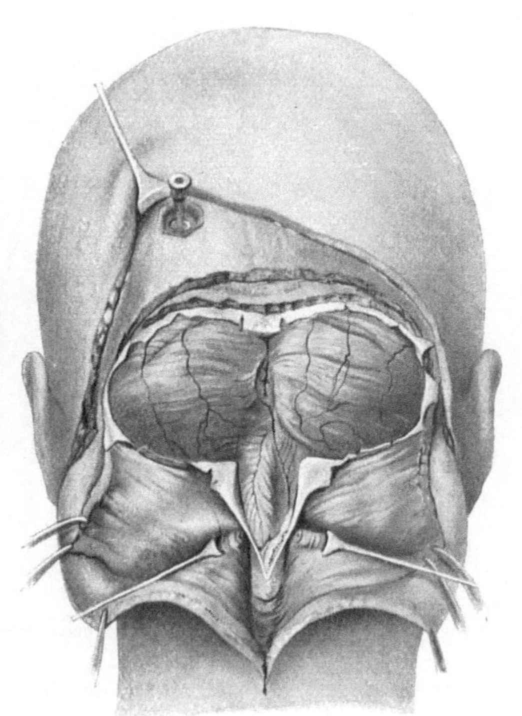

Abb. 16.

Abb. 13.   Abb. 14.

Abb. 13—16. Operationsverfahren von Cushing. (1.—4. Akt.)

2. Akt: Über jeder Kleinhirnhemisphäre wird ein Loch gebohrt, von da aus mit Hohlmeißelzange der Knochen weggenommen, bis nach oben beide

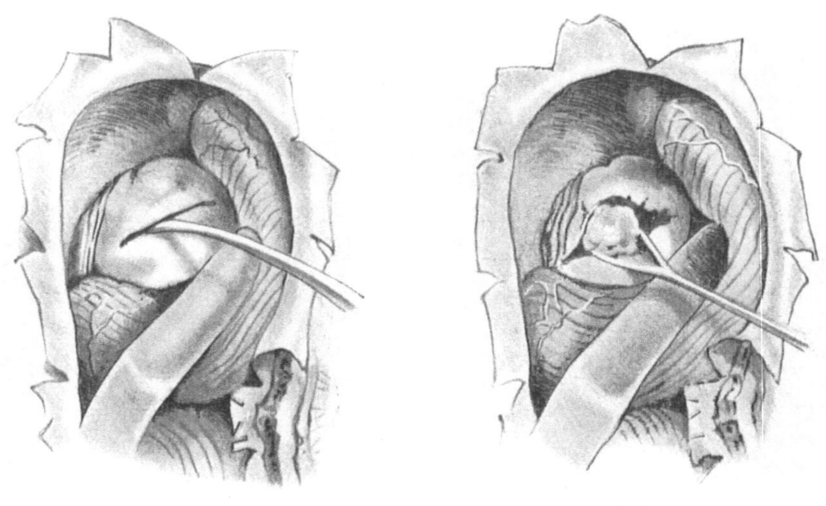

Abb. 17.   Abb. 18.

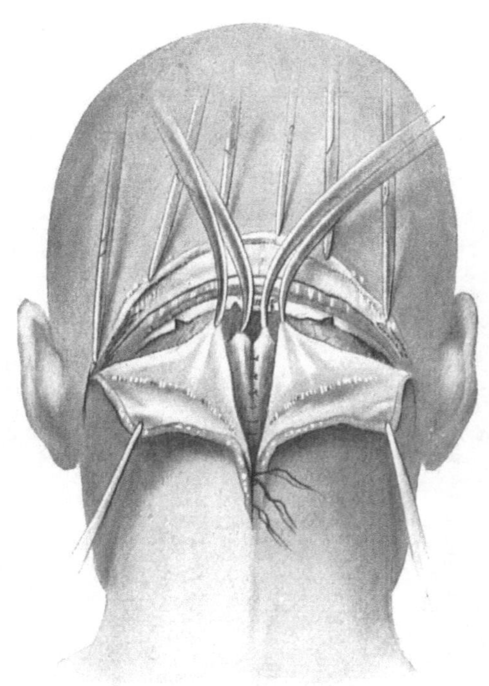

Abb. 19.

Abb. 17—19. Operationsverfahren von CUSHING. (5.—7. Akt.)

Sinus transversi, nach unten das Foramen magnum freiliegt (vgl. Schema D, Abb. 12 und Abb. 14).

Die Größe einer solchen Trepanationsöffnung veranschaulicht am besten die Abb. 20, gezeichnet nach einem Sektionspräparat Prof. FROMMES.

3. Akt.: a) Punktion des Hinterhorns des Seitenventrikels durch eine kleine Trepanationsöffnung, welche 3—4 cm oberhalb des ersten Schnittes und 2 cm lateral von der Mittellinie liegt.

Die Kanüle bleibt bis zur Beendigung der Operation liegen.

b) Kleiner Einschnitt über der Cysterna cerebelli medullaris zur Liquorentleerung, wenn durch a die Spannung der Dura noch nicht nachläßt (Abb. 15).

4. Akt: Querschnitt durch die Dura und Unterbindung des Sinus occipitalis. Sternförmige Incision der Dura (Abb. 16).

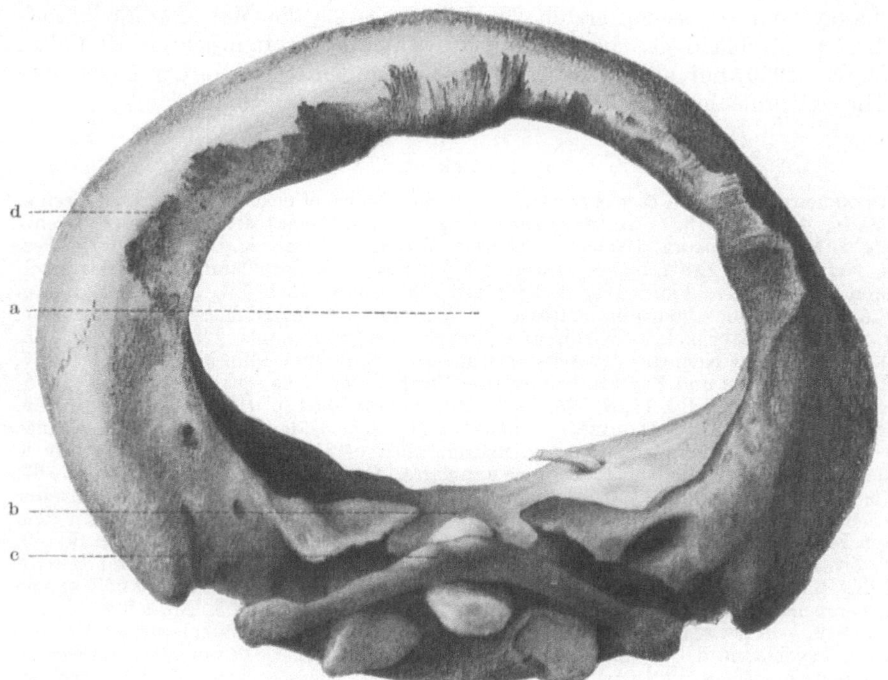

Abb. 20. Präparat durch Sektion gewonnen 2 Monate nach einer von Prof. FROMME wegen Tumor cerebelli ausgeführten Freilegung des Kleinhirns.

a Die Größe der Trepanationsöffnung. b die Öffnung im Foramen occip. magnum. c hinterer Bogen des Atlas. d Callusschuppen, durch den Druck des wachsenden Tumors aus ihrer Richtung nach oben verdrängt.

5. Akt: Beiseitedrängen der entsprechenden Kleinhirnhemisphäre. Man sieht den Tumor im Recessus, oder was häufiger ist, Flüssigkeitsansammlung in den Maschen der Arachnoidea. Die Maschen müssen dann eröffnet, die Flüssigkeit weggetupft werden.

6. Akt: Die Arachnoidea wird vom Tumor mit feuchten Tupfern beiseite geschoben; die Kapsel des Tumors gespalten (Abb. 17) — vgl. Anmerkung am Schluß — und mit stumpfem Löffel soviel vom Inhalt ausgelöffelt, als ohne Anwendung größerer Gewalt möglich ist (Abb. 18). Erst wenn die Blutung völlig steht, wird die Hemisphäre an ihren alten Platz zurückgelassen.

7. Akt: Sorgfältige Naht aller Schichten (Abb. 19).

Anmerkung: Es wird niemals beabsichtigt, selbst wenn die Versuchung noch so groß ist, den Tumor im ganzen zu entfernen; wie es die deutschen Autoren ohne Ausnahme tun.

Das ist die Ursache der großen Mortalität. Es laufen über den Tumor wichtige Nerven und beträchtliche Äste der A. basilaris. Ihre Zerreißung hat unstillbare Blutung zur Folge. Daher der Name „blutiger Winkel". Nach Spaltung der Kapsel läßt sich vom Tumor um so mehr entfernen, je fortgeschrittener die Verfettung ist. Blutungen innerhalb der Kapsel lassen sich jederzeit leicht durch Tupfer stillen.

Die Mortalitätszahlen beweisen, daß mit den bisher geübten Methoden nur wenig Befriedigendes geleistet worden ist. HENSCHEN hat für die KRAUSEsche Methode eine Sterblichkeit von 81%, berechnet. LEISCHNER gibt 70% an, darunter sind Fälle nach BORCHARDT operiert. Die wenigen Fälle, die nach PANSE behandelt worden sind, können noch nicht recht prozentual verwertet werden, immerhin hat es den Anschein, als ob damit in Zukunft Besseres zu erwarten wäre.

CUSHING hat bei seinen ersten 29 Fällen, wie sie die Monographie bringt, nur $20,7\%$ Sterblichkeit. In den zuletzt von ihm veröffentlichten 19 Fällen (November 1920) nur noch $15,8\%$. Diese Leistungen stehen in der Geschichte der Hirnchirurgie bisher einzig da.

Literatur.

ABRAHAMSON, M. D.: A case of acoustic-neuroma. Journ. of nervous and mental disease. Vol. 40, Nr. 4. April 1913. — ADRIAN: Die multiple Neurofibromatose. Zentralbl. d. Grenzgebiete d. Med. u. Chirurg. 1903. — Ärztlicher Verein in Hamburg. Sitzung v. 15. Dez. 1908. Ref.: Neurol. Zentralbl. — AGAPOFF: Zur Kasuistik der Kleinhirnbrückenwinkeltumoren. KORSAKOFFs Journ. 1908. S. 387. Ref.: SCHMIDTS Jahrb. Bd. 303, S. 48. (Bilateraler Acusticustumor, Neurofibromatose.) — ALAGNA: Sur les tumeurs de l'acoustique. Arch. internat de laryngol., otol.-rhinol. et broncho-oesophagoscopie. 1909. Nr. 2, 3, 4, 5. — ALEXANDER: Zur Kenntnis der Acusticustumoren. Zeitschr. f. klin. Med. Bd. 63, S. 447. 1907. — ALEXANDER und FRANKL-HOCHWART: Ein Fall von Acusticustumor. Arbeit. a. d. neurol. Institut Wien. Bd. 11, S. 385. 1904. Rev. neurol. 1904. p. 1907. — ALQUIER: Rev. neurol. Tome 2. 1909. — ALQUIER et KLARFELD (1): Société de neurol. de Paris. Séance du 9 mars 1911. Communication. Rev. neurol. 1907. p. 819. — DIESELBEN (2): Sur le diagnostic des tumeurs de la protubérance annulaire. Gaz. des hôp. Année 84. Nr. 57, 67, 72, 75. 18 mai, 15 juin, 27 juin, 4 juillet 1911. — ANTON: Beitrag zur Kenntnis der Acusticustumoren. Arch. f. Ohrenheilk. 1896. S. 61. — ARNOLD: Tumor zwischen dem rechten Felsenbein und der Eminentia cruciata. Württemberg. med. Korresp.-Bl. Bd. 40. 1870. Zit. nach BERN. — ARONSOHN: Fall von multipler Hirnnervenlähmung mit Beteiligung des Acusticus. Berl. klin. Wochenschr. 1903. Nr. 45. — ASCOLI: Tumore dell' angolo ponto-cerebellare sinistro. Soc. med. e chirurg. di Pavia. 1 Marzo 1907. Ref.: Rev. neurol. 1907. p. 819. — ASTWAZATUROW: Über Epilepsie bei Tumoren des Schläfenlappens. Monatsschrift f. Psychiatrie u. Neurol. Bd. 29, H. 4. — BABINSKI(1): De l'asynergie cérébelleuse. Soc. de neurol. Séance du 9 nov. 1899. — DERSELBE (2): Hémiasynergie et hémitremblement d'origine cérébello-protubérantielle. Soc. de neurol. Séance du 7 février 1901. — BABINSKI et TOURNAY: Symptômes des maladies du cervelet. 17. Congrès int. de méd. Londres. Août 1913. — BECKER: Geschwülste im Kleinhirnbrückenwinkel. Dtsch. Arch. f. klin. Med. Bd. 89. H. 1—4. — BERARD, ANDRÉ: Diagnostic et traitement des tumeurs du cervelet et de la fosse. Thèse de Lyon. 15 juin 1910. — BERNHARDT: Tumor des rechten Kleinhirnbrückenwinkels. Berlin. klin. Wochenschr. 1872. S. 485. — BESSLER: Inaug.-Diss. Erlangen 1896. — BIACH und BAUER: Otogener Absceß im Kleinhirnbrückenwinkel bei einem Kaninchen. Monatsschr. f. Ohrenheilk. u. Laryngo-Rhinol. 1909. S. 441. — BIELSCHOWSKY und SCHWABACH: Tumor des Felsenbeins. Dtsch. med. Wochenschr. 1909 S. 793. Zeitschr. f. Ohrenheilk. u. f. Krankh. d. Luftwege. Bd. 58, S. 183. Internat. Zentralbl. f. Ohrenheilk. Bd. 7, S. 222. — BIGGS (1): Case of multiple intracranial tumours with involvement of booth auditory nerves. Lancet Vol. 2, p. 14. 1909. — DERSELBE (2): Un cas de la tumeur envahissant le nerf auditif. Arch. of otol. New York 1908. p. 468. — BING: Kompendium der topischen Gehirn- und Rückenmarksdiagnostik. 1909. S. 126—150. — BISHOP: Tumor in der Nähe des Meatus auditivus internus. Zit. nach LAD. — BORCHARDT (1): Opérations des tumeurs de l'angle pontocérébelleux. Berlin. klin. Wochenschr. 14. August 1905. Nr. 33. — DERSELBE (2): Tumoren des Kleinhirnbrückenwinkels. Arch. f. klin. Chirurgie. Bd. 81. Teil 2. — BORNHAUPT: Zur operativen Behandlung der Brückenwinkeltumoren. St. Petersburg. med. Wochenschr. Mai 1911. — BÖTTCHER: Über die Veränderungen der Netzhaut und des Labyrinthes in einem Falle von Fibrosarkom des N. acusticus. Arch. f. Augen- u. Ohrenheilk. Bd. 2, Abt. 2., S. 87. 1871. — BOULLET: Winkeltumor. Gaz. méd. de Paris 1834. Zit. nach LAD. — BOYER: Winkeltumor. Arch. gén. de méd.

1835. 2. série. Tome 8, p. 91. Zit. nach LAD. — BRAMWELL: Un cas de tumeur de l'angle. Brain 22. — BREGMANN und KRUKOWSKI: Beitrag zu den Geschwülsten des Kleinhirn-brückenwinkels. Dtsch. Zeitschr. f. Nervenheilk. Bd. 42, S. 373. 1911. — BRUNS(1): Die Geschwülste des Nervensystems. Berlin 1908. S. 220. — DERSELBE (2): Neurol. Zentralbl. 1906. S. 542. — BULL: Winkeltumor. Phil. med. Times. 1875. May. Zit. nach BERN. — BÜRCKNER (1): Ein Fall von Tumor der Schädelhöhle. Berlin. klin. Wochenschr. 1867. S. 303. — DERSELBE (2): Ein Fall von tödlich verlaufendem Ohrenleiden nebst Beiträgen zur pathologischen Anatomie des Gehörorganes. Arch. f. Ohrenheilk. Bd. 19, S. 245. 1883. — CASOTTI: Tumor zwischen Kleinhirn und Medulla oblongata. Riv. clin. 1873. Vol. 8. Zit. nach BERN. — CESTAN: La neurofibrosarcomatosa. Rev. neurol. 14 août. 1913. — CHINCINI: Fibro-sarcoma della pia. Boll. d. R. accad. med. di Roma. Vol. 20, Fasc. 1. — CLAUS: Zur Diagnostik der Kleinhirnbrückenwinkeltumoren. (19. Vers. d. dtsch. otol. Ges. Mai 1910.) Monatsschr. f. Ohrenheilk. u. Laryngo-Rhinol. Bd. 44, S. 712. 1910. — COLLIN et BARBÉ: Gliome de l'angle ponto-cérébelleux. Rev. neurol. 30 mai 1911. Nr. 10, p. 601 à 603. — COUTY: Tuberkel des Winkels. Gaz. hebd. 1877. Zit. nach BERN. — CRU-VEILHIER: Fibro-sarcome des méninges cérébelleuses. Atlas. 1830. — DALINEWSKI: Tumeurs etc. Rev. neurol. Vol. 2. — DANIS and GEBERTS: A case of tumor of the ponscerebellar angle. Ophthalmology. 9. Bd., S. 17. 1912. (Zeitschr. f. d. ges. Neurol. u. Psychiatrie. Referate 1913. H. 7.) — DAWIDENKOW und ROSE: Beitrag zur Diagnostik und operativen Behandlung der Kleinhirnbrückenwinkeltumoren. Sowremennaja psichiatrija. 1911. Nr. 1. — DEJERINE: Anatomie des centres nerveux. — DE MONTET (Vevey)(1): Beitrag zur Frage der Kleinhirnbrückenwinkeltumoren. Neurol. Zentralbl. 1910. Nr. 11. — DERSELBE (2): Über die vestibulären Reaktionen in einem Fall von Läsion der rechten Kleinhirnhemi-sphäre. Vortrag auf der 9. Vers. d. Schweiz. neurol. Ges. in Freiburg (Schweiz). 3. Mai 1913. — DILLER: Two cases of tumor of the ponto-cerebellar angle. Journ. of the Americ. med. assoc. Vol. 49, p. 312. 1907. — DONAULT: Sarcome du conduit auditif interne. Ann. malad. de l'oreille. Tome 24, H. 8. Ref.: Zeitschr. f. Ohrenheilk. u. f. Krankh. d. Luftwege. Bd. 34, S. 64. — DUGGE: Über zwei Fälle von Sarkom des Mittelohres. Inaug.-Diss. München 1891. — DURET: Les tumeurs de l'encéphale. Paris 1905. — EISELSBERG: Operierte Acusticus-tumoren. Vortrag in der Ges. d. Ärzte in Wien. 18. Februar 1910. — ELSBERG: Cranio-tomie pour tumeur du nerv acoustique. New York surg. soc. in Ann. of surg. Août 1908. — ENGELHARDT: Hörbefund bei zentraler Neurofibromatose. Dtsch. med. Wochenschr. 1912. Nr. 30. — FESTER: Zur Kasuistik der Psammome am Zentralnervenapparat. Berlin. klin. Wochenschr. 1878. S. 97. — FICKLER: Klinische und pathologisch-anatomische Bei-träge zu den Erkrankungen des Kleinhirns. Dtsch. Zeitschr. f. Nervenheilk. Bd. 41, H. 4—6, S. 306—375. — FISCHER, D. J.: Hirntumor und Gehörorgan. Monatsschr. f. Ohrenheilk. u. Laryngo-Rhinol. 1921. H. 5. — FISCHER: Winkeltumor. Klin. Monatsbl. f. Augenheilk. 1866. S. 164. Zit. nach BERN. — FOIX et KINDBERG: Tumeurs de l'angle ponto-cérébelleux sans symptômes cérébelleux. Soc. de neurol. de Paris. Séance du 9 nov. 1911. Rev. neurol. 30. Nov. 1911. Nr. 22, p. 638. — FRAENKEL, HUNT, WOOLSEY, ELSBERG: Contri-bution to the surgery of neurofibroma of the acoustic nerv. Ann. of surg. Vol. 40, p. 293. 1904. — FRAENKEL et RAMSAY HUNT: On neurofibromatosis. Med. record. Vol. 63, p. 1001. 1903. — FREY: Fall von Acusticustumor oder Kleinhirntumor? Österr. otol. Ges. 25. Okt. 1909. Ref.: Internat. Zentralbl. f. Ohrenheilk. Bd. 8. — FUNKENSTEIN: Ein Beitrag zur Kenntnis usw. Mitt. a. d. Grenzgeb. d. Med. u. Chirurg. Bd. 14. 1904. — GEERTS: Tumeur de l'angle ponto-cérébelleux. Journ. de neurol. 1912. Nr. 21. L'encéphale 1913. Année 8, Nr. 3, p. 291. — GIERLICH: Symptomatologie der Tumoren des Kleinhirns und des Klein-hirnbrückenwinkels. Dtsch. med. Wochenschr. 1908. S. 1800. — GOERKE: Demonstration mikroskopischer Präparate von Acusticustumoren. Dtsch. otol. Ges. 1901. Ref.: Berlin. klin. Wochenschr. 1901. S. 683. — GOLDSCHMITH: Inaug.-Diss. Kiel 1905. — GOODHART: Zweifelhafter Fall von multipler Sklerose. Differentialdiagnose gegen Neurofibroma acustici. New York. Neurol. soc. 10. März 1910. Journ. of nerv. and ment. disease Vol. 37, p. 436. 1910. — GORDON: Cyste ponto-cérébelleux diagnostiqué exactement, localisé et vérifié par l'opé-ration. Old dominion journ. od med. a. surg. Vol. 11, Nr. 3. Sept. 1910. — GRADENIGO: Gehörstörungen infolge von direkten Läsionen des N. acusticus durch intrakranielle Tumoren. SCHWARTZES Handbuch d. Ohrenheilk. Bd. 2. 1893. — GRAINGER, STEWART et GORDON HOLMES: Symptomatologie des tumeurs du cervelet. Brain 1904. p. 522. — GRANDIN: Contribution à l'étude clinique des tumeurs du nerf acoustique. Thèse de Paris 1910. Nr. 77. — GRASSER: Das primäre Endotheliom des Mittelohres bzw. des Felsenbeins. Zeitschr. f. Ohrenheilk. u. f. Krankh. d. Luftwege. Bd. 59, S. 225. — GRINKER(1): Three cases of tumor of cerebello pontine angle. Journ. of the Americ. med. assoc. 1910. 3. Dez. — DERSELBE (2): Journ. of nerv. a. ment. diseases. Vol. 36, p. 302. 1909. — GÜTTICH: Beobachtungen bei Hirntumoren. Verhandl. d. Ges. dtsch. Hals-Nasen-Ohrenärzte. 2. Jahresvers. 1922. — HALPHEN: Névrite du facial, du trijumeau, de l'auditif. Ann. des maladies de l'oreille. Tome 342, Nr. 8. p. 152. — HAMMERSCHLAG: Neurofibromatose mit Beteiligung des rechten Acusticus. Monatsschr. f. Ohrenheilk. u. Laryngo-Rhinol. Bd. 40, S. 309. — HARTMANN

FRITZ: Die Klinik der sog. Tumoren des Nervus acusticus. Zeitschr. f. Heilk. Bd. 23, S. 391. 1902. — HENNEBERG und KOCH: Über zentrale Neurofibromatose. Arch. f. Psychiatrie u. Nervenkrankh. Bd. 36, S. 251. 1903. Rev. neurol. 1903. p. 307. — HENSCHEN (1): Die Acusticustumoren, eine neue Gruppe radiographisch darstellbarer Hirntumoren. Fortschr. a. d. Geb. d. Röntgenstr. Bd. 18, H. 3. 1912. — DERSELBE (2): Über die Geschwülste der hinteren Schädelgrube, insbesondere des Kleinhirnbrückenwinkels. Jena: Gust. Fischer. 1910. — DERSELBE (3): Om Acusticus-tumörer. Vortrag, Svenska läkaresällskapets handl. Verhandl. 1910. — DERSELBE (4): Om Acusticus-tumörer. 1. Hygiea-Festband 1908. 2. Hygiea 1910. — DERSELBE (5): Zur Histologie und Pathogenese der Kleinhirnbrückenwinkeltumoren. Arch. f. Psychiatrie u. Nervenkrankh. 1915. S. 21—122. — HEZEL: Ein Fall von Acusticustumor. Zeitschr. f. Laryngol., Rhinol. u. ihre Grenzgeb. Bd. 5, H. 5. 1912. — HIGIER (1): Fall von Tumor des Kleinhirnbrückenwinkels. Medycyna (Poln.) 1908. (Nur Klin., Luetiker). — DERSELBE (2): Endothelioma psammosum am Boden des 3. Hirnventrikels und interpedunkuläre Arachnoidealcyste, einen Tumor der Kleinhirnbrückenwinkel vortäuschend. Operation. Neurol. Zentralbl. Bd. 32, S. 741. 1913. — HOFFMANN: Kleinhirnbrückenwinkeltumor. Dtsch. Zeitschr. f. Nervenheilk. Bd. 35, H. 1 u. 2. — HOLMGREN: Om innerörats variga tjukdomar. Stockholm 1908. — JACKSON, HUGHLINGS: De la valeur diagnostique de la position de la tête dans la lésion du cervelet. Brain 1900. — JACOB: Kasuistischer Beitrag zur Lehre von den Kleinhirnbrückenwinkeltumoren und von der diffusen Sarkomatose der Meningen des Zentralnervensystems. Zeitschr. f. d. ges. Neurol. u. Psychiatrie. Orig. Bd. 3, S. 249. 1910. — JACOBSON und JAMANE: Zur Pathologie der Tumoren der hinteren Schädelgrube. Arch. f. Psychiatrie u. Nervenkrankh. Bd. 29. — JONES, ERNST: Boston med. a. surg. journ. Vol. 161. Nr. 7. p. 281. agosto 26. 1909. — JOSEFSON: Zwei Fälle von intrakraniellen Acusticustumoren. Dtsch. Zeitschr. f. Nervenheilk. Bd. 39, S. 468. 1910. — JOSEFSON und PERG: Fall von operierten Acusticustumoren. Svenska läkaresällskapets handl. Verhandl. 1909. S. 164. — JUMENTIÉ (1): Les tumeurs de l'angle ponto-cérébelleux (étude anatomo-pathologique et clinique). Paris 1911. Steinheil, éditeur. — DERSELBE (2): Lésion de l'encéphale au cours du développement des tumeurs de l'angle ponto-cérébelleux. Rev. neurol. Tome 2, p. 670. 1910. — DERSELBE (3): A propos d'une autopsie de tumeur de l'angle ponto-cérébelleux, pratiquée trois ans aprés une opération décompressive. Soc. de neurol. de Paris. Séance du 26 juin 1913. Rev. neurol. 1913. Nr. 20. — JUMENTIÉ et CHENET: Tumeurs de l'angle ponto-cérébelleux. Rev. neurol. 1909. p. 945. — JUMENTIÉ, THOMAS et CLARAC: Tumeurs de l'angle ponto-cérébelleux. Rev. neurol. Tome 1, p. 105. 1910. — JUMENTIÉ et SÉZARY: Examen histologique de cinq tumeurs de l'angle ponto-cérébelleux. Soc. de neurol. de Paris. Mars 1911. Rev. neurol. Nr. 6, p. 398. — KANDER: Kleinhirnbrückenwinkeltumor (Acusticustumor). Internat. Zentralbl. f. Ohrenheilk. Bd. 6, S. 553. 1908. (Wahrscheinlich kein Acusticustumor.) — KASHIWABARA: Chirurgische Operation am Nervus acusticus. Internat. Zentralbl. f. Ohrenheilk. Bd. 5, S. 415. (Tierversuche.) — KENNEDY: Brit. med. journ. 1910. p. 1220. — KEY: Nord. med. Arch. Bd. 11, Nr. 20. 1879. (Acusticustumor.) — KILLINGER: Beitrag zur Symptomatologie der Tumoren des Kleinhirnbrückenwinkels. München 1910. — KLAUS: Zur Diagnostik der Kleinhirnbrückenwinkeltumoren. Zeitschr. f. Ohrenheilk. u. f. Krankh. d. Luftwege. Bd. 61, S. 107. — KLINGE: Inaug.-Diss. Kiel 1907. — KOELICHEN: Un cas de tumeur de la base du crâne simulant une tumeur ponto-cérébelleux. Soc. de neurol. et de psychiatr. de VARSOVIE. 19. Nov. 1910. — KRAMER (1): Zur Kasuistik der chirurgischen Behandlung der Kleinhirnbrückenwinkeltumoren. Zeitschr. f. Neuropathol. Bd. 10, S. 1122. 1911. — DERSELBE (2): De l'intervention chirurgicale dans les tumeurs de l'angle ponto-cérébelleux. Journ. de neurol. et de psychiatr. du nom de S. S. KORSAKOFF. Livr. 5—6. 1910. — KRAUSE (1): Chirurgie du cerveau et de la moelle épinière. (Traduzione francese.) Paris 1912. — DERSELBE (2): Ungewöhnliche Kleinhirngeschwulst, durch Operation geheilt. Berl. klin. Wochenschr. 1913. Nr. 47. — KREPUSKA: Fall von Gliofibrom des Acusticus. Ungar. Arch. f. Med. Bd. 2, S. 326. 1894. — KRON (1): Soc. de neuropath. et psychiatr. de MOSCOU. 29 avril 1905. Rev. de neurol. 1906. p. 112. — DERSELBE (2): Ein kleiner Beitrag zur Lehre der sog. Acusticustumoren. Dtsch. Zeitschr. f. Nervenheilk. Bd. 29, S. 450. 1905. — KÜMMEL: Otologische Gesichtspunkte bei der Diagnose und Therapie von Erkrankungen der hinteren Schädelgrube. Dtsch. Zeitschr. f. Nervenheilk. 1908. — KÜSTNER: Über Tumoren des Acusticus usw. Sammelreferat. Arch. f. Ohren-, Nasen- u. Kehlkopfheilk. Bd. 72. S. 1. 1907. Ref.: Zeitschr. f. Ohrenheilk. u. f. Krankh. d. Luftwege. Bd. 52, S. 382. — KÜTTNER: Kleinhirnbrückenwinkeltumoren. Dtsch. med. Wochenschr. 1909. S. 1589. — LAFON et DELORD: Tumeur de la base du crâne. Rev. gén. d'ophthalmol. Tome 23. 1904. (Wahrscheinlich Acusticustumor, nur klinisch). — LANGE: Labyrinthveränderungen bei Tumoren des Kleinhirns und Kleinhirnbrückenwinkels. Arch. f. Ohren-, Nasen- u. Kehlkopfheilk. Bd. 90, H. 3. 1913. — LAUTZ: Inaug.-Diss. München 1907. — LAUNNOIS et DURANT (1): Deux cas d'intervention pour les tumeurs de l'angle ponto-cérébelleux (tumeur de l'acoustique). Communication à la Société française d'otologie et laryngologie. Mai 1909. Ann. des maladies de l'oreille, du larynx, du nez et du pharynx.

Tome 35, Nr. 6. Juin 1909. — DIESELBEN (2): Trois cas de tumeur de l'angle ponto-cérébelleux et du nerf acoustique. Rev. neurol. Tome 2, p. 674. 1909. — LECÈNE: Les tumeurs de l'angle ponto-cérébelleux et leur traitement chirurgical. Journ. de chirurg. Tome 2, Nr. 4. Avril 1909. — LÉPINE: Deux cas de tumeur du nerf auditif. Rev. neurol. 1903. p. 1104. — LEVIN: Kleinhirnbrückenwinkeltumor. Hygiea. Bd. 23, S. 250. 1861. — LEWANDOWSKY: Handbuch d. Neurol. Bd. 3, S. 828. 1912. (Bárány). Berlin. — LHERMITTE et KLARFELD: Gliome préprotubérantiel avec métastases. Hémiplegie sans dégéneration du faisceau pyramidal. Rev. neurol. Tome 1, p. 303. 1911. — LLOYD: Journ. of nerv. and ment. disease. Vol. 27, p. 103. 1900. — LUTZ: Teratom am Kleinhirnbrückenwinkel beim Meerschweinchen. Arb. d. neurol. Instituts d. Wien. Univ. Bd. 18, S. 3. 1909. — MAGNUS: Acusticustumor. Norsk. magaz. f. laegevidenskaben 1904. Suppl. S. 244. Ref.: Neurol. Zentralbl. 1905. S. 806. — MARBURG (1): Beitrag zur Frage der Kleinhirnbrückenwinkeltumoren. Neurol. Zentralbl. 1910. Nr. 11. — DERSELBE (2): Die Diagnostik der operablen Hirngeschwülste. Jahreskurse f. ärztl. Fortbildung. Maiheft 1913. Jg. 4, S. 18. — DERSELBE (3): Tumoren des Kleinhirnbrückenwinkels. Jahrb. f. Psychiatrie. Bd. 31, S. 435. 1910. — MARCHAND: Troubles mentaux et gliome ponto-cérébelleux. Rev. neurol. Tome 2, p. 674. 1909. — MÁRTIAL: Tumeur du nerf auditif. Thése de Lyon 1907. — MARX: Zur Chirurgie der Kleinhirnbrückenwinkeltumoren. Mitt. a. d. Grenzgeb. d. Med. u. Chirurg. Bd. 26, S. 117. 1913. Ref.: Zeitschr. f. d. ges. Neurol. u. Psychiatrie. Bd. 7, H. 4. — MASINI: Acusticustumor. Internat. Zentralbl. f. Ohrenheilk. 1909. S. 205. — MEYER: Craniotomie pour tumeur du nerf acoustique. New York surgical society. Ann. of surg. Août 1908. — MILIAN et SCHULMANN: Tumeur cérébello-pontine. Metastase sous-rolandica. — MILLS (1): Diagnostic des tumeurs du cervelet et de l'angle cérébello-pontin, avec particulièrement leur ablation chirurgicale. Philadelphia 1888. — DERSELBE (2): „Symposium" über Kleinhirngeschwülste. New York med. journ. a. med. record. 1905. Nr. 6 a. 7. — MINGAZZINI (1): Neue klinische und anatomisch-pathologische Studien usw. Arch. f. Psychiatrie u. Nervenkrankheiten. Bd. 47, H. 3. — DERSELBE (2): Sui tumori del lobo temporale sinistro e dell' angolo ponto-cerebellare. Riv. di pathol. nerv. e ment. Vol. 16, Fasc. 8. Agosto 1911. — DERSELBE (3): Pathogenese und Symptomatologie der Kleinhirnerkrankungen. Ergebn. d. Neurol. u. Psychiatrie. Bd. 1, S. 89—216. Jena 1911. — MINGAZZINI e LOMBI: Contributo allo studio clinico e anatamo-patologico dei tumori della fossa media e posteriore del cranio. Atti dell III. Congresso della Società Italiana di laring., otol., rinol. Firenze 1899. MONAKOW: Berlin. klin. Wochenschrift 1900. S. 721. — MONIZ: Trois cas de tumeur de l'angle ponto-cérébelleux. Nouvelle Iconographie de la Salpêtrière. Nov.-Dez. 1912. — MOOS: Ein Fall von Sarkom des linken Gehörnerven mit fettiger Metamorphose und teilweisem Untergang des CORTIschen Organes. Arch. f. Augen- u. Ohrenheilk. Bd. 4, S. 179. 1874. — MONTAULT: Winkeltumor. Journ. de physiol. de MAGENDIE. 1829. — MORÉLY: Bull. de la soc. anat. et mém. de Paris 1897. p. 354. — NEUMANN: Kleinapfelgroßer Acusticustumor. Monatsschr. f. Ohrenheilk. u. Laryngo-Rhinol. 1911. S. 445. — NONNE: Kleinhirnbrückenwinkeltumor. Neurol. Zentralblatt 1907. S. 86. — OPPENHEIM (1): Beiträge zur Diagnostik und Therapie der Geschwülste im Bereich des zentralen Nervensystems. Berlin 1913. — DERSELBE (2): Berlin. Ges. f. Psychiatrie u. Nervenkrankh. Sitzung v. 8. Jan. 1906. — DERSELBE (3): Die Geschwülste des Gehirns. Wien 1902. — DERSELBE (4): Lehrbuch d. Nervenkrankh. Berlin: S. Karger. 1913. — DERSELBE (5): Zur Lehre von den Kleinhirnbrückenwinkeltumoren. Neurol. Zentralbl. April 1910. S. 338—343. Rev. neurol. 1911. p. 679. — DERSELBE (6): Zur Symptomatologie der Tumoren der hinteren Schädelgrube. Neurol. Zentralbl. 1905. S. 137. — OPPENHEIM und BORCHARDT: Zur Operation der Tumoren des Kleinhirnbrückenwinkels. Berlin. klin. Wochenschr. 1905. Nr. 33. — ORZECHOWSKI: Fall von Mißbildung des Lateralrecessus. Ein Beitrag zur Onkologie des Kleinhirnbrückenwinkels. Arb. a. d. neurol. Institut d. Wien. Univ. Bd. 14, S. 406. — PALLASSE: Deux cas de tumeurs de l'angle ponto-cérébelleux. Soc. méd. des Hop de Lyon. 11 mars 1913. Lyon méd. 20 avril 1913. p. 825. — PANSE: Ein Gliom des Acusticus. Arch. f. Ohren-, Nasen- u. Kehlkopfheilk. Bd. 61, S. 251. 1904. — PASCALIS: Tumeurs de l'angle ponto-cérébelleux, indications opératoires et traitement chirurgical. Rev. de chirurg. Année 32, Nr. 1, 2 et 3, p. 53, 92, 322—347, 454—486. 10 janvier, 10 février te 10 mars 1912. (Ref.: Zeitschr. f. d. ges. Neurol. u. Psychiatrie, Ref. u. Ergebn. Bd. 5, H. 4. Juni 1912.) — POLITZER: Zentrale Acusticusaffektion, wahrscheinlich Tumor. Internat. Zentralbl. f. Ohrenheilk. Bd. 5, S. 414. — POROT: Soc. méd. des hôp. de Lyon. 18 juin 1907. Lyon méd. 6 octobre 1907. — PRISMANE: Un cas d'uni processus bilatéral dans l'angle ponto-cérébelleux. Journ. de neuropathol. et de psychiatr. du nom de S. S. KORSAKOFF. 1910. Livre 5—6. — PUSCHMANN: Caso di tumore dell' angolo ponto-cerebellare. Dtsch. med. Wochenschr. 24. Mai 1906. Nr. 21, S. 836. — QUENZEL: Über Erscheinungen und Grundlagen der Worttaubheit. Dtsch. Zeitschr. f. Nervenheilk. Bd. 35. — QUIX, F. H.: Tumoren des Nervus acusticus. Geneesk. tijdschr. v. Belgic. Vol. 4, p. 363. 1913. (Sitzungsbericht.) — RAIMISTE: Zur Kenntnis der Kleinhirntumoren. Neurol. Zentralbl. 1908. S. 762, 764. — RANZI: Operativ geheilter Acusticustumor. (Ges. d. Ärzte in Wien. 23. Mai 1913.) Wien. klin. Wochenschr. 1913. Nr. 26, S. 910. — RAYMOND (1):

Leçons clin. sur les maladies du système nerveux. Tome 3, p. 78, 229. — Derselbe (2): Pathologie nerveuse. Tome 1, p. 440 et sequenti. 1910. — Raymond, Alquier et Huet: Arch. de neurol. 1904. — Raymond et Alquier: Encéphale. Juillet 1908. — Redlich: Handbuch d. Neurol. v. Lewandowsky. Bd. 3, S. 600. Berlin 1912. — Ricca: Contributo allo studio dei tumori dell' angolo ponto-cerebellare comportamento dei nervi cranici. Ann. di neurol. Vol. 29, Fasc. 1 et 2. 1911. — Rothmann (1): Über multiple Hirnnervenlähmung infolge von Geschwulstbildung. Zeitschr. f. klin. Med. Bd. 23. 1891. — Derselbe (2): Les symptômes des maladies du cervelet et leur signification. 17 Congrès int. méd. Londres. Août 1913. — Rose: Fall von sog. Acusticustumor an der Hirnbasis. Berlin. klin. Wochenschrift 1908. S. 2103. — Rubritius: Beiträge zur klinischen Chirurgie. Wien. klin. Wochenschrift. Juni 1909. S. 41. — Ruttin, H. (1): Acusticustumor. (Österr. otol. Ges. Sitzung v. 27. Juni 1910.) Monatsschr. f. Ohrenheilk. u. Laryngo-Rhinol. Bd. 44, S. 791. 1910. — Derselbe (2): Zur Differentialdiagnose der Labyrinth- und Hörnervenerkrankungen. Zeitschr. f. Ohrenheilk. u. f. Krankh. d. Luftwege. Bd. 57, S. 327. — Derselbe (3): Zur Diagnose der Tumoren der hinteren Schädelgrube. Österr. Ges. f. Otologie. 29. April 1912. Ref.: Internat. Zentralbl. f. Ohrenheilk. Bd. 10. 1912. — Saenger (1): Neurol. Zentralbl. 1907. S. 88. — Derselbe (2): Winkeltumor. Neurol. Zentralbl. 1899. S. 1117. — Salerni: Rif. med. Vol. 21, Fasc. 1020. 1905. — Sandifort: Observationes anatomico-pathologicae. Lugduni Batavorum 1777. — Schnizer: Kasuistische Beiträge zur Klinik der Kleinhirnbrückenwinkeltumoren. Tübingen. — Schwartz: Zur Kasuistik der Kleinhirnbrückenwinkeltumoren. St. Petersburg. med. Wochenschr. 1911. Nr. 1, S. 1—5.·— Sezary: Tumeur (sarcoma) juxtabulbo-protubérantielle. Bull. et mém. de la soc. anat. de Paris. Juin 1907. p. 481. — Sharkei: A fatal case of tumour of the left auditory nerv. Brain, April 1888. Ref.: Fortschr. d. Med. 1888. Nr. 14. — Sieskind: Ein Beitrag zur Klinik der Tumoren. Inaug.-Diss. Heidelberg 1908. — Söderbergh, Gotthard: Ein Fall von Trigeminustumor mit Symptomen von Kleinhirnbrückenwinkel nebst einigen Bemerkungen über die sog. cerebellare Ataxie. Sonderabdruck aus Nordisk medicinski Arch. 1909. Abt. 2, H. 3 u. 4. Nr. 11. — Sorgo: Zur Klinik der Tumoren des Nervus acusticus nebst Bemerkungen zur Symptomatologie und Diagnose der Kleinhirntumoren. Monatsschr. f. Ohrenheilk. u. Laryngo-Rhinol. 1901. S. 285. — Souques (1): Des troubles auditifs dans les tumeurs cérébrales. Rev. neurol. 1904. p. 727—776. — Derselbe (2): Tumeurs de l'angle ponto-cérébelleux, dites du nerf acoustique. Rev. neurol. Tome 2, p. 785. 1909. — Derselbe (3): Tumeurs de l'angle ponto-cérébelleux, dites du nerf acoustique. Diagnostic, topographie et traitement chirurgical. Rev. neurol. 1905. — Derselbe (4): Tumeur de l'angle ponto-cérébelleux, suivie d'autopsie, diagnostic topographic et traitement chirurgical. Rev. neurol. 28 févr. 1911. Nr. 4, p. 254. — Stanilowski: I tumori dell' angolo ponto-cerebellare. Journ. de neuropathol. et psychiatr. de Korsakoff. 1908. — Starr, A. (1): Nervous diseases organic and functional. 1913. p. 601. — Derselbe (2): Tumors of the acoustic nerve, their symptoms and surgical treatment, with report of a case of complet recovery. New York neurological society. Journ. of nervous and ment. disease. Vol. 37, p. 324. 1910. Starr, A. e H. Cushing: Tumori del nervo acustico. Sintomi e trattamento chirurgico. Americ. Journ. of the med. science. Avril 1910. Nr. 457, p. 551—581. (Rif. in Rev. neurol. sept. 30, 1910.) — Stewart, Grainger and Holmes Gordon: Symptomatology of cerebellar tumours. Brain 1904. p. 522. — Steiner: Arch. f. Psychiatrie u. Nervenkrankh. Bd. 49. 1910. — Sternberg: Beitrag zur Kenntnis der sog. Geschwülste des N. acusticus. Zeitschr. f. Heilk. Bd. 21, S. 163. April 1900. (Neurol. Zentralbl. 1900. S. 724.) — Stevens: Ein Fall von Gehörnervengeschwulst in der Kleinhirngrube. Zeitschr. f. Ohrenheilk. Bd. 8, S. 290. 1879. — Tertsch: Zwei geheilte Fälle von Acusticustumor mit Persistieren der Stauungspapille des einen Falles drei Monate nach der Operation. Zeitschr. f. Augenheilk. Bd. 24, S. 21. 1910. — Thomas, A.: Tumeur du nerf acoustique. Clinique. Année 7, Nr. 14, p. 209 à 212. 5 avril 1912. — Thomas et Max Egger: Sur les symptômes à la compression du nerf vestibulaire (à propos d'un cas suivi d'autopsie). Soc. de biol. 1902. — Tiling: Kleinhirnbrückenwinkeltumor. St. Petersburg. med. Wochenschr. 1873. Nr. 2. — Touche: Tumeur comprimant le pedoncule cérébelleux moyen. Bull et mém. de la soc. méd. des hôp. de Paris 1912. p. 55. — Toynbee: Neuroma of the auditory nerve. Transact. pathol. soc. London. Vol. 4, p. 259. 1853. — Trenel: Bull. et mém. de la soc. anat. de Paris. Année 1898. p. 388. — Trömmer (1): Tumoren der Hirnbasis. Neurol. Zentralbl. 1909. S. 167. — Derselbe (2): Kleinhirnbrückenwinkeltumor. Ärztlicher Verein in Hamburg. 1. Dez. 1913. Zeitschr. f. d. ges. Neurol. u. Psychiatrie (Ref. u. Ergebn.). Bd. 7, H. 8, S. 944. — Uthoff: Die sog. Acusticustumoren im Kleinhirnbrückenwinkel. Handbuch f. Augenheilk. v. Graefe-Saemisch. Kapitel 22, S. 624. — Vaerzoldt: Charité-Ann. Jg. 13 (zit. nach Lautz). — Velhagen (1): Dtsch. med. Wochenschr. Bd. 1, S. 836. 1906. — Derselbe (2): Zur Klinik des Kleinhirnbrückenwinkeltumors. Fortschr. d. Med. Bd. 27, H. 257. 1909. — Vermyne: Transact. of the Americ. otol. soc. 17. ann. meeting 1884. — Vigoureux: Naudascher Bull. et mém. de la soc. anat. de Paris. 1909. p. 399. — Virchow (1): Névrome de l'acoustique. Pathologie des tumeurs. Tome 3, p. 488. — Derselbe (2): Virchows Arch. Bd. 13, S. 264.

1858. — VOOLSEY: Cramotomie pour tumeur du nerf acoustique. New York surg. soc. Ann. of surg. Août 1908. — Voss: 5 Fälle von Kleinhirntumor. Dtsch. Zeitschr. f. Nervenheilkunde. Bd. 21. — WAGENER: Fall von Kleinhirnbrückenwinkeltumor (Acusticustumor). Berlin. otol. Ges. Ref.: Internat. Zentralbl. f. Ohrenheilk. 1909. S. 461. — WEBER: Münch. med. Wochenschr. Bd. 1, S. 418. 1908. — WEBER e PAPADAKI: Iconogr. de la Salpêtrière. 1905. p. 140—159. — WEISENBURG: Cérébello-pontile tumeur, diagnosed for six years as tic douloureux. Reprinted from the journ. of the Americ. med. assoc. May 14, 1910. Vol. 54 p. 1600—1604. — WESTPHAL (1): Articles sur la connaissance des tumeurs de l'angle ponto-cérébelleux et des fibromatoses multiples. — DERSELBE (2): Tumor des Kleinhirnbrückenwinkels. Dtsch. Zeitschr. f. Chirurg. Bd. 95, S. 403. — WEYGANDT: Trauma e tumore dell' angolo ponto-cerebellare. Journ. of nerv. a ment. dis. 1913. Nr. 5. Monatsschr. f. Psychiatrie u. Neurol. Bd. 31, Nr. 4. April 1912. — WIMMER, AUGUST: 6 Fälle von operierten Acusticustumoren. Hospitalstidende 1914. Nr. 38 u. 39. — WINGE: Winkeltumor. Norsk magaz. f. laegevidenskaben 1869. S. 274. (Verhandlungen.) — WOLFF: Acusticustumor. Beitr. z. Anat., Physiol., Pathol. u. Therapie d. Ohres, d. Nase u. d. Halses. Bd. 5, H. 5, Nr. 6. 1912. — WURCELMANN: Un caso di tumore dell' angolo cerebello-protuberanziale. (Casi Clinico.) Soc. di neurol. e di psichiatria di Varsavia. 19. nov. 1910. — YEARSLEY: Fall von Acusticustumor. Internat. Zentralbl. f. Ohrenheilk. Bd. 7, S. 307. 1909. — ZANGE (1): Pathologische Anatomie und Physiologie der Labyrinthentzündungen. Wiesbaden: J. F. Bergmann. 1919. — DERSELBE (2): Über anatomische Veränderungen im Labyrinthe bei Kleinhirnbrückenwinkeltumoren und ihre klinische Bedeutung. VIRCHOWS Arch. f. pathol. Anat. u. Physiol. Bd. 208, S. 277. 1912. — ZIEGENWEIDT: Tumor cerebelli. Psych. u. neurol. Bladen. Bd. 1, S. 36, 1899. — ZIEHEN: Über Tumoren der Acusticusregion. Med. Klinik 1905. Nr. 34—35.

Namenverzeichnis.

Die kursiv gesetzten Zahlen beziehen sich auf die Literaturverzeichnisse.

Sachverzeichnis.

Handbuch der Hals- Nasen- Ohrenheilkunde
mit Einschluß der Grenzgebiete.

Verlag von Julius Springer in Berlin W 9 und J. F. Bergmann in München.

Handbuch der Hals- Nasen- Ohrenheilkunde
mit Einschluß der Grenzgebiete.

Nervenkrankheiten:
  Sensorische und sensible Störungen der Nerven der Nase exkl. Reflexneurosen.
    Von Priv.-Doz. Dr. F. Specht-Kiel.
  Nasale Reflexneurosen inkl. Heufieber.
    Von Professor Dr. A. Kuttner-Berlin.
  Die nervösen Störungen des Rachens und Mundes.
    Von Professor Dr. H. Neumayer-München.
  Die Nervenkrankheiten des Kehlkopfs und der Luftröhre.
    Von Professor Dr. K. Amersbach-Freiburg.

Anhang:
  Die phonetische Therapie der Rekurrenslähmung.
    Von Professor Dr. H. Stern-Wien.
Nase und Tränenapparat.
    Von Professor Dr. W. Clausen-Halle und Privatdozent Dr. Th. Nühsmann-Halle.

Kosmetische Operationen der Nase.
    Von Geh. Medizinalrat Professor Dr. E. Lexer-Freiburg.
Die Krankheiten der Sing- und Sprechstimme.
    Von Professor Dr. Th. S. Flatau-Berlin.
Sprachstörungen.
    Von Professor Dr. M. Nadoleczny-München.
Die Krankheiten der Luftwege und Lebensversicherung.
    Von Dr. R. Dölger-Mühldorf a. Inn.
Die Beziehungen der Krankheiten der Luftwege zur forensischen Medizin.
    Von Professor Dr. J. Wätjen-Berlin und Dr. W. Friedberg-Freiburg.
Photographie des Kehlkopfs.
    Von Professor Dr. J. Hegener-Hamburg.
Unterricht in der Laryngologie, Rhinologie und Otologie: Methoden. Hilfsmittel, Prüfung.
    Von Professor Dr. O. Wagener-Göttingen.

Sechster Band.
Die Krankheiten des Gehörorgans. Erster Teil.

XVI und 1274 Seiten. Mit 456 z. T. farb. Abb. 1926. RM. 96.—; geb. RM. 102.—.

Phylogenese und vergleichende Anatomie.
    Von Professor Dr. W. Brock-Erlangen.
Entwicklungsgeschichte, Varietäten, Anthropologie.
    Von Professor Dr. G. Alexander-Wien.
Mißbildungen des Ohres.
    Von Professor Dr. H. Marx-Münster i. W.
Angewandte Anatomie des Ohres.
    Von Geh. Medizinalrat Professor Dr. O. Körner-Rostock.
Mikroskopische Untersuchungstechnik und Histologie des Gehörorgans.
    Von Priv.-Doz. Dr. A. Eckert-Möbius-Halle.
Zentren und Bahnen des Nervus cochlearis und des Nervus vestibuli.
    Von Geh. Medizinalrat Professor Dr. G. Anton-Halle.
Sektionstechnik des Gehörorgans.
    Von Geh. Medizinalrat Professor Dr. R. Beneke-Halle.
Physiologie des äußeren und mittleren Ohres und der Schnecke.
    Von Professor Dr. K. L. Schaefer-Berlin und Priv.-Doz. Dr. M. Giesswein-Berlin.
Physiologie des Bogengangapparates. Zentren und Bahnen des Vestibularapparates.
    Von Professor Dr. H. Neumann-Wien und Dr. F. Fremel-Wien.
Erkrankungen des Gehörorgans in seinen Beziehungen zum Gesamtorganismus:
  Die Affektionen des Cochlear- und Vestibularapparates bei Erkrankungen des Gehirns und peripheren Nervensystems.
    Von Priv.-Doz. Dr. O. Beck-Wien und Priv.-Doz. Dr. M. Schacherl-Wien.
  Nervosität, Neurasthenie, Hysterie, Reflexerscheinungen. Otalgie.
    Von Priv.-Doz. Dr. E. Urbantschitsch-Wien.
  Die Beziehungen des endemischen Kretinismus zum Gehörorgan. Die Mitbeteiligung des Gehörorgans bei allgemeinen Skeletterkrankungen
    Von Professor Dr. F. R. Nager-Zürich.

Erkrankungen des Stoffwechsels, der Verdauungs-, Respirations-, Zirkulations- und Sexualorgane, des uropoetischen und hämatopoetischen Systems. Altersveränderungen des Gehörorgans.
    Von Dr. L. Lederer-Dresden.
Akute Infektionskrankheiten.
    Von Geh. Medizinalrat Professor Dr. P. Stenger-Königsberg.
Allg. Pathologie der Lues des Ohres.
    Von Priv.-Doz. Dr. O. Beck-Wien.
Osteomyelitis anderer Skeletteile, Sepsis, Erysipel.
    Von Dr. Georg Carl Müller-Erlangen.
Ohrerkrankungen bei Parotitis epidemica.
    Von Professor Dr. A. Linck-Königsberg.
Meningitis cerebrospinalis epidemica.
    Von Dr. H. Birkholz-Annaberg (Erzgeb.).
Intoxikationen.
    Von Professor Dr. K. Beck-Heidelberg.
Allgemeine Pathologie.
    Von Professor Dr. O. Fleischmann-Frankfurt a. M.
Allgemeine Symptomatologie.
    Von Professor Dr. K. Grünberg-Bonn.
Bedeutung bakteriologischer Fragen.
    Von Prof. Dr. H. Streit-Königsberg.
Anamnese und klinische Untersuchungsmethoden:
  Anamnese. Inspektion, Palpation, Auskultation.
    Von Professor Dr. G. Brühl-Berlin.
  Photographie des Trommelfells.
    Von Professor Dr. J. Hegener-Hamburg.
Funktionelle Prüfung:
  des äußeren, mittleren und inneren Ohres.
    Von Priv.-Doz. Dr. E. Schlittler-Basel.
  des Vestibularapparates.
    Von Professor Dr. E. Ruttin-Wien.
Röntgendiagnostik.
    Von Dr. V. Sonnenkalb-Chemnitz.
Serologische Untersuchungsmethoden.
    Von Professor Dr. A. Knick-Leipzig.
Lumbalpunktion.
    Von Dr. H. Birkholz-Annaberg (Erzgeb.).
Allgemeine Therapie (inkl. Prothesen und Hörrohre).
    Von Professor Dr. A. Knick-Leipzig.

Siebenter Band.
Die Krankheiten des Gehörorgans. Zweiter Teil.

Äußeres Ohr.
    Von Professor Dr. B. Oertel-Düsseldorf.

Anhang:
  Plastische Operationen am Ohr.
    Von Dr. E. Schlander-Wien.

Handbuch der Hals- Nasen- Ohrenheilkunde
mit Einschluß der Grenzgebiete.

Verlag von Julius Springer in Berlin W 9 und J. F. Bergmann in München.

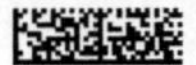